LEHRBUCH

DER

GEBURTSHILFE

VON

DR. RUD. TH. v. JASCHKE

PROFESSOR · DIREKTOR DER UNIVERSITÄTSFRAUENKLINIK
IN GIESSEN

VIERTE AUFLAGE

MIT 573 ZUM TEIL
FARBIGEN ABBILDUNGEN

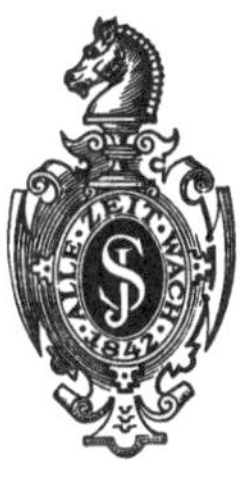

SPRINGER-VERLAG BERLIN HEIDELBERG GMBH

ISBN 978-3-642-53350-1   ISBN 978-3-642-53390-7 (eBook)
DOI 10.1007/978-3-642-53390-7

Vorwort zur vierten Auflage.

Dadurch, daß die vorige Auflage eine Doppelauflage von 8000 Exemplaren war, liegt zeitlich ein größerer Raum zwischen ihr und der neuen Auflage. In der Zwischenzeit hat eifrige Forscherarbeit manches Problem, besonders aus der Biologie und Pathologie der Schwangerschaft, der Klärung nähergebracht. So war es notwendig, gerade diese Kapitel einer gründlichen Neubearbeitung zu unterziehen, ohne die bewährten Grundsätze, die uns bei der Bearbeitung der früheren Auflagen leiteten, preiszugeben: allzu Hypothetisches und Extremes grundsätzlich auszuscheiden, den Umfang des Wissensstoffes in für den Studierenden und praktischen Arzt erträglichen Grenzen zu halten. Trotzdem waren wir bestrebt, überall den modernsten Stand des Wissens zu halten, soweit er gesichert genug erschien, andernfalls wenigstens die Richtung aussichtsreicher Arbeitshypothesen aufzuzeigen.

Ein besonders schmerzlicher Verlust war für den Verfasser der Heimgang seines Freundes und Mitarbeiters Otto Pankow, der nach langem Kampf einer tückischen Krankheit erlag. Diese Erkrankung hat es verhindert, Pankow an den Vorbereitungen der neuen Auflage teilnehmen zu lassen. Der Verfasser hat sich nicht für befugt gehalten, die von O. Pankow verfaßten Kapitel „Physiologie und Pathologie der Geburt" und „Pathologie des Wochenbettes" lediglich einer Überarbeitung zu unterziehen, die des verstorbenen Freundes persönlichste Eigenart der Darstellung nur zerstört hätte. Nach reiflicher Überlegung hat Verfasser sich vielmehr entschlossen, diese Kapitel völlig neu zu schreiben, um dem Werk die Einheitlichkeit der Darstellung zu sichern. Dabei war der Verfasser bemüht, ebensowohl durch straffe Gliederung des Stoffes wie durch vielfach verbesserte Abbildungen den didaktischen Wert des Buches zu erhöhen. Besonderes Gewicht wurde darauf gelegt, überall das Verantwortungsbewußtsein zu schärfen und die ärztliche Ethik als Grundlage alles geburtshilflichen Handelns herauszustellen. Um neben den Studierenden auch den Geburtshilfe treibenden Ärzten eine sichere Grundlage für ihr Wissen und Handeln zu geben, haben wir uns nicht gescheut, den Rahmen des Buches wesentlich zu erweitern. Wir hoffen gleichwohl, zwischen einem Zuviel und Zuwenig die richtige Grenze gefunden zu haben.

Möge die neue Auflage viel Segen stiften! Wir haben die früheren Auflagen dem Andenken an unsere Lehrer Alfons v. Rosthorn und Bernhard Kroenig geweiht. Möge die Neuauflage darüber hinaus auch die Erinnerung wachhalten an den edlen Menschen und großen Arzt Otto Pankow!

Gießen, im Juli 1935.

V. Jaschke.

Inhaltsverzeichnis.

Physiologie der Geburt.

Physiologie des Wochenbettes.

Pathologie der Schwangerschaft.

Pathologie der Geburt.

Pathologie des Wochenbettes.

Die geburtshilflichen Operationen.

Einleitung.

Der Begriff „*Geburtshilfe*" umschließt zunächst jede Art von Beistand bei dem Geburtsvorgang, der beim Menschen seit Aufnahme des aufrechten Ganges und als Folge der stärkeren Entwicklung des Hirnschädels gegenüber allen übrigen Säugetieren mit mancherlei Schwierigkeiten und Gefahren verbunden ist. Geburtshilfe in diesem Sinne ist so alt wie das Menschengeschlecht, wenn auch die Geschichte uns lehrt, daß an Stelle rationeller Maßnahmen vielfach durch krassen Aberglauben und mystische Vorstellungen bestimmte Handlungen die ganze Hilfe ausmachten.

Wir wollen aus zwingenden Gründen der Raumbeschränkung darauf verzichten, einen oberflächlichen geschichtlichen Abriß zu geben, da unseres Erachtens eine Geschichte der Geburtshilfe erst dann Gewinn bringt, wenn gerade auf die Einzelheiten eingegangen werden kann. Wir verweisen dazu auf die einschlägige historische Literatur, vor allem auf die Darstellung von J. FISCHER im HALBAN-SEITZschen Handbuch. Einige besonders markante geschichtliche Daten werden wir noch in den einzelnen Kapiteln, vor allem in der Lehre von den geburtshilflichen Operationen einfügen.

Es liegt auf der Hand, daß eine rationelle Geburtshilfe erst dann entstehen konnte, als im Laufe der Jahrhunderte allmählich klarere Vorstellungen über den Geburtsvorgang unter normalen und pathologischen Verhältnissen gewonnen wurden. Erweiterte sich schon dadurch der Begriff der *Geburtshilfe* zu einer *Lehre von dem gesamten Geburtsvorgang und seinen Störungen,* so war von da natürlich nur ein Schritt, auch die Biologie und Bio-Pathologie der Schwangerschaft und des Wochenbetts, schließlich auch des Neugeborenen in die Lehre von der Geburtshilfe einzubeziehen. In diesem erweiterten Rahmen präsentiert sich heute die Geburtshilfe als eine umfassende Wissenschaft, die für das ärztliche Handeln während des gesamten Generationsvorganges die Grundlage gibt. Geburtshilfe in diesem Sinne ist ein wichtiger Teil medizinischer Wissenschaft sowohl wie ärztlicher Kunst, weil von ihrer Beherrschung Wohl und Wehe eines Volkes in weitem Ausmaße mitbestimmt werden.

Die Richtigkeit dieses Satzes kann mindestens von denen nicht bestritten werden, die mit uns der Überzeugung sind, daß die Zukunft eines Volkes entscheidend von einer entsprechenden Volksvermehrung abhängt. *Ein Volk, das nicht mehr wächst, geht zugrunde,* weil es auf lange Sicht nicht mehr imstande ist, gegen mächtigere Nachbarn sich durchzusetzen. Macht als Ausdruck höherer Leistung ist auf die Dauer nur zu halten, wenn aus dem breiten Strom ständig neu sprießenden Lebens immer wieder genügend Führer, Menschen besonderer Leistung, die die stumpfe Masse in die Richtung aufsteigender Entwicklung zwingen, geboren werden. *Abnahme der Geburtenziffer bedeutet* für ein Volk auf die Dauer *immer* eine *Qualitätsverschlechterung,* weil erwiesenermaßen gerade die Minderwertigen eine hemmungslose Fruchtbarkeit entfalten, während die Höherwertigen regelmäßig in der Kinderzahl zurückbleiben. Selbst ein steigender Geburtenüberschuß, d. h. der Differenz zwischen Geburten- und Sterbeziffer, vermag bei sinkender Volkszahl auf die Dauer um so weniger einen Ausgleich zu schaffen, als nicht nur viele Minderwertige am Leben erhalten werden, sondern mit den Fortschritten der Hygiene und ärztlichen Kunst auch der Altersaufbau eines Volkes eine Verschiebung dahin erfährt, daß zuviel alte und zu wenig junge Menschen vorhanden sind. Der wahre *Generationsverlust* wird dadurch eine Zeitlang verschleiert, auf lange Sicht müssen die Auswirkungen aber um so furchtbarer sein.

Sind die hier angedeuteten Änderungen der Volksvermehrung und des Altersaufbaues mit gewissen Abwandlungen in den letzten Jahrzehnten auch in allen modernen Kulturstaaten mit steigender Deutlichkeit zu beobachten, so haben wir in Deutschland besondere Veranlassung, darauf hinzuweisen, weil auch unseres Volkes Zukunft durch derartige Verfallserscheinungen stark bedroht erscheint.

Die Geburtenziffer ist von $46^0/_{00}$ im Jahre 1872 bis zur Jahrhundertwende allmählich auf $36^0/_{00}$ zurückgegangen und seitdem in katastrophalem Ausmaße bis auf $15^0/_{00}$ im Jahr 1932 abgesunken. Ja, in Großstädten ging die Geburtenziffer zum Teil so zurück, daß ein Geburtsüberschuß überhaupt nicht mehr vorhanden ist. Noch drastischer erhellt dieser Abstieg vielleicht aus den absoluten Zahlen: 1901 wurden im Deutschen Reich bei einer Gesamteinwohnerzahl von 57 Millionen = 2032000 Kinder geboren, 1931 bei 65 Millionen Einwohnern nur 1032000. Der Geburtenüberschuß ist allein seit der Jahrhundertwende von 8—900000 auf 275000 im Jahr 1932 zurückgegangen. Würde diesem Unheil nicht Einhalt geboten, so würde bis gegen Ende unseres Jahrhunderts die Bevölkerung Deutschlands auf 47 Millionen zurückgehen (BURGDÖRFER) und dazu in erschreckender Weise überaltert sein[1].

Für den Geburtshelfer haben diese Tatsachen noch besonderes Interesse dadurch, weil seit der Jahrhundertwende in immer steigendem Ausmaß neben der Schwangerschaftsverhütung die Schwangerschaftsunterbrechung an diesem Rückgang Schuld trägt. Wir werden in dem Kapitel von der Fehlgeburt darauf noch näher einzugehen haben. Für den Arzt erwachsen aus diesen Tatsachen wichtige Aufgaben. Als Berater der Familie hat er seinerseits dahin zu streben, die Achtung vor der Heiligkeit des Lebens wieder zu steigern und der Abtreibungsseuche entgegenzuarbeiten, vor allem auch dadurch, daß er jede Schwangerschaftsunterbrechung, die nicht aus zwingender medizinischer Indikation notwendig ist, unerbittlich ablehnt[2].

Darüber hinaus erwächst jedem Geburtshilfe treibenden Arzt besondere Verantwortung seinem Volke gegenüber nach der Richtung, daß er auf Grund sorgfältiger Ausbildung und fundierten Wissens die Frauen während Schwangerschaft Geburt und Wochenbett so betreut, daß sie diese mit mancherlei Fährlichkeiten belasteten Vorgänge ungeschädigt und ohne Kinderverlust überstehen. Je vollkommener er diese Aufgabe erfüllt, um so größer wird nicht nur an sich der Geburtenüberschuß sein, sondern es wird vor allem verhütet werden, daß Trägerinnen wertvollen Erbgutes durch vermeidbare Fehler und Schädigungen ungewollt vorzeitig aus dem Fortpflanzungsprozeß ausscheiden. Auch darauf werden wir in den verschiedensten Kapiteln noch zurückkommen.

Wer sich dem hohen Ernst derartiger Aufgaben nicht gewachsen fühlt, der lasse seine Finger mindestens von geburtshilflicher Tätigkeit, wenn er nicht überhaupt vorzieht, den ärztlichen Beruf zu meiden.

---

[1] Wer tiefer in diese Verhältnisse eindringen will, sei vor allem auf FRIEDR. BURGDÖRFERs „Volk ohne Jugend", II. Aufl. 1934 und das „Archiv für Bevölkerungswissenschaft und Bevölkerungspolitik", Verlag S. Hirzel, Leipzig, hingewiesen. In sehr instruktiver Weise sind die Folgen des Geburtenrückgangs dargestellt in der kleinen Schrift von O. HELMUT, Volk in Gefahr. Verlag J. F. Lehmann in München 1933.

[2] Es bleibe in diesem Zusammenhang nicht unerwähnt, daß es dem Nationalsozialismus gelungen ist, das Volk zur Besinnung und anscheinend bereits zur Umkehr zu bewegen. Die Geburtenziffer zeigt wieder ansteigende Tendenz ($17—18^0/_{00}$ im ersten Halbjahr 1934) und an vielen Stellen ist bereits ein erfreulicher Rückgang der Abtreibungen festgestellt worden.

Physiologie der Schwangerschaft.

I. Entstehung der Schwangerschaft.

Als **Schwangerschaft** *(Graviditas)* bezeichnen wir die Funktionsperiode im Leben des Weibes, in der es ein befruchtetes Ei in seinem Körper beherbergt und so lange bebrütet, bis dasselbe außerhalb des mütterlichen Organismus unter den gewöhnlichen Umweltbedingungen lebensfähig ist. Es gibt kein zweites Ereignis, das für den weiblichen Organismus von gleich einschneidender Bedeutung ist. Nicht allein in somatischer, sondern auch in psychischer Hinsicht werden durch die Schwangerschaft die gewaltigsten Veränderungen hervorgerufen, deren eingehende Schilderung Aufgabe der folgenden Abschnitte sein soll. Vorher aber müssen wir uns erst einmal mit den biologischen Voraussetzungen einer Schwangerschaft bekannt machen.

A. Die Befruchtung und ihre Vorbedingungen.

1. Geschlechtsreife von Mann und Frau.

Erste *Voraussetzung* für den Eintritt einer Schwangerschaft ist die *Paarung zweier geschlechtsreifer Individuen,* eines Mannes und eines Weibes, welche befruchtungsfähigen Keimstoff bilden und abgeben, wobei dem *Geschlechtstrieb*[1] *(Libido sexualis)* die Aufgabe zufällt, die beiden Träger des notwendigen Keimstoffes zusammenzuführen und zur *Begattung*[2] zu bringen.

Letztere führt zur Deponierung des männlichen Keimstoffes (Samens) im weiblichen Genitalschlauch, wo die Berührung und Vereinigung mit dem weiblichen Keimstoff, dem Ei, herbeigeführt wird.

Kennzeichnen beim Mann Stimmwechsel, Größenzunahme des äußeren Genitales, Aufsprossen der Crines pubis, axillae und später des Bartes, erwachender Geschlechtstrieb und Pollutionen den Eintritt in die Periode der Geschlechtsreife, so haben wir beim Mädchen neben den analogen äußeren Veränderungen, zu denen noch das Wachstum der Brüste kommt, vor allem ein Symptom, das uns die erreichte Fortpflanzungsfähigkeit anzeigt — nämlich das erste Auftreten der Menstruation[3] *(Menarche).*

Umgekehrt zeigt das Aufhören der Menstruation, *Menopause,* das Erlöschen der Ausstoßung befruchtungsfähiger Eier und damit den Verlust der Konzeptionsfähigkeit an, während beim Manne die Fortpflanzungsfähigkeit viel später und ohne auffallende äußere Erscheinungen erlischt. Da die Menarche in unseren Breiten in das 13.—15. Lebensjahr und die Menopause[4] in das 47.—50. Lebensjahr fällt, dauert die Periode der Fortpflanzungsfähigkeit der Frau etwa 30—35 Jahre. Nur ganz ausnahmsweise

---

[1] Ausführliche Darstellung der einschlägigen Tatsachen und Literatur bei FRAENKEL-JASCHKE: Normale und pathologische Sexualphysiologie des Weibes, Leipzig 1914; vgl. ferner die neue Darstellung von FRAENKEL in dem Handbuch von HALBAN-SEITZ, Bd. I, und V/3, sowie unser Lehrbuch der Gynäkologie. 5. Aufl., S. 50f. Berlin 1933.

[2] Einzelheiten darüber in vielen populär-wissenschaftlichen Werken, z. B. FOREL, AUG.: Die sexuelle Frage, München 1905. — BLASCHKO: Das Geschlechtsleben des Menschen, 2. Aufl. Leipzig 1914. — GRUBER, M. v.: Hygiene des Geschlechtslebens, 14.—16. Aufl. Stuttgart 1916. — PLOSS-BARTELS: Das Weib in der Natur und Völkerkunde, 11. Aufl., herausgegeben von F. v. REITZENSTEIN, Berlin 1927.

[3] Näheres über diesen Vorgang in unserem Lehrbuch der Gynäkologie und weiter unten, S. 12f.

[4] Vgl. unser Lehrbuch der Gynäkologie.

bleibt auch bei der Frau die Konzeptionsfähigkeit bis ins 6. Lebensjahrzehnt erhalten, ebenso wie Kinderschwangerschaften[1] bei Pubertas praecox beobachtet sind.

2. Der weibliche Keimstoff.

Das **Ei,** 1827 durch C. E. v. Baer entdeckt, stellt mit einem Durchmesser von 0,22—0,25 mm (Köllicker) bzw. von 0,12—0,14 mm (Stieve 1926) die größte Zelle

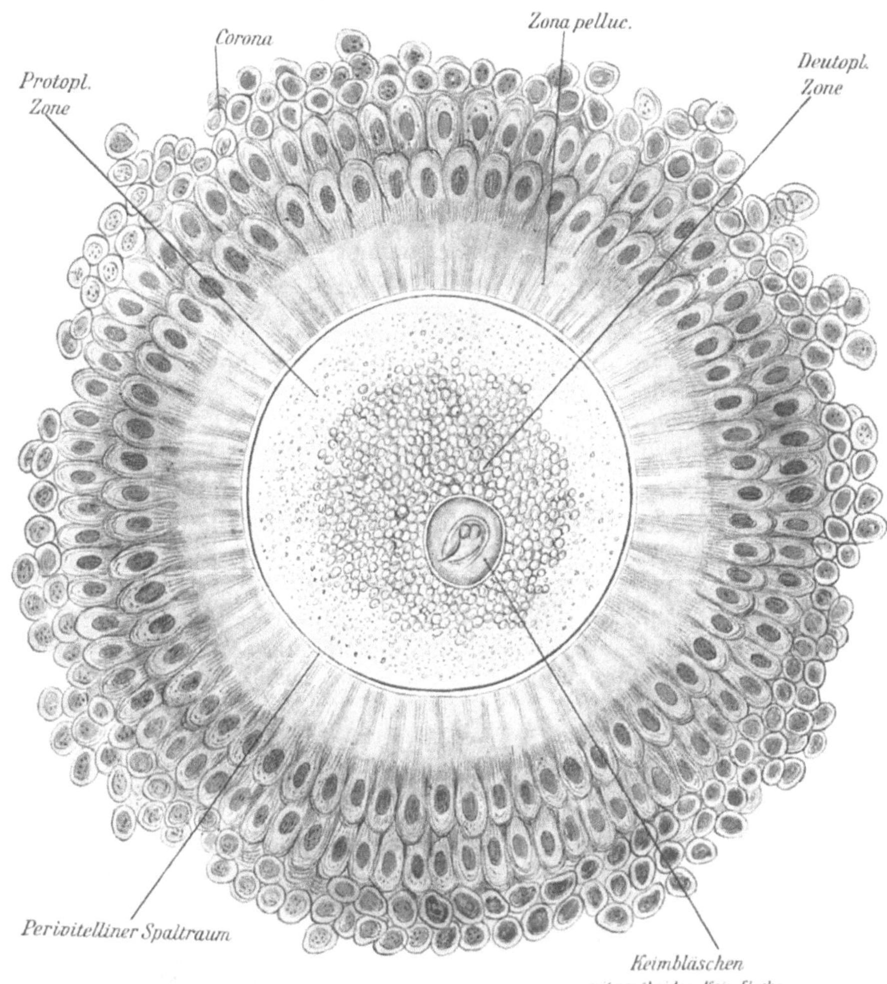

Abb. 1. Ein frisches Ei aus einem Follikel einer 30jährigen Frau.
Vergr. 500. (Nach Nagel.)
Die Seite des Dotters, auf der das Keimbläschen liegt, ist dem Beschauer zugekehrt. Man sieht von oben auf das Keimbläschen, das auf dem Deutoplasma liegt.

des menschlichen Körpers dar. Der Zelleib (*Ooplasma* = Dottér) ist wie bei fast allen Eiern in zwei Schichten gesondert (vgl. Abb. 1), von denen die zentrale, aus matt-glänzenden, fett- bzw. lecithinartigen und eiweißhaltigen Krümmelchen bestehende hauptsächlich Nährstoff enthält *(Deutoplasma),* während *die eigentliche Keimsubstanz in einer* feinen körnigen und fast durchsichtigen *Rindenzone (Hyaloplasma)* angeordnet ist. In ihr liegt exzentrisch das sog. *Keimbläschen,* d. h. der etwa 30—40 μ im Durchmesser aufweisende Kern der Eizelle mit großem Kernkörperchen (*Nucleolus,* hier „*Keimfleck*" genannt). Umgeben ist die Eizelle von einer feinen radiär gestreiften,

---

[1] Ein besonders instruktiver Fall ist kürzlich von Craschinsky und Jerschow (Zbl. Gynäk. **1933,** Nr 38) beschrieben worden: Ein 6^1/$_2$jähriges Mädchen gebar ein 3000 g schweres, 50 cm langes Kind.

auffallend breiten Membran, der *Zona pellucida,* die vom Ooplasma durch einen feinen hellen Hof getrennt erscheint, der gewöhnlich als *perivitelliner Spaltraum* bezeichnet wird, vielleicht aber nur eine von der Krümmung der Zona pellucida abhängige optische Erscheinung ist (EBNER).

Ein derartiges *noch nicht befruchtungsfähiges Ei* ist ein Produkt des Eierstockes, in letzter Linie hervorgegangen aus dem Oberflächenepithel (dem sog. *Keimepithel*) der Genitalleiste, die ihrerseits durch Wucherung der oberflächlichen Bedeckung der medioventralen Urnierenfläche bei Embryonen von 5,3 mm Länge sich bildet. An derselben Stelle differenzieren sich bei Embryonen von 14 mm an zwei Typen von *Urgeschlechtszellen,* die später zu Samen- oder Eizellen werden. Die Eizellen gehen letztlinig hervor aus einzelnen Zellen, die durch Protoplasmazuwachs und Aufhellung des Kerns aus der Reihe der übrigen Zellen des Keimepithels sich aussondern (vgl. Abb. 2) und alsbald — gewissermaßen infolge des Platzmangels an der Oberfläche — in die Tiefe verschoben werden. Diese nach der Tiefe verlagerten Zellen des Keimepithels werden als *Ureier* bezeichnet. Sie nehmen dabei einige benachbarte Zellen des Keimepithels mit, die die erste Anlage der späteren Granulosazellen darstellen[1].

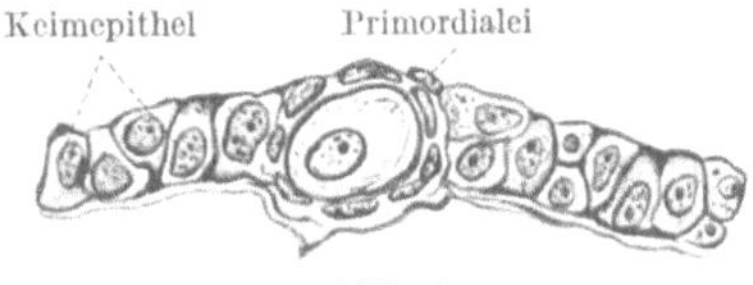

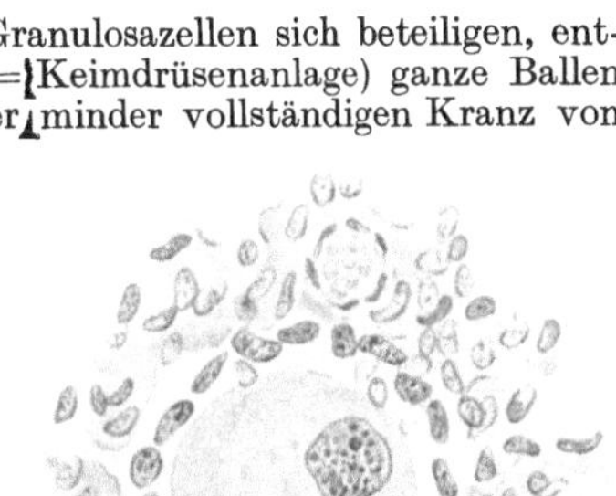

Abb. 2.
Differenzierung der Urgeschlechtszellen im fetalen Eierstock (halbschematisch).

Durch lebhafte mitotische Teilung der Ureier, an der auch die Granulosazellen sich beteiligen, entstehen nun alsbald unter dem Oberflächenepithel der Genitalleiste (=Keimdrüsenanlage) ganze Ballen von Ureiern *(Oogonien),* da und dort umgeben von einem mehr oder minder vollständigen Kranz von Granulosazellen. Schon früh werden durch aus der Tiefe aufschießendes Bindegewebe die Haufen von Ureiern in einzelne *Eiballen* zersprengt und schließlich legt sich um jedes einzelne Urei samt seinem Granulosakranz ein Filz feiner Bindegewebsfibrillen herum, der nichts anderes darstellt, als die erste Anlage der *Theca folliculi.* Das ganze aus Urei, Granulosazellen und Theca bestehende Gebilde wird auch als *primitiver Eifollikel* bezeichnet (Abb. 3). Schließlich findet diese Periode der Zellvermehrung ihren Abschluß und es beginnt die sog. *Wachstumsperiode,* in der die Oogonie allmählich zu ihrer definitiven Größe heranwächst, während die Masse der Granulosazellen zunimmt und die bindegewebige Theca durch lebhafte Zellteilung sich verdickt. Die Oogonie wird jetzt als *Oocyte 1. Ordnung,* das ganze Gebilde als *Primärfollikel* bezeichnet.

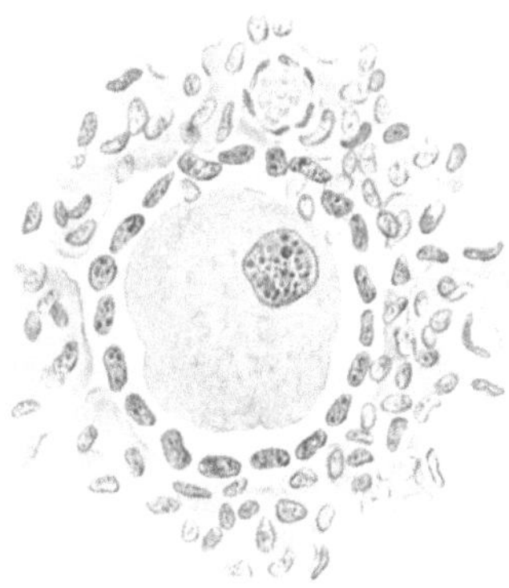

Diese Wachstumsperiode dauert viele Jahre, im Durchschnitt etwa die Zeit der Kindheit. Erst mit Eintritt in die Pubertät beginnt auch für die Oocyten 1. Ordnung eine neue, die sog. *Reifungsperiode,* nach deren Ablauf sie befruchtungsfähig werden. *Das Prinzip der* dabei stattfindenden sog. *Reifungsteilungen* der Oocyten ist *eine Reduktion der* für alle Zellen der Species homo sapiens charakteristischen *Chromosomenzahl* von 47—48 (v. WINIWARTER, OGUMA und KIHARA, PAINTER) *auf die Hälfte* (Abb. 4).

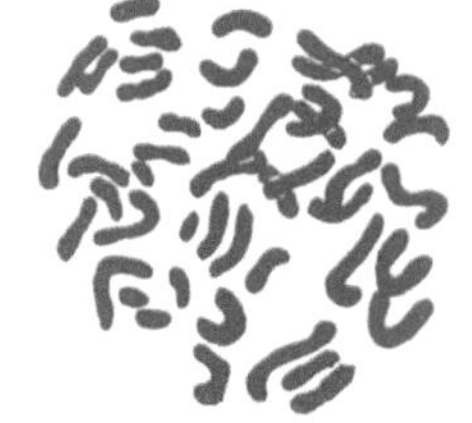

Abb. 3. Primitiver Eifollikel.

Im einzelnen spielt sich der beim Menschen übrigens noch nicht beobachtete *Reifungsvorgang* so ab (Abb. 5): Das Keimbläschen rückt an die Oberfläche des Dotters; danach entsteht in ihm wie bei jeder mitotischen Zellteilung eine regelrechte Richtungsspindel mit folgender Längsspaltung der Chromosomen. Bei der unmittelbar anschließenden Zellteilung werden nun die beiden Kernhälften gleich groß, während im Cytoplasma (Dotter) nur eine oberflächliche Durchschnürung erfolgt, so daß als *Resultat der ersten Reifungsteilung zwei sehr ungleich große Oocyten 2. Ordnung* entstanden sind, deren jede aber die volle arteigentümliche Chromosomenzahl enthält. Die größere davon wird als *Hauptoocyte* bezeichnet, für die kleinere sind die Namen *erstes Richtungskörperchen,* erstes *Polkörperchen,* erste *Rudimentoocyte* oder erste *Polocyte* in Gebrauch.

Die erste Reifungsteilung erfolgt noch innerhalb des Follikels. Unmittelbar nach dem Follikelsprung erfolgt dann die *zweite Reifungsteilung* oder sog. *Reduktionsteilung,* die an der Hauptoocyte vollständig, an der Rudimentoocyte dagegen nicht jedesmal völlig zur Durchführung gelangt. Dabei bildet der Kern der Hauptoocyte wieder eine (mit ihrer Längsachse radiär zum Zentrum der Oocyte stehende) Richtungsspindel mit folgender inäqualer Zellteilung, so daß nun eine *Hauptoocyte 3. Ordnung* und eine neue *Rudimentoocyte 3. Ordnung* entstanden sind. *Das Charakteristikum dieser Reduktionsteilung* ist das *Ausbleiben der Längsspaltung der Chromosomen,* die vielmehr derart auseinanderrücken, daß *jede der*

Abb. 4. Chromosomen menschlicher Mitosen. Aus dem Amnion. Vergr. 2400. (Nach O. GROSSER.)

---

[1] Nach FOULIS, A. MARTIN stammen die Granulosazellen nicht vom Keimepithel, sondern von den den Ureiern zunächst gelegenen Bindegewebszellen ab.

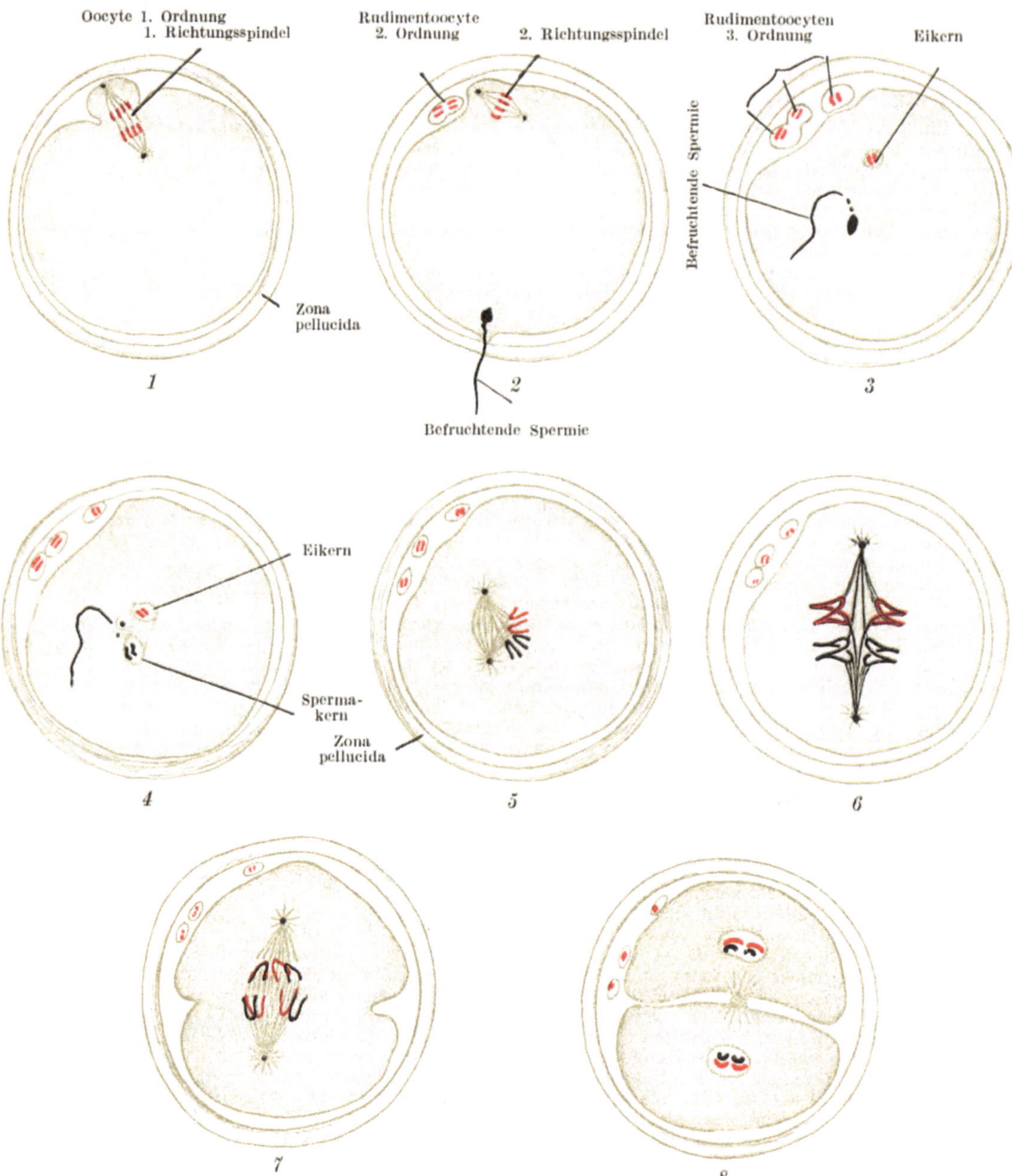

Abb. 5. *1* Erste Reifungsteilung. *2* Zweite Reifungsteilung. Eindringen der Spermie. *3* Eikern- und Spermakernbildung unter Drehung der Spermie. *4* Vereinigung der Vorkerne. Zentriolen. *5* Achromatische Spindel im Beginne der Teilung des Spermoviumkernes. *6* Chromosomenspaltung. *7* Tochterkerne des sich teilenden Spermoviumkernes. *8* Erste zwei Blastomeren mit symmetrischen Kernen und Zwischenkörper.
(Nach Graf SPEE; aus DÖDERLEIN: Handbuch der Geburtshilfe I.)

beiden *Oocyten 3. Ordnung nur die halbe spezieseigentümliche Chromosomenzahl (=* **Erbsubstanz)** *enthält.*

    Die Hauptoocyte 3. Ordnung ist nun *die befruchtungsfähige reife Eizelle (Ovium, Oide),* die sich also von allen übrigen Körperzellen dadurch unterscheidet, daß sie nur die Hälfte der artspezifischen Chromosomenzahl aufweist, also gewissermaßen nur eine Halbzelle darstellt. HENSEN hat berechnet, daß eine Frau während des ganzen

Lebens in beiden Ovarien etwa 200 Eier zur Reife bringt, während die Gesamtzahl der in beiden Keimdrüsen angelegten Eizellen auf etwa 500000 geschätzt wird (HAEGG-STRÖM). Auf etwa 416 Primärfollikel findet man ein Ei mit zwei Kernen *(wahre Zwillingseier)*; auch *mehreiige Follikel* sind beobachtet worden.

3. Der männliche Keimstoff.

Die männliche Keimzelle, das *Spermium (Spermatozoon[1])* stellt nichts anderes dar als eine für ihre besondere Aufgabe differenzierte, ebenfalls vom Keimepithel der Genitalleiste (und zwar aus den zu den Tubuli contorti des Hodens werdenden Partien) abstammende Zelle. Man unterscheidet an ihr den *Kopf,* den undeutlich abgesetzten *Hals* und einen langen *Schwanz,* an dem noch Verbindungs-, Haupt- und Endstück unterschieden werden können (Abb. 5). Die Gesamtlänge beträgt $51-60\,\mu$, die Kopfbreite $2-3\,\mu$, die Kopflänge $4,5\,\mu$ (W. KRAUSE).

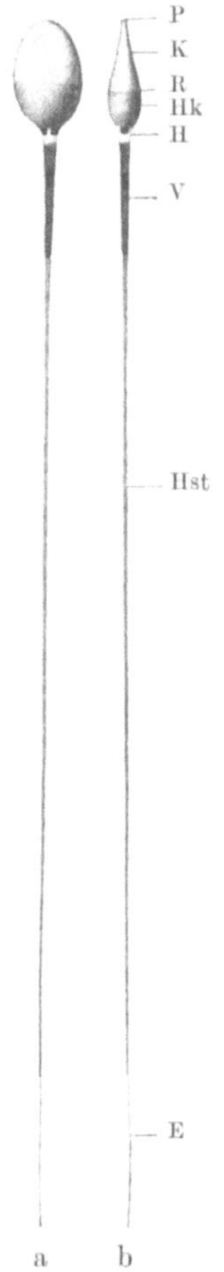

Der Kopf erscheint von der Fläche gesehen oval, in der Kantenansicht birnenförmig, derart, daß *am vorderen Rande des Kopfes eine als Perforatorium dienende scharfe Kante* entsteht. Der Kopf entspricht dem Kern der Zelle; in dem als leichte Einschnürung angedeuteten Halsteile liegt das zugehörige, in ein vorderes und hinteres Knötchen geteilte *Centrosoma.* Daran schließt sich sofort das zu dem langen Schwanzfaden reduzierte Zellprotoplasma an, in dem ein durchgehender *Achsenfaden (Filum principale)* nachweisbar ist. Bis zum Endstück ist dieser Achsenfaden von einer Hülle *(Involucrum),* die allerdings im Bereich des etwas dickeren Verbindungsstückes besonders dünn ist (Abb. 6). Hier besteht dafür noch eine äußere Umhüllung *(Mitochondrienscheide* und Spiralfaden), über deren feineren Bau noch manche Unklarheit herrscht (Abb. 7).

Als *Formvarianten und Degenerationsformen* bei chronischen Vergiftungen (Alkohol, Tee, Kaffee, Nicotin) sind besonders kleine, andererseits Riesenspermien, ferner mehrköpfige und mehrschwänzige Samenzellen beschrieben[2]. Ihre Bedeutung ist noch unklar, die Möglichkeit, daß sie für Mißbildungen ursächlich in Frage kommen, natürlich nicht zu bestreiten.

Genau wie die Reifeizelle stellt auch das befruchtungsfähige Spermium das Produkt einer Reihe von Zellteilungen dar, die nach demselben Schema erfolgen wie bei der Eizelle.

Es differenzieren sich in den Epithelsträngen der embryonalen Hodenanlage die *Ursamenzellen,* aus denen durch wiederholte Zellteilung die *Spermatogonien* hervorgehen, die in der Wachstumsperiode zu *Spermatocyten 1. Ordnung* werden. In der folgenden Reifungsperiode entstehen durch die 1. und 2. Reifungsteilung je zwei *Spermatocyten 2. und 3. Ordnung,* die aber zum Unterschiede von den Oocyten 2. und 3. Ordnung alle gleich groß sind. Der *Endeffekt* dieser Teilung ist *wieder die Reduktion der artspezifischen Chromosomenzahl auf die Hälfte,* die bei der Teilung der Spermatocyten 2. Ordnung eintritt. Ein weiterer Unterschied gegenüber der Entwicklung der Reifeizelle ist der, daß die durch Reduktionsteilung entstandenen *Spermatocyten 3. Ordnung noch nicht zur Befruchtung des Eies befähigt* sind. Sie müssen dazu erst einen komplizierten Entwicklungsprozeß durchmachen[3], durch den sie die oben geschilderte Form von langschwänzigen Samenfäden bekommen.

Die bei der *Begattung* oder *Kohabitation* in die Scheide der Frau deponierte *Samenflüssigkeit* enthält außer den (von LODE auf etwa $200-300$ Millionen pro Ejakulat berechneten) Spermien Sekrete der Samenblase, Prostata, COWPERschen Drüsen. Das frisch entleerte Sperma ist eine weißlich trübe Flüssigkeit von eigentümlichem Geruch, in der bei Luftzutritt bald gallertartige, mehr gelblich gefärbte Klümpchen entstehen, die sich später wieder verflüssigen und auf Wäsche zu etwas unregelmäßig konturierten, leicht auswaschbaren Samenflecken antrocknen. Im Hoden und Samenleiter sind die Spermien bewegungslos, ihre Beweglichkeit wird erst durch Beimengung der akzessorischen Samenflüssigkeit ausgelöst.

Abb. 6 Samenzellen vom Menschen. a Kopf von der Fläche, b von der Kante des Kopfes. E Endstück des Schwanzes, H Hals, Hk verdicktes Hinterende des Kopfes, Hst Hauptstück des Schwanzes, K Kopf, R Rand der Kopfkappe, P Perforatorium, V Verbindungsstück. (Nach A. FISCHEL.)

---

[1] Der Name stammt aus einer Zeit, da man die Spermatozoen als Parasiten ansah.
[2] BROMAN, J.: Normale und abnorme Entwicklung beim Menschen, S. 18f. Wiesbaden 1911.
[3] MEWES: Arch. mikrosk. Anat. **54** (1899).

Die Bewegung (lebhaftes Schlagen des Schwanzes) erfolgt mit relativ bedeutender Kraft und Schnelligkeit. Beweis ersterer ist ihre Fähigkeit, entgegen der Richtung des Flimmerstromes in Uterus und Tube sich fortzubewegen. Die Geschwindigkeit dieser Bewegung wird von ADOLPHI auf 23—26 μ/Sek., von HENLE sogar auf 60 μ/Sek. angegeben, so daß die Spermien in etwa einer Stunde bis in die Tubenecke im Uterus und nach längstens 2—3 Stunden bis zum Ostium abdominale tubae gelangen können. Ihre Lebensfähigkeit ist nach den Beobachtungen verschiedenster Autoren (DÜHRSSEN, KEIBEL, FRAENKEL, NÜRNBERGER u. a.) eine große und auf 6—10, ja selbst 15 Tage zu veranschlagen, während GROSSER u. a. die Meinung vertreten, daß die Spermien nur ausnahmsweise einige Tage überleben. Alle derartigen Angaben beziehen sich im übrigen nur auf in der Tube verbleibende Spermien; diejenigen unter ihnen, die in die Bauchhöhle übertreten, bleiben zwar dort noch einige Zeit bewegungsfähig[1], verfallen aber dann der Phagocytose durch Leukocyten (HOEHNE und BEHNE). In der Scheide ist die Lebensfähigkeit der Spermatozoen wesentlich begrenzter. Die Angabe von BLUMENFELD, der in der Scheide noch nach 8 Tagen lebende Spermatozoen gefunden hat, dürfte als äußerster Grenzwert anzusehen sein. Denn das saure Scheidensekret ist der Bewegungsfähigkeit der Spermien nicht günstig, wogegen schwach alkalische Lösungen die Beweglichkeit der Spermatozoen fördern; Harn und physiologische Kochsalzlösung haben sich als indifferent erwiesen.

Vieles spricht dafür, daß *im allgemeinen die Befruchtung wenige Stunden nach der Kohabitation stattfindet*[2].

Nach neueren Beobachtungen gibt es zwei Arten von Spermatozoen mit verschiedener Zahl sog. Geschlechtschromosomen, auch Heterochromosomen oder X- bzw. Y-Chromosomen genannt, die für die Bestimmung des Geschlechts von ausschlaggebender Bedeutung sind[3].

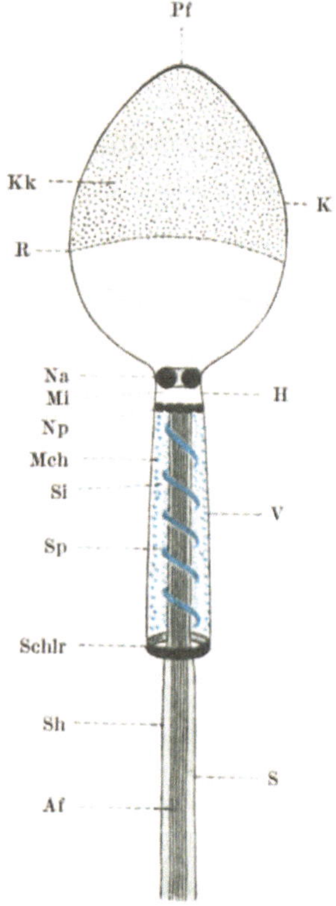

Abb. 7. Schema des Aufbaues einer menschlichen Samenzelle. Vom Schwanze ist nur der vordere Abschnitt dargestellt. Af Achsenfaden im Hauptstück, H Hals, K Kopf, Kk Kopfkappe, Mch Mitochondrien, Mi Massa intermedia, Na Noduli anteriores, Np Noduli posteriores, Pf Perforatorium, R Rand der Kopfkappe, S Schwanz, Schlr Schlußring, Sh Schwanzhülle, Si Substantia intermedia, Sp Spiralfaden, V Verbindungsstück. (Nach MEVES: Aus A. FISCHEL.)

4. Vorbereitung des weiblichen Genitalkanals zur Ermöglichung der Befruchtung.

Nachdem wir nun die beiden wesentlichsten Faktoren der Befruchtung, männliche und weibliche reife Keimzelle kennen, ist es notwendig, die Bedingungen kennenzulernen, unter denen sie sich treffen.

Soweit die Samenzellen dafür in Frage kommen, haben wir das Wichtigste schon erwähnt. Es handelt sich nun aber weiter darum, daß die Spermien auf eine Reifeizelle treffen. Dazu muß letztere aus ihrem Bett im Eierstock ausgeschieden werden. Diesem Effekt dienen die als Follikelreifung und Ovulation bezeichneten Vorgänge, womit wir zweckmäßig gleich die Darstellung der prägraviden Umwandlung der Uterusschleimhaut verbinden, da ohne diese eine Einnistung des befruchteten Eies nicht möglich ist oder mindestens zu schweren Störungen der Eientwicklung führen würde.

---

[1] Vgl. später äußere Überwanderung der Spermien.
[2] Wegen bestimmter Ausnahmen vgl. weiter unten, S. 16.
[3] Weiteres darüber vgl. S. 17f.

a) Follikelreifung und Ovulation.

Die Keimdrüse ist in ihrer Funktion weitgehend abhängig von der Tätigkeit des Hypophysenvorderlappens, der als der Motor der gesamten Sexualfunktion anzusehen ist (B. ZONDEK). Der Hypophysenvorderlappen sondert Hormone ab, die zunächst einmal für das gesamte Wachstum von größter Bedeutung sind. Sowie im Wachstum ein gewisses Stadium erreicht ist, beginnt im Hypophysenvorderlappen aber auch die Absonderung spezieller Sexualhormone in einem solchen Ausmaß, daß dadurch die Keimdrüsen ihre spezifische Funktion aufnehmen. Dieser Moment ist gegeben nach Abschluß der sog. Wachstumsperiode in der Pubertät.

Die *Funktion der Keimdrüse* selbst ist *eine doppelte.* Man kann gewissermaßen eine *äußere Sekretion,* die in der Ausstoßung von befruchtungsfähigen Eiern *(Ovulation)* besteht, und eine *innere Sekretion* unterscheiden, die zwar mit den zur äußeren Sekretion führenden Vorgängen aufs engste verbunden ist, in ihrer Wirkung jedoch dadurch eine besondere Note erhält, daß die ins Blut abgegebenen Wirkstoffe *(Ovarialhormone)* nicht nur im gesamten Haushalt der endokrinen Drüsen ihren Einfluß geltend machen, sondern

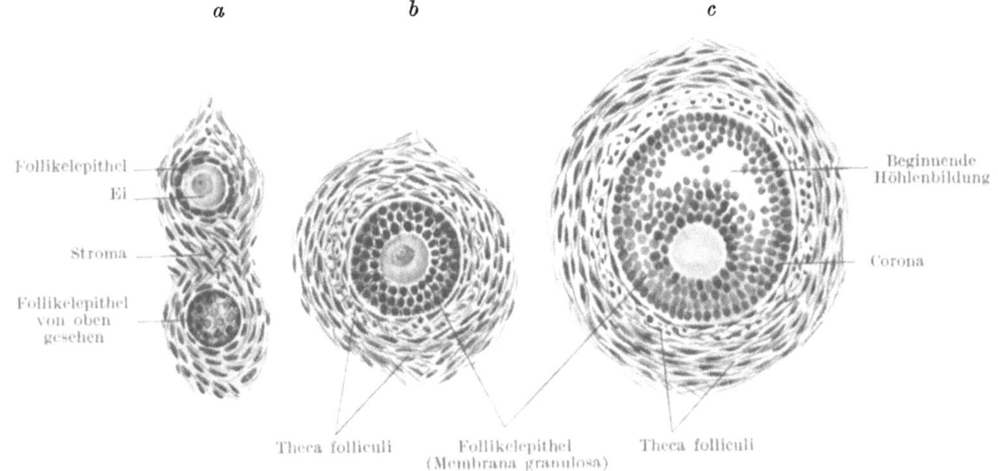

Abb. 8. Beginnende Entwicklung der Follikel.
(Nach BUMM.)

auch im übrigen Genitalapparat, insbesondere am Uterus ganz spezifische Wirkungen auslösen. Man kann schematisch diese komplizierten Vorgänge etwa so ausdrücken: der *Hypophysenvorderlappen* entfaltet seine Wirkung in erster Linie an den *Keimdrüsen,* die als *sein wichtigstes Erfolgsorgan* anzusehen sind, die Keimdrüsen entfalten ihre Hauptwirkung am *Uterus,* der als das eigentliche *Erfolgsorgan der Eierstöcke* anzusehen ist. Wir verweisen hinsichtlich aller Einzelheiten auf unser Lehrbuch der Gynäkologie und besprechen hier zunächst nur die Keimdrüsentätigkeit und auch diese nur so weit, als es zum Verständnis der Vorgänge bei der Befruchtung und Ansiedlung des befruchteten Eies in der Gebärmutter notwendig erscheint.

Von den oben (S. 5) genannten Primärfollikeln gelangt der größte Teil zeitlebens über dieses Entwicklungsstadium nicht hinaus oder geht sogar zugrunde. Nur einige hundert Primärfollikel erfahren im Verlauf der Periode der Geschlechtsreife eine weitergehende Ausbildung und wachsen zu den sog. *Sekundärfollikeln* oder GRAAF-schen *Bläschen* heran. Die in der Tiefe des Ovariums liegenden ältesten Follikel machen diese Entwicklung zuerst, die noch dicht unter dem Keimepithel befindlichen jüngsten Follikel am spätesten durch.

Dabei erhält die Oocyte 1. Ordnung durch lebhafte Vermehrung des Follikelepithels eine dickere Umhüllung, die jetzt als *Membrana granulosa* bezeichnet wird (Abb. 8). Gleichzeitig werden auch die außerhalb der Membrana granulosa um den Follikel in Form einer konzentrischen Schale angeordneten Züge des bindegewebigen Ovarialstromas *(Theca folliculi)* durch Zellvermehrung dicker und erhalten Gefäßversorgung. Sobald der Follikel eine gewisse Größe erreicht hat, treten in den Zellen der Membrana granulosa Rückbildungsvorgänge auf, ein Teil derselben wird aufgelöst und in den dadurch entstehenden Lücken im Granulosazellenlager sammelt sich eine zum Teil aus den Gefäßen der Theca folliculi, zum Teil aus zugrunde gegangenen

Granulosazellen stammende Flüssigkeit — der *Liquor folliculi* — an. Neuere Untersucher wie ALLEN, ZONDEK und ASCHHEIM halten den Liquor in der Hauptsache für ein Sekret der Thecazellen. Unter Vergrößerung des mit Liquor erfüllten Spaltes wächst nun das ganze Gebilde, dabei immer mehr an die Eierstocksoberfläche heranrückend, zu einem erbsen- bis haselnußgroßen Gebilde heran, das nach seinem angeblichen Entdecker GRAAFscher Follikel genannt wird (Abb. 9). Auf einem glücklich geführten Durchschnitt findet man in einem solchen Bläschen die Eizelle, umgeben von einem hügelartig vorspringenden Haufen von Granulosazellen *(Cumulus ovigerus)*, nach der einen Wand verdrängt, während im übrigen die Granulosahülle auf eine dünne, die Wand des Bläschens auskleidende Schicht reduziert ist. Auch die Theca folliculi ist noch dicker geworden und läßt jetzt eine zellreiche gefäßführende *Tunica interna*

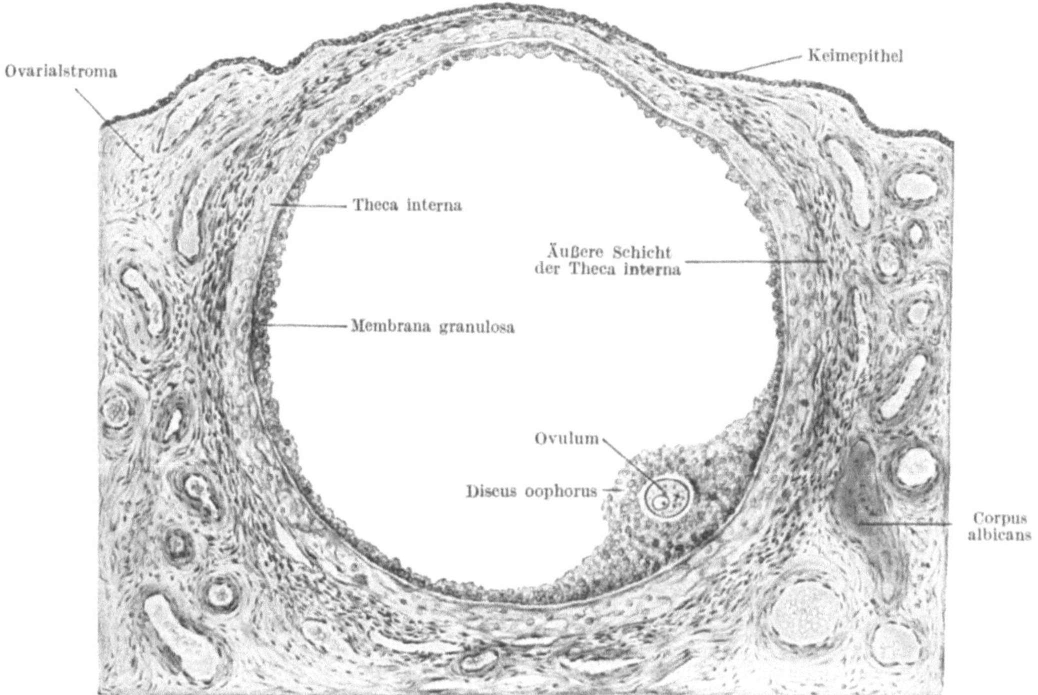

Abb. 9. Ein der Reife naher GRAAFscher Follikel des menschlichen Eierstockes mit umgebendem Gewebe.

und eine zellarme aus derben sich durchkreuzenden Bindegewebsfasern aufgebaute *Tunica externa* unterscheiden. Der ganze Vorgang der Umwandlung eines Primärfollikels in ein GRAAFsches Bläschen wird als *Follikelreifung* bezeichnet.

Inzwischen hat die Eizelle die erste Reifungsteilung durchgemacht. Unter dem wachsenden Druck des immer größer werdenden, schließlich 1—1,8 cm im Durchmesser erreichenden GRAAFschen Bläschens wird die Albuginea des Eierstockes verdünnt, das Keimepithel plattgedrückt und zur Atrophie gebracht, wobei an dieser Stelle die Eierstocksoberfläche deutlich vorgebuckelt wird. Unter dem wachsenden Innendruck des GRAAFschen Follikels veröden an der prominentesten Stelle, *Stigma folliculi*, die Gefäße und endlich wird die immer mehr verdünnte Wand so angespannt, daß sie bei irgendeiner Gelegenheit zerreißt. Die tiefere Bedeutung dieses als *Follikelsprung* bezeichneten Vorganges liegt darin, daß der unter Druck abfließende Liquor folliculi das Ei samt einem Kranz von Granulosazellen mitreißt.

Der Vorgang der Eiausstoßung aus dem Ovarium wird als **Ovulation** bezeichnet[1]. Er wechselt zwischen den beiden Keimdrüsen, wenn auch nicht streng alternierend. Bei vierwöchentlichem Menstruationstypus fällt der Ovulationstermin in der Mehrzahl

---

[1] Abweichend von anderen Autoren versteht ROB. MEYER (Arch. Gynäk. **113**, 259) unter Ovulation nicht den Follikelsprung, sondern den ganzen Prozeß der Eireifung bis zur Befruchtungsreife.

der Fälle auf den 14.—16. Tag nach Beginn der Menstruationsblutung (ROB. MEYER, ROB. SCHRÖDER). Bei dreiwöchentlichem Menstruationstypus oder ganz unregelmäßiger Menstruation ist aber auch der Ovulationstermin größeren Schwankungen unterworfen. Es dürfte GROSSER sicherlich recht haben mit seiner Meinung, daß der Ovulationstermin nicht unabänderlich festliege und daß unter dem Einfluß von Kohabitationen, psychischen Faktoren verfrühte, sog. *provozierte* oder artifizielle *Ovulationen* vorkommen. Andererseits kann bei besonderer Derbheit der Albuginea des Ovariums oder bei einer gewissen Funktionsschwäche der Keimdrüsen der Ovulationstermin auch verspätet sein. Diese Tatsache zu kennen ist sehr wichtig, weil sich hieraus für die Bestimmung des Konzeptionstermins wichtige Konsequenzen ergeben. Die Sprungstelle des Follikels wird zunächst durch einen Fibrinpfropf verschlossen, der aus dem Blutplasma der bei der Ovulation zerrissenen Thecacapillaren sich bildet. Später wird dieser Pfropf durch Bindegewebe ersetzt, so daß bereits nach etwa 8 Tagen die Sprungstelle narbig verschlossen erscheint.

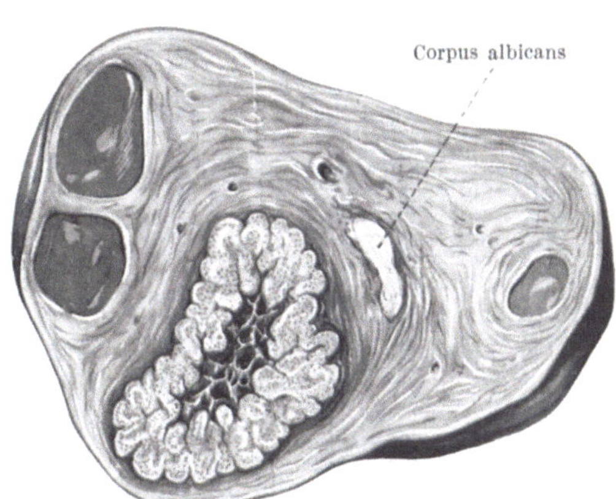

Abb. 10. Corpus luteum in situ.

Um den die Follikelhöhle ausfüllenden Blutkern erfolgen nun bald weitere Veränderungen der erhalten gebliebenen Wandbestandteile des Follikels, die innerhalb von 3—4 Tagen zur Entstehung eines eigentümlichen Gebildes, des sog. *Corpus luteum*[1] führen. Zunächst werden durch das Kollabieren der Follikelwände die zurückgebliebenen Granulosazellen zusammengeschoben; sie erfahren aber alsbald eine Organisation und Vascularisation von den Capillaren und dem zarten Bindegewebe der Theca interna her und wachsen dabei unter Aufnahme von Fett, Cholesterin und eines gelblichen Farbstoffes (Lipochrom) zu großen polygonalen Gebilden, den sog. *Luteinzellen* heran, die innerhalb von 8—14 Tagen eine 1—2 mm dicke Schicht bilden. Auch die bindegewebigen Zellen der Theca interna werden in Luteinzellen umgewandelt. Der Hauptteil des Corpus luteum ist aber epithelialer Natur. Die Capillaren der Theca interna erfahren eine enorme Kaliberzunahme.

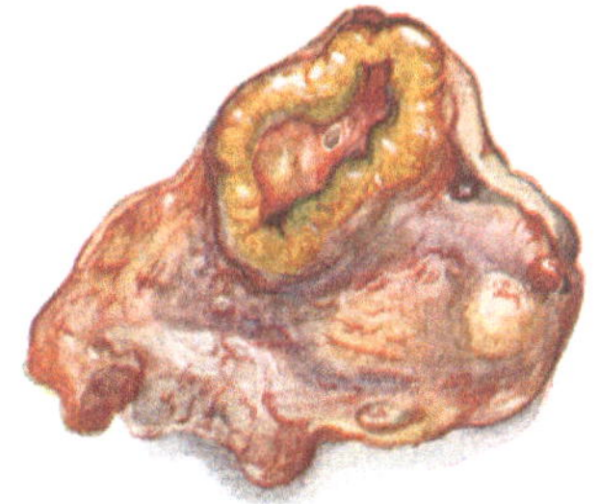

Abb. 11.
Corpus luteum graviditatis m. II.
(Nat. Größe.)

Die infolge der starken Vermehrung der Luteinzellen erzeugte Oberflächenvergrößerung einerseits, aus dem Stroma des Ovarium durch die Theca folliculi hindurch gegen den zentralen Blutkern vordringende Gefäßschlingen andererseits zwingen die Luteinzellenschicht bald, sich in Falten zu legen, so daß auf einem Durchschnitt eine halskrausenähnliche Zeichnung entsteht (Abb. 10). Das Corpus luteum erreicht das Mehrfache der Follikelgröße. In der zweiten Woche ihres Bestehens (= 3—4 Tage vor Eintritt der nächsten menstruellen Blutung) erreicht die Granulosadrüse den Höhepunkt ihrer Entwicklung. Stirbt das Ei infolge ausbleibender Befruchtung ab, dann erfolgt unter zunehmender Verfettung der Luteinzellen und bindegewebiger Organisation eine Rückbildung des Corpus luteum zunächst zu einem sog. *Corpus fibrosum*, das schließlich unter zunehmender Hyalinisierung des Bindegewebes und völligem Zugrundegehen der Luteinzellen zu einem *Corpus albicans* wird. In dem Moment, wo die Rückbildung des Corpus luteum beginnt, tritt die menstruelle Blutung ein.

---

[1] Auch *Granulosadrüse* oder *Glandula epithelialis* genannt. Wir schildern diesen Entwicklungsvorgang nur so weit, als es zum Verständnis der weiteren Ausführungen notwendig ist. Hinsichtlich weiterer Einzelheiten verweisen wir auf unser Lehrbuch der Gynäkologie und auf die ganz ausführliche Darstellung von ROB. SCHRÖDER im Handbuch der Gynäkologie von STOECKEL, Bd. I/1.

Wird dagegen *das ausgestoßene Ei,* das nun seine Reduktionsteilung durchmacht, *befruchtet, dann bleibt die* beschriebene *Rückbildung des Gelbkörpers aus.* Er erfährt *vielmehr* noch eine *weitere Entwicklung und Größenzunahme,* die erst in der 11.—12.Woche ihren Höhepunkt erreicht. Dieses *Corpus luteum verum sive graviditatis* ist durch seinen nahezu völligen Fettmangel vom Corpus luteum spurium s. menstruationis unterschieden (ROB. MEYER). Es bleibt bis zum Ende der Gravidität erhalten, wenngleich von dem erreichten Höhepunkt an die Gelbfärbung abblaßt und der Blutkern sich entfärbt. Unter dem Einfluß des Corpus luteum graviditatis sistiert nicht nur jede weitere Ovulation, sondern es sollen auch alle größeren Follikel der Atresie verfallen, woraus L. SEITZ wohl seine Meinung von einer gewissen Funktion einer interstitiellen Drüse in der Gravidität abgeleitet hat[1].

Charakteristisch für das Corpus luteum graviditatis ist neben seiner Größe (Abb. 11) der Mangel eines Blutkernes, der reiche Gehalt von Kolloid und Lipoiden in der ersten, von Kalk und Neutralfetten, Fettsäuren und Seifen in der zweiten Hälfte der Gravidität.

Das Corpus luteum ist ein wichtiges innersekretorisches Organ, dessen Hormon *(Progestin* oder *Lutin)* die prämenstruellen bzw. prägraviden Veränderungen der Uterusschleimhaut[2] auslöst und dadurch für die Ansiedlung und feste Einnistung des Eies sehr wichtig wird. Auch die Hyperämisierung der übrigen Abschnitte des Genitaltractus dürfte davon abhängig sein. Speziell scheint nach den Versuchen von L. LÖB[3] die Deciduabildung an die Anwesenheit eines Corpus luteum gebunden zu sein[4].

b) Menstruation.

Sobald in einer Keimdrüse die erste Ovulation erfolgt ist, kommt es auch zur *Menstruation.* Hinsichtlich der allgemeinen Erscheinungen dieser regelmäßig wiederkehrenden und durch die cyclische Tätigkeit der Keimdrüsen immer wieder ausgelösten Blutausscheidung sei auf die Lehrbücher der Gynäkologie verwiesen. Hier sollen dagegen gerade die feineren Veränderungen berücksichtigt werden, die für das Verständnis der Vorgänge bei der Ansiedlung und ersten Entwicklung des Eies von Wichtigkeit sind.

Da sei zunächst betont, daß der Ort der menstruellen Blutung lediglich die Gebärmutterhöhle ist. Cervicalkanal und Scheide sind an ihr unbeteiligt. Dabei besteht eine enge Abhängigkeit des Schleimhautbildes im Corpus uteri von den cyclischen Vorgängen in den Keimdrüsen derart, daß *im Moment, in dem das Corpus luteum den Höhepunkt seiner Entwicklung überschritten hat und seine Rückbildung beginnt, die menstruelle Blutung einsetzt.* Entgegen älteren Anschauungen wird unter Andauung der Wand der Capillaren nicht allein Blut aus diesen entleert, sondern die ganze oberflächliche Schleimhautschicht abgestoßen *(Stadium der Desquamation).*

Noch vor völligem Aufhören der Menstrualblutung erfolgt bereits von den Drüsenepithelien der zurückgebliebenen Basalschicht der Schleimhaut aus durch Vorschieben ihrer Epithelien auf die entblößte innere Oberfläche des Endometriums eine Wundheilung *(Stadium der Regeneration),* wobei die Schleimhaut eine Dicke von 1—1,5 mm aufweist und enge leere Drüsenschläuche mit einem dichten, von spindeligen großkernigen Zellen gebildeten Stroma zeigt. In der Zeit bis zur nächsten Menstruation spielen sich nun an der oberflächlichen, als *Funktionalis* bezeichneten Schicht der Uterusschleimhaut recht auffallende Veränderungen ab, die nach jeder Menstruationsblutung immer wiederkehren, so daß man mit Recht auch von einer *cyclischen Umwandlung der Uterusschleimhaut spricht.* Die engmaschigere *Basalschicht nimmt an diesen cyclischen Veränderungen nicht teil.* In der Zeit vom 4.—5. Tage nach Beginn der Menstruationsblutung erfährt die Funktionalis eine rasche Dickenzunahme, so daß sie bereits am 9.—10. Tage 3—4mal so dick ist als die Basalschicht (Abb. 12). Gleichzeitig lockert sich das Stroma auf, während in den Drüsenepithelien eine lebhafte Zellteilung beginnt, so daß die dadurch hervorgerufene starke Oberflächenvergrößerung etwa vom 10.—11. Tage ab nur durch Schlängelung der bis dahin gestreckt verlaufenden Drüsenschläuche ausgeglichen werden kann *(Stadium der Proliferation).* Vom 15.—28. Tage ändert sich das Bild der Schleimhaut weiter dadurch, daß in den Drüsen Zeichen von Sekretion auftreten,

---

[1] Als *interstitielle Drüse* bezeichnet man die Gesamtheit der aus zurückgebildeten Follikeln entstandenen Anhäufungen von lipoiden Substanzen. Man hat ihnen vielfach innersekretorische Funktion zugeschrieben. Wir sind jedoch gleich ROB. MEYER der Überzeugung, daß es eine interstitielle Drüse beim Menschen nicht gibt und daß die Deutung von lipoiden Überbleibseln toter Follikel und Corpora lutea als innersekretorischer Apparate jeder Berechtigung entbehrt. Vgl. auch unser Lehrbuch der Gynäkologie, S. 69.

[2] Vgl. weiter unten.

[3] LÖB, L.: Zbl. Physiol. **1908**, Nr 16; **1909**, Nr 3; **1910**, Nr 6.

[4] Nach neuesten Untersuchungen von FELS, SLOTTA und RUSCHIG (Klin. Wschr. **1934**, Nr. 34) handelt es sich dabei um zwei Hormone, deren chemische Reindarstellung diesen Forschern gelungen ist. Sie bezeichnen sie als *Luteosteron* C und D.

die allmählich so zunehmen, daß eine weitere Oberflächenvergrößerung der Drüsenschläuche daraus resultiert. Die sekretbeladenen Epithelien drängen papillenartig ins Lumen vor, die Drüsen erscheinen weiter,

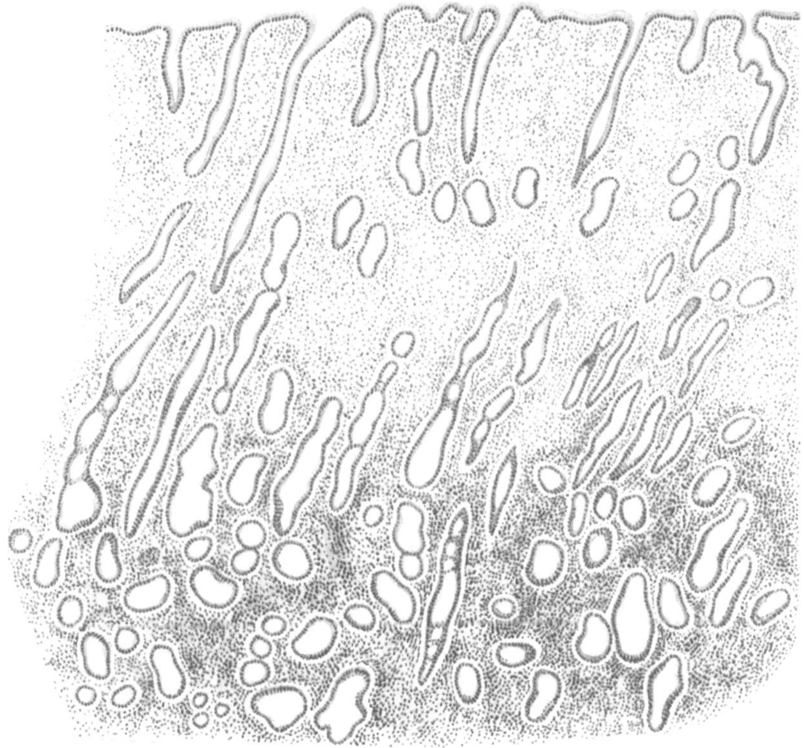

Abb. 12. Längsschnitt durch die normale Uterusschleimhaut im Intervall.

und auf einem Schnitt dadurch geradezu sägeförmig *(Stadium der Sekretion)* (Abb. 13). Während der ganzen Sekretionsphase tritt in der Uterusschleimhaut *Glykogen* in größeren Mengen auf, prämenstruell werden auch *Lipoide* nachweisbar, der *Flimmerbesatz* der Epithelien geht verloren. *Unmittelbar vor Beginn der Desquamation* beobachtet man eine diffuse *Leukocytenüberschwemmung der Funktionsschicht* und es ist

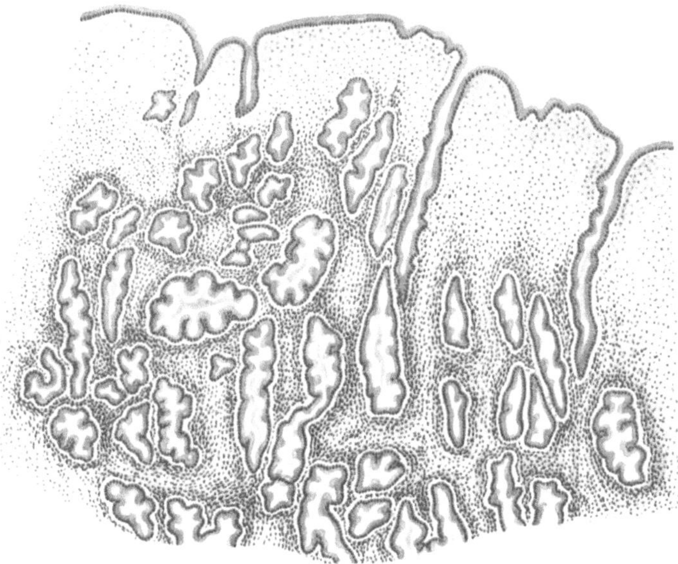

Abb. 13 Normale Uterusschleimhaut im Stadium der prämenstruellen Schwellung.

wahrscheinlich, daß diese Leukocyten das tryptische Ferment liefern, welches die Capillarwände der Uterusschleimhaut andaut und dadurch unmittelbar die Blutung auslöst.

Wir wissen heute sicher, daß *dieser ganze Uteruszyklus auf innersekretorischem Wege von den Keimdrüsen aus gesteuert wird* (vgl. Abb. 14). Nur wenn nach erfolgter Epithelialisierung der Innenfläche des Uterus in einer der beiden Keimdrüsen *der Vorgang der Follikelreifung sich abspielt, entsteht* in der Uterusschleimhaut *eine* neue *Proliferationsphase. Nur wenn* das Ei ausgestoßen wird und *das Corpus luteum sich*

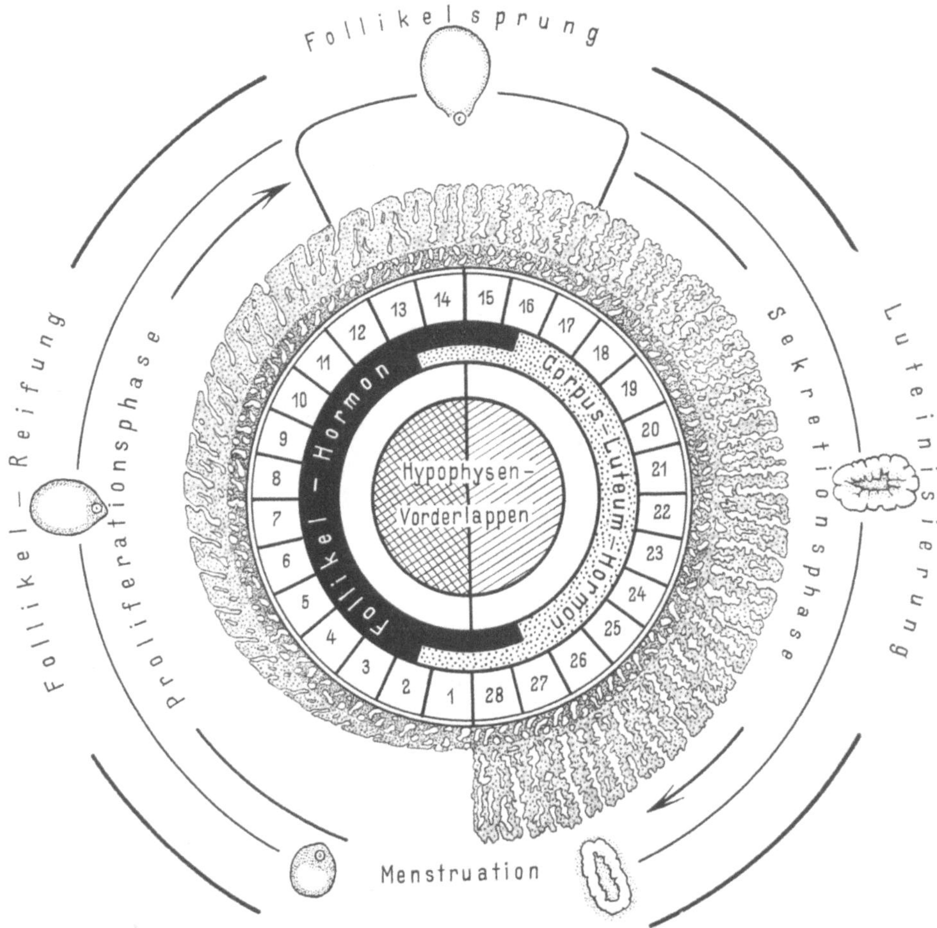

Abb. 14. Schematische Darstellung der Koppelung von Ovarial- und Uteruszyklus.
(Nach HERBRAND, Chem. Werke P. G. Henning.)

bildet, kommt es zur Sekretionsphase. Während derselben Zeit wandert das Ei durch die Tube. Die Sekretionsphase ist in ihrer vollen Ausbildung abhängig von der Proliferation, Vascularisation und Blüte des Corpus luteum (vgl. Abb. 14). Die Hormone, unter deren Einfluß die Regeneration und vor allem die Proliferation der Uterusschleimhaut zustande kommt, liefert der heranwachsende Follikel, wahrscheinlich als Sekretionsprodukt der Granulosazellen, deren Tätigkeit selbst wieder abhängig ist von dem der Eizelle innewohnenden Impuls zu Wachstum und Reifung. Wir kennen heute das auch in der Follikelflüssigkeit nachweisbare Hormon, das als **Follikulin** bezeichnet wird. Die Ausbildung der Sekretionsphase steht dagegen ganz unter dem Einfluß des Corpus luteum und des von ihm gelieferten Hormons, das als **Lutin** oder **Progestin** bezeichnet wird. Besonders der Ausdruck „Progestin" ist sehr zutreffend. Denn die ganze Aufschichtung der Uterusschleimhaut und Aufspeicherung von Nährstoffen im Stroma dient lediglich zur Vorbereitung der Aufnahme eines befruchteten Eies, weshalb man statt von prämenstrueller besser von einer *prägraviden Umwandlung der Uterus-schleimhaut* sprechen kann. Stirbt das Ei ab, weil es nicht befruchtet worden ist — und jede nicht befruchtete Eizelle geht bald zugrunde — dann bricht die Entwicklung des Corpus luteum in seinem Blütestadium plötzlich ab und damit kommt es zum Zerfall der Schleimhaut mit Blutung, eben zur Menstruation. *Wenn dagegen das Ei befruchtet wird* und das *Corpus luteum* nicht jäh seine Entwicklung unterbricht, sondern im Gegenteil *ein weiteres Wachstum erfährt* (vgl. oben), *dann geht auch* die prägravide Umwandlung der Schleimhaut im Corpus uteri weiter und führt zur *Bildung der* für die Aufnahme des Eies besonders geeigneten, *hochgeschichteten, durchsafteten, reich mit Nährmaterial* (besonders Glykogen und fettartigen Substanzen) *beladenen* Auskleidung der Korpushöhle, die mit einem alten Namen als *Decidua* bezeichnet wird. Darüber wird weiter unten noch ausführlicher zu sprechen sein.

Geht man den Dingen auf den Grund, so kommt man letzten Endes zu der Überzeugung von dem *Primat der Eizelle* (Rob. Meyer). Man könnte sagen: Der dem Ei innewohnende Drang zu Leben und Funktion ruft erst die ganzen Vorgänge der Follikelreifung hervor und unter dem Einfluß des dabei gebildeten Follikulins beginnt in der Uterusschleimhaut die Aufschichtung der Funktionalis; die Reifung des Eies und seine Ausstoßung aus der Keimdrüse löst die Corpus luteum Bildung aus und unter dem Einfluß des dabei gebildeten Progestins erfolgt die prägradive Umwandlung der Uterusschleimhaut. Das befruchtete Ei gibt die Impulse für weiteres Wachstum der Granulosadrüse, die jetzt zum Corpus luteum graviditatis sich umwandelt, deren Hormonproduktion für die deciduale Umwandlung der Uterusschleimhaut, für die Aufspeicherung von Nährmaterial in ihr, für die genügende Auflockerung und Dicke und damit für ein zuverlässiges, die erste Entwicklung des Eies sicherndes Nest Vorsorge trifft.

c) Weitere, die Befruchtung erleichternde Bildungen am Genitalapparat.

Hier ist in erster Linie die Entwicklung des *Infundibulum tubae* zu nennen, das mit seinem reichen, eine starke Oberflächenvergrößerung bedingenden Faltensystem zu einer Steigerung der aspirierenden Kraft des uterinwärts gerichteten Flimmerstroms führt. Daß tatsächlich der Flimmerstrom aspirierend wirkt, ist durch Versuche von Lode erwiesen, der bei Kaninchen beobachtete, daß in ziemlich weitem Umkreis des abdominalen Tubenostiums deponierte Farbstoffpartikel oder Nematodeneier recht schnell in die Tube hineingezogen werden.

Dadurch, daß die Mesosalpinx mit dem abdominalen Tubenende um den pelvinen Pol des Ovariums wie eine Haube sich hinüberschlägt, wird eine Art peritonealer Tasche gebildet, so daß die ausgestoßenen Eier wohl meist unmittelbar in den Wirkungsbereich des tubaren Flimmerstroms, besonders an der Fimbria ovarica[1] kommen. Zur Sicherung dieser Wirkung dient noch die bereits im Zeitpunkte der Ovulation nachweisbare starke Schwellung am abdominalen Tubenostium, wodurch die Annäherung zwischen Ovarium und Fimbrien eine noch innigere wird. Ob das einmal in den Fimbrientrichter aufgenommene Ei weiter nun in der Hauptsache nur durch den Flimmerstrom oder auch unter Mitwirkung peristaltischer Tubenkontraktionen zum Uterus geleitet wird, ist noch umstritten. Sichergestellt scheint uns aber, daß *mindestens im isthmischen Teil der Tube auch peristaltische Kontraktionen für die Fortbewegung des Eies eine Rolle spielen*[2]. Die *Dauer des Transportes* wird auf *7—10 Tage* veranschlagt, kann aber gelegentlich kürzer und ebenso länger sein.

5. Wesen und Schauplatz des Befruchtungsvorganges.

Ist auch der Befruchtungsvorgang beim Menschen nie gesehen worden, so dürfen wir doch nach den zahllosen Beobachtungen aus dem Tierreich annehmen, daß er im wesentlichen dem von O. Hertwig zuerst beobachteten und klassisch beschriebenen Vorgang am Seeigelei gleicht. Darnach besteht das *Wesen der Befruchtung* in der *Vereinigung des weiblichen Eikerns mit dem männlichen Samenkern zum* Aufbau einer

---

[1] Vgl. darüber Näheres in unserem Lehrbuch der Gynäkologie.
[2] Kritische neuere Darstellung der einschlägigen Fragen bei Grosser: Arch. Gynäk. **110** (1919) ebenso in Bd. 5 der Deutschen Frauenheilkunde, S. 196 f., herausgegeben von Rud. Th. v. Jaschke.

neuen Zelle, die als *Spermovium* (BONNET) bezeichnet wird. Da der reife Ei- wie Samenkern nur die Hälfte der arteigentümlichen Chromosomenzahl enthält, hat das Spermovium wieder die volle für den Menschen charakteristische Chromosomenzahl.

Dem Ei fällt bei der Befruchtung eine mehr passive Rolle zu — es wird nur durch den Flimmerstrom dem Samenfaden eine Strecke weit entgegengeführt — während das Spermium vermöge seiner Bewegungsfähigkeit das Ei aufsucht und mittels seiner als Perforatorium dienenden scharfen Kopfkante zwischen den Zellen der Corona radiata und durch die Zona pellucida hindurch in die Eizelle eindringt (LONG 1912); man nennt diesen Vorgang *Imprägnation.*

Nach allem was wir wissen, dringt immer nur ein einziges Spermium in die Reifeizelle ein, ohne daß bekannt wäre, welche Vorgänge oder Einrichtungen das Eindringen weiterer, in großer Zahl das Ei umschwärmender Spermien verhindern. Anscheinend dringt der Samenfaden schon ein, ehe die Reduktionsteilung am Ei vollendet ist. Während der Spermaschwanz noch einige Zeit unverändert bleibt (Abb. 5), schließlich aber einer Auflösung verfällt, wandelt sich der Spermakopf zu einem (mit der halben arteigentümlichen Chromosomenzahl ausgestatteten) sog. männlichen Vorkern oder Pronucleus um. Dabei dreht sich das Halsstück dem Eikern entgegen, die Centriolen des Spermahalses werden nun zu Endpunkten einer im Bildungsdotter entstehenden Spindelfigur, um deren Fasern die männlichen und weiblichen Chromosomen nach Auflösung der Kernmembran sich zu einem neuen Vollkern — dem *Spermoviumkern* — anordnen. Mit diesem Vorgang, der sog. *Konjugation,* ist die Befruchtung vollendet, die Stammzelle *(Blastocyte)* eines neuen Individuums gebildet.

Sehr merkwürdig ist dabei, daß das Centrosom des Reifeikerns zugrunde geht und das Centrosom des Spermiums allein die Rolle des Teilungsapparates übernimmt. Die Blastocyte und damit alle Zellen des neuen Individuums haben also ihr Centrosom ausschließlich von der väterlichen Keimzelle übernommen. Welche Bedeutung diese Ungleichheit etwa für die Vererbungsvorgänge hat, ist bis heute nicht bekannt.

Am häufigsten dürfte *der ampulläre Teil der Tube Schauplatz des ganzen Vorganges* sein, doch ist aus der Beobachtung von Ovarialgraviditäten erwiesen, daß die Befruchtung auch an anderer Stelle stattfinden kann, ebenso wie die Möglichkeit einer Befruchtung im isthmischen Tubenabschnitt oder selbst im Uterus nicht mit Sicherheit zu leugnen ist. *Ovulation und Befruchtung fallen* wahrscheinlich in der überwiegenden Mehrzahl der Fälle *zeitlich nahe zusammen,* denn nach allem, was man weiß, scheint es alsbald nach der Ausstoßung der Polkörperchen zu Degenerationserscheinungen am Ei zu kommen, wenn keine Befruchtung eintritt.

KNAUS und unabhängig von ihm OGINO glauben sogar mit Bestimmtheit behaupten zu können, daß wegen dieser begrenzten Lebensdauer des Eies Kohabitationen nur zwischen dem 8.—19. Tage (KNAUS) bzw. 7.—21. Tage (OGINO) zu einer Befruchtung führen können. An dieser Feststellung ist sicher viel Richtiges und es liegen heute genügend Einzelbeobachtungen gerade von Ärzten vor, die bestätigen, daß Kohabitationen unmittelbar post menstruationem und in der letzten Woche ante menstruationem zu keiner Befruchtung geführt haben, während innerhalb der von KNAUS als fruchtbar bezeichneten Tage die Kohabitation sofort zur Konzeption führte. Entgegen KNAUS und OGINO glauben wir nur nicht, daß die Gesetzmäßigkeit so streng sei wie diese beiden Autoren annehmen, weil einmal durch die Kohabitationen vorzeitig eine Ovulation provoziert werden kann und andererseits Schwankungen im Zyklus häufiger vorkommen als aus den üblichen Angaben der Frauen zu entnehmen ist. Soviel aber ist jedenfalls richtig, daß *zwischen* 10. und 20. Tag des vierwöchigen Menstruationszyklus ein *Konzeptionsoptimum* besteht.

Der Regel nach stammt das in der Ampulle befruchtete Ei von dem Ovarium der gleichen Seite. *Ausnahmsweise* ist aber eine *peritoneale Überwanderung des Eies wie des Samens nach der anderen Seite möglich* und sicher erwiesen. Ebenso ist *auch eine uterine Überwanderung* heute einwandfrei *sichergestellt* (DIEMER[1]). DIEMER hat 1922 zwei Fälle von Tubenstumpfgravidität nach Entfernung der Adnexe der betreffenden Seite beschrieben und FUCHS (1923) eine Eierstocksschwangerschaft bei fehlendem Eileiter der gleichen Seite beobachtet. Die peritoneale Überwanderung scheint auch in der Ätiologie der Tubargravidität eine gewisse Rolle zu spielen. Wenigstens hat SIPPEL schon 1901 auf die Häufigkeit des kontralateralen Sitzes des Corpus luteum bei Eileiterschwangerschaft hingewiesen und betont, daß gerade die für die peritoneale Überwanderung notwendige Zeit dazu führe, daß das schon auf der anderen Seite befruchtete Ei nahezu die Implantationsreife erreicht hat, wenn es in der Tube der anderen Seite ankommt.

---

[1] Zit. nach GROSSER: Deutsche Frauenheilkunde, Bd. 5, S. 197.

6. Grundlagen der Vererbung und Geschlechtsbildung.

Die tiefere Bedeutung des Befruchtungsvorganges liegt darin, daß *mit der Blastocyte* oder *Zygote etwas ganz Neues entstanden* ist, *eine Stammzelle, die zu gleichen Teilen mit väterlicher und mütterlicher Erbsubstanz durchsetzt* ist. Denn seit WEISMANN wird allgemein die Auffassung vertreten, daß die sog. *Idioplasmastruktur* der Kernsubstanzen, die im wesentlichen den Chromosomen entspricht, der *Träger der Gesamterbsubstanz* ist, so daß also *im Moment der Befruchtung das Schicksal des neuen Individuums hinsichtlich aller vererbbaren Qualitäten entschieden* ist. Die meisten Biologen nehmen mit HERTWIG an, daß die Erbsubstanz allein an den Kern gebunden ist, doch soll nicht verschwiegen werden, daß sehr beachtenswerte Forscher (FICK, W. ROUX, VERWORN, GODLEWSKI) dagegen Einwände erhoben haben und der Meinung sind, daß an der Bestimmung der Vererbungsrichtung außer dem Kern auch das Protoplasma teilnimmt. Indessen dürfte nach den Mesothoriumversuchen HERTWIGS[1] ein Zweifel an der ursprünglichen Auffassung kaum noch berechtigt sein. Als *vererbt* wird man demnach *nur solche Eigenschaften* ansehen dürfen, *die als Anlagen schon im Keimplasma der elterlichen Geschlechtszellen enthalten sind.*

Die Morphologie der Vererbungsvorgänge ist noch mit mancherlei Unklarheiten behaftet. Man weiß z. B. noch nicht genau, ob die einzelnen Chromosomen einander gleichwertig sind oder nicht. Manches spricht für die letztere Annahme, so die Tatsache, daß die einzelnen Chromosomen jeder Kernteilungsfigur gewisse Unterschiede der Form und Größe erkennen lassen, andererseits jeder Typus paarweise vertreten ist, wovon der eine Teil väterlichen, der andere mütterlichen Ursprungs ist.

Besonders merkwürdig ist, daß unter den Chromosomen eines Kerns sich immer eines oder zwei finden, die nicht nur durch Größe und Form, sondern auch durch eine andere Färbbarkeit und ein eigenartiges Verhalten bei der Teilung sich von den übrigen, den sog. *Autosomen* unterscheiden. Diese eigenartigen Chromosomen gehen bei der Aufteilung der Chromatinschleifen auf den Tochterkern den Autosomen voraus oder folgen ihnen nach. Ferner sind sie bei den beiden Geschlechtern in verschiedener Zahl vorhanden. Man nennt sie im allgemeinen *Hetero-* oder *Geschlechtschromosomen.* Andere Autoren bezeichnen sie als X- bzw. X- und Y-Chromosomen. Manchmal haben die männlichen Zellen eine ungerade, die weiblichen eine gerade Zahl von Chromosomen oder das Männchen hat zwei ungleiche, mit X und Y bezeichnete Chromosomen, während die weiblichen zwei gleiche Heterochromosomen aufweisen. Auch das Umgekehrte kommt vor. Beim Menschen scheint nach den neuesten Forschungsergebnissen[2] die Eizelle zwei X-Chromosomen (sie ist *homogametisch*), die Samenzelle ein X- und ein Y-Chromosom zu enthalten. Nach der Reduktionsteilung hätte dann die reife Eizelle ein X-Chromosom, die reife Samenzelle ein X- oder ein Y-Chromosom; die Blastocyte kann also im einen Fall zwei X-Chromosomen, im anderen Fall ein X- und ein Y-Chromosom enthalten (sie ist dann *heterogametisch*).

Während der Wachstumsperiode der Geschlechtsmutterzellen (vgl. oben S. 5) kommt es zu einer starken Konzentration des Chromatins (*Synapsis* nach MOORE), wobei die homologen, d. h. von beiden Eltern des Individuums abstammenden Autochromosomen sich dicht aneinanderlagern. Dieser Vorgang dient anscheinend einem Austausch väterlicher und mütterlicher Erbanlagen. Die Bedeutung eines derartigen Austausches wird klar, wenn man sich die Vorgänge bei der Reifung vor Augen hält: ohne solche Austauschmöglichkeiten würde jede reife Geschlechtszelle entweder nur mütterliche oder väterliche, auf das neue Individuum bezogen, also großelterliche Erbqualitäten aufweisen, während *durch die Synapsis eine Fülle von Möglichkeiten zur Mischung elterlicher bzw. großelterlicher Erbanlagen gegeben* ist. Beim Menschen würde bei Annahme von 46 Autochromosen schon eine Million Möglichkeiten bestehen.

Andererseits wird dadurch auch klar, wie außerordentlich verwickelt die Vorgänge sind, die zur Vererbung bestimmter erwünschter Qualitäten notwendig sind.

Wenn die reifen Geschlechtszellen bei der Befruchtung sich vereinigen, so stammen die jetzt zusammenkommenden Chromosomen zu $1/4$ vom Großvater väterlicherseits, zu $1/4$ von der Großmutter väterlicherseits, zu $1/4$ vom Großvater mütterlicherseits und zu $1/4$ von der Großmutter mütterlicherseits. Daraus erklärt sich die höchst auffallende Tatsache, daß so häufig gerade typische Merkmale und Eigenschaften der Großeltern bei den Enkeln wieder auftauchen.

Nun müssen wir noch das *Verhalten der* oben genannten *Heterochromosomen* verfolgen. Beim Menschen scheint meist die Eizelle zwei X-, die Samenzelle ein X- und ein Y-Heterochromosom aufzuweisen. Auch die Heterochromosomen werden bei den Reifungsteilungen natürlich zweimal gespalten; von den vier aus den Reifungsteilungen des Eies hervorgehenden Zellen erhält also jede und damit auch das Reifei ein X-Chromosom. Bei der Reifung der Spermatocyten dagegen, würden zwei X- und zwei Y-Stücke für vier Geschlechtszellen vorhanden sein. Die reifen Spermien würden also zur Hälfte mit einem X-Chromosom ausgestattet sein, während die andere Hälfte mit einem Y-Chromosom versehen wäre.

Die beiden Arten von Spermien hat man mit der Geschlechtsbildung in Zusammenhang gebracht, denn bei der Befruchtung entsteht im ersten Falle eine neue Zelle mit zwei X-Chromosomen (weibliches Geschlecht) im anderen Falle aber eine hetero-

---

[1] HERTWIG: Sitzgsber. preuß. Akad. Wiss., Physik.-math. Kl. 11 (1911).
[2] HERTWIG, PAULA: Med. Welt **1934**, Nr 7.

gametische Zelle mit einem X- und einem Y-Chromosomen (männliches Geschlecht)[1]. *Der eigentliche geschlechtsbestimmende Teil wäre also das Spermium,* doch weist GROSSER mit Recht darauf hin, daß damit ein Einfluß des Eies auf die Geschlechtsbestimmung insofern nicht negiert wird, als möglicherweise die Anziehungskraft des Eies auf die verschiedenen Spermienarten je nach dem Reifezustand des Eies wechselt. Jedenfalls ist aber im *Moment der Befruchtung über das Geschlecht des Kindes entschieden* (syngame Geschlechtsbestimmung). Diese Feststellung ist praktisch deshalb wichtig, weil durch sie den immer wieder auftauchenden Versuchen einer späteren Beeinflussung des Geschlechtes der Boden entzogen wird.

Die Chromosomen insgesamt sind als Träger der Erbanlagen, der *Gene,* anzusehen. Die in den Geschlechtschromosomen vorhandenen Gene vererben sich durch diese. Beim Menschen erhalten nach Vorstehendem die Söhne ein X-Chromosom von der Mutter, ein Y-Chromosom vom Vater, die Töchter dagegen zwei X-Chromosomen von der Mutter *oder* vom Vater. Jede Erbanlage, die in einem Heterochromosom sich befindet, zeigt demnach einen geschlechtsgebundenen Erbgang. Erbanlagen, die an ein Y-Chromosom gebunden sind, können nur in der männlichen Linie forterben. Die in den Autochromosomen verankerten Erbanlagen sind zwar genotypisch in beiden Geschlechtern vorhanden, kommen aber phänotypisch jeweils nur in einem bestimmten Geschlecht zum Vorschein (sog. *geschlechtskontrollierter Erbgang*). Hierher gehören z. B. die sekundären Geschlechtscharaktere.

Alle die Vorgänge, die wir zuletzt besprochen haben, sind einwandfrei und vollständig bisher nur bei Wirbellosen beobachtet. Daß beim Menschen der Vorgang prinzipiell gleichartig erfolgt, ist auf Grund von Chromosomenzählungen und vor allem der Beobachtungen PAINTERS beim Affen (1924—1926) anzunehmen. Gerade hinsichtlich der haltlosen Willkür, die in Geschlechtsbestimmungshypothesen herrscht, ebenso gegenüber dem überhandnehmenden Dilettantismus in Vererbungsfragen schien es uns notwendig, hier die aller Vererbung und Geschlechtsbestimmung zugrunde liegenden Vorgänge einmal hervorzuheben.

Demgegenüber haben *ältere Ansichten über* die Ursachen der *Geschlechtsbildung* eigentlich nur mehr historisches Interesse.

Hierher gehört z. B. die *Präformationstheorie,* nach der es männliche und weibliche Eier gibt, so daß also das Geschlecht im Ei vorbestimmt wäre. Diese Theorie hat in neuester Zeit durch O. SCHÖNER eine Auferstehung erlebt. Danach sei jedes Geschlecht im Verhältnis 2:1 an ein Ovarium gebunden, und zwar derart, daß das rechte Ovar in regelmäßigem Wechsel zweimal männliche und einmal weibliche Eier, das linke Ovar zweimal weibliche und einmal männliche Eier liefere.

Eine weitere Hypothese läßt die Geschlechtsbestimmung erst in der ersten Zeit des Embryonallebens eintreten.

Den Tatsachen am nächsten dürfte die Ansicht kommen, nach der das Geschlecht im Moment der Befruchtung bestimmt wird. Freilich hat man dieser Ansicht nicht die oben erörterten Tatsachen zugrunde gelegt, sondern angenommen, daß das höhere Alter des Vaters oder der Mutter der ausschlaggebende Faktor ist (HOFACKER, SADLER). Ist der Mann älter, so sollten mehr Knaben entstehen, sind Mann und Frau gleich alt, so entstünden etwas weniger Knaben als Mädchen und ist die Frau älter, so würden noch mehr Mädchen erzeugt.

Recht spekulativ ist die Ansicht von DÜSING, wonach für die Erhaltung der Art eine annähernd gleich große Zahl von Individuen beider Geschlechter notwendig sei und jeweils gerade dasjenige Geschlecht erzeugt würde, dessen Vermehrung ein Vorteil für die Erhaltung der Art sei.

Großen Staub aufgewirbelt hat eine Zeitlang die SCHENKsche Theorie, nach der durch Änderung des Stoffwechsels das Geschlecht beeinflußt werden könne.

Eine in neuerer Zeit namentlich von P. W. SIEGEL wieder aufgegriffene und durch Tierversuche (THURI, PFLÜGER, R. HERTWIG u. a.) gestützte Theorie nimmt an, daß das Geschlecht des Kindes durch den zeitlichen Abstand der Konzeption von der Ovulation bestimmt werde. Je längere Zeit von der Ovulation bis zum Eintritt der Befruchtung verstrichen ist, desto häufiger sollen Knaben geboren werden. P. W. SIEGEL hat den Versuch unternommen, diese Theorie auch für die menschliche Geschlechtsbestimmung auszuwerten, doch haben seine Ergebnisse einer allgemeinen Nachprüfung nicht recht standgehalten. Wir verweisen aber in diesem Zusammenhang auf die von GROSSER angedeutete Möglichkeit, daß der Reifezustand des Eies insofern Bedeutung haben könnte, als er den verschiedenen Arten von Spermatozoen

---

[1] Nur der wissenschaftlichen Vollständigkeit wegen sei erwähnt, daß nach einer anderen Meinung das Y-Chromosom der männlichen Samenzellen gen-leer ist und für die Vererbung wie Geschlechtsbestimmung keine Rolle spielt. Nach dieser Auffassung würden die beiden Arten von Spermatozoen sich dadurch unterscheiden, daß die eine ein X-Chromosom enthält, die andere nicht. Die nach der Befruchtung entstehende Zygote würde also im einen Fall 2 X-Chromosomen (weibliches Geschlecht), im anderen Fall nur 1 X-Chromosom (= männliches Geschlecht) enthalten.

Für die Erblehre im allgemeinen und die Frage der Geschlechtsbestimmung ergibt sich aus dieser noch umstrittenen Frage kein prinzipieller Gegensatz.

verschiedene Chancen für die Imprägnation gewähren könnte. Zu einer willkürlichen Beeinflussung des Geschlechts reichen alle Unterlagen bis heute nicht aus.

Auch die neuesten Versuche von UNTERBERGER, die beiden Arten von Spermatozoen durch Abänderung des Scheidenchemismus zu beeinflussen und dadurch die Chancen für die Erzeugung eines bestimmten gewünschten Geschlechts zu erhöhen, haben bisher weder der Nachprüfung im Tierversuch (SCHUMACHER) noch der klinischen Erfahrung standgehalten. Trotzdem soll die *Möglichkeit,* daß das mehr alkalische Sekret post menstruationem der Erzeugung von Knaben günstiger sei als die stark saure Reaktion des Scheideninhalts der späteren Tage, nicht bestritten werden.

Etwas abseits davon liegen die Versuche, das Geschlecht der ungeborenen Frucht schon während der Schwangerschaft zu erkennen, z. B. durch Prüfung des mütterlichen Blutserums auf seine Abbaufähigkeit von Hodensubstanz (LÜTTGE und v. MERTZ). Zu praktisch brauchbaren Ergebnissen haben auch diese Bemühungen nicht geführt. Auch Versuche von ZANGEMEISTER mit einer anderen Methodik haben der Nachprüfung nicht standgehalten.

B. Entwicklung des Eies bis zur Nidation.

Im unmittelbaren Anschluß an die Befruchtung beginnt die *Furchung des Eies.* Die Chromosomen des Spermoviumkernes stellen dabei das dem Mutterstern bei einer gewöhnlichen karyokinetischen Zellteilung entsprechende Ausgangsstadium dar (Abb. 5). Sie gruppieren sich um die Mitte der achromatischen Spindelfigur und rücken nach erfolgter Längsspaltung zu gleichen Teilen nach den Spindelpolen auseinander. Unter gleichzeitiger Ein- und schließlich Durchschnürung des Ooplasmas entstehen die ersten Furchungskugeln oder *Blastomeren,* von denen die eine den Spermaschwanz enthält. Die Teilungsebene entspricht der späteren Medianebene des Körpers, die Teilung erfolgt wahrscheinlich als adäquale totale Furchung[1].

Obwohl der Vorgang beim Menschen bisher nicht beobachtet ist, haben wir einen sehr wichtigen Beweis für die Richtigkeit der hier vorgetragenen Anschauung in dem einzig dastehenden Befund HUBRECHTs eines in Furchungskugeln geteilten Makakuseies, das hier (Abb. 15) abgebildet ist[2].

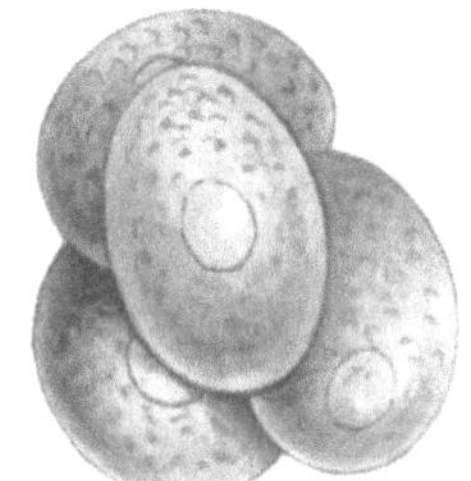

Abb. 15.
Makakusei in Furchung
(= Morulastadium).
(Nach SELENKA.)

Unter fortgesetzter Teilung der Blastomeren entsteht nun eine Anhäufung von Furchungskugeln, die dem ganzen Ei etwa das Aussehen einer Maulbeere *(Morula)* verleihen (Abb. 16). Bereits in diesem Stadium sondern sich die Zellen derart, daß die äußeren, unmittelbar unter der Zona pellucida gelegenen zu einer geschlossenen Schale um den inneren Zellhaufen sich anordnen. Letzterer dient fortan allein dem Aufbau des Embryos und wird daher als *Embryonalkugel* oder *Embryoblast* bezeichnet; die äußere Schale stellt die erste Anlage des Trophoblasten[3] dar (VAN BENEDEN, Graf SPEE u. a.).

Indem nun die Zellen des Embryoblasten sich fester aneinanderlegen und dabei etwas Flüssigkeit abscheiden[4], entsteht zwischen Trophoblast und dem einen Pol der Embryonalkugel ein flüssigkeitsgefüllter Spalt, *Keimhöhle* oder *Blastodermhöhle* genannt (Abb. 17). Damit ist die Morula zur *Blastula* oder *Keimblase* geworden, die vielfach auch als *Säugerblastocyte* bezeichnet wird.

Beim Menschen kommt es nach den Beobachtungen an dem bisher jüngsten Ei *Sch.* v. MÖLLENDORFFs wahrscheinlich überhaupt nicht zur Bildung einer richtigen Höhle, sondern es separiert sich von dem Embryoblasten sehr rasch ein extraembryonales Mesoderm, in dem zahlreiche, aber nicht zu einer einheitlichen Höhle zusammenfließende intercelluläre Lücken auftreten.

Dadurch daß die der Keimhöhle zugekehrten Zellen der Embryonalkugel sich lebhaft vermehren und dabei entlang der Innenwand der Trophoblastschale sich vorschieben, umwachsen sie schließlich die Keimblasenflüssigkeit von außen und es entsteht eine doppelwandige Blase deren innere von der Embryonalkugel abstammende Schale die *Anlage des Entoderms* darstellt (Abb. 18). Die vom Entoderm umschlossene Keimblasenhöhle wird nun als *Entodermhöhle* oder *Darmdottersackhöhle* bezeichnet. Möglicherweise entsteht aber auch die Entodermhöhle durch Spaltbildung in einem

---

[1] Vgl. Lehrbücher der Entwicklungsgeschichte.

[2] Diese Furchungskugeln sind nackt, während meist angenommen wird, daß die Zona pellucida bis zur Nidation erhalten bleibt.

[3] $\tau\varrho\dot{o}\varphi\varepsilon\iota\nu$ — ernähren, Näheres darüber vgl. S. 25 und 33f.

[4] Wahrscheinlich wird auch durch Resorption aus der Umgebung des Eies Flüssigkeit aufgenommen.

primär soliden Zellhaufen. Der Rest der Embryonalkugel wird zum Aufbau aller übrigen Teile des Embryo, zunächst des *Ektoderms (Ektoblast)* und der in ihm sich bildenden *Markamnionhöhle*[1] verwandt. Damit ist bereits eine zweite epithelbekleidete Höhle entstanden. Zwischen und um diese Epithelhöhle findet man schon in jüngsten Stadien menschlicher Eier eine *Mesenchymmasse,* deren Entstehung noch ungeklärt ist, wie übrigens auch viele Einzelheiten der hier geschilderten Vorgänge mehr erschlossen, denn auf lückenlosen Beobachtungsreihen basiert sind[2].

Beim Menschen erfährt das extraembryonale Mesoderm sehr rasch eine Volumzunahme, während der Rest des Embryoblasten sich weiter in zwei verschiedene Zellgruppen, das primäre Ektoderm und Entoderm spaltet (Abb. 35). In diesen beiden Zellgruppen treten bald Hohlräume auf, im Ektoderm die sog. Markamnionhöhle, im

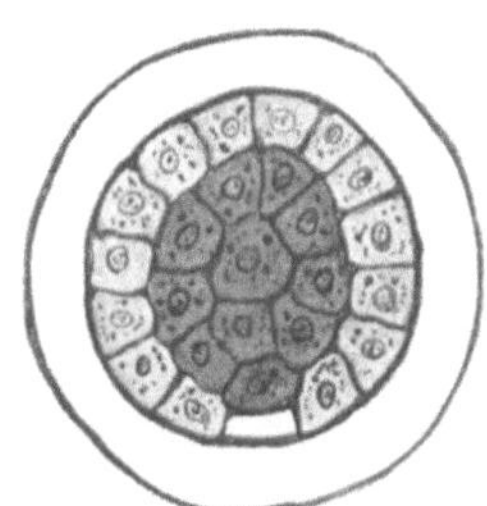

Abb. 16. Schema der Morula.

Die dunklen Zellen stellen die Embryonalkugel dar, die helleren die erste Anlage des Trophoblasts. Der äußere helle Ring entspricht der Zona pellucida.

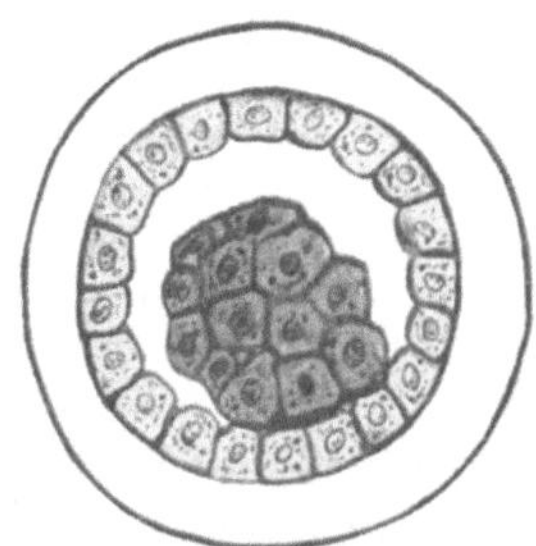

Abb. 17. Schema der Blastula.

Dunkel die Embryonalkugel, heller der Trophoblast, dazwischen die Keimhöhle.

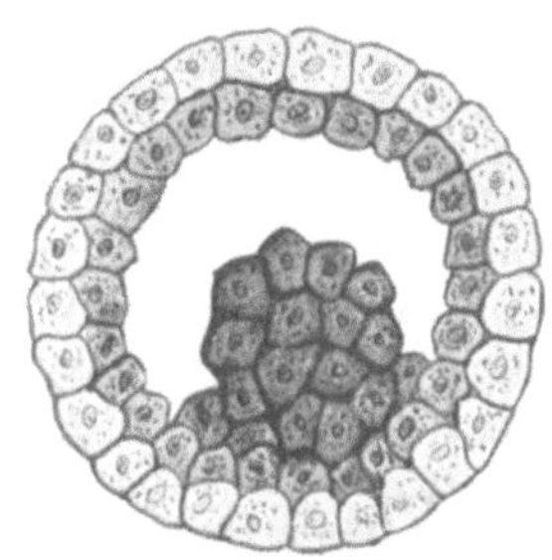

Abb. 18. Schema der Gastrula.

Der dunkle, in das Innere vorspringende Zellhaufen ist die Embryonalkugel, die äußere helle Zellschicht der Trophoblast, die innen davon gelegene die Anlage des Entoderms, die Lichtung der Blase stellt die Darmdottersackhöhle dar.

Entoderm die Dottersackhöhle (vgl. Abb. 33) wodurch in der Embryonalentwicklung ein Zustand erreicht ist, der dem BRYCE-TEACHERschen Ei entspricht.

Wir brechen unsere Beschreibung hier zunächst ab, weil wir damit schon über das bei der Nidation erreichte Stadium hinausgegriffen haben[3].

C. Nidation des Eies.

Ehe die Entwicklung des Eies ganz so weit gediehen ist, ist es *durch den Flimmerstrom* des Tubenepithels und, namentlich bei der Passage des isthmischen Teils, *unterstützt durch Tubenkontraktionen* normaliter bis ins Uteruscavum getrieben worden und siedelt sich nun hier an, nachdem es während seiner Wanderung die Corona radiata verloren hat.

Vermöge der zellauflösenden Fähigkeiten des Trophoblasts (und unter Sprengung der Zona pellucida) *gräbt das Ei in der durch die prägraviden Veränderungen aufgelockerten Schleimhaut sich ein Nest.* Der ganze Vorgang wird als *Nidation* bezeichnet und findet am häufigsten in der Schleimhaut der vorderen oder hinteren Wand der oberen Korpusabschnitte statt. Maßgebend für den Ort der Nidation *oder Implantation* ist einmal der Zustand des Eies, zweitens der der Uterusschleimhaut. Sobald das Ei das Blastulastadium erreicht hat, dürften die originären oder aus der nächsten Umgebung noch erreichbaren Nährstoffe aufgebraucht sein. Das *Ei* findet sich gewissermaßen *in einem Zustand von Nahrungsmangel* und ist damit *nidationsreif geworden.* Wo es sich in diesem Stadium befindet, dort gräbt es sich ein. Greifen die Vorgänge der Eientwicklung und die dem Eitransport dienenden Vorrichtungen ordentlich ineinander,

---

[1] Vgl. S. 28 f.

[2] Die beste kritische Darstellung aller einschlägigen Zweifelsfragen findet man bei GROSSER: Deutsche Frauenheilkunde, Bd. 5. München 1925. Wegen der strittigen Frage nach der Herkunft des Mesenchymgewebes, das sich vor der Entwicklung der klassischen Mesodermproduktionsstätten (Primitivstreifen und Kopffortsatz) bei menschlichen Embryonen bereits zwischen Ekto- und Entoblast findet, vgl. ROSSENBECK, Z. ges. Anat. **68** (1923).

[3] Weitere Entwicklung vgl. S. 28 f.

dann findet die Nidation an der erfahrungsgemäß günstigsten Stelle in der oberen Korpushälfte statt.

Weitaus am häufigsten ist dicht unter dem Fundus in der Mitte der Vorder- bzw. Hinterwand der oberen Korpushälfte die Nidationsstelle zu finden, d. h. an Stellen, wo auch die prägraviden Veränderungen der Schleimhaut am ausgesprochensten zu sein pflegen.

Andererseits kann Verzögerung wie Beschleunigung der Eientwicklung, Beschleunigung oder Verzögerung des Eitransportes infolge von mangelhafter Tubenflimmerung, intrakanalikulären Abzweigungen des Tubenlumens oder umgekehrt infolge pathologisch erhaltener Flimmerung des Uterusepithels (Hoehne) im prägraviden Stadium dazu führen, daß das Ei im Stadium der Nidationsreife entweder noch im Eileiter sich befindet oder umgekehrt bereits in dem untersten Korpusabschnitt, ja selbst im Isthmus uteri angelangt ist. Im ersteren Falle entsteht eine Tubarschwangerschaft, im zweiten eine partielle oder totale Isthmusschwangerschaft, die klinisch als Placenta praevia in Erscheinung tritt.

Das nidationsreife, in Trophoblast und Entoblast differenzierte Ei ist wahrscheinlich nicht größer als die Reifeizelle und siedelt sich nach allem, was wir heute wissen, nach dem *Modus der* sog. *interstitiellen Implantation* an, d. h. es dringt *zwischen zwei Drüsenausführungsgängen durch das* infolge histolytischer Wirkung des Trophoblasten verflüssigte *Oberflächenepithel hindurch* in die oberflächliche Schicht der Uterusschleimhaut ein. Hier dient zunächst die vorhandene Gewebsflüssigkeit für kurze Zeit als Nahrung *(Embryotrophe[1])*, nach deren Erschöpfung durch die histolytischen Fähigkeiten der Trophoblastzellen dauerhaftere Nährquellen im mütterlichen Blute erschlossen werden. Um Wiederholungen zu vermeiden, wollen wir mit der genaueren Schilderung dieser Vorgänge gleich die Bildung der Eihäute und der Placenta besprechen.

II. Erste Entwicklung des Eies nach der Ansiedlung im Uterus.

A. Bildung der Eihäute.

1. Decidua.

Die Befruchtung des Eies hat, wie schon oben erwähnt, zur Folge, daß das Corpus luteum graviditatis weiter in Blüte bleibt und davon abhängig nicht nur die nächstfällige Menstruation ausfällt, sondern die prägravide Umwandlung der Uterusschleimhaut sogar eine über das Maß der üblichen prämenstruellen Aufschichtung und Auflockerung hinausgehende Umwandlung erfährt. Besonders während und im Gefolge der Nidation erfahren diese Veränderungen eine solche Steigerung, daß dadurch die Uterusschleimhaut ein geradezu für Schwangerschaft charakteristisches Aussehen bekommt (Abb. 19). Die so veränderte Uterusschleimhaut wird jetzt als *Decidua* oder „hinfällige Haut" bezeichnet, ein Name, der sich seit alten Zeiten deshalb eingebürgert hat, weil bei der Geburt der größte Teil der so veränderten Schleimhaut samt den Nachgeburtsteilen ausgestoßen wird. Besonders charakteristisch für die deciduale Umwandlung der prägraviden Schleimhaut sind die Veränderungen an den Stromazellen, die zu großen, hellen, blasigen Gebilden (bis zu 50 μ im Durchmesser) mit kleinem, scharf hervortretendem Kern umgewandelt und jetzt als *Deciduazellen* bezeichnet werden (Abb. 20). Sie dienen hauptsächlich der Glykogen- und Lipoidspeicherung und erlangen so für die Ernährung des Eies große Bedeutung[2]. Aber auch an den Drüsen sind die für das prägravide (prämenstruelle) Stadium bekannten Veränderungen ausgeprägter geworden. Während in den oberflächlichen Schleimhautpartien infolge der starken decidualen Aufquellung der Stromazellen die wenig geschlängelten Ausführungsgänge der Drüsen auseinandergedrängt werden und auf Schnitten dadurch relativ spärlich an Zahl erscheinen (vgl. Abb. 20), erhalten die tieferen Schichten mit den noch stärker gewundenen, vielfach gebuchteten und vergrößerten, auf dem Durchschnitt oft sägeförmigen Drüsenräumen[3] bei spärlichem, keine deciduale Umwandlung

---

[1] ἡ τροφή = die Speise.

[2] Der Decidua innersekretorische Eigenschaften zuzuschreiben, wie es namentlich italienische Autoren propagiert haben, scheint uns nicht angängig.

[3] Opitz hat diese Drüsenform geradezu als „Schwangerschaftsdrüsen" bezeichnet. Indessen haben die Erfahrungen seitdem gelehrt, daß eine Unterscheidung von prämenstruellen und prägraviden Drüsenformen bloß auf Grund dieser Sägeform nicht möglich ist.

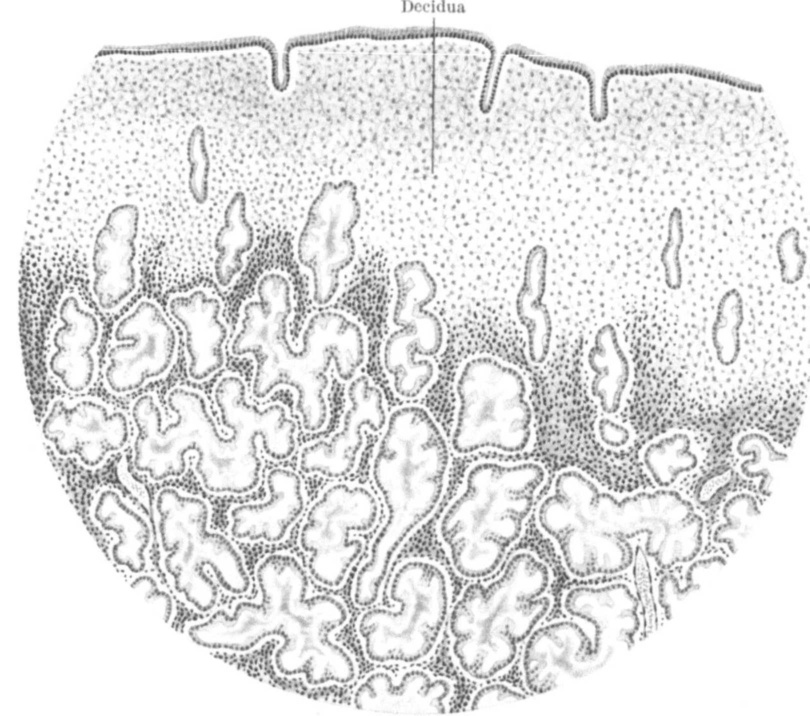

Abb. 19. Gravide Uterusschleimhaut.

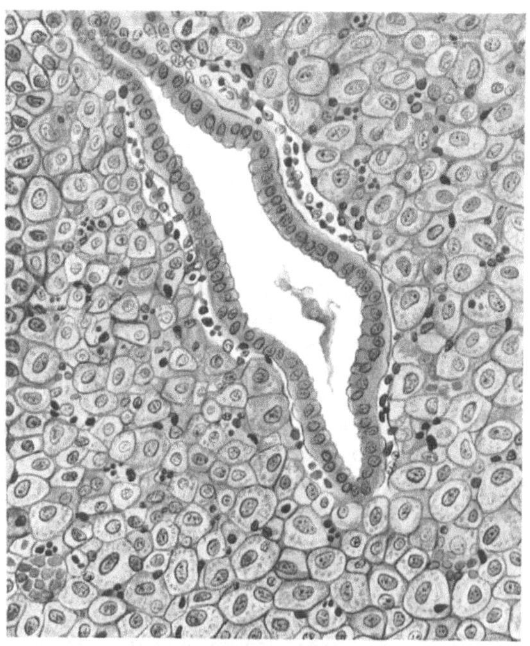

Abb. 20. Detailbild aus der Decidua compacta eines Uterus gravidus mens. II. Starke Vergrößerung.

zeigenden Stroma ein geradezu schwammiges Gefüge. Nur in Hinsicht auf dieses Aussehen hat man auch die oberflächlichen Schichten als *Stratum compactum*, die tieferen als *Stratum spongiosum deciduae* bezeichnet.

Die beschriebenen Veränderungen führen zu einer schon makroskopisch auffallenden Verdickung der Uterusschleimhaut, die auf dem Höhepunkt der Entwicklung im 3.—4. Schwangerschaftsmonat 5—7 mm, ja selbst 10 mm, erreicht und verleihen ihr bereits in den ersten Wochen ein wulstiges Aussehen (Abb. 22 u. 24). Vom 4. Schwangerschaftsmonat ab wird die Decidua entsprechend der Erweiterung der Uterushöhle allmählich wieder dünner und ist am Ende der Gravidität auf eine Dicke von 1—2 mm reduziert. Entsprechend werden auch die Drüsenlumina der spongiösen Schicht immer flacher, verlieren ihre papillären Hervorragungen ins Lumen, die Epithelzellen werden niedriger, schließlich beinahe endothelartig, so daß am Ende der Gravidität die Drüsen nur noch als schmale, aber weit ausgezogene Spalträume erscheinen (vgl. Abb. 21 rechts unten).

In der das Uteruslumen auskleidenden Schleimhaut *(Decidua parietalis)*, früher auch Decidua vera genannt, gräbt sich das Ei nun bald oberflächlicher, bald auch etwas tiefer im Stratum compactum ein. Das spongiöse Gefüge der tieferen Schichten ermöglicht beträchtliche Verschiebungen der Oberfläche und erlaubt post partum eine Trennung des Eies von der Uteruswand ohne zu tiefgehende Verletzungen (Abb. 21).

Durch das rasche Wachstum des implantierten Eies erfährt aber die Decidua compacta bald weitere Veränderungen, die im wesentlichen als eine Aufspaltung in eine oberflächliche und eine tiefe Schicht anzusprechen sind. Die Oberflächenschicht wird durch das wachsende Ei gegen das Uteruslumen vorgewölbt und nun als *Decidua capsularis* (früher irrtümlich als Decidua reflexa) bezeichnet. Ein dünner Streifen der tieferen Schicht zusammen mit der Spongiosa dient als Basis für die Anheftung der späteren Placenta und wird daher treffend *Decidua basalis*, früher auch Decidua serotina, genannt. Der obere kompakte Teil der Decidua basalis wird als *Basalplatte* (WINKLER), wohl auch als *Pars fixa* (KÖLLICKER)

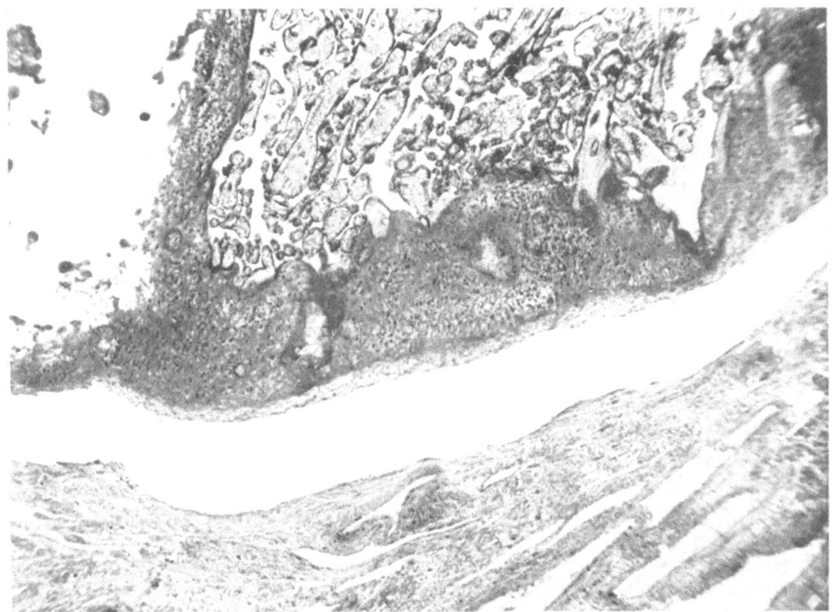

Abb. 21. Ablösung der Placenta von der Uteruswand in der spongiösen Schicht der Decidua.
(Mikrophotographie.)

bezeichnet, weil er den maternen Anteil der geborenen Placenta darstellt, während von der tieferen Spongiosaschicht *(Pars caduca)* nur einzelne Fetzchen an der geborenen Placenta haften bleiben. Für den Capsularis und Basalis verbindenden Randstreifen hat sich der Name *Decidua marginalis* oder *Randdecidua* immer mehr eingebürgert (Abb. 26). Ursprünglich findet sich an der Kuppe der Decidua capsularis noch das *Implantationsloch* — kaum 1,0 mm weit — das alsbald durch einen aus Lymphextravasat und dessen Derivaten gebildeten „Gewebspilz" (PETERS) oder das „Schlußkoagulum" verstopft wird und manchmal noch einige Zeit als gefäßlose Narbe erkennbar bleibt (vgl. Abb. 23, 44 und 46). Später wird das Implantationsloch wieder völlig epithelial geschlossen.

Je mehr das Ei wächst, desto stärker wölbt sich die Decidua capsularis gegen das Uteruscavum vor, bald die gegenüberliegende Uteruswand ausbuchtend. Dabei macht sich infolge der zunehmenden Dehnung[1] eine Verdünnung der Capsularis im Vergleich zur Parietalis bemerkbar. Schon Ende des 3. Monats legt sich die Decidua capsularis an die Decidua parietalis immer mehr und mehr an und ist im 5. Monat nur noch durch einen capillären Spalt *(perionaler Raum* — WEBSTER) von ihr getrennt (Abb. 26—27). Noch später verschwindet auch dieser, die Capsularis verklebt mit der Parietalis und

---

[1] Dehnung deshalb, weil die Aufspaltung der Decidua parietalis mit dem Eiwachstum nicht gleichen Schritt hält.

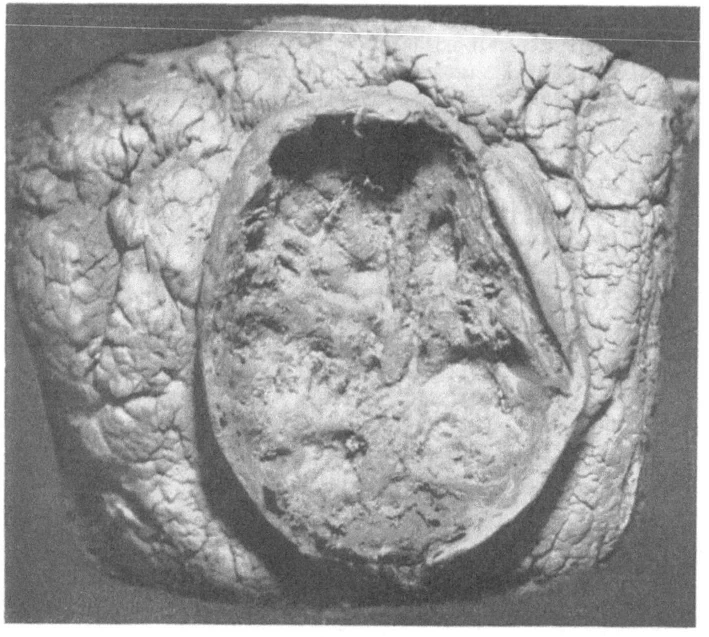

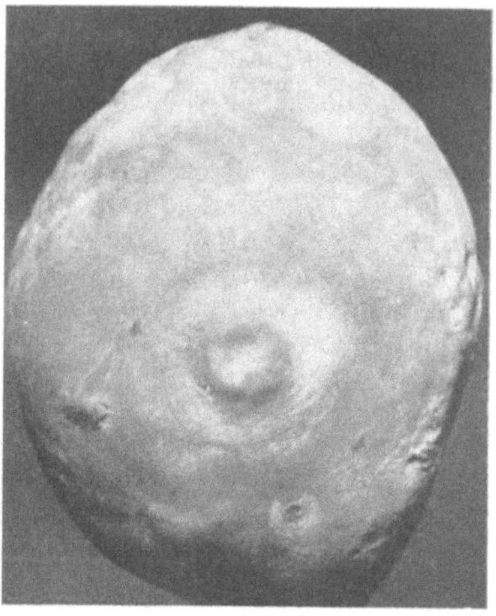

Abb. 22.   Abb. 23.

Abb. 22 u. 23. Decidua parietalis und basalis eines jungen Eies. Die Decidua capsularis ist abgetragen
(vgl. Abb. 29).
(Präparat der Sammlung Prof. HOCHSTETTER in Wien.)

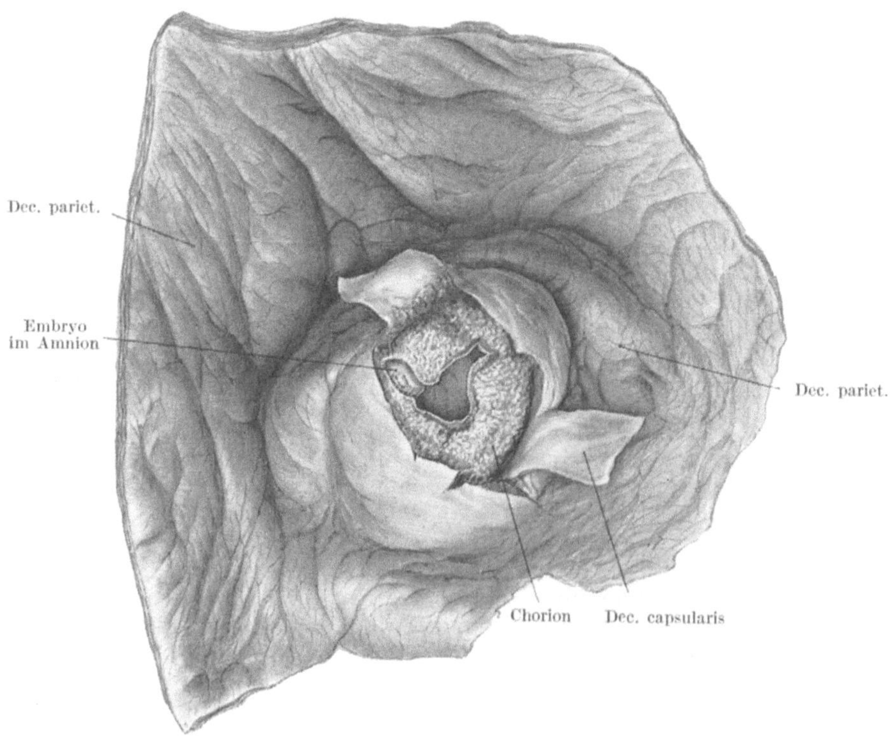

Abb. 24. Etwa dreiwöchentliche Gravidität. Intervillöser Raum und Exocoelom eröffnet.
Vergr. $1^{1}/_{4}$.
(Aus GROSSER: Eihäute und Placenta.)

atrophiert schließlich völlig, so daß dann das Chorion (laeve) der Decidua parietalis direkt anliegt. Dabei sind mancherlei zeitliche Schwankungen zu beobachten. Manche Autoren, z. B. MINOT bestreiten eine Verklebung der Capsularis mit der Parietalis und behaupten, daß die Capsularis infolge von Dehnung einfach einer Atrophie

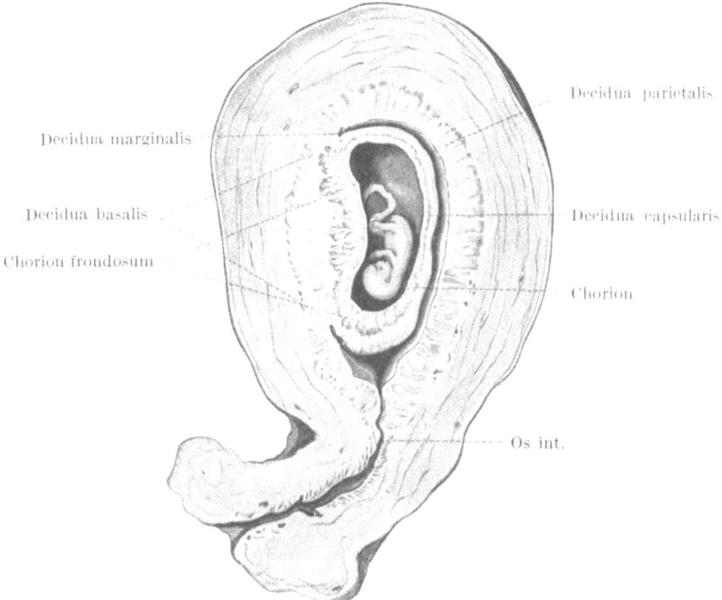

Abb. 25. Uterus mit Ei vom 2. Graviditätsmonat. Sagittalschnitt.
²/₃ natürl. Größe.

verfalle. Jedenfalls stellt die *Decidua* eine *ausschließlich vom mütterlichen Organismus gelieferte Eihülle* dar.

Interessant sind die Befunde von *ektopischen Deciduainseln,* die man in Form von kleinen stecknadelkopf- bis doppelt erbsengroßen Knötchen und Plaques am visceralen Peritoneum des Uterus, an der Ovarialoberfläche, gelegentlich sogar in den Beckenlymphdrüsen, in der Tube, in der Cervix uteri findet. Sie haben keinerlei pathologische Bedeutung und sind nur als eine Reaktion auf das in der ersten Zeit der Schwangerschaft besonders reichlich sezernierte Corpus luteum-Hormon aufzufassen.

2. Chorion.

Das *Chorion vermittelt die Verbindung der Frucht mit dem mütterlichen Organismus und seinen Ernährungsquellen* und *verdankt seine Entstehung dem Ei selbst.* Wie schon oben erwähnt, sondern sich bereits im Morulastadium der Eientwicklung die äußeren Blastomeren zu einer die eigentliche Embryonalkugel umhüllenden Schicht, die — weil sie nur für die Ernährung des Eies, nicht für den direkten Aufbau des Embryonalkörpers Bedeutung gewinnt — als *Trophoblast (Trophoderm)* bezeichnet wird. *Vom Trophoblasten* und dem ihm anliegenden Streif mesodermalen Gewebes *stammt das Chorion ab.*

Die feineren dabei zu beobachtenden Vorgänge besprechen wir im Zusammenhang mit der Lehre von der Plazentation und beschränken uns hier auf das makroskopisch Feststellbare.

Schon früh treten am Trophoblasten, augenscheinlich mit dem Zweck oder Erfolg der Oberflächenvergrößerung, handschuhfingerartige Fortsätze auf, die gegen die Decidua vordringen. In diese Fortsätze wächst später gefäßführendes Mesodermalgewebe von der Embryonalanlage her hinein. Indem nun diese Fortsätze sich weiter verzweigen, entstehen an der Trophodermschale des Eies die als *Chorionzotten*[1]

---

[1] Über den feineren Bau derselben vgl. das Kapitel Plazentation.

bezeichneten Gebilde, die teils mit der Decidua, teils mit dem mütterlichen Blut in Kontakt stehen.

Diese in noch später zu erörternder Weise der Ernährung und dem gesamten Stoffwechsel des Eies dienenden Gebilde werden ursprünglich an der ganzen Eiperipherie angelegt (Abb. 28). Bereits vom 2. Schwangerschaftsmonat ab macht sich jedoch,

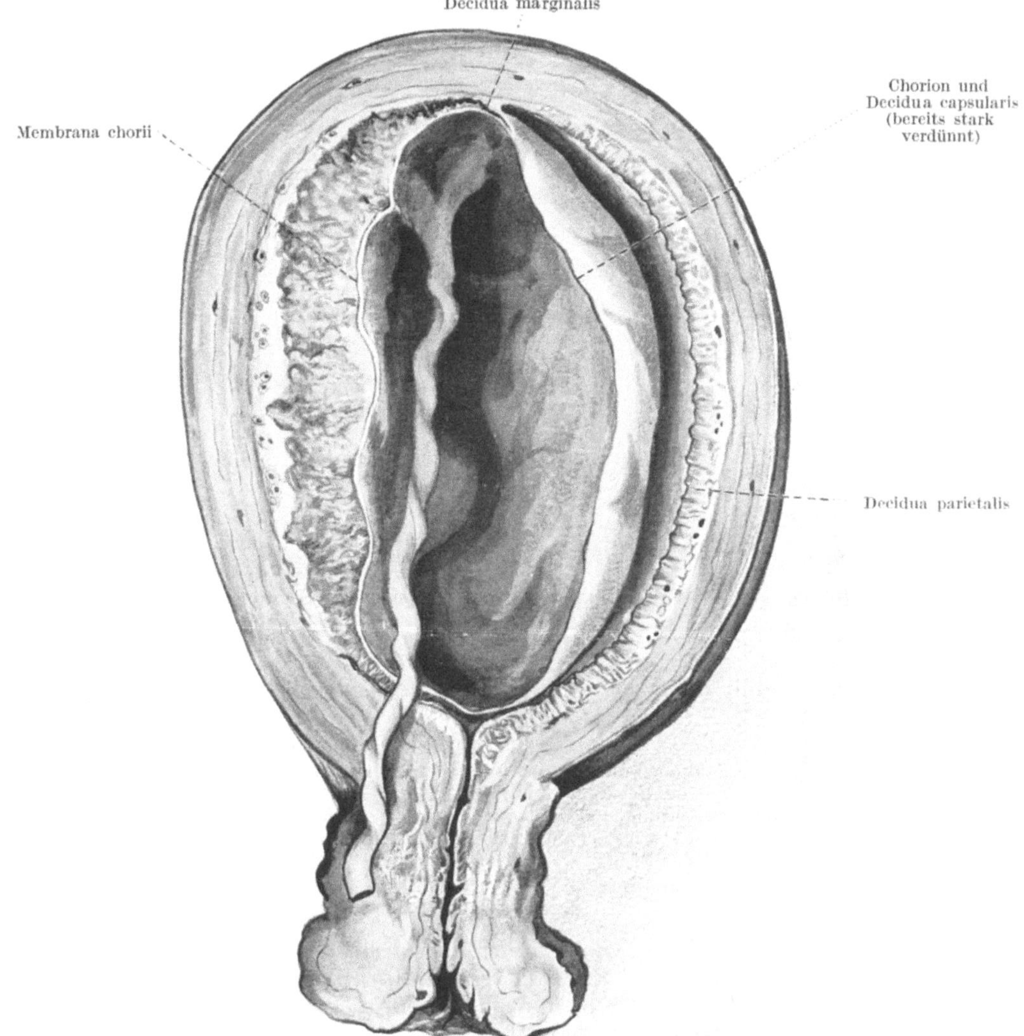

Abb. 26. Uterus vom Ende des 3. Graviditätsmonats ohne Embryo. Sagittalschnitt.
Natürl. Größe.

offenbar weil im Bereich der Decidua capsularis kein Nährmaterial mehr zu holen ist, an dem größten Teil des Eiumfanges ein Stillstand im Wachstum dieser Zotten bemerkbar (Abb. 30), der bald zu völliger Atrophie derselben führt. Der intervillöse Raum (vgl. S. 36) unter der Decidua capsularis wird mit zunehmendem Eiwachstum und dadurch sich vergrößernder Spannung immer schlechter gefüllt und bald ganz komprimiert, so daß er schließlich verödet, woraus auch für die Zotten Nahrungsmangel und Atrophie folgt. Nur im Bereich der späteren Placentarstelle, also in dem Bezirk der Decidua basalis, wo der intervillöse Raum reichlicher gefüllt ist, erfolgt eine mächtige Weiterentwicklung der Chorionzotten, die im Aufbau der Placenta ihren Abschluß findet. Dieser zottenreiche Abschnitt des Chorion wird von nun ab als *Chorion frondosum,* der durch Zottenatrophie glatt gewordene Teil als *Chorion laeve* bezeichnet (Abb. 31). Bereits im 4. Monat ist etwa die Hälfte des Chorions glatt, nur

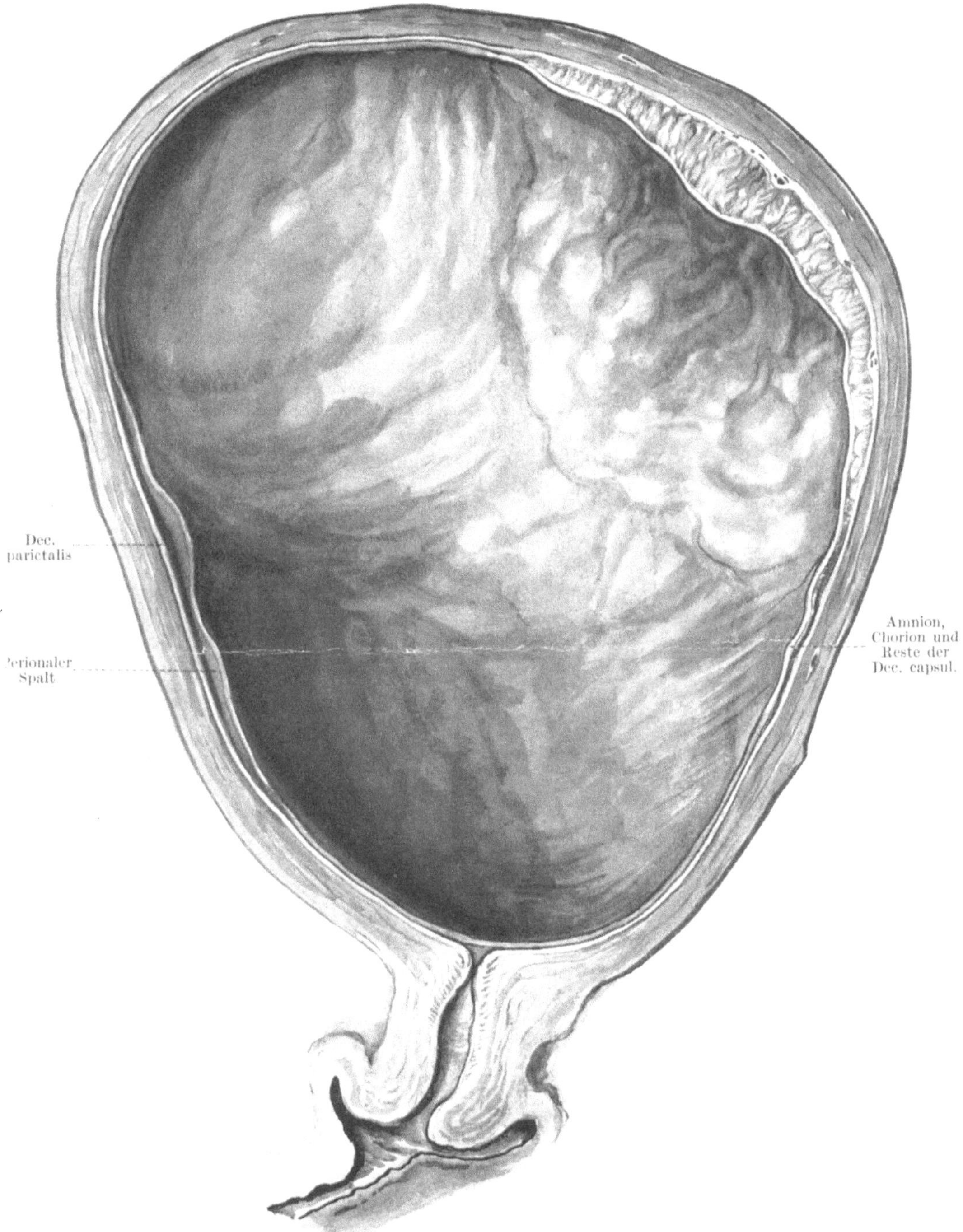

Abb. 27. Uterus gravidus mens. V.
Natürl. Größe.

mikroskopisch sind noch Zottenreste nachzuweisen. Das Chorion stellt schließlich eine bindegewebige, von Epithel bedeckte Membran dar, in der auch die Gefäße zugrunde

gehen und liegt vom 4.—5. Monat ab der Decidua capsularis, schließlich der Decidua
parietalis dicht an (vgl. auch Abb. 26). Später beobachtet man noch weitergehende

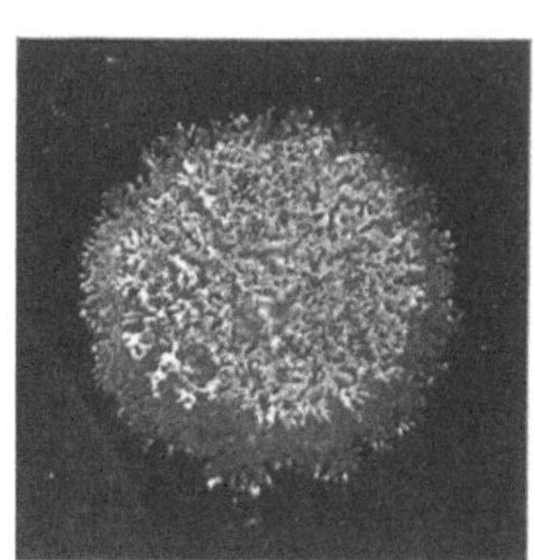

Abb. 28. Ei von etwa 4 Wochen.

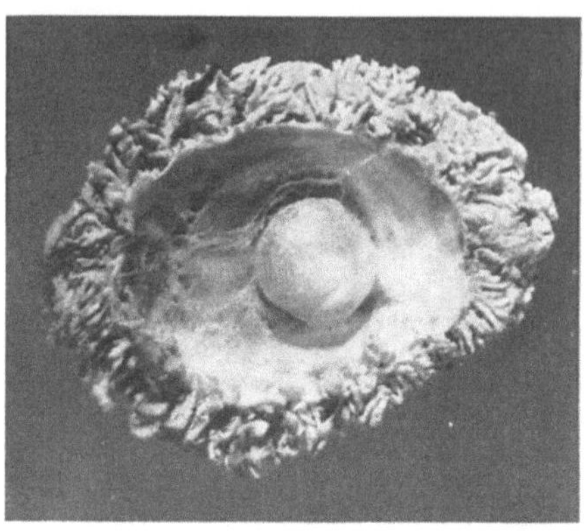

Abb. 29. Eihöhle eröffnet. Innerhalb der Trophoblastschale die Embryonalkugel.
(Präparat der Sammlung Prof. HOCHSTETTER in Wien.)

Reduktionserscheinungen, wie hyaline Degeneration, Detritusbildung; nur der Epithel-
überzug der Chorionmembran ist da und dort, stark abgeplattet, nachweisbar.

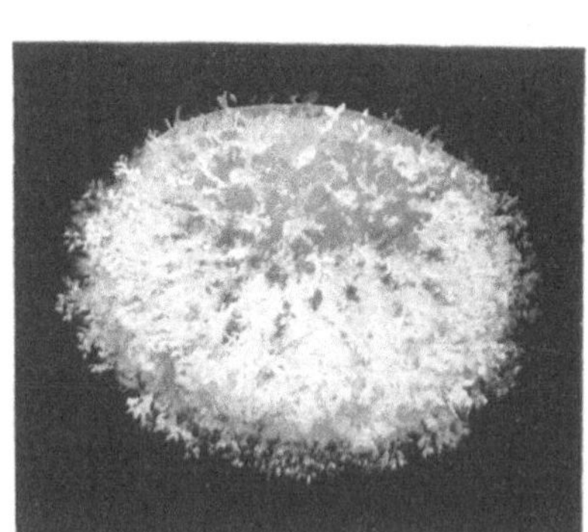

Abb. 30. Ei vom Ende des 2. Monats.
Der eine Pol beginnt die Zotten zu verlieren.

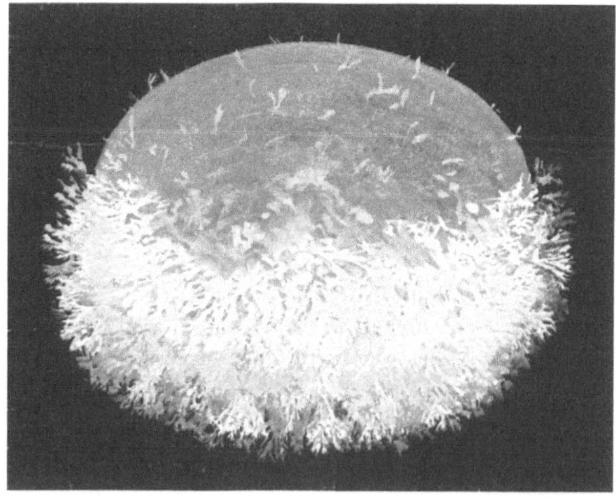

Abb. 31. Ei aus dem 3. Monat.
Der obere Abschnitt von Zotten entblößt (Chorion laeve), während am
unteren die Zotten noch stärker gewuchert sind (Chorion frondosum).

Bleibt ausnahmsweise infolge partiell günstiger Ernährungsbedingungen die Rückbildung der Zotten
auch abseits vom Bezirk der Decidua basalis aus, so entstehen abgesprengte Placentarfelder (Placentae
succenturiatae).

3. Amnion.

Die dritte Embryonalhülle, ebenfalls *vom Ei selbst geliefert*, ist das *Amnion*. Es
umschließt eine flüssigkeitserfüllte Höhle, in welcher später der Embryo schwimmt.

Die ersten Stadien der Amnionentwicklung beim Menschen sind *unbekannt,* Rückschlüsse aus Beobachtungen an Säugetieren wegen der in der Säugetierreihe selbst sich findenden, allerdings nur auf graduelle
Unterschiede (GROSSER) hinauslaufenden Mannigfaltigkeit nicht mit Sicherheit zu ziehen. In den jüngsten
bekannten menschlichen Eiern war überall bereits eine geschlossene Amnionhöhle als kleine, innerhalb
der Trophoblastschale *in der Embryonalanlage gelegene Epithelblase* nachweisbar, die offenbar erst nach
der Implantation des Eies sich bildet. Wie sie aber entsteht, ist nicht einwandfrei bekannt.
Wir neigen zu der Ansicht, daß das embryonale Ektoblast von vornherein von der Trophoblastschale
sich trennt und erst in dieser Epithelmasse sekundär eine Höhle, die Amnionhöhle, sich bildet (Abb. 32—38).

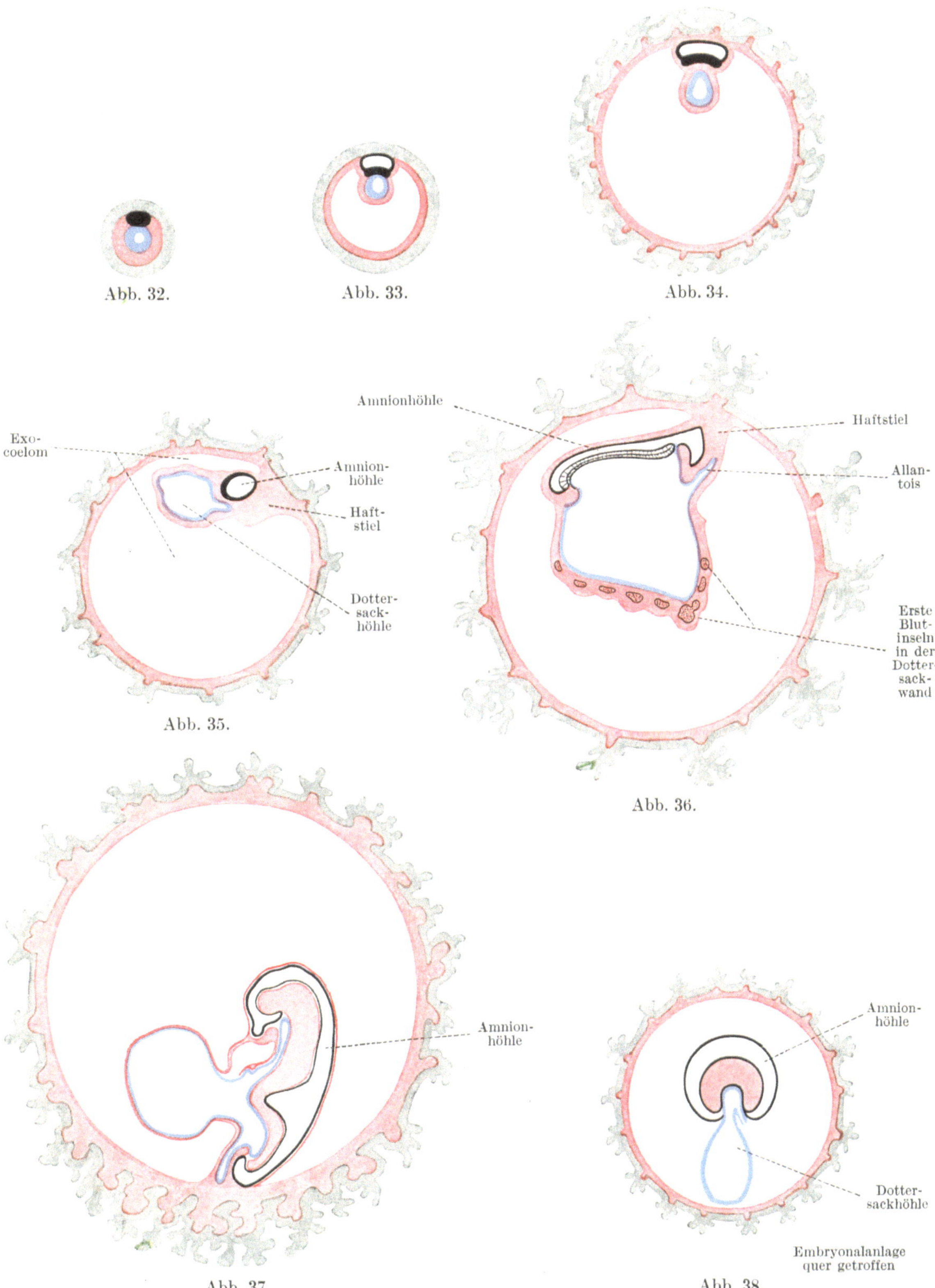

Abb. 32—38. Schematische Darstellung der Amnion- und Chorionentwicklung, Entwicklung von Dottersack, Haftstiel, Verhalten der Embryonalanlage zum Exocoelum.

Schwarz Amnion, grau Trophoblast, rosa Mesoderm, blau Dottersack (Entoderm).

Dieser Auffassung, desselbe vor allem aus dem Befunde an den jüngsten Eiern am ungezwungensten abzuleiten scheint, neigen auch in diesen Fragen so erfahrene Forscher wie GROSSER, KEIBEL, Graf SPEE u. a. zu. Für praktisch klinische Bedürfnisse ist diese Streitfrage übrigens belanglos.

Differenziert sich die Embryonalanlage (Ektoblast und Entoblast mit Darmdottersackhöhle) zum „Embryonalschild", so erscheint das Amnion als ein diesem Schild aufsitzende Kappe (Abb. 33, 38, 41). Beide Gebilde (Embryonalschild mit Dottersack und Amnion) liegen innerhalb der Trophoblastschale und sind von ihr völlig getrennt (Abb. 35) bis auf eine nahe dem caudalen Ende der

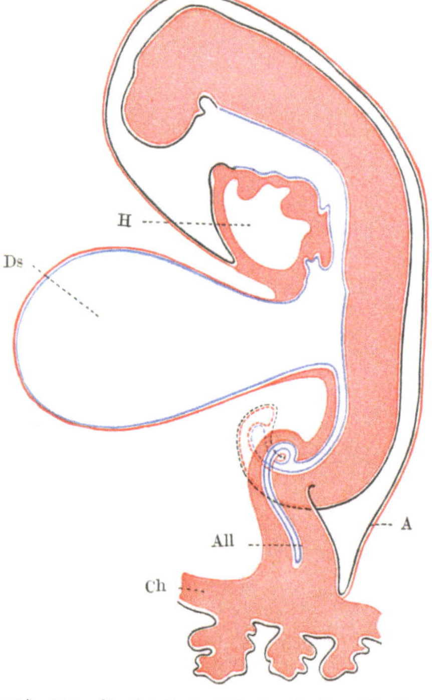

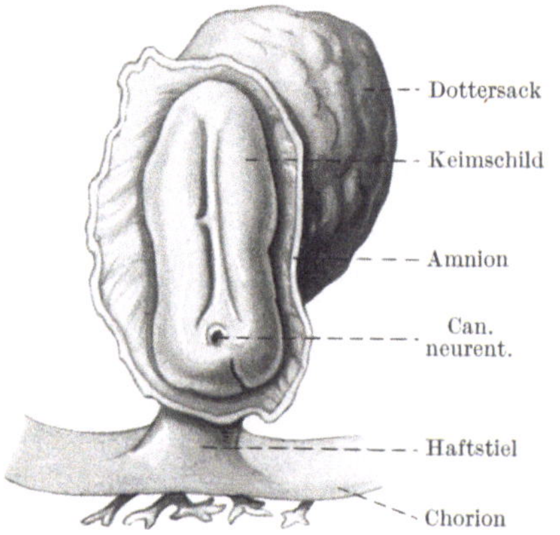

Abb. 39. Sagittalschnitt durch den Embryo. Lr 4,2 mm. Vergr. 17. All Amnion, H Herz, All Allantois, Ds Dottersack. Ch Chorion. (Nach HIS- GROSSER.)

Abb. 40. Menschlicher Embryo *Gl. (Spee),* von dorsa gesehen.

Embryonalanlage dadurch zustande kommende Verbindung, daß die zur Entstehung des Exocoeloms führende Spaltbildung im Mesenchymkern am caudalen Abschnitt des Amnions halt macht, so daß das Amnion mit dem Chorionbindegewebe in Verbindung bleibt. Diese Verbindung wird als *Haftstiel* bezeichnet, und entspricht der

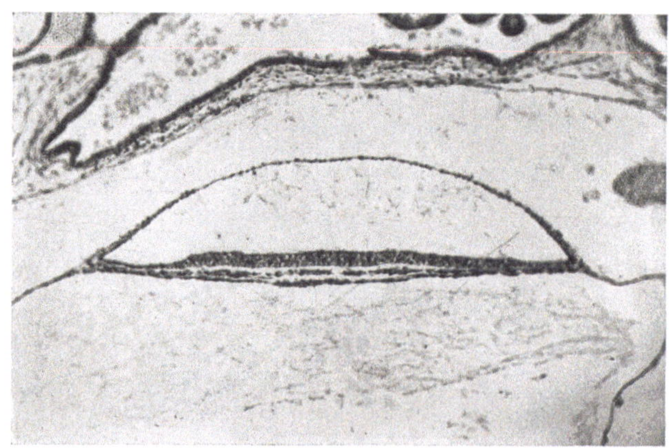

Abb. 41. Embryonalwulst mit Amnionkuppe. Embryo desselben Präparates wie Abb. 29.

späteren Nabelschnur. Sie ist natürlich nur auf einem Längsschnitt zu sehen, wie wir ihn schematisch in Abb. 37 und 39 wiedergeben.

Unter Übergehung von für unsere Zwecke primitiven Verständnisses der Eihüllenentstehung unwichtigen Einzelheiten gestaltet sich dann die weitere Ausbildung der Amnionhöhle und der embryonalen Lagebeziehungen zu ihr folgendermaßen:

Innerhalb der Trophoblastschale wächst der Embryonalkörper stark in die Länge, umhüllt von der noch ziemlich dicht anliegenden, am Kopf- und Schwanzende mit dem embryonalen Ektoblast in Verbindung stehenden Amnionkappe (Abb. 36 und 39). Am Schwanzende bleibt dabei die bereits erwähnte Verbindung mit dem Chorionmesoderm erhalten, an der Bauchseite fällt aber noch der große Dottersack auf (Abb. 39). Später dreht sich der Embryo an seinem Haftstiel derart, daß letzterer annähernd radiär zur Trophoblastschale des Chorion steht (Abb. 37) und der Embryonalkörper mehr in das Innere der in Wirklichkeit eiförmigen Trophoblastschale, in den sog. *Magmaraum* (Abb. 43) verlagert wird[1]. Dadurch rückt die von der Amnionkappe überzogene Dorsalseite des Embryo vom Chorion ab. Weiterhin erfährt nun der Embryo eine Zusammenkrümmung über seine Bauchseite. Dadurch wird der Haftstiel an der

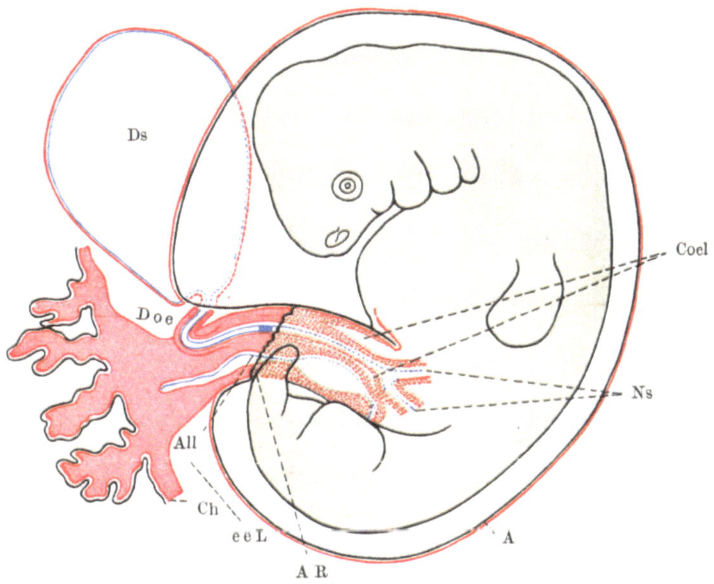

Abb. 42. Frühstadium der Nabelstrangbildung beim Menschen. Embryo von etwa 7 mm.
A Amnion, All Allantoisgang, Ch Chorion, Ns Nabelschleife des Darms, Coel Nabelstrangcoelom, A R Amnionstrang auf dem Nabelstrang; der distale Teil des Stranges ist vom Amnion befreit gezeichnet. D o e Ductus omphalo-entericus, e e L extraembryonale Leibeshöhle.
(Nach GROSSER.)

Übergangsstelle in den Embryonalkörper dichter an den Dottersack herangedrängt und kommt dadurch auch näher der Mitte der vorderen Leibeswand zu liegen (Abb. 42). Auch die Anheftungsstelle der Amnionkappe am Kopfende reicht infolge dieser Krümmung des Embryonalkörpers näher an dieses Gebilde heran.

Da mittlerweile auch die anfänglich lateralwärts abstehenden paarigen Anlagen der vorderen Leibeswand ventralwärts sich einkrempeln, werden die seitlichen Anheftungsstellen des Amnion am Embryonalkörper einander bis zur schließlichen Berührung genähert und dadurch die Leibeshöhle allmählich geschlossen bis auf eine Lücke, welche durch den Haftstiel und den Dottergang ausgefüllt wird (Abb. 39 und 42). Die Anheftungsstellen des Amnions sind nun auf den Umfang dieser ringförmigen Öffnung in der vorderen Leibeswand zusammengedrängt. Der Haftstiel mit Dottergang und Dottersack stellt die erste *Anlage des Nabelstranges* dar.

Die zunächst ganz enge Amnionhöhle wird unter Ansammlung von Flüssigkeit *(Amnionflüssigkeit oder Fruchtwasser)* immer größer und erreicht schließlich solchen Umfang, daß das Amnion sich an die Innenfläche des Chorions dicht anlegt. Damit sind die definitiven Verhältnisse hergestellt (vgl. auch Abb. 27 und 53).

---

[1] *Magma reticulare* = die aus Mesodermresten und Eiweißgerinnseln bestehenden festeren Bestandteile des sonst noch flüssigen Chorioninhaltes (vgl. Abb. 46 und Text auf S. 40).

B. Plazentation.

1. Allgemeine Plazentationslehre.

Wir haben schon früher (S. 20) ausgeführt, daß die für die erste Ernährung des befruchteten Eies im Deutoplasma bereitliegenden Nährstoffe nur ganz kurze Zeit ausreichen und demzufolge bald neue Nährstoffquellen erschlossen werden müssen, wenn das Ei nicht an Nahrungsmangel zugrunde gehen soll. Dazu dient der Trophoblast, der zunächst einfach als eine resorbierende Oberfläche angesehen werden darf und wahrscheinlich schon vor der eigentlichen Nidation insofern eine Funktion ausübt, als er aus der die mütterliche Schleimhaut benetzenden Flüssigkeit gewisse Nährstoffe aufnimmt.

Der raschen Entwicklung des Eies genügen indes auch diese Ernährungsmöglichkeiten nur wenige Tage, so daß gewöhnlich bald nach der Ankunft des Eies im Uterus ein Stadium erreicht ist, in dem energisch nach Erschließung neuer Nährstoffquellen Umschau gehalten werden muß, eben das *Stadium der Nidationsreife.* Wie schon ausgeführt, ist es wohl der Trophoblast, der vermöge seiner histolytischen Fähigkeiten die Implantation des Eies in die Uterusschleimhaut bewirkt. Aber auch die bei dieser Histolyse freigemachten Nährstoffe sind nicht mehr als schnell verbrauchte Mahlzeiten. Soll das Ei nicht zugrunde gehen — und sehr viele Eier gehen wahrscheinlich schon in diesem Stadium der Entwicklung an Nahrungsmangel zugrunde (z. B. bei entzündeter Schleimhaut, bei mangelhafter decidualer Umwandlung der Uterusschleimhaut u. ä.) — so muß jetzt für eine zuverlässigere und dauerhaftere, dem steigenden Bedarf angepaßte Ernährungsmöglichkeit gesorgt werden. Dazu dient eine weitere Oberflächenvergrößerung des Trophoblasten durch Ausbildung handschuhfingerförmiger Fortsätze, der sog. *Primärzotten,* von denen wir schon oben (S. 25) gesprochen haben. Der Trophoblast erfährt dabei mancherlei Umgestaltungen, die in der Bildung des Chorions ausmünden (vgl. S. 26f.). Damit ist ein Stadium erreicht, in dem nicht nur die Möglichkeiten der Aufnahme geeigneten Nährmaterials aus dem mütterlichen Blut unendlich vervielfacht sind, sondern durch gleichzeitige Ausbildung der fetalen Gefäße auch geeignete Abfuhrwege für das Nährmaterial nach dem Embryo und für die Eliminierung von Abfallstoffen aus den embryonalen Geweben nach dem mütterlichen Organismus geschaffen sind.

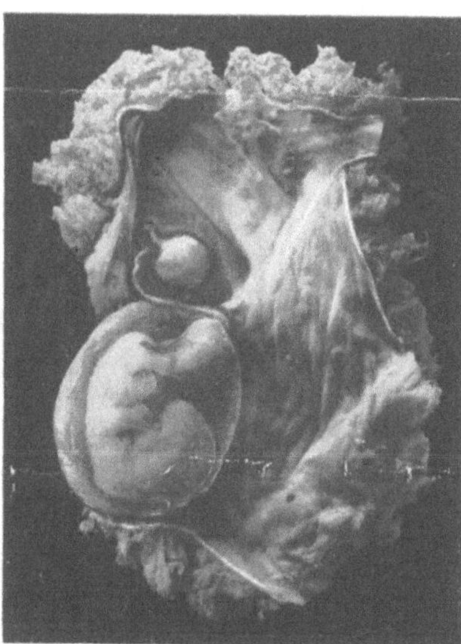

Abb. 43. Etwa 6½ wöchentliches Ei. Chorion geöffnet, aufgeklappt. In dem offenen Magmaraum Amnion mit Embryo und Nabelschnur. Dottersack lang gestielt.
Vergrößert 2:1¼. (Nach Graf SPEE.)

Die Entwicklung eines vascularisierten Chorions bildet die Grundlage für die gesamte Plazentation, d. h. für die Ausbildung eines für die weitere Schwangerschaft zur Vermittlung der Ernährung und Atmung des Fetus und zur Abfuhr der von ihm gebildeten Zerfallsprodukte geeigneten Organes. Seine funktionelle Grundlage ist das mit dem Trophoblasten identische Chorionepithel, dessen resorbierende und verdauende Fähigkeiten es ermöglichen, trotz Fehlens einer direkten Verbindung mit dem Gefäßsystem der Mutter aus dem umspülenden mütterlichen Blut alle geeigneten Nährstoffe aufzunehmen, sie nach Bedarf umzubauen und umgekehrt Schlackenstoffe an den mütterlichen Organismus abzugeben.

Der Aufbau und die Ausbildung dieses eigenartigen Organes, der *Placenta,* unterliegt bei höheren Tieren, die überhaupt eine Placenta bilden (daher auch Plazentarier genannt) mannigfachen Variationen.

Je nach dem Grade der Vollkommenheit, den die Einrichtungen für den Übergang der Nährstoffe von der Mutter auf die Frucht erreicht haben, kann man mit O. GROSSER verschiedene Typen von Placenten unterscheiden.

Bei tiefstehenden Plazentariern müssen die Nährstoffe des mütterlichen Blutes nacheinander das mütterliche Gefäßendothel und Bindegewebe, das Uterusepithel, das Uteruslumen, das Chorionepithel, Chorionbindegewebe und fetale Gefäßendothel passieren *(Placenta epithelio-chorialis)*, wie das z. B. beim Schwein zutrifft. Im Laufe der höheren Entwicklung verschwinden nun die mütterlichen Grundgewebe eines nach dem anderen. Schon bei den Wiederkäuern ist das mütterliche Epithel verschwunden, das Chorionepithel grenzt direkt an das mütterliche Bindegewebe *(Placenta syndesmo-chorialis)*; beim Hund z. B. ist auch das mütterliche Bindegewebe verschwunden, so daß das Chorionepithel direkt an das mütterliche Gefäßendothel grenzt *(Placenta endothelio-chorialis)*; beim Menschen schließlich schwindet auch das mütterliche Gefäßendothel, so daß das Chorionepithel direkt vom mütterlichen Blut umspült wird, womit der höchste Grad der Entwicklung, die *Placenta haemo-chorialis,* erreicht ist. Eine solche Anordnung ist natürlich nur möglich, wenn das Chorionepithel dem mütterlichen Blut gegenüber gerinnungshemmende Eigenschaften hat.

STRAHL hat die Placenten mehr nach morphologischen Gesichtspunkten eingeteilt und eine Gruppierung in *Placenta diffusa* und *multiplex* sive cotyledonata (gruppen- oder herdweise Anordnung), *zonaria* (gürtelförmige Anordnung), *discoidalis* (scheibenförmige Anordnung) vorgenommen. Diese 4 Gruppen decken sich im wesentlichen mit den von GROSSER unter Berücksichtigung der Funktionsreife unterschiedenen, so daß man in der Bezeichnung beiden Gesichtspunkten Rechnung tragen kann.

Die menschliche Placenta ist eine Placenta haemochorialis discoidalis olliformis; der letztere Zusatz *(Topfplacenta* nach STRAHL) bringt zum Ausdruck, daß das mütterliche Blut in einem *größeren* einheitlichen Blutraum (Blutsinus) ergossen wird, in den die Placenta wie in einen flachen Topf hineinpaßt.

Überblickt man die gesamte Placentation, so kann man mit GROSSER unschwer *zwei Phasen* unterscheiden: 1. eine *histiotrophische,* die bis zur Ausbildung eines geregelten Kreislaufes reicht und in der in der Hauptsache Gewebsflüssigkeit und Gewebstrümmer die Ernährung gewährleisten, und 2. eine *hämotrophische* Phase, die von der Ausbildung des Allantoiskreislaufes bis zum Ende der Gravidität reicht. Diese Unterscheidung hat insofern praktische Bedeutung, als *mit Beginn der hämotrophischen Phase eine viel bessere Ernährung gewährleistet* wird und *damit* ein *rascheres Wachstum des Embryos* einsetzt.

2. Spezielle menschliche Plazentation.

Für das Verständnis mancher pathologischen Vorgänge erscheint es notwendig, nun noch gewisse Einzelheiten der menschlichen Plazentation darzustellen, die uns aus einer Reihe vorzüglich beschriebener menschlicher Eier heute gut bekannt sind. Auch dabei beschränken wir uns auf das Notwendigste und verweisen für alle Einzelheiten auf die mehrfach zitierte Monographie von GROSSER[1], die auch eine Übersicht über sämtliche bisher bekannten Eier gibt.

Das jüngste bisher bekannte, wenn auch nicht ganz normale Ei, ist das Ei Sch. v. MÖLLENDORFFs (1921), das nur etwa 12—13 Tage alt ist. Nur einen Tag älter ist das Ei von BRYCE-TEACHER (1908), demnächst folgen die 1—2 Tage älteren Eier von H. PETERS (1899), STOECKEL-LINZENMEIER, das fast gleich alte Ei von FETZER (1910), PH. JUNG (1908), das durch Graf SPEE bearbeitete Ei von H (17—18 Tage alt), je ein wichtiges von FRASSI und ROSSENBECK, etwa 18—19 Tage alt, und das besonders schöne, wieder durch Graf SPEE bearbeitete Ei Gl. (19—20 Tage alt); schließlich sei das von O. VEIT beschriebene Ei (etwa 22—24 Tage alt) erwähnt. Dadurch sind wir imstande, besonders die Entstehung und den Aufbau der Placenta fast lückenlos zu verfolgen.

An dem jüngsten Ei von v. MÖLLENDORFF findet man einen infolge außerordentlicher Vergrößerung seiner Zellen bereits recht dick gewordenen Trophoblastmantel um das Ei, in dem inzwischen bereits die Mesodermbildung und die Differenzierung des Embryonalknotens erfolgt ist. Noch instruktiver ist für uns das Ei von BRYCE-TEACHER. Als auffallendste Erscheinungen gegenüber den Verhältnissen zur Zeit der Nidation beobachtet man hier, daß die Trophoblastschale wesentlich komplizierter geworden ist (Abb. 44). Bereits in diesem Stadium ist eine recht mächtige *Mesoblastanlage* vorhanden, die den ganzen Raum innerhalb der Trophoblastschale ausfüllt. In diesem zarten Gewebe, wegen seines Charakters auch *Mesenchymkern* genannt, liegen die beiden Epithelblasen des Amnion und des Dottersacks.

Der *Trophoblast* hat sich *in zwei gut unterscheidbare Lagen differenziert,* von denen die innere eine dicke Schale aus kubischen, unscharf begrenzten und oft mehrkernigen Zellen um den Mesenchymkern bildet. Die äußere Lage stellt ein unregelmäßiges Netzwerk von Balken und Strängen dar, dessen Maschen von mütterlichem Blut erfüllt sind. Zellgrenzen sind in diesen mit unregelmäßig verteilten Zellkernen ausgestatteten Balken nicht nachweisbar. Sie werden auch als *Primärzotten* bezeichnet und führen

---

[1] GROSSER: Deutsche Frauenheilkunde, Bd. 5.

im Gegensatz zu den späteren sog. Sekundärzotten noch kein Bindegewebe. Die
Netzstruktur kommt durch Auftreten später ineinander fließender Vakuolen in dem

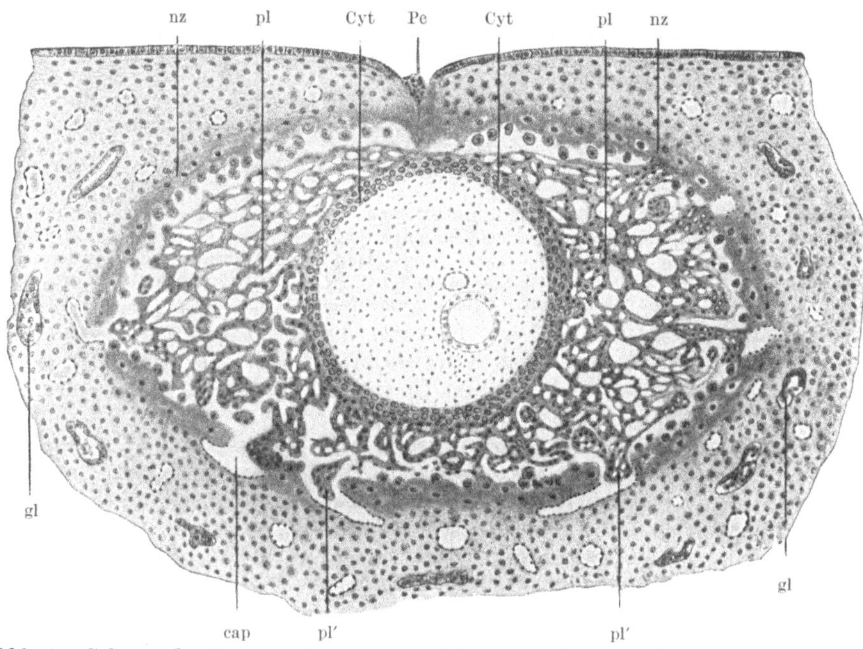

Abb. 44. Schema des Eies von TEACHER und BRYCE (1908) in richtigen Proportionen.
(Nach KEIBEL-MALL.)
Pe Eintrittsstelle mit Schlußcoagulum, Cyt Cytotrophoblast, pl Plasmoditrophoblast, pl′ vacuolisierte Plasmodien, welche in
Capillaren eindringen, nz nekrotische Deciduazone, gl Drüse, cap Capillare, bereits mit dem intervillösen Raum kommunizierend.
Die vom Cytotrophoblast umfaßte Ausfüllung des Eiinnern ist Mesoblast. In diesem liegen zwei Bläschen, das Ektoblast- und
Entoblastbläschen.

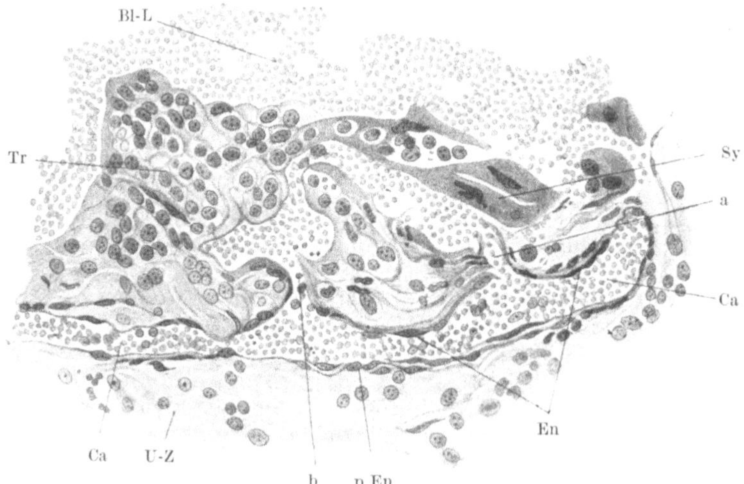

Abb. 45. Bildung des intervillösen Raumes bei dem PETERSschen Ei.
(Nach PETERS.)
Tr Trophoblast, UZ Umlagerungszone, Ca Capillare, Sy Syncytium, Bl-L Blutlacune, p En peripheres Endothel,
En trophoblastwärts gelegenes Endothel, a und b Einbruchstellen.

ursprünglich wohl einheitlichen Plasmodium[1] zustande. Die Vakuolen selbst verdanken ihre Entstehung wahrscheinlich der Wirkung eines von den Trophoblastzellen

____

[1] *Plasmodium* = eine durch lebhafte Kernteilungen ohne Bildung von Zellgrenzen wachsende Cytoplasmamasse. *Syncytium* = eine durch sekundären Schwund der Zellgrenzen, also gewissermaßen durch
Zusammenfließen von Zellen zustande kommende Cytoplasmamasse. In der geburtshilflichen Literatur
ist auch heute noch der Ausdruck „Syncytium" ganz allgemein, aber irrtümlich in Verwendung.

gelieferten histiolytischen Ferments. Man nimmt heute im Gegensatz zu älteren
Anschauungen fast allgemein an, daß dieses Plasmodium vom Trophoblasten abstammt
und nennt daher diese äußere Schicht *Plasmoditrophoblast* (= *Syncytium* älterer
Nomenklatur). Die innere, den Zellcharakter noch deutlich bewahrende Schicht
wird als *Cytotrophoblast* oder LANGHANSsche *Zellschicht* bezeichnet.

Die ganze Veränderung der ursprünglich einfachen Trophoblastschale läuft darauf
hinaus, die nährstoffaufnehmende Oberfläche zu vergrößern und sie gleichzeitig immer
näher an die Quelle der Nahrungsstoffe, das mütterliche Blut, heranzubringen. Dem

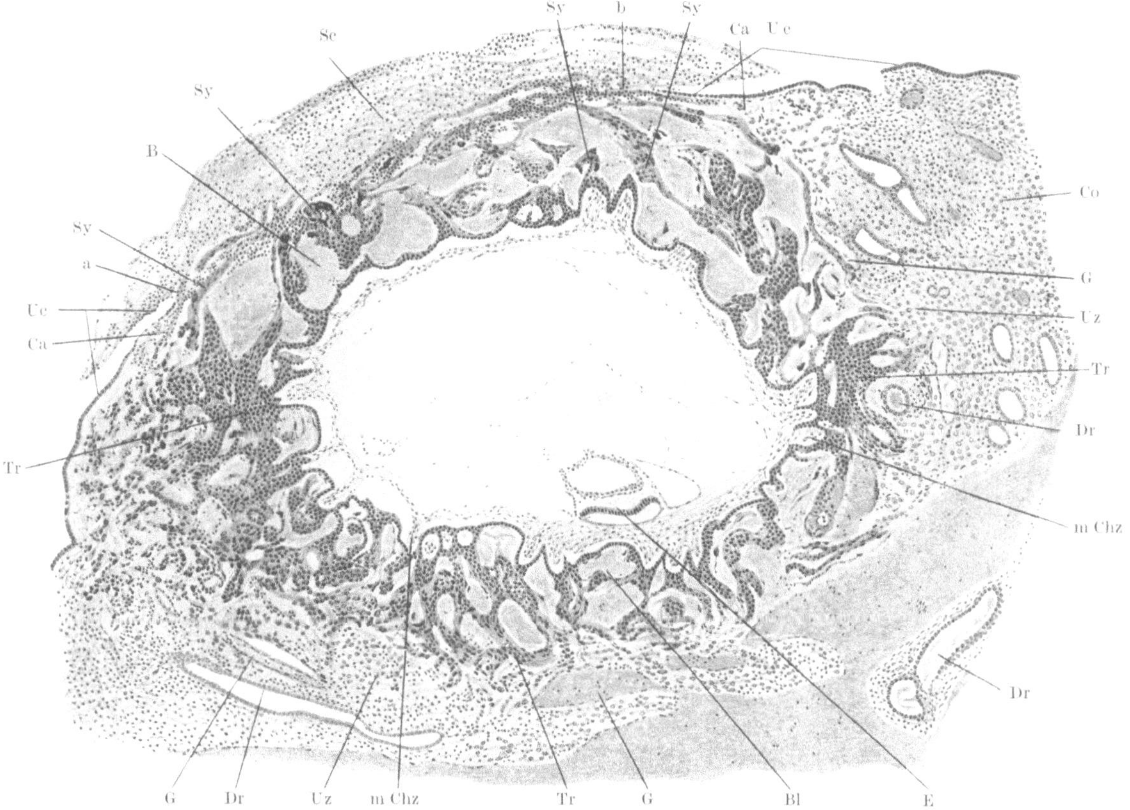

Abb. 46. Übersichtsbild des PETERSschen Eies und der angrenzenden Zone der Uterusschleimhaut.
(Nach PETERS.) Vergr. etwa 50.
Bl Blutlacunen (intervillöser Raum), Ca Capsularis, m Chz mesodermale Achse der ersten Chorionzotten, Co Decidua compacta,
Dr Drüsen, E Embryo, G mütterliche Gefäße, Sc Schlußkoagulum, Sy Syncytium, Tr Trophoblast, Ue Uterusepithel,
Uz Umlagerungszone.

Plasmodiblast fällt dabei die wichtige Aufgabe zu, nach Herstellung des Kontaktes
mit dem mütterlichen Blut eine Gerinnung des letzteren zu verhüten.

Von einigen noch umstrittenen Einzelheiten abgesehen[1], darf man jedenfalls
so viel behaupten, daß es die histolytischen Fähigkeiten des Trophoblasten sind, die
das Gewebe der Decidua auflösen[2]. Indessen werden neue Nahrungsquellen dadurch
erschlossen, daß die zellauflösende Fähigkeit des Trophoblasten auch vor den mütterlichen Blutcapillaren der Decidua nicht halt macht, sondern sie eröffnet und dadurch
die Eioberfläche in unmittelbaren Kontakt mit dem mütterlichen Blut bringt *(hämotrophische Phase der Plazentation)*. Anscheinend nach der ersten Eröffnung mütterlicher Blutbahnen und unter dem Einfluß des reichlich zuströmenden Nährmaterials

---

[1] Vgl. GROSSER: Deutsche Frauenheilkunde, Bd. 5.
[2] Man vgl. in Abb. 46 die nekrotische Zone in der Umgebung des Eies. Wahrscheinlich handelt es
sich um ein tryptisches Ferment (GRÄFENBERG), gegen welches von der mütterlichen Schleimhaut ein
Antiferment gebildet wird, das einem Fortschreiten dieser Gewebsauflösung über ein gewisses Maß hinaus
Schranken setzt.

nehmen die äußeren Schichten des Trophoblasts den Charakter des Plasmodiums an. Dabei werden die eventuell schon vorhandenen Vakuolen vergrößert, wahrscheinlich auch neue durch das Blut selbst ausgehöhlt, wodurch das eigentümlich schwammige Gefüge des Plasmoditrophoblasts[1] entsteht. *Die blutgefüllten Lacunen stellen die erste Anlage des intervillösen Raumes dar* (Abb. 44).

Ein etwas weiteres Entwicklungsstadium zeigt das PETERsche Ei (Abb. 46). Hier zeigt der Cytotrophoblast schon mehrfach handschuhfingerartige, kurze, vereinzelt sogar geteilte Fortsätze, in welche da und dort bereits mesodermales Gewebe hineinreicht (Abb. 45 u. 46). Indem diese Fortsätze in die Länge wachsen, sich dabei durch Vortreibung immer neuer keulenförmiger Seitensprossen, in die dann das

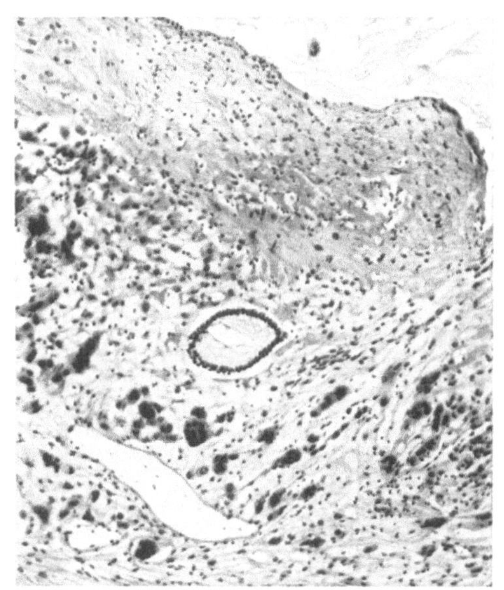

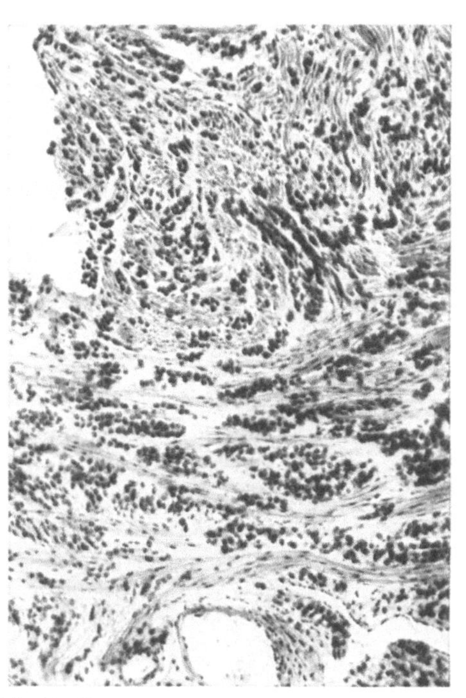

Abb. 47. Choriale Riesenzellen um eine Drüse der Decidua basalis. Embryo 140 mm Sitzhöhle. Vergr. 75. (Nach O. GROSSER.)

Abb. 48. Syncytiale Wanderzellen in der Muskulatur eines Uterus mit interstitiellen Myomen bei einer Gravidität im 3. Monat. (Präparat von Prof. KLEINHANS †.) Vergr. 75. (Nach O. GROSSER.)

mesodermale Stroma samt dem Cytoblast hineinwächst, vielfach verästeln, entstehen die *Chorionzotten* oder *Sekundärzotten*. Die zwischen den Zottenanlagen bestehenden Blutlacunen werden durch die Verzweigung der Zotten noch größer, konfluieren etwas ausgedehnter und umgeben die Zotten ringsum. Darum bezeichnet man diese Bluträume in ihrer Gesamtheit auch als *intervillösen* oder *Zwischenzottenraum* (vgl. Abb. 52). Indem dieser auch in der Richtung gegen das Ei nach der Trophoblastschale zu sich immer weiter vorschiebt, kommt es schließlich dahin, daß das Mesoderm nur noch von einem zweischichtigen Epithelbelag überzogen ist. Dieser zusammen mit dem Mesoderm wird nun als *Chorionmembran* bezeichnet (vgl. Abb. 49). Infolge fortgesetzter Verzweigung ist schließlich aus jeder Primärzotte ein viel verzweigtes *Zottenbäumchen* entstanden. *Jede der* so gebildeten *Einzelzotten besteht aus einem mesodermalen Grundstock mit einem Überzug von Cyto- und Plasmoditrophoblast* (Abb. 49) und ist allseits von mütterlichem Blut umspült. Der Plasmodiblast zeigt vielfach, namentlich bei jüngeren Eiern einen feinen Bürstenbesatz. Die älteren Zotten unterscheiden sich von den jüngeren, abgesehen von ihrer starken Verzweigung, dadurch, daß der mesodermale Grundstock jetzt infolge fortgeschrittener Entwicklung des Embryos Gefäße führt (Abb. 50) und der Cytotrophoblastüberzug sich auf eine einfache Zellage reduziert, über welcher eine wechselnd mächtige Schicht von

---

[1] Er wird deshalb auch *Spongiotrophoblast* genannt.

Plasmodiblast sitzt. Vom 6. Monat ab schwindet die LANGHANSsche Zellschicht gänzlich. An der Zottenspitze fehlt das mesodermale Grundgewebe; hier findet sich nur eine
lebhafte Zellteilung zeigende Säule von Plasmoditrophoblast (Abb. 49), die einesteils
das Spitzenwachstum und die weitere Aufspaltung der Decidua besorgt, andererseits
durch tieferes Eindringen in die Decidua
der Verankerung im mütterlichen Gewebe dient. Solche plasmodialen Zellen
dringen zum Teil sogar tief ins mütterliche Gewebe ein. Man findet sie nicht
nur in der Decidua basalis, sondern auch
in der Muskulatur des graviden Uterus
verstreut. In der Literatur sind sie meist

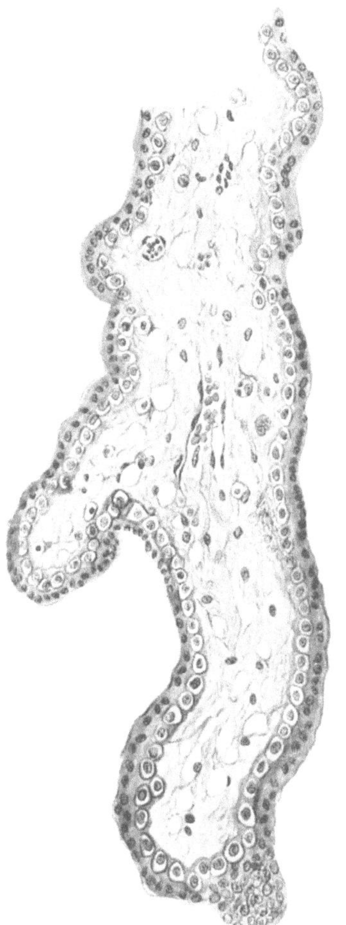

Abb. 49. Teilbild einer Zotte aus dem 5. Graviditätsmonat.
Starke Vergrößerung.

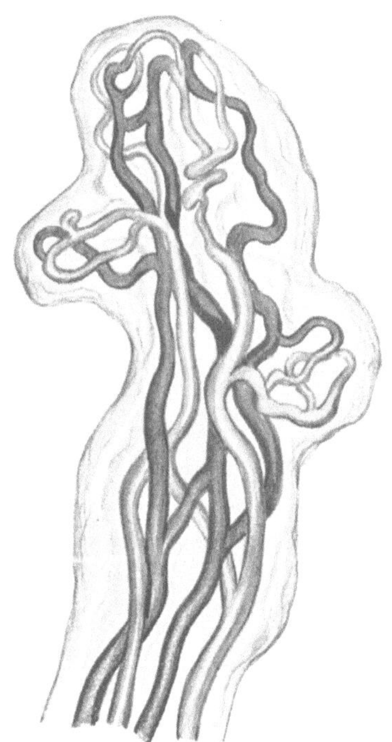

Abb. 50. Teilstück einer injizierten Zotte.

unter dem Namen der *syncytialen Riesen- oder Wanderzellen* (KÖLLIKER, PELS-LEUSDEN)
bekannt (Abb. 47 u. 48). Die sog. *Zellsäulen* (Abb. 51) stellen nichts anderes als Reste
der Primärzotten dar. Die tiefer in der Decidua verankerten Spitzen der Hauptzotten
werden als *Haftzotten* bezeichnet, im Gegensatz zu den frei im intervillösen Raum flottierenden Enden der Seitenzweige (Abb. 57), die GROSSER treffend *Resorptionszotten*
nennt. Ihre gesamte Oberfläche wurde von DODDS (1922) auf etwa 6,6 qm berechnet[1].
Die Verankerung der Haftzotten in dem mütterlichen Gewebe wird wesentlich durch
die sog. Zellsäulen hergestellt.

Ursprünglich sind, wie schon erwähnt, Zotten an der ganzen Oberfläche des Eies
vorhanden. Infolge der mit dem Wachstum des Eies sich verschlechternden Ernährungsbedingungen im Bereich der Capsularis erfolgt hier bald eine Rückbildung der
Zotten, während die in der *Basalisregion* vordringenden Zotten infolge des ausgiebigen
Kontaktes mit dem mütterlichen Blut äußerst günstige Ernährungsbedingungen
finden und daher immer größere Mächtigkeit erlangen. *Allein dieser Bezirk dient zum*

---

[1] Die Oberfläche der entfalteten Lunge des Neugeborenen beträgt demgegenüber zwischen 10—20 qm.

Aufbau der Placenta, an dem also *mütterliches und kindliches Gewebe sich beteiligen.* Das Chorion frondosum stellt den fetalen Teil *(Placenta fetalis),* die Decidua basalis den mütterlichen Anteil *(Placenta materna)* dar. Die Decidua wird freilich im weiteren Verlauf der Entwicklung zu einer relativ dünnen Schicht, der sog. *Basalplatte,* reduziert. Nur an einzelnen Stellen bleiben in Form von Pfeilern größere Reste der Decidua basalis compacta erhalten und bilden später die *Septa placentae.* Andererseits dringen mit den Zellsäulen an den Zottenanheftungsstellen fetale Elemente in die Decidua ein (Abb. 47). Die Placenta erreicht ihre größte Ausdehnung etwa in der Mitte der Schwangerschaft, in der sie die Hälfte der Uterushöhle bedeckt, während sie in der 3. Woche etwa nur $^1/_{15}$, am Ende des 2. Monats $^1/_4$—$^1/_3$ der Uterusinnenfläche bekleidet (v. HERFF). Über die Mitte der Schwangerschaft hinaus findet jedenfalls eine weitere Aufspaltung der Decidua nicht mehr statt. In der zweiten Hälfte der Gravidität geht die Größe der Placenta wieder relativ zurück und beträgt am Ende der Tragzeit nur etwa $^1/_3$ der Uterusinnenfläche.

Dadurch, daß mit zunehmender Spannung im Bereich der Capsularis diese mit dem Chorion laeve verklebt, ist seitlich, dort wo das Ei aus dem Niveau der Decidua parietalis sich heraushebt, ein Abschluß des intervillösen Raumes gegeben, der noch durch fibrinoide Verlötungen gesichert wird. Das *Fibrinoid* (GROSSER), früher Fibrin genannt, entsteht durch Degeneration von Plasmodiblast und Decidua an Stellen, wo diese beiden Gewebe unter einem gewissen Druck verkleben, was besonders an der Grenze zwischen Chorion frondosum und laeve der Fall ist.

Im intervillösen Raum ist infolge der starken Erweiterung der Strombahn die Blutströmung stark

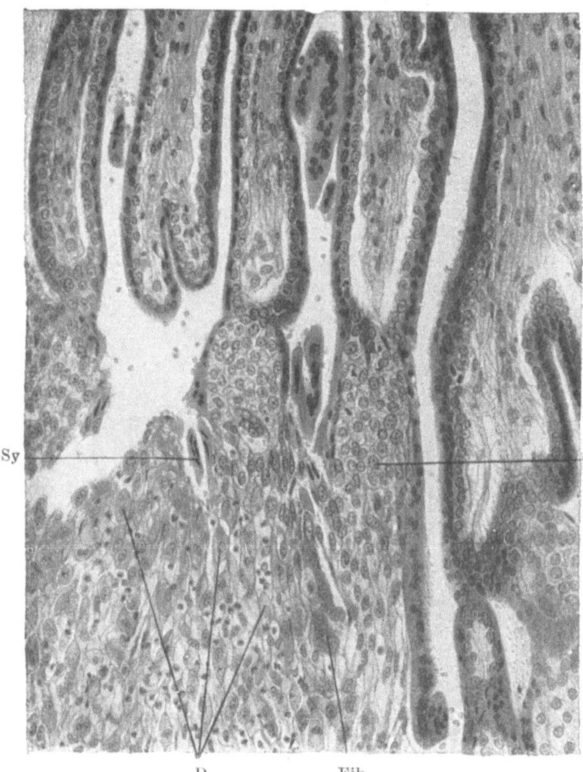

Abb. 51. Zellsäulen (Zs) an der Wand des intervillösen Raumes im 2. Monat.
(Nach KEIBEL-MALL: Entwicklungsgeschichte I.)
D Decidua, Fib Fibrinoid, Sy Syncytium. Vergr. 200.

verlangsamt[1]. Am Randbezirk der Placenta finden sich keine Zotten mehr und dadurch erscheint der intervillöse Raum hier als ein einfacher Blutsinus (sog. *Randsinus der Placenta).*

Nerven fehlen in der Placenta.

Die weiter oben erwähnte Fibrinoidbildung erlangt dadurch, daß sie allmählich im Laufe der Schwangerschaft immer größere Bezirke des Trophoblasten ergreift, auch Bedeutung für die Ernährung des Fetus. Mit der Ausdehnung des Fibrinoids wird die für den Stoffaustausch zur Verfügung stehende Oberfläche immer mehr eingeschränkt[2]. Die Placenta wird damit mehr und mehr ungeeignet, ihre Aufgabe zu erfüllen. Die ganze *Fibrinoidbildung* ist also letzten Endes eine Reifungs- oder wenn

---

[1] Ausführliche Darstellung der Strömungsverhältnisse im intervillösen Raum bei HINSELMANN: Handbuch von HALBAN-SEITZ, Bd. 6, 1. Teil. — STOECKEL [Zwei Fragen über den intervillösen Raum (Zbl. Gynäk. 1928)] hält die bisherige Vorstellung von einem intervillösen Raum für falsch und glaubt eher, daß die Deciduacapillaren geschlossen bleiben und mit den Zotten in einen ähnlichen innigen Kontakt treten wie die Lungencapillaren mit den Alveolen. Ein Beweis für diese Vermutung steht aber noch aus.
[2] Vgl. weiter unten S. 44 über den NITABUCHschen und ROHRschen Fibrinoidstreifen.

man will, eine *Alterserscheinung der Placenta* und höchstwahrscheinlich einer der wesentlichsten Faktoren, die die Dauer der Schwangerschaft begrenzen. Das manchmal zu beobachtende plötzliche Absterben übertragener Kinder dürfte mit diesen Alterserscheinungen in der Placenta im Zusammenhang stehen.

Auch unter den Ursachen des Geburtseintrittes kommt diesen Alters- oder Absterbeerscheinungen des Trophoblasten sicher eine bedeutsame Rolle zu.

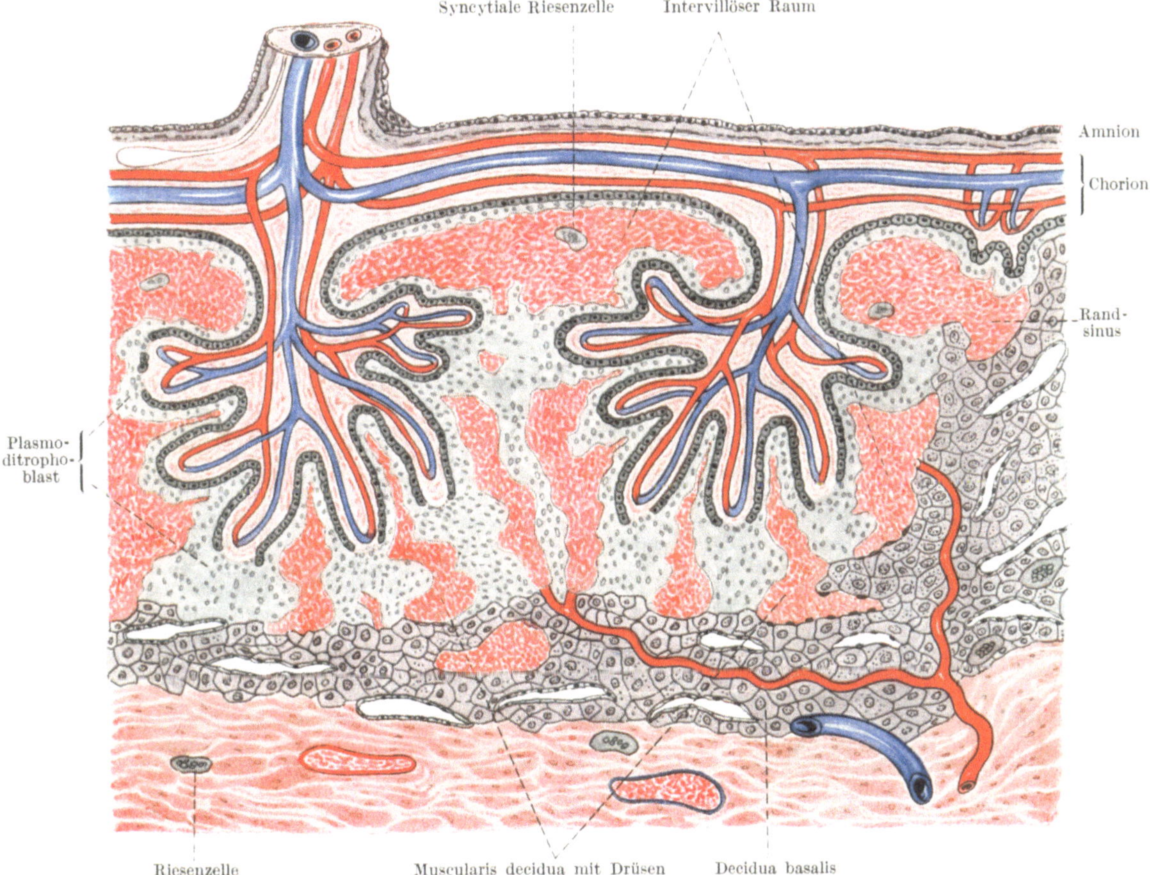

Abb. 52. Schematische Darstellung des Baues der Placenta (in Anlehnung an ETERNOD).

Unter Berücksichtigung solcher Alterserscheinungen kann man aus dem histologischen Bild der Placenta Schlüsse auf die Dauer einer Schwangerschaft ziehen (SCHOTTLÄNDER, JÄGERROOS, GROSSER u. a.), was namentlich in gerichtlichen Fällen von Bedeutung ist.

Junge Placenten des 2. und 3. Monats enthalten reichlich kernhaltige rote Blutkörperchen in den fetalen Gefäßen, dazu plumpe, wenig verzweigte, büschel- oder strauchförmige Zotten mit doppeltem Zottenepithel und reichlich Zellsäulen mit noch sehr spärlicher Fibrinoidbildung. In der Mitte der Gravidität sind kernhaltige Erythrocyten nur ganz verstreut zu finden, die Zotten reichlich verzweigt und mit deutlich fibrillärem Stroma ausgestattet; die Fibrinoidbildung nimmt zu. Vom 6. Monat ab schwindet die LANGHANSsche Zellschicht gänzlich. Für die reife Placenta sind schlanke, stark verzweigte Zotten mit derbem Bindegewebe und syncytialem Belag, reichlich Fibrinoidmassen und das fast völlige Fehlen kernhaltiger Erythrocyten charakteristisch.

C. Grundzüge der Embryonalentwicklung.

Bis zum Ende des 2. Monats ist die Embryonalanlage des Eies so weit entwickelt, daß sie schon für das Laienauge erkennbare menschliche Züge trägt. Sie wird von da ab als *Fetus,* vorher als *Embryo* bezeichnet.

Wir schließen an unsere S. 21 abgebrochene Darstellung an und gehen am besten von einem dem BRYCE-TEACHERschen Ei entsprechenden Entwicklungsstadium aus (vgl. Abb. 44). Bereits hier findet sich innerhalb der Trophoblastschale ein umfangreicher Kern mesodermalen Gewebes *(Mesenchymkern)*, in welchem die ektodermale Amnionblase und die entodermale Darmdottersackblase liegen. Wie die ersten mesodermalen Elemente entstehen, ist noch unbekannt[1]. Durch Flüssigkeitsansammlung zwischen den mesodermalen Zellelementen scheint im mesodermalen Kern sehr frühzeitig eine Spaltbildung einzutreten. Im Stadium des PETERSschen Eies (Abb. 46) ist dieselbe bereits so bedeutend, daß das Mesodermgewebe in zwei Lagen auseinandergedrängt wird, von denen die eine sich an die Trophoblastschale anlegt, die andere die Embryonalanlage umscheidet. Erstere bildet zusammen mit dem Trophoblast die äußere Eihülle, das Chorion; letztere lötet die Embryonalanlage an das Chorion an und trennt sie gleichzeitig von der extraembryonalen Mesodermhöhle (auch Magmaraum oder *Exocoelom* genannt). Ein feiner Filz zarter fädiger Elemente — *Magma reticulare* genannt — vermittelt zwischen Mesoderm der Embryonalanlage und des Trophoblasten noch lange Zeit Beziehungen, die zunächst der Ernährungsfunktion, später aber als eine Art Stoßschutzfeder für die Embryonalanlage dienen mögen. Nur an der dem Trophoblast zugewendeten Seite der Embryonalanlage stoßen choriale und embryonale Mesodermschicht zusammen (Abb. 35—37). Dieser durch Mesoderm vermittelte Zusammenhang zwischen Embryonalanlage und äußerer Eihülle (Chorion) bleibt dauernd erhalten und tritt später als Haftstiel bzw. Nabelstrang in Erscheinung.

In der Folge wächst nun das Chorion viel stärker als die Embryonalanlage, die Exocoelomanlage wird dadurch stark vergrößert, so daß die Embryonalanlage nur als ein knopfförmiger Vorsprung am Chorionmesoderm erscheint. Weiterhin hebt sich die Embryonalanlage dadurch immer deutlicher vom Chorion ab, daß das Dottersackbläschen stärker als die übrigen Teile wächst (Abb. 36). Der mesodermale Überzug des Dottersackes wird dabei dünner und jetzt als *Darmfaserblatt (Splanchnopleura)* bezeichnet. Allmählich wird auch der mesodermale Überzug über den kranialen Anteil der Amnionhöhle verdünnt (sog. *Cutisblatt* oder *Somatopleura*). Nur im Bereich des späteren Schwanzendes des Embryo und des caudalen Anteils der Amnionhöhle bleibt die mesodermale Brücke zum Chorion als dicke Masse erhalten und erscheint bei weiterem Wachstum des embryonalen Gebildes, das dabei immer mehr gegen das Exocoelom vorspringt, nur noch als ein kurzer dicker Stiel (*Haftstiel* oder Bauchstiel). In dieses mesodermale Gewebe des Haftstiels wächst frühzeitig ein Divertikel des entodermalen Dottersackes vor, die erste Anlage des *Allantoisganges* (Abb. 39).

Der eigentliche Embryo *(Keimschild)* erscheint zunächst immer noch als undifferenzierte, aus mehreren Lagen hoher zylindrischer Ektoblastzellen aufgebaute Platte. Etwas später erst wird nahe ihrem caudalen Ende durch Anlage der sog. *Primitivrinne* (d. h. Furchenbildung des Keimschildektoblasten) eine Verbindung zwischen Mesoderm und Keimschild hergestellt (Abb. 40). Kranial davon entsteht eine so tiefe Einsenkung im Ektoblast, daß es schließlich zum Durchbruch in die entodermale Darmdottersackhöhle kommt. Diese Verbindung ist der *Canalis neurentericus* (vgl. Abb. 36 u. 40). Wieder etwas kranial von diesem entsteht im Keimschild die *Medullarrinne*. Hier entwickeln sich weiterhin die symmetrischen Anlagen der Körpersegmente *(Urwirbel)*. Da diese kranialen Partien des Embryonalkörpers in der Folge ganz überwiegend wachsen, kommt es später zu bedeutenden Verlagerungen der bisher genannten Gebilde. Diese Verschiebungen werden dadurch noch größer, daß der Embryo mit seinem Kopf- und Schwanzende bauchwärts sich abbiegt und gleichzeitig so dreht, daß seine Bauchseite der Anheftungsstelle des Bauchstieles am Chorion zugekehrt wird (Abb. 37, 39 u. 42). Der Dottersack bleibt in seinem Wachstum stehen, nur seine bereits oben erwähnte Verbindung mit dem Darm wird entsprechend dem Längenwachstum des Bauchstieles der späteren Nabelschnur zu einem längeren dünnen Gang, dem *Dottergang* (Ductus omphaloentericus) ausgezogen (Abb. 43). Diese Vorgänge wie die körperliche Entwicklung des Embryo im einzelnen weiter zu verfolgen, ist nicht mehr Aufgabe eines Lehrbuches der Geburtshilfe[2].

III. Das Ei nach der Embryonalperiode und am Ende der Schwangerschaft.

A. Bestandteile des Eies.

Zwischen einem Ei vom 3. Graviditätsmonat und vom Ende der Schwangerschaft bestehen abgesehen von den Größenverhältnissen nur geringe, auf die Topographie beschränkte Unterschiede. Ist vollends die Decidua capsularis mit der Decidua parietalis vereinigt, haben sich Chorion und Amnion der Capsularis angeschmiegt, dann fallen auch diese Unterschiede weg. Wir können darum gleich das Ei am Ende der Schwangerschaft betrachten (Abb. 53). Sein Kern wird gebildet durch die Frucht, die in einer von Fruchtwasser erfüllten Höhle schwimmt. Das Fruchtwasser ist umhüllt von den drei der Uteruswand anliegenden Eihüllen. Zwischen Placenta und Frucht wird durch die Nabelschnur eine Verbindung hergestellt.

---

[1] Vgl. oben S. 33 und ROSSENBECK, l. c.

[2] Hinsichtlich aller Streitfragen der hier geschilderten Entwicklungsvorgänge verweisen wir auf das schon mehrfach erwähnte Werk von O. GROSSER: Deutsche Frauenheilkunde, Bd. 5, S. 192. das auch eine zusammenfassende und kritische Beschreibung aller bisher bekannten jungen Eier bringt; wer sich für Einzelheiten der Weiterentwicklung und die Entwicklung einzelner Organe und Organsysteme interessiert, sei besonders auf das prachtvolle, zweibändige Handbuch der Entwicklungsgeschichte des Menschen, herausgegeben von F. KEIBEL und P. MALL, Leipzig 1911, hingewiesen.

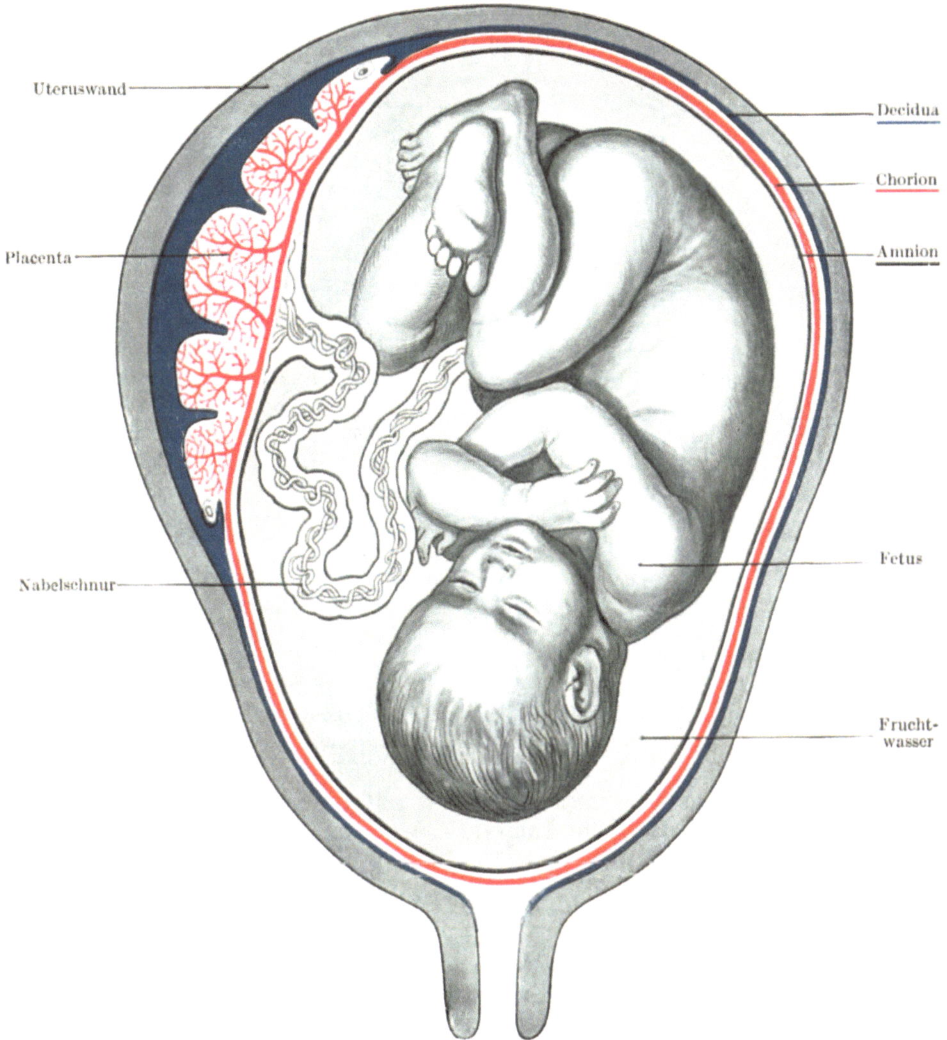

Abb. 53. Schema des Eies am Ende der Schwangerschaft.

1. Amnion.

Das Amnion ist die dem Fetus zunächst liegende Eihülle und stellt eine dünne, durchscheinende, gefäßlose Membran dar, die Chorion und fetale Seite der Placenta von innen bedeckt und dann auf den Nabelstrang sich umschlägt (vgl. Abb. 42 u. 53). In der zweiten Hälfte der Schwangerschaft sind Chorion und Amnion scheinbar zu einer Eihaut vereinigt, doch läßt sich die glashelle Wasserhaut von der dickeren Zottenhaut leicht mechanisch trennen. Nach dieser Ablösung erscheint die Außenfläche des Amnion feinfaserig, da bei der Trennung zahlreiche Bindegewebssstränge, die sie mit der Innenfläche des Chorion verlöten, durchrissen werden. Im mikroskopischen Bilde stellt sich das Amnion als eine feine bindegewebige Membran dar, der auf der fetalen Seite eine einfache Schicht kubischer oder zylindrischer Epithelzellen aufgelagert ist (Abb. 54).

Funktionell ist das Amnion nicht etwa eine einfache Diffusionsmembran, sondern *ein biologisch aktives Organ,* wie schon aus seinem Gehalt an zahlreichen Fermenten (POLANO) hervorgeht.

Das Amnion und besonders das freie Amnion hat offenbar auch noch gewisse Schutzfunktionen, die den Übergang schädlicher oder ungeeigneter Stoffe aus dem mütterlichen Blute unter Umgehung der Placenta verhindern, andererseits scheint das Amnion auch für die Ernährung der Frucht insofern Bedeutung zu haben, als

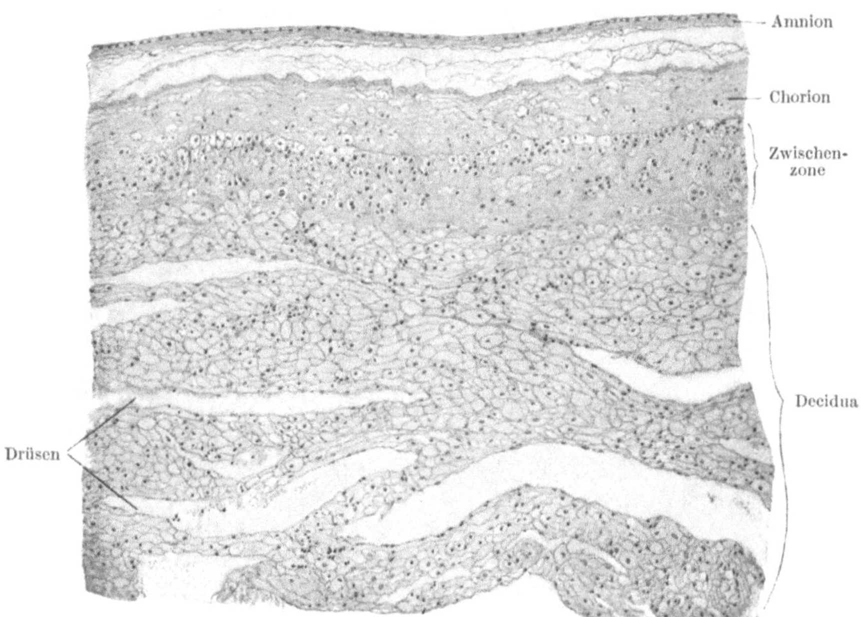

Abb. 54. Eihäute am Ende der Gravidität.
(Aus GROSSER, Eihäute und Placenta.)

sein Sekretionsprodukt, das *Fruchtwasser,* in den ersten Monaten der Schwangerschaft auch als Nahrungsquelle in Betracht kommt.

2. Chorion (Zottenhaut).

Die als Chorion bezeichnete Eihülle entspricht dem zum Chorion laeve gewordenen Abschnitt der ursprünglichen Anlage. Sie besteht auch in fertigem Zustande noch aus einer mesodermalen faserigen Grundplatte, die nach außen, d. h. nach der Uteruswand hin eine einfache Schicht etwa kubischen Epithels trägt, das aber am Ende der Schwangerschaft gewöhnlich nur noch an einzelnen Stellen nachweisbar ist, und im übrigen in der sog. ,,Zwischenzone" untergeht (Abb. 54). Letztere stellt die Verbindung zur Decidua her und besteht aus Resten des Chorionepithels, Detritus, aus degenerierten Zotten des Chorion laeve. Die ursprünglich dem Chorion laeve zugehörigen Gefäße sind unter dem fortschreitenden Druck des wachsenden Eies geschwunden, so daß das Chorion am Ende der Gravidität als eine gefäßlose, graurötliche und leicht zerreißliche Membran erscheint.

3. Decidua.

Über diese Eihaut haben wir schon oben alles Wichtige mitgeteilt. Die Decidua des reifen Eies unterscheidet sich von den früheren Stadien nur dadurch, daß die Drüsen, die anfänglich vielfach gebuchtet und mit Epithelpapillen ausgestattet erscheinen, im Zusammenhang mit der fortschreitenden Größenzunahme des Uterus zu langen schmalen Räumen mit ganz niedrigem, abgeplattetem, fast endothelartigen Epithel geworden sind. Nur die tiefst gelegenen Drüsen der Spongiosaschicht behalten noch ein kubisches Epithel. In der Spongiosa erfolgt auch die Ablösung der Eihäute von der Uteruswand in der Nachgeburtsperiode. Das Oberflächenepithel ist vom 3. Monat ab vollständig zugrunde gegangen, so daß eine Abgrenzung der Decidua gegen das Chorion nur noch mikroskopisch durch die sog. Zwischenzone (vgl. oben) möglich ist.

4. Die Placenta.

Die Placenta (der *Mutterkuchen*) ist ein platter, schwammiger, topfdeckelartiger Körper von dunkelrotbrauner Farbe, der am Ende der Schwangerschaft eine Dicke von 1,5—3 cm, einen Durchmesser von etwa 16—18 cm und ein Gewicht von rund 500 g besitzt.

Der *Sitz der Placenta* ist der Regel nach die vordere oder hintere Wand des Corpus uteri. Der dem Kinde zugewandte Teil (Abb. 55) ist von dem glatten Amnion

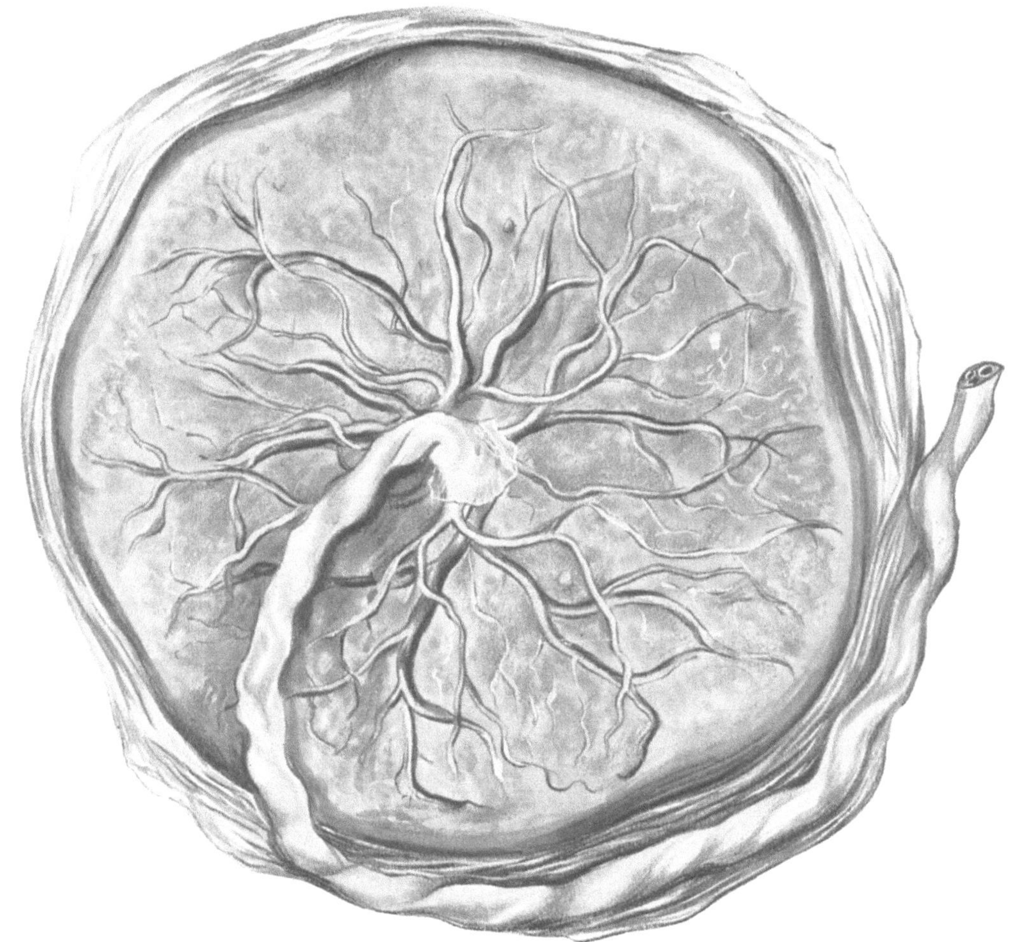

Abb. 55. Fetale Seite der Placenta (Amnion abgetrennt).

überzogen und erscheint mehr hellgrau und etwas glänzend. Hier setzt der gleichfalls von Amnion umhüllte Nabelstrang an, dessen Gefäße auf der Placenta sofort eine baumartige Verzweigung erfahren. An der geborenen Placenta hat der konvexe und meist dunkler gefärbte, dem Uterus zugekehrte „materne" Abschnitt im Gegensatz zu der glatten fetalen Seite eine lappige Gestalt (Abb. 56). Tiefe Furchen durchziehen diese Seite der Placenta und teilen sie in einzelne (etwa 15—20) *Kotyledonen,* deren jeder einem Hauptzottengefäßstamm entspricht. Bedeckt ist sie von einem Teil der mit ausgeschiedenenen Decidua basalis, die als feines Häutchen diese Fläche überzieht und zwischen die Lappen einzelne Septa hineinschickt; vom Rande der Placenta setzt sie sich dann auf das Chorion fort. Die lichteren Stellen entsprechen den Haftzotten und umgebenden Zottenbüscheln, die dunkleren Zonen dazwischen dem intervillösen Raum.

Außerordentlich häufig findet man auf der maternen Seite kleine weiße unregelmäßig sternförmige Stippchen (= *Kalkablagerungen*), nicht selten auch große weißgelbe Plaques, sog. *weiße Infarkte,* d. h. durch Fibrinoideinlagerung aus der Zirkulation ausgeschaltete Bezirke, in denen oft noch Reste des Stromas zusammengebackener und verklebter Zotten erkennbar sind. *Rote Infarkte* sind seltener; sie

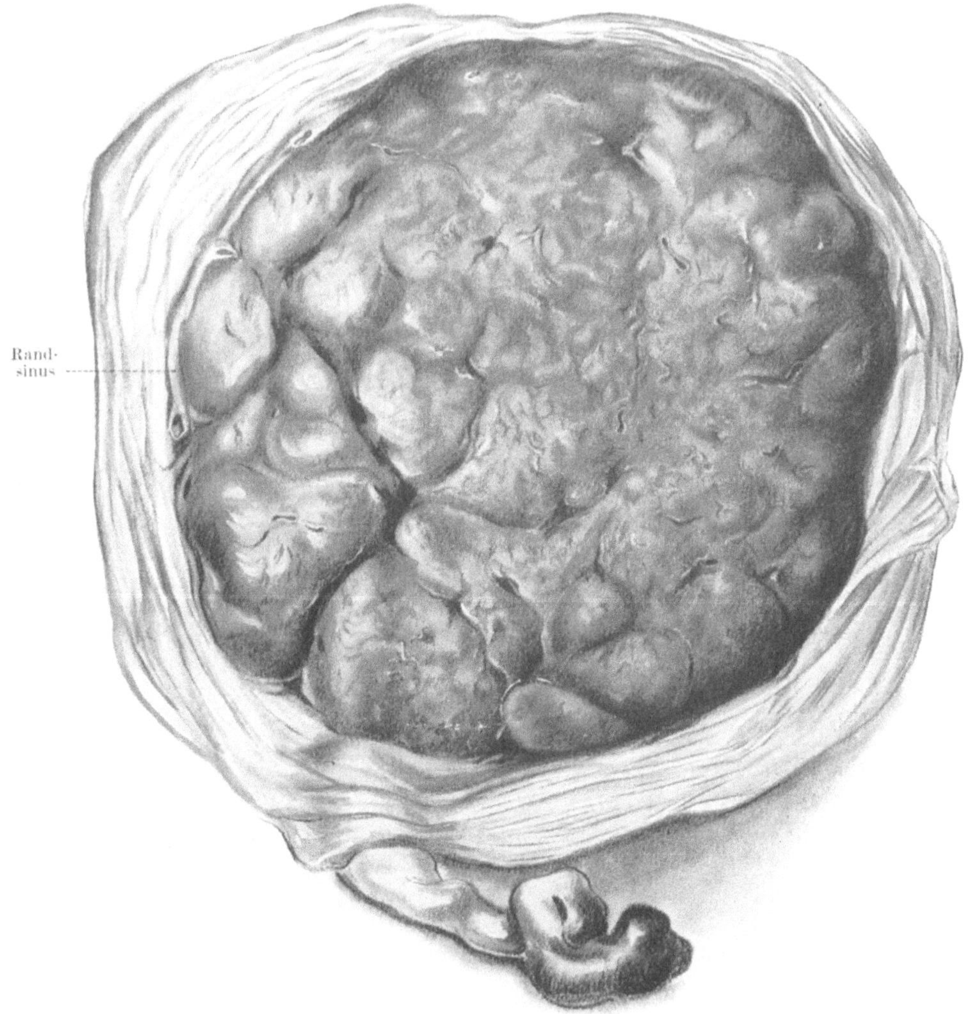

Abb. 56. Materne Seite der Placenta.

entstehen durch rasch verlaufende Gerinnungen im intervillösen Raum mit nachfolgender Zottennekrose.

Regelmäßig findet man ferner in einiger Entfernung vom intervillösen Raum in der Decidua basalis einen dünnen Streifen von Fibrinoid, der als NITABUCHscher *Streifen* bezeichnet wird. Weniger konstant ist ein unmittelbar an der Grenze des intervillösen Raumes gelegener Fibrinoidstreifen (ROHRscher *Streifen*). Ein weiterer Fibrinoidstreifen, der sich an die Membrana chorii anschließt, findet sich schon in der ganzen zweiten Hälfte der Gravidität (LANGHANSscher Streifen). Da und dort erkennt man meist nahe dem Rande der Kotyledonen bei der Ablösung der Placenta durchrissene uteroplacentare Gefäße (Abb. 57 u. 58).

Der feinere Bau der Placenta ist nur unter Berücksichtigung ihrer Entwicklungsgeschichte verständlich. Wie aus unserem Schema (Abb. 52) sich ergibt, treten die uteroplacentaren Arterien durch die Basalis hindurch und münden direkt in den intervillösen Raum, aus dem das Blut dann wieder in abführende uteroplacentare Venen aufgenommen wird, zu denen auch der Randsinus zu rechnen ist. Infolge der im intervillösen Raum gegebenen Ausweitung der Strombahn — die Kapazität des intervillösen Raumes beträgt 90—330 ccm (JONEN[1]) oder 30—40% des Placentargewichts — ist die Strömungsgeschwindigkeit des Blutes hier ganz wesentlich herabgesetzt. Dadurch wird der Stoffaustausch nach beiden Richtungen zweifellos erleichtert. Natürlich ist dazu Voraussetzung, daß einerseits immer wieder frisches unverbrauchtes Blut zugeführt und andererseits schlackenbeladenes Blut abgeführt wird. Die dafür erforderliche Blutbewegung und Blutdurchmischung erfolgt einerseits durch das mütterliche Herz, welches

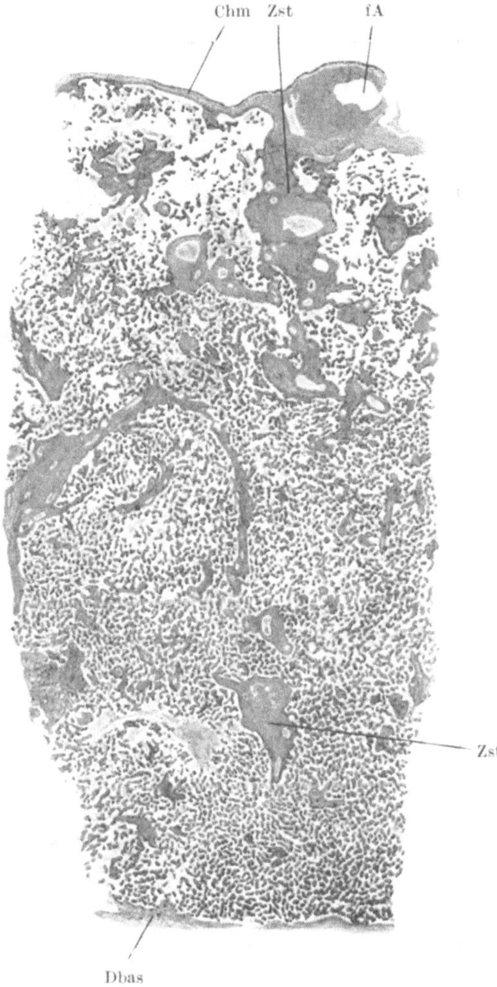

Abb. 57. Schnitt durch die ganze Dicke einer reifen geborenen Placenta.

Chm Chorionmembran mit dem LANGHANS schen Fibrinstreifen, Dbas Decidua basalis (hier sehr dünn), fA fetale Arterie, Zst Zottenstamm.
Vergr. 6½. (Nach O. GROSSER.)

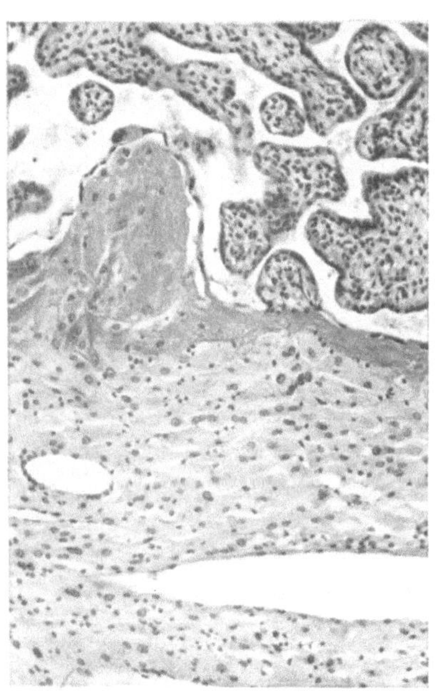

Abb. 58. Endothelartiges basales Syncytium auf einem ROHRschen Streifen. Embryo 145 mm Sitzhöhe.
Vergr. 100. (Nach O. GROSSER.)

rhythmisch den intervillösen Raum aufpumpt und wieder absaugt, andererseits wirken auch die *rhythmischen Kontraktionen der fetalen Chorionzotten,* die eine Volumenzu- und -abnahme der Zotten bewirken, im Sinne einer schnellen Durchmischung (G. A. WAGNER). Man kann dabei zwei Arten von Zottenbewegungen feststellen, nämlich einmal Bewegungen frei flottierender Zotten und dann stoßweise Bewegungen ganzer Zottengruppen (v. MIKULICZ-RADECKI). *Sowohl der mütterliche uteroplacentare wie der kindliche choriofetale Kreislauf sind in sich geschlossen. Ein Austausch von Stoffen findet nur durch Vermittlung des Oberflächenepithels der Zotten statt.*

---

[1] JONEN: Arch. Gynäk. **129** (1927).

5. Die Nabelschnur (Funiculus umbilicalis)

stellt nichts anderes dar, als den nach Schluß der Leibeshöhle des Embryo zu ansehn-
licher Länge ausgewachsenen Haftstrang oder Bauchstiel, der vom Nabel des Kindes
zur fetalen Seite der Placenta führt, in welche er sich unter sofortiger Verzweigung der
Gefäße einsenkt. Man spricht von *Insertio centralis,* wenn der Strang annähernd in
der Mitte der Placenta, von *Insertio marginalis,* wenn er nahe dem Rande, von *Insertio
velamentosa,* wenn er in den Eihäuten — etwas entfernt vom Rande der Placenta —
sich ansetzt. Die letztgenannte Insertion kann unter Umständen zu ernster Gefahr
für das Kind unter der Geburt Veranlassung geben (vgl. Anomalien des Nabelstranges).

Die Nabelschnur stellt einen durchschnittlich 50—60 cm langen Strang von der
Dicke eines starken kleinen Fingers dar, der fast stets spiralig gedreht, und zwar vom
Fetus aus gesehen, meist links gewunden erscheint. Diese Drehung wird jetzt wohl
allgemein auf ungleiches Wachstum der beiden Nabelarterien zurückgeführt, doch

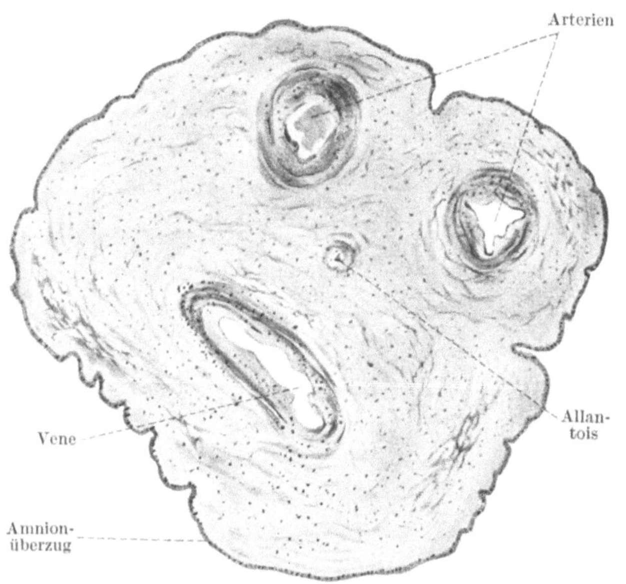

Abb. 59. Querschnitt durch die Nabelschnur.

sind für den Grad der Drehung
auch auf den Fetus übertragene
Drehbewegungen der Mutter
zweifellos von Bedeutung (SELL-
HEIM). Die durchschnittliche
Länge von 50 cm ist erheblich
größer als die Entfernung des
kindlichen Nabels von der Placenta. Ein Teil der Nabelschnur
liegt daher in Schlingen in dem
Fruchtwasser zwischen Bauchseite des Kindes und Placenta
und umschlingt nicht selten
— je länger sie ist, desto häufiger — einzelne Kindesteile,
z. B. einen Arm, ein Bein, den
Hals oder auch den Rücken.

Die Nabelschnur ist über-
zogen vom Amnion, das am
Nabel des Kindes direkt in die
Bauchhaut übergeht und hier ein
mehrschichtiges Plattenepithel
trägt. Zuweilen setzt sich die
Haut des Kindes noch $^1/_2$—1 cm
auf den Nabelstrang fort[1].

Die Nabelschnur enthält drei Gefäße, die Nabelschnurgefäße, die WHARTONsche
Sulze und Reste zweier embryonaler Gebilde, der Allantois und des Dotterganges
(Abb. 59). Nerven fehlen in der Nabelschnur.

Die Nabelschnurgefäße sind erstens die beiden *Arteriae umbilicales,* die als Fort-
setzungen der Arteriae hypogastricae kindliches Blut durch den Nabelstrang zur
Placenta führen und zweitens eine *Vena umbilicalis,* die von der Placenta das Blut
zurück zum Kinde leitet. Jedes Gefäß besitzt — abgesehen von den Spiralwindungen
des Nabelstranges — eine Eigendrehung. Alle drei Gefäße liegen eingebettet in die
WHARTONsche Sulze, ein embryonales gallertiges Bindegewebe mit stern- und spindel-
förmigen Zellen. Nicht selten verläuft ein Nabelgefäß in starken Schlängelungen
durch die Sulze eine Strecke zurück, dann wieder vorwärts. Durch solche knäuelförmige Schlingen der Gefäße entstehen in der Nabelschnur Verdickungen, die man
als *falsche Knoten* bezeichnet (vgl. S. 415 u. Abb. 311). Sie haben praktisch keine
Bedeutung. Die Nabelschnurgefäße geben im Nabelstrang keine Gefäße ab und besitzen keine Vasa vasorum. Ihre Wandung, besonders die der Arterien, ist sehr reich
an Muskelfasern und elastischen Elementen. Da, wo der Strang in den Nabel eintritt,
findet sich in dem Unterhautzellgewebe des Bauches ein feiner Gefäßkreis, der am
Ansatzpunkt des Amnion scharf abgeschnitten aufhört. Diese Gefäßanordnung ist

---

[1] Vgl. Pathologie des Neugeborenen.

bedeutungsvoll für den nach der Geburt des Kindes stattfindenden Absterbeprozeß und Abfall des Nabelstranges.

Die Nabelarterien zeigen Pulsation und verraten damit ihren Zusammenhang mit dem kindlichen Herzen. In die Placenta gelangt, teilen sie sich wie andere Gefäßstämme im menschlichen Körper; ihre Capillaren erreichen die feinsten Verzweigungen der Zotten. Dann sammeln sich die Capillaren zu größeren venösen Bahnen, die sich in der Nabelvene vereinigen. Diese führt dem Kinde frisches Blut zu, womit der fetale placentare Kreislauf geschlossen ist[1].

Von dem in der ersten Zeit des Embryonallebens für die Ernährung und namentlich als Stätte der ersten Blutbildung eine große Rolle spielenden Dottersack findet man regelmäßig noch Reste in der Nabelschnur. Der beim Schluß der embryonalen Leibeshöhle übrigbleibende freie Anteil des Dottersackes wird ja, wie oben ausgeführt, in den Haftstiel einbezogen und heißt von jetzt an *Nabelbläschen,* während der embryonalwärts gelegene Abschnitt der Darmdottersackhöhle durch die Bildung des Hautnabels eingeengt und jetzt als *Dottergang* bezeichnet wird. Mit dem Längenwachstum des Nabelstranges wird auch der Dottergang *(Ductus omphaloentericus)* in die Länge gezogen. Später obliteriert der Gang völlig. Nur das außerhalb der Nabelschnur verlaufende Endstück vor der Einmündung in den Dottersackrest sowie Teile der ihn begleitenden Vasa omphalomesenterica bleiben manchmal länger erhalten. Dagegen ist der Dottersack (Nabelbläschen) regelmäßig noch an der Nachgeburt des ausgetragenen Kindes als ein etwa linsengroßes zwischen Amnion und Chorion liegendes Gebilde nachweisbar. Es findet sich am häufigsten einige Zentimeter vom Placentarrande entfernt zwischen den genannten Eihäuten, seltener direkt auf der fetalen Fläche der Placenta (vgl. Abb. 52), ganz selten an der Nabelschnur selbst. Der vom Nabelbläschen bis zur Nabelschnur führende Teil des Dotterganges und der Vasa omphalomesenterica ist häufig erhalten und markiert sich dann auf der fetalen Seite der Placenta als ein feiner weißlicher Strich, über den beim Anziehen der Nabelschnur das Amnion in Form einer niedrigen Falte sich erhebt (SCHULTZEsche Falte).

Als *Überrest der Allantois* findet man im reifen Nabelstrang ziemlich regelmäßig einen feinen, obliterierten Kanal, dessen Existenz auf einem Querschnitt der Nabelschnur deutlich wird; er liegt zwischen beiden Arterien, häufig etwas exzentrisch und ist nur mit der Lupe deutlich wahrzunehmen (Abb. 59).

6. Das Fruchtwasser.

In der Amnionhöhle liegt der Fetus, umgeben von einer im Anfang der Schwangerschaft klaren, später leicht getrübten weißlich-gelben Flüssigkeit, dem Fruchtwasser *(Liquor amnii),* dessen Menge durchschnittlich $^1/_2$—1 Liter, selten etwas mehr beträgt. Die neuesten Angaben lauten für Erstgebärende durchschnittlich auf 1000, für Mehrgebärende durchschnittlich auf 1200 ccm. In den ersten Monaten der Schwangerschaft ist die Quantität relativ größer als später, während absolut die Fruchtwassermenge in der zweiten Hälfte der Schwangerschaft noch zunimmt. Das Fruchtwasser besitzt einen süßlichen Geruch und zeigt neutrale bis schwach alkalische Reaktion — $p_H = 7{,}5$—$7{,}7$ (MAEDA). Das spezifische Gewicht beträgt 1006—1012; Epidermisschuppen, Vernix caseosa (Hautfettschmiere), Wollhaare finden sich reichlich in ihm. Die chemische Analyse ergibt geringe Mengen von Eiweiß (0,1863%), Salze (0,6%), Harnstoff, dessen Menge sehr schwankt (0,02—0,4%), Kreatinin und Kreatin, außerdem verschiedenste Fermente[2]. Das Fruchtwasser ist gegenüber dem mütterlichen und kindlichen Blutserum hypotonisch. Seine elektrische Leitfähigkeit ist geringer als die des Serums. Bei erhaltenen Eihäuten ist das Fruchtwasser keimfrei.

Die *Bedeutung des Fruchtwassers* während der Schwangerschaft liegt vor allem darin, Gebärmutterwände und Eihäute in genügender Entfernung von der Frucht zu halten, damit diese vor Druck von außen geschützt wird und den nötigen Raum zur freien Entwicklung und Bewegung besitzt. Außerdem bewahrt die Flüssigkeit die Nabelschnur und Placenta wie die Frucht selbst vor jedem einseitigen Druck; sie wirkt also als hydraulischer Stoßfänger und Stoßdämpfer mit allseitigem Ausgleich. In späteren Monaten wird Fruchtwasser gelegentlich auch vom Fetus verschluckt und mag dadurch wohl auch wichtige andere Bedeutung gewinnen, wie z. B. die Auslösung der Gallenabsonderung durch die mitverschluckte Vernix caseosa. Auch als einfaches Mittel zur Regulierung des Wassergehaltes der Gewebe kann das Fruchtwasser von Wert sein.

Große Bedeutung kommt dem Fruchtwasser unter der Geburt zu. Nur ihm, zusammen mit der Elastizität der umgebenden Eihäute, ist die Bildung der Fruchtblase zu danken, die bei der Entfaltung des Cervicalkanals und Muttermundes und

---

[1] Weitere Einzelheiten vgl. S. 51.
[2] Einzelheiten s. HINSELMANN l. c., S. 266 f.

damit für den ganzen Geburtsablauf eine wichtige Rolle spielt. Auch unter der Geburt schützt das Fruchtwasser das Kind vor dem direkten Druck der sich kontrahierenden Uteruswand. Nach dem Blasensprung macht es die Geschlechtsteile schlüpfrig; dabei kann es noch eine weitere Schutzfunktion entfalten, indem es häufig schädliche Keime aus der Scheide wegspült. Andererseits ist das Fruchtwasser für Wundinfektionskeime ein guter Nährboden, was im Falle vorzeitigen oder frühzeitigen Blasensprunges von Bedeutung werden kann[1].

Die Frage nach der *Herkunft des Fruchtwassers* war lange Zeit umstritten, darf aber heute, besonders nach den Untersuchungen von POLANO, G. A. WAGNER u. a. dahin beantwortet werden, daß es sich sicher um ein *Sekretionsprodukt des Amnionepithels* handelt, dem in der zweiten Hälfte der Schwangerschaft auch fetaler Harn beigemengt sein kann. Die sekretorische Funktion wird vielfach nur dem placentaren Amnion zugeschrieben, doch ist durch POLANO zweifellos nachgewiesen, daß auch das freie Amnion aktive biologische Leistungen aufzuweisen hat.

B. Biologie der Frucht.

1. Allgemeines.

Das hervorstechendste Kennzeichen der intrauterinen Lebensperiode ist *das außerordentlich rasche Wachstum* des Eies im allgemeinen und der Frucht im besonderen.

Als Beweis für die Intensität des ganzen Lebensprozesses seien nur folgende Daten gegeben: Es beträgt z. B. die Gewichtszunahme des Fetus im 4. Schwangerschaftsmonat täglich mehr als ein Sechstel seiner Körpermasse[2], anders ausgedrückt, *das Gewicht wird in 5 Tagen verdoppelt*. Demgegenüber braucht der Neugeborene zu der Verdoppelung seines Körpergewichts schon 5—6 Monate, d. h. seine Wachstumsenergie ist gegenüber der Fetalzeit außerordentlich viel geringer geworden. Begünstigt

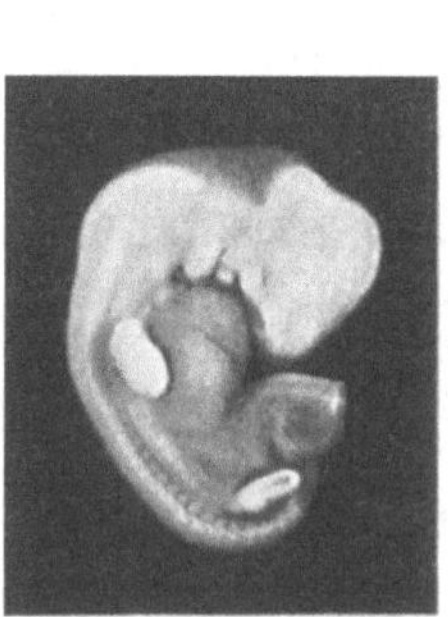

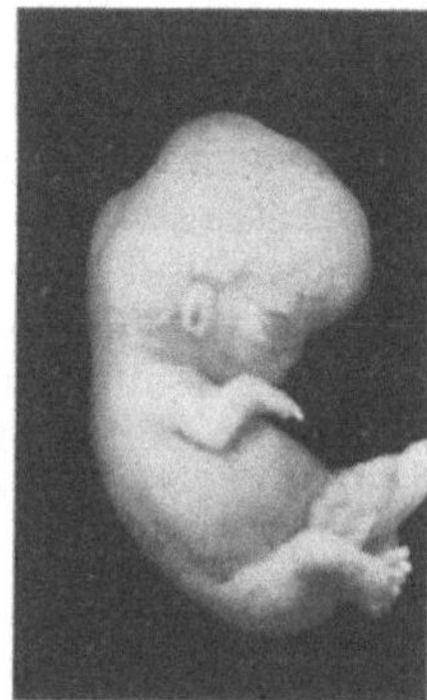

Abb. 60. Embryo humanus aus dem 2. Embryonalmonat.

Abb. 61. Embryo etwa am Ende des 2. Graviditätsmonats.

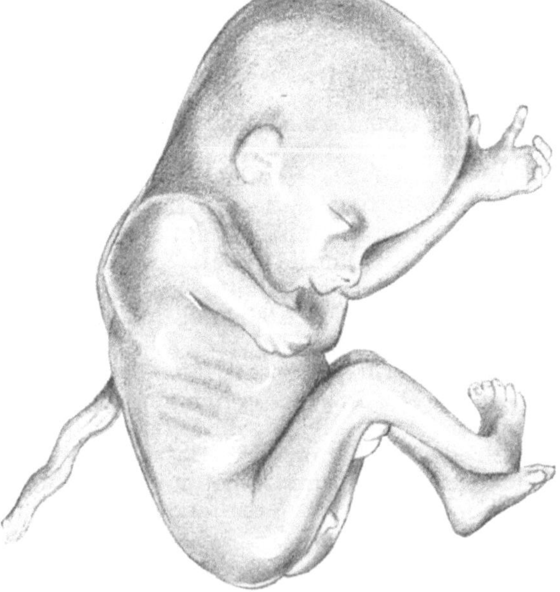

Abb. 62. Fetus aus dem 4. Graviditätsmonat.
Natürl. Größe.

wird dieser außerordentlich rege Stoffwechsel und Stoffansatz des Fetus durch den ungewöhnlichen Reichtum des embryonalen und fetalen Körpers an Wasser, das z. B. im 2. Schwangerschaftsmonat rund 98% des Gesamtgewichtes ausmacht gegenüber 70—75% beim Neugeborenen und 59% beim Erwachsenen. In anderer Formulierung: Während der junge Embryo noch mehr Wasser enthält als Schleim, macht der Mensch im allgemeinen vom ersten Augenblick seiner intrauterinen Entwicklung bis zum Tode einen fortschreitenden Wasserverarmungs- oder Austrocknungsprozeß durch.

Von sonstigen interessanten Einzelheiten seien wenigstens folgende kurz erwähnt:

Fett tritt im Körper des Fetus vom 4. Schwangerschaftsmonat ab in nachweisbarer Menge auf, wird aber erst vom 7. Monat ab etwas rascher, hauptsächlich jedoch erst in den letzten 4—6 Schwangerschafts-

---

[1] Vgl. Pathologie der Geburt.

[2] Beim Neugeborenen ist die Gewichtszunahme nur noch 1,5%, beim einjährigen Kinde sogar nur 0,07% des Körpergewichts.

wochen eingelagert. Frühgeborene Kinder fallen infolgedessen gegenüber dem reifen Neugeborenen immer durch ihre Magerkeit auf. Der *Aschegehalt* beträgt in der Embryonalzeit rund $1^0/_{00}$, in der Mitte der Schwangerschaft etwa 1,5%, am Ende der Schwangerschaft rund 3%, während die relative Zusammen-

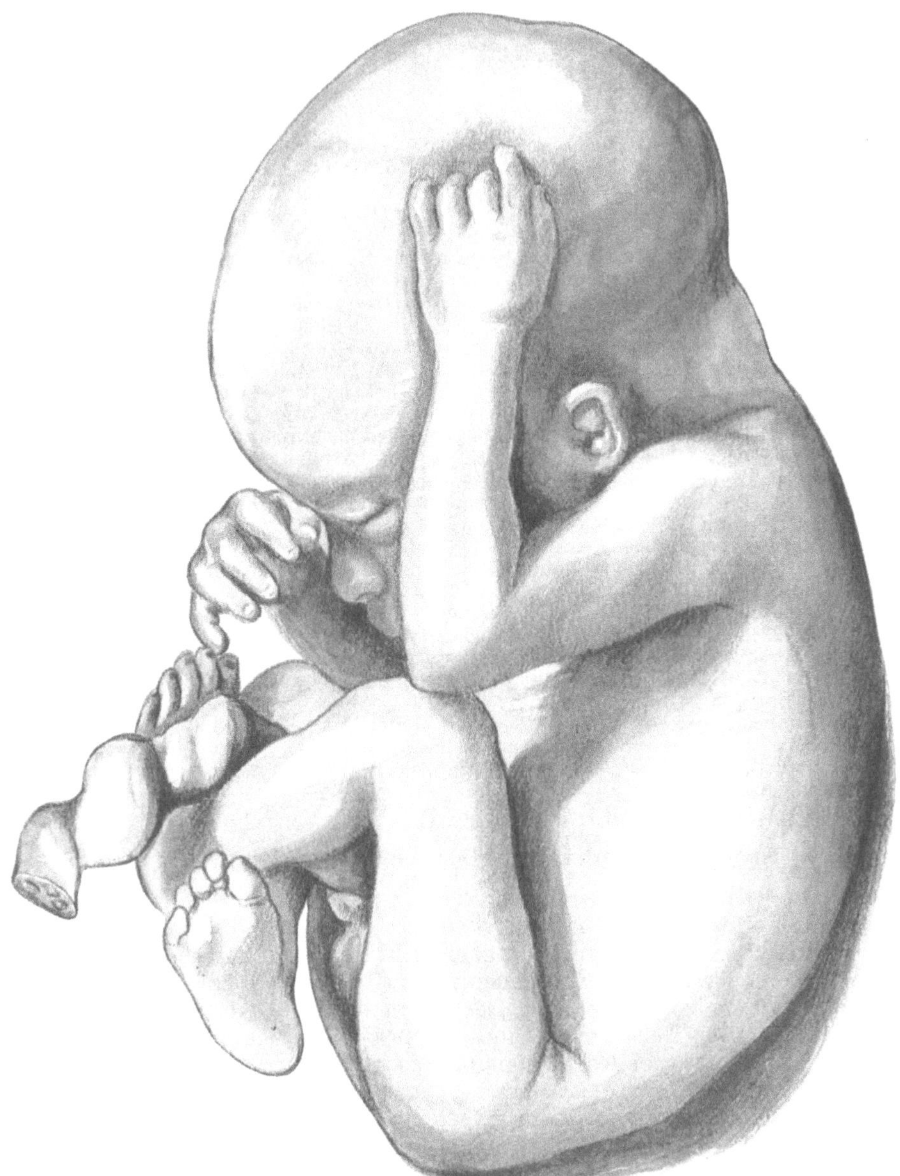

Abb. 63. Fetus des 5. Graviditätsmonats.
Natürl. Größe.

setzung der Asche annähernd konstant bleibt; nur das zur Knochenbildung wichtige Ca wird vom 6. Schwangerschaftsmonat ab in steigender Menge aufgenommen. Unter den Stoffen, die der Fetus mit großer Gier dem mütterlichen Organismus entzieht, ist ferner das Eisen zu nennen (FETZER). Der *Eiweiß-gehalt* ist anfangs gering, erfährt aber vom 4. Schwangerschaftsmonat ab bis zum Ende der Gravidität eine Verdreifachung.

2. Intrauterines Wachstum.

Längen- und Gewichtswachstum eignen sich wegen ihrer raschen Zunahme im intrauterinen Leben am meisten zu einer für praktisch-medizinische und gerichtliche Zwecke ausreichenden Altersbestimmung des Embryos und Fetus[1]. Um einen ersten Anhaltspunkt zu gewinnen, muß man sich etwa an die HAASEsche Formel halten. Darnach ist die Länge der Frucht in gestreckter Lage vom Scheitel bis zur Sohle[2]:

Am Ende des 1. Monats $1 \times 1 = 1$ cm	Am Ende des 6. Monats $6 \times 5 = 30$ cm
„ „ „ 2. „ $2 \times 2 = 4$ cm	„ „ „ 7. „ $7 \times 5 = 35$ cm
„ „ „ 3. „ $3 \times 3 = 9$ cm	„ „ „ 8. „ $8 \times 5 = 40$ cm
„ „ „ 4. „ $4 \times 4 = 16$ cm	„ „ „ 9. „ $9 \times 5 = 45$ cm
„ „ „ 5. „ $5 \times 5 = 25$ cm	„ „ „ 10. „ $10 \times 5 = 50$ cm

In der ersten Hälfte der Schwangerschaft ist also die Länge = dem Quadrat der Monatszahl, in der zweiten Hälfte der Schwangerschaft = der Monatszahl × 5. Dabei handelt es sich nur um grobe Annäherungswerte.

Etwas genauere Resultate ergibt die Formel von AREY (1923), wonach die *Standhöhe* (bei gestreckten Beinen) in Zentimeter × 0,2 = dem Alter an Monaten, die *Sitzhöhe* (= Scheitel-Steißlänge) in Zentimeter × 0,3 = Alter an Monaten. Bei Zahlen unter 10 cm ist zur Monatszahl 1 zu addieren.

Immer tut man gut, neben der Länge auch das Gewicht und andere Kennzeichen für die Altersschätzung heranzuziehen. Dazu mögen noch folgende Angaben dienen: Ende des 1. Schwangerschaftsmonats ist der Embryo 7,5—9 mm lang; Nase, Augen, Ohren sind angedeutet, an den Extremitätenstummeln die Fingeranlagen kenntlich. — Ende des 2. Monats ist die Länge 2,5 cm, das Gewicht 5 g; Augenlider, Gliederung der Extremitäten in 3 Teile erkennbar. Der Schwanz ist verschwunden, der erste Knochenkern in der mittleren Partie der Clavicula tritt auf. — Ende des 3. Monats ist die Länge 7—9 cm, das Gewicht 20 g; der Nabel ist geschlossen, der Embryo läßt deutlich menschliche Gestalt erkennen. Die inneren Genitalien sind noch wenig differenziert. Im Darm findet sich etwas Mekonium. Beginn der Lanugobehaarung. In den Extremitäten treten weitere Knochenkerne auf. Schilddrüse und Thymus zeigen schon Zeichen von Funktion. — Ende des 5. Monats beträgt die Länge 17—26 cm, das Gewicht 250—280 g. Lanugobehaarung ist überall deutlich, die Nägel werden sichtbar. — Nach 6 Monaten ist der Fetus 28—37 cm lang[3], etwa 645 g schwer, die Augenbrauen, größere Mengen von Vernix caseosa erscheinen. Auch im Talus und Calcaneus treten Knochenkerne auf. Die Nebennieren haben bereits ihre definitive fetale Größe erreicht. — Ende des 7. Monats beträgt die Länge 33—41 cm, das Gewicht 797—1700 g, im Durchschnitt 1200 g. Die Hoden sind manchmal schon descendiert, die Kinder können zuweilen am Leben erhalten werden. — Nach 8 Monaten ist der Fetus 39—47 cm lang, etwa 1600 g (1280—2213 g) schwer. Die Hoden sind gewöhnlich descendiert. In der unteren Femurepiphyse beginnt die Ossifikation. — Ende des 9. Schwangerschaftsmonats ist das Kind 46—48 cm lang, etwa 2500 g schwer. Die Lanugobehaarung ist im Gesicht und am Abdomen verschwunden, das Unterhautfettpolster beginnt sich zu bilden (vgl. Abb. 60—63).

Alle diese Angaben zeigen schon, wie stark in der zweiten Hälfte der Schwangerschaft Gewicht und Länge innerhalb weiter Grenzen schwanken können. Man muß das berücksichtigen, wenn man etwa als ärztlicher Sachverständiger vor Gericht über das Alter einer Frucht Auskunft geben soll.

Über das reife Kind vgl. S. 57.

3. Stoffwechselphysiologie des Embryo und Fetus.

Das lebhafte Wachstum, das wir vorstehend geschildert haben, hat natürlich zur Voraussetzung eine reichliche Ernährung. *Die erste Ernährung* des implantierten Eies, das die originären Nährstoffe bereits aufgebraucht hat, erfolgt wie schon früher[4] ausgeführt *durch* die als *Embryotrophe* dienenden verflüssigten Bestandteile der Decidua, also *auf dem Wege der Saftströmung*. Bereits in der 2.—3. Embryonalwoche treten jedoch im Mesoderm des Dottersackes die ersten *Blutinseln* auf (Graf SPEE), die bald zur Bildung zusammenhängender Blutgefäßnetze sich vereinigen (vgl. Abb. 36). Diese Dottersackgefäße *(Vasa omphalomesenterica)* treten nun später in Verbindung mit dem mittlerweile in primitiver Form angelegten Gefäßsystem des Embryo selbst und bilden den sog. *Dotterkreislauf* (Abb. 64), der zunächst eine vollkommene Aufnahme der im Dottersack noch vorhandenen oder dahin mittels Diffusion und Osmose durch die äußeren Eihüllen hindurch gelangten Nährstoffe ermöglicht.

Indessen ist die Bedeutung des Dotterkreislaufs, der ja bei eierlegenden Tieren bis zum Ausschlüpfen erhalten bleibt, beim Menschen nur eine ganz vorübergehende, da bereits von der 3. Embryonalwoche ab ein konkurrierender Kreislauf im Anschluß an die im Mesoderm des Haftstiels vorwachsende Allantois sich zu entwickeln beginnt.

---

[1] Für exakte wissenschaftliche Altersbestimmung, namentlich der Embryonen, bestehen freilich große, nicht ganz überwundene Schwierigkeiten. Vgl. darüber KEIBEL und MALL: Handbuch der Entwicklungsgeschichte des Menschen, Bd. 1, Kap. 8.

[2] Beim Embryo ist wegen der stark Nackenkrümmung nur die etwas kleinere Steißnackenlänge zu messen.

[3] Früchte von mehr als 32 cm Länge müssen standesamtlich gemeldet werden.

[4] S. 20 und 25 f.

Nach den neuesten Untersuchungen treten die ersten Gefäßanlagen beim menschlichen Embryo selbständig — also unabhängig von der Allantois — im Haftstiel und Chorion auf (HUBRECHT). Sie entstehen bald nach denen des Dottersackes und sind anfangs ganz isoliert, um dann bald untereinander und mit dem Ende der Aorta in Verbindung zu treten. Sobald diese Verbindung hergestellt ist, ist neben dem Dotterkreislauf ein zweiter Kreislauf geschaffen, der mit Rücksicht auf die daran beteiligten Gewebe früher als „Allantoiskreislauf" bezeichnet wurde, besser aber wohl *Chorionkreislauf* oder im Hinblick auf die späteren Verhältnisse auch *Umbilicalkreislauf* genannt wird.

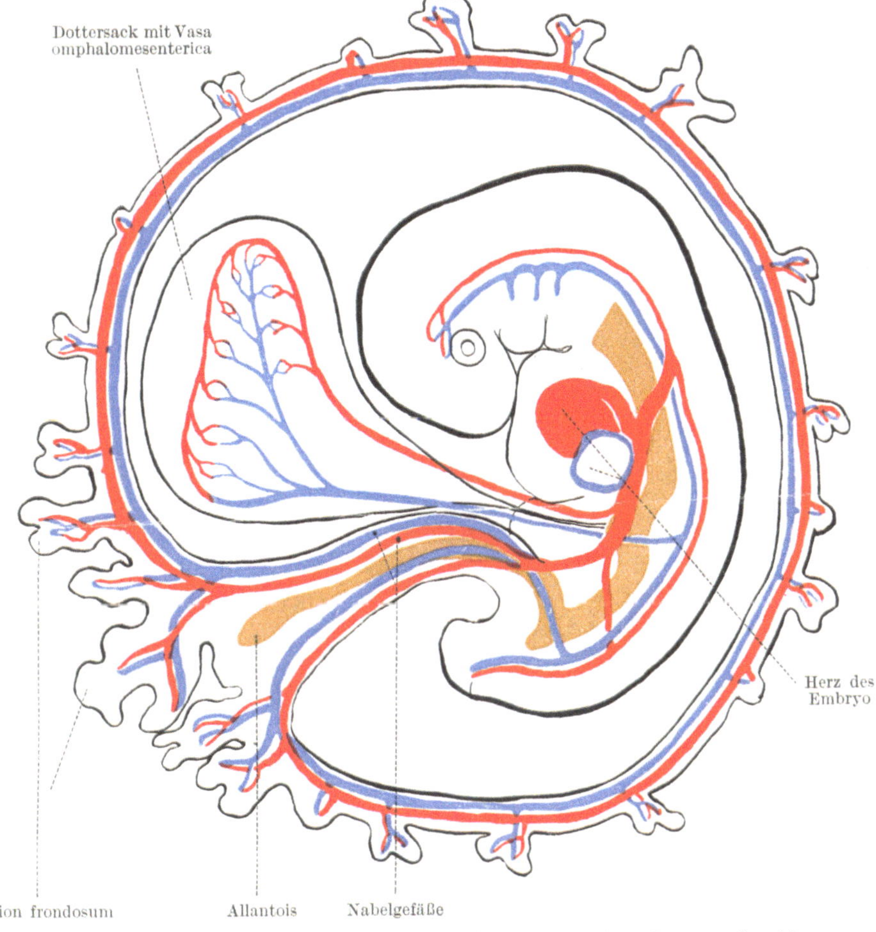

Abb. 64. Embryo zu einer Zeit, in der der Dotterkreislauf die Rückbildung beginnt, der Allantois-(Chorion-) Kreislauf bereits überwiegende Ausbildung zeigt (schematisch).

Mit seiner Etablierung sind für die Nahrungsaufnahme des Embryo so viel günstigere Verhältnisse geschaffen, daß der Dotterkreislauf bald zurückbleibt und schließlich eingeht (vgl. Abb. 64); denn im Chorion haben sich inzwischen ja gefäßführende Zotten gebildet, die direkt in den mütterlichen intervillösen Blutraum eintauchen, so daß nun viel vollkommenere Möglichkeiten gegeben sind, einesteils Nährstoffe aus dem mütterlichen Blut aufzunehmen, andererseits Schlacken dahin abzugeben.

Im Prinzip ganz gleich mit dem Chorionkreislauf ist *der definitive Placentarkreislauf,* der nur durch die Ausbildung der Placenta und die Rückbildungsvorgänge des Chorion laeve in Einzelheiten des Baues komplizierter geworden ist (vgl. Abb. 65). Das fetale Blut strömt durch die Aorta in die Nabelarterien, die es zur Placenta leiten. Hier teilen sich die Nabelarterien auf die einzelnen Kotyledonen auf, in denen jede Zotte ihren besonderen blutzuführenden Zweig hat, der in Capillaren sich auflöst, die

4*

ihrerseits zu feinen Venenzweigen und Ästchen sich sammeln, um schließlich zu der
Nabelvene vereinigt das Blut aus der Placenta durch die Nabelschnur und den Nabel

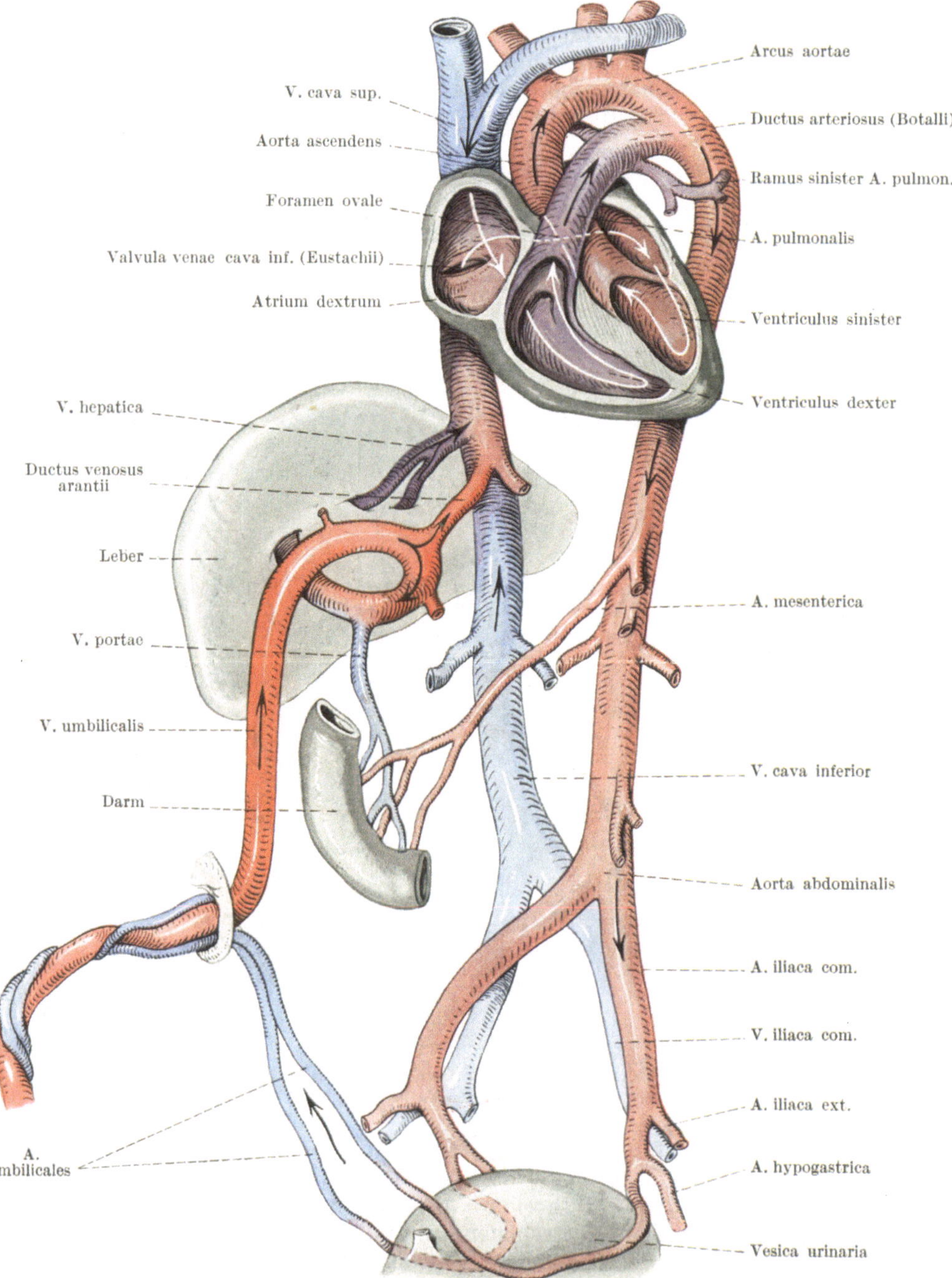

Abb. 65. Placentarkreislauf des Fetus.

hindurch in den Körper des Fetus zurückzuleiten. Hier geht das Nabelvenenblut zum
Teil direkt durch den Ductus venosus *Arantii* in die Vena cava inferior, zum Teil
fließt es zusammen mit dem Pfortaderblut in die Leber. Aus der Cava inferior gelangt
das Blut in den rechten Vorhof, dann größtenteils durch das Foramen ovale in den

linken Vorhof, in die linke Kammer und wieder in die Aorta; nur ein kleiner Teil des Cavablutes gelangt in die rechte Kammer und Pulmonalis. Die Cava superior, die das Blut aus der oberen Körperhälfte zurückführt, ergießt dasselbe in den rechten Vorhof, von hier in die rechte Herzkammer, dann in die Arteria pulmonalis, von wo es zum größten Teil durch den weiten Ductus *Botalli* in die Aorta gelangt, während nur ein ganz kleiner Teil durch die noch engen Pulmonalarterien abströmt.

Im fetalen Kreislauf bezeichnet der Ausdruck Arterie oder Vene zwar auch gewisse Unterschiede im anatomischen Bau der Gefäße, bringt aber kreislaufdynamisch nur die Richtung des Blutstromes zum Ausdruck, während die Beschaffenheit des in diesen Gefäßen zirkulierenden Blutes eine ganz andere ist als im extrautrinen Leben. Das erklärt sich aus der Afunktion der Lungen während der Fetalzeit und aus der Tatsache, daß die respiratorische Oberfläche des Fetus von der Lunge in die Placenta verlegt ist. Die Zottencapillaren übernehmen die Rolle der Capillaren, die die Lungenalveolen umspinnen; der Sauerstoff wird unmittelbar aus dem mütterlichen Blut entnommen, Kohlensäure an das mütterliche Blut abgegeben. Die Nabelarterien leiten verbrauchtes kohlensäurebeladenes Blut aus dem fetalen Körper in die Placenta, die Venen, die sich in der Nabelvene sammeln, transportieren frisches sauerstoffangereichertes Blut in den fetalen Körper hinein. Die Nabelvene führt also arterialisiertes Blut der Vena cava inferior zu, in der sich ihm freilich auch das verbrauchte Blut aus der unteren Körperhälfte beimischt. Dieses arteriovenöse Blut gelangt, wie schon erwähnt, größtenteils durch das Foramen ovale in den linken Vorhof und Ventrikel und wird dann durch die Aorta auf die einzelnen Organe verteilt, um schließlich mehr und mehr mit Kohlensäure beladen durch die Nabelarterien zur Wiederherstellung der Sauerstoffspannung der Placenta zugeführt zu werden. Das Blut der Vena cava superior ist demgegenüber rein venös und wird durch den Ductus Botalli zum allergrößten Teil der Aorta zugeleitet, wo es sich mit dem viel sauerstoffreicheren Blut, das aus der linken Herzhälfte kommt (vgl. oben), vermischt.

Bei dieser Anordnung erhalten die ersten Äste, die von der Aorta nach dem Kopfgebiet abgehen, relativ sauerstoffreicheres Blut, während die später (namentlich von der Aorta descendens) abzweigenden Äste immer mehr und mehr arteriovenöses und schließlich überwiegend venöses Mischblut bekommen. Die Leber nimmt insofern eine Sonderstellung ein, als von der Nabelvene noch vor ihrer Einmündung in die Cava ein Teil des Blutes in die Leber abgegeben wird, die somit das sauerstoffreichste Blut überhaupt bekommt. Wohl mit dieser Eigenart der Blutversorgung hängt es zusammen, daß die obere Körperhälfte und die Leber mehr arterialisiertes Blut erhalten als die untere und daraus erklärt sich das starke Wachstum der oberen Körperhälfte und der Leber besonders während der ersten Schwangerschaftshälfte. Das venöse Blut der unteren Körperhälfte muß erst durch die Vena cava inferior und von hier wieder über den großen Kreislauf in die Nabelarterien, ehe es zur Erneuerung in die Placenta gelangt. Die Blutumlaufszeit beträgt 12 Sekunden (L. Seitz).

Diese anatomische Anordnung, vermöge welcher sämtliches fetale Blut die Placenta zu durchfließen gezwungen ist, läßt schon darauf schließen, daß sich in dieser für die intrauterine Existenz des Fetus wichtige Prozesse abspielen. Und in der Tat ist *die Placenta das Organ, in dem der Fetus Sauerstoff und andere Nahrungsstoffe von der Mutter empfängt, Kohlensäure und andere Stoffwechselschlacken abgibt.* Die Placenta *ersetzt* demnach der Frucht nicht nur *die Funktion der Lunge,* sondern auch die resorbierende und exkretorische Tätigkeit *des Verdauungsapparates.* Dieser fein regulierte Stoffaustausch erfolgt teils nach rein physikalischen Gesetzen, zum anderen Teil aber auf Grund einer selektiven vitalen Tätigkeit der Chorionepithelien[1].

Mütterliches und kindliches Blut sind hinsichtlich des osmotischen Druckes isotonisch (Krönig und Füth); die osmotische Resistenz gegen Hämolyse ist dagegen für fetale Erythrocyten viel größer, die Oberflächenspannung geringer. Mit der Trennung der Placenta von ihrem Mutterboden ist das fetale Leben vernichtet. Die *Unversehrtheit des uteroplacentaren Blutumlaufes sowie des kindlichen umbilicalen Kreis-*

---

[1] Nur Schlossmann behauptet, daß der *gesamte* Stoffaustausch zwischen Mutter und Frucht rein physikalisch *ohne* vitale Mitwirkung des Chorionepithels erfolgt. Wir sind von der Richtigkeit dieser apodiktischen Äußerung mindestens für die Eiweißkörper nicht überzeugt, zumal die Frage nach der Ursache des erhöhten Aminosäurenspiegels im fetalen Blut noch lebhaft umstritten ist.

laufs ist *Bedingung für die fetale Existenz.* Denn der *Fetus im Uterus* stellt keinen Organteil der Mutter dar und wächst nicht gleich einer Neubildung auf dem Mutterboden, sondern er *besitzt* als selbständiges Individuum *einen Stoffwechsel für sich.* Der mütterliche Organismus ist allerdings die Bezugsquelle für die Stoffe, aus denen der kindliche Organismus sich aufbaut, und auch die Abfuhr der verbrauchten Stoffe erfolgt größtenteils durch das mütterliche Gefäßsystem. Der mütterliche Organismus ist für den Fetus dasselbe, was für uns die ganze Umwelt bedeutet. Mit dem Leben der Mutter erlischt auch das Leben des Fetus.

Eine der frühesten Tatsachen, aus denen auf einen selbständigen Stoffwechsel der Frucht, abgesehen vom Wachstum, geschlossen werden konnte, war die Feststellung, daß die Frucht Wärme bildet. Die *Temperatur* des reifen Fetus liegt, wie exakte Messungen im Rectum in Steißlage befindlicher Früchte (WUSTER, FEHLING) bewiesen haben, etwa $0,3—0,5^0$ höher als die Temperatur des Fruchthalters. Stirbt die Frucht, so sinkt die Temperatur auf den Wärmegrad des Uterus.

Die *Aufnahme von Sauerstoff* aus dem mütterlichen Blut in die Zottengefäße ist sichergestellt durch den spektroskopischen Nachweis des Oxyhämoglobins im Blut der Nabelvene (P. ZWEIFEL). Im Tierversuch kann man auch den Farbenunterschied zwischen dem helleren Nabelvenenblut und dem dunkelroten Blut der Arterien leicht feststellen. Hindert man die Sauerstoffzufuhr beim Muttertier, so nimmt das Nabelvenenblut alsbald venöse Beschaffenheit an. Die Sauerstoffübertragung erfolgt *durch Diffusion* vom sauerstoffreichen Plasma der Mutter zum sauerstoffarmen Plasma des Fetus (L. ZUNTZ, HUGGET). Ob daneben etwa die Tätigkeit sauerstoffabspaltender Fermente (Oxydasen), die vom Zottenepithel geliefert werden sollen, eine Rolle spielt, (HOFBAUER) ist nach neueren Untersuchungen zweifelhaft geworden.

Weitere Versuche haben gezeigt, daß der *Sauerstoffverbrauch* des Fetus geringer ist als bei der Mutter. Er beträgt am Ende der Schwangerschaft 1,25—1,5 ccm pro Kilogramm und Minute (HASELHORST und STROMBERGER). Die Oxydationsvorgänge im fetalen Organismus sind also bei weitem schwächer als beim geborenen Menschen. Daraus erklärt sich auch, daß der fetale Organismus eine Beschränkung oder Abschnürung der Sauerstoffzufuhr länger als das geborene Kind erträgt, und zwar (wie klinische Erfahrungen zeigen) um so länger je geringer das Fetalalter ist.

Auch die *Kohlensäure,* die im kindlichen Blut höher konzentriert ist, geht *durch einfache Diffusion* in das mütterliche Blut über.

Die Gefäße der Zotten selbst sind gegen Schwankungen des Sauerstoffgehaltes empfindlich. Sie erweitern sich bei Sauerstoffmangel spontan und regulieren so den Gasstoffwechsel. Sie stellen somit eine Art Atemzentrum dar. Der Zustand des Fetus, in dem er ohne aktive Atmung Sauerstoff aufnimmt und Kohlensäure abgibt, wird als *Apnoe* bezeichnet.

Auch *andere gasförmige Körper* treten aus dem mütterlichen Blut einfach nach physikalischen Gesetzen in das kindliche Blut über (nachgewiesen z. B. für Chloroform, Äther, Kohlenoxyd, Leuchtgas).

Viel schwieriger ist die Frage zu beantworten, wie der Fetus seine *übrigen Nährstoffe* von der Mutter aufnimmt. Die ältesten Versuche, die angestellt wurden, um hier Aufklärung zu schaffen, gehen auf GUSSEROW und seine Schüler zurück. Man brachte leicht nachweisbare Stoffe in den mütterlichen Kreislauf und prüfte, ob diese auf den fetalen übergingen. Dabei wurde festgestellt, daß neben den gasförmigen *alle leicht löslichen Stoffe* auf die Placenta *übergehen,* während *für kolloidale Lösungen die Placenta nicht passierbar* ist.

So hat man den Übergang der verschiedensten leicht löslichen Stoffe wie Sublimat, Arsen, Jodkalium nachweisen können. Auch für eine größere Reihe von Kohlenstoffverbindungen, Nicotin, Opium, Morphium, Atropin ist der Übergang nachgewiesen. Der Übergang *von Wasser* und von Nährstoffen, die im Blut der Mutter gelöst sind, des Zuckers und der löslichen Salze, bietet darnach dem Verständnis keine Schwierigkeiten. Ob geformte Gebilde unter normalen Verhältnissen die placentare Scheidewand überschreiten können, ist nicht nach jeder Richtung klargestellt. Es scheint aber, daß die Placenta *für korpuskuläre Elemente* wohl *unpassierbar* ist.

Viel umstritten und ganz unklar war bis in die neueste Zeit der Übertritt des *Fettes* und besonders von Eiweiß. Neuere Untersuchungen lehrten nun hinsichtlich des *Fettes* einwandfrei, daß dieses die placentare Scheidewand in ungespaltenem Zustand zu passieren vermag (BICKENBACH und RUPP 1931). Daneben spielt aber wahrscheinlich eine intrafetale Fettbildung aus Kohlehydraten eine bedeutsame Rolle. — Hinsichtlich des *Eiweißes* sind die Verhältnisse noch nicht eindeutig geklärt. Zur Zeit liegen darüber so widerspruchsvolle Angaben vor, daß ihre Einzelaufführung uns verfrüht erscheint[1].

Von den *Kohlehydraten* geht der Zucker wahrscheinlich durch einfache Diffusion über, obwohl auch eine fermentative Umwandlung von Glykogen in Zucker unbezweifelbar erwiesen ist. Wahrscheinlich wird ein großer Teil der Lebensvorgänge im fetalen Organismus gerade durch Verbrennung von Kohlehydraten bestritten.

Über den *Vitaminstoffwechsel* des Fetus befinden sich unsere Kenntnisse erst in den Anfangsstadien. Es scheint, daß auch dabei der Placenta eine zentrale Bedeutung zukommt.

Eisen tritt in lockerer organischer Verbindung über; als Hauptquelle ist das mütterliche Blutserum anzusehen.

Anorganische Bestandteile wie *Salze* und *Wasser* gehen nach den Gesetzen der Osmose über, wie aus den gleichen Aschenwerten mütterlichen und kindlichen Plasmas (STANDER und TYLER) und der gleichen

---

[1] Diese Widersprüche beruhen größtenteils auf den Schwierigkeiten der Methodik, zum Teil freilich auch auf voreiliger Ausdeutung der Untersuchungsergebnisse. Weitere Einzelheiten vgl. bei DIETRICH: Handbuch von HALBAN-SEITZ, Bd. VI und H. SCHLOSSMANN, l. c.

molekularen Konzentration (GRÜNBAUM, D'ERCHIA) erschlossen werden kann. Freilich gibt es auch dabei bemerkenswerte Ausnahmen, z. B. beim *Calcium, Phosphor,* die im fetalen Blut in höherer Konzentration vorhanden sind (HELMUTH, V. OETTINGEN), offenbar weil der fetale Organismus größere Mengen von diesen Stoffen zum Aufbau seiner Knochen braucht.

Von den *Endprodukten des Stoffwechsels* wird die Kohlensäure zweifellos durch das Blut der Nabelarterien abgeführt und von den Zotten an das mütterliche Blut in den intervillösen Raum abgegeben. Daß andere Produkte den gleichen Weg gehen, ist schon durch die alten Versuche von SAVORY und von GUSSEROW und später durch KREIDL und MANDL bewiesen. Die Placenta ist also gleichzeitig ein Ausscheidungsorgan und man spricht mit Recht von placentarem Gaswechsel (placentarer Respiration) und placentarem Stoffaustausch. Auch bei der Abfuhr der Stoffwechselschlacken spielt die Placenta eine wichtige Rolle. Die Erzeugung von Harnstoff im Fetus läßt sich nicht anfechten, so viel umstritten auch eine *regelmäßige* Nierensekretion und Harnexkretion in das Fruchtwasser noch heute ist (G. A. WAGNER). Immerhin ist eine Harnsekretion bereits im 5. Monat sichergestellt (ENGLISCH). Harnstoff, Kreatin, Kreatinin diffundieren einfach (SLEMONS und MORRIS, PLASS). Eine weitere Abfuhr von Stoffen findet durch die Hautsekrete und das Mekonium statt, welch letzteres freilich nur im Darm sich ansammelt, ohne ausgeschieden zu werden. Im ganzen dürfte aber bei dem so außerordentlich lebhaften Stoffansatz und infolge der Zufuhr bereits weitgehend den fetalen Bedürfnissen angepaßter Nahrungsstoffe die Schlackenbildung und Schlackenabfuhr aus dem fetalen Organismus eine relativ geringe sein.

Auch als Schutzorgan spielt die Placenta eine gewisse Rolle, insofern als sie dem Übergang von Bakterien aus dem mütterlichen Blut in den fetalen Organismus häufig wirksamen Widerstand zu leisten vermag. So ist z. B. der Schutz gegen den Tuberkelbacillus sehr vollkommen. Freilich lehren experimentelle und klinische Beobachtungen auf der anderen Seite, daß dieser Schutz bei der geringsten Verletzung des Zottenepithels und vor allem bei hoher Virulenz und großer Zahl der Bakterien, ebenso bei längerer Dauer der mütterlichen Erkrankung versagen kann, so daß der Fetus bereits intrauterin eine Pockenerkrankung, Masern, Lues, Typhus usw. akquirieren kann.

In diesem Zusammenhang sei ferner darauf hingewiesen, daß auch *der placentare Übergang von Antikörpern* (Immunkörpern) *nachgewiesen* ist, z. B. für das Antitoxin bei Diphtherie oder Tetanus. Das ist um so interessanter als das Antitoxin als Eiweißkörper sehr schwer dialysierbar ist. Pockenimmunität wird ebenfalls häufig von der Mutter auf den Fetus übertragen, dagegen scheinen Agglutinine z. B. bei Typhus nicht oder jedenfalls nicht regelmäßig überzugehen. Hinsichtlich verschiedener anderer Antikörper sind die Angaben noch widerspruchsvoll.

Eine **inkretorische Tätigkeit der Placenta,** zuerst 1905 von HALBAN behauptet, in der Folgezeit viel umstritten, kann jetzt wohl als *gesichert* angesehen werden, nachdem sowohl Hypophysenvorderlappenhormon wie Follikulin in erheblicher Menge in der Placenta gefunden wurde. Man fand in der Placenta 500—5000 ME[1] Sexualhormon, steigend mit Fortschreiten der Gravidität. Da das Sexualhormon, abgesehen von der Keimdrüse, sonst in keinem Gewebe des schwangeren Organismus gefunden wird, muß es wohl in der Placenta selbst produziert werden. Vor allem scheint uns dafür beweisend, daß auch bei zwei Frauen, denen in der Gravidität die Ovarien exstirpiert werden mußten, nicht nur der Gehalt der Placenta, sondern auch des Blutes an Sexualhormon sich von den normalen Werten in nichts unterschied (AMATI, WALDSTEIN).

Hinsichtlich des Hypophysenvorderlappenhormons wird eine Bildung in der Placenta dadurch mindestens wahrscheinlich gemacht, daß mit dem Fortschreiten der Gravidität auch der Hormongehalt der Placenta immer mehr steigt und vor allem in Fällen von Blasenmole eine enorme Vermehrung des Inkretes nachgewiesen wurde[2]. Diese Tatsache gewinnt doppelte Bedeutung, weil *in der Schwangerschaft der Hypophysenvorderlappen frei von gonadotropem Hormon ist.* PHILIPP gebührt das Verdienst, als erster festgestellt zu haben, daß in der Schwangerschaft, und zwar nur in dieser, die Implantation von Hypophysenvorderlappen beim Testtier sich als wirkungslos erweist. Es kann also als Bildungsstätte des Hormons nur die Placenta selbst in Frage

---

[1] ME = Mäuseeinheit, d. h. diejenige Hormonmenge, die ausreicht, um eine kastrierte Maus brünstig zu machen.
[2] Vgl. Kapitel Blasenmole.

kommen[1]. Als *Bildungsstätte* sowohl *für das Hypophysenvorderlappenhormon wie für das Follikulin* sind *die Chorionepithelien* anzusehen. Das Hypophysenvorderlappenhormon scheint übrigens für das Wachstum des Fetus eine wichtige Rolle zu spielen (SIEGERT[2]).

Daß das *Fruchtwasser* bei der Ernährung des Fetus eine wesentliche Rolle spielt, ist unwahrscheinlich. Seine Hauptrolle ist offenbar eine mechanische, nämlich die eines hydraulischen Stoßdämpfers, und seine Zusammensetzung kennzeichnet es ja auch viel eher als ein Ausscheidungsprodukt. Allerdings zeigt der reiche Befund an Wollhaaren im Mekonium, die nur durch Verschlucken in den Darm gelangt sein können, daß der Fetus jedenfalls häufig Fruchtwasser verschluckt. Es wäre also ganz gut möglich, daß ein Teil des Wasserbedürfnisses des Fetus auf diese Weise gedeckt wird; aber eben nur ein Teil, denn die Fälle von Oesophagusverschluß bei reifen lebendgeborenen Kindern beweisen ja, daß der Fetus, auch ohne Fruchtwasser zu trinken, seine völlige Reife erlangen kann.

Von den einzelnen *Organfunktionen und Arbeitsleistungen des Fetus* seien folgende hervorgehoben:

Zu den frühesten Arbeitsleistungen gehört der *Herzschlag.* Das Herz beginnt seine Tätigkeit wahrscheinlich schon in der 2. Woche der Schwangerschaft (ARMANN). Die Herzschlagfrequenz ist beim ausgetragenen Kinde etwa 120—140 in der Minute, in früheren Monaten der Schwangerschaft ist sie größer. Bewegungen der Frucht, ebenso Temperatursteigerung der Mutter steigern die Herzschlagfrequenz. Bei Fieber der Mutter geht die Herzschlagfrequenz ziemlich parallel mit der Temperaturbewegung der Mutter. Sauerstoffmangel der Frucht verlangsamt zunächst die Herztöne (Vagusreizung), während sie kurz vor dem Erstickungstode häufig eine Beschleunigung erfahren (Vaguslähmung).

Eigenbewegungen des Fetus sind an Abortiveiern schon am Ende des 2. Monats wahrgenommen. Von den Schwangeren werden die Kindsbewegungen erst zwischen der 18. und 20. Woche bemerkt. Sie sind jetzt kräftig genug, um von dem der Bauchwand nunmehr eng anliegenden Uterus aus die sensiblen Nerven der Bauchhaut zu erregen. Die Bewegungen bestehen teils in dem Anschlagen der Füße, Ellenbogen, Knie an die Uteruswand, teils in Streckbewegungen der Beine, der Arme und des Rumpfes. Sie treten in größeren und kleineren Pausen auf und werden mit fortschreitender Schwangerschaft häufiger und lebhafter empfunden. Stärkere körperliche Bewegung der Mutter und Steigerung ihrer Eigenwärme scheinen die Kindsbewegungen zu vermehren. Auch die Menge des vorhandenen Fruchtwassers ist zweifellos von Einfluß nicht nur auf Stärke und Häufigkeit der Kindsbewegungen, sondern vor allem auch auf ihre Wahrnehmung durch die Mutter.

Die *Hautabsonderung* des Fetus erzeugt die *Vernix caseosa*, d. h. eine die Haut des Fetus überziehende weißliche Käseschmiere, die besonders an Gesicht, Ohren, Achselhöhlen, Genito-Cruralfurchen und über dem Kreuzbein häufig dicker aufgetragen erscheint. Sie besteht aus einem den Talgdrüsen entstammenden Fett, ist vermengt mit Epidermisschüppchen und Lanugohaaren und schützt die Haut vor dem macerierenden Einfluß des Fruchtwassers.

Außer der bereits erwähnten *Nierensekretion* bedarf einer Erwähnung die Lebertätigkeit, die offenbar im intrauterinen Leben eine sehr lebhafte ist. Auch die *Gallenabsonderung* ist aus dem Gehalt des Meconiums an Gallenfarbstoff leicht erweisbar. Die Fortbewegung des Meconiums aus dem Dünndarm in den Dickdarm setzt eine *Peristaltik* voraus. Eine Entleerung von Meconium in das Fruchtwasser findet unter normalen Verhältnissen nicht statt. Daß im übrigen auch der Darmkanal, trotzdem ihm außer verschlucktem Fruchtwasser mit Vernix, Lanugo und abgestoßenen Epithelien der Mundhöhle keine Stoffe von außen zugeführt werden, auch Drüsensekretion und Resorption zeigt, dürfte, abgesehen von der Anwesenheit des Meconiums und seiner verschiedenen Beschaffenheit im Dünndarm und Dickdarm aus dem Nachweis zahlreicher Fermente in der Darmschleimhaut und ihren Anhangsdrüsen sich ergeben.

---

[1] Freilich sind immer noch einzelne Einwendungen möglich, die uns aber nicht recht stichhaltig scheinen und deshalb hier unberücksichtigt bleiben sollen.

[2] Literaturangaben zu diesen Fragestellungen bei FELS: Berichte, Bd. 22. 1932.

So ist *im Magen* bei Feten *Pepsin* schon vom 4.—6. Monat nachweisbar (ZWEIFEL, HAMMARSTEN). Ebenso fand IBRAHIM im 6. Monat eine kräftig wirkende *Magenlipase*.

Im Darm sind nachgewiesen:

A. Von eiweißspaltenden Fermenten: 1. das vom Pankreas stammende Trypsinogen im 4.—5. Monat (ZWEIFEL u. a.), reichlicher vom 6. Monat an (IBRAHIM); 2. die zu seiner Aktivierung notwendige, vom Dünndarm gelieferte Enterokinase vom 6. Monat ab (IBRAHIM); 3. gelegentlich auch das die Pankreassekretion auslösende Sekretin (HALLION und LEQUEUX); 4. vom 5. Fetalmonat ab das Albumosen und Peptone weiter spaltende Erepsin (COHNHEIM, LANGSTEIN und SOLDIN).

B. Von kohlehydratspaltenden Fermenten wurden gefunden: 1. Maltase bei Feten von 400—500 g (PANZ und VOGEL); Saccharase (Invertin) schon bei solchen von 250—300 g (COHNHEIM und IBRAHIM[1]); 3. Amylase im Pankreas vom 4. Schwangerschaftsmonat ab (IBRAHIM).

C. Von fettspaltenden Fermenten fanden IBRAHIM und HARTGE schon im Pankreas 3—4monatlicher Feten Lipase (Steapsin).

Neben den oben bereits geschilderten Bewegungen macht der Fetus unzweifelhaft *Schluckbewegungen,* in der zweiten Hälfte der Schwangerschaft auf bestimmte Reize (z. B. Berühren der Lippen des in Gesichtshaltung befindlichen Kindes) auch *Saugbewegungen.*

Sehr eigenartig sind ferner die von AHLFELD zuerst entdeckten *intrauterinen Atembewegungen,* die als schwache, gewissermaßen der Einübung dienende Kontraktionen des Zwerchfells und der übrigen thorakalen Atemmuskulatur anzusprechen sind und äußerlich sich als periodisch auftretende, flach wellenförmige Erhebungen an den der kindlichen Thoraxwand entsprechenden Stellen der Uteruswand darstellen. Sie sind nur bei sorgfältiger Beobachtung zu sehen, leichter zu fühlen, in ihrem Auftreten ganz inkonstant, dann aber oft in rascher Folge 50—60mal in der Minute nachweisbar. Ihre Existenz war ebenso wie ihre Deutung lange Zeit umstritten, ist aber seit den Untersuchungen von BÜTTNER und REIFFERSCHEID allgemein anerkannt.

C. Die reife Frucht.

In der praktischen Geburtshilfe wird der Begriff der Reife meist nur temporal im Sinne einer Zeitbestimmung gefaßt[2]. Aus demselben praktischen Bedürfnis heraus hat man sich daran gewöhnt, zum Zweck der Bejahung oder Verneinung der Reife sich nur auf gewisse mit groben Mitteln feststellbare Maße und Verhältniszahlen zu stützen und diese als *Reifemerkmale* zu bezeichnen.

Folgende Daten haben sich als brauchbar erwiesen: Die reife Frucht ist 48—52 cm lang und 2800—3600 g schwer (im großen Durchschnitt rund 3000 g). In Ländern mit groß gewachsenen Menschen ist das Geburtsgewicht durchschnittlich höher (um 3500 g), in Ländern mit vielen verengten und besonders allgemein verengten Becken und einem kleinen Menschenschlag bewegen sich die Geburtsgewichtsziffern zwischen 2800—3000 g. Kinder Mehrgebärender sind durchschnittlich um mehrere hundert Gramm schwerer als die erstgeborenen Kinder derselben Mütter. Die Schulterbreite beträgt 12 cm, die Hüftbreite 8,5—9,5 cm. Bei den großen individuellen Unterschieden sind noch *wertvoller* als absolute Ziffern *gewisse Verhältniszahlen* leicht feststellbarer Maße. Besonders brauchbar in dieser Hinsicht ist das FRANKsche Zeichen: Der Schulterumfang (35 cm) muß bei reifen Kindern etwas größer sein als die horizontale Kopfperipherie (34 cm). Die Gesamtlänge ist gleich 4 Kopfhöhen (STRATZ), die Klafterbreite durchschnittlich 2 cm geringer als die Körperlänge. Rumpf und Glieder sind voll und rund. Die Haut erscheint hellrosarot und ist nur noch an Schultern und Oberarmen von einem leichten Flaum von Wollhaaren bedeckt. Ein schlechter Turgor der Haut, eine gewisse Magerkeit infolge mangelhafter Entwicklung des subcutanen Fettpolsters ist für den Kenner eines der sichersten Zeichen mangelhafter Reife im anatomischen wie biologischen Sinne. An der Haut haftet in wechselnder Ausdehnung und Stärke eine weißliche, fette Schmiere, die Vernix caseosa[3]. Der Kopf ist bedeckt mit meist dunklen Haaren von 3—4 cm Länge. Die Knorpel der Nase und der Ohren fühlen sich hart an. Die Nägel sind fest und überragen an den Fingern die Fingerkuppen, während sie an den Zehen mindestens bis an die Zehenkuppen heranreichen

---

[1] Das ist doppelt überraschend weil die Lactase, das milchzuckerspaltende Ferment, bei Feten und Frühgeborenen fast regelmäßig fehlt, trotzdem sie ja zuerst gebraucht wird.

[2] Über Reife des Kindes im biologischen Sinne vgl. Kapitel Physiologie des Neugeborenen.

[3] Vgl. oben S. 56.

sollen. Die Hoden liegen im Hodensack. Der Knochenkern in der unteren Epiphyse des Femur ist im größten Durchmesser durchschnittlich $^1/_2$ cm lang. Ebenso wichtig erscheint uns die Feststellung, daß der Knochenkern der oberen Tibia-Epiphyse nie vor dem 9. Monat, dagegen stets bei rechtzeitiger Geburt vorhanden ist. Man kann also durch eine Röntgenaufnahme in zweifelhaften Fällen gerade diese Punkte leicht klarstellen.

Unter den Kennzeichen der Reife ist im allgemeinen die *Länge* des Kindes *das Wichtigste*. 48 cm ist die unterste Grenze. Bei diesem Längenmaß ist das Kind aber nur dann für reif zu erklären, wenn alle anderen Zeichen der Reife vorhanden sind.

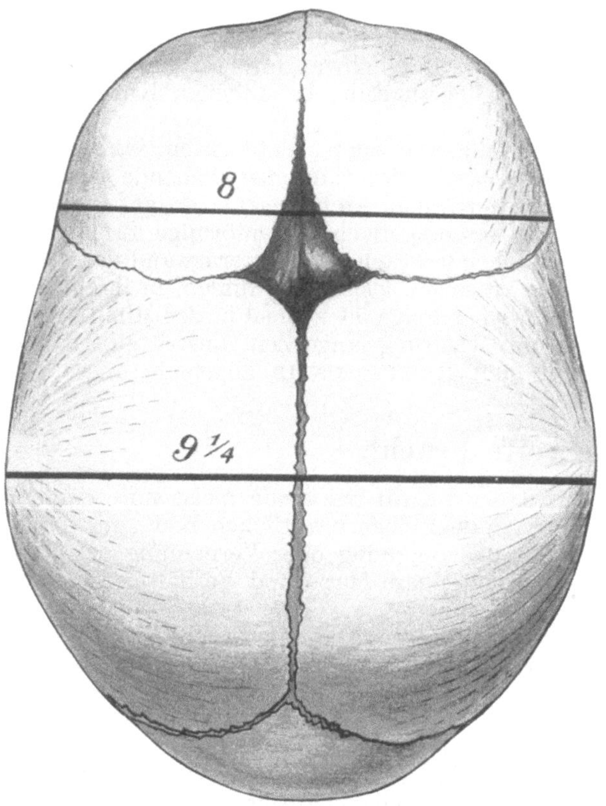

Abb. 66.

Natürlich ist die Länge auch abhängig von der Größe des Menschenschlags der einzelnen Länder, der Eltern, ja der Voreltern. Knaben sind durchschnittlich etwas länger als Mädchen.

Totgeborene Früchte sind wegen der Erschlaffung der Gelenke und Muskeln um 1—2 cm länger. Am Beckenende unter Schwierigkeiten extrahierte Kinder erfahren durch den Zug auch eine Verlängerung um einige Zentimeter.

Die Größe und das Gewicht der Placenta, sofern diese nicht pathologisch verändert ist, und die Dicke der Nabelschnur kann man zur Beurteilung des Alters der Frucht mit heranziehen in Fällen, wo nur die Nachgeburt gefunden wird und die Frage nach der Lebensfähigkeit der Frucht sich erhebt. Das ist in Prozessen gegen des Kindesmordes verdächtige Personen unter Umständen von ausschlaggebender Bedeutung.

Bei mehrfachen Schwangerschaften, schweren Krankheiten der Mutter, wie z. B. Tuberkulose, Nephritis, Syphilis können lebende Kinder geboren werden, die sicher voll ausgetragen sind, denen aber trotzdem alle Zeichen der Reife fehlen.

Eine genaue Beschreibung verdient der *Kopf des reifen Kindes* (Abb. 66 u. 67), welchem vermöge seiner Härte und seines Umfanges bei der Geburt eine besondere Wichtigkeit zukommt.

Der Kopf zerfällt in den mächtigen Hirnschädel und den bei Neugeborenen noch relativ kleinen Gesichtsschädel. Ersterer setzt sich aus den beiden Stirnbeinen, den Scheitel- und Schläfenbeinen, sowie dem Hinterhauptsbein zusammen. *Nähte* und *Fontanellen* sind noch nicht geschlossen, sondern die Knochen besitzen in ihren Verbindungen eine gewisse Beweglichkeit und Verschiebbarkeit. Diese Verschiebbarkeit in Verbindung mit einer geringen Biegsamkeit der Schädelknochen läßt unter dem Geburtsdruck wichtige Gestaltsveränderungen zu *(Konfigurationsfähigkeit)*.

Die beiden Stirnbeine trennt die Stirnnaht, *(Sutura frontalis)*, zwischen den Scheitelbeinen verläuft die Pfeilnaht *(Sutura sagittalis)*, zwischen Scheitel- und Stirnbeinen die Kranznaht *(Sutura coronalis)*, während das Hinterhauptsbein von den beiden Scheitelbeinen durch die Lambdanaht *(Sutura lambdoidea)* getrennt wird.

Die *große* oder *Stirnfontanelle* stellt eine unregelmäßige viereckige Knochenlücke dar, die durch eine fibröse Membran verschlossen ist. Sie liegt am Vorderkopf da, wo die Stirn- und Pfeilnaht sowie die beiden Schenkel der Kranznaht zusammentreffen (viernähtige Fontanelle). Ihre Gestalt ist rhombusförmig. Die Stirnbeinränder sind länger als die Scheitelbeinränder, der vordere Winkel ist spitzer, die ganze Fontanelle erhält dadurch die Gestalt eines Papierdrachens.

Die *kleine* oder *Hinterhauptsfontanelle* ist bei reifen Kindern meist keine Knochenlücke mehr, sondern lediglich der Berührungsort dreier Nähte (Abb. 66 u. 67), der Pfeilnaht und der beiden Schenkel der Lambdanaht (dreinähtige Fontanelle). Demnach verbindet die Pfeilnaht die große mit der kleinen Fontanelle.

Die vorderen *Seitenfontanellen* (zwischen Stirn-, Scheitel- und Keilbein), sowie die hinteren (zwischen Scheitel-, Schläfen- und Hinterhauptsbein) haben kaum geburtshilfliche Bedeutung.

Der Kopf des reifen Kindes besitzt folgende Durchschnittsmasse (SCHRÖDER, bestätigt durch MERKEL):

1. Der gerade Durchmesser *(Diameter frontooccipitalis)* von der Glabella zum hervorragendsten Punkte des Hinterhaupts = 12 cm.

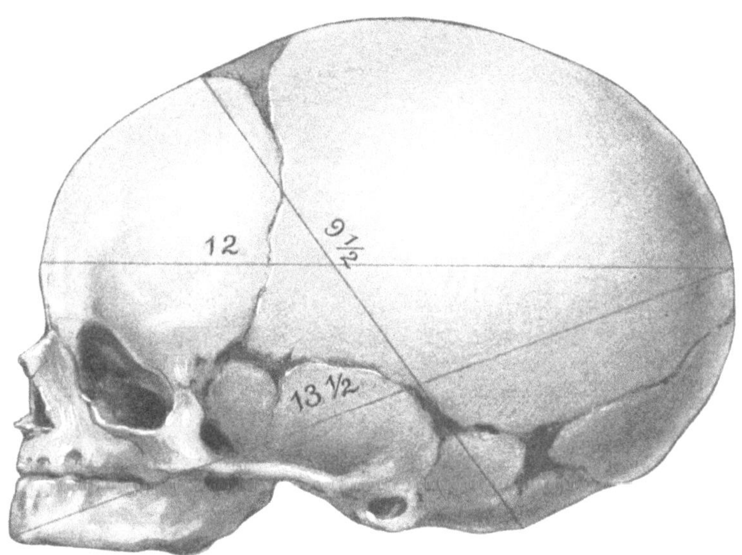

Abb. 67.

2. Der große quere Durchmesser *(Diameter biparietalis)* ist die größte Entfernung zwischen den beiden Scheitelbeinhöckern = 9,5 cm.

3. Der kleine quere Durchmesser *(Diameter bitemporalis)* ist die größte Entfernung zwischen den beiden Kranznähten = 8 cm.

4. Der große schräge Durchmesser *(Diameter mentooccipitalis)* verbindet das Kinn mit den hinteren Endpunkten des frontooccipitalen Durchmessers; er beträgt 13,5 cm.

5. Der kleine schräge Durchmesser *(Diameter suboccipitobregmaticus)* geht vom Nacken bis zur Mitte der großen Fontanelle. Er beträgt 9,5 cm.

Der Umfang des Kopfes, gemessen um Glabella und Protuberantia occipitalis externa *(Circumferentia frontooccipitalis)*, beträgt 34 cm.

Von diesen Durchschnittsmaßen kommen nicht unbedeutende Abweichungen vor. Die Köpfe von Knaben sind im allgemeinen größer als die von Mädchen. Nicht selten sind es individuelle Formverschiedenheiten des Schädels, welche die Masse erheblich verändern.

Da durch die Geburt der Kopf meist eine Verformung erfährt, so können ganz richtige Maße, streng genommen, nur an Kindern gewonnen werden, die gleich im Beginn der Geburt durch Kaiserschnitt entwickelt worden sind.

Wie schon aus den einleitenden Zeilen dieses Kapitels hervorgeht, ist kein einziges dieser Zeichen für sich allein beweisend, vielmehr nur die Gesamtheit oder eine vorhandene Mehrzahl derselben. Wichtiger scheinen uns die genannten Verhältniszahlen zu sein.

Verschiedene Umstände beeinflussen den Entwicklungsgang der reifen Frucht. Knaben sind durchschnittlich länger und schwerer als Mädchen, Kinder Erstgebärender durchschnittlich leichter als die Mehrgebärender. Länge und besonders Gewicht werden ferner größer mit zunehmendem Alter der Mutter. Frauen von großer Statur gebären im allgemeinen längere und schwerere Kinder. Im Durchschnitt beträgt das Gewicht des gesamten Eies den 10,8. Teil des Körpergewichts der Gebärenden (GASSNER).

Auf 100 Mädchen werden 106 Knaben geboren, unter Einrechnung der Fehlgeburten ist das Verhältnis sogar 100:111.

Die Lage des Kindes im Uterus.

Unter Lage *(Situs)* des Kindes versteht man das Verhalten seiner Längsachse zu der des Uterus. Fallen beide Längsachsen annähernd zusammen, so spricht man

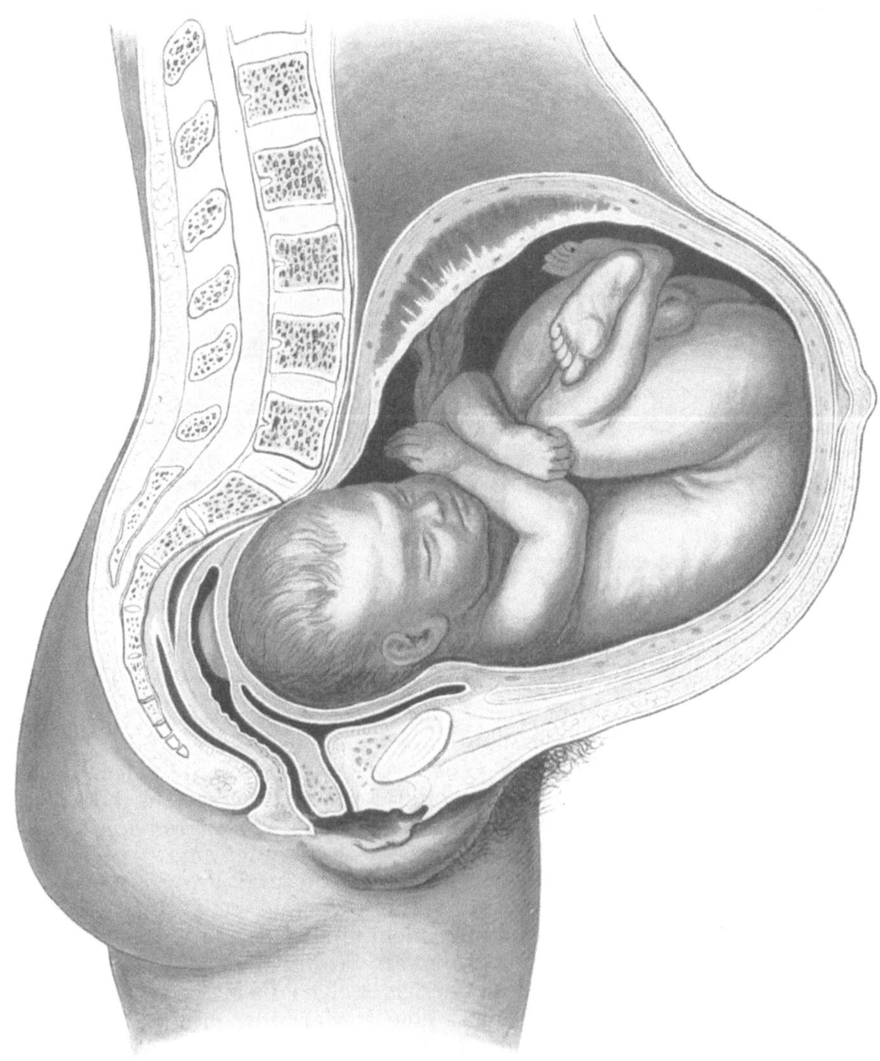

Abb. 68. Sagittalschnitt durch den Körper einer Hochschwangeren.

von einer *Längs-* oder *Geradlage.* Die Längslagen zerfallen wieder in *Kopf-* und *Beckenendlagen,* je nachdem der Kopf oder das Beckenende dem Beckeneingang der Mutter aufliegt (vorliegender Teil). Kreuzen sich die Längsachsen der Frucht und des Uterus, so spricht man von *Schräg-* oder *Querlage.* 99 % der reifen Früchte liegen in Längslage, unter denen die Kopflagen außerordentlich überwiegen. Etwa 97% aller Lagen am Ende der Schwangerschaft sind Kopflagen.

Die Stellung *(Positio)* der Frucht ist die Richtung des Rückens zur Uteruswand. Liegt bei Längslagen der Rücken links, so spricht man von I., liegt er rechts, so spricht man von II. Stellung. Die I. Stellung ist die häufigere bei allen Lagen, besonders aber bei Schädellagen. Bei Querlagen liegt der Rücken entweder nach vorne (I. Stellung) oder nach hinten (II. Stellung). Auch hier überwiegt die I. Stellung.

Wechsel der Lage und Stellung sind in frühen Schwangerschaftsmonaten sehr häufig, besonders bei Mehrgebärenden. Je kleiner die Frucht und je größer die Fruchtwassermenge, um so leichter wechseln Lage und Stellung. Enges Becken, Schlaffheit der Bauchdecken und relative Geräumigkeit der Gebärmutterhöhle begünstigen den Wechsel. Gegen Ende der Schwangerschaft werden Lage und Stellung konstanter, besonders bei Erstgeschwängerten. Indessen kann noch kurz vor und im Beginn der Geburt ein Lagewechsel, ein Stellungswechsel sogar während der Geburt erfolgen.

Unter Haltung *(Habitus)* des Kindes versteht man das Verhalten seines Rumpfes zu Kopf und Gliedern (Abb. 68). Bei der normalen Haltung liegt das ausgetragene Kind leicht gekrümmt, der Eiform der Uterushöhle angepaßt und nimmt in dieser Haltung den denkbar kleinsten Raum ein. Indessen findet sich diese gebeugte Haltung schon zu einer Zeit, in der die Frucht die Uterushöhle bei weitem nicht ausfüllt. Der Druck der Uteruswände kann daher nicht die erste Ursache der gekrümmten Haltung sein, die ja schon dem Embryo eigentümlich ist. Sie ist letzten Endes ein Ausdruck der eigenartigen intrauterinen Wachstumsvorgänge. Die Wirbelsäule ist mäßig gebeugt, der Kopf auf die Brust geneigt, die Arme meist im Ellenbogengelenk gebeugt vor der Brust und auch die unteren Extremitäten findet man überwiegend im Knie- und Hüftgelenk gebeugt an den Leib herangezogen. Indessen darf man sich nicht vorstellen, daß diese Haltung des Kindes eine starre sei. Aus den häufigen Röntgenaufnahmen Schwangerer weiß man, daß auch die *Haltung des Kindes stark wechselt,* Streckbewegungen der Arme wie der unteren Extremitäten gemacht werden, so daß man die Gesamthaltung der Frucht keinesfalls als etwas Starres ansehen darf; nur bei besonderer Raumbeengung durch Fruchtwassermangel oder nach der Uterushöhle vorspringende Tumoren kann von einer Zwangshaltung des Kindes gesprochen werden.

IV. Die anatomischen und funktionellen Veränderungen im mütterlichen Organismus während der Schwangerschaft.

Wir haben schon einleitend erwähnt, daß durch die Schwangerschaft im gesamten Organismus der Frau gewaltige Umwälzungen hervorgerufen werden, die kein Gewebe, kein Organ, keine Funktion unberührt lassen, Psyche und Soma in gleichem Maße betreffen. Die Schwangerschaft ist für den weiblichen Organismus gewissermaßen Wachstum über die Eigengrenzen hinaus. Trotzdem mit dem Geburtsvorgang das Ei vom mütterlichen Organismus getrennt und trotzdem im Wochenbett in weitem Ausmaß eine Rückbildung der Schwangerschaftsveränderungen Platz greift, hinterläßt die Schwangerschaft im weiblichen Organismus immer ihre Spuren, ganz abgesehen von den Umwälzungen, die sie im Seelenleben der Frau hervorruft. Am sinnfälligsten sind natürlich immer die Veränderungen am Genitalapparat und an den Brüsten, während die sonstigen Graviditätsreaktionen des Organismus erst aufmerksamerer Nachforschung offenbar werden und in Einzelheiten auch heute noch nicht völlig erschlossen sind.

A. Die Veränderungen der Genitalien und ihrer Umgebung.

Die Veränderungen der Geschlechtsorgane beim schwangeren Weibe kennzeichnen sich ganz allgemein durch eine Massenzunahme der Gewebe, die teils durch Hypertrophie und in geringerem Maße auch durch Hyperplasie der Gewebselemente, teils durch seröse Durchtränkung und Auflockerung bedingt ist.

Die gewaltigste Größenzunahme erfährt der Uterus, der aus dem kleinen Becken in die Bauchhöhle emporwächst, am Ende der Schwangerschaft die Gegend der Magen-

grube erreicht und durch seine Vergrößerung nach allen Richtungen die Bauchdecken
stark vorwölbt und den Leibesumfang beträchtlich vergrößert.

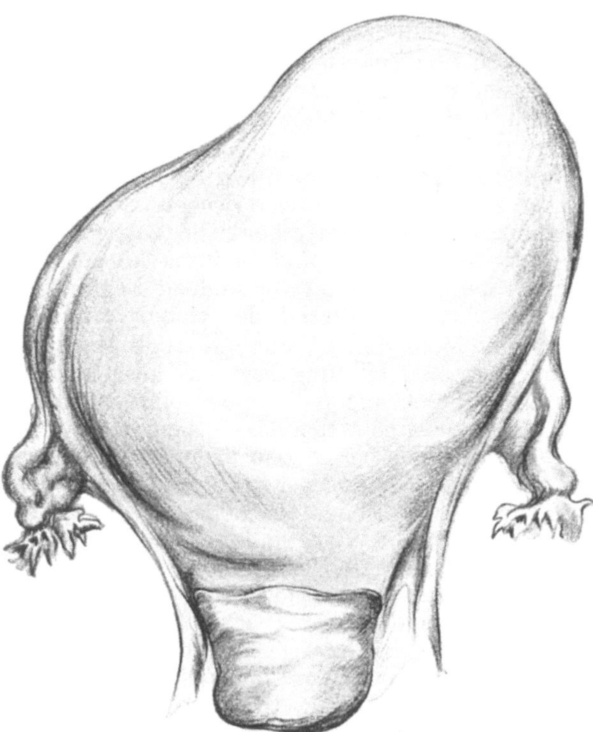

Abb. 69. Asymmetrische Form des hochschwangeren Uterus.

Dieses Wachstum kommt in der ersten Zeit der Schwangerschaft *durch* eine sog. *exzentrische Hypertrophie* zustande, d. h. die Wände nehmen an Länge und Dicke stärker zu, als es das Wachstum des Eies erfordert. Später erfolgt die Vergrößerung des Uterus wohl auch infolge einer Dehnung durch das stark wachsende Ei. In der ersten Hälfte der Schwangerschaft jedenfalls ist die Vergrößerung in der Hauptsache durch aktives Wachstum bedingt. Während der jungfräuliche Uterus 6,5—7 cm lang ist, erreicht der Uterus am Ende der Schwangerschaft eine Länge von 35—37 cm, eine Breite von 24 bis 26 cm und eine Tiefe von 23—24 cm. Der Rauminhalt beträgt am Ende der Schwangerschaft das 519fache des virginellen Uterus (KRAUSE), während das Gewicht um das 21—24fache zunimmt (MECKEL). Die Dicke der Uteruswände wächst bis etwa zum 5. Monat auf rund 2,5 cm an (AHLFELD), vermehrt sich dann aber nicht, sondern nimmt gegen Ende der Schwangerschaft bis auf 1 cm ab. Übrigens ist sie individuell sehr wechselnd (etwa 5—10 mm im letzten Monat).

In den ersten Monaten der Schwangerschaft ist der leicht vergrößerte *Uterus stark anteflektiert* und liegt bereits im 3. Monat dem knöchernen Rahmen des kleinen Beckens allseits an (Abb. 98). Die Vergrößerung ist keine gleichmäßige, sondern an der Insertionsstelle des Eies ist das Wachstum ein lebhafteres und es besteht hier häufig sogar eine starke Ausbuchtung der Uterushöhle. Am häufigsten liegt diese im Bereich der vorderen Korpuswand und trägt ihrerseits zur Verstärkung der Anteflexion bei; in anderen Fällen sitzt die Ausladung aber mehr seitlich, so daß der Brutraum dem übrigen Uterus wie ein Tumor anliegt (Abb. 69). Später geht allmählich die Gestalt des Uterus in die eines Ovoids über.

Die Höhle verliert ihre dreieckige Gestalt und nimmt die Eiform an. Der Fundus uteri erfährt durch das starke Wachstum eine kuppelförmige Auswölbung, so daß er die Tubenansätze bedeutend überragt (Abb. 75). Indessen besitzt der hochschwangere Uterus zuweilen auch mehr

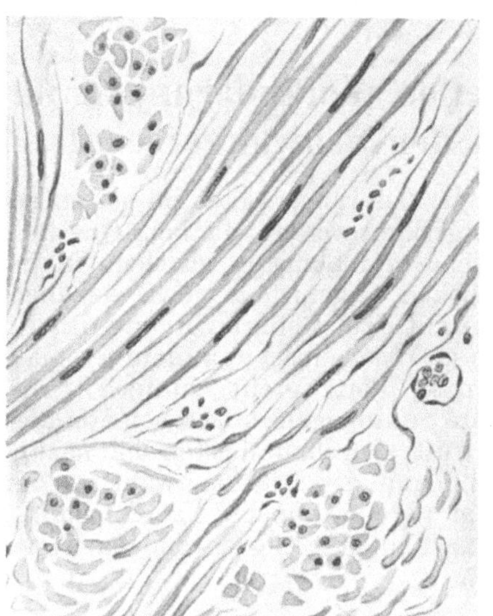

Abb. 70. Muskelfasern aus dem nichtschwangeren Uterus.

kugelige Form oder erscheint deutlich gehörnt, doppelhörnig (arcuatus) oder einhörnig
(Abb. 69) oder besitzt sonst individuelle Eigentümlichkeiten. Bei Vielgebärenden ist
die Lage der Frucht von großer Bedeutung für die Gestalt und bei Querlagen z. B. die
Entwicklung des Uterus in querer Richtung sehr deutlich.

Steigt der Uterus in die freie Bauchhöhle empor, so liegt er mit Korpus und Fundus der vorderen Bauchwand an. Dabei ist der Fundus häufig etwas nach rechts geneigt und der Uterus um seine Längsachse nach der gleichen Richtung gedreht, so daß die linke Kante mehr nach vorne sieht. Der schwangere Uterus besitzt eine *große passive Beweglichkeit* und ändert seine Lage je nach den verschiedenen Stellungen und Haltungen seiner Trägerin. — Bei rechter Seitenlage fällt der Fundus nach rechts, während die Cervix etwas nach links abweicht; umgekehrt ist das Verhalten bei linker Seitenlage. Bei Rückenlage der Schwangeren legt sich der Uterus auf die Wirbelsäule, während er bei aufrechtem Stehen hauptsächlich von der vorderen Bauchwand getragen wird. Die Därme finden zu beiden Seiten und besonders hinter und oberhalb des Uterus Platz.

Während der Peritonealüberzug der enormen Ausdehnung der Gebärmutter folgt und sich nur unerheblich verdickt, erfährt die Muskelschicht des Korpus eine außerordentliche Zunahme durch *Vergrößerung und Vermehrung der Muskelfasern.* Jede Muskelfaser vergrößert sich etwa um das 7—11fache (bis 500 μ) an Länge und 2—5fache an Breite (vgl. Abb. 70 u. 71). Eine Neubildung von Muskelelementen scheint aber nur in der ersten Hälfte der Schwangerschaft zu erfolgen, und zwar nicht durch Teilung schon differenzierter Muskelzellen, sondern durch Umwandlung der im Bindegewebe liegenden Zellen zu Muskelelementen (STIEVE). Insgesamt erfährt die Muskulatur eine Vergrößerung ihrer Masse auf das etwa 24fache. *Auch das* zwischen den

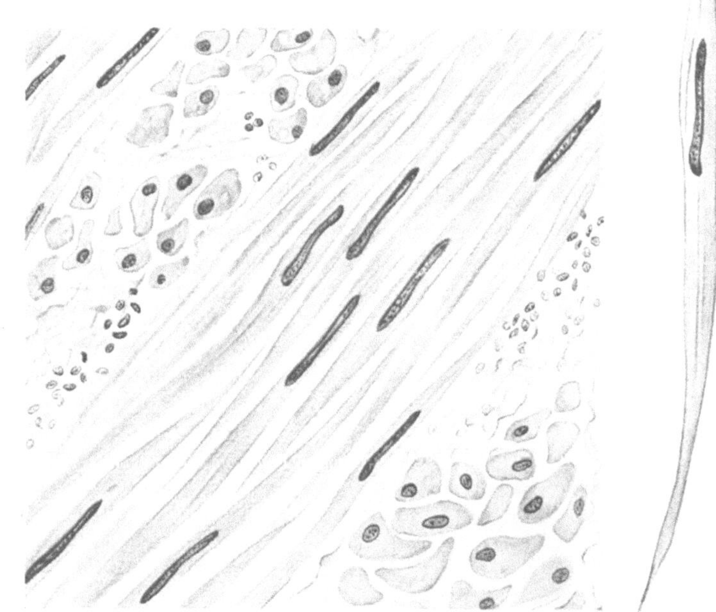

Abb. 71. Muskelfasern aus dem hochschwangeren Uterus (Exstirpation wegen Uterusruptur), Quer- und Längsschnitte.

Muskelfasern gelegene *Bindegewebe* wird reichlicher und lockerer und trägt dadurch hauptsächlich zur Auflockerung des graviden Uterus sowie zur eigenartigen Aufblätterung der Muskulatur bei. Die Bindegewebsfasern und Fibrillen vermehren sich, nehmen dabei Flüssigkeit auf (STIEVE). Das ganze Organ wird dadurch „weiter gestellt" (SELLHEIM). *Auch das elastische Gewebe* der Gebärmutter nimmt in der Gravidität an Masse zu. Alle *Blut-* und *Lymphgefäße* wachsen in die Länge und erfahren eine beträchtliche Querschnittsvergrößerung. Die in den Uterus eintretenden und in ihm verlaufenden Arterien zeigen vielfach Windungen und korkzieherartige Schlängelungen. Noch mehr nehmen die Venen in und an der Gebärmutter an Ausdehnung zu. Die ganze Uteruswand ist mit einem dichten Geflecht durchsetzt, das an der Oberfläche grobstämmig ist und nach der Mucosa zu immer feinstämmiger wird. Besonders zu beiden Seiten des Gebärmutterhalses bilden die Venen ein vielverzweigtes Netz, dessen Maschen durch das aufgelockerte Bindegewebe des Parametriums ausgefüllt werden. Dabei geht im Uterus die Venenwand so innige Beziehungen zu den umgebenden Muskelfasern ein, daß bei erschlaffter Muskulatur die Venenlumina als weite Spalten im Gewebe klaffen, bei Kontraktion oder dichterer Aneinanderlagerung der Muskelfasern aber bis zum Verschwinden der Lichtung verschlossen werden — ein Verhalten, das für die postpartale Blutstillung von größter Bedeutung ist. Am größten ist die

Blutfülle an der Placentarstelle. Hier, in geringerem Ausmaß aber auch entfernt von ihr, kommt es in der zweiten Hälfte der Schwangerschaft in den Arterien zu einem völligen Schwinden des elastischen Gewebes und zum Ersatz der Muskulatur durch hyalines Gewebe. Das Lumen wird durch große Bindegewebsbuckel immer mehr eingeengt (vgl. Abb. 168). Durch diese Veränderungen wird die postpartale Blutstillung wesentlich erleichtert. Auch die *Nerven* werden während der Schwangerschaft länger und dicker; letzteres besonders durch Zunahme des Neurilemms. Das sog. Ganglion cervicale erfährt eine beträchtliche Vergrößerung.

Durch diese Veränderung aller Gewebe erfährt der Uterus eine Veränderung seiner *Konsistenz,* die man als *teigigweich* bezeichnet und die für die ersten Monate der Schwangerschaft besonders charakteristisch ist.

Die *Cervix* beteiligt sich an dem Wachstum des Uterus nur in geringem Grade. Sie wird zwar auch aufgelockert und weicher, indessen erfolgt diese Veränderung viel langsamer, so daß die Cervix im 2.—3. Monat sich gegenüber dem Korpus noch relativ hart anfühlt. Erst in der zweiten Hälfte der Schwangerschaft wird auch die Vaginalportion weicher, wulstiger und bekommt eine bläuliche Farbe. Das ist darauf zurückzuführen, daß die Cervix durch Rückbildung des Bindegewebes und der Muskulatur unter enormer Entwicklung besonders der venösen Gefäße *sich* geradezu *in einen röhrenförmigen Schwellkörper umwandelt* (STIEVE) (Abb. 74). Mit dem Emporsteigen des Uterus in das große Becken rückt auch die Portio höher und ist für den Finger weniger leicht erreichbar.

Die bemerkenswerte Umwandlung der *Uterusschleimhaut* in die Decidua ist bereits S. 21 beschrieben. Die *Deciduabildung hört am inneren Muttermund auf.* Das Epithel des Cervicalkanals bleibt erhalten, flimmert aber nicht. Die Cervicalschleimhaut ist stark gewulstet und sezerniert reichlich, so daß der ganze Cervicalkanal durch einen großen zähen Schleimpfropf ausgefüllt ist.

Die Schleimhaut des Cervicalkanals kann wohl ausnahmsweise eine deciduale Reaktion zeigen, niemals aber kommt es zu einer Verlötung der Eihäute mit cervicaler Schleimhaut (ASCHOFF). *Der Cervicalkanal bleibt* in der Regel *bis zum Ende der Schwangerschaft in ganzer Länge erhalten.*

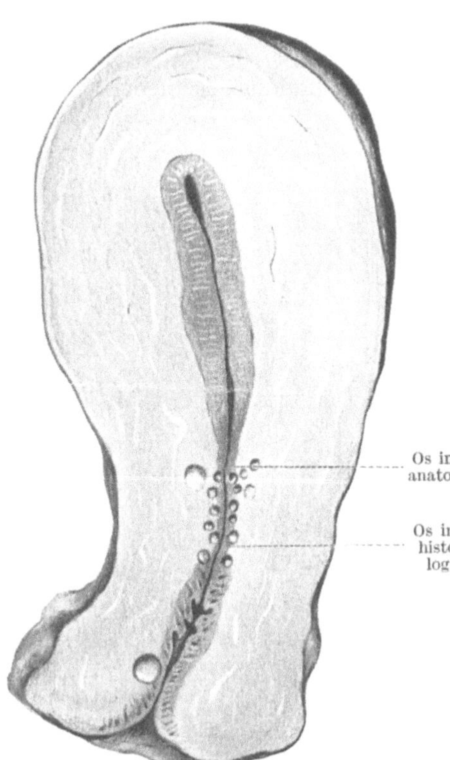

Abb. 72. Uterus mit deutlich ausgeprägtem Isthmus.

Natürl. Größe.

Dagegen verkürzt sich vom 7. Schwangerschaftsmonat ab bei Erstgeschwängerten die Portio vaginalis deutlich, ja am Ende der Schwangerschaft verstreicht sie sogar. Diese Verkürzung ist nur eine scheinbare, dadurch zustandekommend, daß der tiefertretende Kopf die Wände des Isthmus mehr und mehr ausbuchtet und namentlich vorne samt dem Scheidengewölbe nach abwärts verdrängt, wodurch die Bucht zwischen Portio und Scheide (eben das Scheidengewölbe) ausgeglichen wird. Drängt man den Kopf aus dem Becken heraus und stellt damit das Scheidengewölbe wieder her, dann kann man sich überzeugen, daß die Portio in Wirklichkeit erhalten und nicht aufgebraucht ist. Eine wirkliche Verkürzung der Portio liegt nur in den Fällen vor, in denen ausnahmsweise in den letzten Wochen der Schwangerschaft auch der Cervicalkanal schon durch die Wirkung von Schwangerschaftswehen mehr oder minder weit entfaltet wird.

Um diesen Vorgang ganz zu verstehen, ist es notwendig, ein paar Bemerkungen über die Anatomie des Uterus einzuschalten.

Schon am nichtschwangeren Uterus kann man mit v. Rosthorn, Aschoff u. a. drei Abschnitte mehr oder minder deutlich unterscheiden: 1. das *Korpus,* 2. die *Cervix* und 3. einen kurzen Zwischenteil,

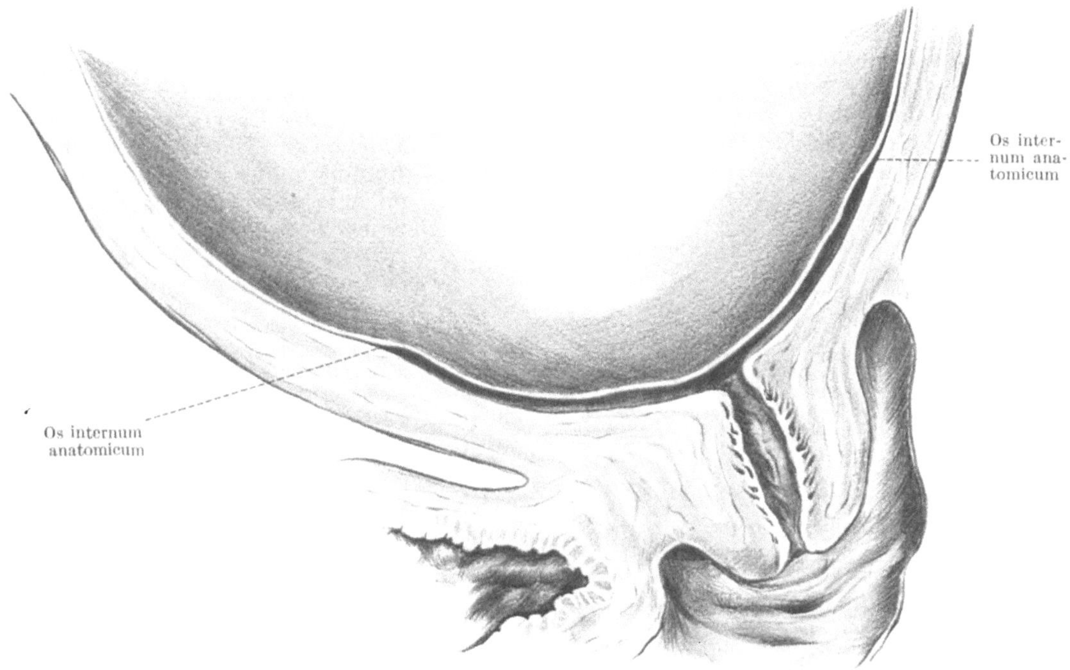

Abb. 73. Der Isthmus uteri ist in den Brutraum einbezogen.

der wegen der besonderen Enge des Halskanals in seinem Bereich als *Isthmus* bezeichnet wird. Diese Auffassung hat zwar immer noch vereinzelt Gegner, scheint mir aber nach eigenen Untersuchungen an dem großen Material der Wiener II. Frauenklinik unzweifelhaft zu Recht zu bestehen, wenn auch zugegeben werden muß, daß die Abgrenzung nicht immer in gleicher Schärfe möglich ist. Ein Streit darüber, ob der Isthmus zum Collum oder Korpus gehört, erscheint uns müßig. Er stellt einfach einen Übergangsteil dar, was auch in seinem anatomischen wie funktionellen Verhalten zum Ausdruck kommt. Die Isthmusschleimhaut zeigt Übergangscharakter mit großer Annäherung an den Charakter der Korpusschleimhaut, die Muskulatur steht nach Größe und Verteilung der Muskelfasern und ihrem Verhältnis zum Bindegewebe näher der Cervixwand. Die Muskelfasern sind dünner und spärlicher als im Korpus. Die Grenze des Isthmus ist nach unten gegeben durch das Auftreten von Cervixdrüsen *(Os internum histologicum),* die obere Grenze entspricht der engsten Stelle des Uteruskanals *(Os internum anatomicum),* äußerlich markiert durch das Eintreten des Hauptastes der Arteria uterina und an der Vorderwand etwa durch die Grenze der festen Anheftung des Peritoneums. Der ganze Isthmus ist am nichtschwangeren Organ schon makroskopisch meist erkennbar an den fast regelmäßig vorhandenen cystischen Drüsen (Abb. 72).

Dieser schon am ruhenden Organ *präformierte Abschnitt nimmt* auch *funktionell* in der Schwangerschaft und unter der Geburt *eine Sonderstellung ein* und entspricht ganz dem, was in der älteren Literatur und auch noch in vielen neueren Büchern und Schriften als *unteres Uterinsegment* bezeichnet wird.

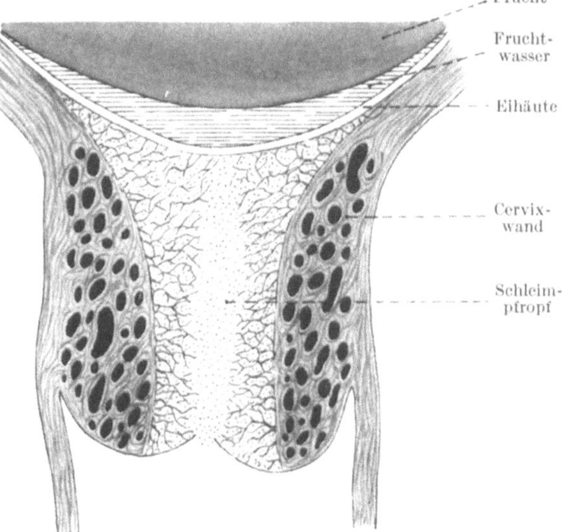

Abb. 74. Schwangerschaftsumwandlung der Cervix.
(Schematisch nach Stieve.)

Brutraum ist zunächst nur das Corpus uteri. Erst vom 3. Monat ab beginnt der Isthmus sich langsam zu entfalten und wird im 5. Monat mit wachsender Größe des Eies vollständig in den Brutraum einbezogen (Abb. 73). Demgemäß findet sich am Isthmus auch regelmäßig eine deciduale Umwandlung der Schleimhaut, die aber (namentlich in den ersten Schwangerschaftswochen) geringer zu sein pflegt als im Korpus.

Funktionell kommt die Sonderstellung der *Isthmus* unter der Geburt und namentlich in pathologischen Fällen[1] zum Ausdruck. Er *gehört* nämlich nicht zum aktiven austreibenden Gebärorgan wie das Korpus, sondern gleich der Cervix *zum passiven Abschnitt, dem Durchtrittsschlauch oder Uterusausführungsgang.* Die leichtere Dehnbarkeit seiner Wandung erklärt auch das eigentümliche Verhalten beim Tiefertreten des Kopfes.

Die Anordnung der Muskelfasern im schwangeren Uterus ist eine äußerst komplizierte. Nach den Untersuchungen von C. RUGE und KEULLER liegen am hochschwangeren Uterus die Muskellamellen schichtweise übereinander. Sie entspringen vom Bauchfell und durchsetzen, schräg nach unten und innen verlaufend, die ganze Wand. Die einzelnen Lamellen sind durch Zwischenlamellen nach allen Richtungen verbunden. BAYER stellte fest, daß in den Uterus Muskelfasern von der Tube, den Gebärmutter- und Eierstocksbändern übergehen, sich weit in demselben verfolgen lassen und gleichsam den Grundstock für die Faserung der Uterusmuskulatur bilden. *In der Schwangerschaft* werden die einzelnen Muskelbätter deutlich voneinander getrennt und gegeneinander verschoben. Diese *Aufblätterung* steht unter dem Einfluß der verschiedenen Faserungskomponenten und richtet sich an jeder Stelle nach dem Charakter des dominierenden Muskelsystems. Mit diesen älteren Angaben stimmen die neuesten Untersuchungen von STIEVE und GÖRTLER gut überein. STIEVE fand, daß die Muskelzellen in der Uteruswand ein zusammenhängendes, nach drei Richtungen ausgebreitetes Netzwerk bilden, dessen einzelne Muskelfasern untereinander durch Plasmabrücken in Verbindung stehen und sich,

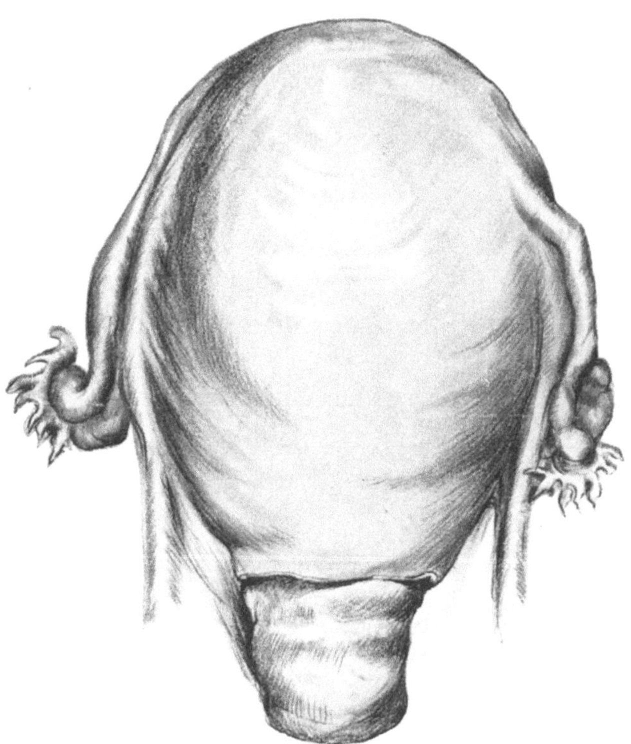

Abb. 75. Schwangerer Uterus mit an der Hinterwand sitzender Placenta.

in einzelnen Zügen angeordnet, nach allen Richtungen verflechten. In der äußersten Schicht ziehen die Fasern des Netzwerkes durchweg gleichsinnig zur Oberfläche der Gebärmutter und sind durch besonders große Muskelzellkerne ausgezeichnet.

Während der Schwangerschaft vergrößern sich die vorhandenen Stammuskelfasern sehr erheblich. Dabei bleiben die oberflächlichsten Schichten als abgegrenzte Lage dauernd erkennbar. In den tieferen Schichten ist die Verflechtung der Muskelzüge eine sehr weitgehende und hier entstehen in der Schwangerschaft massenhaft neue Muskelzellen, die sich dem ursprünglich vorhandenen Netzwerk von Stammuskelzellen anschließen. Auch die Zwischenzellmassen werden in der Schwangerschaft erheblich vergrößert. Der größte Teil der neugebildeten Muskelzellen geht im Wochenbett wieder zugrunde.

Alle diese Veränderungen zeigen, daß die Gebärmutter in der Schwangerschaft nicht lediglich passiv gedehnt, sondern auch durch aktives Wachstum *weiter gestellt* wird.

Im *Isthmusbereich* ist die gesamte Muskellage dünner, hier ist auch die Decidua dünner, die Haftung von Chorion und Amnion weniger intensiv.

Noch größer sind die Unterschiede im Bau und in der Schwangerschaftsumwandlung im *Bereich der Cervix.* Schon im 2. Schwangerschaftsmonat zeigt sich eine starke Auflockerung der Bindegewebsgrundlage, die dabei mehr den Charakter embryonalen Gewebes oder von jungem Granulationsgewebe annimmt (STIEVE), während bei der nichtschwangeren Frau gerade das Bindegewebe der Cervix aus derb verfilzten Fasern und Strängen besteht.

Ein besonderes Charakteristikum der Schwangerschaftsveränderungen in der Cervix (vgl. Abb. 74) ist darin zu erblicken, daß durch starkes Wachstum der Venen die Hauptmasse der Cervix sich geradezu zu einem Schwellkörpergewebe umwandelt (vgl. oben).

---

[1] Vgl. das Kapitel über Placenta praevia.

Kleine knötchenförmige Wucherungen finden sich in der Schwangerschaft fast regelmäßig auf dem Peritoneum des Cavum *Douglasii,* auf der Oberfläche der Ovarien oder auch des Uterus selbst, vereinzelt auch an anderen Stellen der Bauchhöhle *(ektopische Decidua).* Es sind großzellige deciduaähnliche Bildungen, die unter dem Endothel des Peritoneums liegen und mit der puerperalen Involution meist wieder verschwinden (SCHMORL, KINOSHITA).

Durch das geschilderte Wachstum des Uterus werden die Tuben und Ovarien mit in die Bauchhöhle emporgezogen und die Ligamenta lata mehr entfaltet. Die *Tuben,* die infolge der stärkeren Wölbung des Fundus uteri relativ tief an der hochschwangeren Gebärmutter entspringen, verlaufen fast senkrecht nach abwärts. Auch die *Ovarien* liegen mehr vertikal und dadurch den Seitenkanten des Uterus genähert.

Die *Ligamenta rotunda* erfahren in der Schwangerschaft eine beträchtliche Längenzunahme und durch Vermehrung der Muskulatur eine bedeutende Verdickung und Verstärkung, die sie zu ihrer eigentlichen Funktion, nämlich als Verankerung und Rücklaufbremse des Gebärorgans unter der Geburt zu dienen, erst geeignet machen. Ihr Abgang liegt bald mehr an der Vorderwand, bald mehr an der Hinterwand des graviden Uterus, abhängig davon, ob die Placenta an der Vorderwand oder Hinterwand des Korpus sitzt (Abb. 75 u. 76). Dieses Verhalten erklärt sich daraus, daß die Stelle des ursprünglichen Einestés am stärksten wächst.

Die Schwangerschaftsveränderungen der **Tuben** bestehen im wesentlichen in einer Auflockerung des Gesamtgewebes und dem starken Blutreichtum. Die Tubenschleimhaut zeigt prämenstruellen Charakter, etwa entsprechend dem Stadium der Sekretion am Uterus. Durch die starke Streckung und Turgeszierung erscheinen die Tuben verlängert.

Die Massenzunahme der übrigen Uterusadnexe und der äußeren Genitalien

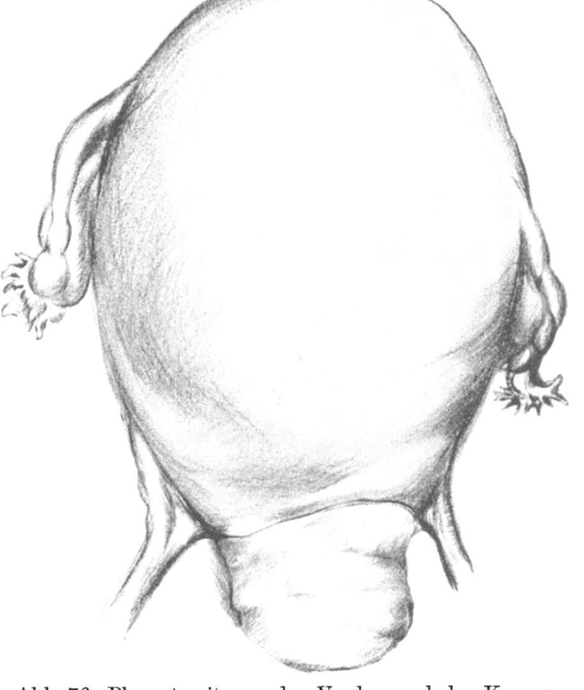

Abb. 76. Placentarsitz an der Vorderwand des Korpus.

beruht hauptsächlich auf vermehrtem Blutreichtum und einer Auflockerung der gesamten Bindegewebselemente, wie wir sie schon im Bereich der Cervix uteri kennengelernt haben. Am stärksten ist diese Auflockerung im gesamten Beckenbindegewebe, wo auch die Lymphbahnen eine stärkere Vermehrung und Erweiterung erfahren.

Die **Ovarien** nehmen in der Schwangerschaft an der allgemeinen Auflockerung teil und erfahren dadurch eine Volumenzunahme. Auf einem Durchschnitt des rechten oder linken Ovariums tritt die Stelle des Follikels, der das Ei für die bestehende Schwangerschaft lieferte, in charakteristischer Weise hervor. An dieser Stelle hat sich nun das *Corpus luteum verum* gebildet, das im 3.—4. Monat seine größte Ausdehnung erreicht (vgl. oben S. 12).

In der **Vagina** erfahren die Muskelelemente ebenfalls eine Massenzunahme um das 4—6fache (STIEVE) und eine Vermehrung, wenn auch nicht in dem gleichen Grade wie im Uterus. Die Schleimhaut hypertrophiert besonders stark und nimmt infolge der venösen Hyperämie eine blaurötliche Farbe an (Abb. 77). Die Carunculae sind ausgesprochener, die Papillen geschwellt, die Länge und Weite der Scheide nimmt besonders in der zweiten Hälfte der Schwangerschaft beträchtlich zu, und zwar auf Grund echter Wachstumsvorgänge, an denen nicht nur die Muskulatur, sondern auch das Bindegewebe durch Verdickung und Auflockerung seiner Fasern und Vergrößerung seiner Zellen teilhat (STIEVE). Bei Mehrgeschwängerten, gelegentlich aber auch schon bei Erstgraviden wölbt sich oft die vordere Scheidenwand in den Introitus

vor, eine Vorwölbung, die aber nichts mit einem echten Descensus der Scheidenwand
zu tun hat, sondern nur auf der starken Venenentwicklung und Venenerweiterung
im Bereich der Columna rugarum anterior beruht.

Die Erweiterung der Scheide ist also als eine *aktive Weiterstellung* zu deuten.
Ursächlich liegt der Weiterstellung überall eine Zustandsänderung der Gewebs-
kolloide, namentlich ein veränderter Quellungszustand zugrunde.

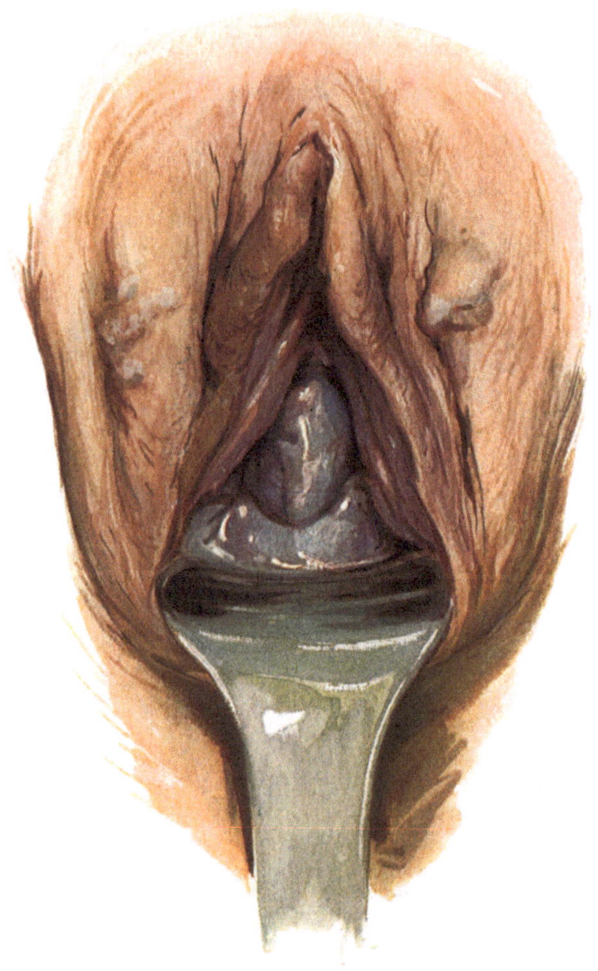

Abb. 77.

An der **Vulva** werden die
Schamlippen voluminöser und
sind oft mit ektatischen Venen-
netzen bedeckt. Die Schamspalte
klafft häufig. Der Vorhof nimmt
eine höchst charakteristische
bläulichrote Färbungan (Abb. 77).
Eine reichliche Sekretion der
Talg- und Schweißdrüsen hält die
Teile feuchter und schlüpfriger.

Der **Scheideninhalt** ist in der
Gravidität meistens vermehrt;
bei gesunden Erstgeschwängerten
ist dieses Sekret meist ausgesprochen weiß, von topfigem Cha-
eckter und saurer Reaktion, im
Sekroskopischen Bild aus ab-
auctoßenen Plattenepithelien und
einer Reinkultur von schlanken
Stäbchen bestehend, die zur
Gruppe der Milchsäurebakterien
gehören und nach ihrem Entdecker als DÖDERLEINsche Scheidenbacillen *(Bacillus vaginalis)*
bezeichnet werden. Genau dieselbe Sekretbeschaffenheit findet
man auch außerhalb der Schwangerschaft bei gesunden Virgines.
Dieser im strengsten Sinne normale Scheideninhalt hat deshalb
eine besondere Bedeutung, weil
die stark saure, etwa einer
$^1/_2$%igen Milchsäurelösung entsprechende Reaktion das Aufkommen anderer Bakterien, darunter insbesondere der als Puerperalfiebererreger die Hauptrolle spielenden Streptokokken
und Staphylokokken, verhindert.

Denn diese Bakterien sind außerordentlich säureempfindlich. Zwischen der Beschaffenheit der Scheidenwand, der Vaginalbacillenflora und dem Säuregrad des Scheideninhaltes bestehen enge biologische Beziehungen derart, daß das von einer gesunden
Scheidenwand in reichem Ausmaß gelieferte Glykogen den Scheidenbacillen als Nährmaterial dient, aus dem sie Milchsäure bilden. Bringt man in die Scheide einer derartigen gesunden Schwangeren hochvirulente, z. B. von einer puerperalfieberkranken
Frau stammende Streptokokken hinein, so wird die betreffende Schwangere nicht
etwa krank, sondern es werden im Gegenteil innerhalb von 24—36 Stunden diese
hochvirulenten Streptokokken vernichtet. Man hat deshalb treffend von einem *Selbstschutz der normalen Scheide* Schwangerer gesprochen. Dieses *Selbstreinigungsvermögen*[1]

---

[1] Man vgl. die grundlegenden Arbeiten von MENGE und KRÖNIG: Bakteriologie des weiblichen
Genitalkanals. Leipzig 1897. Ferner MANU AF HEURLIN: Bakteriologische Untersuchungen des Keimgehaltes im Cervicalkanal der fiebernden Wöchnerin. Berlin 1910.

der Scheide ist aber *gebunden an den normalen Scheidenmikrobismus*; wird dieser von irgendeiner Seite her gestört, dann versagt auch der Selbstschutz. So findet man z. B. an einer durch irgendwelche mechanische oder chemische Schädigungen lädierten Scheidenwand oder bei unterernährten oder an einer schweren Allgemeinerkrankung leidenden Individuen eine mangelhafte Glykogenproduktion oder mangelhafte Glykogenabgabe seitens der Scheidenwand, womit für die Vaginalbacillen die Daseinsbedingungen verschlechtert werden und damit auch die als ihre Lebensäußerung aufzufassende Milchsäureproduktion geringer wird. Damit wird sofort die Selbstreinigungskraft der Scheide eine geringere. Zufällig etwa aus Anlaß einer Kohabitation, einer Scheidenspülung importierte oder auch spontan von der bunten Flora des Vorhofs in die Scheide aufwandernde Bakterien werden bei Herabsetzung des Milchsäuregehaltes nicht mehr vernichtet und können ihrerseits durch ihre eigenen Stoffwechselprodukte zu immer weiterer Herabsetzung des Säuregrades bis zur neutralen, schließlich bis zur alkalischen Reaktion beitragen, womit die günstigen Daseinsbedingungen für die Vaginalbacillen vernichtet werden. Sie verschwinden aus dem Scheideninhalt und an ihre Stelle tritt eine mehr oder minder bunte Mischflora von Kokken und Bacillen, unter denen man Aerobier und Anaerobier findet. Handelt es sich um virulente Bakterien, so kann es unter Umständen, namentlich in Kombination mit einer mechanischen oberflächlichen Läsion der Scheidenwand, zu einer Entzündung (Kolpitis) kommen. Aber auch ohne ausgesprochene Entzündungserscheinungen seitens der Scheide nimmt unter dem Einfluß der veränderten Flera der Scheideninhalt eine ganz veränderte Beschaffenheit an; er wird zunächst dünnflüssiger, später rahmig-gelblich, ausgesprochen eitrig und nimmt an Menge so zu, daß die betreffende Schwangere über Ausfluß zu klagen beginnt. Es sind besonders Mehrgebärende mit vielleicht klaffendem Introitus, Frauen von mangelhafter körperlicher Reinlichkeit, unterernährte oder an irgendwelchen Allgemeinkrankheiten, an innersekretorischen Störungen leidende Frauen, bei denen der Selbstschutz der Scheide versagt und an Stelle der Reinkultur von Vaginalbacillen eine bunte Mischflora sich einstellt.

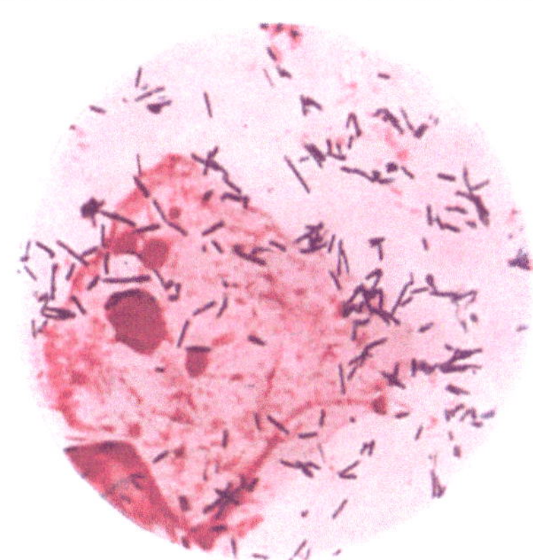

Abb. 78. Normales Scheidensekret. I. Reinheitsgrad. Man sieht nur Plattenepithelien und als Flora eine Reinkultur von Vaginalbacillen.

Zum Zweck leichterer Verständigung hat man sich daran gewöhnt, von verschiedenen *Reinheitsgraden* des Scheideninhalts zu sprechen, womit man gewissermaßen den Grad des Selbstreinigungsvermögens bzw. die Aussichten auf eine spontane Wiederherstellung dieses Selbstreinigungsvermögens zum Ausdruck bringen will. Beim *Reinheitsgrad I* findet man die oben erwähnte *Reinkultur von Vaginalbacillen* neben abgestoßenen *Vaginalepithelien*. Das erste Zeichen einer Verunreinigung ist gewöhnlich eine Verminderung der Vaginalbacillen im Ausstrichpräparat bei gleichzeitigem Auftreten von Coccobacillen (Coma variabile) und Staphylokokken. Man spricht von einem *Reinheitsgrad II*. Der größte Teil aller nicht virginellen Individuen zeigt etwa eine dementsprechende Flora. In der Schwangerschaft beobachtet man gar nicht selten, wie aus einem Reinheitsgrad II ein Reinheitsgrad I wird, was darauf zurückzuführen ist, daß in der Schwangerschaft die Glykogendepots vermehrt werden und deshalb die Vaginalbacillen wieder Alleinherrscher in der Scheide werden können.

Werden aus irgendwelchen Gründen die Vorbedingungen für das Gedeihen der normalen Flora dagegen ungünstiger oder findet ein massenhafter und häufiger Keimimport statt, dann nehmen im Bilde der Vaginalflora die Kokken, und zwar sowohl die aeroben wie die anaeroben, überhand, die Vaginalbacillen verschwinden völlig, von Stäbchenformen treten hauptsächlich Colibakterien, Pseudo-Diphtheriebacillen auf, an Stelle der abgestoßenen Vaginalepithelien findet man im Gesichtsfeld immer reichlicher *Leukocyten*, das Sekret nimmt immer mehr eitrigen Charakter an und seine Reaktion ist höchstens schwach sauer, oft aber sogar neutral oder alkalisch. In solchen Fällen spricht man von einem *Reinheitsgrad III*. Nicht selten gesellen sich dann dazu mehr oder minder deutliche Zeichen einer Schädigung der Scheidenwand und häufig findet man in solchen Scheiden dann auch noch andere Parasiten, besonders die zu den Flagellaten gehörige *Trichomonas vaginalis*. In solchen Fällen ist der *Selbstschutz der Scheide* völlig *vernichtet* und es gelingt dem schwangeren Organismus nicht mehr, spontan einen Reinheitsgrad I wiederherzustellen.

Die klinische Erfahrung hat zwar gelehrt, daß alle die verschiedenen Streptokokken, Staphylokokken, Colibakterien, die man in solchen verunreinigten Scheiden findet, durchaus nicht zur Erkrankung der Schwangeren zu führen brauchen, weil sie offenbar in einem gänzlich avirulenten Zustand vorhanden sind. Aber trotzdem bedeutet die Anwesenheit derartiger Bakterien eine gewisse Gefährdung der Schwangeren, weil niemals vorherzusehen ist, ob nicht unter der Geburt da und dort das Gewebe stärker gequetscht und damit in seiner Widerstandsfähigkeit herabgesetzt wird, ob nicht etwa gar ausgedehnte Verletzungen des Geburtskanals zustande kommen, in die durch Instrumente oder die Hand des Geburtshelfers die in der Scheide vorhandenen, an sich avirulenten, aber doch pathogenen Keim inokuliert werden können. In den Gewebsspalten oder in den Blutextravasaten gequetschten und verwundeten Gewebes finden solche Bakterien wie Streptokokken und Staphylokokken vielfach so ausgezeichnete Ernährungsbedingungen, daß sie plötzlich zu hoher Virulenz gelangen, eine enorme Vermehrung zeigen und so unter Umständen zu schwerem, selbst tödlichem Puerperalfieber Veranlassung geben können. Darüber werden wir in dem Kapitel über die Ätiologie des Puerperalfiebers noch ausführlich zu sprechen haben.

An dieser Stelle möchten wir auf diesen Zusammenhang besonders deshalb hinweisen, weil die klinische Erfahrung ganz allgemein gezeigt hat, daß Frauen mit einem Reinheitsgrad I am sichersten geschützt sind und ein afebriles Wochenbett erwarten lassen. *Je stärker die Verunreinigung des Scheidensekretes ist, desto häufiger finden sich auch im Wochenbett leichte Störungen der puerperalen Wundheilung und Rückbildung,* die in Temperatursteigerungen der Wöchnerin zum Ausdruck kommen. Der Arzt hat also Veranlassung, schon in der Schwangerschaft sich über die Beschaffenheit des Scheideninhaltes zu orientieren und wenn irgend möglich noch vor der Geburt einen normalen Reinheitsgrad zu erreichen und damit das Selbstreinigungsvermögen der Scheide wiederherzustellen.

Die oben geschilderte *Auflockerung* der Gewebe *erstreckt* sich auch *auf* das gesamte *Beckenbindegewebe und* die *Muskulatur des Beckenbodens,* die dadurch befähigt wird, unter der Geburt dem umfänglichen Geburtsobjekt sich besser anzupassen.

Die *Hüften* werden vom 3.—4. Monat an durch Ansatz von Fett voller und breiter. Die *Gelenkverbindungen der Beckenknochen,* die Bänder und die *Symphyse* erfahren durch seröse Durchtränkung, Hyperämie und vermehrte Bildung von Gelenkschmiere eine Auflockerung und größere Beweglichkeit. Daraus resultiert die Möglichkeit einer gewissen Formanpassung und Raumvergrößerung des Beckens unter der Geburt. Besonders wichtig sind dafür die *in der Symphyse* auftretenden *Spaltbildungen* (Loeschke, Martius u. a.[1]). Berücksichtigt werden muß, daß bei jungen Schwangeren diese Veränderungen gewöhnlich viel lebhafter ausfallen als bei alten Erstgeschwängerten; im übrigen unterliegt ihr Ausmaß starken individuellen Schwankungen. Wird unter der Geburt ein Raumzuwachs über eine gewisse Grenze hinaus erzwungen, dann kommt es zu feinen Verletzungen der Gelenkfläche, die später zum Ausgangspunkt einer Osteoarthritis deformans werden können.

Den anatomischen Veränderungen an den Geschlechtsorganen entsprechen auch mancherlei Änderungen der Funktion, auf die nun noch einzugehen ist.

Da mit Eintritt der Schwangerschaft eine weitere Ovulation nicht mehr stattfindet, bleibt auch die Menstruation aus und kehrt erst nach Ablauf des Wochenbettes oder des Säugegeschäftes wieder. In seltenen Fällen ist noch in den ersten Monaten der Schwangerschaft ein- oder mehrmaliger Blutabgang aus den Genitalien beobachtet, der sich aber gewöhnlich durch kürzere Dauer und geringere Stärke von der normalen Menstruation unterscheidet.

Die *Reizbarkeit des schwangeren Uterus* ist eine erhöhte und nimmt bis zum Ende der Schwangerschaft fortschreitend zu. Sie äußert sich in den ersten Schwangerschaftsmonaten in zeitweiligen partiellen Kontraktionen des Uterus, die bei der Untersuchung häufig gefühlt werden können und die Ursache für den diagnostisch eine gewisse Rolle spielenden *Konsistenzwechsel* des schwangeren Organs darstellen. Besonders um die Zeit der ausbleibenden Menstruation ist in den ersten 3 Monaten bei vielen Frauen eine erhöhte Reizbarkeit des schwangeren Uterus nachweisbar, die bei unzweckmäßigem Verhalten sogar zu einer Fehlgeburt Veranlassung geben kann. In der zweiten Hälfte der Schwangerschaft kommt es gelegentlich ohne merkbare Ursache zu allgemein kurz dauernden Kontraktionen des Uterus. Die Schwangere

---

[1] Diese Veränderungen erfolgen unter dem Einfluß des Follikelhormons.

empfindet sie gar nicht oder nimmt sie in späteren Monaten der Schwangerschaft als ein zeitweises Hartwerden des Leibes ohne ausgesprochenen Schmerz wahr. Diese als *Schwangerschaftswehen* bezeichneten Kontraktionen haben offenbar für die Blutbewegung in den großen placentaren Bluträumen Bedeutung und dienen ferner mit zur Herstellung und Erhaltung einer der Uterusform entsprechenden Fruchtlage. In merkwürdigem Gegensatz zu dieser erhöhten Ansprechbarkeit auf mechanische Reize steht die Tatsache, daß der schwangere Uterus gegenüber dem Hypophysenhinterlappenhormon, dem Wehenmittel κατεζοχήν, bis gegen Schwangerschaftsende sich ganz refraktär verhält (sog. *Schwangerschaftsatonie* des Uterus).

Durch den gewaltig wachsenden Uterus werden natürlich die umliegenden Organe verdrängt und es ist nicht wunderbar, daß dadurch auch oft Beschwerden ausgelöst werden; viel wunderbarer ist, daß gemeinhin trotz der gewaltigen Verdrängungen keinerlei Beschwerden oder funktionelle Störungen hervorgerufen werden. In anderen Fällen kommt es zu *Beschwerden von Seiten der Blase*, am häufigsten in Form vermehrten Harndranges *(Pollakiurie)*. Dafür ist in den ersten Monaten bei normaler Uteruslage die starke Hyperämisierung und Auflockerung im Bereich des Blasenhalses, späterhin auch die Verschiebung und Zerrung der Blasenhalsregion verantwortlich zu machen. Später, wenn der Kopf schon ins Becken eingetreten ist und dadurch die freie Entfaltung der Blase verhindert wird, beobachtet man auch einmal gewisse Schwierigkeiten bei der Miktion. Vereinzelt wird gegen Ende der Gravidität eine *relative Inkontinenz*, unwillkürlicher Harnabgang beim Niesen, Husten, Lachen beobachtet, den man darauf zurückgeführt hat, daß bei stärkerer Verzerrung des Blasenhalses der Sphincterverschluß nicht mehr genügend fest ist. In den ersten Monaten der Schwangerschaft beobachtet man im cystoskopischen Bild eine starke Vorwölbung der hinteren Blasenwand durch das gravide Korpus, sodaß die gefüllte Blase seitliche Recessusbildungen aufweist; wenn der Kopf ins Becken eingetreten ist, weicht die Blase gewöhnlich nach einer Seite stark aus, am häufigsten nach rechts oben, wo sie infolge der normalen Kantenstellung des Uterus am besten Platz findet (ED. MARTIN). Auch die *Harnröhre* wird während der Gravidität, noch mehr natürlich während der Geburt gedehnt, oft bis auf das Doppelte ihrer normalen Länge. Die *Ureteren* sind in der zweiten Schwangerschaftshälfte gezwungen, in stärkerem lateral-konvexen Bogen zu verlaufen und erfahren nicht selten an Stellen festerer Fixation bei dieser Verdrängung eine gewisse Abknickung. Dadurch kommt es leicht zur Behinderung des Harnabflusses in die Blase und im Gefolge der Harnstauung zur Ansiedelung von Bakterien, die nicht selten dann ins Nierenbecken aufwandern und zur Pyelitis führen[1]. Harnröhre, Blase und pelviner Ureterabschnitt nehmen an der allgemeinen venösen Hyperämie des Genitales und der Succulenz der Beckenorgane teil (STOECKEL). Manchmal beobachtet man in der Blase ausgesprochene Varicenbildung. Die Ureteren werden nicht nur mechanisch beeinflußt, sondern zeigen auch als Folge der Schwangerschaftshypertrophie ihrer Muskulatur eine aktive Weiterstellung (H. KÜSTNER), in anderen Fällen eine ausgesprochene Atonie (STOECKEL).

Druck auf den *Mastdarm,* der in den letzten Wochen der Schwangerschaft durch den eintretenden Kopf stark nach links verschoben und eingeengt wird, äußert sich in Neigung zur Obstipation oder in starker Verschlimmerung einer schon vorher bestehenden Verstopfung. Die Schleimhaut des Mastdarms zeigt in der Schwangerschaft ganz charakteristische Veränderungen, die denen der Scheidenschleimhaut analog sind[2]. Der *Dünndarm* wird durch den wachsenden Uterus nach den Seiten und nach oben verlagert. Auch das *Coecum* und die *Flexura sigmoidea* werden oft schon vom 4. Schwangerschaftsmonat ab etwas in die Höhe gedrängt und dadurch nicht selten Beschwerden ausgelöst, die gelegentlich zur irrtümlichen Diagnose einer Appendicitis Veranlassung geben.

Die bei Schwangeren nicht selten zu beobachtenden *Varicen (Krampfadern)* beruhen, wenn sie erst in den letzten Wochen der Schwangerschaft sich einstellen, einfach auf mechanischer Stauung infolge erschwerter Entleerung der Venen der unteren Körperhälfte, denn die oben schon erwähnte mächtige Entwicklung und Dilatation der Beckenvenen führt zu einer Verlangsamung des gesamten venösen Blut-

---

[1] Vgl. S. 376.
[2] Näheres darüber bei SCHWALM: Arch. Geburtsh. **155** (1934).

stroms. Das Blut staut sich bis zu einem gewissen Grade an der Einmündungsstelle der Vena hypogastrica in die Vena iliaca communis und dadurch wird auch die Abfuhr des Blutes aus dem Bereich der Vena femoralis bzw. iliaca externa erschwert. Langes Stehen, mangelnde körperliche Bewegung, konstitutionelle Schwäche (Asthenie), hochgradige Obstipation begünstigen diese Stauung. Manchmal treten Varicen schon sehr frühzeitig in der Gravidität auf; hier sind es in der Schwangerschaft auftretende Blutveränderungen, besonders die Verschiebung des Eiweißbildes nach der grobdispersen Seite[1] mit starker Vermehrung des Fibrinogens, die bei an sich minderwertiger Venenwand (Asthenie!) zur Ektasie der Venen Veranlassung geben. Es kommt zur *Varicenbildung* häufig nicht nur an den Extremitäten, sondern auch *an der Vulva*.

Nicht selten findet man bei Schwangeren in der zweiten Hälfte der Gravidität und besonders im letzten Viertel der Schwangerschaft leichte *Ödeme,* die besonders gegen Abend auftreten und über Nacht wieder verschwinden. Oft handelt es sich um reine Stauungsödeme, hervorgerufen durch unzweckmäßige Strumpfbänder, ebenso spielt eine erschwerte Saftströmung zweifellos eine gewisse Rolle. Davon zu unterscheiden sind aber die Ödeme, welche auf einer Wasserretention beruhen und zurückzuführen sind auf eine Störung des Ionengleichgewichts[2] und eine davon abhängige erhöhte Durchlässigkeit der Capillarendothelien. Diese Störungen liegen noch innerhalb der physiologischen Schwankungsbreite. Stärkere Ödeme mit verminderter Harnausscheidung sind dagegen als ausgesprochen pathologische Erscheinung aufzufassen und gehören zum Bilde des Hydrops gravidarum[3].

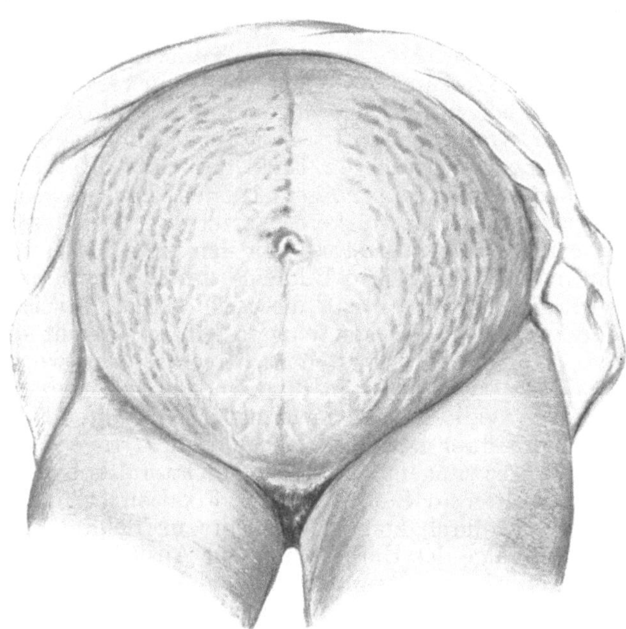

Abb. 79. Sehr starke Ausbildung der Schwangerschaftsstreifen.

Gegen Ende der Schwangerschaft treten zuweilen neuralgische Schmerzen, besonders im Gebiet des Ischiadicus, Taubheit der unteren Extremitäten auf, die auf den Druck des ins Becken eingetretenen Kindeskopfes zurückzuführen sind. Auch unabhängig von mechanischen Insulten leiden viele Schwangere an gehäuften, besonders nachts im Bett auftretenden *Wadenkrämpfen.*

Die durch den wachsenden Uterus bedingte *Wölbung des Bauches* beginnt vom 4. Monat an. Während in der ersten Hälfte der Schwangerschaft die Bauchdecken durch Fettansatz dicker werden und gleichzeitig eine *aktive Weiterstellung des Bauchraumes* erfolgt (H. Küstner), erfahren sie später *auch* zweifellos eine *passive Dehnung* und eine besonders bei Vielgebärenden oft sehr deutlich hervortretende *Verdünnung.* Der Dehnung vermögen die tieferen Schichten der Cutis nicht zu folgen, sie werden an einzelnen Stellen auseinandergezerrt. Diese Trennungen der blutreichen tieferen Schichten stellen sich als bräunlichrote oder mehr bläulichrote, oft seidig glänzende Flecken und Streifen dar, die durch die unverletzte Epidermis in großer Zahl, besonders an der Unterbauchgegend hindurchschimmern *(Schwangerschaftsstreifen, Striae gravidarum)* (Abb. 79). Bei Ödem der Bauchdecken schwellen die Striae zu regenwurm-

---

[1] Vgl. dazu S. 76.
[2] Vgl. später S. 76 und 80.
[3] Vgl. darüber Näheres in der Pathologie der Schwangerschaft.

artigen Gebilden an. Sie treten meist im letzten Drittel der Schwangerschaft auf und fehlen in manchen Fällen ganz. Der rasche und reichliche Fettansatz an den Oberschenkeln, am Gesäß und an den Brüsten erzeugt die gleiche Erscheinung. Die Striae bleiben nach der Geburt als weißliche Streifen mit leichter querer Runzelung bestehen.

Die *Nabelgrube* wird allmählich flacher und verstreicht schließlich ganz, sodaß die Nabelnarbe den Bauchdecken direkt aufsitzt oder sogar in den letzten zwei Schwangerschaftsmonaten eine bläschenförmige Vortreibung erfährt. Regelmäßig weichen ferner die Musculi recti auseinander.

Durch die Ausweitung des Leibes und das Anliegen der hochschwangeren Gebärmutter an der vorderen Bauchwand wird der Schwerpunkt des ganzen Körpers nach vorne verlagert. Hochschwangere beugen daher meist den Oberkörper beim Stehen und besonders beim Gehen zurück, sie tragen den schwangeren Leib gleichsam vor sich her und bekommen dadurch häufig eine charakteristische Körperhaltung, die besonders bei kleineren Personen, deren kürzere Bauchhöhle weniger Raum bietet, sehr auffällt. Daher der stolze Gang der Schwangeren, daher die vielfach verbreitete Ausdrucksweise, daß man es einer Frau schon von rückwärts ansieht, wenn sie guter Hoffnung ist.

B. Die Veränderungen der Brüste.

Schon im 2. Monat beginnen die Brustdrüsen zu schwellen und praller zu werden, um bis zum Ende der Gravidität eine beträchtliche Vermehrung ihres Volumens zu

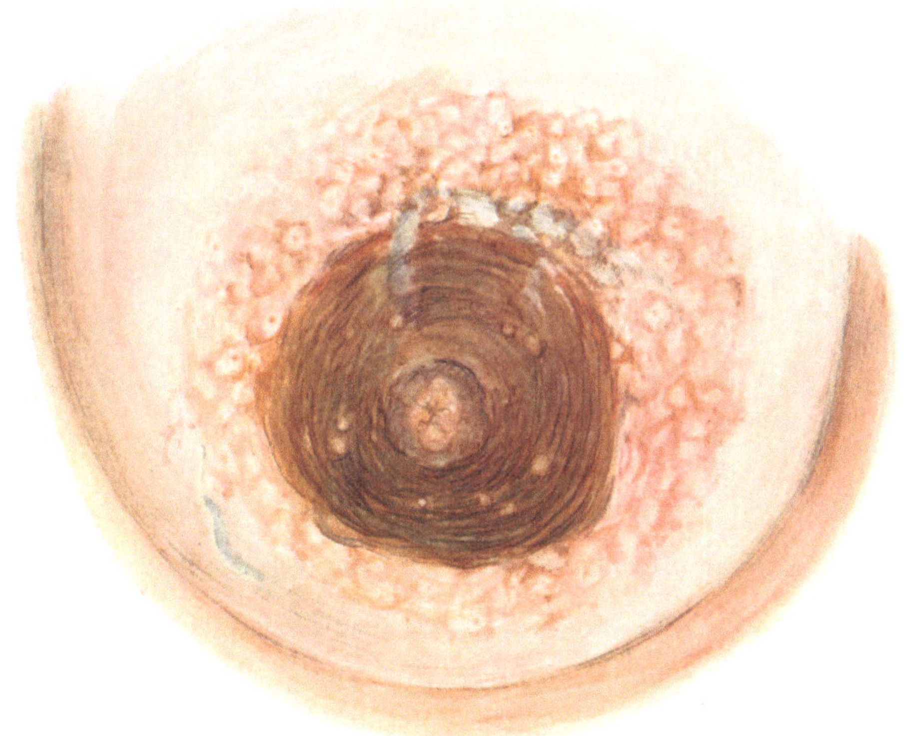

Abb. 80. Primigravida. Starke Pigmentierung des Warzenhofs, sekundäre Areola.

erreichen. Diese Volumzunahme ist oft so beträchtlich, daß die Haut damit nicht Schritt halten kann und Striae (Dehnungsstreifen) bekommt. Die palpierende Hand entdeckt einzelne knotige oder strangähnliche Anschwellungen. Die Empfindlichkeit der Brüste und besonders der Brustwarzen ist erhöht. Die oberflächlichen Venen schimmern als bläuliche Stränge durch die zarte Haut der Drüsen und der oberen Brustgegend durch (Abb. 80). Auf Druck, zuweilen auch spontan, entleeren die Drüsen eine helle, wäßrige, zuweilen gelblich tingierte oder mit einem gelben Kern im Zentrum eines klaren Tropfens erfüllte klebrige Flüssigkeit, das sog. *Colostrum.*

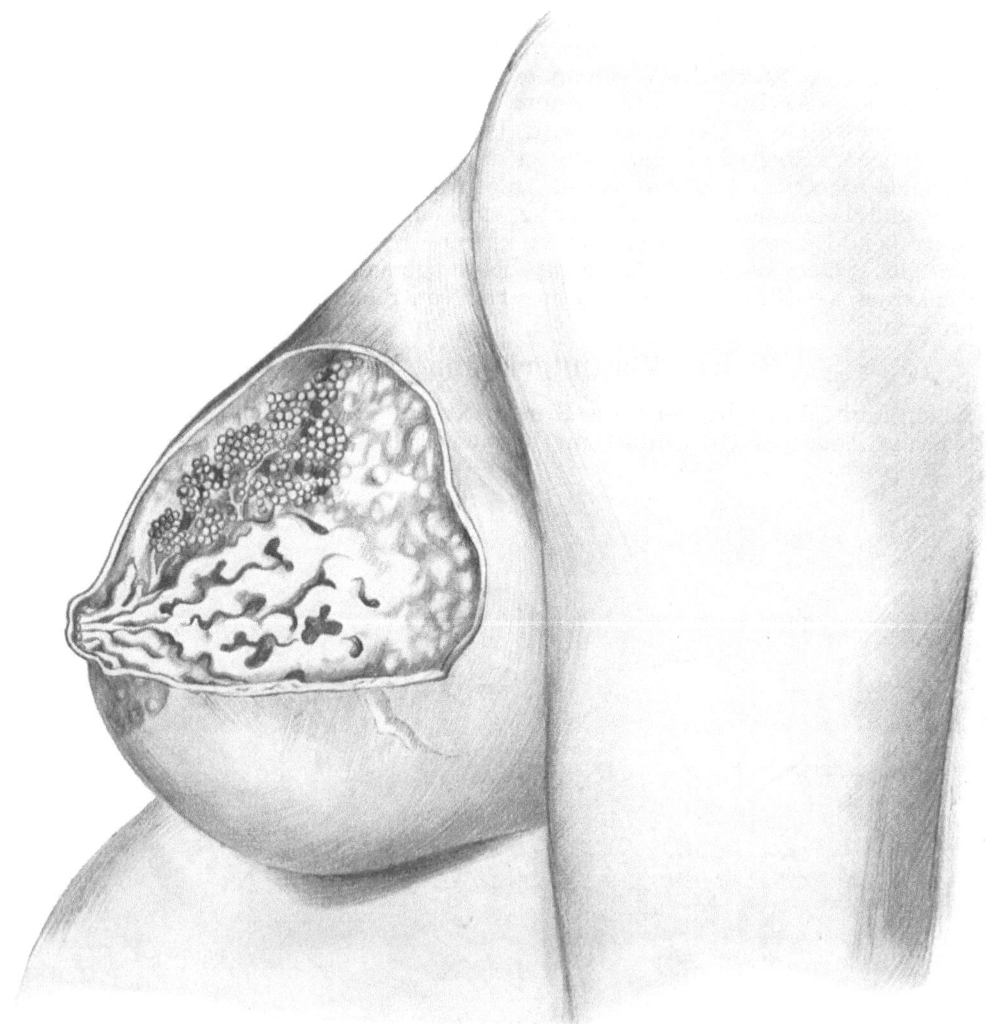

Abb. 81. Schema des Baues der lactationsbereiten Mamma.

Sie ist das Resultat der sekretorischen Tätigkeit der Mammae, die in der Schwangerschaft beginnt, in der die Brustdrüsen erstmals ihre volle Ausbildung erfahren. Die *Volumzunahme* ist *bedingt durch Vermehrung der Drüsenelemente, Schwellung des Bindegewebes und stärkere Fettanhäufung.*

Der *Warzenhof* färbt sich bräunlich — um so intensiver, je dunkler der Teint der Schwangeren ist — und tritt etwas stärker hervor. Die *Warze* selbst wird größer und leicht erigierbar.

Alle diese Veränderungen dienen der Vorbereitung für das künftige Stillgeschäft.

Während die virginelle Brust im wesentlichen aus straffem, weißglänzendem Bindegewebe *(Corpus mamme)* und einem dieses einhüllenden Fettkörper besteht, Drüsenelemente dagegen nur ganz spärlich in Form einzelner, den Ausführungsgängen angesetzter Alveolen nachweisbar sind, setzen bald nach Beginn der Gravidität lebhafte *Wachstumsvorgänge* ein. Im Gegensatz zur Pubertätsentwicklung, die wesentlich nur Corpus fibrosum und adiposum betrifft, macht sich die *Schwangerschaftsreaktion vorwiegend im Parenchym* bemerkbar. Überall sprossen aus einfachen Drüsenalveolen neue tubuläre Seitenzweige hervor, die allmählich zu langen, weit verzweigten Schläuchen auswachsen, die in die Maschen des Corpus mammae eindringen. Dieses selbst erfährt dadurch, wie durch die gesteigerte Blutversorgung und Auflockerung eine Volumzunahme, an der in wechselndem Ausmaß auch das Fett der Mamma teilnimmt.

Im einzelnen wechselt das Verhalten. Es gibt schlechte Brüste, die auch in der Gravidität relativ parenchymarm bleiben, andere, bei denen fast die ganze Masse des Organs von Parenchym eingenommen wird (Näheres darüber vgl. im Kapitel Lactation).

Am Ende der Gravidität stellt sich der *Bau des funktionsbereiten Organs* folgendermaßen dar:

Eingehüllt im Fett liegen in dem zu viel gebuchteten Nestern auseinander gedrängtem Corpus mammae 15—25 einzelne *Drüsenlappen (Lobi)*, die wieder aus mehreren Lobulis bestehen, deren Endbläschen ähnlich den Lungenalveolen den feinsten Verästelungen der Drüsengänge aufsitzen (Abb. 81). Nach der Brustkuppe zu sammeln sich ähnlich den Bronchien die einzelnen Ausführungsgänge zu größeren Ästen, die schließlich in 15—20 feinen *Ductus lactiferi* an der Kuppe der Mamilla münden. An der lactierenden Mamma zeigen diese Ausführungsgänge unmittelbar vor Eintritt in die Mamilla eine spindelförmige Erweiterung, die sog. Milchsäckchen oder *Sinus lactiferi,* die als kleine Staubecken für das Sekret dienen. Diese kleinen Staubecken werden erst an dem funktionierenden Organ nachweisbar (A. Seitz). Ein Teil dieser Milchsäckchen liegt noch unter der Haut des Warzenhofes, was zu wissen für eine richtige Stilltechnik wichtig ist.

Im Bereich des ganzen pigmentierten Warzenhofs, der meist mit scharfer Grenze, selten durch eine allmählich abblassende Ringzone (sekundäre Areola) gegen die übrige Haut abgesetzt ist (Abb. 80 u. 81), finden sich namentlich am Rande Talg- und Schweißdrüsen. Sie münden gleich den in unregelmäßiger Anordnung in der Areola gelegenen Montgomeryschen Drüsen auf kleinen Höckerchen des Warzenhofs, die erst während der Gravidität deutlicher hervortreten. Auch die Montgomeryschen Drüsen sind nichts anderes als modifizierte Talgdrüsen, die dazu dienen, die Haut der Mamilla und Areola geschmeidig zu erhalten[1].

C. Die Veränderungen im Gesamtorganismus.

Daß das Wachstum des Eies an den Geschlechtsorganen ausgedehnte Veränderungen hervorruft, die wir oben besprochen haben, ist leicht verständlich. Schon etwas schwieriger zu verstehen sind die eben besprochenen Veränderungen an den Brustdrüsen, die zweifellos eine Folge hormonaler Impulse sind, die zunächst von den Ovarien, besonders dem Corpus luteum graviditatis, später in der Hauptsache sicherlich von der Placenta ausgehen. Nun treten aber regelmäßig in der Schwangerschaft auch an entfernten Organen wichtige Veränderungen auf, die insgesamt eine gewaltige Umwälzung im Organismus des schwangeren Weibes bedingen und deren Erklärung früheren Ärztegenerationen die größten Schwierigkeiten gemacht hat. Erst die Kenntnis des gesamten endokrinen Drüsensystems hat uns auch hier tiefere Einblicke ermöglicht, ohne daß bis heute jede Einzelheit dieses komplizierten Zusammenspiels geklärt wäre.

Die Quelle aller Impulse, die den schwangeren Organismus treffen, ist letzten Endes natürlich das Ei. Wir haben ja schon oben (S. 14f.) die unter dem Einfluß des Corpus luteum zustande kommende prägravide Umwandlung der Uterusschleimhaut kennengelernt, weiter erfahren, wie das Ei selbst vermöge des Trophoblasten immer stärkere Wirkungen auf den mütterlichen Organismus ausübt, deren lokale Erscheinungen wir in dem Kapitel der Nidation und Plazentation besprochen haben. Das Corpus luteum graviditatis ist in den ersten Schwangerschaftsmonaten anscheinend für die Eihaftung von größter Bedeutung; erst im 3.—4. Schwangerschaftsmonat erreicht es den Höhepunkt seiner Entwicklung und Funktion, von da ab beginnt nach einem mehrwöchigen Stillstand eine langsame Rückbildung. Anscheinend hängen sowohl der Stillstand wie die Rückbildung des Corpus luteum wieder ab von dem Fortschreiten der Plazentation, durch die das Ei gewissermaßen immer selbständiger wird. Je mehr die Placenta in die hämotrophische Phase ihrer Entwicklung (vgl. S. 33f.)

---

[1] Weitere Einzelheiten über Form, Größe und Leistungsfähigkeit der Brust vgl. im Kapitel Lactation, ferner v. Jaschke: Die weibliche Brust. Handbuch von Halban-Seitz, Bd. V, 2.

eintritt, in desto größerem Umfange *wird* anscheinend die *Placenta zum beherrschenden inkretorischen Apparat,* auf dessen Einfluß offenbar alle die Umwandlungen im mütterlichen Organismus zurückzuführen sind, die nicht einfach auf mechanischem Wege durch Wachstum und Ausdehnung des Eies zustande kommen.

Die erste Wirkung der vom Trophoblasten gelieferten Inkrete ist eine gewisse Gleichgewichtsstörung im gesamten endokrinen System, aus der wieder Veränderungen im Ionenmilieu der Gewebe, in der Reaktionslage des vegetativen Nervensystems, im intermediären Stoffwechsel sich ergeben, über deren Einzelheiten und kausale Verknüpfung wir durchaus noch nicht vollständig orientiert sind. Die Erforschung dieser schwierigen Fragen hat bis heute so widerspruchsvolle Einzelresultate zutage gefördert, daß wir hier nur das zusammenfassen können, was als gesichertes Tatsachenmaterial angesehen werden darf.

1. Allgemeines über die Schwangerschaftsreaktion des weiblichen Organismus.

Die Erkenntnis von der fundamentalen Wichtigkeit der Kolloide und Ionen für alle Vorgänge des Lebens hat auch in der Geburtshilfe dazu geführt, immer mehr physikalisch-chemische Methoden für die Erforschung der Schwangerschaftsreaktion des weiblichen Organismus anzuwenden[1]. Da alles Protoplasma der Zellen aus *Kolloiden* sich aufbaut, ja neuere Untersuchungen gezeigt haben, daß ohne kolloidale Struktur der Materie Leben nicht möglich ist, andererseits der kolloide Zustand unter Einflüssen verschiedenster Art ständigen Änderungen unterliegt, darf schon a priori angenommen werden, daß auch die Ansiedlung des Eies und die gewaltigen dadurch hervorgerufenen Veränderungen im Bereich des Genitalapparates solche Änderungen herbeiführen werden.

Die normale Funktion der Zellen ist an einen gewissen Zustand der „*Eukolloidität*" (SCHADE) gebunden, in dem der Zerteilungsgrad der Materie, die sog. *Dispersität* derartig ist, daß die einzelnen Teilchen etwa einen Durchmesser von $^1/_{100}\,\mu$ haben. Daraus ergibt sich schon, daß solche Veränderungen nicht einfach dem Mikroskop zugänglich sind. Änderungen des Kolloidzustandes gehen gewöhnlich aus von den Ionen, d. h. den durch verschiedene elektrische Ladung charakterisierten Bausteinen eines Moleküls, woraus folgt, daß ein *bestimmtes Ionengleichgewicht*, insbesondere zwischen H- und OH-Ionen, für die Aufrechterhaltung des Zustandes der *Eukolloidität* notwendig ist.

Wichtige, weil leicht bestimmbare Kennzeichen dieses Gleichgewichts sind gewisse *physiko-chemische Konstanzwerte des Blutes.* Daher gehört:

1. Die *H-OH-Isoionie*, d. h. eine Ionenkonzentration des Blutes von $p_{H37^0} = 7,35$, was etwa 28 Milliarden H-Ionen im Kubikmillimeter entspricht.

2. Ferner die *Na—K—Ca-Isoionie,* d. h. die Einstellung dieser Ionen in einem gegenseitigen Verhältnis von etwa 100:2:2.

3. Ein dritter derartiger Konstanzwert ist die *osmotische Isotonie,* die als Gefrierpunktswert gemessen wird und zwischen $\Delta = 0{,}55$—$0{,}58^0$ schwankt; das heißt nichts anderes, als daß der Organismus die Fähigkeit hat, die Summe der in seinen Säften gelöst gehaltenen Teile (Moleküle und Ionen) in der Volumeinheit bis auf wenige Prozent konstant zu halten. Steigt die Konzentration, so werden die Zellen zur Wasserabgabe genötigt, sinkt umgekehrt die Konzentration des Gelösten, so kommt es durch Wasseraufnahme zur Quellung der Zellen.

4. Der Zustand der Eukolloidität ist aber an eine bestimmte Temperatur gebunden, deren Überschreitung oder Unterschreitung die Geschwindigkeit der Ionen und Molekularbewegung verändert *(Isothermie).*

5. Schließlich gehört zur Eukolloidität die *Isoonkie,* d. h. die Konstanterhaltung des onkotischen, Druckes[2] im Blutplasma auf einer Höhe von etwa 2,5 cm Hg.

Die *Regulierung aller dieser Konstanzwerte* erfolgt zum Teil durch Verschiebung der extracellulären, im Bindegewebe gelagerten Kolloide. Die H—OH-Isoionie und osmotische Isotonie werden insbesondere gewährleistet durch eine Ausscheidungsregulierung seitens der Nieren, die auch für die Aufrechterhaltung der Na-K-Ca-Isoionie und der Isotonie von größter Bedeutung ist.

Übergeordnet ist teilweise die *regulatorische Tätigkeit des vegetativen Nervensystems,* die vor allem auf Verschiebungen im Ionengleichgewicht anspricht. Bekannt ist z. B., daß eine Vermehrung der Ca-Ionen im Serum den Tonus des Sympathicus, eine solche der K-Ionen den Tonus des Parasympathicus steigert.

Hält man dagegen die Beobachtung, daß in fast allen Organen und Funktionen während der Schwangerschaft Abweichungen von der aus dem nichtschwangeren Zustand bekannten Norm schon mit grob klinischen Untersuchungsmethoden, zum Teil sogar durch einfachsten Augenschein feststellbar sind, dann darf

---

[1] *Kolloide* sind bekanntlich die unter die Grenze des mikroskopisch Sichtbaren herabgehenden, heute allerdings im Ultramikroskop doch darstellbaren Teilchen zwischen $^1/_{10}$ und $^1/_{1000}\,\mu$ Durchmesser, deren Zahl ganz wesentlich den Aggregatzustand der Materie bestimmt. Geringe Kolloidzahl ist dem flüssigen Aggregatzustand eigentümlich, die höchste dem festen. Auch Blutserum und Gewebssäfte sind von kolloidaler Beschaffenheit. Die Biokolloide gehören im wesentlichen zu den chemischen Gruppen der Eiweißkörper, Kohlehydrate und Lipoide. Die Kleinheit der Teilchen einer im kolloiden Zustand befindlichen Materie hat natürlich eine enorme Oberflächenentfaltung zur Folge, die SCHADE z. B. für 1 g Kolloidmasse bei einer durchschnittlichen Kolloidgröße von $^1/_{100}$ auf 600 qm berechnet hat.

[2] Onkotischer Druck = Quellungsdruck = Maß der Wasser anziehenden Kraft, da die Kolloide des menschlichen Körpers sich in einem Zustand nicht voll gesättigter Quellung befinden. ὄγκος = Quellung.

man fast a priori annehmen, daß *die erwähnten Blutkonstanzwerte in der Schwangerschaft gewisse Abweichungen zeigen* werden. In der Tat sind solche Schwankungen — verschieden deutlich in den einzelnen Phasen der Schwangerschaft und bei verschiedenen Individuen — gefunden worden. So hat man beispielsweise im Blut jeder Schwangeren, und zwar zunehmend mit dem Fortschreiten der Schwangerschaft und mit einem Maximum unter der Geburt eine Zunahme der H-Ionen, also eine Verschiebung zum Sauren, eine *physiologische Schwangerschaftsazidose* festgestellt (HASSELBACH, GAMMELTOFT, BOKELMANN und ROTHER, WILLIAMSON). Auch eine *Störung der Na-K-Ca-Isoionie* ist mindestens *sehr wahrscheinlich* gemacht. Daß die *osmotische Isotonie* gestört ist, wissen wir schon aus den Untersuchungen von KRÖNIG und FÜTH (1901). Die Abnahme des osmotischen Druckes im Blut wird allerdings erst in der zweiten Hälfte der Schwangerschaft deutlich, um am Ende derselben recht deutliche Differenzen erkennen zu lassen ($\Delta = 0{,}52$—$0{,}54$). Eine *Störung der Isothermie* ergibt sich aus der klinischen Erfahrung, daß Schwangere auf alle möglichen leichten Infekte mit stärkeren Temperaturschwankungen als außerhalb der Schwangerschaft reagieren. Schließlich ist durch RUNGE und KESSLER u. a. nachgewiesen, daß vom 4. Schwangerschaftsmonat an *der onkotische Druck* im Blutplasma *absinkt* bis auf 2,05 cm Hg, um nach einem plötzlichen Ansteigen während der Geburt bis zum Beginn der zweiten Woche des Puerperiums wieder die Norm zu erreichen. Wahrscheinlich werden gerade diese Feststellungen für die Erkenntnis mancher Störungen in der Schwangerschaft von erheblicher Bedeutung werden.

Wie im einzelnen das Zusammenspiel der hierbei zur Wirkung kommenden Kräfte sich gestaltet, ist nur zu einem geringen Teil bekannt. Für die Forschung bleiben hier noch vielerlei Einzelaufgaben zu lösen. Wir wissen nur sicher, daß Niere, Bindegewebe und vegetatives Nervensystem dabei eine wichtige Rolle spielen, ihrerseits beeinflußt von den gewaltigen Änderungen des Stoffwechsels, die Ansiedlung und Wachstum des Eies im mütterlichen Organismus hervorrufen. Was darüber an gesichertem Tatsachenmaterial vorliegt, soll nun besprochen werden.

2. Schwangerschaftsreaktion der einzelnen Organsysteme.

Um eine gute Übersicht über die Fülle der Erscheinungen zu erhalten, gruppieren wir dieselben nach verschiedenen Funktionsleistungen und Organsystemen.

1. Blutdrüsen und Stoffwechsel. Altbekannt ist die fast regelmäßig in der Schwangerschaft zu beobachtende *Vergrößerung der Schilddrüse,* die auf einer wahren Hypertrophie und Hyperplasie des Gewebes beruht (LANGER, ENGELHORN) und mit *Hyperfunktion des Organes* einhergeht (Abb. 82). Das Gewicht der Schilddrüse Schwangerer beträgt durchschnittlich 40 g gegenüber 15 g der nichtschwangeren Frau (WEHEFRITZ). Entsprechend der gesteigerten Funktion ist der Grundumsatz erhöht. Ebenso findet sich ein erhöhter Jodspiegel im Blut. Es gibt aber auch einige Zeichen, z. B. das Verhalten des Wasser- und Chloridstoffwechsels, die für eine partielle Hypofunktion der Schilddrüse in der Schwangerschaft sprechen.

Die besonders wegen ihrer Beziehung zum Kalkstoffwechsel interessanten *Epithelkörperchen* (Parathyreoidea) lassen eine Vermehrung der chromophilen Zellen erkennen und scheinen in der Schwangerschaft erhöhten Ansprüchen genügen zu müssen, wenn nicht Störungen in Form von Schwangerschaftstetanie auftreten sollen. Die später zu erwähnende Erhöhung der galvanischen Nerv-Muskelerregbarkeit deutet darauf hin, daß bei vielen Frauen die *Beanspruchung* der Parathyreoidea in der Schwangerschaft *bis an die Grenze der Leistungsfähigkeit* herangeht. Es scheint nach neuesten Untersuchungen (ANSELMINO, HOFFMANN und HEROLD[1]), daß die Epithelkörperchen durch den Hypophysenvorderlappen stimuliert werden.

Sehr ausgesprochen sind die Veränderungen der *Hypophyse,* deren *Vorderlappen beträchtlich hypertrophiert* (ERDHEIM). Die Hypertrophie, die fast zu einer Gewichtsverdoppelung führt, kommt wesentlich durch die starke Vermehrung und Vergrößerung der Hauptzellen zustande, die so auffallend ist, daß man sie geradezu als „Schwangerschaftszellen" bezeichnet (Abb. 84). Die acidophilen und basophilen Zellen treten demgegenüber in der Schwangerschaft zurück. Da der Hypophysenvorderlappen enge Beziehungen zu dem Wachstum des Organismus hat, ist die Vermutung sehr naheliegend, daß mancherlei später noch zu erwähnende Veränderungen am Skelet sowie die häufig recht auffallende Vergröberung der Gesichtszüge in der Schwangerschaft von dieser Hypertrophie des Hypophysenvorderlappens abhängig sind[2]. Im *Hinterlappen der Hypophyse* hat man strukturelle Veränderungen bisher nicht nachweisen können. Bemerkenswert ist aber die Tatsache, daß die aus dem

---

[1] ANSELMINO, HOFFMANN u. HEROLD: Klin. Wschr. **1934** I, Nr. 2.
[2] Über andere Wirkungen der Hypophysenvorderlappenhormone vgl. S. 9 u. 280.

Hinterlappen gewonnenen Extrakte wehenverstärkend wirken und zu den praktisch wichtigsten Wehenmitteln geworden sind. In neuester Zeit hat man auch noch andere Wirkungen des Hypophysenhinterlappens, wie z. B. eine antidiuretisch wirkende Komponente, kennengelernt, über deren Bedeutung die Akten noch nicht geschlossen sind.

In der *Nebenniere* hat man eine *Hypertrophie der Rinde* insbesondere in der reticulären Zone sicher nachgewiesen. Die Gewichtszunahme der Nebenniere beträgt durchschnittlich 2 g (WEHEFRITZ). Man hat in der Rinde eine stärkere Anreicherung von Lipoiden, insbesondere von Cholesterin, gefunden. Auch die in der Schwangerschaft festzustellende Lipoidämie dürfte mit der Nebennierenrindenhypertrophie in einem Kausalzusammenhang stehen, die ihrerseits wahrscheinlich vom Hypophysenvorderlappen stimuliert wird. Von manchen Seiten wird auch das bei Schwangeren nicht selten zu beobachtende starke Wachstum der Lanugohärchen damit in Zusammenhang gebracht. Im *Nebennierenmark* sind typische Schwangerschaftsveränderungen bisher nicht gefunden worden. A priori sind aber irgendwelche Funktionsänderungen wahrscheinlich und es ist anzunehmen, daß die eigentümliche Hautpigmentierung Schwangerer (vgl. weiter unten) mit einer veränderten Tätigkeit des Nebennierenmarks zusammenhängt. In allerneuester Zeit wird, zunächst allerdings nur auf Grund von Untersuchungen an der weißen Maus behauptet, daß das Nebennierenmark an der Schwangerschaftshypertrophie noch mehr beteiligt sei als die Rinde (GUTHMANN und VÖLCKER). Merkwürdig ist die Vermehrung der Gewebselemente

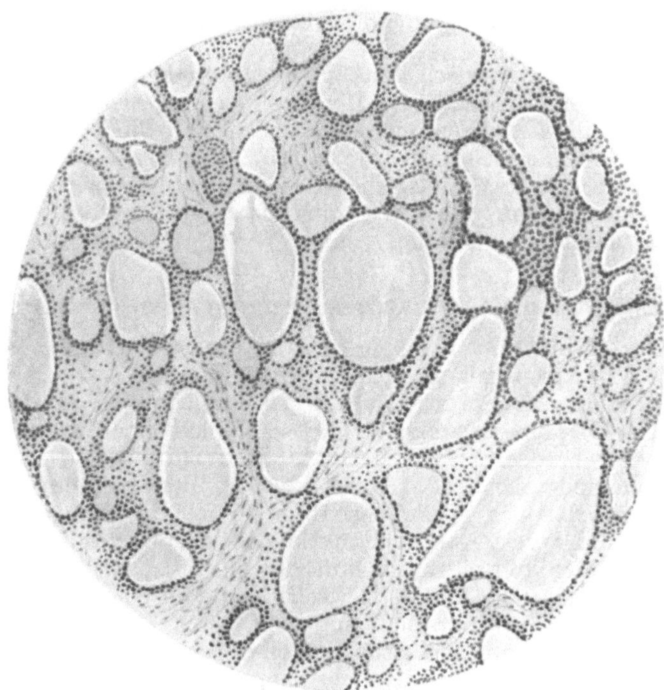

Abb. 82. Aus der Schilddrüse einer Schwangeren.
(Nach E. MARTIN.)

in dem chrombraunen Gewebe des Ganglion FRANKENHÄUSER (BLOTEVOGEL), die sicherlich mit der Vorbereitung des Uterus auf seine Funktion bei der Geburt in einem Kausalnexus steht, dessen Einzelheiten uns aber noch verborgen sind.

Über das Verhalten der *Zirbeldrüse* und *Thymus* in der Schwangerschaft ist bisher sicheres nicht bekannt. Im *Pankreas* tritt der insuläre Apparat bei Schwangeren deutlich hervor, was mit dem starken Kohlehydratstoffwechsel in ursächlichem Zusammenhang stehen dürfte.

Als eine erst in der Schwangerschaft auftretende endokrine Drüse ist auch die *Placenta* anzusehen (vgl. S. 55f.).

Über die *Ovarien* vgl. S. 67.

Die geschilderten *Veränderungen im endokrinen System beeinflussen ihrerseits die Reaktionslage des gesamten vegetativen Nervensystems,* das während der Schwangerschaft in einem *Zustand erhöhter Labilität* sich befindet. Davon sind z. B. abhängig die verschiedensten vasomotorischen Erscheinungen, die man bei Schwangeren beobachtet (häufiger Wechsel der Gesichtsfarbe, Auftreten einer Gänsehaut, Kältegefühl und im raschen Wechsel damit Erwärmung, die sammetartige Beschaffenheit der Haut größerer Körperpartien, leichter Dermographismus, eine gewisse Neigung zu rasch aufschießendem und ebenso rasch wieder verschwindendem Erythem und urticaria-

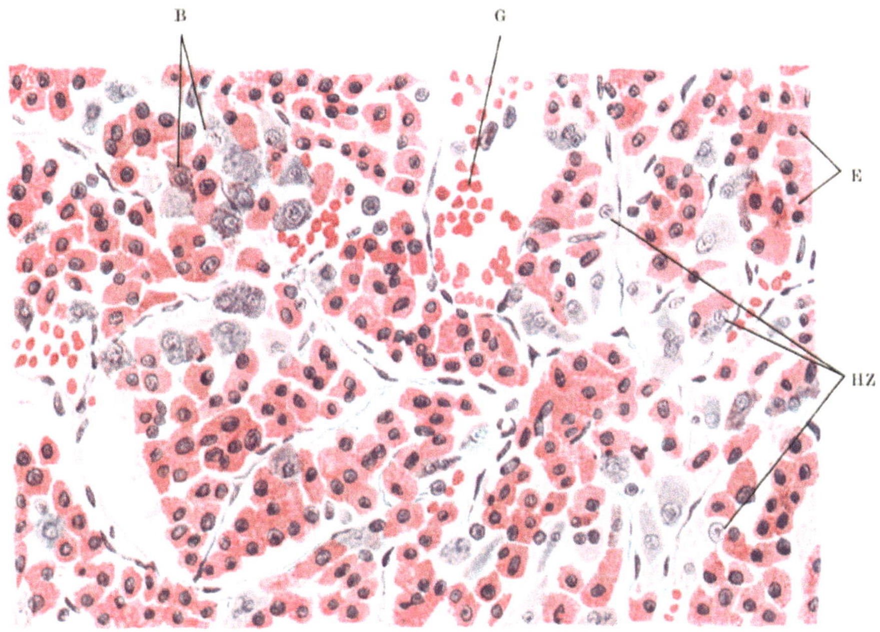

Abb. 83. Hypophyse einer Nullipara.
B basophile, E eosinophile Zellen, HZ Hauptzellen, G Gefäße.
(Nach KOLDE.)

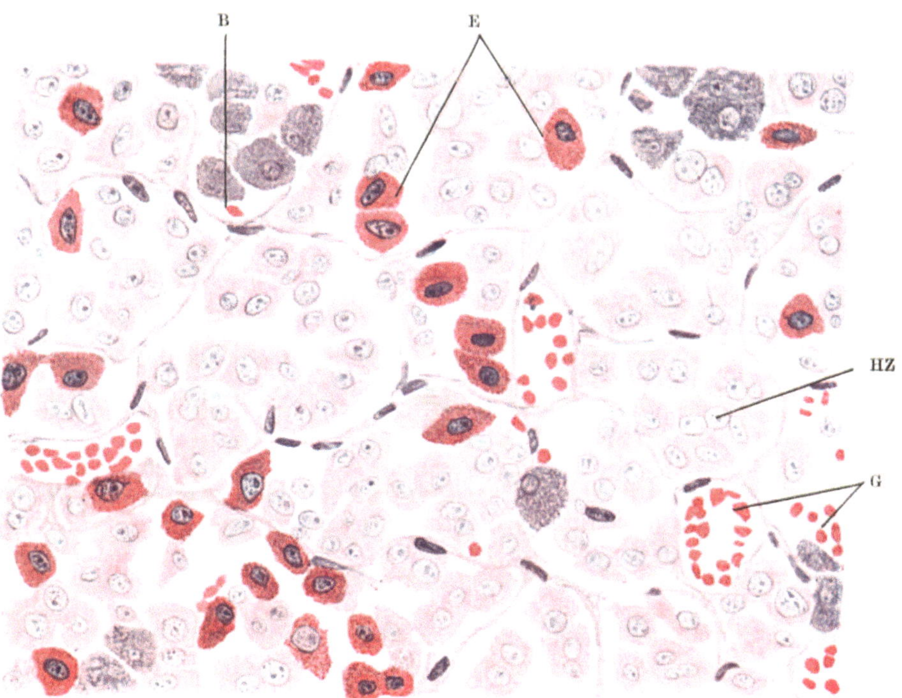

Abb. 84. Hypophyse einer Erstgebärenden 4 Tage post partum.
Vergrößerung und Bezeichnung wie in Abb. 83.
(Nach KOLDE.)

ähnlichen Veränderungen). Schließlich hat man auch durch eine capillarmikroskopische Untersuchung an Schwangeren ganz allgemein eine Neigung zu häufigem Auftreten von *Spasmen* in den Capillaren, die manchmal bis zu vollständiger lokaler Stase führen, festgestellt.

Sind die bisher erwähnten Erscheinungen hauptsächlich vom Tonus des Sympathicus abhängig, so beobachtet man andererseits auch mancherlei Erscheinungen eines erhöhten Vagustonus, besonders im Bereich des Magen-Darmtractus.

In Abhängigkeit vom vegetativen Nervensystem steht wohl auch die bei Schwangeren in geringem Grade fast regelmäßig zu findende Erhöhung der galvanischen Nerv-Muskelerregbarkeit. Am Ende der Schwangerschaft ist eine Kathodenschließungszuckung durchschnittlich schon bei einer Stromstärke von 0,9 MA hervorzurufen, während sie bei Nichtschwangeren erst bei der doppelten Stromstärke eintritt.

Auch mancherlei *Veränderungen und Störungen in den triebhaften Empfindungen,* bestimmte *Gelüste* der Schwangeren werden vom Zentrum des vegetativen Nervensystems im Hirnstamm aus gesteuert, das seinerseits abhängig ist von dem Ionenmilieu des Blutes.

So greift eins ins andere, ohne daß wir heute schon imstande wären, jede Einzelerscheinung in ihrer wahren kausalen Abhängigkeit zu erfassen. Daß aber derartige Abhängigkeiten bestehen, daß insbesondere die endokrinen Umstellungen, die sich aus der Ansiedelung des Eies ergeben, die davon abhängigen Änderungen des Ionenmilieus und der Reaktionslage des vegetativen Nervensystems in einem engen Kausalnexus stehen, ist sicher.

Ebenso sicher ist, daß *abhängig von den eben genannten Umstellungen im* **Stoffwechsel** *Schwangerer mancherlei Änderungen eintreten*; man darf nur nicht vergessen, daß Stoffwechseländerungen auch ihrerseits die Funktion der endokrinen Drüsen beeinflussen und auf das vegetative Nervensystem mancherlei Rückwirkung haben. Die *Komplexität dieses Ineinandergreifens* sich vor Augen zu halten erscheint notwendig, um voreilige Schlußfolgerungen, wie sie so häufig in der Literatur der letzten Jahre sich finden, zu vermeiden. Wir begnügen uns deshalb, auch hier lediglich das anzuführen, was uns einigermaßen sichergestellt scheint.

a) Der Stoffwechsel der Aschenbestandteile interessiert deshalb besonders, weil davon der eukolloide Zustand der Eiweißkörper in vieler Hinsicht abhängig ist. Entgegen älteren Angaben wissen wir heute aus Untersuchungen von v. Oettingen, Rossenbeck, Zangemeister, daß in den letzten Schwangerschaftsmonaten im Blutserum eine deutliche Vermehrung der Chlorionen und eine ebenso deutliche Erniedrigung der Natriumionen nachweisbar ist. Kalium liegt innerhalb der Grenzen der Norm. Dagegen konnte die von vielen älteren Autoren behauptete Herabsetzung des Calciums von Rossenbeck mit exakter Mikromethodik nicht bestätigt werden. Der Kalkgehalt des fetalen Serums ist durchschnittlich 1,8 mg pro 100 ccm höher als der des mütterlichen (Bogert-Blass).

Der *Kalium-Calciumquotient* liegt in der zweiten Hälfte der Schwangerschaft unter der für die nichtschwangere Frau gültigen Norm (1,03). Während aber zunächst das Calcium ein deutliches relatives Übergewicht über das Kalium besitzt, tritt gegen Ende der Schwangerschaft, besonders im 10. Monat eine Rückverschiebung zugunsten des Kaliums ein. Die tiefere Bedeutung dieser Feststellung dürfte folgende sein: Da nach allgemeiner Annahme das K-Ca-Gleichgewicht für die Reaktionslage des vegetativen Nervensystems von entscheidender Bedeutung ist, müssen wir im 7.—8. Monat eine sympathicotonische Reaktionslage annehmen, die gegen Ende der Schwangerschaft schon zur normotonischen zurückkehrt (Krug[1]).

Auch *Magnesium* wird retiniert, nach Hoffstroem in einer Gesamtmenge von 2,4 g. Hinsichtlich des Blutes sind die Angaben widersprechend. Es scheint aber auch hier eine geringe Verminderung am Ende der Schwangerschaft zustande zu kommen, die allerdings nicht mehr als 0,2—0,4 mg-% ausmacht (Spiegler und Naumes).

Für die ebenfalls zum Knochenaufbau des Fetus benötigte *Phosphorsäure* ist ähnlich wie beim Ca eine Retention nachweisbar, die mehr als 16% der zugeführten Menge (Landsberg), insgesamt 56 g (Hoffstroem) beträgt, wovon etwa 18 g an die

---

[1] Krug: Z. Geburtsh. **105** (1933).

Frucht abgegeben werden. Die Phosphorsäureausscheidung im Harn ist vermindert (ZANGEMEISTER), im Blut ist die Phosphormenge gegenüber dem nichtschwangeren Zustande nicht deutlich vermehrt.

Beim *Schwefel* hat man gleichfalls eine verminderte Ausscheidung durch den Harn gefunden (LANDSBERG). Für den S-Gehalt des Blutes sind vereinzelt außergewöhnlich hohe Werte gefunden worden.

Eisen wird vom Fetus dem mütterlichen Organismus mit großer Energie entzogen, so daß bei zu geringer Eisenzufuhr der mütterliche Organismus sich nur durch den Abortus vor eigenem Zugrundegehen retten kann (FETZER). Der Fetus speichert geradezu einen Eisenüberschuß, was vielleicht mit der relativen Eisenarmut der Muttermilch in Zusammenhang steht. Der Eisengehalt des Blutes zeigt entsprechend dieser Erfahrung in der Schwangerschaft eine Verminderung. Eisenzufuhr in der Nahrung vermag Speicherung auszulösen, was zu wissen für die Diätetik Schwangerer natürlich von Wichtigkeit ist.

Der **Grundumsatz,** d. h. die Gesamtverbrennung von Eiweiß, Fett und Kohlehydraten, die man als respiratorischen Quotienten mißt, ist in der zweiten Hälfte der Schwangerschaft und namentlich kurz vor ihrem Ende nach der Meinung der meisten Autoren *gesteigert*. Offenbar sind aber die individuellen Unterschiede sehr groß, da Steigerungen von 4—40% angegeben werden, andererseits MAHNERT bei Beziehung der gefundenen Werte auf das Körpergewicht einen Unterschied zwischen Schwangeren und Nichtschwangeren überhaupt nicht gefunden hat.

b) Der Eiweißstoffwechsel Schwangerer ist dadurch charakterisiert, daß — besonders in den letzten Monaten der Schwangerschaft — *Stickstoff retiniert* wird. Die tägliche Stickstoffretention steigt nach den Angaben verschiedener Autoren von 1,5 g bis zum Ende der Schwangerschaft auf 6—8 g. Hinsichtlich des nicht an Eiweiß gebundenen Stickstoffs im Blut, des sog. *Reststickstoffes* haben neuere Untersuchungen an der unteren Grenze der Norm sich haltende Werte von 24—30 mg-% ergeben. Im einzelnen fand man[1] die *Harnstoffmenge* im Blut Hochschwangerer vermindert, woraus sich weiter ergab, daß der Harnstoff-Stickstoff bei der Schwangeren im Durchschnitt nur etwa 30—40% der Reststickstoffmenge (gegenüber 50% bei Nichtschwangeren) ausmacht. Die *Harnsäurewerte* bewegen sich an der unteren Grenze des Normalen. *Vermehrt* sind dagegen die *Aminosäurewerte* des Blutes (GAMMELTOFT, HEESCH); auch im Harn fanden sich erhöhte Mengen von Aminosäuren. Genau dasselbe gilt für die *Ammoniakausscheidung* im Harn, während für das Blut Untersuchungen bisher fehlten. In jüngster Zeit fand BOCK im Blut präformiertes Ammoniak in einer Menge von 0,31—0,4 mg-%, bei Kreißenden sogar 0,5 mg-% (gegenüber 0,29 mg-% bei Nichtschwangeren). Er nimmt an, daß dieses Blutammoniak bei der Neutralisierung organischer Säuren eine Rolle spiele. Dagegen ist die Vermehrung der Polypeptide im Harn sehr stark (bis 50% der Norm). Auch für die den Polypeptiden nahestehende Oxyproteinsäure ist eine vermehrte Ausscheidung nachgewiesen. Hinsichtlich des Kreatinins und seiner Vorstufe Kreatin sind die bisherigen Untersuchungsergebnisse noch widersprechend. Im Blute scheint keine Vermehrung zu bestehen. Im Harn ist aber vermehrte Kreatininausscheidung von verschiedensten Forschern übereinstimmend gefunden worden.

Insgesamt lassen diese Einzelergebnisse den Schluß zu, daß der *Eiweißabbau in der Schwangerschaft eine Verzögerung erfährt.* Hervorgerufen wird diese höchstwahrscheinlich durch eine Verschiebung des gesamten Reaktionsmilieus in alkalotischer Richtung, sowohl in der Muskulatur, als auch in der Leber, wie ROSSENBECK auf Grund sorgfältiger Gewebsanalysen feststellen konnte.

c) Der Kohlehydratstoffwechsel zeigt in der Schwangerschaft recht bemerkenswerte Eigentümlichkeiten. Ungefähr 30% aller gesunden Schwangeren scheiden zu irgendeiner Zeit der Schwangerschaft Zucker im Harn aus, und zwar Traubenzucker. Schwangere zeigen überhaupt eine *herabgesetzte Zuckertoleranz* und bekommen daher nach oraler Zufuhr von 100 g Dextrose in der Regel eine *alimentäre Glykosurie,* so daß FRANK und NOTHMANN darauf geradezu eine Schwangerschaftsdiagnose aufbauen wollten[2].

---

[1] Literaturangaben bei BOCK: l. c.
[2] Vgl. dazu S. 106.

Die erhöhte Neigung zu Glykosurie zeigt sich auch darin, daß nach Injektion von 0,002 g Phlorhidzin bei Schwangeren regelmäßig eine Zuckerausscheidung eintritt, die Nichtschwangere bei dieser geringen Dosis vermissen lassen.

Auch Adrenalin erzeugt bei Schwangeren schon in Dosen von 0,3—0,5 mg eine vorübergehende Glykosurie, während bei Nichtschwangeren dazu mindestens 1 mg erforderlich ist. Das Merkwürdigste aber ist, daß alle diese verschiedenen Formen von *Glykosurie nicht von einer Hyperglykämie abhängig* sind. Es sind vielmehr von allen Untersuchern bei Schwangeren auch nach Zuckerbelastung keine die Norm übersteigenden Blutzuckerwerte gefunden worden; nur intra partum und besonders in der Austreibungsperiode ist eine leichte Hyperglykämie festzustellen. Man darf daraus den Schluß ziehen, daß der *Kohlehydratstoffwechsel an sich nicht gesteigert* ist und *nur das Nierenfilter eine erhöhte Durchlässigkeit für Zucker aufweist.* Man hat daher auch von einer „renalen Glykosurie" oder sogar von einem renalen Diabetes gesprochen (NOVAK und PORGES). H. KÜSTNER hat die Leistungsänderung der Ovarien, SALOMON eine solche der Hypophyse als Ursache der erhöhten Nierendurchlässigkeit angesprochen. Leider wissen wir noch gar nichts Sicheres über die Rolle der Leber beim Zustandekommen dieser Schwangerschaftsglykosurie.

Bei Hochschwangeren findet man übrigens häufig auch eine leichte *Lactosurie* infolge von Rückresorption des Milchzuckers aus der Brustdrüse.

d) Der Fettstoffwechsel gesunder Schwangerer ist *dadurch charakterisiert, daß* vom 3. Schwangerschaftsmonat ab eine *Fettanreicherung im Blute,* und zwar sowohl der Neutralfette wie der Lipoide und des Cholesterins *beobachtet wird,* die während der letzten Wochen ante terminum ihr Maximum erreicht.

Der *Hyperlipämie* parallel geht eine Vermehrung der Cholesterinesther und Cholesterinfette *(Cholesterinämie[1])* und eine Vermehrung der Lipoide *(Lipoidämie).* Die Erhöhung des Cholesterinspiegels im Blute ist mit einer wesentlichen Verminderung des Gallencholesterins, und zwar sowohl der Leber- wie der Blasengalle verbunden (E. PRIBRAM), wodurch der Beweis erbracht ist, daß es sich nicht um eine vermehrte Bildung von Cholesterin sondern nur um eine Retention handelt, die wahrscheinlich ebenso wie die Lipoidspeicherung von den endokrinen Drüsen her erzeugt wird; in der Hauptsache ist sie wahrscheinlich eine Folge der Ausschaltung der Ovarialfunktion, da die Kastration ähnliche Veränderungen zur Folge hat.

Sehr interessant sind die Beziehungen des Fettstoffwechsels zur physiologischen Schwangerschaftsazidose (vgl. oben), die hauptsächlich durch das vermehrte Vorkommen von Acetessigsäure und β-Oxybuttersäure im Blut hervorgerufen wird (BOKELMANN, BOCK und ROTHER); die Acetonvermehrung ist dagegen gering. Um so häufiger findet man namentlich bei kohlehydratreicher Ernährung eine Acetonurie bei Schwangeren. Sie ist regelmäßig von einer Ketonämie begleitet, woraus man auf einen verzögerten oder mangelhaften Fettumbau (auf dem Wege von den Fetten zu den Kohlehydraten) geschlossen hat (BOCK); denn man weiß heute, daß die Acetonkörper im wesentlichen Abkömmlinge der Fette sind, während man sie früher nur mit dem Eiweiß- und Kohlehydratstoffwechsel in Beziehung gebracht hat. Im Wochenbett erfolgt schnell eine Umstellung, wonach das Blut sogar im Verhältnis zum nichtschwangeren Zustand verhältnismäßig acetonkörperarm wird.

Man sieht, daß im Stoffwechsel Schwangerer recht interessante Abweichungen gegenüber dem nichtschwangeren Zustand gefunden werden. Wenn wir auch über die feineren Kausalzusammenhänge noch nicht vollständig orientiert sind, so ist doch jetzt eine wichtige Grundlage geschaffen, auf der weiter gebaut werden kann.

Sichtbarsten Ausdruck finden die Stoffwechselveränderungen in der Gewichtszunahme Schwangerer, die in den letzten 3—4 Monaten 1500—2500 g pro Monat beträgt (HECKER, GASSNER). Sie ist etwa zur Hälfte auf das wachsende Ei, im übrigen aber auf Assimilation zurückzuführen. Der gesamte *Gewichtszuwachs der Schwangeren* wird auf ein $^1/_{13}$ des vorherigen Körpergewichts geschätzt.

Von verschiedensten Autoren (ZANGEMEISTER u. a.) ist behauptet worden, daß in den letzten 3 Tagen vor der Geburt so häufig noch ein Gewichtssturz von 1 kg ein-

---

[1] Nebenbei bemerkt dürfte damit die abweichende Tonuseinstellung der Blutgefäße in der Schwangerschaft zusammenhängen, da parallel mit der Hypercholesterinämie regelmäßig eine Verschiebung der Struktur der Serum-Eiweißkörper nach der Globulin-Fibrinogenseite eintritt (EUFINGER).

träte, daß man daraus geradezu den baldigen Eintritt der Geburt erschließen könnte. Nachprüfungen von anderer Seite haben jedoch eine Regelmäßigkeit dieses Gewichtssturzes nicht ergeben. Allerdings besteht darüber noch keine Einigkeit. Während LORENZEN den Gewichtssturz nur in 17%, BENDER in 17% der Mehrgebärenden und 37% der Erstgebärenden fanden, geben KNIPPING und ebenso MAHNERT neuerdings an, daß sie den von ZANGEMEISTER beobachteten Gewichtssturz in mehr als $^3/_4$ aller Fälle gefunden hätten. Sie bringen das mit den Veränderungen des Gaswechsels und der Steigerung des Grundumsatzes in Zusammenhang.

2. Blut. Schon seit SPIEGELBERG-GSCHEIDLENs Untersuchungen an trächtigen Hündinnen ist bekannt, daß in der Schwangerschaft die Blutmenge vermehrt wird; neuere Untersuchungen mit exakten Methoden (ANUFRIEJEW, ZUNTZ, MAHNERT) haben das bestätigt. Die *Gesamtblutmenge* ist am Ende der Schwangerschaft um nahezu $^1/_4$ (= 21%) *größer* als vor derselben; allerdings kommen starke individuelle Schwankungen vor. Aus dieser Vermehrung der Blutmenge erklärt sich die große Toleranz Schwangerer und Gebärender gegen Blutverluste. Auch die Zahl der *Erythrocyten* ist mindestens bei gut ernährten kräftigen Schwangeren gegen Ende der Gravidität etwas erhöht (DIETRICH). Im großen Durchschnitt findet man Werte an der oberen Grenze des auch von Nichtschwangeren erreichten Normalwertes (4 bis 5 Millionen). Dabei finden sich unter den roten Blutkörperchen neben basophil gekörnten und gequollenen Formen reichlich Poikilocyten und Jugendformen — Ausdruck für die lebhafte Inanspruchnahme und gesteigerte Tätigkeit der blutbildenden Organe, die einerseits mit starkem Verbrauch, andererseits mit erhöhter Neubildung einhergeht und in erster Linie durch das lebhafte und energische Eisenbedürfnis des Fetus hervorgerufen wird. Der *Hämoglobingehalt* bewegt sich bei gesunden Schwangeren innerhalb normaler Grenzen, ist wohl auch etwas erhöht, bei schwächlichen Personen zuweilen vermindert. In der zweiten Hälfte der Schwangerschaft findet sich ferner (VIRCHOW und neuere Untersucher) eine deutliche *neutrophile Leukocytose* (bis zu 10—16000), wobei unter den weißen Blutkörperchen reichlicher Jugendformen sich finden (ARNETH u. a.). Eosinophile finden sich in normalen Grenzen. Entsprechend einer Zunahme seines Faserstoffgehaltes zeigt das Blut Schwangerer regelmäßig eine *erhöhte Gerinnungsfähigkeit* (DIENST u. a.), die mit der Verschleppung fetaler Zellelemente des Trophoblasten in die mütterliche Blutbahn in Zusammenhang gebracht wird. Außerdem ist festgestellt eine Erniedrigung des spezifischen Gewichts sowohl des Gesamtblutes wie des Serums, als Folge des vermehrten Wassergehaltes des Blutes eine Abnahme der löslichen Blutsalze (ZANGEMEISTER), eine Herabsetzung des Serumeiweißgehaltes (ZANGEMEISTER, DE CRINIS), eine *Erniedrigung des Gefrierpunktes* (MATHES). Die *elektrische Leitfähigkeit,* mit der wir die Summe aller im Serum vorhandenen Ionen feststellen können, ist nach den Untersuchungen von FARKAS und SCIPIADES gegenüber dem nichtschwangeren Zustande nicht verändert. Mit der *Lipoidvermehrung* im Blute Schwangerer wird die Steigerung der baktericiden Kraft des Blutes und die Änderung des opsonischen Index in Zusammenhang gebracht. Das Blutindikan ist vermehrt auf $2{,}5—4{,}3$ mg-$^0/_{00}$ gegenüber einem durchschnittlichen Wert von $1{,}67$ mg-$^0/_{00}$ im Blutserum Nichtschwangerer (RÜBSAMEN, EUFINGER). Man kann also von einer physiologischen *Hyperindikanämie* Schwangerer sprechen. Der *Blutzuckergehalt* ist normal, im Durchschnitt 0,08% (GUGGISBERG). Über andere Veränderungen des Schwangerenblutes haben wir ja schon in dem vorstehenden Kapitel alles Wissenswerte angeführt.

Mancherlei Veränderungen zeigt das Blut Schwangerer in seinen biologischen Eigenschaften. Die *gesteigerte bakterizide Kraft* und Änderung des opsonischen Index haben wir schon erwähnt. Besonders interessant ist das Auftreten starker *Fermentwirkungen* des Blutes in der Schwangerschaft. Unter diesen haben besonderes Interesse diejenigen erregt, die in einem Abbau von Placentargewebe sich äußern. Nach E. ABDERHALDENs interessanten und geistvollen Untersuchungen werden durch das zwar arteigene, aber blutfremde Eiweiß (wohl die Trophoblastelemente) im Blutserum der Schwangeren Fermente mobil gemacht, welche das wegen seiner Blutfremdheit für den mütterlichen Organismus giftige fetale Eiweiß durch weitgehenden Abbau seiner Eigenart und damit seiner Giftigkeit entkleiden. Ungenügende Fähigkeit des mütterlichen Organismus zur Bildung solcher Abwehrfermente führe zu Erkrankungen (vgl. Kapitel der Schwangerschaftstoxikosen). Nach ABDERHALDEN und seinen Schülern sollen diese in der Schwangerschaft gebildeten Abwehrfermente ganz spezifisch sein und nur placentares, d. h. fetales Eiweiß abbauen. Der Nachweis solcher placentaabbauender Fähigkeit des Serums einer Frau sollte darnach sogar eine Frühdiagnose der Schwangerschaft in zweifelhaften Fällen ermöglichen. Die außerordentlich subtile Methode hat für die allgemeine Praxis keine Bedeutung erlangt und soll hier nicht weiter verfolgt werden, da sie inzwischen durch neuere Methoden überholt ist.

Interessant ist auch die 1916 zuerst von FAHRÄUS beobachtete größere Senkungsgeschwindigkeit der roten Blutkörperchen. LINZENMEIER hat systematische Untersuchungen darüber angestellt und gefunden, daß gegenüber einer durchschnittlichen Sekungsgeschwindigkeit von 5—6 Stunden bei nichtschwangeren Frauen vom 4. Monat der Gravidität ab eine derartige Beschleunigung eintritt, daß die Senkung nur etwas über 2 Stunden in Anspruch nimmt. Über die Ursache dieser veränderten Senkzeit in der Schwangerschaft gehen die Meinungen noch stark auseinander.

3. Zirkulationsapparat. Die praktisch wichtigste Veränderung am Zirkulationsapparat in der Schwangerschaft ist eine entsprechend der Zunahme der Körpermasse erfolgende *Massenzunahme des Herzmuskels* (um etwa 60 g) und eine daraus resultierende größere Akkomodationsbreite des Herzens (C. HIRSCH). Eine pathologische Hypertrophie oder Dilatation des Herzens kommt nicht zustande. Die im letzten Drittel der Schwangerschaft öfters nachweisbare Vergrößerung der Herzdämpfung beruht nur auf breiterer Anlagerung des Herzens an die Brustwand infolge einer gewissen Querstellung durch Empordrängung des Zwerchfells. Mit dieser Lageveränderung und der dadurch bedingten leichten Abknickung der Herzbasis gegen die großen Gefäße hängt auch das *Auftreten* weicher, blasender, systolischer, *akzidenteller Geräusche* über dem Herzen zusammen, die in der zweiten Schwangerschaftshälfte in 12—15% aller Fälle beobachtet werden. Natürlich kommen solche akzidentellen Geräusche auch unabhängig von jeder Querstellung des Herzens genau wie bei nichtschwangeren Frauen vor. Im Wochenbett verschwinden sie gewöhnlich sehr schnell. Von der Mitte des 8. Schwangerschaftsmonats ab steigen auch die mittleren *Blutdruckwerte* etwas an, überschreiten aber selten die obere Grenze des Normalen um 10—20 mm Hg. Jedenfalls ist eine Blutdrucksteigerung auf über 130 mm Hg immer verdächtig auf einen latenten Hydrops[1]. Der *Puls* zeigt sowohl bei Palpation wie bei graphischer Registrierung keine charakteristischen Abweichungen. Der Varicenbildung wurde schon oben gedacht. Über die bei Schwangeren häufig zu beobachtenden Spasmen und Stasen im Capillarsystem vgl. S. 80. Die Capillarendothelien sind bei Schwangeren, unseres Erachtens infolge der Verschiebung im Ionenmilieu, durchlässiger für Wasser, woraus sich die außerordentliche Ödembereitschaft Schwangerer erklärt.

Alles in allem bringt die Schwangerschaft eine ganz allmähliche, aber ständig wachsende *Steigerung der Herzarbeit* mit sich, der entsprechend aber *auch die Herzkraft steigt,* so daß selbst gesteigerte Ansprüche ohne Anstrengung und deshalb ohne wesentliche Blutdruckerhöhung erfüllt werden können. Das ist besonders wichtig in Hinsicht auf die Geburt, wo die Wehentätigkeit stets mit beträchtlicher Blutdrucksteigerung einhergeht und vor allem in der Austreibungsperiode sehr starke und rasch wechselnde Anforderungen an das Herz herantreten.

4. Respirationsapparat. Eine Veränderung der Stimme ist oft das auffallendste Symptom der Beeinflussung der Atmungsorgane durch die Schwangerschaft. Die Stimme wird zuweilen recht auffallend rauher, weniger modulationsfähig und tiefer infolge einer größeren Succulenz und Hyperämie der Stimmbänder wie überhaupt der *Kehlkopf*schleimhaut (IMHOFER). Nicht selten gesellt sich dazu eine Schwellung der *Nasenschleimhaut* und ihrer Schwellkörper, der Tuba Eustachii, wodurch das Gefühl von Verstopfung der Nase und des Gehörganges, zuweilen Ohrensausen, entsteht. Die *Lungen* erfahren durch den individuell übrigens sehr wechselnden Zwerchfellhochstand eine Verdrängung, trotzdem nehmen Lungenkapazität und Gaswechsel zu (KÜCHENMEISTER), weil gleichzeitig die Thoraxbasis wesentlich verbreitert wird (DOHRN). Das Minutenvolumen der Atmung steigt in der Schwangerschaft durchschnittlich um 57% (ANTHONY und HANSEN). Da gleichzeitig die Zunahme des O-Verbrauches nur 24% beträgt, liegt also eine *Überventilation der Lungen* vor. Immerhin beobachtet man in den letzten Monaten der Schwangerschaft nicht selten eine geringe Erhöhung der Atemfrequenz (auf 24—26), während ein subjektives *Gefühl von Dyspnoe* meist nur bei abnorm starkem Zwerchfellhochstand (überreichliches Fruchtwasser, Zwillinge usw.) auftritt. Eine Succulenz und Hyperämie, die Erscheinungen leichtesten Katarrhs in den Schleimhäuten der Respirationswege gehören zu den physiologischen Schwangerschaftsveränderungen (HOFBAUER). Das Maß dieser Schwangerschafts-

---

[1] Siehe unter Schwangerschaftstoxikosen.

reaktionen am gesamten Respirationsapparat wechselt aber individuell sehr stark, woraus sich die vielfachen Widersprüche in den Angaben der Autoren erklären.

5. Harnapparat. Der rein mechanisch bedingten Veränderungen im Bereich der Harnröhre, Blase, der Ureteren und Nieren haben wir schon oben S. 71 gedacht. An der Niere beobachtet man aber auch Veränderungen, die nicht mechanisch, sondern durch den veränderten Stoffwechsel bedingt sind.

Anatomisch findet sich bei den meisten Schwangeren in den letzten 3—4 Monaten eine geringfügige trübe Schwellung der Epithelien der Tubuli contorti, hier und da fettige Degeneration der Epithelien und eine Verbreiterung der Rindensubstanz, d. h. Veränderungen, die ohne scharfe Grenze hinüberleiten zu dem Krankheitsbild der Nephropathia gravidarum[1]. Demgemäß zeigt auch die Nierenfunktion manche interessante Abweichungen. Die *Harnmenge* ist durchschnittlich gegen Ende der Schwangerschaft *erhöht* (ZANGEMEISTER), dabei das spezifische Gewicht herabgesetzt (SCHRÖDER u. a.). Die *Verminderung der Salzkonzentration* betrifft aber nur die Nichtchloride, die Chloride sind sogar etwas vermehrt. *Gesamtstickstoff- und Harnstoffgehalt* des Urins Hochschwangerer sind *gesteigert* (vgl. Stoffwechselveränderungen). Recht wichtig ist, zu wissen, daß Eiweiß in Spuren sich fast bei $^3/_4$ aller hochschwangeren Frauen findet und in etwa 30% aller Fälle im letzten Monat der Schwangerschaft schon mit der gewöhnlichen Kochprobe Eiweiß sich nachweisen läßt, das aber unter $1^0/_{00}$ (ESBACH) bleibt. Höhere Eiweißmengen sind nicht mehr als physiologisch anzusehen. Nicht selten werden vereinzelt, besonders bei obstipierten Schwangeren, granulierte Zylinder im Sediment gefunden. Daneben fehlen im Sediment nie Epithelien der ableitenden Harnwege, vereinzelte Leukocyten. In etwa 16% der Fälle enthält der Harn in den letzten Wochen der Schwangerschaft *Milchzucker* (NYLANDERsche Probe positiv), der aus der Brustdrüse rückresorbiert ist. Über die Neigung zu alimentärer Glykosurie haben wir schon oben S. 81 f. das Wichtigste erwähnt.

6. Verdauungsapparat. Oft eines der frühesten Symptome der Schwangerschaft ist der *Vomitus gravidarum,* der in einem Drittel aller Fälle zur Beobachtung kommt, bei Erstgeschwängerten häufiger als in späteren Graviditäten. Charakterisiert ist dieses morgendliche Erbrechen durch die Leichtigkeit, mit der es erfolgt, und die fehlende Beeinflussung des Allgemeinbefindens. Unmittelbar nach dem Erbrechen werden oft mit größtem Appetit bedeutende Nahrungsmengen aufgenommen und vertragen. Andere Schwangere haben nur Ekel vor gewissen Speisen und erbrechen schon, sowie sie sie bloß riechen, während sie andere Nahrungsmittel gut vertragen. Ausgelöst wird dieses physiologische Schwangerschaftserbrechen höchstwahrscheinlich durch eine reflektorische Reizung der Magennerven seitens des seinen Peritonealüberzug dehnenden wachsenden Uterus. Zum anderen Teil ist es aber sicher durch die veränderte Reaktionslage des gesamten Eingeweidenervensystems als Folge der Nidation des Eies bedingt. Im 4.—5. Monat der Schwangerschaft hat der Organismus meist sich angepaßt und das Erbrechen sistiert. Völlig nervengesunde, im psychischen Gleichgewicht befindliche Frauen sowie Erstgeschwängerte, denen nicht durch erfahrene Freundinnen, Mütter usw. das Erbrechen als naturgesetzliche Begleiterscheinung der Gravidität prophezeit wurde, bleiben häufig davon verschont. In manchen Fällen ist das Erbrechen Ausdruck eines chronischen Magenkatarrhs, in wieder anderen Fällen ist es Ausdruck einer bei Schwangeren gelegentlich zu beobachtenden Hypochlorhydrie (E. KEHRER) bei vermehrter Schleimproduktion (BORODENKO).

Die bei Schwangeren der ersten Monate häufig zu findende *vermehrte Speichelsekretion* wirkt in demselben Sinne und begünstigt manchmal das Erbrechen.

Als Folge häufigen Erbrechens findet man bei manchen Schwangeren eine *Anorexie,* bei anderen eine *Parorexie.* Die Abneigung mancher Schwangerer gegen Fleisch und Milch, das Verlangen nach stark sauren Speisen mag mit der Hypochlorhydrie, umgekehrt die manchmal zu beobachtende Neigung zum Kreideessen auf Hyperchlorhydrie beruhen, jedoch ist dieser Zusammenhang kein streng gesetzmäßiger. In den meisten Fällen sind solche abnormen Gelüste Schwangerer nichts anderes als der Ausdruck der außerordentlich labilen Reaktionslage des vegetativen Nerven-

---

[1] Vgl. Pathologie der Schwangerschaft.

systems, die wir als ein Charakteristikum der Schwangerschaft überhaupt ansehen dürfen.

Mundhöhle und *Zahnfleisch* nehmen teil an der allgemeinen Schwangerschaftshyperämie und Auflockerung. Zahnfleischblutungen, Schwellungen der Gingiva, klopfender Zahnschmerz lassen sich zwanglos daraus ableiten. Die in späteren Monaten der Schwangerschaft gelegentlich zu beobachtende Zahnbrüchigkeit und Neigung zu fortschreitender Caries wird mit einer durch das lebhafte Kalkbedürfnis des Fetus bedingten Decalcification der Zähne in Zusammenhang gebracht (KIRK, ELY), von amerikanischen Zahnärzten (z. B. LEVI) mit einem verminderten oder gar fehlenden Rhodankaliumgehalt des Speichels. Im übrigen muß aber festgestellt werden, daß bei der Mehrzahl der Frauen die Schwangerschaft keinen ungünstigen Einfluß auf die Zähne hat.

Andere Symptome von seiten des Magen-Darmtractus erklären sich größtenteils rein mechanisch. Zwar wird auch die Darmfunktion durch die veränderte Magensekretion beeinflußt. In der zweiten Hälfte der Schwangerschaft aber stehen Verdrängungserscheinungen und Folgen der allgemeinen venösen Hyperämie der unteren Körperhälfte im Vordergrunde. Daher gehört das Auftreten oder die Verschlimmerung bestehender Hämorrhoidalknoten, leichte Darmblutungen bei Noduli haemorrhoidales interni. Stärkere Füllung des Systems der Vena portarum wie der Zentralvene, eine Succulenz der Gallenabfuhrwege mag die in manchen Fällen bestehende Neigung zu Gallenstauung begünstigen. Dabei sind aber die schon oben erwähnten Veränderungen in der Zusammensetzung der Galle zu berücksichtigen. Im übrigen ist es falsch, zu behaupten, daß Schwangere besonders zur Gallensteinbildung neigten. Eine solche Neigung tritt vielmehr erst im Puerperium und da besonders bei Nichtstillenden hervor, da bei diesen große Cholesterinmengen aus dem Blute in die Galle ausgeschwemmt werden, während Stillende des Cholesterinüberschusses mit der Milch sich entledigen. Von der Existenz charakteristischer, die Bezeichnung „Schwangerschaftsleber" (HOFBAUER) rechtfertigender parenchymatöser Veränderungen haben wir uns gleich OPITZ und E. KEHRER nicht überzeugen können.

7. Skelet. Äußerlich fällt manchmal eine Vergröberung der Gesichtszüge und ein Plumperwerden der Hände und Füße durch Verbreiterung der Knochen auf, was neuestens mit einer Hyperfunktion der Hypophyse in Zusammenhang gebracht wird. In $^1/_4$—$^1/_3$ aller Fälle (DREYFUSS) bildet sich das von DUCREST und ROKITANSKY bereits 1844 beschriebene puerperale Osteophyt (besser *Schwangerschaftsosteophyt*) an der Innenfläche des Schädelgewölbes in Form von unregelmäßig begrenzten, flachen oder pilzförmig vorspringenden Exsudationen, die mehr oder minder stark verknöchern können. Über die Bedeutung dieses Schwangerschaftsosteophyts ist man sich nicht völlig im Klaren, wahrscheinlich handelt es sich um eine mit dem starken Kalkbedürfnis des Fetus in Zusammenhang stehende kompensatorische, aber unregelmäßige Tätigkeit der osteoiden Zonen. Eigenartige Veränderungen, außerordentlich breite und zahlreiche osteoide Säume wurden öfters auch an den Beckenknochen gefunden und wegen ihrer Ähnlichkeit mit dem von POMMER bei Osteomalacie erhobenen Befund als eine Art physiologischer Osteomalakie bezeichnet (HANAU). Über die Veränderungen an den Gelenken und Bändern des Beckengürtels siehe S. 70.

8. Haut. Wir haben schon die Schwangerschaftsstreifen erwähnt (S. 72), desgleichen die Pigmentzunahme am äußeren Genitale und an den Brüsten. Eine solche findet sich häufig auch und besonders bei brünetten Personen ausgeprägt in der Linea alba, die dadurch in eine *Linea fusca sive nigra* sich umwandelt[1], ferner am Nabel, der dadurch schmutzig aussieht und besonders eigenartig oft im Gesicht als sog. *Chloasma uterinum* (Abb. 85). Letzteres stellt sich als eine Sammlung unregelmäßig begrenzter, bräunlicher Streifen und Flecken besonders an Oberlippe, Stirn, Wangen, unter den Augen dar und verleiht dem Gesicht oft ein geradezu maskenähnliches Aussehen. Das Pigment gehört zu den Melaninen und ist eisenfrei. Es stammt also nicht aus dem Blut, sondern verdankt seine Entstehung wahrscheinlich dem Eiweißabbau und vielleicht dem Lipoidstoffwechsel. Abhängig ist diese Pigmentbildung offenbar von der Schwangerschaftsreaktion der Nebenniere.

---

[1] Auch das ist eine Wirkung des Follikelhormons (BUTENANDT).

Zu den Schwangerschaftsreaktionen der Haut gehört ferner eine *gesteigerte Talg- und Schweißdrüsensekretion,* ein stärkerer Haarwuchs, besonders der Lanugohärchen und ein gewisser Grad von *Dermographismus.*

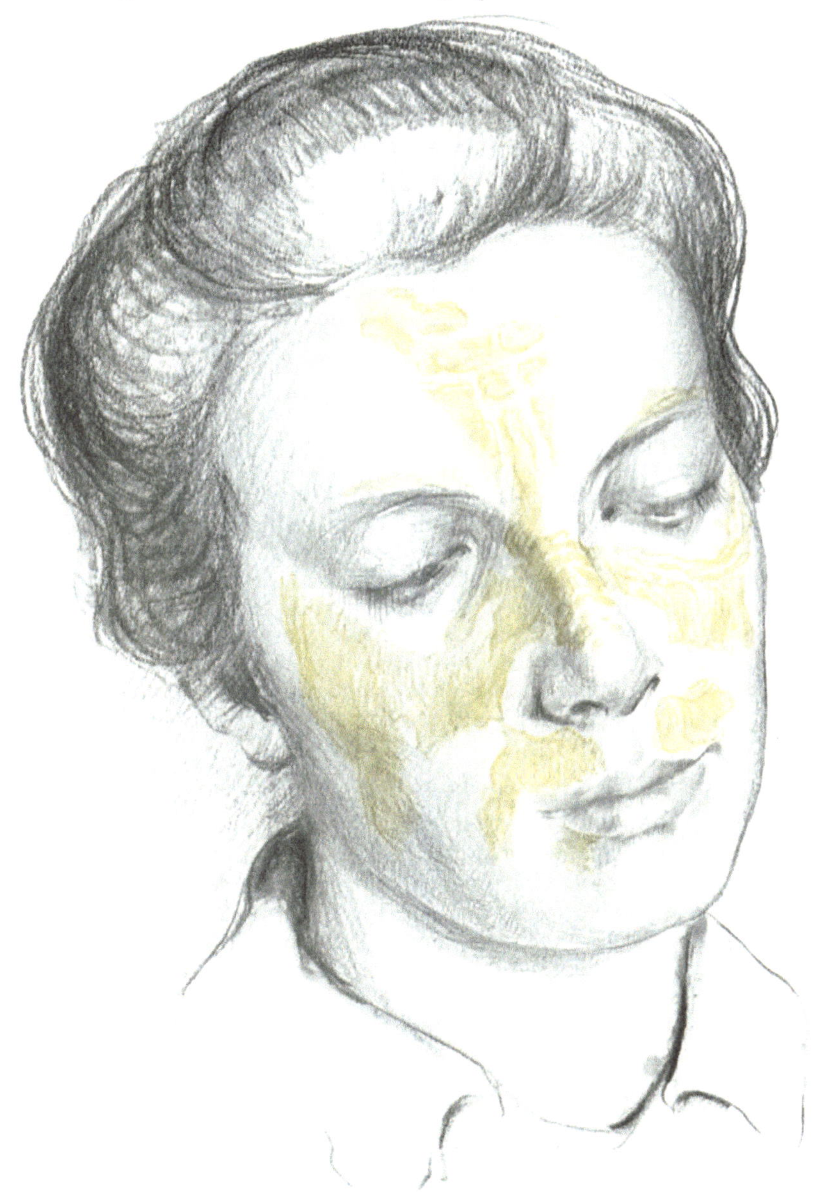

Abb. 85. Chloasma uterinum.

9. Nervensystem. Über die Veränderungen der Reaktionslage des vegetativen Nervensystems haben wir schon gesprochen. Aber auch im Zentralnervensystem findet man oftmals leichte Störungen; daher gehören Kopfschmerzen, Neuralgien des Trigeminus, Zahnschmerzen, neuralgische Schmerzen in den Gliedern, perverse Geruchs- und Geschmacksempfindung, leichte Sehstörungen, die Erhöhung der Patellarreflexe, die vor der Geburt ihr Maximum erreichen und im Wochenbett bald verschwinden. Bemerkenswert ist auch die Neigung mancher Schwangerer zu Wadenkrämpfen, seltener zu krampfartigen Kontraktionen der anderen Muskelgruppen.

10. Veränderungen der Gemütsstimmung. Auch Veränderungen der Gemütsstimmung werden beobachtet. Eine erhöhte Reizbarkeit, rascher Stimmungswechsel werden selten ganz vermißt. Manche Frauen neigen zum Trübsinn, lebensfrohe Frauen werden häufig ernster. Übertriebene Furcht vor der Entbindung ängstigt manche sonst mutige Frau. Andere wieder werden heiter, ruhiger und zuversichtlicher. Bemerkenswert ist, wie die Wahrnehmung der ersten Kindsbewegungen seitens der Frau das Gemütsleben und die Gedankenrichtung beeinflußt. Überwiegt bei vielen schwangeren Frauen in den ersten Monaten ein gewisses Mißbehagen oder eine Gleichgültigkeit gegen das Schwangerschaftsprodukt, so erwacht mit dem ersten wahrgenommenen Lebenszeichen der Frucht das Gefühl der Mutterschaft, das die Empfindung und Gedanken auf den einen Punkt konzentriert und die Beschwerden leichter ertragen läßt. Es sei hervorgehoben, daß die Schwangerschaftsbeschwerden bei verschiedenen Personen und auch bei ein und derselben Frau in verschiedenen Schwangerschaften durchaus ungleich auftreten. Immer wieder aber beobachtet man, wie die Frau, die das Kind ersehnt, mit allen Beschwerden besser fertig wird als die Frau, der die Schwangerschaft unerwünscht ist.

V. Diagnostik der Schwangerschaft.

Die Diagnostik hat natürlich in erster Linie festzustellen, ob überhaupt eine Schwangerschaft besteht. In der Praxis viel wichtiger ist aber meist die Aufgabe, den Wunsch der Schwangeren nach einer Prognose der Geburt zu erfüllen, was erheblich größere Kunst voraussetzt. Namentlich dem Anfänger erwachsen bei gewissenhafter Beantwortung solcher Fragen oft bedeutende Schwierigkeiten. Sie zu überwinden, gibt es nur einen Weg: die *systematische* Feststellung und Verwertung derjenigen Zeichen, welche sich für die Lösung der genannten Aufgabe als brauchbar erwiesen haben. Wir empfehlen daher stets, sich an ein bestimmtes Schema für den Gang der Schwangerenuntersuchung zu halten. Man beginne immer mit der

I. Anamnese.

1. Alter, Beruf, Zahl der Schwangerschaft.

2. Familienanamnese, frühere Erkrankungen, Termin des Laufenlernens.

3. Menstruationsanamnese, Zeitpunkt und Verhalten der letzten Periode. Wahrnehmung der ersten Kindsbewegungen.

4. Verlauf früherer Schwangerschaften, Geburten und Wochenbetten. Zahl und Zeit derselben. Verhalten der Kinder, Größe derselben. Angaben über Fähigkeit und Dauer des Stillens.

5. Eventuelle Beschwerden und sonstige Störungen im Verlauf der gegenwärtigen Schwangerschaft.

Alle diese Fragen haben ihre große Bedeutung. Das *Alter* läßt bei Erstgraviden gewisse Schlüsse auf das Verhalten der Weichteile zu. Es ist bekannt, daß etwa vom 19.—24. Jahre *das optimale Alter* für die Erstgeburt besteht. Später erwachsen bei Erstgebärenden infolge der geringen Dehnbarkeit der Weichteile und schlechterer Wehentätigkeit oft Schwierigkeiten. Der *Beruf* läßt gewisse Schlüsse auf besondere Berufskrankheiten oder andere Schädigungen zu (schwächliche Kinder der Fabrikarbeiterinnen, Gonorrhöe bei Kellnerinnen, Dienstmädchen usw.). Die *Familienanamnese* soll über eventuelle hereditäre Belastung (Lues, Geisteskrankheit), vererbbare Neigung zu Zwillingsschwangerschaft Auskunft geben. *Früher überstandene Infektionskrankheiten* mahnen, dem Zustand von Herz und Nieren besondere Aufmerksamkeit zu schenken, geben oftmals erst die Erklärung für unklare Stenosen und Verwachsungen in der Scheide oder am Muttermund. Der *Termin des Laufenlernens* gibt Hinweise auf Rachitis, die *Menstruationsanamnese* läßt gewisse Schlüsse auf die Funktion und Entwicklung des Genitalapparates zu. Die genauere Erkundigung nach dem Verlauf der letzten Periode soll darüber Aufschluß geben, ob es sich wirklich noch um eine normale Periode oder vielleicht einen geringfügigen Blutabgang nach bereits eingetretener Schwangerschaft handelte. Der *Verlauf früherer Schwangerschaften und Geburten* gestattet in vielen Fällen den Verdacht auf eine Abnormität des Beckenbaues, auf Neigung zu Schwangerschaftstoxikosen, zu Frühgeburt, zu Blutung post partum. Hinsichtlich des *Wochenbettes* interessiert vor allem dessen glatter oder fieberhafter Verlauf. Ferner sollen Anhaltspunkte zur Beurteilung der *Stillfähigkeit* der Frau gewonnen werden. Endlich geben mannigfache Beschwerden oder Klagen über den bisherigen Verlauf der gegenwärtigen Schwangerschaft nicht selten Hinweise, in welcher Richtung Störungen vorhanden sind oder drohen.

Hat man, wie leicht ersichtlich, oft allein durch diese von der schwangeren Frau selbst gelieferten Angaben Anhaltspunkte für die Diagnose der Schwangerschaft und Bestimmung des Geburtstermines wie die Geburtsprognose erhalten, so darf trotzdem niemals unterlassen werden die Erhebung eines

II. Allgemeinen Körperstatus.

Dieser wird nach den allgemein gültigen Regeln der inneren Medizin erhoben und nur nach speziell geburtshilflichem Bedürfnis erweitert.

Nie zu unterlassen ist vor allem eine gewissenhafte Untersuchung von *Herz, Lungen* und *Nieren.* Übersehen in dieser Richtung, wie etwa des Aufflackerns eines tuberkulösen Lungenprozesses, eines Herzfehlers, einer Nephrose oder chronischen Nephritis können im weiteren Verlauf der Schwangerschaft oder unter der Geburt irreparable Störungen im Gefolge haben, selbst unmittelbare Lebensgefahr herbeiführen. *Ödeme,* herabgesetzter Ernährungszustand, *Anämie* werden oft erst durch die Untersuchung der inneren Organe eine richtige Deutung erfahren. Umgekehrt können Anämie, Adipositas, auffallende *Schilddrüsenvergrößerung,* Zeichen abgelaufener Lues u. ä. zur Aufhellung unklarer Herz- oder Harnbefunde beitragen. Man achte schließlich auf Zeichen konstitutioneller Minderwertigkeit *(Infantilismus,* allgemeine *Asthenie)* einer abnormen Partialkonstitution auf Basis innersekretorischer Störungen wie Basedow, Myxödem usw. Einzelheiten werden wir noch in der Pathologie der Schwangerschaft erörtern.

Besondere Beachtung verdient in rein geburtshilflichem Interesse die Untersuchung des Skelets: Kleinheit oder gar Zwergwuchs, Verbiegungen der Wirbelsäule, rhachitische Zeichen an den Knochen, Verkürzung einer Extremität, watschelnder Gang, stärkere Verkrümmung und Schmerzhaftigkeit bestimmter Knochen geben oft den ersten Anstoß, auf geburtshilflich wichtige Veränderungen im Knochenbau zu fahnden, die für die Geburtsprognose von größter Bedeutung sein können[1].

A. Die spezielle geburtshilfliche Untersuchung.

Die Untersuchung einer Schwangeren wird in Rückenlage mit mäßig erhöhtem Oberkörper auf einem möglichst harten Lager vorgenommen. Es ist darauf zu achten, daß die Harnblase kurz vorher entleert wird. Die den Bauch und die unteren Extremitäten bedeckenden Kleider werden entweder ganz entfernt oder nach oben zurückgeschlagen. Auch das Zurückstreifen des Hemdes ist notwendig, da eine genaue Untersuchung sich nur an dem völlig entbößten Bauche der Schwangeren ausführen läßt.

Die geburtshilfliche Untersuchung zerfällt in eine äußere, innere und kombinierte. Die *äußere* erstreckt sich hauptsächlich auf die Adspektion, Palpation und Auskultation des Abdomens, berücksichtigt aber auch die Beschaffenheit der Brüste. Bei der *inneren* Untersuchung, dem sog. „Tuschieren", wird der Zeigefinger, eventuell auch Mittelfinger einer Hand in die Scheide der Schwangeren eingeführt, um von hier aus bestimmte Veränderungen und Zeichen durch den Tastsinn wahrzunehmen.

1. Die äußere Untersuchung.

Bei der *Besichtigung* des Leibes wird man, neben der oben beschriebenen Pigmentation, den Striae und dem Verhalten des Nabels besonders die *Form des Leibes* berücksichtigen. Letztere ermöglicht oft schon manchen Schluß auf eine Abnormität der Kindeslage (quere Ausdehnung bei Querlagen) oder des Beckens (Spitzbauch, Hängebauch bei engem Becken). Daran schließt man zweckmäßig die *Mensuration* an. Die Größe des Leibesumfanges gestattet nicht allein in zweifelhaften Fällen die Unterscheidung von Schwangerschaft des 8. und 10. Monats, sondern gibt auch bei der Diagnose der Zwillingsschwangerschaft, des Hydramnion, der Oligohydramie wertvolle Hilfen für die Diagnose.

Um die *Palpation* auszuführen, setzt man sich auf den Rand des Lagers, das Gesicht der Schwangeren zugekehrt und prüft zunächst mit beiden Händen die Spannung und Dicke der Bauchdecken. Dann wird der *Stand des Fundus uteri* ermittelt (Abb. 86). Zu diesem Zweck legt man die Hände flach auf die Gegend der Magengrube, tastet vorsichtig nach abwärts, bis eine deutliche Resistenz wahrgenommen wird, die den Fundus darstellt. Er steht z. B. handbreit oberhalb der Symphyse, am Nabel

---

[1] Einzelheiten im pathologischen Teil.

oder am Schwertfortsatz usw. Jetzt umgreift man die seitlichen Ränder des Uterus und prüft die Dicke, Spannung, Härte oder Weichheit der Gebärmutterwandung. Dann

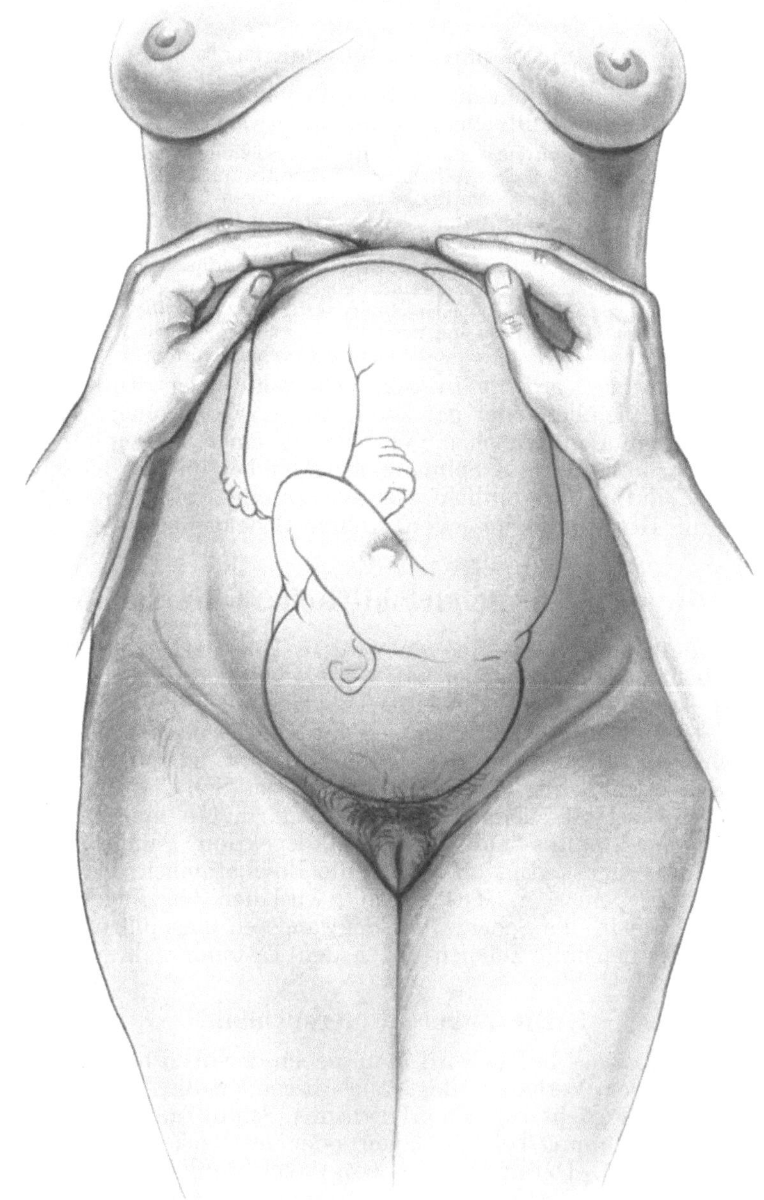

Abb. 86. Ermittlung des Fundusstandes.

kehrt man zum Fundus zurück und ermittelt, ob in demselben ein Kindsteil zu palpieren ist.

Man spricht bei der geburtshilflichen Untersuchung von *großen* und *kleinen Kindsteilen.* Unter den großen versteht man Kopf, Steiß und Rücken, unter den kleinen die Beine und die seltener fühlbaren Arme. Der *Steiß* kennzeichnet sich als ein größerer, unebener, höckriger Teil, der *Kopf* als ein härterer, runder, glatter Teil. Der Kopf, seltener der Steiß, geben das Gefühl des *Ballotements* (Abb. 87); drückt man kräftiger auf Kopf oder Steiß, so entfernt er sich von der Uteruswand und schlägt dann wieder gegen sie an. *Kleine Teile* ballotieren nicht, sind aber sehr beweglich und zeigen zuweilen Eigenbewegungen. Meist wird — bei allen Längslagen — ein großer Teil im Fundus zu entdecken sein.

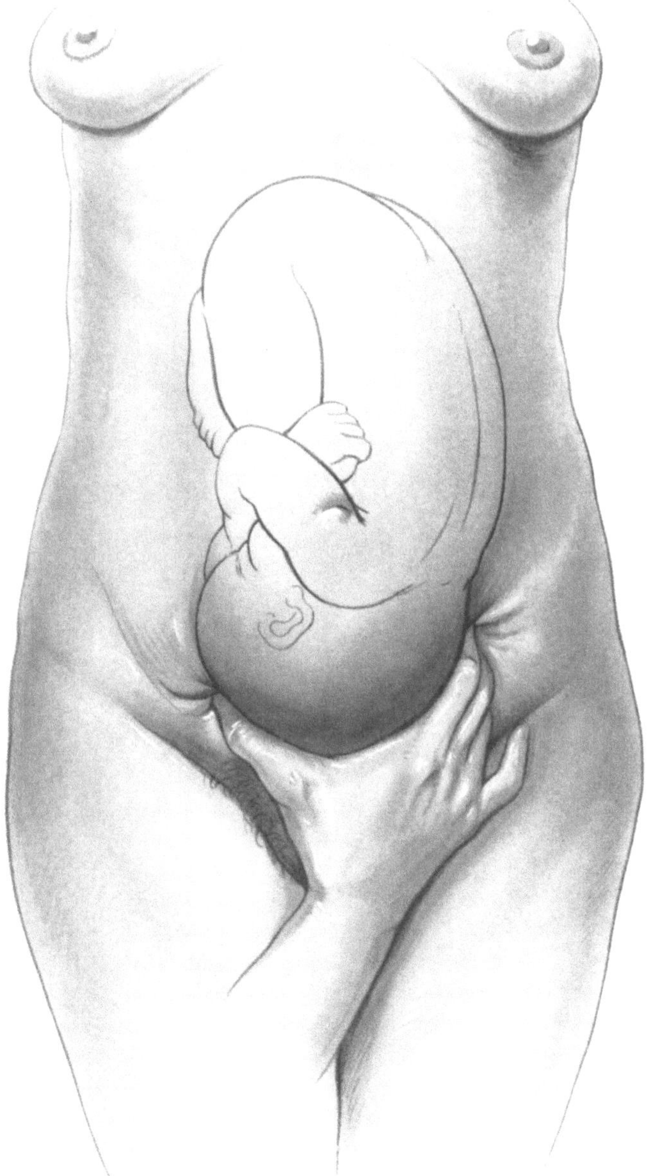

Abb. 87. Handgriff zur Prüfung des Ballotements des Kopfes.

Zur Ermittlung des Rückens und der kleinen Teile geht man mit beiden Händen vom Fundes nach abwärts (Abb. 88). Der *Rücken* wird als eine flache, manchmal fast walzenförmige Resistenz getastet. Die Ermittlung wird erleichtert, wenn man durch die Hand einen Druck auf den oberen großen Kindsteil ausübt. Hierdurch wird die Krümmung des Rückens vermehrt und letzterer leichter als eine längliche, die großen Teile verbindende Resistenz tastbar, die in der rechten oder linken Uterushälfte liegt.

Die *kleinen Teile* werden — entsprechend der Haltung der Frucht — auf der Seite, in welcher der Rücken nicht liegt, durch zartes Palpieren wahrgenommen. Sie sind nur fühlbar, wenn sie der Uteruswand anliegen. Meist findet man sie rechts oder links oder neben dem großen, im Fundus liegenden Kindsteil.

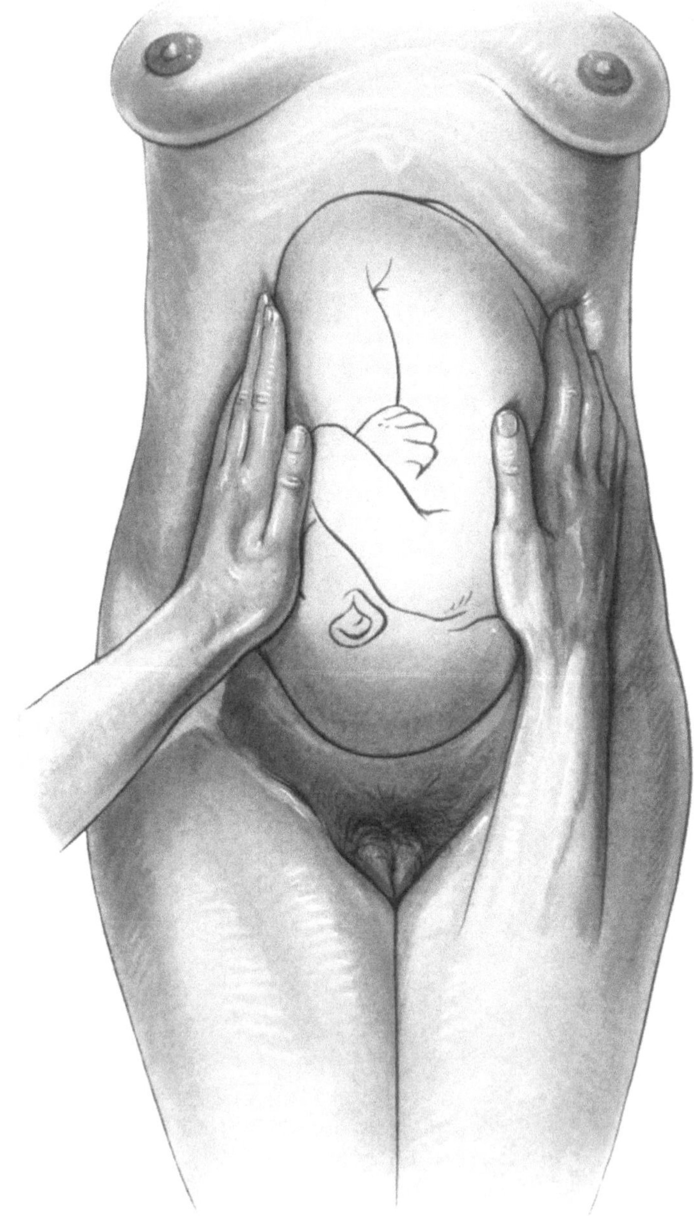

Abb. 88. Ermittlung des Rückens und der kleinen Teile.

Zur Ermittlung des unteren, „vorliegenden" großen Teils erhebt man sich, wendet das Gesicht den Beinen der Frau zu, setzt die Fingerspitzen oberhalb des Schambeins auf und schiebt sie gegen den Beckeneingang vor (Abb. 89). Man fühlt nunmehr deutlich den vorliegenden Teil, insbesondere den harten Kopf. Tastet man — bei leerer Blase — dreister zu, so kann man am Kopf die mehr vorgewölbte Stirn von dem flachen Nacken gut unterscheiden, insbesondere aber

erkennen, ob der Kopf noch beweglich über dem Beckeneingang steht oder bereits
mehr minder in das Becken eingetreten ist.

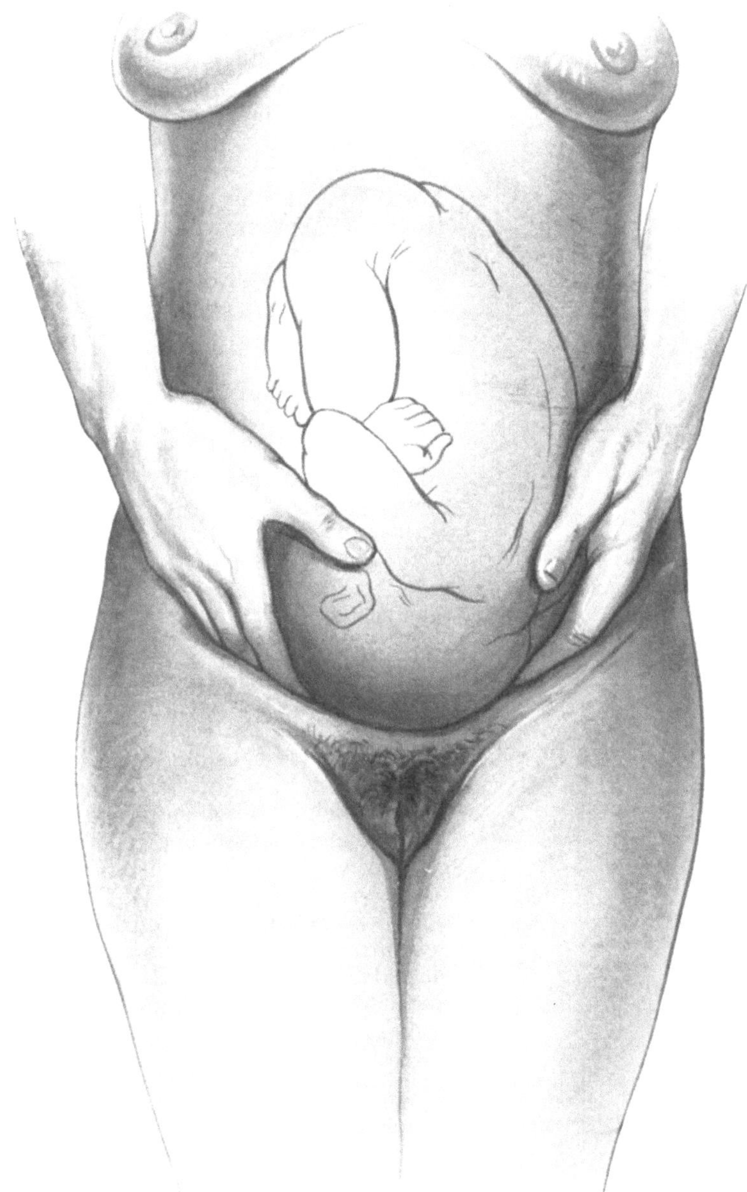

Abb. 89. Handgriff zur Ermittlung des Kopfstandes.

Sollte die Bestimmung des Standes des Fundus uteri durch die Palpation Schwierigkeiten bieten, z. B. bei sehr weichem Uterus, so wendet man die Perkussion an. Wo
die Dämpfung anfängt, beginnt der Fundus uteri.

Bei solcher ausgiebigen Palpation des Uterus entdeckt man nicht selten *Fruchtbewegungen*. Auch stellt sich zuweilen eine deutliche Verhärtung des Uterus, eine
Schwangerschaftswehe ein, die uns bis zu ihrem Ablauf zum Aussetzen der Untersuchung zwingt.

Rollt man mit mäßigem Druck oberhalb der Mitte des Poupartschen Bandes die aufgelegten Finger hin und her, so fühlt man den runden Strang des *Ligamentum rotundum* (teres), welches man nach oben bis fast zur Nabelhöhe verfolgen kann. Aus dem in der Regel sehr genau tastbaren Verlauf der Ligg. rotunda läßt sich mit einiger Sicherheit der Sitz der Placenta erkennen (vgl. S. 67). Ist der Fundus asymmetrisch, nämlich die eine Tubenecke stärker vorgewölbt als die andere und liegen die Insertionspunkte der Tuben auseinander, so ist die Placenta in der gewölbten Tubenecke zu vermuten.

Die *Auskultation* des Abdomen nimmt man entweder mit einem Hörrohr vor (Abb. 90) oder man bedeckt den Leib mit einem dünnen Tuch (Handtuch, Serviette) und auskultiert direkt mit dem darauf gelegten Ohr. Außer den plätschernden metallisch klingenden Darmgeräuschen, welche die Wahrnehmung anderer Töne oder Geräusche zuweilen recht erschweren können, und dem Aortenpuls der Mutter kann man am Leibe der Hochschwangeren wahrnehmen: die *fetalen Herztöne* und das *Uteringeräusch*, das *Nabelschnurgeräusch* und die *Kindsbewegungen*.

Die *fetalen Herztöne* sind vom Ende des 5.—6. Monats an hörbar und kennzeichnen sich durch ihre Doppelschlägigkeit (Systole und Diastole) und große Frequenz von etwa 140 Schlägen in der Minute. Sie werden am deutlichsten da wahrgenommen, wo der Fetus der Uteruswand anliegt, da der feste Körper den Schall besser fortleitet als das Fruchtwasser. Bei normaler Haltung des Fetus hört man sie am deutlichsten dort, wo der Rücken des Kindes der Uteruswand anliegt, bei Gesichtslagen (s. unten) an der Bauchseite der Frucht. Je inniger der Körper der Frucht der Uteruswand anliegt, um so deutlicher werden sie wahrgenommen. Viel Fruchtwasser erschwert die Wahrnehmung der Herztöne.

Um Verwechslungen mit dem Puls der Mutter, der z. B. bei Fieber oder Anämie eine beträchtliche Beschleunigung erfahren kann, vorzubeugen, fasse man bei der Auskultation gleichzeitig den Radialispuls der Mutter und prüfe, ob und welcher Unterschied in der Frequenz zwischen den gehörten Tönen und dem gefühlten Pulse vorhanden ist. Man gewöhne sich daran, die kindlichen Herztöne stets mit der Uhr in der Hand zu zählen.

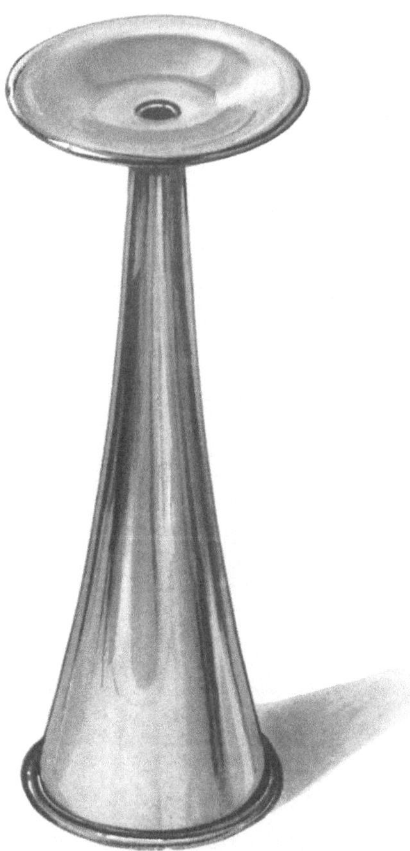

Abb. 90. Hörrohr zur Auskultation der kindlichen Herztöne.

Die Wahrnehmung der kindlichen Herztöne und ihre diagnostische Verwertung ist historisch relativ jung. Major in Genf hörte sie wohl zuerst, allein Lejumeau de Kergaradeo (1822) gilt mit Recht als der eigentliche Entdecker, indem er die diagnostische Wichtigkeit dieses auskultatorischen Phänomens richtig überschaute (Mémoire sur l'auscultation appl. à l'étude de la gross. Paris 1882).

Das *Uteringeräusch* wird als ein taktmäßiges Sausen oder Blasen meist an den unteren Seitenpartien des Uterus vom 3.—4. Monat an wahrgenommen. Es ist *isochron mit dem Puls der Mutter* und entsteht in den großen Arterien des Uterus. Seine Stärke ist sehr wechselnd. Zuweilen ist es so laut, daß es die kindlichen Herztöne verdeckt. So regelmäßig dieses Geräusch bei Schwangeren vorkommt, so ist es der Gravidität doch keineswegs eigentümlich, da große, besonders vom Uterus ausgehende Abdominaltumoren mit ähnlich erweiterten und gewundenen Arterien das gleiche auskultatorische Phänomen darbieten können.

Das *Nabelschnurgeräusch* wird in der Gegend der deutlichsten Wahrnehmung der Herztöne als ein zischendes Geräusch in 14—15% der Fälle (Schröder) gehört. Es ist *isochron mit den Tönen des kindlichen Herzens*. Seine Entstehung läßt sich wahrscheinlich auf verschiedene Ursachen zurückführen. In der Mehrzahl der Fälle scheint es durch eine Erschwerung der Blutströmung in den Nabelschnurgefäßen erzeugt zu werden. Es ist daher bei Nabelschnurumschlingungen, Nabelschnurknoten[1] besonders häufig beobachtet. Es wechselt sehr an Stärke und verschwindet zeitweise ganz. Eine praktische Bedeutung kommt ihm in der Schwangerschaft nicht zu.

Nach Bumm ist das Nabelschnurgeräusch in der Mehrzahl der Fälle als ein akzidentelles Herzgeräusch aufzufassen, eine Ansicht, die auf Widerspruch gestoßen ist. Nach v. Winckel u. a. sind dagegen Spannung, Druck, Verlagerung der Nabelschnur, straffe Umschlingungen um den Rücken, die Gründe seiner Entstehung. Auch ist es gelungen, experimentell durch Druck auf die vorgefallene Nabelschnur das Geräusch zu erzeugen, während es mit Nachlaß des Druckes wieder verschwand.

In sehr seltenen Fällen verraten angeborene Klappenfehler des Herzens schon in der Schwangerschaft ihre Existenz durch ein ähnliches Geräusch von rauhem Charakter bei Fehlen meist beider Herztöne, selten nur des ersten Tones, welches dann natürlich durch die ganze Schwangerschaft dauernd besteht und auch nach der Geburt am kindlichen Herzen hörbar ist.

In vielen Fällen gelingt es, die Kindsbewegungen als dumpfe Töne in unregelmäßigen Intervallen durch die Auskultation wahrzunehmen. Palpiert man dreist den Uterus und auskultiert dann längere Zeit, so pflegen selbst schon gegen Ende des 4. Monats, also früher als die Herztöne, die Bewegungen der Frucht hörbar zu werden (Olshausen).

Zuweilen sind periodische Bewegungen oder Stöße der Frucht, die in einem gewissen Rhythmus einige Zeit anhalten, beobachtet worden. Sie entstehen wahrscheinlich durch ein Schlucksen des Fetus (*Singultus fetalis*, nach Ahlfeld).

Bei der *Untersuchung der Brüste* berücksichtige man ihre Form und Spannung sowie die knotigen und strangähnlichen Anschwellungen in dem Parenchym, ferner die Färbung des Warzenhofes sowie besonders die Beschaffenheit der Warzen, da Fehler derselben durch zweckmäßige Behandlung in der Schwangerschaft gebessert werden können. Oft sind die Warzen mit dicken Schmutzborken bedeckt, welche das sonst auf Druck aus der Warze stets austretende Colostrum zurückhalten können. Narben an der Brustdrüse verraten frühere Eiterungsprozesse.

Nunmehr folgt die *innere Untersuchung*. Unmittelbar vor der inneren Untersuchung ist aber stets und ohne jede Ausnahme eine gründliche

Desinfektion

der Hände und der Unterarme des Untersuchers vorzunehmen.

Bei der großen Auflockerung der inneren Genitalien werden bei der inneren Untersuchung, besonders durch die Hand des Anfängers, nicht selten kleine Verletzungen erzeugt. Ist die Hand gleichzeitig Träger von Infektionsmaterial, so liegt die Möglichkeit der Wundinfektion klar zutage. Wenn auch die Gefahr der Infektion eine viel weniger große ist als unter der Geburt, so sind in der vorantiseptischen Zeit doch derartige Infektionen in den Untersuchungsstunden der Klinizisten keine Seltenheit gewesen und manches Menschenleben ist ihnen zum Opfer gefallen. Die hohe Verantwortlichkeit, die der Arzt bei jeder inneren Untersuchung auf sich nimmt, wird ihn zur peinlichsten Erfüllung der antiseptischen Vorschriften veranlassen.

Hände und Unterarme werden mit warmem Wasser, Seife und Nagelbürste gründlich bearbeitet, darauf abgetrocknet und nunmehr Nägel und Nagelfalz mittels eines Nagelreinigers einer sorgfältigen Reinigung unterzogen. Nachdem dies geschehen, werden die so gereinigten Hände in einer desinfizierenden Lösung gebadet und gebürstet. Einzelheiten über Desinfektion vgl. man in dem Kapitel: Geburtshilfliche Antisepsis. Vor der Desinfektion und Untersuchung ist der Rock abzulegen, die Hemdsärmel sind hochzustreifen.

2. Die innere Untersuchung.

Die innere Untersuchung erfolgt mit der soeben aus der Desinfektionslösung genommenen Hand. Noch besser ist es, vorher die Hand oder wenigstens die untersuchenden Finger mit sterilem Handschuh zu bekleiden, was nicht allein für die Schwangere schonender und ungefährlicher ist, sondern auch dem Arzt selbst Schutz vor Infektion (Lues!) gewährt[2]. Um beide Hände für die Untersuchung geschickt zu machen, wähle man bald die eine, bald die andere Hand.

Die Schwangere wird veranlaßt, die Beine zu spreizen und an den Leib zu ziehen. Der Untersucher setzt sich auf den Rand des Lagers und führt den Zeigefinger (bei genügend weitem Introitus eventuell auch den Mittelfinger) der untersuchenden Hand vorsichtig in die Vagina ein, während die Finger der anderen Hand die kleinen und

---

[1] Vgl. Pathologie der Schwangerschaft.
[2] Solche sterilen Handschuhe und Untersuchungsfingerlinge sind im Handel fertig zu haben.

großen Labien so weit spreizen, daß der einzuführende Finger nicht mit der Schleimhaut des Vestibulums in Berührung kommt (Abb. 91). Nur so gelingt es, eine Verschleppung von Keimen aus der Umgebung der Vulva oder des Vestibulum in die Scheide zu verhüten. Dabei wird der Daumen möglichst stark abduziert und gegen

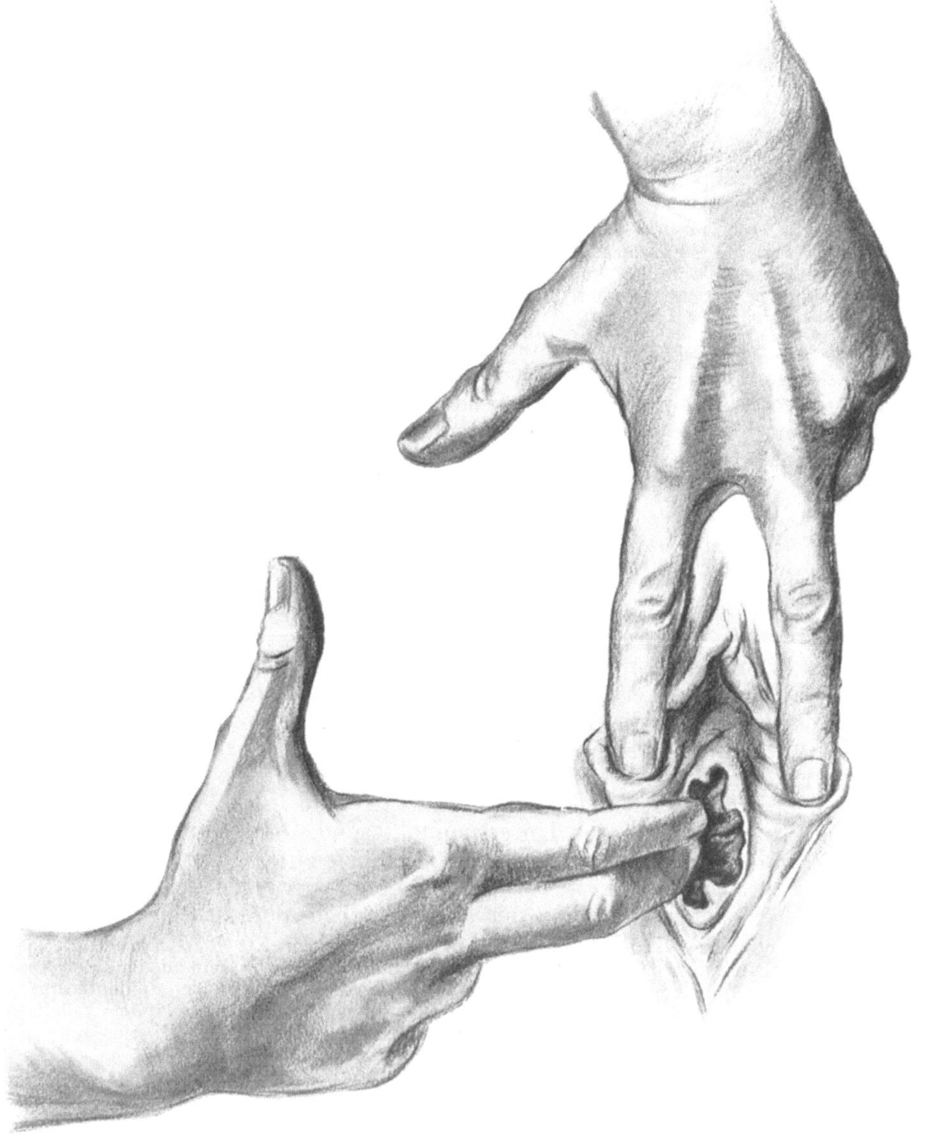

Abb. 91.

die Symphyse gerichtet, während die übrigen Finger in die Hand geschlagen werden. Beim weiteren Vordringen in die Vagina muß der Ellbogen stark auf das Lager gesenkt werden.

Durch *die innere Untersuchung* sollen weitere Aufschlüsse für die Geburtsprognose gewonnen werden. Sie *hat* deshalb *die* doppelte *Aufgabe,* einmal *die Beschaffenheit des knöchernen und weichen Geburtsweges zu prüfen,* dann aber auch das Resultat der äußeren Untersuchung in Hinsicht auf Einzelheiten der Lage des Kindes, der Einpassungsfähigkeit des vorliegenden Teiles ins Becken zu ergänzen. Zweckmäßig geht man auch hier nach einem bestimmten Schema vor und berücksichtigt:

1. am *Introitus* seine Weite, das Vorhandensein von Narben, die Beschaffenheit des Hymen, des Dammes hinsichtlich Höhe und Dehnbarkeit;

2. an der *Scheide* die Weite, Wandbeschaffenheit, Sekretion, das Verhalten der Scheidengewölbe;

3. an der *Portio* die Lage, Form, Länge, Konsistenz, Oberflächenbeschaffenheit, eventuell vorhandene Lacerationen;

4. am *äußeren Muttermund* seine Form, Weite und falls dieser ohne Widerstand den Finger passieren läßt

5. Richtung, Länge, Durchgängigkeit des *Cervicalkanals*;

6. *des inneren Muttermundes*; schließlich

7. die *Art des vorliegenden Kindsteils*, dessen Stand zum knöchernen Becken. Daran schließt sich

8. die *Beckenaustastung*, der die äußere Beckenmessung folgen muß, wenn sie nicht schon im Anschluß an die äußere Beckenuntersuchung vorgenommen wurde.

In manchen Fällen ist es notwendig, die äußere Untersuchung mit der inneren zu verbinden, d. h. während der Finger in der Vagina tuschiert, mit der anderen Hand einen Druck auf den schwangeren Uterus auszuüben. Diese *kombinierte Untersuchung* ist unentbehrlich, um in den ersten Monaten der Schwangerschaft, die Größe, Lage und Konsistenz des Uterus zu ermitteln. In der späteren Zeit der Schwangerschaft wendet man sie besonders dann an, wenn der vorliegende Kindsteil hochsteht und seine Beschaffenheit nur durch Gegendruck von außen sich ermitteln läßt.

B. Die diagnostische Verwertung der Schwangerschaftszeichen.

Die kritische Würdigung der beschriebenen Schwangerschaftsveränderungen, die zum größten Teil durch die geburtshilfliche Untersuchung ermittelt werden, befähigt den Arzt, folgende im praktischen Leben ihm entgegentretende Fragen mit mehr oder minder großer Sicherheit zu beantworten:

1. Ist die Frau überhaupt schwanger?

2. Ist sie Erst- oder Mehrgeschwängerte?

3. In welchem Monat der Schwangerschaft befindet sich die Frau, wann ist die Geburt zu erwarten?

4. Welches ist die Lage des Kindes und lebt es?

5. Sind die Geburtswege normal?

1. Die Diagnose der Schwangerschaft.

Für die Erkennung einer Schwangerschaft stützt man sich auf gewisse Schwangerschaftszeichen, die man in sichere, wahrscheinliche und unsichere unterscheiden kann.

Sichere Schwangerschaftszeichen sind alle die, die vom Kinde ausgehen und unter diesen ist das wichtigste zweifellos der *Nachweis kindlicher Herztöne* oder eines Nabelschnurgeräusches. Mit ihrem Nachweis erlischt jeder Zweifel an dem Zustande der Frau. Der Wert dieses Zeichens ist vor allem auch deshalb so groß, weil eine Verwechslung etwa mit dem Puls der Mutter nur ganz ausnahmsweise möglich wäre. Auch der einwandfreie *Nachweis von Kindsteilen* sichert die Diagnose in der Schwangerschaft. Gelegentlich sind freilich Verwechslungen mit Neubildungen, deren knollige Auswüchse in ascitischer Flüssigkeit schwimmen und dadurch als Kindsteile imponieren können, möglich und wiederholt vorgekommen. In einem Zweifelsfalle, in dem etwa infolge sehr reichlichen Fruchtwassers oder bei abgestorbenem Kind fetale Herztöne nicht nachweisbar sind, sind wir durch die Fortschritte der Röntgentechnik in der Lage, mit einem guten Apparat zuweilen schon im 3., mit Sicherheit im 4.—5. Schwangerschaftsmonat die Anwesenheit eines Kindes an den Schatten der Knochenkerne nachzuweisen (Abb. 92). In späteren Monaten der Schwangerschaft ist der Nachweis des Kindes natürlich noch leichter möglich (vgl. Abb. 140f., 240).

Auch der *einwandfreie Nachweis von Eigenbewegungen des Kindes* kann als ein sicheres Schwangerschaftszeichen gelten. In der zweiten Hälfte der Schwangerschaft macht der Nachweis von Kindsbewegungen wohl keine Schwierigkeiten. Ein geschickter Untersucher wird aber häufig schon gegen Ende des 4. oder 5. Monats in

der Lage sein, Kindsbewegungen bei der vaginalen Untersuchung wahrzunehmen
oder diese durch die Bauchdecken mit dem Stethoskop festzustellen. Auf subjektive
Angaben der Frau, daß sie Kindsbewegungen spüre, darf man sich namentlich bei Erstgeschwängerten nicht verlassen, da wir aus den Fällen von eingebildeter Schwangerschaft wissen, wie leicht Täuschungen in dieser Hinsicht möglich sind. Größeren Wert
hat diese Angabe bei einer Mehrgeschwängerten. *Als sicheres Schwangerschaftszeichen
darf man auch den positiven Ausfall der* ASCHHEIM-ZONDEK*schen Schwangerschaftsreaktion ansehen.* Dieses Zeichen hat um so größere Bedeutung als es gleichzeitig eine
Frühdiagnose der Schwangerschaft ermöglicht[1].

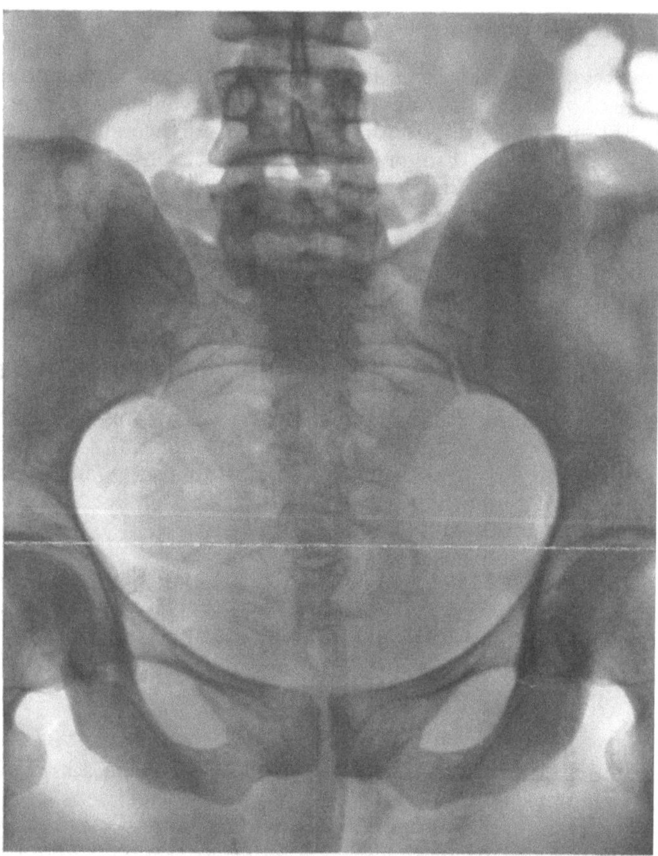

Abb. 92. Gravidität der 14. Woche.

Unter den *wahrscheinlichen Schwangerschaftszeichen* ist das wichtigste das *Ausbleiben der Menstruation.* Setzt bei einer bis dahin regelmäßig menstruierten Frau
die Periode ein- oder zweimal aus, so ist Schwangerschaft schon in hohem Maße wahrscheinlich. Man erinnere sich aber daran, daß die Periode auch aus anderem Anlaß,
z. B. im Gefolge einer kräftekonsumierenden Erkrankung, bei Klimawechsel usw.
aussetzen kann[2]; bei an sich unregelmäßig und in großen Pausen menstruierenden Frauen
ist natürlich der Wert dieses Zeichens viel geringer. Andererseits muß man wissen,
daß bei einer geringen Zahl von Frauen auch trotz eingetretener Schwangerschaft
menstruationsähnliche Blutungen vorkommen können (0,02 % der Fälle), sogar wiederholte derartige Blutungen sind beobachtet (0,01 %). Freilich sind diese Blutungen
meistens schwächer und von kürzerer Dauer, nur ausnahmsweise (0,005 %) entsprechen
sie ganz dem Charakter der Menstruationsblutung. Sicherlich handelt es sich dabei

---

[1] Vgl. Weiteres darüber S. 106.
[2] Vgl. darüber Näheres in Lehrbüchern der Gynäkologie.

meist um akzidentelle Blutabgänge; daß aber auch echte Menstruationsblutungen trotz bestehender Schwangerschaft vorkommen können, hat WINTZ durch das Auffinden eines Corpus luteum neben dem Corpus luteum graviditatis mindestens in *einem* Fall sicher nachgewiesen[1]. Neuestens ist noch ein beweisender Fall von K. HEIM publiziert[2].

Ein wahrscheinliches Schwangerschaftszeichen von hohem Wert ist ferner das sog. HEGARsche *Schwangerschaftszeichen,* d. h. der Nachweis einer hochgradigen *Auflockerung und Kompressibilität des Isthmus uteri,* das auch als Frühzeichen der Schwangerschaft von Wichtigkeit ist (vgl. weiter S. 105). Die *Vergrößerung des Uterus,* seine Zunahme im Dickendurchmesser, seine Ausdehnung in die Breite, die verstärkte Anteflexio und besonders etwaige bei der Untersuchung wahrnehmbare Kontraktionen, die zu einer Verhärtung des Organs führen (der sog. *Konsistenzwechsel*), sind weitere wahrscheinliche Schwangerschaftszeichen. Sie gewinnen um so größere Bedeutung, je mehr von ihnen zusammentreffen. Findet man nach mehrfachem Ausbleiben der Periode einen der Dauer der Amenorrhöe entsprechend großen Uterus, läßt sich das Wachstum des Uterus in jedem Monat deutlich nachweisen, so wird die Wahrscheinlichkeit der Schwangerschaft fast zur Sicherheit; indessen sind natürlich Verwechslungen mit großen und weichen Uterustumoren möglich und beobachtet. Bei Myomen ist unter Umständen auch ein Konsistenzwechsel zu beobachten, auch die Verwechslung mit Ovarialtumoren ist mehrfach vorgekommen[3]. Geringen Wert besitzt das ebenfalls bei Geschwülsten vorkommende Uteringeräusch, größeren die blaurote, weinhefeartige *Verfärbung des Scheideneinganges* (Abb. 74), die

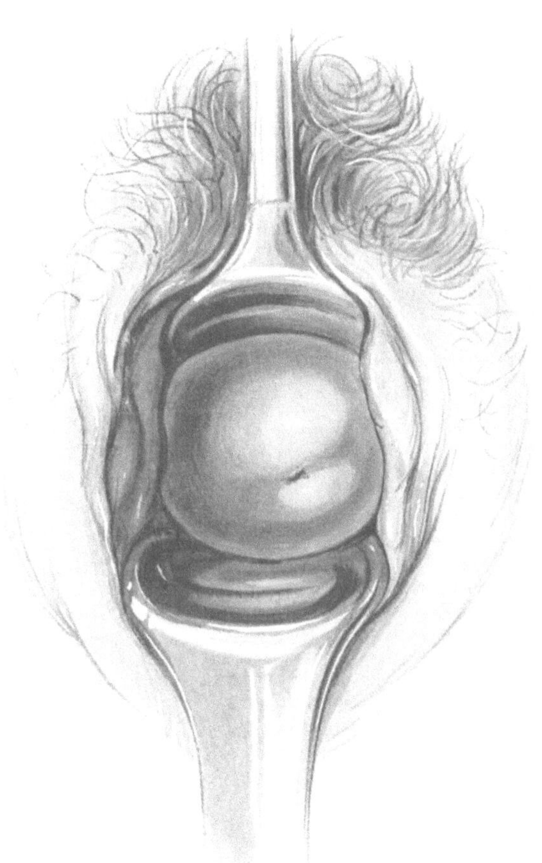

Abb. 93. Portio und Muttermund einer nulliparen Frau.

am frühesten am Tuberculum urethrale nachweisbar wird, nicht selten aber fehlt.

Die Pigmentationen und die *Veränderungen an den Brüsten* haben als Schwangerschaftszeichen größere Bedeutung nur bei solchen Frauen, die bisher nicht geboren hatten. Denn in den Brüsten findet man oft noch jahrelang nach einer Geburt Sekret; aber auch bei Frauen, welche nicht geboren haben, sind sowohl die Hautpigmentation, wie Schwellung und Sekretion der Brustdrüsen nur mit Vorsicht zu bewerten. Eine geringe Absonderung aus den Brustdrüsen findet sich gelegentlich auch bei Virgines, die an irgendwelchen inkretorischen Störungen leiden oder einen Tumor am Genitalapparat, besonders am Uterus oder den Ovarien beherbergen. Immerhin sind die Veränderungen an den Brustdrüsen im Zusammenhang mit den übrigen wahrscheinlichen

[1] WINTZ: Mschr. Geburtsh. **69** (1925).
[2] HEIM, K.: Zbl. Gynäk. **1934**, Nr 28.
[3] Näheres über die Differentialdiagnose vgl. unser Lehrbuch der Gynäkologie.

7*

Schwangerschaftszeichen doch von großem Wert. Wir empfehlen ganz besonders auch die *Art der* aus der Brust ausdrückbaren *Sekrettropfen* zu beachten. Handelt es sich um klares Sekret, in dem gelbliche Streifen oder Klümpchen nachweisbar sind, dann spricht das durchaus für Schwangerschaft, denn altes Colostrum ist immer trüb.

Als unsichere Schwangerschaftszeichen sind die Störungen des subjektiven Befindens der Frau aufzufassen. Daher gehört vor allem *Übelkeit* und *morgendliches Erbrechen,* die zwar durchaus, namentlich im Zusammenhang mit dem Ausbleiben der Periode als Hinweis auf eine Schwangerschaft gelten können, für sich allein aber

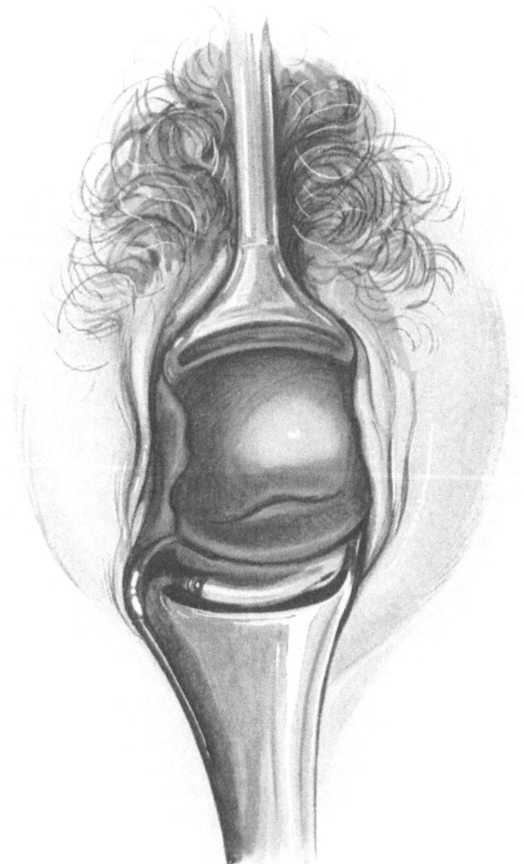

Abb. 94. Portio und Muttermund einer Frau, die geboren hat.

schon deshalb nichts bedeuten, weil sie auf den verschiedensten anderen Ursachen beruhen können. Ein unsicheres Zeichen ist auch die *Zunahme des Leibesumfanges,* da sie ebenfalls aus anderen Gründen erfolgen kann.

Die Schwierigkeiten, die sich für die Diagnose der Schwangerschaft in der ersten Hälfte ergeben, beruhen nur darauf, daß in dieser Zeit eben die sicheren Schwangerschaftszeichen noch fehlen. Nur daraus sind die immer wieder vorkommenden Irrtümer zu erklären dahingehend, daß der gravide Uterus als Tumor angesprochen und der Irrtum erst auf dem Operationstisch bei eröffnetem Abdomen erkannt wurde. Wer indes alle auf Schwangerschaft hinweisenden Zeichen berücksichtigt und die Möglichkeit einer Schwangerschaft differentialdiagnostisch in Erwägung zieht, wird bei sorgfältiger Anamnese einem solchen Irrtum am wenigsten ausgesetzt sein. Man berücksichtige bei der Bewertung der Anamnese den Gesamteindruck, den die Persönlichkeit der ärztlichen Rat suchenden Frau macht; denn man muß heutzutage auch immer mit der Möglichkeit rechnen, daß aus dem Wunsche, eine unbequeme Schwangerschaft los zu werden, dem Arzt falsche anamnestische Angaben gemacht werden und insbesondere eine Amenorrhöe verschwiegen oder gegenteils sogar das Vorhandensein unregelmäßiger und starker Blutungen behauptet wird. Wer auf der Hut ist, sorgfältig untersucht und in allen nicht absolut eindeutigen Fällen an die Möglichkeit der Schwangerschaft überhaupt denkt, gegebenenfalls selbst anamnestischen Angaben mißtraut, wird heutzutage einem Irrtum um so sicherer entgehen können, als er ja im Zweifelsfalle durch die ASCHHEIM-ZONDEKsche *Schwangerschaftsreaktion* die Möglichkeit hat, innerhalb weniger Tage sich Gewißheit zu verschaffen. Man vermeide es in einem Zweifelsfalle, sich voreilig auf eine Diagnose festzulegen.

Sehr merkwürdig sind die Fälle von sog. *eingebildeter Schwangerschaft, grossesse nerveuse:* Eine nichtschwangere Frau hält sich für guter Hoffnung, hat alle möglichen subjektiven Empfindungen der Schwangerschaft, Übelkeit, morgendliches Erbrechen, glaubt später deutlich Kindsbewegungen zu spüren, beobachtet eine Zunahme des Leibesumfanges und nimmt schließlich sogar den charakteristischen Gang der hochschwangeren Frau an. Die Selbsttäuschung geht so weit, daß die Frau schließlich den Geburtstermin herannahen fühlt, Wehen zu bekommen glaubt und das Lager zur Geburt aufsucht. Besonders vollständig wird die Täuschung, wenn etwa gleichzeitig die Periode aufgehört hat. Bei oberflächlicher Untersuchung kann der Arzt das Opfer eines blamablen Irrtums werden, vor dem vereinzelt auch erfahrene Geburtshelfer nicht bewahrt geblieben sind. Ein sicheres Mittel gegen derartige Täuschungen ist die sorgfältige Untersuchung, nötigenfalls sogar eine Untersuchung in Narkose, die den normalen, nicht vergrößerten Uterus fast regelmäßig wird nachweisen lassen. Ist aber tatsächlich ein großer Tumor vorhanden, der Uterus von diesem nicht mit Sicherheit abtrennbar, oder ergeben sich sonst durch die Ungunst der Betastungs- und Auskultationsverhältnisse Zweifel, dann bringt wieder die ASCHHEIM-ZONDEKsche Schwangerschaftsreaktion sehr rasch einwandfreie Entscheidung. Sobald eine derartige Frau darüber aufgeklärt ist, daß keine Schwangerschaft vorliegt, pflegen auch die subjektiven Symptome schnell zu verschwinden.

Anders zu deuten sind die — übrigens sehr seltenen — Fälle von sog. *Scheinschwangerschaft:* Amenorrhöe und mäßige Vergrößerung des Uterus unter gelegentlicher deutlicher Auflockerung seines Gewebes, manchmal verbunden mit leichter Anschwellung der Brüste, können eine junge Gravidität vortäuschen. Die Erscheinungen sind aber zurückzuführen auf die ausnahmsweise lange Persistenz eines Corpus luteum trotz fehlender Befruchtung und die dadurch ausgelöste starke prägravide Umwandlung der Uterusschleimhaut, gelegentlich auf die Bildung einer Corpus luteum - Cyste, deren Epithel größere Hormonmengen absondert.

2. Die Diagnose der ersten und wiederholten Schwangerschaft.

Die Beantwortung der Frage, ob es sich um eine Erst- oder Mehrgebärende handelt, hat namentlich forensischen Wert. In der gewöhnlichen Praxis wird dieser Punkt schon durch die Anamnese klargelegt sein, wenn es auch gelegentlich vorkommt, daß unehelich Geschwängerte oder Frauen, die bereits vor der Ehe geboren hatten, ihre erste Geburt verheimlichen und leugnen.

Die Diagnose gründet sich auf den *Nachweis oder das Fehlen solcher Merkmale, welche die Geburt,* besonders an den Genitalien, regelmäßig *zurückläßt.*

Solche Merkmale lassen sich mit großer Sicherheit an der Portio, am Muttermund und an den äußeren Genitalien nachweisen. *Bei Erstgebärenden* ragt die *Portio zapfenförmig* in die Scheide hinein (Abb. 93). Der Muttermund ist ein rundes Grübchen mit mehr oder minder scharfem Saum und für den Finger nicht durchgängig. Nur

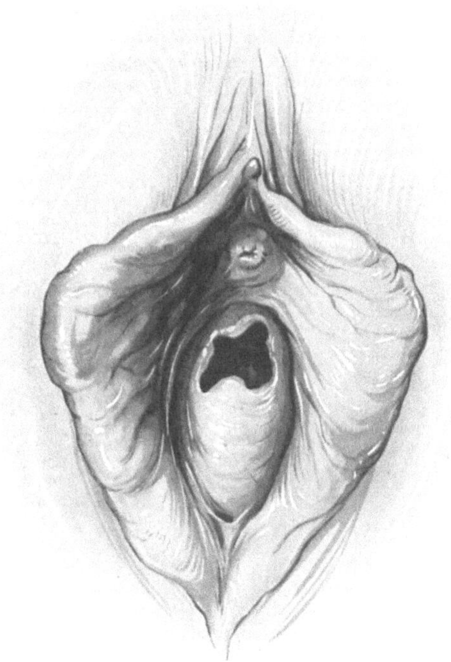

Abb. 95. Hymen semilunaris einer Virgo.

in Ausnahmefällen erfolgt in den letzten Wochen durch starke Schwangerschaftswehen bereits eine Entfaltung der Cervix und eine geringfügige Erweiterung des äußeren Muttermundes. *Bei Mehrgebärenden* fühlt man die *Portio* wie einen weichen geschwollenen *lappigen* oder plumpen *Zapfen.* Der *Muttermund* ist *quergespalten* (Abb. 94); rechts und links, seltener auch vorne und hinten, sind deutliche *Einrisse* wahrnehmbar, die seinen Rand in eine vordere und hintere Lippe zerlegen. Die Risse können ein- oder beiderseits die ganze Portio durchsetzen; an ihren Enden fühlt man häufig narbiges Gewebe. Der Muttermund klafft und der Cervicalkanal ist gegen Ende der Schwangerschaft für den Finger durchgängig. Liegt die Geburt viele Jahre zurück, so sind diese Veränderungen nur wenig ausgeprägt. In solchen Fällen kann eine Spekularuntersuchung herangezogen werden.

Entscheidend für fast alle Fälle ist aber die *Beschaffenheit des Hymen.* Bei Erstgeschwängerten zeigt der Hymen zwar nicht mehr glatte Ränder und die gewöhnlich enge Öffnung wie bei der Virgo (Abb. 95), sondern läßt fast regelmäßig deutlich Einrisse erkennen (Abb. 96). Die Basis des Hymen ist aber erhalten. Bei Mehrgebärenden besteht kein eigentlicher Hymen mehr. Der durch die Schamspalte getretene Kindskopf hat ihn zertrümmert und nur einzelne, kleine übriggebliebene Zipfel und Hervorragungen, die *Carunculae myrtiformes* (Abb. 97) geben Kunde von der früheren Existenz dieser Membran.

Neben diesen Zeichen erster Ordnung stehen einige andere, minder wertvolle. Besteht ein *alter Dammriß* oder ist das Frenulum eingerissen, so spricht dies für stattgehabte Geburt. Erhaltensein beider Teile beweist aber nichts für erste Schwangerschaft.

Bei Mehrgebärenden klafft die Vulva mehr als bei Erstgebärenden. Bei Erstgebärenden ist die *Scheide* enger und die vordere und hintere Wand stark gerunzelt („rugös"), bei Mehrgebärenden sind die Falten mehr ausgeglichen und geglättet. Der vorliegende Teil tritt bei Erstgebärenden im 10. Monat fest in den Beckeneingang, bleibt aber bei Mehr- und besonders bei Vielgebärenden bis zur Geburt beweglich über dem Beckeneingang.

Die Bauchdecken sind bei Mehrgebärenden schlaffer und welker und in der Regel neben den frischen, braunroten Striae mit alten weißlichen Schwangerschaftsnarben bedeckt.

Über die Schwangerschaftsnarben als diagnostisches Zeichen herrscht gewöhnlich bei Anfängern große Verwirrung. Das Vorhandensein von Schwangerschaftsnarben an dem Leibe einer schwangeren Frau beweist für stattgehabte Geburt natürlich gar nichts, da die Striae in der bestehenden Schwangerschaft erworben sein können. Ist man dagegen in der Lage, am Leibe der schwangeren Frau sog. frische, mehr rotbraun verfärbte oder bläulich seidig glänzende Striae neben alten runzligen, mehr weißlich gefärbten zu entdecken und sicher voneinander unterscheiden zu können, so läßt sich allerdings das Vorhandensein der letzteren für eine frühere Schwangerschaft verwerten.

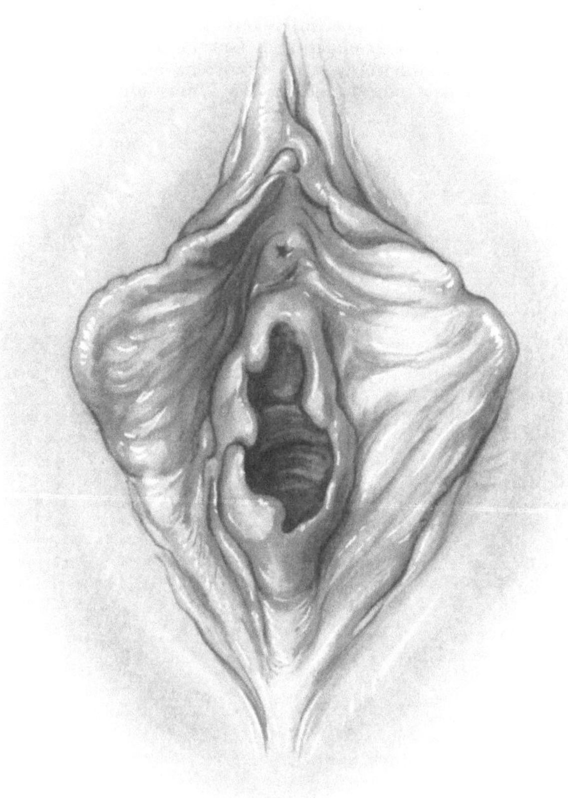

Abb. 96. Hymen defloratus.

Trägt eine nichtschwangere Frau weiße Striae am Leibe, so hat sie höchstwahrscheinlich einmal geboren, indessen können diese natürlich auch durch andere starke Ausdehnung des Leibes (Ascites, Geschwülste) erworben sein. Weißglänzende Striae an den Oberschenkeln und Hinterbacken finden sich ferner bei etwa $1/_3$ aller Jungfrauen. Sie sind zur Pubertätszeit durch das Wachstum des Beckens und die schnelle Entwicklung des Fettpolsters entstanden.

Frühgeburten hinterlassen am Muttermund und Hymen natürlich geringere Veränderungen. Aber selbst bei sehr früher Ausstoßung der Frucht fehlen selten kleine Einrisse am Muttermund. Nicht zu vergessen ist, daß operative Eingriffe an der Cervix und in der Scheide oder gangränöse bzw. syphilitische Prozesse am Hymen Geburtsveränderungen vortäuschen können.

3. Die Diagnose der Zeit der Schwangerschaft und die Bestimmung des Geburtstermines.

Bei genügender Übung läßt sich schon durch die objektive Untersuchung die Diagnose des Monats der Schwangerschaft mit ziemlicher Sicherheit ermitteln, mit

Hilfe der anamnestischen Angaben auch der Termin der Geburt (freilich nur mit annähernder Richtigkeit) bestimmen. Gerade die Beantwortung dieser letzteren Frage wird von der Schwangeren oft besonders eindringlich verlangt. Folgende Anhaltspunkte dienen zur Lösung der Aufgabe: Die Dauer der Amenorrhöe, die Größe und Konsistenz des Uterus, die Zeichen kindlichen Lebens und die Größe der Frucht, die Größe des Leibesumfanges, schließlich Veränderungen an der Portio.

a) **Die Dauer der Amenorrhöe.** Seit langer Zeit ist man gewohnt, den Zeitpunkt der menschlichen Schwangerschaft wie den Geburtseintritt vom ersten Tage der letzten Regel zu berechnen. Von diesem Termin bis zum Geburtsbeginn währt die Schwangerschaft durchschnittlich 280 Tage, wobei die äußersten Grenzwerte, zwischen denen Geburten reifer Früchte beobachtet sind, 240 und 320 Tage betragen[1]. Diese 280 Tage teilt man in 10 Schwangerschaftsmonate (Mondmonate) zu je 28 Tagen, so daß die Schwangerschaftsdauer also *durchschnittlich 40 Wochen* beträgt.

Um den Termin der Geburt zu finden, zählt man vom 1. Tage der letzten Menstruation 3 Kalendermonate (92 Tage) zurück und addiert zu dem gefundenen Tage 7 Tage hinzu. Gesetzt, die letzte Regel wäre am 1. Juli eingetreten, so würde die Geburt am 8. April zu erwarten sein.

Daß obige Berechnung für den konkreten Fall eine sehr unsichere ist, geht schon aus den Grenzwerten von 240 und 320 Tagen hervor und findet in der geburtshilflichen Praxis eine allzu häufige Bestätigung. Die Fehler der Berechnung betragen häufig 1—2, seltener 3—4 Wochen. Trotzdem bleiben wir vorläufig auf sie angewiesen, da wir keine bessere besitzen.

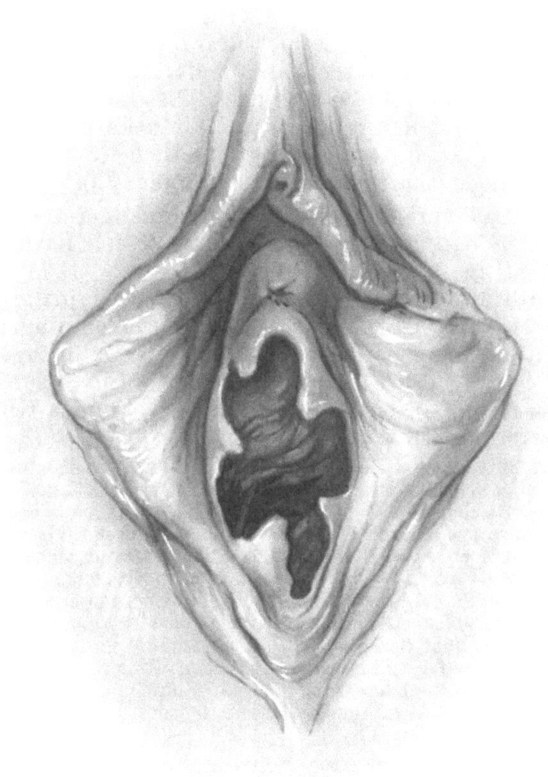

Abb. 97. Carunculae myrtiformes einer Multipara.

Die *Berechnung nach den ersten wahrgenommenen Kindsbewegungen,* welche der Laie häufig anstellt, ist noch viel unsicherer. Die Kindsbewegungen sollen meistens in der 20. Woche der Schwangerschaft von der Mutter zuerst wahrgenommen werden. Von diesem Termin hätte man ungefähr 20 Wochen hinzuzurechnen, um den Geburtstermin zu finden. Es ist schon mißlich genug, daß sich diese Rechnung auf die Angabe subjektiver Empfindungen der Schwangeren stützt. Hierzu kommt, daß die ersten Bewegungen häufig schon in der 18. Woche oder auch erst nach der 20. Woche wahrgenommen werden, ganz abgesehen davon, daß viele Frauen überhaupt über diesen Zeitpunkt nichts anzugeben wissen oder die ersten schwachen Kindsbewegungen als Darmbewegungen und umgekehrt deuten.

---

[1] Vgl. aber dazu S. 104.

Die wahre Dauer der Schwangerschaft, gerechnet vom Moment der Befruchtung bis zur Geburt, kennen wir nicht genau, da der Zeitpunkt der Befruchtung, d. h. das Zusammentreffen von Ei und Sperma unbekannt ist. Rein rechnungsmäßig kann man die Dauer der Schwangerschaft durchschnittlich auf 254—265 Tage vom Moment der Befruchtung bis zur Geburt annehmen. Im übrigen wissen wir, daß tatsächlich die **Zeit bis zur völligen Reifeentwicklung eines Kindes verschieden lang** ist, eine Erscheinung, die uns auch aus dem ganzen Tierreich bekannt ist. Dazu kommt noch, daß bei besonderer Torpidität des Uterus trotz erlangter Reife des Kindes der Geburtseintritt sich verzögern, umgekehrt natürlich bei besonderer Erregbarkeit der Gebärmutter die Geburt etwas vorzeitig eintreten kann[1]. Eine gewisse Unsicherheit der Berechnung ergibt sich daraus, daß die Befruchtung zweifellos zu jeder Zeit des menstruellen Zyklus eintreten kann, wenn auch der 9.—20. Tag des Zyklus durchschnittlich die optimalsten Bedingungen für die Befruchtung bieten (vgl. oben S. 16). In den Fällen, in denen nur eine Kohabitation stattfand und der Termin dieser Kohabitation den Frauen noch genau erinnerlich war, fand man eine durchschnittliche Dauer der Schwangerschaft vom befruchtenden Coitus an gerechnet von 270—276 Tagen.

Der Laie spricht von einer 9monatlichen Dauer der Schwangerschaft; da hiermit Kalendermonate gemeint sind, so stellt sich darnach die Schwangerschaftsdauer auf 273—276 Tage.

Der Eintritt der Geburt 300 Tage und mehr nach der letzten Menstruation ist jedenfalls selten. Stimmt mit dieser Berechnung eine übermäßige Entwicklung des Kindes überein, so handelt es sich um eine wahre *Spätgeburt (Partus serotinus),* gewöhnlich „Übertragen des Kindes" genannt. Im Gegensatz dazu spricht man von *Partus praecox,* wenn ein die Reifezeichen aufweisendes Kind wesentlich vor dem errechneten Geburtstermin zur Welt gebracht wurde.

Das Bürgerliche Gesetzbuch für das Deutsche Reich bestimmt als äußerste Grenze für die Dauer der Schwangerschaft 302 Tage, zurückgerechnet vom Tage der Geburt des lebenden Kindes (§ 1592). Dieser Zeitraum ist sicher zu eng bemessen, da eine Anzahl von Beobachtungen dafür spricht, daß eine Übertragung bis zu 328 und mehr Tagen vorkommt. Unter Einbeziehung der extremsten Fälle würde die Tragzeit reifer Kinder sogar zwischen 200 und 355 Tagen schwanken (ZANGEMEISTER). Später hat ZANGEMEISTER[2] 215—325 Tage post conceptionem angegeben. Für die gewöhnliche Praxis vor Gericht ist es nicht erforderlich, solche extremen Beobachtungen gelten zu lassen, sondern es wird jetzt allgemein eine Tragzeit von 230 Tagen als die unterste Grenze für die Geburt eines reifen Kindes angesehen.

Allerdings fügt der Absatz 2 des genannten Paragraphen hinzu, daß, wenn es feststeht, daß das Kind innerhalb eines Zeitraumes empfangen worden ist, der weiter als 302 Tage von dem Tage der Geburt zurückliegt, dieser Zeitraum als Empfängniszeit zugunsten der Ehelichkeit des Kindes gilt. Insofern negiert dieser Absatz überhaupt jede Begrenzung der Empfängniszeit und damit auch der Schwangerschaftsdauer.

Eine Berechnung der Schwangerschaftszeit und des Geburtstermines nach der letzten Menstruation ist natürlich unmöglich, wenn es sich um lactierende oder aus anderen Gründen vor Eintritt der Schwangerschaft wiederholt längere Zeit amenorrhoische Frauen handelt, ebenso wenn die Frau aus Indolenz auf die Dauer der Amenorrhöe nicht geachtet hat oder absichtlich falsche Angaben macht, wie das bei Alimentationsprozessen nicht selten vorkommt. In allen diesen Fällen muß man sich allein auf die objektiven Zeichen stützen. Wo diese ein einwandfreies Urteil nicht ermöglichen, tut der Arzt am besten, die Unmöglichkeit einer sicheren Entscheidung zu betonen.

b) **Größe und Konsistenz des Uterus.** Das wichtigste unter allen objektiven Zeichen ist die Größe und das beobachtete Wachstum des Uterus. Während am Ende des ersten Monats die Größenzunahme des Uterus sich nur schwer bzw. nur bei Frauen, deren Uterusgröße dem Arzt aus früheren Untersuchungen bekannt war, durch die kombinierte Untersuchung nachweisen läßt, erreicht die Gebärmutter im 2. Monat etwa die Größe eines Gänseeies. Charakteristisch ist ihre Zunahme im Dickendurchmesser. Die Portio ist noch relativ hart.

Im 3. Monat schwankt die Größe der Gebärmutter zwischen der Größe einer kräftigen Mannsfaust und eines kleinen Kindskopfes. Korpus und Fundus liegen dem Beckeneingang breit auf und füllen ihn fast völlig aus.

---

[1] Vgl. ZANGEMEISTER: Studien über die Schwangerschaftsdauer und die Fruchtentwicklung. Arch. Gynäk. **107** (1917).

[2] In seinem Lehrbuch der Geburtshilfe.

In den ersten 2—3 Schwangerschaftsmonaten erleichtert neben der Anamnese besonders der Konsistenzwechsel die Unterscheidung von anderen Vergrößerungen des Uterus, z. B. durch Myom oder diffuse Myohyperplasie und schützt so vor Irreführung durch absichtlich falsche Angaben. Besonders wertvoll, ja bei deutlichem Nachweis ein fast sicheres Schwangerschaftszeichen ist die *Kompressibilität des Isthmus uteri* = **I. Hegarsches Schwangerschaftszeichen**, die von der 6.—8. Schwangerschaftswoche an deutlich wird. Um diese Zeit ist das eibeherbergende Korpus bereits stark aufgelockert und fühlt sich teigig-cystisch an, während das Collum uteri eine deutliche

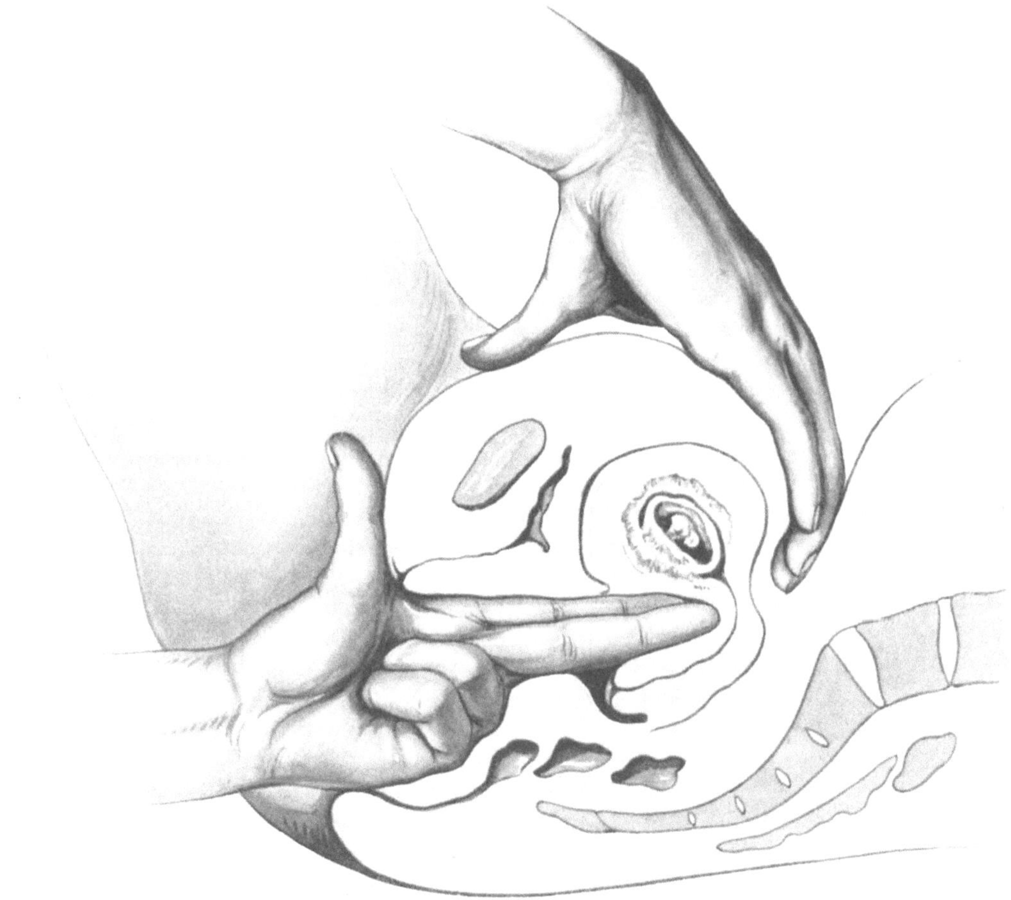

Abb. 98. Hegarsches Schwangerschaftszeichen. Im Bereich des maximal aufgelockerten Isthmus können die Finger der äußeren und inneren Hand einander fast bis zur Berührung genähert werden.

Konsistenzverminderung noch vermissen läßt. Übt man nun in der Gegend des Isthmus mit den Fingern der äußeren und inneren Hand einen Druck aus, so weicht die Eiblase nach oben aus und die unteren leeren Partien des Korpus und Isthmus lassen sich wie ein schlaffer Gummiball zusammendrücken (Abb. 98). Diese Kompressibilität kann so weit gehen, daß man deutlich mit der äußeren Hand die Fingerspitzen der inneren Hand fühlt und der Ungeübte bei etwas langem Collum sogar der Täuschung verfällt, dieses für den ganzen Uterus, das weiche Korpus für einen cystischen Tumor außerhalb des Uterus zu halten. Gauss hat die *starke Beweglichkeit des Collum gegen das das eibeherbergende Korpus,* die manchmal schon in der 5.—6. Schwangerschaftswoche einem geübten Untersucher auffällt, sogar als besonderes Schwangerschaftszeichen bewertet.

Das sog. *II.* Hegar*sche Schwangerschaftszeichen,* nämlich die Möglichkeit, die aufgeblätterte Uterusmuskulatur an der Vorderwand in Form einer Querfalte in den äußeren Schichten abzuheben, empfehlen wir nicht zu praktischen Übungen, weil diese Prüfung bei empfindlichen Patientinnen oder durch ungeschickte Ausführung zur Fehlgeburt Veranlassung geben kann.

Hat sich das Ei in der Nähe einer Tubenecke angesiedelt, dann bleibt die Auflockerung oft zunächst auf die eine Uterushälfte beschränkt und der Uterus zeigt eine seitliche sog. PISKAČEKsche *Ausladung* (Abb. 99). Manchmal passiert es, daß in einem solchen Fall während der Untersuchung eine Kontraktion des Corpus uteri eintritt, an der aber der viel stärker aufgelockerte, das Ei beherbergende Abschnitt nicht teilnimmt. Er weicht vielmehr dem untersuchenden Finger seitlich aus. Der Übergang zwischen kontrahiertem und weichem Uterusabschnitt kann dabei so auffallend dünn sein, daß er als Tumorstiel, der die Eiblase beherbergende Teil selbst als cystischer, neben dem Uterus gelegener Tumor (Ovarialtumor) imponiert.

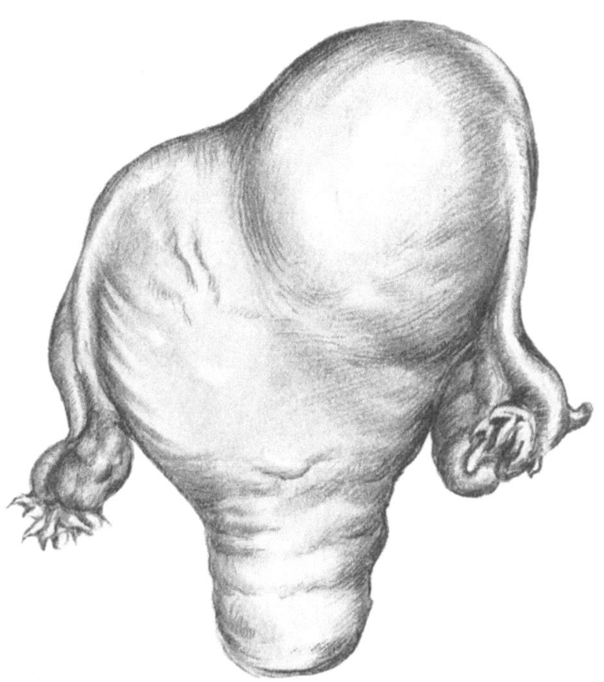

Abb. 99. Uterus gravidus mens. III.

PISKAČEKsche Ausladung nach rechts oben und hinten (Ansicht von hinten).

Noch früher als vermittelst des HEGARschen Schwangerschaftszeichens gelingt die Diagnose mittels der von ABDERHALDEN angegebenen Verfahren zu stellen (vgl. oben S. 83). Konnte man im Blute einer Frau Fermente nachweisen, die fetale Zellelemente und Eiweiß abbauen, so mußte nach ABDERHALDEN eine derartige Frau schwanger sein. Zum Nachweis der Abbaufermente gibt es zwei Methoden, das *Dialysierverfahren* und die *optische Methode*. Beide Methoden sind aber viel zu kompliziert, als daß sie jemals für den praktischen Arzt hätten Bedeutung erlangen können; außerdem mußten selbst die erfahrensten Untersucher mit 15—30% Fehlresultaten rechnen, weshalb die komplizierten Methoden heute nicht mehr angewandt werden. Auch eine Modifikation des Verfahrens von LÜTTGE und v. MERTZ hat sich als praktisch unbrauchbar erwiesen.

Etwas zuverlässiger scheint nach den Angaben von Schweizer Autoren die sog. *Diasorzym-Methode* zu sein. Es handelt sich dabei um folgendes:

KOTTMANN hatte neue Metalleiweißpräparate, die er Sorzyme nennt, dargestellt, die spezifische Eiweißkörper der verschiedensten Organe derart fest an die Metalle binden, daß die letzteren erst dann wieder frei werden, wenn ein Eiweißabbau stattfindet. Der Metallnachweis dient dann als Maßstab des Eiweißabbaues. Für die Schwangerschaftsdiagnose hat sich am besten ein Eisenplacentapräparat (Diasorzymplacenta) bewährt, das allerdings ein äußerst subtiles Arbeiten verlangt. Dieses Präparat reagiert mit Schwangerenserum derart, daß infolge des stattfindenden Eiweißabbaues die Eisenabspaltung eintritt, während bei nichtschwangeren, sowohl gesunden wie kranken Frauen das nicht der Fall ist. Die Methode ergab in 98% der Fälle am Ende der Schwangerschaft zuverlässige Resultate; ihre Brauchbarkeit zur Frühdiagnose hat sich aber nicht erweisen lassen und so ist sie heute obsolet geworden.

FRANK und NOTHMANN haben die *renale Schwangerschaftsglykosurie* zur Frühdiagnose der Schwangerschaft verwerten wollen. Sehr sorgfältige Nachprüfungen, die an meiner Klinik A. SEITZ und JESS angestellt haben, ergaben jedoch 50% Fehlresultate, womit die Brauchbarkeit der Methode als Schwangerschaftsdiagnostikum erledigt ist.

Etwas besser bewährt hat sich die sog. *Maturinprobe,* die in 85% verwertbare Resultate ergibt. Sie beruht auf der Beobachtung von KAMNITZER und JOSEPH, daß nach Injektion von 0,002 Phlorrhizin regelmäßig eine Glykosurie auftritt, die auf einer erhöhten Durchlässigkeit des Nierenfilters beruht. Negativer Ausfall dieser Probe spricht in den ersten 3 Schwangerschaftsmonaten mit großer Wahrscheinlichkeit gegen Gravidität, während ein positiver Ausfall nicht so sicher für die Graviditätsdiagnose brauchbar ist, weil nach unseren Nachprüfungen mindestens 15% Fehler vorkommen.

Alle diese Methoden und eine ganze Reihe anderer, die wir wegen ihrer bald erwiesenen Unzuverlässigkeit gar nicht erwähnt haben, sind heute überholt durch *die von* ASCHHEIM *und* ZONDEK *angegebene,* seither in vielen tausenden von Fällen durch die verschiedensten Untersucher als zuverlässig erwiesene *Schwangerschafts-*

reaktion, die *höchstens 2% Fehlresultate* ergibt, und bereits in den ersten 2 Wochen der Gravidität eine einwandfreie Diagnose erlaubt.

Die Methode beruht auf der Tatsache, daß schon wenige Tage nach Eintritt der Gravidität große Mengen von Hypophysenvorderlappenhormon (richtiger vielleicht

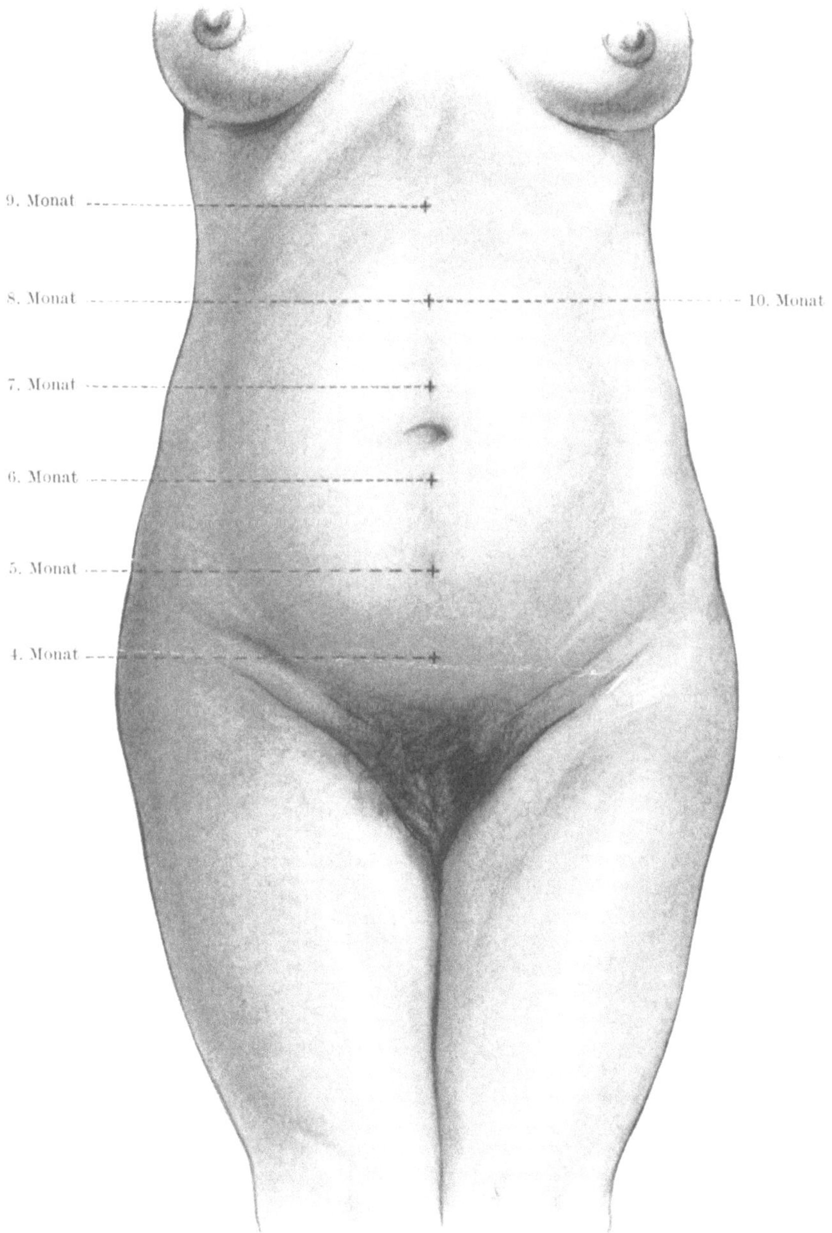

Abb. 100. Stand des Fundus uteri in den einzelnen Schwangerschaftsmonaten.

von gonadotropen Wirkstoffen) im Urin ausgeschieden werden. Diese Wirkstoffe rufen an den Keimdrüsen der infantilen Maus neben Follikelreifung *(Hypophysenvorderlappenreaktion I)* eine andere, nur durch den Harn Schwangerer zu erzielende *Hypophysenvorderlappenreaktion II* hervor: Bildung von durchbluteten Follikeln, die man schon makroskopisch als Blutpunkte erkennen kann, und endlich die *Hypophysen-vorderlappenreaktion III:* die Luteinisierung der Keimdrüsen durch Bildung zahlreicher Corpora lutea atretica. Trotzdem die Reaktion geschultes Personal und einen

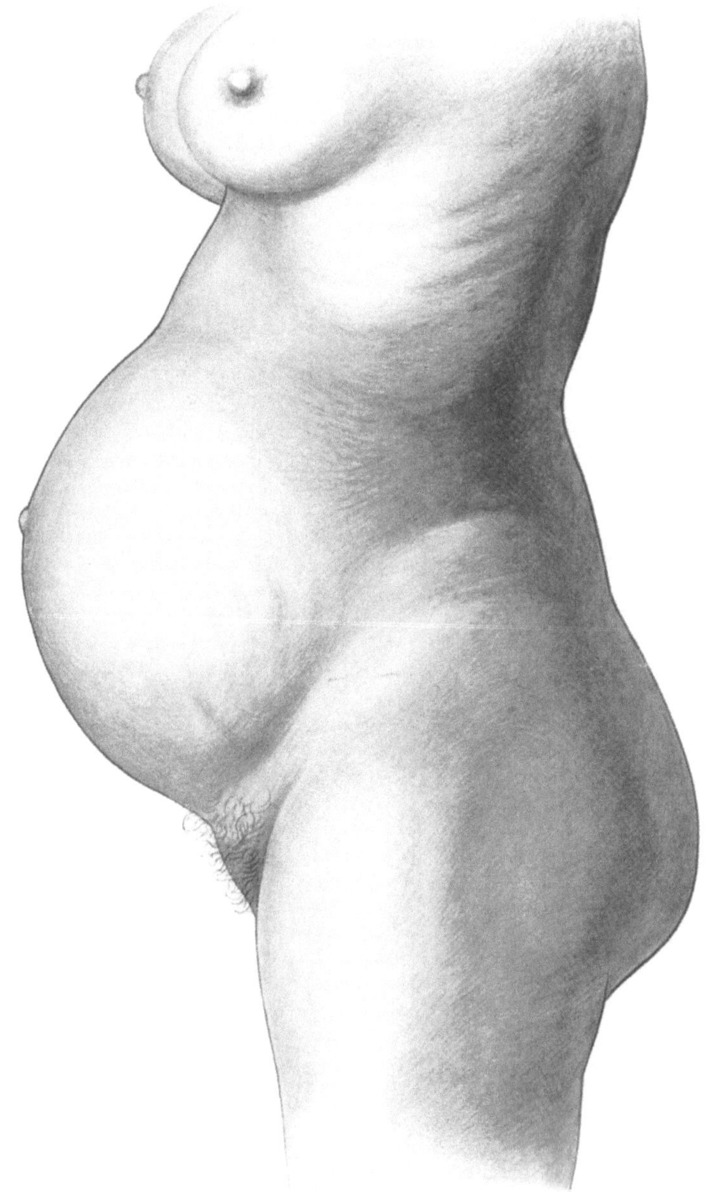

Abb. 101. Profil einer Schwangeren im 8. Monat.

ausreichenden Tierbestand voraussetzt, ist sie auch für die allgemeine Praxis leicht anwendbar. Der Arzt hat nur nötig, den nach dem Erwachen am Morgen steril entnommenen Harn der auf Schwangerschaft zu prüfenden Frau in einem sauberen frischen Gefäß der nächstgelegenen Untersuchungsstelle mit der Post zuzusenden und zur Vermeidung von Zersetzung des Harns auf je 25 ccm einen Tropfen Tricresolum purum zuzusetzen. 5 Tage später bekommt er das Resultat.

In großen Laboratorien ist es unter Verwendung von Kaninchen bestimmten Alters möglich, die Reaktion eventuell schon in 24 Stunden zu erzielen[1]. Man hat auch verschiedenste andere Versuche unternommen, das Untersuchungsverfahren zu beschleunigen. Die meisten derartigen Versuche haben aber

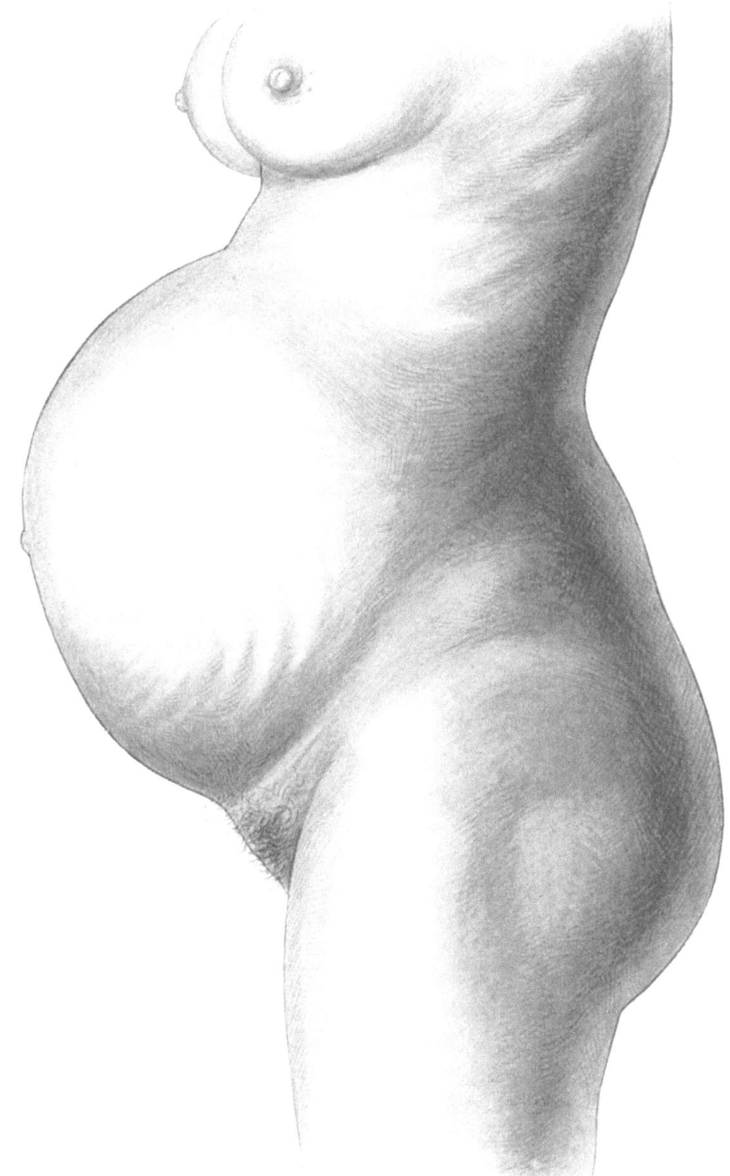

Abb. 102. Profil einer Schwangeren im 9. Monat.

zu größeren Fehlern geführt. Einige Bedeutung hat nur das FRIEDMANNsche *Schnellverfahren* erlangt, darin bestehend, daß man den zu untersuchenden Harn jungfräulichen Kaninchen in die Ohrvene spritzt, wonach bei positivem Ausfall schon nach 24, längstens 48 Stunden in den Ovarien der Tiere Corpora lutea und Blutpunkte erkennbar sind. Der Nachteil dieser Methode ist nur, daß das Tiermaterial ziemlich teuer ist. HIRSCH-HOFFMANN[2] haben gezeigt, daß man auch reife Mäuse zur ASCHHEIM-ZONDEKschen Reaktion

---

[1] Vgl. dazu ASCHHEIM, l. c.
[2] HIRSCH-HOFFMANN: Arch. Gynäk. **153** (1933).

verwenden kann und daß es gelingt, schon nach 36 Stunden zu einwandfreien Resultaten zu kommen, die allerdings schwieriger zu deuten sind. Nachprüfungen an der MARTIUSschen Klinik[1] haben die Brauchbarkeit des HIRSCH-HOFFMANNschen Schnellverfahren bestätigt.

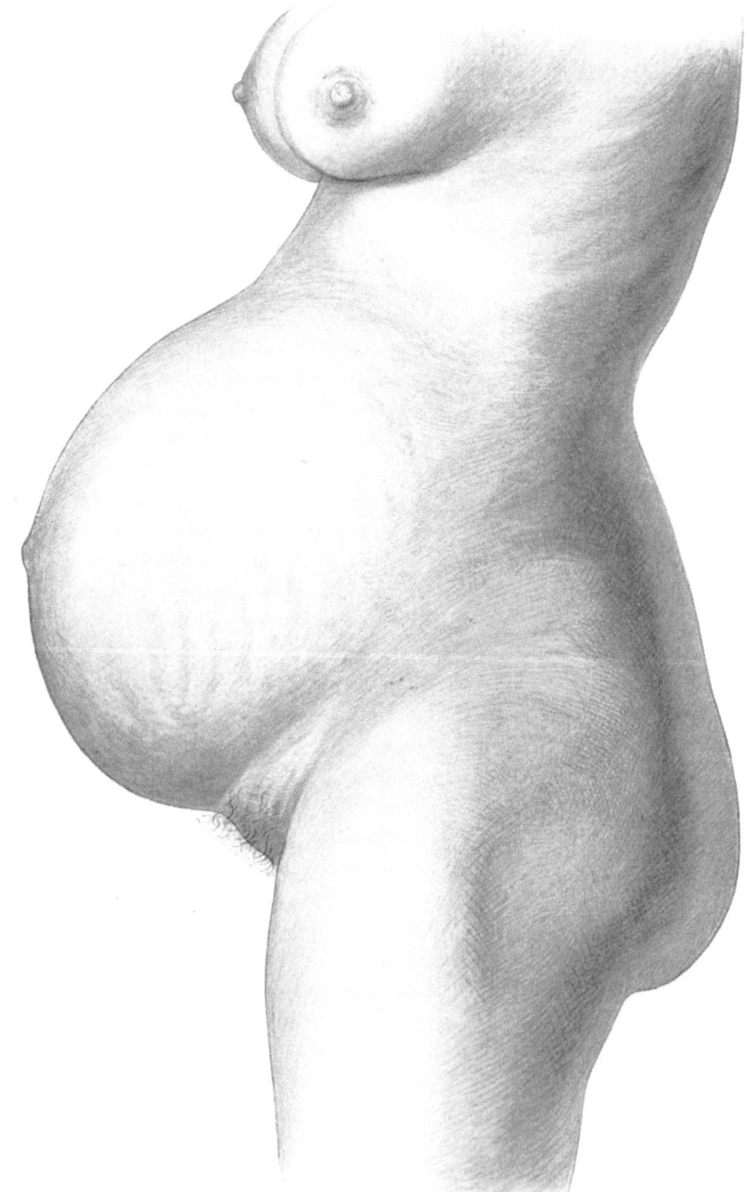

Abb. 103. Profil einer Schwangeren im 10. Monat.

Im *4. Monat* steht der Fundus uteri bereits oberhalb der Symphyse (Abb. 100). Fruchtteile sind durch die kombinierte Untersuchung, Bewegungen durch Auskultation häufig schon wahrnehmbar.

Im *5. Monat* steht der Fundus etwa in der Mitte zwischen Nabel und Symphyse. Am Ende dieses Monats sind bei gutem Hörvermögen und nicht zu reichlichem Fruchtwasser die *Herztöne* wahrnehmbar. Die Portio lockert sich mehr auf.

---

[1] Vgl. BRÜHL u. HOLSTEIN: Münch. med. Wschr. **1933 II**.

Im *6. Monat* erreicht der Fundus die Höhe des Nabels. Kindsteile sind äußerlich deutlich tastbar.

Im *7. Monat* steigt der Fundus bis zwei Querfinger breit über den Nabel. Innerlich ist ein ,,vorliegender Teil'' unter normalen Verhältnissen meist fühlbar. Er ballotiert auf dem Finger. Die Portio steht meist oberhalb der Spinallinie.

Im *8. Monat* steht der Fundus uteri in der Mitte zwischen Nabel und Schwertfortsatz des Brustbeins. Die Nabelgrube ist meist verstrichen (Abb. 101).

Im *9. Monat* erreicht der Fundus seinen höchsten Stand. Der Fundus steht wenige Querfinger unter dem Schwertfortsatz und erreicht seitlich die Rippenbogen (Abb. 102). Bei Mehrgebärenden ist der ganze Cervicalkanal meist für den Finger durchgängig, bei Erstgebärenden der äußere Muttermund für die Fingerkuppe zugänglich.

Im *10. Monat* senkt sich der Uterus nach vorn, so daß sein Fundus ungefähr in gleicher Höhe steht, wie im 8. Monat. Der größte Umfang des Leibes beträgt ungefähr 100 cm. Auch bei Erstgebärenden ist der äußere Muttermund etwas weiter geworden, der Cervicalkanal aber meist undurchgängig.

Aus dem *Stand des Fundus* uteri läßt sich somit der Monat der Schwangerschaft mit einiger Sicherheit erkennen. Nur *im 8. und im 10. Monat* hat er den *gleichen* Stand. Zur Unterscheidung zwischen diesen beiden Monaten müssen andere diagnostische Hilfsmittel herangezogen werden. Als solche haben Wert: der *Leibesumfang,* der relative *Feststand des Kopfes* auf dem Becken, die tastbare *Verkürzung der Vaginalportion* bei Erstgebärenden und die *Form des Leibes.*

Der *Kopf* steht im 8. Monat beweglich über dem Beckeneingang, während er im 10. Monat dem Beckeneingang fest aufliegt; letzteres ist besonders bei Erstgebärenden stark ausgesprochen, während bei Mehrgebärenden der Kopf auch im 10. Monat eine gewisse, wenn auch geringere Beweglichkeit als im 8. Monat behält. Die *Vaginalportion* rückt vom Ende des 7. Monats an, wenigstens bei Erstgeschwängerten, mit der beginnenden Zentrierung des Kopfes wieder tiefer und erfährt für den tastenden Finger bei Erstgebärenden im letzten Drittel der Schwangerschaft eine allmähliche scheinbare Verkürzung. Findet man sie noch knapp fingergliedlang in die Scheide hineinragen, so spricht dies für den 8. Monat, ist der Zapfen dagegen kaum noch wahrnehmbar und weit nach vorn gerückt, oder nicht mehr zu entdecken, so spricht dies für den letzten Monat der Gravidität.

Das *Vornübersinken* des Uterus im 10. Monat gibt dem Bauche eine charakteristische Gestalt (Abb. 103). Während die Bauchdecken oberhalb des Fundus uteri im 8. Monat so stark gespannt sind, daß sie sich kaum eindrücken lassen, sind im 10. Monat diese Partien schlaffer. Die Nabelgegend hat sich jetzt meist bläschenförmig vorgewölbt. Wiederum ist dieser Unterschied in der Leibesform deutlicher ausgesprochen bei Erstgebärenden als bei Mehrgebärenden. Das Herabsinken des Fundus uteri im 10. Monat wird auch subjektiv von den Schwangeren empfunden, indem die Atmung dadurch freier wird. Endlich mag noch das häufigere Auftreten von Uteruskontraktionen als ein für das Ende der Gravidität wichtiges Zeichen angeführt werden.

Der oben angegebene Stand des Fundus uteri in den einzelnen Monaten trifft für die Mehrzahl der Fälle durchaus zu, zeigt aber natürlich je nach der Größe des Inhaltes der Gebärmutter (z. B. bei sehr großem oder sehr kleinem Kinde, viel oder wenig Fruchtwasser oder Zwillingen) mannigfache Abweichungen. Auch die Abschätzung nach Fingerbreiten ist natürlich keine sehr genaue. Indessen wird die Zeitbestimmung, wenn wir die Entfernung etwa in Zentimetern ausdrücken wollten, keineswegs eine exaktere.

4. Die Diagnose der Lage, des Lebens oder des Todes der Frucht.

In Bezug auf die Ermittlung der Lage wird es in der Schwangerschaft meist genügen, festzustellen, ob eine Längs- oder Querlage vorliegt. Die Anwesenheit je eines großen Teils im Fundus und oberhalb der Symphysen sichert die Diagnose der *Längslage.* Ist der Fundus und die Gegend oberhalb der Symphyse leer, ist dagegen je ein großer Teil rechts und links wahrnehmbar, so handelt es sich um eine *Querlage.* Bei *Kopflagen* sind die kleinen Teile rechts oder links im Fundus fühlbar, bei *Beckenendlagen* fehlen sie meist hier. Bei der inneren Untersuchung markiert sich der *Steiß* besonders deutlich als höckriger, weicher Teil, wenn er nicht, was sehr häufig der Fall ist, so hoch steht, daß ihn der Finger kaum oder gar nicht erreichen kann. Schwieriger wird oft die Entscheidung der Frage, ob eine *Zwillingsschwangerschaft* vorliegt oder nicht[1]. Wenn die Hilfsmittel der üblichen äußeren Untersuchung, die Kontrolle der Herztöne und ähnliches im Stich lassen, dann läßt sich Sicherheit gewinnen durch eine Röntgenaufnahme, die auch zur intrauterinen Diagnose von Mißbildungen wertvollste Dienste leistet.

Eine viel genauere Ermittlung der Lage, Stellung und Haltung des Kindes ist bei der Untersuchung unter der Geburt geboten, weshalb wir auch erst dort näher auf diese Frage eingehen wollen.

Daß das *Kind lebt,* verraten die objektiv wahrgenommenen Bewegungen und die Herztöne der Frucht. Sind die letzteren zu einer Zeit, in der sie wahrnehmbar sein sollten, nicht zu ermitteln, so hüte man sich, sofort den Tod der Frucht anzunehmen. Bewegungen werden überhaupt nicht bei jeder Untersuchung gefühlt und die Herztöne können auch dem geübtesten Untersucher bei einer und selbst bei mehrfacher Untersuchung gelegentlich entgehen. Besonders leicht geschieht dies bei lautem Uterin- oder Darmgeräusch, ferner wenn der Rücken des Kindes zufällig weit von der vorderen Uteruswand abliegt, oder wenn sehr viel Fruchtwasser vorhanden ist.

Entscheidend für die Diagnose des Todes des Kindes ist der Stillstand des Uteruswachstums, den man bei längerer Beobachtungszeit konstatiert: der Uterus wird eher kleiner als größer, seine Konsistenz weicher, die Brüste werden schlaffer. Dabei vermißt die Mutter die Bewegungen der Frucht, anstatt dieser treten krankhafte Empfindungen auf, Frösteln, Mattigkeit, Dyspepsie (wahrscheinlich Toxinwirkungen der abgestorbenen macerierten Frucht) und andere bis dahin unbekannte Gefühle, zuweilen sogar die Empfindung, als ob ein fremder Körper im Leibe hin- und herfalle. Wenn jetzt eine wiederholte aufmerksame Untersuchung die Herztöne nicht entdeckt, so ist der Tod des Kindes so gut wie sicher. Befestigt wird die Ansicht, wenn bei der Mutter Krankheiten bestehen, z. B. Syphilis, von denen wir wissen, daß sie häufig den Tod der Frucht zur Folge haben. Ein erfahrener Beurteiler von Röntgenaufnahmen kann häufig durch diese Sicherheit erlangen[2]. Der Fruchttod unterbricht endlich die Schwangerschaft. Die abgestorbene Frucht wird in einigen Tagen oder Wochen geboren.

Bei lebender Frucht ist der Uterus durch die Eigenwärme der Frucht einige Zehntel höher temperiert als die Vagina. Stirbt die Frucht, so zeigen Uterus und Scheide gleiche Temperatur. Die regelmäßige diagnostische Verwendung dieser sicher erwiesenen Tatsache (SCHRÖDER) scheitert an der technischen Schwierigkeit der Messung der Temperatur des schwangeren Uterus und an Bedenken hinsichtlich der Infektionsgefahr. Außerdem ist diese Methode heute überflüssig geworden, da wir für den Fall, daß die Frage des Lebens oder des Todes der Frucht schnell geklärt werden soll, unter Umständen durch eine Röntgenaufnahme sehr schnell Aufschluß bekommen können.

Das *Geschlecht des Kindes* in der Schwangerschaft zu erkennen, ist bisher nicht möglich. Weibliche Kinder haben zwar durchschnittlich eine etwas größere Frequenz des Herzschlages als männliche, indessen läßt sich diese Tatsache für den einzelnen Fall nicht diagnostisch verwenden. Unter der Geburt kann man bei Beckenendlagen das Geschlecht erkennen, indem bei Tiefstand des Steißes die Genitalien direkt gefühlt werden. Da letztere unter dem Einfluß des Geburtsdruckes meist eine starke Schwellung erfahren, so ist Vorsicht geboten. Verwechslungen, z. B. der stark geschwollenen Schamlippen mit dem Hodensack können sich leicht ereignen. Auch Versuche, mit Hilfe biologischer Methoden das Geschlecht des Kindes schon in der Schwangerschaft zu erkennen, sind bisher gescheitert, weshalb wir auf ihre theoretische Grundlage und Methodik gar nicht eingehen wollen.

5. Die Beurteilung des Geburtsweges.

Über den *weichen Geburtsweg* gewährt die besprochene innere Untersuchung genügenden Aufschluß. Sie soll besonders über die Höhe und Dehnbarkeit des Dammes, die Weite und Weitbarkeit des Introitus wie der Scheide, die Beschaffenheit des Muttermundes und der Portio ein Urteil verschaffen. Abweichungen von der Norm stellen sich am häufigsten dar als infantile Enge von Introitus und Scheide, als narbige Veränderungen infolge vorhergegangener Entzündung, oder von Geburtsverletzungen, als Rigidität des Dammes bei höherem Alter einer Erstgeschwängerten oder Einengung des Geburtsweges durch Tumoren der Nachbarschaft. Geringfügige Anomalien

---

[1] Vgl. S. 265.
[2] Vgl. darüber P. SCHUMACHER, l. c.

trüben die Geburtsprognose kaum, höhergradige Veränderungen entgehen auch dem weniger geübten Untersucher nicht.

Viel größere Bedeutung hat für die Geburtsprognose die *Untersuchung des knöchernen Beckens,* die teils mittels äußerer und innerer Messung, teils durch Austastung des Beckenraumes vorzunehmen ist.

a) Die äußere Beckenmessung [1].

Wir besitzen bisher keine in die Praxis eingeführte Methode, welche uns gestattet, die Durchmesser des kleinen Beckens mit Ausnahme der Conjugata vera direkt zu messen. Wir sind vorläufig darauf angewiesen, durch Bestimmung gewisser, leicht zu ermittelnder Entfernungen an der äußeren Weichteilbedeckung der Beckengegend *(äußere Beckenmessung)* den allgemeinen Charakter des Beckens festzustellen sowie durch Ermittlung eines oder mehrerer Maße der Beckenhöhle *(innere Beckenmessung)* einen Schluß auf die Weite und Form des kleinen Beckens zu ziehen (MICHAELIS).

Die Beckenmessung wird mittels eines *Beckenmessers* (Tasterzirkel) ausgeführt (Abb. 104). Die Frau liegt in Rückenlage wie bei der äußeren Untersuchung, das Abdomen ist völlig entblößt (Abb. 105). Die Enden (Knöpfe) der beiden Arme des Tasterzirkels werden auf die Punkte, deren Entfernung man bestimmen will, aufgesetzt, worauf die Entfernung von der Skala abgelesen wird.

Man bestimmt bei der äußeren Beckenmessung:

1. Die Entfernung der Spinae ant. sup. ossis ilei (Distantia spinarum) = 26—27 cm.

Bei der Messung soll man die Knöpfe des Tasterzirkels auf den äußeren Rand der Spinae, so daß sie die Sehne des Musculus sartorius eben fassen, aufsetzen.

2. Die Entfernung der Cristae ossis ilei (Distantia cristarum) = 28—29 cm. Bei der Ermittlung dieses Maßes gehe man mit dem Tasterzirkel von den Spinae aus auf der äußeren Lefze des Darmbeinkammes suchend rückwärts, bis der Zirkel das größte Maß gibt. Man hat darauf zu achten, daß man mit beiden Knöpfen einen etwa gleichen Weg zurücklegt.

3. Die Entfernung der Trochanteren (Distantia trochanterum) = 31—31,5 cm. Beim Messen der Trochanteren müssen die Schenkel gestreckt und

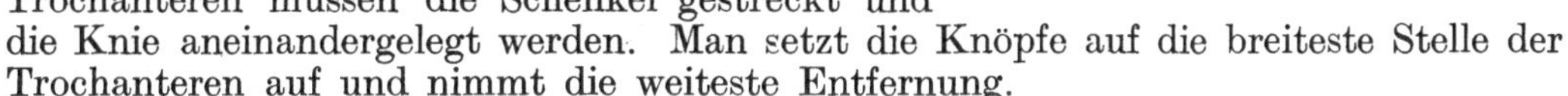
Abb. 104. Beckenmesser.
(Nach E. MARTIN.)

die Knie aneinandergelegt werden. Man setzt die Knöpfe auf die breiteste Stelle der Trochanteren auf und nimmt die weiteste Entfernung.

4. Die äußere Conjugata oder den BAUDELOCQUEschen Durchmesser (Conjugata externa) = 20 cm. Zur Messung der äußeren Conjugata wird die Frau in Seitenlage gebracht.

Der hintere Meßpunkt ist eine seichte Grube unterhalb des Processus spinosus des letzten Lendenwirbels, der vordere Meßpunkt ist der obere Rand der Symphyse.

Die Ermittlung des hinteren Meßpunktes bereitet dem Anfänger zuweilen Schwierigkeiten. Sie geschieht besser durch den Gesichts- als durch den Tastsinn. Bei Betrachtung der hinteren Beckengegend bemerkt man sogleich jederseits ein Grübchen seitlich vom Kreuzbein, das der Lage der Spinae sup. post. oss. il.

---

[1] Um Wiederholungen zu vermeiden, wird hier die Kenntnis des knöchernen Geburtskanals vorausgesetzt. Man lese diesbezüglich die im Abschnitt Physiologie der Geburt folgende Darstellung.

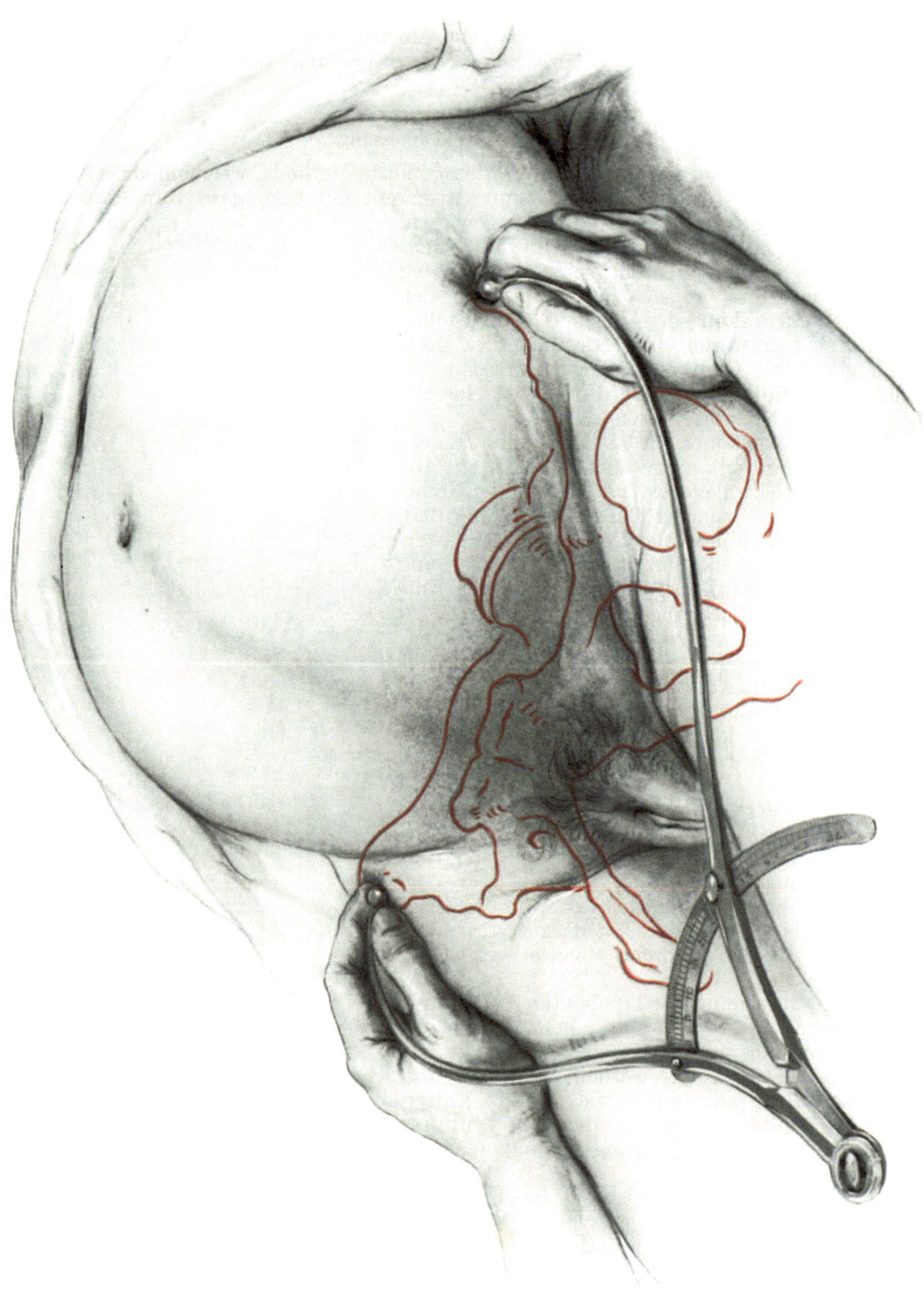

Abb. 105. Messung der Diastantia spinarum.

entspricht, genauer etwas oberhalb derselben liegt (Kreuzbeingruben). Verbindet man diese beiden Gruben durch eine Linie, so liegt der gesuchte Meßpunkt bei normalem Becken etwa 3—5 cm (2—3 Querfingerbreiten) über der Mitte dieser Linie. Er läßt sich ferner dadurch ermitteln, daß man vom oberen Rande des Darmbeinkammes

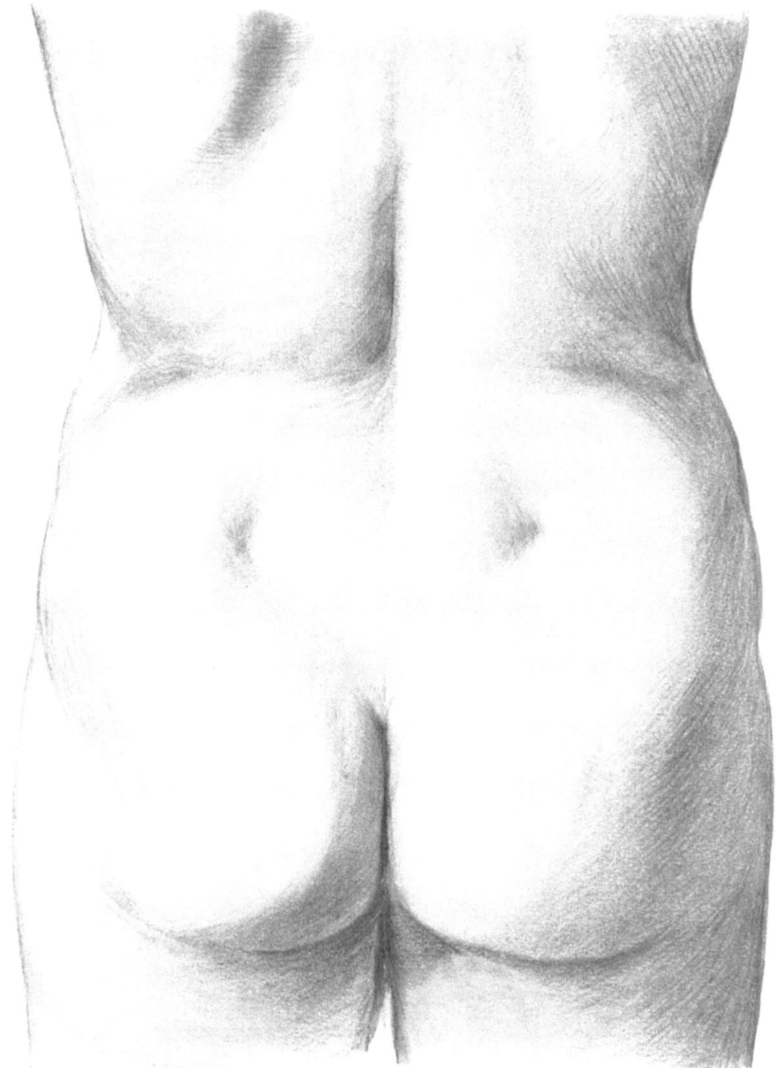

Abb. 106. MICHAELISsche Raute in schöner Ausbildung.

eine gerade Linie zur Wirbelsäule zieht. Der gesuchte Punkt liegt 2—2,5 cm unterhalb der Stelle, wo die Linie die Wirbelsäule trifft.

Um den Diameter Baudelocquii zu nehmen, drückt man zuerst den einen Knopf des Beckenmessers fest auf den hinteren Meßpunkt und sucht dann auf dem oberen Rand der Symphyse mit dem anderen Knopf tastend das größte Maß, drückt mäßig fest an und liest ab. Man hat angegeben, daß durch Abzug von 9 cm von dem Maß der Conjugata externa die Conjugata vera sich berechnen lasse. Indessen bestehen dabei so große Fehlerquellen, daß man gut tut, sich nicht auf diese Schätzung zu verlassen und sie nur bei groben Abweichungen von 4—5 cm zu beachten.

Die beiden seitlichen Gruben, die bei der Betrachtung des Kreuzes der entblößten Frau sofort in die Augen fallen, bilden die äußersten Ecken eines Rhombus, dessen oberer Winkel auf die eben erwähnte Grube unter dem Processus spinosus des letzten Lendenwirbels, dessen unterer auf das obere Ende der Crena ani fällt. Diese „*Raute*

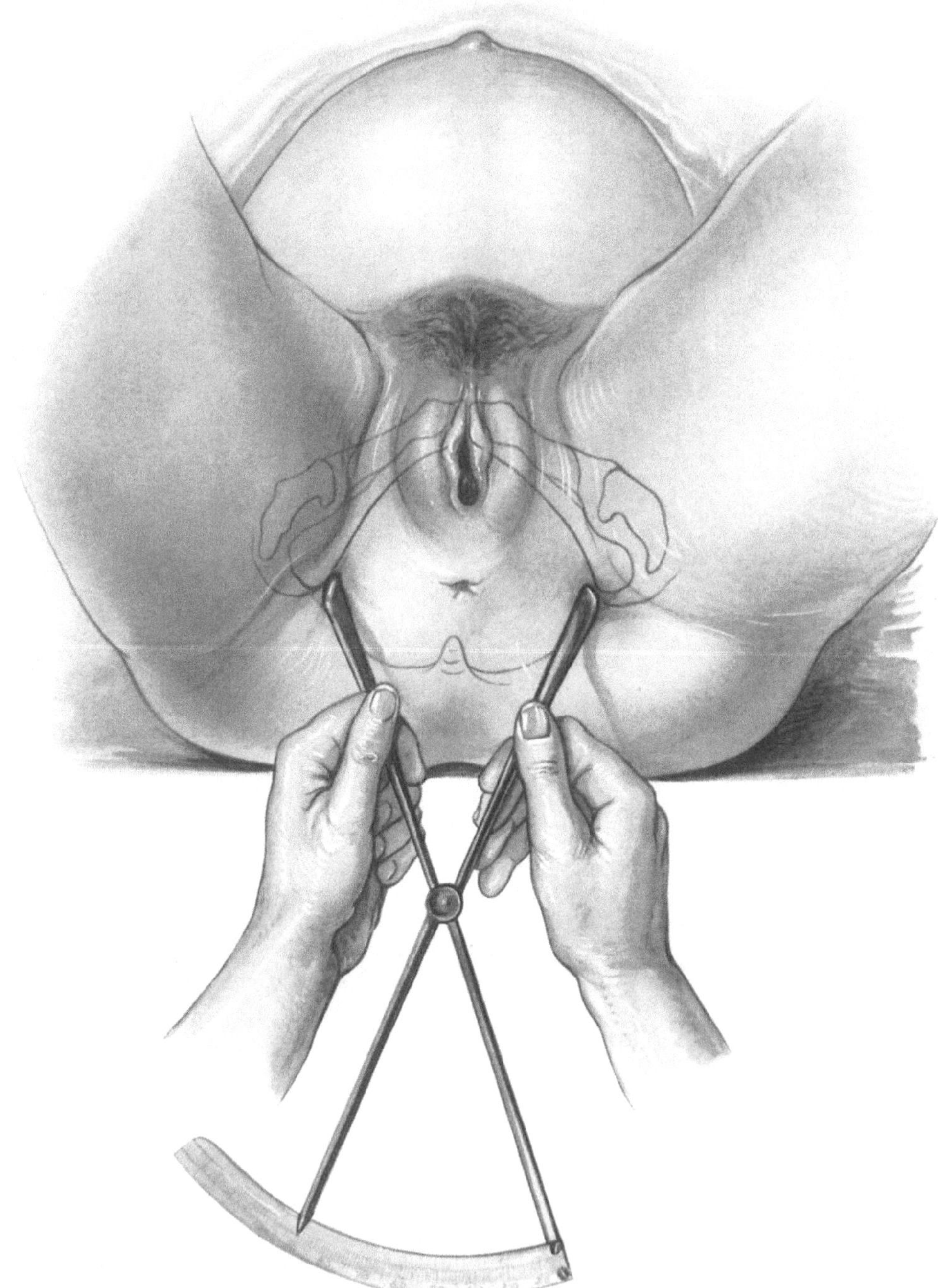

Abb. 107. Messung der Distantia tuberorum mit dem BREISKYschen Zirkel.

von MICHAELIS" ist bei gut gebauten Frauen stets, besonders bei etwas seitlicher Beleuchtung, gut zu sehen (Abb. 106) und findet sich auch auf den antiken Statuen vortrefflich ausgeführt, am schönsten bei der Venus kallipygos. Bei vielen engen Becken ist die Raute entstellt. Bei vorspringendem Promontorium (plattem Becken) rückt die obere Grube entsprechend tiefer, so daß der obere Winkel der Raute stumpfer wird; bei rachitischem Becken kann sie sogar in die Verbindungslinie der beiden seitlichen Gruben fallen, so daß aus der Raute ein Dreieck wird. Ist das Kreuzbein schmal, so rücken die seitlichen Grübchen mehr aneinander und die Raute wird länglich.

5. Die Entfernung der beiden Tubera ossis ischii (Distantia tuberorum) oder den Querdurchmesser des Beckenausganges = 9,5—9,7 cm.

Zweckmäßig bedient man sich dazu des BREISKYSCHEN Zirkels und bringt die Frau in Steißrückenlage mit maximal an den Leib gezogenen Beinen. Dabei werden unter den gespannten Weichteilen die Tubera deutlich tastbar. Nunmehr werden die Knöpfe des Zirkels in einer den After schneidenden Querlinie an der Innenfläche

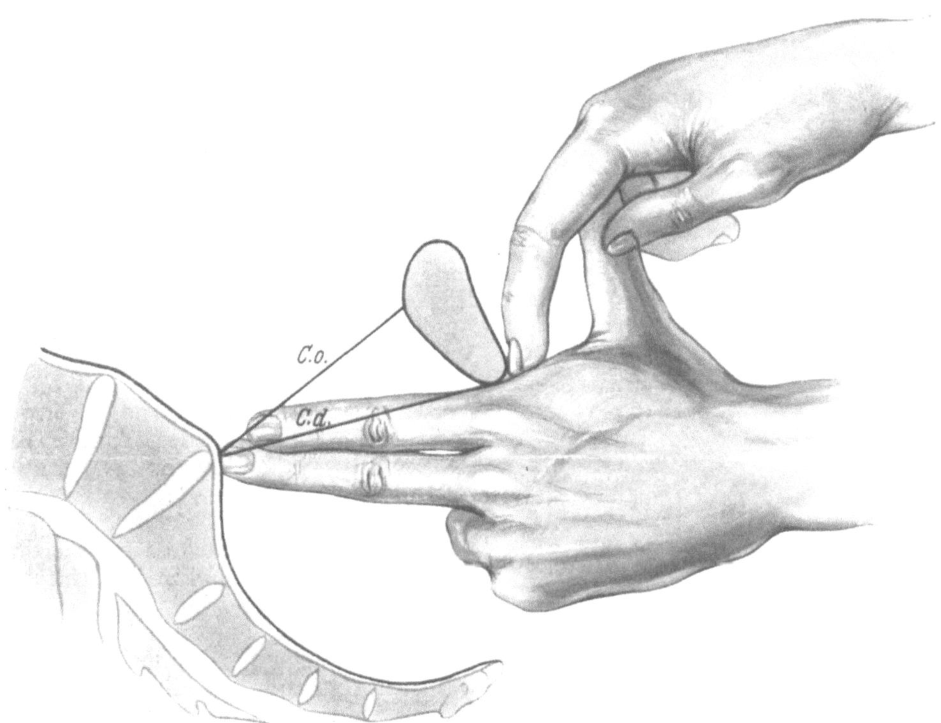

Abb. 108. Digitale Messung der Conjugata.

der Sitzbeinhöcker angepreßt (Abb. 107). Durch Addition von 1—1,5 cm erhält man die wahre Entfernung der Knochen.

Das Ergebnis der äußeren Beckenmessung gestattet folgende Schlüsse: Ist die Entfernung der Spin. il. und Crist. il. erheblich unter der Norm (z. B. 22 statt 26, 25 statt 29), so kann man mit einiger Sicherheit annehmen, daß der quere Durchmesser des Beckeneinganges gleichfalls kürzer als normal ist.

Sinkt das Maß der Distantia trochanterum bedeutend (z. B. auf 27), so kann man mit Wahrscheinlichkeit annehmen, daß auch die Beckenhöhle im queren Durchmesser verengt ist.

Fällt das BAUDELOCQUEsche Maß auf 18 und darunter, so besteht der Verdacht, daß die Conjugata vera verengt ist.

Über den Grad der Verengerung gibt keines der Maße Aufschluß.

Sinkt die Differenz zwischen Spin. il. und Crist. il. erheblich, wird sie gleich Null oder übertrifft die Entfernung der Spinae il. die der Crist. il., so ist die Krümmung der Darmbeinschaufeln eine verringerte und es liegt wahrscheinlich ein rachitisches Becken vor[1].

---

[1] Weitere Einzelheiten über die Diagnostik der verschiedenen Formen des engen Beckens vgl. S. 440f.

b) Die innere Beckenmessung und die Austastung des Beckens.

Durch die innere Beckenmessung wird in erster Linie die Conjugata diagonalis ermittelt. Sie stellt die kürzeste Entfernung vom unteren Rande der Symphyse zum Promontorium dar und beträgt 12,5—13 cm.

Die Frau liegt in Rückenlage mit angezogenen Schenkeln und etwas erhöhtem Kreuz. Blase und Mastdarm müssen entleert sein. Zwei Finger einer Hand gehen in die Scheide, der Ringfinger und der kleine Finger liegen am Damm (Abb. 108). Die eingeführten Finger dringen in der Richtung nach dem Promontorium vor, während die am Damm liegenden Finger letzteren langsam, aber stetig in das Becken hineindrängen. Ist das Promontorium erreicht, so wird die Kuppe des Mittelfingers auf dasselbe gesetzt und die Hand gegen den Schambogen gedrückt.

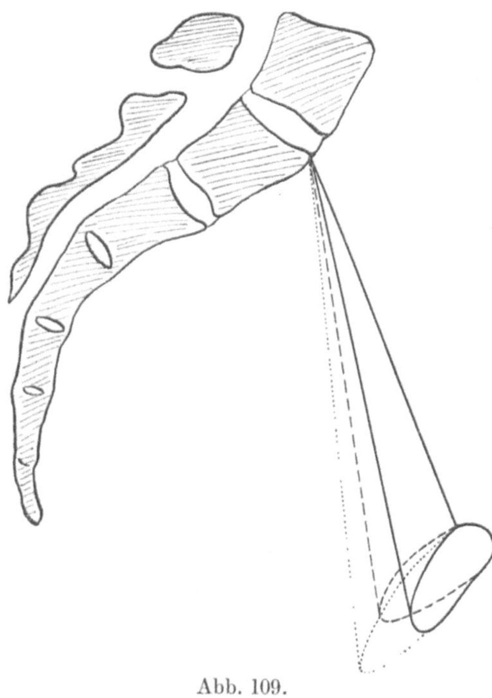

Abb. 109.

Da wo jetzt der untere scharfe Rand des Ligamentum arcuatum die Radialseite des Zeigefingers der eingeführten Hand berührt, macht man sich eine Marke mit dem Nagel des Zeigefingers der anderen Hand. Alsdann zieht man beide Hände vereinigt langsam, ohne ihre Stellung zu verrücken, zurück und mißt mit dem Tasterzirkel die Entfernung von der Marke, die der Nagelrand zurückläßt, bis zur Spitze des Mittelfingers, der am Promontorium lag.

Um ganz sicher zu sein, daß man am Promontorium ist, muß man die Zwischenknorpelscheibe unterhalb des letzten Lendenwirbels deutlich gefühlt haben. Zuweilen springt die Verbindung des 1. und 2. Kreuzbeinwirbels stärker hervor wie das Promontorium („falsches Promontorium", MICHAELIS). Dann ist ein Irrtum möglich, der aber ohne Bedeutung ist, da gerade die Messung der kürzesten Entfernung zwischen Symphyse und Kreuzbein praktisch wichtig ist.

Die Messung der Conjugata diagonalis ist bei Erstgebärenden mit straffem Damm und engem Scheideneingang natürlich schwierig und empfindlicher wie bei Mehrgebärenden. Unter der Geburt ist die Messung dann unmöglich, wenn der Kopf bereits tiefer im Becken steht.

Um aus der Conjugata diagonalis die Vera zu berechnen, muß man im Durchschnitt 1,5—2 cm abziehen. Der *Abzug muß um so größer ausfallen je höher die Symphyse* und je stumpfer der Winkel ist, den die Symphyse mit der Vera bildet, also je stärker geneigt die Symphyse ist, schließlich *je stärker der Symphysenknorpel vorspringt* (Abb. 109).

Die Erfahrung lehrt jedoch, daß — um im Einzelfalle die Conjugata vera aus dem Maß der Diagonalis wirklich richtig zu berechnen — große Übung erforderlich ist, die dem praktischen Arzt häufig fehlt. Verhängnisvolle Irrtümer über die Geburtsprognose sind die nicht seltene Folge. Wir möchten deshalb nur raten, sich viel allgemeiner als bisher üblich der *direkten Messung* der *Conjugata vera obstetrica*, d. h. der kürzesten Entfernung zwischen Symphyse und Promontorium zu bedienen. Seit GAUSS den von BYLICKI angegebenen Beckenmesser in außerordentlich handliche Form gebracht hat (vgl. Abb. 110), ist die direkte Conjugatenmessung wesentlich einfacher geworden. Abb. 111 zeigt die Technik, die darnach wohl keiner weiteren Erläuterung bedarf. Der einzige, bei gleichzeitiger digitaler Betastung des Promontoriums aber leicht vermeidbare Fehler wäre ein seitliches Abweichen des Instruments (in Abb. 112 durch eine rote Linie angedeutet).

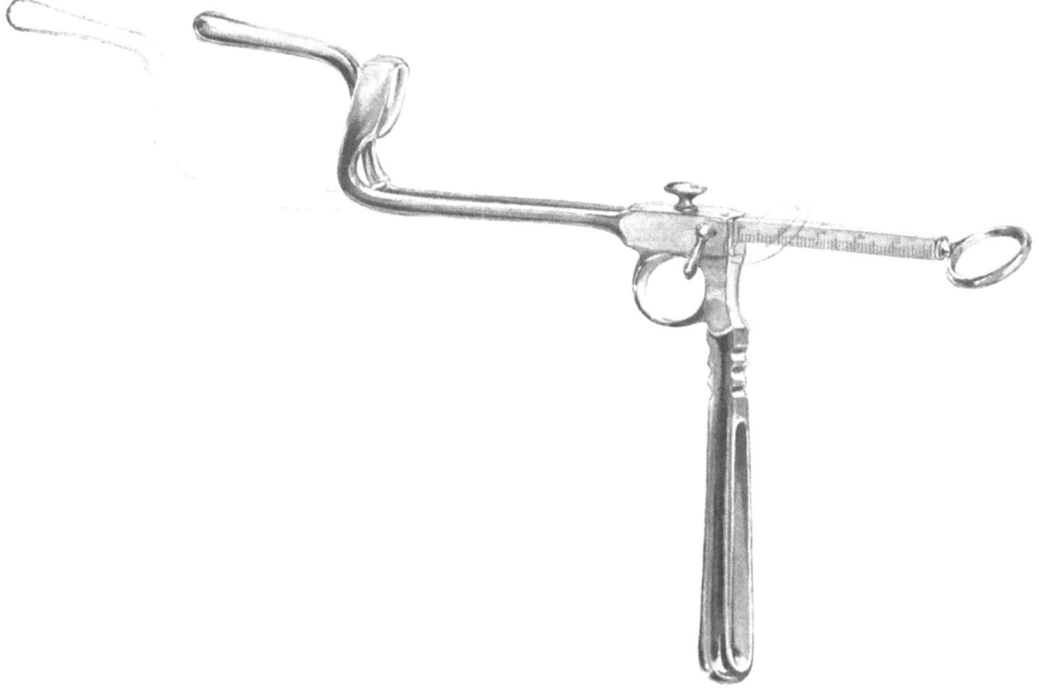

Abb. 110. BYLICKIs Konjugatenmesser in der Modifikation von GAUSS.

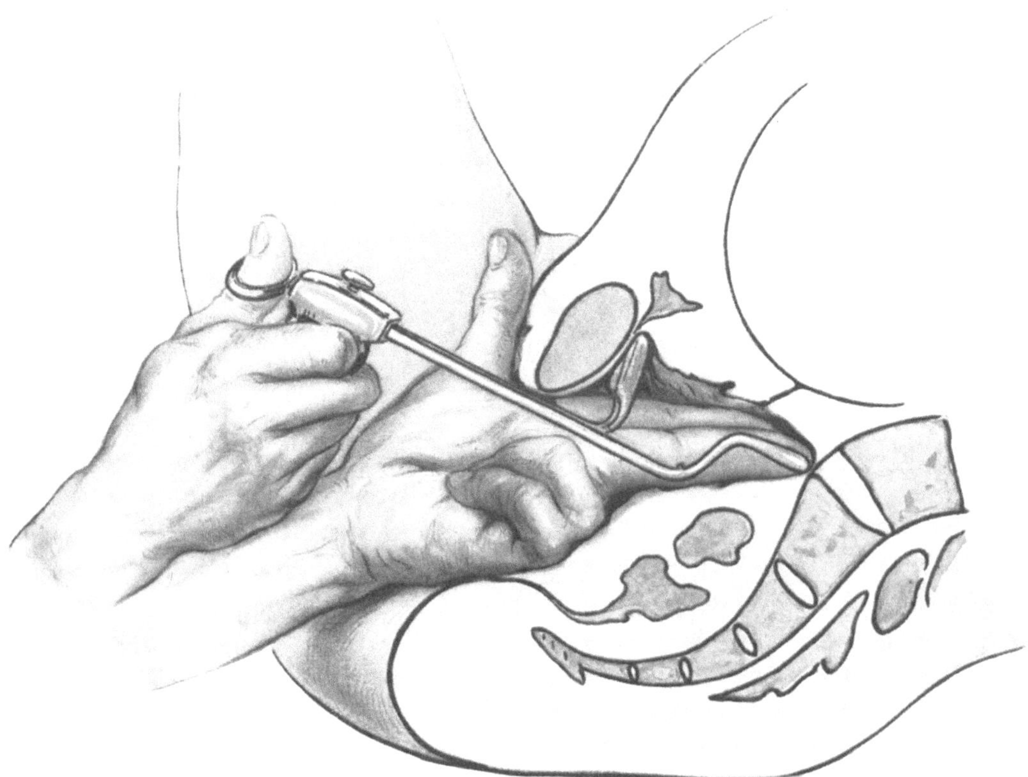

Abb. 111. Direkte Messung der Conjugata vera obstetrica mit dem BYLICKI-GAUSSschen Instrument.

An die Messung der Conjugata diagonalis soll sich eine *Austastung der Innenwand des kleinen Beckens und des Schambogens* schließen, wobei abwechselnd beide Hände, die gleichnamige Hand für die gleichnamige Beckenseite, zu gebrauchen sind, um zu erfahren, welche Form der Beckenraum hat (normal, allgemein-, gerad-, schrägverengt) oder ob andere gröbere Anomalien (Exostosen, Tumoren) vorliegen.

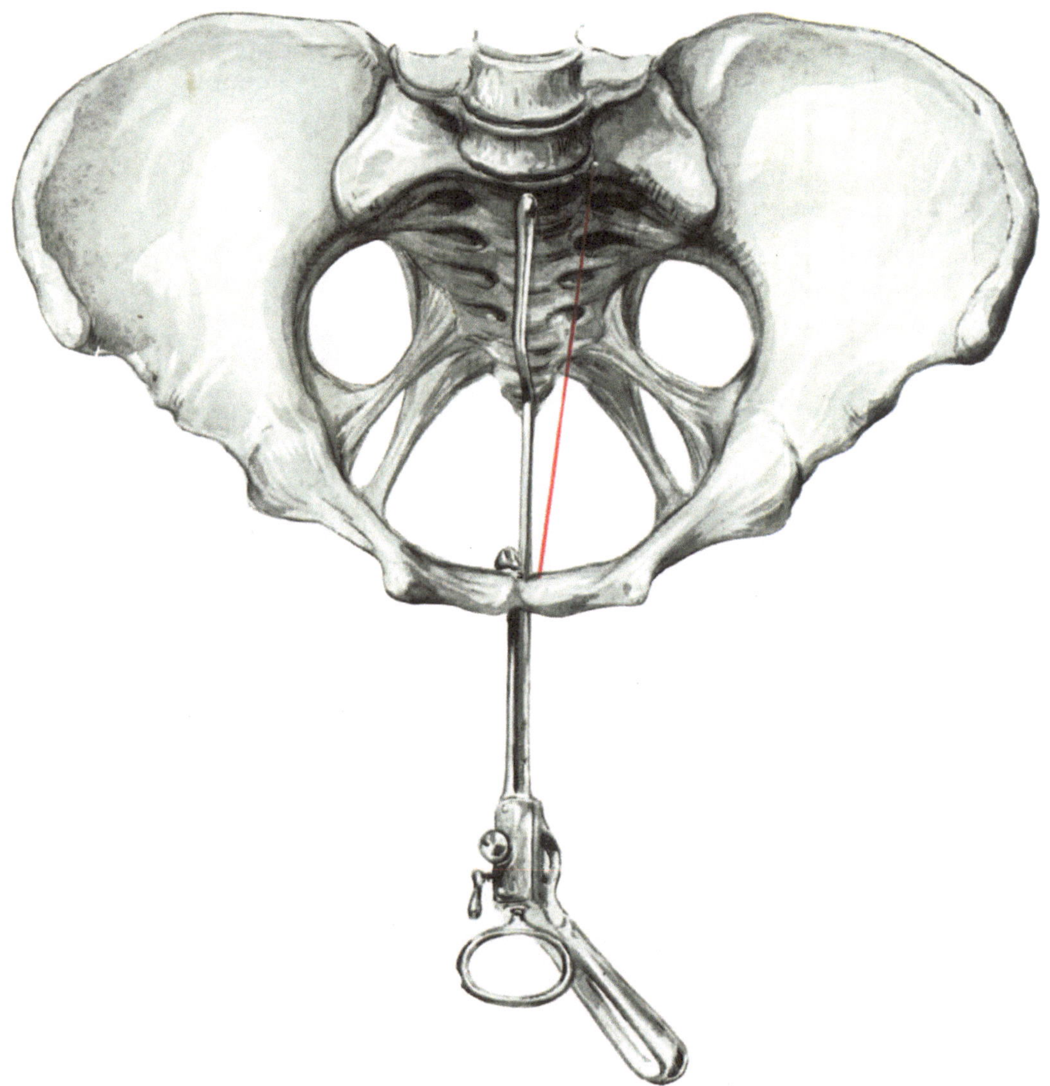

Abb. 112. Richtige Lage des Konjugatenmessers.
Die rote Linie zeigt die fehlerhafte Richtung an.

Viel zu wenig gewürdigt, dabei von größter praktischer Bedeutung für die Austastung sind einige von der HEGAR-SELLHEIMschen Schule geübte Handgriffe.

Um Aufschluß über die Form des Beckeneingangs zu gewinnen, braucht man nur die sog. *Querspannung des vorderen Beckenhalbringes* zu bestimmen. Je nachdem, ob der dazugehörige Krümmungsradius größer oder kleiner ist als bei der normalen Beckenkrümmung, spricht man von vergrößerter oder herabgesetzter Querspannung. Abb. 114 veranschaulicht am besten, was mit diesem der Mechanik entlehnten Begriff gemeint ist. Die Unterschiede sind bei einiger Übung des Tastsinns leicht wahrzunehmen, wenn man mit dem inneren Finger, wie Abb. 113 zeigt, von der Schoßfuge aus entlang der Linea terminalis möglichst weit nach außen bis zur Gegend der Hüftgelenkspfanne gleitet und dabei die Fingerspitzen der äußeren Hand dem innerlich tastenden Finger entlang dem horizontalen Schambeinast nach hinten folgen.

Da wir wissen, daß dem platten Becken eine flachere Krümmung des vorderen Beckenhalbringes (= vermehrte Querspannung) eignet, dem allgemein verengten Becken eine herabgesetzte Querspannung (= stärkere Krümmung des vorderen

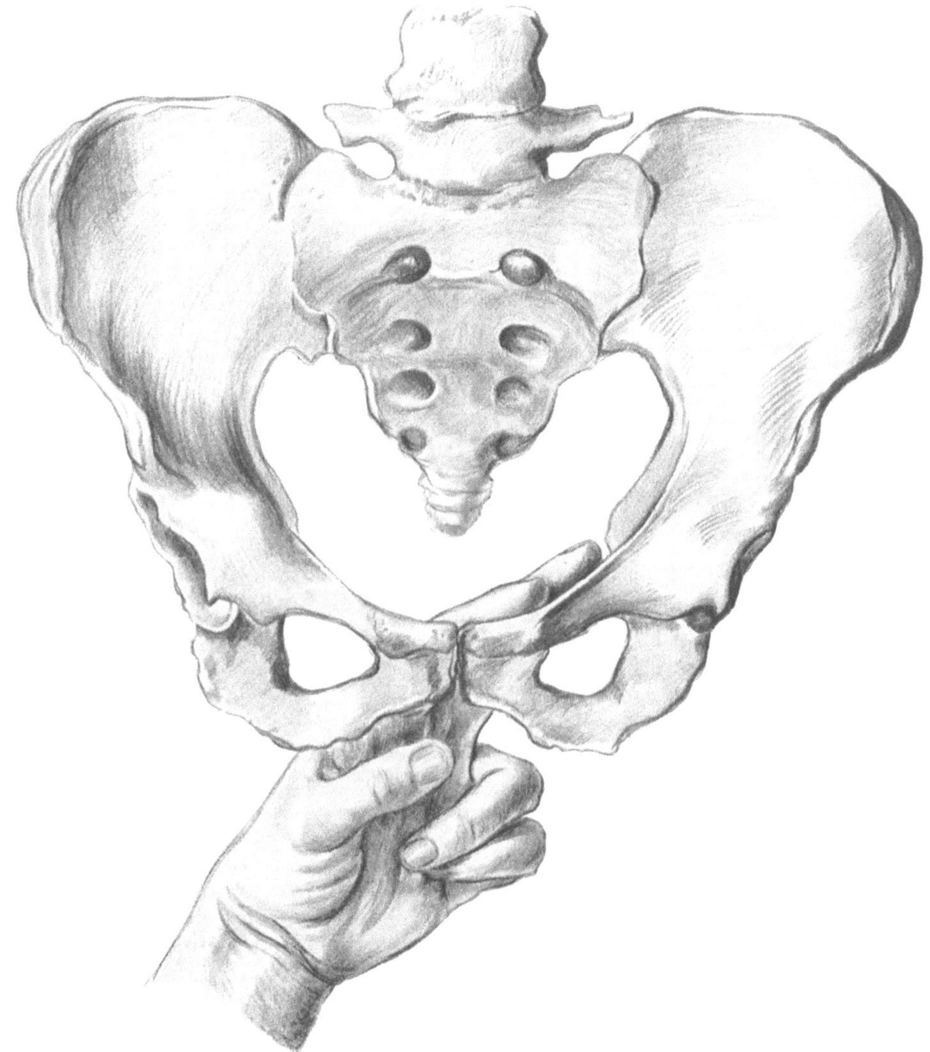

Abb. 113. Abtastung des vorderen Beckenhalbringes „zur Ermittlung der Querspannung".

Beckenhalbringes) zukommt, ungleichmäßige Querspannung auf beiden Seiten beim schrägverengten Becken sich findet (Abb. 337), so gewinnt man bei der Bestimmung der Querspannung zusammen mit der Messung der Conjugata ein recht vollkommenes Bild der Form des Beckeneingangs.

Über den *Beckenausgang* orientiert neben der Messung der Distantia tuberorum ossis ischii am meisten eine *Abtastung des Schambogens*. Die Abb. 115 zeigt besser als viele Worte, wie dieselbe vorzunehmen ist. Je weiter der Schambogen, desto besser kann der durchtretende Kindsschädel sich in ihn einpassen, desto geringer ist die Gefährdung des Dammes, während bei engem, spitzem Schambogen nicht allein der Damm viel stärker gefährdet ist, sondern häufig auch gleichzeitig eine quere

Verengerung des Beckenausgangs besteht (Trichterbecken, osteomalazisches Becken),
die unter Umständen eine Spontangeburt unmöglich macht[1].

*Durch diese Austastung des knöchernen Beckens im Verein mit der Conjugaten-
messung gelingt es* bei einiger Übung, *eine so gute räumliche Vorstellung von der Form
des Beckens zu gewinnen,* daß, soweit allein der knöcherne Geburtsweg in Frage kommt,
die Geburtsprognose mit großer Sicherheit gestellt werden kann. Wir werden freilich
noch später sehen, daß gerade beim engen Becken noch eine Reihe anderer Faktoren
zu berücksichtigen ist, die aber bei der Untersuchung in der Schwangerschaft niemals
auch nur annähernd richtig taxiert werden können, zumal bei jeder Geburt auch die
Größe und Anpassungsfähigkeit des kindlichen Schädels berücksichtigt werden muß.

Einen wichtigen Fortschritt für die feinere Beckendiagnostik namentlich in pathologischen Fällen bedeutet die in den letzten Jahren zu praktischer Brauchbarkeit

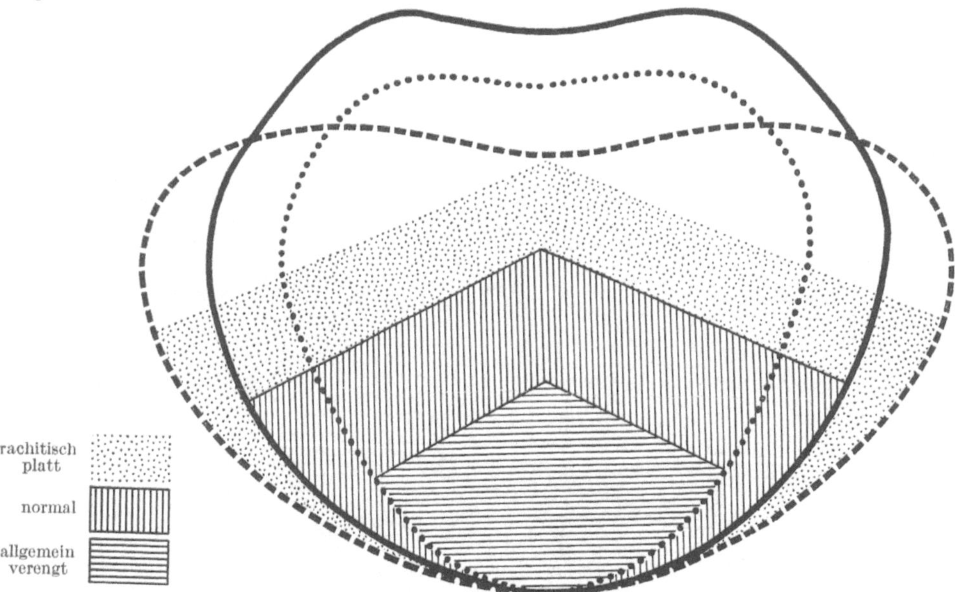

Abb. 114. Darstellung der normalen, der zu großen und zu kleinen Querspannung des vorderen
Beckenhalbringes.
(Nach SELLHEIM.)

entwickelte **röntgenologische Beckenmessung** (GUTHMANN, MARTIUS, SCHUMACHER,
SCHUBERT u. a.), die freilich neben leistungsfähigen Apparaten besondere technische
Erfahrung verlangt und schon deshalb Kliniken vorbehalten bleibt. Auf die Technik
soll hier nicht näher eingegangen werden. Die vorstehenden Abbildungen zeigen aber,
daß es möglich ist, zunächst einmal von der Form des Beckeneingangsraumes ein sehr
klares Bild zu erhalten. Bei richtiger Technik (*Sitzaufnahme* nach MARTIUS) gelingt
es dann durch eine einfache Rechnung, das Maß der Conjugata vera zu bekommen,
wobei bei entsprechender Technik der Meßfehler nicht mehr als 2—3,5 mm beträgt.

Für einen weiteren Einblick in die Beckenform sind *Sagittalaufnahmen* zur Ergänzung heranzuziehen. Diese Aufnahmen geben auch über die Einstellung, Haltung
und Konfiguration des Kopfes Aufschluß. Wenn der Kopf günstig, d. h. mit quer
verlaufender Pfeilnaht in leichter Beugehaltung, also mit dem biparietalen Durchmesser etwa im Bereich der Conjugata sich findet, gelingt auch die *Messung des biparietalen Durchmessers des kindlichen Schädels* mit einer Fehlerbreite von nur 2 mm.

Auch bei anderer Einstellung des kindlichen Schädels läßt sich durch Kombination von Sitz- und Sagittalaufnahme eine den absoluten Maßen sehr nahekommende
Schätzung der Schädelgröße durchführen (SCHUMACHER). Der größte Vorzug dieser

---

[1] Der Schambogen ist weit und niedrig bei rachitisch plattem Becken, hoch und eng beim infantilen
und allgemein verengten, beim osteomalazischen Becken. Weiteres darüber in dem Kapitel vom engen
Becken.

kombinierten Aufnahme besteht darin, daß sie uns genaue Einblicke in den Bau des Beckens und in das Verhalten eines bestimmten Schädels zu diesem Becken gestatten.

Noch genauere Messungen des Beckens und des kindlichen Schädels sind mit Hilfe der *stereogrammetrischen Beckenmessung* möglich (DYROFF[1]), doch stehen einer allgemeinen Anwendung vorläufig noch die hohen Kosten und manchmal großen technischen Schwierigkeiten im Wege.

VI. Diätetik der Schwangerschaft.

Die Eigenart des physiologischen Zustandes der Schwangerschaft, der in mehr als einer Beziehung die Grenzen des Pathologischen häufig streift, erfordert ganz besondere diätetische Vorschriften.

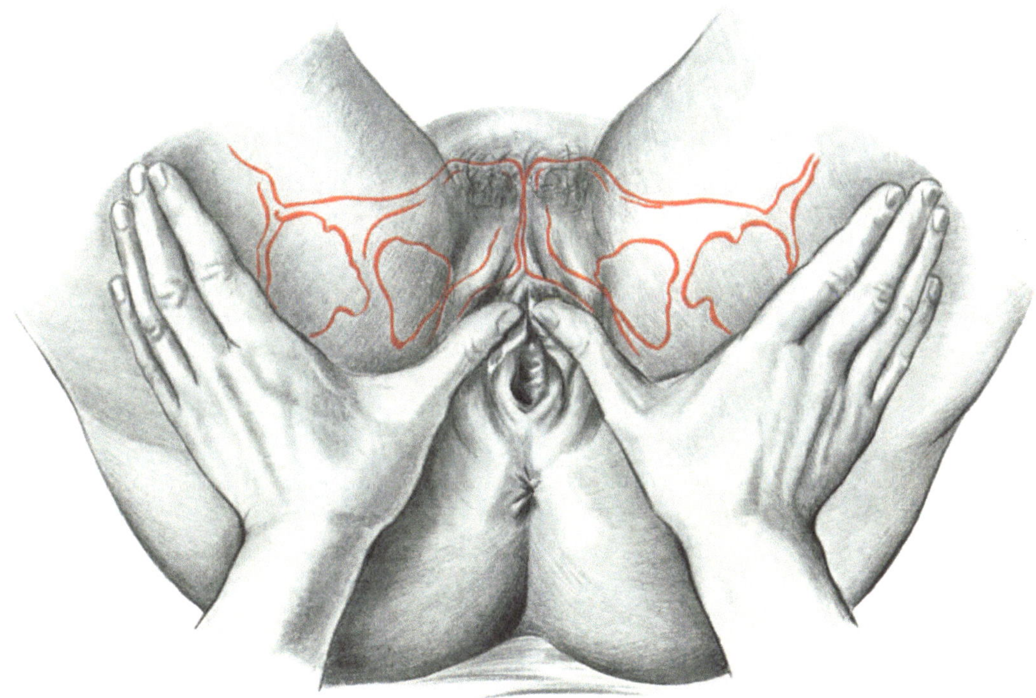

Abb. 115. Abtastung des Schambogens.

Die Schwangere soll im *allgemeinen die gleiche Lebensweise* fortsetzen, welche sie gewohnt ist — falls das Vorleben überhaupt ein gesundheitsgemäßes war — unter *Vermeidung aller Ausschreitungen.*

Diese Ausschreitungen beziehen sich auf die körperliche wie auch geistige Sphäre, ebenso auf Arbeit wie auf Genuß. Zu vermeiden sind ganz besonders das Tragen großer Lasten, Heben schwerer Gegenstände, anhaltendes Fahren auf schlechten Wegen, Reiten, Springen, Tennisspielen, Tanzen (namentlich Rundtänze), Radfahren, Ersteigen sehr steiler Berge, tagelanges Eisenbahn- und Automobilfahren. Allerdings macht die Gewohnheit hier auch viel aus. Es ist z. B. bekannt, daß Zirkusreiterinnen (sog. Parforcereiterinnen) bis in den 8. Monat der Schwangerschaft ihren Beruf ausgeübt haben. Stets geübte körperliche Arbeit kann bis zu den letzten Wochen der Schwangerschaft fortgesetzt werden. Schädlich ist der Mangel an Nachtruhe, sei es durch geistige Arbeit oder durch Genüsse wie durch häufigen Besuch von Konzerten, Gesellschaften, Bällen usw. Ebenso sind alle psychischen Erregungen möglichst zu vermeiden. Es muß die Aufgabe der Umgebung sein, traurige Eindrücke fernzuhalten und auf eine heitere und gleichmäßige Gemütsstimmung hinzuwirken.

---

[1] DYROFF: Med. Klin. **1933 II**, Nr. 49.

Die Nichtbeachtung dieser Vorschriften gefährdet natürlich keineswegs stets die Fortdauer der Schwangerschaft. Die Schwangere soll aber wissen, daß sie, besonders bei körperlichen Ausschreitungen, die Gefahr auf sich nimmt, eine vorzeitige Unterbrechung der Gravidität zu erleben oder infolge anderer Exzesse eine erhebliche Steigerung der Schwangerschaftsbeschwerden zu erfahren.

Dennoch soll die Sorge *keineswegs* nur auf *Schonung* gerichtet sein, sondern eine gewisse *Übung der Kräfte ist ratsam.* Tägliche ausgiebige Bewegung im Freien ist unerläßlich, dazu eine geregelte Tagesarbeit, sei sie körperlicher oder geistiger Art. Beides erhöht das Wohlbefinden und schützt am besten vor Verstimmungen trauriger Art. Nichts ist schädlicher als müßiges Herumliegen, Vermeidung jeder körperlicher Bewegung, während die Abende in schlecht ventilierten und überfüllten Gesellschafts-

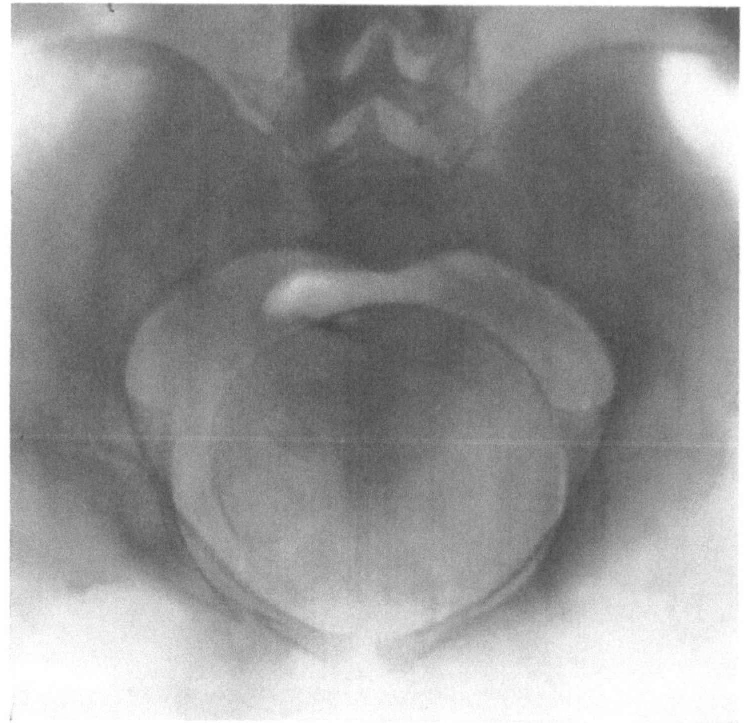

Abb. 116. I. Grav. m. X. Normales Becken. Conjugata vera 11,5 cm.

räumen verbracht werden. Ob es darüber hinaus notwendig ist, Schwangeren eine besondere *Gymnastik* zu verordnen, ist eine umstrittene Frage. Die Meinungen selbst erfahrener Geburtshelfer stehen sich zum Teil schroff gegenüber und besonders von Gymnastik- und Sportlehrerinnen sind vielfach weit über das Ziel hinausschießende Forderungen erhoben worden.

Unsere Meinung ist folgende: Frauen, die schon als junge Mädchen und Nichtschwangere regelmäßig irgendein bestimmtes, an sich zweckmäßiges System der Gymnastik getrieben haben, können bei normaler Konstitution und Fehlen von Genitalhypoplasie diese Gymnastik auch in der Schwangerschaft ruhig weiter betreiben und müssen nur darauf achten, alle Übungen, die in irgendeiner Phase der Schwangerschaft als Anstrengung empfunden werden, zu unterlassen. Bei Individuen mit Genitalhypoplasie oder bei Frauen, die erst nach längerer Ehe konzipiert haben, ist indessen jede Bauchmuskelarbeit und jede starke Rumpfgymnastik wegen der Gefahr des Abortus in den ersten 3—4 Monaten zu widerraten. Man ersetzt dann die Gymnastik durch eine vorsichtig ausgeführte Massage.

Für Frauen, die bisher keinerlei Gymnastik getrieben haben, ist unseres Erachtens die Schwangerschaft nicht der geeignete Lebensabschnitt, jetzt etwa mit einer solchen zu beginnen, abgesehen von leichten, die Zwerchfellbewegung und Thoraxmuskulatur stärkenden Atemübungen, Armschwingen und Beinkreisen im Liegen. Im übrigen ist in solchen Fällen eine *Massage* von geübter Hand anzuempfehlen und besonders die Beinmassage geeignet, Varicenbildung hintanzuhalten, wie auch eine vorsichtige Bauchmassage sicher ebenso zweckmäßig wie geeignet ist, stärkere Striaebildung zu verhindern. Die Massage ist zweifellos *ein hervorragendes Mittel* nicht nur zur Förderung der Blut- und Lymphbewegung, sondern darüber hinaus ein allgemeines Tonicum, das auch für die Psyche von günstigem Einfluß ist. Die Hauptschwierigkeit für die Durchführung solcher Maßnahmen liegt heute, abgesehen von Großstädten, in dem Mangel an geschulten Masseusen, die auch für den speziellen Zweck einer dem schwangeren Zustand angepaßten Massage genügend ausgebildet sind. Eine Grundbedingung

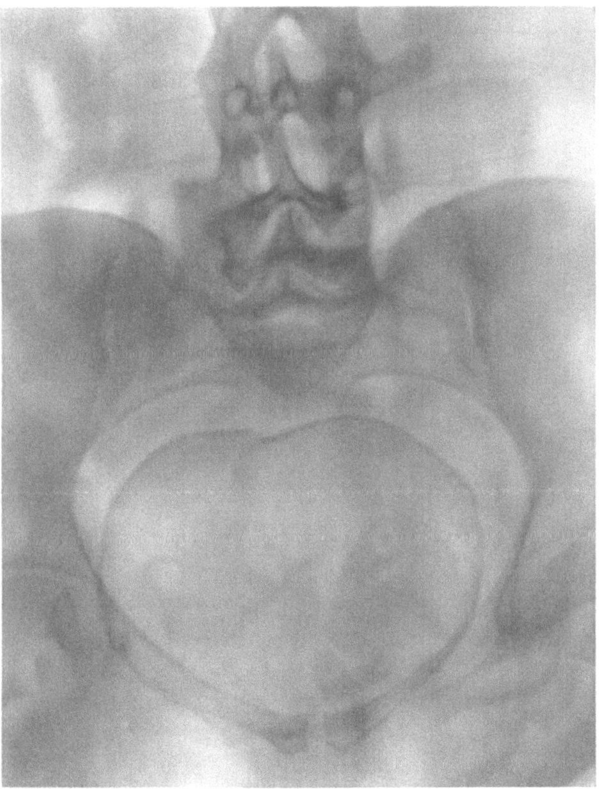

Abb. 117. I. Grav. mit plattrhachitisch und allgemein verengtes Becken, Conjugata vera 8,3 cm.

jeder Massage in der Schwangerschaft, besonders der Bauch- und Rumpfmassage ist, daß sie leicht und locker ausgeführt wird[1].

Frische Luft und *Reinlichkeit* sind weitere diätetische Forderungen. Die Schwangere bedarf nicht nur für sich, sondern auch für ihre Leibesfrucht der Sauerstoffzufuhr. Man sorge besonders für ein gut ventiliertes Schlafzimmer, lasse überfüllte Räume meiden. Vermehrtes Herzklopfen, Ohnmachtsanwandlungen sind oft die Folge des längeren Aufenthaltes in letzteren.

Täglich sind *Waschungen* der sezernierenden äußeren Genitalien auszuführen, aber nicht mit einem Schwamm, sondern mit Verbandwatte oder einem stets frisch ausgekochten weichen Frottierlappen. *Scheidenausspülungen* dürfen *nur bei* stärkerem *Ausfluß* von Zeit zu Zeit gestattet werden. Sie müssen in Rückenlage mit 38° warmer, mit abgekochtem Wasser hergestellter $^1/_2$%iger Milchsäurelösung und bei mäßiger Fallhöhe ausgeführt werden. Das gläserne Mutterrohr muß vorher ausgekocht werden.

---

[1] Weitere Einzelheiten über dieses wichtige Thema vgl. bei KIRCHBERG: Massage und Gymnastik in der Schwangerschaft und im Wochenbett. Berlin: Julius Springer 1933. Daselbst weitere Literaturangaben.

Sehr empfehlenswert sind ferner *warme Bäder*, welche 2—3mal wöchentlich zu gebrauchen sind. In den letzten 4 Wochen der Schwangerschaft sind, wenigstens bei Mehrgeschwängerten, die Bäder durch ein Abwaschen oder Abbrausen im Stehen oder Knien zu ersetzen, um das Eindringen von keimbeladenem Badewasser in die Scheide zu verhüten. Bei schwächlichen Personen ist nach dem Bade eine Stunde Ruhe notwendig. Die Bäder erhöhen das Wohlbefinden und steigern die Leistungsfähigkeit der Schwangeren. Kalte Fluß- oder Seebäder sollen unterbleiben.

Die *Kleidung* der Schwangeren soll auf Warmhaltung des Bauches und der unteren Extremitäten Bedacht nehmen. Mindestens in der kühleren Jahreszeit sind vollkommen geschlossene Beinkleider zu tragen, noch besser richtige Überbeinkleider aus wärmerem Stoff anzulegen. Die Ablegung aller Brust und Bauch beengenden

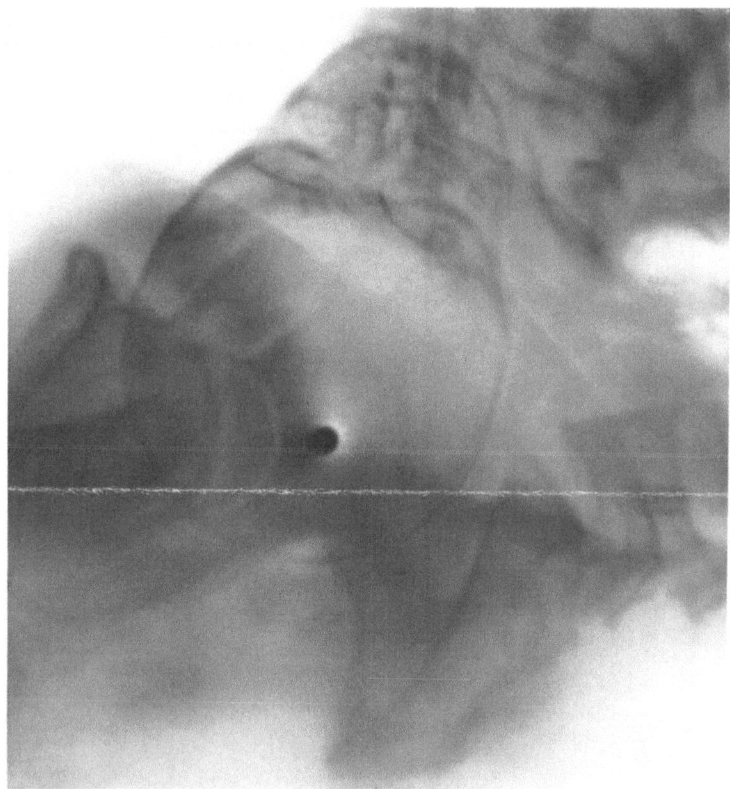

Abb. 118. II. Grav. m. X. Normales Becken, Conjugata vera 11,3 cm. Gute Einpassung des Kopfes ins Becken.

Kleidungsstücke ist schon in der ersten Hälfte der Schwangerschaft zu empfehlen. Bei schlaffen Bauchdecken oder einem sog. Hängebauch ist das Tragen einer passenden Leibbinde unbedingt geboten. Auch sonst läßt man am besten ein besonderes *Schwangerschaftskorsett* mit passenden, eine allmähliche Erweiterung erlaubenden Einsatzteilen (Thalysiagürtel oder Heragürtel mit Suspensorium mammae) tragen.

Die *Brüste* müssen warm gehalten werden und vor Druck geschützt werden, damit die Warze sich gut entwickeln kann. Die *Warzen* sollen, falls nötig, mit Wasser und Seife gereinigt und alle etwa angetrockneten Borken gut entfernt werden. Tiefliegende Warzen sollen hervorgezogen werden. Zur Erhöhung der Geschmeidigkeit der Haut der Warzen empfiehlt sich auch zeitweises Einreiben mit Öl oder Lanolin, im allgemeinen genügt aber *zweimal täglich* vorgenommenes *vorsichtiges Frottieren der Warzen mit kaltem Wasser.*

In bezug auf die *Diät* richte man sich nach der Gewöhnung. Überladung des Magens ist besonders abends und in der zweiten Hälfte der Schwangerschaft schädlich. Dagegen bekämpfe man nicht die meist rege Eßlust der Schwangeren aus Furcht

vor den unvermeidlichen morgendlichen Übelkeiten und dem Erbrechen[1]. Den sog.
Gelüsten der Schwangeren kann man ungestraft in maßvoller Weise Rechnung tragen,
wenn nicht der Gegenstand ein zu wundersamer ist. Im allgemeinen ist eine *gemischte
vegetabilienreiche Kost* am empfehlenswertesten.

Eine derartige Kost gewährleistet am sichersten auch den nötigen *Vitamingehalt* der Nahrung. Vitamine sind bekanntlich Stoffe, die der tierische Körper zwar nicht selbst zu bilden vermag, deren er aber doch zu seinem Leben oder mindestens zur Erhaltung voller Leistungsfähigkeit und zum Wachstum bedarf. Man erinnere sich in diesem Zusammenhang, daß das *Wachstumsvitamin* **(Vitamin A)** in einer Vorstufe (Provitamin) in Spinat, gelben Rüben und Karotten, in vielen Früchten, sonst besonders in Lebertran, Butter und auch in der Milch vorhanden ist. — Von geringerer Bedeutung ist bei der in Europa üblichen Ernährung die Frage eines genügenden Gehaltes der Nahrung an **Vitamin B,** über das übrigens die Forschung noch ganz im Flusse ist. — Das *antiskorbutische* **Vitamin C,** das auch für das Knochenwachstum, für die Verhütung der Zahncaries eine große Rolle spielt, findet sich reichlich in *frischen* Gemüsen (Spinat, Weißkohl, Salat) und frischen Früchten (Apfelsinen, Citronen, Tomaten, Paprikaschoten). — Schließlich ist noch das *antirachitische* **Vitamin D** erwähnenswert, das gegen Kalkverarmung schützt und damit für die Schwangere und Wöchnerin als Prophylaktikum gegen Osteomalacie und Tetanie Bedeutung hat. Es findet sich hauptsächlich im Lebertran, dessen Verordnung bei Neigung zu derartigen Störungen sich empfiehlt, während eine konzentrierte Zufuhr von Vitamin D in Form von *Vigantol* nur in Krankheitsfällen notwendig ist.

Bei Neigung zu Albuminurie ist auf Einschränkung der Eiweißzufuhr wie allzu
reichlicher Fettaufnahme Gewicht zu legen. Die Fettzufuhr soll auch bei vollkommen
gesunden Schwangeren etwas eingeschränkt werden, da eine gewisse Störung der
Fettverbrennung für Schwangere charakteristisch ist und schon bei geringer Steigerung der Fettzufuhr eine Neigung zu Acetonämie und Acetonurie besteht (BOKELMANN und BOCK). Dagegen sind *reichlich Kohlehydrate in jeder Form besonders
zu empfehlen.* Tee, Kaffee, Alkohol sind in mäßiger Menge durchaus erlaubt, bei
auftretendem Kalkhunger (Neigung zu Kreideessen) mag man den Kalk lieber in
passender Form als Calcium lact. Merck oder Kalzantabletten zuführen, eventuell
in Verbindung mit Eisen. Die Zufuhr von Kalk erscheint deshalb besonders wünschenswert, weil in der zweiten Hälfte der Schwangerschaft das Blut eine Erniedrigung der
Kalkwerte zeigt. In neuerer Zeit hat sich besonders das kolloidale Kalk-Phosphorsäureeiweißpräparat, das unter den Namen *Tricalcol* im Handel ist, bewährt, von dem
man 3mal täglich 3 Tabletten nehmen läßt. Im übrigen empfehle man kalkreiche
Nahrungsmittel wie getrocknete Feigen, Haselnüsse, Blumenkohl, Radieschen, Kopfsalat, Spinat, die auch relativ viel Eisen enthalten. Ebenso wichtig ist es, jeden Na-Überschuß in der Nahrung zu vermeiden (stark gesalzene Nahrungsmittel, Dauerfleischwaren, Wurst).

Viel Mühe erheischt meist die Sorge für die täglich notwendige Stuhlentleerung.
Durch regelmäßige Bewegung im Freien und kleine diätetische Mittel läßt sich manches
erreichen, indessen sind Abführmittel häufig nicht zu vermeiden. Im allgemeinen
hüte man sich vor Anwendung von drastischen Mitteln, sondern versuche Magnesia,
Rhabarber, Sagrada, Tamarinden, Istizin, Regulin, Normacol und ähnliches. Klistiere
sind zuweilen ganz zweckmäßig, aber nicht andauernd zu gebrauchen.

In betreff des *geschlechtlichen Verkehrs* ist in der ersten Hälfte der Schwangerschaft ein absolutes Verbot nicht ratsam, zumal es, wie die Erfahrung lehrt, doch
fast niemals befolgt wird. Man empfehle eine gewisse Mäßigkeit und Rücksicht und
betone die Schädlichkeit sehr häufiger Kohabitationen, besonders um die Zeit der
ausbleibenden Menses. Es kann keinem Zweifel unterliegen, daß ein sehr häufig und
mit großer geschlechtlicher Erregung ausgeführter Coitus bei manchen Frauen Abortus,
besonders in den ersten Monaten, hervorzurufen imstande ist. *In den letzten 2 Monaten
der Schwangerschaft, insbesondere aber kurz vor der Geburt, ist dagegen jeder geschlechtliche Verkehr* wegen der Gefahr der Einführung schädlicher Keime, welche die
Geburtswunden infizieren könnten, *durchaus zu verbieten.*

Die oben geschilderten Schwangerschaftsbeschwerden sind symptomatisch zu
behandeln. Manche lassen sich wohl lindern, meist muß der Trost, daß sie mit Ablauf
der Schwangerschaft schwinden werden, als beste Arznei dienen.

---

[1] Andererseits vermeide man jede *Mästung* der Schwangeren, da der durch die Gravidität bedingte Mehrbedarf in der ersten Hälfte nicht mehr als 150—250 Calorien, in der zweiten Hälfte maximal 350 bis 450 Calorien (LANDSBERG) beträgt.

Nehmen die *Varicen* der unteren Extremitäten eine größere Ausdehnung an, so müssen Binden oder gut passende Gummistrümpfe getragen werden.

Gegen die *Übelkeiten* ist der Genuß kalter, kohlensäurehaltiger Getränke in kleineren Mengen zuweilen wirksam.

Wird das *Erbrechen* häufiger, so soll die Schwangere nach dem Essen jede körperliche Bewegung vermeiden, bei der Mahlzeit nur geringe Mengen genießen, aber desto häufiger die Mahlzeiten wiederholen. Bei morgendlichem Erbrechen läßt man die erste Nahrung liegend im Bett genießen und die Schwangere erst eine Stunde nach der Nahrungsaufnahme aufstehen. Wichtig ist regelmäßige Stuhlentleerung.

Gegen die zuweilen sehr peinigenden Kopf- oder *Gesichtsschmerzen* kann zeitweise Antipyrin, Pyramidon oder ähnliches in mittleren Dosen versucht werden, ebenso gegen Zahnschmerzen, bei welchen man sich vor dem Ausziehen gesunder Zähne zu hüten hat.

Es ist eine sehr merkwürdige Tatsache, daß viele der Schwangerschaftsbeschwerden der ersten Hälfte, wie Übelkeit, Erbrechen und die nervösen Symptome sich durch starke psychische Eindrücke beeinflussen lassen (Schreck, Trauer, starkes Interesse, Ortswechsel, Reisen).

Erweist sich die *Verabfolgung von Arzneien* in der Schwangerschaft als wünschenswert, so können solche in Gaben, welche die Maximaldosis nicht erreichen, anstandslos gegeben werden, ohne daß man für den Fortbestand der Schwangerschaft oder die Gesundheit des Fetus etwas zu fürchten hat. Nur ist ein wochenlanger oder monatelanger Gebrauch von toxischen und namentlich narkotischen Mitteln zu widerraten.

Die Frage, ob starke psychische Eindrücke, welche eine Schwangere treffen, Einfluß auf die Entstehung körperlicher Verbildungen oder geistiger Defekte der Frucht haben können, spielt bei vielen Laien eine große Rolle (*Versehen der Schwangeren*). Von der neueren wissenschaftlichen Medizin ist bis auf die jüngste Zeit die Frage abgelehnt worden und insbesondere die Möglichkeit eines kausalen Zusammenhanges zwischen psychischem Eindruck und einer vorliegenden Mißbildung des Kindes auf das bestimmteste geleugnet worden. In neuester Zeit hat man die genannte Frage aber doch einer Diskussion wert erachtet (PREUSS, BALLANTYNE, v. WELSENBURG). Mag die Frage also wissenschaftlich noch diskutabel sein, für die Praxis gilt auch heute noch der Rat, bei Schwangeren und ihrer Umgebung den Glauben an das sog. Versehen ernstlich zu bekämpfen.

<h2 style="text-align:center">Literatur.</h2>

I. Oo- und Spermiogenese, Befruchtung, Eieinbettung, Entstehung der Eihüllen und Placenta, erste Embryonalentwicklung, Physiologie des Fetus, Reifezeichen, Schwangerschaftsdauer.

AHLFELD: Lehrbuch der Geburtshilfe, S. 63f. 1913. (Über intrauterine Atmung). — AREY: Formulae for calculating the age and size of human embryo. Anat. Rec. **25** (1923); **30** (1925).

BAISCH: Hygiene und Diätetik des Weibes. Handbuch von HALBAN-SEITZ, Bd. 1. 1924. — BENDER, B.: Der Gewichtssturz am Ende der Gravidität. Zbl. Gynäk. **1921**, Nr 16. — BOVERI: Das Problem der Befruchtung. Jena 1902. — BRYCE, TEACHER and KERR: Contributions to the study of the early development and imbedding of the human ovum. Glasgow 1908.

DELPORTE: Contributions à l'étude de la nidation de l'oeuf humain et de la physiologie du trophoblaste. Bruxelles 1912. — DIETRICH, H. A.: Anatomie und Physiologie des Fetus und Biologie der Placenta. Handbuch von HALBAN-SEITZ, Bd. 6, 1. — DÖDERLEIN: Vergleichende Untersuchungen über Fruchtwasser und fetalen Stoffwechsel. Arch. Gynäk. **37** (1890). — DREYFUSS, ED.: Zur Frage der Osteophytenbildung in der Schwangerschaft. Arch. Gynäk. **115** (1921).

FETZER: Über ein durch Operation gewonnenes menschliches Ei usw. Anat. Anz. **37**, Erg.-H. — FLÖSSNER u. KIRSTEIN: Biochemische Untersuchungen über das menschliche Fruchtwasser. Z. Biol. **84** (1926). — FRANK, M.: Über den Wert der einzelnen Reifezeichen der Neugeborenen. Arch. Gynäk. **48** (1895). — FRANK u. NOTHMANN: Über die Verwertbarkeit der renalen Glykosurie zur Frühdiagnose der Schwangerschaft. Münch. med. Wschr. **1920 II**. — FRASSI, L.: Über ein junges menschliches Ei in situ. Arch. mikrosk. Anat. **70/71**.

GOLDSCHMIDT, R.: Mechanismus und Physiologie der Geschlechtsbestimmung. Berlin 1922. — GROSSER, O.: Vergleichende Anatomie und Entwicklungsgeschichte der Eihäute und der Placenta. Wien 1909. — Frühentwicklung, Eihautbildung und Plazentation des Menschen und der Säugetiere, Bd. 5 der Deutschen Frauenheilkunde, herausgeg. von RUD. TH. v. JASCHKE. München 1927. — GUGGISBERG, H.: Normale und pathologische Physiologie der Placenta. Ber. Geburtsh. **9** (1926). — GUSSEROW: Zur Lehre vom Stoffaustausch zwischen Mutter und Frucht. Arch. Gynäk. **13** (1878).

HAEGGSTRÖM, P.: Zahlenmäßige Analyse der Ovarien eines 22jährigen gesunden Weibes. Uppsala Läk.för. Förh. **26** (1921). Ref. Zbl. Gynäk. **1921**, Nr 50, 1823. — HASSELBACH: Übersicht über neuere Untersuchungen an dem Stoffwechsel des Fetus. Bibl. Laeg. (dän.) **43** (1904). — v. HENSEN: Physiologie der Zeugung. HERMANNs Handbuch der Physiologie, Bd. 6, S. 2. — HERTWIG, O.: Beiträge zur Kenntnis der Bildung, Befruchtung und Teilung des Tiereies. Gegenbaurs Jb. **1** (1876); **3** (1877). — Ergebnisse und Probleme der Zeugungs- und Vererbungslehre. Jena 1905. — Eireife und Befruchtung. O. HERTWIG

Handbuch der vergleichenden und experimentellen Entwicklungsgeschichte. Jena 1901—1903. — HERZOG: A contribution to our knowledge of the earliest stage of placentation usw. Amer. J. Anat. 9 (1903). — HINSELMANN: Normales und pathologisches Verhalten der Placenta und des Fruchtwassers. Handbuch von HALBAN-SEITZ, Bd. 6, 1. — HÖHNE: Über die Flimmerung im weiblichen Genitalapparat mit besonderer Berücksichtigung des Eitransports. 14. Verslg. dtsch. Ges. Gynäk. München 1911. Vgl. ferner Zbl. Gynäk. 1908, Nr 5. — HÖHNE u. BEHNE: Über die Lebensdauer homologer und heterologer Spermatozoen im weiblichen Genitalapparat und in der Bauchhöhle. Zbl. Gynäk. 1914, Nr 1 (Literatur). — HOFBAUER: Die Graviditätsveränderungen der Organe. Slg klin. Vortr. Nr 210. — Biologie der menschlichen Placenta. Wien 1905. — Die menschliche Placenta als Assimilationsorgan, 1907. — HOFMEIER: Die menschliche Placenta. Wiesbaden 1890. — HOLZBACH: Über den Wert der Merkmale zur Bestimmung der Reife der Neugeborenen. Mschr. Geburtsh. 24 (1906). — HYRTL: Die Blutgefäße der menschlichen Nachgeburt. Wien 1870.

JUNG, PH.: Beiträge zur frühesten Eieinbettung beim menschlichen Weibe. Berlin 1908.

KEHRER, E.: Der plazentare Stoffaustausch in seiner physiologischen und pathologischen Bedeutung. Würzburg. Abh. 7, H. 2/3 (1907) (Literatur). — KEIBEL, FR.: Ein sehr junges menschliches Ei. Arch. f. Anat. 1890. — KEIBEL u. ELZE: Normentafeln der Entwicklungsgeschichte des Menschen. Jena 1908. — KEIBEL u. F. P. MALL: Handbuch der Entwicklungsgeschichte des Menschen. Leipzig 1910. — KNAUS, H.: Die periodische Fruchtbarkeit und Unfruchtbarkeit des Weibes usw. Wien 1934. — KRAMER, E.: Geschlechtsentstehung und willkürliche Geschlechtsbestimmung. Berlin und Leipzig 1934.

LENHOSSÉK, M. V.: Das Problem der geschlechtsbestimmenden Ursachen. Jena 1903. — LINZENMEIER: Ein junges menschliches Ei in situ. Arch. Gynäk. 102 (1914). — Untersuchungen über die Senkungsgeschwindigkeit der roten Blutkörperchen. Arch. Gynäk. 113 (1921) ferner Handbuch von HALBAN-SEITZ, Bd. 5, 3. — LÖNNBERG: Studien über das Nabelbläschen an der Nachgeburt des ausgetragenen Kindes. Stockholm 1901. (Literatur.) — LORENZEN, H.: Über das Körpergewicht Schwangerer und den Einfluß der bevorstehenden Geburt auf dasselbe. Z. Geburtsh. 84 (1921).

MAHNERT, A.: Dysfunktion endokriner Drüsen in der Schwangerschaft. Arch. Gynäk. 113 (1920). — Über das Blutvolumen in der Schwangerschaft. Arch. Gynäk. 114 (1921). — MANDL: Histologische Untersuchungen über die sekretorische Tätigkeit des Amnionepithels. Z. Geburtsh. 54 (1905); 58 (1906). — MARSHALL, F. H. J.: The physiology of reproduction. London 1910. — MEYER, ROB.: Zur Lehre von der Ovulation usw. Zbl. Gynäk. 1920, Nr 19. — MEYER, ROB. u. C. RUGE: Über Corpus luteum-Bildung und Menstruation in ihrer zeitlichen Zusammengehörigkeit. Zbl. Gynäk. 1913, Nr 2.

NÜRNBERGER: Klinische und experimentelle Untersuchungen über die Lebensdauer der menschlichen Spermatozoen. Mschr. Geburtsh. 53 (1920).

PETERS, H.: Über die Eieinbettung des menschlichen Eies und das früheste bisher bekannte menschliche Plazentationstadium. Wien 1899. — PFANNENSTIEL: Die ersten Veränderungen der Gebärmutter infolge der Schwangerschaft. Die Einbettung des Eies. Die Bildung der Placenta, der Eihäute und der Nabelschnur. Die weiteren Veränderungen der genannten Gebilde während der Schwangerschaft. WINCKELs Handbuch der Geburtshilfe, Bd. 1. Wiesbaden 1903 (Literatur). — POLANO: Experimentelle Beiträge zur Biologie der Schwangerschaft. Habil.schr. 1904. — Über die sekretorischen Fähigkeiten des amniotischen Epithels. Zbl. Gynäk. 1905, 1203. — PRYLL, W.: Zur Frage der Lebensdauer der Spermatozoen. Z. Geburtsh. 79 (1917).

REIFFERSCHEID: Über intrauterine, im Rhythmus der Atmung erfolgende Muskelbewegungen des Fetus. Arch. f. Physiol. 140 (1911). — RÜBSAMEN, W.: Über Indikanämie und Hyperindikanämie in der Schwangerschaft usw. Zbl. Gynäk. 1918, Nr 21. — RUPP, H.: Die Schwangerschaftsdauer beim Menschen. Ber. Gynäk. 29 (1935).

SCHAFFER: Über den Bau und die Funktion des Eileiteres beim Menschen usw. Mschr. Geburtsh. 28, H. 5; 29, H. 2. — SCHENK, LEOP.: Theorie SCHENK, 1899. — SCHLAGENHAUFER u. VEROCAY: Ein junges menschliches Ei. Arch. Gynäk. 105. — SCHLOSSMANN, H.: Der Stoffaustausch zwischen Mutter und Frucht durch die Placenta. München 1933. — SCHÖNER, O.: Vorausbestimmung des Geschlechts beim Menschen. Zbl. Gynäk. 1934, Nr 13. — SCHÖNFELD, H. E. H.: Experimentelle Untersuchungen über die Toxizität von Placentalipoiden usw. Arch. Gynäk. 115 (1921). — SCHRÖDER, R.: Der Ovulationstermin. Zbl. Gynäk. 1918, Nr 37. — SIEGEL, P. W.: Gewollte und ungewollte Schwankungen der weiblichen Fruchtbarkeit usw., nebst Versuch einer Theorie der Geschlechtsbestimmung. Habil.schr. Leipzig 1917. — Beitrag zur menschlichen Schwangerschaftsdauer. Zbl. Gynäk. 1921, Nr 28. — SIEGERT, F.: Welchen Einfluß haben die Schwangerschaftshormone auf das Wachstum des Fetus usw.? Arch. Gynäk. 143 (1930). — SPEE, Graf v.: Neue Beobachtungen über sehr frühe Entwicklungsstufen des menschlichen Eies. Arch. f. Anat. 1896. — Anatomie und Physiologie der Schwangerschaft. DÖDERLEINs Handbuch der Geburtshilfe, Bd. 1. Wiesbaden 1915. — STIEVE: Neue Beobachtungen über den Bau der menschlichen Placenta. Zbl. Gynäk. 1935, Nr 8. — STOECKEL: Ein sehr junges menschliches Ei. Verh. dtsch. Ges. Gynäk. 1913. — STRAHL: Untersuchungen über den Bau der Placenta. Arch. f. Anat. 1889, 1. — Erg. Anat. 2 (1892). — Die Embryonalhüllen der Säuger und der Placenta. O. HERTWIGs Handbuch der vergleichenden und experimentellen Entwicklungsgeschichte. Jena 1901—1903. — STRAHL u. BENEKE: Ein junger menschlicher Embryo. Wiesbaden 1910. — STRASSMANN: Vorgänge bei der Befruchtung, erste Veränderungen des Eies. v. WINCKELs Handbuch der Geburtshilfe, Bd. 1. Wiesbaden 1903.

TEMESVÁRY, N.: Über ein sehr junges menschliches Ei in situ. Arch. Gynäk. 115 (1921).

VEIT, O.: Über einen menschlichen Embryo aus dem Anfang der 4. Woche. Sitzgsber. Ges. Naturwiss. Marburg 1920, Nr 6.

WAGNER, G. A.: Beiträge zur Frage der Herkunft des Fruchtwassers. Leipzig und Wien 1913. — WAHL, J.: Röntgendiagnostik in der Geburtshilfe. Ber. Gynäk. 29 (1935) (Literatur!). — WALDEYER: Die Geschlechtszellen. O. HERTWIGs Handbuch der vergleichenden und experimentellen Entwicklungslehre der Wirbeltiere, 1. Lief. Jena 1901. — WEBSTER, J.: Human Placentation. Chicago 1901. — WEISMANN, A.: Über die Vererbung. Jena 1883. — WINCKEL, V.: Dauer der Schwangerschaft.

v. WINCKELs Handbuch der Geburtshilfe, Bd. 1, 1. — WOLFF, B.: Weitere experimentelle Beiträge zur Physiologie des Fruchtwassers. Arch. Gynäk. **89** (1909). Ferner in OPPENHEIMERs Handbuch der Biochemie, Bd. 3, 1. 1910.

ZANGEMEISTER: Studien über die Schwangerschaftsdauer und die Fruchtentwicklung. Arch. Gynäk. **107** (1917). — Über das Körpergewicht Schwangerer usw. Z. Geburtsh. **78** (1916). — ZUNTZ: Stoffaustausch zwischen Mutter und Frucht. OPPENHEIMERs Handbuch der Biochemie. Jena 1912.

II. Schwangerschaftsveränderungen im mütterlichen Organismus. Diagnostik und Diätetik der Schwangerschaft.

ANTHONY u. HANSEN: Die Lungenventilation (in der Schwangerschaft). Z. Geburtsh. **107** (1934). — ASCHHEIM: Die Schwangerschaftsdiagnose aus dem Harn, 2. Aufl. Berlin 1933.

BARFURTH: Über Schwangerschaftsstreifen und ihre Verhütung. Zbl. Gynäk. **1911**, Nr 51. — BOCK, A.: Der Stoffwechsel in der Schwangerschaft. Ber. Geburtsh. **10** (1926) (Literatur). — Über das Verhalten des Ammoniaks im Blute von Schwangeren über seine Ursprungssubstanz und seine Rolle bei der Neutralitätsregulierung. Ber. Geburtsh. **18** (1930). — BUMM: Zur Ätiologie des Nabelschnurgeräusches. Arch. Gynäk. **25**.

DÖDERLEIN: Die Ergebnisse der Gefrierschnitte durch Schwangere. Erg. Anat. **1894**. — Das Scheidensekret und seine Bedeutung für das Puerperalfieber. Leipzig 1892.

EUFINGER: Diagnose der Schwangerschaft. Handbuch von HALBAN-SEITZ, Bd. 6, 2.

GAUSS: Ein einfacher Beckenmesser. Münch. med. Wschr. **1906** II; Zbl. Gynäk. **1906**, Nr 7. — GOERTLER: Die Architektur der Muskelwand und ihre funktionelle Bedeutung. Gegenbaurs Jb. **65**, H. 1/2.

JAFFÉ, R.: Über morphologische Veränderungen der endokrinen Drüsen während der Schwangerschaft. Ber. Geburtsh. **14** (1928). — JASCHKE: Die Beziehung zwischen Herz-Gefäßapparat und weiblichem Genitalsystem. Supplemente zu NOTHNAGELs Spezielle Pathologie und Therapie, Bd. 1. Wien und Leipzig 1912.

KEHRER, E.: Physiologie der Schwangerschaft. Handbuch von HALBAN-SEITZ, Bd. 6, 2. 1925. — KRÖNIG: Beitrag zum anatomischen Verhalten der Schleimhaut der Cervix des Uterus in der Schwangerschaft und im Frühwochenbett. Arch. Gynäk. **63**.

LANGER, C.: Über die Textur der sog. Graviditätsnarben. Anz. Ges. Ärzte Wien **1879**, Nr 28. — LEOPOLD: Bestimmung des Plazentarsitzes nach dem Verhalten der Adnexe. Ber. Arb. Dresd. Frauenklin. 2.

MENGE u. KRÖNIG: Bakteriologie des weiblichen Genitalkanals. Leipzig 1897.

NEU: Diagnose der Schwangerschaft. DÖDERLEINS Handbuch der Geburtshilfe, Bd. 1. Wiesbaden 1915. — NÜRNBERGER: Abnorme Schwangerschaftsdauer. Handbuch von HALBAN-SEITZ, Bd. 7, S. 1. 1927.

PINARD et VARNIER: Etudes d'anatomie obstetricale. Paris 1892. — PISKAČEK: Über Ausladungen umschriebener Gebärmutterabschnitte als diagnostisches Zeichen im Anfangsstadium der Schwangerschaft. Wien 1899.

ROSTHORN, v.: Anatomische Veränderungen im Organismus während der Schwangerschaft. v. WINCKELs Handbuch der Geburtshilfe, Bd. 1. 1902.

SARWEY: Über die frühzeitige Hörbarkeit der fetalen Herztöne. Dtsch. med. Wschr. **1905**, Nr 33. — SCHUMACHER, P.: Die Röntgendiagnostik in der Geburtshilfe. Erg. mod. Strahlenforsch. **6** (1933). — SEITZ, L.: Über den Einfluß der Schwerkraft auf die Entstehung der Schädellagen. Arch. Gynäk. **86** (1908). — Referat über innere Sekretion. Verh. dtsch. Ges. Gynäk. **15** (1913). — Über die Ursache der cyclischen Vorgänge im weiblichen Genitale. Zbl. Gynäk. **1918**, Nr 47. — SELLHEIM: Die Physiologie der weiblichen Genitalien. NAGELs Handbuch der Physiologie des Menschen, Bd. 2, 1. 1905. — Fehlerquellen bei der digitalen Messung der Conjugata diagonalis. Beitr. Geburtsh. **15** (1910). — Experimentelle und vergleichend physiologische Untersuchungen über die „Entwicklung" der typischen Fruchtlage. Arch. Gynäk. **106** (1917). — Die geburtshilflich-gynäkologische Untersuchung, 4. Aufl. München 1923. — SIEBKE u. HORSTMANN: Die Bedeutung der vaginalen Flora in der Gravidität. Z. Geburtsh. **106** (1933). — STIEVE, H.: Das Schwangerschaftswachstum und die Geburtserweiterung der menschlichen Scheide. Z. mikrosk.-anat. Forsch. **3** (1925). — Der Scheidenteil der menschlichen Gebärmutter, seine Veränderungen während der Schwangerschaft usw. Z. mikrosk.-anat. Forsch. **11** (1927). — Muskulatur und Bindegewebe in der Wand der menschlichen Gebärmutter außerhalb und während der Schwangerschaft usw. Z. mikrosk.-anat. Forsch. **17** (1929). — Die Enge der menschlichen Gebärmutter usw. Z. mikrosk.-anat. Forsch. **14**, H. 3/4 (1928).

TIETZE u. WEGENER: Follikelwachstum und -atresie während der Schwangerschaft. Zbl. Gynäk. **1935**, Nr 19.

WALDEYER: Das Becken, 1899.

YOSHIURA: Das Verhalten des Kalium-Calcium-Quotienten in Muskulatur und Leber während der Schwangerschaft usw. Arch. Gynäk. **152** (1932).

ZUNTZ: Lactosurie, in v. NOORDENs Handbuch der Pathologie des Stoffwechsels, Bd. 2, S. 238.

Physiologie der Geburt.

Als *Geburt* bezeichnen wir den zur Trennung des gesamten Eies (des Kindes und seiner Anhänge) vom mütterlichen Organismus führenden Vorgang. Als *physiologisch* bezeichnen wir den Vorgang dann, wenn diese Trennung *durch die natürlichen Geburtskräfte ohne* nennenswerte *Schädigung der Mutter oder des Kindes* zustande kommt.

Wie die folgende Schilderung noch im einzelnen aufzeigen wird, handelt es sich bei dem Geburtsvorgang um ein kompliziertes Geschehen und es ist begreiflich, daß oft genug eine zunächst unbedeutend erscheinende Regelwidrigkeit zu einer Schädigung der Mutter oder des Kindes oder gar beider führt oder daß ein solcher Schaden letzten Endes nur durch einen künstlichen Eingriff in den Geburtsvorgang verhütet werden kann. Die Grenze zum Pathologischen ist auch hier eine durchaus fließende und die Notwendigkeit einer Geburts*hilfe* leitet sich gerade daraus ab, daß selbst der ganz physiologisch beginnende Vorgang in jedem Stadium, oft gänzlich unvermutet, zu einem pathologischen werden kann. Andererseits werden wir noch die Erfahrung machen, daß ein von vornherein regelwidrig beginnender Geburtsvorgang letzten Endes doch noch als physiologisch bezeichnet werden darf, dann nämlich, wenn trotz solcher Regelwidrigkeit die Spontangeburt ohne Schaden für Mutter und Kind erreicht wird.

Einteilung der Geburt. Wenn man sich die Größe des Fruchthalters am Ende der Schwangerschaft mit seinem relativ sehr großen Inhalt anschaulich vorstellt und ihn in Beziehung setzt zu dem noch ganz oder teilweise verschlossenen Cervicalkanal und der im Verhältnis zur Größe des Kindes engen Scheide samt ihrem Ausgang (Abb. 130), so wird schon von vornherein klar, daß es ganz gewaltiger Umwälzungen bedarf, um den Fruchthalter zu eröffnen und die Scheide zu einer brauchbaren Geburtsbahn umzugestalten. Das erfordert naturgemäß Zeit. Um besseren Einblick in diesen komplizierten Vorgang zu gewinnen, erscheint es zweckmäßig, ihn in drei Phasen zu zerlegen, und zwar:

1. die *Eröffnungsperiode,* in der der Fruchthalter so umgestaltet wird, daß dem Ei der Austritt aus ihm freigegeben wird;

2. die *Austreibungsperiode* als diejenige Phase des gesamten Vorganges, die vom Austritt des vorangehenden Kindspoles aus dem Fruchthalter bis zur vollzogenen räumlichen Trennung von Mutter und Kind reicht;

3. die *Nachgeburtsperiode,* in der auch noch die Anhangsgebilde des Kindes, Eihäute und Placenta, ausgestoßen werden.

Erst damit ist der *Geburtsvorgang vollendet* und es beginnt das Wochenbett.

Die *Dauer der einzelnen Geburtsperioden* ist eine sehr verschiedene und schwankt überdies für jede Phase ganz beträchtlich, je nachdem, ob es sich um eine Erstgebärende handelt, deren Weichteile erstmalig in einen Geburtsweg umgestaltet werden müssen, was natürlich längere Zeit erfordert, oder um eine Mehrgebärende, bei der die geringeren Weichteilwiderstände einen rascheren Ablauf insbesondere der zweiten Geburtsperiode ermöglichen. Im allgemeinen wird man die *Gesamtdauer der Geburt* bei Erstgebärenden auf 15—21 Stunden, bei Mehrgebärenden auf 10—12 Stunden veranschlagen können. Der weitaus größte Teil dieser Zeit wird für die Eröffnung des Fruchthalters verbraucht, während für die Austreibung bei Erstgebärenden durchschnittlich nur $1^1/_2$—2 Stunden bei Mehrgebärenden $^1/_2$—$^3/_4$ Stunden erforderlich sind; die Nachgeburtsperiode dauert nicht länger als $^1/_2$—1 Stunde und erfordert bei Mehrgebärenden häufig längere Zeit als bei Erstgebärenden. Genauere Zahlenangaben haben wenig Wert.

Besser brauchbar hat sich die von FREY eingeführte Berücksichtigung der Wehenzahl erwiesen. Danach entfallen auf die Eröffnungsperiode (vom Blasensprung an gerechnet) bei Erstgebärenden ohne Mißverhältnis zwischen Kopf und Becken in $^2/_3$ aller Fälle bis zu 50 Wehen, bei $^1/_4$ der Fälle 50—100 Wehen und beim Rest 100 bis 150 Wehen, die man bei FREY als *Höchstwehenzahl* ansehen kann, bei deren Überschreitung leicht Gefahren für Mutter oder Kind sich einstellen. Bei Mehrgebärenden sind in $^3/_4$ aller Fälle nur 1—50, bei $^1/_4$ der Fälle 50—100 Wehen für die Eröffnung nach dem Blasensprung erforderlich. Für die Austreibungsperiode sind bei ungefähr $^3/_4$ aller Erstgebärenden 1—25, bei den übrigen bis zu 50 und nur bei etwa 5% bis zu 75 Wehen, die man als Höchstwehenzahl ansehen kann, erforderlich. Bei Mehrgebärenden entfallen auf die Austreibungsperiode in mehr als $^3/_4$ aller Fälle nur 1—10, beim Rest bis zu 25 und nur ausnahmsweise bis zu 50 Wehen. Die Zahlen für die gesamte Geburt nach dem Blasensprung lassen sich danach leicht errechnen. Sie beziehen sich natürlich auf eine medikamentös nicht beeinflußte Geburt. Die Wehenzahl ist selbstverständlich um so größer, je schwächer die einzelnen Wehen sind.

FREYs Wehenzahlen haben bei der streng physiologischen Geburt für die Eröffnungsperiode freilich insofern nur geringen Wert, als dabei immer ein frühzeitiger Blasensprung[1] vorausgesetzt wird. Vor dem Blasensprung ist eine Wehenzählung überflüssig, da eine Gefährdung des Kindes wie der Mutter bei normalen Geburtswegen fast ausgeschlossen ist. Für die Austreibungsperiode sehen wir den Wert einer solchen Wehenzählung vor allem darin, daß sie den Geburtshelfer warnt, allein etwa aus einer Verlängerung der Austreibungszeit die Indikation zu einem entbindenden Eingriff abzuleiten.

Ursachen des Geburtseintrittes.

Wir haben schon in der Physiologie der Schwangerschaft hervorgehoben, daß die Dauer der Schwangerschaft (Tragzeit) auch unter normalen Verhältnissen einer gewissen Schwankungsbreite unterliegt. Unberührt davon bleibt aber die Tatsache, daß in der weitaus überwiegenden Mehrzahl von Fällen (nämlich in 99,3% aller Geburtsfälle) die Geburt nach 10 Schwangerschaftsmonaten, das ist also nach 273—280 Tagen, eintritt. Die Frage nach der Ursache des Geburtseintrittes hat viel Kopfzerbrechen verursacht und bis heute eine allseitig anerkannte Beantwortung nicht gefunden. Von der Ansicht des HIPPOKRATES, daß der Hunger den Fetus dazu treibe, sein Gefängnis zu sprengen, bis zu den allerneuesten Erklärungen ist so ziemlich alles Denkbare herangezogen worden.

Wir wollen nur die wichtigsten Ansichten, in denen wenigstens ein Kern Wahrheit steckt, hier anführen. Der Druck des vorliegenden Teiles sollte direkt (PETIT, DUBOIS, KILIAN) oder durch Reizung der cervicalen Ganglien (KEILMANN, KNÜPFER) Wehen erregen; MAURICEAU nahm eine Dehnung des Uterus über ein bestimmtes Maß hinaus als Ursache des Weheneintrittes an. Nach HASSE sollte Sauerstoffmangel bzw. Kohlensäureüberschuß im Blute des Fetus als Folge der am Herzen, Ductus *Botalli*, Ductus venosus *Arantii* sich vorbereitenden Veränderungen, nach SCANZONI u. a. die das Ei zu einem Fremdkörper machende Auslösung durch Verfettung der Decidua, nekrobiotische Prozesse in den Chorionzotten und Thrombose der Placentargefäße (LEOPOLD u. a.) den Reiz zum Eintritt der Wehen abgeben. LITZMANN, F. A. KEHRER, LAHS weisen auf die leicht feststellbare erhöhte Reizbarkeit des Uterus am Ende der Gravidität hin, BERTHOLD und LÖWENHARDT bringen sie mit einer cyclischen Hyperämisierung des Uterus am Ende des 10. Menstruationszyklus in Zusammenhang. SCHATZ hatte versucht, die von ihm nachgewiesenen Maximal- und Minimalperioden des Blutdrucks während der Schwangerschaft und eine davon abhängige Periodizität der Wehenzeiten für die Festlegung des Geburtstermines auszunutzen, aber selbst zugeben müssen, daß es zweifellos Ausnahmen gibt. O. SCHAEFFER zog einen Erschöpfungszustand des Blutes zur Erklärung des Geburtseintrittes heran. NEU stellte eine Anreicherung des Blutes an adrenalinähnlichen Stoffen am Ende der Schwangerschaft fest, die bei Überschreiten eines bestimmten Reizzustandes den Uterus zur Kontraktion veranlassen sollte. Diese Feststellung konnte aber von Nachuntersuchern nicht bestätigt werden.

Vor 20 Jahren hat dann VON DER HEIDE in Übertragung von Rattenparabioseversuchen von SAUERBRUCH und HEYDE auf den Menschen den Nachweis zu führen versucht, daß der Geburtseintritt eine anaphylaktische Erscheinung sei, hervorgerufen durch fetale Stoffe, die entweder direkt wirken oder als Antigen die Bildung wehenerregender Substanzen veranlassen. Zweifellos ist aber VON DER HEIDE einem Irrtum unterlegen und hat letzten Endes nichts anderes nachgewiesen als daß das fetale Blutserum Stoffe enthält, die eine gewisse Sensibilisierung des Uterus oder gar Wehenanregung bewirken, mit einer Anaphylaxiereaktion aber gar nichts zu tun haben.

Heute wissen wir, daß der ganze Mechanismus des Geburtseintritts ein fein abgestimmtes Spiel und Gegenspiel von Hormonen des Corpus luteum, der Hypophyse und der Placenta ist (KNAUS). Wir wissen ja aus der Physiologie der Schwangerschaft bereits, daß das Corpusluteum-Hormon nicht nur die prägravide Umwandlung der Uterusschleimhaut hervorruft, sondern auch die Haftung des Eies begünstigt. Im weiteren Verlauf der Schwangerschaft wirkt das Corpus luteum-Hormon vor allem als

---

[1] Vgl. darüber weiteres S. 157.

Antagonist des Hypophysenhinterlappensekrets, dessen wehenauslösende Wirkung es paralysiert (KNAUS). Andererseits steht die Schwangerschaftshypertrophie der Uterusmuskulatur und die Steigerung ihrer Kontraktilität unter dem Einfluß des von der Placenta ausgeschiedenen Brunsthormons, dessen Menge von 600 ME pro Liter Harn im 2. Schwangerschaftsmonat bis auf 170000 ME am Ende der Schwangerschaft steigt (ZONDEK, E. E. WINTER). Demgegenüber nimmt die Produktion von Hypophysenvorderlappenhormon mit dem Fortschreiten der Schwangerschaft immer mehr ab, was zur Folge hat, daß der Gelbkörper allmählich degeneriert und seine Hormonproduktion schließlich fast völlig einstellt. Damit wird die hypertrophische Uterusmuskulatur für das wehenauslösende Hypophysenhinterlappenhormon sensibilisiert — die Wehentätigkeit setzt ein. Diese „Wehenreife" des Uterus kommt übrigens auch im Ionenmilieu des Uterus zum Ausdruck, das gegen Ende der Schwangerschaft eine Verschiebung nach der sauren Richtung erfährt. Die Ansprechbarkeit auf Hypophysin steht damit in eindeutigem Kausalnexus (ROSSENBECK).

So interessant im einzelnen die hier genannten Anschauungen sind, so leiden sie doch alle daran, daß sie letzten Endes immer wieder die Frage in die Antwort verlegen. Denn immer wieder bleibt die Frage offen, warum alle diese Veränderungen gerade nach 273—280 Tagen, nicht früher und nicht später, sich einstellen. Die Beantwortung gerade dieser Frage aber würde die Ursache des Geburtseintrittes wirklich klarlegen. Uns persönlich scheint die richtige Antwort, wie schon vor 20 Jahren ausgeführt, viel näher zu liegen. Genau wie die Frucht vom Baum fällt, wenn sie reif ist, jedes Säugetier wirft, wenn die Jungen genügend entwickelt sind, um extrauterin weiterleben zu können, so tritt auch beim Menschen die Geburt ein, wenn die Frucht reif ist. Wohl vermögen zweifellos äußere Einflüsse (starke körperliche Arbeit, ein Trauma, Schreck) diesen Termin etwas nach unten zu verschieben, ebenso wie eine durch abnorme Struktur oder sonst irgendetwas bedingte besondere Torpidität des Uterus ihn hinausschieben kann. Die Tatsache, daß in 99% aller Fälle bis zur Reifeentwicklung des Fetus und zum Eintritt der Geburt 273 bis 280 Tage vergehen, bleibt bestehen. Diese Tragzeit ist für die Species homo sapiens genau so fixiert, wie für irgend eine andere Säugetierspecies. Die Fragestellung noch weiter nach rückwärts auszudehnen, hat kaum mehr Wert als die Frage nach einer letzten Ursache überhaupt. Weil nach dem für die Species homo sapiens fixierten Naturgesetz die *Tragzeit* eben rund 280 Tage beträgt, stellen sich mit der an diesem Termin erreichten biologischen Reife des Fetus, d. h. mit erreichter extrauteriner Lebensfähigkeit[1] im Gebärapparat, in der Placenta, in den Eihäuten, in der Verschiebung der Blutkonstanzwerte, der endokrinen Reaktionslage alle jene Veränderungen ein, die bei Erreichung eines bestimmten Schwellenwertes zum Eintritt einer geregelten Wehentätigkeit und damit zur Geburt führen.

Am Ende der normalen Tragzeit befindet sich sowohl das Kind wie der Gebärapparat und der Gesamtorganismus der Frau in einem *Zustand der Geburtsbereitschaft*, die insbesondere am Gebärapparat in einem Zustand erhöhter Reizbarkeit sich äußert. Es mag auch weiterhin interessant und nützlich sein, zu erforschen, welche Einzelfaktoren diesen Zustand der Geburtsbereitschaft charakterisieren. Die einfache Wahrheit, daß *die Geburt eintritt, wenn das Kind die zum extrauterinen Leben erforderliche Reifeentwicklung erreicht hat*, bleibt davon unberührt.

I. Mittel der Geburt.

Das komplizierte Geschehen des Geburtsvorganges wird einem tieferen Verständnis erst zugänglich, wenn man die einzelnen Faktoren, die den ganzen Vorgang bestimmen, in ihrer Eigengesetzlichkeit und in ihrer gegenseitigen Einwirkung auf einander kennt. Es sind dies

A. *die* im Becken und seinen Weichteilen präformierte *Geburtsbahn*,

B. *das Geburtsobjekt*,

C. *die* zunächst vom Fruchthalter allein, weiterhin aber auch von gewissen Hilfsapparaten und unter Heranziehung der Rumpfmuskulatur gelieferten *motorischen Kräfte*.

A. Die Geburtsbahn.

Geburtsbahn im engeren Sinne ist eigentlich nur der Ausführungsgang des Uterus einschließlich der Scheide, die aber erst durch die Geburtsarbeit selbst aus einem engen unzulänglichen Pfad in einen passenden Geburtsweg umgewandelt wird. Genau wie der Verlauf einer Landstraße durch den Charakter der Landschaft, vor allem in gebirgigem Terrain, weitgehendst bestimmt wird, genau so wird die Form und Verlaufsrichtung der Geburtsbahn durch den umgebenden knöchernen Rahmen des Beckens bestimmt. Dabei hat die mit der Aufnahme des aufrechten Ganges verbundene Umgestaltung des menschlichen Beckens für die Formung der Geburtsbahn noch eine besondere Erschwerung geschaffen, die im übrigen Säugetierreich vergleichsweise fehlt. Wie sich das im einzelnen auf den Geburtsvorgang auswirkt, werden wir noch

---

[1] Vgl. Näheres unter Physiologie des Neugeborenen.

sehen. Zur Erleichterung des Verständnisses seien zunächst knöcherner Rahmen und
weicher Geburtsweg gesondert besprochen.
    1. Das knöcherne Becken. Wir setzen die Kenntnis vom grob anatomischen Bau
des Beckens, insbesondere seiner Zusammenfügung aus Kreuzbein mit angelenktem
Steißbein und den in breiten unregelmäßigen Gleitlagern jederseits an das Kreuzbein
angeschlossenen Hüftbeinen, die vorne in der Mittellinie in der vollständig fibrösen
Schamfuge (Symphysis ossis pubis) aneinanderstoßen, als bekannt voraus und verweisen hinsichtlich einiger Termini technici auf die untenstehende Abbildung. Das
oberhalb der Terminalebene gelegene, von den Darmbeinschaufeln seitlich begrenzte

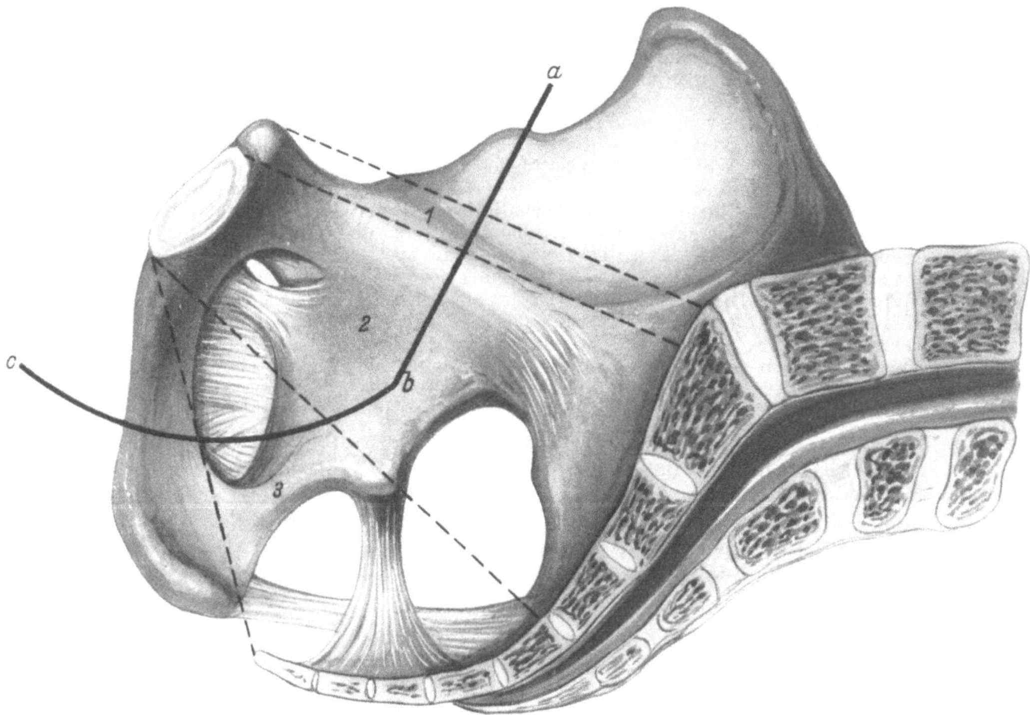

Abb. 119.   Beckeneingangsraum. 2 Beckenhöhle. 3 Beckenausgangsraum. a, b, c Achse des
Geburtskanals, bei b scharfe Abknickung.

große Becken kommt als Geburtsweg nicht in Frage; es spielt nur für die Gestaltung
der Bauchhöhle eine gewisse Rolle.
    Geburtsmechanisch interessiert nur das sog. *kleine Becken,* an dem wir einen
Beckeneingangsraum, eine *Beckenhöhle* und einen *Beckenausgangsraum* unterscheiden
können (vgl. Abb. 119). Der *Beckeneingangsraum* ist geometrisch bestimmt einmal
durch die größte Querdistanz der Linea innominata (querer Durchmesser des Beckeneingangs = 13 cm) und zweitens durch die Verbindungslinien zwischen der Articulatio sacro-iliaca zu der entgegengesetzten Eminentia iliopectinea. Diese Distanz
beträgt 12—12,75 cm. Dabei wird der von links vorne nach rechts hinten verlaufende
Durchmesser als *erster* oder rechter, der von rechts vorne nach links hinten verlaufende
Durchmesser als *zweiter* oder linker *schräger Durchmesser* bezeichnet. Schließlich ist
noch das Maß der Conjugata vera (Conjugata vera obstetrica) von bestimmender
Bedeutung. Man kann sich den Beckeneingangsraum als eine querelliptische, annähernd planparallele und etwa fingerdicke Tafel vorstellen, deren obere Begrenzung
eine durch Tubercula ossis pubis und Promontorium gelegte Ebene bildet, während
die untere Begrenzung eine durch die seitlichen Abschnitte der Linea terminalis
gelegte Parallelebene, die sog. *Terminalebene* darstellt.
    Der mittlere und geräumigste Teil des Beckens wird als *Beckenhöhle* bezeichnet. Er
entspricht annähernd einem nach unten und vorne abgeschrägten Zylinder (Abb. 125).

Da dieser Raum der Beckenhöhle von dem vorangehenden Kindsteil in Richtung der Beckeneingangsachse passiert wird, ist es zweckmäßig, zur räumlichen Bestimmung des jeweiligen Standes des vorangehenden Teiles die von HODGE angegebenen *Parallelebenen* zu verwenden[1]. Dabei ist zu berücksichtigen, daß *in der normalen Gebärlage die Terminalebene mit dem Horizont einen Winkel von 20—30° bildet.* Der Abstand der einzelnen Parallelebenen beträgt je nach der Größe der Gebärenden etwa 3—4 cm. Der Zylinder der Beckenhöhle erscheint auch in der queren Richtung von oben nach unten ein wenig verjüngt, insofern als der Querdurchmesser in der Parallelebene durch

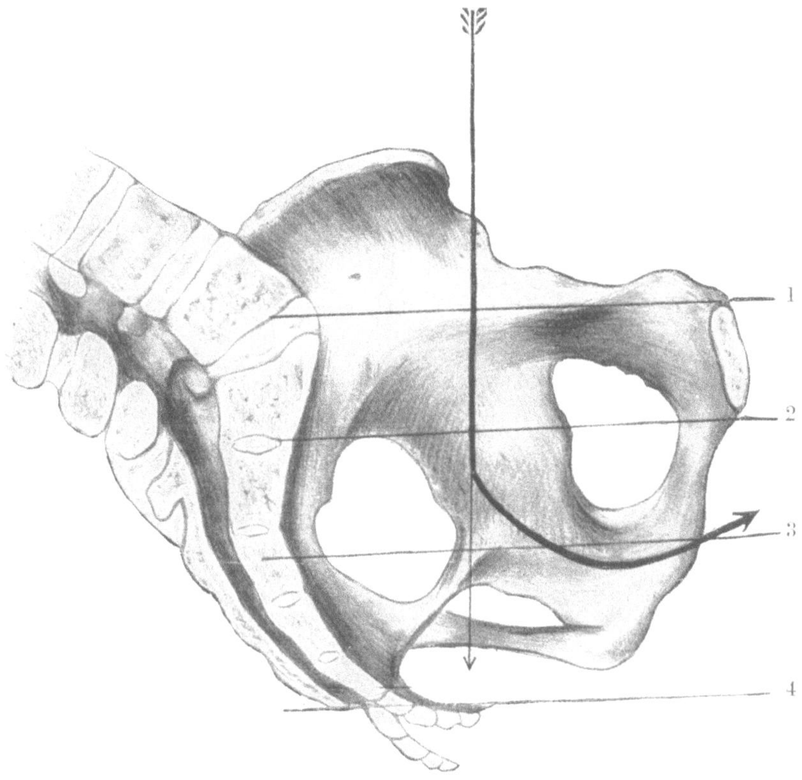

Abb. 120. 1 Beckeneingangsebene. 2 Parallelebene durch den unteren Schoßfugenrand. 3 Durch die Spinae ischiadicae. 4 Beckenboden. 5 Beckeneingangsachse. Die dicke Linie zeigt die Richtung des Geburtsweges

den unteren Schoßfugenrand nur 12 cm und in der Spinalebene nur 10,5 cm beträgt (Abb. 123).

Der *Beckenausgangsraum* stellt sich als ein dem Zylinder der Beckenhöhle vorne angesetzter Keil dar; als seine obere Begrenzung (Basis des Keiles) kann eine durch den unteren Schoßfugenrand und Spinae ischiadicae gelegte Ebene gelten, während man als untere Begrenzung zwei im Winkel gegeneinanderstehende Ebenen annehmen kann, von denen die vordere durch die absteigenden Schambeinäste und Sitzknorren gelegt erscheint, während die hintere durch Sitzknorren und Steißbeinspitze bestimmt erscheint. Beim Einblick ins Becken von unten erscheint die Begrenzung des Beckenausgangsraumes rautenförmig (Abb. 122). Der vordere Teil der Raute wird durch den Torbogen des Arcus pubis dargestellt, der hintere Abschnitt erscheint seitlich durch die Ligamenta sacrotuberosa, hinten durch das Steißbein begrenzt. Die Querachse der Raute entspricht der Verbindungslinie der beiden Sitzbeinknorren und stellt den Querdurchmesser des Beckenausgangs (11 cm) dar, während der Längsdurchmesser

---

[1] Vgl. S. 201.

der Verbindungslinie vom unteren Rand der Schoßfuge zur Steißbeinspitze (9 cm)
entspricht, der aber infolge der Beweglichkeit des Steißbeins ebenfalls auf 11 cm
vergrößert werden kann (Abb. 125).

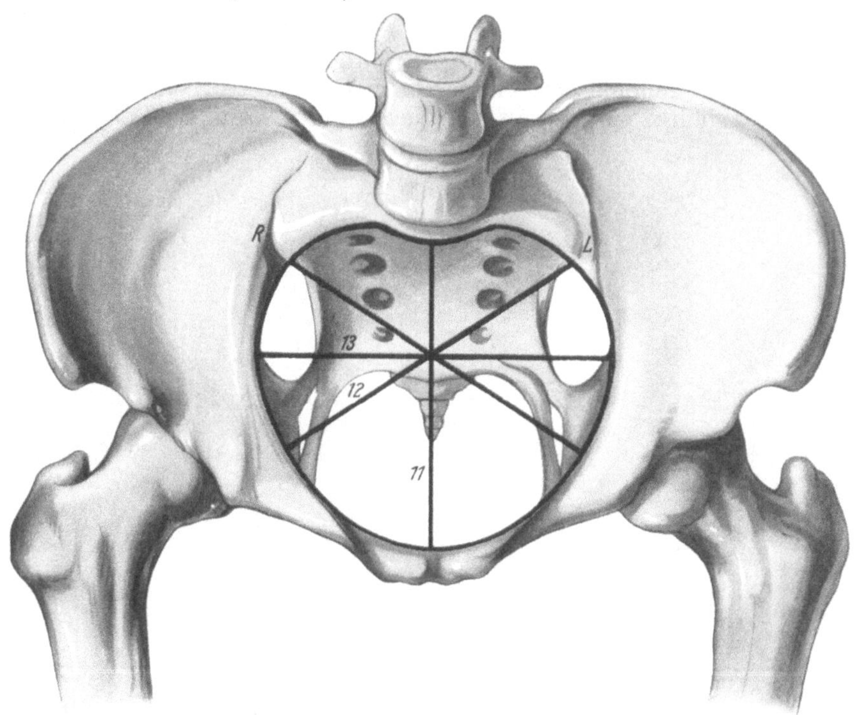

Abb. 121. Normales weibliches Becken von oben gesehen.

Der gesamte *knöcherne Beckenraum ist nur in geringem Maß einer Formverände-*
rung zugänglich. Eine solche ist einmal dadurch möglich, daß die Hüftbeine in den

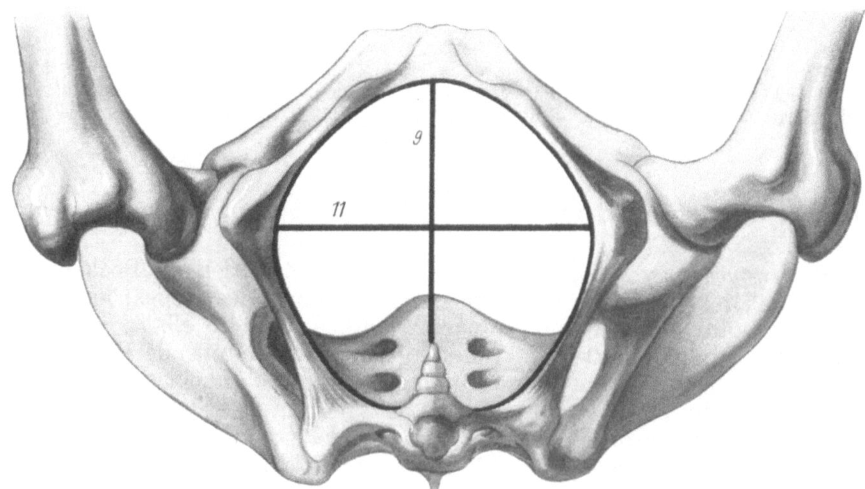

Abb. 122. Normales weibliches Becken von unten gesehen.

Sacroiliacalgelenken um die Querachse des Kreuzbeins pendeln und in geringem Maß
dadurch, daß durch eine individuell sehr wechselnde Nachgiebigkeit der Symphyse
eine begrenzte konzentrische Dehnung des Beckens möglich ist.

Von diesen Möglichkeiten wird in gewissen Grenzfällen von der Gebärenden instinktiv durch veränderte Haltung, vom Arzt bewußt bei der sog. WALCHERschen Hängelage[1] Gebrauch gemacht.

Die Dehnungsmöglichkeit des Beckens ist zunächst abhängig von dem Ausmaß der unter dem Einfluß der Schwangerschaft stattfindenden Auflockerung[2]. Dabei kommt es vielfach zu kleinen unregelmäßigen Kontinuitätstrennungen in dem Gefüge der Symphyse, ja bei Mehrgebärenden hat man nicht selten sogar neben unregelmäßiger Spaltbildung kleine, mit echter Synovia ausgekleidete Gelenkhöhlen im Bereich der Symphyse gefunden (LÖSCHKE, EYMER, PUTSCHAR, MARTIUS[3]).

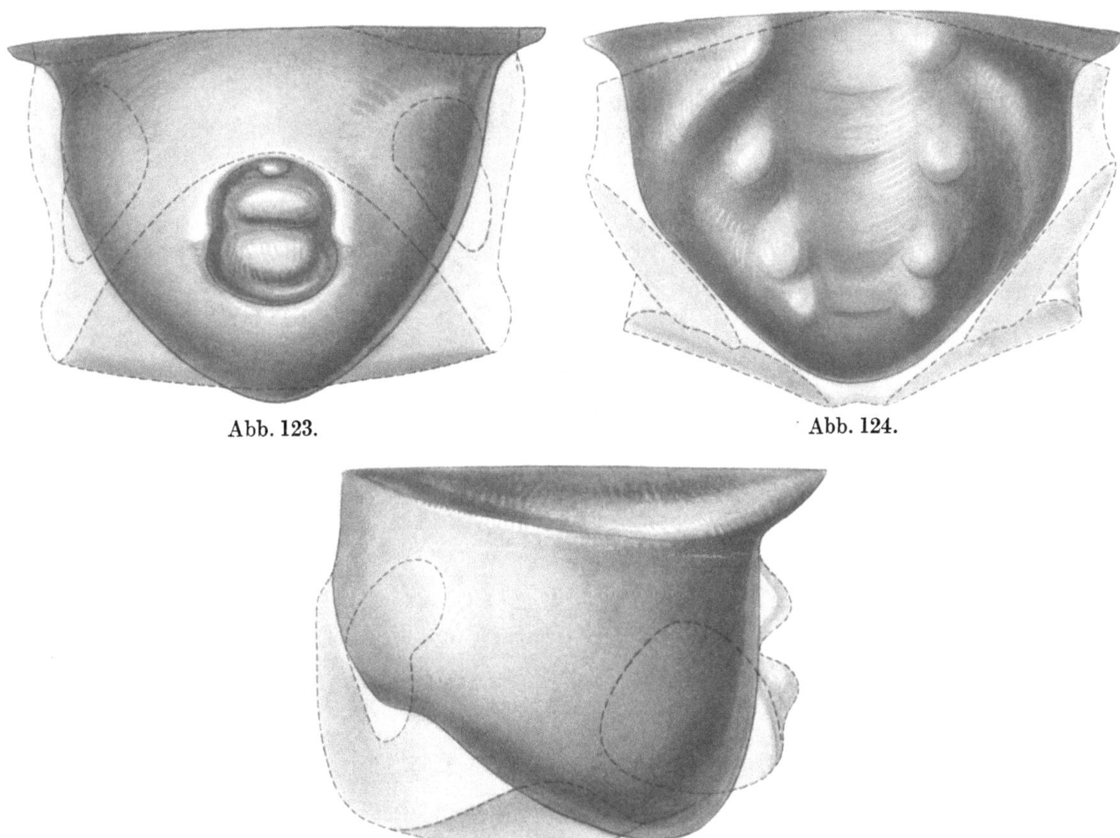

Abb. 123. Abb. 124.

Abb. 125.

Abb. 123—125. Ausgüsse des Knöchernen und Muskelbeckens von vorn, von hinten und von der Seite gesehen.

In viel größerem Ausmaß ist eine Erweiterungsfähigkeit des Beckens durch türflügelartige Bewegungen der Hüftbeine in den Ileosacralgelenken dann gegeben, wenn die Symphyse durchtrennt wird[4].

Unter normalen Verhältnissen, d. h. durchschnittliche Form und Weite des Beckens einerseits, des Geburtsobjektes andererseits vorausgesetzt, beschränkt sich die *geburtsmechanische Bedeutung des Beckens* darauf, *daß es die Geburtsbahn* einmal *in ihrer Entfaltungsmöglichkeit beschränkt, andererseits ihr* auch in jedem Abschnitt *eine bestimmte Form aufzwingt.* Von größer Bedeutung ist dabei natürlich die Tatsache, daß der von Schambogen, Sitzbeinhöckern und Steißbeinspitze begrenzte Ausschnitt die einzige Stelle ist, an der überhaupt der Austritt des Geburtsobjektes in die Außenwelt möglich ist.

[1] Vgl. S. 465.
[2] Vgl. S. 70.
[3] Vgl. auch Physiologie der Schwangerschaft.
[4] Vgl. darüber Näheres unter Symphyseotomie und Hebeosteotomie.

2. Der weiche Geburtsweg. *Der* ganze *weiche Geburtsweg besteht* rein mechanisch gesprochen *aus zwei ineinander geschobenen Rohren,* wobei allerdings anzumerken ist, daß das äußere Rohr im wesentlichen nur als Hohlrinne aufzufassen ist.

Das innere Rohr ist präformiert im Uterusausführungsgang und der Scheide, deren

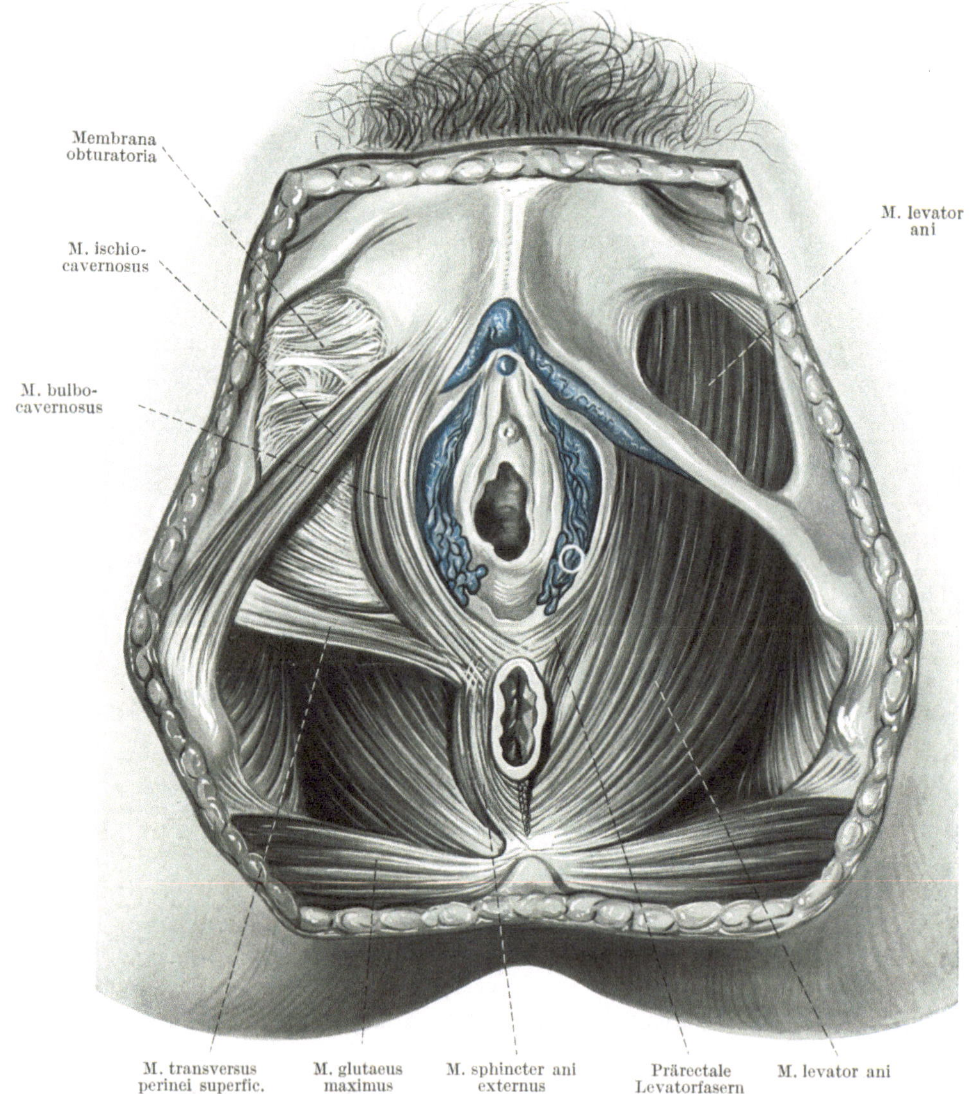

Abb. 126. Der muskuläre Beckenboden von unten gesehen. Rechts im Bilde ist das Diaphragma urogenitale abgetragen. Blau die Schwellkörper des weiblichen Genitales.

Umformung zu einem brauchbaren Geburtsweg im wesentlichen nur in einer konzentrischen Dehnung besteht, die im Bereich der Cervix vor allem durch die ausgedehnte Schwangerschaftsumwandlung erleichtert wird[1], während im Bereich der Scheide das reiche System von Quer- und Längsfalten von vornherein eine gewisse Weitbarkeit garantiert und auch eine ausgiebige Längsdehnung ermöglicht. Größerer Widerstand ist eigentlich nur an der präformierten Austrittsöffnung des Vestibulums zu überwinden, weil die äußere Haut ganz besonders im Bereich seiner hinteren Umrandung nicht in gleichem Maße dehnbar ist. Im übrigen wird die Formgebung dieses

---

[1] Vgl. S. 66 und Abb. 130 u. 148.

inneren Rohres ausschlaggebend bestimmt von der Form und Formbarkeit des äußeren Rohres.

Das äußere Rohr des weichen Geburtsweges, das, abgesehen von der Mündung, eigentlich nur einer vorne nicht ganz geschlossenen Hohlrinne entspricht, wird erst während der Geburt unter der Einwirkung des andrängenden Geburtsobjektes aus der Beckenbodenmuskulatur gebildet. Die übrigen Weichteilbekleidungen des Beckens

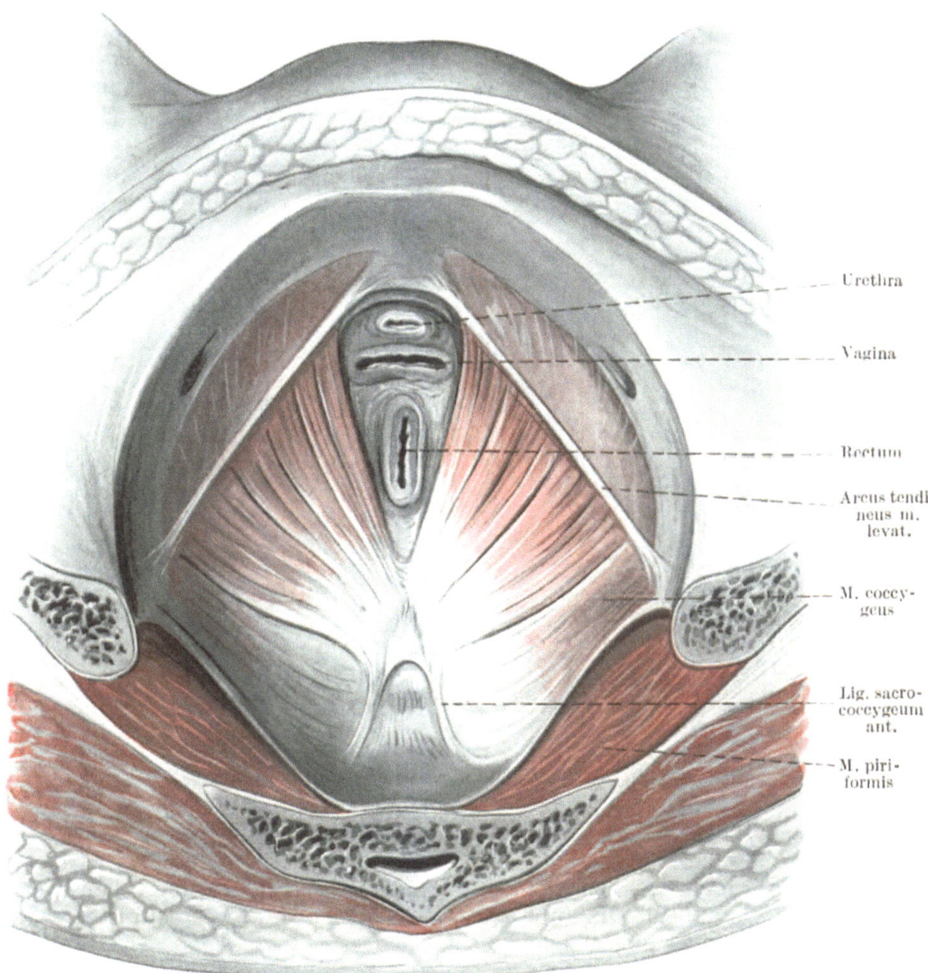

Abb. 127. Der muskuläre Beckenboden von oben her gesehen.
(Nach v. PEHAM-AMREICH.)

(Musculus obturator internus, Musculus piriformis und der innere Rand des Psoas) haben für die Formierung des Geburtskanals selbst keine direkte Bedeutung. Sie gewinnen erst sekundär eine solche dadurch, daß sie für das äußere Rohr des Geburtskanals teilweise ein dämpfendes Widerlager abgeben und im übrigen den knöchernen Geburtskanal glätten. Das geht aus einem Vergleich der Ausgüsse des Muskelbeckens mit dem des knöchernen Beckens (Abb. 123—125) ohne weiteres anschaulich hervor; die Gestalt des Geburtskanals als eines nach vorne abgeschrägten Zylinders bleibt erhalten, nur mit dem Unterschied, daß größere Rauhigkeiten durch die Muskelpolsterung ausgeglichen erscheinen. Abgesehen von dieser Unterpolsterung gewinnen diese Muskel noch eine gewisse Bedeutung für die Abdichtung des Geburtskanals gegen die Bauchhöhle. Erst im Beckenausgang tritt eine mehrschichtige Muskelplatte hervor,

die nicht allein den Ausgang des knöchernen Beckens wesentlich einengt, sondern vor
allem dadurch Bedeutung gewinnt, daß aus ihr das äußere Rohr des weichen Geburtsweges formiert wird. In der ganzen Eröffnungsperiode stellt sich diese Muskelplatte
dar als eine trichterförmig in das Becken eingelassene schräg von der vorderen über
die seitliche Beckenwand zur Steißbeinspitze abfallende und gegen die Bauchhöhle
leicht konkave Muskelplatte, die nichts anderes ist als das *Diaphragma pelvis rectale*
oder der Levator ani (Abb. 126 u. 127). Der Levator besitzt nun bekanntlich vorne eine
annähernd dreieckige, durch die Ränder der Musculi pubo-rectales begrenzte, etwa
für zwei Finger passierbare Lücke, den sog. *Levatorspalt,* der seinerseits durch das
vorgelagerte mit ihm auch in geweblicher Verbindung stehende *Diaphragma urogenitale* eingeengt wird. Das Diaphragma urogenitale besteht selbst wieder aus der tieferen
Platte des Musculus transversus perinei profundus und der dicht unter der Haut gelegenen oberflächlichen Schicht, die aus drei Einzelmuskeln (M. ischio-cavernosus,

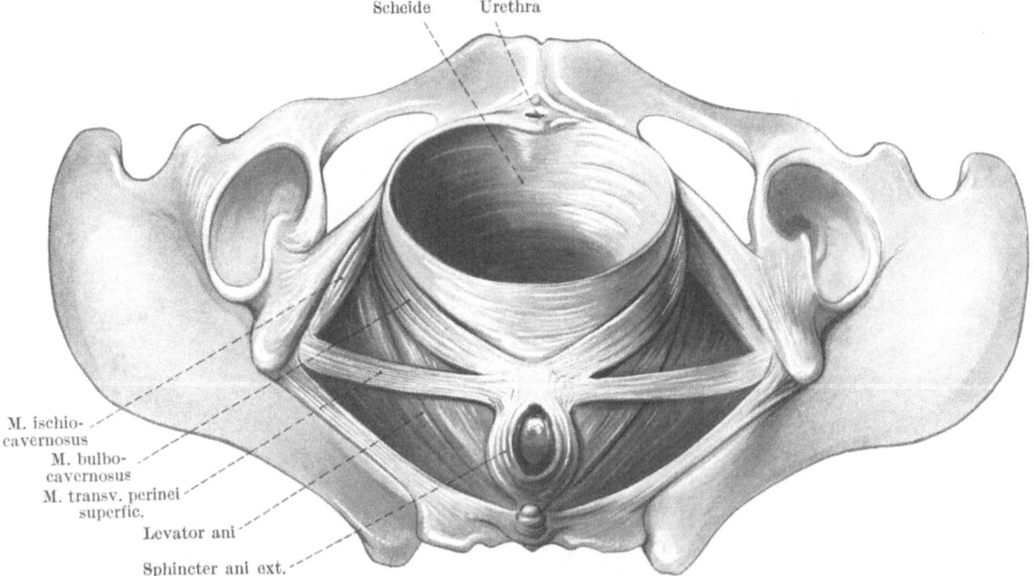

Abb. 128. Entfaltung des weichen Geburtskanals.

M. bulbo-cavernosus, M. transversus perinei superficialis) zusammengesetzt ist, an
die hinten noch der Ring des Sphincter ani extern. sich anschließt. Durch das gesamte
Diaphragma urogenitale zusammen mit dem Sphincter ani erscheint der Levatorspalt bis auf den engen Durchlaß für Urethra, Scheide und Rectum verschlossen. Die
den Scheideneingang umschließende *Zwinge des Musculus bulbo-cavernosus* stellt somit
die präformierte Austrittsöffnung des äußeren Rohres des Geburtskanals dar, die im Verhältnis zu dem dazu sehr umfänglichen Geburtsobjekt recht eng erscheint. Es ist klar,
daß es bedeutender Umwälzungen bedarf, um diesen gesamten Muskeltrichter zu einer
Hohlrinne und die Zwinge des Bulbocavernosus zu einem geeigneten Durchlaß für das
Geburtsobjekt umzuformen und aufzuweiten (Abb. 128). Die Möglichkeit einer Entfaltung dieser Muskel samt ihren Fascien zu einem Rohr bzw. einer Hohlrinne ist
dadurch gegeben, daß die einzelnen Etagen sich teilweise dachziegelartig überlagern,
während andererseits die einzelnen Muskelportionen jeder Etage durch gegenseitig
ausstrahlende Muskelfasern ineinander gefalzt sind. Diese Anordnung zusammen
mit der durch die Schwangerschaft hervorgerufenen außerordentlichen Auflockerung ist die Vorbedingung für die außerordentliche Deformierbarkeit der Muskel
unter der Wirkung des andrängenden Geburtsobjektes. Wie bedeutsam gerade
hier diese Schwangerschaftsauflockerung ist, zeigt der Vergleich zwischen jungen
und alten Erstgebärenden. Bei letzteren ist die Durchfeuchtung und Dehnbarkeit
der Muskulatur oft nicht ausreichend, so daß sie der Deformierung zu einer Hohlrinne bedeutenden Widerstand entgegensetzt, der einmal den Geburtsablauf wesentlich

verzögern, andererseits oft nur durch ausgedehnte Zerreißung schließlich gesprengt werden kann.

Ist im Ruhezustand der Muskeltrichter des Diaphragma pelvis rectale und urogenitale innerhalb des knöchernen Beckenrahmens eingelassen, wobei jederseits noch die Fossa ischiorectalis ausgespart bleibt, *so erscheint dieser Muskeltrichter in ausgewalztem Zustand als* ein in seinem oberen Abschnitt hohlrinnenförmiges, im Endstück rohrförmig gestaltetes und *nach oben gebogenes Ansatzrohr* an den Ausguß des Muskelbeckens (Abb. 170). Der gesamte Geburtskanal erfährt dadurch eine nicht unwesentliche Verlängerung, denn dieses Ansatzstück ist ungefähr ebenso lang wie die Höhe des knöchernen Geburtskanals[1].

B. Das Geburtsobjekt.

Geburtsobjekt ist der gesamte Uterusinhalt. Vergleicht man seine eiförmige Gestalt und Größe mit der Gestalt und Entfaltungsmöglichkeit des präformierten Geburtskanals, so ist von vornherein *klar, daß dieses* Geburtsobjekt *mancherlei Verformungen erfahren muß,* wenn seine Trennung vom mütterlichen Organismus ohne Schaden für Mutter und Kind gelingen soll.

Der erforderliche hohe Grad von *Verformbarkeit* ist *durch* die eigentümliche *Zusammensetzung des Geburtsobjektes* (Uterusinhalts) aus flüssigen und festeren Bestandteilen *gewährleistet.* Das flüssige, leicht bewegliche *Fruchtwasser* ist außerordentlich leicht verformbar und wird sich jeglicher Form seiner Umhüllung leicht anpassen. Die fester gefügten *Eihäute* setzen einer Verformung größeren Widerstand entgegen, dessen Ausmaß ganz wesentlich von ihrer Elastizität abhängig ist. Das Hauptinteresse beansprucht natürlich die *Frucht* selbst, die nicht nur den umfänglichsten, sondern auch den einer Verformung am schwersten zugänglichen Teil des Geburtsobjektes darstellt. Daß überhaupt eine solche Verformung möglich ist, erklärt sich einmal aus dem großen Wassergehalt des Kindskörpers, dessen Weichteilmantel dadurch gut verformbar wird, andererseits aus dem Aufbau des Skeletanteils aus einzelnen Teilstücken, die untereinander viel beweglicher verbunden sind als jemals später im extrauterinen Leben.

Am hervorstechendsten ist dieser Unterschied am *Schädel* des Nasciturus, der infolge seines Aufbaues aus untereinander durch bindegewebige Zwischenbänder (Nähte) verbundenen Teilstücken[2] nicht nur als Ganzes einer gewissen Verformung zugänglich ist, sondern wegen der geringen Ausbildung der Gelenkflächen des Atlantooccipitalgelenks auch durch weitgehende Haltungsänderung sich der vorgefundenen Form des Geburtskanals anzupassen vermag[3].

Vergleicht man die zwanglose Haltung der Frucht am Ende der Schwangerschaft mit der Form des Geburtskanals, so ist von vornherein klar, daß der *Kindskörper als Ganzes* betrachtet eine wesentliche Zusammenpressung erfahren muß, durch die er im ganzen einer Walzenform angenähert wird. Dafür ist eine außergewöhnliche Beweglichkeit einerseits in den Gelenken des Schultergürtels, andererseits (z. B. bei Beckenendlagen) auch in den Gelenken des Beckengürtels Voraussetzung. In der Tat ist diese Beweglichkeit so groß, daß einesteils die Oberarme unter steiler Aufrichtung der Schlüsselbeine vor der Brust ganz nahe aneinandergeführt werden können, wie andererseits die Oberschenkel bei gestreckten Kniegelenken mit Leichtigkeit parallel an der Bauchseite des Kindes sich emporschlagen lassen.

Von nicht minderer Bedeutung ist aber auch die große Beweglichkeit der *Wirbelsäule,* die ebenso auf der geringen Ausbildung der Gelenkflächen, wie der bedeutenden Höhe der Zwischenwirbelscheiben beruht, wobei im einzelnen noch die größere Durchsaftung und Verformbarkeit auch der knorpelig-bindegewebigen Zwischenstücke berücksichtigt werden muß. Gerade die dadurch gegebene Verformbarkeit der Wirbelsäule ist von besonderer Bedeutung deshalb, weil wie schon erwähnt, der Geburtskanal

---

[1] Hinsichtlich weiterer Einzelheiten der Bildung dieses äußeren Rohres vgl. das Kapitel Geburtsmechanismus.

[2] Vgl. Näheres darüber Physiologie der Schwangerschaft, S. 58f.

[3] Vgl. darüber Näheres unter Geburtsmechanismus.

nicht ein gerades oder allenfalls in sanftem Bogen verlaufendes Rohr darstellt, sondern auf ein bis zum Beckenboden reichendes gerades Stück ein im Winkel dazu angesetztes nach oben gebogenes Ansatzrohr folgt, dessen Passage natürlich nur möglich ist, wenn das Kind, als Ganzes betrachtet, eine genügende Verbiegbarkeit aufweist. Natürlich ist diese Verbiegbarkeit der kindlichen Wirbelsäule nicht in allen Abschnitten gleich. Nach den Untersuchungen von KALTENBACH und SELLHEIM besitzt *die größte Biegsamkeit die Halswirbelsäule,* was aus ihrem Aufbau aus niedrigen, wenig ausgebildeten Wirbeln und der leicht beweglichen Gelenkverbindung mit dem Kopf sich erklärt. Ebenso bedeutsam ist aber die Tatsache, daß die *Biegsamkeit in den einzelnen Abschnitten* der Wirbelsäule *nach den verschiedenen Richtungen verschieden ist.* Die Richtung der leichtesten Biegsamkeit wird als *„Biegungsfazillimum“,* die der schwersten Verbiegbarkeit als *„Biegungsdiffizillimum“* bezeichnet. Nach SELLHEIMs Untersuchungen liegt das Biegungsfazillimum in der Halswirbelsäule nach hinten, in der Brustgegend nach seitlich, in der Lendengegend nach seitlich und hinten, in der Kreuzlendengegend mehr nach vorne und hinten. Dazu wäre noch zu bemerken, daß in der Halswirbelsäule die Unterschiede zwischen Biegungsfazillimum und -diffizillimum sehr groß, in den übrigen Abschnitten der Wirbelsäule dagegen nur gering sind. Die Ursache der verschiedenen Biegsamkeit an sich und nach verschiedenen Richtungen fand SELLHEIM in Unterschieden der Anordnung der einen gewissen Tonus aufweisenden Muskelmasse um den Skeletkern, sowie in der nach der Richtung augenblicklicher Abbiegung verschieden stark zur Geltung kommenden Spannung der Ligamenta intercruralia. *Diese Unterschiede der Verbiegbarkeit der einzelnen Wirbelsäulenabschnitte* sind, wie wir noch sehen werden, *für die Geburtsmechanik von entscheidender Bedeutung,* denn jeder einzelne Abschnitt des Geburtsobjektes richtet sich in jeder Etage des Geburtskanals immer so ein, wie er am zwanglosesten hineinpaßt (*Prinzip des kleinsten Zwanges* nach K. F. GAUSS).

Diese Einrichtung wird in der Hauptsache zunächst durch Haltungsänderungen erreicht. Am Knie des Geburtskanals findet aber regelmäßig auch eine Stellungsänderung statt wie natürlich auch unter dem Einfluß der zirkulären Schnürung seitens des weichen Geburtskanals die Frucht und ihre einzelnen Teile mannigfache Verformungen erfahren, über die wir noch später zu sprechen haben werden.

Kindeslagen.

Zum Verständnis mannigfacher Variationen des physiologischen Geburtsablaufs wie auch der pathologischen Geburt ist es zweckmäßig, die verschiedenen Kindslagen hier zusammenfassend zu erörtern. Über die Begriffe Lage (Situs), Stellung (Positio oder Präsentatio) und Haltung (Habitus) vgl. S. 60f.

Unter den Längslagen sind die *Kopflagen* weitaus am häufigsten und es überwiegen unter ihnen wieder weit die ersten oder linken Lagen wobei gewöhnlich der Rücken mehr nach vorne gedreht ist, während bei der zweiten oder rechten Lage verhältnismäßig häufig der Rücken mehr nach hinten sieht. Nach der Haltung des Kopfes kann man unterscheiden 1. *die spannungslose oder Mittelscheitelhaltung* wie sie bei normalen Becken- und Weichteilverhältnissen am Ende der Schwangerschaft gewöhnlich eingenommen wird, 2. die im Verlauf der Geburt am häufigsten eingenommene und durchgehaltene *Hinterhauptshaltung,* die mit einer Beugung der Halswirbelsäule brustwärts einhergeht und daher auch als *Beugehaltung* bezeichnet wird. Demgegenüber stehen die unter besonderen Verhältnissen eingenommenen *Streckhaltungen des Kopfes,* die man je nach dem Grade der Streckung der Halswirbelsäule und dem davon abhängigen Vorliegen bestimmter Kopfabschnitte in *Vorderhauptshaltung, Stirnhaltung und Gesichtshaltung* unterscheidet. Je nach der Stellung des Vorderhaupts bzw. der Stirn und des Kinns kann man wieder vordere und hintere Lagen (auch mentoanterior und mentoposterior genannt) unterscheiden. Wir werden noch sehen, daß mit dieser Haltungsänderung mancherlei Regelwidrigkeiten in dem Geburtsverlauf zusammenhängen.

Die *Beckenendlagen* unterscheidet man in reine oder *vollkommene* Beckenendlagen *und unvollkommene Beckenendlagen,* je nachdem, ob der Steiß allein oder neben ihm noch ein Fuß vorliegt. Liegen beide Füße vor, so spricht man von einer vollkommenen, liegt nur ein Fuß vor, so spricht man von einer unvollkommenen *Fußlage*. Nach demselben Prinzip werden auch die an sich seltenen *Knielagen* unterteilt.

Prinzipiell unterschieden von all diesen Längs- oder Geradlagen sind die *Querlagen* oder Schräglagen, die je nach der Seite des Kopfes in erste oder zweite und je nach der Stellung des Rückens in *dorsoanteriore* und *dorsoposteriore* unterschieden werden.

Zur Abkürzung der Bezeichnung ist es allgemein üblich, anstatt von Kopflagen in Vorderhaupts-, Stirn- oder Gesichtshaltung einfach von Vorderhaupts-, Stirn- und Gesichtslagen zu sprechen.

C. Der motorische Apparat.

Wir haben schon angedeutet, daß ein brauchbarer Geburtskanal erst im Widerspiel gegen das andrängende Geburtsobjekt unter der Geburt selbst gebildet wird. Dazu bedarf es als dritten Geburtsfaktors natürlich einer treibenden Kraft, des Motors, der aber seinerseits zur Entfaltung voller Wirksamkeit an die Funktion gewisser Hilfsapparate gebunden ist, genau wie etwa ein Automobilmotor nur richtig zu funktionieren vermag, wenn er sicher gelagert ist und die kraftzuführenden Kanäle vollkommen abgedichtet sind.

Der *Motor des Gebärapparates* wird durch das *Corpus uteri* repräsentiert. Als *Hilfsapparate* kommen *die Verankerungen* und Abdichtungen des Uterus *und die Bauchpresse* in Betracht, welch letztere man in ihrer Funktion etwa der zusätzlichen Wirkung eines Kompressors gleichsetzen kann.

1. Der Motor. Wir haben schon in der Physiologie der Schwangerschaft ausgeführt, welche enormen Umwandlungen der Uterus in seiner Form und Struktur im Verlauf der Gravidität erfährt. Dabei ist besonders charakteristisch die Anhäufung von kräftigen Muskelfasern im Corpus uteri, das man allein als aktiven motorischen Apparat des Gebärorgans aufzufassen hat, während der in den Brutraum einbezogene muskelschwache Isthmus uteri und der durch die geradezu kavernöse Umwandlung seiner Wände charakterisierte cervicale Anteil des Uterus unter der Geburt nicht aktive Arbeit leisten, sondern lediglich passiv sich verhalten und durch eine von oben nach unten fortschreitende Dehnung und Erweiterung zum *Uterusausführungsgang* und zusammen mit der Scheide zum inneren Rohr des Geburtskanals werden. Die mechanischen Gesetze, nach denen diese Umformungen erfolgen, wollen wir zusammenfassend in der Lehre vom Geburtsmechanismus besprechen.

Das *Gebärorgan funktioniert automatisch* und läßt zwei Arten von Bewegungen, *Pendelbewegungen* und *peristaltische Kontraktionen* erkennen (KURDINOWSKI, E. KEHRER u. a.); das kann man sowohl am künstlich durchbluteten oder in RINGER-Lösung überlebend gehaltenen Organ wie auch an der in situ befindlichen Gebärmutter nachweisen. Gelegentlich von Schnittentbindungen kann man auch die Teilung des Uterus in einen funktionell aktiven und einen passiven Abschnitt mit freiem Auge sehr schön beobachten. Der Charakter der Bewegungen ist allerdings nicht mit freiem Auge feststellbar, weil die Kontraktionswellen dazu zu schnell über das Organ sich ausbreiten.

Wie an anderen automatisch wirkenden Organen werden auch am Gebärorgan die *Bewegungen vom Zentralnervensystem aus vielfach beeinflußt*. Dabei werden dem Uterus fördernde wie hemmende Impulse vom Zentralnervensystem nicht nur auf dem Wege sympathischer, sondern auch sacral-autonomer Fasern zugeführt. Diese letzteren, aus der 2.—4. Sacralwurzel stammend, verlaufen im sog. *Nervus pelvicus* zum Uterus wie übrigens auch zu Blase, Vulva, Rectum und Anus. Im einzelnen herrscht über die Wirkung noch große Unklarheit.

Die Hauptmasse der motorischen Fasern dürfte jedoch im sympathischen *Nervus hypogastricus* aus dem Ganglion mesentericum inferius zugeführt werden (LANGLEY und ANDERSON), der nebenbei auch vasoconstrictorische Fasern führt, während im Nervus pelvicus vasodilatatorische Fasern verlaufen. Einzelheiten der Synergetik und des Antagonismus dieser beiden Systeme sind noch vielfach ungeklärt. Festzustehen scheint nur, daß die von FRANKENHÄUSER entdeckten großen *Seitenganglien* als das *Hauptrelais der motorischen Reize* anzusehen sind, obwohl sie auch autonome Fasern aussenden. Ein besonderes Zentrum für die Uterusbewegungen im Zentralnervensystem anzunehmen, scheint nicht berechtigt (KURDINOWSKI, LABHARDT u. a.). Bei den reichen Verbindungen der genannten Nervenfasern zum Zentralnervensystem ist die *Möglichkeit reflektorischer Beeinflussung* von zahlreichen anderen Organen, wie auch von höheren Zentren, z. B. in der Gehirnrinde, verständlich. Insbesondere ist seit langem bekannt, daß *Füllung von Blase und Darm hemmend auf die Uterusbewegungen wirkt*; auch *psychische Faktoren* können die Uterusbewegungen beeinflussen[1] (Abb. 129).

---

[1] Mehr möchten wir über die Innervation des menschlichen Uterus hier nicht vorbringen, da die Einzelangaben der verschiedensten Autoren sich in grundlegenden Dingen völlig widersprechen. Auf jeden Fall ist vor einer Übertragung tierexperimenteller Ergebnisse auf den Menschen um so mehr zu warnen, als der für derartige Untersuchungen mit Vorliebe herangezogene Kaninchenuterus ungewöhnlich leicht erregbar ist.

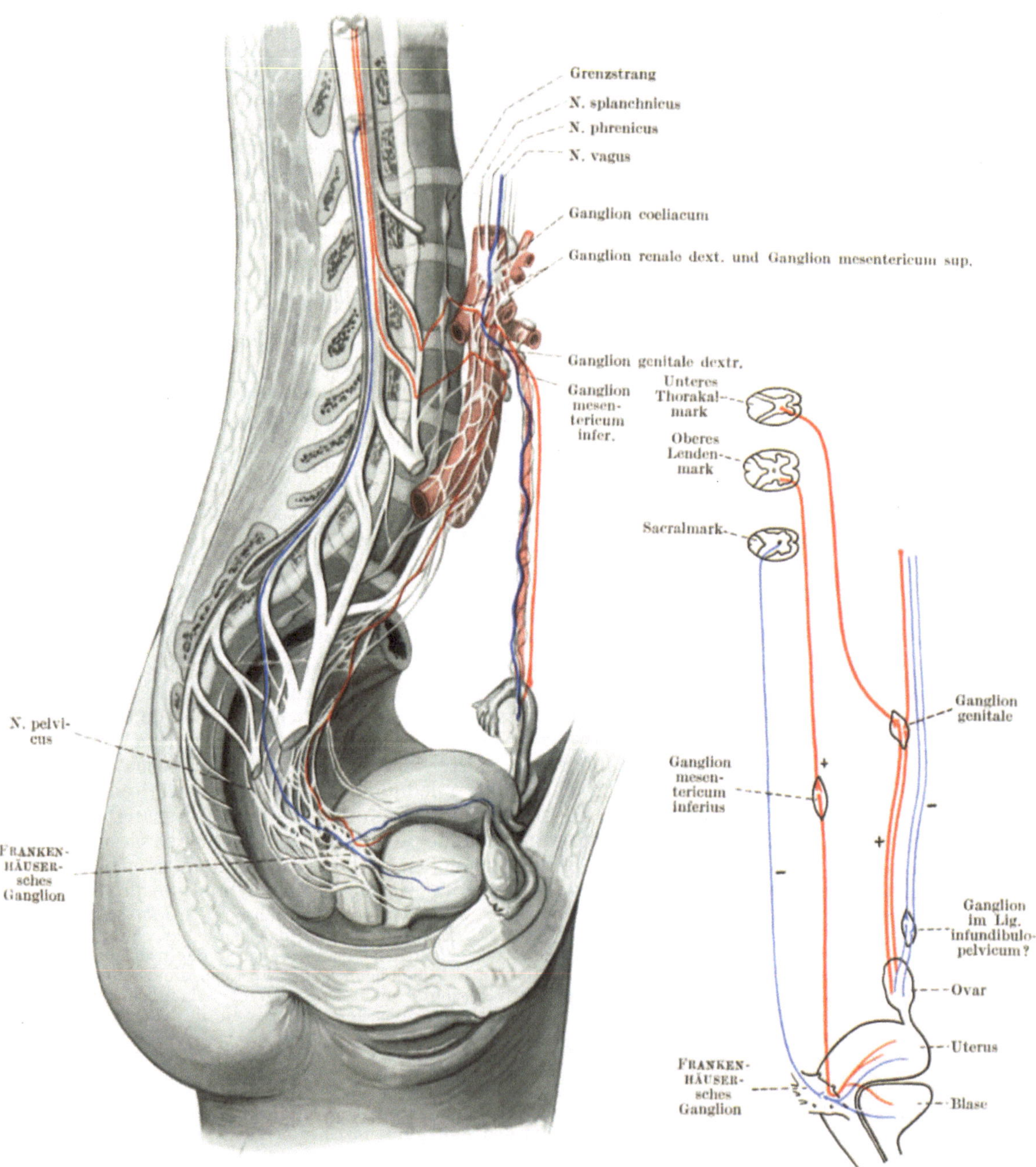

Abb. 129a. Abb. 129b.

Abb. 129a u. b. Halbschematische Zeichnung der Genitalinnervation. Sagittalschnitt, rechts von der Mittellinie. Der Wirbelkanal ist von der rechten Seite her unter Schonung des Rückenmarks aufgemeißelt. Von Vagus und Phrenicus ziehen autonome Fasern (blau) ohne Unterbrechung durch das Ganglion coeliacum, durch den Plexus aorticus und spermaticus hindurch und gelangen zu noch umstrittenen Ganglien im Lig. infundibulopelvicum. Sie erfahren dort ihre Umschaltung auf die postganglionären Fasern, die zu Tube und Ovar verlaufen. Vom Seitenhorn des untersten Thorakalmarkes ziehen sympathische Fasern (rot) ohne Unterbrechung durch die vorderen Wurzeln, die Rami communicantes albi und durch den Grenzstrang zum Ganglion genitale, erfahren dort ihre Umschaltung, und die postganglionäre Faser zieht mit dem Plexus spermaticus zu Ovar und Tube. Von der Intermedio-Lateralsubstanz des Sakralmarkes ziehen durch die hinteren Wurzeln autonome Fasern auf dem Wege der Pudendusanastomosen mit dem FRANKENHÄUSER-Ganglion zu diesem hin und erfahren dort ihre Umschaltung auf die postganglionären Fasern, die zum Uterus ziehen. Vom Seitenhorn des Lendenmarkes ziehen sympathische Fasern (rot) durch die vorderen Wurzeln, Rami communicantes albi an den Grenzstrang zum Ganglion mesentericum inferius, werden dort auf die postganglionären Fasern umgeschaltet, die ohne weitere Umschaltung auf dem Wege des Plexus hypogastricus zum FRANKENHÄUSERschen Ganglion und Uterus gelangen.
(Nach v. PEHAM-AMREICH.)

2. Hilfsapparate des Uterus. Als solche sind zunächst einmal die *Verankerungen des Gebärorgans* selbst in Betracht zu ziehen, unter denen die Ligamenta rotunda die Hauptrolle spielen, ferner die *Bauchpresse,* die in der Austreibungsperiode in Tätigkeit tritt und im weiteren Verlauf noch besser als *Rumpfpresse* bezeichnet werden kann (SELLHEIM), weil neben den Bauchmuskeln auch die auxiliaren Atemmuskeln am Hals, Thorax, Schultergürtel, also die gesamte Rumpfmuskulatur zur Unterstützung der Bauchpresse in Tätigkeit tritt. Man kann die Rumpfpresse als ein den Uterus wie eine Schale umgebendes, aus quergestreiften Muskeln bestehendes und darum sehr kräftiges Hohlorgan auffassen, das wegen seiner Fixation am Becken bei seiner Kontraktion nach unten ins kleine Becken hinein wirkt. Zunächst freilich wirkt die Bauchpresse nur auf den Bauchinhalt, der bei ihrer Kontraktion unter stärkeren Druck gesetzt wird (Bauchpressendruck). Da aber der Bauchpressendruck nach manometrischen Untersuchungen etwa doppelt so groß ist als der Uterusdruck — er beträgt etwa 20 kg auf den Kopfquerschnitt (SELLHEIM) —, so wird verständlich, daß die Uteruswand mit ihrem Inhalt ebenfalls unter erhöhten Druck gesetzt wird, d. h. *der direkt zur Austreibung verwendbare Druck wird um die Differenz zwischen Bauchpressen- und Uterusdruck vermehrt.* Da der Bauchinhalt infolge seiner eigenartigen Zusammensetzung im wesentlichen einem mittelflüssigen Aggregatzustand entspricht, erfolgt die Übertragung des Bauchpressendruckes auf den den Uterus gleichmäßig nach allen Richtungen. Daß dieser Druck letzten Endes resultant die Fortbewegung des Geburtsobjektes im Geburtskanal unterstützt, liegt daran, daß in der Austreibungsperiode der durch das Geburtsobjekt aufgeweitete Uterusausführungsgang durch das Beckenbindegewebe mit seinen Gefäßen gegen das knöcherne Becken etwa in Höhe des Beckeneingangs vollständig abgedichtet ist[1].

II. Verlauf der regelrechten physiologischen Geburt.

A. Vorzeichen der Geburt.

Gewöhnlich kommt die Geburt nicht plötzlich in Gang, sondern wird durch eine Reihe von *Vorboten* gewissermaßen angemeldet.

Schon 3—4 Wochen vor Eintritt der Geburt beginnt eine allmählich immer stärker werdende *Senkung des Gebärmuttergrundes,* die namentlich bei unklarer Menstruationsanamnese einen wichtigen Anhaltspunkt dafür gibt, daß die letzten Wochen der Schwangerschaft erreicht sind. Dazu gesellen sich mit *Tiefertreten des vorliegenden Kindsteiles* häufig *Beschwerden von seiten der verdrängten oder gedrückten Nachbarorgane,* häufiger Drang zum Wasserlassen, gelegentlich eine Erschwerung der Miktion, eine Zunahme der Obstipation, ein stärkeres Hervortreten variköser Venen an den äußeren Geschlechtsteilen und am Anus. Der Isthmus uteri wird stark ausgebaucht, dadurch wird das vordere Scheidengewölbe abgeflacht und die *Portio* erscheint trotz unveränderter Länge des Cervicalkanals *mehr oder minder* stark *verkürzt* oder selbst ganz aufgebraucht, *in anderen Fällen* findet sogar eine *Entfaltung des Cervicalkanals* statt, die von oben nach unten fortschreitet und selbst zu einer Erweiterung des äußeren Muttermundes bis auf Zehnpfennigstück- bis Einmarkstückgröße führen kann. Die Gegend des inneren Muttermundes sitzt infolge der vorwiegenden Dehnung der vorderen Wandabschnitte über dem hinteren Scheitelbein der Frucht. Der Halskanal verläuft schräg nach oben (Abb. 135). Je mehr der Geburtstermin heranrückt, desto deutlicher wird eine *Steigerung der Erregbarkeit des Uterus* gegen die verschiedensten Reize. In immer kürzer werdenden Zwischenräumen treten spontan oder auf irgendwelche Reize hin Zusammenziehungen der Gebärmutter auf, die von Erstgeschwängerten gewöhnlich nur als an- und abschwellende Spannung im Leib empfunden werden. In den letzten Tagen der Schwangerschaft gesellt sich dazu oft ein zunehmender Druck im Becken und ziehender Schmerz im Kreuz, der manchmal auch deutlich ins kleine Becken ausstrahlt — aus den „*Schwangerschaftswehen*" werden die sog. *Vorwehen (Dolores praesagientes).* Diese Vorwehen leiten manchmal ganz allmählich zur Geburt über, in anderen Fällen hören sie wieder auf, bis dann sozusagen mit

---

[1] Weitere Einzelheiten vgl. Geburtsmechanismus.

einem Schlag geregelte Geburtswehen einsetzen. In wieder anderen Fällen kann man beobachten, wie in den letzten Tagen ante partum die Pausen zwischen den einzelnen Serien von Vorwehen jeweils annähernd auf die Hälfte der vorangegangenen Pausen sich verkürzen, bis schließlich eine geregelte Wehentätigkeit einsetzt. Dieses Verhalten ist aber nicht so regelmäßig, daß man etwa daraus auf den Eintritt der Geburt bestimmte Schlüsse ziehen könnte. Mit den Vorwehen Hand in Hand geht eine stärkere

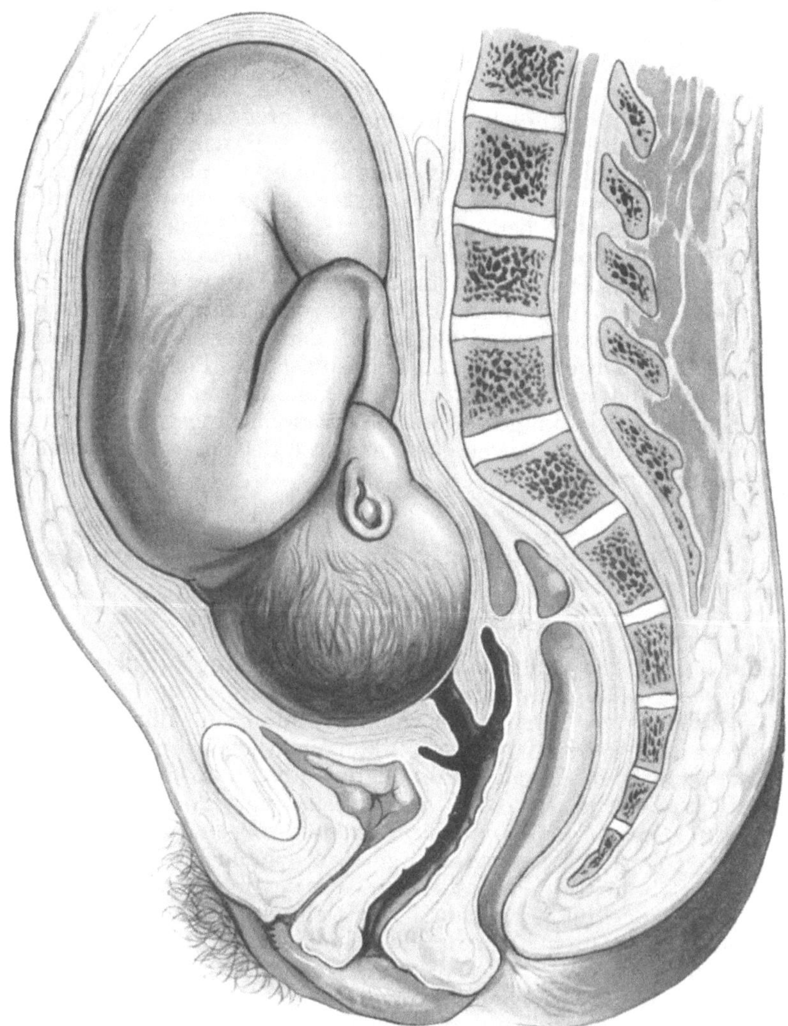

Abb. 130. Beginn der Geburt. Geburtsweg noch unentfaltet.

Schleimabsonderung aus den Genitalien, darauf zurückzuführen, daß der als Verschluß des Cervicalkanals dienende Schleimpfropf allmählich ausgestoßen wird. Das sind auch die Fälle, in denen zuweilen die Entfaltung des Cervicalkanals bis an den äußeren Muttermund heran erfolgt. Trotzdem schließt sich entgegen einer vielfach noch aufrecht erhaltenen Lehre die Geburt nicht immer direkt an. Ich habe wiederholt in diesem Stadium noch Pausen bis zu mehreren Tagen, selbst bis zu 2 Wochen erlebt, ehe die Geburtswehen einsetzten.

Bei Wiederholtgebärenden läßt der Muttermund schon vielfach in der Schwangerschaft 1—2 Finger passieren, wobei fast regelmäßig die Weite des äußeren Muttermundes die des inneren übertrifft, so daß der Halskanal trichterförmig nach oben verjüngt erscheint. Überhaupt sind die geschilderten Erscheinungen bei Mehrgebärenden nicht so charakteristisch, die Geburtswehen setzen häufig ganz unvermittelt ein und vor allem bleibt der vorliegende Teil bis zum Geburtsbeginn beweglich in der Terminalebene stehen.

Viele Frauen geben an, daß in den letzten Tagen vor der Geburt die Kindsbewegungen auffallend schwächer werden und seltener auftreten, manche klagen gerade in der letzten Woche über ausgesprochene Schlaflosigkeit; ängstlicher Frauen bemächtigt sich oft eine gewisse nervöse Unruhe, während andere dem Geburtsbeginn von vornherein ruhig, ja freudig entgegensehen.

Wie schon unsere Schilderung zeigt, gibt es also mancherlei Anhaltspunkte für das Herannahen der Geburt. *Keines dieser Vorzeichen gestattet* aber *eine genaue Voraussage des Geburtstermins.* Auch der von ZANGEMEISTER in den letzten 3 Tagen *ante partum* beobachtete *Gewichtssturz* (durchschnittlich 1 Pfund) wurde von uns nicht so regelmäßig gefunden, als daß wir ihn als brauchbares Zeichen der unmittelbar bevorstehenden Geburt ansprechen könnten.

B. Die typische physiologische Geburt in Hinterhauptshaltung des Kopfes.

1. Eröffnungsperiode.

Die eigentliche *Geburt beginnt, sowie die Wehen in regelmäßigen Intervallen wiederkehren und eine deutliche Wirkung derselben* an der stetig zunehmenden Entfaltung des Cervicalkanals *festgestellt werden kann.* In dieser Definition ist alles enthalten, was dem Arzt die sichere Entscheidung ermöglicht, ob die Geburt wirklich begonnen hat oder nicht.

Trotzdem soll nicht verschwiegen werden, daß gelegentlich auch nach stundenlang anhaltenden Wehen und bei bereits deutlich nachweisbarer Entfaltung des Cervicalkanals plötzlich die Wehen wieder aufhören und erst 1—2 Tage später wieder und nun definitiv in Gang kommen. Das sind aber verhältnismäßig seltene Ausnahmefälle.

Die Wehen werden wegen ihrer Wirkung jetzt *Eröffnungswehen (Dolores praeparantes)* genannt und unterscheiden sich von den Vorwehen gewöhnlich, wenn auch

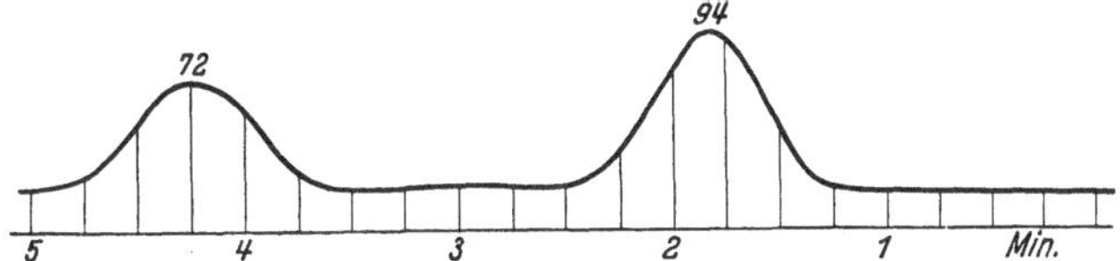

Abb. 131. Wehenkurve aus der Eröffnungsperiode.

nicht ausnahmslos durch ihre längere Dauer und Stärke und vor allem durch die jetzt deutliche Schmerzhaftigkeit. Der *Wehenschmerz* wird gewöhnlich als ein im Kreuz beginnender, von da über die Lenden zur Schoßgegend ausstrahlendes Ziehen angegeben. In anderen Fällen trägt er mehr schneidenden Charakter und wird dann von erstmalig zur Geburt kommenden Frauen nicht selten als vom Darm ausgehendes Leibweh gedeutet. *In Zweifelsfällen* ist aber durch eine *Kontrolle mittels der aufgelegten Hand* leicht festzustellen, ob es sich um Wehen oder um Leibschmerzen anderer Art handelt. Man fühlt deutlich ein langsam zunehmendes Härterwerden des dabei sich aufrichtenden Uterus *(Stadium incrementi),* dann nach einer kurzen *Acme* ein allmähliches Abnehmen der Kontraktion, wobei der Uterus wieder zu seiner ursprünglichen ovoiden Form zurückkehrt *(Stadium decrementi).* Die *Gesamtdauer einer Wehe* beträgt oft nur $^1/_4$ bis $^1/_2$ Minute, später durchschnittlich $^3/_4$—1 Minute. Auch die Frequenz der Wehen schwankt; kommen sie zunächst in Pausen von 10—15 Minuten, so beobachtet man im weiteren Verlauf der Eröffnungsperiode durchschnittlich 3—4, später selbst 4—5 Wehen pro Viertelstunde.

Ein klares Bild des ganzes Vorganges erhält man, wenn man nach dem Beispiel von SCHATZ mit einem *Tokodynamometer* oder irgend einem den MAREYschen Trommeln im Prinzip nachgebildeten Instrument eine Wehenkurve auf einem Kymographion aufzeichnet (Abb. 131). Eine solche Kurve zeigt deutlich, daß durch die Kontraktion der Uteruswände der Inhalt unter einen stärkeren Druck gesetzt wird, den man nach SCHATZ als „allgemeinen inneren Uterusdruck" bezeichnet. Die Form der Kurve bestätigt dabei den bei der bloßen Betastung gewonnenen Eindruck von dem ganzen Vorgang.

Unter dem Einfluß der Wehen bemächtigt sich der Gebärenden vielfach eine gewisse Unruhe und Ängstlichkeit, öfters kommt es sogar zum Erbrechen. Geht die Frau in diesem Stadium der Geburt noch umher, so kann man beobachten, wie sie während der Wehe nach einem Stützpunkt sucht, dabei oft mit der einen Hand den Leib haltend und etwas nach vorn oder seitlich sich krümmend. Übrigens ist nichts wechselnder als das Verhalten der einzelnen Frauen. Manche ertragen den Wehenschmerz, ohne einen Laut von sich zu geben, und sind sogar während der Wehen imstande, mit ihren Angehörigen sich zu unterhalten, andere suchen sofort das Lager auf, stöhnen

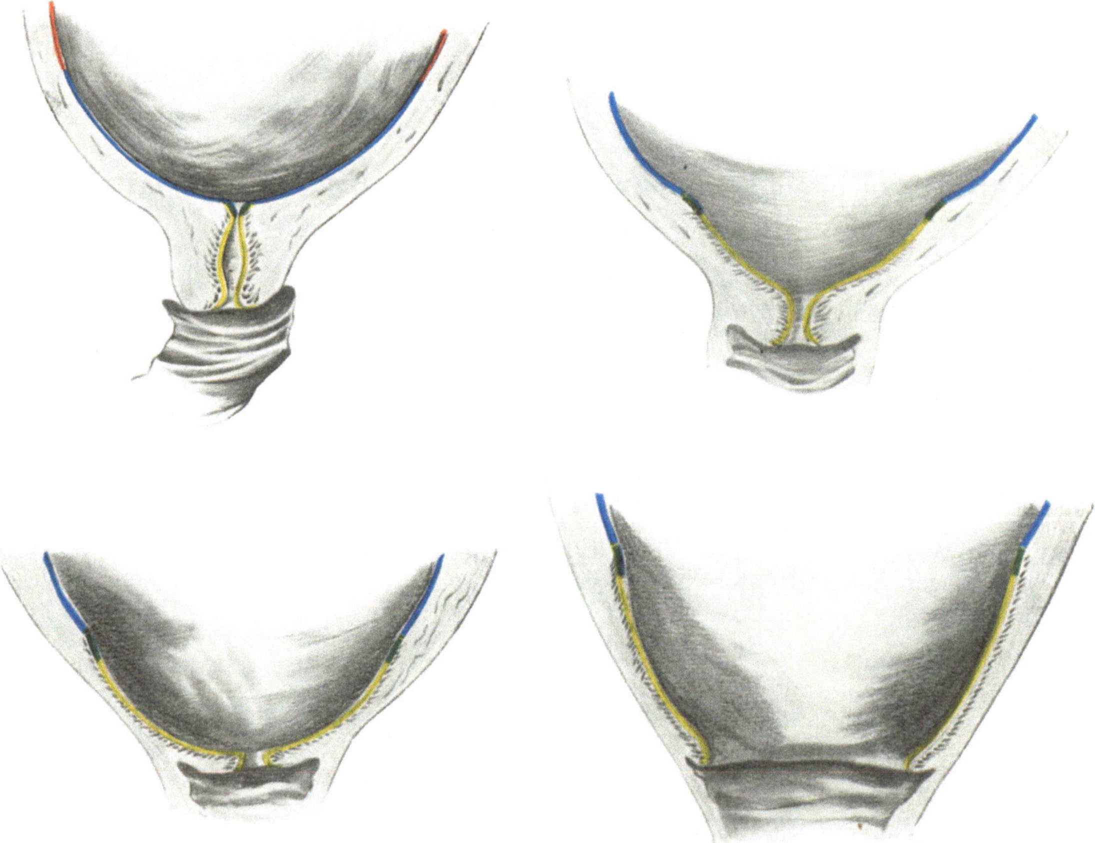

Abb. 132. Eröffnung des Cervicalkanals bei Erstgebärenden.
Rot Korpus, blau Isthmus, grün Übergangszone, gelb Cervix.

oder schreien gar bei jeder Wehe, bekommen Angstzustände, Atemnot, selbst Ohnmachtsanwandlungen. Zwischen diesen beiden Extremen gibt es alle möglichen Zwischenstufen. Nicht zu vergessen ist, daß für das verschiedene Verhalten der Frauen nicht allein Unterschiede in Temperament und Willensstärke, Erziehung, sondern sicherlich auch eine *individuell verschiedene Schmerzhaftigkeit der Wehen* selbst in Frage kommt, für die die Fruchtwassermenge, die Wandbeschaffenheit im Uterusausführungsgang und die gesamte Reaktionslage des vegetativen und zentralen Nervensystems von ausschlaggebender Bedeutung ist.

Über die Wirkung der Wehen gibt die äußere Untersuchung zunächst keinen weitergehenden Aufschluß, außer daß *der vorliegende Teil während der Wehe etwas tiefer tritt und ganz unbeweglich wird,* wogegen in der Wehenpause ein geringfügiges Zurückweichen und eine gewisse Beweglichkeit festgestellt werden kann. Später ist unter günstigen Betastungsverhältnissen wohl auch die Rotation des Kopfes, das Tiefertreten des Hinterhauptes feststellbar. Erst die rectale oder vaginale Untersuchung gibt näheren Aufschluß über die unter dem Einfluß der Wehentätigkeit fortschreitenden Entfaltung des Gebärmutterhalses und die Veränderungen am unteren Eipol.

Die *Entfaltung des Halskanals* erfolgt bei der ersten Geburt regelmäßig von oben nach unten fortschreitend, in der Form, daß aus dem annähernd zylindrischen Kanal ein Trichter gebildet wird, dessen Abflußöffnung dem äußeren Muttermund entspricht. Erst wenn die Cervix schon ganz entfaltet ist, beginnt die allmähliche Erweiterung des Muttermundes, der zunächst noch wulstig erscheint, schließlich aber in einen dünnen scharfrandigen Saum umgewandelt wird (Abb. 132). Diese von oben nach unten fortschreitende Erweiterung ergibt sich aus der funktionellen Zweiteilung des Uterus und dem Aggregatzustand des Geburtsobjektes.

Wie schon früher erwähnt, zieht sich lediglich die kräftige Muskulatur des Korpus zusammen, der Uterusinhalt, das Geburtsobjekt, wird dadurch unter erhöhten Druck gesetzt und sucht vermöge seiner leichten Deformierbarkeit nach der Stelle geringsten Widerstandes, und das ist natürlich die präformierte Austrittsöffnung, auszuweichen[1].

Dabei eilt das leicht bewegliche Fruchtwasser voraus und übt nach allen Seiten einen gleichmäßigen Druck auf die Cervixwand aus, die andererseits bei der Kontraktion des Uteruskörpers einem exzentrischen Zug in der Richtung von unten nach oben ausgesetzt wird[2] (Abb. 133).

Bei Mehrgebärenden ist der Vorgang dadurch etwas verändert, daß der wenig Widerstand leistende durch frühere Geburten noch dazu oft in seiner Kontinuität unterbrochene äußere Muttermund viel früher und ausgedehnter an der Erweiterung des Halskanals teilnimmt, so daß nach vollständiger Entfaltung des letzteren auch das Os externum nahezu völlig erweitert ist (Abb. 134).

Die Größe des äußeren Muttermundes gibt ein leicht feststellbares Maß des Grades der Eröffnung des Uterusausführungsganges. Gemeinhin dienen gebräuchliche Münzen als

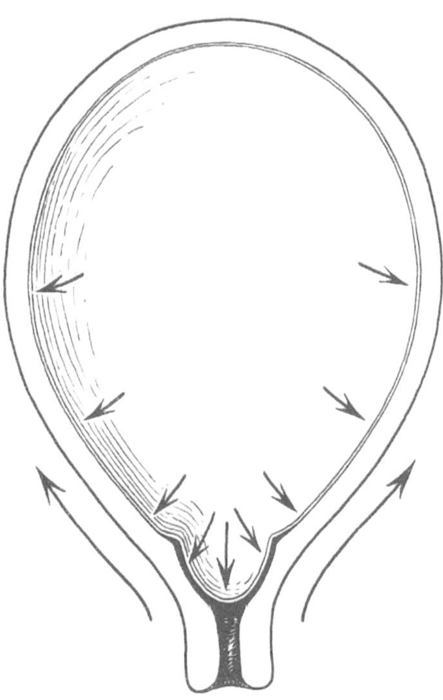

Abb. 133. Schematische Darstellung der Wirkung der Eröffnungswehe.

Vergleichsmaßstab und man spricht von zehnpfennigstückgroßem, markstückgroßem, zweimarkstückgroßem und fünfmarkstückgroßem Muttermund.

SELLHEIM u. a. finden diese Maßangabe unwissenschaftlich und wünschen die Weite des Muttermundes nach der Größe seines Durchmessers anzugeben. Das hat nur den ernstlichen Nachteil, daß sehr viele Menschen sich wohl gut die Größe eines ihnen geläufigen Geldstückes oder sonstigen täglichen Gebrauchsgegenstandes vorzustellen vermögen, während sie sich bei der Schätzung nach Zentimetern oft recht weit verschätzen. Als Anhaltspunkte mögen folgende Vergleichsmaße dienen:

Es beträgt der Durchmesser eines Markstückes etwa 2 cm, der eines Dreimarkstückes 3 cm, der eines alten Fünfmarkstückes reichlich 3,5 cm also annähernd 4 cm. Die Größe eines kleinen Handtellers entspricht etwa einem Durchmesser von 6 cm, die Größe eines Handtellers einem Durchmesser von 8 cm und der völlig erweiterte Muttermund hat etwa einen Durchmesser von 10 cm.

Wir sprachen bisher absichtlich immer von dem unteren Eipol und nicht von dem Kopf. Denn man fühlt mit dem untersuchenden Finger nicht den Kopf, sondern nur den unteren Eipol, der auch allein bei streng regelrechtem Verlauf die Eröffnungsarbeit übernimmt. Das leicht bewegliche Fruchtwasser weicht unter dem während der Wehen gesteigerten allgemeinen inneren Uterusdruck nach der Stelle geringsten Widerstandes aus; es wird an dem Kopf vorbei gegen den Cervicalkanal vorgetrieben

---

[1] *Deformierbarkeit* eines Körpers ist seine Fähigkeit, den von allen Seiten auf ihn einwirkenden Druck durch die Substanz hindurch fortzupflanzen, andererseits eine Verschiebung seiner Teilchen gegeneinander zu gestatten (SELLHEIM). Die leichter beweglichen Teile eilen dabei immer den schwerer beweglichen voraus.

[2] Vgl. Einzelheiten im Kapitel „Geburtsmechanismus".

und findet zunächst Widerstand an den umhüllenden Eihäuten, die entsprechend
dem Grade ihrer Elastizität einerseits, der Größe des Fruchtwasserdruckes andererseits vom Kopfpol des Eies abgehoben und in der Richtung gegen den Cervicalkanal
vorgebuchtet werden. *So bildet sich* vor dem Kopf *eine* von Fruchtwasser erfüllte
„*Blase*" aus. Wenn während einer Wehe neues Fruchtwasser zuströmt, wächst natürlich die Spannung in der dem übrigen Ei wie eine Kalotte aufsitzenden Fruchtblase;
man sagt „die Blase stellt sich" (Abb. 135—137). Mit dem Abklingen der Wehe
strömt ein Teil des Fruchtwassers wieder nach oben zurück, die Spannung der Eihäute läßt nach, man kann durch sie hindurch deutlich den Kopf tasten.

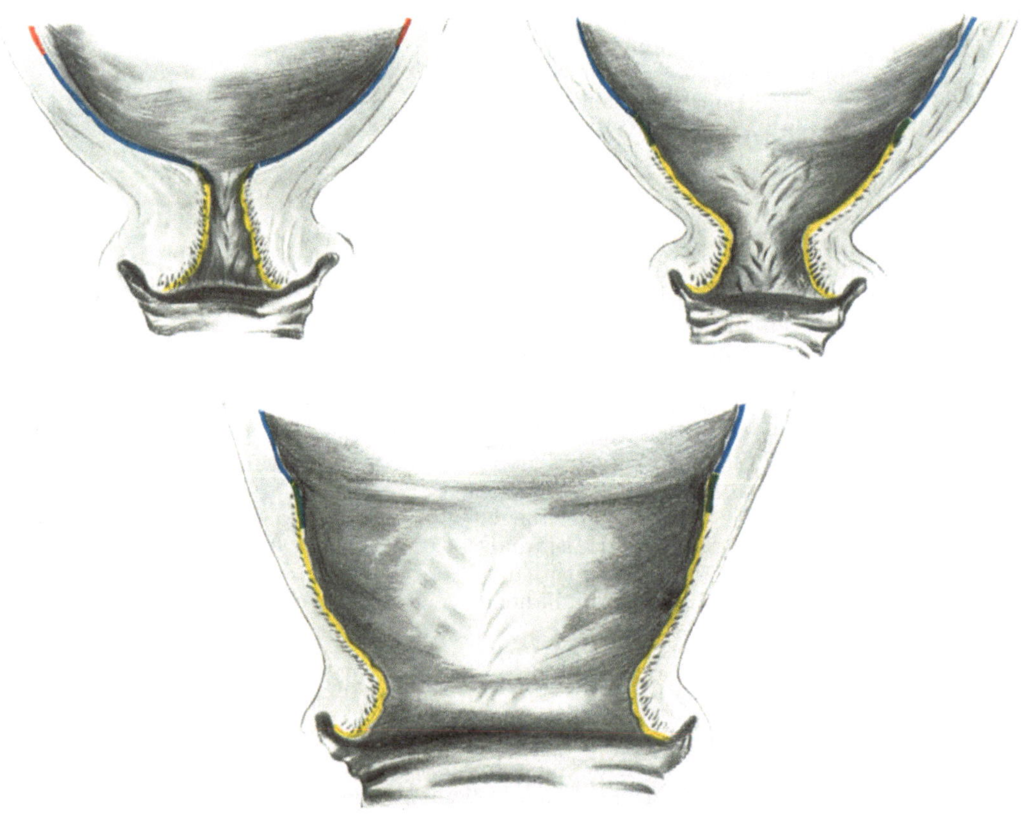

Abb. 134. Eröffnung der Cervix bei Mehrgebärenden.
Rot Korpus, blau Isthmus, grün Übergangszone, gelb Cervix.

Da nun *in der* mit Flüssigkeit erfüllten *Fruchtblase der Druck nach allen Rich-*
tungen, entsprechend den Gesetzen der Hydrodynamik, *gleichmäßig sich fortpflanzt,*
wird auch ein gleichmäßiger Druck auf die Wände zunächst des Isthmus, bald auch des
Cervicalkanals ausgeübt, unter dem sie allmählich von oben nach unten fortschreitend
etwas auseinanderweichen. Dadurch finden bei den folgenden Wehen immer größere
Mengen von Fruchtwasser vor dem Kopf Platz (sog. *Vorwasser*); die den Wehendruck auf die Wände des Cervicalkanals übertragende Oberfläche wird immer größer.
Je weiter die Entfaltung des Cervicalkanals nach unten fortschreitet, um so breiter
wird die Basis der Fruchtblase und schließlich erreicht ihre Spitze das Niveau des
äußeren Muttermundes, um bald darauf sogar gegen die Scheide vorgetrieben zu
werden. Mit der *Vergrößerung der Fruchtblase* wächst natürlich die *Spannung in den*
Eihäuten. Diese Spannung erreicht schließlich solche Grade, daß in der Umgebung
des unteren Eipols die Eihäute von ihrer Unterlage abgelöst werden. Trotzdem diese
Ablösung bereits in den letzten Wochen der Schwangerschaft durch regressive Ver-

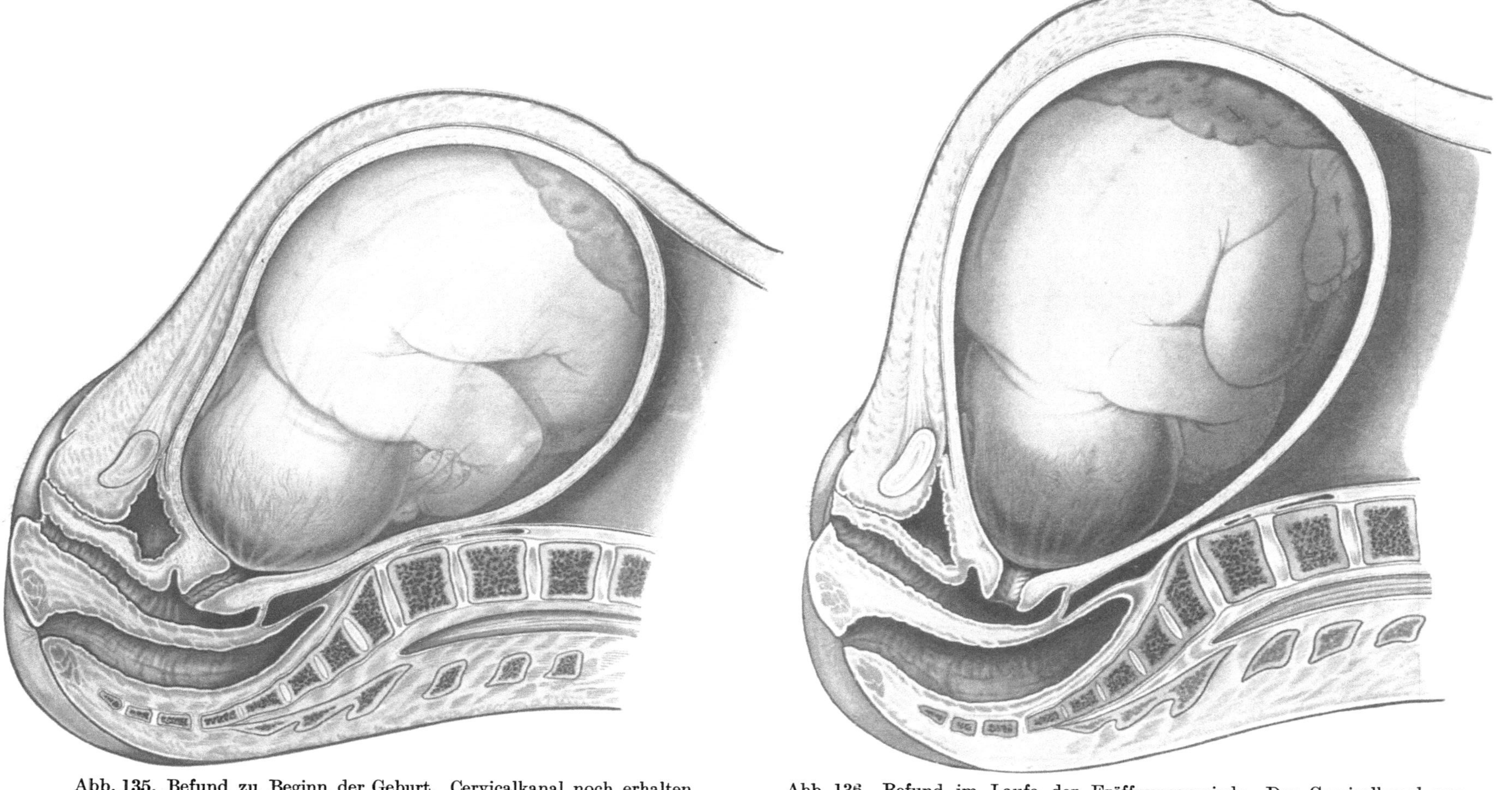

Abb. 135. Befund zu Beginn der Geburt. Cervicalkanal noch erhalten.
(Nach SELLHEIM.)

Abb. 136. Befund im Laufe der Eröffnungsperiode. Der Cervicalkanal von oben her teilweise eröffnet und verkürzt.
(Nach SELLHEIM.)

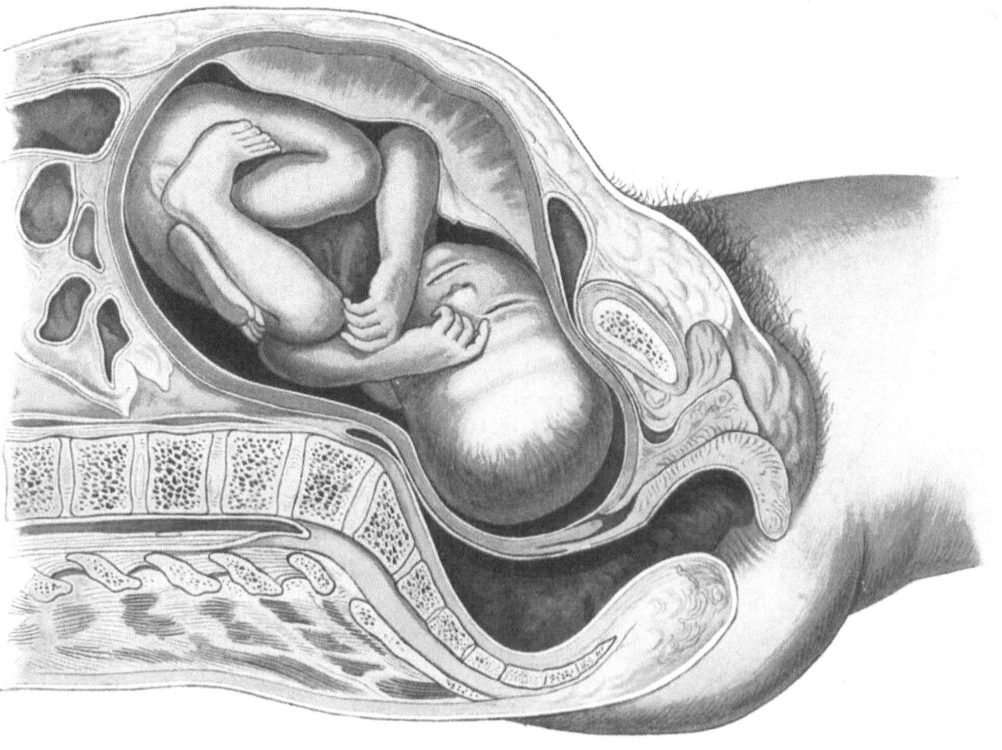

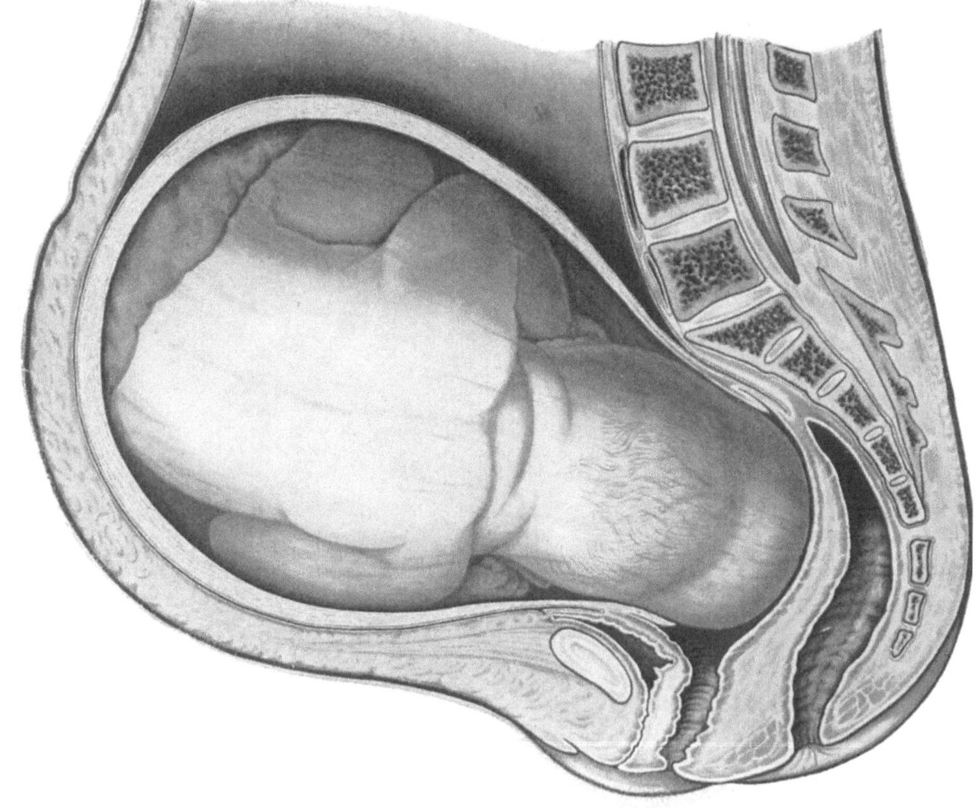

Abb. 138. Befund am Ende der Eröffnungsperiode. Cervix eröffnet, äußerer Muttermund fast vollständig erweitert. Die Blase ist springfertig. (Nach Sellheim.)

Abb. 137. Erstgebärende. Weiterer Fortschritt der Geburt. Cervicalkanal bereits verstrichen. Kopf fest im Becken. (Gefrierschnitt nach Säxinger.)

änderungen der Decidua[1] vorbereitet worden ist, kommt es dabei nicht selten zur
Zerreißung kleiner decidualer Gefäße, die das abgehende wässerig-schleimige Sekret
leicht blutig tingieren.

Ist die Eröffnung erst so weit gediehen, daß die Fruchtblase das Niveau des äußeren
Muttermundes nach unten überschreitet, dann erfolgt unter der gegenseitigen Wirkung

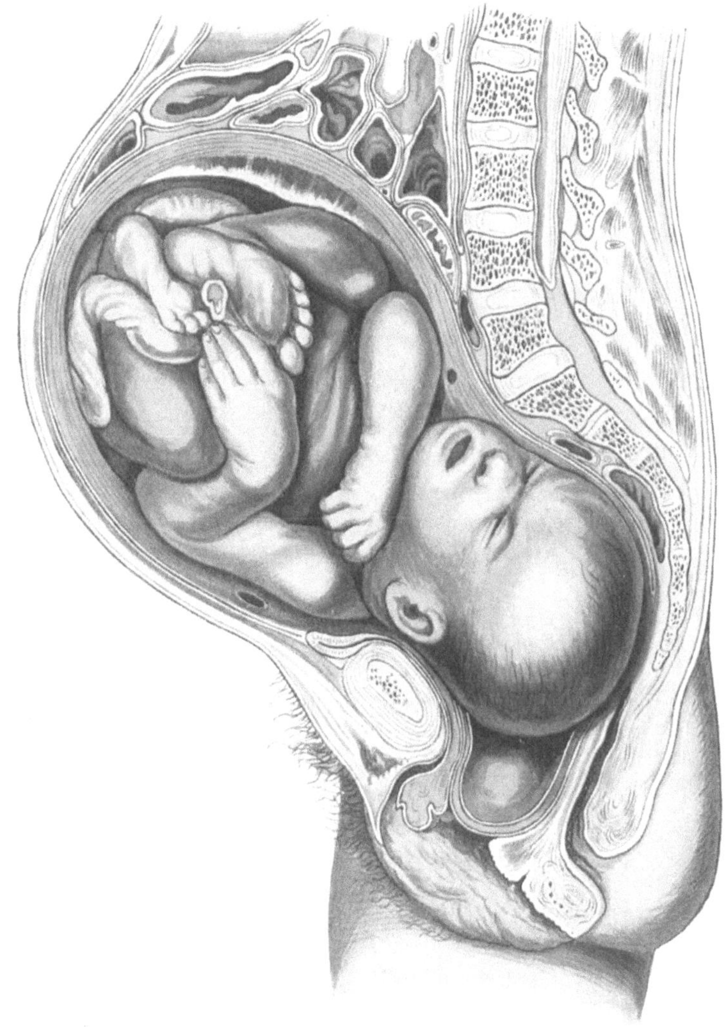

Abb. 139. Kopf tief im Becken, Blase springfertig, Muttermund verstrichen.
(Gefrierschnitt nach BRAUNE.)

von Vorwasserdruck und Zug der sich kontrahierenden Abschnitte der Gebärmutter
auf den Uterusausführungsgang die *Erweiterung des äußeren Muttermundes* gewöhnlich
rasch. Bei der fortschreitenden Verschiebung zwischen Fruchtblase und nach oben
rückendem Muttermund kommt es regelmäßig zu kleinen Einrissen an letzterem,
wodurch die Blutbeimengung deutlicher wird. Die Hebamme sagt „es zeichnet" und
weiß, daß damit das Ende der Eröffnungsperiode erreicht ist oder nahe bevorsteht.

Anfänglich nur während einer Wehe gespannt bleibt die *Fruchtblase* mit der
zunehmenden Erweiterung des Muttermundes und der wachsenden Menge des Vorwassers auch in der Wehenpause schließlich ziemlich straff: sie ist *sprungfertig* (Abb. 138
und 139). Dabei hat der Muttermund gewöhnlich Handtellergröße erreicht (8—10 cm

---

[1] Vgl. Physiologie der Schwangerschaft.

Durchmesser). Es hängt nun lediglich von der Elastizität der Eihäute ab, wann der Moment eintritt, daß unter dem Druck neuerlich andrängenden Fruchtwassers schließlich der „*Blasensprung*" eintritt. Entgegen älteren Meinungen erfolgt der Blasensprung im allgemeinen nicht in Form eines linearen Einrisses, sondern *meist reißt auf der Höhe einer Wehe die ganze untere Eikalotte in Fetzen auseinander* (Abb. 143).

Als *falschen Blasensprung* bezeichnet man den Abgang von irrtümlich als Fruchtwasser angesehener, höchstens einen Eßlöffel betragender Flüssigkeit, die gelegentlich zwischen Decidua und Chorion sich

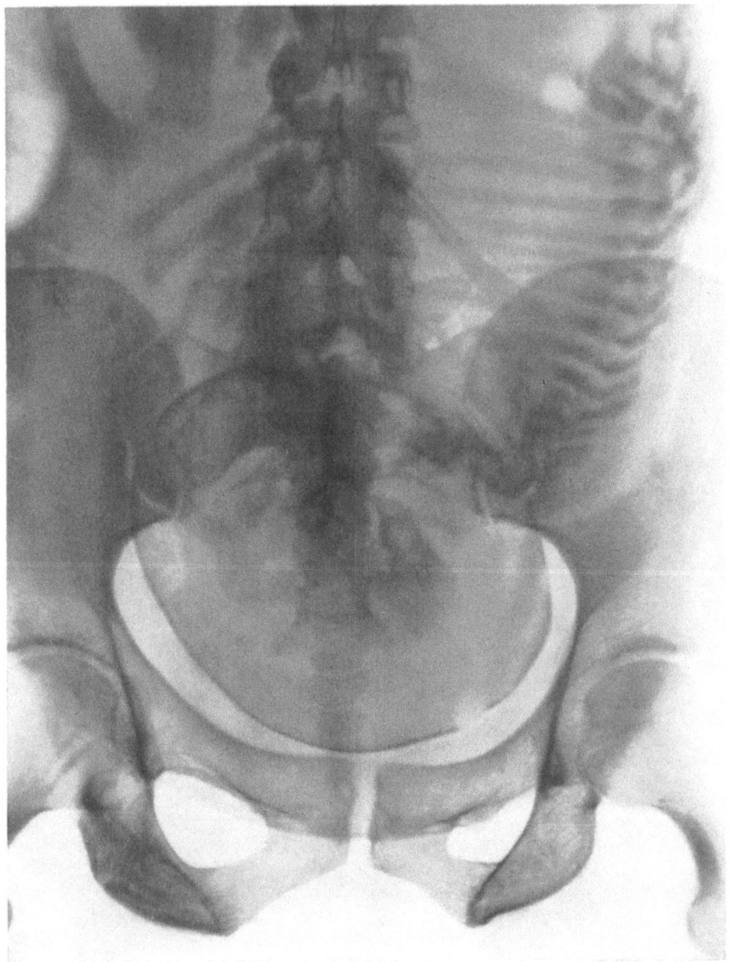

Abb. 140. Eröffnungsperiode bald nach Beginn der Geburt. Hinterhauptshaltung bereits deutlich.

angesammelt hat. Auch *Verwechslungen* des Blasensprunges mit unwillkürlichem Harnabgang und umgekehrt kommen natürlich bei unerfahrenen Erstgebärenden vor.

Absichtlich haben wir bisher das Verhalten des Kindes bzw. des kindlichen Kopfes gar nicht berücksichtigt, denn in der Tat ist bei regelrechtem Ablauf der Geburt die *Eröffnung des Cervicalkanals und Muttermundes eine Funktion der Fruchtblase.* Der Kopf verhält sich während der Eröffnungsperiode verschieden. Oft tritt er zugleich mit der Fruchtblase tiefer und beginnt auch schon eine Drehbewegung, oft aber bleibt er bis zur vollständigen Erweiterung des äußeren Muttermundes — dem sog. „Verstreichen" desselben — fast unverändert im Beckeneingang stehen; während der ganzen Dauer der Ausbildung der Fruchtblase ist der Kopf nur durch einen schmalen *Berührungsgürtel* (Abb. 138) mit der Wand des Ausführungsganges in innigerem Kontakt und wirkt mechanisch nach Art eines Ventilverschlusses zwischen Fruchtblase und übriger Eihöhle.

Immerhin beobachtet man gewisse *Wechselwirkungen zwischen Kopf und Geburtskanal.* Entsprechend der vorgefundenen querelliptischen Form des Beckeneingangsraumes stellt sich der längsovale Kopf schon am Ende der Schwangerschaft mit seinem occipito-frontalen Durchmesser quer oder etwas schräg im Beckeneingang ein, d. h. es wird schon hier das Prinzip vom kleinsten Zwange wirksam, anders ausgedrückt, der Kopf stellt sich so ein, wie er am bequemsten im Beckeneingangsraum Platz findet. Die *Haltung des Kopfes* wechselt dabei. Manchmal verharrt der Kopf

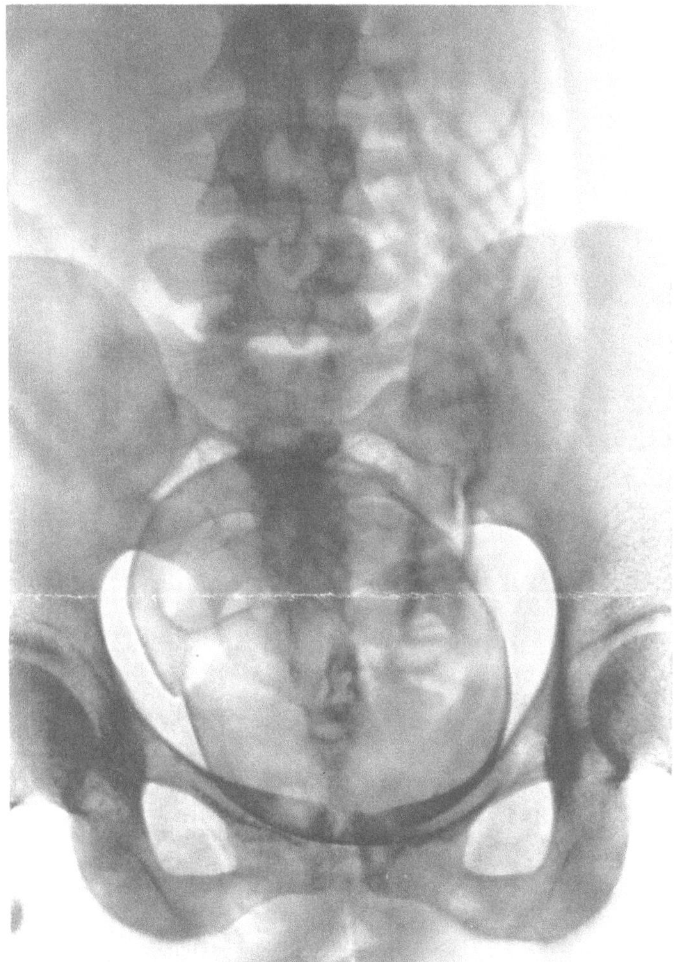

Abb. 141. Ende der Eröffnungsperiode. Kopf im schrägen Durchmesser.

während der ganzen Eröffnungsperiode mit annähernd quer verlaufender Pfeilnaht in einer spannungslosen indifferenten Haltung, die man auch als Mittelscheitelhaltung bezeichnen kann. Dabei stehen die kleine und die große Fontanelle etwa gleich hoch. Überwiegend häufig beobachtet man freilich mit fortschreitender Eröffnung ein allmähliches Tiefertreten des Kopfes, wobei die spannungslose Haltung übergeht in eine ausgesprochene *Beugehaltung,* bei der das Hinterhaupt tiefer tritt, bis schließlich die kleine Fontanelle zum führenden Punkt, zur sog. *Leitstelle* wird. In anderen Fällen ist schon am Beginn der Geburt die Hinterhauptshaltung deutlich nachweisbar (Abb. 140) und wird höchstens im Verlauf der Eröffnungsperiode noch ausgesprochener. Dieses individuell verschiedene Verhalten hängt einmal ab von dem Größenverhältnis zwischen Kopf und vorgefundenem Beckeneingangsraum, es hängt aber auch ab von der Individualität der Kopfform, gewissen Variationen in der Ausbildung des Atlanto-Occipitalgelenks und dergleichen mehr. Auch der Widerstand, den der Uterusausführungsgang

seiner Entfaltung entgegensetzt, spielt eine gewisse Rolle. Allgemein gültig kann man
sagen: je kleiner im Verhältnis zum Beckenraum der Kopf ist und je nachgiebiger die
Wand des Ausführungsganges, um so länger wird gemeinhin eine spannungslose Haltung eingenommen, denn die Zunahme der Beugehaltung des Kopfes oder der Übergang von der indifferenten Mittelhaltung in die ausgesprochene Hinterhauptshaltung
bedeutet nichts anderes, als daß das Rotationsellipsoid, das der Kopf darstellt, mit
seinem Längsdurchmesser in die Führungslinie des Beckens, die hier mit der Beckeneingangsachse zusammenfällt, sich einstellt.

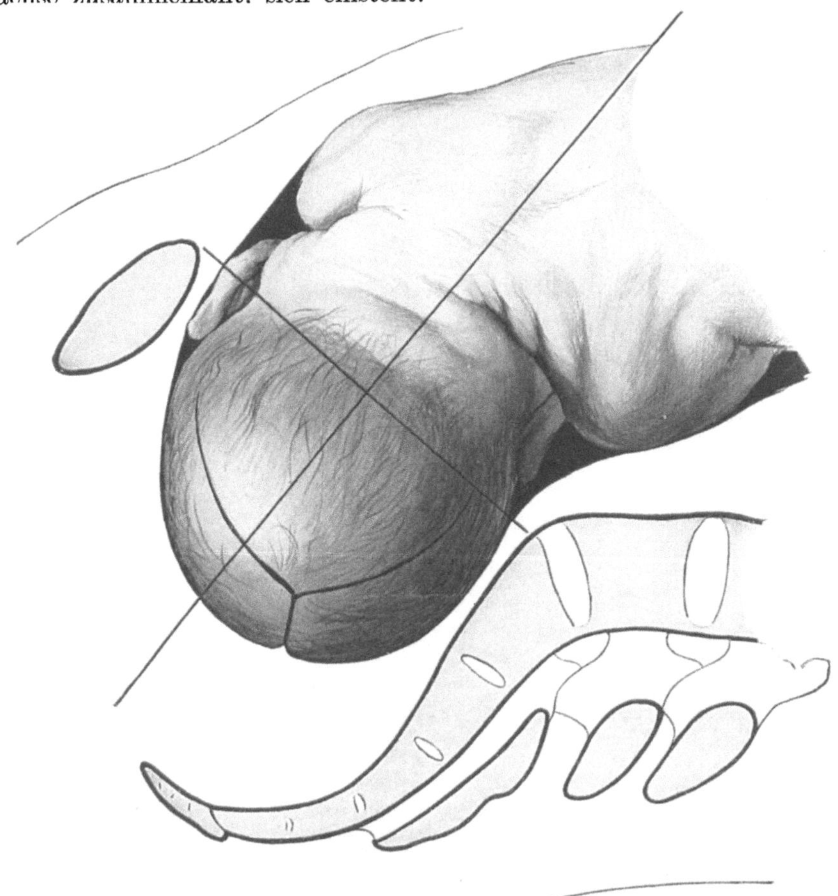

Abb. 142. Vorderer Asynklitismus, vordere Scheitelbeineinstellung. (NÄGELEsche Obliquität.)
(Nach BUMM.)

Die querverlaufende Pfeilnaht ist gewöhnlich vom Promontorium und von der
Symphyse gleich weit entfernt. Man nennt das *„synklitische Einstellung“*. In anderen
Fällen wieder beobachtet man, daß die Pfeilnaht etwas nach der hinteren Beckenhälfte abweicht und das vordere Scheitelbein in größerer Ausdehnung tastbar wird
als das vordere. Man spricht von einem *vorderen Asynklitismus* oder der NÄGELE*schen*
Obliquität (Abb. 142), die in diesem geringen Grade durchaus als physiologisch angesehen
werden darf und dadurch zustande kommt, daß infolge des aufrechten Ganges am Ende
der Schwangerschaft häufig die vordere Schädelhälfte etwas stärker vorliegt als die
hintere. Geht die Frau während der Eröffnungsperiode noch umher, so wird diese
zunächst nur vorübergehend oder mehr zufällig eingenommene Haltung dadurch leicht
fixiert und noch ausgesprochener, weil bei einer solchen Haltung die vordere Schädelhälfte von dem Wehendruck stärker belastet wird.

Die *Pfeilnaht* bleibt während der ganzen Eröffnungsperiode entweder im queren
Durchmesser stehen oder sie dreht sich allmählich in einen Schrägdurchmesser. Ebenso

variiert das Verhalten hinsichtlich der Fortbewegung des Kopfes. In einem Falle bleibt er während der ganzen Eröffnungsperiode unverändert im Beckeneingang stehen, im anderen Falle rückt er bis zur Spinalebene vor. Diese letzteren Fälle sind es, in denen überwiegend häufig die Pfeilnaht in den schrägen Durchmesser sich dreht und in diesen Fällen beobachtet man auch gewöhnlich eine deutliche Zunahme der Hinterhauptshaltung (Abb. 141). Die Erklärung für das individuell verschiedene Verhalten liefert wohl das Prinzip vom kleinsten Zwange. Wo der Kopf tiefer tritt, gerät er in Abschnitte des Geburtskanals, die im Gegensatz zur querelliptischen Form des Beckeneingangsraumes annähernd kreisrunde Querschnitte aufweisen. Der Übergang aus der spannungslosen in die Hinterhauptshaltung bedeutet nichts anderes als eine Einpassung in die vorgefundene Form des Geburtskanals und auch die Rotation der Pfeilnaht aus dem queren in den schrägen Durchmesser erfolgt nach demselben Prinzip der bequemeren Einpassung, da nach der Spinalebene zu der knöcherne Geburtskanal durch die Ligamenta sacrospinosa und die Spinae ischiadicae etwas eingeengt wird. Wie der Ausguß durch das Muskelbecken zeigt, erfährt in Höhe der Spinalebene der Geburtskanal eine deutliche Verschmächtigung. Es ist darum nicht merkwürdig, daß man gerade bei Mehrgebärenden mit weitem Geburtskanal und kaum noch Widerstand leistendem oder defekten Beckenboden viel häufiger ein Beharren der Pfeilnaht im queren Durchmesser und ein längeres Erhaltenbleiben einer indifferenten Haltung des Kopfes beobachtet (Abb. 143 u. 147).

Das passende Gegenstück dazu stellt das allgemein verengte Becken dar und wir werden dort noch sehen, daß eine geradezu forcierte Hinterhauptshaltung bei dieser Beckenform schon die typische Eintrittshaltung des Schädels darstellt.

Bei dem von uns bisher geschilderten Verlauf fällt der Blasensprung mit dem Ende der Eröffnungsperiode zusammen *(rechtzeitiger Blasensprung)*. Da aber häufig die Fruchtblase auch früher, gelegentlich auch später springt[1], darf als *Kriterium der Abgrenzung zwischen Eröffnungs- und Austreibungsperiode nicht der Blasensprung, sondern nur die vollständige Erweiterung des äußeren Muttermundes* angesehen werden. Ob der Muttermundssaum dabei sich mehr oder weniger über dem Kopf retrahiert, ist gleichgültig. Entscheidend ist nur die völlige Erweiterung des Muttermundes, nach deren Erreichung der Austreibung des Kopfes kein Hindernis mehr im Wege steht.

2. Austreibungsperiode.

Sobald der Muttermund vollständig erweitert und die Blase gesprungen ist — gleichgültig ob der Blasensprung rechtzeitig oder frühzeitig erfolgte — steht der Austreibung des Kindes aus dem Fruchthalter nichts mehr im Wege. Allerdings tritt *mit dem Blasensprung* im Geburtsvorgang gewöhnlich eine *Zäsur* ein. Infolge der durch den Fruchtwasserabfluß bedingten Inhalts- und Spannungsverminderung hören nach dem Blasensprung die Wehen gewöhnlich für kurze Zeit auf. Sobald aber der Uterustonus sich auf das kleinere Volumen seines Inhaltes eingestellt hat, setzen die *Wehen mit verstärkter Kraft,* dadurch auch *größerer Schmerzhaftigkeit und Häufigkeit* ein. Die Pausen werden immer kürzer, die einzelnen Kontraktionen länger. Die durchschnittliche Wehendauer beträgt $1—1^1/_2$ Minuten; manche Wehen dauern bis zu völligem Abklingen 2 Minuten und in der Viertelstunde beobachtet man oft 6—7—8 Kontraktionen, d. h. die Wehen folgen Schlag auf Schlag, so daß die Kreißende kaum Ruhe findet und vielfach Schweißausbruch erfolgt. Man spricht von *Treibwehen (dolores ad partum),* weil jetzt das Vorwärtstreiben der Frucht in die tieferen Abschnitte des Geburtskanals und vor allem die Auswalzung des gebogenen Abschnittes des Geburtsweges beginnt. Es ist leicht einzusehen, daß die Frucht nach dem Ort geringsten Widerstandes, d. h. also zunächst nach der Scheide ausgetrieben wird, da ja eine weitere Retraktion des Uteruskörpers über die Frucht ohne Vorrücken der letzteren wegen der Verankerungen des Uterus am Becken unmöglich ist. Man fühlt bei der äußeren Untersuchung auf der Höhe jeder Wehe, wie der maximal sich kontrahierende *Hohlmuskel* (= Corpus uteri) hart wird und *sich* geradezu *aufbäumt.* Ebenso kann man bei der vaginalen oder rectalen Untersuchung mit jeder Wehe das Vorrücken des Kopfes feststellen. Auch an den der Betastung zugänglichen Teilen der

---

[1] Über die Bedeutung des frühzeitigen und verspäteten Blasensprunges vgl. Pathologie der Geburt.

Verankerungen des Uterus, den Ligamenta rotunda, wird der zunehmende Widerstand derselben an der straffen Spannung direkt nachweisbar. Der *Kopf erreicht* gewöhnlich jetzt schnell *den Beckenboden* (Abb. 143). Damit ist gleichzeitig das Maximum an Retraktion des Hohlmuskels erreicht. Die durch die Verankerungen einem weiteren Zurückziehen des Hohlmuskels über den Kindskörper entgegengesetzte Hemmung ist jetzt so groß, daß in den meisten Fällen die bloße Kraft des retrahierten Hohlmuskels nicht ausreichen würde, den Kindskörper gegen den starken Widerstand des muskulären Beckenbodens auszutreiben[1].

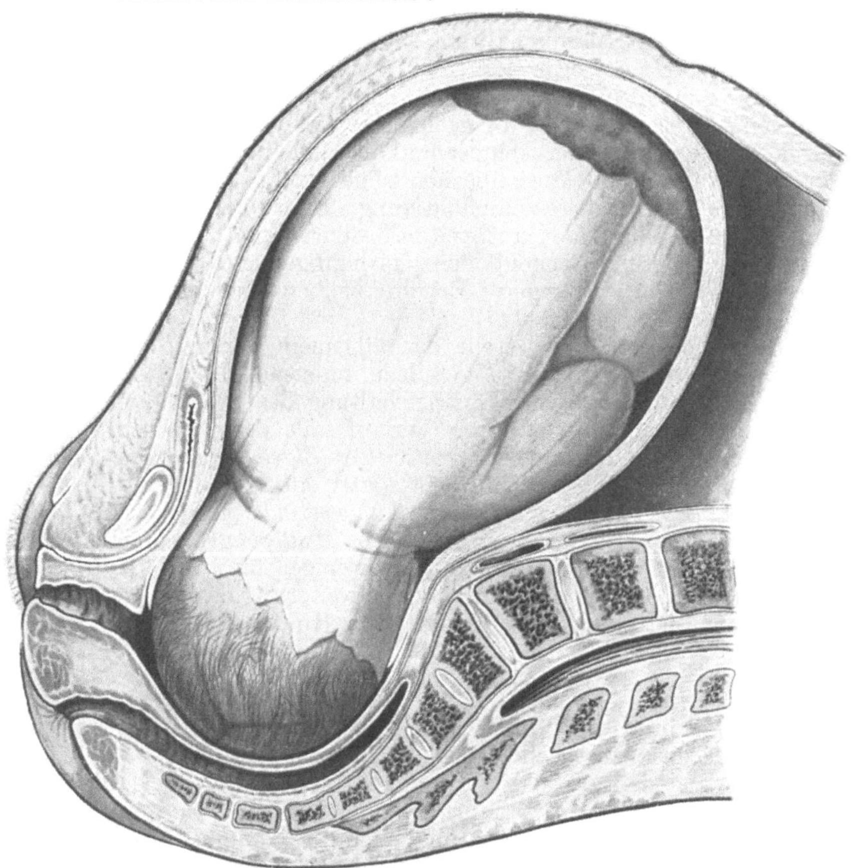

Abb. 143. Austreibungszeit. Kopf auf dem Beckenboden, kleine Fontanelle links, tiefer als die große. (Nach SELLHEIM.)

In dieser kritischen Zeit wird die austreibende Kraft des Uterus wirksam unterstützt durch die *reflektorisch einsetzende Tätigkeit der Rumpfpresse*. Die unter gleichzeitiger Kontraktion der Rumpfpressenmuskulatur folgenden Zusammenziehungen des Uterus werden als *Preßwehen* bezeichnet. Infolge der Fixation des Uterusfundus durch seine Verankerungen, der später perfekt werdenden Abdichtung des Uterusausführungsganges gegen die Beckenwand[2], ferner infolge der eigenartigen Zusammensetzung des Bauchinhalts aus festen, flüssigen und gasförmigen Teilen sind die Bedingungen gegeben, daß auch der *Rumpfpressendruck* ähnlich wie bei der rein hydraulischen Übertragung gleichmäßig auf *die gesamte aus dem Becken aufragende Uterusoberfläche zur Wirkung kommt.* Die den Uterusinnendruck übersteigende Kraftquote summiert

---

[1] Einzelne Ausnahmen, wie die Möglichkeit von Spontangeburten bei Querschnittsmyelitis u. ä., können an diesem allgemeinen Gesetz nichts ändern, denn einmal fehlt hier ein wesentlicher Widerstand seitens des gelähmten Beckenbodens, andererseits sind ja bei der Querschnittsmyelitis noch Teile der Rumpfpresse, z. B. die auxiliaren Atemmuskeln und das Zwerchfell intakt.

[2] Vgl. darüber Näheres unter Geburtsmechanismus.

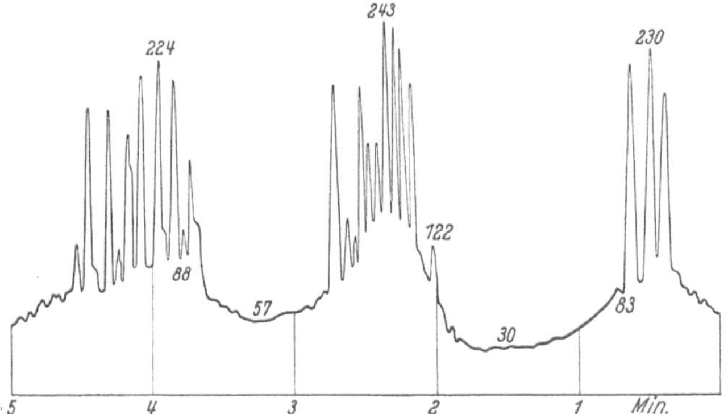

Abb. 144. Preßwehenkurve.

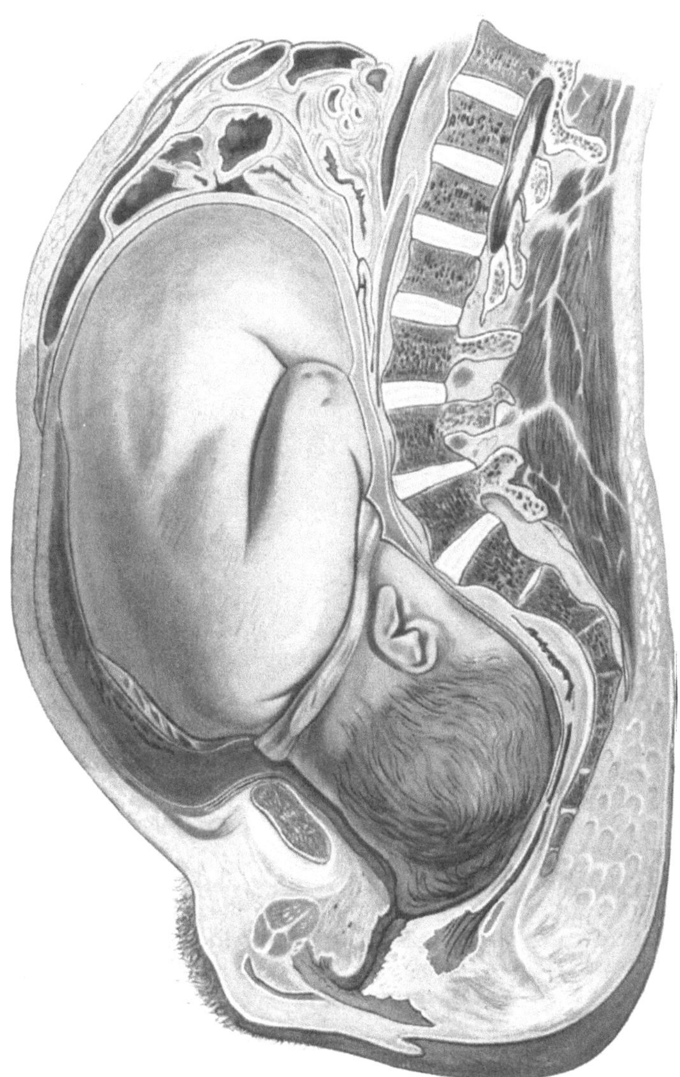

Abb. 145. Austreibungszeit. Kopf fast im Beckenausgang. Muttermund verstrichen. Kopfgeschwulst.
Nabelschnurumschlagung um den Hals.
(Nach einem Gefrierschnitt von BUMM.)

sich infolgedessen mit der austreibenden Kraft des Uterus (allgemeiner Inhaltsdruck),
so daß immer höher gelegene Abschnitte der Frucht hintereinander nach dem Orte
des geringsten Widerstandes, d. h. in der Richtung der Beckeneingangsachse nach
dem Beckenboden ausgetrieben werden.

Durch die Wirkung der Rumpfpresse wird die *Wehenkurve in sehr charakteristischer Weise verändert*,
indem nun dem Wellenberg eine ganze Reihe spitzer Zacken aufgesetzt erscheinen (Abb. 144). Diese eigenartige Form der Wehenkurve ist leichter verständlich, wenn man die Aktion der Bauchpresse berücksichtigt,
die jedermann an sich selbst kontrollieren kann. Nachdem zunächst durch eine tiefe Inspiration das
Zwerchfell herabgerückt und fixiert ist, werden die Muskeln der gesamten Bauchwand kontrahiert und

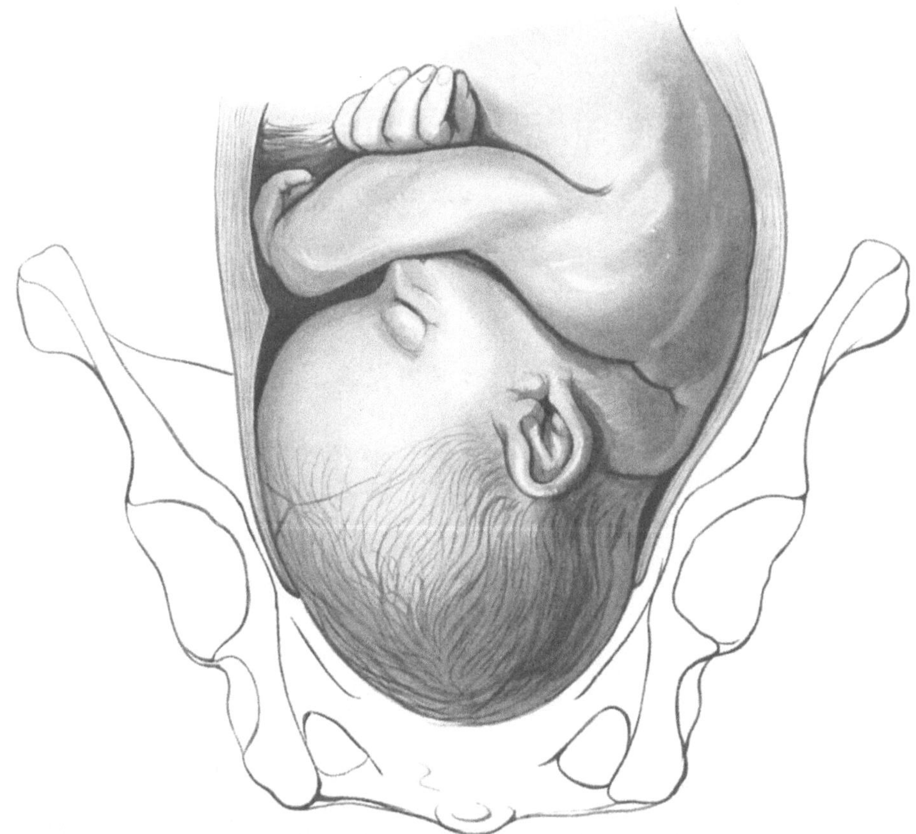

Abb. 146. Erstgebärende, Austreibungsperiode. Kopf in ausgesprochener Hinterhauptshaltung. Pfeilnaht
noch quer.

endlich unter forcierten Exspirationsbewegungen, d. h. unter Zuhilfenahme weiterer Rumpf- bzw. Brust-
Armmuskeln bei geschlossener Glottis das Zwerchfell noch weiter herabgedrückt, der Bauchraum also
noch verkleinert. Wie diese Beschreibung zeigt, erfolgt die Aktion der Bauchpresse in einzelnen Stößen
von verschiedener Kraft, die auch in der Wehenkurve in Form der spitzen Zacken von ungleicher Höhe
zum Ausdruck kommen.

Die Tätigkeit der Bauchpresse unterliegt im Gegensatz zu den unwillkürlich
erfolgenden Uteruskontraktionen zunächst durchaus dem Willen, wird aber im weiteren
Verlauf der Austreibungsperiode immer mehr zu einem reflektorischen Akt, der (wie
Untersuchungen von Höhne, eigene Erfahrungen bei der Pudendus-Anästhesie gelehrt
haben) von der schmerzhaften Dehnung des Beckenbodens ausgelöst wird. Die Kontrolle
der Kopfbewegungen durch rectale Untersuchungen illustriert die eben geschilderte
Tätigkeit der Rumpf-Bauchpresse sehr gut. Man kann deutlich feststellen, wie *auf
der Höhe der Wehe der Kopf vorrückt* und eventuell Drehbewegungen ausführt, während
er in der Wehenpause sich wieder etwas zurückdreht und wohl auch in toto etwas
zurückweicht. Sobald der Kopf auf dem Beckenboden steht, fühlt man ihn unmittelbar hinter der Rima pudendi, darf sich aber durch diesen Befund ja nicht verleiten
lassen, das baldige Ende der Austreibungsperiode vorauszusagen. Denn *am muskulären*

Beckenboden angelangt, hat der Kopf erst die Hälfte seines Weges zurückgelegt und es
beginnt erst jetzt der zweite, nach aufwärts gekrümmte Teil des Geburtsweges, der
ja erst durch den andrängenden Kopf aus dem Muskeltrichter des Beckenbodens
gebildet werden muß (Abb. 145). Man darf gerade bei Erstgebärenden weder diesen
Weg noch die zu seiner Auswalzung erforderliche Arbeit unterschätzen.

In dieser Zeit hat sich auch das *Verhalten der Kreißenden* geändert. Durch den
anhaltenden Druck auf den Beckenboden werden die sensiblen Fasern des Plexus
sacralis gereizt und steigern den Wehenschmerz. Durch den Druck auf Blasenhals

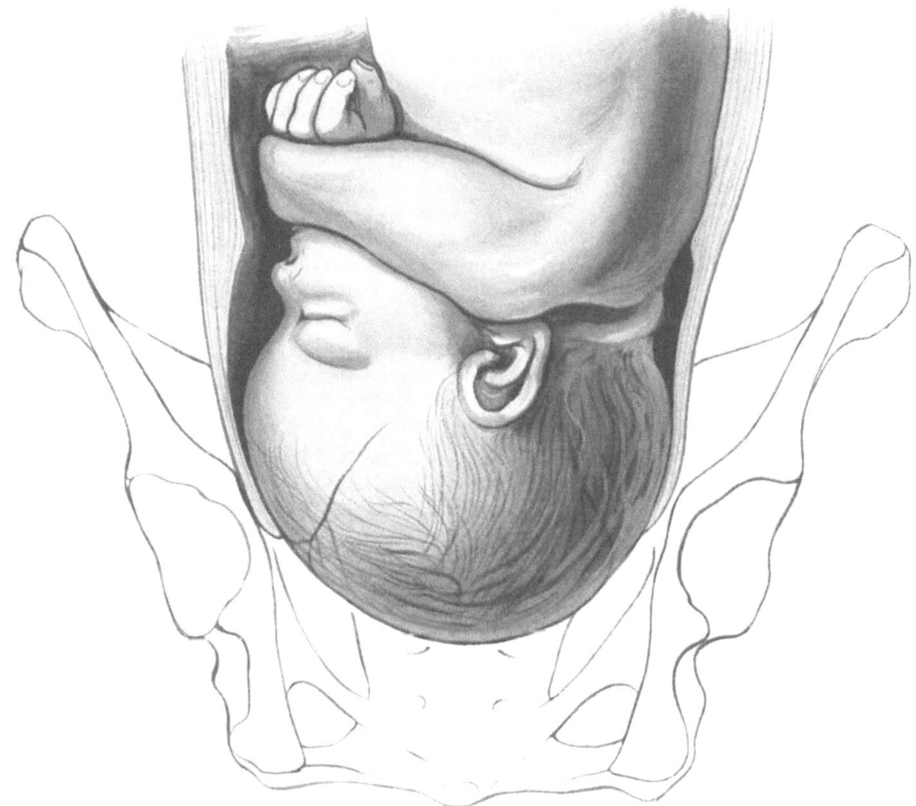

Abb. 147. Vielgebärende. Kopf am Beginn der Austreibungsperiode noch in Mittelhaltung. Ererbter
Rundkopf.

und Ampulla recti kommt es zu Stuhl- und Harndrang. Sehr häufig tritt ein schmerzhafter, die Frauen besonders belästigender *Krampf in den Wadenmuskeln,* seltener
in den Beugemuskeln des Oberschenkels auf. Die Gebärende hat selbst das Gefühl,
daß ein großer Körper in ihrem Becken steckt, den sie instinktiv mit aller Kraft aus-
zupressen versucht. Während der Bauchpressentätigkeit wird das Gesicht blaurot,
die Venen am Hals schwellen mächtig an, das Gesicht sieht oft gedunsen aus, die
körperliche Anstrengung ruft oft Schweißausbrüche hervor, die Kreißende sucht nach
Stützpunkten für Hände und Füße und bäumt sich im Kreuz auf, um schließlich mit
Aufhören der Wehen erschöpft auf ihr Lager zurückzusinken. Mit Recht spricht man
von „Schüttelwehen" *(dolores conquassantes).*

Weiteres Verhalten des Kindes. Schon *während des Tiefertretens wird der Kopf
modelliert.* Seine Verformung besteht einmal darin, daß der Kopf hinterhauptwärts
verlängert wird, weiter aber auch darin, daß nicht selten das mehr vorne stehende
Scheitelbein — das ist das rechte bei erster und das linke bei zweiter Hinterhauptslage — etwas stärker vorgewölbt wird. Je nach der Haltung, die der Kopf beim
Blasensprung hatte, fällt auch bei Hinterhauptslagen die Umformung des Kopfes etwas
verschieden aus (vgl. Abb. 145 u. 146). Dauer und Stärke des einwirkenden Druckes

sind abhängig von der Wehenkraft und dem Widerstand seitens des weichen Geburtsweges und der eventuell durch den Muttermundssaum ausgedehnten Schnürwirkung.
Daneben ist auch die ererbte Kopfform und die individuell verschiedene Nachgiebigkeit
(Verformbarkeit) des Schädels von Einfluß.

Unabhängig von dieser Modellierung des gesamten Hirnschädels erfährt der Kopf
nach dem Blasensprung aber noch eine individuell außerordentlich wechselnde *Formveränderung durch die* Ausbildung der sog. *Kopfgeschwulst* (Caput succedaneum); sie sitzt
immer auf der hinteren Hälfte des vorangehenden Scheitelbeins, d. h. bei erster Hinterhauptslage auf dem rechten, bei zweiter Hinterhauptslage auf dem linken Scheitelbein
und greift oft noch auf das Hinterhauptsbein über (Abb. 145). Diese Kopfgeschwulst
verdankt ihre Entstehung einer *Schröpfkopfwirkung,* die durch den umschnürenden

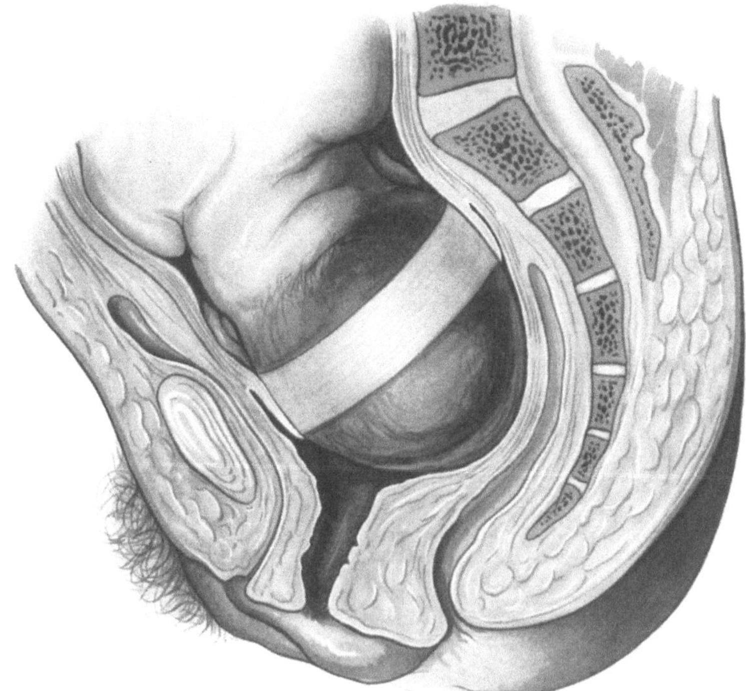

Abb. 148. Der unterhalb des hellen Bandes des Berührungsgürtels gelegene Kopfabschnitt steht unter
Schröpfkopfwirkung. Kopfgeschwulstbildung.

Muttermund zustande kommt. Vor dem Blasensprung steht, wie erwähnt, das ganze
Uterusinnere unter einem gleichmäßigen Druck; sobald aber die Blase gesprungen
und an Stelle des Vorwassers eine Kalotte des aus dem Muttermund in die Scheide
hineinragenden Kopfes selbst zum vorangehenden Teil geworden ist, treten im
Kindskörper Druckdifferenzen auf; bei jeder Wehe stehen die noch oberhalb des
Muttermundes bzw. Berührungsgürtels gelegenen Teile des Kopfes unter dem gesteigerten allgemeinen Inhaltsdruck, während die außerhalb des Muttermundssaumes
bzw. unterhalb des Berührungsgürtels gelegenen Teile des Kopfes nur dem wesentlich
geringeren Atmosphärendruck ausgesetzt sind (Abb. 148). Bei dem außerordentlichen Wasserreichtum des Kindskörpers strömt infolgedessen alle Flüssigkeit (Blut
und Lymphe) — entsprechend hydrodynamischen Gesetzen — nach Stellen geringeren
Druckes ab, wobei sogar die Kopfhaut von der Unterlage auf der Galea aponeurotica
abgehoben wird. Dabei werden natürlich kleine Gefäßchen zerrissen. *Es handelt
sich* also bei der Kopfgeschwulst *um einen blutig-serösen Erguß unter der Kopfhaut*
(Abb. 149). Von einer Schröpfkopfwirkung kann man insofern sprechen, als es prinzipiell
keinen Unterschied macht, ob man an einem außerhalb des Uterus befindlichen lebenden
Kinde etwa durch Aufsetzen einer Saugglocke bestimmte Teile des Kopfes künstlich
unter Minderdruck setzt oder ob, wie während der Geburt, die Schröpfkopfwirkung

nur darauf beruht, daß der Atmosphärendruck niedriger ist als der allgemeine Inhaltsdruck im Uterus.

Die Kopfgeschwulst wird natürlich um so größer, je länger die Schröpfkopfwirkung

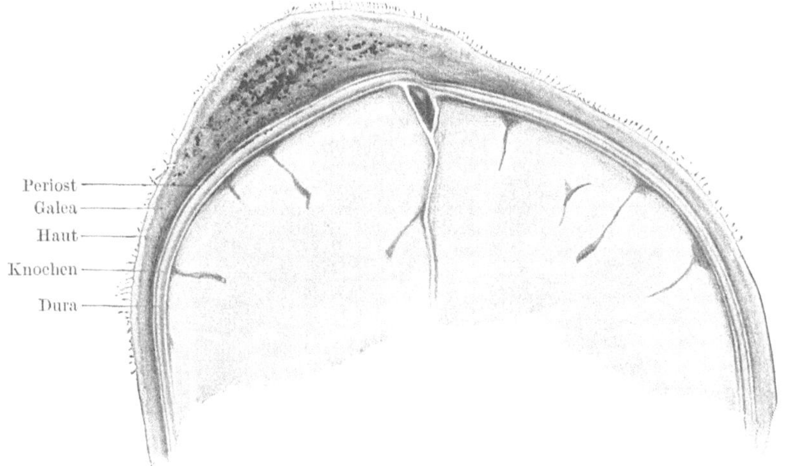

Abb. 149. Gefrierdurchschnitt durch eine Kopfgeschwulst auf dem rechten Scheitelbein.
(Nach Bumm.)

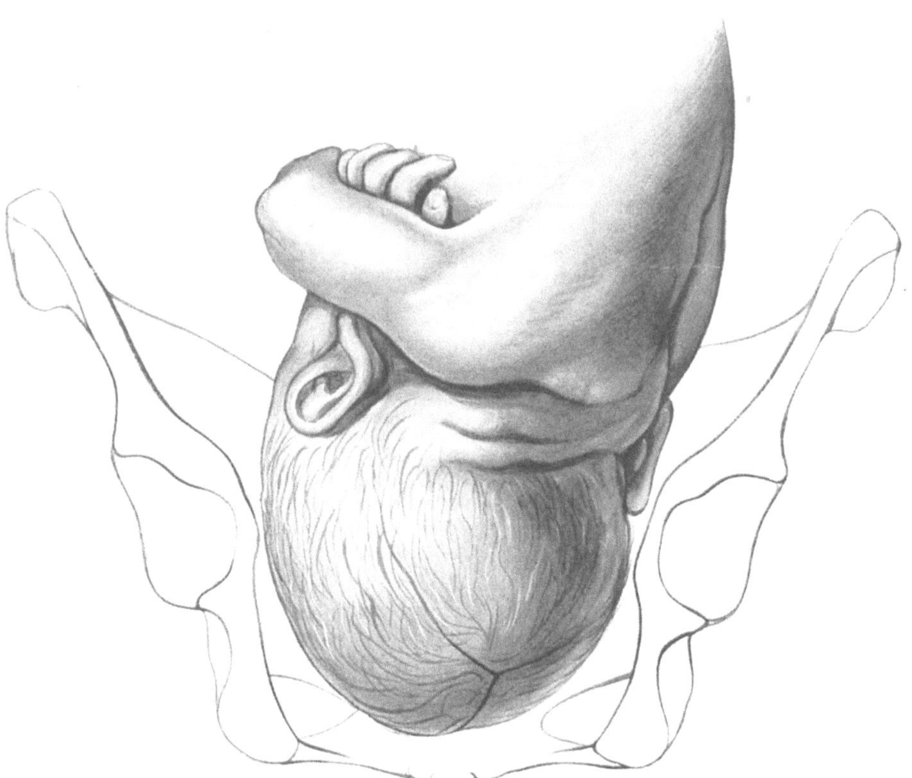

Abb. 150. Kopf in Drehung aus dem schrägen in den geraden Durchmesser.

dauert. Sobald der Kopf mit seinem größten Umfange den Muttermund passiert hat, läßt das Wachstum der Geburtsgeschwulst nach. Nur bei sehr straffen Weichteilen (oder beim allgemein verengten Becken) beobachtet man auch nach dem Passieren des Muttermundes noch eine fortschreitende Vergrößerung der Geburtsgeschwulst.

Wenn *ausnahmsweise* das *Auftreten einer doppelten Geburtsgeschwulst* (auf beiden Scheitelbeinen) beobachtet wird, so erklärt sich das daraus, daß der Kopf eine regelwidrige Drehung noch nachträglich ausführt.

Bei sehr lang anhaltender Schröpfkopfwirkung kommt es vor, daß unter Zerreißung der strotzend gefüllten Venen auch die Galea aponeurotica von ihrer Unterlage abgehoben wird und damit die sog. *Kopfblutgeschwulst (Kephalhaematoma externum)* entsteht. Das Kephalhämatom unterscheidet sich von der Kopfgeschwulst dadurch, daß es infolge der festen Anheftung der Galea an den Knochenrändern immer auf einen Knochen beschränkt ist und auch nach der Geburt des Kindes die Grenzen

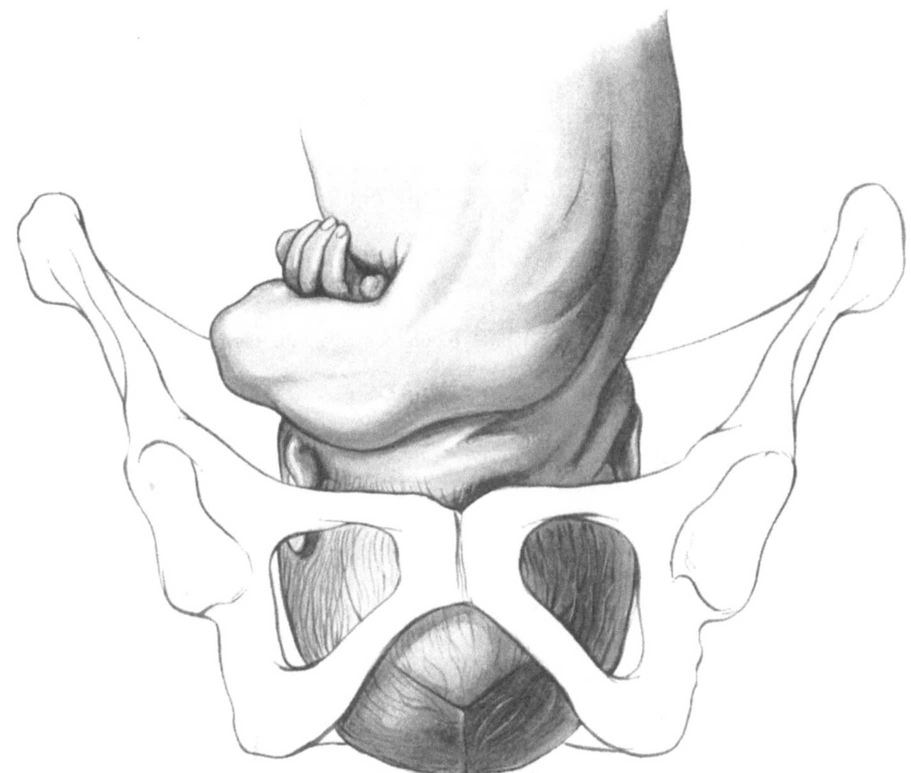

Abb. 151. Kopf im geraden Durchmesser im Einschneiden.

dieses Knochens nicht überschreitet (Abb. 459), während die einfache Kopfgeschwulst schon einige Stunden nach der Geburt über die Schädelperipherie sich verteilt[1].

Sowie der Kopf den Beckenboden erreicht hat, beginnt der schwierigste Teil der Geburtsarbeit, nämlich die Auswalzung des gebogenen Abschnittes des Geburtskanals, der nach vorne oben gekrümmt ist. Diese Richtungsänderung zwingt den Kopf zu einer Drehung, bei der das *Hinterhaupt schamfugenwärts gedreht wird,* bis schließlich die *Pfeilnaht im geraden Durchmesser* des Beckenausgangs steht. (Abb. 150—152.) Mechanisch gesprochen läuft diese Drehung des Kopfes darauf hinaus, daß die Richtung des gebogenen Abschnittes des Geburtskanals schließlich mit der Richtung des Biegungsfazillimums in der Halswirbelsäule zusammenfällt[2].

Wir haben schon oben erwähnt, daß bei der Passage des geraden Abschnittes des Geburtskanals die Stellung des Kopfes im Einzelfalle variiert. Am häufigsten ist es so, daß nach Passieren des Beckeneingangs der Kopf mehr oder minder deutlich sich in den schrägen Durchmesser dreht; in anderen Fällen aber bleibt er bis zum Beckenboden im queren Durchmesser stehen und erst durch die hier verlangte Richtungsänderung kommt es jetzt zu einer Rotation über den schrägen in den geraden Durch-

---

[1] Näheres darüber vgl. Pathologie des Neugeborenen.
[2] Vgl. unter Geburtsmechanismus.

messer des Beckenausgangs. *Die* bisher beobachteten *typischen Bewegungen des Kopfes,*
1. die *zunehmende Beugehaltung,* 2. das *Tiefertreten* des Kopfes und 3. die *Drehung
der Pfeilnaht über den schrägen in den geraden Durchmesser,* erfolgen also in extrem
gelagerten Fällen einmal streng hintereinander, in anderen Fällen aber miteinander.
Das erstere Verhalten ist häufiger bei Mehrgebärenden zu beobachten, das letztere
typisch für die übergroße Mehrzahl Erstgebärender. Bei der Mehrgebärenden erfolgen
demnach häufiger Zunahme der Beugehaltung, Tiefertreten des Kopfes, schließlich

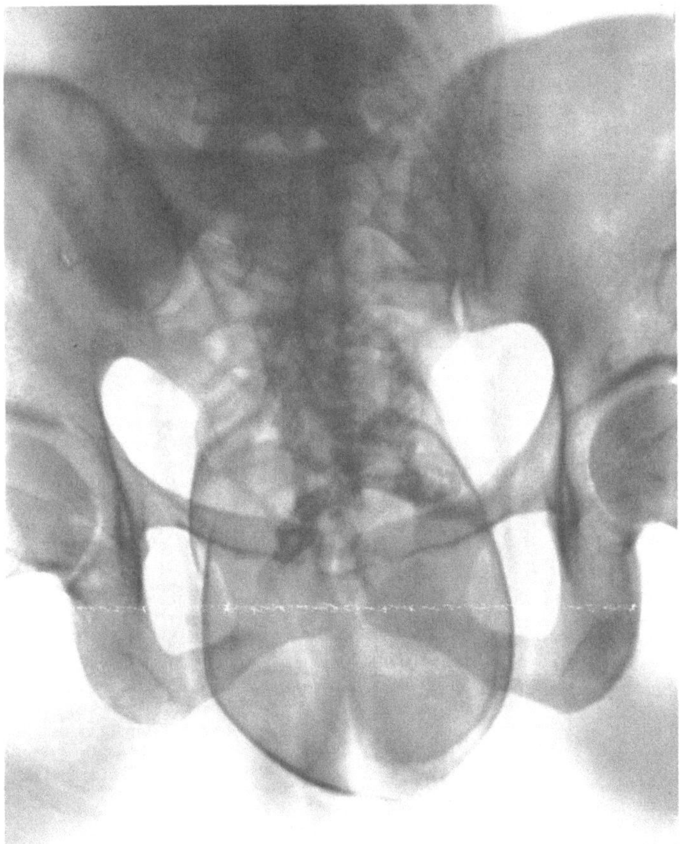

Abb. 152. Austreibungsperiode; Kopf rotiert, kurz vor dem Einschneiden.

Drehung mit dem Nacken schamfugenwärts absatzweise, während bei der Erstgebärenden insgesamt durch Kombination dieser drei Bewegungen eine Schrauben-
bewegung zustandekommt, vergleichbar etwa der Bewegung einer Kugel in den Zügen
des Gewehrlaufes. Während der Kopf diese Drehung mit dem Nacken schamfugenwärts ausführt, beginnt auch schon die Auswalzung des gebogenen Abschnittes des
Geburtskanals, die aber erst dann durch den andrängenden Kopf vollendet werden
kann, wenn seine Rotation vollendet ist. Der mit schräg oder gar querverlaufender
Pfeilnaht im Becken stehende Kopf vermag diese Auswalzung nicht durchzuführen,
weil er sich in den Schambogenausschnitt nicht genügend einzupassen vermag.

Die Auswalzung des zweiten, nach oben gekrümmten Abschnittes des Geburtsweges läßt sich auch schon bei der Beobachtung von außen in ihren einzelnen Phasen
verfolgen. Der vorrückende Kopf komprimiert den Mastdarm und streift etwa in
ihm noch vorhandenen Kot aus. Die *Afteröffnung* erscheint infolge der Stauung in
den Venae haemorrhoidales externae bald *von einem bläulichen Wall umgeben* und
wird, je mehr der Kopf nun vorrückt, *allmählich bis auf Talergröße erweitert;* gleichzeitig wird die durch den andrängenden Kopf vorgewölbte vordere *Mastdarmwand*
hinter dem Analwulst *sichtbar.* Die *Harnentleerung* ist in diesem Stadium trotz häufigen

Harndranges *nicht mehr möglich,* da die Blase bzw. der Blasenhals komprimiert wird. Erst mit dem Durchschneiden des Kopfes wird oftmals auch Harn ausgepreßt. *Inter faeces et urinas nascimur.*

Hand in Hand mit den geschilderten Veränderungen am Anus, oft zeitlich diesen etwas vorangehend, bemerkt man während der Wehe eine leichte *Vorwölbung des Hinterdammes* zwischen Anus und Steißbeinspitze, die anzeigt, daß die Vorwärtsbewegung des Kopfes in dem zweiten, nach oben gebogenen Teil des Geburtskanals

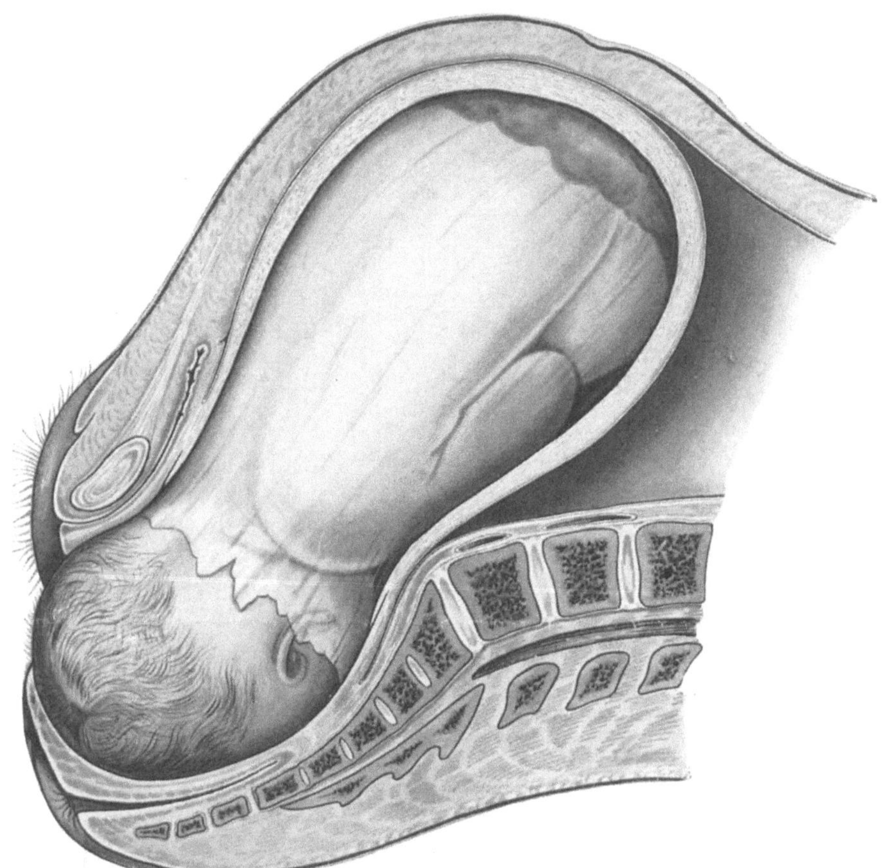

Abb. 153. Beginnendes Einschneiden des Kopfes. Pfeilnaht schräg.
(Nach SELLHEIM.)

begonnen hat. Diese Vorwölbung wird von Wehe zu Wehe deutlicher und umfangreicher, *greift* nun auch *auf den Vorderdamm* über; das erwähnte Klaffen des Afters wird immer deutlicher und schließlich erscheint auf der Höhe einer Preßwehe ein kleines Segment des mit nassen Haaren bedeckten Hinterhaupts für einen Augenblick in der Schamspalte — der *Kopf ist „im Einschneiden"* (Abb. 153 u. 155). Mit Nachlassen der Wehen verschwindet auch der Kopf wieder, um bei der nächsten Wehe wieder zu erscheinen. So wiederholt sich das Spiel wohl ein dutzendmal und öfter, wobei allmählich das sichtbar werdende Kopfsegment immer größer wird (Abb. 154). Man sieht ordentlich, wie zwischen Damm und andrängendem Kopf ein Kampf sich abspielt, dessen Ausgang nicht immer vorherzusehen ist. Man fühlt bei der Betastung, wie der Damm modelliert und alles verfügbare verschiebliche Gewebe aus der Umgebung zur Entspannung herangezogen wird. Der *Damm wird* immer *höher und namentlich breiter* (6—8 cm bei einer ursprünglichen Höhe von 3—4 cm). Immer noch weicht der Kopf in der Wehenpause etwas zurück, es fließt ein wenig Fruchtwasser ab, im ganzen aber ist ein Vorrücken deutlich, während dessen nun auch die vorderen Partien des Diaphragma urogenitale zu einem gebogenen Mundstück ausgewalzt werden.

Die *Vulva klafft* immer stärker, ihre Ränder werden aufs äußerste gedehnt und unter *Verstreichen der kleinen Labien* immer schärfer. Endlich ist der Kopf so weit vorgerückt, daß das Hinterhaupt bis zum Nacken unter dem Schambogen hervortritt (Abb. 156). Der Widerstand des Dammes ist gebrochen, der Kopf bleibt nun auch außerhalb der Wehen stehen (vgl. Abb. 184) und unter Steigerung des Schmerzes bis aufs äußerste und unüberwindlichem Drang zum Mitpressen und Schreien wird er mit einer oder zwei Wehen vollends herausgedrückt. Man sagt *der Kopf „schneidet durch"*.

Bei dieser Bewegung im gebogenen Mundstück des Geburtskanals erfährt der Kopf eine Haltungsänderung im Sinne eines Übergangs aus der Beugehaltung in eine

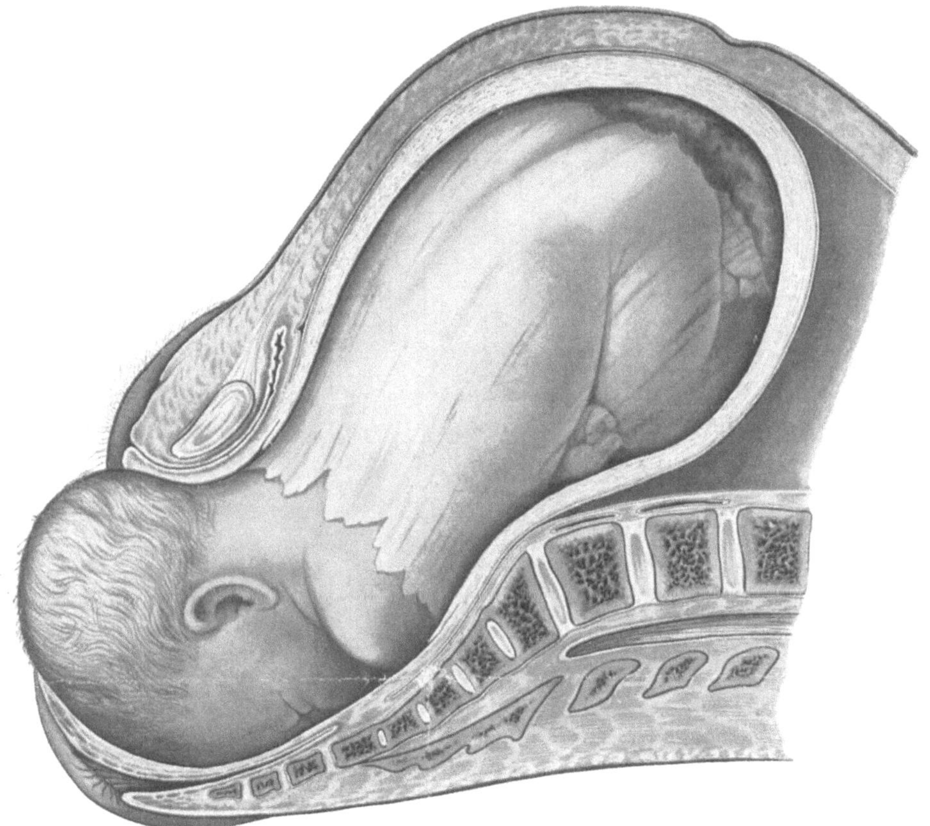

Abb. 154. Einschneiden des Kopfes. Pfeilnaht gerade.
(Nach SELLHEIM.)

Streckhaltung, die um so ausgesprochener ist, je mehr die Halswirbelsäule mit ihrem nackenwärts gerichteten Biegungsfazillimum in den gebogenen Abschnitt des Geburtskanals hineinrückt. Auch hier ist das Prinzip des kleinsten Zwanges am Werke. Denn durch diese Drehung des Kopfes mit dem Hinterhaupt nach vorn wird erreicht, daß schließlich der Nackenausschnitt des Kopfes in den Schambogenausschnitt des Beckenausgangs sich einpaßt und dadurch der annähernd runde und am wenigsten umfangreiche Kopfumfang, entsprechend einem Planum suboccipito-bregmaticum, den Vulvarring passiert. Das Subocciput stemmt sich gegen das Ligamentum arcuatum pubis und dient als eine Art Hypomochlion, um das nun eine Streckbewegung des Kopfes erfolgt, die zunächst das Vorderhaupt, dann die Stirn und schließlich das Gesicht über den Damm hinaustreten läßt.

Die *Art der Dammdehnung* ist im einzelnen Falle etwas *verschieden*. Manchmal wird der Damm in Länge und Breite annähernd gleichmäßig gedehnt, in anderen Fällen erfolgt die stärkste Dehnung in der Breite, in wieder anderen Fällen die stärkste Dehnung in der Längsrichtung. Das hängt wesentlich davon ab, wie sich der Kopf im Schambogen einpassen kann.

Sowie der Kopf geboren ist empfindet die Kreißende sofort eine außerordentliche Erleichterung. Nach kurzer Pause erfolgt die *Ausstoßung des übrigen Kindes*. Zuerst erscheint die von vornherein mehr nach vorne gelegene Schulter unter der Schoßfuge (Abb. 157 u. 159), bald darauf schneidet unter Lateralflexion der Brustwirbelsäule die hintere Schulter über den Damm (Abb. 160) und dann folgt rasch der Rumpf mit den unteren Extremitäten — das Kind liegt, nur noch durch die Nabelschnur mit ihr verbunden, zwischen den Schenkeln der Mutter (vgl. Abb. 161).

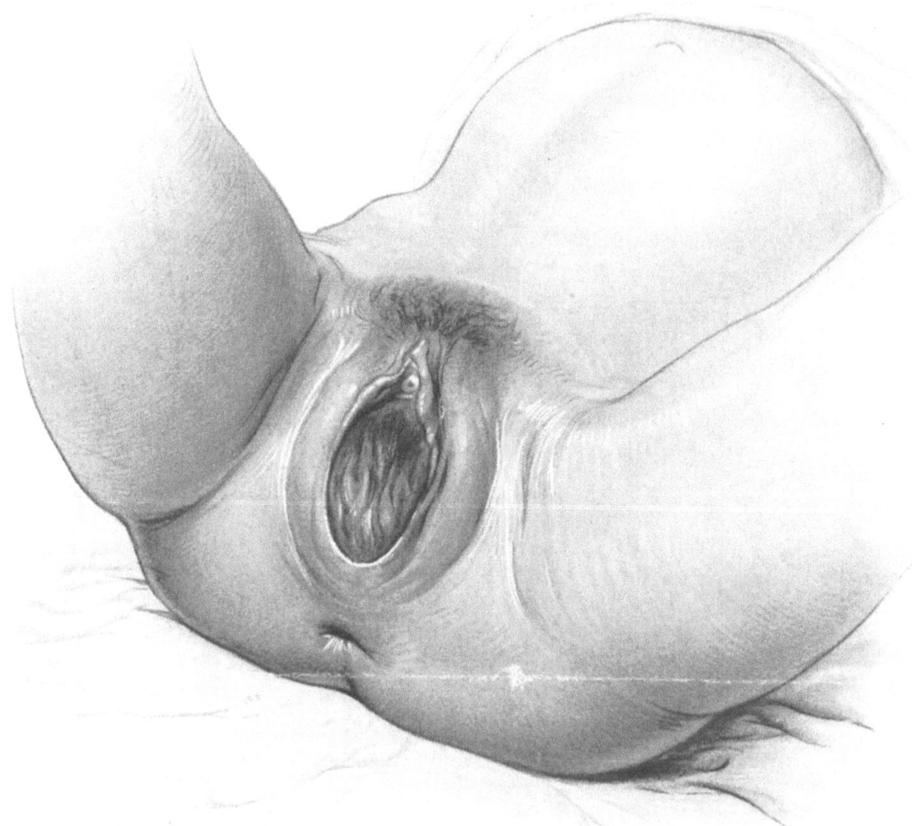

Abb. 155. Der Kopf bleibt auch in der Wehenpause sichtbar.

Die Schulterbreite passiert den Beckeneingang im queren oder schrägen Durchmesser, dreht sich dann spätestens am Knie des Geburtskanals — wieder dem kleinsten Zwange folgend — entsprechend dem lateralwärts gelegenen Biegungsfazillimum der Brustwirbelsäule in den geraden Durchmesser, in dem sie zum Durchschneiden kommt.

Entsprechend dieser Drehung der Schulter macht auch der von jedem Zwang befreite schon geborene Kopf gewissermaßen noch eine *Nachdrehung*, bei der schließlich das Hinterhaupt auf die Seite zeigt, auf der es zu Beginn der Geburt stand, während das Gesicht sich nach dem entgegengesetzten Schenkel der Mutter, d. h. bei erster Schädellage nach dem rechten, bei zweiter Schädellage nach dem linken Schenkel der Mutter dreht. Der Rest des Kindes findet in dem gedehnten Geburtsweg keinen Widerstand mehr und folgt ohne bestimmten Mechanismus rasch nach [1].

Mit oder nach der Ausstoßung des Rumpfes fließt der Rest des Fruchtwassers (sog. *Nachwasser*) ab, gewöhnlich vermengt mit etwas Blut, das aus kleinen Rissen am Hymenalring und Abschürfungen der Schleimhaut der Vulva und Scheide stammt.

---

[1] Über die dazu notwendigen Wehenzahlen vgl. oben S. 132.

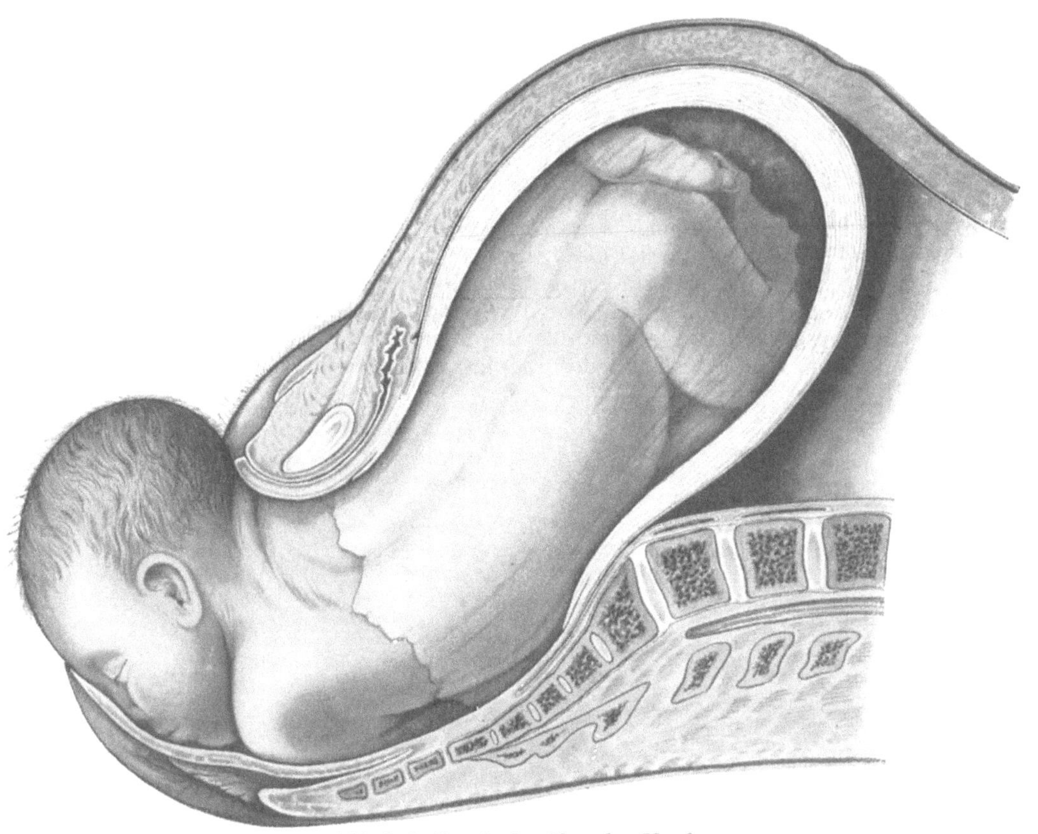

Abb. 156. Durchschneiden des Kopfes.
(Nach Sellheim.)

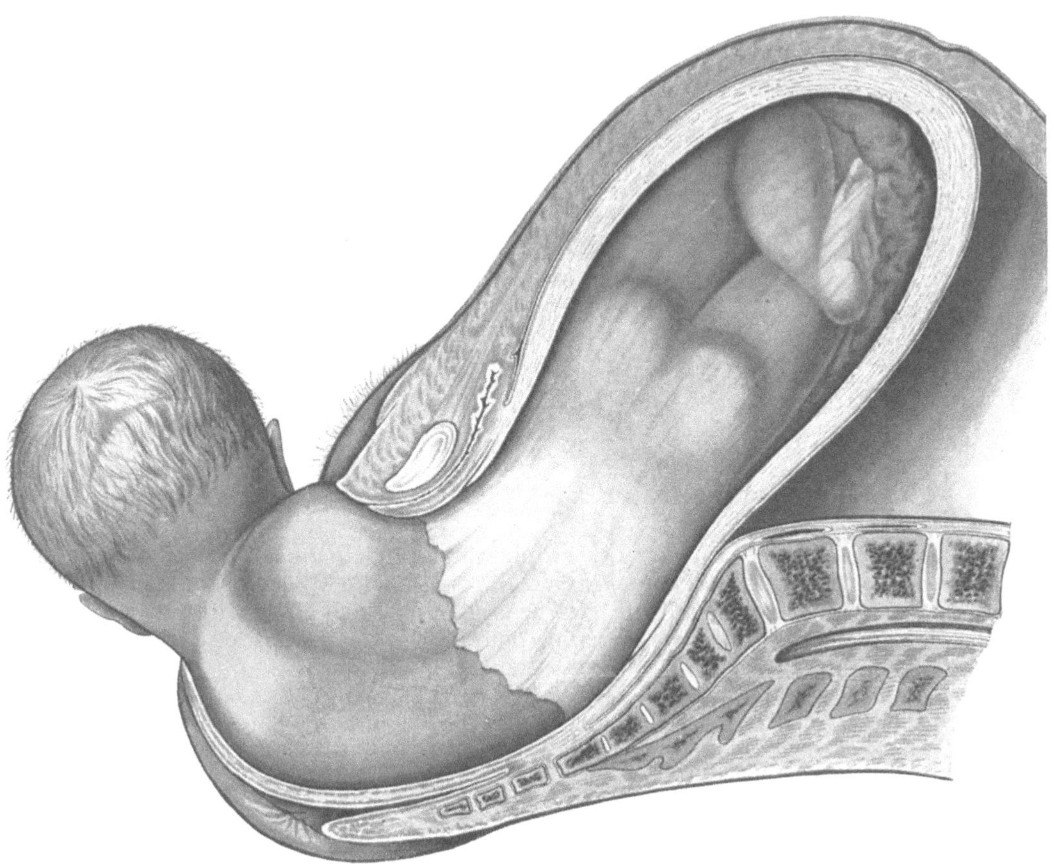

Abb. 157. Durchtreten der Schulterbreite (die vordere Schulter unter der Symphyse geboren).
(Nach Sellheim.)

Damit ist die Austreibungsperiode beendet[1].

Der *Fundus uteri* bleibt *während der* ganzen *Austreibungsperiode annähernd in gleicher Höhe* stehen. Das erscheint im ersten Moment vielleicht auffallend; man sollte erwarten, daß mit dem Vorrücken der Frucht der Fundus uteri tiefer tritt. Dieses Stehenbleiben ist eine Folge der Streckung des Kindskörpers im Verlauf der Austreibung, die den durch das Vorrücken des Kopfes gewonnenen Weg noch übertrifft.

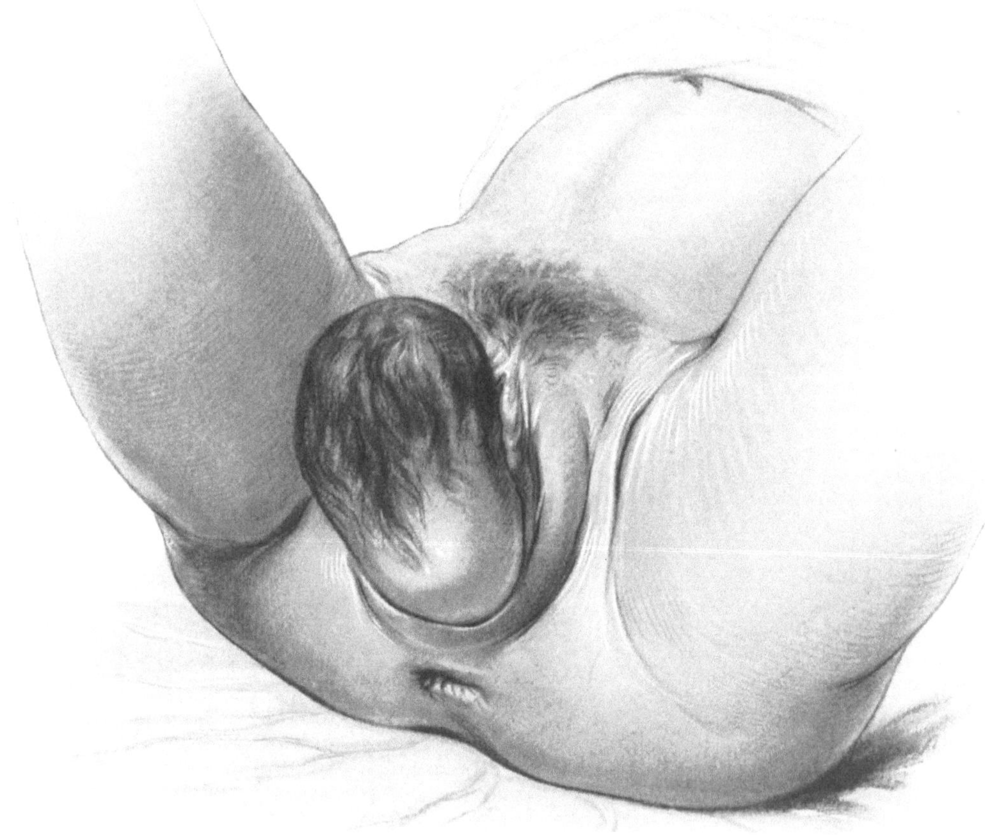

Abb. 158.

Erst *nach vollendeter Ausstoßung* des Kindes steigt der *Fundus bis* zur *Nabelhorizontale* und noch etwas darunter herab.

Entsprechend dem Vorrücken des Kopfes ändert sich auch die *Stelle der deutlichsten Wahrnehmbarkeit der kindlichen Herztöne*. Dieselben rücken zunächst in der Nabelspinalebene vom Nabel ab und gleichzeitig immer mehr nach unten; wenn der Kopf im Einschneiden ist, sind die Herztöne gewöhnlich dicht über der Symphyse ganz nahe der Mittellinie am deutlichsten zu hören.

Wir fassen nochmals den Geburtsvorgang bei erster und zweiter Hinterhauptslage kurz *zusammen:*

1. Hinterhauptslage. Rücken links, meist mehr nach vorne gedreht, Steiß im Fundus, kleine Teile rechts. Pfeilnaht zunächst im queren Durchmesser des Beckeneingangs oder gegen den rechten schrägen Durchmesser geneigt. Rechte Schädelhälfte steht vorne, Haltung des Schädels zunächst eine bequeme Mittelhaltung, die allmählich in deutliche Hinterhauptshaltung übergeht, wobei die kleine Fontanelle, links oder links vorne tastbar (Abb. 162), immer mehr zur Leitstelle wird. In der Austreibungszeit dreht sich am Knie des Geburtskanals das Hinterhaupt nach vorne, die Pfeilnaht gelangt über den rechten schrägen in den geraden Durchmesser des Beckenausgangs. Der hintere obere Winkel des vorderen (rechten)

---

[1] Über die Höchstwehenzahl vgl. S. 132.

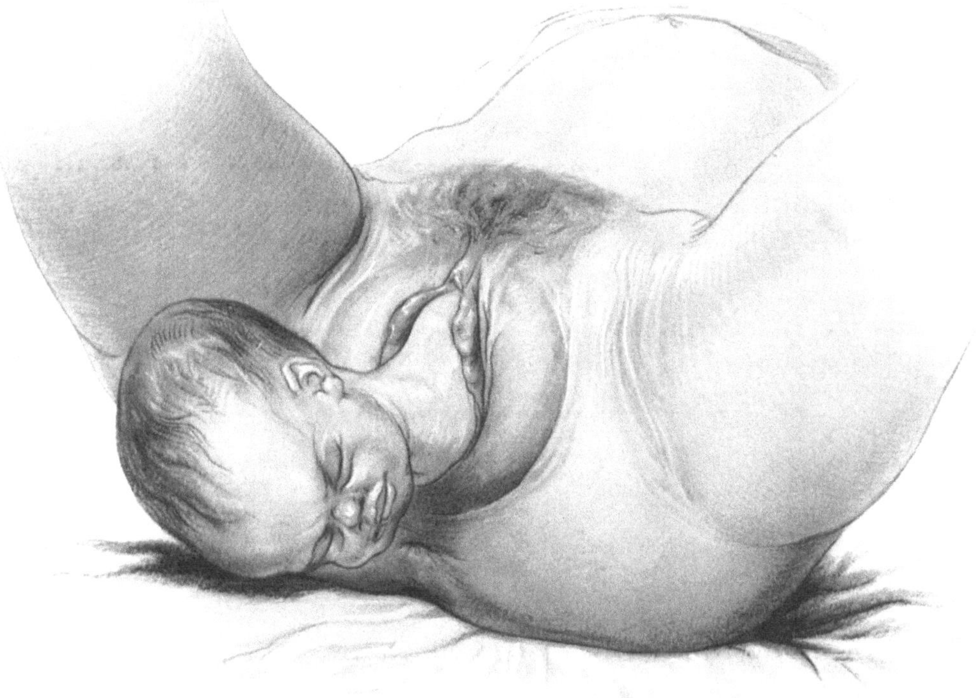

Abb. 159. Durchtreten der vorderen Schulter.

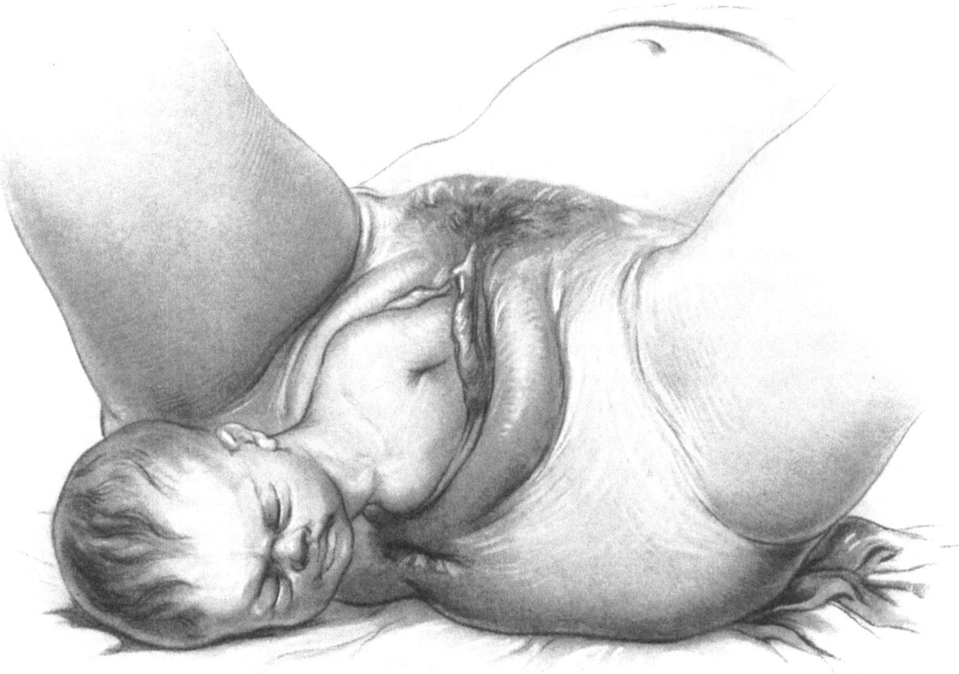

Abb. 160. Durchtreten der hinteren Schulter.

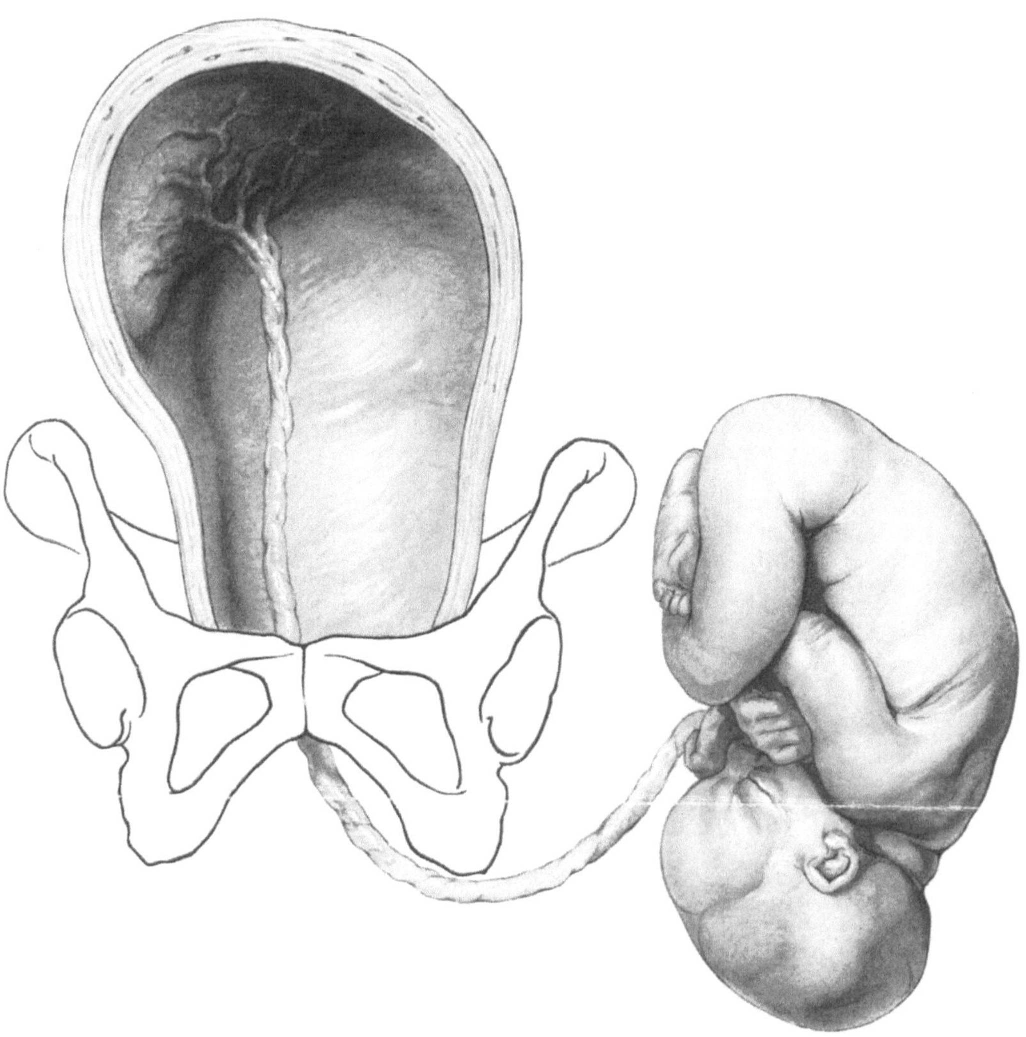

Abb. 161.

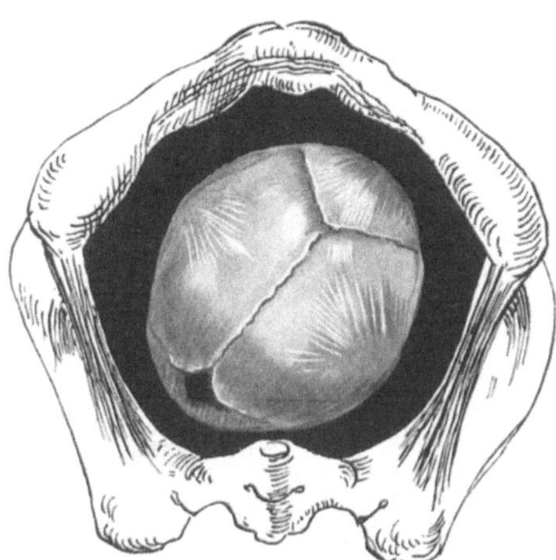

Abb. 162. Innere Untersuchung bei erster
Schädellage während der 2. Drehung.

Kleine Fontanelle links vorn, große rechts hinten.
Pfeilnaht im ersten schrägen Durchmesser.

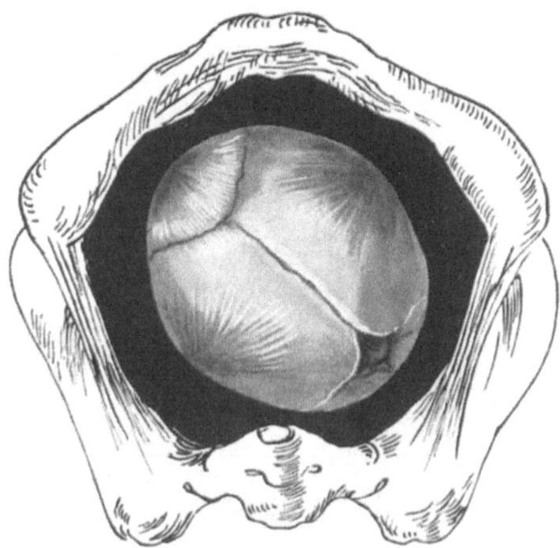

Abb. 163. Innere Untersuchung bei zweiter
Schädellage.

Kleine Fontanelle rechts vorn, große links hinten.
Pfeilnaht im zweiten schrägen Durchmesser.

Scheitelbeins erscheint zunächst in der Schamspalte. Die Schulterbreite geht allmählich über den linken schrägen Durchmesser in den geraden Durchmesser. Das Gesicht wendet sich nach der Geburt des Kopfes zum rechten Schenkel der Mutter.

2. Hinterhauptslage. Rücken rechts, manchmal leicht nach hinten gedreht, kleine Teile links. Die Pfeilnaht verläuft zunächst quer oder gegen den linken schrägen Durchmesser geneigt (Abb. 163). Steht der Rücken von vornherein etwas mehr nach hinten, dann kann die Pfeilnaht auch zunächst nach dem rechten schrägen Durchmesser geneigt stehen (Abb. 199). Ausbildung einer deutlichen Beugehaltung, am Knie des Geburtskanals Drehung des Hinterhaupts nach vorne. Der hintere Winkel des linken Scheitelbeins erscheint zunächst in der Schamspalte. Nach dem Austritt des Kopfes dreht sich das Gesicht zum linken Schenkel der Mutter. Die Schulterbreite geht durch den rechten schrägen Durchmesser in den geraden. Die linke Schulter dreht sich nach vorne.

3. Nachgeburtsperiode.

Mit der Ausstoßung des Kindes ist der eigentlich schmerzhafte Teil der Geburt vorüber. Noch bedarf es zwar noch weiterer sog. *„Nachwehen" (dolores ad secundinas)*, um die Anhangsgebilde des Kindes, die Placenta mit Nabelschnur und Eihäuten, auszustoßen. Diese Wehen werden aber nach den vorangegangenen heftigen Schmerzen kaum noch als nennenswert schmerzhaft empfunden. Sehr sensible Frauen klagen stärker über die Nachgeburtswehen, ebenso Vielgebärende mit schlaffem Uterus, bei denen erst wiederholte kräftige Zusammenziehungen erforderlich sind, um die zur Ablösung der Placenta nötige Verkleinerung oder Haftfläche herbeizuführen.

Wie schon erwähnt steht der Fundus uteri nach der Ausstoßung des Kindes etwa in Nabelhöhe. Diese starke Verkleinerung ist nicht als eigentliche Kontraktion aufzufassen, sondern als *Retraktion der Muskelfasern,* d. h. sie kommt in der Hauptsache zustande dadurch, daß die einzelnen Muskelzellen und Muskelfaserbündel sich in Falten und Schleifen zusammenlegen, auf diese Weise dem veränderten Inhalt, der ja jetzt in der Hauptsache nur aus Placenta und einem Stück Nabelschnur besteht, sich anpassen (Abb. 164).

Die frühere Annahme, daß bereits durch diese mächtige Verkleinerung des Uterus nach Ausstoßung des Kindes die Lösung der Nachgeburt von der Uteruswand eingeleitet und durch die sog. Nachgeburtswehen nur vollendet würde, besteht nicht zu Recht. Beobachtungen bei Schnittentbindungen wie das Studium der Nachgeburtsperiode im Röntgenbild haben gelehrt, daß die *Placenta nach Ausstoßung des Kindes für gewöhnlich noch fest an der Uteruswand haftet.* Deshalb fehlt auch jegliche Blutung. Dieses Haften ist dadurch möglich, daß einmal das schwammige, locker gefügte Placentargewebe imstande ist, sich Faserverschiebungen und dadurch bedingten Schwankungen der Größe der Haftfläche anzupassen, andererseits aber auch dadurch, daß im Bereich der ganzen Placentarstelle die Retraktion der Muskelfasern nur in geringem Maße zustande kommt. Im Gegensatz zur starken Verdickung der übrigen Uteruswand bleibt im Bereich der Placentarstelle die Wand auffallend dünn. Erst durch regelrechte Kontraktionen — eben die Nachgeburtswehen — erfährt auch die Haftfläche eine solche Verkleinerung, daß die Ablösung der Placenta zustande kommt. Die *Eihäute* sind infolge der starken Verkleinerung der übrigen Oberfläche des Uterus gezwungen, sich *in Falten* zu legen (Abb. 164).

Zunächst herrscht aber nach der schmerzhaften und schweren Austreibungsarbeit noch Ruhe. Bei der Frau stellt sich bald ein Gefühl behaglicher Ruhe ein, nur

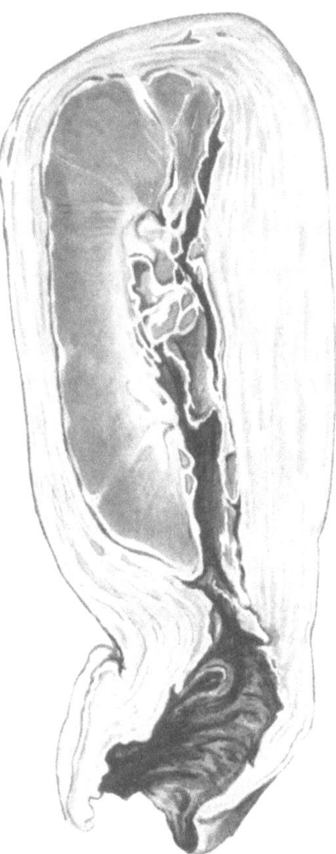

Abb. 164. Uterus mit Placenta: Die Muskelfaserretraktion fehlt im Bereich der Placentenstelle. (Nach BUMM.)

schwächliche und nervöse Frauen zeigen deutliche Zeichen der Erschöpfung. Oft tritt ein *Frösteln,* selbst ein ausgesprochener Frost ein, der die Frau nach warmer Bedeckung verlangen läßt. Durch die schlaffen Bauchdecken tastet man sehr deutlich den Uterus, vor ihm nicht selten oberhalb der Symphyse die stark gefüllte Blase.

Erst nach verschieden langer Pause hat der Uterus die nötige Spannungsenergie angesammelt und nun setzen erneut Kontraktionen ein, die die aufgelegte Hand deutlich als Verhärtung der Gebärmutter fühlt. Diese Kontraktionen führen auch zu einer ausgiebigeren Faserverschiebung und Verkürzung der Muskelfasern im Bereich der Placentarhaftstelle, die dadurch so stark verkleinert wird, daß die Placenta ihr

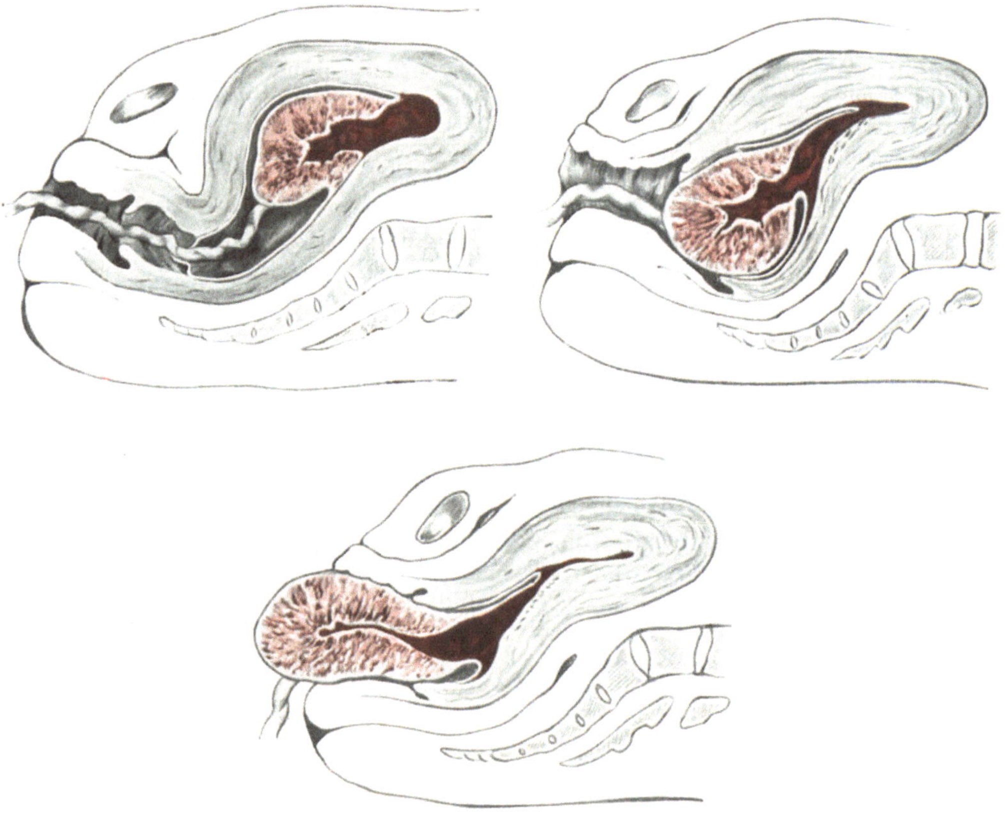

Abb. 165. Lösung der Nachgeburt nach SCHULTZE.
(Nach SELLHEIM.)

nicht mehr zu folgen vermag und an irgend einer Stelle, meist nahe ihrem Zentrum sich abspaltet. Das ist natürlich ohne Zerreißung uteroplacentarer Gefäße nicht möglich; infolgedessen sammelt sich zwischen Placenta und Uteruswand eine je nach der Größe des abgelösten Bezirkes verschieden große Blutmenge (sog. *retroplacentares Hämatom*) an. Durch nachsickerndes Blut wird das genannte Hämatom größer und schwerer, weitere Kontraktionen verkleinern die Haftfläche noch mehr und beide Faktoren zusammen bewirken, daß der Bezirk der Ablösung immer größer wird. Schließlich hilft die Schwere der durch das retroplacentare Hämatom noch belasteten Placenta selbst nach, die Ablösung zu vervollständigen. Sie tritt zu einem nach oben offenen und mit Blut gefüllten Becher umgestaltet, mit der fetalen Seite voraus aus dem sich zusammenziehenden Hohlmuskel vollends heraus, fällt in die Scheide und zieht dabei die Eihäute nach, die sich allmählich mit dem Amnion nach innen von der Uteruswand abrollen und wie die Wände eines Beutels das retroplacentare Hämatom bedecken (Abb. 165). WARNEKROS nimmt nach seinen Röntgenuntersuchungen in der Nachgeburtsperiode an, daß schon die ersten Nachwehen die Placenta in toto von der Uteruswand abheben. Es ist nicht zu bezweifeln, daß das häufiger vorkommt, es ist aber ebenso sicher, daß der Vorgang mindestens genau so häufig in der von uns geschilderten Form, also mehr allmählich, sich abspielt. Das gilt namentlich von Mehrgebärenden.

Sobald die Placenta in der schlaffen Cervix oder Scheide liegt, ist sie der Druckwirkung des Uterus entzogen und bleibt hier so lange liegen, bis sie durch eine

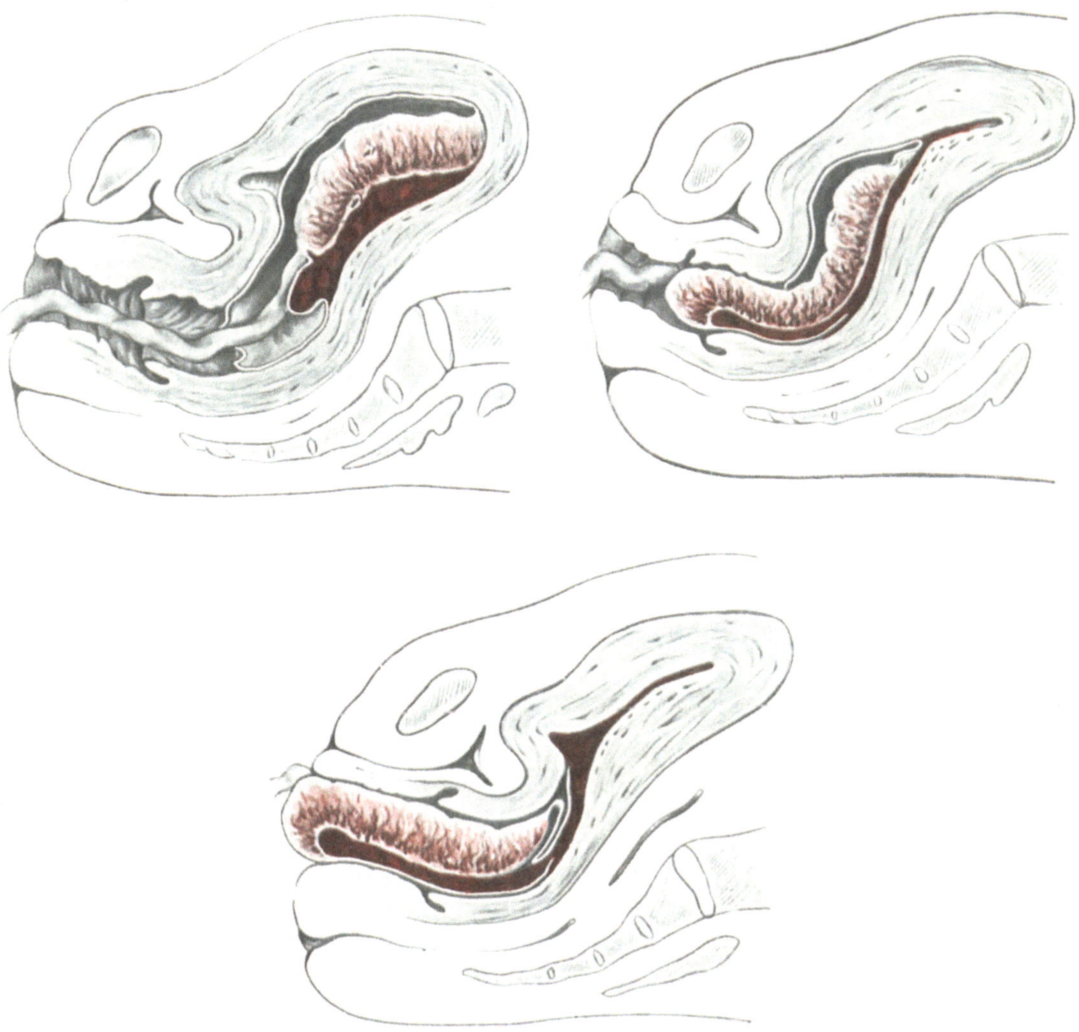

Abb. 166. Lösung der Nachgeburt nach Duncan.
(Nach Sellheim.)

Zusammenziehung der Bauchpresse oder künstlich durch den Druck der exprimierenden Hand weiter und vollends aus der Scheide herausbefördert wird.

Nach eigenen Beobachtungen wie vielen neueren Literaturangaben scheint die hier geschilderte Art der Placentarlösung (Schultzescher Modus) die häufigere und im strengsten Sinne physiologische zu sein. Es kommt aber auch eine andere Art, der sog. Modus Duncan vor, nach dem die Auslösung der Placenta zuerst nahe ihrem unteren Rande erfolgt (Abb. 166). Dann tritt die Placenta in Kantenstellung aus, wenn nicht noch sekundär in der Scheide eine Aufrollung erfolgt, so daß der Austritt aus der Vulva scheinbar doch nach dem Schultzeschen Modus vor sich geht. Eine sichere Entscheidung über die Art der Placentarlösung ist nur dann zu treffen, wenn man zu einer Zeit, wo die Placenta noch in der Cervix oder Scheide liegt, vaginal untersucht. Unsere Erfahrung bestätigt die Angabe vieler Geburtshelfer, daß beim

Duncanschen Mechanismus der Blutverlust größer ist; dieser Modus wird besonders beobachtet, wenn die Placenta tief sitzt. Das kann man nachträglich daraus erschließen, daß der Eihautriß nahe dem Placentarrande sitzt. Es scheint uns aber übertrieben, daraus den Schluß zu ziehen, daß der Duncansche Mechanismus überhaupt nicht mehr ganz physiologisch sei.

Der Vorgang der Nachgeburtslösung läßt sich namentlich bei mageren Personen zum großen Teil auch von außen verfolgen. Sowie die Placenta sich löst und das retroplacentare Hämatom sich entwickelt, steigt der Fundus uteri in die Höhe. Fällt die Placenta in den Uterusausführungsgang, dann legen vordere und hintere Korpuswand sich dicht aneinander. Der Fundus erscheint jetzt nicht mehr kugelig abgerundet, sondern kantig und tritt oft bis in die Nähe des Rippenbogens, ist meist etwas nach rechts geneigt. Bei mageren Personen kann man gelegentlich sogar die im Uterusausführungsgang liegende Placenta als einen teigigen Klumpen hinter und oberhalb der Schoßfuge tasten. Bei ungünstigen Betastungsverhältnissen ist das Strassmannsche *Phänomen* sehr brauchbar, um Haftung oder Lösung der Placenta zu konstatieren. Druck auf den Uterus führt bei fester Haftung sofort eine deutlich sicht- und fühlbare Blutfüllung in dem vor der Vulva gelegenen Abschnitt der Nabelvene herbei, die bei eingetretener Lösung ausbleibt.

Wird die Placenta schon durch eine einzige Kontraktion abgelöst, dann beobachtet man vor ihrer Ausstoßung oft überhaupt keinen Blutabgang. Wo die Ablösung sich hinzögert, ebenso in den Fällen, in denen die Ablösung nach dem Modus Duncan

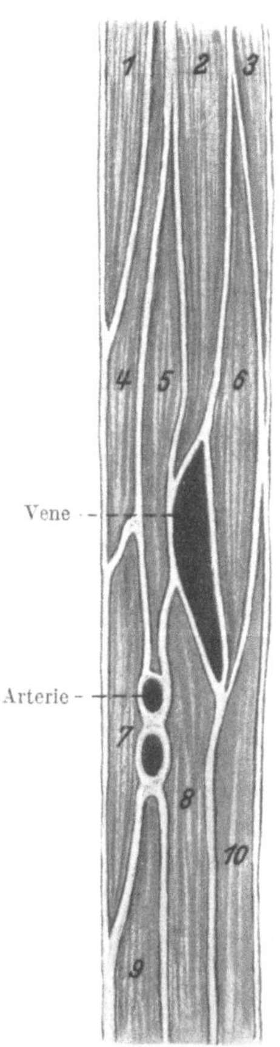

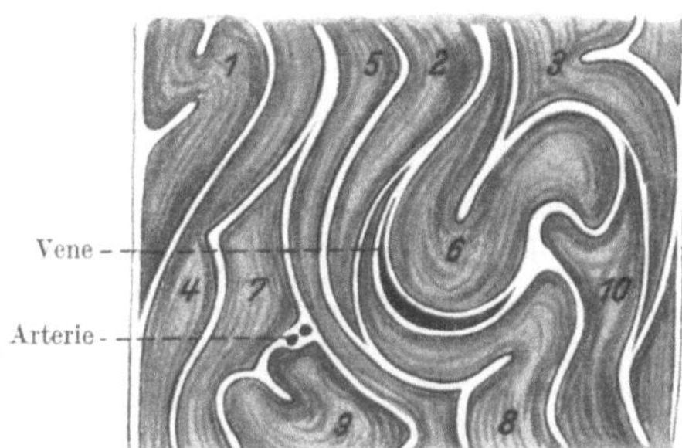

a Lage der Muskelfasern während der Gravidität. b Lage derselben Muskelfaserbündel (1—10) nach Ausstoßung der Placenta.

Abb. 167. Schematische Darstellung der Muskelfaserretraktion im Uterus.
(Nach Bumm.)

erfolgt, beobachtet man aber noch häufiger während der Nachgeburtswehen einen stoßweisen Blutabgang, dadurch zustande kommend, daß Blut aus dem retroplacentaren Hämatom da oder dort zwischen Uteruswand und Eihäuten den Weg nach außen findet. Auch hinter der Placenta kommt gewöhnlich noch flüssiges und geronnenes Blut, das in der Hauptsache dem retroplacentaren Hämatom entspricht.

Unmittelbar nach völliger Ausstoßung der Placenta tritt der *Fundus* uteri tiefer, gewöhnlich *2—3 Querfinger unter die Nabelhorizontale* und die Gebärmutter bildet jetzt eine einheitliche harte Masse von etwa Kindskopfgröße. Auch die Cervixwände haben sich nun aneinandergelegt. Je leerer Blase und Darm sind, je besser der Uterus kontrahiert ist, desto tiefer steht der Fundus. Die *Nachgeburtsperiode ist damit beendet,* das Wochenbett beginnt.

Die *Ablösung der Placenta und Eihäute* von der Uteruswand vollzieht sich *in der leicht zerreißlichen spongiösen Schicht der Decidua basalis.* Die feinen Balken dieser Schicht zerreißen schon bei leichtem Zug, nicht allein wegen ihrer Zartheit, sondern auch weil in der letzten Zeit der Schwangerschaft nekrobiotische

Vorgänge (Koagulationsnekrose, hyaline Degeneration, Verfettung, Verkalkung) die Ablösung vorbereitet haben[1]. Dabei bleibt eine stets sehr feine, jedoch verschieden starke Schicht der Decidua auf der der Mutter zugewandten Seite der Placenta haften und ist als zarter grauer Überzug leicht zu erkennen. Das Kind nimmt also bei der Geburt stets etwas vom mütterlichen Gewebe mit.

Obwohl bei der Ablösung der Placenta ziemlich breite mütterliche Gefäßgebiete eröffnet werden, ist *der normale Blutverlust* nicht übermäßig groß. Er beträgt im Durchschnitt *etwa 350—500 g.* Mehrgebärende verlieren gewöhnlich etwas mehr Blut. Blutverluste über 500 g sind jedenfalls nicht als physiologisch zu bezeichnen. Der Gesamtblutverlust in der Nachgeburtsperiode entspricht somit etwa der durchschnittlichen Vermehrung der Blutmenge in der Gravidität. Blutverluste zwischen 500—1000 g sind gewöhnlich nicht bedrohlich. Auch Blutverluste zwischen 1000 bis 1500 g werden von völlig gesunden Frauen meist ohne schwere und längerdauernde Schädigung vertragen. Blutverluste über 1500 g sind als unmittelbar lebensbedrohlich anzusehen.

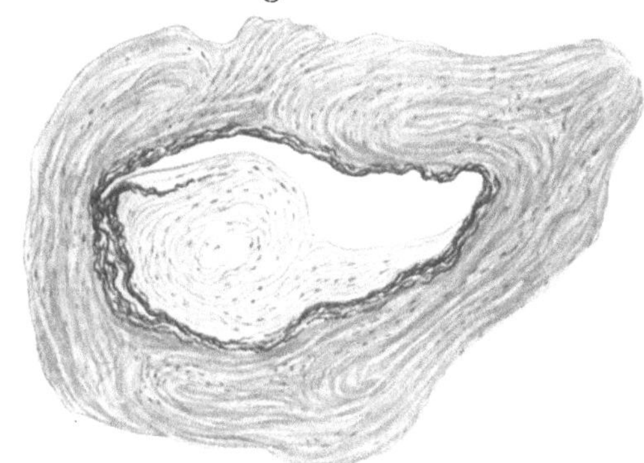

Abb. 168. Von einem Uterus aus dem 10. Monat. Kaiserschnitt. Der große Buckel verschließt gut das Gefäß.
(Nach HECKNER.)

Die *primäre Blutstillung* nach der Ablösung der Placenta erfolgt sowohl *durch Kontraktion wie* vor allem durch Umlagerung, *Retraktion* der Muskelfasern (Abb.167), durch die die zerrissenen Gefäße, vor allem die weiten Venenlumina nahezu völlig verschlossen werden. In den Arterien kommt dazu noch die mit den Zusammenziehungen der Gebärmutter synchrone Kontraktion der Gefäßmuskulatur, die eine stärkere Blutung verhindert. Endlich ist noch zu erwähnen, daß gegen Ende der Schwangerschaft in den Arterien in das Gefäßlumen vorspringende Buckel sich entwickeln, die als gequollenes, zum Teil auch bindegewebig organisiertes Intimaendothel aufzufassen sind. Die Endothelquellung ist eine konstante Erscheinung, die Bildung von bindegewebigen Buckeln dagegen nicht (Abb. 168).

Erst sekundär gesellt sich zur Sicherung und Vollendung dieser primären postpartalen Blutstillung *auch* noch die *Thrombose,* die schließlich unter Organisation der Thromben zur völligen Obliteration zahlreicher Gefäße führt.

C. Geburtsmechanismus.

Historisches. Seit NÄGELES Darstellung (1819) hat die Lehre vom Geburtsmechanismus zahlreiche Darsteller gefunden[2].

Die *Zunahme der Beugehaltung* (I. oder *Haltungsdrehung* des Kopfes) wurde von LAHS damit erklärt, daß beim Eintritt in das Becken die dem Vorrücken des Kopfes entgegenstehenden Widerstände auf das an längerem Hebelarm bewegliche Vorderhaupt stärker wirken und es daher zurückhalten müssen, während das an kurzem Hebelarm (Distanz vom Foramen occipitale magnum zum Hinterhauptspol) bewegliche Hinterhaupt weniger Widerstand findet. Von v. OLSHAUSEN wurde der *Fruchtachsendruck* in ähnlicher Weise für die Beugehaltung zur Erklärung herangezogen, während STUMPF, A. MÜLLER u. a. sie als Folge des allmählich auf den Kopf wirkenden elastischen Druckes seitens des Uterusausführungsganges auffassen, der den Kopf zwingt, mit dem einen Pol des Rotationsellipsoids sich zu zentrieren.

Für die *zweite oder Stellungsdrehung* wurde von SPIEGELBERG, P. ZWEIFEL, WERTH, FRITSCH u. a. die Ursache in der Form des knöchernen Beckens gesehen. Daneben schrieb schon SPIEGELBERG wie NÄGELE, später VARNIER, STUMPF und BUMM fast ausschließlich dem Einfluß des muskulären Beckenbodens die zweite Drehung zu. Daß dabei meist das Hinterhaupt nach vorn rotiert, wurde von verschiedensten Autoren damit erklärt, daß der primär nach vorne stehende Rücken diese Drehung auf den Kopf übertrage.

Für die sog. *3. Drehung,* d. h. *die Deflexion bei der Austrittsbewegung* nahm OLSHAUSEN ebenfalls die Vermittlung des Fruchtachsendruckes in Anspruch. KALTENBACH war der erste, der die Biegungsverhältnisse der Halswirbelsäule dafür verantwortlich machte, ihm schloß sich später OSTERMANN an; der zwingende Nachweis für die Richtigkeit dieser Auffassung ist aber erst von *Sellheim* erbracht worden, dem wir überhaupt die erste völlig einheitliche Erklärung des gesamten Geburtsmechanismus verdanken.

---

[1] Vgl. Physiologie der Schwangerschaft.

[2] Ausführliche Darstellung bei WERTH: Handbuch der Geburtshilfe von P. MÜLLER und bei INGERSLEV: Arch. Gesch. Med. **1909.**

Die klinische Schilderung des Verlaufes der regelrechten physiologischen Geburt hat jedenfalls das
eine klar gezeigt, daß bestimmte Bewegungen des Geburtsobjektes in bestimmten Abschnitten des Geburtskanals gesetzmäßig zu beobachten sind. Diese Schilderung hat aber auch gelehrt, daß die Geburt einen
komplizierten mechanischen Vorgang darstellt, den man am leichtesten versteht, wenn man ihn möglichst in Einzelvorgänge zerlegt und jede dieser Komponenten weiter analysiert.

Ein einziger Blick etwa auf den Sagittalschnitt einer hochschwangeren Frau (Abb. 130) zeigt, daß
offensichtlich komplizierte Umstellungen stattfinden müssen, ehe das Geburtsobjekt ausgetrieben werden
kann. Da aber eine andere Verbindung mit der Außenwelt als die durch den engen Cervicalkanal, den
vergleichsweise ebenfalls recht engen Scheidenschlauch nicht existiert, so ist es von vornherein klar, daß
die Austreibung des Eies nur gegen erheblichen Widerstand und unter geeigneter Umformung des Geburtsweges und wohl auch des Geburtsobjektes möglich sein wird. *Wir können* uns also *den* gesamten *Geburtsvorgang in 3 Teilvorgänge zerlegen,* nämlich:

1. Die Herstellung einer geeigneten Geburtsbahn.
2. Die motorische Wirkung der austreibenden Kräfte.
3. Die Umfromung des Geburtsobjektes selbst.

1. Herstellung einer geeigneten Geburtsbahn.

Wir haben schon bei der klinischen Schilderung erwähnt, daß die *Bedeutung des normal weiten*
knöchernen *Beckens für den Geburtsvorgang sich darin erschöpft, daß es als Umrahmung* und gleichzeitig
als Stütz- und Befestigungswand *der Geburtsbahn die Richtung* und nach stattgefundener Entfaltung des

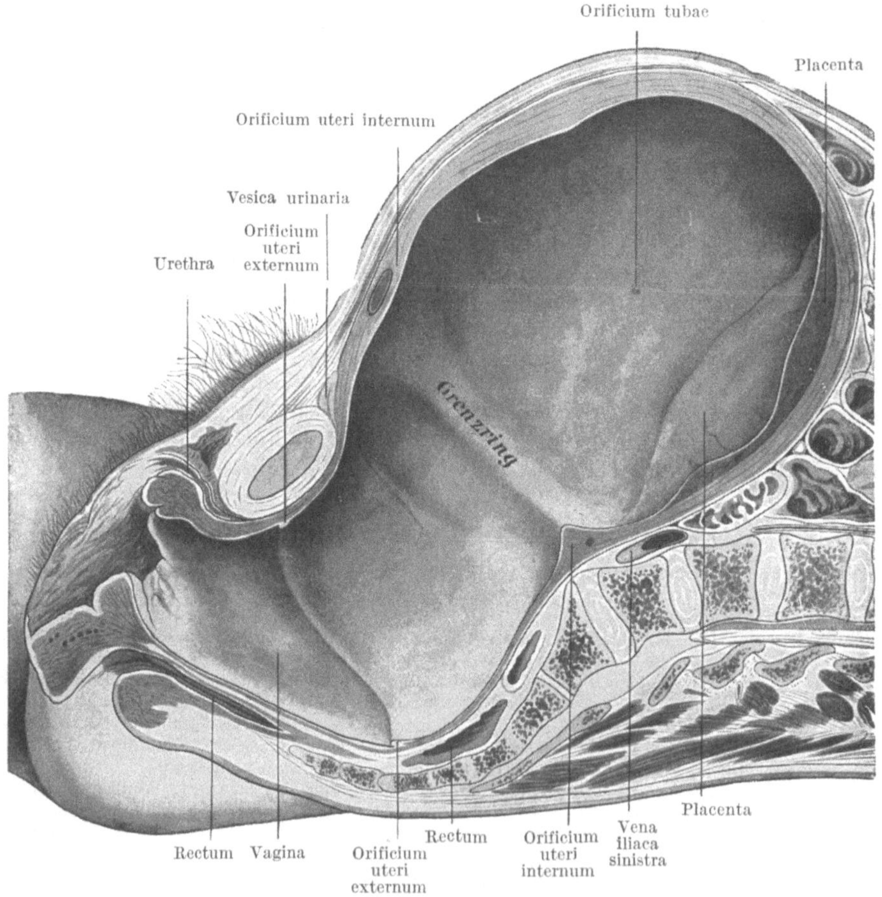

Abb. 169. Gefrierschnitt durch die Leiche einer Gebärenden im Beginne der Austreibungsperiode, nach
W. Braune; das Kind ist herausgenommen.
$^1/_3$ natürl. Größe.

Geburtsweges in einem sehr wesentlichen Teil auch *die Form vorschreibt.* Insbesondere sei gleich erwähnt,
daß *die an der Frucht zu beobachtenden Drehungen vom knöchernen Becken unabhängig sind.*

Der weiche Geburtsweg kann als ein System von zwei ineinandergeschobenen Rohren aufgefaßt werden.
Das innere Rohr wird durch den Ausführungsgang des Uterus und die Scheide gebildet, *das äußere Rohr*
durch die Weichteilbekleidung des Beckens, insbesondere durch das Diaphragma pelvis rectale und

urogenitale. Präformiert ist von dieser Geburtsbahn nur der obere gerade, in der Richtung der Becken-
eingangsachse bis zum Beckenboden absteigende Abschnitt, während der zweite, nach vorn oben abgebogene
Abschnitt erst unter der Geburt selbst durch das andrängende Geburtsobjekt seine charakteristische
Gestalt erhält (Abb. 169).

*Das äußere Rohr ist in seinem geraden Abschnitt einem Ausguß des Muskel- und Bänderbeckens gleich-
zusetzen* und stellt in toto etwa einen von vorne oben nach unten etwas abgeschrägten Zylinder dar (Abb. 125).
Der abgebogene Abschnitt des äußeren Rohres erscheint im fertigen Zustand als *eine diesem abgeschrägten
Zylinder vorne angesetzte Hohlrinne,* die aus den Muskeln des Beckenbodens unter der Wirkung des andrängenden Geburtsobjektes, genauer gesagt des andrängenden kindlichen Schädels gebildet wird. Nur
das Mundstück dieser Hohlrinne ist in Form eines Ringes geschlossen. Wir haben bereits im klinischen
Teil die Bildung dieser Hohlrinne in den wesentlichsten Zügen geschildert. Sie beruht darauf, daß die
im Ruhezustand teilweise dachziegelartig übereinandergreifenden und ineinandergefalzten einzelnen Abschnitte des Diaphragma pelvis rectale durch den unter dem Wehenbauchpressendruck andrängenden
Kopf unter axialer Dehnung nach dem Beckenausgang zu ausgestülpt werden (vgl. Abb. 128), wonach
bei weiterem Vordrängen des kindlichen Kopfes unter radiärer Dehnung ihre Auswölbung zu einer Rinne

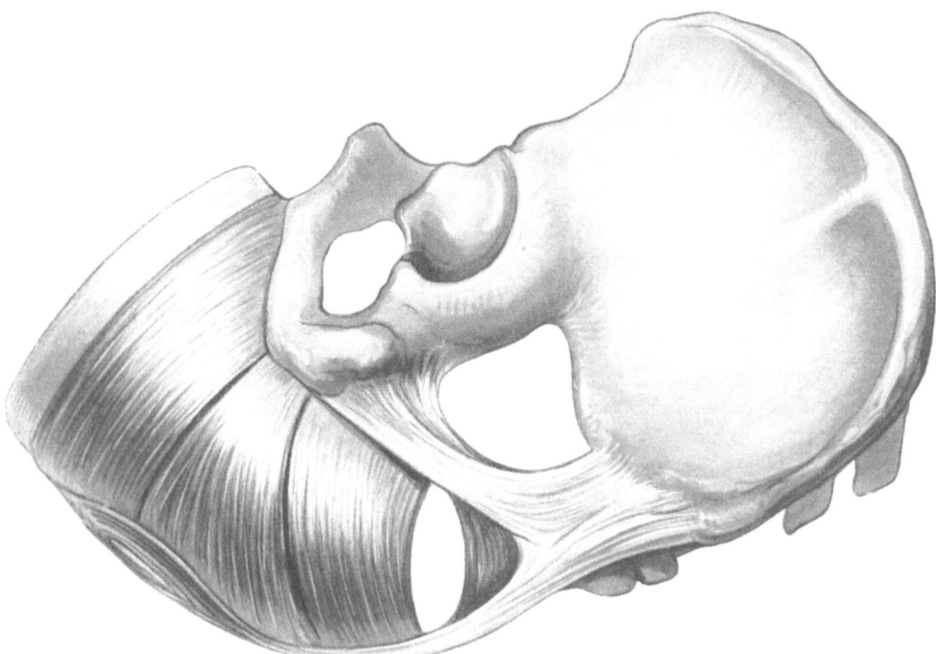

Abb. 170. Das äußere Rohr des weichen Geburtsweges völlig entfaltet. Außenansicht.
(Nach dem Modell von SELLHEIM.)

erfolgt (Abb. 170 u. 171). Bei weiterem Vordrängen des Kopfes wird schließlich auch das Diaphragma
urogenitale, das an sich weniger Widerstand leistet, vorgestülpt, wobei die entstandene *Hohlrinne durch
den* faßreifenartig um das Ende des Geburtskanals gelegten *Musculus bulbocavernosus vollständig zu einem
Rohr geschlossen wird.* Die Achse dieses gebogenen Abschnittes des Geburtskanals läuft nach vorne
oben aus. Diese Biegung ergibt sich aus der eigenartigen Anordnung und Befestigung der Becken-
verschlußmuskel am knöchernen Becken in einer von vorne oben nach hinten unten absteigenden Linie
(Abb. 127). Von der Größe der bei dieser Entfaltung stattfindenden Verschiebungen kann man sich einen
Begriff machen, wenn man berücksichtigt, daß die Vorderwand des gebogenen Abschnittes des Geburtskanals von 3 auf 5 cm, die hintere Wand von 4,5 auf 15 cm verlängert und auf 32—34 cm exzentrisch
erweitert wird (SELLHEIM).

Das im gebogenen Abschnitt der Geburtsbahn allein durch die Scheide repräsentierte *innere Rohr*
paßt sich infolge seiner leichten Dehnbarkeit ohne große Schwierigkeiten dem Geburtsobjekt an. Diese
Anpassungsfähigkeit erklärt sich einesteils daraus, daß die Scheide an sich schon in ein System von Quer-
und Längsfalten gelegt ist, bei deren Ausgleichung sich ein beträchtlicher Raumzuwachs ergibt. Das
Maß dieses Raumzuwachses wird aber durch die Schwangerschaftsveränderungen[1] noch beträchtlich
gesteigert. Der obere gerade Abschnitt des inneren Rohres wird teils von dem obersten Abschnitt der
Scheide und dann vor allem durch den Halskanal des Uterus gebildet, zu dem aber funktionell auch noch
der Isthmus uteri gehört. Wir haben schon erwähnt, daß als *motorischer Apparat allein das Corpus uteri,*
vielfach als „*Hohlmuskel*" bezeichnet, mit seiner außerordentlich kräftigen Muskulatur fungiert. *Der
in den Brutraum einbezogene Isthmus bildet zusammen mit dem Cervix den Uterusausführungsgang.* Um

---

[1] Vgl. Physiologie der Schwangerschaft.

Wiederholungen zu vermeiden, wollen wir die Entfaltung des Cervicalkanals erst im nächsten Abschnitt besprechen. *Die Grenze zwischen dem aktiven und passiven Abschnitt* des Uterus springt am kontrahierten Organ in Form eines kräftigen Wulstes vor, der als *Kontraktions*ring (SCHRÖDER) oder vielleicht noch besser als „*Grenzring*" (FEHLING) bezeichnet wird (Abb. 169). Isthmus und Cervix als *Uterusausführungsgang*

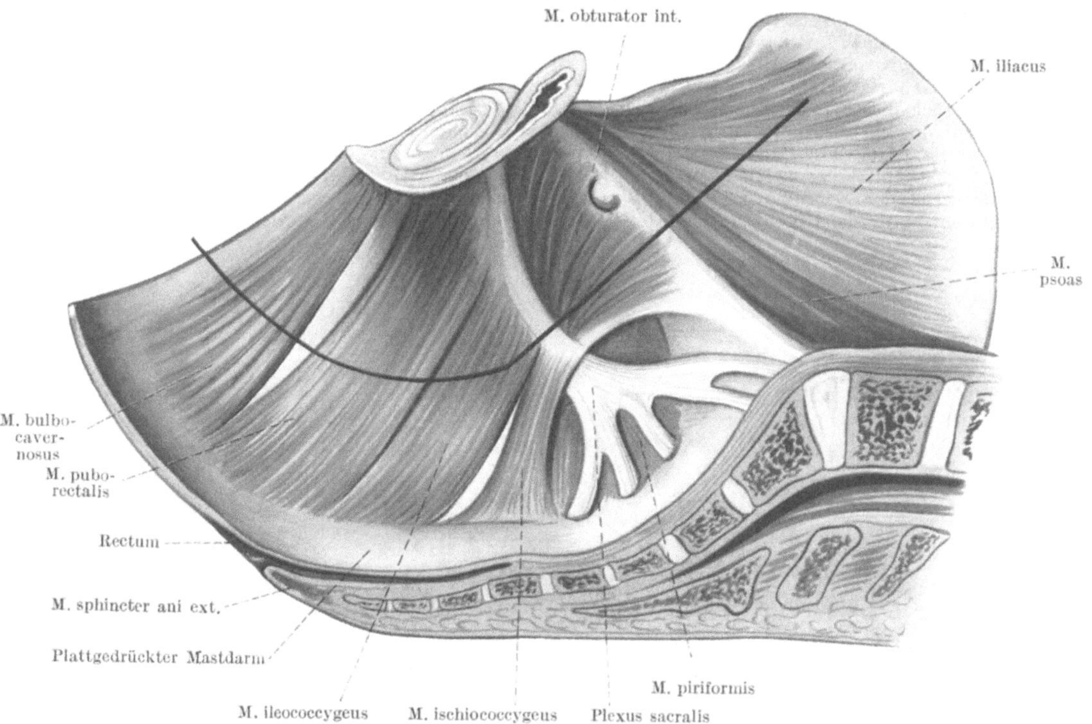

Abb. 171. Das äußere Rohr des Geburtskanals von innen gesehen.
(Nach SELLHEIM.)

bilden *zusammen mit der entfalteten Scheide* den sog. *Durchtrittsschlauch*. Das innere Rohr paßt sich in seiner Form ganz dem äußeren Mantel an.

Die Achse der fertigen Geburtsbahn ist weder eine gerade noch eine gleichmäßig gekrümmte, sondern eine *zunächst gerade dann winklig geknickte* und im Bogen nach oben auslaufende Linie. *Die Grenze zwischen beiden Abschnitten* liegt in der Achse markiert zwischen der Parallelebene durch den unteren Schoßfugen- rand und der Spinalebene und entspricht dem sog. *Knie des Geburtskanals* (Abb. 119).

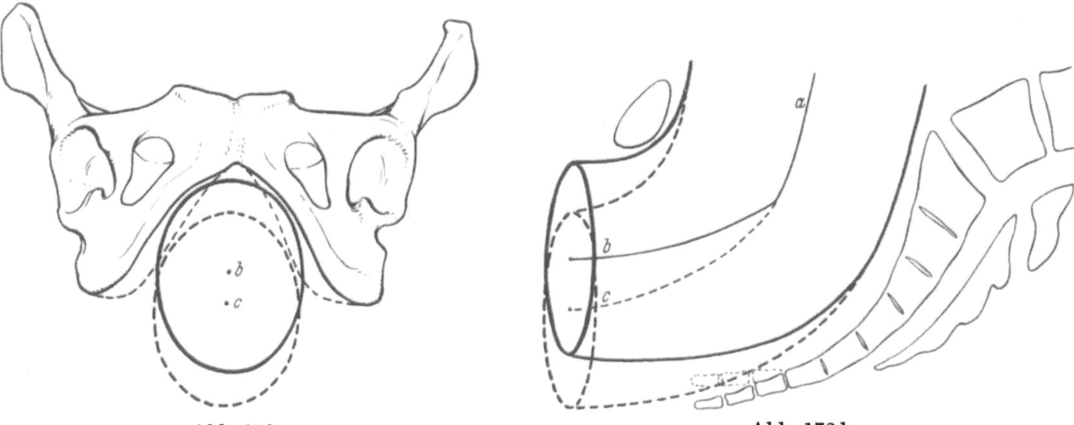

Abb. 172a.   Abb. 172b.

Abb. 172a u. b. Einfluß der Form des Schambogens auf die Art der Abbiegung des Geburtskanals.
(Nach SELLHEIM.)

a b Achse des Geburtskanals bei gut geformtem Schambogen, *a c* Achse des Geburtskanals bei engem und hohem
Schambogen.

Für alle folgenden Betrachtungen können wir, ohne einen Fehler zu begehen, den Geburtskanal in seiner entfalteten Form als etwas Gegebenes annehmen. Der Querschnitt des fertig gebildeten Geburtskanals zeigt im Beckeneingangsraum eine querelliptische, in den mittleren Abschnitten eine annähernd kreisrunde Form.

Für die praktische Geburtshilfe muß man natürlich auch individuelle Variationen im Bau des knöchernen Beckens, des muskulären Beckenverschlußapparates und in der Lage der Vulva berücksichtigen. Die Weite des präformierten Levatorspaltes wie die Ausbildung insbesondere der oberflächlichen Schicht des Diaphragma urogenitale unterliegt mancherlei Schwankungen. Bei Mehrgebärenden

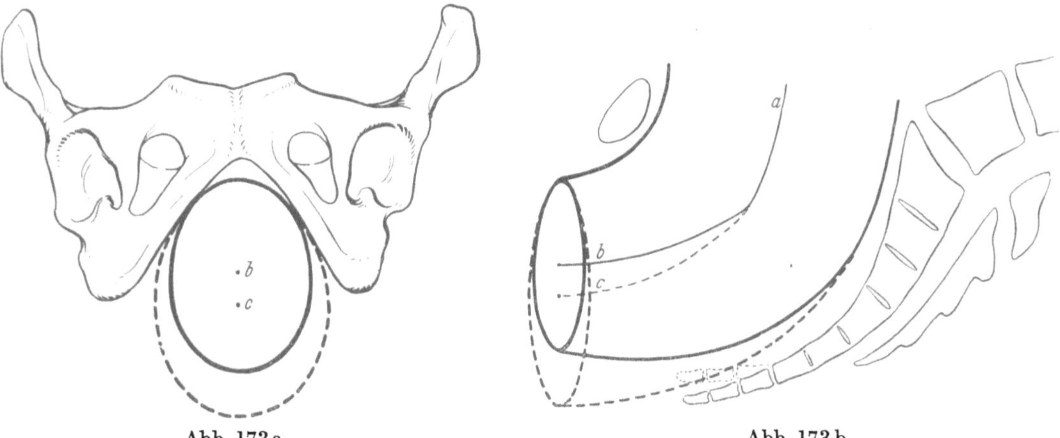

Abb. 173 a.   Abb. 173 b.

Abb. 173 a u. b. Einfluß der Kopfgröße auf die Art der Abbiegung des Geburtskanals.

(Nach SELLHEIM.)

a b Achse des Geburtskanals bei normalem, *a c* bei abnorm großem Kopfe.

ist insbesondere auch zu berücksichtigen, daß durch bei früheren Geburten stattgefundene Verletzungen der Hiatus levatoris vielfach von vornherein weiter ist und ebenso am Damm häufig Defekte sich vorfinden. Dadurch wird die Richtung und Form der Geburtsbahn insofern beeinflußt, als das Knie des Geburtskanals etwas tiefer liegt und der gebogene Abschnitt der Geburtsbahn im ganzen flacher verläuft (Abb. 172).

Auch die *Form des Schambogens* ist von einer gewissen Bedeutung. Je mehr der Schambogen der Form des romanischen Rundbogens sich nähert, um so besser paßt sich der Schädel bei seinem Durchtritt in den Schambogenausschnitt ein, um so stärker wird die Achse des Geburtskanals der Schoßfuge genähert und um so höher liegt ceteris paribus auch das Knie des Geburtskanals. Je mehr dagegen der Schambogen der Form des gotischen Spitzbogens sich nähert, um so schlechter paßt sich der Kopf ein. Er wird stärker nach hinten abgedrängt und belastet dadurch die Weichteile viel stärker. Ebenso ist natürlich klar, daß ceteris paribus ein kleinerer Kopf sich besser in den Schambogen einpassen kann als ein verhältnismäßig großer Kopf (Abb. 173).

2. Die Wirkung der motorischen Geburtskräfte.

Für die Wirkung der motorischen Kräfte (Uteruskontraktionen und Tätigkeit der Rumpfbauchpresse) ist zunächst von prinzipieller Bedeutung folgende Überlegung: Der Fruchthalter kann zu einem austreibenden Organ überhaupt nur unter der *Voraussetzung einer funktionellen Zweiteilung und* unter der weiteren Voraussetzung *einer* für den Austritt des Geburtsobjektes *präformierten Lücke* (bzw. einer damit gleichzusetzenden schwachen Stelle, die gesprengt werden müßte) werden. Diese funktionelle Zweiteilung ist schon in der Anlage des Organs gegeben, wird aber erst in der Schwangerschaft durch die starke Hypertrophie und Hyperplasie der Muskelfasern im Corpus uteri zur Vollendung gebracht, während umgekehrt im Isthmus und Cervix die Schwangerschaftsveränderungen gegenteilig im Sinne einer Steigerung der Elastizität und Dehnbarkeit wirken. Damit ist die funktionelle Zweiteilung in den motorisch aktiven Hohlmuskel (= Corpus uteri) und den motorisch passiven Uterusausführungsgang (= Isthmus und Cervix) gegeben.

Ebenso wichtig ist aber die zweite Voraussetzung. Wäre der Uterus allseitig geschlossen, die Wand überall von gleichmäßiger Beschaffenheit, etwa wie eine eiförmige Gummiblase, dann könnte die Kontraktion nur folgenden Effekt haben: entweder Kompression des Inhalts oder, falls der Inhalt inkompressibel wäre, Drucksteigerung im Inneren unter Verformung der Wand. Als dritte Möglichkeit bliebe nur noch bei Vorhandensein einer schwachen Stelle Ausbuchtung und schließlich Platzen dieser.

Infolge der Trennung des Organs in einen aktiven und passiven Teil bewirkt jede Kontraktion des muskelstarken Corpus uteri zweierlei: 1. Der gesamte Uterusinhalt wird unter Druck gesetzt und sucht nach einer Stelle geringeren Widerstandes auszuweichen, 2. es wird auf den passiven Teil des Uterus (Isthmus und Cervix) und seine Befestigungen im Becken ein Zug in der Richtung nach oben ausgeübt.

a) Die Druckwirkung. *Jede Uteruskontraktion setzt den gesamten Uterusinhalt unter erhöhten Druck,* den wir schon als *allgemeinen inneren Uterusdruck* kennen gelernt haben und der auf den Kopfquerschnitt etwa 10 kg beträgt. Da das Geburtsobjekt als Ganzes betrachtet leicht verformbar ist, ähnlich etwa einem dicken Öl, muß sich nach den Gesetzen der Hydraulik *dieser Druck nach allen Richtungen gleichmäßig* verteilen (Abb. 133). Wäre der Uterus allseitig verschlossen und von gleicher Wandbeschaffenheit, so wäre damit die Wirkung der Kontraktion erschöpft. Da aber am Uterus von vornherein eine Lücke im Bereich von Muttermund und Cervicalkanal vorhanden ist, außerdem die Wand hier in toto schwächer ist, liegen die Verhältnisse ganz anders. Der gleichmäßig nach allen Richtungen wirkende Druck muß hier resultant zur Wirkung kommen, anders ausgedrückt, das Ei wird mit seinem am leichtesten verformbaren Teil nach dieser Stelle verschoben werden, und zwar werden natürlich die leichtest verschiebbaren Teile am ersten nach diesen Stellen geringsten Widerstandes ausweichen. Der am leichtesten bewegliche Teil des Eies ist aber das Fruchtwasser, dessen Ausweichen nur eine Grenze gesetzt ist durch die umhüllenden Eihäute. *Es wird also der untere Eipol zum Überträger des gesamten Uterusdruckes* und vermöge der Elastizität der das Fruchtwasser umhüllenden Eihäute wird *mit jeder Wehe* immer mehr und mehr *die Eispitze in Form einer Kalotte gegen den Cervicalkanal vorgetrieben* (Abb. 174).

Natürlich darf man auch den vom Ei (wieder in toto betrachtet) auf die Uteruswandungen ausgeübten Gegendruck nicht vergessen. Die Größe dieses Gegendruckes entspricht genau dem allgemeinen inneren Uterusdruck. Entsprechend der leichten Deformierbarkeit der flüssigen Eibestandteile, also in der Hauptsache des Fruchtwassers, kommt auch dieser Gegendruck resultant nur an der unteren Eikalotte in Form eines nach allen Richtungen gleichmäßig auf die Wand des Uterusausführungsganges ausgeübten Druckes zur Wirkung. *Je größer* die gegen den Cervicalkanal vorgetriebene mit Fruchtwasser erfüllte Eikalotte *(Fruchtblase)* wird, *um so größer* wird der der Wirkung dieses Gegendruckes unterliegende *Wandbezirk des Uterusausführungsganges,* der entsprechend von oben nach unten fortschreitend *entfaltet wird.* Gerade die Gleichmäßigkeit, mit der in der Fruchtblase der Druck nach allen Richtungen wirkt, gewährleistet nicht nur eine schonende, sondern auch sehr schnelle Entfaltung des Cervicalkanals[1].

Nach dem Blasensprung kann der hydraulische Druck durch das Fruchtwasser natürlich nicht mehr bis zur Eispitze, sondern nur bis zum Berührungsgürtel des Kopfes oder des vorliegenden Teiles überhaupt fortgeleitet werden. Es wird dann der vorliegende Kindsteil selbst zum Überträger des Uterusdruckes, der im Bereich des Berührungsgürtels unmittelbar auf die Wand des Uterusausführungsganges zurückwirkt.

Ein Teil des Druckes wird in der Austreibungsperiode freilich auch durch den Körper der Frucht selbst übertragen und kommt dann am vorliegenden Kindspol zur Wirkung, da ja auch die Frucht als solche leicht verformbare flüssige Bestandteile besitzt. Der zwingendste Beweis für diese Tatsache ist ja die Ausbildung der Kopfgeschwulst[2]. Wenn demgegenüber auf Grund von Röntgenuntersuchungen WARNEKROS

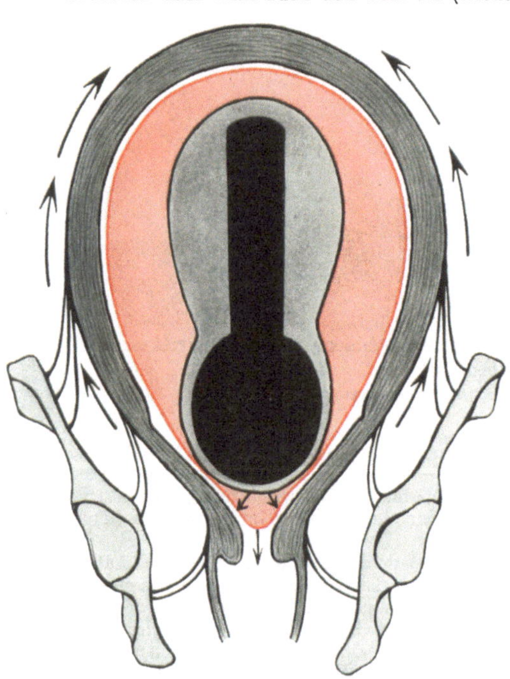

Abb. 174. Wirkung der Eröffnungswehen. Die Pfeile zeigen die Richtung der zur Wirkung kommenden Druck- und Zugkräfte.

Rot Fruchtwasser, schwarz Skeletkern der Frucht, hellgrau Weichteilmantel der Frucht.

in neuester Zeit die Meinung vertreten hat, daß gerade in der Austreibungsperiode der Fruchtachsendruck eine größere Rolle spielt, so erscheint das nur bedingt richtig. Ein konzentrischer Druck auf den oberen Kindspol, der durch die Wirbelsäule im Sinne eines Druckbaumes auf den unteren Kindspol fortgesetzt würde, spielt eine größere Rolle sicher nur unter Ausnahmeverhältnissen, nämlich bei starkem Fruchtwassermangel.

b) Die Kontraktion des Uterus hat aber *eine zweite* für die Entfaltung des Ausführungsganges nichts zu unterschätzende *Wirkung:* infolge der funktionellen Zweiteilung in einen sich kontrahierenden kräftigen oberen Abschnitt (= Korpus oder Hohlmuskel) und in einen inaktiven muskelschwachen Teil (Isthmus und Cervix = Durchtrittsschlauch), wird bei jeder Zusammenziehung des aktiven Anteiles, der dabei natürlich verkürzt wird, ein **Zug auf die passiven Abschnitte** ausgeübt (Abb. 174). Der Grenzring rückt bei jeder Kontraktion des Korpus etwas nach oben, damit ist die Zugwirkung auf den inaktiven Abschnitt und seine Befestigungen im Becken ohne weiteres gegeben; da diese letzteren einem Ausweichen des Uterus nach oben widerstreben, verstärken sie ihrerseits den Effekt des seitens des aktiven Abschnittes auf die Wände des Uterusausführungsganges ausgeübten Zuges und begünstigen somit die Entfaltung des Gebärmutterhalses. Je weiter die Eispitze in den Halskanal vorgetrieben wird, je stärker der obere Abschnitt bereits erweitert ist, desto mehr wirkt der Zug auf den inaktiven Anteil des Uterus im Sinne

---

[1] Das wird von der negativen Seite her oft noch deutlicher und jeder Geburtshelfer hat immer wieder Gelegenheit, sich zu überzeugen, wie viel langdauernder und oft gewebeschädigender diese Entfaltung wird, wenn infolge eines frühzeitigen oder gar vorzeitigen Blasensprunges die Fruchtblasenbildung ausfällt.

[2] Vgl. dazu S. 162.

eines Auseinanderweichens der Wände des Halskanals (Abb. 175). Durch die besondere Anordnung der Muskulatur in der Cervix uteri, die ähnlich einer Vorratsringfalte ist, wird die dilatierende Wirkung des Zuges begünstigt (KEHRER und LAHM). Andererseits wird die *Angriffsfläche der unmittelbar dilatierenden Kräfte* um so größer, je länger und breitbasiger die in den Geburtskanal vorgetriebene Eikalotte wird.

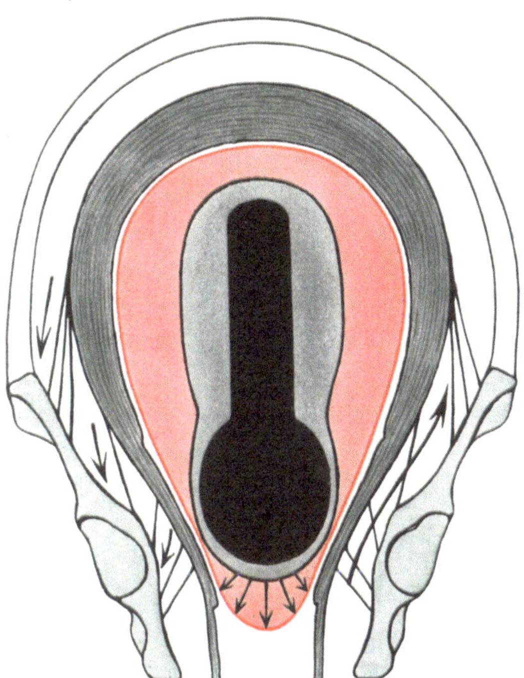

Abb. 175. Ende der Eröffnung. Straffung der Verankerungen des Uterus.

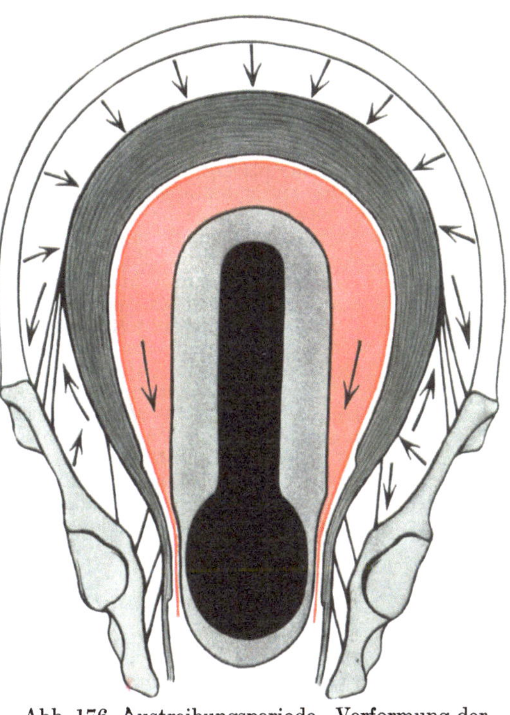

Abb. 176. Austreibungsperiode. Verformung der Frucht. Wirkung der Rumpfpresse.

c) Die Kontraktion des aktiven Abschnittes wirkt aber im weiteren Verlauf der Geburt nicht nur im Sinne einer Entfaltung des Halskanals, sondern ihr wichtigster Effekt ist nach Vollendung der Eröffnung des Muttermundes die **Propulsion des Kindes im Geburtsweg.** Diese Wirkung ist jedoch an eine wichtige Voraussetzung geknüpft: nämlich an die *Verankerung* (SELLHEIM) des Gebärorgans im Becken, die durch die Ligamente des Uterus und die sonstigen geweblichen Verbindungen dieser und der Scheide mit dem knöchernen Becken bewirkt wird. Denkt man sich den Uterus aus seinen Verbindungen losgelöst, so würde nach Erweiterung des Muttermundes der mit jeder Wehe sich verkürzende Hohlmuskel sich zwar bis zu einem gewissen Grade über den unteren Ei- bzw. Fruchtpol zurückziehen, eine richtige Austreibung des Geburtsobjektes käme aber nicht zustande. Dadurch aber, daß der ganze motorische Gebärapparat im Becken verankert ist, kommt es *bei jeder Kontraktion des Korpus* zu einer *Straffung dieser Verankerungen*, die ihrerseits wieder einen Gegenzug auf ihre Anheftungspunkte, -linien und -flächen am Uteruskörper und Ausführungsgang ausüben (Abb. 175). Entsprechend der Anordnung dieser Verankerungen unterstützen sie einmal die dilatierende Wirkung auf den Durchtrittsschlauch, andererseits wird der Hohlmuskel ähnlich wie ein Geschützrohr durch die Rücklaufbremse in einer bestimmten Ausgangsstellung fixiert bzw. alsbald wieder in diese zurückgebracht. Der Hauptteil der *Bremswirkung* wird *von den Ligamenta rotunda* ausgeübt.

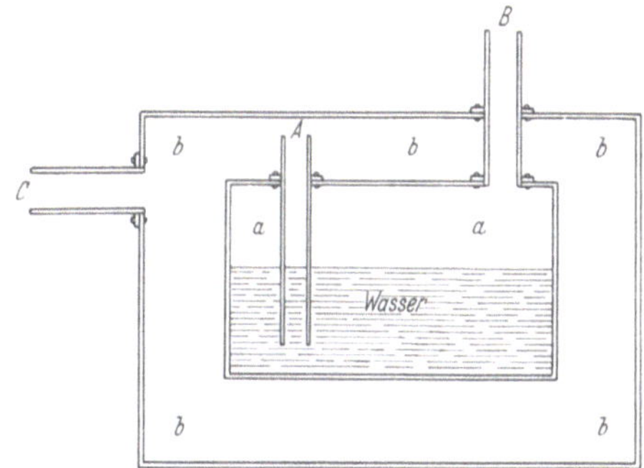

Abb. 177.

Zufolge dieser Feststellung des Hohlmuskels und insbesondere seines Fundus ist aber *nach völliger Erweiterung des Muttermundes kein anderer Effekt der intrauterinen Drucksteigerung mehr möglich als eben die Fortbewegung des Eies nach dem Orte geringsten Widerstandes*, id est nach unten. Es wird also durch die Funktion der Verankerungen einmal die Entfaltung des Uterusausführungsganges erleichtert, weiter die Propulsion des Uterusinhalts überhaupt erst ermöglicht.

Wem die hier gegebene Darstellung Schwierigkeiten macht, der kann sich das tatsächliche Geschehen auch von der anderen Seite her, gewissermaßen mit negativen Vorzeichen, klarmachen. Da der ganze Vorgang der Propulsion des Geburtsobjektes darauf beruht, daß im Uterus bei der Wehe Überdruck, im Uterusausführungsgang aber atmosphärischer Druck herrscht, so kann man sich die Austreibung des

Geburtsobjektes auch umgekehrt als eine von der Vulva her angreifende Saugwirkung vorstellen (SELL-HEIM). Denn das Wesentliche für die ganze Propulsion ist nur die Druckdifferenz, ob diese durch Überdruck oder Unterdruck (Saugwirkung von unten) zustande kommt, ist gleichgültig.

SELLHEIM hat durch ein einfaches Experiment diese Verhältnisse recht anschaulich gemacht: wenn wie in vorstehender Abbildung 177 durch das Rohr B Luft in den Behälter hineingepreßt wird, so wird dadurch das in dem Behälter befindliche Wasser durch das Rohr A herausgepreßt. Ganz denselben Effekt erzielt man aber, wenn man durch das Rohr C die in dem System befindliche Luft heraussaugt.

d) Als ein *weiterer Hilfsapparat* für die Austreibung des Eies kommen *die Kontraktionen der Rumpf-presse* in Betracht; entsprechend der größeren Kraft und der dabei in Frage kommenden quergestreiften Muskulatur übersteigt der Bauchpressendruck den inneren Uterusdruck ganz wesentlich. Diese Differenz kommt als Überdruck zur Geltung (WERTH, SELLHEIM), der entsprechend der Zusammensetzung des Bauchinhaltes aus der plastisch weichen Leber und Milz und den mit Gas und Flüssigkeit gefüllten Därmen annähernd wieder als hydraulischer oder aerohydraulischer, d. h. gleichmäßig nach allen Oberflächen-einheiten zur Geltung kommender Druck wirken muß. Soweit der motorische Teil des Gebärapparates in Frage kommt, wird *dadurch, ohne weiteres verständlich, die austreibende Kraft des Hohlmuskels verstärkt.* Leider würde aber derselbe Überdruck auch auf die Wand des Uterusausführungsganges ein-schließlich der Scheide wirken und hier die Entfaltung der Scheide wie die Propulsion des Kindes direkt hemmen müssen, wenn nicht durch *eine weitere,* in ihrer mechanischen Bedeutung auch erst von SELLHEIM erkannte und gewürdigte *Hilfseinrichtung* dem vorgebaut würde. Diese Hilfseinrichtung sind die *sog. Abdichtungen,* d. h. die innerhalb des Beckenkanals zwischen Uterusausführungsgang und Scheide einer-seits, dem knöchernen Rahmen andererseits angeordneten Gewebsmassen, die mit fortschreitender Er-weiterung des Uterusausführungsganges und Vorrücken des Geburtsobjektes im Beckenkanal so kom-primiert werden, daß sie tatsächlich mechanisch wie ein Kolbenring zwischen Kolben und Zylinder einer Verbrennungsmaschine wirken müssen. Der Effekt dieser Abdichtung ist natürlich der, daß alle im kleinen Becken gelegenen Außenflächen der Geburtsbahn der Wirkung des Bauchpressendruckes völlig entzogen sind. Der oben erwähnte Überdruck kommt also nur auf die oberhalb des Beckeneingangs gelegenen, in die Bauchhöhle hineinragenden Teile des Uterus zur Wirkung und wird durch dessen Wand hindurch auf das Geburtsobjekt übertragen.

3. Veränderungen des Geburtsobjektes.

a) Veränderungen am unteren Eipol.

Wie ein Blick auf die Gesamtgestaltung des Geburtsobjektes am Ende der Schwangerschaft lehrt, muß offensichtlich ein *weitgehendes Form- und Größenübereinkommen* erzielt werden, ehe überhaupt die Möglichkeit gegeben ist, daß das zunächst ovoide und recht umfängliche Geburtsobjekt in der nach Gestalt und Größe vorgeschriebenen Geburtsbahn vorwärts geschoben werden kann. Zudem konnte SELLHEIM experimentell nachweisen, daß eine unter Wasserdruck durch eine Nachbildung des Geburtskanals getriebene Kindesleiche am Knie des Geburtskanals einfach stecken blieb. Dadurch ist ersichtlich, daß noch irgend-welche Besonderheiten des *lebenden* Geburtsobjektes bei der Überwindung gerade dieses Knickes im Geburtskanal eine Rolle spielen müssen.

Ganz allgemein wird man sagen dürfen: das Geburtsobjekt muß weitgehend verformbar sein, wenn überhaupt durch den von der Natur vorgezeichneten Weg eine Austreibung möglich sein soll. Diese Ver-formbarkeit des Geburtsobjektes besteht tatsächlich und erklärt sich aus seiner eigenartigen Zusammen-setzung aus (Abb. 174):

1. dem zu innerst gelegenen, kaum verformbaren *Skeletkern* der Frucht;
2. dem mäßig verformbaren *Weichteilmantel* des Kindes und
3. dem die Frucht umhüllenden, leicht verformbaren *Fruchtwasser.*

Wie SELLHEIM erwiesen hat, gehen bei jeder Verformung immer die am leichtesten verformbaren, also die flüssigen und gasförmigen Bestandteile voran. Von der Bedeutung der verschiedenen Verform-barkeit verschiedener Teile des Geburtsobjektes kann man sich durch ein höchst einfaches Experiment überzeugen. Übt man auf eine gut reife Pflaume einen starken Druck aus und läßt dabei eine Stelle, z. B. die Spitze der Pflaume, von diesem möglichst konzentrischen Druck frei, wodurch ein Ort geringeren Widerstandes geschaffen wird, dann dringt der leicht verformbare Saft dorthin und sprengt schließlich die den Eihäuten vergleichbare äußere Fruchthülle, dann quillt das schwerer verformbare Fleisch nach und erst bei weiterem starken Druck wird der nicht verformbare Kern der Pflaume ausgestoßen.

Auf unseren speziellen Fall angewandt, erklärt sich daraus das Ausweichen des Fruchtwassers nach unten und die *Bildung der Fruchtblase,* die freilich an die weitere, aber von der Natur erfüllte Voraussetzung der Umhüllung des Fruchtwassers mit elastischen Eihäuten geknüpft ist. Diesen Vorgang haben wir ja bei der klinischen Darstellung der Geburt ausführlich geschildert.

Auch nach dem Blasensprung gehen immer die leichter verformbaren Bestandteile des Eies, jetzt also nur noch der Frucht selbst (Blut und Lymphe) den schwerer verformbaren voraus. Sie strömen nach dem Orte geringeren Druckes ab und bilden die als *Geburtsgeschwulst* von uns bereits geschilderte Vor-wölbung am unteren Fruchtpol.

Das Abströmen der leichter verformbaren Teile bedingt zum Teil auch eine stärkere Vorwölbung der unterhalb des Berührungsgürtels befindlichen, in den Nähten verschieblich verbundenen Schädel-knochen gegeneinander, die in der Überschiebung des etwa vorangehenden Scheitelbeins über das ein wenig zurückbleibende hintere zum Ausdruck kommt. Diese Tatsache spielt namentlich unter pathologischen Verhältnissen einge große praktische Rolle.

b) Die Veränderungen der Frucht im ganzen.

Aus dem Vergleich der Umrisse der in ungezwungener Haltung befindlichen eben geborenen oder der im graviden Uterus relativ bequem verpackten Frucht[1] mit der Form des Geburtskanals ist ohne weiteres zu entnehmen, daß ein weitgehendes gegenseitiges Formübereinkommen zwischen Geburtskanal und Frucht stattfinden muß. Die günstigste, d. h. möglichst kleine, dem Geburtskanal am besten angepaßte Form würde die eines Kreiszylinders sein, der natürlich entsprechend verbiegbar sein müßte, um um das Knie des Geburtskanals herumkommen zu können. Tatsächlich findet, wie SELLHEIM bereits vor 26 Jahren nachgewiesen hat, eine *Annäherung der Fruchtform an diese verlangte Kreiszylinderform* statt, was SELL-HEIM als *Fruchtwalzenbildung* beschrieben hat; die Frucht gerät dabei in eine *Zwangshaltung.* Zu ihrer Herstellung wirken verschiedene Kräfte mit: 1. Größte Bedeutung hat die zirkuläre Schnürung seitens der gedehnten Teile des Geburtskanals, der ja, abgesehen vom Beckeneingangsraum, einen etwa kreisrunden Querschnitt aufweist; 2. der von oben als vis a tergo wirkende Wehendruck; 3. der von unten nach oben wirkende Widerstand der noch nicht entfalteten Weichteilabschnitte. Während die erste Kraft bestrebt ist, den Fruchtquerschnitt auf ein Minimum, eben auf die Kreisform zu reduzieren, wirken die beiden anderen Kräfte im Sinne einer Zusammenschiebung oder Stauchung der Frucht von oben nach unten mit dem Effekt, daß gewisse Unebenheiten und Einschnitte der Fruchtoberfläche, wie z. B. am Halse der Frucht, ausgeglichen werden, womit eine weitere Annäherung der Frucht an die Zylinder- oder Walzenform erreicht und auch wohl ihre Gleitfähigkeit und Drehbarkeit erhöht wird (Abb. 174—176).

Auch die Einstellung des Kopfes, der, wie schon erwähnt, einem zweiachsigen Rotationsellipsoid vergleichbar ist, ist nichts anderes als eine Anpassung an die verlangte Walzenform. Bei der bequemen intrauterinen Haltung noch im Beginn der Geburt liegt das Kopfellipsoid mit seiner längeren Achse schief und würde etwa mit einem Planum frontooccipitale auf die Terminalebene zu projizieren sein. Sobald die zirkuläre Schnürung seitens des Geburtskanals einsetzt, wird das Kopfellipsoid zu einer *koaxialen Einstellung* gezwungen, so daß nun seine Längsachse mit der Längsachse des Geburtskanals zusammenfällt und gleichzeitig eine Oberflächenverminderung erreicht wird.

Diese Tatsache läßt sich übrigens durch ein höchst einfaches Experiment SELLHEIMs einwandfrei beweisen: Treibt man in einem geraden Schlauch (= Geburtskanal) ein schief zur Achse stehendes Rotationsellipsoid durch Luftdruck vorwärts, so stellt es sich sofort mit seiner längeren Achse in die Schlauchachse ein (Abb. 178 u. 179).

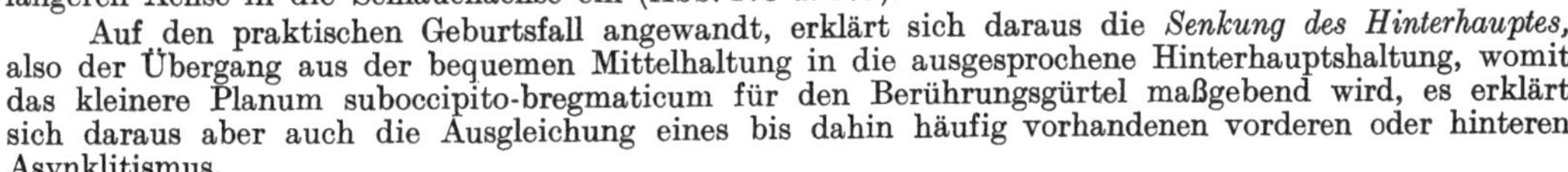

. Abb. 178.   , Abb. 179.

Auf den praktischen Geburtsfall angewandt, erklärt sich daraus die *Senkung des Hinterhauptes,* also der Übergang aus der bequemen Mittelhaltung in die ausgesprochene Hinterhauptshaltung, womit das kleinere Planum suboccipito-bregmaticum für den Berührungsgürtel maßgebend wird, es erklärt sich daraus aber auch die Ausgleichung eines bis dahin häufig vorhandenen vorderen oder hinteren Asynklitismus.

In weiterer Folge führt die zirkuläre Schnürung aber noch zu einer gewissen Verschmächtigung des Kopfellipsoids in den queren Durchmessern, während es gleichzeitig in der Längsrichtung verlängert wird. Im übrigen scheint die von FEHLING zunächst nur für pathologische Geburtsfälle bei engem Becken in Anspruch genommene Möglichkeit einer Volumverminderung des Schädels durch Ausweichen von Ventrikelflüssigkeit und Blut nach dem Rückgratskanal auch bei normalen Geburten namentlich Erstgebärender eine nicht zu vernachlässigende Rolle zu spielen (W. VOGEL).

Je weiter die Frucht vorrückt, desto größer wird durch den Widerstand die Stauchung der Frucht, die zusammen mit der zirkulären Schnürung, der nun immer weitere Fruchtquerschnitte unterliegen, schließlich in toto zu dem führt, was SELLHEIM als Fruchtwalzenbildung bezeichnet hat.

Die Oberarme werden durch die zirkuläre Schnürung in graduell natürlich wechselnder Weise vor den Thorax verschoben, wobei gleichzeitig die Wirbelsäule eine gewisse Straffung erfährt und die Schultern unter steiler Aufrichtung der Schlüsselbeine kopfwärts gedrängt werden. Dadurch wird der zwischen Thorax und Kopf befindliche Halseinschnitt ausgefüllt und — wie ein Blick auf den Querschnitt (Abb. 180) beweist — tatsächlich dadurch eine weitgehende Annäherung des Querschnittes an die Kreisform erreicht. Man kann sich übrigens bei der Geburt durch Tastung per rectum überzeugen, daß dieses Emporrücken der Schultern tatsächlich stattfindet.

Die SELLHEIMsche Abbildung der fertigen Fruchtwalze, die — experimentell hergestellt — das Endresultat der zirkulären Schnürung und Stauchung augenfällig demonstrieren sollte, ist vielfach mißverstanden worden. *Selbstverständlich wird bei der Geburt fast niemals eine totale Fruchtwalzenbildung zustande kommen, sondern es werden in der Austreibungsperiode nacheinander die der zirkulären Schnürung unterliegenden Fruchtabschnitte im Sinne der Fruchtwalzenbildung verformt.* Das ist je nach Weite und

---

[1] Vgl. darüber Näheres im Kapitel Physiologie der Schwangerschaft, insbesondere das dort über die Bewegungsmöglichkeiten der Frucht im Uterus Ausgeführte.

Form des Beckenkanals, Weite und Nachgiebigkeit der Weichteile und je nach der Wehenkraft bald
in stärkerem, bald in schwächerem Maße der Fall.

Natürlich gerät dadurch das Kind in eine *Zwangshaltung,* die nicht ohne Erzeugung von *Verformungs-
spannungen* (SELLHEIM) zustande kommen kann. Sobald der Zwang zu dieser Geburtshaltung wegfällt

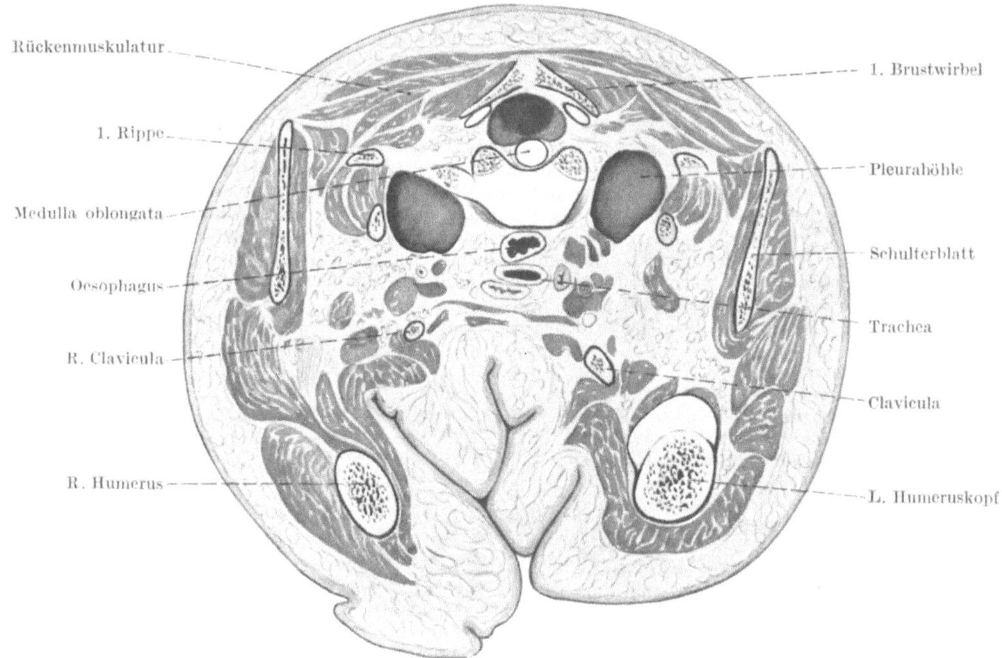

Abb. 180. Querschnitt durch die Fruchtwalze in Höhe des 1. Brustwirbels.
(Nach SELLHEIM.)

und eine Entspannung möglich ist, kommt es infolge dieser nach Ausgleich strebenden Verformungs-
spannung auch sofort zur Aufgabe der Zwangshaltung, wovon man sich nach der Austreibung des
Kindes aus dem Geburtskanal durch Augenschein überzeugen kann.

Übrigens werden durch die Einpassung der einzelnen Fruchtquerschnitte in die Form des Geburtskanals noch mancherlei andere Spannungen erzeugt, aus deren Streben nach Ausgleich sich mancherlei
feinere Einzelheiten und Variationen des Geburtsmechanismus erklären, auf die wir hier, wo es sich nur
um die mechanischen Konstruktionsprinzipien handelt, nicht eingehen können.

c) Die Verbiegung der Fruchtwalze am Knie des Geburtskanals.

Es ist von vornherein klar, daß am Knie des Geburtskanals eine Verbiegung der Frucht statt-
finden muß. Bei einer solchen Verbiegung entstehen natürlich in den Bändern der jeweilig verbogenen
Wirbelsäulenabschnitte Spannungen (Deviationsspannung nach SELLHEIM), die nach Ausgleich streben.
Jede Spannung involviert ein Entspannungsbestreben, dessen sichtbare Wirkung die am Knie des
Geburtskanals eintretende, bei jeder Geburt zu beobachtende Drehung des die Abbiegungsstelle passie-
renden Abschnittes des Fruchtkörpers ist. Nachdem als erster KALTENBACH die Stellungsdrehung des
Kopfes am Knie des Geburtskanals vermutungsweise in dieser Weise zu deuten versucht hatte, ist es
SELLHEIM gelungen, die maßgebliche Bedeutung der Biegsamkeit der Wirbelsäule in den verschiedenen
Abschnitten experimentell zu beweisen. Dieses Experiment ist von so großer prinzipieller Bedeutung,
daß wir es hier wenigstens in Abbildung darstellen wollen.

Nimmt man (Abb. 181) einen in zwei aufeinander senkrecht stehenden Ebenen gleichmäßig bieg-
samen elastischen Zylinder (A) und steckt ihn drehbar auf eine Achse, so läßt er sich in jeder Richtung
verbiegen und schnellt beim Nachlassen des verbiegenden Zuges wieder in seine Gleichgewichtslage
zurück, ohne irgend eine Drehung auszuführen.

Nimmt man statt dessen einen sonst ganz gleich geformten Zylinder (B), der aber in einer Ebene AB
leicht, in der darauf senkrecht stehenden Ebene ED dagegen schwer verbiegbar ist, zu demselben Experiment, so zeigt sich, daß dieser mit einem Biegungsfazillimum und einem darauf senkrecht stehenden
Biegungsdiffizillimum ausgestattete Zylinder sich sehr verschieden verhält, je nach der Richtung, in der
er verbogen wird. Zieht die verbiegende Kraft in der Richtung des Fazillimums, so verhält er sich genau
so wie der oben beschriebene Zylinder A. Zieht die verbiegende Kraft dagegen in einem Winkel mit der
Richtung des Biegungsfazillimums, so dreht sich der Zylinder, während er die verlangte Biegung annimmt,
so lange bis die Richtung der verbiegenden Kraft EF mit der Richtung des Biegungsfazillimums AB
zusammenfällt. Man kann den Winkel variieren wie man will, immer verhält sich der Zylinder so, daß
man das allgemeine Gesetz daraus ableiten kann: „Ein drehbar gelagerter ungleichmäßig biegsamer

Zylinder rotiert bei eintretender Verbiegung solange, bis die Richtung seiner leichtesten Biegbarkeit mit der Richtung, in der er verbogen werden soll, zusammenfällt" (SELLHEIM).

Da auch die Frucht, wie schon oben (S. 142) hervorgehoben, tatsächlich in verschiedenen Richtungen verschiedene Biegsamkeit aufweist, folgt daraus ohne weiteres die Anwendbarkeit des SELLHEIMschen Gesetzes auf die Geburt des Menschen. Die Verhältnisse liegen nur insofern komplizierter als an der Frucht an verschiedenen Abschnitten die Biegungsfazillima und -difizillima nach verschiedenen Richtungen liegen. Physikalisch ausgedrückt hätten wir es also hier mit einer Aufeinanderfolge von drehbar gelagerten Teilzylindern mit dem Grade und der Richtung nach wechselnder Verbiegbarkeit zu tun. *Jeder Fruchtwalzenabschnitt dreht sich,* sobald *am Knie des Geburtskanals* der Zwang zur Verbiegung eintritt, *solange bis die Richtung seines Biegungsfazillimums mit der Verbiegungsrichtung zusammenfällt.*

Da im Bereich der Halswirbelsäule das Biegungsfazillimum nackenwärts liegt, muß der Kopf am Knie des Geburtskanals sich so drehen, daß das Hinterhaupt nach vorne und damit die Pfeilnaht in den geraden Durchmesser kommt. Nach demselben Prinzip erklärt sich die Drehung der übrigen Fruchtabschnitte am Knie des Geburtskanals. Die *Anwendbarkeit dieses* allgemeinen *Gesetzes auf jede mögliche Variation der physiologischen Geburt* (vgl. später) wie das Funktionieren einer nach diesem Gesetz konstruierten Geburtsmaschine erweisen in gleicher Weise seine Richtigkeit. Man kann übrigens, wie SELL-

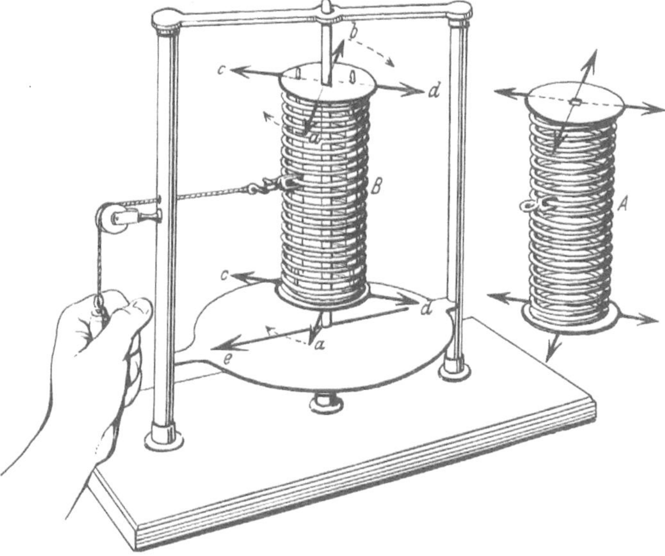

Abb. 181. SELLHEIMs Modell.

HEIM in neuerer Zeit ausgeführt hat, den ganzen Geburtsvorgang auf eine noch einfachere Formel bringen und sagen, *sämtliche unter der Geburt beobachteten Bewegungsvorgänge erfolgen nach dem „Prinzip vom kleinsten Zwange"* (GAUSS), d. h. anders ausgedrückt, alle Bewegungsvorgänge laufen so ab, daß dabei jeweils die geringstmöglichen Widerstände zu überwinden sind. Das gilt sowohl für die am Kind beobachteten Bewegungen wie für die Entfaltung des Geburtsweges. Die Frucht ist im Geburtskanal zwangsläufig und wegen der Richtungsänderung gezwungen, neben der reinen Vorwärtsbewegung noch Rotationen auszuführen, genau wie eine Kugel im gezogenen Gewehrlauf. Jede einzelne Fruchtbewegung, jede Änderung der Haltung oder Stellung, jede Verformung läßt sich als eine Einpassung in die Richtung des jeweils geringsten Zwanges erklären, ebenso wie bei der Herstellung der Geburtsbahn Form und Richtung dieser jeweils dadurch bestimmt erscheinen, daß bei den gewöhnlichen anatomischen Verhältnissen jeweils nur ein Minimum von Zwang dazu erforderlich ist.

III. Die Leitung der Geburt.

A. Allgemeines.

Für die Leitung der regelrechten physiologischen Geburt[1] — normale Geburtswege, Schädellage des Kindes mit Hinterhauptshaltung des Kopfes — sollten *zwei Grundsätze* niemals außer acht gelassen werden:

1. *Der Geburtsvorgang* ist (unter obiger Voraussetzung) ein physiologisches Geschehen, das *einen ärztlichen Eingriff nur auf eine ganz bestimmte Anzeige hin erfordert.*

2. *Jede Gebärende* ist als *eine Infektionen besonders ausgesetzte Verwundete* zu betrachten, von der Infektionskeime aller Art aufs sorgfältigste fernzuhalten sind.

Die Umsetzung dieser beiden Grundsätze in das ärztliche Handeln erfordert also einmal die **Fähigkeit** des Arztes, in der schonendsten Weise festzustellen, ob ein regelrechter physiologischer Geburtsablauf überhaupt zu erwarten ist oder nicht, und weiterhin ein stets waches **Verantwortungsbewußtsein,** das den Arzt verhindert, irgendeinen noch so kleinen Eingriff in den natürlichen Geburtsablauf zu riskieren, ohne sein Für und Wider genau überlegt zu haben; besonders aber muß alles von der

---

[1] Über die ärztliche Leitung der regelwidrigen und pathologischen Geburtsabläufe vgl. die betreffenden Kapitel.

Gebärenden ferngehalten werden, was eine Infektion der Geburtswunden herbeiführen könnte.

Die Erfüllung der ersten Aufgabe ist an ein *gründliches geburtshilfliches Wissen und Können* gebunden; ohne diese Grundlagen sollte kein Arzt die Leitung einer Geburt übernehmen. Das geburtshilfliche Wissen zu vermitteln, ist die vornehmste Aufgabe dieses Lehrbuches; geburtshilfliches *Können* dagegen läßt sich nicht aus Büchern und dem Besuch noch so guter klinischer Vorlesungen erwerben, sondern *kann nur* in ernster Arbeit *am Gebärbett* unter Anleitung eines erfahrenen Geburtshelfers *errungen werden,* wobei natürlich die Länge der Lehrzeit sich ganz nach den individuellen Fähigkeiten des Lernenden bemißt.

Menschen mit schlechtem Raumvorstellungsvermögen eignen sich wenig zur Geburtshilfe. Die heutige Ausbildung des Mediziners gewährleistet die erforderliche geburtshilfliche Ausbildung selbst in dem für den praktischen Arzt notwendigen Ausmaß durchaus nicht. Das kurzfristige Praktizieren im Gebärsaal während der klinischen Semester ist zu sehr von Zufälligkeiten abhängig, als daß es das für den Geburtshilfe treibenden Arzt erforderliche Können zu vermitteln imstande wäre. Man darf zufrieden sein, wenn es dabei gelingt, dem angehenden Arzt etwas vom Wesen geburtshilflicher Tätigkeit überhaupt zu übermitteln und die nicht geringen Anfangsschwierigkeiten geburtshilflicher Untersuchungstechnik zu überwinden. Auch das praktische Jahr in seiner bisherigen Handhabung hat hier versagt, weil versäumt wurde, für den praktischen Arzt eine mindestens 3—4monatliche Tätigkeit an einer geeigneten geburtshilflichen Anstalt zur Pflicht zu machen. Eine solche Tätigkeit wäre in der Tat geeignet, soviel an Können zu vermitteln, daß eine selbständige Weiterbildung durch eigene Erfahrungen und auf eigene Verantwortung möglich wäre. Hier Wandel zu schaffen, scheint uns im Interesse der Zukunft unseres Volkes eine vordringliche Aufgabe; Wandel muß aber vor allem auch geschaffen werden nach der Richtung, daß das Verantwortungsbewußtsein der großen Masse Geburtshilfe treibender Ärzte geschärft wird. Daran fehlt es vielfach und selbst der immer um diese Erziehungsaufgabe besonders bemühte Lehrer wird so lange zum Mißerfolg verdammt sein, als nicht eine grundsätzlich andere Einschätzung ärztlicher Leistungen Platz greift, die den Fehler vermeidet, nur das zu werten, was „getan" wird, das vom höchsten Verantwortungsbewußtsein durchdrungene ruhige Beobachten und trotzdem jederzeit handlungsbereite Abwarten aber unbewertet läßt. Die höchste Ethik kommt nicht um die Tatsache herum, daß jede ärztliche Tätigkeit auch dem Erwerb des Lebensunterhaltes des betreffenden Arztes und seiner Familie dient. Unsere heutigen Gebührenordnungen aber belohnen nur ärztliche Eingriffe jeder Art und verleiten, ja zwingen schließlich den Arzt zu einer *Polypragmasie,* die in ihrer unmittelbaren und mittelbaren Auswirkung sowohl *für die Volksgesundheit wie für die Fortpflanzungsfähigkeit und -freudigkeit unserer Frauenwelt von verderblichsten Folgen ist.* Ein guter Geburtshelfer kann nur werden, wer zuerst ein guter Arzt und ein guter Mensch ist, wobei wir unter dem Begriff „gut" die Summe aller jener Imponderabilien zusammenfassen, die aus Charakter, Wissen und Können die segensreich wirkende, ihrem Volke gegenüber sich verantwortlich fühlende Persönlichkeit formen.

Die Erfüllung der zweiten Aufgabe erfordert neben einer Kenntnis der zahlreichen Infektionsmöglichkeiten und einer daraus folgenden äußersten Zurückhaltung jeder Berührung des Geburtsweges eine völlig *sichere Beherrschung der Asepsis und Antisepsis,* die auch unter schwierigsten äußeren Verhältnissen und in drängendster Situation gewahrt werden muß.

Unter dieser Voraussetzung steht nichts im Wege, die regelrechte Geburt unter der Aufsicht der Hebamme oder des praktischen Arztes nach wie vor in der Behausung der Gebärenden ablaufen zu lassen[1]. Am besten wird es immer sein, wenn Hebamme und Arzt dabei zusammenwirken, denn auch bei der regelrechten Geburt sind jederzeit und ganz besonders in der letzten Phase der Austreibungsperiode Komplikationen möglich, die ein sofortiges Bereitsein des Arztes erfordern können. So sehr wir auf der einen Seite betonen, daß die regelrechte Geburt ein physiologischer Vorgang ist, so darf man darüber doch nicht vergessen, daß die Geburt des Menschen infolge der mit der Annahme des aufrechten Ganges verbundenen Veränderungen des Beckens und infolge der zunehmenden Schädelentwicklung des menschlichen Fetus an sich schon mit größeren Gefahren verbunden ist als die Geburt bei den übrigen Säugetieren; dazu kommen noch mancherlei Zivilisations- und Kulturschäden, die einen Teil unserer Frauenwelt zweifellos weniger gebärtüchtig gemacht haben als in früheren Jahrhunderten[2]. Sie sind es vor allem, die auch bei der normalen Geburt ärztlichen Beistand wünschenswert erscheinen lassen, damit im gegebenen Fall auch kleinere Schäden für die Gebärende und das Kind verhütet werden können.

Die Feststellung, daß ein regelrechter Geburtsablauf zu erwarten ist, erfordert natürlich eine entsprechende Untersuchung der Gebärenden, die freilich, wo immer

---

[1] Über die viel besprochene Trennung einer häuslichen und klinischen Geburtshilfe vgl. man unter Pathologie der Geburt.

[2] Vgl. darüber auch das Kapitel Ausschaltung des Geburtsschmerzes.

möglich, durch eine Untersuchung der Schwangeren etwa 6—7 Wochen ante partum ersetzt werden sollte. Bei einer Mehrgebärenden ermöglichen vielfach schon die anamnestischen Angaben und der äußere Befund eine solche Feststellung. Ist über die Beckenbeschaffenheit und die Lage des Kindes bereits vorher Klarheit geschaffen, dann genügt bei der Leitung der Geburt vielfach eine äußere Untersuchung, die im weiteren Verlauf gegebenenfalls durch eine rectale Untersuchung ergänzt werden kann. Auf diese Weise gelingt es in vielen Fällen — bei genügender Beherrschung der äußeren und rectalen Untersuchungstechnik in gut 90 % aller Geburten — auf die innere vaginale Untersuchung, die immer mit einer gewissen Infektionsgefahr verbunden ist, ganz zu verzichten. Diese *Vermeidung der Infektionsgefahr steht* so *im Vordergrunde aller ärztlichen Maßnahmen,* daß wir zunächst einmal die dazu erforderlichen Maßnahmen besprechen wollen. Sie gliedern sich in

1. Vorbereitung des Geburtsweges und der Gebärenden selbst.

Jedes saubere Zimmer ist als *Gebärzimmer* brauchbar; je heller und luftiger es ist, um so besser. Da aber Geburten allzu häufig nachts erfolgen, sollte bei einer möglichen Auswahl zwischen vielen Zimmern auch auf eine gute Beleuchtung Rücksicht genommen werden. Meist wird heute elektrisches Licht zur Verfügung stehen; aber auch die Feststellung, daß nur offenes Licht, sei es eine Gas- oder Petroleum- oder gar nur eine Kerzenbeleuchtung vorhanden ist, hat für den Arzt Interesse, weil in einem solchen Zimmer bei einer eventuell notwendig werdenden Narkose auf die Verwendung des Äthers als Narkoticum verzichtet werden muß.

Wo fließendes warmes Wasser zur Verfügung steht, bedeutet das eine große Erleichterung. Jedenfalls sorge man dafür, daß für die Zeit der Entbindung kochendes Wasser in reichlicher Menge zur Verfügung steht. Meist wird die Hebamme dem Arzt diese Aufgabe abnehmen.

Als *Gebärlager* ist an sich jedes normale Bett brauchbar. Wichtiger als seine Ausführung und Größe ist, daß es von beiden Seiten zugänglich gemacht wird. Wo es üblich ist, neben der Matratze noch eine Daunenunterlage zu verwenden, dort entferne man diese. Über die Matratze wird zweckmäßig als Schutz ein genügend großes Gummituch gebreitet. Unmittelbar bei Beginn der Geburt soll das ganze Bett mit frischgewaschener und heiß geplätteter Wäsche bezogen werden[1]. Auch frische, ebenfalls heiß gebügelte Leibwäsche für die Gebärende ist wünschenswert. Wo unter sehr ärmlichen Verhältnissen auf saubere Wäsche verzichtet werden muß, dort hilft sich der Arzt am besten durch ein für solche Notfälle in seiner Geburtstasche mitgeführtes sauberes Leinentuch, das mindestens für den Fall eines notwendig werdenden Eingriffes untergeschoben werden sollte. In einem solchen Fall kann auch einmal statt eines ungeeigneten Bettes, das entweder sehr niedrig oder stark verlegen oder sehr schmutzig ist, ein Tisch als Gebärlager hergerichtet werden. Im übrigen sind noch genügend saubere Wäsche, Waschgerät, Schüsseln und die sonstigen Dinge für die erste Versorgung des Kindes[2] bereit zu stellen.

Außer der Hebamme und dem Arzt sollen andere Personen im Gebärzimmer nicht anwesend sein. Ob man den Ehemann oder der Mutter der Gebärenden den zeitweiligen Aufenthalt im Gebärzimmer gestattet, hängt von den Umständen des Einzelfalles ab. Jedenfalls vergewissere man sich, daß sie nicht an einer leicht übertragbaren Infektionskrankheit (Schnupfen, abklingende Angina, grippeähnliche Affektion) leiden. Tiere jeder Art (Hunde, Katzen, Hühner) sind natürlich zu entfernen. Unter ländlichen Verhältnissen achte man darauf, daß nicht Menschen mit durch Straßenschmutz, Erde oder Stallmist beschmutzten Stiefeln das Gebärzimmer betreten (Tetanusgefahr!). Weitere Vorschriften wollen wir nicht geben, da keine noch so breite Schilderung allen Möglichkeiten des Lebens gerecht werden könnte und selbst der junge Arzt gerade auf diesem Gebiete schnell die nötige Erfahrung und Menschenkenntnis erwirbt.

---

[1] Die Verwendung steriler Wäsche ist überflüssig, da durch das Heißbügeln eine genügende Freiheit von pathogenen Keimen erreicht wird; wo es wie in manchen Haushaltungen auf dem Land üblich ist, die Bettwäsche nur zu mangeln oder nicht zu bügeln, sollte für die Geburt gebügelte Wäsche gefordert werden.

[2] Vgl. S. 211.

Die *Vorbereitung der Kreißenden selbst* erfordert je nach dem Stand der allgemeinen Reinlichkeit im Haus mehr oder minder weitgehende Maßnahmen. Bei einer sehr sauberen Frau wird nichts weiter nötig sein als mit Einsetzen geregelter Wehentätigkeit ein *Seifenwasserklystier* zu verabfolgen, das einen doppelten Zweck verfolgt: einmal durch Entleerung des Darmes einer Verunreinigung des Geburtslagers durch während der Geburt herausgepreßten Kot vorzubeugen, weiter aber die Wehentätigkeit nicht zu stören, da erfahrungsgemäß ein voller Darm wehenverschlechternd wirkt. Sehr reichliche alte Kotmengen, wie sie bei chronisch obstipierten Frauen zuweilen in der Ampulla recti sich finden, können sogar den Eintritt des Kopfes ins Becken erschweren oder aufhalten.

Empfehlenswert ist es, die *Schamhaare* mit einer Schere zu *kürzen*; ein Rasieren der Vulva ist unnötig.

Bei Frauen, deren Sauberkeit nicht auf der Höhe steht, werden Vulva, Schenkelfalten und Oberschenkel, sowie der Unterbauch mit Seife gründlich gewaschen und vor der Trocknung mit einem milden Desinfiziens noch abgespült. Wo es möglich ist, erscheint es am einfachsten, *die Gebärende in einer Badewanne im Stehen abzuseifen und abzuwaschen*. *Vollbäder* als vorbereitende Maßnahme sind mindestens bei Mehrgebärenden mit klaffender Vulva *zu vermeiden*, da durch Eindringen von keimhaltigen Badewasser immerhin einmal eine Infektion hervorgerufen werden kann; wenn diese Gefahr auch zweifellos überschätzt worden ist, so ist andererseits doch nicht zu leugnen, daß vereinzelt als Folge des Badens Infektionen, selbst schwerere Infektionen beobachtet worden sind. In der Klinik vermeiden wir jedenfalls auch bei sehr unsauberen Frauen ein Vollbad und beschränken uns auf das Abseifen und Abwaschen im Stehen.

2. Maßnahmen des Arztes zur Infektionsverhütung.

Der Geburtshelfer muß sich vor allem den *Unterschied zwischen Asepsis und Antisepsis* klar machen. *Aseptisch* bedeutet *keimfrei*, gleichgültig ob diese Keimfreiheit durch trockene Hitze, strömenden Dampf oder genügend langes Kochen in Wasser erzielt wird. Keimfreiheit ist wegen der schlechthin lebenvernichtenden Wirkung dieser Maßnahme nur an totem Material (Wäsche, Waschschüsseln, Verbandstoff, Instrumenten) zu erzielen. *Oberste Pflicht* des Geburtshelfers ist es, sich darüber zu vergewissern, *daß alles, was mit dem Geburtsweg in Berührung kommt, diese absolute Keimfreiheit aufweist*. Die Industrie unterstützt heute darin den Arzt weitgehendst, indem sie sterilen Verbandstoff sowie handliche und zuverlässige Apparate zur Sterilisation von Instrumenten und der nötigsten Wäsche liefert.

Nur *die Hand des Geburtshelfers*, sein wichtigstes Untersuchungs- und Operationsinstrument, ist diesen Maßnahmen nicht zugänglich. Sie *kann nur antiseptisch behandelt werden*, d. h. sie kann durch die sog. Desinfektion in einen Zustand versetzt werden, daß in den Falten und Rillen der Hand, im Nagelfalz, in den Unternagelräumen wenigstens keine Keime mehr vorhanden sind, die als Erreger des Puerperalfiebers in Frage kommen. Denn glücklicherweise sind gerade die wichtigsten Puerperalfiebererreger gegen Desinfektionsmaßnahmen recht empfindlich. *Die beste und gründlichste Desinfektion vermag aber niemals eine absolute Keimfreiheit zu erreichen.* Darüber hinaus ist jede Desinfektionsmaßnahme in ihrer Wirkung noch abhängig ebenso von der Zahl und Virulenz der an der jeweils zu desinfizierenden Hand vorhandenen Keime wie von der *Sorgfalt und Umsicht in der Durchführung der Desinfektionsmaßnahmen*. Wer sich noch so sorgfältig desinfiziert und dann im Eifer des Gefechts unbedacht keimhaltiges Material berührt, hat die Antisepsis nicht erfaßt. Vor allem ist es bei länger dauernden geburtshilflichen Eingriffen, die ja allzu leicht die Gefahr einer Beschmutzung mit Stuhlmassen mit sich bringen, notwendig, immer wieder während des Arbeitens die Desinfektionsmaßnahmen zu wiederholen oder zu ergänzen.

Diese Unvollkommenheit der Desinfektion hat dazu geführt, nach Maßnahmen Umschau zu halten, die praktisch auch die Hand keimfrei zu machen imstande sind. Dazu hat sich vor allem die *Bekleidung der desinfizierten Hand mit sterilem Gummihandschuh* bewährt (DÖDERLEIN). Dadurch kann eine absolut keimfreie Oberfläche geschaffen werden und der Schutz wäre vollkommen, bestünde nicht die Gefahr, daß während geburtshilflicher Maßnahmen der Gummihandschuh zerreißt oder einreißt.

Ist schon aus diesem Grunde eine vorherige Desinfektion der Hände trotz des Gebrauches von Gummihandschuhen notwendig, so noch aus der weiteren Erwägung heraus, daß bei längerem Arbeiten mit behandschuhter Hand durch Schweißabsonderung und Bewegungen doch Keime aus den tieferen Hautfalten und Hautdrüsen an die Oberfläche gebracht werden können, die bei verletzter Gummihülle zur Infektion führen können. Infolgedessen darf der Gebrauch von sterilen Handschuhen niemals dazu verleiten, die Sorgfalt der Desinfektion einzuschränken. Im übrigen ist kein Zweifel möglich, daß durch den regelmäßigen Gebrauch steriler Gummihandschuhe bei geburtshilflichen Eingriffen jeder Art die Infektionsgefahr wesentlich herabgesetzt werden kann. Die meisten geburtshilflichen Anstalten verwenden sie regelmäßig. Sie allgemein für die geburtshilfliche Tätigkeit des Arztes obligatorisch zu machen, scheitert an der Kostenfrage. Da aber gut gepflegte und geschickt behandelte *Gummihandschuhe* doch lange Zeit halten, sollte jeder Arzt sich zur Pflicht machen, *wenigstens bei solchen Geburten, bei denen die Gefahr einer Keimverschleppung besonders groß ist* und in allen Fällen, in denen er der Zuverlässigkeit seiner Desinfektionsmaßnahmen mißtrauen muß, sich dieses schützenden Überzuges zu bedienen. Ein solches Mißtrauen ist immer dann am Platze, wenn der Arzt gezwungen war, vor Übernahme der Geburtsleitung seine Hände mit hochinfektiösem Material in Berührung zu bringen, z. B. bei der Incision eines Furunkels, eines Panaritiums u. dgl. Namentlich wenn eine gründliche Desinfektion unmittelbar nach der Beschmutzung der Hände nur unvollkommen möglich war, und das infektiöse Material etwa gar auf der Hand angetrocknet ist, sind derartig keimbeladene Hände auch durch die gründlichste und sorgfältigste Desinfektion nicht mit einem Male genügend keimarm zu machen, als daß sie als ungefährlich betrachtet werden könnten. Deshalb mache sich jeder Arzt zur Pflicht, *Asepsis und Antisepsis zu ergänzen durch Noninfektion und Abstinenz.*

Was heißt das? *Noninfektion bedeutet* nichts anderes, als *jeder Gelegenheit zur Infektion der Hände überhaupt aus dem Wege zu gehen.* Das geschieht in modernen Kliniken z. B. ganz allgemein in der Form, daß die Behandlung infektiöser Fälle einem ganz bestimmten Arzte übertragen wird, der seinerseits niemals eine Gebärende berühren darf; es geschieht ferner dadurch, daß auch die übrigen Ärzte mindestens bei jeder Gelegenheit, wo auch nur die Möglichkeit besteht, daß sie ihre Hände mit bedenklichen Keimen beladen könnten, sich durch Gummihandschuhe schützen. *Im Prinzip kann auch der praktische Arzt dieses System durchführen,* wenn er mindestens dort, wo er (wie etwa bei der Eröffnung eines Abscesses) mit hochvirulentem Material in Berührung kommen kann, seine Hände durch Gummihandschuhe schützt. Selbst wer sparsam wirtschaften muß, sollte den Gebrauch der Gummihandschuhe in solchen Fällen nie unterlassen. Das ist noch wichtiger als der Gebrauch von Gummihandschuhen bei jedem geburtshilflichen Eingriff.

Trotzdem wird niemand bestreiten, daß es im ärztlichen Leben oft gar nicht vermeidbar sein mag, die Hände mit Keimen zu beladen, und sei es vielleicht nur aus dem Grunde, weil keine Gummihandschuhe zur Hand sind. Man denke etwa an einen Unfall, der dringendes Handeln erfordert. In anderen Fällen — man denke an die Behandlung von an Scharlach, Erysipel usw. Erkrankten — sind es nicht so sehr die Hände als vielmehr die Kleider, der Bart, die Haare des Arztes, die solcher Gefahr der Keimbeladung ausgesetzt sind. In solchen Fällen gibt es nur eins: *Abstinenz, d. h. Verzicht auf jegliche geburtshilfliche Tätigkeit* mindestens während der nächsten 3, besser 5—6 Tage, die neben Kleider- und Wäschewechsel, täglichen warmen Bädern vor allem auch dazu benutzt werden müssen, durch täglich vorgenommene Desinfektion die Hände wieder in einen Zustand zu bringen, der sie nach Ablauf dieser Frist ungefährlich erscheinen läßt.

Alle diese Maßnahmen verlangen zu ihrer vollen Wirksamkeit eine *sorgfältige allgemeine Körper- und Hautpflege.* Wer in seinem privaten Leben wenig auf Sauberkeit hält, aus Zwang oder Liebhaberei grobe Arbeiten verrichtet, die zu Schwielen und Rissen der Hände führen, wird nie eine einwandfreie Antisepsis durchführen können und sollte sich gegebenenfalls von geburtshilflicher Tätigkeit fernhalten.

Natürlich spielt dabei auch die individuelle Beschaffenheit und Empfindlichkeit der Hände eine große Rolle. Da auch die Desinfektionsmaßnahmen selbst die Haut schädigen können, sollte jeder Arzt nach beendeter geburtshilflicher Tätigkeit seine

Hände durch einfache Seifenwaschung von anhaftenden Resten eines Desinfiziens befreien und die Haut durch den Gebrauch einer guten Glycerin-Fettsalbe geschmeidig halten.

3. Desinfektionsmethoden.

Nach den obigen Ausführungen über Abstinenz und Noninfektion (S. 191) bedarf es kaum besonderer Hervorhebung, daß die *Grundlage jeder Desinfektions*methode *die vorangehende, rein mechanische Reinigung* der Hände und Arme ist. Das wird häufig unterschätzt. Eine gute mechanische Reinigung entfernt mit dem Tagesschmutz und den obersten verhornten Hautlamellen auch die größte Menge der in Frage kommenden Bakterien und etwa eingetrocknete Sporen. Die nachfolgende Desinfektion im engeren Sinne hat dann nur die Aufgabe, die noch vorhandenen Keime abzutöten oder mindestens durch Virulenzschädigung und Fixierung für die relativ kurze Zeit einer Untersuchung oder eines operativen Eingriffs unschädlich zu machen. Dagegen ist es ganz falsch, wie man das sehr oft sieht, sich mit einer oberflächlichen Seifenwaschung der Hände zu begnügen und dann eine gründliche Behandlung mit einem Desinfektionsmittel anzuschließen.

Natürlich muß zu einer dem erstrebten Zweck genügenden mechanischen Reinigung mancherlei beachtet werden:

1. Die zur Reinigung der Hände verwendeten *Bürsten* müssen absolut *keimfrei* sein, was man durch 15—20 Minuten langes Auskochen derselben in 2 %iger Sodalösung erreicht. Zweckmäßig besorgt der Arzt dieses Auskochen daheim und bringt sich in seiner geburtshilflichen Tasche die ausgekochten und steril verpackten Bürsten mit.

2. *Auch die* notwendigen *Waschschüsseln* müssen *einwandfrei* sein, d. h. man muß rechtzeitig dafür sorgen, daß auch im Privathaus durch Auskochen keimfrei gemachte Waschschüsseln zur Verfügung stehen.

3. *Das* verwendete *Waschwasser muß* ebenfalls *steril sein*. Solches Wasser ist zu beschaffen, indem man etwa 5—10 l Wasser in einem großen Topf oder Kessel während 10 Minuten kochend erhält und es dann in den bereitgestellten Waschschüsseln auf eine für die Hand erträgliche Temperatur abkühlen läßt. Zugießen von Leitungswasser zur Abkühlung ist nur dann unbedenklich, wenn es sich um städtische Wasserleitungen handelt und man die Vorsicht anwendet, den Leitungshahn erst gut zu säubern und ablaufen zu lassen, ehe man das daraus zu entnehmende Wasser auffängt. In eiligen Fällen wird man auf die Verwendung von Leitungswasser nicht immer verzichten können. Gegen Wasserleitungen und Brunnen auf dem Lande sei man jedoch sehr mißtrauisch.

4. Die zum Trocknen der Hand verwendeten *Tücher* soll der Arzt *steril* in seiner geburtshilflichen Tasche mit sich führen. *Im Notfall* verwende man frisch dem Wäscheschrank der Gebärenden entnommene, *heiß gebügelte Handtücher*.

5. Eine sorgfältige **Technik der Reinigungsprozedur** selbst:

a) Mindestens *5 Minuten lang* dauerndes *Bürsten* der gründlich und wiederholt einzuseifenden Hände und Unterarme *mit mehrfach gewechseltem Wasser*, wobei man ganz systematisch vorgehen muß, etwa nach folgendem Schema: Zunächst werden nacheinander die Dorsalseiten sämtlicher Finger und der Hände, dann die Volarseiten, danach die einander zugekehrten Flächen der Finger, Streck- und Beugeseite des Unterarms bis zum Ellenbogen, dann noch ganz besonders die Fingerspitzen gebürstet.

b) *Kürzen der Nägel*, sorgfältiges Reinigen der Unternagelränder und des Nagelbettes mit einem sterilen Nagelreiniger.

c) Wiederholung der unter a) genannten Prozedur 5 Minuten lang.

Nachdem die Hände dann nochmals in sauberem Wasser abgespült sind, folgt die eigentliche Desinfektion. Dazu stehen die verschiedensten Methoden zur Verfügung. Macht man sich nochmals klar, daß die beste Desinfektion keine Keimfreiheit zu erzielen vermag, dann ist leicht ersichtlich, daß es viel weniger darauf ankommt, welches Desinfektionsverfahren man im Einzelfall anwendet, als darauf, daß die Desinfektion gewissenhaft durchgeführt und danach nicht unbewußt durch Berühren keimhaltiger Gegenstände wieder zunichte gemacht wird. Prinzipiell kann man unterscheiden zwischen Methoden, die das Hauptgewicht auf die Abtötung der Keime legen, und solchen, die daneben noch eine Fixation etwa nicht abgetöteter Keime anstreben. Als Vertreter des ersteren Prinzips führen wir die altbewährte *Methode von* FÜRBRINGER an:

1. 5 Minuten langes Bürsten der mechanisch gereinigten Hände in 50—70 %igem Alkohol, womit den Ausführungsgängen der Drüsen und der Hautoberfläche Fett und Wasser entzogen werden und die Haut dadurch für das nun anzuwendende Desinfektionsmittel in wäßriger Lösung zugänglicher wird.

2. Nunmehr 5 Minuten langes Bürsten in $1^0/_{00}$iger Sublimatlösung.

Wer Sublimat schlecht verträgt, verwende statt dessen $1^0/_{00}$ Hydrargyrumoxycyanatum, $1^0/_{00}$ Hydrargyrum bijodatum oder $2^0/_{00}$ Sublamin. Namentlich das letztere ist für die Hände viel schonender. Wer auch dagegen überempfindlich ist, verwendet 2 %ige Lysollösung oder 1 %ige Chlormetakresollösung.

Als Repräsentanten der keimfixierenden Methode erwähnen wir die AHLFELD*sche Heißwasser-Alkoholdesinfektion,* deren Hauptwirkung darin besteht, daß hochprozentiger Alkohol neben seiner desinfizierenden Wirkung auf der mechanisch gereinigten Handoberfläche zurückgebliebene Epidermisschüppchen härtet und damit eine Abgabe von etwa an ihnen haftenden Keimen vermeidet.

Wir selbst verwenden ausschließlich die von v. HERFF angegebene, die Haut schonende und in 2 Jahrzehnten immer wieder bewährte Methode, die darin besteht, daß 95 %igem Alkohol 2 % Aceton zugesetzt wird.

Nachdem die Hände 2—3 Minuten systematisch gebürstet sind, werden die einzelnen Finger und Fingerkuppen noch besonders mit in diesen *Aceton-Alkohol* getauchten, sterilen Flanellappen 2—3 Minuten lang abgerieben.

Die viel erörterte und umstrittene *Frage, ob auch die Vulva und Scheide der Gebärenden solchen Desinfektionensmaßnahmen zu unterziehen seien,* beantworten wir dahin, daß bei der völlig gesunden Gebärenden, abgesehen von der oben erwähnten Abwaschung und Abspülung der Vulva im Beginn der Geburt und bei etwa während der Geburt stattfindender Beschmutzung mit Stuhl, Blut oder Schleim, weitere Maßnahmen nicht nötig sind.

An der Vulva läßt sich Keimfreiheit überhaupt nicht erzielen. Immerhin scheint es uns dann, wenn Wunden zu versorgen sind, die etwa durch eine Dammspaltung künstlich gesetzt wurden, notwendig, ein *Bestreichen mit Dijozol oder Jodtinktur* vorzunehmen. Dadurch gelingt es sicher, die für solche kurzdauernden Eingriffe genügende Desinfektion an der Oberfläche herbeizuführen und auch eine genügende Schädigung gerade gefährlicher Keime zu erreichen. Wir haben jedenfalls in jahrzehntelanger Erfahrung mit dieser Art der Desinfektion der Vulva ausgezeichnete Erfahrungen gemacht und halten sie auch für wesentlich schonender als ein energisches Abwaschen mit stärkeren Desinfektionsmitteln. Auf eine Desinfektion der Vulva vor solchen Eingriffen ganz zu verzichten, können wir uns deshalb nicht entschließen, weil man ja an der Vulva immer mit einer recht bunten Mischflora zu rechnen hat und es unmöglich ist, im Einzelfalle vorherzusehen, ob diese Keime harmlos sind oder nicht.

In der Scheide verbieten sich Desinfektionsmethoden der oben geschilderten Art deshalb, weil das schon S. 68 erwähnte *Selbstreinigungsvermögen* der Scheide den besten Schutz gewährt und ein normaler Säuretiter des Scheideninhaltes das Aufkommen von Staphylokokken und Streptokokken, die wir ja als Haupterreger des Puerperalfiebers besonders fürchten, sicher ausschließt. Ein Wegspülen der normalen Vaginalbacillen und des normalen Scheideninhaltes würde die Scheide dieses Selbstschutzes nur berauben. Abgesehen davon schädigen die meisten Desinfektionsmittel das lebende Gewebe durch ihre adstringierende Wirkung und stören den normalen Mikrobismus der Scheide in brutalster Weise. Schließlich darf man nicht vergessen, daß die Scheidenwand eine relativ große resorbierende Oberfläche darstellt und daß die Anwendung giftiger Desinfektionsmittel wie etwa des Sublimats sich schon aus diesem Grunde verbietet.

Natürlich darf man auf diesen Selbstschutz der Scheide sich nur dort verlassen, wo der Mikrobismus der Scheide ungestört ist, d. h. also in Fällen, in denen die Vaginalflora wesentlich von den Vaginalbacillen als Milchsäurebildnern beherrscht wird, woraus ohne weiteres auch der Rückschluß auf einen Glykogenreichtum der Scheidenwand und eine normale Saftströmung erlaubt ist. *Wo dagegen die Scheide verunreinigt erscheint,* ganz besonders in den einem Reinheitsgrad III und IV entsprechenden Stadien der Verunreinigung, die meist schon mit deutlichen Entzündungserscheinungen der Scheidenwand verbunden sind, dort ist natürlich der Selbstschutz der Scheide zerstört und dort findet man regelmäßig eine bunte Mischflora, in der Streptokokken und Staphylokokken niemals fehlen.

Bedeutet der mikroskopische Nachweis dieser Keime auch noch nicht, daß es sich um virulente Formen handelt, so haben wir doch auf der anderen Seite bis heute kein zuverlässiges Verfahren, um etwa die Virulenz oder Avirulenz derartiger Keime sicher nachzuweisen. Alle dafür ersonnenen Verfahren einschließlich der vielversprechenden Methode von PHILIPP haben sich bei eigenen klinischen Nachprüfungen als unbrauchbar erwiesen, ganz abgesehen davon, daß sie für den praktischen Arzt undurchführbar sind. Andererseits hat die klinische Erfahrung doch gelehrt, daß Frauen mit derartig verunreinigtem Scheidensekret in einem höheren Prozentsatz ein, wenn auch nur leicht gestörtes Wochenbett durchmachen. Ganz besonders ist die Möglichkeit zu ernsteren Störungen dann gegeben, wenn etwa während der Geburt ein operativer Eingriff notwendig wird. Auf Grund dieser klinischen Erfahrungen scheint uns doch geboten, *in derartigen Fällen,* in denen von einem Selbstschutz der Scheide keine Rede mehr sein kann, auf Abwehrmaßnahmen bedacht zu sein, die wir aber entsprechend dem biologischen Geschehen nur darin erblicken, den Selbstschutz der Scheide bald möglichst wieder herzustellen. Das gelingt am besten durch *Scheidenspülungen mit* $^1/_2$ *%iger Milchsäure, die die Staphylokokken und Streptokokken in kürzester Frist vernichtet* und gewöhnlich innerhalb von wenigen Tagen das Aufkommen von Vaginalbacillen wieder ermöglicht. Natürlich braucht man, um diesen Erfolg zu erzielen, etwas Zeit; nach unseren Erfahrungen sind 5—8 Tage erforderlich, um den Selbstschutz der Scheide wenigstens für die Geburtsperiode sicherzustellen.

Aber auch dort, wo zu derartigen vorbereitenden Maßnahmen keine Zeit bleibt und der Arzt erst intra partum Gelegenheit hat, die starke Verunreinigung der Scheide festzustellen, empfehlen wir als einziges Desinfektionsmittel für die Scheide lediglich die $^1/_2$%ige Milchsäure, die gegen Streptokokken und Staphylokokken außerordentlich wirksam ist und in keiner Weise das Gewebe schädigt.

B. Geburtshilfliche Untersuchung.

1. Anamnese.

Auch am Gebärbett soll, von akut bedrohlichen Fällen abgesehen, jedem ärztlichen Handeln eine Anamnese vorangehen, die folgendes zu berücksichtigen hat: 1. *Alter;* 2. *frühere Erkrankungen* und eventuell Residuen solcher an Lungen, Herz, Nieren; auch der *Termin des Laufenslernens* ist regelmäßig zu erfragen, da er den besten Anhaltspunkt für eine etwa überstandene Rachitis gibt; 3. *Termin der letzten Menstruation* und das *Eintreten der ersten Kindsbewegungen;* 4. den bisherigen Verlauf der Schwangerschaft; 5. *Verlauf früherer Schwangerschaften und Geburten,* Zahl und Verlauf etwa vorangegangener Fehlgeburten; 6. *Wehenbeginn;* 7. *Zeitpunkt des Blasensprunges;* 8. Verhalten der Wehentätigkeit; 9. etwa beobachtete *abnorme Erscheinungen* wie Blutabgang u. dgl.

Am wünschenswertesten ist es natürlich, wenn der Arzt die anamnestischen Erhebungen zu 1—5 schon in der Schwangerschaft hat machen können und durch eine Untersuchung während der Schwangerschaft über die Beschaffenheit der Geburtswege, die Kindslage und den Zustand des Allgemeinorganismus bereits orientiert ist. Wo der Arzt aber erst nach Eintritt der Geburtswehen gerufen wird, dort mag er etwa an obiges Schema sich halten und vor der eigentlichen geburtshilflichen Untersuchung nicht versäumen, sich über den allgemeinen Körperbau der Gebärenden, den Zustand von Respirations- und Zirkulationsapparat, der Nieren zu orientieren, um nicht von einer plötzlichen Insuffizienz dieser Organe oder durch den Ausbruch einer Eklampsie unter der Geburt überrascht zu werden. Sehr wichtig ist auch eine *Feststellung der Körpertemperatur* nicht allein zur Entlastung des Arztes bei später etwa eintretendem Puerperalfieber, sondern weil Fieber unter der Geburt auch die rein geburtshilfliche Entschließungen des Arztes unter Umständen sehr wesentlich beeinflussen muß.

Hat die Frau bereits heftigere Wehen, dann wird man natürlich die Anamnese in den schmerzfreien Intervallen erheben und sich auf die wichtigsten Feststellungen beschränken, wobei vor allem die *Feststellung des Wehenbeginns* und *des* etwa stattgefundenen *Blasensprunges von vordringlicher Bedeutung* ist. Dann folgt

2. Die äußere Untersuchung.

Ihre Technik ist dieselbe wie wir sie schon in der Physiologie der Schwangerschaft geschildert haben. Natürlich darf man *nur in den Wehenpausen* untersuchen, da eine Untersuchung während der Wehe nicht nur unnötige Schmerzen verursachen würde, sondern auch ganz zwecklos wäre, da durch den kontrahierten Uterus nichts durchzutasten ist. Auch vor der äußeren Untersuchung soll der Arzt seine Hände mit Wasser, Seife und Bürste reinigen, trocknen und nun am entblößten Bauch untersuchen.

Zunächst ermittelt man den Fundusstand und die *Lage des Kindes* und stellt fest, wo die *Herztöne* am deutlichsten wahrnehmbar sind, wobei die Feststellung ihrer Frequenz nicht versäumt werden darf. Hat man einwandfrei eine Schädellage festgestellt, dann orientiere man sich durch weitere Untersuchung möglichst genau über den *Stand des Kopfes* zum Becken. Steht er bereits fest im Becken, so ist damit der bisherige Geburtsverlauf rein mechanisch als normal anzusehen. Fühlt man dagegen den Kopf beweglich über dem Beckeneingang oder gar seitlich abgewichen, dann muß jedenfalls durch weitere Untersuchungsmaßnahmen die Ursache dieses abnormen Verhaltens festgestellt werden.

Die äußere Untersuchung leistet bei günstigen oder einigermaßen günstigen Betastungsverhältnissen *viel mehr als gemeinhin geglaubt wird*. Bei nicht zu straffen Bauchdecken und genügender Übung gelingt es sehr gut, am Kopf Hinterhaupt und Kinn zu unterscheiden. Sind beide annähernd gleich gut zu tasten, dann steht der Kopf mit seinem größten Umfang jedenfalls noch über dem Beckeneingang und zwar in einer Mittelhaltung. Je mehr das Hinterhaupt sich senkt, desto schlechter wird es tastbar, während das Kinn demgegenüber verhältnismäßig hoch steht. Steht umgekehrt das Kinn tiefer oder ist es von vornherein gar nicht tastbar, dann denke man an eine Deflexionshaltung [1].

Einzelne Autoren haben versucht, aus der äußeren Untersuchung allein noch genauere Schlüsse auf den Stand des Kopfes zu ziehen. So gibt z. B. Gauss an, daß bei einem Stand des Kinns

4 Querfinger über der Symphyse die Leitstelle	2 Querfinger über der Spinallinie,
3 „ „ „ „ „ „	1 „ „ „ „
2 „ „ „ „ „ „	in der Spinallinie,
1 „ „ „ „ „ „	1 Querfinger unter der Spinallinie,
0 „ „ „ „ „ „	2 „ „ „ „

steht.

Rubeska benutzt zur Orientierung die mehr oder minder deutliche Halsfurche und macht folgende Angaben:

Halsfurche des Kindes handbreit über der Symphyse	= Kopf über dem Beckeneingang,
„ „ „ 3 Querfinger breit über der Symphyse	= „ mit einem kleinen Segment eingetreten,
„ „ „ 2 „ „ „ „ „	= „ mit großem Segment eingetreten,
„ „ „ 1 „ „ „ „ „	= „ in Beckenmitte.

Unseres Erachtens haben derartige Feststellungen wenig Wert; denn es handelt sich geburtsmechanisch nur um die beiden Fragen: 1. Tritt der Kopf überhaupt ins Becken ein und 2. ist er schon ganz im Becken verschwunden.

Für die Beurteilung dieser Fragen scheinen uns andere Handgriffe besser geeignet. So hat sich uns *besonders bewährt der* Schwarzenbach*sche Handgriff:* Wenn man bei Seitenlage der Kreißenden die Hand auf das Kreuzbein legt und die Fingerspitzen in der Wehenpause vom Hinterdamm aus zwischen After und Steißbein in die Tiefe drückt, so tastet man den Kopf, sobald er schon im Becken steht. Diese Feststellung ist wichtig dann, wenn die üblichen Handgriffe infolge ungünstiger Betastungsverhältnisse über die Frage des Kopfstandes keine klare Auskunft geben.

Man kann übrigens *durch äußere Untersuchung auch die Weite des Muttermundes ziemlich genau schätzen,* wenn man den Stand des Kontraktions- oder Grenzringes, der bei nicht zu dicken Bauchdecken während der Wehe gut tastbar ist, berücksichtigt. Wie Schatz und Unterberger festgestellt haben, steht der Kontraktionsring bei fünfmarkstückgroßem Muttermund 2 Querfinger über der Symphyse und rückt bis zu völliger Erweiterung des Muttermundes bis etwa 4 Querfinger über die Symphyse. Man kann also auf diese Weise ohne jede innere Untersuchung einen Anhaltspunkt dafür gewinnen, wieweit die die Eröffnung vorgeschritten ist. Wir haben uns von der Brauchbarkeit dieses Handgriffes immer wieder überzeugt.

---

[1] Vgl. darüber Näheres S. 229 f.

Dem Interesse der Mutter wird jedenfalls am besten gedient, wenn unter Ausnutzung all der genannten Möglichkeiten *auf eine innere Untersuchung ganz verzichtet
werden kann.*

Auch zur *Kontrolle des Befindens des Kindes* ist eine innere Untersuchung nur in
Ausnahmefällen zur Beseitigung von Zweifeln notwendig. Im allgemeinen gelingt es,
durch die Auskultation der kindlichen Herztöne während des ganzen Geburtsverlaufes
über den Zustand des Kindes volle Klarheit zu gewinnen.

Man hat zunächst festzustellen, wo die Herztöne am deutlichsten hörbar sind.
Das ist bei einer 1. Hinterhauptslage ganz gewöhnlich in der linken Nabel-Spinallinie,
bei 2. Hinterhauptslage in der rechten Nabel-Spinallinie oder gelegentlich auch weiter
hinten in der Nabelhorizontale, dann nämlich, wenn der Rücken mehr nach hinten
steht. Im Verlauf der Geburt ändert sich auch die *Stelle der deutlichsten Wahrnehmbarkeit der kindlichen Herztöne* entsprechend dem Tiefertreten des Kopfes und der
Drehung des Rückens nach vorne. Je tiefer der Kopf tritt, je mehr der Rücken im
Verlaufe der Rotation des Hinterhauptes nach vorne sich dreht, um so mehr rückt
auch die Stelle der deutlichsten Hörbarkeit der kindlichen Herztöne symphysen- und
medianwärts; sobald der Rücken nach vorne steht und die Pfeilnaht ganz in den
geraden Durchmesser sich gedreht hat, sind die kindlichen Herztöne gewöhnlich in
der Mittellinie dicht oberhalb der Symphyse am besten zu hören.

Zur Beurteilung der kindlichen Herztöne darf man *nur in der Wehenpause auskultieren,* denn während der Wehe kommt es regelmäßig zu einer Verlangsamung der
kindlichen Herztöne, die im Verlauf der Geburt immer deutlicher wird. Solange der
Kopf am oder im Beckeneingang sich findet und die Blase steht, ist die *Verlangsamung
der kindlichen Herztöne während der Wehe* geringfügig und beträgt nicht mehr als
10—20 Schläge; je tiefer der Kopf ins Becken tritt, um so deutlicher wird gewöhnlich
diese Verlangsamung der Herztöne während der Wehe. Nicht selten beobachtet man,
daß mit einem Male auch in der Eröffnungsperiode die Herztöne stark verlangsamt
werden und stellt dann in der nächsten Wehenpause fest, daß der Kopf ziemlich
schnell im Becken verschwunden ist. Im ganzen kann man aber sagen, daß während
der Eröffnungsperiode die Alteration der kindlichen Herztöne durch die Wehen
verhältnismäßig gering ist und erst *mit dem Blasensprung,* gleichgültig ob er rechtzeitig oder frühzeitig erfolgt, die *Beeinflussung der kindlichen Herztätigkeit eine stärkere
wird.* Das ist leicht verständlich. Während der Eröffnungsperiode vor dem Blasensprung schützt das Fruchtwasser wie ein Flüssigkeitsstoßdämpfer das Kind. Erst
nach dem Blasensprung wird der kindliche Schädel der direkten mechanischen Beeinflussung durch die mütterlichen Weichteile zunächst im Bereich des Berührungsgürtels,
später einer allseitig zirkulären Schnürung seitens des erst auszuwalzenden äußeren
Rohres des Geburtskanals ausgesetzt. Außerdem herrscht jetzt zwischen dem im Uterus
und dem außerhalb des Muttermundes befindlichen Kopfabschnitt beträchtliche Druckdifferenz[1]. Unter dem Einfluß dieser Minderdruckwirkung auf den bereits in der
Scheide stehenden Schädelanteil und unter dem Einfluß der zirkulären Schnürung,
weiter aber auch unter dem zunehmenden Wehendruck wird ganz besonders bei Hinzutreten der Rumpfpresse die *Verlangsamung der kindlichen Herztöne* während der
Wehen *in der Austreibungsperiode immer deutlicher.* Ein Heruntergehen der Herztöne
von ihrer durchschnittlichen Frequenz von 120—140 auf 100—110 gehört durchaus zur
Regel; während des letzten Teiles der Austreibungsperiode wird man sogar häufig
mindestens bei einzelnen Wehen ein Absinken der kindlichen Herztöne bis auf etwa
80 feststellen können. Je länger die Wehe dauert und je stärker sie ist, je größer der
Widerstand der Weichteile ist, desto längere Zeit vergeht auch, bis *in der Wehenpause
die Herztöne wieder ihre normale Frequenz erreichen.* Es sei aber gleich hier betont: *die
Verlangsamung* des kindlichen Herzschlages *während der Wehe* ist *durchaus* als *physiologische Erscheinung* aufzufassen und darf zu keinerlei Beunruhigung Veranlassung
geben, sofern in der Wehenpause wieder regelmäßig eine Erholung bis zur normalen
Herzfrequenz eintritt.

Die Deutung dieser Änderungen der Herzschlagfrequenz ist umstritten. B. S. SCHULTZE glaubte,
daß die während der Wehen eintretende Kompression der in der Uteruswand verlaufenden Gefäße und
die dadurch bedingte Verminderung der Blutzufuhr zum intervillösen Raum vorübergehend auch die

---

[1] Vgl. Geburtsmechanismus.

Sauerstoffzufuhr zum fetalen Organismus beeinträchtige; dadurch werde das Vaguszentrum des Fetus gereizt und es komme zur Verlangsamung der Herzschlagfrequenz. Auch L. SEITZ kommt zu dem Schluß, daß die Herzschlagverlangsamung während der Wehen durch ungenügenden Gasaustausch bewirkt werde, zumal das Vaguszentrum gegen Sauerstoffmangel sehr empfindlich ist. FRANKENHÄUSER und KEHRER nehmen ebenfalls eine nucleare Vagusreizung an, beziehen sie aber auf den Hirndruck, was sowohl LAHS wie SEITZ ablehnen.

Wir persönlich sind der Meinung, daß man zwischen der Herzschlagverlangsamung bei stehender Blase in der Eröffnungsperiode und der Verlangsamung in der Austreibungsperiode unterscheiden muß. Solange die Blase steht, möchten wir in der geringfügigen Herzschlagverlangsamung während der Wehe nichts anderes als eine Ausgleichserscheinung sehen, die geeignet ist, den während der Kontraktion des Uterus auftretenden Widerständen die Waage zu halten. Das Herz ist ja bekanntlich ganz außerordentlich anpassungsfähig an die verschiedensten Ansprüche und diese Anpassungsfähigkeit äußert sich bei gesundem Herzen vor allem darin, daß es verschiedensten Ansprüchen ohne Erhöhung der Herzarbeit rasch nachkommen kann. Da die Herzarbeit bekanntlich eine Funktion aus Schlagvolum, entgegenstehenden Widerständen und Schlagfrequenz ist, so ist bei steigenden Widerständen durch Verminderung der Pulsfrequenz ein weitgehender Ausgleich möglich, ohne daß die Herzarbeit sich wesentlich zu ändern braucht. Zur Erklärung der viel stärkeren Bradykardie während der Austreibungsperiode muß aber auch nach unserer Meinung eine Reizung des Vagus angenommen werden, für die ebensowohl Schwankungen in der Sauerstoffzufuhr wie eine direkte Vagusreizung durch Hirndruck verantwortlich zu machen sind. Namentlich diese letztere darf nicht vernachlässigt werden. Das geht auch daraus hervor, daß man öfters einmal Gelegenheit hat, gerade in Fällen besonders starker Herzschlagverlangsamung ein rasches Wachsen der Kopfgeschwulst zu beobachten. Man darf sich den Hirndruck nur nicht als Folge der zirkulären Schnürung allein vorstellen, sondern muß vor allem auch die Minderdruckwirkung, die bei der Entstehung der Kopfgeschwulst eine Rolle spielt, zur Erklärung heranziehen. Wie außerordentlich bedeutsam diese ist, haben auch neuere Forschungen über das Schädeltrauma des Nasciturus klar gemacht[1].

Wird infolge zu langer Verminderung der Sauerstoffzufuhr oder zu langanhaltender zirkulärer Schnürung das Vaguszentrum über eine gewisse Schwelle hinaus gereizt, dann kommt es zur Reizung des Atemzentrums und damit zu vorzeitigen Atembewegungen des Kindes, bei denen aber keine Luft, sondern nur Fruchtwasser und Sekret aus den mütterlichen Geburtswegen aspiriert werden kann. Die Folge davon ist *Asphyxie des Kindes, d. h. Erstickungsgefahr infolge von Sauerstoffmangel*. Daraus ergeben sich für das Kind zweierlei Gefahren; einmal kann bei Fortdauer des Zustandes das Kind infolge von Sauerstoffmangel bzw. Kohlensäureintoxikation zugrunde gehen; aber selbst wenn es noch lebend durch einen entbindenden Eingriff an die Außenwelt befördert wird, besteht die Gefahr der Erstickung infolge der Verlegung der Atemwege durch aspiriertes Fruchtwasser und Sekret[2]. Deshalb ist es außerordentlich wichtig, die Gefahr der drohenden Asphyxie rechtzeitig zu erkennen, um das Kind noch vor Eintritt einer irreparablen Schädigung aus der Umklammerung der Geburtswege zu befreien. In der Tat hat sich gezeigt, daß *die drohende Asphyxie zu allererst erkennbar wird an einer Fortdauer der physiologischen Bradykardie in der Wehepause*; man kann nicht selten feststellen, daß dieser Zustand der drohenden Asphyxie sich zunächst dadurch ankündigt, daß die Erholung der Herztöne in der Wehenpause immer langsamer eintritt. Erfahrungsgemäß hat man ferner festgestellt, daß die Kinder fast regelmäßig verloren sind, wenn dieser Zustand länger als eine Viertelstunde anhält. Es ist deshalb *in der Austreibungsperiode nach jeder Wehe* — wenigstens nach jeder stärkeren Wehe — eine *Kontrolle der Herztöne erforderlich* und man darf ganz allgemein die Regel aufstellen: **jede in der Wehenpause fortbestehende und in drei aufeinanderfolgenden Wehenpausen beobachtete Herzschlagverlangsamung unter 100 ist eine strikte Indikation zur Geburtsbeendigung** im Interesse des Kindes. Praktisch muß sich das natürlich so auswirken, daß sofort, nachdem schon einmal in der Wehenpause diese Nichterholung der Herztöne beobachtet ist, der Arzt zur operativen Entbindung sich vorbereitet. Stellt sich heraus, daß in der nächsten und übernächsten Wehenpause die Herzschlagverlangsamung wieder fehlt, um so besser.

Wird nicht rechtzeitig eingegriffen, dann beobachtet man kurz vor dem Absterben des Kindes häufig eine *abnorme Beschleunigung der kindlichen Herztöne* auf 160—170, oft verbunden mit starker Arrhythmie. Diese Erscheinung ist die Folge einer der Reizung folgenden Lähmung des Vaguszentrums.

Beschleunigung der kindlichen Herztöne auf 160 und selbst darüber wird aber auch *ohne vorangehende Asphyxie* zuweilen beobachtet, oft schon in der Eröffnungsperiode, viel seltener in der Austreibungsperiode und darf *nicht* etwa *als ein Anzeichen*

---

[1] Vgl. darüber Pathologie des Neugeborenen.
[2] Über die Behandlung der extrauterinen Asphyxie vgl. Pathologie des Neugeborenen.

akuter kindlicher Gefährdung aufgefaßt werden. Diese Beschleunigung des Herzschlages kann die verschiedensten Ursachen haben. Am häufigsten beruht sie wohl darauf, daß infolge ungünstiger Lage der Nabelschnur diese während der Wehen an irgendeiner Stelle gedrückt wird. Dadurch wachsen die Widerstände im kindlichen Kreislauf sofort so stark, daß ein Ausgleich nur durch erhöhte Schlagzahl möglich ist. Es ist also zu unterscheiden zwischen der nach voraufgegangener Verlangsamung plötzlich einsetzender Herzschlagbeschleunigung, der der Tod des Kindes gewöhnlich unmittelbar folgt und der ganz unabhängig von solcher Asphyxie auftretenden Tachykardie, die ohne ernstere Bedeutung ist und die man wohl am besten mit L. SEITZ als Zeichen eines gewissen Unbehagens des Kindes ohne direkt drohende Gefahr auffassen kann.

Neben den Herztönen hört man wie schon in der Physiologie der Schwangerschaft erwähnt[1], nicht selten ein *Nabelschnurgeräusch.* Meist ist dieses Nabelschnurgeräusch nur ganz vorübergehend zu beobachten, in anderen Fällen hört man es dauernd, zuweilen wird es so stark, daß man daneben die kindlichen Herztöne gar nicht exakt auskultieren kann. In der Mehrzahl der Fälle ist es als sicherer Ausdruck einer vorübergehenden oder dauernden Erschwerung der Zirkulation in den Nabelschnurgefäßen anzusehen, nur ausnahmsweise dürfte es sich um ein am fetalen Herzen selbst entstandenes Geräusch handeln. Ein rasch vorübergehendes Nabelschnurgeräusch ist ohne jede klinische Bedeutung. Ein anhaltendes Nabelschnurgeräusch soll jedoch zu besonders aufmerksamer Kontrolle der Herztöne Veranlassung geben, da natürlich bei Fortdauer oder gar Verstärkung der Zirkulationserschwerung in den Nabelschnurgefäßen schließlich auch eine Schädigung des Kindes sich ergeben muß, die dann an der Veränderung der Herzschlagfrequenz nachweisbar wird.

Niemals versäume der Geburtshelfer nach dem Blasensprung die *Beschaffenheit des abgehenden Fruchtwassers* zu beachten. Das Fruchtwasser ist klar, höchstens durch Beimengung reichlichen Scheideninhaltes leicht getrübt. Zuweilen beobachtet man aber, daß dem Fruchtwasser Meconium beigemengt ist. Diese Beimengung von Meconium zum Fruchtwasser, noch mehr der **Abgang von** reinem **Meconium** nach dem Blasensprung *erfordert bei Schädellagen ernsteste Beachtung,* denn diese vorzeitige Darmperistaltik *deutet auf eine Störung des Wohlbefindens des Nasciturus,* meist ausgelöst durch eine Störung der Sauerstoffzufuhr, die entweder durch eine vorübergehende Nabelschnurkompression oder durch sehr heftige langdauernde und rasch aufeinanderfolgende Wehen bedingt sein kann. Ist das *Fruchtwasser* durch Meconium grünlich oder schwarzgrün *verfärbt,* so deutet das darauf hin, daß der *Meconiumabgang schon einige Zeit zurückliegt,* während *klumpige Meconiumbeimengung* zum Fruchtwasser anzeigt, daß der Meconiumabgang *erst vor kurzer Zeit erfolgt ist.* Die klinische Erfahrung lehrt nun, daß in derartigen Fällen von Meconiumabgang manchmal sehr schnell die Zeichen der kindlichen Asphyxie in Form von Verlangsamung der kindlichen Herztöne, die auch in der Wehenpause bestehen bleibt, sich einstellen. Sie lehrt aber auch, daß in anderen Fällen trotz des beobachteten Meconiumabganges schließlich selbst nach stundenlanger Geburtsdauer völlig lebensfrische Kinder geboren werden, die oft geradezu mit Meconium besudelt sind. Daraus ist für das ärztliche Handeln folgender Schluß möglich: Der *Meconiumabgang* an sich rechtfertigt niemals die Annahme einer akuten Gefährdung des Kindes und gibt demzufolge auch *keine Indikation zu einem entbindenden Eingriff* ab, *andererseits* muß er für den Arzt als ernste Mahnung zu erhöhter Aufmerksamkeit und dauernd verschärfter Kontrolle der Herztöne gewertet werden. Man kann ihn gewissermaßen als *ein Vorsignal* bezeichnen, *das zu erhöhter Aufmerksamkeit* und verschärftem Verantwortungsbewußtsein *aufruft.*

Wird ein solches Vorsignal nicht beachtet, gesellt sich dazu noch der weitere Fehler einer laxen Kontrolle der kindlichen Herztöne, dann kann es vorkommen, daß ganz unbemerkt der *Tod des Kindes intra partum* eintritt. Die kindlichen Herztöne verschwinden dann, Kindsbewegungen sind nicht mehr nachweisbar. Das Nichthören der kindlichen Herztöne ist allerdings nur dann beweisend, wenn man sie vorher an bestimmten Stellen regelmäßig und deutlich gehört hat. Hat man dagegen von Anfang an Mühe gehabt, die Herztöne einwandfrei festzustellen, etwa weil sehr viel Frucht-

---

[1] Vgl. S. 94.

wasser vorhanden war oder der Rücken mehr nach hinten stand, dann ist das Nichthören der kindlichen Herztöne nicht als absolut sicheres Zeichen des intrauterinen
Fruchttodes zu bewerten, weil es auch vorkommt, daß infolge einer Stellungsänderung
die Wahrnehmung der Herztöne
unmöglich wird. Auch das Aufhören der Kindsbewegungen unter
der Geburt ist nur mit Vorsicht
heranzuziehen; denn unter der Geburt werden die Kindsbewegungen
häufig sehr selten und schwach; ja
es gibt genug Fälle, in denen man
trotz dauernd ungestörter Herztöne
während der ganzen Geburtsdauer
bei lebhafter Wehentätigkeit nichts
oder so gut wie nichts von Kindsbewegungen nachweisen kann. Das
in vielen Lehrbüchern angeführte
Schlottern der Kopfknochen, als
Zeichen intrauterinen Fruchttodes,
ist nur dann zu beobachten, wenn
der Tod des Kindes schon einige
Zeit zurückliegt[1].

3. Innere Untersuchung.

Gelingt es, durch die äußere
Untersuchung und die oben beschriebene Kontrolle der Lebenszeichen des Kindes genügend Klarheit zu gewinnen, dann ist eine
innere Untersuchung überhaupt
überflüssig. Ergibt sich die Notwendigkeit, die durch äußere Untersuchung getroffenen Feststellungen
in der einen oder anderen Richtung
zu ergänzen, dann begnüge man
sich zunächst mit einer rectalen
Untersuchung, die jedenfalls ausreicht, den Stand des Kopfes und
die Weite des Muttermundes festzustellen. Es unterliegt keinem
Zweifel, daß *die rectale Untersuchung
nicht mit denselben Gefahren verbunden ist wie die vaginale* und es
ist einwandfrei festgestellt, daß
Frauen, die unter der Geburt selbst
unter allen aseptischen Kautelen
vaginal untersucht wurden, sechsmal häufiger an leichterem wie
schwerem Wochenbettfieber erkranken als Frauen, bei denen

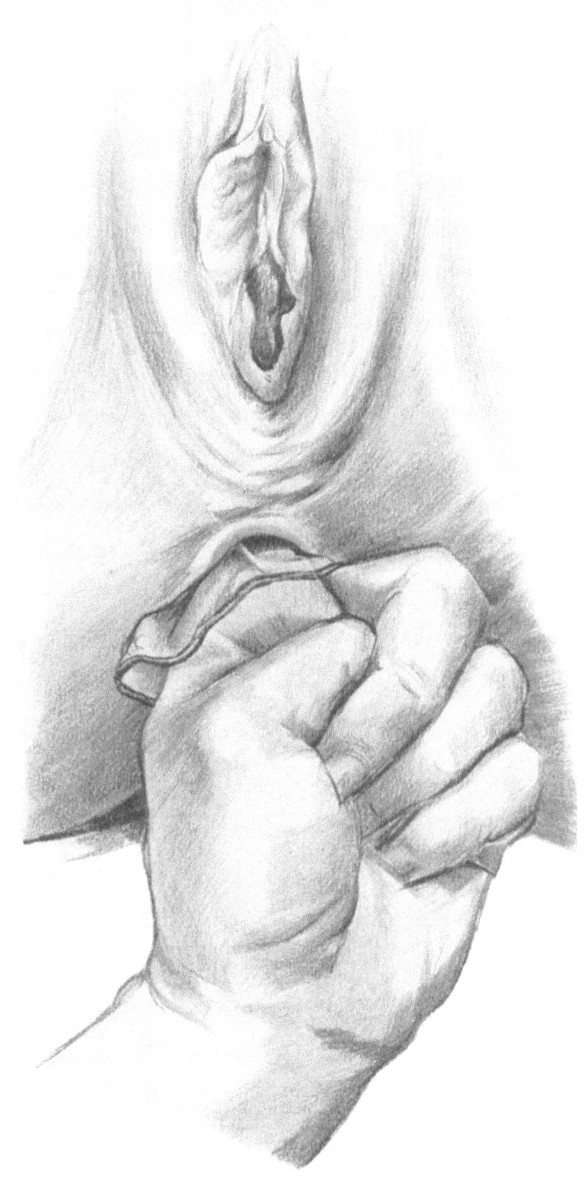

Abb. 182. Rectale Untersuchung. Der untersuchende Zeigefinger ist durch einen sterilen Gummifinger geschützt, der
Daumen in die Hand eingeschlagen.

man sich mit der äußeren oder äußeren und rectalen Untersuchung begnügt hat.

Man hört gegen die rectale Untersuchung gelegentlich immer noch den Einwand, daß es dabei allzu
leicht zur Beschmutzung der Hände mit Stuhlkeimen kommen könne. Dieser Einwand ist sicherlich
heute nicht mehr stichhaltig, da es nicht einmal der Gummihandschuhe bedarf, um die Finger vor Verunreinigung zu schützen, sondern ein Gummifingerling genügt. Es sind im Handel Gummifingerlinge mit
weiter Öffnung zu haben, die sich manschettenartig über die Fingerbasis legen (Abb. 182). Es läßt sich aber
jeder einfache ganz gewöhnliche Gummifingerling ebenso verwenden und eine Beschmutzung der Hand

---

[1] Über die Zeichen des intrauterinen Fruchttodes in der Gravidität vgl. S. 112.

trotzdem sicher ausschalten, wenn man nur die Vorsicht gebraucht, ein Stück Billroth- oder Mosettigbatist, das sich durch Auskochen leicht sterilisieren läßt, vor Anus und Vulva zu legen und nun durch ein schmales Loch dieses Batistlappens den mit einem Fingerling bekleideten Zeigefinger ins Rectum einzuführen (Abb. 183). Selbst der Ungeübte wird schnell in der Lage sein, bei der rectalen Untersuchung die Weite des Muttermundes und den Stand des Kopfes im Becken festzustellen. Wenn man einige Übung erworben hat, gelingt es auch in den meisten Fällen, die Nähte und die Fontanellen zu tasten. Angesichts dieser Vorzüge unterliegt es keinem Zweifel, daß *die rectale Untersuchung möglichst allgemein geübt und gepflegt*

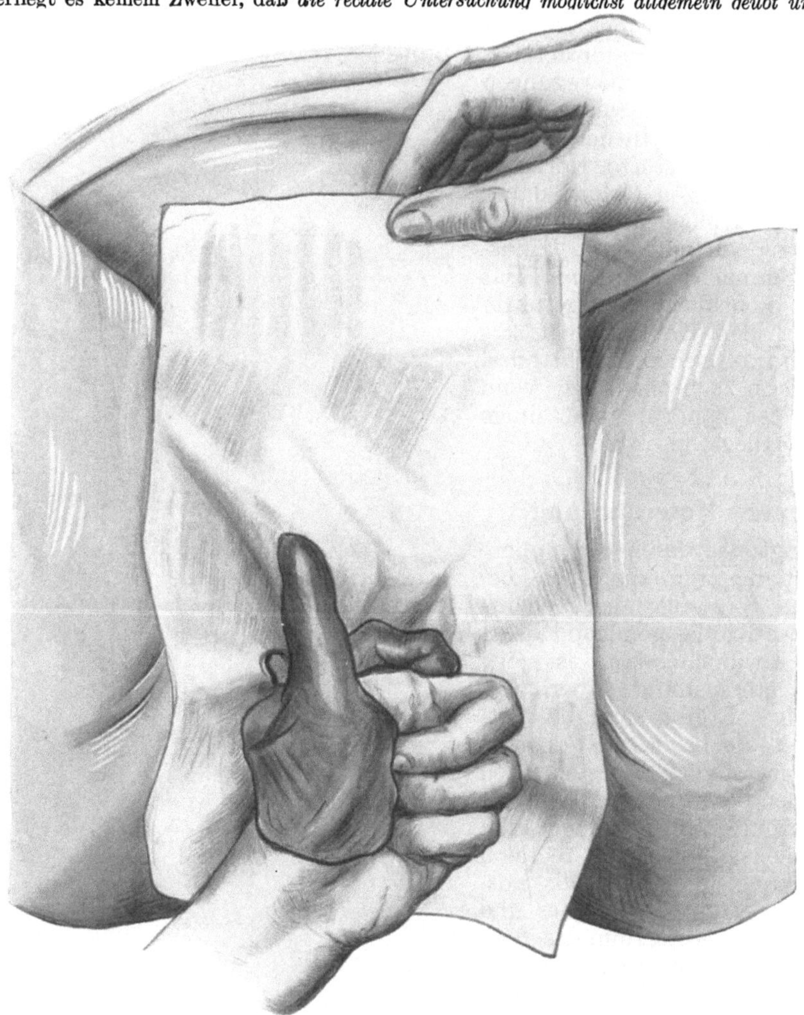

Abb. 183. Rectale Untersuchung. Die ganze Vulva ist durch eine kleine sterile Billrothbattistschürze abgedeckt, der mit sterilem Gummifingerling bekleidete Zeigefinger geht durch ein Loch in der Schürze in den Anus ein.

werden sollte. Gleichwohl scheint es uns zu weit gegangen, die vaginale Untersuchung ganz verwerfen zu wollen.

Unser Standpunkt läßt sich dahin präzisieren: *Reicht die äußere Untersuchung nicht aus, dann untersuche man zunächst rectal.* Genügt das Ergebnis dieser Untersuchung für die verlangte Aufklärung, dann ist eine vaginale Untersuchung nicht zu rechtfertigen. *Wo aber die rectale Untersuchung* — gleichgültig ob infolge mangelhafter Technik und Erfahrung oder infolge ungünstiger Betastungsmöglichkeiten — *die gewünschte Klarheit* über den Stand und Fortschritt der Geburt *nicht gibt, dort soll,* natürlich unter allen aseptischen und antiseptischen Kautelen, *vaginal untersucht werden.*

Von vornherein aber ist die *vaginale Untersuchung* indiziert, *wenn es intra partum blutet und vor jedem* beabsichtigten *operativen Eingriff; ebenso in jedem Fall, in dem trotz Erweiterung des Muttermundes der Eintritt des Kopfes ins Becken nicht erfolgt.* Weitergehende starre Vorschriften aufzustellen, scheint uns nicht berechtigt. Die letzte Entscheidung in dieser Frage muß dem Können und dem eigenen Urteil des Arztes überlassen bleiben, sonst kommt es dahin, daß nächstens eine vaginale Untersuchung vor dem Richter gerechtfertigt werden muß. Der seiner hohen Verantwortung bewußte Arzt muß selbst entscheiden dürfen, wann er die eine oder die andere Untersuchungsmethode für richtiger hält.

Bei der vaginalen Untersuchung ist darauf *zu achten, daß nicht* mit dem untersuchenden Finger *Keime aus der Vulva in die Scheide verschleppt werden* (Abb. 91). Die beste Händedesinfektion könnte dadurch illusorisch werden. Deshalb achte man stets auf folgendes:

Die Labien werden mit den Fingern der nicht untersuchenden Hand weit gespreizt oder aber von einer Hilfsperson mit in Lysoformwasser getauchtem Wattebausch auseinandergehalten; dann wird mit einem ebenfalls in Lysoform oder ähnliches getauchtem Wattebausch der nun ganz freiliegende Introitus vaginae von der Urethralmündung nach der Commissura posterior abgewischt. Niemals ist ein Wischen in umgekehrter Richtung erlaubt, da dadurch Darmkeime nach dem Introitus verschleppt werden könnten. Nun werden ohne Berührung der Labien zwei Finger in die Scheide eingeführt und in der Richtung der Beckenachse vorgeschoben. Wir empfehlen, prinzipiell mit zwei Fingern zu untersuchen, weil damit eine viel genauere Orientierung möglich ist und besonders die Beurteilung räumlicher Verhältnisse sicherer ist, als bei der Untersuchung mit einem einzelnen Finger. Zudem bestehen die oft behaupteten Vorteile der Untersuchung mit dem Zeigefinger allein in Wirklichkeit gar nicht zu Recht, Der Zeigefinger ist kürzer, und um genügend hoch vordringen zu können, ist der Untersucher dann oft gezwungen, mit den eingeschlagenen äußeren Fingern stärker gegen den Damm zu drücken. Das ist einmal unangenehm für die Gebärende und befördert zudem eine Keimverschleppung in die Scheide. Beim Einführen der Finger soll das Berühren des empfindlichen Urethralwulstes möglichst vermieden werden. Das gelingt am besten, wenn man gleich beim Einführen der Finger einen leichten Druck auf die hintere Scheidenwand ausübt. Am schonendsten ist natürlich die Untersuchung mit behandschuhter Hand. Wer mit bloßer Hand untersucht, tauche sie vorher in eine $1/_2$%ige Lysollösung, die die Finger schlüpfrig macht.

Schon beim Spreizen der Labien beachte man im Bereich der Vulva etwa vorhandene Abnormitäten (Ulcera, Narben, Varicen), die Sekretbeschaffenheit, Höhe des Damms, dessen Nachgiebigkeit beim Einführen der Finger geprüft werden kann. Im übrigen sind durch die vaginale Untersuchung *folgende Feststellungen zu treffen:*

1. *Beschaffenheit* der Scheidenwand, *Weitbarkeit der Scheide.*

2. Stand und Beschaffenheit *der Portio.*

3. Weite und Form *des äußeren Muttermundes,* Beschaffenheit des Muttermundssaumes, ob wulstig oder dünnsaumig, straff oder nachgiebig.

4. Weite und Länge *des Cervicalkanals.*

5. Bei nicht entfalteter Cervix die Weite des inneren Muttermundes.

6. *Verhalten des unteren Eipols,* Erhaltensein oder Fehlen einer Fruchtblase, Spannung und Größe derselben.

7. *Stand des Kopfes* zum Becken, *Haltung und Stellung* des Kopfes, wobei die Pfeilnaht und die Fontanellen zur genauen Orientierung dienen. Dabei sind natürlich etwaige Abweichungen von der Norm zu beachten; auch andere Komplikationen, wie etwa das Vorliegen der Nabelschnur oder kleiner Teile, dürfen der Beurteilung nicht entgehen.

8. Wo der Kopf noch hoch steht und seine Beurteilung in der Schwangerschaft nicht vorgenommen wurde, ist sie zunächst soweit wie möglich nachzuholen. Steht dagegen der Kopf im Becken, dann wäre ein derartiges Vorgehen nicht nur überflüssig, sondern auch sinnwidrig, da der Stand des Kopfes schon anzeigt, daß ein Mißverhältnis zwischen Kopf und Becken nicht besteht.

9. Nach Beendigung der Untersuchung ist der *Schambogen* in der in der Physiologie der Schwangerschaft beschriebenen Weise *abzuformen.* Die Bedeutung einer derartigen Feststellung ergibt sich daraus, daß von seinen Formeigentümlichkeiten und der Höhe des Dammes die Gefährdung der Beckenbodenmuskulatur abhängt.

Man begnüge sich niemals damit, die eine oder andere der genannten Feststellungen zu machen, sondern *gehe* wenn möglich *ganz systematisch bei der Untersuchung vor.* Die stehende Fruchtblase ist dabei zu schonen. Man darf also nur in der Wehenpause untersuchen, da sie sonst unter dem Druck zerreißen würde. Während der Wehe soll man nur untersuchen, wenn man im Zweifel ist, ob die Eihäute noch erhalten sind oder wenn man z. B. bei tiefem Querstand feststellen will, ob der Kopf unter dem Einfluß der Wehen Neigung zur normalen Rotation zeigt oder nicht.

Ob man mit der rechten oder linken Hand untersucht, ist prinzipiell gleichgültig. Jeder benutze, die Hand mit der er geschickter ist. Zweckmäßiger ist es aber, beide Hände gleichmäßig zu üben.

Von manchen Geburtshelfern wird empfohlen, nach jeder Untersuchung eine Scheidenspülung zu machen, wozu natürlich niemals Karbollösung oder Sublimat verwendet werden darf, da dadurch Intoxikationen zustande kommen können. Meist wird $^1/_2\%$ Lysollösung, Lysoform, Sagrotan oder ähnliches empfohlen. Wir selbst sind Gegner solcher Spülungen; sie sind zumindest unter normalen Verhältnissen überflüssig und involvieren in der allgemeinen Praxis eher die Gefahr, daß mit dem Spülrohr doch Keime in die Scheide verschleppt werden.

Scheidenspülungen intra partum sind nach unserer Meinung nur indiziert, wenn ein eitriger Ausfluß mit oder ohne ausgesprochene Entzündung der Scheidenwand besteht, ferner in Fällen, in denen die Geburt sehr lange dauert und die Temperatur zu steigen beginnt. Wir verwenden dazu ausschließlich 0,5% Milchsäure[1].

C. Spezielle Geburtsleitung.

1. Eröffnungsperiode.

Sobald durch äußere Untersuchung, in Zweifelsfällen ergänzt durch vaginale oder rectale Untersuchung, Klarheit darüber gewonnen ist, daß *normale Verhältnisse vorliegen, beschränkt sich die Aufgabe der Geburtsleitung auf die sorgfältige Kontrolle* (möglichst auch Registrierung) *der Wehen und der kindlichen Herztöne.* Alle paar Stunden ist auch die *Temperatur* und der *Puls der Mutter* zu kontrollieren. Steht der Kopf fest im Beckeneingang oder noch tiefer, ist die Fruchtblase noch nicht gesprungen, dann ist es für die Gebärende oft angenehmer, außer Bett zu sein, wobei sie in den Wehenpausen auch herumgehen darf. Das Verhalten während der Wehen kann man dann ruhig dem Instinkt der Gebärenden überlassen. Manche Frauen stützen sich am Bett oder einem Tisch, andere nehmen bei Beginn der Wehen gern liegende Stellung ein, wieder andere Frauen legen sich lieber auf die Seite. Von Zeit zu Zeit überzeuge man sich durch die äußere Untersuchung von dem Fortschritt der Geburt. Sobald man aus dem Stand des Kontraktionsringes oder aus leichter Blutbeimengung zu abgehendem Scheideninhalt schließen kann, daß die Eröffnung nahezu vollendet ist, verbringe man die Kreißende jedenfalls in Bett.

Ins Bett gehört die Gebärende von vornherein in Fällen von frühzeitigem Blasensprung, sowie in jedem Fall, in dem der vorliegende Kopf nicht feststeht oder gar abgewichen ist. In letzterem Fall, ebenso in Fällen in denen er abnorm lang in einer Mittelhaltung verharrt, lagere man die Frau auf die Seite des Hinterhaupts bzw. auf die Seite, nach der der der Kopf abgewichen ist oder abzuweichen Neigung hat. Dabei fällt der Uterus mit seinem Fundus nach der betreffenden Seite herüber und hebelt dadurch den vorliegenden Kopf nach dem Beckeneingang zu.

Treten in der Wehentätigkeit große Pausen ein oder werden die Wehen schwächer, dann achte man vor allem darauf, ob etwa die Blase gefüllt ist. *Eine volle Blase wirkt wehenhemmend*[2]. Die Gebärende soll deshalb, wenn eine Blasenfüllung nachgewiesen ist, sofort die Blase entleeren, wozu man ihr ruhig ein Aufsetzen erlauben darf. Gelingt die Blasenentleerung trotz zunehmender Füllung nicht, dann muß sogar — natürlich unter allen aseptischen Kautelen — katheterisiert werden. Man bediene sich aber eines metallenen Katheters, da ein gläserner unter Umständen abbrechen könnte. Stößt man auf Widerstand, dann forciere man nie, sondern nehme lieber einen Gummikatheter (JACQUES Patentkatheter Nr. 8 oder 9).

Ein Mitpressen in der Eröffnungszeit, wie es bei sehr schmerzhaften Wehen oder bei besonders ängstlichen und nervösen Frauen manchmal beobachtet wird, ist *zu*

---

[1] Über die Begründung der Verwendung von Milchsäure vgl. S. 194.
[2] *Ebenso wirkt ein voller Darm*; wir haben deshalb schon oben zur Vorbereitung der Gebärenden dessen Entleerung gefordert.

untersagen; es ist sinnlos und verbraucht nur vorzeitig die Kräfte der Mutter. Im übrigen ist die Aufgabe des Arztes vor allem die eines Trostspenders. Sie gewinnt erhöhte Bedeutung bei Frauen, die mit Angst dem unbekannten Ereignis entgegensehen und durch den Wehenschmerz sich herabstimmen lassen. Die richtigen Trostworte zu finden, ist Sache der Menschenkenntnis, die hier Wunder wirken kann; sicheres vertrauenerweckendes Auftreten des Arztes, der beruhigende Einfluß, der von jeder in sich gefestigten Persönlichkeit ausgeht, wirkt mehr als viele Worte.

Über die Frage der Schmerzlinderung vgl. S. 216f.

Natürlich ist es nicht notwendig, daß der Arzt, sobald er normale Verhältnisse festgestellt hat, während der Eröffnungsperiode dauernd bei der Gebärenden anwesend ist. Die Überwachung durch die Hebamme genügt. Immerhin wird es zweckmäßig sein, wenn der Arzt auch schon in der Eröffnungsperiode unmittelbar erreichbar bleibt.

2. Die Austreibungsperiode.

Nach dem Blasensprung gehört die Gebärende auf jeden Fall ins Bett und soll im allgemeinen, wenn nicht besondere Umstände etwas anderes erfordern, die Rückenlage einnehmen. Meistens fallen ja Blasensprung und Ende der Eröffnungsperiode annähernd zusammen. Geht unmittelbar nach oder mit dem Blasensprung etwas blutiger Schleim ab, dann darf man bedingt darauf schließen, daß auch die völlige Erweiterung des Muttermundes bereits erreicht ist. In dieser Vermutung wird man bestärkt, wenn bei im Becken verschwundenen Kopf die Gebärende bei den nächsten Wehen alsbald einen instinktiven Drang zum Mitpressen verspürt.

Unter solchen Umständen ist eine innere Untersuchung überflüssig. *In allen Zweifelsfällen* ist es aber sicher richtig, *sich vom Stand des Kopfes und der Erweiterung des Muttermundes* zu *überzeugen*; wenn die rectale Untersuchung keine völlige Aufklärung bringt, ist eine vaginale Untersuchung am Platze. Die vielfach aufgestellte Regel, daß der Arzt nach dem Blasensprung auf jeden Fall untersuchen soll, halten wir nicht für richtig. Wir möchten aber daraus keine Prinzipienfrage machen und sehen in einer einmaligen vaginalen Untersuchung nach dem Blasensprung jedenfalls keinen Verstoß gegen den Geist abwartender Geburtsleitung. *Indiziert ist* dagegen *in der Austreibungsperiode die vaginale Untersuchung* immer dann, *wenn irgendwelche Störung im Befinden des Kindes nachweisbar wird*[1]. *Auch* eine *abnorm lange Dauer der Austreibungsperiode* — bei guter Wehentätigkeit am häufigsten bedingt durch einen tiefen Querstand[2] — soll den Arzt zur rectalen, und bei ungenügender Klarstellung durch diese zur vaginalen Untersuchung veranlassen[3].

Neben der sorgfältigen Kontrolle der kindlichen Herztöne darf auch der Zustand der Mutter nicht vernachlässigt werden. Man soll alle 2 *Stunden die Temperatur messen*. Dabei sind geringfügige Temperaturerhebungen um einige Zehntel Grad als physiologisch, und zwar als Folge der stark gesteigerten körperlichen Arbeit anzusehen. *Jede Temperaturerhöhung auf* 37,8° *und darüber* (axillar gemessen) ist dagegen als *pathologisch* anzusehen. Von Zeit zu Zeit muß auch der *Puls* der Mutter kontrolliert werden. Bei nicht intaktem Herzen ist eine solche Kontrolle sogar nach jeder Wehe notwendig. Zur Beurteilung des Pulsverhaltens bei Fehlen jedes pathologischen Befundes am Herzen muß man aber wissen, daß durch die starke Anstrengung der Puls in der Austreibungsperiode sehr häufig beschleunigt und selbst eine Pulsfrequenz von 100—120 bei guter Füllung des Gefäßrohres und bei lebhafter Wehentätigkeit in keiner Weise als pathologisch anzusehen ist. Asthenikerinnen, neurolabile Frauen, zeigen sogar häufig noch höhere Pulszahlen, ohne daß dem irgend eine ernstere Bedeutung zukäme. Charakteristisch für solche Fälle sind vor allem starke Schwankungen der Pulsfrequenz, wobei aber immer die Füllung des Pulses eine gute bleibt. Ebenso sind in der Austreibungsperiode und vor allem mit Einsetzen der Preßwehen stets sehr starke Blutdrucksteigerungen zu beobachten, während in der Wehenpause der Blutdruck wieder zur Norm absinkt.

---

[1] Über die Zeichen der Störung des kindlichen Befindens s. oben S. 196f.

[2] Vgl. darüber Näheres S. 226.

[3] Eine abnorm lange Dauer der Austreibungsperiode ist besonders dann anzunehmen, wenn die Höchstwehenzahl im Sinne von FREY (vgl. S. 132) erreicht oder gar überschritten ist.

Im Vordergrunde der ganzen Beobachtung der Kreißenden in der Austreibungsperiode steht natürlich die *Kontrolle der Wehentätigkeit;* dabei achte man besonders auf eine regelmäßige Entleerung der Blase. Erstgebärende müssen häufig erst darüber belehrt werden, wie das instinktive *Mitpressen* erfolgreich ausgenutzt werden kann. Häufig pressen solche unerfahrene Frauen voreilig, gleich mit Beginn der Wehe, und machen dabei den Fehler, den Mund offen zu halten, so daß bestenfalls eine gewisse Bauchpressenwirkung zustande kommt, während *zur vollen Ausnutzung der Rumpfpresse der Mund geschlossen sein muß.* Am besten bringt man die Frauen zum richtigen Pressen, wenn man sie darüber belehrt, mit geschlossenem Mund entsprechend dem Anschwellen der Wehe immer stärker nach unten zu drücken, so etwa wie wenn sie Skybala herauspressen wollten. Bei der Häufigkeit hartnäckiger Obstipation unserer Frauenwelt trifft man damit meist sofort das Richtige. Leichter wird das richtige Mitpressen, wenn die Gebärende ihre Füße feststellt oder gegen das Bettende stemmt. Manche Frau nimmt instinktiv eine sehr wirksame Haltung ein, in dem sie die maximal flektierten Unterschenkel unter der Kniescheibe mit ihren Händen umfaßt und dabei den Kopf hebt. Recht zweckmäßig sind auch besondere *Haltezügel.*

Verdoppelte Aufmerksamkeit in der Kontrolle der kindlichen Herztöne ist besonders nötig *im letzten Akt der Austreibungsperiode,* wenn nach der Auswalzung des gebogenen Abschnittes des Geburtskanals schließlich der letzte Widerstand der Zwinge des Bulbocavernosus und der Haut am Damm und Vulva überwunden werden muß. Hier ist die Anwesenheit von zwei Personen am Kreißbett um so erwünschter, als die Hebamme meist durch den jetzt notwendig werdenden Dammschutz in Anspruch genommen wird.

Die *Gefährdung des Dammes,* und was noch wichtiger ist der tieferen Schichten der Beckenbodenmuskulatur, *hängt* von verschiedenen Momenten *ab:*

1. *von der Elastizität* und der individuellen *Form des Dammes.* Ein hoher Damm ist ceteris paribus mehr gefährdet als ein niedriger. Vor allem spielt die Elastizität und Durchsaftung des Gewebes eine ausschlaggebende Rolle. Es ist erstaunlich, welches Maß von Dehnung selbst ein hoher Damm einer jugendlichen Erstgebärenden verträgt (vgl. Abb. 187), während demgegenüber der viel niedrigere Damm einer alten Erstgebärenden oder ein narbiger Damm frühzeitig zerreißt;

2. *von der Größe des kindlichen Kopfes* bzw. des durchtretenden *Kopfplanums.* Der Dammschutz bezweckt ja in erster Linie, die beim Durchschneiden des Kopfes erfolgende Deflexionsbewegung so zu regulieren, daß der Kopf mit dem jeweils kleinsten Anteil, nämlich mit dem Planum suboccipito-bregmaticum den Vulvaring passiert [1]. Natürlich spielt auch die Konfiguration des Kopfes eine Rolle, zumal dadurch die Relation der einzelnen Kopfumfänge verschoben werden kann;

3. *von der Form* des Beckenausgangs und besonders des *Schambogens.* Je besser das Hinterhaupt in den Schambogen sich einzupassen vermag, desto geringer ist die Gefährdung des Dammes; je spitzer der Schambogen ist, desto mehr wird der Kopf steißbeinwärts abgedrängt und desto gefährdeter ist der Damm (vgl. Abb. 173, 188).

4. Schließlich ist *von* einer gewissen Bedeutung das *Tempo des Durschchneidens* des Kopfes. Je schneller der Widerstand des Dammes überwunden wird, desto eher besteht die Gahr der Zerreißung. Durch ganz allmähliche Dehnung, also Verzögerung des Kopfdurchtrittes läßt sich mancher Damm erhalten, der sonst reißen würde.

Der Dammschutz kann in verschiedener Form ausgeführt werden.

1. Der Dammschutz in Rückenlage. Man legt zweckmäßig ein festes Kissen unter den Steiß, um das Gesäß und die Dammgegend aus dem Lager herauszuheben und besser zugänglich zu machen. Tritt nun während der Wehen der Kopf weiter heraus, dann *drücke* man den geborenen Abschnitt *zunächst* während der Wehe nach abwärts *in der Richtung gegen den Damm.* Dadurch wird das Vortreten des Hinterhauptes und seine Einpassung in den Schambogen begünstigt. Die andere Hand liegt gespreizt mit der Handfläche am Damm, den Daumen nach der rechten, die übrigen Finger nach der linken Seite gerichtet, und zwar so, daß das Frenulum dem Auge gut sichtbar bleibt. Um die Hand vor Beschmutzung durch etwa noch ausgepreßten Darminhalt zu schützen, schalte man zwischen Handfläche und Anus eine sterile Kompresse ein. Die am Damm liegende Hand hält während der Wehe das Vorderhaupt zurück, ohne einen stärkeren Druck auszuüben (vgl. Abb. 184). *Sobald das Hinterhaupt vollständig* unter dem Schambogen *herausgetreten* ist und der Nacken sich unter der Symphyse anstemmt, ändert die Hand, die vorher den Kopf gegen den Damm drückte, ihre Funktion. Bei den nachfolgenden Wehen, bei denen jedes Mitpressen verboten werden soll, *wird* das geborene Hinterhaupt nicht mehr gegen den Damm gedrückt, sondern *umgekehrt zur Entlastung des Dammes symphysenwärts gehebelt* (Abb. 185). Sobald das

---

[1] Bei Deflexionshaltung des Kopfes liegen die Verhältnisse anders; vgl. darüber später.

Vorderhaupt über den Damm schneidet und die Gegend der Spitze der großen Fontanelle geboren ist, besteht die größte Gefahr für den Damm. *Wenn* irgend *möglich, lasse man das Vorderhaupt in der Wehenpause über den Damm treten,* wobei die Gebärende leicht mitpressen soll oder von einer zweiten Person ein konzentrischer Druck auf den Fundus uteri ausgeübt wird.

2. Dammschutz in Seitenlage. Die Gebärende liegt bei stark gekrümmtem Körper mit dem Steiß am Bettrande. Die Person, die den Dammschutz ausführt, tritt hinter den Rücken der Frau, schiebt den einen Arm zwischen die Schenkel der Frau von

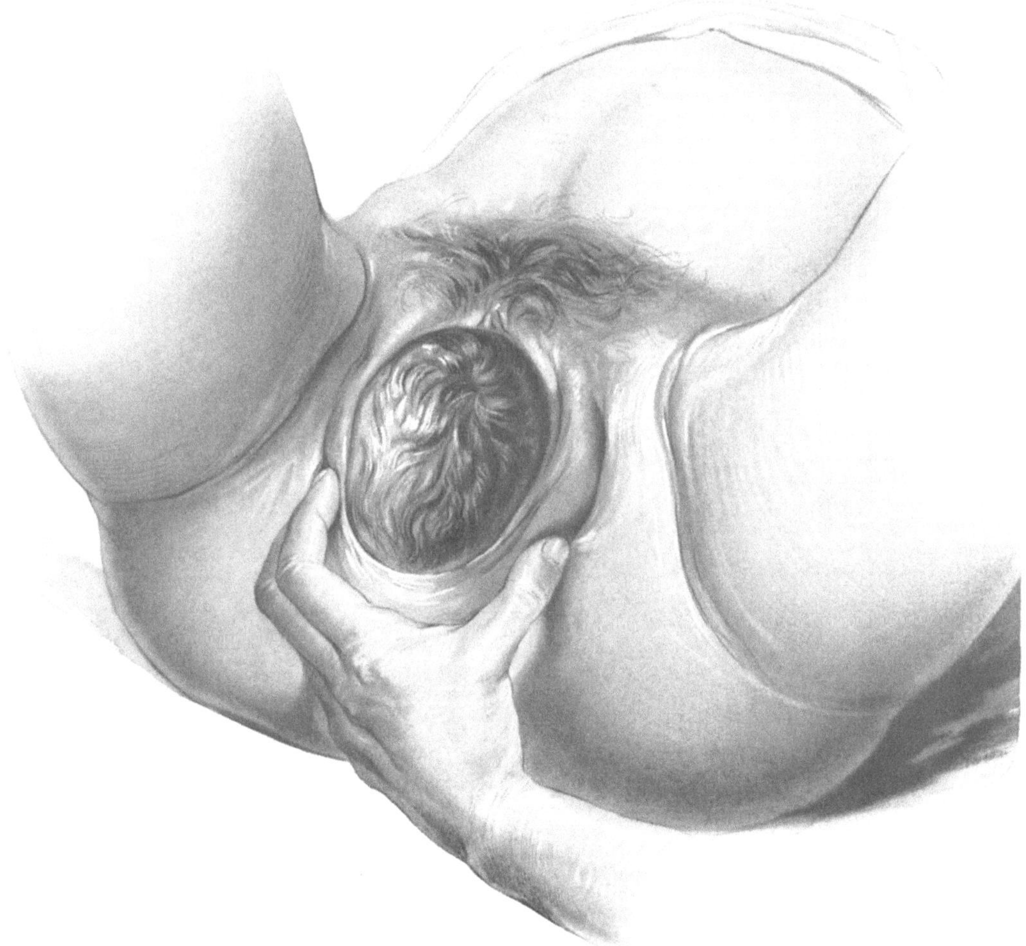

Abb. 184. Zurückhalten des Vorderhauptes während der Wehe.

vorne her durch und legt die Fingerspitzen auf den geborenen Abschnitt des Hinterkopfes, um ihn zunächst während der Wehe in der Richtung gegen den Damm zu drängen, und nach vollständiger Entwicklung des Hinterhauptes gegen die Symphyse zu hebeln. Die rechte Hand übt den eigentlichen Dammschutz aus (vgl. Abb. 186). Rein technisch halten wir nach unseren Erfahrungen den Dammschutz in Seitenlage für wirksamer, denn die Gebärende kann ihre Rumpfpresse nicht mit voller Kraft anwenden, der ganze Damm und das umliegende Gewebe ist dem Blick des Arztes besser zugänglich und die Heranziehung zusätzlichen Gewebes von den Seiten zweifellos besser möglich als beim Dammschutz in Rückenlage. Die nicht ganz von der Hand zu weisende Gefahr einer Luftembolie beim Zurücklagern der Frau hat indes uns wie die meisten Geburtshelfer veranlaßt, in der Klinik den Dammschutz in Rückenlage als das normale Verfahren zu betrachten.

Über die Notwendigkeit und Nützlichkeit des Dammschutzes kann man recht
verschiedener Meinung sein. Sicherlich kommt manche Frau ohne jeden Dammschutz
selbst bei raschem Durchtritt des Kopfes ohne Dammriß oder mit ganz oberflächlichen
Einrissen am Frenulum davon. Das lehren sowohl die Erfahrungen bei Sturzgeburten
wie bei ad hoc angestellten Versuchen eindeutig. Andererseits ist nicht zu leugnen,
daß der Dammschutz unter ungünstigen Verhältnissen — wenig nachgiebigen Weichteilen, spitzem Schambogen, verhältnismäßig großem Kopf — mindestens ein unkon-
trollierbares Reißen des Dammes bis in den Sphincter und Darm (= kompletter Dammriß) mit großer Sicherheit zu verhüten vermag. Davon abgesehen erhebt sich aber die
Frage, ob es zweckmäßig ist, über diesen Schutz vor dem kompletten Dammriß

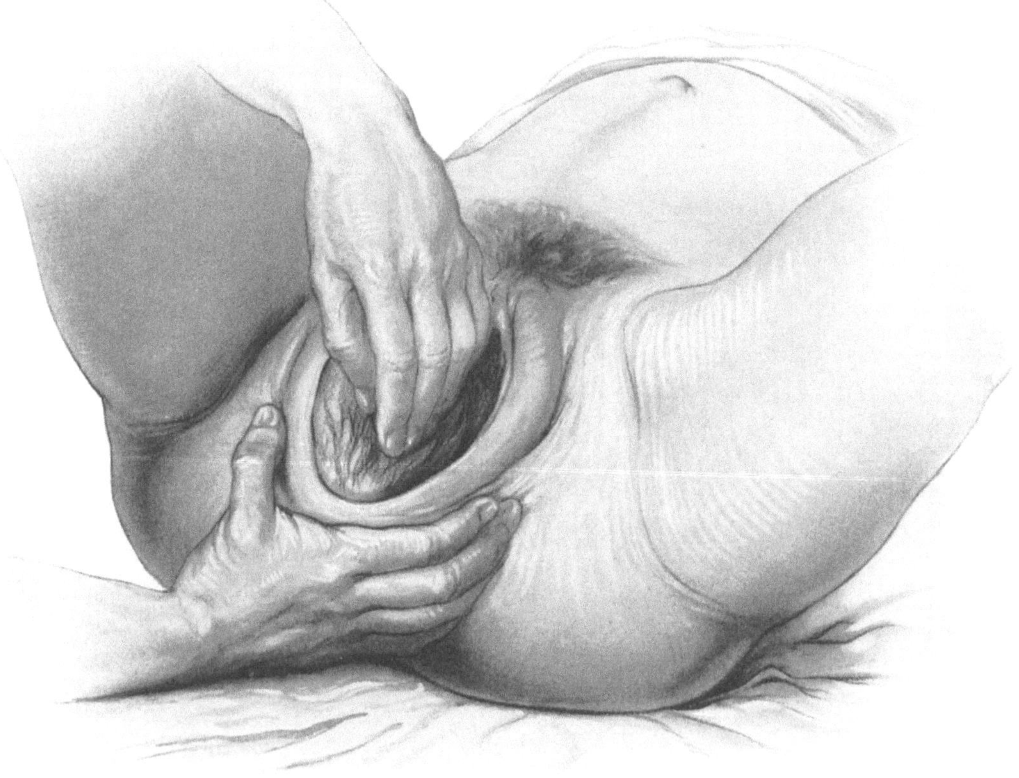

Abb. 185. Dammschutz in Rückenlage. Der Kopf wird zur Entlastung des Dammes symphysenwärts gehebelt.

hinauszustreben und nicht lieber den Damm häufig reißen zu lassen, um dadurch die
tiefe Beckenbodenmuskulatur zu entlasten.

Es unterliegt keinem Zweifel, daß durch möglichst langsame Dehnung und Geschicklichkeit in der Ausführung des Dammschutzes selbst hohe und rigide Dämme
in überraschend großer Zahl zu erhalten oder Verletzungen mindestens in ihrer Ausdehnung aufs äußerste zu beschränken sind (Abb. 187). Ein solch *forciertes Streben nach
Erhaltung des Dammes hat* andererseits *den Nachteil, daß* einmal oft umfangreiche Quetschungen und Suffusionen der Scheidenwände zustande kommen, vor allem aber den
größeren Nachteil, daß durch das forcierte Streben, den Ring des Bulbocavernosus
zu erhalten, *die vordersten Partien des Levators stärker und länger belastet werden.* Als
Folge davon beobachtet man nicht selten Fälle, in denen die Erhaltung des Dammes
gelungen ist, der Puborectalis aber auf einer oder beiden Seiten einreißt, unter Umständen sogar an seinem Ansatz am Schambeinast auf einer Seite abgerissen wird.
Damit sind aber trotz äußerlich intakten Dammes alle Vorbedingungen zur späteren

Entstehung eines Prolapses gegeben[1]. Umgekehrt lehrt aber schon alte Erfahrung, daß Frauen mit komplettem Dammriß viele Jahre herumlaufen, ohne die Spur eines Descensus oder Prolapsus aufzuweisen. Das sollte zu denken geben. In der Tat findet man in diesen Fällen trotz des tiefen Dammrisses die Levatorschenkel erhalten. Wer über die Mechanik bei der Auswalzung des gebogenen Abschnittes des Geburtskanals sich klare Vorstellungen zu bilden vermag, für den ist auch leicht ersichtlich, *daß durch das Reißen der Zwinge des Bulbocavernosus die Levatorschenkel ganz wesentlich entlastet werden,* weil im Moment des Durchreißens des Dammes die unpaare Levatorplatte nach hinten ausweichen kann, und damit unter Entspannung der Levator-

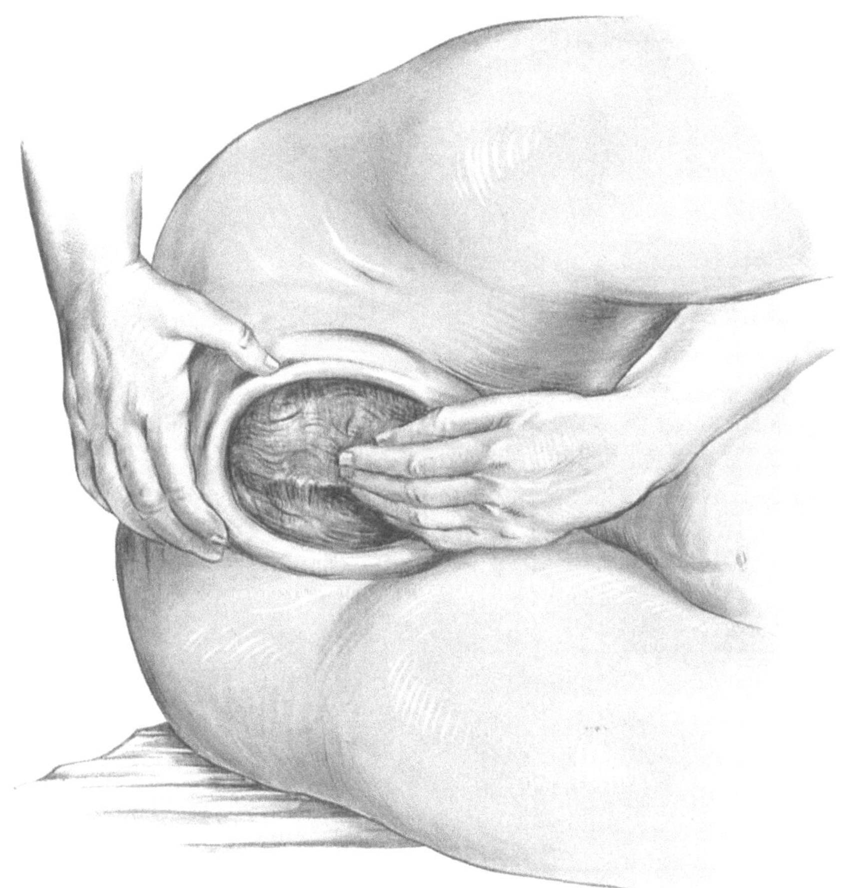

Abb. 186. Dammschutz in Seitenlage.

schenkel der Hiatus levatoris größer wird (Abb. 188). Hat man diese Verhältnisse sich einmal plastisch klargemacht, dann wird man selbstverständlich zu der Schlußfolgerung geführt, daß es in vielen Fällen besser sei, eine leicht reparable Verletzung (Dammriß) entstehen zu lassen, als unter Vermeidung einer solchen eine irreparable und von viel ernsteren Folgen (Prolaps) begleitete Schädigung zu setzen (Abb. 189 u. 190). Als praktische Konsequenz ergibt sich daraus die weitere Forderung, dort wo *eine leichte Stützung und Entspannung des Dammes nicht auszureichen scheint,* ferner dort, wo durch einen *großen Kopf,* eine *ungünstige Einstellung* desselben, einen *ungünstig geformten Schambogen,* besondere *Höhe oder Rigidität der Dammgebilde* die **Beckenbodenmuskulatur von vornherein besonders gefährdet erscheint,** den Damm sogar künstlich aufzuschneiden (= **mediane Episiotomie).** Damit wird die Entlastung des wichtigen Levators

---

[1] Für tieferes Verständnis sei auf des Verfassers Darstellung der Prolapsgenese in Stöckels Handbuch der Gynäkologie, Bd. V, 1. München 1929 verwiesen.

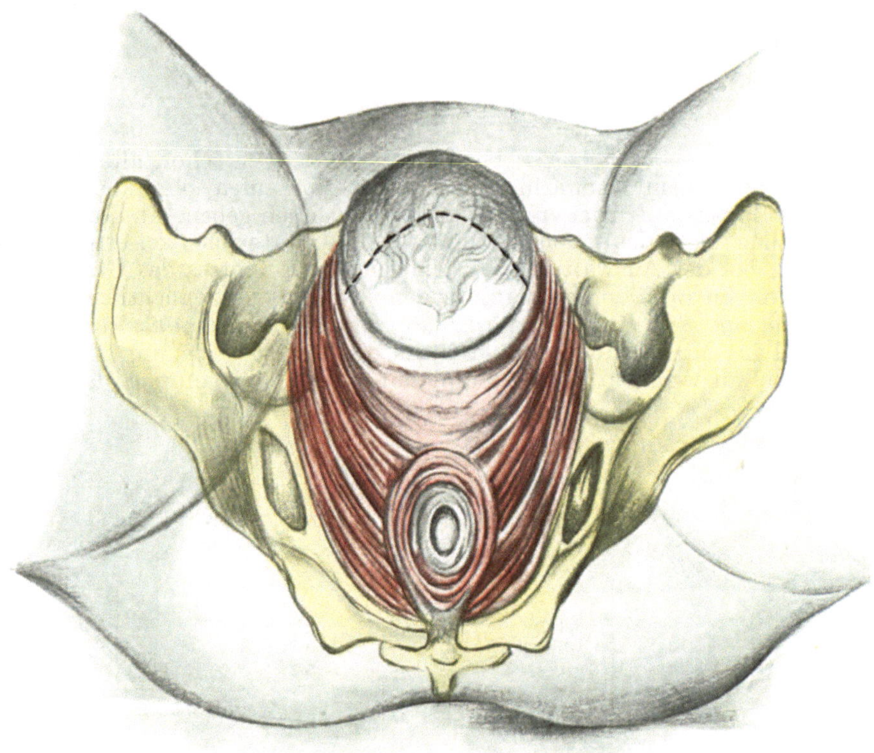

Abb. 187. Trotz großen Kopfes Erhaltung von Damm und tiefer Beckenbodenmuskulatur, da die Weichteile der jungen I-Para sehr elastisch sind und der Schambogen eine gute Einpassung des Kopfes gestattet.

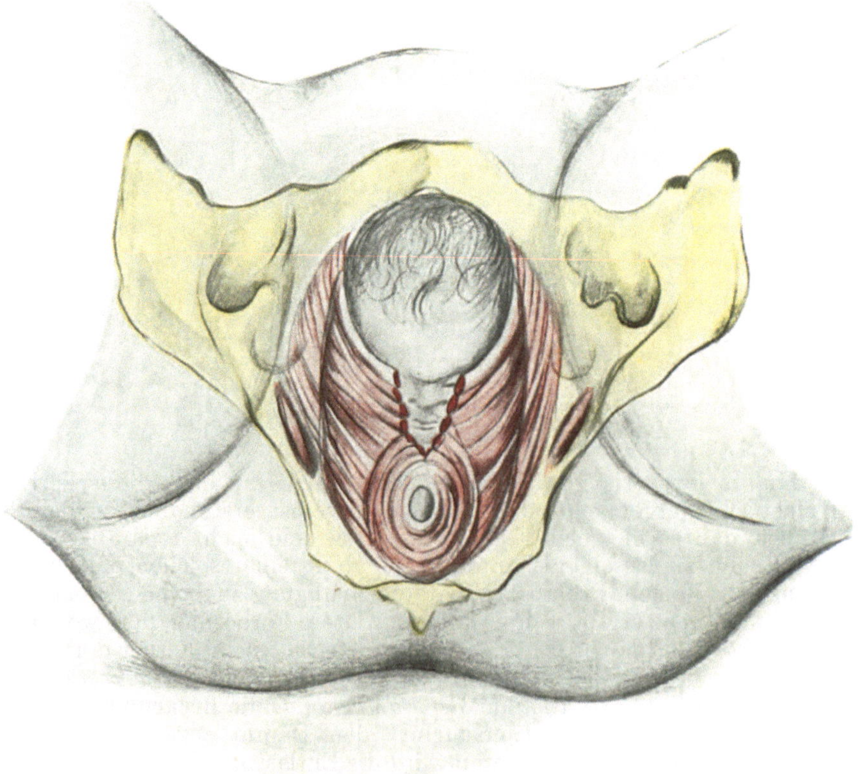

Abb. 188. Bei mäßig günstiger Form des Schambogens wird durch das Reißen des Dammes oder mediane Episiotomie bis in den Sphincter ani ext. hinein die vorher maximal gespannte Levatormuskulatur entspannt und bleibt erhalten.

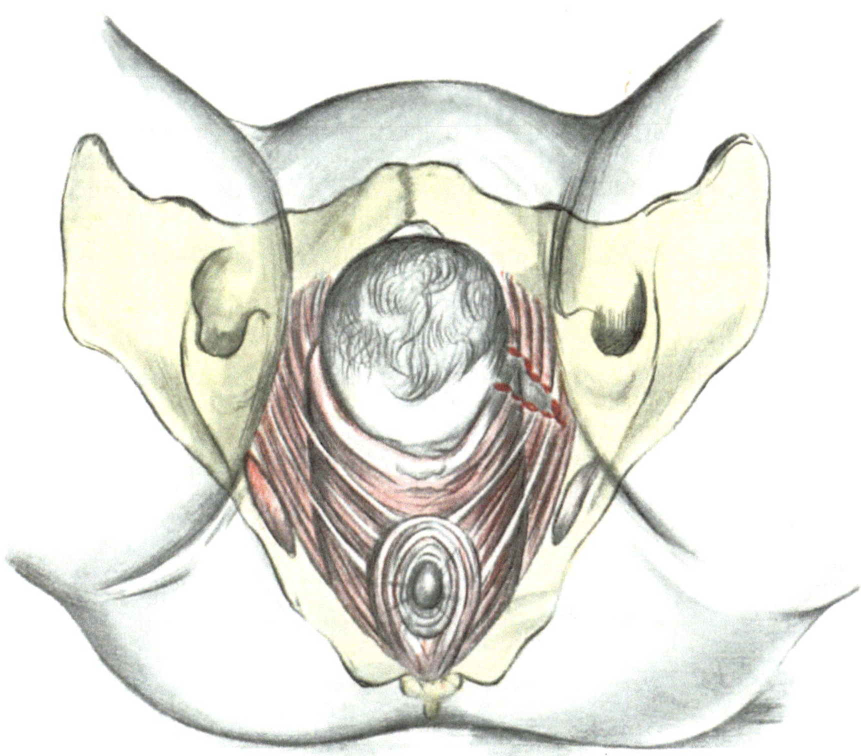

Abb. 189. Durch Einreißen des Bulbocavernosus und linken Puborectalis wird der Damm, der schon zu reißen drohte, von links her entspannt, und blieb dadurch erhalten — auf Kosten einer dauernden Schädigung der tiefen Beckenbodenmuskulatur.

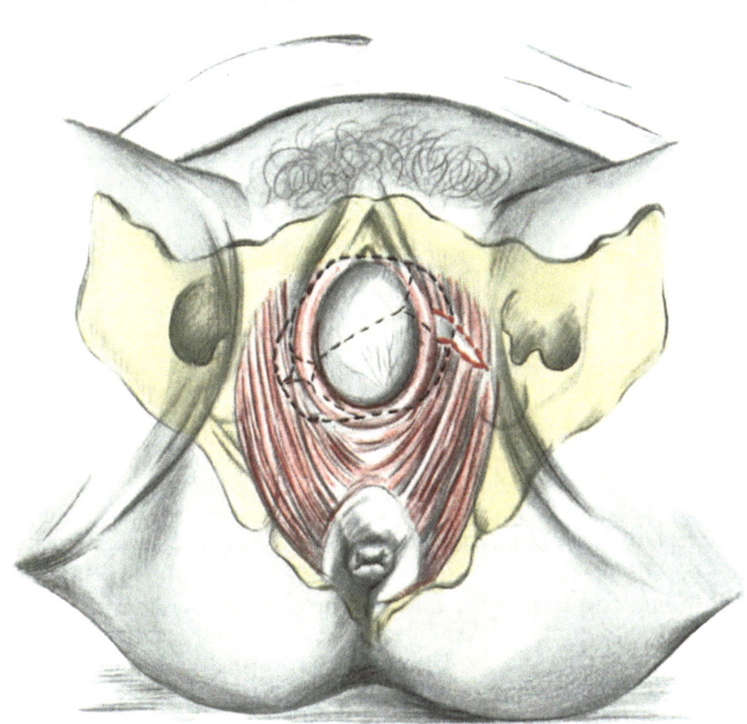

Abb. 190. Ungünstiger, spitzer Schambogen. Einreißen des Levators links bei der Rotation aus I. tiefem Querstand.

sofort und rechtzeitig erreicht und eine glatte, leicht durch Naht zu versorgende Schnittverletzung gesetzt, während im anderen Falle vielleicht irreparable Verletzungen des Levators in Kauf genommen werden müssen. Wir empfehlen aber dringend im Sinne einer Beckenbodenschonung nur die mediane Episiotomie anzuwenden. Die vielfach empfohlene *seitliche Episiotomie* entspricht diesem Zweck nur ganz unvollkommen und gibt auch weniger günstige Heilungsbedingungen[1].

3. Hilfeleistung bei der Geburt der Schultern.

Unmittelbar nach der Geburt des Kopfes, wenn Augen, Mund und Nasenöffnungen mit in Borwasser oder steriles Wasser getauchtem Wattebausch von Schleimmassen befreit sind, damit das Kind sofort frei atmen kann, greift man an den Hals des Kindes, um zu erfahren, ob eine *Nabelschnurumschlingung* vorhanden ist oder nicht. Besteht eine solche, so sucht man sie *zu lockern* oder die Schlinge über den Kopf des Kindes

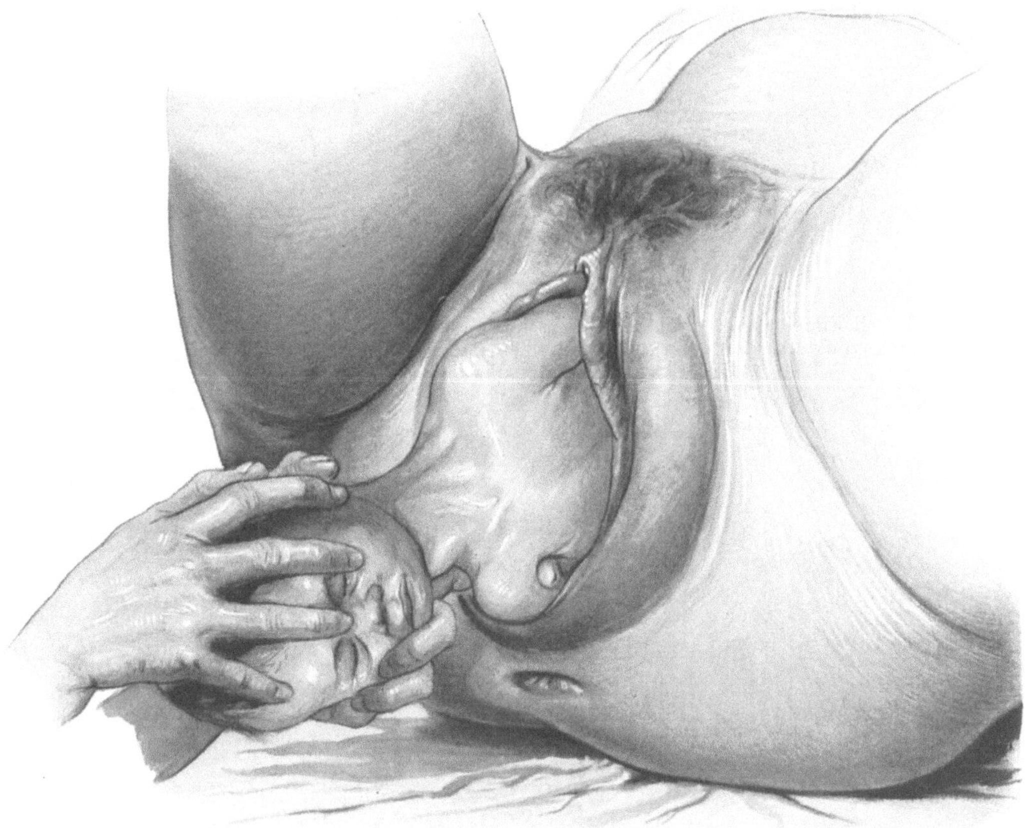

Abb. 191. Entwicklung der Schultern. Eingehen in die nach hinten gelegene Achselhöhle.

zu schieben, was meist leicht gelingt. Ergeben sich Schwierigkeiten, dann *zerre* man *niemals an der Nabelschnur,* sondern durchtrenne die doppelt abgeklemmte Schlinge mit der Schere. Ist die Nabelschnur primär sehr lang, dann kann der Rumpf trotz der Umschlingung ohne zu große Anspannung derselben geboren werden. In anderen Fällen stellt die Umschlingung der Nabelschnur wegen der starken Verkürzung der Schnur ein richtiges Hindernis für die Geburt des Rumpfes dar und kann, wenn man den Rumpf des Kindes ohne Lösung der Umschlingung extrahiert, zum vollständigen Losreißen der Placenta führen.

---

[1] Über die Technik der Episiotomie s. Operationslehre. Weiteres über die Dammschonung vgl. S. 221 in dem Kapitel über Schmerzlinderung unter der Geburt.

Beim Durchtritt der Schultern ist der *Damm zu unterstützen,* damit nicht etwa jetzt noch durch zu schnelles Durchtreten der Schulterbreite ein Dammriß entsteht oder ein bereits vorhandener Dammriß unnötig vergrößert wird. Zögert die Geburt der Schultern, so soll nach Beseitigung einer etwaigen Nabelschnurumschlingung die Gebärende kräftig pressen, nötigenfalls der Uterus durch Reiben des Fundus zu einer Wehe angeregt werden.

Da das Kind nach der Geburt des Kopfes bereits atmen kann, braucht die Geburt der Schultern in keiner Weise überstürzt zu werden; *nur wo* mehrere Minuten vergehen und die Blaufärbung des Gesichts des Kindes anzeigt, daß *die Atmung unvollkommen ist, soll die Geburt der Schultern manuell unterstützt werden.* Man faßt dazu den Kopf in beide Hände und drängt ihn unter vorsichtigem Zug nach abwärts. Dadurch tritt die vordere Schulter allmählich unter der Symphyse hervor. Es ist besonders darauf zu achten, daß erst die vordere Schulter genügend weit geboren ist, ehe man unter Erheben des Kopfes die hintere Schulter über den Damm leitet. Wird diese Vorsicht außer acht gelassen, so kommt es sehr leicht an der nach vorne gelegenen Schulter zu einer Clavicularfraktur.

Ganz selten wird es notwendig sein, noch energischer einzugreifen, wenn die Schultern auf die beschriebenen Handgriffe nicht geboren werden. Man geht dann so vor. daß man in die nach hinten liegende Achselhöhle den Zeigefinger der ungleichnamigen Hand vom Rücken her einsetzt (Abb. 191) und durch Zug über den Damm befördert. Ergeben sich Schwierigkeiten schon bei der Entwicklung der vorderen Schulter, dann kann man in gleicher Weise auch die Geburt der vorderen Schulter unterstützen, im Notfall sogar durch Einhaken der Zeigefinger in beiden Achselhöhlen den Rumpf extrahieren. Im allgemeinen aber werden die Schultern ohne alle Hilfe geboren.

Meist wird das Kind alsbald nach der Geburt lebhaft schreien. Ist das trotz freien Mundes und freier Nasenöffnungen nicht der Fall, so kann es durch einen leichten Schlag auf die Hinterbacken oder Bespritzen mit Wasser dazu gebracht werden.

4. Leitung der Nachgeburtsperiode.

a) Abnabelung.

Nimmt man die Nabelschnur nach der Geburt des Kindes zwischen die Finger, so fühlt man deutlich die Pulsation, die mit Einsetzen der kindlichen Atmung allmählich schwächer und schwächer wird. Nach etwa 3—5 Minuten ist der Nabelschnurpuls erloschen. Jetzt erfolgt die Abnabelung. Bei diesem Vorgehen werden dem Kind noch etwa 60—100 ccm Blut aus der Placenta zugeführt, die ihm bei sofortiger Abnabelung natürlich entgehen[1]. Wie die *Abnabelung* im einzelnen vorgenommen wird, ist prinzipiell gleichgültig, von Bedeutung dagegen, daß dabei die *strengste Asepsis und Antisepsis* gewahrt wird. Wir gehen so vor, daß wir die Nabelschnur zwischen zwei Klemmen oder zwischen zwei Nabelschnurbändchen, von denen das eine etwa handbreit vom Hautnabel entfernt angelegt wird (Abb. 192) durchtrennen, und die definitive Abnabelung erst nach der Reinigung des Kindes vornehmen[2]. Die nach dem Kinde zu gelegene Ligatur soll einer Blutung aus dem Nabelschnurrest, die nach der Mutter zu gelegene einer Blutung aus der Placenta vorbeugen. Es ist zwar nachgewiesen (RACHMANOW u. a.), daß auch bei Unterlassung der nach dem Kinde zu gelegenen Ligatur Blutungen aus dem Nabelschnurrest verhältnismäßig selten vorkommen. Man kann das indes niemals mit Sicherheit voraussehen und deshalb bleibt nichts übrig, als diese Ligatur regelmäßig durchzuführen. Das abgenabelte Kind wird nunmehr am besten in ein vorgewärmtes Flanelltuch eingeschlagen und an einen passenden Platz beseitegelegt, bis die Hebamme nach Versorgung der Mutter frei wird, um durch Baden das Kind definitiv zu reinigen und es anzukleiden.

b) Überwachung der Mutter in der Nachgeburtsperiode.

Unmittelbar nach der Abnabelung und Entfernung des Kindes werden die äußeren Genitalien der Mutter besichtigt, um etwa vorhandene Verletzungen sofort festzustellen. Dann wird die Nabelschnur am besten nach oben geschlagen und locker rechts oder links in die Schenkelbeuge gelegt. Nachdem die Vulva von etwa noch herausgepreßtem

---

[1] Näheres über diese Frage vgl. Physiologie des Neugeborenen.
[2] Vgl. darüber Physiologie der Neugeborenen, S. 306.

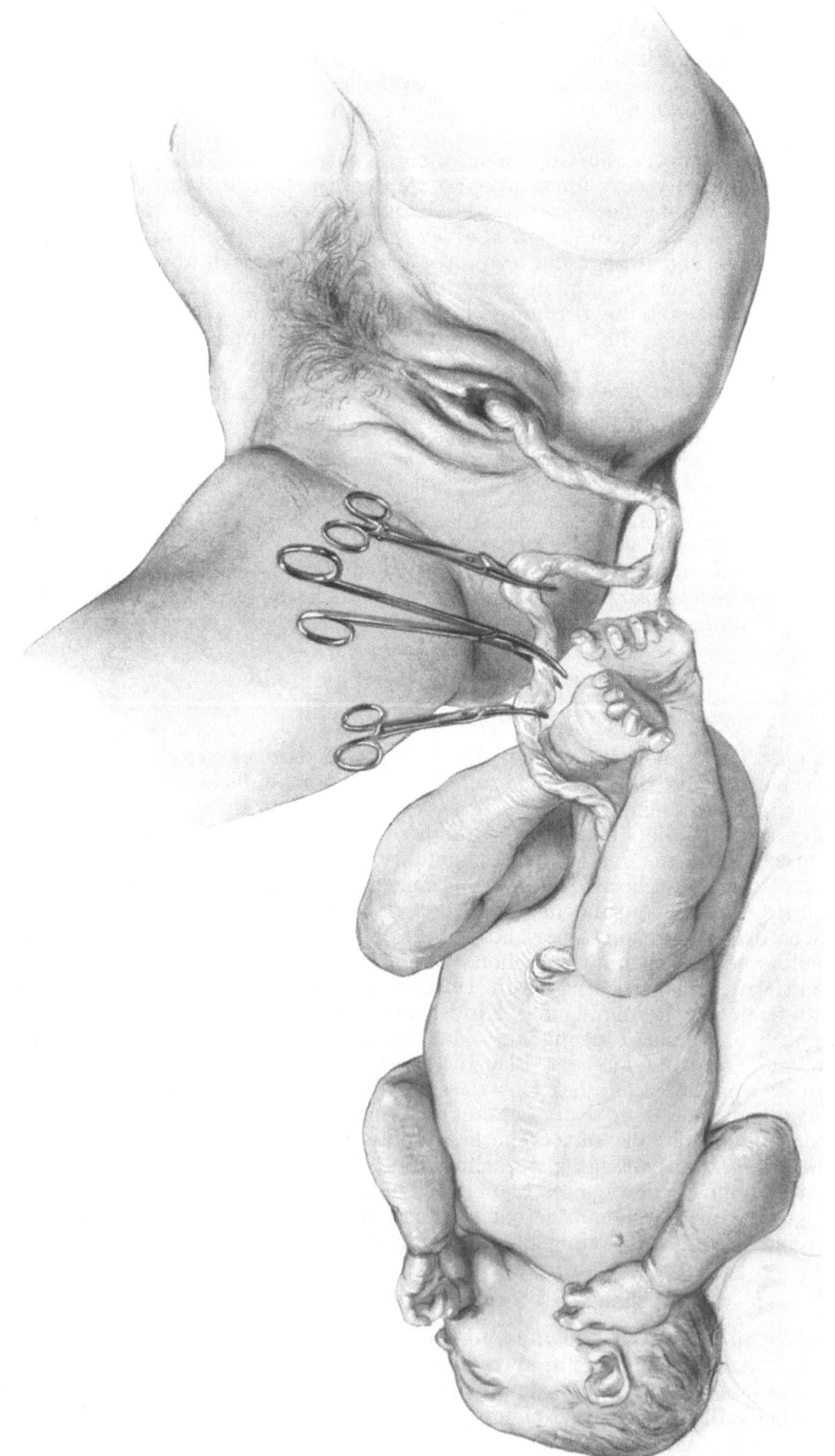

Abb. 192. Abnabelung. Abklemmen und Durchtrennen der Nabelschnur weitab vom Kinde.
(Erst nach Reinigung des Kindes erfolgt die Unterbindung und Durschschneidung der Nabelschnur dicht am Nabel.)

Darminhalt oder anhaftendem Blut durch Abspülen gereinigt ist, wird eine *sterile Vorlage vor die Vulva* gelegt und die Entbundene mit geschlossenen Schenkeln gelagert. Wir pflegen in der Klinik der Entbundenen gleichzeitig eine große flache Schüssel unterzuschieben, um alles während der Nachgeburtsperiode etwa abgehende Blut zu sammeln und kontrollieren zu können. Gleichzeitig dient dieser Teller zum Auffangen der Placenta.

Für die allgemeine Praxis scheint folgende von FRITSCH angegebene und besonders von STOECKEL befürwortete Lagerung recht zweckmäßig: Der Arzt setzt sich neben die Gebärende auf das Bett, schiebt seine Hände von rechts nach links unter ihren Rücken und streicht mit ihnen die Gesäßbacken und die auf den Händen aufliegenden Stellen kräftig nach abwärts. Durch diese Lagerung wird erreicht, daß zwischen den Gesäßhälften und den Schenkeln keine Lücken mehr vorhanden sind, in die das aus der Vulva kommende Blut unbemerkt abfließen kann. Das Blut findet nur den Ausweg zwischen Vorlage und Vulva und wird so gezwungen, nach dem Mons veneris zu in die Höhe zu steigen. Dadurch wird eine schnelle und die Frau sehr schonende Kontrolle der Blutung während der Nachgeburtsperiode ermöglicht.

Die Entbundene muß immer *warm gehalten werden*; wenn sie trotzdem friert, soll man sogar eine eingepackte Wärmflasche vor die Füße stellen. Je nach Wunsch bekommt sie Kaffee, Tee oder Milch, da die meisten Entbundenen über Durst und Trockenheit im Munde klagen. *Hauptaufgabe des Arztes* (wie der Hebamme) in der Nachgeburtsperiode ist, *den ordnungsmäßigen Ablauf der Placentarlösung zu kontrollieren.* Auch dieser Vorgang ist *unbedingt den Naturkräften zu überlassen.* Das was wir im Eingang des ganzen Kapitels prinzipiell für die Leitung der Geburt ausgeführt haben, gilt genau so in der Nachgeburtsperiode. Gerade in dieser Geburtsperiode wird durch die nicht auszurottende Sucht, diese Phase abzukürzen, und durch eine verantwortungslose Polypragmasie unendlich viel Schaden gestiftet. Man darf ruhig behaupten, daß *die meisten manuellen Placentarlösungen in der allgemeinen Praxis unnötig sind* bzw. ihre Notwendigkeit erst aus Verstößen gegen das Prinzip des ruhigen Abwartens eines Naturvorganges sich ergibt.

Jedes unnötige *Herumdrücken am Uterus* ist ebenso *zu verwerfen,* wie die kritiklose Injektion von irgendwelchen Wehenmitteln. Sobald der entleerte Uterus durch Retraktion der Muskelfasern wieder den nötigen Spannungszustand erreicht hat, setzen die Nachgeburtswehen von selbst ein. Dabei erinnere man sich der Tatsache, daß es bei der Ablösung der Placenta blutet und daß es nur von der Art der Ablösung abhängt, ob das Blut des retroplacentaren Hämatoms, das eine physiologische Erscheinung darstellt, nach außen entleert wird oder nicht. Blutabgang in der Nachgeburtsperiode ist zunächst nicht ein Zeichen, daß eingegriffen werden muß, sondern gerade ein Zeichen dafür, daß die Ablösung der Placenta in Gang gekommen ist. *Erst wenn der Blutverlust physiologische Grenzen übersteigt* und die Placenta nicht inzwischen geboren ist, *besteht Anlaß zum Eingreifen.* Bis dahin ist der Uterus am besten ganz in Ruhe zu lassen. Jedes Drücken und Kneten und das nicht auszurottende Reiben, um dadurch Nachgeburtswehen auszulösen, ist zu verwerfen, denn dadurch wird nichts anders provoziert, als partielle Uteruskontraktionen, die aber eine völlige Lösung der Placenta nicht herbeiführen und dadurch den physiologischen Blutverlust nur steigern[1].

Ist nach der Entbindung die Blase entleert, so steht der Fundus uteri in Nabelhöhe. Ein *Höhersteigen des Fundus uteri zeigt die beginnende Lösung der Nachgeburt an;* sowie die gelöste Placenta in den Durchtrittsschlauch gefallen ist, merkt man auch ganz deutlich, wie der Uterus im ganzen schmäler wird, deutliche seitliche Kantenbildung aufweist und dabei unter weiterem Höhersteigen des Fundus gewöhnlich nach rechts gegen den Rippenbogen abweicht. Manchmal tastet man direkt hinter der Symphyse deutlich eine teigige Resistenz, entsprechend der im Durchtrittsschlauch liegenden gelösten Placenta. Entsprechend dem Herabgleiten der Placenta tritt die Nabelschnur weiter aus der Vulva heraus. Jetzt ist nichts dagegen einzuwenden, die Entbundene aufzufordern, durch eine Anstrengung der Rumpfpresse die gelöste Placenta herauszupressen. Ebenso ist es absolut einwandfrei, wenn alle genannten Zeichen für eine bereits vollendete Lösung der Placenta sprechen, durch einen konzentrischen Druck auf den Fundus uteri die *gelöste* Placenta herauszubefördern.

Von diesem streng abwartenden Verhalten darf nur abgewichen werden:

1. *wenn der Blutverlust physiologische Grenzen übersteigt* und die Zeichen der Placentarlösung nicht nachweisbar sind, und

---

[1] Über die Größe der physiologischen Blutung und den Mechanismus der Placentarlösung vgl. S. 174f.

2. *wenn* auch bei Fehlen abnormer Blutung 2—3 *Stunden nach der Geburt des Kindes die Placenta noch nicht gelöst* und ausgestoßen *ist*.

Die abnorme Blutung ist meist Folge einer unvollständigen Lösung der Placenta, durch die die normale Retraktion und Kontraktion des Uterus verhindert wird. Das Ausbleiben der Lösung deutet darauf hin, daß entweder die nekrobiotischen, die normale

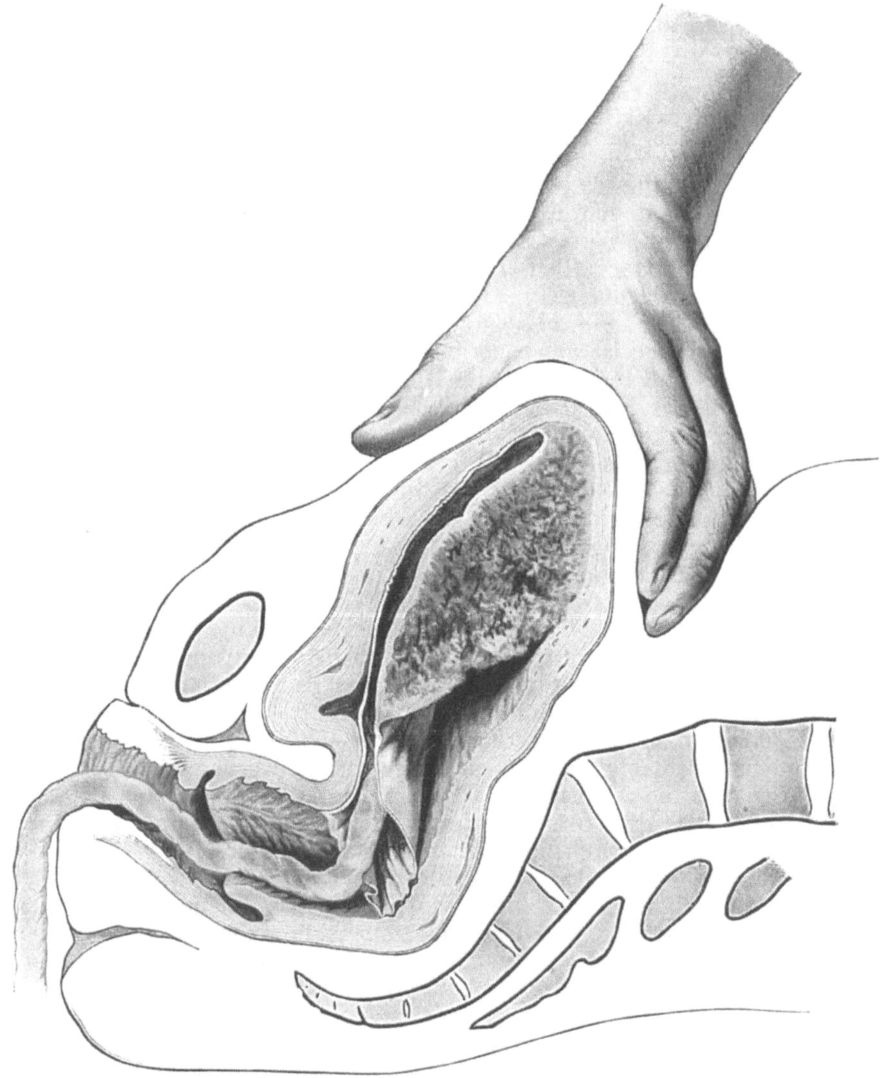

Abb. 193. CREDÉscher Handgriff.
(Aus BUMM.)

Ablösung der Placenta vorbereitenden Vorgänge nicht in entsprechendem Ausmaß stattgefunden haben oder eine konstitutionell oder durch Ermüdung bedingte Schwäche der Uterusmuskulatur vorliegt, die die Ablösungsvorgänge ungebührlich verzögert. In seltenen Fällen muß natürlich auch damit gerechnet werden, daß abnorme, meist auf entzündliche Vorgänge zurückzuführende Prozesse zu einer pathologischen Haftung der Placenta (Placenta accreta) geführt haben[1]. Unter den vorgenannten drei Bedingungen ist die Anzeige gegeben, die Placenta künstlich durch den sog. CREDÉschen *Handgriff* herauszubefördern. Diese *manuelle Expression der Placenta* ist in folgender Weise vorzunehmen:

---

[1] Näheres darüber S. 550.

Man überzeuge sich zunächst, ob die Blase entleert ist. Sollte das nicht der Fall und die Gebärende auch nicht in der Lage sein, sie spontan zu entleeren, dann kann man versuchen, die Blase durch einen vorsichtigen konzentrischen Druck auf den Blasenscheitel auszudrücken. Manchmal gelingt das noch besser, wenn man gleichzeitig den Uterus, wie bei dem gleich zu schildernden CREDÉschen Handgriff umgreift und ihn gegen die vordere Beckenwand preßt, wobei dann gewöhnlich der Blaseninhalt ausgedrückt wird. Führt auch dieses Verfahren zu keinem Erfolg, dann muß — natürlich unter allen aseptischen Kautelen — katheterisiert werden.

Die *Expression der Nachgeburt* darf *nur während einer Wehe,* die sich durch Erhärtung oder Aufrichten des Uterus verrät, ausgeführt werden. Zögert der Eintritt eine Wehe, dann kann man durch sanftes Reiben des Fundus eine solche anregen. Dabei bringt man den Uterus in die Mittellinie, umgreift den Fundus mit der Hohlhand in der Weise, daß der Daumen vorne, die übrigen Finger an der Hinterwand des Uterus liegen und ,,drückt in dem Augenblick, wo die Wehe ihre größte Energie erreicht zu haben scheint, dreist auf den Grund und die Wände des Uterus in der Richtung nach der Aushöhlung des Kreuzbeines hin" (CREDÉ, Abb. 193). Der Druck treibt die Placenta vollends in die Vagina und schiebt sie durch das Tiefertreten des ganzen Uterus bis in oder vor die Vulva, wo sie von der Hebamme in Empfang genommen wird. Bleibt der erste Versuch erfolglos, so wiederhole man ihn bei der nächsten Wehe. Bleiben nach der Geburt der Placenta die Eihäute noch haften, so lasse man die Frau das Gesäß anheben. Die dadurch frei an den Eihäuten hängende Placenta zieht durch ihr eigenes Gewicht in der schonendsten Weise die Eihäute hinter sich her. Diese Methode ist entschieden besser als das meist empfohlene Verfahren, die Placenta in beide Hände zu nehmen und sie wiederholt um sich selbst zu drehen, wodurch die Eihäute zu einem Strang zusammengerollt werden und sich dabei lösen. Selbst bei langsamem und schonendem Drehen passiert es dabei leicht, daß die Eihäute abreißen. Man kann das Abreißen oft dadurch noch verhüten, daß man mit Arterienklemmen die Eihäute anfaßt und durch vorsichtigen Zug herauszuziehen sucht. *Passiert* es trotzdem, *daß ein Teil der Eihäute abreißt* und zurückbleibt, *so darf dies keinen Anlaß geben, in die Uterushöhle einzugehen,* um sie zu entfernen. Das Eingehen durch die keimhaltige Scheide in die Gebärmutterhöhle ist gefährlicher als eine Eihautretention. Die zurückgehaltenen Eihautfetzen werden in den ersten Tagen des Wochenbetts mit dem Lochialfluß ausgeschieden. Man hat nur dafür zu sorgen, daß der Uterus im Wochenbett sich gut kontrahiert, wozu das stundenweise Auflegen einer Eisblase und die Verabfolgung von Secalepräparaten eine wertvolle unterstützende Maßnahme ist.

Die geborene *Nachgeburt muß sorgfältig auf ihre Vollständigkeit untersucht* werden. *Fehlt ein Stück* der Placenta, *so hat man,* gleichgültig, ob es sich um einen kleineren oder größeren Defekt handelt, im Gegensatz zu dem Verhalten bei Retention von Eihäuten, *die Pflicht,* nach nochmaliger gründlichster Desinfektion und am besten unter Bekleidung der Hände mit sterilen Gummihandschuhen, in den Uterus einzugehen und *den zurückgebliebenen Rest zu entfernen*[1]. Die Prüfung der Placenta auf ihre Vollständigkeit ist eine verantwortungsvolle und oft recht schwierige, ja manchmal unlösbare Aufgabe. Größere Defekte sind natürlich leicht zu erkennen, kleinere dagegen von oberflächlichen Einrissen in die Placenta selbst für den Erfahrensten manchmal schwer zu unterscheiden. Passen die wunden Stellen genau aufeinander, so darf man einen Defekt wohl ausschließen. *Im Zweifelsfalle* bleibt nichts übrig, als durch *Austastung des Uterus* diesen Zweifel zu beheben und einen etwa zurückgebliebenen, wenn auch kleinen Rest zu entfernen. Dieses Vorgehen ist bei Einhaltung aller aseptischen und antiaseptischen Kautelen entschieden ungefährlicher als das Abwarten, das immer die Gefahr mit sich bringt, daß man später im Wochenbett durch eine schwere Blutung bei vielleicht bestehendem Fieber gezwungen ist, in die dann keimhaltige Uterushöhle einzugehen, um einen solchen Rest, der noch dazu vielleicht schon in einen Placentarpolypen umgestaltet ist, zu entfernen.

Alle bisher angegebenen Proben, in solchen Zweifelsfällen zu einer sicheren Entscheidung zu kommen, haben unseres Erachtens im Stich gelassen. Das gilt sowohl von der von FRANKEN besonders propagierten *Luftprobe* (Einblasen von Luft durch die Nabelvene unter Wasser, wobei an der defekten Stelle Luftblasen

---

[1] Über die Technik vgl. Operationslehre.

aufsteigen), wie von der *Milchprobe* (Einspritzen von Milch durch die Nabelvene und Austritt dieser an der defekten Stelle). Die Unzuverlässigkeit dieser Proben beruht darauf, daß auch einfache Einrisse die Kontinuität des Kreislaufes unterbrechen, so daß alle diese Proben eine sichere Unterscheidung, ob es sich bloß um Einrisse oder Defekte handelt, nicht ermöglichen. Man kann höchstens bei negativem Ausfall dieser Proben den Schluß ziehen, daß ein Defekt nicht vorliegt.

Eine besondere Aufmerksamkeit ist auch dem Placentarrand zuzuwenden, andernfalls kann man sogar das Fehlen eines ganzen Kotyledo übersehen.

Auch der Eihautsack muß genau daraufhin kontrolliert werden, ob nicht etwa Gefäße nach dem Eihautriß ziehen, um hier plötzlich zu verschwinden. In solchem Fall handelt es sich um das *Zurückbleiben einer Nebenplacenta,* die natürlich sofort entfernt werden muß.

Nach Entfernung der Nachgeburt werden die Geschlechtsteile der Frau mit Lysoformwasser oder Borwasser abgespült und einer genauen Besichtigung unterworfen, wobei der Damm und die Clitorisgegend besonders zu berücksichtigen sind. *Risse in der Gegend der Clitoris können* unter Umständen *stark bluten*[1]. *Dammrisse müssen* durch die Naht[2] *vereinigt werden.* Dann legt man eine sterile Vorlage vor die Vulva und überzeugt sich noch einmal von dem Kontraktionszustand des Uterus.

Wurde die Wäsche der Wöchnerin beschmutzt, so kann man jetzt reine, gut durchwärmte anlegen lassen. Beschmutzte Unterlagen sind zu wechseln. Wo ein zweites Bett zur Verfügung steht, ist es am besten, die Frau umzubetten.

Die Hebamme besitzt die Vorschrift, noch 2 Stunden nach Beendigung der Geburt bei der Entbundenen zu verweilen, um sie und das Kind zu beobachten und insbesondere auf etwaigen Blutabgang zu achten. Auch an Kliniken wird nach diesem Prinzip verfahren. Wir lassen die Gebärende noch 2 Stunden zur Beobachtung auf dem Kreißzimmer und verlegen sie erst dann auf die Wöchnerinnenstation.

D. Schmerzlinderung unter der Geburt.

Der Geburtsschmerz, gleichzeitig *der einzige physiologische Schmerz,* ist zunächst an die Wehe gebunden. Erst mit dem Fortschreiten der Austreibung wird durch den Druck des Kopfes auf die Gebilde des Beckenbodens eine permanente Schmerzempfindung erzeugt. Beim Durchtritt des Kopfes durch die empfindliche Vulva erreicht der Schmerz seinen höchsten Grad.

Die *Stärke des Geburtsschmerzes* hängt im allgemeinen von der Intensität der Wehen und der Größe des Widerstandes ab. Bei spärlichem Fruchtwasser, wenig durchsaftetem Gewebe älterer Gebärender, rigiden Weichteilen oder bei Mißverhältnis zwischen Größe des Geburtsobjektes und des Geburtskanals ist auch der Geburtsschmerz (ceteris paribus) größer. Abgesehen davon ist aber die Schmerzempfindung sowohl wie die Reaktion darauf individuell sehr verschieden. Manche Frauen verraten den Schmerz nur durch ein leises Stöhnen, andere jammern und bei manchen steigert sich die Schmerzhaftigkeit so gewaltig, daß sie laut nach Erlösung schreien. Erziehung und Charakter spielen bei dieser Reaktion auf den Wehenschmerz eine nicht zu vernachlässigende Rolle.

Es entspricht allgemein menschlichem Mitleid wie ärztlichem Empfinden, immer wieder darüber nachzusinnen, ob und in welcher Weise man der gebärenden Frau die Schmerzen lindern oder etwa ganz nehmen kann. Solche Bestrebungen haben gerade in der neuesten Zeit einen starken Auftrieb erfahren durch die Erfahrung, daß in unserer durch die Hast des Erwerbslebens und Wirtschaftsnöte belasteten Zeit immer mehr Frauen in ihrer Widerstandsfähigkeit gegenüber der besonderen Beanspruchung, wie sie der Geburtsschmerz zweifellos bringt, Schaden gelitten haben. Immer häufiger erleben wir Fälle, in denen die Frauen mit einer ganz ungewöhnlichen Angst den Wehenschmerzen und damit dem ganzen Geburtsvorgang entgegensehen. In anderen Fällen muß man sich davon überzeugen, daß die Widerstandsfähigkeit selbst gegenüber den normalen Wehenschmerzen so gering geworden ist, daß Gebärende schon in einer völlig normal verlaufenden Eröffnungsperiode wimmernd vom Arzt Erlösung verlangen. Ebenso hatten wir seit Kriegsende nicht selten Gelegenheit zu beobachten,

---

[1] Vgl. darüber S. 548.   [2] Vgl. darüber S. 665.

daß bei manchen Frauen als Folge des Geburtsschmerzes ein allgemeiner psychischer Erschöpfungszustand sich einstellt. Ein derartiges *Versagen gegenüber den Anforderungen eines an sich natürlichen Vorganges* hat aber bei vielen Frauen noch lange nachwirkende Hemmungen im Sinn der möglichsten Vermeidung einer Wiederholung dieses „Dramas" zur Folge, die an dem Rückgang der Gebärfreudigkeit auch ihren gemessenen Anteil haben.

Unter solchen Umständen gewinnen alle Bestrebungen zur Linderung oder Aufhebung des Geburtsschmerzes erhöhte Bedeutung, dies um so mehr, als die allgemeine Erfahrung lehrt, daß das Mitleidsmotiv sonst nur allzu leicht den Arzt verleitet, zur Abkürzung des Geburtsvorganges und zur Erlösung der Frau aus ihren Schmerzen voreilig durch nichts indizierte entbindende Eingriffe zu machen, die nur allzu leicht ein fiebriges Wochenbett, nicht selten auch ernste Dauerschädigungen der Gebärenden

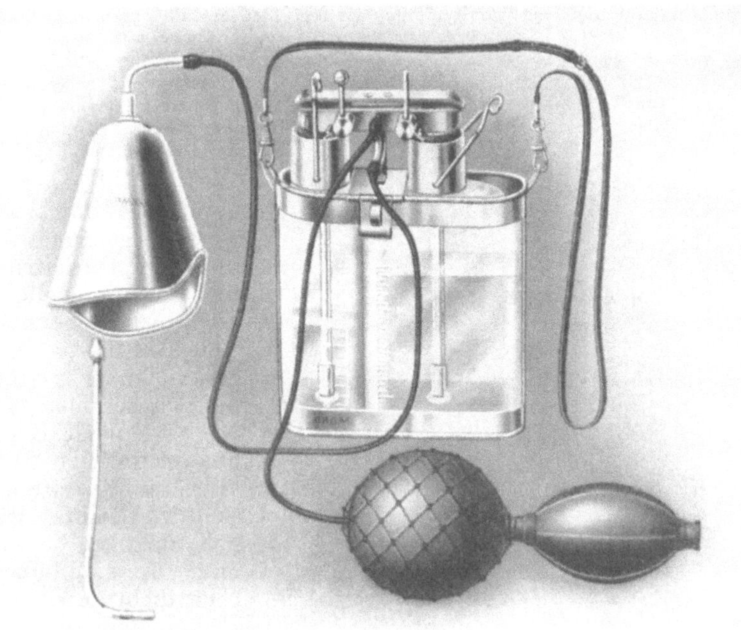

Abb. 194. Braunscher Apparat.

zur Folge haben. Die bei so manchem Arzt beliebte „Erlösungszange" spielt in Wirklichkeit für die Gesundheit unserer Frauenwelt eine verhängnisvolle Rolle, und die durch sie hervorgerufenen Schädigungen dürfen in keiner Weise unterschätzt werden. Man muß mit menschlichen Unvollkommenheiten auf allen Gebieten rechnen und schon aus diesem Grund verdienen Bestrebungen, auf andere, ungefährlichere Weise den Geburtsvorgang zu erleichtern, Unterstützung.

Derartige Bemühungen sind übrigens uralt. Religiöse Gebete und Tänze, Musik und Gesang, Zaubersprüche und Beschwörungen haben von jeher eine Rolle gespielt. Sie haben sich bis in unsere Zeit erhalten, wenn sie auch meist zu Mißbräuchen krassesten Aberglaubens ausgeartet sind. Neben diesen mehr oder weniger mystischen, höchstens suggestiv wirksamen Mitteln, sind jedoch auch schon früher zweckmäßige Maßnahmen angewandt worden. So haben z. B. die Inder seit langem gebärende Frauen Kohlendämpfe einatmen lassen, die eine schmerzlindernde Narkosewirkung erzielen. Bekannt ist auch, daß das in dem modernen Dämmerschlaf eine sehr große Rolle spielende Bilsenkraut bereits in früheren Jahrhunderten in Gebrauch war.

Die vollkommenste Schmerzausschaltung erzielt man natürlich *durch* eine *Narkose,* deren allgemeiner Anwendung aber die lange Dauer des Geburtsvorganges, und neben sonstigen unerwünschten Nebenwirkungen vor allem auch ihre Gefahren im Weg stehen. Bei operativen Eingriffen, namentlich in der Allgemeinpraxis, wird aber die Inhalationsnarkose in absehbarer Zeit nicht zu entbehren sein, so daß wir mit wenigen

Worten auf sie eingehen wollen. Erwähnt sei zunächst die altbekannte Chloroform-
und Äthernarkose. Ihre Gefahren erhellen daraus, daß immer noch auf ungefähr
2000 Chloroformnarkosen und 5000 Äthernarkosen ein Todesfall kommt.

Bei der *Chloroformnarkose* besteht die Hauptgefahr darin, daß nicht nur eine Überdosierung, sondern
in seltenen Fällen auch Einatmung ganz geringer Mengen den plötzlichen Tod herbeiführen kann. Bekannt
ist das besonders bei Frauen mit Status thymicolymphaticus.

Bei der *Äthernarkose* sind die Gefahren im allgemeinen zweifellos viel geringer. Sie hat aber, worauf
der praktische Arzt besonders Rücksicht nehmen muß, den Nachteil, daß sie in Räumen, wo offenes Licht
oder offenes Feuer brennt, wegen der *Explosionsgefahr* nicht angewandt werden kann.

Wir empfehlen allgemein, lieber der *Äther-Chloroform-Mischnarkose* sich zu bedienen, bei der die schädliche Wirkung der einzelnen Komponenten herabgesetzt, die narkotisierende Wirkung dagegen erhöht ist.
Die Abb. 194 zeigt einen zweckmäßigen, handlichen Apparat für die Ausführung dieser Mischnarkose, bei
dem eine Überdosierung auch für den ungeübten Narkotiseur nicht leicht möglich ist.

Handelt es sich bloß darum, den Geburtsschmerz zu lindern, dann kann man sich statt der Voll-
narkose der *Narkose à la reine* bedienen, so genannt, weil dieses Verfahren erstmalig bei der Entbindung
der Königin von England 1853 angewandt wurde. Es besteht darin, daß man die Gebärende in der Austreibungszeit, sowie sie das Herannahen
einer Wehe fühlt, Chloroformdämpfe
einatmen läßt. Wenige tiefe Atemzüge
genügen, um den Wehenschmerz erheblich abzuschwächen. ‹ Man kann statt
des Chloroforms auch Äther verwenden.

Wir bedienen uns besonders
gern des *Chloräthylrausches*. Besonders geeignet ist Chloräthyl,
um den Durchtritt des Kopfes
nicht nur schmerzlos, sondern
auch schonender zu gestalten,
weil das häufig beobachtete und
gerade in diesem Augenblick sehr
unerwünschte unruhige Hin- und
Herwerfen der Kreißenden sowie
unzweckmäßige Mitpressen wegfällt und dadurch der Dammschutz erleichtet wird. Gewöhnlich genügen 5—10—20 g, die
man in eine über Mund und
Nase dicht aufsitzende, innen mit
Flanell und außen mit einem un-
durchlässigen Stoff überspannte
Maske spritzt, in der sich oben

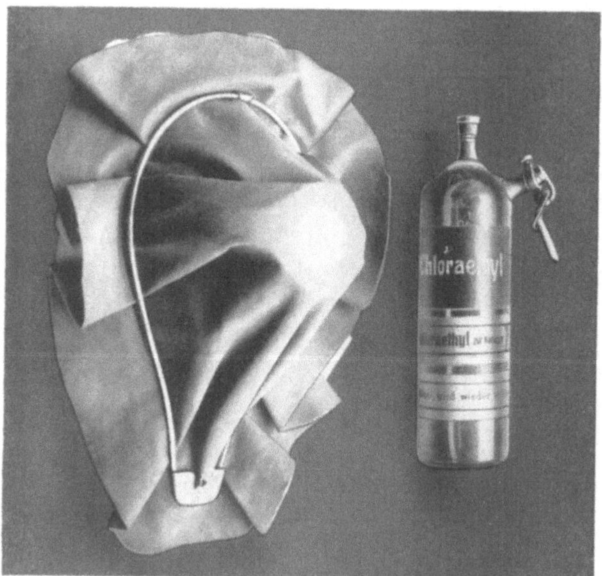

Abb. 195. Chloräthyl-Tube mit Herrenknechtscher Maske.

eine etwa zehnpfennigstückgroße Öffnung befindet (Abb. 195). Schon nach wenigen
Atemzügen ist das Toleranzstadium erreicht. Nach Wegnahme der Maske erwacht
die Patientin rasch wieder aus der Rauschnarkose und hat meistens keine unangenehmen Nachwirkungen.

Wie man sieht, sind die genannten Inhalationsnarkosen — und das gilt im wesentlichen für alle hierhergehörigen Verfahren — ausgezeichnete und gerade für die allgemeine Praxis unentbehrliche Hilfsmittel, sobald es sich um operative Entbindungen
handelt. Auch ihrer Verwendung lediglich zum Zweck einer Schmerzlinderung unter
der Geburt steht nichts im Wege, sofern durch eine kurze Rauschnarkose, die man
außer mit Chloroform auch mit Äther oder Chloräthyl durchführen kann, ein kurzer
schmerzhafter Eingriff oder eine kurze, aber besonders schmerzhafte Phase der Geburt
schmerzlos gestaltet werden soll. Zu einer Ausschaltung des Geburtsschmerzes über
die ganze Dauer der Geburt eignen sich die Inhalationsnarkosen samt und sonders —
auch hier nicht genannte Verfahren — wegen der dabei unvermeidlichen Schädigungen
und Gefahren nicht. Eine Narkose à la reine erfordert zu ihrer Durchführung über die
ganze Dauer der Austreibungsperiode recht große Erfahrung, wenn sie nicht gefährlich
werden soll.

So erklärt sich das Bestreben, **Verfahren** zu finden, **die** ohne Gefährdung von
Mutter oder Kind **eine längere anhaltende Schmerzlinderung gestatten.**

Unter diesen Verfahren nennen wir in erster Linie den sog. *Morphin-Scopolamin-Dämmerschlaf*. GAUSS ist es unter der Ägide von KRÖNIG gelungen, ein Verfahren auszuarbeiten, das es ermöglicht, die Kreißende durch Stunden und selbst Tage in einen Zustand zu versetzen, in dem sie Schmerzen und Sinneseindrücke wohl gerade noch empfindet, sie aber nicht mehr in ihre Erinnerung aufnimmt. Erwacht die Gebärende nach Beendigung der Geburt aus diesem Dämmerschlaf, dann besteht entweder völlige *Amnesie* oder nur eine dunkle, flüchtige Erinnerung an einzelne besonders tiefe Sinneseindrücke und Schmerzempfindungen.

Der Nachteil dieser Methode besteht nur darin, daß ihre wirkliche Beherrschung jahrelange Übung und Erfahrung erfordert, daß man zudem auf die Unterstützung ganz besonders eingeschulten Personals angewiesen war, wenn nicht infolge verlängerter Geburtsdauer mancherlei Schäden für die Mütter und besonders, infolge der Morphin-Scopolamin-Wirkung, höhere Kinderverluste sich ergeben sollen. Diese, einer allgemeinen Anwendung der Methode entgegenstehenden Schwierigkeiten waren für KRÖNIGS Schüler P. W. SIEGEL die Veranlassung, einen *schematisierten Dämmerschlaf* auszuarbeiten, wobei einmal das Schema eine ganz wesentliche Erleichterung im Sinn allgemeiner Anwendbarkeit bringen sollte, anderseits erstrebt wurde, durch Ersatz des Morphiums durch das ungefährlichere *Narkophin* und Verwendung eines besonderen, von STRAUB angegebenen *Scopolamins* (haltbar) auch die Gefahren des Dämmerschlafes herabzusetzen. Später hat STRAUB dann unter dem Namen „*Amnesin*" eine Kombination von Narkophin und Chinin empfohlen, um die oft ungünstige Wirkung auf die Wehentätigkeit auszuschalten.

Das von SIEGEL angegebene Schema schreibt vor:

	Beginn	0,00045	Scopolamin	$(1^1/_2$ ccm$)$ $+ ^1/_2$ ccm Amnesin
$^3/_4$ Std. nach	„	0,00045	„	$(1^1/_2$ ccm$)$ $+ ^1/_2$ ccm „
$1^1/_2$ „ „	„	0,00015	„	$(^1/_2$ ccm$)$ $+ ^1/_2$ ccm „
$2^1/_2$ „ „	„	0,00015	„	$(^1/_2$ ccm$)$
$3^1/_2$ „ „	„	0,00015	„	$(^1/_2$ ccm$)$
$4^1/_2$ „ „	„	0,00015	„	$(^1/_2$ ccm$)$ $+ ^1/_2$ ccm „

und so fort, alle Stunde $^1/_2$ ccm Scopolamin, jede dritte Scopolamindosis mit $^1/_2$ ccm Amnesin kombiniert. Die Injektionen sind subcutan zu geben.

Wir haben die Methode jahrelang mit gutem Erfolg angewandt und auch keine Schädigungen von Mutter und Kind erlebt, seitdem wir nach der dritten Spritze die Intervalle variierten, d. h. wo immer möglich, sie verlängerten.

Freilich bedarf auch der schematisierte Dämmerschlaf einer sorgfältigen Überwachung, besonders einer dauernden Kontrolle der kindlichen Herztöne, da andernfalls in vereinzelten Fällen mit verlängerter Austreibungsperiode das Kind rasch absterben kann. Aus allen diesen Gründen möchten wir auch den schematisierten Dämmerschlaf in der allgemeinen Praxis nur solchen Ärzten vorbehalten wissen, die Gelegenheit hatten, mit der Methode in größeren Reihen vertraut zu werden und in der Lage sind, die Geburt dauernd selbst zu überwachen.

Dagegen ist nichts einzuwenden, wenn der Arzt gelegentlich zur Linderung besonders schmerzhafter Wehen eine einzelne Injektion von Scopolamin und Amnesin macht.

Inzwischen stehen übrigens *neue Methoden der Schmerzlinderung* zur Verfügung, die *den Scopolamin-Dämmerschlaf* sowohl in seiner ursprünglichen wie in seiner schematisierten Form *weitgehend verdrängt* haben. Wir führen von solchen Methoden einige an, die wir selbst erprobt haben.

Für die Erzielung eines 1—$1^1/_2$ Stunden dauernden tiefen Schlafes, der auch durch den Wehenschmerz nicht aufgehoben wird, eignet sich sehr gut das *Pernocton*, ein Barbitursäurepräparat, das nicht, wie das Morphium und Scopolamin, im Großhirn, sondern nur im Zwischenhirn angreift und auch bei geschädigten Nieren angewandt werden kann. Gefahr besteht nur bei Überdosierung durch eine Störung und schließlich Lähmung des Atemzentrums, gegen die übrigens im Notfall Coramin in hohen Dosen (bis zu 20 ccm intravenös) ein hervorragendes Gegenmittel darstellt. Die Dosierung richtet sich nach dem Körpergewicht. Wir empfehlen gleich PREISSECKER auf je $12^1/_2$ kg Körpergewicht 1 ccm Pernocton intravenös so langsam zu injizieren, daß für die Injektion von 1 ccm mindestens 1 Min. Zeit benötigt wird. Die einzige unangenehme Nebenwirkung sind in etwa 20% der Fälle auftretende Erregungszustände, die man gegebenenfalls durch Auftropfen ganz geringer Äthermengen beherrschen kann, während wir die von manchen Seiten empfohlene Zugabe von Morphium bei solchen Erregungszuständen widerraten möchten. Das gleich nach der Injektion zu beobachtende Aussetzen der Wehen dauert im allgemeinen nur $^1/_4$ Stunde; hält es darüber hinaus an, dann gebe man 0,2—0,3 Thymophysin.

Man hat versucht, Pernocton und Scopolamin oder Scopolamin und Dilaudid zur Verlängerung der Wirkung zu kombinieren; wir raten davon ab.

Der begrenzten Wirkungsdauer wegen eignet sich das *Pernocton* besonders für den schmerzhaftesten letzten Teil der Austreibungsperiode. Es soll *erst nach völliger Erweiterung* des *Muttermundes*, bei Ergebärenden am besten erst nach völliger Retraktion des Muttermundes injiziert werden.

Hinsichtlich der Verwendbarkeit des *Evipan* in der Geburtshilfe scheinen uns die bisherigen Erfahrungen eine bestimmte Stellungnahme noch nicht zu erlauben.

Die beste Lösung des Problems scheinen uns *die Methoden* zu bieten, *die das Ziel der Geburtserleichterung sowohl auf mechanischem Wege wie durch Schmerzausschaltung und Schmerzlinderung zu erreichen* suchen. *Das Wesen dieser Verfahren* besteht darin, daß sie durch stärkste Erschlaffung der Muskulatur des Uterusausführungsganges

und des Beckenbodens einmal die mechanische Entfaltung des Uterusausführungsganges wie die Überwindung der Widerstände seitens des Beckenbodens außerordentlich erleichtern und damit die Geburtsdauer abkürzen, andererseits durch Schmerzlinderung oder sogar völlige Schmerzausschaltung auch die psychisch-nervöse Belastung
der Gebärenden auf ein Minimum reduzieren.

In der Eröffnungsperiode ist Schmerzausschaltung wie Beschleunigung der Eröffnungsperiode durch die von GELLERT angegebene Methode der *Paracervical-Anästhesie*
zu erreichen. Da sie aber höchstens 2 Stunden anhält, muß, um den gewünschten
Effekt zu erreichen, innerhalb dieser Zeit die Eröffnung des Uterusausführungsganges
vollendet sein. Zu diesem Zweck gibt man unmittelbar nach dem Eintreten der Anästhesie Wehenmittel, wobei man sich am besten auf Thymophysin beschränkt, dessen
wiederholte Anwendung in Dosen von 0,2—0,3 ccm unbedenklich ist.

Technik der Paracervical-Anästhesie. Man sticht jederseits etwa 3—4 cm vom Muttermundsrand
entfernt durch die Scheidenwand in das parametrane Gewebe und injiziert unter ganz langsamem Vorschieben
der Nadel die anästhesierende Lösung (20—30 ccm einer jedesmal frisch bereiteten 1%igen Novocain-Supra-
reninlösung) zunächst in der Richtung gegen die Articulatio sacro-iliaca, dann direkt nach hinten und schließlich mehr nach unten in die Gegend der Incisura ischiadica, um auf diese Weise ein möglichst großes Gebiet zu umspritzen und den Plexus uterovaginalis zu blockieren. Man soll nicht mehr als 5 cm in die Tiefe
vordringen und das Novocain tunlichst nach allen Richtungen gleichmäßig verteilen. Dabei hat man besonders darauf zu achten, daß man mit der Nadel nicht zu weit medial kommt und etwa durch die dünne
Uteruswand in die Fruchtblase sticht, was natürlich ein Versagen der Anästhesie zur Folge hätte. Unmittelbar nach der Novocaininjektion werden 0,5 ccm Thymophysin gegeben und weiter nach Bedarf bei dem
geringsten Nachlassen der Wehentätigkeit diese Injektionen von Wehenmitteln wiederholt. Natürlich ist
dauernd eine sorgfältige Kontrolle der Herztöne notwendig, und falls eine Verlangsamung derselben auftritt,
die Injektion von Wehenmitteln zu unterbrechen.

Es besteht nach unseren Erfahrungen kein Zweifel, daß *die Methode bei rigidem
Cervix oder Muttermund,* vor allem nach vorzeitigem Blasensprung, *ganz ausgezeichnet
wirkt* und im Effekt der Entfaltung von keiner anderen Methode übertroffen wird.
Um auch gewisse Nachteile der Methode nicht zu verschweigen, sei erwähnt, daß ihre
korrekte Ausführung ein entsprechendes technisches Geschick voraussetzt und schon
darum ihr Anwendungsgebiet bedingt ist; ferner darf die Methode wegen der Gefahr
der Infektion *nicht* angewandt werden, wenn irgendeine Verunreinigung der Scheidenflora besteht.

Für solche Fälle empfehlen wir *als* zwar nicht vollwertigen, aber brauchbaren
Ersatz die *Anwendung von Präparaten aus der Belladonna- und Papaveringruppe*
in Form von Suppositorien. Ihre Wirkung besteht im wesentlichen darin, daß sie die
Entfaltbarkeit der Cervix steigern und dadurch die Eröffnungsperiode abkürzen. Das
tritt bei vor- oder frühzeitigem Blasensprung, bei älteren Erstgebärenden besonders
deutlich in Erscheinung. Die Abkürzung der Eröffnungsperiode ist freilich nicht allein
auf die spasmolytische Wirkung zurückzuführen, sondern auch darauf, daß mit der
Entfaltung der Cervix der Kopf tiefertreten kann, sich besser einpaßt und nun seinerseits durch Druck auf den FRANKENHÄUSERschen Plexus eine Verstärkung der Wehentätigkeit hervorruft. Das ist um so angenehmer, als ja nach vor- und frühzeitigem
Blasensprung die Wehentätigkeit sehr häufig zu wünschen übrig läßt.

Die Ungefährlichkeit dieser Methode erlaubt es, auch ohne besondere derartige
Indikation, lediglich in der Absicht einer Abkürzung der Geburt, von ihr Gebrauch
zu machen. Gibt man in solchen normalen Fällen bei etwa 3—5markstückgroßem
Muttermund und stehender Blase ein passend zusammengesetztes Suppositorium
(vgl. weiter unten), so ist oft schon nach 20—30 Minuten die völlige Erweiterung des
Muttermundes erreicht, die Blase springt, die Eröffnungsperiode ist also wesentlich
abgekürzt.

Bei Fällen von vorzeitigem oder sehr frühzeitigem Blasensprung mit mehr oder
minder erhaltenem und vielleicht erst für einen Finger passierbarem Cervicalkanal
kann man natürlich eine derart frappante Wirkung nicht erwarten. Sie wird aber
auch in diesen Fällen sehr deutlich im Vergleich mit sich selbst überlassenen Fällen.
Läßt, wie so häufig nach vor- oder frühzeitigem Blasensprung, die Wehentätigkeit
zu wünschen übrig, dann kann man die spasmolytische Wirkung der Belladonna oder
des Papaverins kombinieren mit der Verabreichung von Wehenmitteln, wozu in der
Eröffnungsperiode am besten das Thymophysin 0,2—0,4 (nach Bedarf wiederholt)
sich eignet. Von reinen Hypophysenpräparaten mache man in der Eröffnungsperiode

nur mit Vorsicht Gebrauch und gebe nicht größere Dosen als 1—2 VOEGTLIN-Einheiten.

Wir geben entweder Suppositorien, die 0,03—0,04 *Papaverinum hydrochloricum* enthalten oder *Eupaverin* in Form von Eupaco-Suppositorien von MERCK (Eupaverin 0,03, Atropin. methylobromat. 0,0005, Dimethylaminophenazon 0,15, Ol. Cacao q. s.).

Neuerdings machen wir auch gern Gebrauch von *Belladonna-Exklud-Zäpfchen* der Firma *Reiß,* die SELLHEIM empfohlen hat. Die Zusammensetzung des Präparates (es enthält u. a. Fol. Belladonnae; 0,06 Papaverin. jodat. 0,02; Ephedrin 0,001; Coffein. salicyl 0,05; Cerit. ox. 0,05; Guajacol. 0,01; Strontium jodat. 0,02; Eumydrin 0,001) ist wohl eine rein empirische, hat sich aber offensichtlich bewährt.

Wirkt schon die leichte Entfaltbarkeit von Cervix und Muttermund allein bis zu einem gewissen Grade auch schmerzlindernd, so kann man diese Wirkung noch wesentlich steigern, wenn man eine geringe Dosis von Narkophin oder Amnesin zufügt.

Die Wirkung im Sinne der Geburtserleichterung ist also eine doppelte insofern, als nicht nur eine Schmerzlinderung, sondern auch eine Abkürzung der gesamten Geburtsdauer sich ergibt. Wir machen von diesem Hilfsmittel hauptsächlich dort Gebrauch, wo ein vor- oder frühzeitiger Blasensprung eine Verzögerung oder abnorme Schmerzhaftigkeit der Eröffnungszeit voraussehen läßt. Sonst sehen wir davon ab bei der gesunden Gebärenden, für die die Schmerzen der Eröffnungsperiode gewöhnlich gut tragbar sind.

Die Hauptschmerzhaftigkeit kommt zweifellos der Austreibungsperiode zu, wobei natürlich die Beschaffenheit der Weichteile (normale Nachgiebigkeit oder Rigidität, Enge der Scheide und des Introitus, Narben oder primäre Höhe des Dammes, Enge des Schambogens, Größe des kindlichen Kopfes) eine große Rolle spielt. Wir beschränken uns im allgemeinen darauf, nur diesen Teil der Geburtsarbeit zu erleichtern und, wenn möglich, abzukürzen. Als das beste Verfahren dazu hat sich uns seit Jahren die *Pudendus-Coccygeus-Anästhesie* bewährt, die die verschiedensten Vorzüge in sich vereinigt. Sie ist ungefährlich, technisch leicht durchzuführen, sicher in der Wirkung und bietet neben der Schmerzausschaltung noch den hoch zu veranschlagenden Vorteil, daß infolge der Anästhesierung und Erschlaffung die Weichteilwiderstände geringer und infolgedessen auch leichter überwindbar werden. Auch die Gefahr von Verletzungen der tiefen Schichten der Beckenbodenmuskulatur wird, wie unsere Erfahrungen gezeigt haben, wesentlich herabgesetzt.

Die **Technik der Pudendus-Coccygeus-Anästhesie** ist sehr einfach: Man sticht bei der auf dem Querbett mit emporgeschlagenen Oberschenkeln liegenden Frau beiderseits an der medialen und hinteren Seite des Tuber ossis ischii ein und verteilt nun unter langsamem Vorschieben der Nadel jederseits 10 ccm einer ¹/₂—1%igen Novocainlösung. Dringt man in die Tiefe gegen die Spina ischiadica vor und achtet beim Vorschieben darauf, daß man die Novocainlösung möglichst nach verschiedenen Richtungen verteilt, so werden alle drei Pudendusäste und die Rami perineales des Nervus cutaneus fem. post. sicher getroffen. Zur Anästhesierung des Plexus coccygeus sticht man dann in der Medianlinie zwischen Steißbeinspitze und Rectum ein und injiziert unter langsamem Vorschieben der Nadel entlang dem Steißbein nochmals 5 ccm der Lösung.

Statt Novocain kann man auch eines der neuen Ersatzpräparate wie *Larocain* in 0,25%iger Lösung oder *Percain* in 0,05%iger Lösung anwenden.

Zusammenfassend dürfen wir sagen, daß wir heute mit ungefährlichen und sicher wirkenden Verfahren, ohne jede Gefahr für die Mutter und das Kind imstande sind, eine Geburtserleichterung herbeizuführen. Als *Standardverfahren* betrachten wir dazu in der Eröffnungsperiode die Anwendung von Eupaco- oder Belladonna-Exclud-Zäpfchen, neben denen man bei Bedarf noch Narkophin oder Scopolamin einmal geben kann. Zur Schmerzausschaltung und Abkürzung der Austreibungsperiode empfehlen wir die Pudendus-Coccygeus-Anästhesie.

IV. Die atypische physiologische Geburt.

Da *95% aller Geburten in Hinterhauptshaltung des Kopfes* ablaufen, haben wir ein gewisses Recht, alle diese Geburtsabläufe als *typisch* anzusehen und *jede Abweichung davon* als *regelwidrig* zu bezeichnen. Wenn wir indessen der Definition der physiologischen Geburt uns erinnern, ist a priori wahrscheinlich, daß *nicht jede Abweichung von der Regel ohne weiteres den Geburtsverlauf zu einem krankhaften stempelt;* denn pathologisch wird eine Geburt im Sinne unserer Definition erst dann, wenn die Trennung des Kindes von der Mutter nicht durch die natürlichen Geburtskräfte oder nicht ohne ernste Schädigung von Mutter oder Kind gelingt. Demgemäß wird auch die Geburt in typischer Hinterhauptshaltung zu einem pathologischen Vorgang, wenn sie aus irgendwelcher Indikation künstlich beendigt werden muß; andererseits bedeutet eine Abweichung vom Typus nicht ohne weiteres, daß damit die mechanischen Vorgänge nicht mehr durch die Naturkräfte allein oder nicht ohne Schädigung von Mutter oder Kind oder gar beider bewältigt werden könnten, wenngleich anzunehmen ist, daß bei derartiger Regelwidrigkeit der Schritt zum Pathologischen leichter und damit relativ häufiger erfolgt. *Die Grenze* des Physiologischen gegen das Pathologische ist ja überhaupt *durchaus fließend,* und die primäre Bezeichnung einer Geburt als eines pathologischen Vorganges nur dann berechtigt, wenn durch eine vorhersehbare Unstimmigkeit im Zusammenarbeiten der einzelnen Geburtsfaktoren erfahrungsgemäß in der überwiegenden Mehrzahl der Fälle ein künstliches Eingreifen notwendig wird. Gerade mit Rücksicht auf diese Schlußfolgerung für das Handeln des Arztes scheint es uns geboten, die Grenzen des Physiologischen in unserer Definition recht weit zu ziehen, damit den Studierenden und Ärzten von vorneherein recht eindringlich klar gemacht wird, daß *auch ein atypischer oder regelwidriger Geburtsablauf noch lange nicht ein Eingreifen rechtfertigt,* sondern auch hier nur auf ganz bestimmte Anzeigen von seiten der Mutter oder des Kindes hin erfolgen darf. Ganz im Gegenteil haben die Erfahrungen sorgfältigster, verantwortungsbewußter Geburtshelfer gelehrt, daß dem Interesse von Mutter und Kind auch in solchen Fällen am besten gedient wird, wenn man die Geburt den Naturkräften überläßt.

Die Überschrift „atypische physiologische Geburt“ soll also von vorneherein zum Bewußtsein bringen, daß in diesem Kapitel regelwidrige Abweichungen von dem bisher Geschilderten zu erwarten sind, daß aber *in der weit überwiegenden Mehrzahl* aller hierher gehörigen Fälle *trotzdem ein spontaner Geburtsablauf* ohne wesentlichen Schaden für Mutter und Kind *erwartet werden darf.*

A. Regelwidriger Geburtsablauf bei Hinterhauptshaltung des Kopfes.

1. Die Geburt in dorsoposteriorer Hinterhauptslage.

Wir haben schon erwähnt, daß auch bei der typischen physiologischen Geburt in Hinterhauptshaltung, namentlich bei 2. Stellung, der Rücken gelegentlich mehr nach hinten steht. Man spricht in solchen Fällen — etwa 1,26 % aller Geburtsfälle — (WINCKEL) von *dorsoposteriorer Hinterhauptslage* (Abb. 196 u. 197). Manche Autoren bezeichnen diese Lagen auch als b-Lagen. Wir ziehen die erstere, weil klarere Bezeichnung vor. Ein derartiger Befund sagt nichts über den weiteren Geburtsverlauf aus. Findet man auch entsprechend dieser Stellung des Rückens im Beginn der Geburt dann ganz gewöhnlich das Hinterhaupt ebenfalls mehr in der zugehörigen hinteren Beckenhälfte, demgemäß die Pfeilnaht bei 1. Lage im linken (Abb. 198), bei 2. Lage im rechten Schrägdurchmesser und die kleine Fontanelle bei 1. Lage links hinten, bei 2. Lage rechts hinten (Abb. 199), so beobachtet man *im weiteren Verlauf* der Geburt ein *verschiedenes Verhalten:*

1. Der Kopf dreht sich noch während der Eröffnungsperiode mit dem Einsetzen stärkerer Wehentätigkeit mit der Pfeilnaht in den Querdurchmesser und rotiert dann in der Austreibungszeit, während der Passage des Geburtskanals bis zum Beckenboden, allmählich in den der ursprünglichen Einstellung entgegengesetzten Schrägdurchmesser, wonach der weitere Verlauf sich nicht von der typischen Geburt in Hinterhauptslage unterscheidet.

2. Der Kopf behält die im Beginn beobachtete Stellung bis zum Beckenboden bei; erst hier erfolgt mit der Richtungsänderung des Geburtskanals und dem damit eintretenden Zwang zur Verbiegung eine Rotation des Kopfes, durch die die Pfeilnaht bei 1. Lage aus dem linken Schrägdurchmesser über den queren in den rechten Schrägdurchmesser schließlich in den geraden Durchmesser des Beckenausgangs, bei 2. Lage aus dem rechten Schrägdurchmesser über den queren und den linken Schrägdurchmesser schließlich auch wieder in den geraden Durchmesser des Beckenausgangs gelangt. Der weitere Verlauf ist der typische.

Beide Variationen unterscheiden sich voneinander also nur durch den Zeitpunkt, in dem die Rotation nach vorne eintritt. Die Abweichung von dem typischen Mechanismus besteht nur darin, daß das Hinterhaupt statt um 45—90° um etwa 135° symphysenwärts rotieren muß, um unter den Schambogen zu gelangen (Abb. 200).

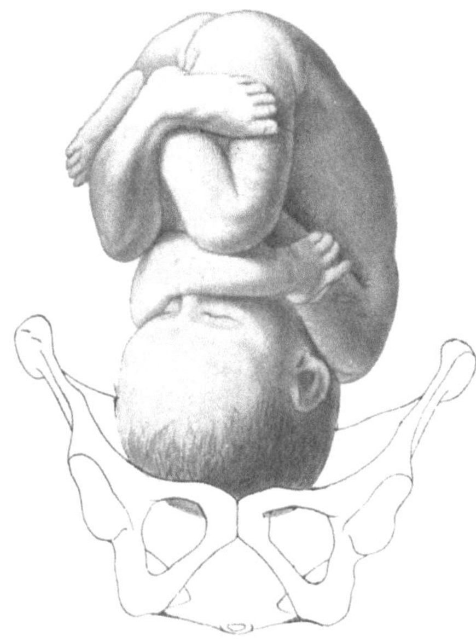

Abb. 196. Erste hintere Hinterhauptslage.
Rücken links hinten. Kleine Teile rechts.
(4. Schädellage.)

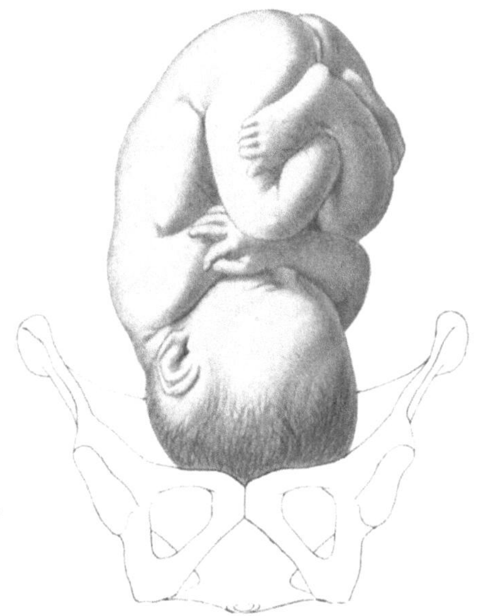

Abb. 197. Zweite hintere Hinterhauptslage.
Rücken rechts hinten. Kleine Teile links.
(3. Schädellage).

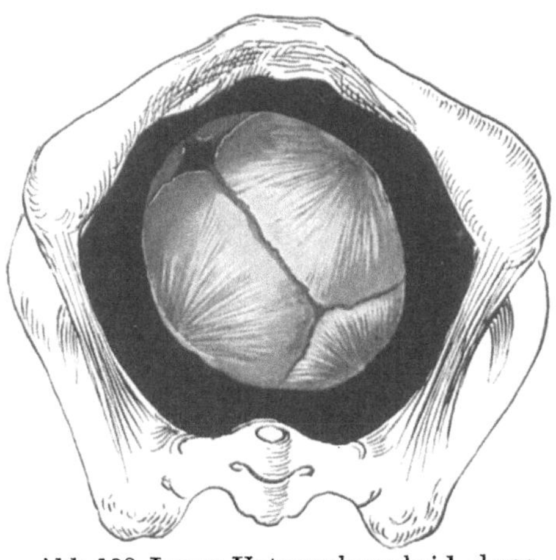

Abb. 198. Innere Untersuchung bei 1. dorsoposteriorer Hinterhauptslage.
Kleine Fontanelle links hinten, große rechts vorn.
Pfeilnaht im zweiten schrägen Durchmesser.

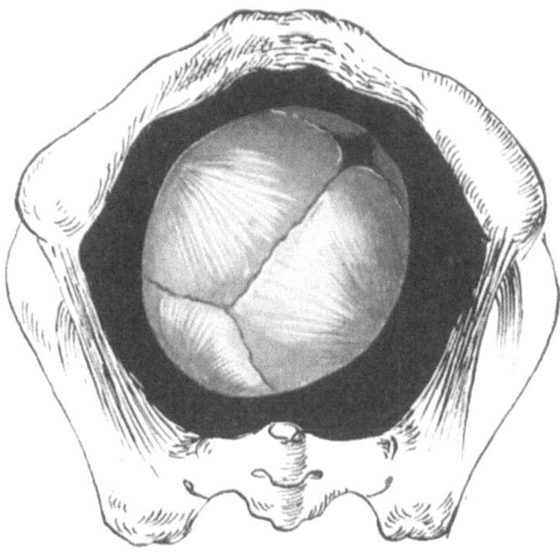

Abb. 199. Innere Untersuchung bei 2. dorsoposteriorer Hinterhauptslage.
Kleine Fontanelle rechts hinten, große links vorn.
Pfeilnaht im ersten schrägen Durchmesser.

Der Rücken des Kindes bleibt bei der Rotation des Hinterhauptes etwas zurück und folgt erst allmählich nach. Nur vereinzelt beobachtet man, daß im Gegenteil die Drehung des Rückens der des Hinterhauptes vorangeht.

3. *Seltener,* in nur etwa 0,5% aller Geburtsfälle, bleibt aber auch am Knie des Geburtskanals die unter 1. und 2. beschriebene Drehung aus. *Das Hinterhaupt rotiert* vielmehr aus dem linken (bei 1. Lage) bzw. rechten Schrägdurchmesser (bei 2. Lage) *nach hinten* in die Kreuzbeinhöhle *und kommt in dieser Stellung* (große Fontanelle

vorne, kleine Fontanelle hinten) *unter* weiterer *Verstärkung der Flexionshaltung zum Durchschneiden* (Abb. 201). Die Gegend der kleinen Fontanelle kommt zuerst zum Einschneiden; erst nach vollständiger Geburt des Hinterhauptes folgt das Vorderhaupt unter dem Schambogen nach. Das Durchtrittsplanum ist dabei genau wie bei der typischen Hinterhauptslage das Planum suboccipito-bregmaticum. *Dies* und die ganz der Hinterhauptshaltung entsprechende, meist sogar besonders ausgesprochene Konfiguration des Kopfes *unterscheidet die Geburt in hinterer Hinterhauptshaltung prinzipiell von der Geburt in Vorderhauptslage,* bei der die Pfeilnaht in gleicher Weise sich dreht.

Gegenüber den unter 1. und 2. beschriebenen, praktisch bedeutungslosen *Variationen* tritt bei dem unter 3. geschilderten Verlauf das *Regelwidrige* stark hervor; im Gegensatz zum typischen Geburtsverlauf erfährt hier, zur Ermöglichung des Kopfaustritts, die *Hals-*

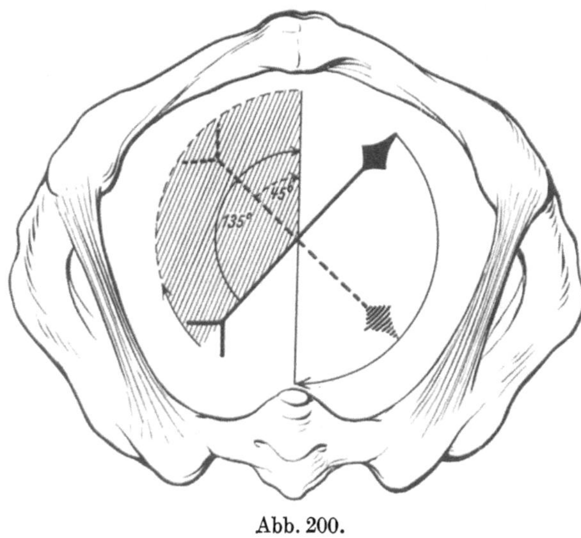

Abb. 200.

wirbelsäule des Kindes eine *maximale Beugung.* Das erfordert allein schon wegen der in ganz entgegengesetzter Richtung, nämlich im Sinne einer Deflexion, nach

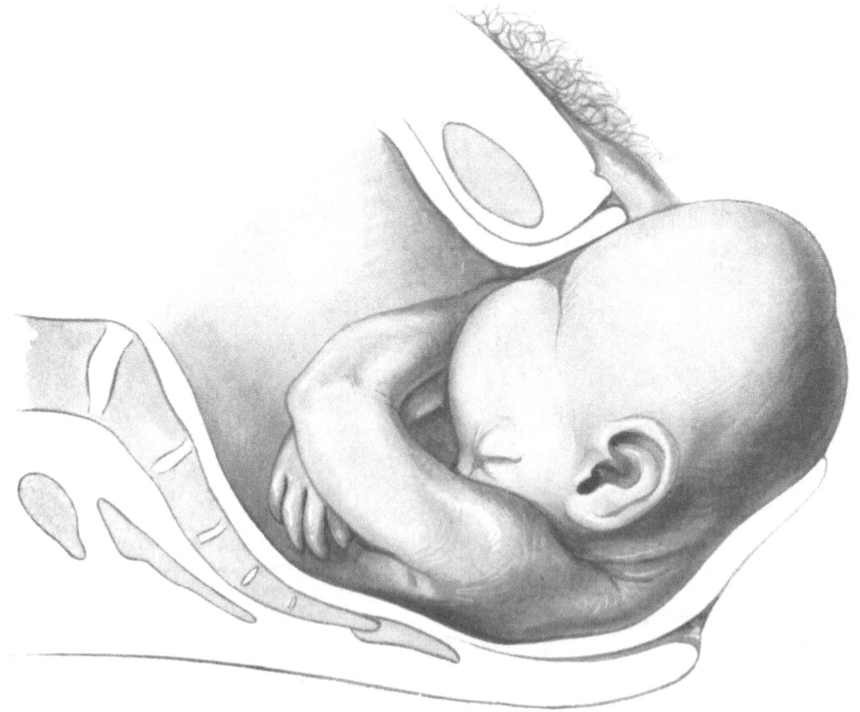

Abb. 201. Durchschneiden des Kopfes in hinterer Hinterhauptslage.

Ausgleich strebenden Haltungsspannung in der Halswirbelsäule die Überwindung erheblicher Widerstände und demgemäß auch mehr Zeit. Am Kopfe des Kindes ist eine *weitergehende Modellierung als bei regelrechter Stellung* erforderlich, da an

Stelle des nach der Nackenfurche schmächtiger werdenden und gut in den Schambogen sich einpassenden Hinterkopfes die viel weniger nachgiebige Scheitel-Vorderkopfgegend unter den Schambogen gelangt. So muß, um das durch den Geburtskanal vorgeschriebene Form- und Größenübereinkommen zu erreichen, das Kopfellipsoid stärker (im Sinne einer Verlängerung des Längsdurchmessers und einer Verkürzung des Querdurchmessers) ausgezogen werden. Auch das braucht Zeit. Davon abgesehen kann die stärker und länger dauernde Schnürung des kindlichen Schädels leichter zu einer Asphyxie führen, unter Umständen sogar zu Blutungen in den Gehirnhäuten und dem Gehirn Veranlassung geben.

Darüber hinaus werden durch die längere und stärkere Belastung die mütterlichen Weichteile gefährdet; Quetschungen, Dammrisse, Überdehnung oder gar Absprengung eines Levatorschenkels auf der Seite des Hinterhauptes sind vergleichsweise häufiger, sofern nicht rechtzeitige und richtige ärztliche Kunsthilfe allem zuvorkommt. Wenn die praktische Erfahrung solche Folgen der Regelwidrigkeit gleichwohl nur selten in Erscheinung treten sieht, so liegt das lediglich daran, daß dieselben Faktoren, die zu solchen Regelwidrigkeiten führen, meist gleichzeitig von vornherein andere Bedingungen für die Austrittsbewegung des Kopfes schaffen.

Ätiologie und Vorkommen. 1. Die Geburt in hinterer Hinterhauptslage wird fast ausschließlich *bei kleinen, frühreifen oder toten Kindern* beobachtet. Im ersten Falle ist die Spannung der Bänder an sich eine geringe, im letzteren Falle verloren gegangen, sodaß eine besondere, nach Ausgleich strebende Haltungsspannung in der Halswirbelsäule gar nicht besteht. Ja meist ist diese *fehlende* oder von vornherein *geringfügige Haltungsspannung* sogar die ausschlaggebende Ursache dafür, daß das im Beginn der Geburt zufällig mehr nach hinten stehende Hinterhaupt dort bleibt, weil eben ein besonderer Zwang zur Drehung nach vorne nicht eintritt.

2. Der *Zwang zur Rotation* des primär nach hinten stehenden Hinterkopfes *fehlt* aber *auch* dann oder ist mindestens gering, *wenn der Beckenausgang an sich weit*, die Abbiegung und Richtungsänderung des Geburtskanals demgemäß geringfügiger *ist*. Das kann verschiedene Ursachen haben. Ein weiter niedriger Schambogen, ein tiefer alter Dammriß, ein defekter Levator, in seltensten Fällen ein Spaltbecken wirken in diesem Sinne. Gelegentlich treffen alle diese Bedingungen sogar zusammen und in solchen Fällen wird auch für ein reifes lebendes Kind der Widerstand so gering, daß eben deshalb der Zwang zur Drehung des Hinterkopfes nach vorne wegfällt. Das gilt natürlich erst recht, wenn es sich um ein weites Becken handelt.

3. Auch *angeborene*, ausgesprochene *Dolichocephalie* kann man in manchen Fällen als wirksamen Faktor für das Ausbleiben der Drehung des Hinterhauptes nach vorne ansprechen, weil der Langkopf sich von vornherein leichter dem Geburtskanal anpaßt und die durch die Flexionshaltung erzeugte Spannung in den Nackenbändern als Folge des veränderten Ansatzes der Halswirbelsäule von vornherein geringer ist. Wir sind geneigt, die angeborene Langköpfigkeit sogar für den ausschlaggebenden ätiologischen Faktor in den Fällen zu halten, in denen ein reifes lebendes Kind einer Erstgebärenden mit normalem Becken in hinterer Hinterhauptslage verharrt. Diese Fälle sind aber selten.

Die *Prognose* der Geburt ist unter Berücksichtigung dieser Faktoren für den Einzelfall zu stellen. Allgemeingültig kann man nur sagen, daß eine spontane Geburt rein mechanisch immer möglich ist, daß aber bei größeren Kindern häufiger als bei der typischen Stellung mit einer Asphyxie, und bei der Mutter mit stärkerer Weichteilverletzung gerechnet werden muß. Wenn der Kinderverlust $2^1/_2$—4mal so groß als bei regelrechter Rotation angegeben wird, so darf man nicht vergessen, daß es sich dabei überwiegend um primär abgestorbene oder mangelhaft lebensfähige Kinder handelt. Auch eine verfehlte Kunsthilfe fordert manches kindliche Leben.

Die **Geburtsleitung** sei unter allen Umständen *eine streng abwartende.* Bei abgestorbenem Kinde fällt jeder Grund zum Eingreifen von vornherein weg. Aber auch beim lebenden Kinde darf niemals aus einer Verzögerung der Austreibung, sondern lediglich aus etwa auftretenden Zeichen drohender Asphyxie eine Indikation zur Entbindung abgeleitet werden. Von mütterlicher Seite wird ein Eingreifen nur durch die gelegentlich zu beobachtende unbesiegbare sekundäre Wehenschwäche oder durch bei noch längerer Geburtsdauer auftretende Temperatursteigerung auf 38⁰ und darüber erzwungen. Bei totem Kinde ist dann die Perforation des kindlichen Schädels, bei lebendem Kinde die Zangenextraktion am Platze. Man hüte sich aber, diese Indikation leichtsinnig oder voreilig zu stellen, denn die Zangenextraktion ist bei intakten Weichteilen und normal großem Kinde recht schwierig und setzt die Mutter der Gefahr ausgedehnter Weichteilverletzungen aus. Wir halten es deshalb bei Erstgebärenden durchaus für gerechtfertigt, diesen Gefahren durch eine *ausgiebige Dammspaltung* (mediane Episiotomie) zuvor zu kommen. Damit werden Verhältnisse geschaffen, wie sie sonst nur bei kleinem Kinde und weitem defekten Beckenbodendurchlaß gegeben sind. Andererseits ist diese, unter aseptischen Bedingungen gesetzte Schnitt-

verletzung so leicht zu versorgen, daß sie uns zur Vermeidung unnötiger Weichteil-
quetschungen, einer Schädigung des Kindes und vor allem zur Vermeidung einer
schwierigen Zangenextraktion durchaus berechtigt erscheint. Unsere Erfahrung lehrt,
daß durch diesen einfachen und harmlosen Eingriff die Prognose der Geburt in hinterer
Hinterhauptslage so gebessert wird, daß sie von der bei der typischen vorderen Hinterhauptslage sich kaum noch unterscheidet.

2. Der tiefe Querstand.

Wir haben schon bei der Schilderung der typischen physiologischen Geburt
erwähnt, daß die Stellung des Kopfes auf dem Weg bis zum Beckenboden mancherlei
Variationen zeigt. Neben Fällen, in denen während dieser Phase der Geburt die Pfeilnaht bereits in den schrägen Durchmesser und darüber hinaus gelangt, finden sich
andere, in denen die Pfeilnaht bis zum Beckenboden im Querdurchmesser stehen
bleibt und ihre Drehung erst unter dem Zwang der Richtungsänderung des Geburtskanals beginnt. In etwa 1,5—1,9 % aller Schädellagen bleibt aber auch am Beckenboden diese Drehung aus, der Kopf beharrt längere oder kürzere Zeit in einer Stellung,
bei der die Pfeilnaht streng im queren Durchmesser des Beckens verläuft. Man spricht
von einem tiefen Querstand und unterscheidet eine 1. und 2. Position, je nachdem,
ob die kleine Fontanelle (und der Rücken) links oder rechts getastet wird. Der tiefe
Querstand kommt bei 1. und 2. Schädellage ungefähr gleich häufig vor. *Meist* handelt
es sich *nur um eine vorübergehende Phase der Geburt.* Sowie stärkere Austreibungswehen
einsetzen und mit der Richtungsänderung des Geburtskanals auch der Zwang zur
Verbiegung der Halswirbelsäule in der Richtung des Biegungsfazillimums und damit
zur Rotation des Hinterkopfes nach vorne stärker wird, erfolgt gewöhnlich spontan
ein Ausgleich. *Ein Persistieren des tiefen Querstandes* wird nur beobachtet, wenn
entweder infolge hochgradiger und hartnäckiger Wehenschwäche oder bei totem Kind
infolge mangelnder Haltungsspannung in der Halswirbelsäule dieser Zwang wegfällt.
Damit kommen wir auch schon zur

Ätiologie. Eine aus irgendwelchen Ursachen verzögerte Eröffnungsperiode — besonders der vorzeitige und sehr frühzeitige Blasensprung sind hier zu nennen — und als Folge der länger dauernden Geburtsarbeit in der Austreibungsperiode auftretende *Ermüdungswehenschwäche* ist wohl *die häufigste Ursache*
dafür, daß der Kopf, wenn er bis zum Beckenboden mit quer verlaufender Pfeilnaht gelangt ist, in dieser
Stellung beharrt. Tritt nach einer längeren, durch fast völlige Wehenlosigkeit gekennzeichneten Erholungspause wieder kräftige Wehentätigkeit ein, dann erweist sich der aus der Richtungsänderung des Geburtskanals sich ergebende Zwang zur Rotation schließlich doch als ausreichend, um die Pfeilnaht in den geraden
Durchmesser zu bringen und damit eine glatte Geburt des Kopfes zu ermöglichen.

Ähnlich, wenn auch ein wenig komplizierter, ist die Genese des tiefen Querstandes *bei manchen abnormen Beckenformen.* So haben wir ihn besonders häufig bei gerade- und gleichzeitig allgemein verengten
Becken mäßigen Grades, aber auch bei leichter allgemein gleichmäßiger Verengung allein beobachtet,
ebenso relativ häufig bei mäßigen Querverengungen im Beckenausgang, besonders bei der virilen Beckenform.
Hier ist es zweifellos die aus der Beckenform resultierende mechanische Schwierigkeit, die die Umhebelung
des querstehenden Kopfes solange verhindert, bis eine genügende Konfiguration eingetreten ist. Bei diesen
Beckenformen beobachtet man zunächst nicht selten eine konstitutionelle primäre Wehenschwäche, ebenso
häufig aber auch die Neigung zu frühzeitiger Erschöpfung der Kräfte, die dann ihrerseits das Persistieren
des Querstandes begünstigt.

Etwas anders ist der Zusammenhang oft in leichten Fällen von Geradverengung des Beckens. Der
Kopf behält hier gewissermaßen die durch die Form des Beckens erzwungene Eintrittshaltung bei [1], zumal
bei dem relativ weiten Schambogen und der niedrigen Sympyhse die Abbiegung des Geburtskanals flacher
zu sein pflegt. Da die Geburt bei dieser Beckenform gewöhnlich sogar durch eine verstärkte Wehentätigkeit
charakterisiert ist, andererseits die erhöhten Widerstände auch größeren Zeitaufwand bedingen, kann es vorkommen, daß die zur Erzeugung der Stellungsdrehung nun weiter notwendige verstärkte Wehentätigkeit
vom Organismus schließlich nicht mehr geleistet werden kann und nach kürzerer oder längerer Zeit eine
Ermüdungswehenschwäche eintritt, die hier — überwiegend freilich nur scheinbar — als Folge des tiefen
Querstandes sich einstellt.

Bei dorsoposteriorer Hinterhauptslage wird der tiefe Querstand öfter als eine längere Zeit bestehenbleibende Übergangsstellung beobachtet.

Ganz ähnlich zu beurteilen sind die Fälle, in denen infolge hochgradiger Erschlaffung oder von Defekten im muskulären Beckenboden und am Damm (besonders beim Zusammentreffen mit einem relativ weiten
Becken oder mindestens einem weiten Beckenausgang) der Zwang zur Verbiegung am Knie des Geburtskanals von vornherein gering ausfällt. Freilich handelt es sich gerade in diesen Fällen von tiefem Querstand
meist nur um eine Übergangsstellung, die schließlich von selbst oder durch passende Lagerung der Kreißenden
unterstützt, sich korrigiert.

---

[1] Vgl. Kapitel vom platten Becken.

Der Mangel eines genügenden Zwanges zur Rotation kann aber auch vom Kind ausgehen. Kleine frühreife und tote Kinder beharren, wenn der Kopf einmal quer ins Becken eingetreten ist, häufig in dieser
Stellung infolge des Fehlens oder der Geringfügigkeit der Haltungsspannung in der Halswirbelsäule. *Beim
zweiten Zwilling* beobachtet man ähnliches; hier ist die Haltungsspannung gering wegen der Ausweitung
des Geburtskanals nach der Geburt des ersten Zwillings, wozu noch häufig Kleinheit oder Frühreife des Kindes
kommt. In solchen Fällen ist *gelegentlich sogar der Austritt des Kopfes mit quer verlaufender Pfeilnaht* beobachtet worden.

Nicht unerwähnt bleibe zum Schluß, daß der tiefe Querstand auch bei Deflexionshaltung des Kopfes [1]
beobachtet wird, und zwar vergleichsweise häufiger bei Vorderhaupts- und Stirnhaltung als bei Gesichtshaltung. Die Erklärung macht für den geburtsmechanisch richtig Denkenden keine Schwierigkeiten, denn
bei Vorderhauptshaltung wie bei Stirnhaltung ist die Haltungsspannung in der Halswirbelsäule an sich
geringer. Bei Stirnhaltung spielt zudem die Kleinheit des Kindes häufig eine Rolle.

Geburtsverlauf. Als Regelwidrigkeit gewinnt *der tiefe Querstand* für den Geburtsverlauf *nur* dann *Bedeutung, wenn er über eine für das Kind oder die Mutter erträgliche
Zeit hinaus persistiert.* Da in der überwiegenden Mehrzahl der Fälle aber schließlich
der Zwang zur Rotation noch rechtzeitig wirksam wird, haben wir durchaus ein Recht,
diese Stellungsanomalie unter den Varianten der physiologischen Geburt aufzuführen.
Diese Berechtigung ist auch gegeben, wenn infolge der Kleinheit des Kindes oder
besonderer Gunst der Beckenverhältnisse (breite oder stark defekte Weichteile, weiter
Schambogen, niedrige Symphyse, große Entfernung der Sitzbeinhöcker) der Kopf
schließlich sogar mit quer verlaufender Pfeilnaht auszutreten vermag, wobei die
Scheitelbeine stark über Stirn und Hinterhauptsbein geschoben sind.

Beobachtet man dagegen ein Persistieren des tiefen Querstandes *bei durchschnittlicher Größe des Kindes* und des Beckenraumes, dann muß man sich darüber klar werden,
daß *auf eine Spontangeburt nicht zu rechnen ist, ehe nicht der tiefe Querstand beseitigt ist.*
Es ist vielleicht weniger die mechanische Unmöglichkeit des Austritts des querstehenden
Kopfes, als vielmehr die mit einer so enormen Konfigurationsarbeit am Schädel verbundene Gefahr für das Kind, die uns einen Austritt des querstehenden Kopfes so
selten beobachten läßt; denn eben die Gefährdung des Kindes zwingt zu früherem
Eingreifen. Auch die lange Dauer der Austreibung als solche gefährdet das Kind,
ebenso wie die fortgesetzte Weichteilquetschung oder eine unbesiegbare Ermüdungswehenschwäche von mütterlicher Seite her die Anzeige zur Entbindung geben
können.

Die *Prognose* ist für das Kind durch die Gefahren der Asphyxie und eines tödlichen
Schädeltraumas zweifellos getrübt. Die Mutter ist durch die Gefahr der aufsteigenden
Infektion, vor allem aber durch die Gefahr der umfangreichen Weichteilverletzungen
im Fall einer operativen Entbindung bedroht. Allerdings läßt sich diese Trübung
der Prognose durch eine sorgfältige Geburtsleitung weitgehend aufheben, vor allem
durch Vermeidung jedes unnötigen und verfrühten Eingreifens.

Die *Geburtsleitung* sei prinzipiell eine abwartende. Ein Eingreifen ist nur geboten,
wenn von seiten des Kindes (Asphyxie) oder der Mutter (Fieber, unbesiegbare Erschöpfung) eine Anzeige zur Entbindung eintritt, die dann nur in der Zangenextraktion
bestehen kann [2]. *Der tiefe Querstand als solcher gibt keine Indikation zur Entbindung.*

Erste Aufgabe ist die *Sicherung der Diagnose.* Wenn trotz guter Wehen die Austreibungsperiode sich über Erwarten hinzieht und gar eine Ermüdungswehenschwäche
sich einstellt, dann ist unbedingt die Ursache dieser Verzögerung durch Rectal-,
nötigenfalls durch Vaginaluntersuchung festzustellen.

Die zweite Aufgabe besteht in der *Stellungskorrektur.* Man versuche zunächst durch
Lagerung der Frau auf die Seite des Hinterhauptes eine Spontankorrektur zu erreichen.
Die Wirkung dieser Lagerung besteht darin, daß dadurch das Hinterhaupt noch tiefer
tritt. Damit wächst einmal die Haltungsspannung in der Halswirbelsäule, andererseits wird durch die einseitige starke Belastung des Levators häufig reflektorisch
bessere Wehentätigkeit ausgelöst und damit oft die spontane Rotation eingeleitet.
Nach 1 Stunde überzeuge man sich durch rectale Untersuchung von dem Effekt der
Seitenlagerung. Zeigt der Kopf auch jetzt keine Neigung zur Rotation, dann versuche
man, im Hinblick auf die Gefahren einer atypischen Zangenextraktion, die *digitale
Umhebelung der Pfeilnaht aus dem Quer- in den entsprechenden Schrägdurchmesser,*
wonach die völlige Rotation in den geraden Durchmesser gewöhnlich sehr schnell von

---

[1] Vgl. die betreffenden Kapitel.
[2] Über die Technik s. „geburtshilfliche Operationslehre".

selbst erfolgt. Durch äußere Handgriffe kann dabei noch versucht werden, den Rücken
nach vorne zu drehen.

Diese von AHLFELD angegebene Umhebelung des Kopfes wird folgendermaßen ausgeführt: Man gehe
unter allen aseptischen Kautelen mit 3 Fingern in die Schride ein, und zwar bei 1. Position mit der rechten,
bei 2. Position mit der linken Hand. Nehmen wir einen ersten tiefen Querstand als Paradigma an, so haben
wir mit Zeige- und Mittelfinger den Kopf derart zu umgreifen, daß der Mittelfinger an die hintere Partie des
hintenstehenden, d. i. hier des linken Scheitelbeines zu liegen kommt, während der Zeigefinger über die
Lambdanaht hinaus die hintenstehende Partie des Hinterhauptbeines umgreift. Der Daumen kommt an
das vordere Scheitelbein, dicht vor der Pfeilnaht zu liegen. Üben nun die beiden genannten Finger unter
Pronation der Hand einen Druck auf das Hinterhaupt aus, dann dreht sich das Hinterhaupt in der Richtung nach der vorderen Beckenhälfte, wobei ein leichter Gegendruck seitens des Daumens die Wirkung
unterstützt (Abb. 202). Besonders wirksam ist das Manöver im Beginn einer Wehe. Gegebenenfalls kann

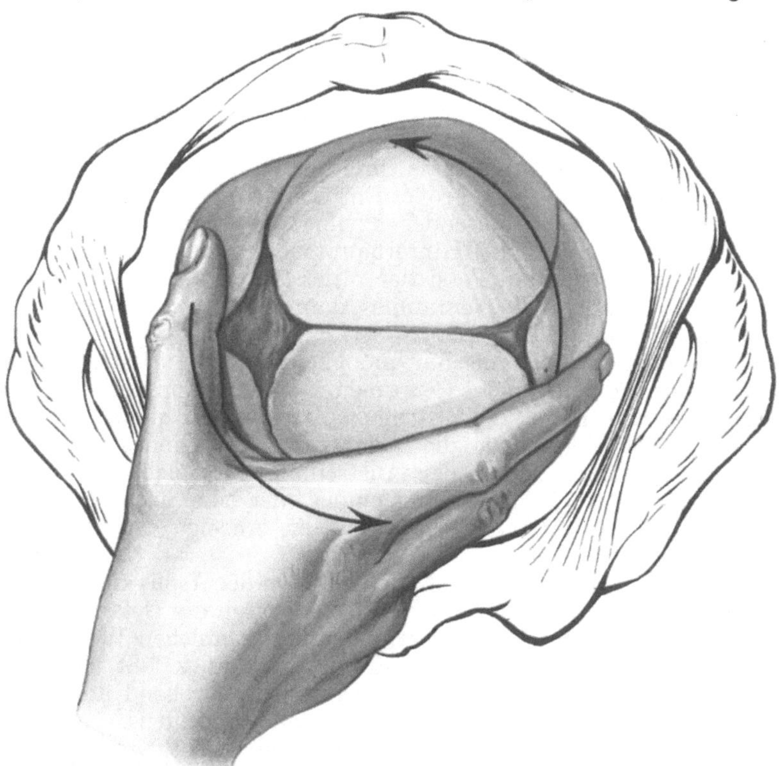

Abb. 202. Umhebelung des Kopfes bei tiefem Querstand.

es nach kurzer Pause (und zwischenzeitlicher Kontrolle der Herztöne) ein zweites und drittes Mal wiederholt werden. Bei engen Weichteilen ist es empfehlenswert, durch einen Chloräthylrausch die Empfindlichkeit herabzusetzen.

Wir haben mit diesem Manöver wenig Mißerfolge zu verzeichnen und empfehlen
es besonders deshalb, weil es bei einwandfreier Antisepsis ungefährlich ist und, neben
der Abkürzung der überlangen Austreibungszeit, der Mutter und dem Kind die oft
von bedenklichen Folgen begleitete Zangenextraktion erspart.

Die *Zangenextraktion aus tiefem Querstand* gefährdet das Kind deshalb, weil die
bei dieser Stellung schlecht an den Kopf passende Zange nicht nur äußere Verletzungen
des Schädels, sondern vor allem auch Infraktionen der Knochen, tödliche Hirnblutungen
und Sinuszerreißungen hervorrufen kann. Die Mutter dagegen wird dadurch gefährdet,
daß bei der Drehung des Kopfes ganz gewöhnlich auf der Seite des Hinterhauptes der
Levatorschenkel einreißt, nicht selten sogar von seinem Ansatz am Schambein abgesprengt wird, wodurch der Beckenverschlußapparat dauernd geschädigt und die Disposition zum Prolaps geschaffen wird. Bei ungeschicktem oder zu brüskem Vorgehen
in eiligen Fällen werden nicht selten sogar beide Levatorschenkel abgesprengt. Ganz
gewöhnlich beobachtet man daneben ausgedehnte Abschürfungen oder gar Abhebungen
der Scheidenwände, so daß eine Kommunikation zwischen der keimhaltigen Scheide

und dem Beckenbindegewebsraum zustande kommt. Treten zu diesen Verletzungen noch Fehler gegen die Antisepsis, dann ist nicht selten ein schwer fieberhafter Verlauf des Wochenbetts die Folge einer solchen atypischen Zangenextraktion.

Gleichwohl wird es nicht möglich sein, diese Operation ganz auszuschalten, da der Arzt ja häufig erst zu einem Zeitpunkt zugezogen wird, in dem die starke Gefährdung des Kindes die schnellste Entbindung notwendig macht. Dann kommt es darauf an, die Gefahren der atypischen Zange möglichst herabzusetzen. Dazu empfehlen wir, prinzipiell eine tiefe mediane Episiotomie zu machen, die den Levator entspannt und damit die Gefahr der Absprengung der Levatorschenkel beseitigt. Außerdem wird damit die Drehung des Kopfes erleichtert. Wer über eine KJELLANDsche Zange verfügt[1], dem sei ihre Anwendung beim tiefen Querstand empfohlen.

3. Innere und äußere Überdrehung des Kopfes.

Dreht sich der Kopf am Beckenboden mit der Leitnaht über den geraden Durchmesser hinaus bis in den entgegengesetzten Schrägdurchmesser, so spricht man von *innerer Überdrehung*. Sie kommt besonders bei spannungsloser Mittelhaltung des Kopfes und da wieder besonders bei kleinen Kindern vor. Praktisch ist die innere Überdrehung bedeutungslos, zumal nach einiger Zeit die Pfeilnaht doch wieder in den geraden Durchmesser zurückdreht. Man kann eine innere Überdrehung überhaupt nur erkennen, wenn man aus irgendwelcher Anzeige in der Austreibungsperiode mehrfach zur Untersuchung genötigt ist.

Auch eine *äußere Überdrehung* des schon geborenen Kopfes wird gelegentlich beobachtet. Sie ist lediglich eine Folge einer Überdrehung der Schultern (vgl. weiter unten) und praktisch ebenfalls bedeutungslos.

Eine *Therapie* ist bei der Überdrehung des Kopfes demgemäß nicht erforderlich.

4. Regelwidrigkeiten beim Austritt des Schultergürtels.

Bei kleinen, frühreifen Kindern, bei toten, besonders bei bereits längere Zeit abgestorbenen Kindern ist die Haltungsspannung in dem in Frage kommenden Abschnitt der Wirbelsäule von vornherein so gering oder verloren gegangen, daß unter dem Einfluß der Richtungsänderung am Knie des Geburtskanals die sonst zum Ausgleich der Haltungsspannung in der Brustwirbelsäule erfolgende *Drehung der Schulterbreite in den geraden Durchmesser des Beckenausgangsraumes unterbleibt* und die Schultern in der gerade von ihnen eingenommenen Stellung verharren und danach sogar in einem schrägen, gelegentlich sogar im queren Durchmesser durchschneiden; im letzteren Fall muß die Schlaffheit der Schultergelenke besonders groß sein.

Auch eine *Überdrehung der Schultern* kommt unter solchen Verhältnissen öfters zur Beobachtung. Sie veranlaßt, wie schon erwähnt, stets auch eine äußere Überdrehung des Kopfes.

Weite des knöchernen Beckenausganges und defekte Weichteile am Damm und Beckenboden begünstigen derartige, praktisch bedeutungslose Regelwidrigkeiten.

Bei sehr ausgesprochenem Defekt der Verschlußmittel des Beckens oder besonderer Kleinheit des Kindes beobachtet man gelegentlich auch, daß die *hintere Schulter zuerst über den Damm* geht und dann erst die vordere Schulter unter dem Schambogen hervortritt. *Bei normal großen Kindern* und intaktem Beckenverschlußapparat ist ein derartiges Vorkommnis dagegen ausschließlich *Folge eines fehlerhaften Dammschutzes*, namentlich eines zu frühen Erhebens des Kindes. Dieser Fehler ist nicht gleichgültig, weil *dadurch leicht eine Clavicularfraktur* an der vorderen Schulter *provoziert wird.*

B. Die Geburt in Streckhaltung des Kopfes.

Wie erwähnt (S. 60), verlaufen 96% aller Geburten in Schädellage, und zwar fast ausschließlich in Hinterhauptshaltung des Kopfes. Nur in 1% (von 96%) beobachtet man während des ganzen Geburtsverlaufes eine abweichende Haltung des Kopfes, bei der die Halswirbelsäule nicht brustwärts, sondern nackenwärts gebeugt erscheint. Wenn man die deutliche Brustwärtsbeugung bei Hinterhauptshaltung als normale Haltung auffaßt, so kann man jede Verminderung dieser Beugung über die *indifferente spannungslose Mittelhaltung* hinaus auch als Streckung auffassen und sinngemäß von einer *Streckhaltung* des Kopfes sprechen. Diese Bezeichnung ist eingebürgert. Je nach dem Grad der Streckhaltung unterscheidet man dann *Vorderhaupts-, Stirn- und Gesichtshaltung,* und spricht, statt von einer Geburt in Schädellage bei Vorder-, Stirn- oder Gesichtshaltung des Kopfes, abgekürzt von Geburten in Vorderhaupts-, Stirn- und Gesichtslage (Abb. 203—205).

Die Berechtigung, auch diese Abweichungen vom typischen Geburtsablauf unter der physiologischen Geburt aufzuführen, ergibt sich aus der Tatsache, daß bei sorgsamer

---

[1] Vgl. Operationslehre.

Geburtsleitung in rund 90% eine Spontangeburt ohne besondere Schäden für Mutter und Kind erfolgt, während die Notwendigkeit des Eingreifens in etwa 5—10% der hierhergehörigen Fälle die Bedeutung der Regelwidrigkeit genügend herausstellt.

Der prinzipielle Unterschied gegenüber dem regelrechten Geburtsverlauf besteht bei allen Deflexionslagen darin, daß der gerade Abschnitt des Geburtskanals in mehr

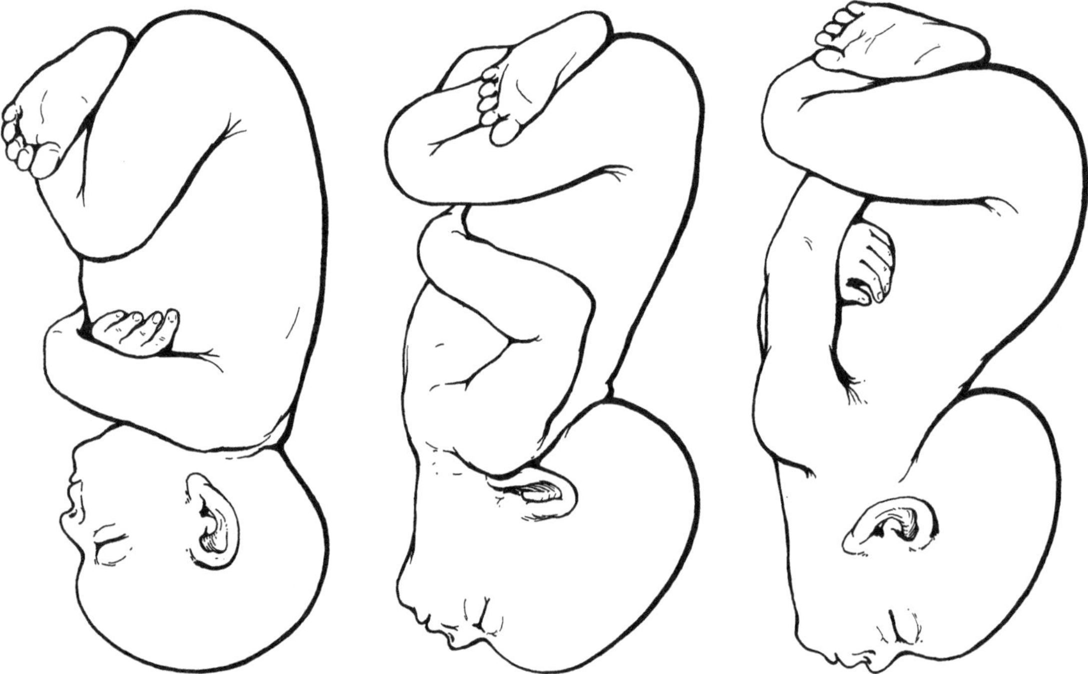

Abb. 203. Vorderhauptshaltung.   Abb. 204. Stirnhaltung.   Abb. 205. Gesichtshaltung.

oder minder ausgesprochener Streckhaltung passiert wird, die Geburt selbst aber schließlich nur dadurch ermöglich wird, daß *im gebogenen Abschnitt des Geburtskanals der Kopf aus der Deflexions- in eine Flexionshaltung übergeht.* Wir haben es also im Prinzip mit einer Umkehrung des Geburtsmechanismus zu tun; während bei der regelrechten Geburt vom Knie des Geburtskanals an der Kopf die Beugehaltung allmählich aufgibt und schließlich in Deflexionshaltung geboren wird, beobachten wir hier das umgekehrte, nämlich Übergang aus der Streckhaltung in die Beugehaltung.

1. Vorderhauptslage.

Geburtsverlauf. Schon bei äußerer Untersuchung fällt unter günstigen Betastungsverhältnissen auf, daß das Kinn verhältnismäßig hoch steht. Die Vorderhauptshaltung des Kopfes wird noch eindrucksvoller bei einer inneren Untersuchung, bei der man — sowie überhaupt eine genaue Betastung möglich ist — feststellt, daß *die große Fontanelle tiefer steht als die kleine.* Mit dem Eintritt des Kopfes ins Becken wird diese Haltung noch ausgesprochener; die *große Fontanelle* wird bald zur *Leitstelle,* so daß man jetzt die kleine Fontanelle nur schwer oder gar nicht mehr erreicht. Die Pfeilnaht samt ihrer Fortsetzung in die Stirnnaht verläuft zunächst im queren Durchmesser, dreht sich aber schon während der Passage durch den geraden Abschnitt des Geburtskanals häufig in den schrägen Durchmesser, und zwar bei 1. Vorderhauptslage in den zweiten oder linken (Abb. 206), bei 2. Vorderhauptslage in den ersten oder rechten Schrägdurchmesser. *Am Knie des Geburtskanals* erfolgt die *Drehung des Vorderhauptes nach vorne,* wodurch die Stirn-Pfeilnaht in den geraden Durchmesser des Beckenausganges kommt.

Der Austritt des Kopfes erfolgt unter allmählicher Entstreckung der Halswirbelsäule in der Weise, daß die Gegend der Glabella oder der Stirnhaargrenze unter dem

Schambogen sich anstemmt, und um diese Linie als Hypomochlion unter weiterer Beugung der Halswirbelsäule nacheinander Scheitel und Hinterhaupt über den Damm

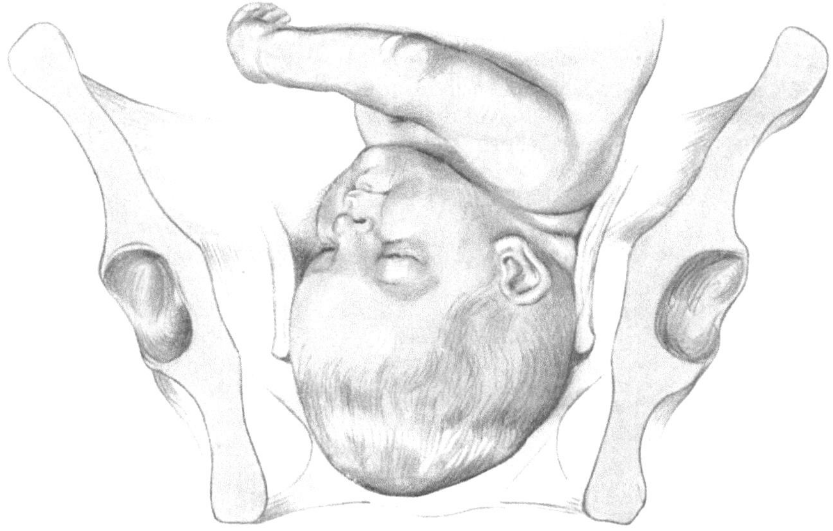

Abb. 206. Erste Vorderhauptslage. Kopf auf dem Beckenboden. Die Gegend der großen Fontanelle steht am tiefsten in der Führungslinie und trägt die Kopfgeschwulst. Pfeilnaht im schrägen Durchmesser. Muttermund verstrichen.

gewälzt werden, bis dann unter neuerlicher leichter Streckung Stirn und Gesicht unter dem Schambogen hervortreten. Der größte zum Durchschneiden kommende Kopf-

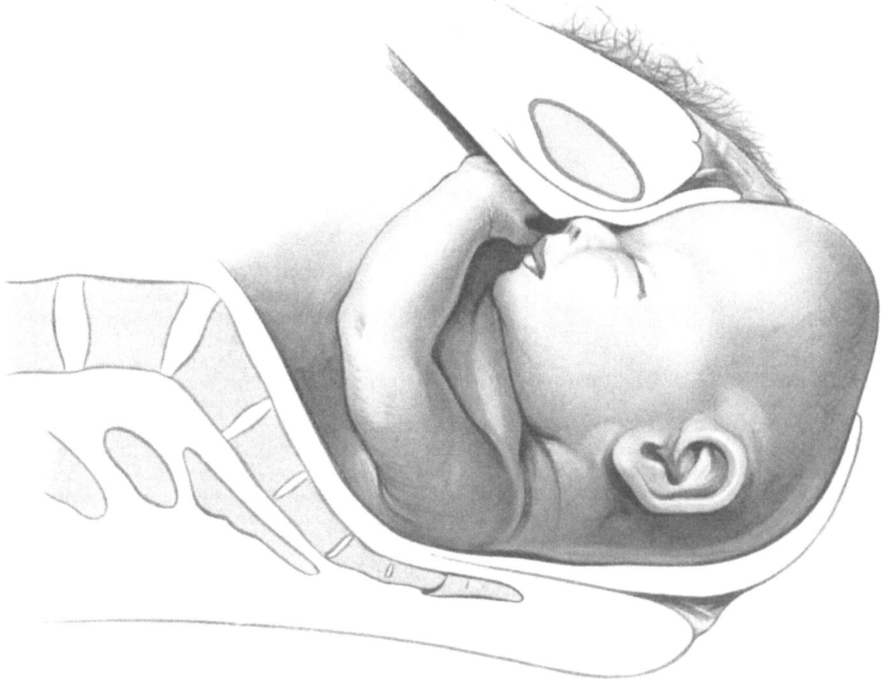

Abb. 207. Durchschneiden des Kopfes in Vorderhauptslage, starke Kopfgeschwulst.

umfang (34 cm) entspricht dem *Planum fronto-occipitale* (Abb. 207). Der Damm wird also sowohl in der Querrichtung wie in der Sagittalrichtung etwas stärker beansprucht.

Wer in jedem einzelnen Fall genau beobachtet, wird übrigens beim Austritt des Schädels häufig kleine Variationen feststellen können. Die Stemmlinie liegt bald näher den Augenbrauen, bald näher der großen Fontanelle. Letzteres ist insofern etwas günstiger, als dabei das Durchtrittsplanum um 1—2 cm weniger Umfang hat.

Die *Kopfgeschwulst* sitzt *über dem Vorderhaupt* und *verdeckt* regelmäßig *die große Fontanelle,* die durch die massive Schwellung oft kaum durchzutasten ist. Die Größe der Kopfgeschwulst erklärt sich aus der mindestens bei großen Kindern und bei Erstgebärenden regelmäßig zu beobachtenden *Verlängerung der Geburtsdauer,* die ebensowohl durch die notwendige stärkere Dehnung der Weichteile des Beckenverschlußapparates wie durch die Zeit erfordernde ausgiebige Modellierung des Kopfes bedingt ist. Denn der in Vorderhauptshaltung stehende *Kopf* paßt sich schlechter in die vorgefundene Form des Geburtskanals ein und *muß* deshalb *stärker verformt werden.* Stirn- und Hinterhauptsbein sind meist unter die Scheitelbeine, das vordere Scheitelbein über das hintere geschoben. Dadurch erscheint der Kopf im fronto-occipitalen Durchmesser zusammengedrückt und von der Seite gesehen um so höher, je größer die Kopfgeschwulst ist. Bei großen Kindern imponiert der Kopf oft ausgesprochen als *Turmschädel* (Abb. 208).

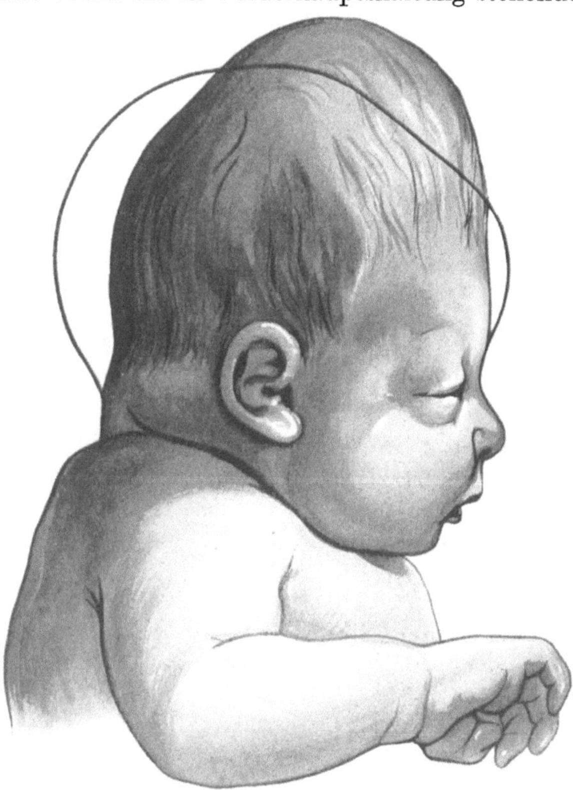

Abb 208. Starke Konfiguration des Kopfes bei Vorderhauptslage (Turmschädel).

In der *Ätiologie* der Vorderhauptslage reifer Kinder (bei normalem Becken) spielt eine *ererbte brachycephale Kopfform die Hauptrolle.* Nach KERMAUNER sind außerdem Abweichungen im Bau und in der Beweglichkeit des Atlanto-Occipitalgelenks von größter Bedeutung.

Anders zu deuten sind Fälle, in denen *infolge Verkürzung des geraden Durchmessers des Beckeneinganges* die *Vorderhauptshaltung* zunächst als *Ausweichbewegung* erzwungen wird. Darüber werden wir im Kapitel vom engen Becken noch viel zu sagen haben. Bei defektem Beckenboden kann diese Eingangshaltung gelegentlich zu einer Dauerhaltung werden.

Auch dem *frühzeitigen Blasensprung* kommt für die Beibehaltung einer bei Geburtsbeginn vielleicht nur zufällig eingenommenen Vorderhauptshaltung eine gewisse Bedeutung zu. Manchmal (Placenta praevia lateralis, Vorliegen oder Vorfall einer Hand) kommt die Streckhaltung nur deshalb zustande, weil ein derartiges Hindernis die Einnahme der Hinterhauptshaltung unmöglich macht.

Am häufigsten aber kommt eine Geburt in Vorderhauptslage *bei kleinen oder toten Kindern* zur Beobachtung, bei denen infolge geringer Skeletreife oder des Verlustes des vitalen Turgors eine bestimmte Haltungsspannung kaum entsteht. Mangels eines besonderen Widerstandsgefälles bei der Passage des geraden Abschnittes des Geburtskanals fehlt dann auch ein besonderer Zwang zur Einrichtung in die einer Verschmälerung des Kopfellipsoids entsprechende Hinterhauptshaltung, der Kopf verharrt in der im Beginn der Geburt vielleicht mehr zufällig eingenommenen Haltung. Die fehlende Haltungsspannung ihrerseite ist dann schuld daran, daß der Kopf auch am Knie des Geburtskanals keinem ausgesprochenen Zwang unterliegt und ohne Haltungsänderung mit dem Vorderhaupt nach vorne rotiert, wenn bis dahin das Vorderhaupt zufällig mehr nach vorne stand, weil der Rücken mehr nach hinten lag.

Daß diese Erklärung das Richtige trifft, beweisen die *Fälle,* bei denen unter sonst gleichen Verhältnissen der Rücken primär sehr weit vorne steht und infolgedessen das Vorderhaupt von vornherein mehr nach der hinteren Beckenhälfte tendiert. Hier bleibt dann infolge der fehlenden Haltungsspannung die Stellung des Rückens der ausschlaggebende Faktor und im Knie des Geburtskanals rotiert *schließlich das Vorderhaupt vollständig nach hinten.* Dann erfolgt der Austritt des in Vorderhauptshaltung verharrenden Kopfes, so, daß zunächst die ganze Scheitelregion durchschneidet und dann annähernd gleichzeitig Hinterhaupt und Stirn folgen, bis zum Schluß Mund und Kinn über den Damm gehen (*frontoposteriore Vorderhauptslage*).

Ein niedriges Becken und geringe Ausbildung des Knies des Geburtskanals infolge starker Defekte im muskulären Beckenboden sind weitere die Persistenz der Vorderhauptshaltung begünstigende Faktoren.

Die *Diagnose:* „Geburt in Vorderhauptslage", ist zu stellen, sobald man die große Fontanelle als Leitstelle findet *und* die Neigung des Vorderhauptes zur Rotation nach vorne festgestellt hat. Solange das letztere Kriterium fehlt, sollte man nur von einer Vorderhauptshaltung des Kopfes sprechen, denn es bleibt zunächst noch ungewiß, ob es sich nicht nur um eine vorübergehend eingenommene Haltung, etwa als Folge einer Geradverengerung des Beckeneinganges, handelt und nach Überwindung der verengten Partie der Kopf in Beugehaltung übergeht. Auch bei Drehung des Vorderhauptes nach vorne beachte man immer den Stand der Fontanelle, um eine Verwechslung zwischen Vorderhauptslage und hinterer Hinterhauptslage zu vermeiden[1].

Sehr selten wird der umgekehrte Vorgang beobachtet, der *Übergang von Hinterhauptshaltung in Vorderhauptshaltung.* Man fand diese Haltungsänderung bisher nur vereinzelt bei quer verengten Becken. Hier kann es bei dorsoposterioren Lagen vorkommen, daß in der Beckenenge der Kopf aus der Beugehaltung in die Vorderhauptshaltung übergeht und in dieser Haltung auch geboren wird (P. LINDIG). Zuweilen, namentlich bei dorsoanteriorer Stellung, tritt aber nach Überwindung der engen Stelle zwischen den Spinae ossis ischii neuerlich eine Haltungsänderung ein und der Kopf wird dann doch noch in Hinterhauptshaltung geboren. Den an sich möglichen neuerlichen Übergang aus der Vorderhauptshaltung in die Hinterhauptshaltung bei dorsoposteriorer Stellung und die Geburt in hinterer Hinterhauptslage haben wir im Zusammenhang mit einer Querverengerung des Beckens noch nicht beobachtet.

Die *Prognose* der Geburt wird sehr wesentlich von den ätiologischen Faktoren beeinflußt. Bei reifen lebenden Kindern ist infolge der Schwierigkeit der Erweiterung und Auswalzung der Weichteile einmal mit einer Verlängerung der Austreibungsperiode, außerdem mit der Gefahr größerer Dammrisse zu rechnen. Die starke Weichteilschnürung, die Notwendigkeit stärkerer Verformung des Schädels bringen auch häufiger als bei der typischen Geburt für das Kind die Gefahr der Asphyxie und gelegentlich sogar eines tödlichen Schädeltraumas mit sich.

Bei kleinen Kindern — und das ist die Mehrzahl der Fälle — wird der Nachteil der atypischen Haltung durch die geringere Größe und bessere Verformbarkeit des Geburtsobjektes ausgeglichen.

Wenn trotzdem insgesamt in der Praxis die Prognose der Geburt in Vorderhauptshaltung schlechter ist als die der typischen Geburt, so liegt das einmal daran, daß durch die in der Ätiologie der Vorderhauptslage eine Rolle spielenden Faktoren (enges Becken, frühzeitiger Blasensprung, Unreife des Kindes) die Aussichten etwas getrübt sind. Es liegt aber noch häufiger an einer falschen ärztlichen Einstellung zu dem ganzen Geburtsvorgang.

Man merke sich darum als wichtigsten Leitsatz: *Die Geburtsleitung muß eine streng abwartende sein.* Die *Vorderhauptshaltung als solche* ist *niemals eine Anzeige zu einem Eingreifen* in den Geburtsvorgang. Vor allem sind alle Versuche, durch manuelle Eingriffe die Haltung zu korrigieren, prinzipiell verfehlt. Berechtigt ist es höchstens in Fällen, in denen nach dem Stand der Fontanelle eine Mittelscheitelhaltung vorhanden ist, die Herstellung einer Beugehaltung dadurch zu begünstigen, daß man die Gebärende auf die Seite des Hinterhauptes lagert. Auch in der Austreibungsperiode ist nur einzugreifen, wenn von Seiten der Mutter oder des Kindes eine strikte Indikation gegeben ist. Dabei vergesse man nicht, daß die Zangenextraktion[2] bei der Vorderhauptslage schwierig ist und die Mutter mit starken Weichteilverletzungen, das Kind mit einem Schädeltrauma bedroht. Durch eine ausgiebige mediane Episiotomie können diese Gefahren herabgesetzt werden. Wer die Technik der Pudendus-Coccygeus-Anästhesie beherrscht, kann mit einer oberflächlichen Narkose auskommen, andernfalls empfiehlt sich eine tiefe Narkose.

2. Stirnlagen.

Definition und Geburtsverlauf. Entfernt sich das Kinn des Kindes noch weiter von der Brust, nimmt also die Streckung der Halsbrustwirbelsäule zu, dann spricht man von Stirnhaltung, weil die Stirnregion zum vorliegenden Teil wird. Bei der inneren Untersuchung tastet man auf der einen Seite die Augenbrauen und die Nasenwurzel, auf der anderen Seite, meist etwas höher als die Augenbrauen, die große Fontanelle. Bei 1. Lagen steht die große Fontanelle links, bei 2. rechts. *Richtnaht* ist *die Sutura frontalis,* die zunächst entweder streng quer oder mehr schräg verläuft.

---

[1] Vgl. dazu S. 224. [2] Über die Technik vgl. Operationslehre.

Die *Stirnhaltung* ist *überwiegend nur eine Übergangshaltung zur Gesichtshaltung* (vgl. Abb. 213). Eine Geburt in Stirnlage ist nur dann zu erwarten, wenn nach dem Blasensprung beim Eintritt ins Becken der Kopf in Stirnhaltung beharrt. Die *Mitte der Stirnnaht wird zur Leitstelle* (Abb. 209). Vielfach noch während des Durchganges durch den geraden Abschnitt des Geburtskanals, spätestens aber an seinem Knie, dreht sich die Stirnnaht über den entsprechenden Schrägdurchmesser (das ist der linke bei 1., der rechte bei 2. Stirnlage) in den geraden. Die Nasenwurzelgegend gelangt nach vorne unter den Schambogen und wird zuerst in der Schamspalte sichtbar. *Die Nasenwurzel-Jochbeinlinie dient als Hypomochlion* und langsam wälzt sich die Scheitelgegend, dann das Hinterhaupt über den Damm, wonach erst mit einer rückläufigen (Deflexions-) Bewegung das Gesicht

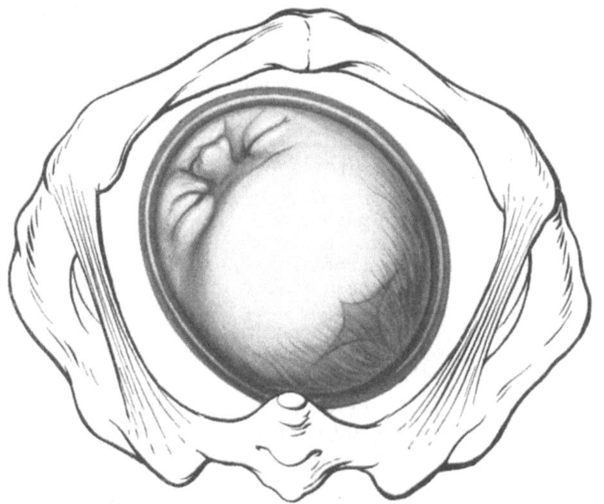

Abb. 209. Touchierbefund bei 1. Stirnlage am Beginn der Austreibungsperiode.

aus der vorderen Umrahmung der Vulva hervortritt. Der größte, zum Durchschneiden kommende Umfang (34 cm) entspricht einem Planum zygomatico- oder maxillo-

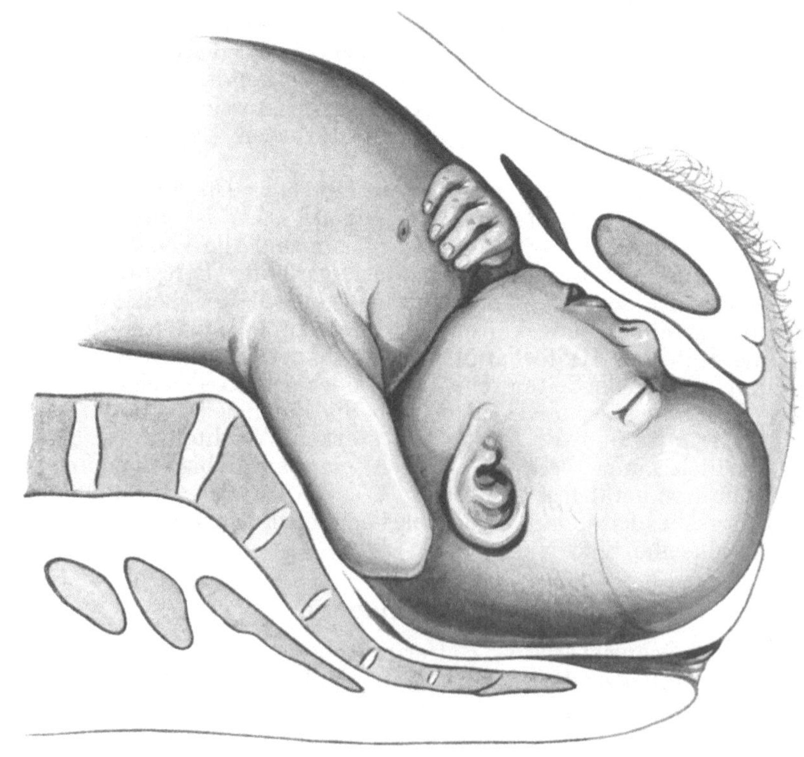

Abb. 210. Einschneiden des Kopfes bei Stirnlage.

parietale (Abb. 210). Übrigens tritt gerade bei Stirnlagen der Kopf häufig nicht streng gerade, sondern mit etwas schräg verlaufender Stirnnaht durch.

Da bei der Stirnhaltung das Kopfellipsoid mit seinem Längsdurchmesser fast senkrecht zur Achse des Geburtskanals steht, ist leicht verständlich, daß der *Kopf,* in Anpassung an die vorgefundene Form des Geburtskanals *sehr weitgehend verformt* werden muß. In Stirnlage geborene *Kinder* sind *sehr entstellt;* das Kopfprofil weist ungefähr Dreieckform auf (Abb. 211) und ist zuweilen durch eine starke Kopfgeschwulst noch weiter verunstaltet (Abb. 212). Die *Geburtsgeschwulst* greift vorne auf die Augenlider über und reicht hinten bis an die große Fontanelle. Bei kleinen Kindern ist die Verformung natürlich viel geringer, bei großen Kindern oft so hochgradig, daß der Kopf zeitlebens eine abnorme Form behält.

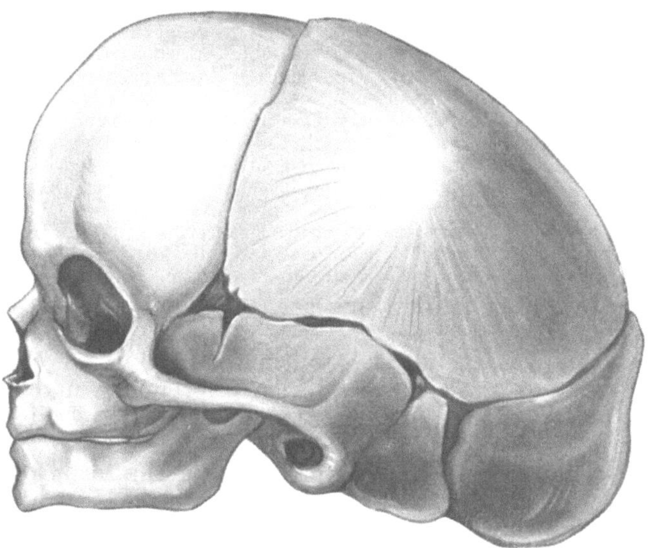

Abb. 211. Mäßige Konfiguration des Kopfes bei Stirnlage.

Abweichungen von diesem gewissermaßen typischen Verlauf kommen nach mehreren Richtungen vor. Bei kleinen Kindern wird nicht selten nach dem Durchschneiden der Stirnregion das Gesicht bis zur Oberlippe geboren, ehe die hinteren Schädelpartien über den Damm treten; auch eine Austreibung des Kopfes mit annähernd quer verlaufender Stirnnaht kann man bei kleinen Kindern, ganz vereinzelt sogar bei normalgroßen Kindern beobachten. Günstige Weichteilverhältnisse und ein breiter Schambogen sind dazu natürlich Voraussetzung.

Die schwerwiegendste, glücklicherweise von den meisten Geburtshelfern nie erlebte *Abweichung* ist die *Rotation der Stirn kreuzbeinwärts.* Denn nur der weiche Kopf eines frühreifen Kindes oder eines kleinen zweiten Zwillings kann unter sehr günstigen Becken- und Weichteilverhältnissen in dieser fronto-

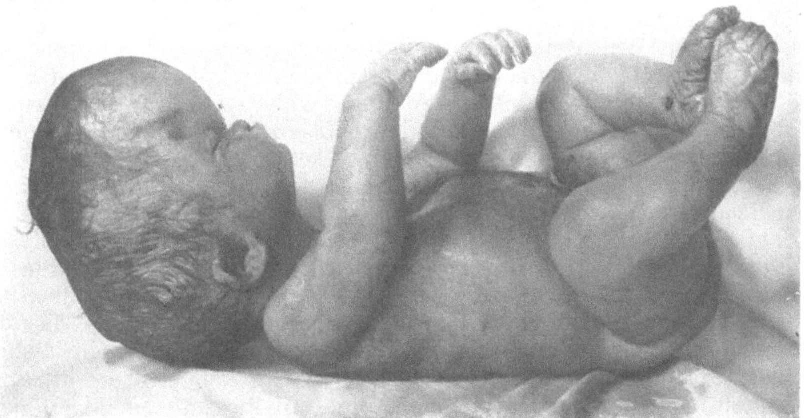

Abb. 212. Starke Konfiguration des Kopfes bei Stirnlagengeburt.

posterioren Stellung geboren werden, wobei übrigens das Kind meistens verloren ist. Die Geburt eines lebenden Kindes in dieser Stellung wurde erst sechsmal beobachtet, darunter zweimal bei 3000 g schweren Kindern (PETERS, HEYMAN, COESTER); dazu kommt ein eigener Fall mit 3200 g schwerem Kind.

Vorkommen. 1. und 2. Stirnlage werden ungefähr gleich häufig beobachtet. Die Geburt in Stirnlage ist aber an sich *ein seltenes Ereignis,* das unter 2—3000 Geburten einmal vorkommt, so daß die meisten, Geburtshilfe treibenden Ärzte nie in die Lage kommen, eine Geburt in Stirnlage zu erleben. Wird im Beginn der Geburt eine Stirnhaltung beobachtet, dann handelt es sich meist nur um eine Übergangshaltung zur Gesichtslage.

Die *Ätiologie* der Stirnhaltung ist keine einheitliche. Am häufigsten ist *geringe Skeletreife und Kleinheit des Kindes* bei relativ weitem knöchernem und weichem Geburtsweg die Ursache dafür, daß für den Kopf keinerlei Zwang auftritt, die im Beginn der Geburt mehr zufällig eingenommene Haltung zu ändern. In der Tat ist die Geburt in Stirnlage am häufigsten bei kleinen frühreifen Kindern oder Zwillingen beobachtet worden.

Ist das Kind normal groß und der Geburtskanal von durchschnittlicher Weite, *dann geht die Stirnhaltung* unter dem Zwang zur Einpassung des Kopfellipsoids in den Geburtskanal im Laufe der Eröffnungsperiode gewöhnlich in Gesichtshaltung über. Ein Beharren in der Stirnhaltung kommt *nur* dann zustande, *wenn der* nach dem Prinzip vom kleinsten Zwang erstrebten *Gesichtshaltung ein Hindernis sich entgegenstellt* — sei es, daß ein Vorfall kleiner Teile neben dem Kopf oder ein in den Nacken geschlagener Arm, gelegentlich auch eine frühzeitige Fixation der Stirnhaltung infolge frühzeitigen Blasensprunges mit reichlichem Fruchtwasserabfluß, in seltensten Ausnahmefällen ein Krampf des unteren Uterinensegments (STIGLBAUER) die Ausbildung der vollen, für die Einpassung in den Geburtskanal viel günstigeren Streckhaltung (= Gesichtshaltung) unmöglich macht. Wo keine derartigen Zusammenhänge festzustellen sind, dort ist gewöhnlich eine mit starker Einschränkung der Beweglichkeit nach vorn und hinten einhergehende *Abnormität des Atlanto-Occipitalgelenks* (KERMAUNER) für die Beibehaltung der Stirnhaltung verantwortlich zu machen. Schließlich kann man feststellen, daß eine *Kombination von Allgemein- und Geradverengerung des Beckens* das Persistieren der Stirnhaltung begünstigt; das gilt für etwa $^1/_3$ aller Fälle.

Die *Prognose* der Stirnlagengeburt ist unter allen Geburten in Streckhaltung des Kopfes am meisten *getrübt*. Das liegt zunächst daran, daß bei reifen Kindern die notwendige Verformung des Schädels mit einer erheblichen Verlängerung der Geburtsdauer (auf 36 Stunden und mehr) verbunden und in der Austreibungszeit eine sehr starke Weichteilschnürung unvermeidlich ist. Dadurch ist in erster Linie das Kind gefährdet. Selbst bei Spontangeburt wird verhältnismäßig häufig ein tödliches Schädeltrauma beobachtet; noch häufiger ist ein solches die Folge einer durch Asphyxie erzwungenen Zangenextraktion. Aber auch für die Mutter ist die starke und lang dauernde Weichteilquetschung nicht ohne Gefahr; abgesehen von Absprengungen der Levatorschenkel und größeren Dammrissen sind Fistelbildungen, gelegentlich sogar Uterusrupturen beobachtet worden, wenn etwa ein Mißverhältnis zwischen Kopf und Becken verkannt wurde. Andererseits wird die Ungunst der Verhältnisse durch die überwiegend beobachtete Kleinheit der Frucht weitestgehend ausgeglichen.

Wenn die Statistik immer noch bei Stirnlagengeburten eine mütterliche Mortalität von 5—10% und eine kindliche von 30—50% feststellt, so liegt das vor allen Dingen an der nicht auszurottenden Unsitte einer unzeitgemäß und in Unkenntnis der technischen Schwierigkeiten unternommenen Kunsthilfe. Demgegenüber haben *wir* unter 12 Stirnlagen, darunter 9mal bei reifen Kindern und 1mal sogar bei einer Erstgebärenden mit sehr rigiden Weichteilen, in 10 Fällen die Spontangeburt ohne Schaden für Mutter und Kind abwarten können, und waren nur 2mal gezwungen, das asphyktisch gewordene Kind per forcipem lebend zu entwickeln. Ähnliche Erfahrungen haben andere Geburtshelfer gemacht, die auf demselben abwartenden Standpunkt stehen oder sich ihm angeschlossen haben (MENGE, EYMER, MARTIUS, TOTH). Gerade diese günstigen Erfahrungen, die sich von den obenerwähnten, aus der Statistik zu entnehmenden Resultaten so scharf abheben, berechtigen uns dazu, mit großer Bestimmtheit den Satz aufzustellen:

Die Geburtsleitung hat eine streng abwartende zu sein. Ein Eingreifen in den Geburtsvorgang ist auch bei Stirnhaltung nur berechtigt, wenn eine strikte mütterliche oder kindliche Indikation zur Geburtsbeendigung eintritt. Das wird fast regelmäßig erst nach längerer Dauer der Austreibungsperiode der Fall sein; wenn ausnahmsweise einmal in der Eröffnungsperiode eine solche Notwendigkeit sich ergibt, dann ist fast nie die Stirnhaltung als solche, als vielmehr eine mit ihr zusammentreffende Komplikation, wie etwa enges Becken, Nabelschnurvorfall u. dgl., dafür anzuschuldigen[1].

Steht in der Austreibungsperiode bei eintretender Indikation zur Entbindung der Kopf günstig, d. h. völlig oder fast völlig rotiert mit nach vorne gerichteter Stirn, dann kann der technisch Sichere einen Zangenversuch unter gleichzeitiger ausgiebiger Episiotomie machen. Der Ungeübte soll von vornherein lieber perforieren, weil bei ungenügender Beherrschung der Technik dieser schwierigen Zangenextraktion das Kind doch nicht gerettet, andererseits die Mutter nur schweren Zerreißungen ausgesetzt wird. Bei totem Kind ist von vornherein die Anzeige zur Perforation gegeben, sobald die Austreibungsperiode über 3—4 Stunden sich hinzieht.

---

[1] Über das Verhalten bei derartigen Komplikationen vgl. die betreffenden Kapitel in dem Abschnitt: Pathologie der Geburt.

Wird eine Stirnhaltung gleich im Beginn der Geburt entdeckt, dann wird von manchen Geburtshelfern (z. B. BUMM, v. FRANQUÉ, THORN, ZANGEMEISTER) empfohlen, entweder durch innere Handgriffe eine Hinterhauptshaltung oder eine Gesichtshaltung herzustellen, bzw. bei genügender Beweglichkeit der Frucht und entsprechender Erweiterung des Muttermundes die Wendung auf den Fuß auszuführen. Wir lehnen diesen Vorschlag auf Grund der durch keinerlei Aktivität zu übertreffenden Resultate streng abwartender Geburtsleitung auf das bestimmteste ab.

Übrigens werden bei der Seltenheit der Stirnlage die wenigstens Ärzte in die Lage kommen, jemals eine derartige Geburt zu erleben. Wer doch einer solchen Situation gegenübergestellt wird, tut zweifellos am besten, die Gebärende einer Frauenklinik zu überweisen, um auch für den Fall einer schwierigen künstlichen Entbindung Mutter und Kind sachgemäßeste Hilfe zu gewährleisten.

3. Gesichtslage.

Geburtsverlauf. Die Gesichtslagengeburt *beginnt,* wie schon erwähnt, *gewöhnlich in Stirnhaltung* des Kopfes (Abb. 213); eine Ausnahme machen nur die Fälle, bei denen infolge einer angeborenen Struma, eines Cystenhygroms des Halses (Abb. 214) und ähnlicher Abnormitäten, bereits in der Schwangerschaft dem Kopf eine Gesichtshaltung aufgezwungen wird. Sonst wird gewöhnlich *erst im Verlauf der Eröffnungsperiode,*

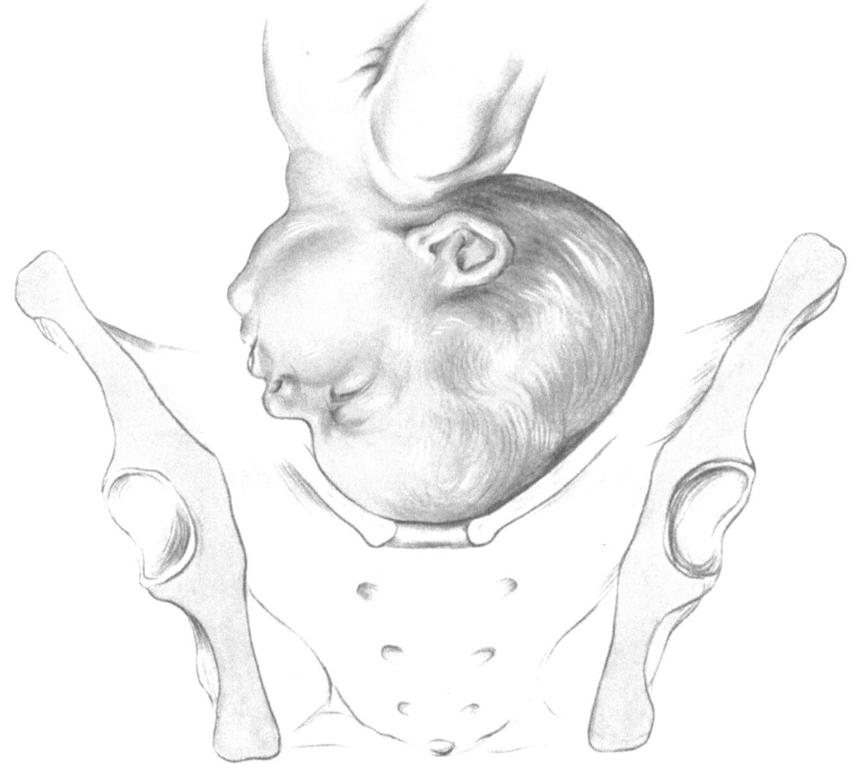

Abb. 213. Erste Gesichtslage im Beginn der Geburt. Kopf noch als Stirnlage eingestellt, Cervix entfaltet, Muttermund markstückgroß.

sowie kräftige Wehen einsetzen, unter Tiefertreten des Kinns das Vorderhaupt nach der entgegengesetzten Seite abgehebelt und dadurch erst *die extreme Deflexionshaltung,* als die die Gesichtshaltung aufzufassen ist, *hergestellt.* Das Gesicht wird damit in größerer Ausdehnung zum vorliegenden Teil, die *Gesichtslinie* (= Verbindungslinie Kinn—Nasenrücken—Stirn) übernimmt die Rolle der *Leitnaht,* das *Kinn* tritt während des Durchganges durch den geraden Abschnitt des Geburtskanals noch tiefer und wird zur *Leitstelle.* Anfänglich verläuft die Gesichtslinie meist im Querdurchmesser, höchstens etwas nach dem schrägen geneigt. Dementsprechend tastet man bei 1. Gesichtslage das Kinn auf der rechten, bei 2. Gesichtslage auf der linken Seite. Steht die Gesichtslinie von Anfang an etwas schräg, dann tastet man dementsprechend bei 1. Gesichts-

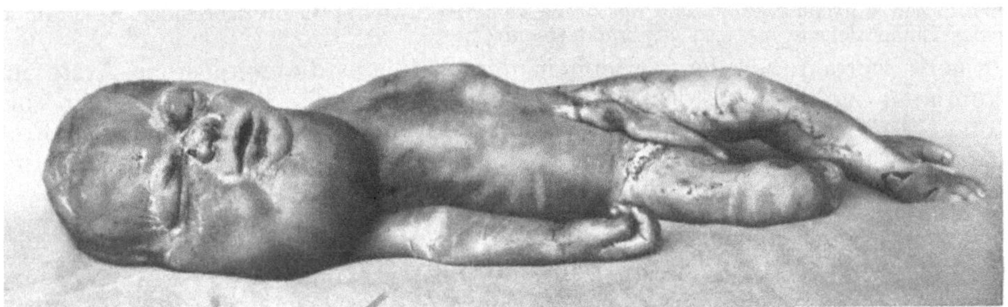

Abb. 214. Angeborenes Cysten-Hygrom des Halses.
Dadurch bedingte Gesichtslage des Kindes.

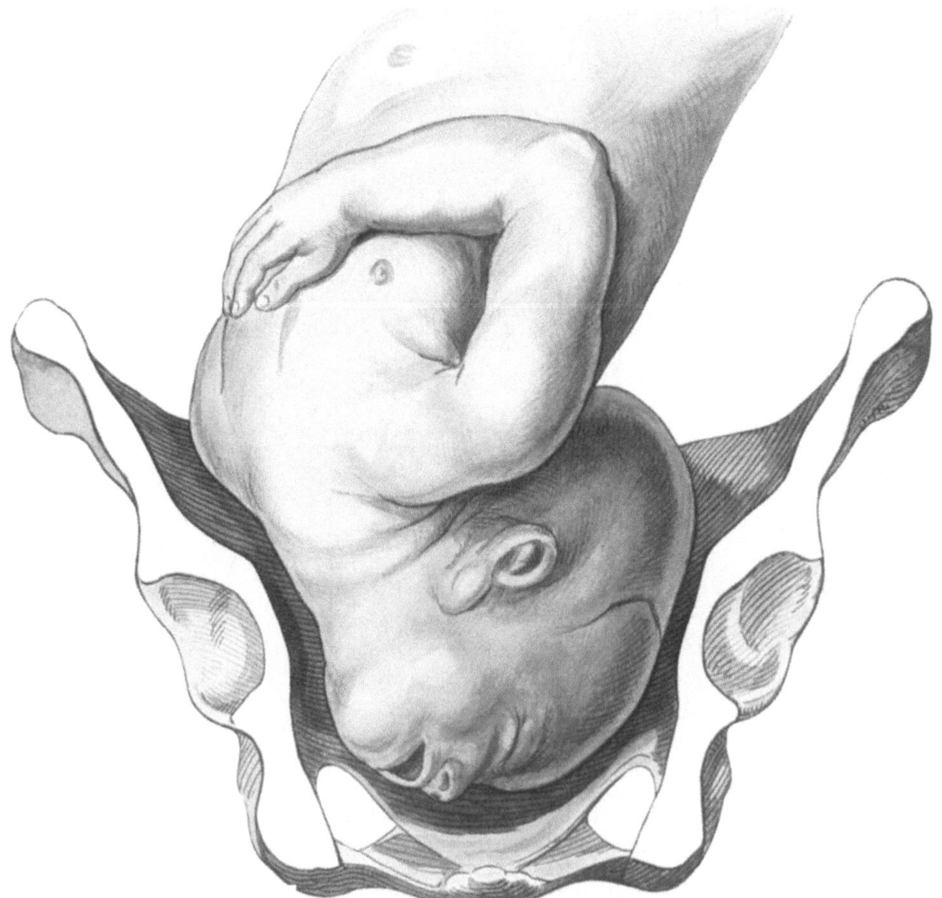

Abb. 215. Geburt in Gesichtslage.
Gesicht tief im Becken. Kinn hat sich nach rechts und vorn gedreht. Gesichtslinie im linken schrägen Durchmesser.
(Nach BUMM.)

haltung das Kinn rechts vorne, bei 2. Gesichtslage links vorne. In der überwiegenden Mehrzahl aller Fälle behält der Kopf die im Beckeneingang eingenommene Stellung bis zum Beckenboden bei. Erst am Knie des Geburtskanals beginnt die Drehung des Kinnes nach vorne, wobei die Gesichtslinie über den entsprechenden Schrägdurch-

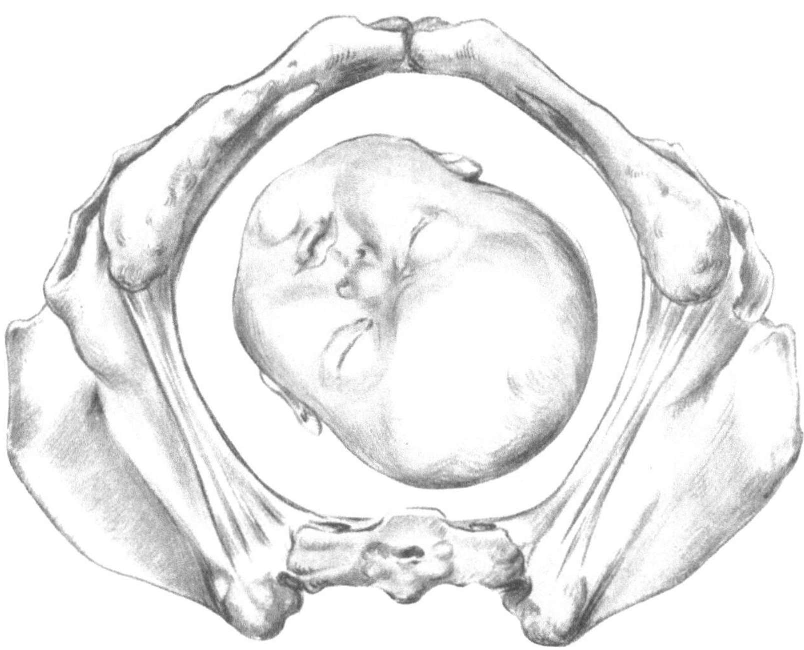

Abb. 216. Touchirbefund zu Abb. 215.

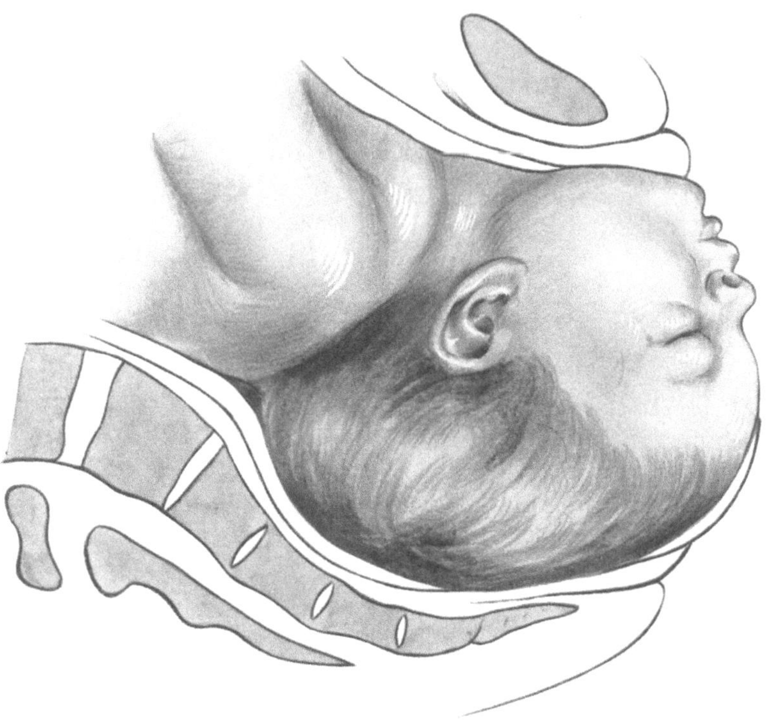

Abb. 217. Einschneiden des Kopfes bei Gesichtslage. Man beachte die Ausziehung des Schädels und die starke Anspannung der Haut am Halse.

messer (den linken bei 1., den rechten bei 2. Gesichtslage) in den geraden Durchmesser sich dreht (Abb. 215 u. 216). Schließlich erscheint gewöhnlich der nach vorne gelegene Kinnwinkel (der rechte bei 1., der linke bei 2. Gesichtslage) zuerst in der Schamspalte.

Nase, Augen und Stirn sind noch von dem immer stark angespannten Dammgewebe
bedeckt. Der ganze übrige Schädel, meist stark ausgewalzt, liegt derart in der Kreuzbeinhöhlung, daß die große Fontanelle etwas über oder vor die Steißbeinspitze zu
liegen kommt (Abb. 217). Beim Durchschneiden tritt zuerst das Kinn unter der vorderen
Umrahmung der Vulva heraus. Allmählich folgt bei unveränderter Haltung des Schädels
der Unterkiefer. Sobald der Unterkieferwinkel in der vorderen Umrahmung der Vulva
sichtbar wird, steht die Gegend des Zungenbeins unter dem Schambogen. Sie dient
als Stemmlinie und es beginnt nun die Entstreckung (Flexion) des Kopfes, durch die
allmählich und nacheinander immer weitere Teile des Gesichts (Nase, Augen, danach
Stirn, Vorderhaupt und schließlich der Hinterkopf) über den dabei maximal gespannten

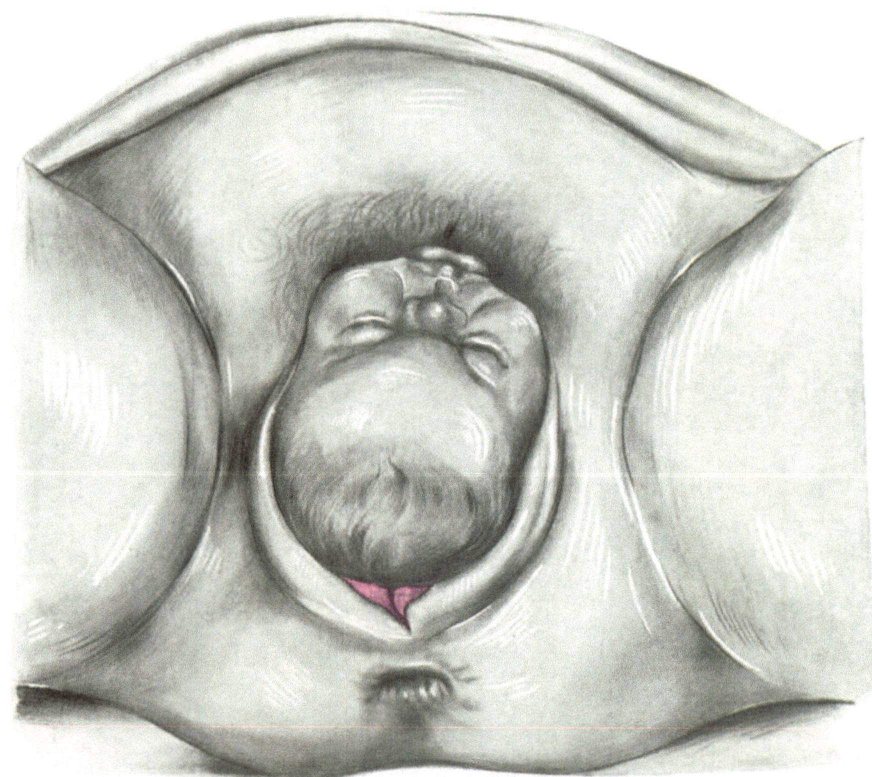

Abb. 218. Durchschneiden des Schädels bei Gesichtslage. Das Gesicht ist völlig geboren.
Beim Durchtreten des Schädels entsteht ein Dammriß II. Grades.

Damm gewälzt werden (Abb. 218). Der größte durchschneidende Umfang entspricht
einem Planum hyo- oder sublinguoparietale.

Der Anfänger merkt sich die Einzelheiten der Kopfbewegung am besten nach dem Schema der Hinterhauptslage, wobei er nur Kinn für kleine Fontanelle, Gesichtslinie für Pfeilnaht und Beugung für Streckung
zu setzen braucht. Die 1. Gesichtslage (Rücken links, Kinn rechts) verläuft dabei nach dem Schema der
2. Hinterhauptslage und umgekehrt, also 1. Gesichtslage: Kinn rechts, Gesichtslinie quer, am Beckenboden Drehung des Kindes nach vorne, wobei die Gesichtslinie den linken (2.) Schrägdurchmesser passiert;
2. Gesichtslage: Kinn links, Gesichtslinie quer, am Beckenboden Drehung der Gesichtslinie über den rechten
Schrägdurchmesser in den geraden, wobei wieder das Kinn nach vorne kommt.

Das in Gesichtslage geborene *Kind* sieht *sehr entstellt* aus. Dazu trägt nicht nur
die extreme Ausziehung des Hirnschädels nach hinten bei (Abb. 219), sondern fast noch
mehr die auf Kinn, Lippen, Backen und Augen sitzende *Geburtsgeschwulst* (bei 1. Gesichtslage mehr auf der rechten, bei 2. mehr auf der linken Gesichtshälfte). Augenlider und
Lippen sind zu blutunterlaufenen Wülsten umgestaltet, wie überhaupt die im Gesicht
verstreuten Hämorrhagien zusammen mit der dunkelblauroten Verfärbung die Entstellung steigern (Abb. 220).

Am besten zeigt man das Kind der Mutter zunächst überhaupt nicht, um sie nicht zu erschrecken. Die Geburtsgeschwulst erstreckt sich übrigens auch auf die Zunge

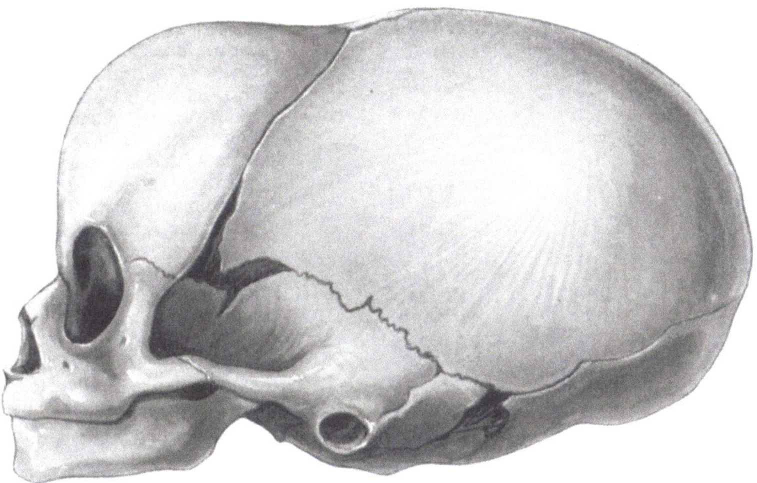

Abb. 219. Ausziehung des Hinterhaupts eines in Gesichtshaltung geborenen Schädels.

und den Mundboden und *erschwert in den ersten Tagen das Saugen* des Kindes, da die Herstellung eines vorderen Saugraumes infolge der starken Schwellung dieser Gebilde unmöglich ist. Nicht so selten kann man in der Gegend des Zungenbeines quere *Dehnungsstreifen auf der Haut des Halses* feststellen (KALTENBACH).

Abweichungen von dem geschilderten Verlauf kommen am häufigsten in der Richtung vor, daß die Gesichtslinie von Anfang an mehr schräg steht. Dabei findet man gar nicht so selten das *Kinn mehr nach hinten*, d. h. die Gesichtslinie in dem entgegengesetzten Schrägdurchmesser, als nach der Seite des Rückens zu erwarten wäre. Bei kleinen Kindern beobachtet man manchmal ein Pendeln der Gesichtslinie. Für den weiteren Geburtsverlauf besagt eine derartige Abweichung des Kinns nach der hinteren Beckenhälfte zunächst gar nichts; am Knie des Geburtskanals wird der Zwang zur Verbiegung der Halswirbelsäule infolge der gerade bei der Gesichtslage sehr ausgesprochenen Haltungsspannung fast immer im Sinn einer Drehung des Kinns nach vorne wirken. Das Kinn muß dabei nur statt um 45—90⁰ um etwa 135⁰ sich drehen, ganz analog dem Drehungswinkel der kleinen Fontanelle bei dorsoposteriorer Hinterhauptshaltung. Die Gesichtslinie geht in solchen Fällen aus dem zunächst angenommenen Schrägdurchmesser (dem rechten bei 1., dem linken bei 2. Gesichtslage) in den queren, und über den entgegengesetzten Schrägdurchmesser in den geraden Durchmesser des Beckenausganges (Abb. 221). Freilich ist dabei oft eine Geburtsverzögerung zu beobachten, da der Kopf oft längere Zeit in der Ausgangsstellung auf dem Beckenboden verharrt. Sowie aber einmal die Drehung des Kinns nach vorne begonnen hat, wird sie gewöhnlich rasch vollendet.

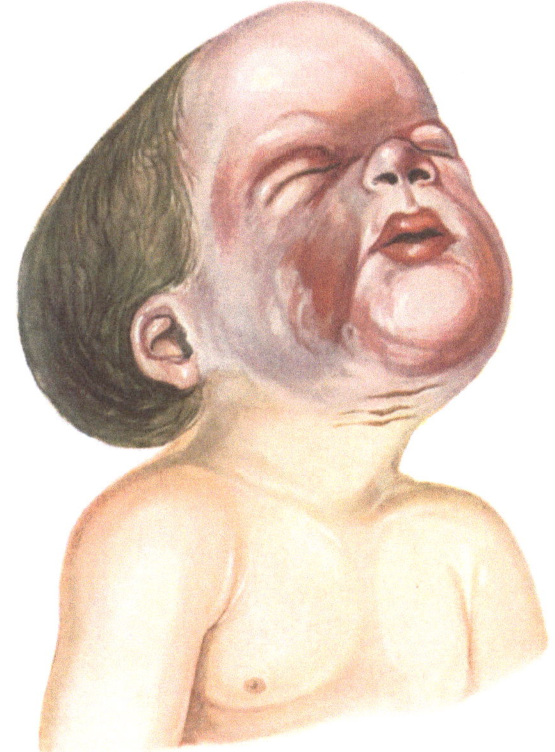

Abb. 220. Eben in Gesichtshaltung geborenes Kind.

Nur *ganz ausnahmsweise* passiert es, daß die erwartete *Drehung ausbleibt* und schließlich *das Kinn* sogar *vollends nach hinten rotiert*. Damit ist allerdings eine sehr unglückliche Situation entstanden und eine *Spontangeburt* — mindestens bei reifem Kinde — *ausgeschlossen*. Denn die räumlichen Verhältnisse des

Beckens machen es selbst bei stärkster Deflexion unmöglich, daß das nach hinten stehende Kinn im gebogenen Abschnitt des Geburtskanals weiter vorrückt. Entweder müßte die Haut des Halses samt dem darunterliegenden Gewebe platzen, oder die Schultern müßten gleichzeitig mit dem maximal ausgezogenen Hinterhaupt das Becken passieren können, was aber bei normaler Größe des Kindes unmöglich ist (Abb. 222). So kommt es nach einer Periode maximal gesteigerter Preßwehentätigkeit schließlich zum Geburtsstillstand mit Fieber der Mutter. Wird auch jetzt die Entbindung nicht erzwungen, so sind Fistelbildungen, Tympania uteri, Sepsis, die Ruptur des Uterusausführungsganges die Leidensstationen, die schließlich meist zum Tod der Mutter führen, nachdem das Kind schon längst abgestorben ist.

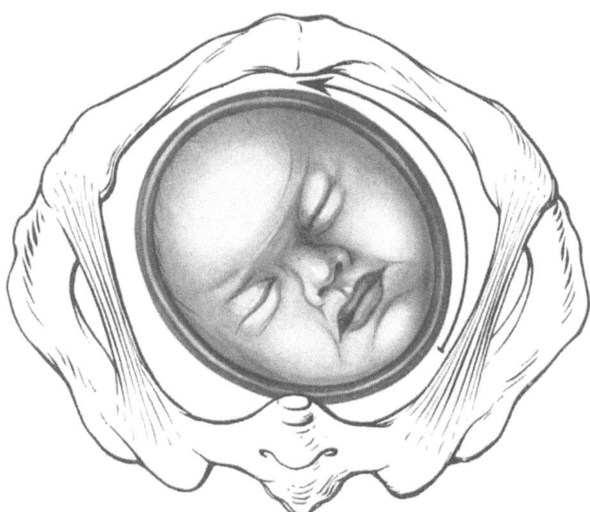

Abb. 221. Mentoposteriore Gesichtslage. Das Kind dreht sich am Beckenboden in der Pfeilrichtung um 135⁰.

Nur bei kleinen, frühgeborenen und gleichzeitig toten Kindern konnte man vereinzelt trotz der Rotation des Kinns nach hinten die Spontangeburt beobachten, wobei die Kleinheit des Geburtsobjektes in 2 Fällen sogar die spontane Umwandlung der Gesichtshaltung in eine Vorderhauptshaltung und einmal sogar in eine Hinterhauptshaltung erlaubte.

Die *Frequenz der Gesichtshaltung* beträgt etwa 0,36—0,5%, d. h. sie wird unter 200—300 Geburten einmal beobachtet. 1. und 2. Gesichtslage sind annähernd gleich häufig; das bedeutet gegenüber den Hinterhauptslagen ein relatives Überwiegen der 2. Stellung.

Die *Ätiologie* der Gesichtshaltung ist durchaus *keine einheitliche.* Vielmehr können die verschiedensten Ursachen zu dem gleichen Effekt — eben der Gesichtshaltung — führen. Zunächst einmal muß gegenüber

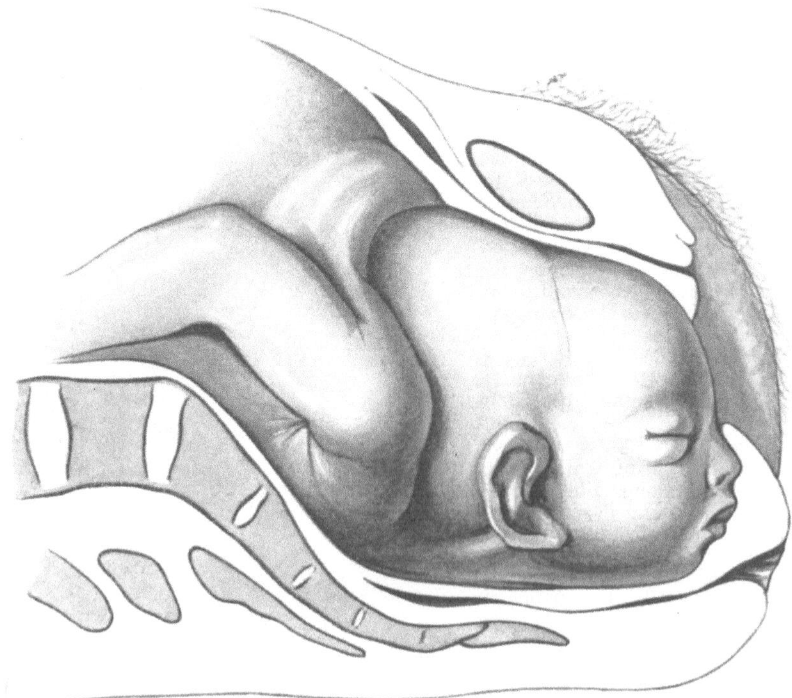

Abb. 222. Geburtsstillstand bei peristierender mentoposteriorer Gesichtshaltung.

älteren Auffassungen hervorgehoben werden, daß die moderne Röntgendiagnostik (WARNEKROS u. a.) uns gelehrt hat, daß das Kind in der Gravidität bei normaler Fruchtwassermenge keine ausgesprochene Zwangshaltung einnimmt, sondern eine bequeme Mittelhaltung, um die es mancherlei Schwankungen gibt, so daß bei einer und derselben Schwangeren der Kopf bald mehr eine leichte Beugehaltung, bald mehr eine leichte Streckhaltung vorübergehend einnimmt. Setzen in einem solchen Augenblick gerade die Geburtswehen ein, dann kann es ohne jede weitere Kraftwirkung zu einer Fixation dieser vorübergehenden Haltung kommen. Ein *frühzeitiger* oder gar vorzeitiger *Blasensprung* begünstigt eine solche Fixation. Welcher Grad von Streckhaltung sich dann herausbildet, hängt allerdings von verschiedenen weiteren Faktoren ab, unter denen die ererbte Schädelform (besonders angeborene *Dolichocephalie*), gewisse Eigentümlichkeiten *im Bau des Atlantooccipitalgelenks,* und besonders auch die *Form des Beckeneingangs* eine Rolle spielen. Es ist kein Zufall, daß leichte Grade von Geradverengerung des Beckens sich bei Gesichtslagengeburten verhältnismäßig häufig finden, und daß darunter Erstgebärende überwiegen. Wahrscheinlich ist dann die ererbte Kopfform oft ausschlaggebend dafür, ob schließlich eine Vorderhauptshaltung oder Gesichtshaltung sich herausbildet. Begünstigend auf die Ausbildung einer Gesichtshaltung wirkt eine mäßige Beckenverengerung besonders dann, wenn etwa der Kopf zunächst etwas nach der Seite abgewichen war, also eine Schieflage bestand, die ceteris paribus durch reichliches Fruchtwasser oder Schlaffheit der Uterus- und Bauchwände noch begünstigt wird. Richtet sich dann mit Geburtsbeginn unter dem Einfluß der Wehentätigkeit der Uterus auf, dann wird dadurch die Zentrierung des Kopfes über dem Beckeneingangs-raum begünstigt, gleichzeitig aber auch durch die dabei zur Geltung kommende Hebelwirkung die Ausbildung einer Streck-haltung begünstigt. Die beiden Abb. 223 u. 224 werden besser als alle Worte die Mechanik dieses Vorganges verständlich machen. Daß er vergleichsweise häufiger bei 2. als bei 1. Lagen beobachtet wird, hängt damit zusammen, daß bei 2. Lagen der Fundus häufiger als bei 1. nach der-selben Seite, auf der das Hinterhaupt steht, abweicht (DUNCAN), da der hoch-gravide Uterus ja immer eine gewisse Neigung zur Dextroversion aufweist. Mit dem Fundus sinkt natürlich auch der Steißpol der Frucht· nach der rechten Seite, wobei die Wirbelsäule gestreckt werden muß, und das Kinn etwas von der Brust sich entfernt.

Die Gesichtshaltung bei *Oligo-hydramnie* ist als eine Belastungsdefor-mität aufzufassen. In dieselbe Kategorie gehört die ausgesprochene *Streckhaltung,* die man *bei ausgedehnter Kraniorachischisis* regelmäßig beobachtet, und schließlich gehört hierher die *Gesichtshaltung,* die *durch gegen das Uteruscavum vorspringende Tumoren,* besonders Myome erzwungen wird. In sehr seltenen Ausnahmefällen wurde auch ein außerhalb des Uterus gelegener Tumor, z. B. ein Tumor der Sacralregion des Beckens als Ursache der Gesichtshaltung festgestellt, die auch hier als Zwangshaltung aufzufassen ist.

Am leichtesten verständlich ist die Gesichtshaltung in solchen Fällen, in denen etwa eine große *angeborene Struma*

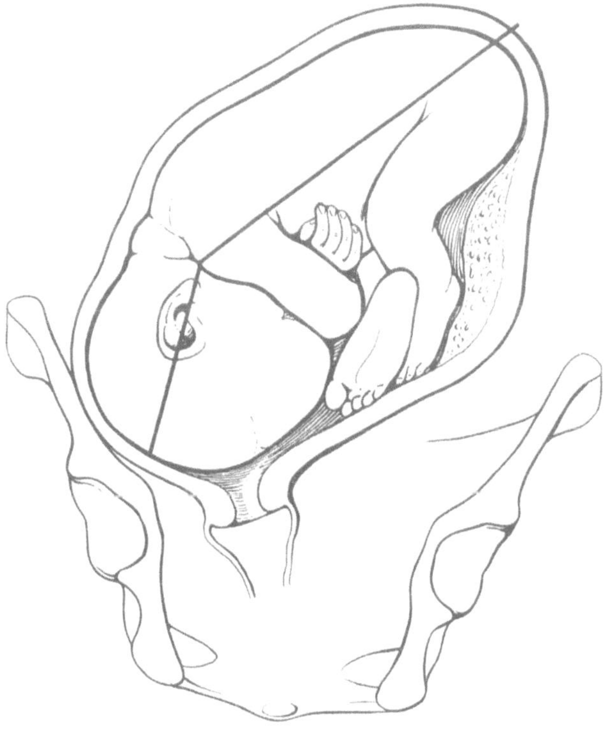

Abb. 223.

oder ein umfangreiches *Cystenhygrom* des Halses in der Schwangerschaft die Gesichtshaltung des Kopfes erzwingt.

Die *Diagnose* ist, sobald einmal eine ausgesprochene Gesichtshaltung besteht, meist *schon bei der äußeren Untersuchung zu stellen,* wenn die Bauchdecken einiger-maßen günstige Betastungsverhältnisse bieten. Man fühlt dann deutlich auf der Seite des Hinterhauptes einen tiefen Einschnitt zwischen Kopf und Rücken; in anderen Fällen wird man durch die auffallend gute Tastbarkeit des Kinns stutzig werden. Schließlich findet man eine Bestätigung seiner Vermutung in der auffälligen Tatsache, daß *die kindlichen Herztöne* entweder ausschließlich oder jedenfalls deutlicher *auf der Seite* zu hören sind, *auf der die Brust des Kindes liegt.* Das erklärt sich daraus, daß durch die Platzverhältnisse im Uterus bei der maximalen Streckhaltung des Kopfes der Rumpf des Kindes zu einer Bewegung nach der gegenüberliegenden Seite gezwungen wird, wodurch die Brust des Kindes den mütterlichen Bauchdecken näherkommt als der Rücken.

Recht wertvoll für die Diagnose scheint uns auch der Hinweis, daß der eben beschriebene Palpationsbefund bei einer Untersuchung im Beginn der Geburt zunächst vermißt werden kann — der Kopf ist meist noch in Stirnhaltung —, mit Einsetzen kräftiger Wehen aber immer deutlicher wird. Besonders eindrucksvoll ist in solchen Fällen der Wechsel des Ortes der deutlichsten Wahrnehmbarkeit der Herztöne.

In Zweifelsfällen bringt natürlich eine *innere Untersuchung* leicht Aufklärung. Der Unterschied im Tasteindruck zwischem dem vorliegenden Gesicht und dem harten Schädeldach ist auffallend. Nur gänzlicher Mangel an Übung oder grobe Flüchtigkeit bei der Untersuchung läßt es erklärlich erscheinen, daß zuweilen Gesicht und Steiß verwechselt werden. Im allgemeinen ist der Tasteindruck des Kinns, der Nasenwurzel-Augenbrauengegend und vollends des Mundes wohl so charakteristisch, daß derartige Verwechslungen vermieden werden können.

Die *Prognose* der Geburt in Gesichtshaltung ist weniger günstig als in Hinterhauptshaltung. Für die Mutter ist die Weichteilbeanspruchung, besonders beim Durchschneiden des Kopfes eine starke, da der Damm durch die breite Schädelpartie zwischen den Scheitelhöckern namentlich in der Querrichtung stark beansprucht wird. Dammrisse und Einrisse an den Levatoren sind daher auch bei sonst unbeeinflußtem und glattem Geburtsverlauf zweifellos häufiger.

Noch etwas *ungünstiger ist die Situation für das Kind.* Durch den dauernden Druck auf die Regio sublingualis wird eine starke venöse Hyperämie des Gehirns erzeugt, die bis zu kleinen Blutaustritten an den Meningen und in der Hirnsubstanz selbst sich steigern kann. So nimmt es nicht wunder, daß im letzten Stadium der Austreibung häufig eine kindliche *Asphyxie* beobachtet wird. Kommt dazu noch eine Beckenverengerung und rigide Weichteile, so kann die starke Deformierung des Schädels sogar zu ausgedehnten Blutungen und damit zu plötzlichem Absterben des Kindes führen.

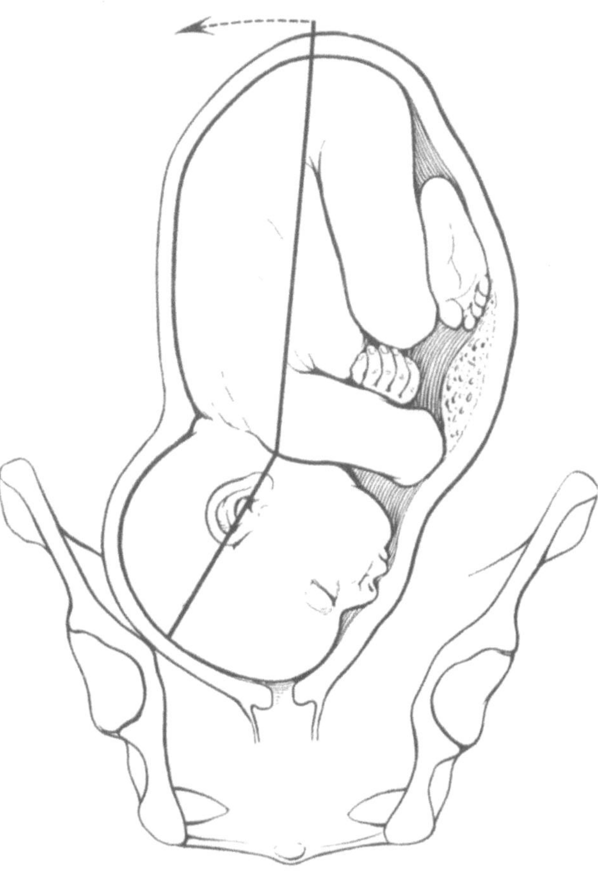

Abb. 224.

Wenn man alle diese Möglichkeiten und Gefahren voll bewertet, so bleibt trotzdem eine aus der Literatur zu entnehmende, gegenüber den Hinterhauptslagen mehr als verdoppelte mütterliche Mortalität von 3—3,5% (v. HECKER, v. STEINBÜCHL) und gar eine verdreifachte kindliche Mortalität von 13—15% (v. WINCKEL, BUMM) so erstaunlich, daß man sich nicht einfach damit beruhigen kann. Natürlich ist zuzugeben, daß mancher der Faktoren, die wir schon in der Ätiologie besprochen haben, an sich die Prognose trübt, so daß ein gewisser höherer Verlust von Kindern und selbst Müttern unvermeidlich sein kann. In der Hauptsache aber beruht die hohe Mortalität auf der nicht auszurottenden und durch ältere Lehrer der Geburtshilfe vielfach mitverschuldete Unsitte einer überflüssigen und vor allem unzeitigen Kunsthilfe, die außerdem noch eine erhöhte Wochenbettsmortalität im Gefolge hat.

Gerade, um dagegen wirksam anzukämpfen, also in erster Linie aus erzieherischen Gründen, besprechen wir, wie andere atypische Geburtsabläufe, auch die Geburt in Gesichtshaltung in dem Kapitel „Physiologie der Geburt". Denn es ist einwandfrei erwiesen, daß der schon von BOER vor mehr als 100 Jahren aufgestellte Leitsatz:

„Die Gesichtslage an sich erfordert keine Kunsthilfe" durchaus zu Recht besteht, und trotz der Regelwidrigkeit *in 90% aller Fälle eine glatte Spontangeburt zu erwarten* ist, wobei die mütterliche Mortalität, die bei Hinterhauptslagen kaum übertrifft und auch der Kinderverlust 5—6% nicht übersteigt.

Geburtsleitung. Abgesehen also von den seltenen Fällen, in denen durch einen höheren Grad von Beckenverengerung, durch Tumorbildung, Nabelschnurvorfall oder eine sonstige Komplikation von vornherein oder im Verlauf der Geburt ein operativer Eingriff sich als notwendig erweist, gibt die Diagnose Gesichtshaltung keinerlei Anzeige zum Verlassen einer streng abwartenden Geburtsleitung. Die einzigen Maßnahmen, die uns berechtigt erscheinen, sind folgende:

1. Findet man im Beginn der Geburt den Kopf noch in Stirnhaltung, dann lege man die Frau auf die Seite des Kinns, um dessen Tiefertreten dadurch zu begünstigen, da die Geburt in Gesichtshaltung wesentlich günstiger ist als in Stirnhaltung.

2. In der Austreibungsperiode ist eine *verschärfte Kontrolle der kindlichen Herztöne* notwendig, um die immerhin häufigere Asphyxie rechtzeitig zu erkennen.

3. Sowie der Kopf zum Einschneiden kommt, mache man eine *ausgiebige mediane Episiotomie*, die ebensowohl zur Schonung der mütterlichen Weichteile wie zur Ausschaltung einer jetzt gerade noch öfter eintretenden Gefährdung des Kindes dient.

Bei einer in der Austreibungsperiode auftretenden *Asphyxie* wird meistens eine *Zangenextraktion*[1] in Frage kommen, die übrigens technisch kaum schwieriger ist als die typische Zange bei Hinterhauptshaltung, besonders wenn man eine ausgiebige Episiotomie macht.

Sollte man zu irgendeinem Zeitpunkt feststellen, daß das Kinn Neigung hat, nach hinten zu rotieren, oder sollte es bereits vollständig nach hinten rotiert sein, so ist bei lebendem Kind abzuwarten in der begründeten Hoffnung, daß unter dem Zwang zum Ausgleich der starken Haltungsspannung am Knie des Geburtskanals schließlich doch noch die Rotation nach vorne einsetzt. Bleibt diese aus, dann muß das Kind verloren gegeben werden. *Niemals lasse man sich verleiten, bei nach hinten stehendem Kinn etwa einen Zangenversuch zu machen.* Das wäre ein Kunstfehler, der schwere Schädigungen der Mutter im Gefolge hätte, ohne jemals das Kind retten zu können. In solchem Fall bleibt nichts übrig, als das Kind absterben zu lassen und dann durch Perforation den Schädel zu verkleinern und zu extrahieren. Ergibt sich eine dringende Anzeige zur Entbindung etwa aus dem Befinden der Mutter, dann müßte sogar das lebende Kind perforiert werden.

Natürlich bleibt es einem sehr erfahrenen und geübten Geburtshelfer unbenommen, auch bei nach hinten rotiertem Kinn den vorsichtigen und manchmal erfolgreich verlaufenden Versuch zu machen, vermittels der Zange, eventuell unterstützt durch manuelle Hilfe, unter ausgiebiger Spaltung des Damms das Kinn nach vorne zu rotieren und dann die Extraktion mit der Zange in typischer Weise vorzunehmen.

Die von manchen Autoren (SCHATZ, THORN, OPITZ, ZANGEMEISTER) empfohlene Umwandlung der Gesichtshaltung in eine Hinterhauptshaltung durch innere Handgriffe ist mindestens für den praktischen Arzt völlig zu verwerfen. Wir verwerfen sie auch in der Klinik absolut, nicht nur, weil sie unsicher im Erfolg ist, sondern unter Umständen eine ungünstigere Haltung oder sogar eine Komplikation, wie einen Nabelschnurvorfall, herbeiführt.

C. Lateralflexion des Schädels.

Im Beginn der normalen Geburt stellt man nicht selten fest, daß die quer verlaufende Pfeilnaht nicht genau in der Führungslinie des Beckens, sondern etwas näher dem Promontorium verläuft, wodurch das vordere Scheitelbein in etwas größerer Ausdehnung vorliegt als das hintere (vgl Abb. 142). Diese *asynklitische Einstellung* des Kopfes *hat keinerlei pathologische Bedeutung* und beruht lediglich darauf, daß bei der überwiegend ja aufrecht sich haltenden hochschwangeren Frau der Kopf auf dem eine schiefe Ebene darstellenden Beckeneingang gewissermaßen herabgleitet, wobei die vordere Schädelhälfte leicht einen geringen Vorsprung vor der hinteren gewinnt, da das Promontorium bei der aufrechtstehenden Frau wie ein Hemmschuh wirkt. Im Einzelfall ist die Beschaffenheit der Bauchdecken, Schlaffheit oder Straffheit der Uteruswände und die Fruchtwassermenge von mitbestimmendem Einfluß.

---

[1] Über die Technik vgl. Operationlehre.

Sowie die Frau dann im Gebärbett die Rückenlage einnimmt, fällt nicht nur die Hemmung seitens des Promontoriums weg, sondern mit dem Zwang zur Einpassung des Kopfellipsoids in die vorgefundene Form des Geburtskanals verschwindet auch *der vordere Asynklitismus.*

Bei sehr schlaffen Bauchdecken (Hängebauch Vielgebärender) wird gelegentlich auch ein umgekehrtes Verhalten, nämlich die Abweichung der Pfeilnaht nach der vorderen Beckenhälfte beobachtet, so daß das hintere Scheitelbein in etwas größerer Ausdehnung vorliegt (Abb. 225) als das vordere *(hinterer Asynklitismus* oder LITZ-MANNsche *Obliquität).* Auch in diesen Fällen erfolgt mit Einnehmen der Gebärlage

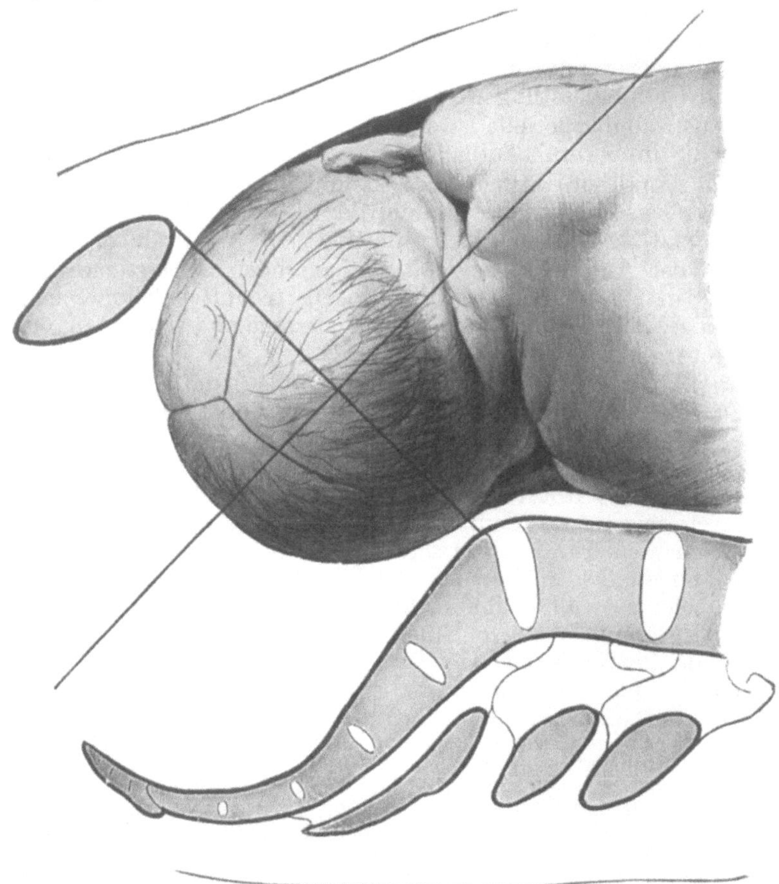

Abb. 225. Hinterer Asynklitismus (hintere Scheitelbeinstellung).
(Nach BUMM.)

und unter dem Zwang der Einpassung des Schädels sehr bald der Übergang zur synklitischen Einstellung.

Beide Variationen sind somit für den Ablauf der Geburt *ohne Bedeutung.* Selbst in den Fällen, in denen infolge eines vorzeitigen oder frühzeitigen Blasensprungs die asynklitische Einstellung in der Eröffnungsperiode noch längere Zeit fortbesteht, ist sie ohne Einfluß auf den Verlauf der Geburt.

Dieser physiologische Asynklitismus bedarf also *keinerlei therapeutischer Maß-nahmen.*

Verstärkt sich der Asynklitismus derart, daß die Pfeilnaht nahe dem Promon-torium verläuft und damit das vordere Scheitelbein fast in ganzer Ausdehnung vorliegt, so spricht man von *Vorderscheitelbeineinstellung (verstärkter* NÄGELE*scher Obliquität),* die in den extremsten Fällen soweit gehen kann, daß das vordere Ohr tastbar wird *(vordere Ohrlage).*

Die gegenteilige Einstellung, bei der, die Pfeilnaht dicht hinter der Symphyse verläuft, somit das hintere Scheitelbein in ganzer Ausdehnung vorliegt, wird sinngemäß als *Hinterscheitelbeineinstellung (verstärkte* LITZMANN*sche Obliquität)* bezeichnet. In extremen Fällen wird aus ihr eine *hintere Ohrlage.*

In beiden Fällen ist natürlich *die Halswirbelsäule stark lateral abgebogen,* und die zurückbleibende Schädelhälfte gegen die gleichnamige Schulter geneigt.

Diese extremen Grade von Lateralflexion des Schädels, haben eine sehr wesentliche geburtsmechanische Bedeutung; sie kommen aber nur unter pathologischen Verhältnissen beim engen Becken zur Beobachtung. Da ihre Bedeutung nur in Zusammenhang mit einer genauen Kenntnis der Geburtsmechanik beim engen Becken ganz verständlich zu machen ist, verweisen wir eine nähere Besprechung in das Kapitel der Geburt beim engen Becken. Dasselbe gilt auch für die als ROEDERER*sche Obliquität* bezeichnete *„forcierte Hinterhauptshaltung‟,* die beim allgemein verengten Becken eine große Rolle spielt, und ebenso von einer bei manchen Formen des quer verengten Beckens bei der Passage der Beckenenge vorübergehend zu beobachtenden Lateralflexion. Auch auf diese beiden Haltungsanomalien werden wir erst in dem genannten Kapitel näher eingehen.

D. Regelwidrige Stellung des Kopfes.

Wir müssen eine Vorbemerkung zur Systematik machen. Schon bei der Lektüre der vorangehenden Kapitel ist sicherlich nicht entgangen, daß die regelwidrige Haltung dadurch eine ausgesprochen pathologische Bedeutung bekommt, daß die Rotation des führenden Kopfanteils nach hinten statt nach vorne erfolgt. Mit gutem Recht könnte man diese Abweichungen gesondert in diesem Kapitel darstellen, weil ja tatsächlich die abnorme *Stellung* des Kopfes die überwiegende Bedeutung gewinnt. Wenn wir von einer solchen Sonderdarstellung absehen, geschieht das nur, um den Stoff nicht unnötig zu zersplittern, und aus der Überlegung heraus, daß eben auch diese Regelwidrigkeit in der Regelwidrigkeit ihre pathologische Bedeutung nur im Zusammenhang mit der regelwidrigen Haltung des Schädels gewinnt.

Diese überwiegende Bedeutung der Haltung hat uns auch veranlaßt, die dorsoposteriore Hinterhauptslage und den tiefen Querstand gesondert zu besprechen, trotzdem auch sie mit gutem Recht hier Platz finden könnten. Aber gerade die meist mögliche Spontangeburt zeigt ja, daß letzten Endes doch die Haltung die größere Bedeutung hat.

Nur in einem einzigen Fall beherrscht die Regelwidrigkeit der Stellung, ganz unabhängig von der Haltung des Schädels, *den Geburtsverlauf, nämlich* dann, wenn der Kopf mit seiner Leitlinie oder Leitnaht bereits im Beckeneingang sich in den geraden Durchmesser einstellt und in dieser Stellung den ganzen Geburtskanal passiert. Man spricht *in solchen Fällen von hohem Geradstand,* der nur in 0,4% aller Kopflagen beobachtet wird.

Fast ausschließlich handelt es sich dabei um Hinterhauptshaltung des Kopfes, während der hohe Geradstand bei Vorderhaupts-, Stirn- und Gesichtshaltung des Schädels praktisch keine isolierte Bedeutung hat. Wir haben ihn jedenfalls nur bei Zwillingen und so kleinen Kindern beobachtet, daß angesichts der Kleinheit des Geburtsobjektes Haltung und Stellung ohne wesentliche geburtsmechanische Bedeutung blieb. Nur ein einziges Mal habe ich bei Gesichtshaltung und einmal bei Vorderhauptshaltung eines reifen Kindes einen hohen Geradstand beobachtet, der aber hinter der Bedeutung des dabei eine Rolle spielenden quer verengten Beckens ganz zurücktrat. Auch aus der geburtshilflichen Literatur sind uns Fälle, in denen bei Gesichts- oder Stirnhaltung reifer Kinder ein hoher Geradstand beobachtet worden wäre, nicht bekannt.

Bei dieser Sachlage können wir uns darauf beschränken, nur den *hohen Geradstand bei Hinterhauptshaltung* des Kopfes zu besprechen. Je nachdem, ob das Hinterhaupt hinter der Symphyse oder vor dem Promontorium steht, unterscheidet man eine *Positio occipitalis anterior s. pubica* und eine *Positio occipitalis posterior s. sacralis.* Freilich steht die Pfeilnaht meist nicht ganz exakt im Bereich der Conjugata, sondern entweder etwas extramedian oder leicht gegen einen Schrägdurchmesser geneigt (Abb. 226). Auch der Rücken des Kindes liegt nicht ganz genau vorn oder hinten, sondern ein wenig nach der Seite gedreht. Bei der Positio occipitalis sacralis ist das ja auch leicht verständlich, da vor der lordotisch gekrümmten Wirbelsäule der Mutter der leicht kyphotisch gekrümmte Rücken des Kindes nicht gut Platz finden kann. Die Tatsache, daß bei 2. Stellung der Rücken des Kindes häufig von Anfang an etwas mehr nach hinten steht, erklärt es wohl, daß die Positio occipitalis sacralis häufiger bei 2. als bei 1. Lagen beobachtet wurde.

Die Bedeutung des hohen Geradstandes als einer selbständigen Stellungsanomalie tritt im Geburtsverlauf dadurch in Erscheinung, daß der *Kopf während der Passage durch den* gesamten *Geburtskanal* dauernd oder nach vorübergehender seitlicher Abweichung *in der regelwidrigen Stellung beharrt.* Da die Pfeilnaht von vornherein im geraden Durchmesser steht, fallen natürlich die gewöhnlichen Stellungsdrehungen weg.

Die bei solcher Stellung fehlende Formübereinstimmung zwischen Kopfquerschnitt und Form des Beckeneinganges kann natürlich erst durch eine *weitgehende Modellierung des Schädels* erreicht werden. Daß dadurch *die Geburt meist wesentlich verlängert* wird, ist ebenso leicht einzusehen wie die Tatsache, daß durch die lang dauernde und starke Schnürung manches Kind asphyktisch wird oder sogar einem Schädeltrauma zum Opfer fällt.

Die klinische Beobachtung hat in den bisher bekanntgewordenen Fällen — in der Literatur kaum 100 — gewisse Unterschiede im Geburtsmechanismus ergeben, je nachdem, ob der Hinterkopf vorne oder hinten steht.

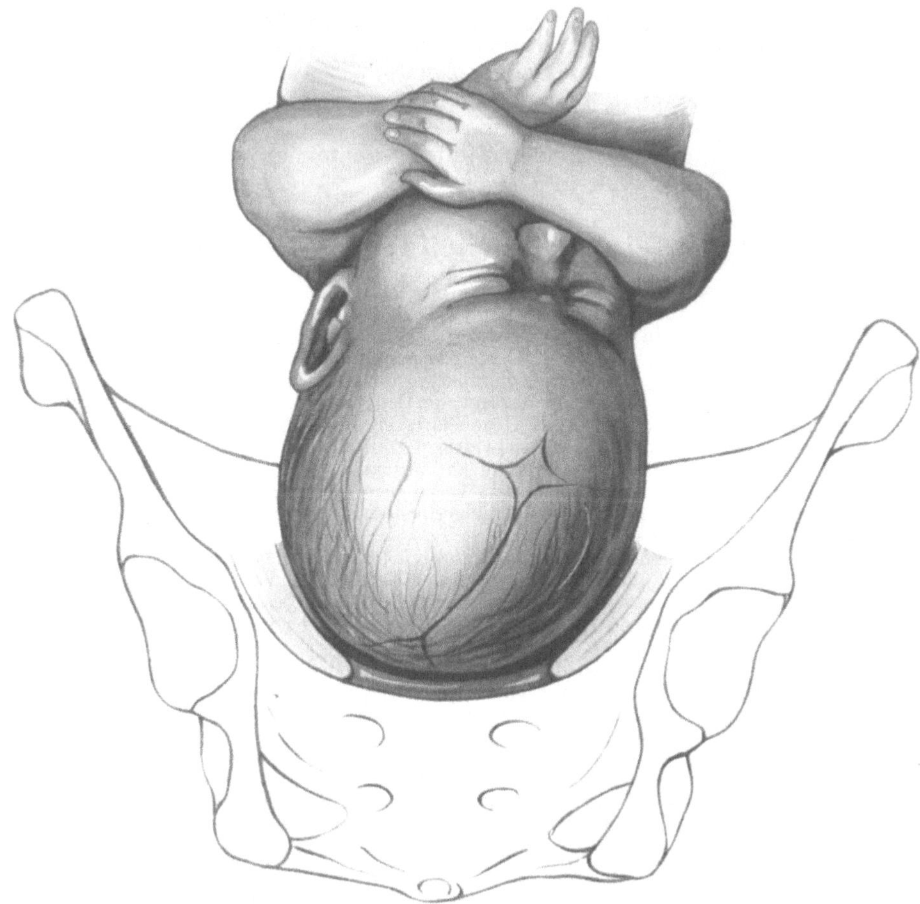

Abb. 226. Positio occipitalis sacralis.

Bei der *Positio occipitalis pubica* tritt der Kopf unter starker, durch die notwendige Modellierung bedingter Verzögerung entweder in unveränderter Stellung ins Becken ein oder er dreht sich beim Durchgang durch den Beckeneingangsraum vorübergehend mit der Pfeilnaht gegen den rechten oder linken Schrägdurchmesser, um nach Überwindung des Beckeneingangsraumes sofort wieder in den geraden Durchmesser zurückzudrehen.

Bei der Positio occipitalis sacralis ist ein spontaner Eintritt des Kopfes in unveränderter Stellung nur möglich, wenn der Kopf ganz klein oder der Beckeneingang enorm weit und mehr rund ist. In der Mehrzahl der Fälle erfolgt aber der *Eintritt ins Becken* in der Weise, daß die Pfeilnaht in den der Rückenseite gleichnamigen Schrägdurchmesser sich dreht, also *nach dem Typus der dorsoposterioren Hinterhauptslage.* Sicherlich ist mancher Fall von dorsoposteriorer Hinterhauptslage ursprünglich eine Positio occipitalis sacralis gewesen, die mangels einer inneren Untersuchung nicht erkannt wurde. Der weitere Verlauf ist bei diesen Fällen verschieden. Entweder wird der Kopf jetzt nach dem Mechanismus der Hinterhauptslage geboren oder das Hinterhaupt dreht sich am Knie des Geburtskanals sogar nach vorne, so daß die ganze Stellungsanomalie unerkannt bleibt, wenn die Geburt ohne innere Untersuchung geleitet wurde.

Etwa in der Hälfte der beobachteten Fälle, und zwar häufiger bei der Positio sacralis als bei der Positio pubica, blieb der Kopf unverändert in seiner Ausgangsstellung und es kam, da der Kopf nicht genügend konfigurationsfähig oder relativ zu groß war, trotz guter Wehentätigkeit schließlich zum Geburtsstillstand mit all seinen Gefahren (aufsteigende Infektion, Tympania uteri, Uterusruptur).

Die *Prognose* der Geburt ist also beim hohen Gradstand zweifellos erheblich *getrübt*. Schon die verlängerte Geburtsdauer, die in $^3/_4$ aller Fälle bestehende Notwendigkeit eines Eingreifens erhöhen die Gefahr für die Mutter; von den Kindern geht eine große Anzahl durch Asphyxie oder infolge einer intrakraniellen oder intracerebralen Blutung zugrunde. Nur in $^1/_4—^1/_3$ aller Fälle, bei der Positio pubica nahezu in der Hälfte der Fälle, kann man mit einer ungestörten Spontangeburt rechnen. Wir stützen uns bei diesen Angaben wesentlich auf PANKOWs und *unsere* eigenen Erfahrungen; die Angaben der Literatur sind um so weniger verwertbar, weil insgesamt kaum 100 Fälle bekannt sind. Sicherlich bleiben auch heute noch viele Fälle ganz unentdeckt (vgl. oben), so daß in Wirklichkeit die Prognose wahrscheinlich etwas besser ist.

Die *Ätiologie* des hohen Geradstandes ist nicht geklärt und sicher

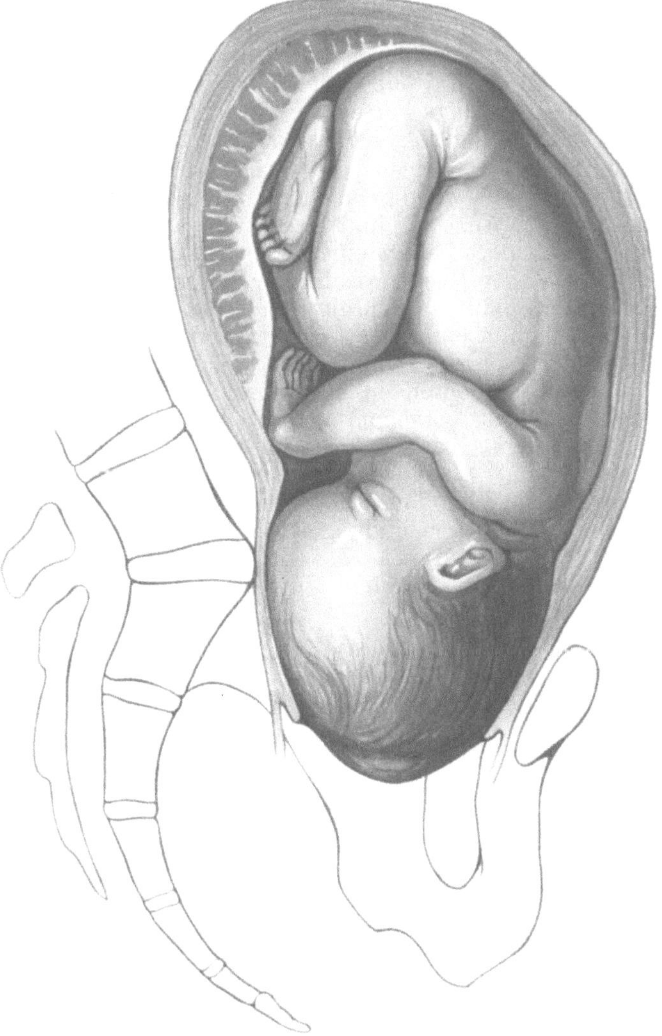

Abb. 227. Positio occipitalis pubica.

keine einheitliche. Unseres Erachtens spielt die Hauptrolle eine Wechselwirkung zwischen Kopf und Becken, besonders das *Zusammentreffen eines mäßig allgemein verengten Beckens mit ererbter Brachycephalie* (MARTIUS). Zufälligkeiten, wie der *Zeitpunkt des Blasensprunges*, spielen dann insofern eine Rolle, als sie zur Fixation der bis dahin vielleicht mehr suchend eingenommenen Stellung beitragen können. — Etwas abseits stehen jene Fälle bei rachitisch *platten Becken, bei denen* durch ein scharf vorspringendes Promontorium *der Beckeneingangsraum gewissermaßen in zwei Hälften geteilt wird,* deren eine der Kopf zum Durchtritt benutzt, wobei er sich mit gerade verlaufender Pfeilnaht einstellt, da in dem halbierten Becken der gerade Durchmesser größer ist als der zur Verfügung stehende quere oder schräge. Immerhin scheint uns diese von OPITZ auf Grund einer Einzelbeobachtung gegebene Erklärung nur für eine kleine Minderzahl von Fällen zuzutreffen.

In der *Geburtsleitung* soll man *bei der Positio pubica* zunächst ruhig *abwarten;* *bei der Positio sacralis* scheint es uns gerechtfertigt, sobald der Muttermund vollständig erweitert ist und der Kopf unverändert in seiner Stellung beharrt, *durch innere Handgriffe die Rotation des Schädels in einen Schrägdurchmesser herbeizuführen,* weil auf diese einfache Weise größere und gefährlichere Eingriffe vermieden werden. Man geht mit der ganzen Hand in die Scheide ein und sucht den Kopf ähnlich wie eine Kegelkugel anzufassen, wonach man nach der Richtung dreht, nach der er leicht folgt. Mitdrehung des Rückens von außen durch einen Assistenten oder die Hebamme bedeutet eine wesentliche Unterstützung.

Bei Multiparen kann man bei guter Beweglichkeit der Frucht und noch leicht zurückschiebbarem Kopf nach völliger Erweiterung des Muttermundes auch die Wendung mit anschließender Extraktion ausführen.

Bei der Positio pubica scheinen uns derartige Eingriffe nur indiziert, wenn es sich um einen besonders harten oder großen Kopf handelt, der trotz guter Wehentätigkeit auch nach völliger Erweiterung des Muttermundes nicht ins Becken eintreten will.

Häufig ist übrigens die Situation so, daß Anzeichen kindlicher Asphyxie eine Entbindung notwendig machen. Sind die obenerwähnten Vorbedingungen gegeben, dann ist die Wendung und Extraktion wohl das beste Verfahren. Ist die Umklammerung des Kindes bereits eine zu feste, und der Kopf nicht mehr zurückschiebbar, oder stellen sich gar Zeichen drohender Uterusruptur ein, dann bleibt nichts übrig, als eine Schnittentbindung auszuführen, die um so berechtigter ist, als es sich in diesen Fällen fast immer um ein enges Becken handelt. Natürlich darf die Schnittentbindung nur ausgeführt werden, wenn Zeichen für eine intrauterine Infektion fehlen.

Bei Mehrgebärenden kann unter Umständen an Stelle der Schnittentbindung die Beckenspaltung vorgenommen werden.

Sind diese beiden Eingriffe wegen bereits bestehender Infektion (Fieber der Mutter) nicht ratsam, dann bleibt nichts anderes übrig als die Kranioklasie, die bei abgestorbenem Kind natürlich von vornherein in Betracht zu ziehen ist, oder gegebenenfalls[1] die Schnittentbindung nach GOTTSCHALK-PORTÉS.

Tritt eine Asphyxie erst ein, nachdem der Kopf ins Becken eingetreten ist, dann kann bei völlig erweitertem Muttermund eine Zangenextraktion vorgenommen werden.

E. Die Geburt in Beckenendlage.

Nach dem vorliegenden Teil unterscheidet man Steißlagen, Steißfußlagen, Knielagen und Fußlagen. — Bei der *Steißfußlage* tastet man neben dem Steiß noch einen oder beide Füße, und unterscheidet danach *unvollkommene* (Abb. 229) und *vollkommene* Steißfußlage (auch *gemischte Steißlage* genannt). Von einer *reinen Steißlage* (Abb. 230) spricht man, wenn die unteren Extremitäten an der Bauchseite des Kindes emporgeschlagen sind und daher nicht getastet werden können.

Streckt das Kind ein oder beide Beine unter Aufgabe der fetalen Haltung aus, so werden die Füße zum vorliegenden Teil. Je nachdem, ob beide oder nur ein Fuß vorliegt, unterscheidet man *vollkommene* und *unvollkommene Fußlage.*

Durch Streckung im Hüft- und Beugung im Kniegelenk entsteht die *vollkommene* und *unvollkommene Knielage.* Sie ist selten und kommt immer nur dadurch zustande, daß bei der Streckung der Beine ein oder beide Füße durch irgendein Hindernis aufgehalten werden.

Je nach der Stellung des Rückens unterscheidet man 1. (linke) und 2. (rechte) Lage. Die erste Beckenendlage ist etwas häufiger als die zweite.

Frequenz. Beckenendlagen werden in 3—4 % aller Geburten beobachtet (v. WINCKEL), nach Abzug der Zwillings- und Frühgeburten allerdings nur in 2 %. Die Hälfte aller Beckenendlagen sind Fußlagen, und zwar zu $^2/_3$ unvollkommene Fußlagen. Am seltensten (0,03 % aller Geburten — ODENTHAL) sind Knielagen.

In der *Ätiologie* der Beckenendlagen spielen die verschiedensten Faktoren eine Rolle, ohne daß es im Einzelfall immer möglich wäre, den jeweiligen Kausalzusammenhang aufzudecken. Nur eines kann man mit Sicherheit sagen: Alles, was die Herstellung der normalen Kopflage verhindert, begünstigt die Entstehung oder, richtiger gesagt, die Beibehaltung einer Beckenendlage, denn in der ersten Hälfte der Gravidität sind Beckenendlagen häufiger als Schädellagen. Wird in dieser Zeit die Beweglichkeit der Frucht durch *Oligohydramnie,* durch einen gegen das Uteruscavum vorspringenden Tumor, durch einen

---

[1] Vgl. Kapitel Geburtshilfliche Operationen.

2. Zwilling behindert, dann bleibt die Beckenendlage eben bestehen. Umgekehrt läßt *bei sehr reichlichem Fruchtwasser* die verhältnismäßige Häufigkeit der Beckenendlage sich daraus erklären, daß als Folge der abnorm großen Beweglichkeit die Fruchtlage häufig wechselt, und im Augenblick des Geburtsbeginns zufällig gerade wieder eine Beckenendlage eingenommen wird. — Das enge Becken begünstigt die Entstehung von Beckenendlagen höchstens insofern, als die dabei häufig zu beobachtende Schieflage an sich mit größerer Beweglichkeit der Frucht einhergeht. Die Fußlage entsteht oftmals erst im Augenblick des Blasensprunges aus der Steißfußlage dadurch, daß mit dem Fruchtwasser die Füße herabgeschwemmt werden.

Die *Diagnose* der Beckenendlage ist bei genügender Aufmerksamkeit und Sorgfalt meist schon durch äußere Untersuchung zu stellen. Gewöhnlich wird man bei der Tastung nach dem vorliegenden Teil dadurch stutzig, daß man die charakteristische Form und Härte des Kopfes vermißt. Ein geübter Untersucher wird an der unregelmäßigen Form, dem Wechsel resistenter und weicherer Partien und dem Fehlen deutlichen Ballotements das Beckenende erkennen, gelegentlich sogar die Cristae ossis ilei oder kleine Teile neben dem Steiß unterscheiden können. Hat man erst Verdacht geschöpft, dann gelingt es meist unschwer, im Fundus uteri den Kopf aufzufinden, den man selbst unter ungünstigen Betastungsverhältnissen an dem deutlichen Ballotement erkennt, das höchstens bei Zwillingen oder sonstiger Raumbeschränkung fehlen kann. Ist man erst so weit, dann wird die Diagnose noch gesichert durch den Nachweis, daß entsprechend der Umkehrung der Frucht die *Herztöne in oder etwas über Nabelhöhe* auf der Seite des kindlichen Rückens am deutlichsten zu hören sind.

Bei der inneren Untersuchung ist die Diagnose fast noch leichter. Sobald Muttermund und Cervicalkanal passierbar sind und eine nachgiebige Fruchtblase die Betastung gestattet, ist jedenfalls der Nachweis, daß der Kopf nicht vorliegt, recht einfach. Die gleichmäßige Härte der Kopfknochen, die charakteristischen Nähte und Fontanellen fehlen, und es ist nun eigentlich nur noch zu entscheiden, ob es sich um das Gesicht oder den Steiß handelt. Verwechslungen zwischen beiden Körperteilen kommen häufig vor und sind vielleicht nicht ganz so zu verdammen, wie das vielfach geschieht, weil durch eine starke Geburtsgeschwulst nach dem Blasensprung die Unterscheidung für den wenig geübten Untersucher Schwierigkeiten machen kann. Wenn man aber an die Möglichkeit dieser Verwechslung denkt, ist schon viel gewonnen. *Gesichert ist die Diagnose, wenn es gelingt, die unverkennbare Crista sacralis media zu tasten.* Manchmal kommt man auf der einen Seite dann auch noch an die Crista ossis ilei.

Manchmal gelangt der untersuchende Finger an die Analöffnung, die an ihrer weichen Umrandung und den in ihrer Nähe tastbaren Sitzbeinhöckern vom Mund

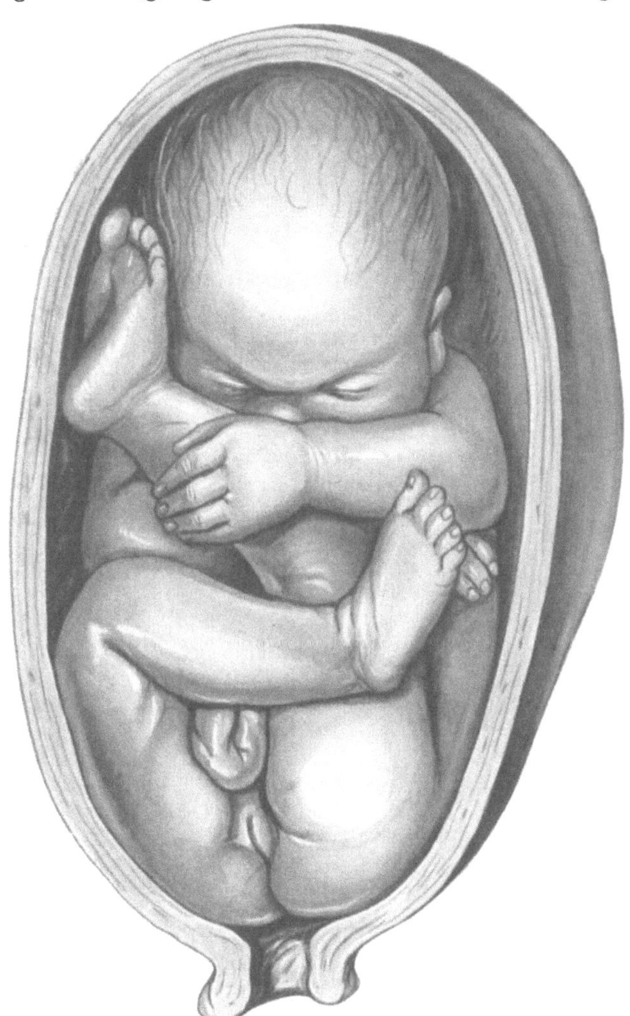

Abb. 228. Reine Steißlage.

unterschieden werden kann. In Zweifelsfällen verzichte man lieber auf eine genaue
Identifizierung des Aftergrübchens, um nicht etwa durch zu derben Druck schwer
reparable Verletzungen am After zu setzen. Im günstigsten Fall sind auch die kindlichen Geschlechtsteile zu erkennen; man gehe aber auch da bei der Betastung ganz
zart vor, um Verletzungen zu vermeiden. Ebenso sei man vorsichtig mit einer Ge-
schlechtsdiagnose intra partum, denn durch die Geburtsgeschwulst kann das Scrotum
so anschwellen, daß es den Penis verdeckt und die Raphe scroti als Rima pudendi
imponiert, während umge-
kehrt die durch die Ge-
burtsgeschwulst verdickten
Labien ein Scrotum vor-
täuschen können.

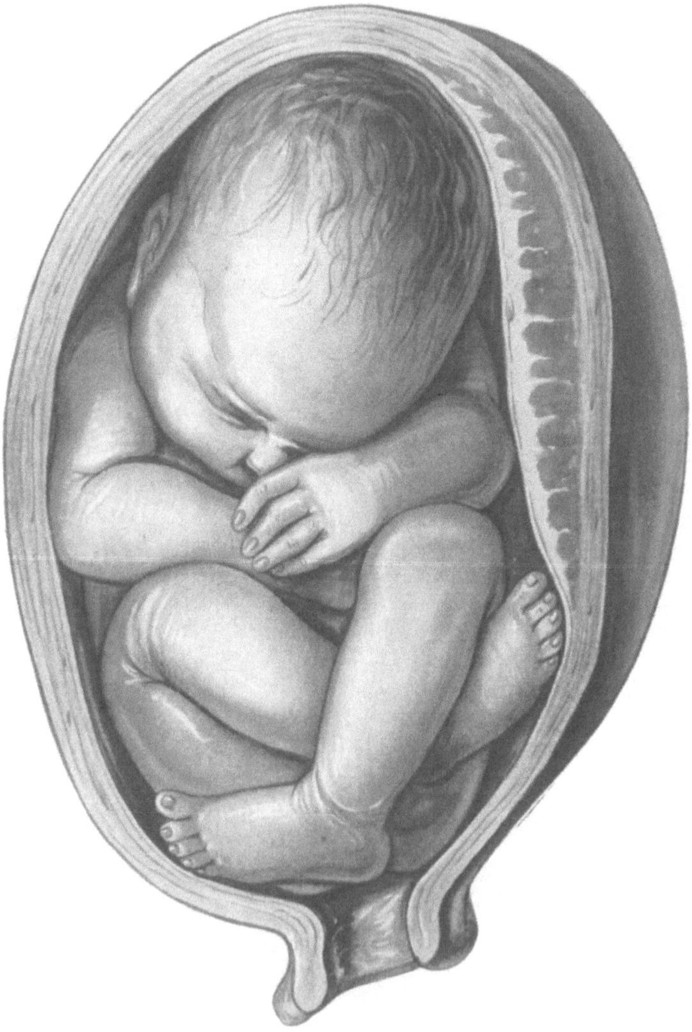

Diagnose der Fußlage.
Bei der äußeren Unter-
suchung fällt häufig auf,
daß der Steiß etwas nach
der Seite abgewichen ist. —
Bei der inneren Unter-
suchung ist vor dem Blasensprung der Fuß gewöhnlich
schlecht erreichbar und am
ehesten an kurzen, stoß-
weisen Bewegungen zu er-
kennen. Nach dem Blasen-
sprung erkennt man den
Fuß an der Gliederung der
Zehen. Der Nachweis des
Calcaneus schützt vor Verwechslung mit der Hand.
Um zu erkennen, ob der
fühlbare Fuß der rechte
oder linke ist, beachte man,
wie der Calcaneus sich zur
Fußsohle und zur großen
Zehe verhält, und bringe
einen seiner eigenen Füße
in Wirklichkeit oder in der
Phantasie in die gleiche
Stellung, die der vorliegende
kindliche Fuß einnimmt.
Bei vollkommener Fußlage
liegen die Füße oft regellos
gekreuzt, so daß man aus
der Lage des Calcaneus
keinen Schluß auf die Lage
des Rückens machen darf.

Abb. 229. Unvollkommene Steißfußlage.

Verfolgt man aber die Ex-
tremität nach oben, so erkennt man, welcher Fuß nach vorne und welcher nach
hinten gelegen ist, und kann danach entscheiden, ob es sich um eine 1. oder 2. Fußlage handelt. Kitzeln der Fußsohle löst sofort eine Reflexbewegung aus — ein wert-
volles Hilfsmittel, um in einem Zweifelsfall festzustellen, ob das Kind noch lebt.

Man hüte sich besonders vor der verhängnisvollen Verwechslung zwischen Querlage und Beckenendlage. Im Zweifelsfall untersuche man mit der ganzen Hand solange,
bis man unter allen Umständen Klarheit gewonnen hat.

Geburtsverlauf. *1. Reine Steißlage.* Der Steiß tritt gewöhnlich mit schräger,
seltener mit querverlaufender Hüftbreite in das Becken ein und bleibt in dieser Stellung
bis zum Beckenboden. Allmählich gewinnt dabei (ähnlich wie bei Schädellagen das
vordere Scheitelbein) die vordere Hüfte, d. h. bei 1. Steißlage die linke, bei 2. Steiß-

lage die rechte, einen gewissen Vorsprung. Erfolgt der Eintritt des Steißes ins Becken im queren Durchmesser, dann dreht sich die Hüftbreite während dieser Geburtsphase in den entsprechenden schrägen Durchmesser (bei 1. Steißlage den linken, bei 2. in den rechten). Nur wenn der Rücken des Kindes primär mehr nach hinten steht, erfolgt die Drehung häufig in den entgegengesetzten Schrägdurchmesser. Infolge der mäßigen Beugehaltung des Rumpfes wird die Gegend der *Steißbeinspitze* zur *Leitstelle*. Am Knie des Geburtskanals tritt mit dem Zwang zur Verbiegung und entsprechend der Richtung des Biegungsfazillimums in der Lendenwirbelsäule[1] eine Lateralflexion der unteren Rumpfhälfte ein, wobei die *vordere Hüfte sich schoßfugenwärts dreht* und der Rücken seitlich zu stehen kommt. Die vordere Hüfte erscheint zuerst in der Schamspalte

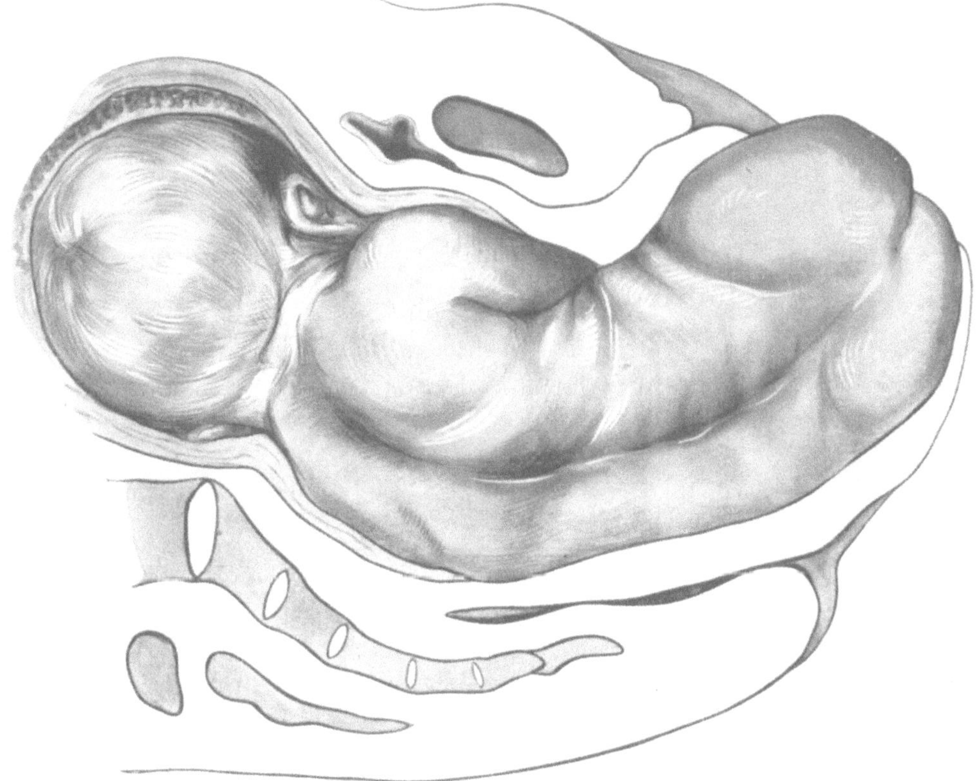

Abb. 230. Zweite Steißlage. Der Steiß im Einschneiden.

(Abb. 230), stemmt sich mit dem Darmbein gegen den Schambogen, wonach unter Verstärkung der Lateralflexion in der Lendenwirbelsäule die hintere Gesäßbacke und Hüfte über den Damm schneiden. Erst dann tritt die vordere Hüfte vollends unter dem Schambogen aus, wonach unter Geradrichtung der Wirbelsäule die Frucht gewöhnlich mit 1—2 Preßwehen bis über den Nabel geboren wird.

Während des Durchganges der Hüfte, manchmal schon früher, wird Meconium aus dem After herausgepreßt. Dieser *Meconiumabgang* ist aber *bei Beckenendlagen nicht* etwa *ein Zeichen* eines Unbehagens oder *irgendeiner Gefährdung des Kindes,* sondern eine rein mechanische Folge der Weichteilschnürung des kindlichen Bauches.

Bei weiterem Vorrücken des Kindes fallen die gestreckten Beine heraus, die Hüftbreite dreht sich wieder in den Schrägdurchmesser, der Rücken mehr nach vorne. Diese Drehung ist abhängig davon, daß *jetzt* die *Schultern in dem gleichen Schrägdurchmesser wie die Hüftbreite ins Becken eintreten* (Abb. 231). Am Knie des Geburtskanals erfolgt mit dem Zwang zur Verbiegung neuerlich eine Drehung des Fruchtkörpers in dem Sinn, daß die von Anfang mehr nach vorn stehende, der vorderen Hüfte gleichnamige Schulter

---

[1] Vgl. S. 142.

unter den Schambogen gelangt, während die hintere über den Damm schneidet. *Bei
ungestörtem Ablauf* dieser Phase der Austreibung *bleiben die Arme* des Kindes gewöhnlich *in ihrer* bequemen *fetalen Haltung,* d. h. entweder gebeugt vor der Brust oder ein-
oder doppelseitig etwas gegen das Gesicht erhoben, und passieren in dieser Haltung
den Geburtskanal. Unter weiterem Vorrücken des Rumpfes tritt jetzt der *Kopf* mit
leicht gesenktem und meist etwas nach hinten gerichtetem Kinn (also *im entgegengesetzten Schrägdurchmesser als Hüft- und Schulterbreite),* seltener im Querdurchmesser,
ins Becken ein. Am Knie des Geburtskanals dreht er sich entsprechend der Richtung
des Biegungsfazillimums in der Halswirbelsäule so, daß das *Hinterhaupt nach der
vorderen Beckenwand gedreht wird* (Abb. 232). Die Nackengegend stemmt sich unter der

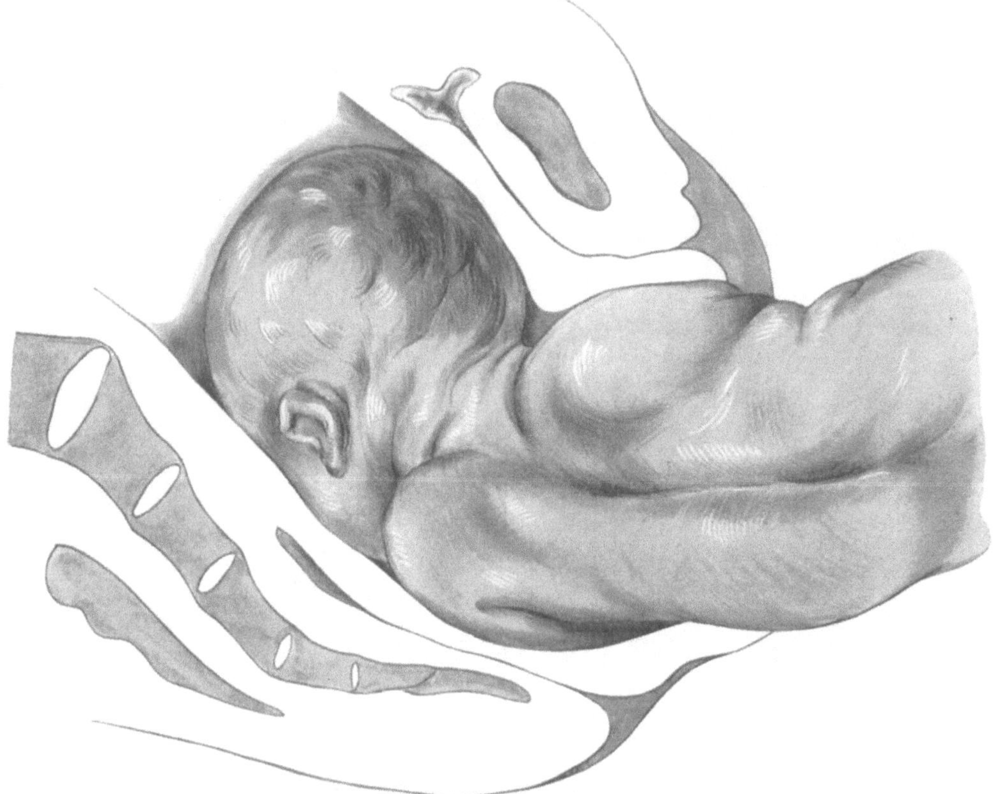

Abb. 231. Zweite Beckenendlage. Beginnender Durchtritt der Schultern, die im geraden Durchmesser
des Beckenausganges stehen, während der Kopf im zweiten schrägen Durchmesser ins Becken eintritt.

Symphyse an und darauf treten Kinn, Gesicht und Stirn über den Damm, wonach erst
das Hinterhaupt unter dem Schambogen nachfolgt.

Verläuft dieser letzte Abschnitt der Austreibungsperiode rasch genug, wie bei
manchen Vielgebärenden, dann trägt die Geburt in Beckenendlage trotz aller Regelwidrigkeit alle Kennzeichen einer physiologischen Geburt[1].

Die Beanspruchung der Dammgebilde ist bei diesem Durchtrittsmechanismus größer
als bei der Hinterhauptslage, da die dem Durchtrittsplanum entsprechende Circumferentia suboccipito-frontalis um 2 cm größer ist als die Circumferentia suboccipito-
bregmatica.

Die Geburtsgeschwulst ist am stärksten auf der vorderen Gesäßhälfte. Die blaurote Verfärbung der von einzelnen Sugillationen durchsetzten Haut erstreckt sich aber
meist auch noch auf die hintere Gesäßhälfte. Bei Knaben ist das Scrotum stark
geschwollen.

------

[1] Wegen der Ausnahmen vgl. unter „Prognose".

2. Fußlagen. Der Verlauf der Geburt bei vollkommener Fußlage gleicht dem eben beschriebenen mit dem einzigen Unterschied, daß eben zuerst die Füße und Beine geboren werden. Der Rücken dreht sich meist nicht so ausgesprochen nach der Seite als bei reinen Steißlagen.

Bei unvollkommenen Fußlagen ist der Verlauf im Prinzip ebenfalls gleich, wenn der vorgefallene Fuß dem vorderen Bein angehört. Eine *auffallende Abweichung* beobachtet man nur *in den Fällen, in denen das hintere Bein herabgestreckt war* (Abb. 233). *Dann dreht sich* nämlich vor dem Eintritt der Hüftbreite in das Becken *die Frucht um 180° um ihre Längsachse, so daß das ursprünglich nach hinten gelegene Bein nach vorne kommt* (Abb. 234). Das erklärt sich daraus, daß durch das an der vorderen Hüfte

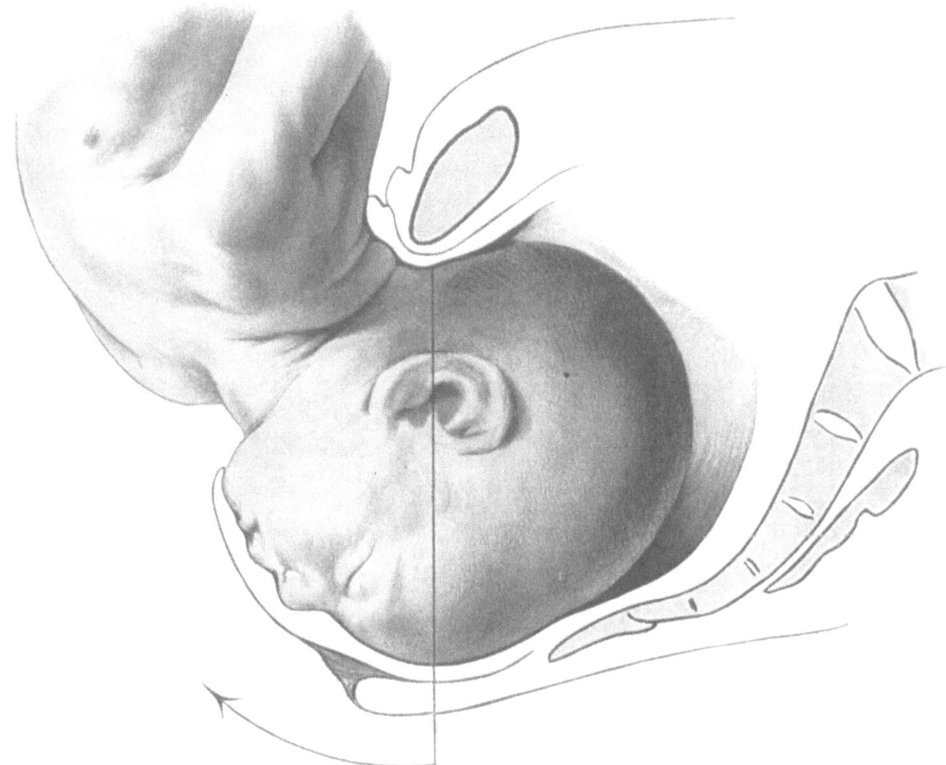

Abb. 232 Normaler Durchtrittsmodus des nachfolgenden Kopfes.
(Nach BUMM.)

emporgeschlagene Bein die verlangte Abbiegung der Lendenwirbelsäule nach vorne gehemmt wird. Das Biegungsfazillimum in der Brust-Lendenwirbelsäule ist gewissermaßen nach der entgegengesetzten Seite verlegt[1] und damit der Zwang zur Drehung der Frucht solange gegeben, bis die Richtung des Biegungsfazillimums mit der Richtung der verlangten Abbiegung zusammenfällt.

Die *Geburtsgeschwulst* sitzt auf dem vorliegenden Fuß bzw. den Füßen. Sie ist nur weniger deutlich begrenzt als bei der reinen Steißlage und besteht im wesentlichen in einer Schwellung und bläulichen Verfärbung fast des ganzen Unterschenkels.

Der Kopf eines in Beckenendlage geborenen Kindes wird bei dem raschen Durchtritt durch das Becken im allgemeinen kaum verformt und erscheint *schön rund.* Nur bei geringer Fruchtwassermenge oder bei langer Dauer der Geburt nach dem Blasensprung wird durch den Druck seitens des Fundus uteri der Kopf am Schädeldach leicht abgeplattet. Manchmal ist diese Abplattung auf der vorderen oder hinteren

---

[1] Bei ungehemmtem Kind, wie bei vollkommener Fußlage, ist ja die Verbiegbarkeit der Lendenwirbelsäule nach beiden Richtungen gleich groß.

Schädelhälfte deutlicher ausgesprochen, so daß der Kopf auch ein wenig schief erscheint *(Scoliosis capitis*, GAUSS, SIEGEL*)*.

Erklärung des Geburtsmechanismus. Wenn die für Hinterhauptslagen gegebene Erklärung der Bewegungen der einzelnen Fruchtabschnitte nach dem Prinzip des kleinsten Zwanges richtig ist, dann muß sie natürlich auch bei jeder atypischen Lage anwendbar sein. Das trifft in der Tat zu. Alle in Vorstehendem beschriebenen Drehungen sind nicht nur erklärbar, sondern sogar vorausbestimmbar. Denn immer muß jeder Fruchtabschnitt am Knie des Geburtskanals sich solange drehen, bis die Richtung der verlangten Abbiegung mit der Richtung des Biegungsfazillimums in dem in Frage kommenden Teilstück der Wirbelsäule zusammenfällt. Da nun das Biegungsfazillimum in der Halswirbelsäule nach hinten, in der Brustwirbelsäule nach der Seite, in der Lendengegend nach den Seiten und hinten, und in der Kreuz-Lendengegend

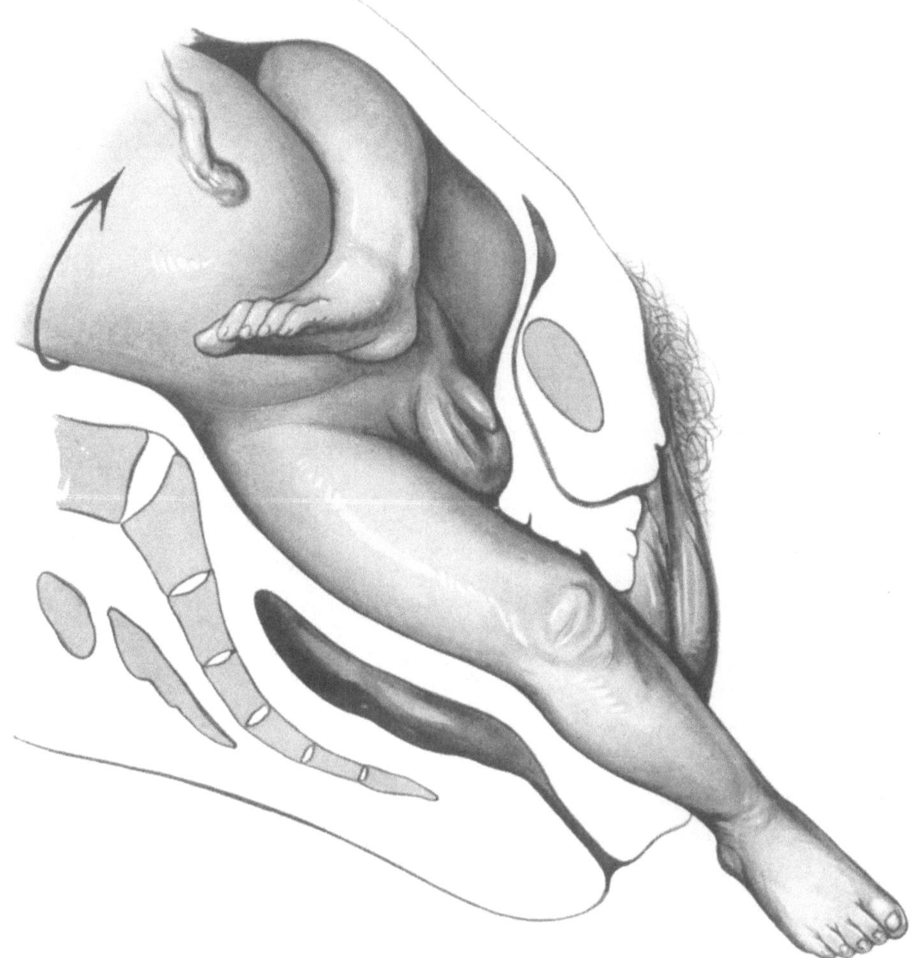

Abb. 233. I. Fußlage mit Vorfall des hinteren Beines. Der Rumpf dreht sich spontan in der Pfeilrichtung.

nach vorne und hinten liegt, ist leicht feststellbar, daß tatsächlich jede der beschriebenen Bewegungen mit dem Gesetz in vollem Einklang steht.

Bei den reinen Steißlagen ist nur zu berücksichtigen, daß *die emporgeschlagenen Beine eine Schienung der Wirbelsäule bedingen,* durch die die Verbiegungsmöglichkeit in sagittaler Richtung fast aufgehoben wird, so daß das Biegungsfazillimum in allen durch diese Schienung betroffenen Wirbelsäuleabschnitten lateralwärts liegt. Daraus erklärt sich, daß der Rücken sich streng seitlich dreht, bis die Beine geboren sind und damit diese Schienung wegfällt.

Bei *unvollkommenen Fußlagen* ist auf der Seite des emporgeschlagenen Beins ebenfalls die Verbiegungsmöglichkeit eingeschränkt. So wird verständlich, warum der Rumpf des Kindes sich um 180⁰ drehen muß, wenn das hintere Bein vorgefallen ist.

Von dem geschilderten typischen Geburtsverlauf kommen übrigens mancherlei *Abweichungen* vor.

1. Am häufigsten beobachtet man eine *Überdrehung des Rückens bzw. der Schultern.* Sie ist praktisch bedeutungslos und meist nur ein Ausdruck dafür, daß durch die Lage des einen Armes eine Verlagerung des ursprünglichen Biegungsfazillimums zustande gekommen ist. In anderen Fällen, bei kleinen

oder toten Kindern, ist eine derartige Überdehnung Ausdruck für das Fehlen ausgeprägter Haltungsspannung.

2. Die praktisch wichtigste Abweichung ist das *Emporschlagen eines oder gar beider Arme*. Es kommt vereinzelt dadurch zustande, daß das Kind schon in utero die Arme höher hält als gewöhnlich, so daß sie — namentlich bei sehr frühzeitigem Blasensprung und bei Fußlagen — beim Tiefertreten des Rumpfes einfach durch den Reibungswiderstand der Uteruswände zurückgehalten und hochgestreift werden. Aber auch bei ganz typischer fetaler Haltung kommt es zum Emporschlagen der Arme, wenn infolge einer Beckenverengerung der Beckeneingangsraum zu knapp wird, um eine Passage zusammen mit dem Rumpf zu erlauben.

Bei rechtzeitigem Blasensprung und normalem Becken ist die *Hauptursache für das Emporschlagen* der Arme eine *fehlerhafte ärztliche Kunsthilfe*[1] in Form eines vorzeitigen Zuges an den Beinen oder am Rumpf des Kindes, der besonders bei nicht völlig erweitertem Muttermund zum Emporschlagen der Arme führen muß. *Am verhängnisvollsten* ist *das Emporschlagen eines oder gar beider Arme über den Nacken* des

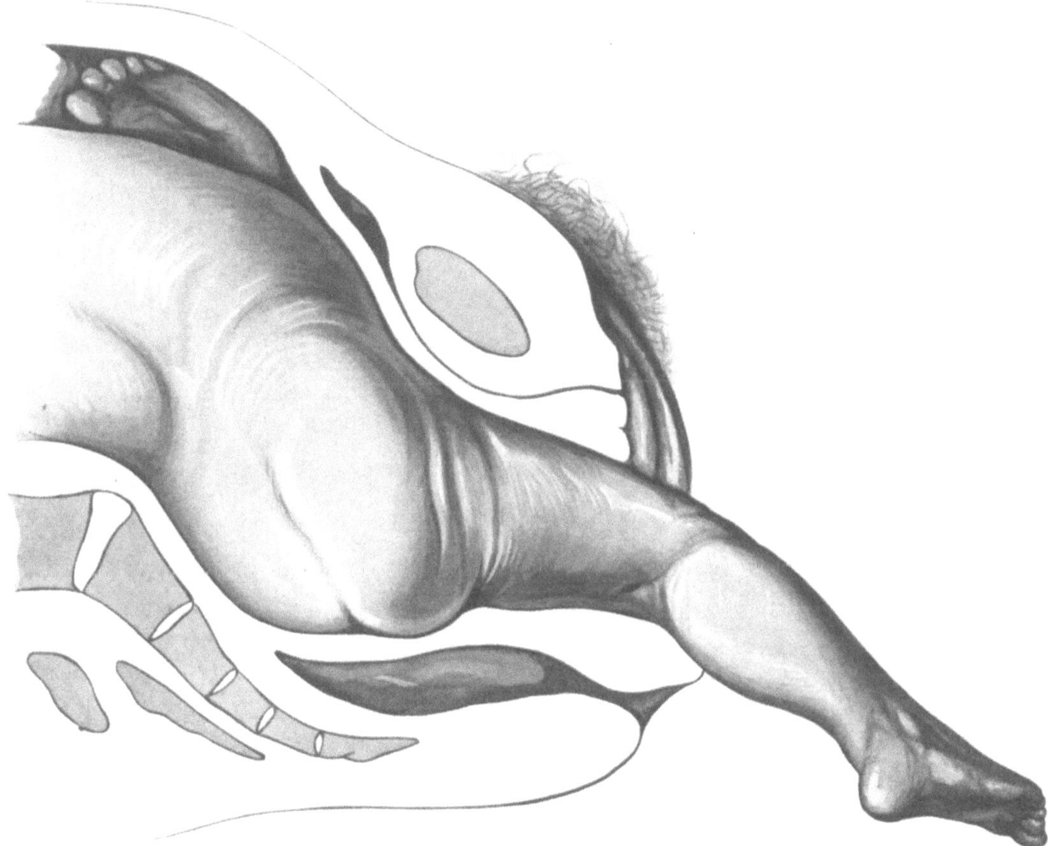

Abb. 234. Derselbe Fall wie Abb. 233 nach vollendeter Rumpfdrehung.

Kindes, weil dadurch die Halswirbelsäule in der Richtung ihres Biegungsfazillimums geschient und damit die normale Austrittsbewegung des Kopfes unmöglich gemacht wird[2].

3. Eine verhältnismäßig seltene Abweichung ist die *Drehung des Rückens nach hinten*. Bleibt dabei der Kopf in seiner normalen Beugehaltung, dann ist immerhin keine weitere Störung zu erwarten, als eine stärkere Beanspruchung des Dammes, weil der Kopf mit einem noch etwas größeren Planum naso-occipitale durchschneidet. Geht aber infolge vorzeitigen Zuges am Kind oder einer Verengerung des Beckeneinganges der Kopf in Streckhaltung über, dann kann sehr leicht das Kinn an der Schoßfuge hängenbleiben, der Austritt des Kopfes erleidet dann eine starke Verzögerung, weil erst Hinterhaupt, Scheitel und Stirn über den Damm gewälzt werden müssen, ehe das Gesicht geboren werden kann. Daraus ergeben sich nicht nur beträchtliche Gefahren für das Kind (vgl. später), sondern auch eine starke Beanspruchung des Dammes[3].

Die *Prognose* der Geburt in Beckenendlage stellt sich in praxi ungünstiger dar, als aus der bisherigen Schilderung des Geburtsmechanismus entnommen werden kann. Das liegt

---

[1] Vgl. weiter unten.

[2] Vgl. weiter unten, S. 259.

[3] Übrigens wird dieser Austrittsmechanismus beim umgekehrten Prager Handgriff (vgl. Operationslehre) nachgeahmt.

Abknickung der
Nabelschnur bei
Eintreten des
nachfolgenden
Kopfes

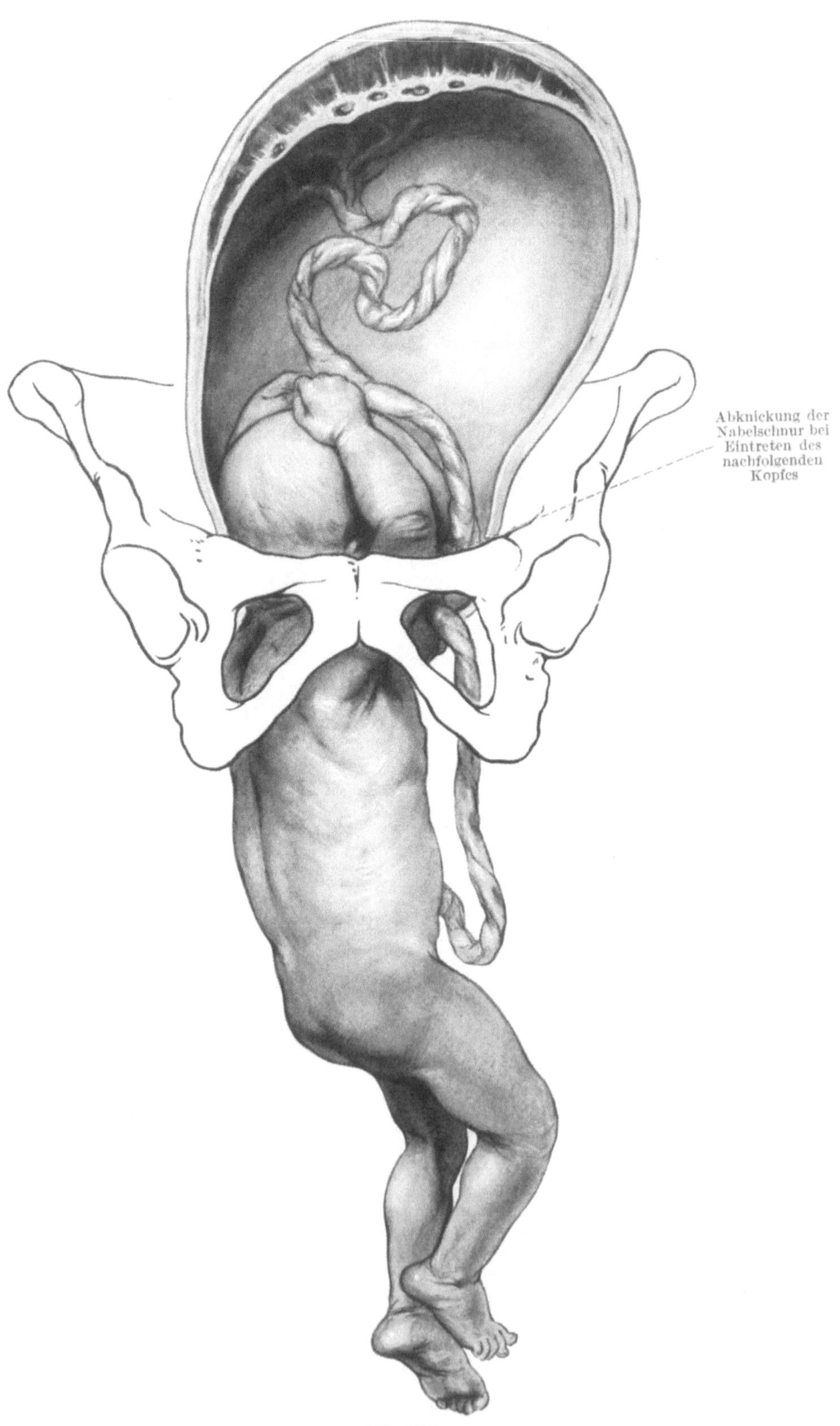

Abb. 235.

einzig und allein daran, daß *während der Passage des Kopfes* durch das Becken *unvermeidlich die Nabelschnur* mehr oder minder stark *komprimiert* und damit dem Kind die Sauerstoffzufuhr abgeschnitten *wird* (Abb. 235). Nur wenn dieser Teil der Austreibungsperiode sehr schnell abläuft, wie etwa bei einer Vielgebärenden mit weichem, schlaffem Geburtskanal, entgeht das Kind der Erstickungsgefahr. Die Geburt in Beckenendlage kann also nur mit großer Einschränkung noch unter die physiologische Geburt eingereiht werden. Wenn wir sie trotzdem in diesem Kapitel beschreiben, so soll damit recht eindringlich klargemacht werden, daß der geburtsmechanische Vorgang an sich in der Schwankungsbreite des Physiologischen gelegen ist und demnach ein ärztliches Eingreifen nur auf eine besondere Anzeige hin zu erfolgen hat. Auch wenn — von Vielgebärenden oder der Geburt des 2. Zwillings abgesehen — dieses Eingreifen regelmäßig im Interesse des Kindes notwendig wird, so soll durch die Einreihung der Beckenendlagengeburt in dieses Kapitel den Studierenden und Ärzten deutlich vor Augen geführt werden, daß bis zu diesem Augenblick, in dem dem Kind Gefahr droht, die Geburt absolut den Naturkräften zu überlassen ist. Die Unterstreichung dieser Mahnung ist deshalb so wichtig, weil die Erfahrung immer wieder zeigt, daß *gerade durch vorzeitiges Eingreifen in den Geburtsvorgang die Prognose für Kind und Mutter getrübt wird.*

Unzeitiges und dann noch häufig *fehlerhaftes Eingreifen trägt die Hauptschuld an der Drehung des Rückens nach hinten, an dem Emporschlagen der Arme,* wodurch nicht nur für das Kind die Prognose aufs ernsteste getrübt, sondern auch die Mutter häufig genug schwer gefährdet wird. Denn gerade in solchen Fällen ist die Kunsthilfe [1] — Lösung der emporgeschlagenen Arme — schwierig. Oftmals wird ein Wechsel der Hand notwendig und dabei unterlaufen sehr leicht Fehler gegen die Asepsis und Antisepsis, die die Mutter mit Puerperalfieber bezahlen muß. Ganz abgesehen davon entstehen bei der notwendigen Eile häufig größere Dammrisse und Absprengungen der Levatorschenkel. Bei Erstgebärenden zählt die Manualhilfe zu den häufigsten *Veranlassungen zu kompletten Dammrissen. Noch ernster* sind *jene tiefen Cervixrisse* zu bewerten, die bei voreiliger Kunsthilfe entstehen können und die Mutter neben der Infektionsgefahr auch noch mit dem Verblutungstod bedrohen. Nur durch solche Fehler ist es zu erklären, daß *die Mortalität der Mütter fast 5% höher* ist als bei der Geburt in Hinterhauptslage.

Für das Kind droht an sich Gefahr nur aus der Abdrosselung der Sauerstoffzufuhr (vgl. oben). Je schneller also der Kopf entwickelt werden kann, um so besser. Das gelingt am leichtesten, wenn die in ihrer natürlichen Haltung verbliebenen Arme schon vor dem Kopf den Beckeneingang passiert haben und der Kopf in leichter Beugehaltung ins Becken eintritt, so daß die ärztliche Kunsthilfe sich darauf beschränken kann, seine Austrittsbewegung durch den gebogenen Abschnitt des Geburtskanals in dem notwendigen Ausmaß zu beschleunigen.

Davon abgesehen, ist natürlich nicht zu leugnen, daß für das Kind auch noch aus anderen Ursachen die Prognose weniger günstig ist. Einmal handelt es sich relativ häufig um Frühgeborene mit herabgesetzter Lebensfähigkeit und besonderer Empfindlichkeit gegen das Geburtstrauma. Weiter trifft die Beckenendlage nicht ganz selten mit Komplikationen zusammen (vgl. unter Ätiologie), die an sich schon die Lebensaussichten für das Kind trüben.

Bei *Fußlagen* ist die *Prognose* von vornherein dadurch *etwas schlechter,* daß der Umfang des Steißes ohne die hinaufgeschlagenen Beine nur 24—25 cm beträgt und infolgedessen erst durch den Kopf die völlige Erweiterung des Muttermundes erzwungen werden muß. Unter diesen Umständen wird nicht nur die Zirkulation in der Nabelschnur früher unterbrochen, sondern infolge der schwierigeren Kunsthilfe vergeht auch oft mehr Zeit bis zur Entwicklung des Kopfes, als mit dem Leben des Kindes verträglich ist. Außerdem ist bei Fußlagen ein frühzeitiger Blasensprung mit Nabelschnurvorfall häufig zu beobachten, so daß unter Umständen schon beim Eintreten des Steißes ins Becken die Nabelschnurzirkulation Schaden leidet.

Ist die Entwicklung des Kopfes durch ein enges Becken noch mechanisch erschwert, dann fallen relativ viele Kinder einem *Schädeltrauma* zum Opfer. *Sinuszerreißungen* (von den selteneren Halsmarkverletzungen ganz abgesehen) sind *nirgends so häufig als bei der Beckenendlage.*

---

[1] Einzelheiten über die Technik vgl. Operationslehre.

Wenn aber erfahrungsgemäß *bei der Beckenendlagengeburt fünfmal soviel Kinder verloren gehen* als bei Schädellagen, so darf nicht vergessen werden, daß *fast in der Hälfte der Fälle eine voreilige oder mangelhafte Kunsthilfe daran Schuld trägt.* Die notwendigen Schlußfolgerungen liegen auf der Hand.

Die *Geburtsleitung* muß eine *absolut abwartende* sein *bis zu dem Augenblick, in dem die Frucht bis zum unteren Schulterblattwinkel geboren ist.* Jetzt erst tritt die entscheidende Phase der Austreibung ein, in der für das Kind die Gefahr der Erstickung besteht. *Je rascher und schonender das Kind aus dieser Situation befreit wird, um so besser,* denn jeder Atemzug, den das Kind macht, ehe die Luftzufuhr von außen gesichert ist, führt zur Aspiration von Fruchtwasser, Blut und Sekret der Geburtswege und gefährdet das Kind, wenn es nicht schon vor der Geburt des Kopfes erstickt, durch eine nachfolgende Aspirationspneumonie. *Trotz aller Eile* ist aber *schonendes Vorgehen notwendig,* nicht nur, um das Kind vor vielleicht tödlichen Verletzungen [1] zu bewahren, sondern auch, um schwere Zerreißungen bei der Mutter zu verhüten.

Das als „Manualhilfe" bezeichnete Eingreifen [2] wird nur unnötig, wenn bei einer Vielgebärenden die Austreibung des Kindes so rasch erfolgt, daß es zu einer Gefährdung gar nicht kommt. Bei einer Erstgebärenden ist mit einer solchen Gunst nie zu rechnen, so daß man gut tut, mit der Desinfektion schon zu beginnen, sobald der Steiß in der Vulva sichtbar wird.

Gelegentlich kann freilich durch die in der Ätiologie der Beckenendlage eine Rolle spielenden oder andere Komplikationen schon früher ein Eingreifen im Interesse der Mutter oder des Kindes notwendig werden. Darauf werden wir in den einzelnen Kapiteln der Pathologie der Geburt noch zurückkommen. Hier sei nur erwähnt, daß in dieser Hinsicht die Beckenendlage insofern günstiger ist als eine Schädellage, weil ein erreichbarer oder herunterzuholender Fuß eine bequeme Handhabe bietet, um die Erweiterung des Muttermundes zu beschleunigen und danach zu extrahieren. Für das Kind sind dabei freilich die Aussichten meist schlecht.

Die Hebamme ist übrigens verpflichtet, sofort den Arzt herbeizurufen, sobald sie erkannt hat, daß es sich um eine Beckenendlage handelt.

F. Die Mehrlingsgeburt.

Durchschnittlich beobachtet man *auf etwa 80 Geburten eine Zwillingsgeburt. Drillings- und Vierlingsgeburten* sind dagegen sehr viel seltener, auch *Fünflinge* und *Sechslinge* sind einwandfrei beobachtet. Beglaubigt scheint auch die Geburt von *Siebenlingen* am 9. Januar 1600 in Hameln (2 ♂, 5 ♀), die allerdings am 11. Tage sämtlich starben. Nach HELLINs Formel kommen Zwillinge einmal auf 80 Geburten, Drillinge auf $80^2 = 6400$, Vierlinge auf $80^3 = 512\,000$ und Fünflinge auf $80^4 = 40\,960\,000$ Geburtsfälle.

Die Häufigkeit der mehrfachen Schwangerschaft nimmt im allgemeinen mit der Zahl der Geburten und dem Alter der Mutter zu. Zweieiige Zwillinge werden vorwiegend bei Mehrgebärenden beobachtet. Auch eine wiederholte Zwillingsschwangerschaft bei derselben Frau ist nichts seltenes. *Mehrfache Schwangerschaft* findet sich häufig bei Frauen mit hoher Fruchtbarkeit; sie ist ebenso wie die letztere *erblich,* aber auch von väterlicher Seite scheint Erblichkeit zu bestehen. VALENTA referiert einen von BOER im Jahr 1808 publizierten, einzig dastehenden Fall: „Eine Frau, selbst Vierlingskind, bekam von ihrem Mann, der selbst ein Zwillingskind war, 32 Kinder, und zwar zweimal Vierlinge, sechsmal Drillinge und dreimal Zwillinge. Von diesen Kindern waren 26 männlichen Geschlechts, am Leben blieben 12 Kinder." Bei *Uterus duplex* scheint Zwillingsschwangerschaft besonders häufig zu sein.

Je größer die Zahl der Früchte ist, desto geringer ist meist die Aussicht auf ihre Lebenserhaltung. Daß *Fünflinge,* wie die vor 1 Jahre in Toronto (Kanada) geborenen 5 Mädchen sämtlich am Leben blieben und sich gut entwickeln, gehört jedenfalls schon in die Reihe von Kuriositäten [3]. Ein zweiter derartiger Fall betrifft eine Frau in Palermo.

Zwillinge entstehen entweder aus zwei Eiern (zweieiige Zwillinge) oder aus einem Ei (eineiige Zwillinge). Von 100 Zwillingen sind etwa 85 zweieiige und 15 eineiige. Nach anderen Angaben entfällt aber ein Drittel aller Zwillingsschwangerschaften auf eineiige Zwillinge.

Zweieiige Zwillinge verdanken ihre Entstehung am häufigsten einer mehrfachen Ovulation innerhalb eines menstruellen Zyklus. Dabei können die beiden Eier aus einem oder aus beiden Eierstöcken stammen. Schließlich ist es auch möglich, daß trotz einer einzigen Ovulation zwei Eier befruchtet werden, denn man hat wiederholt Follikel mit zwei und selbst drei Eiern gefunden (v. FRANQUÉ, BUMM, STRASSMANN), und zwar am häufigsten bei Frauen, in deren Familie die Neigung zur Mehrlingsschwangerschaft erblich auftrat (Abb. 236).

---

[1] Vgl. darüber näheres „Operationslehre".

[2] Über die Technik und Schwierigkeiten der Manualhilfe vgl. Operationslehre.

[3] Beglaubigte Photogramme dieser jetzt über 1 Jahr alten Kinder in: Die Woche **1935**, Nr 23.

Entstammen die befruchteten Eier zwei Ovulationen, dann findet man auch zwei Corpora lutea in einem Eierstock oder auf die beiden Eierstöcke verteilt.

In solchem Fall bestünde, besonders dort, wo die beiden Corpora lutea sich auf beide Eierstöcke verteilen, theoretisch die Möglichkeit, daß die beiden Eier durch zwei verschiedene Kohabitationen befruchtet werden (*Superfecundatio* oder Überschwängerung); ja sogar die Möglichkeit, daß das befruchtende Sperma von zwei verschiedenen Männern stammt, wäre nicht von der Hand zu weisen. Für beide Möglichkeiten liegen aber beweisende Beobachtungen beim Menschen nicht vor.

Man hat früher auch viel über die Möglichkeit einer Befruchtung von zwei aus verschiedenen Ovulationsperioden stammenden Eiern (*Superfetatio* oder Überfruchtung) diskutiert und dafür die oft beobachtete verschiedene Entwicklung der beiden Zwillinge ins Feld geführt. Aber ganz abgesehen davon, daß derartige Differenzen auch bei eineiigen Zwillingen vorkommen, erklären sie sich viel zwangloser aus verschiedenen Wachstumsbedingungen, insbesondere auch aus Ungleichheiten in der Blutversorgung. Zudem liegt ein beweisender Fall für diese Möglichkeit bisher nicht vor[1].

Zweieiige Zwillinge sind in der Hälfte der Fälle gleichen, *in der Hälfte verschiedenen Geschlechts.*

Entsprechend ihrer Entwicklung sind *zweieiige Zwillinge, jeder für sich, von Amnion und Chorion umgeben (Gemini dichoriati). Jeder Zwilling hat auch seine eigene Placenta* (Abb. 240), wenngleich die beiden Placenten manchmal äußerlich zu einem einheitlichen Fruchtkuchen verwachsen erscheinen. Aber auch in solchen Fällen ist jedenfalls durch Injektion von der Nabelschnur her immer nachweisbar, daß jedes Kind seinen eigenen Kreislauf hat, der mit dem des anderen nirgends kommuniziert. Wo man also zwei getrennte Placenten oder eine äußerlich einheitliche Placenta mit zwei getrennten Kreisläufen und eine aus vier Membranen (2 Amnien und 2 Chorien) bestehende Scheidewand zwischen den beiden Eihöhlen findet, dort handelt es sich stets um zweieiige Zwillinge (Abb. 238). Diese Feststellung ist praktisch von großer Wichtigkeit, wenn es sich um zwei Kinder gleichen Geschlechts handelt, während *bei Kindern verschiedenen Geschlechts allein schon die Geschlechtsverschiedenheit die Diagnose der Zweieiigkeit sichert.*

Demgegenüber müssen eineiige Zwillinge immer gleichen Geschlechts sein, weil sie *sich aus einem einzigen Ei entwickeln.* Obwohl man Eier mit zwei Keimbläschen kennt (Abb. 237) (v. FRANQUÉ, STÖCKEL), deren Furchung zur Entstehung eineiiger Zwillinge führen würde, deutet die verhältnismäßige Häufigkeit von teilweise verwachsenen Mißbildungen bei eineiigen Zwillingen darauf hin, daß sie wahrscheinlich nur dadurch entstehen, daß die ursprünglich einheitliche Embryonalanlage im Gastrulastadium sich spaltet. Zudem müßten, wenn die eineiigen Zwillinge aus Eiern mit zwei Keimbläschen entstünden, die Zwillinge dichoriat sein.

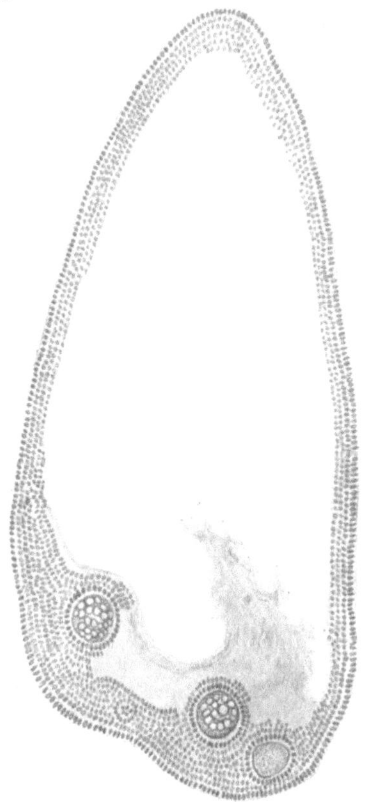

Abb. 236. Dreieiiger GRAAFscher Follikel.
(Nach v. FRANQUÉ.)

Entsprechend dieser Entstehung sind *eineiige Zwillinge* trotz häufiger Größenunterschiede bei der Geburt nicht nur körperlich sich außerordentlich ähnlich, sondern sie gleichen sich auch hinsichtlich Konstitution, Charakter und aller sonstigen individuellen Eigentümlichkeiten wie der Finger- und Zehenabdrücke, in ihrem serologischen Verhalten absolut. Sie *haben immer die gleiche Erbmasse* und stellen sicherlich die wertvollsten Objekte für das Studium der Vererbung beim Menschen dar. Eine Erkrankung, die bei einem von zwei eineiigen Zwillingen auftritt, während der zweite Zwilling davon verschont bleibt, kann nicht vererbt sein. Jeder Arzt sollte mithelfen, das für die Vererbungsforschung unschätzbare Material von eineiigen Zwillingen zu sammeln und sollte deshalb bei gleichgeschlechtlichen Zwillingen niemals auf eine genaue Nachforschung verzichten, ob es sich nun tatsächlich um eineiige oder um zufällig gleichgeschlechtliche zweieiige Zwillinge handelt.

---

[1] Neuestens (Brit. med. J., 8. Dez. **1934**) ist ein solcher Fall mitgeteilt: Eine Mp. gebar mit einer Pause von 56 Tagen 2 gesunde Kinder normalen Gewichts.

Die *einwandfreie Entscheidung* ist möglich *durch die Untersuchung der Nachgeburts-teile. Eineiige Zwillinge haben stets eine einheitliche Placenta* (Abb. 241) und *die Kreis-läufe beider Kinder kommunizieren* mindestens an irgendeiner Stelle miteinander, so daß also ein gewisser Stoff- und Blutaustausch zwischen den beiden Zwillingen möglich ist. Man bezeichnet den beiden Zwillingen gemeinsamen Gefäßbezirk als „dritten Kreislauf" (SCHATZ) und kann in Hinsicht darauf eineiige Zwillinge auch als *Chorioangiopagi* bezeichnen. Außerdem haben eineiige Zwillinge stets ein gemeinsames Chorion (Abb. 239), so daß die zwischen beiden Eineihöhlen vor-handene Trennwand nur aus zwei dünnen Schichten, den beiden Amnien besteht *(Gemini monochoriati)*.

Das als 3. Kreislauf bezeichnete gemeinsame Gefäßgebiet ist sehr verschieden ausgebildet. In manchen Fällen bestehen schon an der fetalen Oberfläche deutlich erkennbare breite Gefäßanastomosen, in anderen Fällen beschränkt sich der 3. Kreislauf auf einige feine Ver-bindungen der Zottencapillaren in der Tiefe der Placenta.

Sind beide Zwillinge an der Ausbildung des 3. Kreislaufes in gleichem Ausmaß beteiligt, dann folgt daraus keinerlei Komplikation. Wo aber das Gefäßgebiet des einen Zwillings an der Ausbildung des 3. Kreislaufes stark, das des anderen weniger beteiligt ist, da ergeben sich aus der ungleichen Strombreite leicht Unterschiede in der Blut-verteilung und damit in der Nährstoffzufuhr auf die zwillingseigenen Kreisläufe mit der Folge, daß der benachteiligte, gegen erhöhten Widerstand arbeitende Zwilling in seiner Entwicklung zurückbleibt. Das kann soweit gehen, daß der eine Zwilling bereits in der ersten Hälfte der Schwangerschaft abstirbt und unter Resorption des Frucht-wassers mumifiziert. Der ungestört weiter wachsende Zwilling be-ansprucht dann aber soviel Raum, daß der mumifizierte Partner im vollsten Sinn des Wortes an die (Uterus-) Wand gedrückt und dabei mehr oder minder abgeplattet wird. Dann wird nach der Geburt eines wohlentwickelten Kindes, gewöhnlich zusammen mit der Placenta und den Eihäuten, eine in

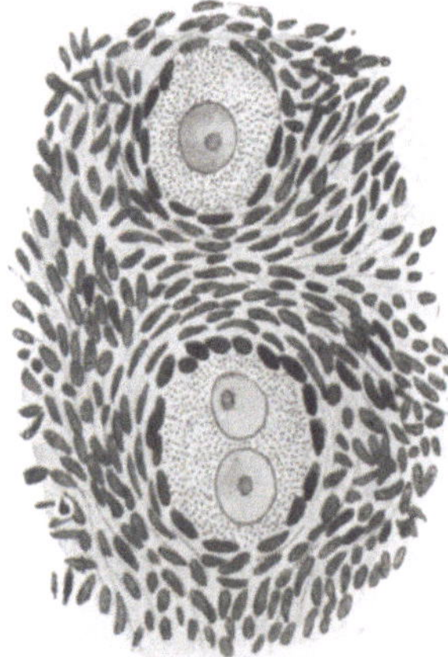

Abb. 237.
Unten: Primordialfollikel, enthaltend ein Ovulum mit *zwei* Keimbläschen. (Echtes Zwillingsei.)
Oben: Ovulum mit *einem* Keim-bläschen.
(Nach V. FRANQUÉ.)

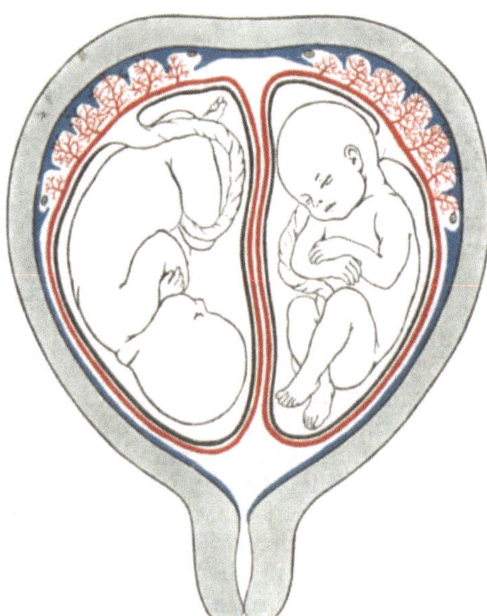

Abb. 238. Zweieiige Zwillinge.
Zwei Placenten und zwei Chorien.

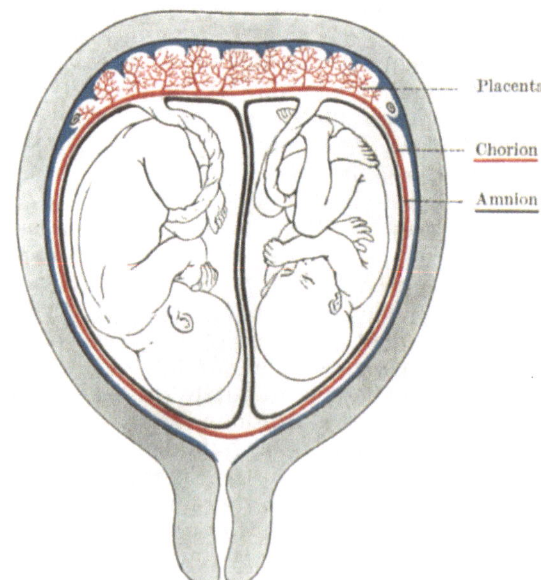

Abb. 239. Eineiige Zwillinge.
Eine Placenta, ein Chorion.

ihrer Größe dem 3.—5. Schwangerschaftsmonat entsprechende, graue, eingeschrumpfte und plattgedrückte Frucht geboren, ein sog. *Fetus papyraceus sive compressus* (Abb. 242).

Sehr viel seltener kommt es infolge sehr ausgedehnter Gefäßkommunikation zu einer vollständigen Umkehrung des Kreislaufes derart, daß beim einen Zwilling das Blut zentripetal zum Herzen strömt, getrieben vom Herzen des starken Fetus. Dadurch kommt die Entwicklung des einen Zwillings zum Er-liegen, sein Herz schwindet und er erscheint schließlich als ziemlich formloses Anhängsel des kräftigen Zwillings (sog. *herzlose Mißgeburt* oder *Acardiacus*).

Infolge des erhöhten Stoffwechsels der doppelten Fruchtanlage, der damit verbundenen starken Belastung des mütterlichen Organismus mit fetalen Stoffwechsel-

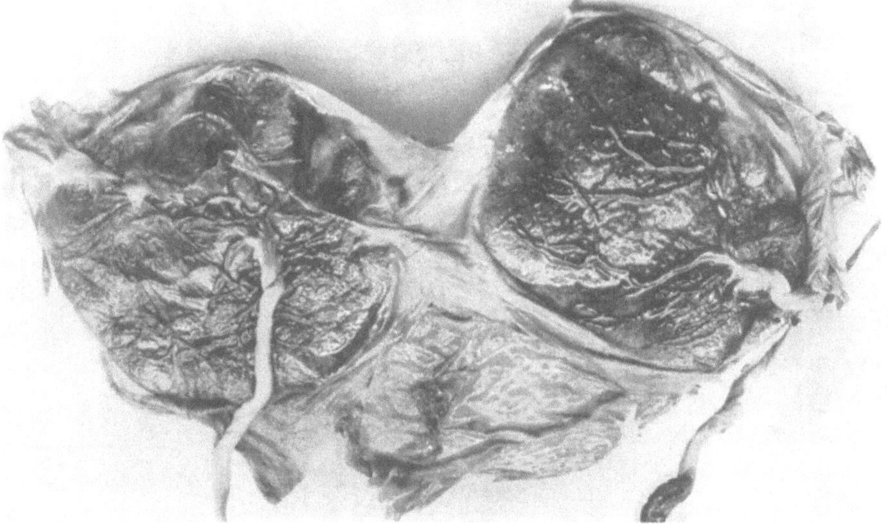

Abb. 240. Zweieiige Zwillingsplacenta. Die Placenten durch ein breites Septum getrennt, Gefäßanastomosen bestehen nicht.

produkten und infolge der größeren Ausdehnung des Leibes sind nicht nur die Schwangerschaftsbeschwerden bei Zwillingen häufig verstärkt, sondern es besteht auch

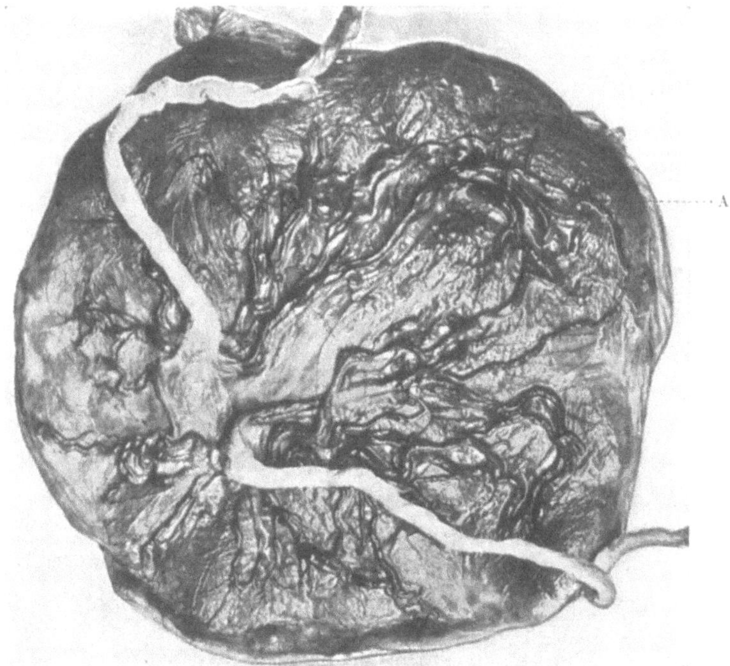

Abb. 241. Eineiige Zwillingsplacenta mit breiten Gefäßanastomosen bei A.

zweifellos eine starke Neigung zu den als Gestosen bezeichneten Störungen[1]. Die Geburt tritt nicht selten einige Wochen vor dem normalen Schwangerschaftsende ein.

[1] Vgl. darüber Pathologie der Schwangerschaft.

Die geborenen Früchte stehen im allgemeinen in Größe und Gewicht hinter anderen Neugeborenen zurück, auch wenn die Geburt nicht vorzeitig erfolgt. Sehr *häufig* besteht eine auffallend *ungleiche Entwicklung der Zwillinge.*

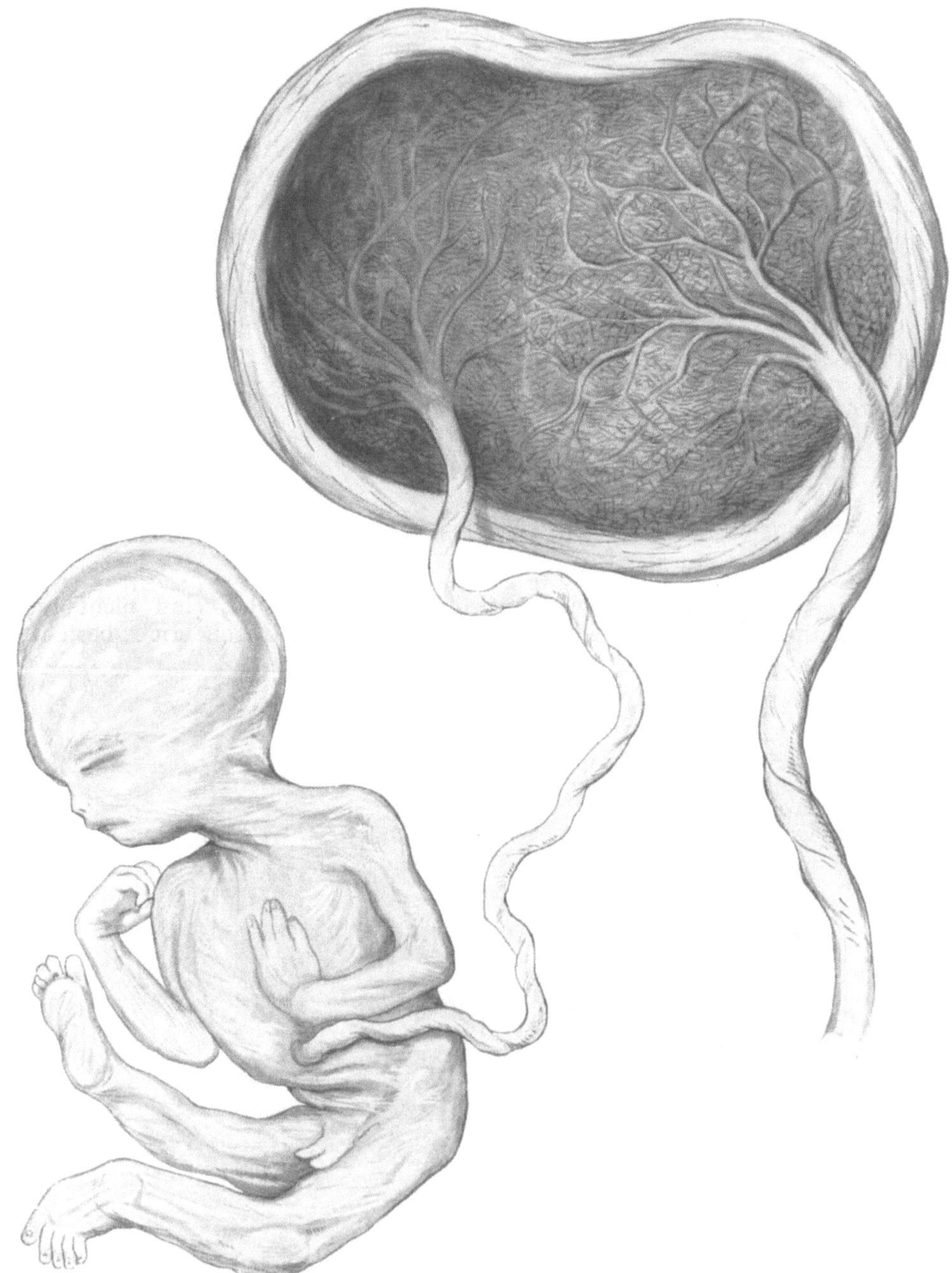

Abb. 242. Zwillingsplacenta mit Fetus papyraceus.
(Nach einem Präparat der Göttinger Frauenklinik.)

Bei Drillings-, Vierlings- und Fünflingsschwangerschaften liegen die Verhältnisse in bezug auf die Herkunft aus einem oder mehreren Eiern, Entwicklung der Früchte und Geschlecht ganz ähnlich. Je zahlreicher die Früchte, um so früher wird gewöhnlich die Schwangerschaft unterbrochen.

Die *Diagnose* der Zwillingsschwangerschaft ist keineswegs immer leicht. In vielen Fällen wird man sich auf eine Wahrscheinlichkeitsdiagnose beschränken müssen.

Verdacht erwecken muß in der ersten Hälfte der Schwangerschaft ein *ungewöhnlich rasches Wachstum des Uterus,* später die *abnorm starke Ausdehnung des Leibes,* die aber natürlich auch durch reichliches Fruchtwasser bedingt sein kann. Der Verdacht wird bestärkt, wenn man auffallend viele Kindsteile durch die Palpation nachzuweisen vermag. Gelingt es, mit Sicherheit zwei gleichnamige Teile, z. B. zwei Köpfe zu entdecken, dann ist die Diagnose gesichert.

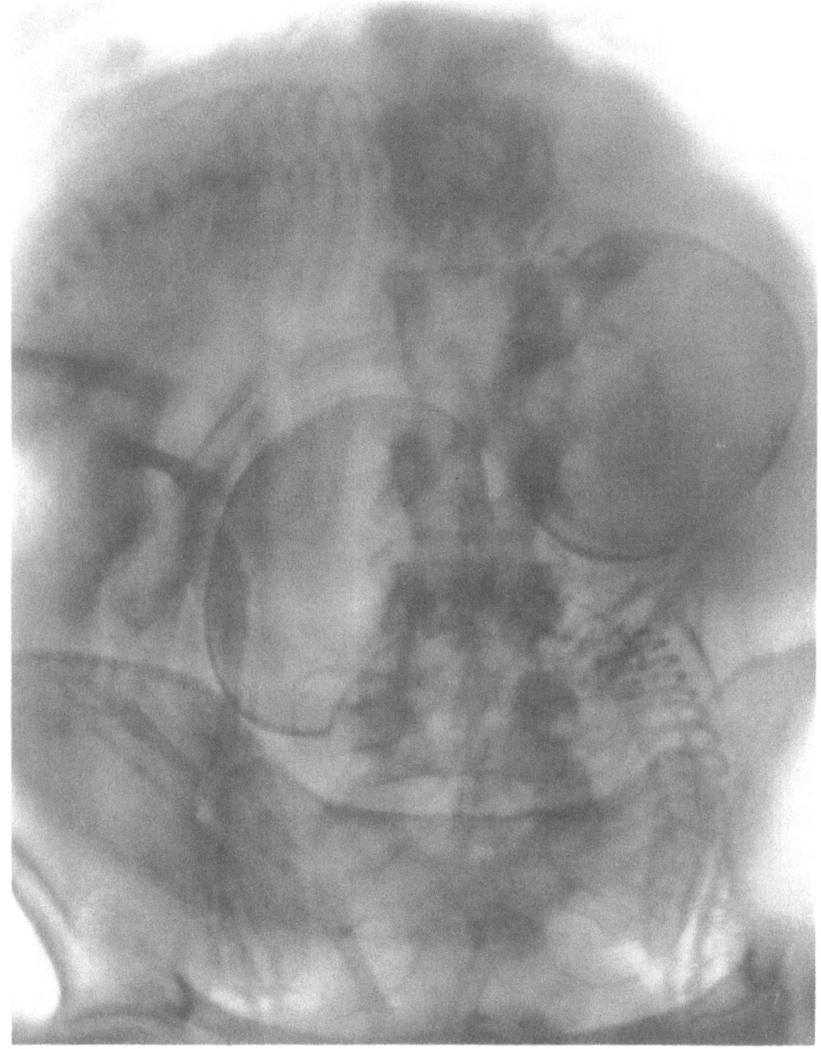

Abb. 243. Röntgenaufnahme einer Zwillingsschwangerschaft.

Einen wertvollen Anhaltspunkt gewährt zuweilen die Auskultation der kindlichen *Herztöne.* Hört man sie auf beiden Seiten des Leibes in gleicher Stärke und einwandfrei in *verschiedener Frequenz,* dann muß es sich um zwei Früchte handeln. Bei gleicher Frequenz ist dieses Zeichen jedoch nicht beweisend. Überhaupt sind häufig gerade bei Zwillingsschwangerschaften die Herztöne sehr schlecht hörbar, so daß man daraus gar keine Schlüsse ziehen kann.

In einer Klinik ist man heutzutage bei Verdacht auf Zwillinge in der Lage, durch eine *Röntgenaufnahme* sofort sich Sicherheit zu verschaffen (Abb. 243).

Die Diagnose unter der Geburt bleibt ebenfalls häufig unsicher. Verdacht wird am ehesten erweckt dadurch, daß der vorliegende Teil im Verhältnis zur starken

Ausdehnung des Leibes verhältnismäßig klein ist. Wenn der Schädel vorliegt, ist ein von GAUSS angegebenes Zeichen sehr wertvoll. In der Hälfte der Fälle zeigt näm- lich der erste Zwilling bei schon im Becken stehendem Kopf eine ausgesprochene

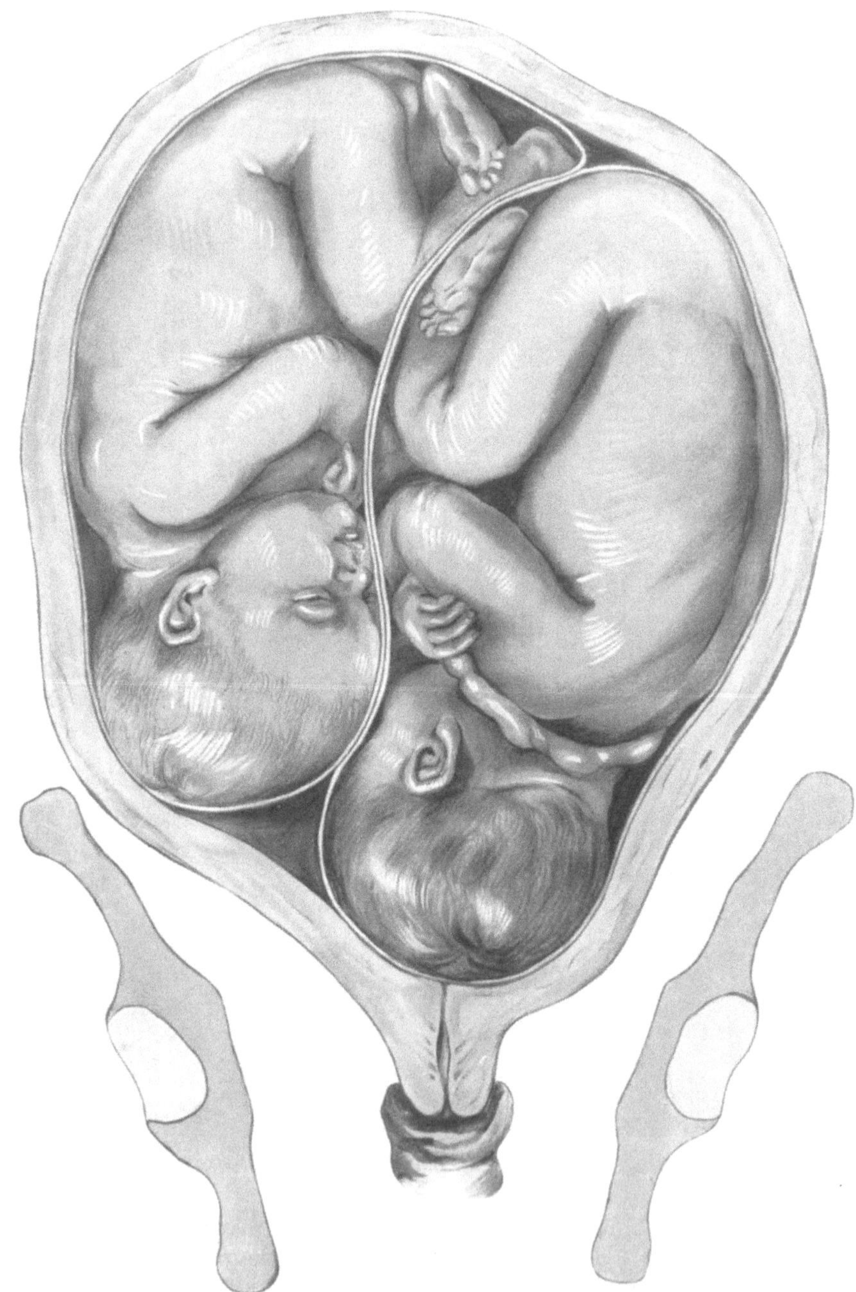

Abb. 244. Zwillinge, beide in Schädellage *nebeneinander* liegend.

Vorderscheitelbeineinstellung. Nach der Geburt des ersten Kindes ist die Anwesenheit eines zweiten an der relativ großen Ausdehnung des Uterus, den wahrnehmbaren Kinds- teilen und Herztönen, noch leichter natürlich bei der inneren Untersuchung zu erkennen.
Die Fruchtlage ist bei Zwillingen sehr wechselnd. In ungefähr der Hälfte der Fälle liegen beide Kinder in Kopflage (Abb. 244), bei $^1/_3$ der Fälle erfolgt die Geburt

des ersten Kindes in Kopf-, die des zweiten in Beckenendlage (Abb. 245). Relativ häufig ist der zweite Zwilling in Schräglage, auch können beide Früchte quergelagert sein. Verhältnismäßig häufig sind unter den Kopflagen Streckhaltungen, besonders beim zweiten Zwilling.

Drillinge, Vier- und Fünflinge sind bisher kaum vor der Geburt diagnostiziert worden.

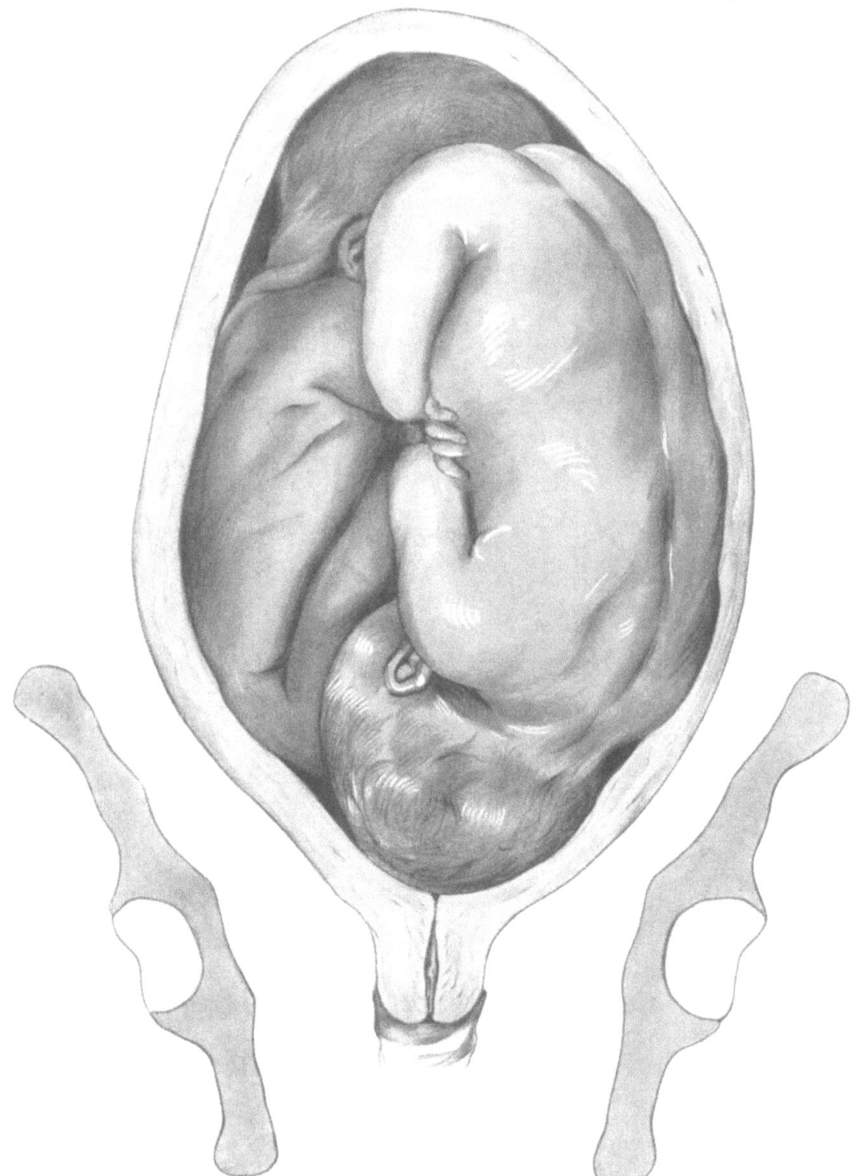

Abb. 245. Zwillinge, das eine Kind in Schädellage, das andere in Beckenendlage, mehr *hintereinander* gelegen.

Die *Geburt* ist in vielen Fällen dadurch charakterisiert, daß infolge der starken Überdehnung der Uteruswände eine *primäre Wehenschwäche* besteht und dadurch die *Eröffnungsperiode verlängert* wird. Die *Austreibungsperiode ist* dagegen häufig sogar *verkürzt*. Nach der Geburt des ersten Kindes stellt sich eine zweite Fruchtblase, worauf nach kurzer Zeit das zweite Kind geboren wird. Dann erst folgt die Nachgeburt beider Früchte.

Nur selten wird bei getrenntem Sitz der Placenta die Nachgeburt des ersten Kindes vor der Geburt des zweiten Kindes ausgeschieden. Ganz ungewöhnlich ist es, wie wir einmal beobachten konnten, daß nach der Geburt des ersten Kindes zunächst die Placenta des zweiten Kindes geboren wird (Vorfall der Nachgeburt).

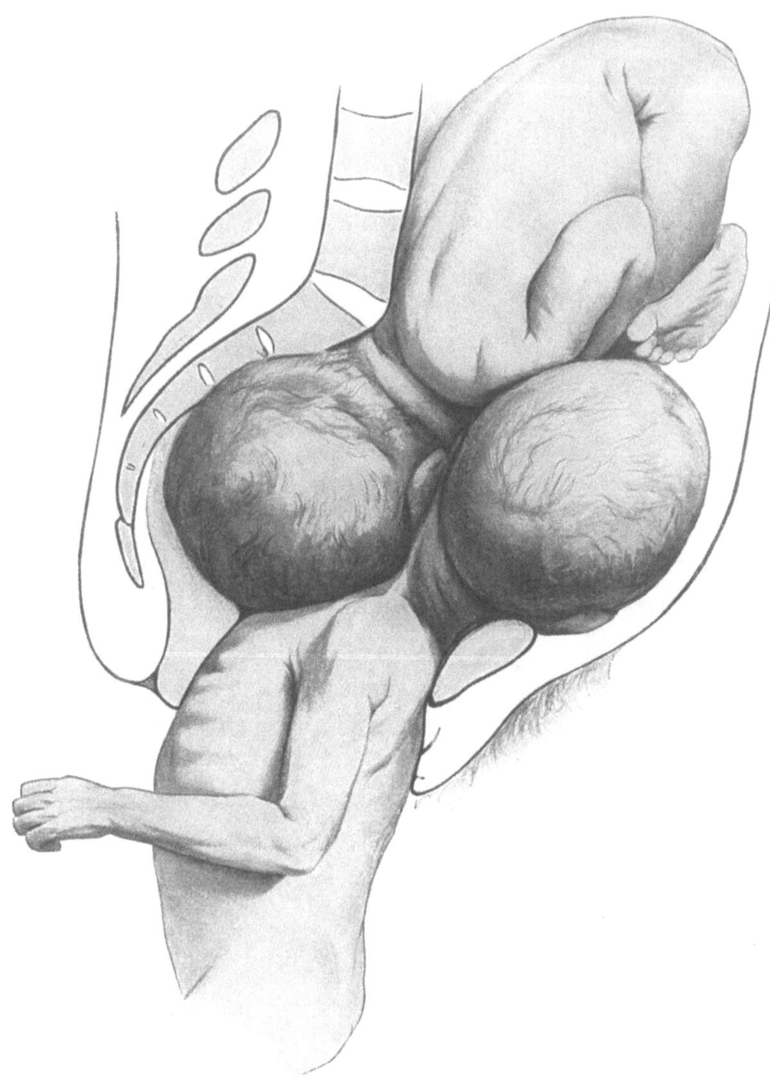

Abb. 246. Erster Zwilling in Fußlage, zweiter in Kopflage.
Die Köpfe sind „verhakt" und behindern sich gegenseitig am Austritt.
(Nach BUMM.)

Verhältnismäßig *häufig* sind nach der Geburt von Zwillingen *atonische Blutungen in der Nachgeburtszeit.*

Die *Prognose* der Zwillingsgeburt ist eine für die Mutter ein wenig, für die Kinder aber entschieden ungünstigere als die der einfachen Geburt. Das ergibt sich vor allem aus der Häufigkeit abnormer Lagen und der dadurch notwendigen Eingriffe. Außerdem spielt die meist geringere Lebensreife der Mehrlinge eine bedeutsame Rolle.

Die *Geburtsleitung* ist, sofern man eine Längslage des vorangehenden Zwillings festgestellt hat, zunächst eine streng abwartende. Die häufig zu beobachtende primäre Wehenschwäche ist nach den dafür angegebenen Regeln zu behandeln[1].

---

[1] Vgl. Pathologie der Geburt.

Nach der Geburt des ersten Kindes muß das placentare Ende des Nabelstranges sorgfältig unterbunden werden, da bei eineiigen Früchten sich das zweite Kind aus dem Nabelstrang des ersten verbluten könnte. Dann stelle man die Lage des zweiten Kindes durch äußere, notfalls durch innere Untersuchung fest. Handelt es sich um eine Längslage, dann wird die Spontangeburt abgwartet.

Mit großer Sorgfalt müssen dabei die Herztöne des zweiten Kindes überwacht werden, denn durch die Verkleinerung des Uterus löst sich nicht selten ein Teil der Placenta des zweiten Fetus, der dadurch asphyktisch wird. Bei den geringsten Zeichen der Asphyxie muß natürlich sofort entbunden werden. Handelt es sich um eine Längslage, so sprenge man die Fruchtblase und exprimiere die Frucht, was gewöhnlich leicht gelingt.

Findet sich das erste oder zweite Kind in Querlage, dann muß nach den dafür gültigen Prinzipien gehandelt werden.

Manchmal kommt es vor, daß nach der Geburt des ersten Kindes infolge von fortdauernder Wehenschwäche die Austoßung des zweiten Kindes sich verzögert. In solchen Fällen gebe man ein Wehenmittel.

Andere Komplikationen bei Zwillingsgeburten sind selten, dann aber oft recht bedrohlich. So können z. B. bei Schädellagen beide Köpfe ins Becken eintreten. Der zweite Kopf liegt dann in der Halsausbiegung des ersten Kindes. Dann versuche man, den tiefstehenden Kopf mit der Zange zu extrahieren. Gelingt das nicht, dann muß der vorangehende Kopf perforiert und damit das erste Kind verloren gegeben werden. Vereinzelt ist auch beobachtet worden, daß beide Kinder in Beckenendlage eintreten und neben dem nachfolgenden Kopf des ersten Kindes noch Steiß und Brust des zweiten im Becken lagen. Dann versucht man, das zweite Kind zurückzuschieben und danach den Kopf des ersten zu entwickeln. Besonders unglücklich ist es, wenn das erste Kind in Beckenendlage bis zum Hals geboren und gleichzeitig der Kopf des zweiten Kindes in Schädellage eingetreten ist (Abb. 246). Dann bleibt meistens nichts anderes übrig, als beim ersten Kind, das durch die Kompression der Nabelschnur doch dem Erstickungstod preisgegeben ist, den nachfolgenden Kopf zu perforieren. Folgt der verkleinerte Kopf auf Zug, so extrahiere man ihn. Gelingt das nicht, dann muß man den Hals des ersten Kindes durchtrennen, dann den Kopf des zweiten Kindes mit der Zange extrahieren und danach erst den Kopf des ersten Kindes manuell entwickeln.

Nach der Geburt des zweiten Kindes *muß der Uterus sorgfältig überwacht werden,* damit es nicht zu atonischen Blutungen kommt. Auch nach der Austoßung der Placenta ist noch längere Überwachung notwendig. Zweckmäßig gibt man sofort nach der Geburt des zweiten Kindes 1 ccm Secacornin i. m. Über die Behebung etwaiger atonischer Blutungen vgl. S. 548f.

Sind die neugeborenen Kinder schwach entwickelt, so müssen sie nach den für Frühgeburten geltenden Prinzipien behandelt werden (vgl. S. 325).

Für die Drillings-, Vierlings- und Fünflingsgeburt lassen sich allgemeingültige Vorschriften kaum aufstellen. —

Die Mehrlingsgeburt läuft also, trotz der Teilung des Geburtsobjektes und trotz mancher Störungsmöglichkeiten, überwiegend häufig physiologisch ab. Andererseits sind zweifellos Störungen des Geburtsvorganges wesentlich häufiger als bei der typischen Geburt eines einzigen Kindes. Wenn wir trotzdem auch die Mehrlingsgeburt noch in dem Kapitel „Physiologie" der Geburt untergebracht haben, so leitet uns auch dabei in erster Linie der erzieherische Gedanke, den Studierenden und Ärzten recht klar zu machen, daß nicht die Tatsache einer Mehrlingsgeburt als solche, sondern nur ganz bestimmte, von der Mutter oder vom Geburtsobjekt ausgehende Anzeigen ein Eingreifen in den natürlichen Geburtsablauf rechtfertigen können.

Literatur.

Physiologie der Geburt.

AHLFELD: Die Desinfektion der Hand des Geburtshelfers und Chirurgen. Slg. klin. Vortr., N. F. Nr 310, 311. — ASCHOFF: Zur Cervixfrage. Mschr. Geburtsh. **22**, 611.

BAISCH: Die Narkose in der Geburtshilfe. Operative Geburtshilfe. Ergänzungsband von DÖDERLEINS Handbuch der Geburtshilfe. Wiesbaden: J. F. Bergmann 1917. — Die Schmerzlinderung bei normalen Geburten. A. DÖDERLEINS Handbuch der Geburtshilfe, Erg.-Bd. Wiesbaden: J. F. Bergmann 1917. — BAUDOIN: Sechslingsgeburten. Gaz. méd. Paris. 2 u. 30, April 1904. — BENEKE: Über Tentoriumzerreißungen bei der Geburt usw. Münch. med. Wschr. **1910** II, 2125. — Verh. dtsch. path. Ges. **1910.** — BIEDL: Innere Sekretion. Berlin-Wien 1913. — BUCURA, C. J.: Über Gefäßverschlußvorrichtungen im weiblichen Genitale. Zbl. Gynäk. **1910**, 561. — BUMM u. BLUMREICH: Ein neuer Gefrierdurchschnitt durch die Leiche einer in der Austreibungsperiode verstorbenen Kreißenden und seine Bedeutung für die Lehre vom unteren Uterinsegment. Z. Geburtsh. **57**, 235 (1906).

Duncan: Contrib. to the mecanism of natural and morbid parturition; the expulsion of the placenta. Edinburgh 1875.

Engelhorn: Klinische und experimentelle Beobachtungen über nervöse Reflexe von verschiedenen Organen auf den Uterus. Arch. Gynäk. 96, 1 (1912). — Engels: Die Desinfektion der Hände. Jena: Gustav Fischer 1905. — Esch: Über Krämpfe bei Neugeborenen. Arch. Kinderheilk. 1909, 60. — Zbl. Gynäk. 1916, 321. — Arch. Gynäk. 88, H. 1, 60.

Frankl, O. u. L. Stolper: Über den Gefäßverschluß post partum. Arch. Gynäk. 90, 133 (1910). — Franqué, O. v.: Cervix und unteres Uterinsegment. Stuttgart 1897. — Friolet, K.: Über spontane Haltungskorrektur des Kopfes bei Gesichtslage. Z. Geburtsh. 54, 504 (1904). — Füth: Über die desinfektorische Wirkung des Alkohols und ihre Ursachen. Zbl. Gynäk. 1906, Nr 33.

Gauss, C. J.: Zur instrumentellen direkten Messung der Conjugata obstetrica. Z. Geburtsh. 54, 122 (1905). — Bericht über das erste Tausend Geburten im Scopolamindämmerschlaf. Münch. med. Wschr. 1907 I; ferner Zbl. Gynäk. 1907, Nr 2. — Arch. Gynäk. 78, 379. — Über intrauterine Belastungsdeformitäten. Ref. Verh. dtsch. Ges. Gynäk. 1909. — Die Technik des Scopolamin-Morphiumdämmerschlafs in der Geburtshilfe. Zbl. Gynäk. 1907.

Hasse, C.: Das menschliche Becken in anatomischer und geburtshilflicher Beziehung. Arch. Anat. u. Physiol. 1910. — Heckner, F.: Beiträge zur Anatomie des Gefäßverschlusses post partum. Z. Geburtsh. 72, 281 (1912). — Henkel: Über intrakranielle Blutungen Neugeborener. Zbl. Gynäk. 1922, H. 4, 1. — Herff, v.: Läßt die Haltungsverbesserung bei Gesichtslagen einen besonderen Vorteil erwarten? Münch. med. Wschr. 1895 II. — Herff, v. u. L. Hell: Secacornin. Arch. Gynäk. 57, H. 3. — Hoogkamer, J.: Die Nerven der Gebärmutter. Arch. Gynäk. 99, 231 (1913). — Hüssy: Wehenschwäche und Wehenmittel. Mschr. Geburtsh. 42. — Eine neue, ungefährliche Form des Dämmerschlafs unter der Geburt. Zbl. Gynäk. 1916.

Jaschke, v.: Physiologie der Geburt. Liepmanns Handbuch der gesamten Frauenheilkunde, Bd. 3. Leipzig 1914. — Zur Rationalisierung des Dammschutzes. Arch. Gynäk. 134 (1928). — Moderne Anästhesierungsverfahren in der Geburtshilfe. Narkose u. Anästh. 1928, H. 7. — Zum Problem der Geburtserleichterung. Fortschr. Ther. 1933, H. 1. — Joachimsthal: Über Verbildungen extrauterin gelagerter Feten. Berl. klin. Wschr. 1897, Nr 4, 75.

Kaltenbach: Über die Bedeutung der fetalen Wirbelsäule für den Austrittsmechanismus. Z. Geburtsh. 21. — Kehrer: Experimentelle Untersuchungen über die Wirkung der Mutterkornpräparate. Arch. Gynäk. 84. — Kehrer, E.: Physiologische und pharmakologische Untersuchungen an den überlebenden und lebenden Genitalien. Arch. Gynäk. 91, 160 (1907). — Experimentelle Untersuchungen über nervöse Reflexe von verschiedenen Organen und peripheren Nerven auf den Uterus. Arch. Gynäk. 90, 169 (1910). — Kermauner, F.: Respirationsapparat und Harnapparat in Beziehung zum weiblichen Genitale. 6. Suppl.-Bd. zu Nothnagels Handbuch. Wien u. Leipzig 1912. — Knaus: Über die Ursachen der Geburtsauslösung. Med. Klin. 1934 II. — Krönig: Der Ersatz der inneren Untersuchung Kreißender durch die Untersuchung per rectum. Vortr. geburtsh.-gynäk. Ges. Leipzig, 20. Nov. 1893. Zbl. Gynäk. 1894. — Schmerzlose Entbindungen im Dämmerschlaf. Dtsch. med. Wschr. 1908 I. — Krönig u. Blumberg: Beiträge zur Händedesinfektion. Leipzig: Arthur Georgi 1900. — Kruiger u. Offergeld: Der Vorgang der Zeugung, Schwangerschaft und Geburt an der ausgeschalteten Gebärmutter. Arch. Gynäk. 83 (1907). — Kundrat: Über die intrameningealen Blutungen Neugeborener. Wien. klin. Wschr. 1890 I, 887. — Kurdinowsky: Physiologische und pharmakologische Experimente an der isolierten Gebärmutter. Inaug.-Diss. Petersburg 1904. — Der Geburtsakt am isolierten Uterus beobachtet usw. Arch. Gynäk. 73, 76 (1904). — Küster, H.: Untersuchung über den Modus der Dammdehnung unter der Geburt. Z. Geburtsh. 65, 569 (1910).

Lahs: Die Theorie der Geburt. Bonn 1877. — Zur Mechanik der Geburt. Berlin 1872. — Liepmann: Geburtshilfliches Seminar. Berlin: August Hirschwald 1910. — Leopold: Vergleichende Untersuchungen über die Entbehrlichkeit der Scheidenspülungen bei normalen Geburten und über die sog. Selbstinfektion. Arch. Gynäk. 47/48 (1894). — Leopold u. Goldberg: Über die Entbehrlichkeit der Scheidenausspülungen und -auswaschungen bei regelmäßigen Geburten und die größtmöglichste Verwertung der äußeren Untersuchung in der Geburtshilfe. Arch. Gynäk. 40, H. 3 (1891). — Leopold u. Orb: Die Leitung normaler Geburten nur durch äußere Untersuchung. Arch. Gynäk. 49. — Leopold u. Pantzer: Die Beschränkung der inneren und größtmöglichsten Verwertung der äußeren Untersuchung in der Geburtshilfe. Arch. Gynäk. 38, H. 2.

Martin, E.: Die Harnblase während der Geburt. Arch. Gynäk. 88 (1909). — Martius: Der hohe Geradstand. Arch. Gynäk. 1919. — Die regelwidrige Geburt. Handbuch von Halban-Seitz, Bd. 7/2. 1928. (Literatur.) — Mayer: Intrakranielle Blutungen. Zbl. Gynäk. 1915, 795. — Menge: Antiseptik und Aseptik in der Geburt. Winckels Handbuch der Geburtshilfe, Bd. 1, 2. Hälfte. — Menge u. Krönig: Bakteriologie des weiblichen Genitalkanals, Teil II (Krönig). Leipzig 1887. — Meyer-Ruegg: Kapitel über Geburtsdeformitäten. Winckels Handbuch der Geburtshilfe. Wiesbaden 1907. — Müller, A.: Was sind Stirnlagen? Z. Gynäk. 1901. — Über Kopfform und Geburtsmechanismus. Mschr. Geburtsh. 38, 142 (1913). — Über die Ursache der Ungleichheit und Unklarheit in der Benennung und Einteilung der Kindslagen. Mschr. Geburtsh. 7.

Nijhoff: Fünflingsgeburten. Ein Fall von Fünflingsgeburt. 4° mit Tafeln bei Wolters, Groningen 1904.

Öttingen, v.: Geburten im hypnotischen Dämmerschlaf. Münch. med. Wschr. 1921 I. — Ohlshausen: Beitrag zur Lehre vom Mechanismus der Geburt. Stuttgart: Ferdinand Enke 1901. — Zur Lehre vom Geburtsmechanismus. Zbl. Gynäk. 1906, Nr 41. — Olshausen-Veit: Lehrbuch der Geburtshilfe, 5. Aufl., 1902. — Opitz: Erfahrungen mit der Umwandlung der Gesichtslage in Hinterhauptslage usw. Z. Geburtsh. 45. — Ostermann: Zur mechanischen Begründung des Rotationsvorganges bei der Geburt. Zbl. Gynäk. 1905, Nr 17, 513. — Die Kardinalbewegung des Geburtsmechanismus. Z. Geburtsh. 29 (1899).

Pankow: Über das Verhalten der Leukocyten bei gynäkologischen Erkrankungen und während der Geburt. Arch. Gynäk. 73, 2. — Über die Graviditäts-, Menstruations- und Ovulationssklerose der

Uterus- und Ovarialgefäße. Arch. Gynäk. 80, H. 2. — Der Einfluß der Geburt auf den Levatorenspalt. Zbl. Gynäk. 1909, 1015. — Der hohe Geradstand. Mschr. Geburtsh. 38, H. 2 (1913). — PINELES, FR.: Weiblicher Geschlechtsapparat und Nervensystem. 7. Suppl.-Bd. zu NOTHNAGELs Handbuch. Leipzig u. Wien. 1913. — POTT: Über Tentoriumzerreißungen bei der Geburt. Z. Geburtsh. 69, 674 (1911). — PREISSECKER: Über Schmerzlinderung in der Geburtshilfe. Klin. Wschr. 1934 I.

REIFFERSCHEID: Über intrauterine, im Typus der Atmung erfolgende Muskelbewegungen des Fetus (intrauterine Atmung). Pflügers Arch. 140, 1 (1911). — ROSSENBECK: Wann tritt die Geburt ein? Arch. Gynäk. 140 (1930).

SACHS: Über intravenöse Pituglandolbehandlung in der Geburtshilfe. Mschr. Geburtsh., Mai 1917. — SANITER: Drillingsgeburten. Z. Geburtsh. 46. — SARWEY: Bakterielle Untersuchungen über Händedesinfektion und ihre Endergebnisse über Handdesinfektion und ihre Endergebnisse für die Praxis. Berlin: August Hirschwald 1905. — Die Diätetik der normalen Geburt. WINCKELs Handbuch der Geburtshilfe. — SAUERBRUCH u. HEYDE: Untersuchungen über die Ursachen des Geburtseintritts. Münch. med. Wschr. 1910. — SCHÄFFER, O.: Definition, Bewegungszentrum des Uterus, Ursache des Geburtseintritts. Handbuch der Geburtshilfe von F. v. WINCKEL, Bd. 1, 2. Hälfte, S. 853. Wiesbaden 1904. — Die austreibenden Kräfte. Handbuch der Geburtshilfe von F. v. WINCKEL, Bd. 1, 2. Hälfte, S. 872. Wiesbaden 1904. — Der Widerstand der Weichteile. Handbuch der Geburtshilfe von F. v. WINCKEL, Bd. 1, 2. Hälfte, S. 897. Wiesbaden 1904. — Verlauf der Geburt, Geburtsperioden. Handbuch der Geburtshilfe von F. v. WINCKEL, Bd. 1, 2. Hälfte, S. 975. Wiesbaden 1904. — SCHNEIDER: Über den Nachweis und Gehalt von gefäßverengernden Substanzen im Serum von Schwangeren, Kreißenden usw. Arch. Gynäk. 96, 171 (1912). — SCHULTZE, B. S.: Wandtafeln zur Schwangerschafts- und Geburtskunde. Leipzig 1895. — SCHULTZE-RHONHOF: Der hypnotische Geburtsdämmerschlaf. Zbl. Gyn.. 1922, H. 7. — SCHWARZ: Die traumatische Gehirnerweichung der Neugeborenen. Z. Kinderheilk. 31, 51 (1921). — SEITZ, A.: Geburtsleitung bei Stirnlage. Mschr. Geburtsh. 56, 21. — SEITZ, L.: Entwicklung der Lage, Stellung und Haltung des Kindes im Uterus und deren Wechsel. Handbuch der Geburtshilfe von F. v. WINCKEL, Bd. 1, Teil 2, S. 1012. — Die fetalen Herztöne während der Geburt. Tübingen: Franz Pietzker 1903. — Über Hirndrucksymptome der Neugeborenen infolge intrakranieller Blutungen usw. Arch. Gynäk. 82, 528 (1907). — Über Lokalisation und klinische Symptome intrakranieller Blutergüsse Neugeborener. Münch. med. Wschr. 1908 I. — Intrauterine Gehirnhämorrhagien usw. Arch. Gynäk. 83, 708. — Intrakranielle Blutungen. Zbl. 1912, 1. — SELLHEIM: Physiologie der weiblichen Genitalien. Handbuch der Physiologie des Menschen von W. NAGEL, Bd. 2, 1. Hälfte. Braunschweig 1905. — Das Becken und seine Weichteile. Handbuch der Geburtshilfe von F. v. WINCKEL, Bd. 1, 1. Hälfte, S. 902. — Die Beziehungen des Geburtskanals und des Geburtsobjektes zur Geburtsmechanik. Leizpig: Georg Thieme 1906. — Die Geburt des Menschen. Deutsche Frauenheilkunde, Bd. 1. Mit ausführlicher Literaturangabe. Wiesbaden 1913. — SIEDENTOPF u. GEREWITZ: Die Ätiologie der occipitoposterioren Lagen. Arch. Gynäk. 159 (1935). — SIEGEL, P. W.: Der Dämmerschlaf in der Geburtshilfe mit konstanten Scopolaminlösungen. Münch. med. Wschr. 1913 II. — Schmerzlose Entbindung im Dämmerschlaf unter Verwendung einer vereinfachten Methode. Dtsch. med. Wschr. 1914 I. — Gewollte und ungewollte Schwankungen der weiblichen Fruchtbarkeit. — Dtsch. med. Wschr. 1915 II, 1251; 1916 II, 1179. — Münch. med. Wschr. 1916 I, 748; 1916 II, 1787. — Bedeutung des Kohabitationstermins für die Häufigkeit der Knabengeburten. Berlin: Julius Springer 1917. — Tausend schmerzlose Entbindungen im vereinfachten schematischen Dämmerschlaf. Mschr. Geburtsh. 46, H. 6 (1917). — Zur Frage der Superfoecundatio und Superfoetatio bei Zwillingen. Zbl. Gynäk. 1918, Nr 18. — STEINBÜCHEL, v.: Über Gesichts- und Stirnlagen. Wien 1894. — Die Scopolamin-Morphium-Halbnarkose in der Geburtshilfe. CHROBAK-Festschrift. Wien: Alfred Hölder 1903. — Schmerzverminderung und Narkose in der Geburtshilfe mit spezieller Berücksichtigung der kombinierten Scopolamin-Morphiumanästhesie. Wien: Franz Deuticke 1903. — Vorläufige Mitteilung über die Anwendung von Scopolamin-Morphiuminjektionen in der Geburtshilfe. Zbl. Gynäk. 1912. — STRASSMANN, P.: Die mehrfache Geburt. Handbuch der Geburtshilfe von F. v. WINCKEL, Bd. 1, 1. Hälfte, S. 1272. — STUMPF: Der Mechanismus der Geburt. Handbuch der Geburtshilfe von F. v. WINCKEL, S. 1028, 1037. — Beitrag zur Kenntnis der Beeinflussung der Kopfform durch die Geburtsvorgänge. Arch. Gynäk. 82, 215 (1907).

VAETH: Über den Geburtsverlauf bei Rückenmarkserkrankungen und Rückenmarksverletzungen. Inaug.-Diss. Marburg 1902. — VASALLI: Caso di gravidanza sesquigemellare. Gaz. med. lombard. 47, 2 (1888, Juni). — VOLKMANN: Eine Fünflingsgeburt. Zbl. Gynäk. 3, 461 (1879).

WALCHER, F. C.: Die Conjugata eines engen Beckens ist keine konstante Größe, sondern läßt sich durch die Körperhaltung der Trägerin verändern. Zbl. Gynäk. 13 (1889). — WALDEYER: Das Becken. Bonn 1899. — WEINBERG: Beiträge zur Physiologie und Pathologie der Mehrlingsgeburt beim Menschen. Arch. Physiol. 88 (1901). — WERTH, R.: Die Physiologie der Geburt. Handbuch der Geburtshilfe von P. MÜLLER, Bd. 1, S. 521. Stuttgart 1888. (Beste ältere Darstellung, enthält die ältere Literatur.). — WINDSCHEID: Über Entbindung bei Myelitis. Arch. Gynäk. 72. — WINTERNITZ: Das Bad als Infektionsquelle. Med. Wschr. 1901 II.

YLPPÖ: Pathologisch-anatomische Befunde bei Frühgeburten. Z. Kinderheilk. 20 (1919).

ZANGEMEISTER: Ein Handgriff zur Umwandlung der Gesichtslage. Münch. med. Wschr. 1913 I. — ZIMMERMANN, CLARA: Klinische Untersuchungen über intrauterine Belastungsdeformitäten am Kopf von Schädellagen-Kindern. Inaug.-Diss. Freiburg 1910. — ZWEIFEL, P.: Lehrbuch der Geburtshilfe, 5. Aufl., 1903.

Physiologie des Wochenbettes.

I. Physiologie und Pflege der Wöchnerin.

Mit Ausstoßung der Placenta ist die Geburt beendet, das *Wochenbett (Puerperium)* beginnt.

Man versteht darunter *die zur Rückkbildung der Schwangerschaftsveränderungen* des mütterlichen Organismus, im besonderen des Genitalapparates, *erforderliche Zeit* — im Durchschnitt 6—8 Wochen —, wobei freilich anzumerken ist, daß eine völlige Wiederherstellung des vorgraviden Zustandes niemals erreicht wird. Die Frau, die geboren hat, unterscheidet sich dauernd von der Nullipara. Das gilt in erster Linie vom Genitale selbst, bis zu einem gewissen Grade aber auch vom allgemeinen Körperadspekt, nicht zum wenigsten schließlich von der Psyche. Sind diese Unterschiede zwischen Nullipara und Para gewissermaßen qualitativ, so bestehen zwischen Primipara und Multipara im wesentlichen nur quantitative Unterschiede, insofern als auch nach wiederholten Geburten die Rückbildung niemals ganz zu dem vor der letzten Schwangerschaft vorhandenen Zustand führt.

Wie Schwangerschaft und Geburt steht auch das Puerperium gewissermaßen zwischen Gesundheit und Krankheit. Die Grenze ist für die wissenschaftliche Forschung oft schwer zu ziehen, für die Praxis ist aber eine genügende Abgrenzung von normalen gegen pathologische Erscheinungen trotzdem durchführbar.

Als *Ursache der Involutionsvorgänge* dürfen wir nach dem heutigen Stand der Erkenntnis wohl das Ausscheiden eines so mächtigen inkretorischen Organs, wie der Placenta, ansehen. Damit ist die Vorbedingung geschaffen, daß in den übrigen Gliedern des endokrinen Systems allmählich wieder der vor der Gravidität vorhandene Gleichgewichtszustand sich etabliert.

A. Puerperale Involution des Genitales.

Uterus und Scheide. Unmittelbar nach Ausstoßung der Placenta steht der Fundus des kräftig kontrahierten Uterus 2—3 Querfinger unterhalb des Nabels; sowie die Kontraktion nachläßt, steigt der Fundus etwa bis Nabelhöhe. Wie die Untersuchung unmittelbar post partum und Gefrierdurchschnitte lehren, liegt das Organ dabei etwas nach vorn geneigt, stark abgeplattet den Bauchdecken dicht an. Auf einem Durchschnitt (Abb. 247) lassen sich leicht *zwei Abschnitte* unterscheiden: der obere, die Hauptmasse darstellende und dem *Corpus uteri* entsprechende zeigt etwa 3—4—5 cm dicke, einander bis fast zur Berührung genäherte Wände; der untere, *Isthmus und Cervix* entsprechende Teil stellt sich als schlaffer, faltiger Sack dar, dessen Wände nur 4—5 mm dick sind. Die Grenze zwischen den beiden Abschnitten ist durch den als Wulst vorspringenden „*Kontraktionsring*" [1] scharf markiert. Bei digitaler Untersuchung hat man oft Mühe, den schlaffen Uterushals von der Scheide abzugrenzen, die ebenfalls bald quere Faltenbildung zeigt. Am *Muttermund* werden mehr oder minder tiefe seitliche Einrisse auch bei Erstgebärenden nie vermißt.

Entsprechend dem Kontraktionszustand des Organs ist die *Konsistenz des puerperalen Uterus* hart und zeigt bei Erstgebärenden im allgemeinen nur unwesentliche Schwankungen, während bei Multiparen, namentlich in den ersten Tagen, ein häufiger

---

[1] Vgl. Physiologie der Geburt.

Wechsel zwischen Erschlaffung und schmerzhafter Kontraktion *(Nachwehen)* die Regel ist. Infolge der Schlaffheit des gesamten, stark gedehnten Haftapparates zeichnet sich der frisch-puerperale Uterus durch große Beweglichkeit aus. Durch Druck auf den Fundus vermag man den äußeren Muttermund bis in die Vulva herabzudrücken; andererseits drängt die sich füllende Blase das Organ von der Bauchwand ab und infolge der mit der Blasenfüllung zusammenhängenden Streckung der vorderen Scheidenwand

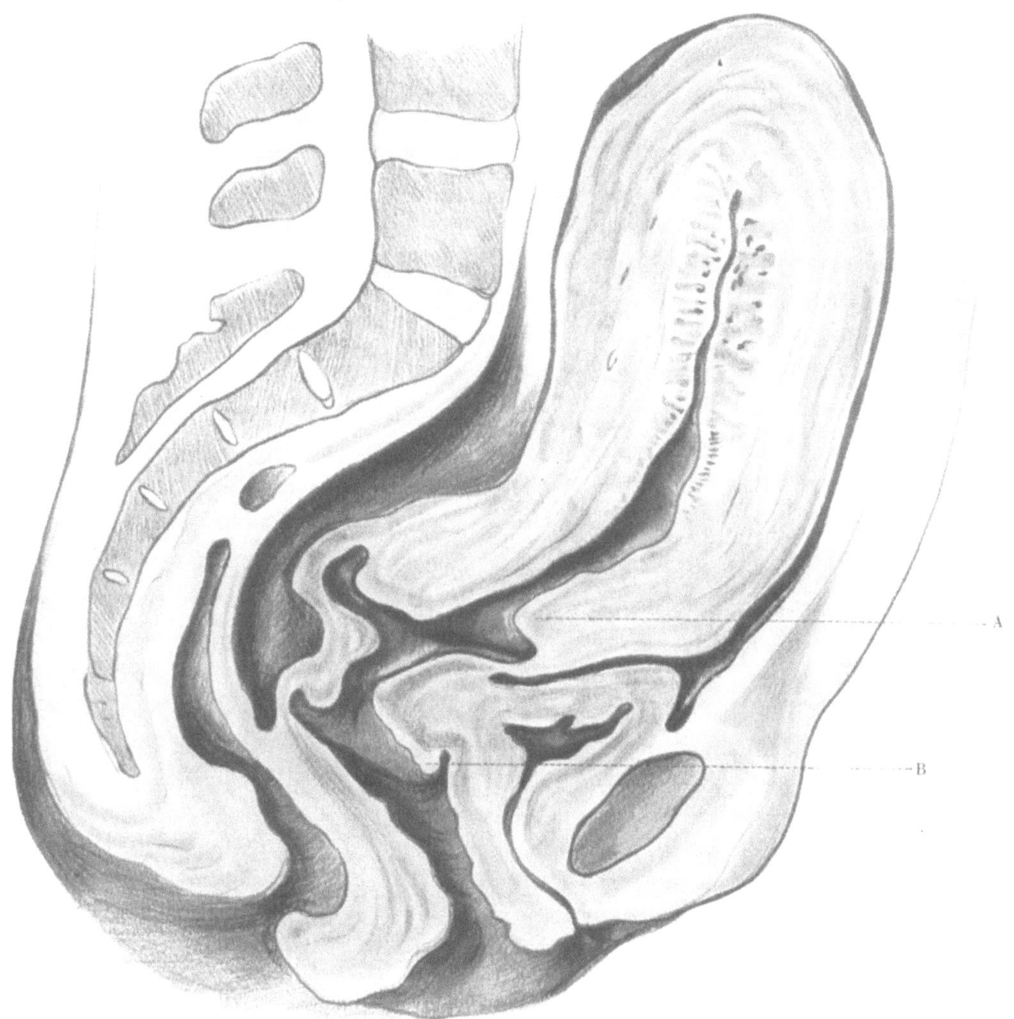

Abb. 247. Genitaltractus einer frisch Entbundenen.
A Kontraktionsring, B äußerer Muttermund.
(Nach dem Gefrierschnitt von STRATZ.)

gleichzeitig nach oben, so daß der Fundus jetzt 2—3 Querfinger über dem Nabel steht. Meist wird er dabei etwas nach rechts abgedrängt. Bei maximaler Füllung der atonischen Blase kann der Fundus uteri nahe dem Rippenbogen zu tasten sein. Nach wenigen Tagen freilich nimmt auch der Tonus der uterinen Haftbänder und der Scheide so zu, daß die Verschiebungen des Uterus wesentlich geringer ausfallen.

Die *Rückbildung des Uterus* erfolgt wesentlich durch teilweise Verfettung seiner Muskelelemente. Hand in Hand damit geht die *Wundheilung* im Inneren der Uterushöhle und am Muttermund.

Einleitung des ganzen Involutionsprozesses ist die Retraktion und Kontraktion der Muskelfasern post partum. Durch die dabei stattfindende Verflechtung der Muskelfasern werden die zahlreichen Gefäße komprimiert und aus der Strombahn ausgeschaltet, später durch Thrombose und endovasculäre Wucherung dauernd verschlossen. Das Organ wird anämisch. Die verfügbare Blutmenge reicht zur Ernährung der in der Schwangerschaft hypertrophierten Muskelfasern nicht mehr aus, unter albuminöser Trübung und teilweiser Verfettung des Protoplasmas schrumpfen sie allmählich auf ihr früheres Maß zusammen oder gehen sogar zugrunde. Auch das Bindegewebe nimmt an der Schrumpfung teil.

Früher glaubte man, daß in allen Muskelfasern nur eine Schrumpfung unter Erhaltung des Kerns und eines Muskelprotoplasmarestes stattfindet (SAENGER). In neuester Zeit hat vor allem STIEVE

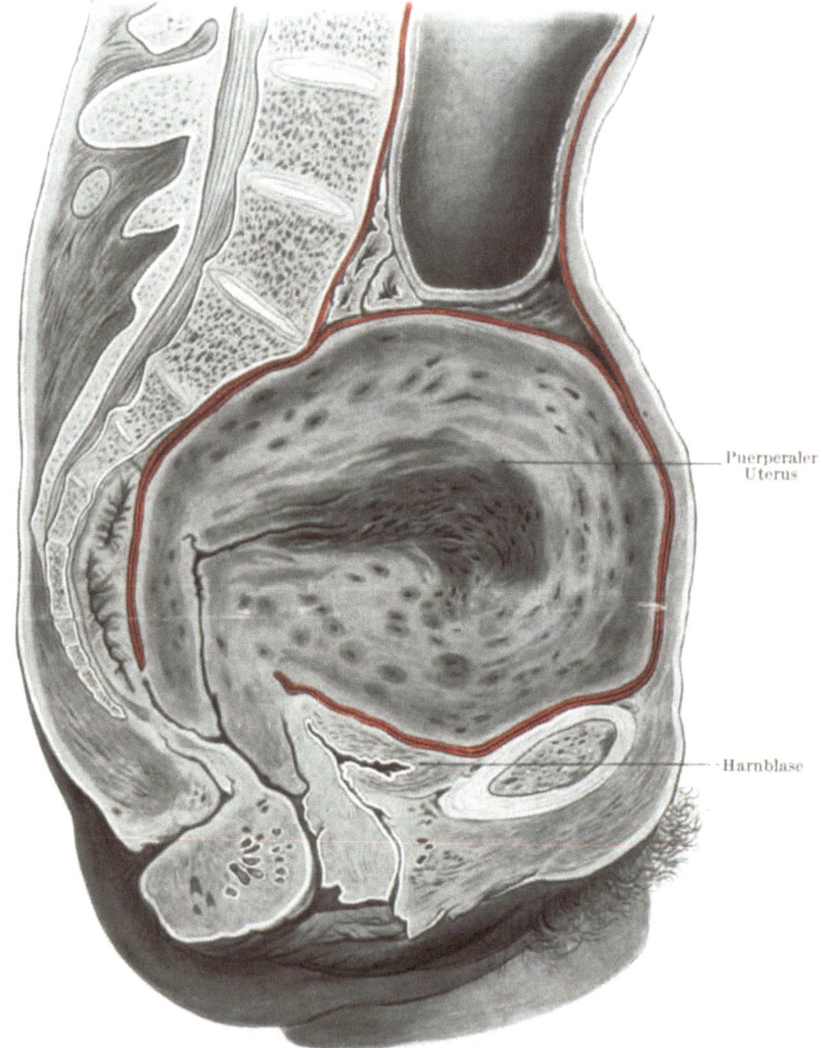

Abb. 248. Puerperaler Uterus aus den ersten Tagen des Wochen
(Nach einem Gefrierschnitt von WYDER.)

nachgewiesen, daß die alte SPIEGELBERGsche Ansicht zu Recht besteht, wonach *ein großer Teil der Muskelfasern* bei der puerperalen Involution unter Verfettung *zugrunde geht* und durch aus Bindegewebszellen neugebildete Muskelzellen ersetzt wird.

An der Involution beteiligt sich auch das Bindegewebe. Mit Rückgang der Durchsaftung und Blutversorgung schrumpfen die Bindegewebselemente, ein Teil von ihnen degeneriert auch hyalin; immerhin bleibt der Uterus meist etwas bindegewebsreicher, als er vor der Gravidität war.

Über den primären postpartalen Gefäßverschluß vgl. Physiologie der Geburt. Reicht dieser auch aus, einen größeren Blutverlust zu verhüten, so muß zu seiner Sicherung an der Placentarstelle noch ein anderer Vorgang hinzukommen: die Thrombose mit späterer Organisation der Thromben. In den tiefen Venen dagegen ist die Thrombose ein pathologischer Vorgang, der nur bei Versagen des normalen Blutstillungsmechanismus eintritt.

Jedenfalls wird durch die genannten Vorgänge der Uterus rasch zurückgebildet. Innerhalb einer Woche sinkt die Masse des Uterus von 1 kg auf 500 g ab, in der 2. Woche auf etwa 350 g und nach rund 6 Wochen ist ein Gewicht von etwa 60 g erreicht. Hand in Hand mit dieser Massenabnahme geht eine starke Verkleinerung des Organs, die zunächst so rasch erfolgt, daß sie von Tag zu Tag am Sinken des Fundusstandes verfolgt werden kann. Nimmt man den Nabel als Ausgangspunkt, so kann man sagen, daß in der 1. Woche der Fundus jeden Tag etwa um 1—2 Querfinger tiefer rückt und

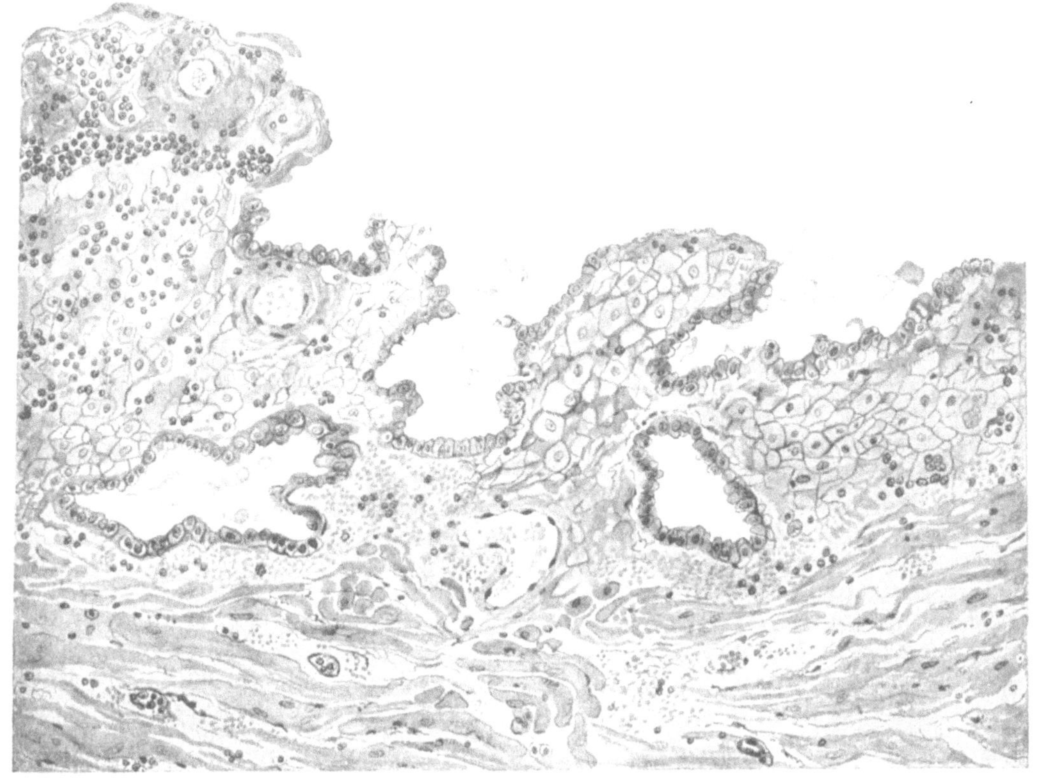

Abb. 249. Schnitt durch die sich regenerierende Schleimhaut des puerperalen Uterus.
(Links oben nekrotischer Rest der Decidua, darunter rechts Leukocytenwall, dicht daneben der Rest einer Drüse mit am Boden erhaltenen Epithel. Zwischen dieser und einer in der Tiefe erhaltenen Drüse in Verfettung begriffene Decidua. In der Mitte und rechts oberflächlich Drüsen, deren Epithel sich auf die freie, epithelentblößte Innenfläche des Uterus vorzuschieben beginnt. In der Tiefe Muskulatur, stark serös durchtränkt.)

schon im Laufe der 2. Woche völlig im kleinen Becken verschwindet. Individuelle Schwankungen sind dabei aber zu berücksichtigen; besonders ist verständlich, daß ein etwa durch Polyhydramnie, Zwillinge besonders stark ausgeweiteter Uterus sich auch etwas langsamer zurückbildet, der Uterus einer Vielgebärenden dazu häufig etwas länger braucht als der einer gesunden Primipara. Deshalb erscheinen uns auch genaue Maßangaben in Zentimetern recht wertlos.

Bei dieser raschen Verkleinerung sinkt der Fundus uteri nach vorn über. Der Uterus liegt dabei stark anteflektiert (Abb. 248). Erst nachdem der Uterus im kleinen Becken verschwunden ist, wird die Anteflexio geringer und bei dauernd liegenden Wöchnerinnen, bei überfüllter Blase oder bei konstitutioneller Schlaffheit der Uteruswand fällt das Korpus leicht nach hinten, so daß eine puerperale Retroflexio entsteht[1].

---

[1] Näheres darüber bei v. JASCHKE: STOECKELS Handbuch der Gynäkologie, Bd. V, 1.

18*

Viel langsamer bildet sich der schlaffe *Cervix und Isthmus zurück.* Am frühesten legen sich die oberen Wandabschnitte aneinander. Bereits am 3. Wochenbettstage ist gewöhnlich der innere Muttermund nur noch für einen Finger offen. Die Muttermundslippen, die zunächst nach der Geburt wie zwei schlaffe Segel in die Scheide hineinragen, werden bereits in den folgenden 2—3 Tagen kleiner und härter, die Portio beginnt sich zu formieren. Am 12. Tage ist der innere Muttermund meist nicht mehr für einen Finger durchgängig, eine Portio deutlich vorhanden, nur der äußere Muttermund klafft noch. *Alles, was die Kontraktion des Uterus fördert,* der Nachwehen anregende Saugreiz an den Brüsten, regelmäßige Entleerung von Blase und Darm, kontraktionserregende Drogen, *fördert auch die Rückbildung.*

Die Wundheilung an der Uterusinnenfläche stellt sich als ein nicht minder wichtiger Teil der Rückbildung dar. Die Trennung der Eihäute und Placenta erfolgt in den oberflächlichen Schichten der Decidua spongiosa (vgl. Abb. 21), wobei die Grenze ganz unregelmäßig bald oberflächlicher, bald tiefer liegt (WILLIAMS). Die größte Masse der Deciduazellen wird dabei mit den Eihäuten ausgeschieden, nur das Epithel der tiefen erweiterten Drüsen bleibt zurück und stellt eine unvollständige epitheliale Bekleidung der Uterusinnenfläche dar. *Eine einheitliche Wundfläche entsteht dabei nicht,* sondern nur an Stelle der dünnen, bei der Ablösung der Eihäute durchrissenen Septen zwischen den einzelnen Drüsenräumen der Spongiosa sind richtige Wunden vorhanden. Hier fehlt jeder Epithelbelag und liegen feinste deciduo-choriale Blutgefäße und eröffnete Lymphspalten frei, deren Inhalt, geronnenes Blut und Lymphe, die ganze Oberfläche überzieht.

An der Placentarstelle sind die Verhältnisse insofern verschieden, als hier zwar zwischen den einzelnen Kotyledonen der Placenta größere deciduale Septen stehen bleiben, im übrigen aber entsprechend der Felderung der Placenta in einzelne Kotyledonen der ganz intervillöse Raum eröffnet wird und dadurch die uteroplacentaren Gefäße frei ins Uteruscavum münden, freilich bald durch Kontraktion und Thrombose vorläufig verschlossen. Diese oft $^1/_2$—1 cm über die Oberfläche vorragenden Thromben und Deciduasepten verleihen der Placentarstelle eine rauhere Oberfläche, die über das Niveau der übrigen Uterusinnenfläche deutlich vorspringt. Hier besteht auch *eine größere und zusammenhängende Wundfläche.*

An der so beschaffenen Uterusinnenfläche spielt sich nun der *Prozeß der Wundheilung* folgendermaßen ab (s. Abb. 249): Die oberflächlichen Schichten der zurückgebliebenen Decidua spongiosa gehen bereits in den ersten Tagen des Wochenbettes durch Koagulationsnekrose, zum Teil auch durch Verfettung zugrunde und grenzen sich dabei durch einen dichten Wall von Leukocyten gegen die tiefsten an und in der Muskulatur gelegenen Drüsenräume ab. Die serotinalen Riesenzellen gehen durch Verfettung und Auflösung zugrunde. Am 4.—5. Tage des Wochenbettes ist die *Demarkation* vollendet, die nekrotischen Massen werden samt den Leukocyten des Demarkationswalles mit dem Wochenfluß ausgeschieden. Was zurückbleibt sind im wesentlichen nur die Fundi der tiefsten Drüsenräume. Entsprechend der Verkleinerung der Oberfläche des Uteruscavums gestalten sich diese in der Schwangerschaft zu ganz flachen Spalten auseinandergezogenen Drüsenräume wieder zu mehr senkrecht gestellten, schlauchartigen Gebilden um und rücken näher aneinander, wobei die noch intakten Epithelien in lebhafte Wucherung geraten und sich über die schmalen decidualen Septen hinüberschieben, so daß *schon um den 7.—8. Tag wieder eine vollständige epitheliale Auskleidung des Cavum uteri geschaffen ist.* Die Zellen der äußersten noch erhalten gebliebenen Schichten des decidual veränderten Stromas schrumpfen allmählich und gestalten sich in die normalen Bindegewebszellen des Endometriums um.

Nur an der Placentarstelle nimmt die Epithelialisierung wesentlich längere Zeit in Anspruch. Hier sind an den Stellen, wo die uteroplacentaren Gefäße eröffnet wurden, große Lücken zu überbrücken, was erst dann gelingt, wenn die Gefäßlumina durch Endothelwucherung (wie an den kleineren Gefäßen) oder durch Organisation der Thromben (an den größten Gefäßen) völlig verschlossen sind und unter teilweiser hyaliner Veränderung der Wand sich etwas retrahiert haben. Häufig findet man an Stelle der Gefäße dann nur noch dicke hyaline Massen. Darüber vergehen mindestens 6 Wochen, manchmal 2 Monate.

Im Bereich der *Cervicalschleimhaut,* wo ja keine Decidua gebildet wurde, erfolgt die Wundheilung sehr einfach durch Epithelialisierung der kleinen, beim Durchtritt des Kopfes entstandenen Abschürfungen und Einrisse.

Die zahlreichen Wunden am *Muttermund,* in der Scheide und besonders am *Scheideneingang* Erstgebärender heilen unter Bildung von Granulationen oder auch per primam durch Aneinanderlagerung der Wundränder.

Die stark gedehnte *Scheide* bildet sich nur langsam zurück, ihr Lumen bleibt weiter als vor der Gravidität, die Falten niedriger, so daß die Wände dauernd glatter erscheinen. Besonders die Vorderwand bleibt meist schlaffer und wölbt sich häufig etwas in den Scheideneingang vor. Die *äußeren Genitalien* schwellen schnell ab. Der *Damm* verkleinert sich rasch. Vom Hymen, dessen Basis bei der Geburt regelmäßig einreißt, bleiben nur größere oder kleinere, untereinander nicht mehr zusammenhängende Fältchen oder Wärzchen zurück, die *Carunculae myrtiformes.* Der Scheideneingang bleibt häufig etwas klaffend. Die äußere Bedeckung des Genitales erscheint weniger turgescent, größere Defekte am Frenulum oder am Damm, die nicht kunstgerecht versorgt wurden, lassen weißliche, strichförmige oder strahlige Narben zurück.

Ödeme schwellen rasch ab, Varicen bilden sich zurück, die Pigmentationen blassen ab.

Der ganze Vorgang der Wundheilung in der Korpushöhle spielt sich in einer eigenartigen Form ab, die durch die ausgedehnte Nekrose und Demarkation charakterisiert wird. Dem entspricht auch die reichliche Absonderung eines eigenartigen als *Wochenfluß (Lochien)* [1] bezeichneten Wundsekretes, dem sich natürlich die Sekrete von Cervix, Scheide und Vulva beimengen. Es setzt sich der Hauptsache nach aus Resten der Decidua, Blut, Schleim und Eiter zusammen. Je jünger das Wochenbett, um so blutiger sind die Lochien, je vorgeschrittener die Rückbildung, um so stärker ist der Schleim- und Eitergehalt. In den beiden ersten Tagen des Wochenbettes sind die Lochien stark blutig gefärbt *Lochia cruenta* oder *rubra,* vom 3.—4. Tage an werden sie bräunlicher und dünnflüssiger, *Lochia fusca,* vom 8.—10. Tage an gelblich und rahmig, *Lochia flava.* Mit der Entfärbung nimmt auch die Menge im allgemeinen ab. Bei stärkerer Bewegung, insbesondere bei frühzeitigem Verlassen des Bettes treten auch in der 2. Woche zuweilen neue blutige Beimengungen auf. In der 3. Woche wird die Menge der Lochien sehr gering, nach 4—6 Wochen erlischt die Ausscheidung vollkommen. Die Menge der in den ersten 8 Tagen ausgeschiedenen Lochien beträgt im Minimum 500 g, aber auch Mengen von 1 kg und mehr sind beobachtet. Stillende scheiden im allgemeinen weniger Lochien aus als Nichtstillende. Starke anderweitige Flüssigkeitsausscheidung durch Transpiration, profuse Durchfälle vermindern die Menge der Lochien. Ihre Reaktion ist alkalisch oder neutral, später sauer, ihr Geruch eigentümlich fade.

Mikroskopisch wechselt das Bild der Lochien ebenfalls stark. Während am 1. Tage fast reines Blut ausgeschieden wird, finden sich vom 2. Tag ab immer reichlicher Leukocyten, die vom 6.—7. Tage ab die Erythrocyten an Menge weit übertreffen. Um dieselbe Zeit findet man in den Uteruslochien regelmäßig Bakterien, daneben sind in inkonstanter Menge von Anfang an in den Lochien einzelne noch erhaltene oder mehr minder nekrotische Deciduazellkomplexe, Fibringerinnsel, Fetttröpfchen, Detritus, Cholesterinkrystalle nachweisbar.

In den ersten 2 Tagen ist das Uteruscavum der Regel nach frei von Keimen, während die der Scheide entnommenen Lochien stets zahlreiche Mikroorganismen enthalten. Das kann nicht wundernehmen, da die Scheide ja auch im nichtpuerperalen Zustand und außerhalb der Schwangerschaft regelmäßig Bakterien enthält und nach der Entbindung die klaffende Vulva den Eintritt weiterer Bakterien begünstigt, zumal der Selbstschutz der Scheide (vgl. S. 68) durch die alkalische Reaktion der Lochien außer Funktion gesetzt ist. Die Lochien bilden gegenteils einen günstigen Nährboden für alle möglichen Bakterien, so daß es verständlich erscheint, daß ihre Menge in den Scheidenlochien vom 2.—3. Tage bis zum Anfang der 2. Woche rasch zunimmt. Diese Bakterien sind überwiegend harmloser Natur; indessen hat man in den Scheidenlochien vollkommen gesunder Wöchnerinnen pathogene Bakterien, Streptokokken (in 15 %), Staphylokokken, Colibacillen u. a. gefunden. *Spätestens vom 5. Tage ab ist auch*

---

[1] λόχιος = zur Geburt gehörig.

bei völlig normalem Wochenbettsverlauf das Cavum uteri mit Keimen besiedelt (LOESER)[1].
Warum diese Bakterien gewöhnlich, wie die tägliche klinische Erfahrung lehrt, völlig
harmlos bleiben, in anderen Fällen zu Puerperalfieber führen können, soll in der Pathologie des Wochenbettes noch näher erörtert werden; doch sei schon hier erwähnt,
daß ein kräftiger Kontraktionszustand des Uterus auf der einen Seite, die im Leuko-
cytenwalle bereit gestellten Abwehrkräfte andererseits dafür von maßgebender Bedeutung sind, sofern nicht etwa Keime von besonderer Virulenz diese Abwehrvorrichtungen überrennen. Außerdem ist, wie schon oben erwähnt, die Regeneration der Uterusschleimhaut eine so rasche, daß bis zur Besiedelung des Uterusvacum vielfach schon
eine Epithelialisierung stattgefunden hat. Ein großer Teil der Bakterien, gleich welcher
Art, wird außerdem durch die Leukocyten phagocytiert. Unzählige Male ist der Beweis
erbracht worden, daß man in den Scheidenlochien und selbst in der Uterushöhle vollkommen gesunder Wöchnerinnen dieselben Keime finden kann, die in anderen Fällen
schwerstes, ja tödlich verlaufendes Puerperalfieber erzeugen. Ebenso ist unzählige
Male bewiesen, daß *es* nur die in der Scheide sonst gesunder Frauen sich findenden
Streptokokken und Staphylokokken sind, die als avirulente Formen angesehen werden
können, während die durch unsaubere Untersuchung, durch verfrühte Kohabitationen,
verschmutzte Spülrohre usw. in die Scheide und das Uteruscavum eingeschleppten
Streptokokken und Staphylokokken immer wieder als hochvirulent oder in dem neuen
Nährboden sehr schnell hochvirulent werdend sich erwiesen haben.

Übrigens ist auch eine baktericide Wirkung der Lochien nachgewiesen (HASKIN[2]),
für die im Plasma gelöste Substanzen und die phagocytäre Tätigkeit der Leukocyten
verantwortlich zu machen ist. Das ist um so interessanter, als — wie oben erwähnt —
die alkalische Reaktion der Lochien ihnen für viele Bakterien geradezu Nährboden-
eigenschaften verleiht.

Je mehr die Vaginalflora einer schwangeren Frau physiologischen Verhältnissen entspricht, um so größer ist unter der Voraussetzung, daß nicht etwa unter
der Geburt eine Infektion durch Außenkeime stattgefunden hat, die Aussicht auf
einen afebrilen Verlauf des Wochenbettes. In Fällen, in denen das Vaginalsekret schon
in der Schwangerschaft eine starke Verunreinigung zeigte (vgl. S. 69f.), beobachtet
man häufiger ein leicht febriles Wochenbett und insbesondere hat sich gezeigt, daß
Frauen mit solch verunreinigtem Scheidensekret durch irgendwelche geburtshilflichen
Eingriffe besonders gefährdet sind.

Uterusanhänge und Bauchdecken. An *Tuben* und *Ovarien* fällt äußerlich im Wochenbett nur eine Volumabnahme auf, bedingt durch allgemeinen Rückgang der starken
Durchsaftung und Durchblutung der Graviditätszeit. Gleichzeitig beginnt im Wochenbett unter völliger Rückbildung des Corpus luteum graviditatis wieder die normale
Ausreifung von Follikeln mit folgender Ovulation, die durchschnittlich nach 3—4 bis
6 Wochen zum erstenmal wieder stattfindet, gefolgt von einer Menstruation. Bei
stillenden Frauen ist das Verhalten etwas anders. Die frühere allgemeine Annahme, daß
Stillende während der Dauer der Lactation nicht menstruieren und demgemäß auch
nicht konzipieren, hat sich als nicht richtig erwiesen. Je genauer man aufpaßt, um
so häufiger entdeckt man Ausnahmen. Nach unserer Erfahrung menstruiert mehr
als die Hälfte aller Stillenden, wenn auch meist schwächer, gewöhnlich zum erstenmal nach 8—10 Wochen und dann weiter in unregelmäßigen Abständen von 6—8
bis 10 Wochen. Die Menstruation bleibt natürlich nur so lange aus, als die Ovulation
sistiert. Worauf ein Ausbleiben der Ovulation beruht, ist noch nicht völlig geklärt.
Wir neigen jedoch zu der Ansicht, daß es wesentlich der mit der Lactation verbundene
Säfteverlust ist, der die volle Wiederherstellung des Gleichgewichtszustandes im endokrinen System verhindert und werden in dieser Meinung dadurch bestärkt, daß eine
völlige Amenorrhöe während der Lactation fast nur bei schwächlichen Stillenden
beobachtet wird. Damit stimmt auch gut die Meinung von KRAUL[3] überein, der die
Ursache der Amenorrhöe in einer überstürzten Follikelreifung bei gleichzeitiger

---

[1] In jüngster Zeit behaupten demgegenüber SMORODINZEFF, DERTSCHINSKY und WYGODSKAJA
[Arch. Gynäk. **159** (1935)] auf das bestimmteste, daß bei einwandfreier Methode der Entnahme der
Uteruslochien das Corpus uteri bei afebrilem Wochenbettsverlauf überwiegend keimfrei sei.

[2] HASKIN: Arch. Gynäk. **147**.

[3] KRAUL: Wien. klin. Wschr. **1927 II.**

Hypofunktion der Hypophyse zu suchen sei. Wenn eine amenorrhoische stillende Frau konzipiert, so ist das so zu erklären, daß bereits nach der ersten Ovulation die Konzeption eingetreten ist und demgemäß die zugehörige Menstruation ausblieb.

Der *Bauchfellüberzug* des Genitales folgt der Verkleinerung, wobei besonders am Uterus zahlreiche Runzeln sich bilden. Ähnlich gestaltet sich an *Bändern, Beckenbindegewebe* und *Beckenbodenmuskulatur* die Rückbildung. Alle diese bis an die Grenze ihrer Elastizität gedehnten Gewebe sind zunächst ganz schlaff. Durch Rückgang der serösen Durchtränkung und Hyperämie sinkt ihr Turgor noch weiter, gleichzeitig aber wird dadurch die Schrumpfung der einzelnen Gewebselemente eingeleitet und damit allmählich der frühere Tonus annähernd wiedergewonnen. Die nicht selten auch bei Spontangeburten zustande kommenden kleineren oder größeren Gewebszerreißungen heilen unter bindegewebiger Narbenbildung.

Ganz ähnlich erfolgt die Rückbildung der *Bauchdecken,* deren Haut zunächst runzelig zusammenfällt, während zwischen den überdehnten Recti eine 2—3 Querfinger breite Lücke bestehen bleibt. Allmählich wird auch wieder der alte Tonus — freilich fast nie völlig — erreicht, die *Rectusdiastase* verschwindet aber bei jüngeren Individuen und guter Pflege meist völlig, die blauroten Striae blassen ab und bleiben nur als schmale, sehnig glänzende Streifchen noch erkennbar. Die Förderung gerade dieser Rückbildungsvorgänge bildet einen wichtigen Teil der Wochenbetthygiene. Die Pigmentation geht nur langsam zurück; bei manchen Frauen bleiben Spuren eines Chloasma uterinum jahrelang erkennbar.

B. Lactation.

Die in der Schwangerschaft in den Brustdrüsen eintretenden Veränderungen[1] bringen sie in den Zustand der *Lactationsbereitschaft*. Eine geregelte Sekretion *(Lactation)* tritt erst im Wochenbett ein.

Zunächst freilich unterscheidet sich die Brust in nichts von der der schwangeren Frau (vgl. Abb. 80). Was auf Druck oder beim ersten Saugversuch des Kindes aus der Brust herauskommt, sind wenige Tropfen eines „Vormilch" oder *Colostrum* genannten Sekretes. Mit jedem folgenden Saugakt ändert sich aber bereits das Verhalten, ja selbst unabhängig davon nimmt in den ersten Wochenbettstagen die Colostrumproduktion zu. Dabei schwellen die Brüste unter mehr minder starkem Spannungsgefühl deutlich wahrnehmbar an. Am 3.—4. (vereinzelt freilich auch erst am 5.—6.) Tage ist der Höhepunkt der Spannung erreicht. In anderen Fällen — das gilt besonders für Erstlactierende — bleiben die Brüste in den beiden ersten Tagen in ihrem Aussehen und in ihrer Konsistenz nahezu unverändert, bis am 3. bis 4. Tage ziemlich plötzlich innerhalb weniger Stunden eine pralle Schwellung und Verhärtung derselben eintritt. Die Haut erscheint dann bis zum Platzen gespannt, glänzend, die subcutanen Venen treten stark gefüllt hervor; dabei klagt die Frau über ausgesprochene Schmerzhaftigkeit der Brüste. Bei der Betastung fühlt man undeutlich das geschwellte Parenchym in Form unregelmäßiger geschwulstähnlicher Knoten und Stränge. Gleichzeitig setzt auch gewissermaßen mit einem Schlage eine stärkere Sekretion ein, so daß man mit Recht von einem „*Einschießen der Milch*" spricht. Nach 12 Stunden ist der Höhepunkt der Schwellung erreicht, nach weiteren 1—2 Tagen verschwindet bei regelmäßiger Entleerung die schmerzhafte Schwellung, und macht der normalen teigig körnigen Konsistenz der lactierenden Mamma Platz. Gleichzeitig verliert auch das Sekret rasch seinen kolostralen Charakter und nimmt den der „*Frühmilch*"[2] an, während bei allmählich eintretender Schwellung der Brust auch die Veränderung des Sekretes mehr allmählich eintritt. Übrigens gibt es zwischen diesen beiden hier geschilderten extremen Typen des Ingangkommens der Lactation zahlreiche Übergänge.

Man hüte sich, namentlich wenn der Milcheinschuß nur unter partieller schmerzhafter Schwellung oder Weichwerden der verhärteten Brust mehr herdweise erfolgt, die schmerzhaften Knoten und Stränge etwa für den Beginn einer Mastitis zu halten, wozu der Unerfahrene leicht geneigt ist.

---

[1] Vgl. Physiologie der Schwangerschaft, S. 73f.
[2] Vgl. S. 311.

Wird die Brust, z. B. wegen Tod des Kindes, nicht beansprucht, so gehen innerhalb weniger Tage Schwellung und Sekretmenge zurück, das Sekret nimmt wieder rein kolostralen Charakter an und versiegt nach einigen Wochen oder Monaten völlig.

Entsprechend den hier geschilderten Vorgängen findet man *im mikroskopischen Bilde der lactierenden Mamma* (Abb. 250) das Drüsenepithel in lebhafter Tätigkeit. Neben von Milch (Fetttropfen) erfüllten Drüsenbläschen und -gängen, deren Epithel plattgedrückt erscheint, beobachtet man in anderen die verschiedensten Stadien der sekretorischen Tätigkeit, erkennbar an der verschiedenen Masse und Verteilung der in den Epithelien gebildeten Fettropfen. Während das Epithel ruhender Bläschen eine einfache Schicht kubischer Zellen darstellt, blähen sich dieselben im Zustand der Tätigkeit nach dem Lumen des Drüsenbläschens zu auf. Bei Osmiumsäure- oder Sudanfärbung erkennt man, daß es sich dabei wesentlich um die Bildung von Fett (Milchkügelchen) handelt. Sobald diese ins Lumen der Drüsenbläschen abgestoßen sind, erscheinen die Zellen ganz niedrig, regenerieren sich aber rasch, wie gefüllte Alveolen mit intaktem Epithel beweisen, und beginnen nach kurzer Ruhe ihre Tätigkeit von neuem. Bei dieser spezifischen Tätigkeit der Drüsenepithelien werden übrigens die die Milch charakterisierenden Stoffe, Casein (Milcheiweiß) und Milchzucker, erst gebildet bzw. wie das Fett in ihrer feineren Zusammensetzung verändert. Keinesfalls stellt die Milch etwa ein einfaches Transsudat aus dem Blut der Wöchnerin dar, in dem Milchzucker und Casein gar nicht vorkommen.

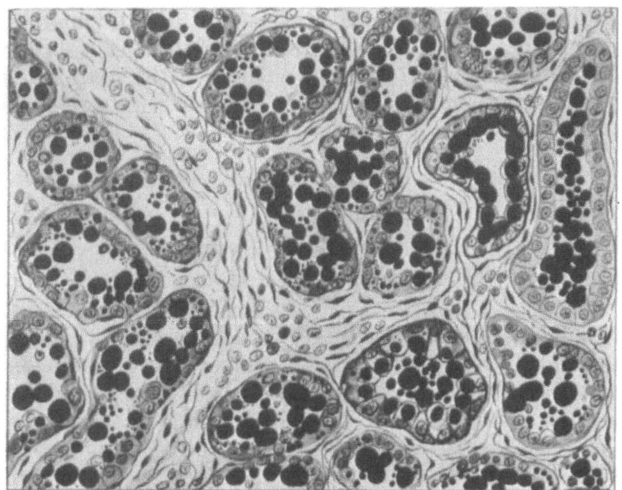

Abb. 250. Schnitt aus der lactierenden Mamma.
(Fettkügelchen durch Osmiumsäure schwarz gefärbt.)

Die *Ursachen der Lactation* sind noch nicht völlig aufgeklärt. Jedenfalls steht fest, daß der Wegfall des Eies (wahrscheinlich nur der Placenta) das eigentliche sekretionsauslösende Moment ist. Man stellt sich vor, daß mit der Ausstoßung des Eies (oder vielleicht nur der Placenta) zwar das Wachstum der Drüsen anregende, aber gleichzeitig sekretionshemmende Stoffe wegfallen (HALBAN, BASCH, BIEDL, KÖNIGSTEIN u. a.). Dieser Stoff ist wahrscheinlich nichts anderes als das Ovarialhormon (Folliculin), das nach den neuesten Untersuchungen (TURNER, LAQUEUR) als das eigentliche Wachstumshormon für die Milchdrüsen angesehen werden kann. Sehr wahrscheinlich spielt auch der Hypophysenvorderlappen eine Rolle (NELSON und PFIFFNER) für den funktionellen Aufbau der Brustdrüse, wobei die Anwesenheit des Corpus luteum graviditatis vermutlich zwischengeschaltet sein muß. Für die durch das Schwangerschaftswachstum vorbereitete Mamma dürfte das eigentliche sekretionsauslösende Hormon, das sog. *Prolaktin* (RIDDLE, BATES und DYKEHORN[1]) vom Hypophysenvorderlappen geliefert werden. Neuestens (1934) ist es ANSELMINO und HOFFMANN gelungen, das Lactationshormon des Hypophysenvorderlappens von den übrigen Hormonen dieses wichtigen Organs getrennt darzustellen.

Jedenfalls zeigt aber schon die Tatsache, daß die Lactation bei nichtstillenden Frauen bald wieder versiegt, daß es sich bei den oben erwähnten Hormonwirkungen nur um das Ingangsetzen des ganzen Apparates handelt. *Zur weiteren Unterhaltung der Sekretion bedarf es eines fortgesetzten adäquaten Reizes, als welcher nur die Saugtätigkeit des Kindes anzusprechen ist.* Die Entleerung der Brust ist übrigens nicht ein rein passiver Akt, sondern es kommt dabei zweifellos eine gewisse Mitarbeit der Brustdrüse selbst in Betracht (v. PFAUNDLER). Das in den Drüsenalveolen angesammelte Sekret wird, sobald der Druck eine gewisse Höhe erreicht hat, in die Ausführungsgänge getrieben und sammelt sich dann teilweise in den Sinus lactiferi an[2], die übrigens erst am Ende der Gravidität gebildet werden (Abb. 81). Hier wird also immer ein kleiner Vorrat von Milch angesammelt, dessen Austritt durch den Schließ-

---

[1] RIDDLE, BATES u. DYKEHORN: Amer. J. Physiol. **105** (1933).
[2] Vgl. S. 75.

muskel der Papille verhütet wird. Beweis für diese aktive Tätigkeit der Brust, ist der bei reichlicher Sekretion nicht selten zu beobachtende „physiologische Milchfluß", der auf alle möglichen Reize hin, besonders kurz vor dem Anlegen des Kindes, eintritt.

Die *Leistungsfähigkeit der Brüste,* ausgedrückt in der täglich gelieferten Milchmenge, hängt einmal ab von dem Bau des Organs, andererseits auch sehr wesentlich von der richtigen Behandlung.

Je parenchymreicher eine Brust von vornherein ist, um so mehr kann sie natürlich leisten. Leider haben wir kein Mittel, den Parenchymreichtum einer Brust mit Sicherheit zu erkennen. Es ist ein *Irrtum* zu glauben, *daß man aus dem äußeren Bau der Brust oder nach der Betastung sichere Schlüsse auf die Leistungsfähigkeit ziehen könne.* Man kann nur im allgemeinen von einer kräftig entwickelten Brust mit sichtbarem

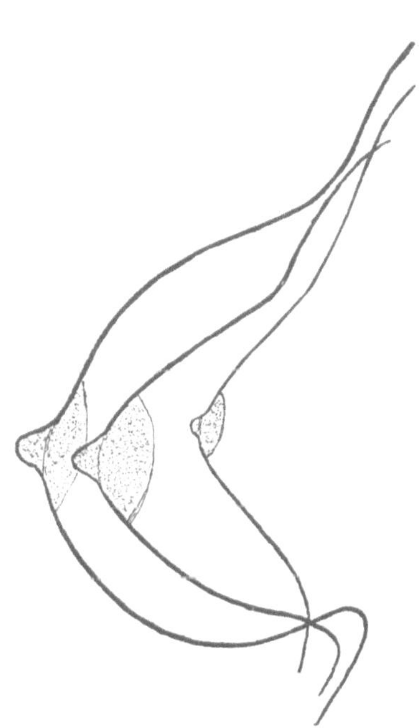

Abb. 251. Profilskizzen der häufigsten Brustformen Erstlactierender.

Links Halbkugelbrust. Mitte Kegelbrust. Rechts infantil kleine Brust mit schlecht abgesetzter Warze.

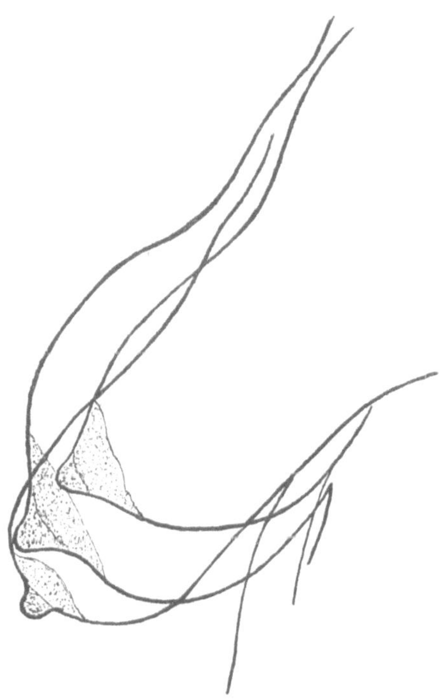

Abb. 252. Profilskizzen der wichtigsten Brustformen Mehrlactierender.

Zu unterst walzenförmige Hängebrust. Mitte große hängende Kugelbrust. Daneben Kegelbrust.

Hautvenennetz, reichlich tastbarem Parenchym, gegenüber der Achseltemperatur um $^1/_2$—1 Grad höherer Temperatur unter der Brustfalte (MOLL), prominenten, gut abgesetzten und erigierbaren Warzen, leicht erhabenem Warzenhof mehr erwarten, als von einer schlaffen, fettreichen oder in toto schlecht entwickelten kleinen Hängebrust mit dürftigen Spitzwarzen, kaum abgesetzter Areola. In letzterem Falle hat man es mit einer allgemeinen schlechten Entwicklung (Infantilismus) zu tun, ebenso wie die fettreichen großen Brüste nach allgemeiner Erfahrung häufig wenig leisten. Aber selbst solche Schlüsse sind nur bei Erstlactierenden brauchbar. Bei Mehrlactierenden ist man oft überrascht, wie mit dem Einschießen der Milch die bis dahin als schlaffer Beutel herabhängende Brust zu einem kräftig funktionierenden Organ sich entwickelt. Mit diesen Einschränkungen darf man etwa bei Erstlactierenden die *Kegelbrüste,* bei Mehrlactierenden dieselbe Form, und besonders die relativ seltene *walzenförmige Brust* als besonders vielversprechend ansehen, während die fetten großen *Kugelbrüste* und die *infantilen kleinen Brüste mit Spitzwarzen* gemeinhin minderwertig sind (s. nebenstehende Profilskizzen, Abb. 251 u. 252).

Schlüsse aus dem äußeren Bau auf die Leistungsfähigkeit sind vor allem auch darum mit großer Vorsicht zu ziehen, weil *für die weitere Funktion die richtige Pflege von größter Bedeutung* ist. Die besten Brüste können durch falsche Behandlung verdorben werden, andererseits läßt sich durch gute Technik der Lactation auch eine primär minderwertige Brust zu wenigstens teilweise ausreichender Sekretion bringen. *Dazu gehört vor allem* die täglich 4—5mal erfolgende, möglichst *vollständige Entleerung der Brust.* Unterbleibt dieselbe, dann kommt es bald zur Milchstauung, welcher rasch ein Rückgang der Sekretion folgt (das ist besonders wichtig bei Ammen!), während andererseits *durch maximale Beanspruchung der Brust das überhaupt erreichbare Maximum an Leistung erzielt wird.* Die ganze Ammentechnik beruht ja darauf, daß durch allmähliche Steigerung der Ansprüche eine gut sezernierende Brust dahin gebracht wird, so viel Milch zu liefern, daß zwei und mehr Kinder damit ausreichend versorgt werden können. Ebenso gelingt es, eine primär unterergiebige Brust durch solche maximale Beanspruchung allmählich so weit in die Höhe zu bringen, daß damit der Bedarf des Kindes schließlich doch noch ganz oder zum größeren Teile gedeckt wird[1].

Natürlich gehört zu ausreichender Lactation auch eine reichliche Ernährung. Da allein durch die Milchabgabe der stillenden Frau bereits in der Neugeburtszeit ein Verlust von rund 600 Calorien täglich erwächst, so ist klar, daß dieser Energieverlust ersetzt werden muß. Am einfachsten wird das durch tägliche Zufuhr von $^3/_4$—1 l Kuhmilch neben der übrigen Nahrung erreicht. Davon abgesehen ist kräftige, gemischte, möglichst an Vitaminen reiche Kost für die stillende Frau, wie überhaupt für die gesunde Wöchnerin das Richtige. Denn wir wissen aus Untersuchungen von McCollum, daß die Brustdrüsen nur Vitamine abgeben können, die ihnen mit der Nahrung zugeführt werden. In diesem Zusammenhang richtig sind frische Gemüse, Obst, Salate, getrocknete Feigen, Erd- und Haselnüsse, Rettich, Reis, Vollkornbrot (z. B. rheinisches Schwarzbrot oder *Knäckebrot*), die nicht nur als Vitaminträger, sondern auch wegen ihres Mineralstoffreichtums von Bedeutung sind. Jede besondere Diät ist überflüssig, die noch vielfach übliche flüssige oder Breikost der ersten Wochenbettstage ebenso zu verwerfen wie eine Überschwemmung des Magens mit Mehlbreien und Nährsuppen aller Art. Alles, was die Frau zu essen gewöhnt ist und verträgt, kann sie auch im Wochenbett und während der ganzen Dauer der Lactation zu sich nehmen. Alkohol, Kaffee, Tee in mäßigen Mengen sind durchaus erlaubt, ebenso braucht man sich nicht zu scheuen, notwendige Arzneimittel zu geben. Sie gehen entweder in die Milch überhaupt nicht oder nur in solchen Mengen über, daß dem Kinde daraus niemals Schaden erwächst. Lediglich große Brom- und Arsendosen, auch ausgesprochener Nicotinabusus dürften besser zu vermeiden sein[2].

C. Andere mit der Rückbildung und Wundheilung zusammenhängende Erscheinungen im Wochenbett.

Wie am Genitale so läßt sich ganz allgemein im Wochenbett ein Rückgang aller jener Erscheinungen beobachten, die wir oben als Schwangerschaftsveränderungen des Organismus besprochen haben. Freilich ist auch diese Rückbildung nicht genau gleichbedeutend mit völliger Wiederkehr des prägraviden Zustandes. Zunächst zeigen die Wöchnerinnen ein individuell recht verschiedenes Verhalten, zum guten Teil bedingt durch den verschiedenen Geburtsverlauf und die Persönlichkeit. Vorherrschend ist wohl bei den meisten gesunden Frauen ein Gefühl der Zufriedenheit, wohligen Abgespanntseins, das sich nach langer Geburt oder bei wenig widerstandsfähigen Personen zu einem alles andere überwiegenden Gefühl des Zerschlagenseins und absoluten Ruhebedürfnisses steigert. Erstgebärende, die sehr lange und stark preßten, sehen oft etwas gedunsen und leicht cyanotisch aus, nach stärkerem Blutverlust fällt natürlich in erster Linie die Blässe des Gesichtes auf.

Nicht selten stellt sich alsbald nach der Geburt ein *Gefühl leichten Frostes* ein, manchmal bis zu leichtem Schüttelfrost gesteigert, der aber nicht zu Temperatursteigerung führt und meist als Folge der langen und starken Abkühlung der während der Austreibungswehen meist wenig bedeckten Frau gedeutet wird.

---

[1] Vgl. auch Kapitel Stillschwierigkeiten, S. 315f.
[2] Näheres darüber bei v. Jaschke: Physiologie, Pflege und Ernährung des Neugeborenen, 2. Aufl., S. 277f. München 1927.

Weiterhin beanspruchen wegen ihrer Wichtigkeit für die Beurteilung des Gesundheitszustandes der Wöchnerin größte Bedeutung das Verhalten der Körpertemperatur und der Zirkulation.

Das normale Wochenbett verläuft ohne Fieber. *Jede Steigerung der Eigenwärme auf und über 38⁰ bei gewöhnlicher axillarer Messung ist als pathologisch anzusehen.* Die Temperatur zeigt die gewöhnlichen Tagesschwankungen, sie ist aber labiler, schnellt leichter in die Höhe als unter anderen Verhältnissen.

Bemerkenswert sind ferner zwei häufig eintretende Temperaturerhöhungen, die sich aber auf wenige Zehntelgrade beschränken. Die erste Steigerung fällt in die nächsten 12 Stunden nach der Geburt. Erfolgt die Geburt vormittags, so trifft die physiologische Abendsteigerung der Temperatur mit der genannten Erhöhung zusammen. Die Abendtemperatur kann dann selbst 37,8—38⁰ betragen. Fällt dagegen diese Steigerung nach der Geburt mit der physiologischen Remission am Morgen zusammen, so kommt sie wenig oder gar nicht zum Ausdruck.

Die zweite Steigerung fällt auf den 3. oder 4. Tag, fehlt aber in sehr vielen Fällen. Mit Unrecht hat man diese mit der in diesen Tagen beginnenden Milchsekretion in Zusammenhang gebracht. Sie ist vielmehr durch eine vermehrte Resorption von den Geburtswunden aus zu erklären, wie ja überhaupt das bei jeder Frau gegenüber dem nichtschwangeren Zustand etwas gesteigerte Temperaturniveau mit diesen Resorptionsvorgängen zusammenhängt. Je strenger die Asepsis durchgeführt wird, um so geringer fällt diese Steigerung aus, um so häufiger fehlt sie gänzlich. Ein sog. *„Milchfieber" gibt es nicht.*

Am *Zirkulationsapparat* kennzeichnen sich die Wochenbettsveränderungen als allmähliche Rückkehr zu dem Vorschwangerschaftszustande. Das *Herz* kehrt in seine normale Haltung und Lage zurück, womit akzidentelle Geräusche wieder verschwinden. Die Herzmasse erfährt ganz allmählich eine Abnahme, der Blutdruck sinkt langsam zur Norm, nur vorübergehend durch Nachwehen, durch den Lactationsakt wieder etwas ansteigend. Venektasien an den Beinen und in der Umgebung des Genitales bilden sich oft überraschend schnell zurück. Bei bereits bestehender Phlebosklerose freilich ist eine solche Rückbildung nicht mehr möglich, und es besteht immer die Gefahr einer Thrombose in diesem Gebiete der Blutstromverlangsamung und Wirbelbildung. *Der Puls der Wöchnerin* hält ungefähr die für das betreffende Individuum auch sonst charakteristische Frequenz ein. Eine besondere Pulsverlangsamung, die noch vielfach als für das normale Wochenbett charakteristisch angegeben wird, besteht in größerer Häufigkeit nur bei strenger Bettruhe. Sobald die Wöchnerin in und außer Bett sich zu bewegen anfängt, macht sich im Gegenteil als einziges Charakteristikum des Wöchnerinnenpulses eine *erhöhte Labilität* desselben wie eine gewisse Neigung zu geringfügiger *Arrhythmie* bemerkbar. Auch im Sphygmogramm sind charakteristische Veränderungen ebensowenig nachweisbar wie in der Gravidität.

Die früher viel erörterte und als prognostisch günstiges Zeichen gedeutete *„Bradykardie der Wöchnerinnen"* ist in ihren leichten Graden (60—70 Pulsschläge) wesentlich Folge strenger Bettruhe. Stärkeres Sinken der Pulszahl unter 60 bis herunter zu 48 kann nicht als streng physiologisch angesehen werden und ist Ausdruck einer Vagotonie (NOVAK und JETTER). Wegfall der Placenta und ihrer inneren Sekretion wie die Wiederkehr der inneren Sekretion des Ovariums wirken schon an sich im Sinne einer Erhöhung des Vagus- oder Verminderung des Sympathicustonus — insoferne gehören auch leichtere Grade von Pulsverlangsamung hierher — führen aber zu einer auffälligen Bradykardie nur bei Individuen, die schon früher einen erhöhten Vagustonus hatten und bei denen diese konstitutionelle Eigentümlichkeit nur durch die Gravidität verdeckt war.

Auch bei Wöchnerinnen, die infolge starken Blutverlustes zunächst einen hohen Puls haben, tritt gewöhnlich schon innerhalb der ersten 3 Tage ein wesentliches Absinken der Pulsfrequenz ein. Sehr wichtig ist das Verhalten der Pulsfrequenz bei bestehender leichter Temperaturerhöhung. Ist die Pulsfrequenz im Verhältnis zur Temperatur gering oder mindestens nicht pathologisch erhöht, so darf das ohne weiteres als ein prognostisch günstiges Zeichen gewertet werden. Ist demgegenüber im Verhältnis zur Temperaturerhöhung die Pulsfrequenz auffallend hoch, so ist immer an eine ernstere puerperale Infektion zu denken.

Hinsichtlich des *Blutes* ist besonders hervorzuheben die starke Verminderung der Gesamtblutmenge (ZUNTZ) zur früheren Norm, die ja durch den Blutverlust in der Nachgeburtsperiode und in den ersten Tagen des Wochenbetts erklärt erscheint. Selbstverständlich kann bei größerem Blutverlust während der Geburt auch eine Verminderung unter das normale Maß (Anämie) zustande kommen. Entsprechend fällt gleich nach der Geburt die Erythrocytenzahl um $^1/_2$—1 Million, der Hämoglobingehalt kehrt in 3—4 Tagen zur Norm zurück. Praktisch wichtig ist, vor allem zu wissen, daß im Wochenbett normaliter eine geringgradige polypmorphkernige neutrophile *Leukocytose* (v. ROSTHORN, DIETRICH u. a.) besteht, die aber von Woche zu Woche undeutlicher wird. Im übrigen kehrt die Blutformel in quantitativer und qualitativer Hinsicht im Wochenbett allmählich zur Norm zurück. Auch die Lactation ändert daran nichts, so daß stärkere Abweichungen vom normalen Durchschnitt als pathologisch aufzufassen sind.

Die *Respiration der Wöchnerin* ist gegenüber der Schwangeren etwas verlangsamt (14—20). Die vitale Lungenkapazität nimmt meist etwas zu. Die Verbreiterung der Thoraxbasis verringert sich etwas. Die Tiefe der Respiration vermehrt sich. Im übrigen bilden sich im Respirationsapparat die Schwangerschaftsveränderungen relativ rasch zurück.

Die *Urinmenge* ist in den ersten 8 Tagen, gegenüber der Ausscheidung bei der gesunden Frau vermehrt. Vorher bestandene Albuminurie verschwindet rasch, wohl in Zusammenhang mit einem Rückgang der Schwangerschaftsveränderungen der Niere. Über die Größe der Harnstoffausscheidung schwanken die Angaben sehr. Urinmenge und Harnstoffgehalt sind natürlich abhängig von der Art der Ernährung, Flüssigkeitsaufnahme und anderweitigen Flüssigkeitsausscheidungen.

Bei fast allen Wöchnerinnen findet man *im Urin Milchzucker*. Die Menge steigt, wenn eine Milchstase infolge verminderter Abfuhr eintritt. Sistiert die Milchsekretion gänzlich, so schwindet auch allmählich der Zucker. Der Milchzucker gelangt in den Harn durch Resorption von der Milchdrüse aus.

Der Gehalt des Harns an Follikelhormon sinkt bereits in der ersten Woche zu normalen Werten von etwa 50—150 ME pro Liter ab.

Nicht selten (50%) besteht am ersten Tage des Wochenbettes eine *Harnverhaltung,* die in 10% der Fälle 24—36 Stunden anhält. Die Blase ist voll, aber dieser Füllungszustand regt nicht zur Entleerung an. Gewiß spielt die Rückenlage der Wöchnerin und die wegen der Schlaffheit der Bauchdecken verminderte Kraft der Bauchpresse eine nicht zu unterschätzende Rolle bei der Unfähigkeit zu urinieren. Eine hartnäckigere Verhaltung findet sich besonders nach Geburten, bei welchen der Kopf lange auf dem Beckenboden verweilte, oder sonst stärkere Quetschungen der Weichteile entstanden. Vielfach ist die Ischurie nur durch eine infolge der Quetschung entstandene Schwellung der Urethralgegend oder durch eine Knickung der Harnröhre erzeugt, in anderen Fällen ist eine Schwellung der von kleinen Suffusionen durchsetzten Schleimhaut des Blasenhalses oder ein stärkeres Sphincterödem dafür verantwortlich zu machen. Auch bei spontaner Entleerung bleibt häufig etwas Restharn zurück (HOLSTER u. a.). Viel seltener ist unwillkürlicher Harnabgang, bedingt durch Schwäche des gequetschten Sphincters.

Verdauungsapparat. Mit der Entleerung und Verkleinerung des Uterus nehmen die Därme allmählich wieder ihre normale Lage ein. Besondere subjektive Symptome werden dadurch gewöhnlich nicht hervorgerufen. Weiterhin ist die Lage von Magen und Darm wesentlich abhängig von dem Grade der Rückbildung der Bauchdecken. Erfolgt diese mangelhaft, dann bildet sich leicht eine (sekundäre) Enteroptose heraus.

Die *sekretorische Funktion* des Magen-Darmkanals zeigt im Wochenbett keine Abweichung von der Norm, nur am ersten Tage wird eine Herabsetzung der Gesamtacidität des Magensaftes mit geringer Hypochlorhydrie beobachtet (KEHRER), die aber in den folgenden Tagen, spätestens in der zweiten Woche wieder zu normalen Werten sich erhebt. Dagegen ist die *motorische Funktion* zunächst meist herabgesetzt und der Stuhlgang in den ersten Tagen fast stets angehalten. Die Entleerung des Mastdarms unter der Geburt, die geringe Nahrungszufuhr während derselben und oftmals noch in den ersten Wochenbettstagen, die ruhige Lage, sowie endlich die verminderte Kraft der Bauchpresse machen diese Erscheinungen begreiflich. Nach Ablauf einer Woche kehrt übrigens bei Frauen, die nicht schon vorher an Obstipation litten, meist eine geregelte Darmtätigkeit von selbst wieder.

Die *Eßlust* ist in den ersten 3 Tagen des Wochenbettes manchmal herabgesetzt, der Durst häufig vermehrt. Dann wird der Appetit allmählich reger und kann bei Stillenden meist sogar als gesteigert angesehen werden.

An der *Haut der Wöchnerin* ist namentlich in der ersten Woche eine große Neigung zum Schwitzen hervorzuheben. Die Farbe der Haut wechselt leicht infolge vasomotorischer Erregbarkeit, die Schwangerschaftspigmentierungen verschwinden relativ langsam.

Hinsichtlich des *Bewegungsapparates* und *Nervensystems* sind allgemein gültige Angaben kaum zu machen. Nicht selten wird, besonders von Erstgebärenden, die sich bei den Preßwehen lange und stark anstrengen mußten über Muskelschmerzen in Armen, Beinen wie in der Stammuskulatur geklagt, die in dieselbe Linie mit dem bekannten Turnweh zu stellen sind. Der Zustand des Nervensystems kann bei vielen Wöchnerinnen, namentlich der sensibleren Kreise treffend als „reizbare Schwäche" (F. A. KEHRER) gekennzeichnet werden. Hierher gehört die starke vasomotorische Erregbarkeit und Neigung zu Stimmungswechsel wie die erhöhte Ermüdbarkeit gegenüber allen äußeren Eindrücken. Andererseits findet man genug Wöchnerinnen, die keinerlei Abweichung vom sonstigen psychischen Verhalten erkennen lassen oder sogar ein Überwiegen ruhiger zufriedener Stimmung zeigen.

Unter den endokrinen Drüsen zeigt die Schilddrüse raschen Rückgang der Schwangerschaftshyperplasie. Im Hypophysenvorderlappen bilden sich die Schwangerschaftszellen zum Teil zurück: das Organ bleibt aber immer größer als bei einer Nulliparen.

Der *Stoffwechsel der Wöchnerin* steht zunächst im Zeichen negativer Bilanz. Als sinnfälligstes Kennzeichen derselben ist der in der ersten Woche im Durchschnitt etwa 6—8 % betragende Gewichtsverlust zu nennen. Die starke Ausgabe von Harn, Lochien, Brustdrüsensekret, Ausfuhr der bei der Rückbildung des Genitales entstehenden Schlacken einschließlich des Wassers geben die Erklärung dafür. Im einzelnen wäre hinsichtlich des *Eiweißstoffwechsels* nach der Entbindung eine Steigerung der N-Ausfuhr (in der zweiten Hälfte der Schwangerschaft bestand ja N-Retention) hervorzuheben, der aber später wieder N-Ansatz folgt. Bezüglich des *Kohlehydratstoffwechsels* sei auf die oben schon erwähnte Lactosurie (HOFMEISTER, KALTENBACH) verwiesen, die aber nichts mit einer herabgesetzten Kohlehydrattoleranz, wie sie vielfach in der Schwangerschaft besteht, zu tun hat, sondern einfach auf Rückresorption überreichlich gebildeten Milchzuckers aus den Brustdrüsen beruht. Im *Fettstoffwechsel* ist in den ersten Tages des Wochenbettes noch eine gewisse Neigung zu Acetonurie hervorzuheben, die vielleicht mit einer ungenügenden Verbrennung der Fette zusammenhängt. Im übrigen verschwinden die in der Schwangerschaft beobachteten Abweichungen (vgl. S. 80f.) im Wochenbett sehr schnell. Cholesterin wird hauptsächlich durch die Brustdrüsen, in geringem Maße durch die Galle ausgeschwemmt. Beim *Stoffwechsel der Mineralien* ist die gesteigerte Kalkausfuhr durch die Milch die bemerkenswerteste Erscheinung. Im großen ganzen ist ja bekannt, daß nach etwa 3—4 Wochen bei gesunden stillenden Wöchnerinnen eine Neigung zu Stoffansatz sich bemerkbar macht, an dem die gewöhnlich durch erhöhten Appetit bedingte reichliche Ernährung den Hauptanteil hat, während endogene Momente demgegenüber in den Hintergrund treten.

D. Die Diagnose des Wochenbettes.

Die Diagnose des Wochenbettes wird auf Grund der Anamnese meist gesichert sein. Nur in solchen Fällen, wo sie fehlt oder man auf falsche Angaben gefaßt sein muß, wie in gerichtsärztlichen Fällen, hat die objektive Untersuchung allein zu entscheiden. Je jünger das Wochenbett, um so leichter wird die Diagnose sein.

Der für den Finger durchgängige und mit frischen Einrissen versehene Muttermund bei vergrößertem und stark anteflektierten Uterus (kombinierte Untersuchung!), die Weite der Scheide und glatte Beschaffenheit ihrer Wand, die frischen Verletzungen an den äußeren Genitalien, besonders bei Erstgebärenden, dann das Lochialsekret, dessen Beschaffenheit auch mikroskopisch festzustellen ist, werden die Diagnose zu einer mindestens sehr wahrscheinlichen machen. Ist sogar die höckrige Placentarstelle im Uteruscavum fühlbar, so erlischt jeder Zweifel. Hierzu kommt dann noch die Sekretion der Brüste, die runzeligen schlaffen Bauchdecken, eventuell das etwas leidende, bleiche Aussehen der Frau.

Der Zeitpunkt der stattgehabten Geburt wird aus der Größe des Uterus, Weite des Muttermundes und Frische der Verletzungen annähernd bestimmt werden können. Bei längerer Beobachtung ist das Kleinerwerden des Uterus diagnostisch verwertbar. Absolut sicher wird natürlich die Diagnose, wenn man noch Eiteile, z. B. Placentarreste oder Deciduafetzen entdeckt und ihre Natur durch das Mikroskop sicher stellen kann.

Placentargewebe wird an der charakteristischen Gestalt der Chorionzotten, ein Deciduafetzen an den Deciduazellen erkannt. Indessen ist darauf hinzuweisen, daß den Deciduazellen mindestens sehr ähnliche Formelemente auch bei Entzündungen der Uterusschleimhaut ohne Schwangerschaft gefunden sind.

E. Die Diätetik des Wochenbettes.

Bei der gewaltigen Umwälzung, die der weibliche Organismus durch die Geburt erfahren hat, bedarf es keiner Begründung, wenn man bei allen zivilisierten Völkern der Wöchnerin eine besondere Pflege angedeihen läßt. Bei Vernachlässigung derselben wird die Grenze des Pathologischen rasch überschritten, denn nirgends — um ein fast trivial gewordenes Wort zu gebrauchen — stehen sich physiologische und pathologische Zustände so nahe wie im Wochenbett. Das schlecht abgewartete Wochenbett ist eine wichtige Quelle gynäkologischer Leiden.

Wie begreiflich, soll auch die *Leitung des Wochenbettes eine aseptische* sein. Man darf aber nicht vergessen, daß der Schwerpunkt der puerperalen Asepsis unter der Geburt liegt. Eine aseptisch gut geleitete Geburt verspricht mit größter Sicherheit eine gute Wundheilung im Wochenbett.

In diesem selbst kommt es wesentlich darauf an, eine *Infektion der puerperalen Wunden zu verhüten*. Das erfordert besondere Vorsichtsmaßregeln, da wir ja oben bereits erwähnt haben, wie groß insbesonders die puerperalen Wundflächen sind und unter welchen besonderen Erscheinungen die Wundheilung, dazu in einem von Keimen reich besiedelten Gebiet abläuft. Nach sorgfältigem Abspülen der von Blut beschmierten Vulva und ihrer Umgebung unmittelbar post partum wird am besten eine *sterile Vorlage vor die Vulva* gelegt, die in den ersten Stunden post partum häufiger zu wechseln ist. Hat man sich überzeugt, daß 2—3 Stunden nach Austoßung der Placenta die Blutausscheidung in normalen Grenzen sich hält, der Uterus gut kontrahiert ist, dann lasse man am besten eine festsitzende, leicht waschbare Leibbinde anlegen, die mit einem zwischen den Beinen durchgeführten Steg versehen ist, der die Vorlage an ihrem Platze hält. Jede überflüssige Berührung der Genitalien, jede Scheidenspülung ist zu vermeiden. Weiterhin hat man nur nötig, die vollgesogenen Vorlagen durch frische zu ersetzen, sowie zweimal täglich durch Abspülen mit abgekochtem oder Lysoformwasser oder $^1/_3$%iger Milchsäurelösung oder ähnlichem die Vulva von anhaftenden Lochialresten reinigen zu lassen. Nur um fester sitzende Sekretreste aus den Crines zu entfernen, mögen sterile Wattebausche zu Hilfe genommen werden. Aufgabe des Arztes ist es, die Hebamme oder Wochenbettspflegerin dahin zu instruieren und zu überwachen, daß mit Lochien beschmierte Vorlagen nicht mit der Hand, sondern mit irgendeinem Faßinstrument angefaßt und die nicht immer ganz vermeidbare Beschmutzung der Finger mit Lochienkeimen durch nachfolgende desinfizierende Händewaschung wieder beseitigt wird. Das ist besonders wichtig dann, wenn ein und dieselbe Person Mutter und Kind versorgt. Denn jede Übertragung von Lochialkeimen direkt oder auf dem Umwege über die Brustwarzen auf das Kind kann letzterem gefährlich werden[1]. Ebenso dürfen natürlich die frischen sterilen Vorlagen nur mit sterilen Instrumenten angefaßt werden.

Die *Brustpflege* besteht normaliter nur darin, daß jede überflüssige Berührung derselben vermieden wird und in den Stillpausen die Warzen durch ein sauberes Tuch vor Beschmutzung geschützt werden.

Um Störungen des normalen Wochenbettsverlaufes zeitgerecht zu erkennen, ist von besonderer Wichtigkeit die *täglich zweimal* vorzunehmende *Kontrolle von Puls und Temperatur*. Sorgfältige axillare Messung genügt. Gelegentliche Stichproben des Arztes auf die Genauigkeit der Messung sind aber empfehlenswert.

---

[1] Vgl. S. 302 f.

Weiter überzeuge sich der Arzt bei jedem Besuche von dem normalen Ablauf der Rückbildung durch *Bestimmung des Fundusstandes,* wobei gleichzeitig auf eventuelle Schmerzhaftigkeit des Uterus im ganzen oder seiner Kanten zu achten ist. Normaliter macht eine derartige Betastung keinerlei Schmerzen. Wo die Verkleinerung des Uterus zu wünschen übrig läßt, gebe man sofort Secalepräparate, z. B. Secacornin 3mal täglich 20 Tropfen oder Gynergen 3mal täglich 10 Tropfen. Auch eine prophylaktische Anwendung dieser Präparate in der ersten Woche post partum ist durchaus empfehlenswert.

Entsprechend der häufigen, oben besprochenen Blasenschwäche und Darmträgheit achte der Arzt auf baldiges Ingangkommen spontaner *Miktion* und *Defäkation.* Besteht eine Harnverhaltung, so versuche man — nachdem die gewöhnlichen, von der Hebamme geübten Maßnahmen wie lauwarmes Abspülen, Unterschieben einer mit etwas dampfendem Wasser gefüllten Bettschüssel u. dgl. versagt haben — ob nicht die Blasenentleerung im Sitzen gelingt. Wo das Aufsetzen aus irgendwelchen Gründen nicht ratsam erscheint, empfehlen wir dem Arzte manuelle *Expression der Blase,* die fast regelmäßig gelingt, wenn man den Uterus gegen die Symphyse andrängt und gleichzeitig nach Art des CREDÉschen Handgriffes von oben auf die Blase drückt. Solche Expression ist um so wichtiger, als der als Ultimum refugium bleibende Katheterismus bei Wöchnerinnen besonders leicht zu Cystitis führt. Jedenfalls ist strengste Asepsis beim Einführen des Katheters notwendig. War der Katheterismus nicht zu vermeiden, dann gebe man zur Hebung des Blasentonus in den folgenden Tagen 3—4mal täglich 1 ccm Pituglandol oder Pituitrin subcutan. Auch eine intravenöse Urotropininjektion hat sich vielfach zur Überwindung der Ischurie bewährt und sollte immer angewandt werden, ehe man zum Katheter greift.

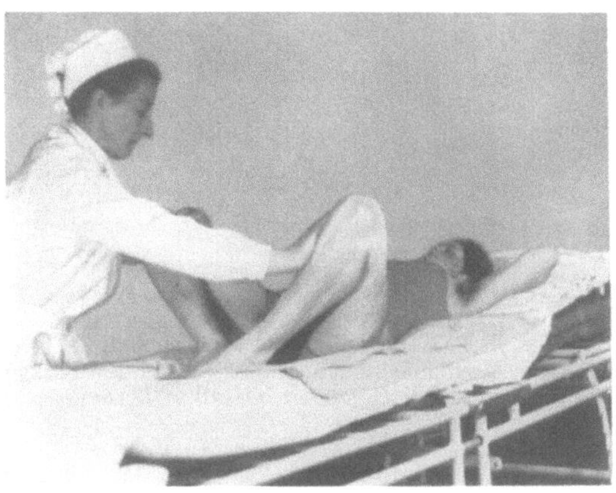

Abb. 253. 1. Phase. Schließen und Öffnen der rechtwinklig gebeugten und gespreizten Beine gegen Widerstand bei ruhendem Gesäß.

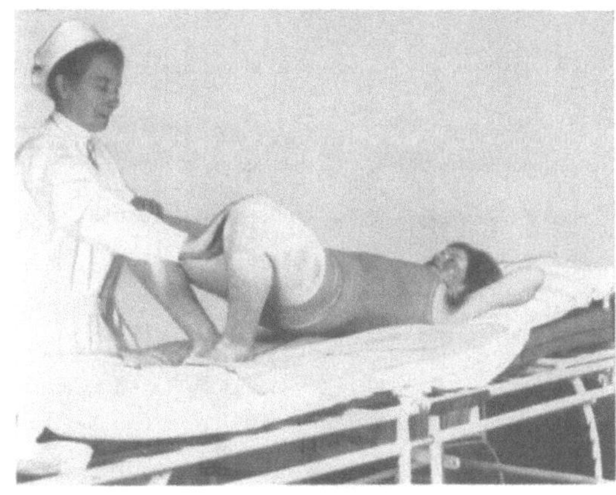

Abb. 254. 2. Phase. Gleiche Übung wie 1. Phase bei erhobenem Gesäß.

Die darniederliegende Defäkation wird erstmalig am besten durch eine ganz schematisch am 3. Tage zu verabfolgende Ricinusgabe erreicht. Weiterhin mag nach Bedarf jeden 2. Tag ein Einlauf verordnet werden. Die manche Wöchnerinnen quälenden Hämorrhoidalbeschwerden sind durch Anusolzäpfchen oder Einreiben mit einer Salbe (Rp. Anästhesin 1,5; Extract. hamamelidis 2,0; Acid. tannic. 1,0; Vaselin 25,0) zu beheben. Nach jeder Stuhlentleerung ist die Aftergegend sorgfältig zu säubern, dabei ein Verschmieren von Stuhlkeimen gegen die Vulva zu vermeiden.

Gegen sehr *schmerzhafte Nachwehen* sind bewährt Thermophor oder kleine Dosen von Pyramidon (0,25—0,3). Opiate zu geben, haben wir niemals für nötig befunden.

Hinsichtlich Kleidung, Bettung, Wohnung der Wöchnerin gelten die allgemeinen hygienischen Vorschriften. Je heller, größer, besser gelüftet das Wöchnerinnenzimmer ist, je öfters saubere, möglichst heißgebügelte Wäsche gegeben werden kann, um so besser.

Sehr wichtig erscheint es uns, der Wöchnerin viel körperliche und geistige Ruhe zu verschaffen. Dazu gehört mindestens in der 1. Woche Fernhaltung alles überflüssigen Besuches, aufregender Nachrichten, Verbieten von Lektüre. Damit wird gleichzeitig prophylaktisch die manche Wöchnerinnen quälende nervöse Schlaflosigkeit bekämpft. Anderenfalls ist gegen ab und zu verabfolgte Schlafmittel nichts einzuwenden.

Dagegen erscheint es uns nicht nötig, auch heute noch die Forderung zu erheben, daß jede Wöchnerin in den ersten Tagen strenge Rückenlage einhalten muß und vor dem 10.—11. Tage das Bett nicht verlassen darf. Auch in der Praxis mag nach glatten Entbindungen gesunder Frauen *schon in den ersten Tagen im Bett eine gewisse Bewegungsfreiheit* (Auf-die-Seite-Legen, Anziehen der Beine, Aufsetzen zur Miktion, Defäkation, zu einer kurzen Mahlzeit) erlaubt werden. Ebenso finden wir nichts dagegen einzuwenden, wenn — sobald die Frau selbst einen derartigen Wunsch äußert — *bereits nach 4—5 Tagen ein kurzes Außerbettsein* gestattet wird. Verbieten würden wir dasselbe nur dort, wo Gefahr besteht, daß die Frau daraus auch die Erlaubnis zu körperlicher Arbeit ableitet. Frauen mit Dammriß, nicht vollständig abgegangenen Eihäuten, nach operativ beendigter Geburt sollten aber in der Praxis auf jeden Fall die ersten 6 Tage im Bett gehalten werden, bis man sich überzeugt hat, daß die Wundheilung glatt vonstatten geht. Ebenso ist bei Auftreten auch nur geringer Temperaturerhebungen jedenfalls strenge Bettruhe sofort wieder zu verordnen.

In Kliniken wird heute — entsprechend dem Vorschlag Küstners (1880), der dann namentlich von Krönig seit 1908 besonders propagiert wurde — sehr viel das sog. *Frühaufstehen* geübt. Gemeint ist damit nicht mehr, als daß zunächst (sei es wirklich am ersten Tage oder in den ersten Tagen) ein kurzer, auf etwa eine Viertelstunde bemessener Aufenthalt im Liegestuhl, dann jeden Tag ein etwas längeres Außerbett-

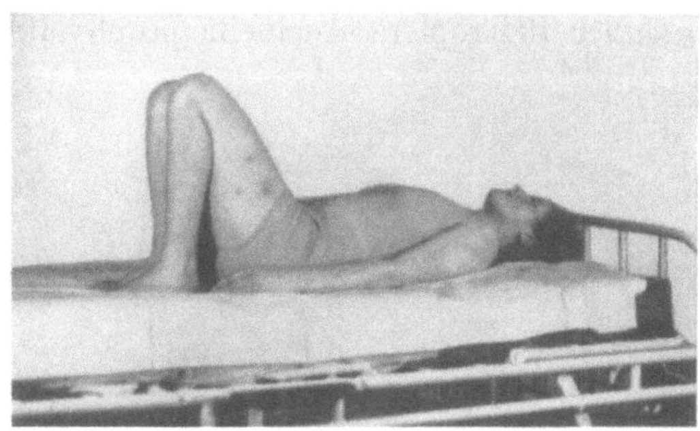

Abb. 255. Becken heben und senken. 1. Phase: Maximale Beugung der Beine in den Knien bei liegendem Gesäß.

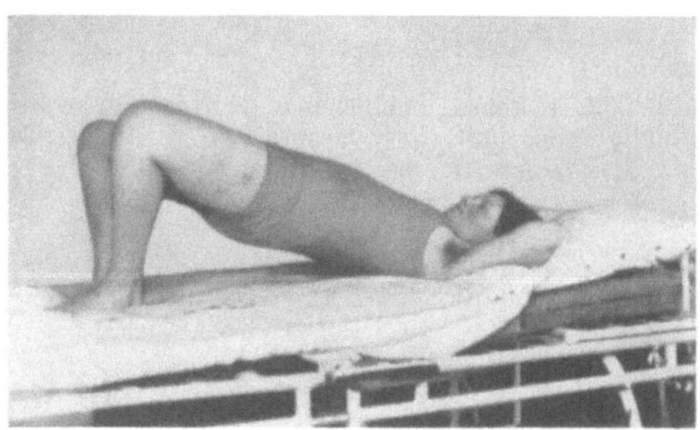

Abb. 256. 2. Phase. Heben des Gesäßes.

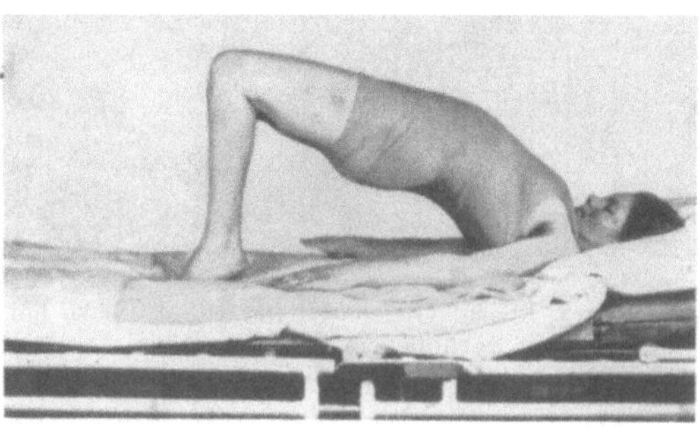

Abb. 257. 3. Phase. Weiteres Heben des ganzen Rumpfes.

sein im Sessel, vom 5.—6. Tage ab auch unter zeitweiligem Umhergehen im Zimmer erlaubt wird, womit man zweckmäßig *gymnastische Übungen* zur Tonisierung der Bauchdecken- und Beckenbodenmuskulatur verbindet. Die damit gemachten Erfahrungen sind außerordentlich gute. Zweifellos erwiesen erscheint uns eine Verminderung der Thrombosengefahr, eine bessere Rückbildung des Beckenbodens und der Bauchdecken, eine raschere Hebung des Allgemeinbefindens und günstige Beeinflussung der Lactation infolge rasch gesteigerten Appetits und Stoffwechsels, ebenso sicher erwiesen, daß Lageanomalien mindestens nicht häufiger als sonst im Gefolge des Wochenbettes auftreten und die durchschnittliche Wochenbettsmorbidität in keiner Weise gesteigert wird. Diese Tatsachen gelten aber nur für ein in der oben angedeuteten

Weise vorsichtig dosiertes *Frühaufstehen, das nicht gleichbedeutend sein darf mit früher Wiederaufnahme der Haushaltstätigkeit oder sonstiger körperlicher* Arbeit. Deshalb kann es auch für die Praxis nicht allgemein empfohlen werden. Bei gut situierten Wöchnerinnen nach glatten Geburten wird aber auch der praktische Arzt sich diese Erfahrungen zunutze machen dürfen.

Ganz allgemein zu empfehlen, bei frühem Aufstehen direkt geboten ist *das Anlegen einer festsitzenden* und das ganze Abdomen erfassenden *Leibbinde,* wozu verschiedene Modelle zur Verfügung stehen. Wir verwenden dazu die SKULTETsche Zipfelbinde aus Flanell. BUMM empfiehlt eine Einwicklung mit 6 m langer, breiter in mehrfachen Touren umgelegter Gummistoffbinde. Für die allgemeine Praxis empfehlen wir besonders die Herabinde und den *Thalysia*-Edelformer.

In Anstalten hat man sehr gute Erfahrungen hinsichtlich einer Förderung der puerperalen Rückbildung mit passend gewählten *gymnastischenÜbungen* gemacht, die darauf hinauslaufen, besonders die erschlaffte Bauchmuskulatur und die Beckenbodenmuskulatur zu üben und dadurch nicht nur die puerperale Rückbildung zu beschleunigen, sondern auch die vorher bestandene Elastizität der Muskulatur möglichst vollkommen zu erhalten. Wir haben diese Übungen ausführlich in unserem Lehrbuch der Gynäkologie beschrieben und geben hier nur die wichtigsten Abbildungen wieder, aus denen leicht zu entnehmen ist, worauf es im wesentlichen ankommt (Abb. 253—260). Man beginnt mit den Übungen am 3. bis 4. Wochenbettstage und läßt jede Übung 2mal am Tage etwa 3—5mal, später bis zu 10mal hintereinander durchführen, wobei man *nur darauf zu achten hat, daß keine Überanstrengung eintritt.* Diesen Fehler vermeidet man am einfachsten dadurch, daß man der Wöchnerin, nachdem sie das Prinzip der Übungen erlernt hat, streng einschärft, die Übungen niemals bis zur Ermüdung zu treiben. Wo ein Dammriß vorhanden ist, läßt man die Übungen der Bauchmuskulatur erst am Ende der 1. Woche und die Übungen der Beckenbodenmuskulatur zweckmäßig erst in der zweiten Hälfte der 2. Woche beginnen — primäre Heilung des Dammes natürlich vorausgesetzt. Ebenso ist eine selbstverständliche Voraussetzung für die Vornahme derartiger Übungen, daß der Verlauf des Wochenbettes ein afebriler ist.

Es ist nichts dagegen einzuwenden, solche Übungen auch in der allgemeinen Praxis durchzuführen, wenn der Arzt genügend Zeit hat oder eine sachverständig ausgebildete Wochenpflegerin zur Verfügung steht. Übertreibungen müssen unter allen Umständen vermieden werden.

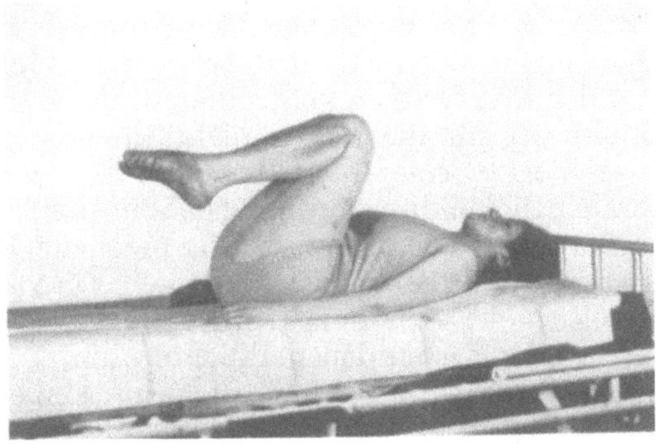

Abb. 258. 1. Phase. Horizontallage mit erhobenen, n den Knien gebeugten Beinen.

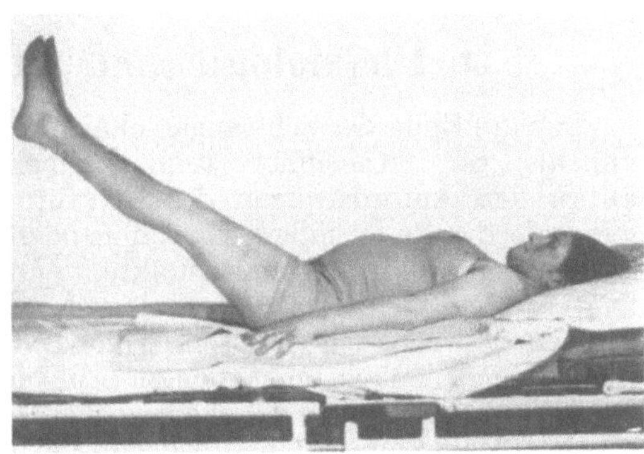

Abb. 259. 2. Phase. Horizontallage mit erhobenen und gestreckten Beinen.

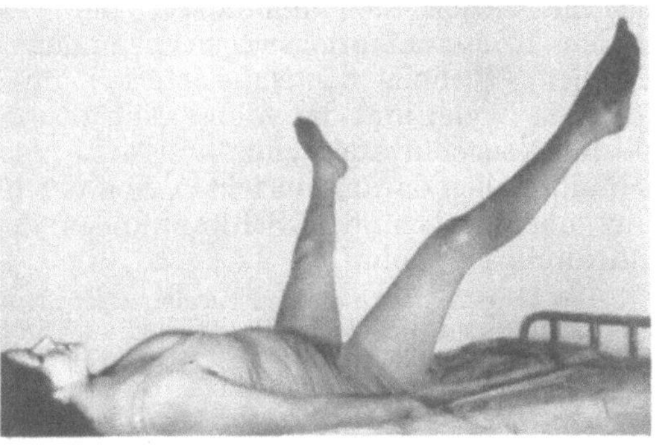

Abb. 260. 3. Phase. Spreizen und Wiederzusammenführen der erhobenen und gestreckten Beine.

Über die *Ernährung der Wöchnerin* brauchen wir hier dem, was wir S. 282 über die Kost der Stillenden gesagt haben, nichts hinzuzufügen.

Eine ärztliche Überwachung des Wochenbettes ist mindestens in den ersten 10 bis 14 Tagen immer erwünscht. Ehe der Arzt die Wöchnerin aus seiner Aufsicht entläßt, möge er sich von der Abheilung der puerperalen Wunden am Damm und Introitus überzeugen, nochmals den Grad der Rückbildung, das Verhalten der Brustsekretion und der Brustwarzen kontrollieren. Eine innere Untersuchung prinzipiell vorzunehmen, halten wir für die Praxis nicht für empfehlenswert. Richtiger ist es, erst *nach etwa 6—8 Wochen eine Genitaluntersuchung* vorzunehmen, um festzustellen, ob die puerperale Rückbildung ordnungsmäßig vor sich gegangen und die Lage des Uterus eine normale ist. Prinzipiell wichtig erscheint es uns, jeder Wöchnerin auch bei ihrer Entlassung aus unmittelbar ärztlicher Fürsorge einzuschärfen, daß die Wochenbettszeit eine Zeit der Schonung sein und jede Beschäftigung, die über die mit der Wartung des Kindes verbundenen Pflichten hinausgeht, nach Möglichkeit erlassen werden soll. Das ist nicht nur erforderlich im Sinne einer körperlichen Erholung, sondern vor allem auch zur Wiederherstellung und Erhaltung des psychischen Gleichgewichts. Allzu leicht rächt sich eine Außerachtlassung dieser Schonung in einer Reizbarkeit und Ermüdbarkeit der jungen Mutter, die dann die weitere Lactationsperiode statt zu einer Quelle fortdauernder Freude zur Qual zu gestalten vermag.

II. Physiologie und Pflege des Neugeborenen.

Das am Ende der Schwangerschaft geborene Kind wird — biologisch gesprochen — dann als „reif" bezeichnet, wenn es einen solchen Grad der Entwicklung mitbringt, daß es den Anforderungen des extrauterinen Lebens gewachsen ist. Die äußeren Merkmale der Reife haben wir schon oben S. 57f. besprochen. Sie geben nicht mehr als leicht feststellbare Anhaltspunkte, denn in biologischem Sinne können auch Kinder mit wesentlich kleineren Massen als reif, andererseits Kinder mit übernormalen Massen als lebensschwach sich erweisen. Eine Entscheidung dieser Frage kann erst die Beobachtung in den nächsten Wochen bringen.

In diesen ersten 3—4 Lebenswochen zeigt aber das Verhalten der Kinder so viele Eigentümlichkeiten, daß man sie von der übrigen Säuglingszeit auch begrifflich abgetrennt hat und von einer *Neugeburtszeit* spricht. Man versteht darunter die Übergangsperiode, in der die letzten Erinnerungen an die Fetalzeit (Nabelschnurrest, Meconium) abgestoßen werden, das Kind von den physiologischen Geburtsschäden sich erholt, die Zirkulation sich umändert, die verschiedenen Obliterationsprozesse an den fetalen Kommunikationswegen beginnen (Aufhören der Zirkulation im intraabdominellen Abschnitt der Nabelarterien, im Ductus *Botalli* und *Arantii,* Verschluß des Foramen ovale) und die völlige Entfaltung der Lungen erreicht wird; vor allem aber ist die Neugeburtszeit charakterisiert als eine Periode, in welcher der Organismus sich allmählich darauf einrichtet, von der bisherigen parenteralen zur enteralen Ernährung überzugehen, den Schwankungen der Außentemperatur sich anzupassen lernt und ähnliches mehr.

Die Charakterisierung der Neugeburtszeit als eine Übergangsperiode vom Fetalleben in die eigentliche Säuglingszeit, findet ihre Bestätigung auch in der Labilität der Blutkonstanzwerte[1]. Damit in Zusammenhang steht die von Bessau betonte hohe Permeabilität der Epithelwände und Grenzmembranen, die gerade für den Stoffaustausch in der Colostralperiode von großer Bedeutung ist, andererseits natürlich aber auch mancherlei Gefahren bringt. Eine mangelhafte Antikörperbildungsfähigkeit auf spezifische Reize hin, gewisse Eigentümlichkeiten der lokalen Entzündungsreaktion werden von Bessau als Insuffizienzerscheinungen gedeutet. Wir sind nicht überzeugt, daß das ganz berechtigt ist, zumal damit die fast völlige Immunität gegen Masern, Scharlach, die geringe Empfindlichkeit für Diphtherie nicht in Übereinstimmung zu bringen sind. Andererseits wissen wir, daß mit dem Colostrum auch reichlich Antikörper übertragen werden. Wir möchten daher auch diese Erscheinungen mehr als Eigentümlichkeiten und nicht als besondere Rückständigkeit der Neugeburtsperiode auffassen, zumal sie bei streng physiologischer Ernährung an der Brust der eigenen Mutter praktisch nicht in Erscheinung treten. Schließlich findet man solche *Übergangserscheinungen in der Funktion sämtlicher Organsysteme, aus denen aber eine Rückständigkeit des Neugeborenen nicht gefolgert werden darf,* weil bei diesen Eigentümlichkeiten angepaßter Ernährung und Pflege erfahrungsgemäß die Überleitung des Kindes aus der Neugeburts- in die spätere Säuglingsperiode gar keine Schwierigkeiten macht.

---

[1] Vgl. dazu S. 76, Physiologie der Schwangerschaft.

A. Physiologie.

Ein kurzer Überblick über die Physiologie der einzelnen Organe und Organsysteme des Neugeborenen mag obige Behauptung illustrieren.

1. Respirationsapparat. Weichheit der Knorpel der gesamten Atmungsorgane von der Nase bis in die Bronchien, Enge der Luftwege, kurzer, schmaler, dabei tiefer (faßförmiger) Thorax mit weiter oberer und unterer Apertur, große pleurale Komplementärräume, die erst allmählich von den Lungen erfüllt werden, sind die wichtigsten anatomischen Merkmale des Atmungsapparates des Neugeborenen.

Sobald mit der Verkleinerung der placentaren Haftfläche oder gar Ablösung der Placenta der Gasaustausch zwischen mütterlichem und kindlichem Blut gestört wird, in letzterem also O-Verarmung und CO_2-Überladung eintritt, wird das Atemzentrum so gereizt, daß *die erste tiefe Inspiration,* gewöhnlich bei der Exspiration von dem *ersten Schrei* begleitet, erfolgt (SCHWARTZ, F. A. KEHRER, RUNGE). Nicht selten erfolgen mit den ersten Atemzügen *Nies-* und *Hustenbewegungen,* die zur Entleerung von während des letzten Stadiums der Austreibungsperiode aspiriertem Schleim und Fruchtwasser führen. Gewöhnlich erfolgen die ersten 4—6—10 tiefen Atemzüge recht rasch hintereinander, begleitet von lebhaftem Schreien. Dann wird die *Atmung im allgemeinen* bald ruhiger, *zeigt* aber eine *bedeutende Unregelmäßigkeit* derart, daß tiefe schnappende Inspirationen gefolgt sind von einer Reihe oberflächlicher, immer seichter werdender Atemzüge und selbst kurzen Atempausen. Diese Irregularität und Inäqualität der Atmung ist ein besonderes Charakteristikum der Neugeburtszeit und besonders der ersten Tage derselben. Am regelmäßigsten, dabei im ganzen sehr oberflächlich ist die Atmung in ruhigem Schlaf, am unregelmäßigsten beim Schreien der Kinder. Bei tiefen Inspirationen beobachtet man oft eine deutliche Einziehung der unteren Intercostalräume, die hier ohne pathologische Bedeutung ist. Die *Atemfrequenz* beträgt bei ruhigen Neugeborenen etwa 40—45, beim Schreien 10—20 Atemzüge weniger. Die Atemgröße (Respirationsluft) beträgt am 1. Tage im Durchschnitt etwa 20 ccm, steigt aber dann von Tag zu Tag um 2—5 ccm bis auf etwa 465 ccm (beim Erwachsenen nur 100 ccm) Luftverbrauch pro Minute und Kilogramm Körpergewicht. Auch der O-Verbrauch ist trotz wesentlich geringerer Gasabsorption der Lungen Neugeborener etwa dreimal so groß als beim Erwachsenen.

2. Zirkulationsapparat. Unmittelbar veranlaßt durch den ersten Atemzug erfolgen einschneidende Umänderungen der Zirkulation, deren Wesentliches Wegfall der Zirkulation in den Nabelgefäßen, im Ductus arteriosus *Botalli,* Ductus venosus *Arantii* und zwischen den beiden Vorhöfen ist. Als weitere Folge ergibt sich eine scharfe Trennung zwischen O-reichem Blut und CO_2-reichem Blut. Gleichzeitig erfährt der kleine Kreislauf gegenüber dem fetalen Zustand eine mächtige Entfaltung.

All das ist, wie schon erwähnt, Folge der Lungenatmung. Sowie die Lungenbläschen sich entfalten, ändern sich die Druckverhältnisse im Thorax gewaltig. Aus dem rechten Herzen wird Blut angesaugt, die durch die Lungenblutbahnen strömende Blutmenge mit einem Schlage vervielfacht. Dadurch sinkt einesteils der Druck im rechten Herzen und in der Pulmonalis, andererseits steigt im linken Vorhof der Druck infolge der durch die Lungenvenen zuströmenden Blutmengen. Dadurch wird aber der freie Rand der Valvula foraminis ovalis gegen das Septum atriorum angedrückt und auf diese Weise die Kommunikation zwischen den beiden Vorhöfen aufgehoben. Später erfolgt eine völlige Verwachsung der Klappe mit der Vorhofsscheidewand.

Die mit der Entfaltung der Lungenbahnen verbundene Drucksenkung in der Arteria pulmonalis hat aber noch eine andere wichtige Folge. Das bisher zum größeren Teile aus der Pulmonalis durch den Ductus *Botalli* in die Aorta abströmende Blut des rechten Ventrikels geht jetzt in der Richtung geringeren Widerstandes, d. h. durch die Pulmonalgefäße weiter, zumal gleichzeitig der Ductus *Botalli* durch eine der geringeren Blutmenge entsprechende Kontraktion sich verengt. Damit wächst der Widerstand hier noch stärker, es geht noch weniger Blut durch den Ductus. Buckelförmige Vorwölbungen der Intima, die schon in den letzten Schwangerschaftswochen angelegt wurden, schließlich eine durch die Lungenentfaltung bedingte Herzverlagerung (WALKHOFF) und davon abhängige Drehknickung des Ductus *Botalli* (LINZENMEIER)

machen den Verschluß zu einem vollkommenen, der im Laufe der nächsten 2 bis
3 Monate (HABERDA u. a.) durch eine Endarteriitis obliterans definitiv wird.

Die starke Entfaltung der Lungenbahnen hat aber zunächst auch ein geringes
Sinken des Blutdruckes in der Aorta descendens zur Folge. Dadurch wird die Blut-
welle in den peripheren Verzweigungen derselben, so auch in den *Nabelarterien* kleiner.
Vor allem aber wirkt die mit dem Einsetzen der tieferen Atmung erfolgende starke
Sauerstoffanreicherung des Blutes der Nabelschnurarterien als ein zu starker Verengerung
der Gefäße führender Reiz (RECH), wozu noch unterstützend der starke Kältereiz
beim Übertritt aus dem Genitalschlauch in die Außenwelt (AHLFELD) wie die mechanische Reizung beim Anfassen der Nabelschnur, die Berührung derselben mit ihrer
Unterlage kommt. Infolge starker Ausbildung der subendothelialen Längsmuskulatur
bilden sich bei dieser Kontraktion der Muskelfasern kissenartige Vorbuckelungen der
Intima (s. Abb. 261), die den Verschluß des Lumens zu einem vollkommenen oder
nahezu vollkommenen machen (HENNEBERG, BUCURA u. a.).

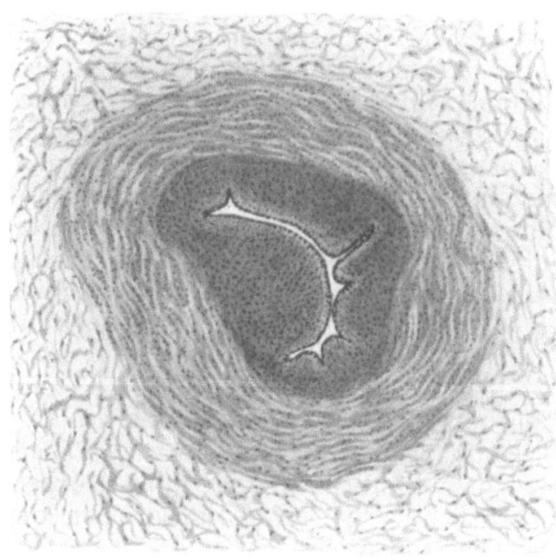

Abb. 261. Durchschnitt durch eine Nabelarterie.
Starke Einengung des Lumens durch kissenartige
Bildungen unter der Intima.
Halbschematisch.

Nur in der *Nabelvene* zirkuliert noch
Blut von der Placenta zum Kindskörper.
Erst mit vollständiger Lösung der Placenta
oder Unterbindung der Nabelschnur wird
die Vene durch Aspiration des Blutes vom
kindlichen Thorax her alsbald leer gesaugt
und fällt zusammen. Damit hört gleichzeitig die Blutzufuhr zum Ductus venosus
Arantii auf. Auch dessen Wand kontrahiert sich bis zum Verschluß des Lumens, der
durch Endothel- und Bindegewebswuche-
rung im Laufe von 2—5 Monaten (HABERDA
u. a.) gesichert und definitiv wird. Solange
die Nabelschnurpulsation noch andauert und
die Placenta nicht völlig gelöst ist, wird
auch Blut aus dieser dem Kinde zugeführt.
Aspiration seitens des kindlichen Thorax,
Uteruskontraktionen fördern diese sog. *postnatale Transfusion,* während sofortige Abnabelung sie natürlich unterbricht. Im günstigsten Falle werden dem Kinde damit
noch 60—100 ccm Blut zugeführt (ZWEIFEL,
HOFMEIER u. a.). Die alte Streitfrage, ob
aus der Zufuhr dieses „Reserveblutes" dem
Kinde Nutzen (oder Schaden, wie einige wollen) erwächst, bzw. Nichtzufuhr einen
wenn auch geringen Schaden bringt, ist dahin zu beantworten, daß weder das eine
noch das andere zutrifft, demnach der Termin der Abnabelung nicht bestimmend durch
eine derartige Rücksicht beeinflußt werden darf. Immerhin erscheint es aber ganz
zweckmäßig, durch Hinausschieben der Abnabelung bis zum Erlöschen der Nabelschnurpulsation dem Kinde auch die im Reserveblut verfügbare Menge von Flüssigkeit,
Eiweißstoffen und Blutkörperchen zuzuführen.

Man sieht, daß die Umwandlung der Zirkulation eine sehr eingreifende ist und
plötzlich erfolgt. Bis die Verhältnisse im Zirkulationsapparat ganz denen der eigentlichen Säuglingszeit entsprechen, vergehen Wochen, ja zum Teil noch Monate. Beim
Neugeborenen ist das *Herz stark quer gestellt,* der Spitzenstoß regelmäßig im 4. Inter-
costalraum, 1—2 cm außerhalb der Mamillarlinie zu tasten. Eine Bestimmung der
Herzgrenzen mittelst Perkussion gibt nur unsichere Resultate. Die *Masse des Herzens*
ist zur Zeit der Geburt relativ am größten (6,3 g pro 1 kg Körpergewicht gegenüber
4,8 g beim Erwachsenen — W. MÜLLER), was auf sehr große Anforderungen an die
Leistungsfähigkeit des Herzens in der Neugeburtszeit hindeutet. Tatsächlich wird
auch ganz allgemein die *Vitalität des Herzens Neugeborener als außerordentlich groß*
angegeben. Bemerkenswert ist noch, daß beide Ventrikel zunächst etwa gleiche Dicke
und Masse haben; erst im Laufe der nächsten Monate überholt der linke den rechten.
Die *Pulsfrquenz* schwankt beim Neugeborenen in noch weiteren Grenzen als beim

älteren Säugling und kann zu diagnostischen Zwecken nicht herangezogen werden, zumal eine volle Regelmäßigkeit des Pulses selbst bei ruhig schlafenden Kindern nicht vorhanden ist (120—130), während bei Bewegungen, beim Schreien die Schlagfrequenz des Herzens oft bis zu 200 und darüber ansteigt. Das *Minutenvolumen* beträgt 541 (BESSAU). Der mittlere *Blutdruck* des Neugeborenen beträgt 70—80 mm Hg (SSLADKOFF, TRUMPP), nach neueren Untersuchungen an meiner Klinik nur 45—60 mm Hg.

3. Harnapparat. Noch deutliche fetale Lappung der Nieren, im Verhältnis zum Körpergewicht doppelt so große Masse als beim Erwachsenen, geringe Entwicklung der gewundenen Harnkanälchen, fehlende oder kaum angedeutete Fettkapsel, Schlängelung der Ureteren, größtenteils extrapelvine Lage der Blase, die maximal 50—60 ccm faßt, schlecht entwickelte Muskulatur, besonders spärliche Sphincterbildung und Enge der Urethra kennzeichnen anatomisch den Harnapparat des Neugeborenen.

Die *Harnentleerung* erfolgt unwillkürlich. Der Harn (ohne charakteristischen Geruch, zunächst stark, nach einigen Tagen nur noch schwach sauer) erscheint unmittelbar nach der Geburt als klare farblose Flüssigkeit, wird aber bald intensiv gelb und zeigt beim Stehen eine leichte gelbliche Trübung. Im Spitzglas fallen die trüben-den Massen als rötliches oder bräunlich gelbes Sediment aus, das man nicht selten auch in Form von rötlichen Streifen oder Flecken in den Windeln nachweisen kann. Dieser sog. *Harninfarkt* beruht auf allmählicher Ausschwemmung von bei

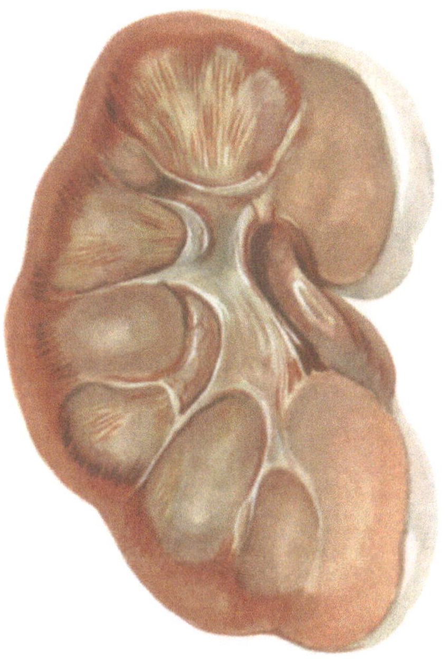

Abb. 262. Harnsäureinfarkt in der Niere eines Neugeborenen.
(Lupenvergrößerung.)

Neugeborenen regelmäßig zu findenden amorphen und krystallinischen Uratniederschlägen in den Markkegeln der Nieren (sog. *Harnsäureinfarkt*, Abb. 262) und ist als durchaus physiologisch aufzufassen. Neben Uraten (Abb. 263) findet man in den Niederschlägen Leukocyten, Epithelien der Harnwege und hyaline wie gekörnte Zylinder. Von der zweiten Hälfte der 1. Woche an verschwindet dieser Harninfarkt und der Harn nimmt dann die für das Brustkind charakteristische Farblosigkeit an.

Die *erste Harnentleerung* erfolgt gewöhnlich unmittelbar nach der Geburt, nicht selten noch während der Austreibung, seltener einige Stunden post partum. Die Zahl der Harnentleerungen beträgt in den ersten beiden Lebenstagen 1—2, seltener 3—4 in 24 Stunden; in $^1/_3$ aller Fälle besteht sogar in den ersten 24—30 Stunden eine als physio-

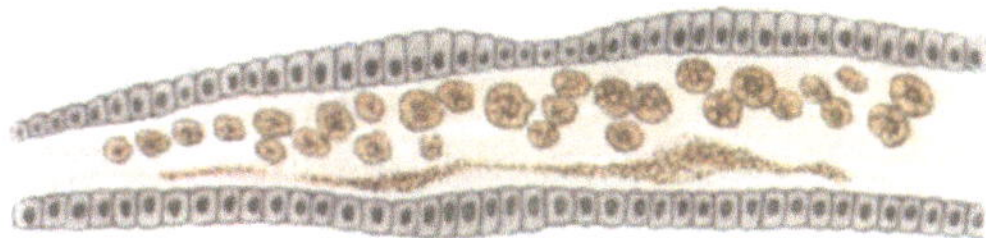

Abb. 263. Sammelröhrchen mit Krystallen von harnsaurem Ammonium und körnigem Harnsäuredetritus.
(Starke Vergrößerung.)

logisch anzusprechende Anurie. Dauert dieselbe über 48 Stunden, dann ist es geboten, mit einem dünnen weichen Katheter (am besten einem alten Ureterenkatheter) zu sondieren, um eventuell bestehende Hindernisse in den abführenden Harnwegen nicht zu übersehen, deren Beseitigung natürlich spezialistische Hilfe erfordern würde. Weiterhin hängt die *Zahl der Harnentleerungen* wesentlich von der Größe und Häufigkeit der Flüssigkeitszufuhr ab und steigt mit Ingangkommen der Milchsekretion gewöhnlich auf 6—8, in der 2. Woche auf 10—15, selbst 20 und mehr. Die 24 stündige Harnmenge steigt von etwa 20 ccm am 1. Tage auf 200 ccm am Ende der 1. Woche und beträgt etwa 60—70 ccm Harn auf 100 ccm getrunkener Milch (W. CAMERER). *Das spezifische Gewicht* sinkt von etwa 1013 in den ersten Lebenstagen bis gegen Ende der 2. Woche auf 1003—1004, welcher Wert dann monatelang eingehalten wird.

Eine sehr eigenartige, mit der erhöhten Durchlässigkeit des Nierenfilters in Zusammenhang stehende Tatsache ist die in den ersten Lebenstagen bei fast allen und dann noch bis Ende der 2. Woche bei fast der Hälfte aller Kinder nachweisbare *Eiweißausscheidung*. Diese das Befinden und Gedeihen der Kinder in keiner Weise beeinflussende, schon vermöge ihrer Regelmäßigkeit als physiologisch zu deutende *Albuminuria neonatorum* ist um so deutlicher, je größer die Kinder sind und je länger die Geburt gedauert hat, je größer die Weichteilsschwierigkeiten waren; sie ist als direkte Folge des Geburtstraumas aufzufassen.

Zucker ist gelegentlich bei frühgeborenen und per forcipem geborenen Kindern im Harn nachweisbar. Bei unterernährten Kindern tritt sehr leicht eine Acetonurie auf.

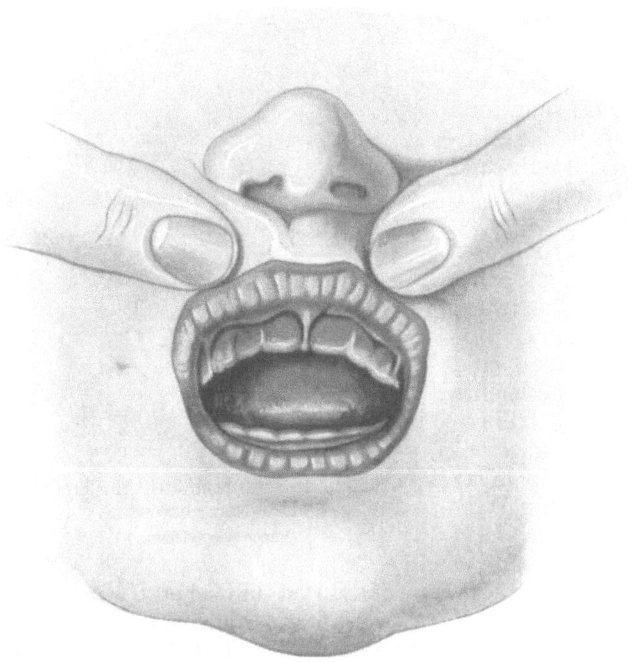

Abb. 264. Membrana gingivalis und Lippenpolsterformation eines Neugeborenen, unmittelbar nach dem Trinken gezeichnet.

4. Verdauungsapparat.

Hier interessiert wegen seiner Bedeutung für den Saug- und Schluckakt vor allem der Anfangsteil des Magen-Darmtractus. Die geringe Entwicklung der Alveolarfortsätze der Kiefer, die kaum angedeutete Gaumenwölbung wie die relativ sehr kräftige, fleischige Zunge bedingen es, daß im Ruhezustande eine freie Mundhöhle überhaupt nicht vorhanden ist. Dadurch wird aber andererseits die Herstellung eines Saugraumes (vgl. später) erleichtert. In demselben Sinne wirkt die kräftige Entwicklung der Kaumuskulatur und ein zur Versteifung der Wange dienender kirschgroßer, an der Grenze zwischen M. buccinator und masseter unter der Fascie gelegener „Wangenfettpfropf" *(Corpusculum adiposum*, BICHAT 1801). Auch Lippen und Gingiva besitzen Abdichtungseinrichtungen, welche die Herstellung eines negative Druckwirkung entfaltenden Saugraumes im Bereich der Mundhöhle sichern. Daher gehört die sog. *Lippenpolsterformation* (LUSCHKA, v. PFAUNDLER), eine durch radiäre Furchen zustande kommende Abteilung der Lippen in einzelne kissenartige Bildungen, die als Saugpolster zum Festsaugen am Warzenhof dienen. Ganz ähnlich wirkt eine kammartig vorspringende Schleimhautduplikatur auf dem freien Kieferrande, die besonders in der Gegend der Eckzahnkeime, wo sie aufhört, am deutlichsten sichtbar ist *(Membrana gingivalis)*, nach ihrem Entdecker (1860) auch ROBIN-MAGITOTsche Falte genannt. Beide Gebilde sind unmittelbar nach Beendigung des Saugaktes am besten zu erkennen (Abb. 264).

Der *Saugakt,* der reflektorisch von allen Stellen der Mundhöhlenschleimhaut auslösbar ist, ist eine komplizierte subcorticale Instinkthandlung und erfolgt in zwei Akten. Zunächst umfassen die Lippen des Kindes die Brustwarze und einen Teil des Warzenhofes, wobei die oben genannten Abdichtungsvorrichtungen in Tätigkeit treten. Indem nun unter Senkung des muskulären Mundbodens, Tiefertreten des Kehlkopfes, Senkung der Zungenspitze und rinnenförmiger Auswölbung der vorderen Zungenhälfte nach unten eine Mundhöhle entsteht, gleichzeitig durch Gaumensegel und den fleischigen Zungengrund ein Abschluß gegen die Luftwege erzielt wird, entsteht ein luftverdünnter

Raum, der aspirierend auf die Milch in der Brustdrüse wirkt, wobei freilich eine gewisse aktive Mitwirkung der entleerungsbereiten Brustdrüse mit eine Rolle spielt (Abb. 265 und 266). Im zweiten Akt werden durch Kompression der Kiefer die gefüllten äußeren Milchgänge entleert, die Kiefer des Kindes klappen zusammen, die Zunge wölbt sich wieder etwas nach oben, das Gaumensegel hebt sich — die durch den Kieferdruck ausgepreßte Milch fließt in die Mundhöhle.

Dieses Spiel wiederholt sich, bis eine gewisse Menge Milch in der Mundhöhle sich angesammelt hat, dann erst erfolgt der *Schluckakt,* der ganz gleich wie beim Erwachsenen abläuft (Abb. 267). Äußerlich ist das Schlucken an dem Höhersteigen des Kehlkopfes nachweisbar, die Zahl der Schluckbewegungen gestattet gewisse Schlüsse auf Reichlichkeit und Schnelligkeit des Milchflusses. Mit der Milch wird vielfach auch eine gewisse Menge Luft verschluckt *(physiologische AerophagieNeugeborener).*

Auf anatomische Details des Magen-Darmkanals einzugehen würde zu weit führen. Hier sei nur erwähnt, daß im Magen-Darmtrakt und seinen Anhangsdrüsen *sämtliche Fermente, die* zur glatten *Verarbeitung der physiologischen Nahrung notwendig sind, in ausreichendem Maße gebildet werden,* so daß von einer Rückständigkeit des Neugeborenen in dieser Hinsicht keine Rede sein kann. Eine solche besteht nur hinsichtlich der Fähigkeit, artfremde tierische Nahrung zu verarbeiten. Motorische und sekretorische Funktion sind so gut aufeinander abgestimmt, daß z. B. während des Trinkens ein größerer Teil der physiologischen Nahrung den Magen wieder verläßt, so daß trotz einer geringen Vitalkapazität (durchschnittlich etwa 30 ccm) keine Überlastung desselben eintritt.

Die Magendarmschleimhaut des Neugeborenen ist übrigens keine tote, nur Filtereigenschaften entwickelnde Membran, sondern ein hochkonstituiertes Organ, das nur der Eigenart des Neugeborenen entsprechende Körper durchläßt, andere dagegen so weit abbaut, bis sie indifferent und damit unschädlich geworden sind. Immerhin ist es wichtig zu wissen, daß im Gegensatz zum Erwachsenen mit der Nahrung zugeführte Antigene bzw. Schutzstoffe vielfach unzerlegt die Darmwand passieren können (EHRLICH, SALGE u. a.). Meist gilt das freilich nur für an arteigene Nahrung gebundene Schutzstoffe und größtenteils wieder nur für die Kolostralperiode. Manche Antitoxine aber passieren auch ohne solche Bindung die Darmwand des Neonatus (RÖMER, GANGHOFNER und LANGER u. a.), wie überhaupt

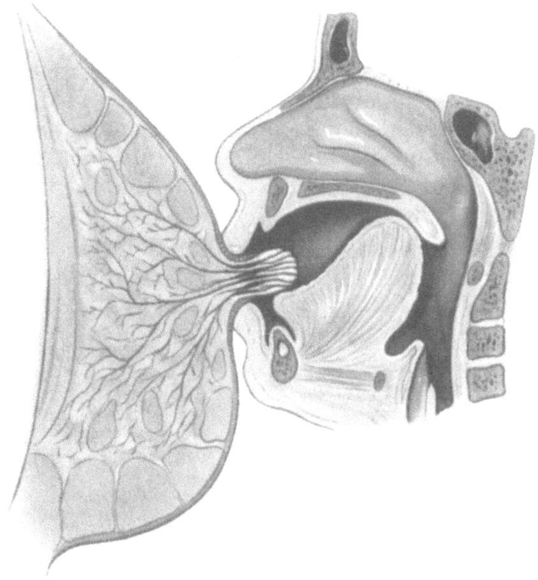

Abb. 265. Saugakt I (Aspiration).

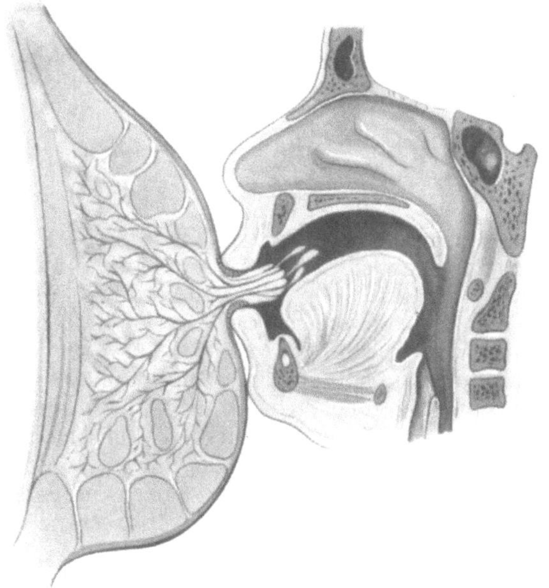

Abb. 266. Saugakt II (Kompression).

eine erhöhte Permeabilität der Epithelwände ganz allgemein als Charakteristikum der Neugeburtszeit angesehen werden darf.

Der *Magen-Darmkanal* des Neugeborenen ist *zur Zeit der Geburt steril, wird aber bereits in den ersten Stunden des Lebens von Bakterien besiedelt,* wobei sowohl der Mund als der Anus als Eintrittspforte eine Rolle spielen. Die *Flora* setzt sich in den ersten Tagen hauptsächlich aus Enterokokken und verschiedenen Erscheinungsformen des anaeroben polymorphen Bacillus perfringens (einem Buttersäurebacillus) zusammen. In den folgenden Tagen kommen dazu neben einigen anderen Arten der Bacillus acidophilus und Bacillus bifidus, welch letzterer nach Ingangkommen der Brustnahrung das Bild beherrscht.

Die *Darmentleerungen* des Neugeborenen sind zunächst nur Reste der Fetalzeit, schwarzgrünes, später immer deutlicher mit bräunlichen Massen durchsetztes, eigentümlich klebriges sog. *Kindspech (Meconium),* dessen Gesamtmenge auf 70—90 g (CAMERER) zu veranschlagen ist, während die säuerlich aromatisch riechenden Faeces erst vom 3. Tage ab erscheinen. Letztere stellen bei vollkommen gesunden, an der Brust genährten Neugeborenen breiig salbige, häufig aber teilweise inhomogene, stellenweise gehackt aussehende Massen dar, die bald mehr gelb, bald mehr grün oder gelb und grün gemischt sind, ohne daß das etwas Krankhaftes wäre. Auch geringfügige Schleimbeimengung und hanfkorngroße, weiße „Seifenbröckel" (früher fälschlich Caseinbröckel genannt), Fetttropfen sind bei sonst gedeihenden Brustkindern durchaus als normal anzusehen. Fäulniserscheinungen dagegen fehlen während der Neugeburtszeit völlig, weshalb der Stuhl auch nicht unangenehm riecht. Der Stuhl des gesunden Neugeborenen ist ein reiner Gärungsstuhl, bedingt durch die eigenartige Flora des Darms (vgl. oben) [1]. Viel *wichtiger als das Aussehen ist die Zahl der Stuhlentleerungen,* die normaliter 2—3 (nur vorübergehend bei sehr reichlich trinkenden Kindern 4—5, bei spärlicher Nahrung umgekehrt nur 1) in 24 Stunden beträgt. Jedenfalls fordert eine längere Zeit dauernde Vermehrung der Zahl der Stuhlentleerungen zur Vorsicht auf, besonders wenn dieselben gleichzeitig dünn sind und starke Schleimbeimengung zeigen [2]. Bei Flaschenkindern sind die Faeces konsistenter und bei Verabfolgung der gewöhnlichen Milchverdünnungen mehr goldgelb und homogen. Vielfach enthalten sie aber auch größere, bis pfenniggroße, sehr zähe, wahrscheinlich aus Casein und Paracasein bestehende Milchbröckel. Dem Stuhl künstlich ernährter Kinder fehlt der säuerlich aromatische Geruch, sie riechen vielmehr fade, gelegentlich sogar etwas faulig. Die Gesamtmenge der Faeces beträgt 1—3% der aufgenommenen Nahrung = 9—15 g (CAMERER, WALLICZEK). Von der Trockensubstanz der Faeces entfällt etwa ein Drittel auf Bakteriensubstanz.

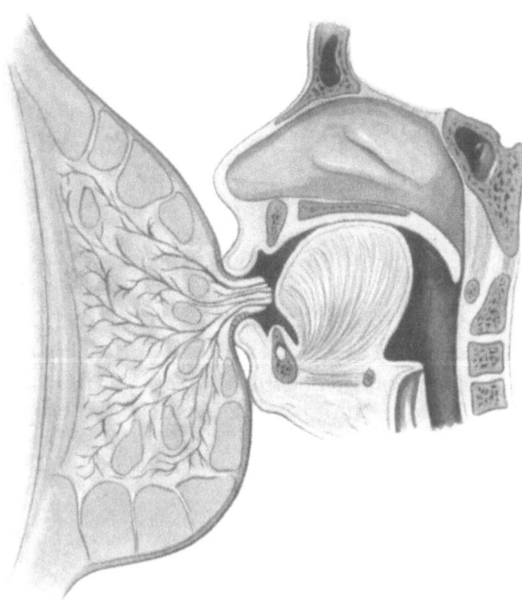

Abb. 267. Schluckakt.

5. Das Blut. Die Blutmenge beim Neugeborenen unterliegt, zum guten Teil abhängig vom Zeitpunkt der Abnabelung, größeren Schwankungen. Sie beträgt zwischen $\frac{1}{10}$ und $\frac{1}{16}$ des Körpergewichts.

---

[1] Weitere Einzelheiten über die Keimbesiedelung des Magen-Darmtractus und die Eigentümlichkeiten der Darmflora bei natürlicher und künstlicher Ernährung vgl. v. JASCHKE: Physiologie, Pflege und Ernährung der Neugeborenen, 2. Aufl. München 1927.

[2] Näheres vgl. unter Ernährungsstörungen und Pathologie des Neugeborenen.

Blutbildungsstätten sind neben dem Knochenmark, das bis zum 5. Lebensjahr durchweg rotes Mark ist, auch in der Leber und Milz reichlich vorhanden. Diese letzteren erfahren allerdings im extrauterinen Leben einen schnellen Abbau.

Das Blut Neugeborener zeigt höheren *Erythrocytengehalt* (5—8, im Mittel 6,5 Millionen), dessen Maximum auf den 3.—5. Tag fällt, während danach allmählich eine Abnahme um $^1/_2$—1 Million eintritt, die teils auf ein Zugrundegehen roter Blutkörperchen, teils auf Zunahme des Blutwassers zu beziehen ist, ebenso wie die anfängliche Zunahme der Erythrocytenzahl auf Eindickung des Blutes beruht. Entsprechend ist der *Hämoglobingehalt* anfangs sehr hoch (100—140%) und erreicht erst nach 3 Wochen die für den Säugling als normal anzusehende Höhe von 70—80%. Neben kernlosen findet man beim Neugeborenen in den ersten beiden Wochen stets noch kernhaltige rote Blutkörperchen, beim Frühgeborenen sogar Megaloblasten, Polychromatophilie, basophil gekörnte Erythrocyten, Anisocytose, Poikilocytose. Der *Färbeindex* schwankt um 1. Noch stärker als bei den Erythrocyten ist die Vermehrung bei den *weißen Blutkörperchen*; besonders die polynucleären sind vermehrt, so daß man von einer *physiologischen Leukocytose des Neugeborenen* sprechen kann. Unmittelbar post partum beträgt die Leukocytenzahl etwa 18 000, steigt dann in den nächsten Tagen durch Wasserverlust des Blutes auf 22—23 000, um allmählich auf 8—10 000 abzufallen, wobei dann eine relative Lymphocytose (50%) des weißen Blutbildes charakteristisch ist. Eine Verdauungsleukocytose fehlt beim Brustkind. Die *Blutplättchen* betragen im Durchschnitt etwa 300 000, unterliegen starken Schwankungen nach unten und besonders nach oben.

Die *Blutgerinnungszeit* beträgt etwa 7—10 Minuten.

Die *Blutkörperchensenkungsgeschwindigkeit* ist stark verzögert.

Die schon erwähnte Wasserverarmung des Blutes in den ersten Tagen äußert sich am deutlichsten in der Kurve des *Lichtbrechungsvermögens*, die ein genaues Spiegelbild der Gewichtskurve darstellt (ROTT) und uns so ein Verständnis der physiologischen Gewichtsabnahme (vgl. später) eröffnet.

Auffallend ist, daß im Gegensatz zu der bei der Schwangeren bestehenden Cholesterinämie und Lipoidämie im Blutserum des Kindes die Cholesterinwerte stark, die Lecithinwerte mäßig herabgesetzt sind. Das hängt offenbar mit Besonderheiten des placentaren Stoffwechsels zusammen und man hat daraus sogar den Schluß gezogen, daß das Fett des kindlichen Körpers in der Hauptsache auf dem Wege der Synthese gebildet werden muß.

Wegen der großen forensischen Bedeutung müssen wir noch kurz auf die *Blutgruppen des Neugeborenen* (und jungen Säuglings), deren Vererbung wie Unveränderlichkeit im weiteren Leben unbestritten ist, eingehen. Die Blutgruppeneigenschaft A und B muß, wenn sie bei einem Kind nachweisbar ist, auch bei einem der beiden Eltern vorhanden sein. Kinder mit Blutgruppe 0 können nie aus einer Verbindung stammen, in der einer der beiden Eltern der Blutgruppe A oder B angehört. Umgekehrt können aus einer Verbindung, in der einer der Eltern der Blutgruppe 0 angehört, nur Kinder mit Blutgruppe A oder B stammen.

Für die praktische Verwertbarkeit dieser Angaben muß man sich daran erinnern, daß beim Neugeborenen und jungen Säugling bei der oft schwachen und späten Entwicklung des A-Receptors leicht eine Zugehörigkeit zur Gruppe B vorgetäuscht werden kann, oder auch die Zugehörigkeit zur 0-Gruppe bei einem A/B-Elter. *In der Neugeburtszeit sollten wegen der schwankenden Agglutininverhältnisse Blutgruppenbestimmungen niemals als beweisend in Vaterschaftsprozessen* angesehen werden[1].

6. Am Genitalapparat sei nur eine für die Praxis wichtige Erscheinung erwähnt, die man bei 1—2% aller neugeborenen ♀, sehr selten auch bei ♂ um den 4.—5. Tag beobachtet, nämlich eine geringfügige Abscheidung von etwas fädigem blutigen Schleim (selten größere Blutflecken), der aus dem Uterus (bei ♂ aus der Prostata) stammt und als Analogen der Menstruationsblutung des geschlechtsreifen Weibes aufzufassen ist, ausgelöst durch diaplacentar auf das Kind übertragene Hormone (HALBAN), die regelmäßig zu Schwellung und Hyperämie der Uterusschleimhaut, jedoch nur in etwa 1—2% auch zur Blutausscheidung führen. Neuestens sind auch in den Ovarien reifer Neugeborener Blutpunkte und starke Hypertrophie der Theca interna wachsender Follikel gefunden worden (H. HARTMANN).

7. Die endokrinen Drüsen werden beim Embryo verhältnismäßig sehr früh angelegt. Es ist aber nicht bekannt, wann sie in Funktion zu treten beginnen. Erwiesen ist aber besonders durch HAMMAR, daß ihr Vorhandensein und ihr funktionelles Zusammenwirken für eine ordnungsmäßige Entwicklung des

---

[1] Hinsichtlich weiterer Einzelheiten vgl. KABOTH: Berichte über die gesamte Gynäkologie und Geburtshilfe, Bd. 21. 1932.

fetalen Organismus von Bedeutung ist. Im 7.—8. Fetalmonat findet man bei verschiedenen endokrinen Drüsen deutliche Zeichen einer Tätigkeit und gleichzeitig einen anatomischen Umbauprozeß. Insbesondere zeigen, wie A. SEITZ an meiner Klinik nachgewiesen hat, *Hypophyse* und *Pankreas* unverkennbare Merkmale erhöhter Tätigkeit. Beim Neugeborenen ist eine volle Funktion dieser beiden Organe und der *Thymus* erwiesen, bei der *Schilddrüse* die Funktion höchstwahrscheinlich gemacht, während für die *Nebenniere* mindestens eine vollwertige Funktion noch zweifelhaft erscheint. Nur diese wenigen Tatsachen dürfen als sichergestellt angesehen werden. In das Wirrwarr von Hypothesen einzudringen, soll vermieden werden[1].

8. Nervensystem und Sinnesorgane. Geringe Entwicklung der Hirnwindungen und Furchen, Rückständigkeit der Markbildung und Ganglienzellen machen es verständlich, daß *der Neugeborene* psychophysisch anfangs *als subcorticales Wesen erscheint.* Die Rückenmarksentwicklung ist demgegenüber viel weiter vorgeschritten, nur die motorische Pyramidenbahn ist in ihrer Markentwicklung noch zurückgeblieben. Auch in den peripheren Nerven ist die Markentwicklung noch unvollkommen und sehr wechselnd.

Die meisten *Reflexe* sind beim Neugeborenen vorhanden. Die für den Neugeborenen so charakteristische Hypertonie der Muskulatur hängt mit der mangelhaften Ausbildung zentraler Hemmungen zusammen.

Unter den Reflexbewegungen sind neben den auch beim Erwachsenen zu beobachtenden (Patellarreflex, Cornealreflex, Würgreflex, dem inkonstanten Achillessehnenreflex) eine Reihe von anderen Reflexen erwähnenswert, die im zweiten Lebensvierteljahr wieder zu verschwinden pflegen. Daher gehören:

1. Der Umklammerungsreflex (MORO). Beim Erschrecken, bei plötzlichem starkem Druck auf die Oberschenkelmuskulatur erfolgen ausfahrende Bewegungen der Arme, die in weitem Halbbogen nach vorne geführt werden.

2. Der tonische Handreflex. Berühren der Palma manus mit einem länglichen Gegenstand löst Handschluß und Festhalten des Gegenstandes aus.

3. Der sog. Säuglings-Babinski. Auf Bestreichen der Fußsohle oder Dorsalflexion der großen Zehe, auf Spreizen sämtlicher Zehen erfolgen unkoordinierte Bewegungen der Zehen.

4. Der Augenreflex auf den Hals (PEIPER). Plötzlicher Lichteinfall führt neben Pupillenverengerung und Lidschluß auch zu ruckartigem Nachhintenwerfen des Kopfes, manchmal zu ausgesprochenem Opisthotonus.

5. Das Schnutenphänomen. Auf Beklopfen der Wangen, besonders in der Nähe des Mundwinkels wird der Mund rüsselförmig vorgestülpt.

6. Der Rückenhautreflex (GALANT). Bestreichen der Haut des Rückens zwischen Wirbelsäule und hinterer Axillarlinie verursacht eine Kontraktion der Rückenmuskulatur der gleichen Seite, so daß der Rumpf skoliotisch sich krümmt.

Die meisten dieser Reflexe tragen so sehr den Charakter des Zweckmäßigen, daß man sie eigentlich besser als aus der Phylogenese noch erhalten gebliebene *reflektorische Instinktbewegungen* bezeichnen könnte. Mit dem Schnutenphänomen darf nicht das richtige *Facialisphänomen* verwechselt werden, das man bei etwa $^1/_3$ aller Neugeborenen findet und das durchaus keine pathologische Bedeutung hat, insbesondere nicht etwa eine Veranlagung zur Spasmophilie anzeigt, sondern einfach als Ausdruck einer leichten Erregbarkeit der für das Saugen so notwendigen und wichtigen Mundmuskulatur darstellt.

Etwas höher als die Reflexbewegungen stehen psychophysisch *die Instinktbewegungen,* über die hinaus der Neugeborene nicht kommt. Das *Affektleben* ist noch rudimentär, Unlustaffekte scheinen in der ersten Woche zu überwiegen, das Schreien dürfte die wichtigste Äußerung derselben sein, richtiges Weinen und Lächeln fehlt in der Neugeburtszeit.

Mit der geringen Großhirnentwicklung hängt auch die große Schlaftiefe, mit der noch etwas rückständigen Blutversorgung des Gehirns das große, rund 20 Stunden betragende Schlafbedürfnis des Neugeborenen zusammen. Der gesunde Neugeborene pflegt, mit Ausnahme der zur Nahrungsaufnahme notwendigen Zeiten, fast dauernd zu schlafen.

Von den *Sinnen* ist der *Geschmackssinn* bei der Geburt am weitesten entwickelt (KUSSMAUL), verschiedene Geschmacksqualitäten werden deutlich als angenehm, indifferent und direkt unangenehm unterschieden. Ähnlich hoch entwickelt ist der *Geruchssinn*; der *Tast- und Temperatursinn* sind weniger entwickelt bzw. nur an einigen Stellen, wie Lippen und Zunge, besser ausgebildet. Recht wenig entwickelt ist der *Schmerzsinn,* so daß Nadelstiche häufig ohne Reaktion vertragen werden; doch zeigen alle diese Sinnesqualitäten eine von Tag zu Tag zu verfolgende rasche Entwicklung. Die *Lichtempfindung* ist vom ersten Tage an vorhanden. Fixationsvermögen und

---

[1] Vgl. dazu A. SEITZ, l. c.

Farbenempfindung dagegen fehlen; demgemäß ist zwar der gewöhnliche Lichtreflex der Pupillen vorhanden, die Konvergenzreaktion aber nicht. Die Bewegungen der Augen sind unkoordiniert, das *Schielen Neugeborener durchaus physiologisch.* Der *Gehörsinn* scheint unter allen Sinnen am rückständigsten. Der Vestibularapparat zeigt häufig bei Frühgeborenen eine erhebliche Erregbarkeit. *Spontannystagmus* ist ein häufig zu beobachtendes *durchaus physiologisches Phänomen.* Das sei hier ausdrücklich betont, weil es von anderer Seite irrtümlich als pathognomonisches Symptom für eine Hirnblutung oder ein sonstiges Schädeltrauma erklärt wurde.

9. Haut mit Anhangsgebilden. Große Zartheit, samtartige Weichheit, ein gut entwickeltes und straffes subcutanes Fettpolster, andererseits eine gewisse Vulnerabilität zeichnen die Haut des Neugeborenen aus. Ihre Farbe wird nach Reinigung von Vernix caseosa unmittelbar nach der Geburt mehr minder lebhaft rot, wie etwa die frottierte Haut eines Erwachsenen. Diese Röte nimmt dann noch zu, nach 2—3 Tagen erreicht dieses physiologische *Erythema neonatorum* seinen Höhepunkt, dann wird die Farbe der Haut mehr rosig. Gleichzeitig setzt eine meist feinkleiige Abschilferung der Haut ein. Abweichungen von diesem normalen Verhalten, insbesondere mangelhafter Turgor, Blässe, fahles Kolorit sind oft die ersten Anzeichen einer Erkrankung, vor allem einer Ernährungsstörung des Neugeborenen. Hinsichtlich Lanugoverbreitung, Entwicklung der Nägel, vgl. S. 57, über die Geburtsgeschwulst S. 162.

Unter den Anhangsgebilden der Haut verdienen eine besondere Erwähnung die *Brustdrüsen.* Fast regelmäßig, ausgesprochen freilich nur in etwa $^1/_3$ der Fälle findet man, und zwar sowohl bei Knaben wie bei Mädchen eine *Brustdrüsenschwellung* bis zu Haselnußgröße (Abb. 268), die Ende der ersten Woche gewöhnlich ihren Höhepunkt erreicht hat. Auf Druck entleert sich etwas weißlich trübes Sekret von colostrumähnlicher Zusammensetzung, die sog.

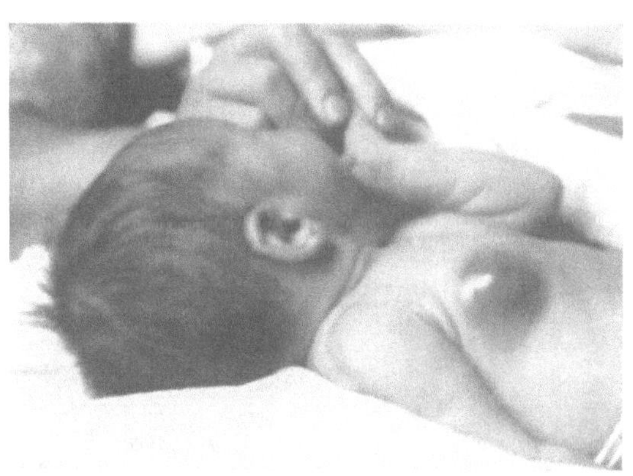

Abb. 268. Starke Brustdrüsenschwellung beim Neugeborenen.

„*Hexenmilch*". Diese Erscheinung ist ganz physiologisch und zweifellos auf von der Mutter auf das Kind übergegangene Hormone, höchstwahrscheinlich auf das im Blute Neugeborener zu findende Ovarialhormon zurückzuführen. Die Brustdrüsenschwellung erfordert im allgemeinen keine Behandlung, nur bei ungewöhnlich starker Ausbildung ist ein leichter Kompressionsverband mit essigsaurer Tonerde am Platze. Durchaus zu verwerfen ist das von alten Hebammen noch manchmal geübte Abdrücken der Hexenmilch, denn damit wird die Schwellung noch stärker, außerdem kommt es leicht zur Infektion der Milchgänge mit folgender eitriger Mastitis.

Die auffallendste Erscheinung in der Neugeburtszeit ist der bei rund $^3/_4$ aller Kinder bald stärker, bald schwächer in Erscheinung tretende, gewöhnlich am 3. bis 4. Tage seinen Höhepunkt erreichende *Icterus neonatorum, der als physiologische Erscheinung aufzufassen* ist, ohne Störung des Allgemeinbefindens und ohne Temperatursteigerung einhergeht und keiner Behandlung bedarf. Selten hält der Ikterus über die erste Woche hinaus an. Der Stuhl ist bei diesem physiologischen Ikterus niemals acholisch, auch im Harn finden sich keine gelösten Gallenfarbstoffe[1], sondern nur die sog. masses jaunes, d. h. an große Komplexe adsorbiertes Bilirubin. Entgegen älteren Theorien, die teils katarrhalische Erscheinungen in den Galleabflußwegen, teils eine veränderte Zusammensetzung und erhöhte Viscosität der Galle für die Entstehung des Ikterus verantwortlich machten, steht heute (YLPPÖ, A. HIRSCH) fest, daß der Ikterus *hepatogenen Ursprungs* ist. Ausgelöst wird er dadurch, daß infolge

---

[1] Das ist ein differentialdiagnostisch gegenüber pathologischen Ikterusformen wichtiges Unterscheidungsmerkmal.

einer gewissen Insuffizienz die Leber nicht imstande ist, den schon in der letzten Zeit des Fetallebens und besonders nach der Geburt in erhöhten Mengen gebildeten Gallenfarbstoff in genügendem Maße durch Rückresorption aus dem Blute fernzuhalten. Entgegen der Auffassung Ylppös haben aber neuere Untersuchungen (Ziegelroth u. a.) einwandfrei gezeigt, daß die Hyperbilirubinämie Folge eines starken postpartalen Blutzerfalls ist, der seinerseits Folge der nach der Geburt einsetzenden besseren Sauerstoffversorgung ist[1]. Sobald aber der Gallenfarbstoffspiegel im Blute eine bestimmte Höhe überschreitet, muß es zum Hautikterus kommen. Tatsächlich tritt der Ikterus um so früher und um so stärker auf, je höher unmittelbar nach der Geburt der Gallenfarbstoffspiegel des Blutes gefunden wird. Eine gewisse Pleiochromie und gesteigerte Viscosität der Galle mögen als unterstützende Momente in Frage kommen.

10. Verhalten der Körpertemperatur. Der Neugeborene ist *als thermolabil* zu charakterisieren. Die an gut gepflegten Neugeborenen zu beobachtende Monothermie kommt nur infolge der sorgfältig regulierten Außentemperatur wie einer entsprechenden Bekleidung und Bedeckung zustande. Unmittelbar post partum ist die Temperatur entsprechend der höheren Eigenwärme des Fetus etwas höher als die der Mutter (37,7—38,2° rectal), bald danach beobachtet man infolge der kühleren Umgebungstemperatur einen starken Temperaturabfall um $1^1/_2—2^1/_2$°, erst nach etwa 24 Stunden ist die normale Temperatur (36,5 bis 36,7°) erreicht (Sachs, Fels), um so schneller, je früher eine geregelte und reichliche Nahrungszufuhr einsetzt. Die *Tagesschwankungen* betragen weiterhin bei guter Pflege und ausreichender Ernährung nicht mehr als 0,3 bis 0,5°, wobei allerdings anzumerken ist, daß bei verschiedenen Kindern das durchschnittliche Temperaturniveau bald näher an 36°, bald näher an 37° sich hält.

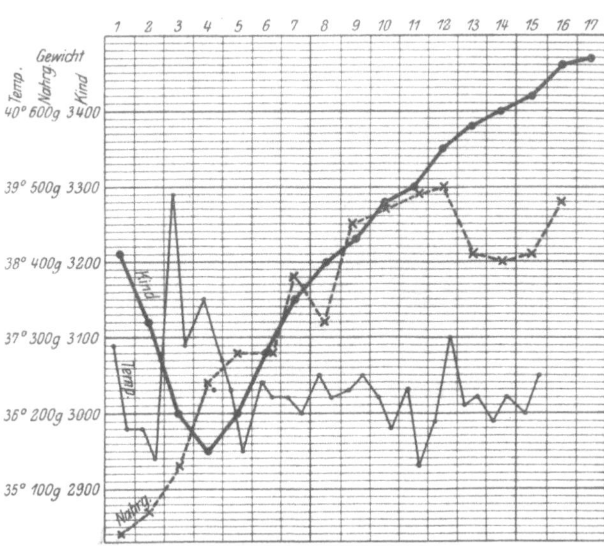

Abb. 269. Gewichtskurve eines tadellos gedeihenden Neugeborenen.
Transitorisches Fieber am 3. Tage.

Die Thermolabilität des Neugeborenen kommt aber nicht nur in der Neigung zu Untertemperaturen bei mangelhafter Bedeckung oder zu niedriger Außentemperatur (Vorsicht bei Transporten der Kinder in der kühlen Jahreszeit) zum Ausdruck, sondern ebenso in der Temperaturerhöhung bei vorübergehender Überhitzung infolge zu großer Zimmerwärme und zu ängstlicher Umhüllung und Bedeckung der Kinder. Ein Blick auf die Art der Einpackung des Kindes, das Zimmerthermometer, auf das gerötete, feuchte Gesicht wird die Quelle der Temperaturerhöhung in solchen Fällen leicht festzustellen erlauben und zu entsprechender Abhilfe auffordern.

Aber auch sonst reagieren Neugeborene auf alle möglichen pyrogenen Einflüsse oft sehr stark. So beobachtet man bei etwa 3% tadellos gedeihender, völlig gesunder und ausreichend ernährter Brustkinder, um den 3.—5. Tag rasch vorübergehende fieberhafte Temperaturen, die man mangels jeglicher Überhitzung oder sonstiger eruierbarer Erkrankung als *transitorisches Fieber* (v. Reuss) oder „Fieber ohne Befund" bezeichnet hat. Natürlich darf die Diagnose nur gestellt werden, wenn jegliche Darmerkrankung, Nabelinfektion, Otitis, Rhinitis usw. sicher ausgeschlossen werden kann (vgl. Abb. 269). Man sei in der Praxis lieber zu zurückhaltend als zu freigiebig mit einer solchen Diagnose. Immerhin muß man die Erscheinung kennen, um vor irrigen, die Eltern ängstigenden Diagnosen und zumindest überflüssigen Heilverfahren bewahrt zu bleiben. *Das transitorische Fieber bedarf keinerlei Behandlung.*

---

[1] Für weitere Einzelheiten und Literatur vgl. Brühl, l. c.

Andere Autoren (HELLER, A. MAYER) haben, da sie derartige Temperatursteigerungen besonders bei knapp ernährten Kindern beobachteten, angenommen, daß dieses Fieber identisch sei mit dem von E. HOLT (1895), später von MACLANE und CRANDALL beschriebenen *Hungerfieber*. Wieder andere wie P. ESCH sind mehr geneigt, es als *Durstfieber* im Sinne von MÜLLER zu deuten. Nach Experimenten des Verfassers ist indessen ein derartiger kausaler Zusammenhang abzulehnen, wenn auch zugestanden werden kann, daß bei unterernährten (dürstenden) Kindern eine erhöhte Disposition zu derartigen Temperatursteigerungen besteht. In solchen Fällen schwindet das Fieber auch auf orale Wasserzufuhr sofort, was für das echte transitorische Fieber, das wohl mit der Ansiedlung der Darmflora zusammenhängt, nicht zutrifft, wie wir ausdrücklich betonen möchten.

Körpergewichtsbewegung in der Neugeburtsperiode.

Das *Verhalten der Gewichtskurve* ist *der sinnfälligste* und für die Praxis am besten brauchbare *Indicator für das Gedeihen des Neugeborenen,* d. h. für ein normales Ineinandergreifen der in den vorhergehenden Abschnitten geschilderten Funktionen und besonders auch eines physiologischen Ablaufes der Stoffwechselvorgänge.

Zunächst erleidet jeder Neugeborene eine 3—4, bei sehr knapper Ernährung eventuell aber auch 5—6 Tage dauernde Abnahme. Bestimmte Normalzahlen für die Größe dieser „*physiologischen Gewichtsabnahme*" lassen sich nicht auffinden; nur so viel steht fest, daß sie durchschnittlich nicht mehr als 6—8% (v. REUSS) beträgt und unter physiologischen Verhältnissen 10% des Geburtsgewichtes (Verf.) nicht übersteigen darf.

Daraus folgt schon ohne weiteres, daß Kinder mit hohem Geburtsgewicht absolut stärker an Gewicht verlieren. Im übrigen hängt die Dauer und Größe der Abnahme von der Ernährung ab. Alles, was eine ausreichende Nahrungsaufnahme erschwert, bewirkt eine Steigerung der Abnahme. Daher gehören mütterliche und kindliche Stillschwierigkeiten aller Art (vgl. S. 315), welch letztere zu einem guten Teile Folge des Geburtstraumas sind. Kolostrale Ernährung ist wertvoller als Ammenmilch oder gar künstliche Nahrung. Selbstverständlich muß die Abnahme bei Kindern, die nach Feststellung des Geburtsgewichtes noch viel Harn und Meconium entleeren, etwas größer ausfallen als bei solchen, bei denen diese Entleerung schon vorher stattfand oder deren Darm überhaupt weniger Kindspech enthält.

Die physiologische Gewichtsabnahme ist durchschnittlich am stärksten am ersten Tage und wird dann von Tag zu Tag geringer. Über ihre *Ursache* läßt sich heute mit Sicherheit angeben, daß sie *größtenteils* (65—70%) auf *Wasserverlust,* zu einem weitaus kleineren Teil (10—15%) auf Einschmelzung von Körperfett und nur zum kleinsten, übrigens stark schwankenden Teil auf der Abgabe der noch aus dem Fetalleben stammenden Exkrete (Meconium, Harn), sowie einem geringen Eiweißzerfall beruht.

Vom *4.—5. Tage ab beginnt die Gewichtskurve* in bald rascherem, bald langsamerem Tempo *anzusteigen,* so daß Ende der 1.—2. Woche das Geburtsgewicht wieder erreicht ist. Der Termin der Wiedererreichung des Anfangsgewichts schwankt stark je nach der Größe der physiologischen Abnahme, der Ergiebigkeit der Brust, davon abgesehen auch unter dem Einfluß individueller im Kinde gelegener Momente, der Appetenz, Stillschwierigkeiten, Verschiedenheit des Nahrungsbedarfes, der Agilität, des Assimilationsvermögens. Je nach der Raschheit und Regelmäßigkeit des Anstieges zeigt die Gewichtskurve verschiedene Formen; die V-Form, sog. Typus *Budin* (Abb. 269), mit bald spitzerem, bald stumpferem Winkel, kann als typisch bei gut gedeihenden Kindern angesehen werden.

Die Regelmäßigkeit des Anstiegs — natürlich ohne strenge Gleichmäßigkeit der jeweiligen täglichen Zunahme — ist im allgemeinen *ein zuverlässigeres Kriterium für das Gedeihen* des Kindes *als die absolute Größe der täglichen Zunahme.* Demgemäß ist jede regelmäßig, wenn auch langsam ansteigende Kurve noch als physiologisch zu betrachten. Eine mehrfache Unterbrechung der Zunahme durch Stillstände und Abnahmen deutet — sofern nicht Unterernährung vorliegt[1] —, abgesehen von selteneren Fällen exsudativer Diathese, meist auf Fehler in der Ernährungstechnik oder Asepsis und ist am häufigsten durch vorübergehende Darmstörungen bedingt. Darüber wird im pathologischen Teil noch Näheres vorzubringen sein. Der Gewichtsanstieg ist zunächst hauptsächlich auf Ersatz des verlorenen Wassers zurückzuführen. Schon

---

[1] Vgl. darüber Pathologie des Neugeborenen.

gegen Ende der ersten Woche ändern sich aber diese Verhältnisse insofern, als jetzt neben der Flüssigkeitszufuhr auch der Caloriengehalt und die Wertigkeit der Nahrung an plastischer (Eiweiß-) Substanz eine größere Rolle spielt, wie daraus hervorgeht, daß bis gegen Ende der ersten Woche auch durch bloße Flüssigkeitszufuhr ein Gewichtsanstieg sich erzielen läßt, was nachher nicht mehr gelingt. Jede Abweichung von dem hier geschilderten Verhalten, insbesondere jeder stärkere Gewichtssturz (60—80 g und mehr) ist als pathologisch anzusehen und fordert dazu auf, die Ursache des mangelhaften Gedeihens in fehlerhafter Ernährung oder Erkrankung des Kindes festzustellen[1]. Auf der anderen Seite muß man sich aber auch hüten, Gewichtszunahmen, die bloß durch Zufuhr von NaCl-Lösung entstehen und als Ausdruck der hohen Ödembereitschaft des Neugeborenen aufzufassen sind, als echte Gewichtszunahme anzusehen.

B. Pflege des Neugeborenen.

1. Allgemeines.

Unter allen Todesfällen des menschlichen Geschlechts spielt der *Frühtod,* d. h. das Sterben vor Ende des 1. Lebensjahres mit Einschluß des intrauterinen Fruchttodes zahlenmäßig eine ganz überragende Rolle. Alle anderen Todesursachen treten demgegenüber an Bedeutung zurück. Der Frühtod in dieser weiten Fassung des Begriffes ist noch häufiger als die Lebendgeburt. Sehen wir vom intrauterinen Fruchttod und von dem Tod unter der Geburt ab, so spielen unter den Todesursachen des 1. Lebensjahres die Hauptrolle einmal die Todesfälle der 1. Lebenswoche, die auf unmittelbare Geburtsschäden zurückzuführen sind, weiterhin aber die Todesfälle der eigentlichen Säuglingszeit.

Will man sich über die Bedeutung des gesamten Frühtodes für Gegenwart und Zukunft eines Volkes klar werden, so muß man unterscheiden zwischen den durch *Umwelteinflüsse* hervorgerufenen Todesfällen und denen, die ihre letzte Wurzel in der *Erbwelt* haben. Wenn man von der großen Zahl der Abtreibungen absieht, so darf man ruhig sagen, daß die größte Masse der intrauterinen Todesfälle aus solchen in der Erbwelt liegenden Ursachen zustande kommt. Auch von den mit Frühgeburt und Lebensschwäche zusammenhängenden Todesfällen gehört noch ein großer Prozentsatz hierher. Da der Zustand des Frühgeborenseins gleichzeitig eine der häufigsten Veranlassungen für ein tödlich verlaufendes Geburtstrauma ist, so erhellt auch daraus wieder die große Bedeutung der gesamten Erbwelt. All diesen Faktoren werden wir in weitem Ausmaß auch künftig machtlos gegenüberstehen. Als umweltbedingt darf man dagegen eine ganze Reihe von letzten Endes geburtstraumatischen Todesfällen ansehen, sofern dieselben mit einer Unzulänglichkeit geleisteter Geburtshilfe zusammenhängen. Erbbedingt sind dagegen wieder fast alle die Todesfälle, die letzten Endes auf Basis einer Mißbildung zustande kommen, auch wenn das Kind lebend und lebensfrisch geboren wurde. Bei allen übrigen Todesfällen der Neugeburts- und Säuglingszeit wird die Entscheidung, ob es sich um erbwelt- oder umweltbedingte Todesfälle handelt, sehr häufig nicht zu treffen sein, da die *Auswirkung von Umweltschäden natürlich in weitem Ausmaß von der erbbedingten allgemeinen Widerstandskraft abhängig* ist. *Davon abgesehen* hat aber die Erfahrung der letzten Jahrzehnte einwandfrei gelehrt, daß *unter den Todesursachen der späteren Neugeburts- und Säuglingszeit Infektionen und Ernährungsstörungen obenanstehen.*

Jede rationelle Säuglingspflege ruht auf zwei unverrückbaren Grundpfeilern: Asepsis und natürlicher Ernährung (SCHLOSSMANN, *Verf.* u. a.). Noch mehr gilt das von der Pflege Neugeborener. Fallen doch von der Gesamtzahl der Säuglingstodesfälle 15—16% auf die erste Lebenswoche, 25—26% auf den ersten Lebensmonat, woraus die überragende Bedeutung einer richtigen Neugeborenenpflege für die Bekämpfung der Säuglingsmortalität[2] ohne weiteres sich ergibt. Noch abhängiger als von der Reinlichkeit und Sorgfalt der gesamten Pflege erweist sich die Säuglings- und Neugeborenen-

---

[1] Vgl. darüber Pathologie des Neugeborenen.

[2] Übrigens ist die Säuglingsmortalität in Deutschland von 20,7% (1900) auf 14,7% (1912) und 9,7% (1927) ziemlich konstant gesunken, dank der regen Säuglingsfürsorgetätigkeit, die seit der Jahrhundertwende eingesetzt hat.

mortalität von der Art der Ernährung. Alle Statistiken zeigen mit der Sicherheit eines eindeutigen Experimentes, daß die Säuglingsmortalität mit der Dauer der Stilltätigkeit absinkt. So fand GROTH (1903) die Mortalität gar nicht gestillter Säuglinge 27,2%. Schon eine einmonatliche, also etwa auf die Neugeburtszeit beschränkte Stilldauer drückte diese Ziffer auf 17,2% herab und bei 6—9monatlicher Stilldauer sank die Mortalität sogar auf 2,3%.

Danach kann kein Zweifel sein, daß *selbst bei bester Asepsis der Pflege die Ernährung an der Brust der eigenen Mutter ein durch nichts zu ersetzendes Hilfsmittel* bleibt und vollends unter ungünstigen sozialen und hygienischen Verhältnissen der Talisman ist, der das Kind auch solche Schädlichkeiten spielend überwinden läßt, denen künstlich genährte nur zu leicht unterliegen (ESCHERICH).

Worin der eigentliche Schaden der Kuhmilch, wie überhaupt jeder Tiermilch liegt, ist bis heute nicht restlos aufgeklärt; die Tatsache aber, daß allein die Verabfolgung von „artfremder" Milch bei vielen, selbst bestgepflegten Kindern, und vor allem unter ungünstigen äußeren Verhältnissen zu Erkrankung führt oder mindestens ein normales Gedeihen hemmt („Dyspepsie der Flaschenkinder, Kuhmilchschaden"), ist unbestreitbar. Grob chemische Unterschiede der quantitativen Nahrungszusammensetzung können die Ursache der Schädigung nicht ohne weiteres sein, da es leicht gelingt, durch entsprechende Verdünnung und Zusätze ein der mütterlichen Milch sehr nahestehendes Nahrungsgemisch zu erzeugen. Wahrscheinlich ist die „Artfremdheit" des Tiermilcheiweißes (HAMBURGER) allein schon ein schädigendes Agens, da der Neugeborene vielleicht dieses fremde Eiweißmolekül nicht genügend oder nicht schnell genug abzubauen vermag, um es dadurch zu entgiften. Vielleicht aber liegt ein Teil der Schädigung auch darin, daß dem Kinde Nutzstoffe — irgendwelche spezifischen Stoffwechselfermente (ESCHERICH) oder Katalysatoren (CZERNY), Immunkörper und andere Schutzstoffe (MORO) — verloren gehen, die ihm in der mütterlichen Milch und besonders mit dem Colostrum zugeführt werden. Im Sinne dieser Nutzstoffhypothesen (v. PFAUNDLER) spricht besonders die Erfahrung (L. F. MEYER, MORO), daß durch Zusatz von Frauenmilchmolke die schädigenden Wirkungen der Tiermilch sich augenscheinlich aufheben lassen. Da aber Frauenmilchmolke nur aus Frauenmilch zur Verfügung steht, so erhellt ohne weiteres, daß dadurch die Tatsache der Überlegenheit der natürlichen Ernährung gegenüber jeder auch noch so sorgfältigen unnatürlichen nicht im geringsten geändert wird. Vollends unter ungünstigen sozialen Verhältnissen wird die natürliche Ernährung unentbehrlich.

Zum Zweck einer möglichst allgemeinen Durchführung der natürlichen Ernährung ist es nun von größer Bedeutung zu wissen, daß es *eine absolute Kontraindikation gegen das Selbststillen* eigentlich *nicht gibt*. Nicht das Vorhandensein dieser oder jener Erkrankung der Mutter verbietet das Stillen absolut, sondern nur ein besonders schlechter Allgemeinzustand oder die Gefahr einer Übertragung der mütterlichen Erkrankung auf das Kind. Danach schrumpft das früher große Heer der Gegenanzeigen gegen das Stillen auf ein Minimum zusammen. Außer akut lebensbedrohlichen Erscheinungen (Embolie, akute Herzschwäche, Apoplexie u. ä.) verbietet im Interesse der Mutter in der Neugeburtszeit eigentlich kaum eine Erkrankung das Stillen. Selbst bei sicher nicht offener Tuberkulose wird man innerhalb der beiden ersten Lebenswochen, allerwenigstens aber in der Kolostralperiode das Stillen erlauben dürfen[1]. Im Interesse des Kindes freilich ist die Stellungnahme eine etwas andere. Hier ist vor allem bei offener *Tuberkulose* der Mutter das Stillen, wie überhaupt möglichst jedes Zusammensein mit der Mutter wegen der großen Gefahr einer tuberkulösen Infektion des Kindes zu verbieten. Dabei spielt aber nicht etwa die Ausscheidung von Tuberkelbacillen durch die Milch eine Rolle, sondern nur die Versprayung der Bacillen beim Husten, Sprechen usw.

Bei allen anderen Krankheiten genügen andere Vorsichtsmaßregeln. So lasse man bei *Coryza, Angina, Diphtherie, Influenza* der Mutter die Hände sorgfältig reinigen und während des Stillaktes einen Mund und Nasenöffnungen deckenden dichten Schleier tragen. Bei Diphtherie empfiehlt sich außerdem eine immunisierende Seruminjektion des Kindes. Gegen *Scharlach, Masern* sind Neugeborene fast immun, während gegen *Keuchhusten* und *Ruhr* keinerlei Immunität besteht. Bei *Typhus, Dysenterie* läßt sich die Gefahr einer Übertragung auf das Kind dadurch vermeiden, daß die Mutter vor dem Anlegen ihre Hände sorgfältig desinfiziert, Küssen wie jede sonstige unnötige Berührung des Kindes unterläßt, die Warzen sorgfältig mit Borwasser gesäubert werden, und unter das ganze Kind jedesmal ein frisches Leinentuch gebreitet wird. Natürlich kann im einzelnen Falle durch die Schwere der Erkrankung oder die

---

[1] Über die Neugeburtsperiode hinaus sollte man freilich einer tuberkulösen Mutter das Stillen niemals erlauben. Das gehört aber nicht hierher. In den selteneren Fällen von Cholera, Typhus exanthematicus, Anthrax, Tetanus ist das Stillen allein durch den schweren Allgemeinzustand der Mutter unmöglich.

Undurchführbarkeit der genannten Vorsichtsmaßregeln es trotzdem einmal besser sein, das Stillen lieber zu unterlassen.

Bei *Erysipel* ist vor Abheilung der Nabelwunde das Stillen vielleicht besser zu unterlassen. Über *Mastitis* siehe S. 604. *Lues* der Mutter verbietet das Stillen höchstens dann, wenn die Infektion erst in den allerletzten Wochen der Gravidität erfolgt ist und man deshalb Grund hat, anzunehmen, daß das Kind vielleicht noch nicht von der Infektion betroffen ist. In allen anderen Fällen ist das Kind auch dann als luisch zu betrachten, wenn manifeste Luessymptome fehlen.

Schließlich scheint es uns zweckmäßig, bei *Eklampsie* in den ersten Tagen das Stillen zu unterlassen, da durch das Stillen neue Anfälle ausgelöst werden können, außerdem vor dem ersten Anlegen die Brüste abzupumpen, um jede Übertragung von Toxinen zu verhüten. Bei *Psychosen* verbietet sich das Stillen dann, wenn Gefahr besteht, daß die Mutter gegen ihr Kind aggressiv wird.

Man sieht also, daß die Kontraindikationen gegen das Selbststillen auf ein Minimum zusammenschrumpfen. Alle die genannten Erkrankungen werden ja im Wochenbett relativ sehr selten beobachtet und wie schon oben angedeutet, ist es auch oft mehr Ungunst des äußeren Milieus als die Erkrankung selbst, die im einzelnen Falle ratsamer erscheinen lassen kann, auf das Stillen zu verzichten, als es um jeden Preis zu erzwingen. *So sehr der Arzt auf die Durchführung des Selbststillens dringen soll, ebensosehr muß er sich natürlich von einem über die Grenzen hinausschießenden Stillfanatismus freihalten.*

Zur Durchführung des Stillens gehört natürlich auch eine entsprechende *Stillfähigkeit*. Indessen ist auch hier gegenüber weit verbreiteten Irrtümern darauf hinzuweisen, daß in den ersten 4 Lebenswochen mindestens 75% aller Frauen voll, weitere 25% wenigstens teilweise stillfähig sind.

Eine absolute Stillunfähigkeit kommt in den beiden ersten Lebenswochen *praktisch kaum in Frage* — bei gutem Willen und Beherrschung der Technik der Brustnahrung seitens des Arztes kann demnach allen Neugeborenen der Vorteil der natürlichen Ernährung zuteil werden[1].

2. Spezielle Pflegemaßnahmen.

a) Nabelpflege.

Meist werden die Verhältnisse so liegen, daß der Arzt auf Zeitpunkt und Methode der Abnabelung keinen Einfluß hat, sondern den Nabel bereits von der Hebamme versorgt vorfindet. Hat der Arzt die Entbindung selbst geleitet, dann bleibt ihm natürlich die Bestimmung dessen, was geschehen soll. Hinsichtlich des Zeitpunktes der (primären) Abnabelung wird man sich — falls nicht Asphyxie u. ä. zur Eile zwingen — an die alte Vorschrift OSIANDERs halten können und erst nach Aufhören der Nabelschnurpulsation abnabeln[2]. Wie diese Abnabelung vorzunehmen ist, lese man in dem Kapitel über „Physiologie der Geburt“ nach.

Der Nabelstrangrest mit seinen 3 Gefäßen, umgeben von WHARTONscher Sulze, zeigt nach der Durchschneidung eine Wundfläche, die wie jede andere Wunde natürlich infiziert werden kann. Die Schwierigkeiten aber, diese Wundfläche vor Keimen zu bewahren, die Gefahr, daß entlang den Gefäßen eine Infektion rasch fortkriechen und tödlich endigen kann, der eigenartige Prozeß des Nabelabfalles, sowie schließlich die danach noch zurückbleibende Nabelwunde machen eine besondere Sorgfalt der Nabelbehandlung zur dringenden Pflicht.

Die tödliche Nabelinfektion forderte früher außerordentlich viel Opfer und noch heute beträgt in der allgemeinen Praxis die Zahl der an Nabelinfektion zugrunde gehenden Kinder 7—8% der Todesfälle = 1,4‰ der Lebendgeborenen (C. KELLER). Viel häufiger noch sind nicht tödliche, mit oder ohne Temperatursteigerung einhergehende Nabelinfektionen, deren Zahl mit 20—30% nicht zu hoch gegriffen sein dürfte, während an gut geleiteten Kliniken tödliche Nabelinfektionen überhaupt nicht vorkommen, auch leichtere Störungen des Wundverlaufes durch Nabelinfektion selten geworden sind ($1\frac{1}{2}$—$2\frac{1}{2}$%).

Die Nabelwundheilung erfolgt normaliter unter dem Bilde einer trockenen Nekrose *(Mumifikation)* des aus dem Hautnabelnapf vorragenden Nabelschnurrestes, der

---

[1] Weiteres darüber in dem Kapitel über die Technik der Ernährung.
[2] Vgl. das oben über postnatale Transfusion Gesagte.

dann schließlich unter demarkierender Entzündung abgestoßen wird. Schon wenige Stunden post partum ist der Nabelschnurrest deutlich schlaffer geworden, der Amnionüberzug wird matt, bald trocken, dann schreitet die Austrocknung der Sulze von Tag zu Tag rasch voran. Zuletzt werden die Gefäße ergriffen, die am 4.—5. Tage noch die einzigen Verbindungsfäden zwischen Bauchwand und mumifiziertem Rest darstellen. Unterdessen sammelt sich unter dem Rest des Nabelschnurstumpfes ein demarkierender Wall von Leukocyten (Abb. 270), wonach bei irgendeiner Gelegenheit (zwischen 5. und 8. Tag) die dünnen Verbindungsfäden

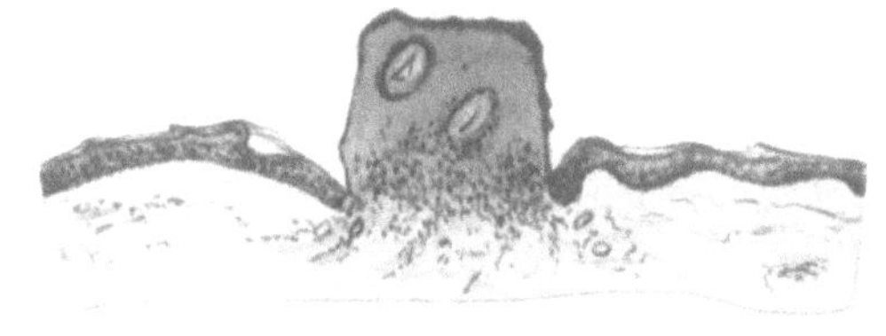

Abb. 270. Schnitt durch Nabelstumpf und Hautnabel eines am 3. Tage verstorbenen Neugeborenen. Demarkation durch einen Leukocytenwall bereits deutlich.

der inzwischen auch ausgetrockneten Gefäße durchreißen. Die danach im Grunde des Hautnabelnapfes zurückbleibende nässende Wundfläche verschwindet durch

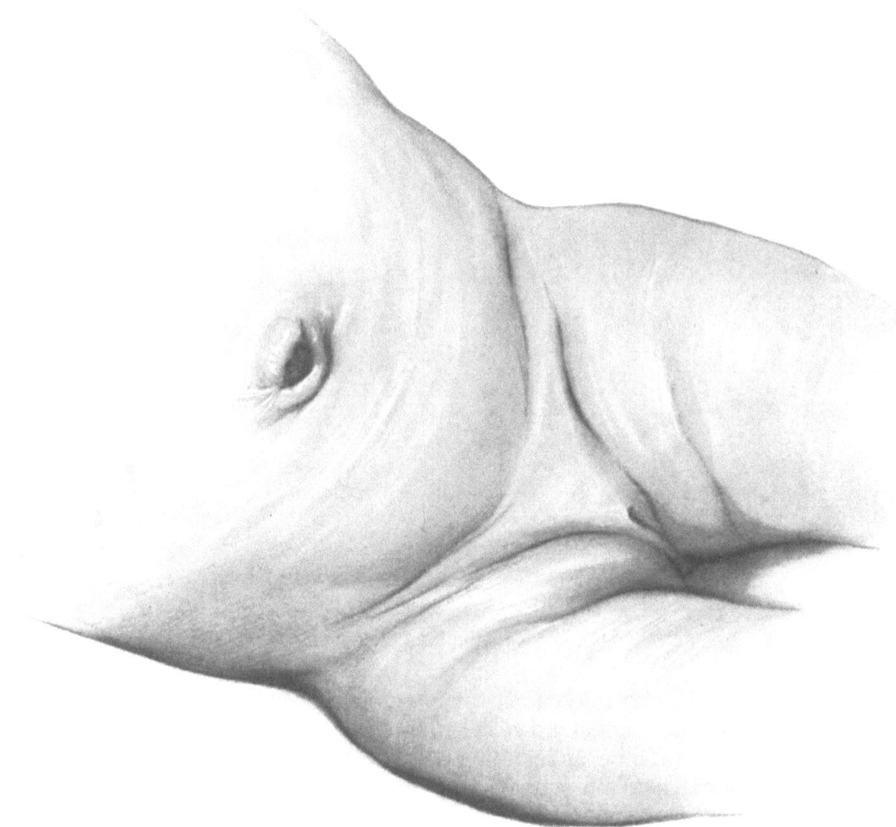

Abb. 271. Beginnende Einkrempelung des Hautnabels. Größere untere, kleinere obere Nabelfalte.

Epithelialisierung nach 1—2, seltener erst nach 3—4 Tagen. Damit ist der Wundheilungsprozeß vollendet, gleichzeitig sinkt der Hautring des Nabels in das Niveau der Bauchdecken zurück und krempelt sich in den folgenden Tagen ein, wodurch eine größere untere und eine kleinere obere *Nabelfalte* entstehen (Abb. 271 u. 272). Die Sicherung solch ungestörten Ablaufs der Nabelwundheilung ist an *3 Forderungen der Pflege* gebunden:

1. *absolut aseptische Behandlung der Nabelschnur* bei der Unterbindung und Durchtrennung, 2. eine *den Mumifikationsprozeß begünstigende Weiterbehandlung,* 3. möglichste *Abkürzung des ganzen Prozesses.*

Am besten wird diesen Forderungen in der Praxis durch das auch von uns geübte MARTIN-V. ROSTHORNsche Verfahren der zweizeitigen und möglichst kurzen Abnabelung mit austrocknender Nachbehandlung genügt.

Danach wird, nachdem das Kind gereinigt und gebadet ist, etwa $1-1\frac{1}{2}$ cm vom Hautnabel entfernt, mit streng desinfizierten Händen die Nabelschnur neuerlich,

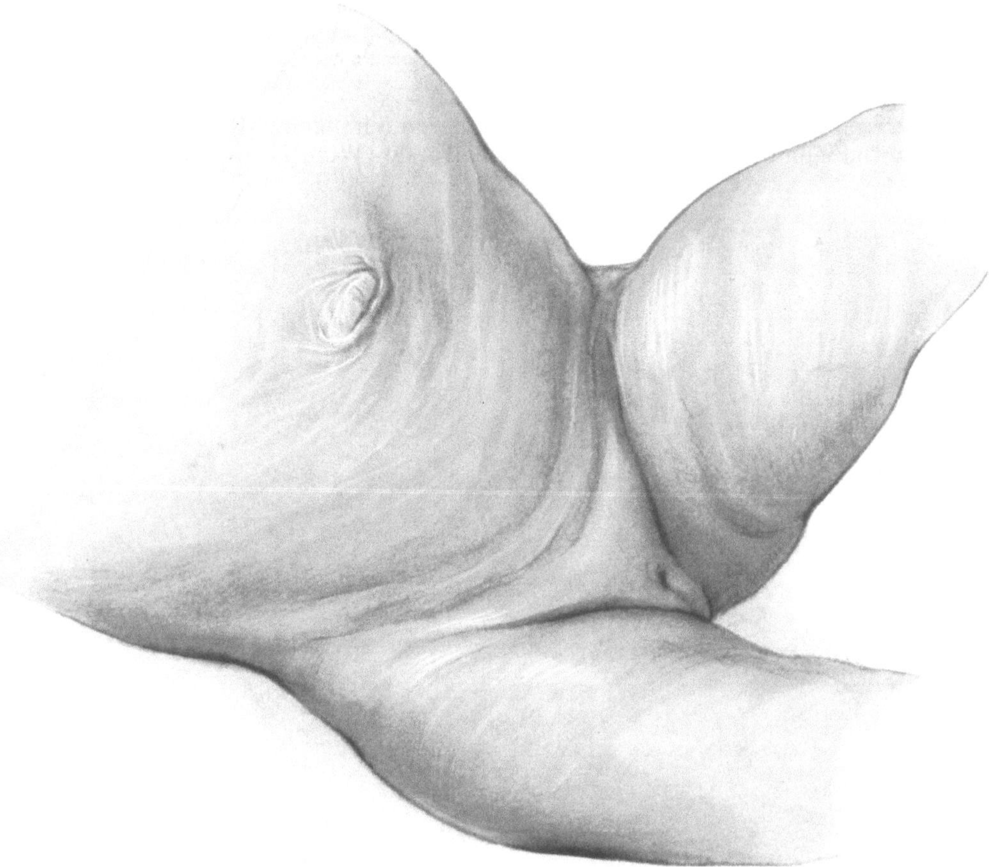

Abb. 272. Nabelheilung vollendet.

und zwar am besten mit einem sterilen starken Seidenfaden (im Notfalle tut es auch das übliche Nabelbändchen) ligiert und dicht darüber mit steriler Schere durchtrennt. So wird eine frische Wundfläche unter allen aseptischen Kautelen zu einem Zeitpunkt gesetzt, wo durch sofortige Weiterversorgung derselben ihre Infektion am sichersten verhütet werden kann. Unmittelbar danach wird die Wundfläche und der gesamte Nabelschnurstumpf mit Dermatol[1] bestreut, mit sterilem Gazeläppchen und schließlich mit einer FLICKschen Nabelschürze bedeckt[2] (s. Abb. 273).

---

[1] Statt Dermatol kann man auch Salicylamylum, Diachylonpuder, Xeroform, Airol, Vioform, Noviform nehmen. An Kliniken sind wegen ihrer hervorragenden austrocknenden Wirkung besonders zu empfehlen Bolus alba und Terra silicea calcinata praecipitata, die aber vorher trocken sterilisiert werden müssen, da vereinzelt Tetanusfälle vorgekommen sind.

[2] Man kann diese Nabelschürzen leicht in jedem Haushalt in folgender Weise herstellen: Eine etwa 9—10 cm breite und 40 cm lange Mullbinde mit gewebten Rändern (im Notfall ein Stück Batist) wird der Länge nach dreimal derart gefaltet, daß ein Quadrat von 4 Lagen mit 10 cm Seitenlänge entstanden ist. Die Ränder werden aufeinander genäht, dann steppt man auf die obere und untere Kante ein 1,5 cm breites und 110 cm langes Bändchen aus weichem glatten Batist so auf, daß rechts und links 50 cm freies

Dieser Verband hat vor den üblichen Nabelverbänden, die natürlich unter einfachen Verhältnissen ihr Recht behalten, den Vorzug, daß er unverschieblich sitzt, nicht beschmutzt wird und Luftzutritt gestattet, somit die Austrocknung und dadurch den Nabelabfall beschleunigt. In demselben Sinne wirkt die Kürze des Restes, wie vergleichende Untersuchungen uns gezeigt haben.

Recht zweckmäßig ist es auch, vor der Unterbindung in dem Nabelschnurreste eine Quetschfurche anzulegen. Als für diesen Zweck recht geeignetes Instrument empfehlen wir die Gausssche Nabelklemme (s. Abb. 274). Die Einzelheiten des Verfahrens sind aus den Abbildungen ersichtlich. Man hat dieses Verfahren der Abquetschung des Nabelstrangrestes *(Omphalotripsie)* als Ersatz der Unterbindung

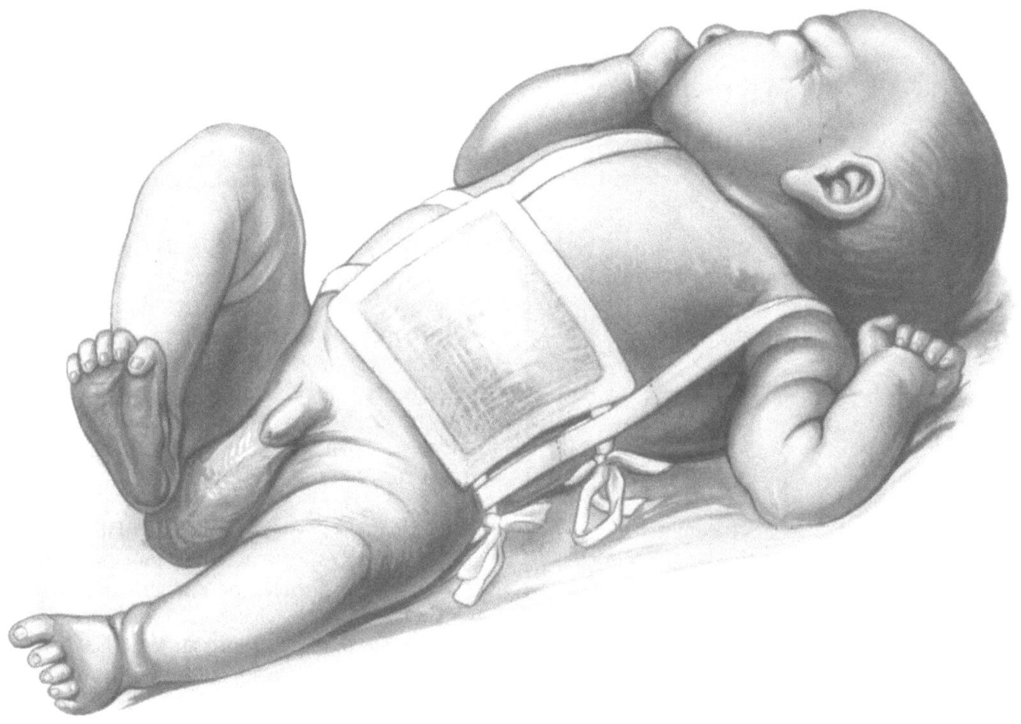

Abb. 273. Flicksche Nabelschürze.

empfohlen und die verschiedensten Instrumente konstruiert, um die Abquetschung recht energisch durchzuführen. Für die allgemeine Praxis ist aber die Omphalotripsie allein nicht zu empfehlen, da immerhin Nachblutungen vorkommen können, sondern wir raten, in der Quetschfurche eine dünne Seidenligatur anzulegen. In neuester Zeit ist eine recht zweckmäßige Form der Omphalotripsie durch Lovset empfohlen worden (Abb. 275). Das Verfahren hat sich bei einer Nachprüfung an meiner Klinik als durchaus zweckentsprechend erwiesen. Der Nabelabfall erfolgt im Durchschnitt etwas früher und auch die Neigung zur Entstehung kleiner Granulome ist vielleicht in geringerem Maße zu beobachten. Der einzige Nachteil des Verfahrens besteht darin, daß es gelegentlich passieren kann, daß der Rand des Hautnabels miteingeklemmt wird.

Wem unser Verfahren zu kompliziert erscheint, der mag das Ahlfeldsche Verfahren üben, daß darin besteht, daß der Nabelschnurrest — gleichgültig ob kürzer oder länger — in einen in austrocknenden Alkohol getränkten Wattebausch eingeschlagen wird, der in den ersten Tagen noch mehrfach erneuert werden kann. Auch

Band übrig bleiben. Senkrecht dazu wird auf der linken Seite ein ebensolches Bändchen von 70—75 cm Länge und rechts von Seitenlänge (= 10 cm) derart aufgesteppt, daß an der oberen und unteren Hälfte des Schürzenrandes je eine Schlaufe zurückbleibt. Ebenso wird das freie Ende des links aufgesteppten Bändchens mit 2 Schlaufen versehen. Die Art des Anlegens ist aus unserer Abbildung leicht ersichtlich.

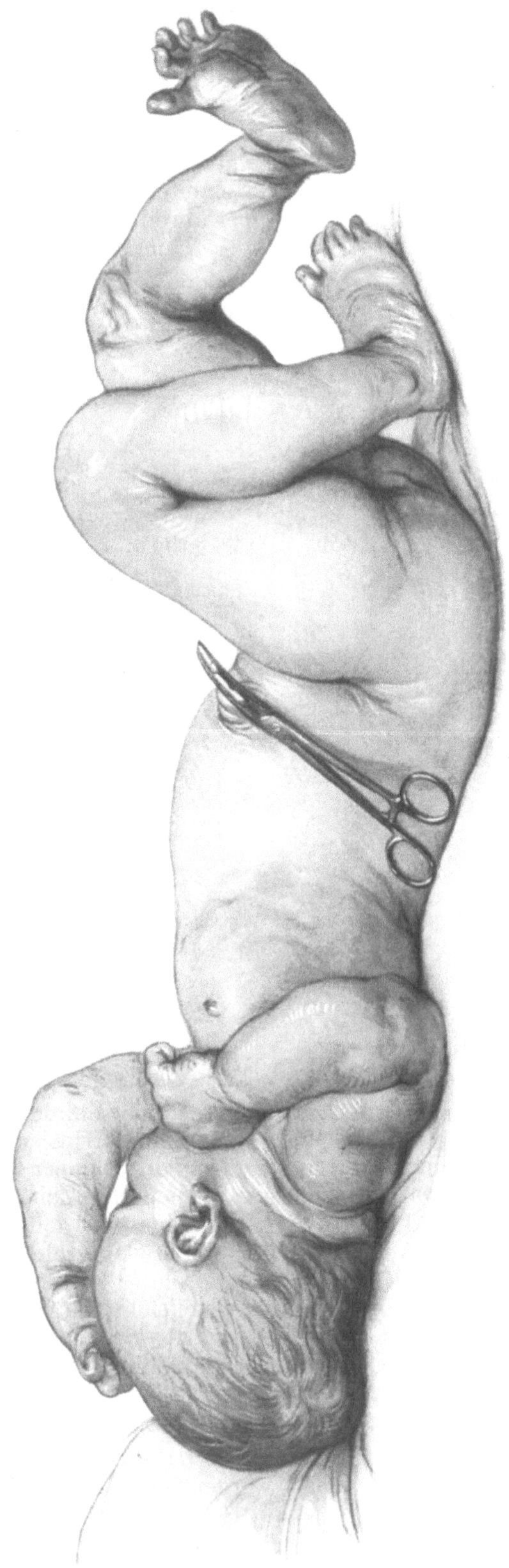

Abb. 274. GAUSSsche Nabelklemme angelegt.

dieses Verfahren gibt sehr gute Resultate, nur vergehen bis zum Nabelschnurabfall gewöhnlich ein paar Tage mehr.

Sobald einer dieser Verbände angelegt ist, hat man weiterhin nur nötig, sich etwa jeden zweiten Tag von dem Fortschreiten der Austrocknung zu überzeugen und nach dem Abfall des Strangrestes die Nabelwunde mit Dermatol oder einem anderen austrocknenden Pulver zu bestreuen.

Bis zu abgeschlossener Nabelwundheilung werden die Kinder zweckmäßiger nicht gebadet, sondern die benäßten oder beschmutzten Partien nur isoliert gesäubert. Eine Kardinalfrage der Neugeborenenpflege, wie das manchmal hingestellt wurde, ist aber darin nicht zu erblicken.

b) Blennorrhöeprophylaxe.

Bei der außerordentlichen Verbreitung der Gonorrhöe besteht immer die Gefahr einer Übertragung der Gonokokken intra partum auf die Augenbindehaut des Kindes, wonach es zu der gefährlichen *Gono-Blennorhoea neonatorum*[1] kommt. Die große Gefährdung der Kinder durch diese wird klar, wenn wir erwähnen, daß noch vor 30—40 Jahren 30%, in manchen Blindenanstalten sogar 50% aller Insassen infolge Gonoblennorrhoea neonatorum erblindet waren (H. COHN). Es bleibt daher ein unvergängliches Verdienst von C. F. CREDÉ, ein Verfahren angegeben zu haben, welches fast sicher gegen diese Erkrankung schützt. Der Segen desselben wird klar, wenn man hört, daß 1913 nach den Angaben von 29 Blindenanstalten die Zahl der infolge von Blennorrhöe Erblindeten nur noch 12,9% betrug (CREDÉ-HÖRDER), eine Zahl, die sicher noch viel weiter herabzusetzen wäre, wenn die Blennorrhöeprophylaxe allgemein und gewissenhaft vorgenommen würde. Gewiß indessen ist, daß an Kliniken die Zahl der an Blennorrhöe Erkrankten nur noch 0,2—1% beträgt und Erblindungen bei rechtzeitiger Behandlung fast sicher verhütet werden können.

Danach ist es Pflicht des Arztes auf gewissenhafte Durchführung der Prophylaxe in jedem Falle zu dringen[2].

---

[1] Vgl. Pathologie des Neugeborenen.

[2] Leider ist die Blenorrhöeprophylaxe nur in Bayern und Ungarn obligatorisch. Es ist aber zu hoffen, daß in Zukunft auch im Deutschen Reich die Blennorrhöeprophylaxe obligatorisch wird.

CREDÉs *Vorschrift* lautet: „Nachdem die Kinder abgenabelt, gebadet und dabei die Augen mittelst eines reinen Läppchens — nicht mit dem Badewasser, sondern mit anderem reinen Wasser — äußerlich gereinigt sind, namentlich von den Lidern aller anhaftende Hautschleim beseitigt ist, wird vor dem Ankleiden auf dem Wickeltisch zur Ausführung des Einträufelns geschritten. Jedes Auge wird mittelst zweier Finger ein wenig geöffnet, ein winziges, an einem Glasstäbchen hängendes Tröpfchen einer 2%igen Lösung von salpetersaurem Silber der Hornhaut bis zur Berührung genähert und mitten auf sie einfallen gelassen.

Jede weitere Besichtigung der Augen unterbleibt. Namentlich darf in den nächsten 24—36 Stunden, falls eine leichte Rötung oder Schwellung der Lider mit Schleimabsonderung folgen sollte, die Einträufelung nicht wiederholt werden. Das Glasstäbchen soll 3 mm dick und an den Enden rund und glatt abgeschmolzen sein. Die salpetersaure Silberlösung ist selbstverständlich in schwarzem Glase mit eingeriebenem Glasstöpsel aufzubewahren. Der Vorrat soll möglichst klein sein und etwa 15,0 g enthalten." Bei geringem Verbrauch empfiehlt es sich, um einer Zersetzung vorzubeugen, die Silbernitratlösung in Form von Ampullen aufzubewahren. HELLENDAL hat in der Praxis sehr bewährte Phiolen angegeben, die mit Hilfe eines Wattepinselchens, das hineingearbeitet ist, jede Überdosierung oder mechanische Schädigung der Hornhaut durch Ungeschicklichkeit sicher verhindern.

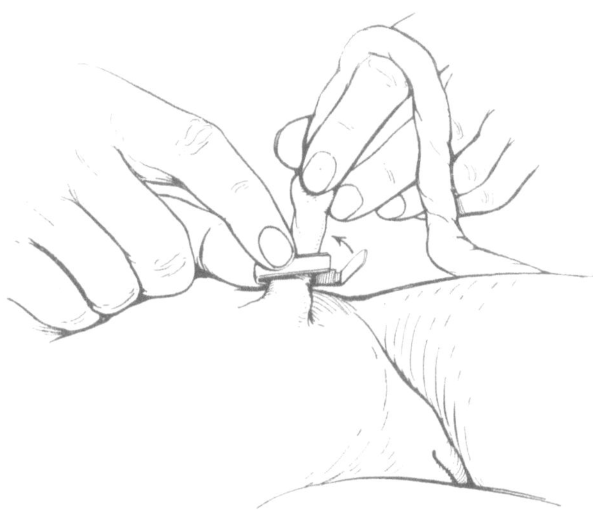

Abb. 275a LOVSETs Omphalotripsie I.

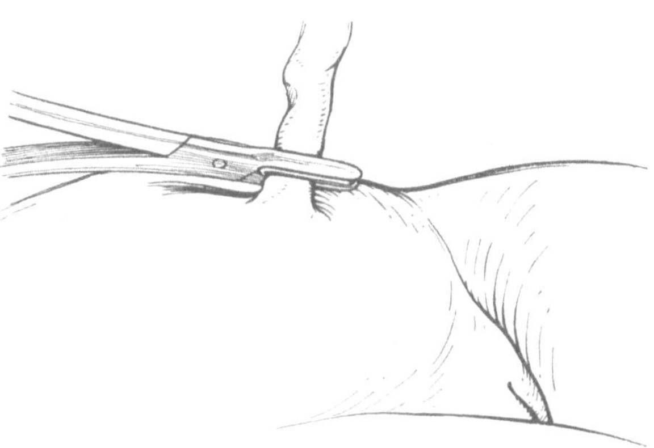

Abb. 275b. LOVSETs Omphalotripsie II. Der angelegte Aluminiumsareifen wird mit einem besonderen Instrument zusammengequetscht.

Statt der reizenden 2%igen wird heute fast allgemein die 1%ige Lösung benutzt; ebenso kann man Ersatzmittel nehmen, wozu wir nach eigener Erfahrung gleich v. HERFF am meisten 5%ige *Sophollösung* (frigide paratum!) empfehlen, die aus einem einfachen Tropfglas eingeträufelt werden kann. Die Gefahr einer Überdosierung besteht dabei nicht, da einesteils in das kindliche Auge mehr als 2—3 Tropfen nicht hineingehen, anderenteils Sophol in stärkerer Konzentration sich nicht löst. Sonst sind viel verwendet und empfohlen *Argentum aceticum* in 1—3%iger Lösung (ZWEIFEL u. a.), *Protargol* (NEISSER) in 10—15%iger Lösung [1].

c) Allgemeine Körperpflege.

Peinlichste Reinlichkeit ist auch hier *das Leitmotiv*. So ist das Kind nach jeder Beschmutzung durch Stuhl baldigst und sorgfältigst zu reinigen. Am schnellsten sind angetrocknete Kotpartikelchen durch einen in Olivenöl getauchten Wattebausch zu entfernen, dann wird mit lauwarmem Wasser nachgewaschen, mit weichem

---

[1] Sophol = Formonucleinsilber mit 20% Silbergehalt; Protargol = Proteinsilber mit 8,3% Silbergehalt; Argentum aceticum enthält 64,6% Silber.

trockenem Tuch vorsichtig abgetrocknet und mit Puder (Vasenol-Kinderpuder, Pellidol-, Lenicet-, Diachylon-, Zinkpuder) in dünner Schicht eingestreut. Besonderer Sorgfalt bedürfen Kinder mit vermehrten oder dünnen Stuhlentleerungen. Hier wird am besten vor den Anus ein kleines hydrophiles Wattekissen gelegt, damit die flüssigen Bestandteile gleich aufgesaugt und einer Verschmierung der Faeces möglichst vorgebaut wird.

Nach Harnentleerungen wird ein jedesmaliges Trockenlegen nicht erforderlich sein. Erst wenn die hydrophile Gazewindel (am besten nahtlos aus sog. Tetrastoff) den Harn nicht mehr ganz aufzunehmen imstande ist und das Kind durch Schreien Unbehagen äußert, ist sofortiges Trockenlegen geboten.

Die Ausführungsgänge der verschiedenen Körperhöhlen bedürfen keiner besonderen Reinigung, insbesondere ist *jedes Auswischen des Mundes absolut zu verwerfen*.

Sobald die Nabelwunde trocken ist, soll dem Neugeborenen täglich ein *Bad* von 36⁰ C und etwa 3—4 Minuten Dauer verabfolgt werden. Eine Verwendung von Seife ist dabei im allgemeinen überflüssig, empfiehlt sich aber wohl zur Reinigung der Genito-Analgegend, später auch der Achselhöhle und Gelenkbeugen, schließlich auch der Falten am Halse, wo leicht übergeschüttete Milchreste haften bleiben. Bei Neigung zu Schuppenbildung ist auch die Kopfhaut alle paar Tage mit einer ganz milden Seife abzuschäumen. Das Gesicht soll nie mit dem Badewasser, sondern aus einem besonderen Waschschüsselchen gereinigt werden.

Peinlichste Sauberkeit ist auch in der ganzen *Kleidung* erforderlich. Die Wäsche soll möglichst weich und porös sein. Hemd und baumwollenes Jäckchen dienen für den Oberkörper. Die übrige Bekleidung besteht aus einer Mullwindel, die dreieckig gefaltet und derart angelegt wird, daß ein Zipfel zwischen die Beine, die zwei anderen von außen um das Kind geschlagen werden. Jedes Knoten der Windel um die Beine ist zu vermeiden. Darüber kommt ein sog. Gerstenkorntuch und schließlich noch ein viereckiges Flanelltuch; eine kurze Binde oder eine Sicherheitsnadel dienen zur Fixation des Ganzen. Gummieinlagen, wie die vielfach beliebten wattegefütterten Steckkissen sind zu verwerfen.

Wo durchführbar ist dem Neugeborenen ein besonderes helles Zimmer, am besten mit leicht abwaschbarem Boden anzuweisen. Alle staubfangenden Portieren, Teppiche sind zu vermeiden. Die Trinkzeiten können am besten zur Lufterneuerung des *Kinderwohnzimmers* benutzt werden. Die Temperatur soll in der 1. Woche etwa 21⁰, später 18—19⁰ C betragen. Wo Zentralheizung besteht, achte man darauf, daß die Luft nicht zu trocken ist.

Im Sommer kann man Neugeborene vom 1. Tage ab an windgeschützter Stelle ins Freie lassen, in der kühleren Jahreszeit warte man besser 3 Wochen ab. Auch dann ist durch sorgfältige Einhüllung und Wärmeflaschen das Kind vor jeder zu starken Abkühlung zu bewahren. Abkühlung bedeutet für den Neugeborenen und jungen Säugling immer eine Gefahr, sobald eine bestimmte Grenze unterschritten wird. Ausgekühlte Kinder werden am besten in einem warmen Bad von 38⁰, das bis zu 20 Minuten dauern soll, wieder erwärmt.

Ein sehr wichtiges Erfordernis der Pflege ist die *Verhütung jeder Keimübertragung aus den Lochien der Mutter auf das Neugeborene*. Deshalb ist der Mutter jedes Anfassen von Vorlagen zu verbieten. Vor jedem Anlegen lasse man eine gründliche Reinigung der Hände und Nägel mit Seife, Bürste und warmem Wasser vornehmen. Warzen und Warzenhof sind während der Trinkpausen durch ein ganz sauberes Tuch zu bedecken, unmittelbar vor dem Anlegen mit abgekochtem Wasser oder Borwasser abzuwaschen. Der Hebamme oder Pflegerin schärfe man ein, daß *stets zuerst das Kind versorgt werden muß und dann erst die Mutter*. Nach der jedesmaligen Reinigung der Wöchnerin soll die Pflegerin ihre Hände sorgfältig waschen, am besten unter Zuhilfenahme eines Desinfiziens [1].

---

[1] In Gebäranstalten mit ihrer großen Menge von Kindern und Müttern sind viel weitergehende Maßnahmen erforderlich, vgl. darüber JASCHKE, l. c.

C. Ernährung des Neugeborenen.

1. Die natürliche Ernährung[1].

a) Die Nahrung.

Die einzig natürliche Nahrung für den Neugeborenen ist das Sekret der Brustdrüse seiner Mutter. Dieses Sekret unterscheidet sich in den ersten Tagen recht wesentlich von der Flüssigkeit, die später geliefert wird. Man nennt das Sekret der ersten Tage deshalb auch *Vormilch (Colostrum)* und spricht von *Milch* (Abb. 277) erst dann, wenn im mikroskopischen Bilde fast ausschließlich Fettkügelchen verschiedenster Größe und daneben nur noch spärlich Leukocyten, etwas reichlicher die sog. „Kappen" und „Kugeln", d. h. sichel- oder knöpfchenförmig den Fettkugeln aufsitzende Gebilde nachweisbar sind. *Das mikroskopische Bild* des Colostrums unterscheidet sich davon sehr auffällig. Neben viel spärlicheren Fettkügelchen verschiedenster Größe fällt der Reichtum an Leukocyten auf (Abb. 276), von denen einzelne besonders groß und mit Fetttröpfchen beladen erscheinen, sog. *Colostrumkörperchen.* Daneben findet man abgestoßene Epithelien der Milchausführungsgänge und die schon oben genannten Kappen und Kugeln. Colostrum gerinnt im Gegensatz zur Milch beim Kochen, stellt sich makroskopisch als eine mehr klebrige, gewöhnlich deutlich gelbe Flüssigkeit dar mit einem spezifischen Gewicht von 1050—1060 gegenüber 1026—1036 der Milch. Auch chemisch sind die Unterschiede recht bedeutsam, vor allem hinsichtlich des Eiweiß- und Mineralgehaltes (siehe Tabelle).

Zusammensetzung des Frauencolostrums und der Milch nach CAMERER und SÖLDNER.

Alter des Sekretes	100 Teile enthalten in g					
	Gesamt-stickstoff	Fett	Lactose-anhydrid	Asche	Trocken-substanz	Eiweiß
Frühcolostrum	0,928	4,08	4,09	0,48	16,04	5,80
Spätcolostrum	0,508	3,92	5,48	0,41	14,12	3,17
Übergangsmilch vom 5.—6. Tag	0,327	2,89	5,75	0,34	11,69	2,04
Frühmilch.	0,247	2,75	6,75	0,24	12,21	1,54
Mittelmilch	0,180	2,66	7,31	0,18	11,59	1,13
Spätmilch	0,141	3,35	7,28	0,18	11,68	0,88

Unsere Tabelle zeigt gleichzeitig die wichtige Tatsache, daß die *Zusammensetzung des Colostrums sowie der Milch zu verschiedenen Zeiten schwankt* und erst allmählich die Zusammensetzung der sog. „reifen" Frauenmilch erreicht wird. Davon abgesehen schwankt die Zusammensetzung bei verschiedenen Frauen recht beträchtlich. Das kommt auch im energetischen Wert zum Ausdruck: es schwankt z. B. der Brennwert des Colostrums zwischen 700 und 1500 Calorien pro Liter[2] (LANGSTEIN, ROTT und EDELSTEIN), der der Milch zwischen 565 und 877 Calorien (SCHLOSSMANN), am häufigsten zwischen 700 und 750 Calorien. Jedenfalls wird schon aus diesen Angaben ersichtlich, daß der *Nährwert des Colostrums ein bedeutend höherer* ist, so daß hier mit geringeren Mengen dem Kinde nicht allein mehr Energie, sondern auch plastische Substanz zugeführt wird. Davon abgesehen ist das *Colostrum der wichtigste Überträger von Antigenen und Schutzstoffen* aller Art, wie schon oben erwähnt wurde. Sein Eiweiß steht ferner dem kindlichen Serumeiweiß biologisch noch näher als Milcheiweiß (BAUEREISEN) und es läßt sich sogar nachweisen, daß die Assimilation von Colostrumeiweiß jedenfalls viel geringere Anforderungen an den Verdauungsapparat stellt als die von Milcheiweiß (JASCHKE und LINDIG). Ausgezeichnet ist das Colostrum ferner durch einen hohen Gehalt an Vitamin A (VOGT); übrigens enthält auch die Milch genügend Vitamin A, ist dagegen verhältnismäßig arm an Vitamin B.

---

[1] Über die Vorbedingungen jeder natürlichen Ernährung, die Tätigkeit der mütterlichen Brustdrüse vgl. Physiologie der Wöchnerin, S. 279f.
[2] Die höheren Werte kommen den ersten Tagen zu.

b) Nahrungsbedarf des Neugeborenen.

Trotz mancher Unsicherheit in den theoretischen Grundlagen gelingt es sehr gut,
den Nahrungsbedarf mit praktisch ausreichender Sicherheit abzuschätzen. Nach-

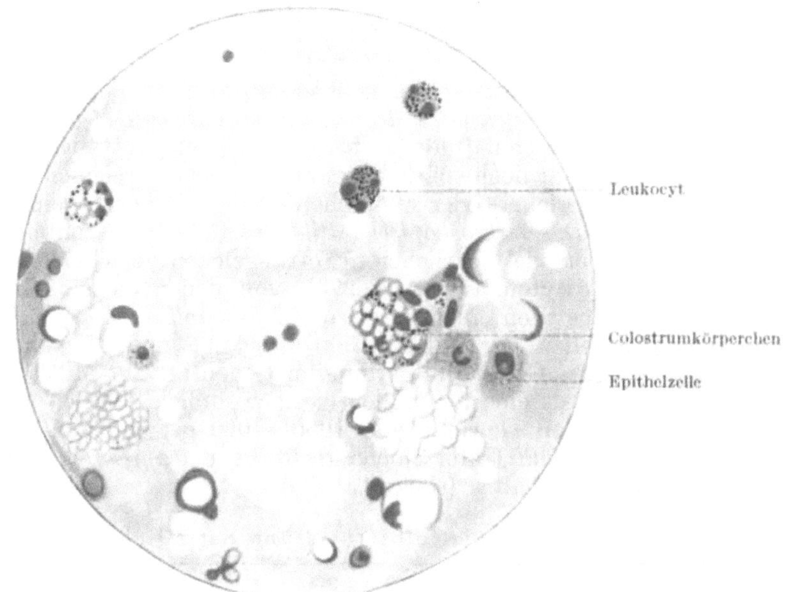

Abb. 276. Colostrum.
(Nach DE LEE.)

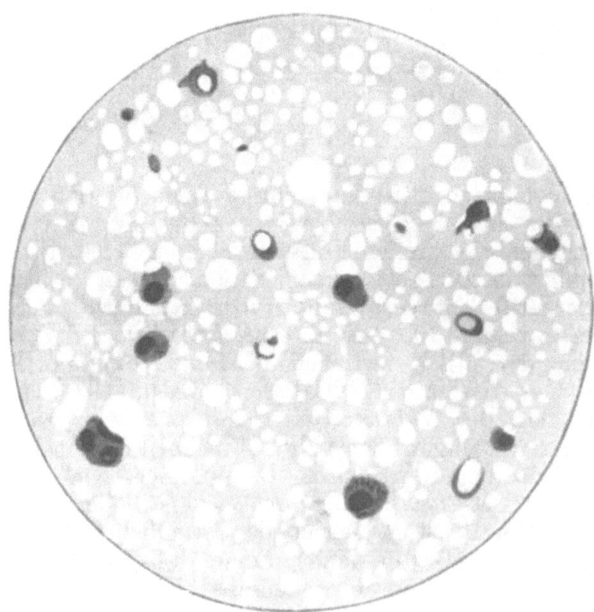

Abb. 277. Milch.
(Nach DE LEE.)

folgende Zusammenstellung des Verfassers mag zunächst einen Überblick über den
tatsächlichen Nahrungskonsum gut gedeihender Kinder verschiedenster Gewichts-
gruppen gewähren.

Anfangs-gewicht	Lebenstag												Summe 1. Lebens-woche	Zahl der Mahl-zeiten	Bemer-kungen
	1.	2.	3.	4.	5.	6.	7.	8.	9.	10.	11.	12.			
2700–3416	19	90	193,2	260,4	339,3	402	415,6	470,5	—	—	—	—	1720	6	Mittel von 18 Fällen (Klinik)
2200–2500	45	65	115	178	184	272,6	293,9	317,4	350,3	295,2	—	—	1154		
2500–2900	30,2	95,4	136,4	239,8	265,7	276,8	308,8	326,9	364,7	313,7	355,5	413,7	1353	5 (—6)	100 Fälle (Klinik)
2900–3300	34,0	87,5	137,14	228,1	285,22	319,2	340,22	349,23	388,20	418,9	432,0	430,6	1432		
3300–3700	23,6	91,8	218,8	343,1	436,11	444,12	497,2	461,12	484,1	482,8	498,2	498,3	2054		
3700–4000	26,7	99,7	223,7	368	424,10	454,6	506,1	467,9	511,9	542,7	—	—	2103		
Mittel . .	32	97	182	240	308	341	368	362	410	422	—	—	1568		Mittel aller Fälle

Für die *Vorherschätzung des Bedarfes* (N) *in der ersten Lebenswoche* hat Finkelstein eine sehr brauchbare *Regel* angegeben. Danach braucht ein Kind (t — 1.) 80–70 g Nahrung, wobei t die Ordnungszahl des Lebenstages ist[1]. Die Zahlen unserer Tabelle zeigen, inwieweit Schwankungen vorkommen. Man muß natürlich berücksichtigen, daß je nach dem individuell verschiedenen Energiewert des Colostrums die notwendige Nahrungsmenge schwanken kann, ebenso daß *verschiedene Kinder tatsächlich verschiedenen Nahrungsbedarf haben.* So brauchen sehr ruhige, etwas somnolente Kinder oft weniger, lebhafte und besonders mit starkem Ikterus behaftete im allgemeinen mehr. *Für die 2. Lebenswoche und darüber hinaus* beträgt in der Neugeburtszeit *der Minimalbedarf etwa* $1/6 - 1/7$ *des jeweiligen Körpergewichtes,* wobei anzumerken ist, daß gesunde Kinder bei gut sezernierender Brust meist etwa $1/5$ ihres Körpergewichtes an Nahrung aufnehmen. v. Pfaundler gibt auch dafür eine Formel: $V = \dfrac{1{,}5 \times P}{10}$, wobei V das gesuchte Nahrungsvolumen in l ist, und P das Körpergewicht in kg bedeutet; der dabei nach Erfahrungsreihen zugrunde gelegte Minimalbedarf würde $1/6{,}6$ des Körpergewichtes entsprechen.

Energetisch kann man den Nahrungsbedarf in Form des Heubnerschen Energiequotienten berechnen (d. h. die pro kg Körpergewicht notwendige Energiezufuhr), der bei gut gedeihenden Neugeborenen in der 1. Lebenswoche rasch von 40—50 Calorien auf 80—100 ansteigt, in den folgenden Wochen zwischen 100 und 120 sich hält. Für die gewöhnliche Praxis ist indes diese Berechnung wegen des außerordentlich wechselnden Energiewertes der Nahrung weniger brauchbar, außerdem bekannt, daß manche Kinder bei viel geringerem, andere erst bei höherem Energiequotienten gedeihen. Neben dem Energiewert der Nahrung darf eben auch ihr plastischer Wert (Eiweiß) und ebenso ihr Wassergehalt nicht vernachlässigt werden, welch letzterer allein $2/3 - 3/4$ der Anwuchsmasse ausmacht[2].

c) Technik der natürlichen Ernährung.

Beginn der Ernährung. Der Neugeborene soll zum erstenmal angelegt werden, sobald die Mutter von den Anstrengungen der Geburt sich erholt hat. Länger zu warten bringt keinen Vorteil. Indes steht auf der anderen Seite fest, daß eine 24stündige Nahrungskarenz dem Neugeborenen in keiner Weise schadet. Der frühere Beginn des Anlegens gewährt aber den zweifellosen Vorteil, daß dem Kinde mehr hochwertiges Colostrum zugeführt werden kann, außerdem Mutter und Kind — was namentlich bei Erstlactierenden von Wert ist — einige Übung in der Stilltechnik erwerben, die Brustsekretion besser in Gang kommt und demnach die physiologische Gewichtsabnahme geringer ausfällt, auch wohl der Gewichtsanstieg früher beginnt, so daß die ganze Entwicklung günstig beeinflußt wird.

Zahl und Ordnung der Mahlzeiten. Vom 2. Lebenstage ab halte man möglichst eine bestimmte Zahl und Ordnung der Mahlzeiten ein. Das erleichtert nicht allein

---

[1] Die Zahl 70 paßt für Kinder bis etwa 3200 g Geburtsgewicht, die Zahl 80 für solche mit einem höheren Geburtsgewicht.

[2] Ein Eingehen auf diese komplizierten Fragen ist hier nicht möglich. Vgl. darüber v. Jaschke, l. c. und v. Pfaundler, l. c.

die gesamte Pflege, sondern erspart auch infolge der raschen Gewöhnung des Kindes an eine bestimmte Ordnung der Mutter viel Unruhe und Nervenkraft und schützt auch das Kind am besten vor Überlastung und Schädigung des Verdauungsapparates.

Am besten läßt man täglich 5mal in 4stündigen Pausen mit einer Nachtpause von 8 Stunden anlegen. Bei knapper Brustsekretion, manchen Stillschwierigkeiten oder aus einem anderen Grunde nicht befriedigenden Erfolg dieses Regimes ist auch ein Anlegen in Pausen von 3—3$^1/_2$ Stunden gerechtfertigt. Die Zahl der Mahlzeiten kann dann auf 6, eventuell 7 vermehrt werden; immer aber ist auf Einhaltung einer Nachtpause von wenigstens 5 Stunden Gewicht zu legen. Sklavisches Festhalten an der einmal festgelegten Ordnung und Zahl der Mahlzeiten ist namentlich im Privathause nicht immer am Platze, andererseits die Beschränkung auf 5 Mahlzeiten mit 4 Stunden Intervall und 8 Stunden Nachtpause (CZERNY-KELLERs *Regime*) als das die Mutter schonendste und bei ausreichender Brustsekretion auch für das Kind Schädigungen sicher ausschließende Verfahren zu erstreben. Oft wird man zwar anfänglich damit nicht auskommen, doch in der 3.—4. Woche, gegebenenfalls noch später zu diesem Regime übergehen oder zurückkommen können. Ebenso kann bei vorübergehender Unterergiebigkeit der Brust einmal für einige Tage eine Vermehrung der Mahlzeiten oder Verkürzung der Intervalle erwünscht sein. *Jedes Anlegen nach kürzerer als dreistündiger Pause ist* aber *als unphysiologisch zu verwerfen,* weil bis zu völliger Entleerung des Magens 1$^1/_2$—2 Stunden, bei sehr reichlicher Nahrung auch 2$^1/_2$ Stunden vergehen und Magen und Darm zur Vermeidung von Schädigungen Erholungspausen gegönnt werden müssen.

Weitere Regeln in gedrängter Kürze aufzustellen, ist nicht möglich — die praktische Erfahrung des Arztes muß hier das Richtige treffen. Ebensowenig lassen sich für die

Dauer der einzelnen Mahlzeiten bestimmte Gesetze aufstellen. Bei einigermaßen ergiebiger Brust nimmt der Neugeborene den größten Teil seiner Mahlzeit in den ersten 5 Minuten ein; die nächsten 5 Minuten bringen nur noch die Hälfte bis ein Drittel der früheren Trinkmenge und was nachher noch getrunken wird, ist oft kaum der Rede wert. So beendigen kräftig und an ergiebiger Brust saugende Neugeborene in 10—15 Minuten ihre Mahlzeit, fallen dann befriedigt von der Brust ab und schlafen ein.

Indessen darf auch diese Regel in der Neugeburtszeit nicht verallgemeinert werden. Mannigfache mütterliche und kindliche Stillschwierigkeiten wie Eigenheiten der Kinder[1] machen eine Verlängerung der Mahlzeiten bis zu einer halben Stunde notwendig. Sehr sorgfältige Beobachtung des Stillaktes, nötigenfalls die Kontrolle mit der Waage kann lehren, wann das eine, wann das andere notwendig ist.

Spezielle Stilltechnik. Die im Bette liegende Mutter drehe sich etwas zur Seite; später nach dem Aufstehen ist die sitzende Haltung für das Stillen am bequemsten. Dem Kinde muß außer der Warze auch ein Teil des Warzenhofes zwischen die Lippen gebracht werden, da anderenfalls der Erfolg des Saugaktes ein ungenügender ist[2]. Ferner ist darauf zu achten, daß beim Trinken dem Kinde die Nasenöffnungen nicht durch die Brust verlegt werden, was am besten erreichbar ist, wenn die Mutter die Brustkuppe zwischen Mittel- und Zeigefinger der ungleichnamigen Hand faßt und auf diese Weise nicht allein die Warze beim Anlegen dirigiert, sondern auch an die Nasenöffnungen sich andrängende Partien der Brusthaut abhält. Schließlich darf der Kopf des Kindes nicht rückwärts gebeugt sein, da dadurch das Schlucken erschwert wird, wie jedermann an sich selbst erproben kann.

Man lege namentlich bei Erstlactierenden bei jeder Mahlzeit an beiden Brüsten (abwechselnd rechts und links beginnend) an; sobald die Sekretion so weit gestiegen ist, daß eine Brust ausreicht, soll bei jeder Mahlzeit nur an einer Brust gestillt werden.

Eine **Kontrolle des Erfolges der natürlichen Ernährung** ist natürlich unbedingt erforderlich, um auftauchenden Schwierigkeiten richtig begegnen, wie Schäden zeitgerecht entdecken zu können.

Man beachte folgende Punkte:

1. Das Allgemeinverhalten. Der gesunde befriedigte Neugeborene schläft 18—20 Stunden und schreit im allgemeinen nur aus Hunger, gewöhnlich kurz vor

---

[1] Vgl. weiter unten.   [2] Vgl. oben S. 294.

Beginn der festgesetzten Trinkzeit, ferner bei Unbehagen, bei stärkerer Durchnässung der Windeln oder Beschmutzung durch Stühle. Schreien bei Fehlen dieser Ursachen beruht meist auf Schmerzen oder sonstigem Unbehagen infolge von krankhaften Störungen. Vereinzelt beobachtet man wohl auch geborene Schreier oder sonst unruhige Kinder. Im allgemeinen ist aber das gesunde Neugeborene gegen Geräusche, wie das Lärmen spielender Geschwister in einem Nebenraum u. ä. wenig empfindlich.

2. Haut. Die gesunde Haut ist nach Abblassen des Erythema neonatorum rosig. Ekzeme, besonders circum anum, deuten auf mangelhafte Reinhaltung oder Entleerung krankhafter, gewöhnlich dünner und vermehrter Stühle. Besonders neigen unterernährte Kinder zu Ekzemen, mykotischem Erythem u. ä. Peinlichste Sauberhaltung ist bei ihnen doppelt geboten.

3. Körpertemperatur[1]. Die Messung ist mit einem kleinen, stets gut gereinigten Thermometer rectal vorzunehmen, wobei man darauf achte, daß das Thermometer bis zum Verschwinden des mit Quecksilber gefüllten Endes eingeführt wird.

4. Verhalten der Stühle (vgl. oben S. 296f.).

5. Körpergewichtsbewegung (vgl. oben, S. 301f.). Um vergleichbare Werte zu erhalten, müssen die Kinder vor der ersten Mahlzeit am Morgen nackt gewogen werden. Im allgemeinen wird es genügen, die erste Wägung nach der Bestimmung des Geburtsgewichtes am 4. Tage vorzunehmen. Von da ab lasse man jeden oder jeden 2. Tag wiegen. Nach der 2.—3. Woche kann man sich bei glattem Gedeihen auf 1—2mal wöchentlich vorgenommene Gewichtsbestimmung beschränken. Entstehen Zweifel über genügende Nahrungsaufnahme, dann überzeuge man sich am besten durch *Bestimmung der Größe sämtlicher Einzelmahlzeiten* (Wiegen des bekleideten Kindes unmittelbar vor und nach dem Anlegen) an 1—2 aufeinanderfolgenden Tagen von der Größe des Tageskonsums. Die Bestimmung einer einzelnen Trinkmenge genügt nicht, da die Größe der einzelnen Mahlzeiten sehr schwankt. Weitere Beobachtung des Stillaktes lehrt dann, in welcher Weise abzuhelfen ist[2].

d) Stillschwierigkeiten und ihre Überwindung.

Leider ergeben sich bei fast der Hälfte aller Fälle vorübergehend oder durch längere Zeit bei der Durchführung streng natürlicher Ernährung Schwierigkeiten, die der Arzt, der von der großen Bedeutung des Selbststillens durchdrungen ist, zu überwinden wissen muß. Solche Schwierigkeiten können von der mütterlichen Brust allein oder allein vom Kinde, nicht selten aber von beiden zugleich oder von der einen Seite stärker als von der anderen, ausgehen. Nur der besseren Übersicht wegen gruppieren wir dieselben, und zwar ihrer Häufigkeit entsprechend, in

α) Stillschwierigkeiten seitens der Mutter.

1. Unterergiebigkeit der Brust (Hypogalaktie) wird viel zu häufig diagnostiziert infolge von Verwechslung mit Schwergiebigkeit, verspäteten Milcheinschuß[3], mangelhafter Saugtätigkeit des Kindes. Durch bloße Besichtigung oder Betastung der Brüste wie nach der Menge des mit den Fingern ausdrückbaren Sekretes kann die Diagnose nicht gestellt werden. Zur richtigen Diagnose ist vielmehr erforderlich, die in 24 Stunden getrunkene Sekretmenge durch Wiegen der einzelnen Mahlzeiten festzustellen, nachdem man sich von richtiger Anlegetechnik und der Saugtüchtigkeit des Kindes überzeugt hat. Bestehen in letzterer Hinsicht Zweifel, dann korrigiere man die Anlegetechnik und mache eventuell den Versuch, durch Anlegen eines erprobt saugkräftigen Kindes die Leistungsfähigkeit der Brust zu bestimmen. Fehlt ein solches Kind, dann benutze man statt dessen eine saugkräftige Milchpumpe. Ergibt sich trotzdem, daß die tägliche Trinkmenge wesentlich hinter dem Bedarf zurückbleibt, dann erst darf Hypogalaktie diagnostiziert werden.

Therapeutisch ist neben kräftiger und reichlicher Ernährung der Mutter das wichtigste Erfordernis, um die Sekretion zu steigern, *die jedesmalige maximale Entleerung* der Brust. Wo das Kind diese Entleerung nicht genügend besorgt, ist sie mit

---

[1] Vgl. oben S. 300. [2] Vgl. das folgende Kapitel.

[3] Deshalb kann man in der ersten Woche Hypogalaktie nur vermutungsweise annehmen, niemals sicher diagnostizieren.

einer kräftig wirkenden Milchpumpe zu erzwingen. Abb. 278 zeigt ein seit 30 Jahren bewährtes Modell. Neuestens sind auch elektrisch angetriebene Milchpumpen im Handel, unter denen das Modell von SCHEER gerühmt wird[1].

In schwereren Fällen von Hypogalaktie, vor allem bei hypoplastischen Brüsten, kann man auch andere Verfahren zur Unterstützung anwenden. Bewährt hat sich die *Stauungshyperämie* mit großen BIERschen Saugglocken, die man etwa 3mal täglich 5—10 Minuten ansetzt. Die Stauung darf dabei nicht weitergetrieben werden als bis zu einer kräftigen blauroten Anschwellung der Brust. Auch *Bestrahlungen der Brüste mit Höhensonne* haben in leichteren Fällen von Hypogalaktie manchmal einen ganz günstigen Effekt. In ihrem Effekt recht gut bewährt hat sich in Fällen starker Brust-

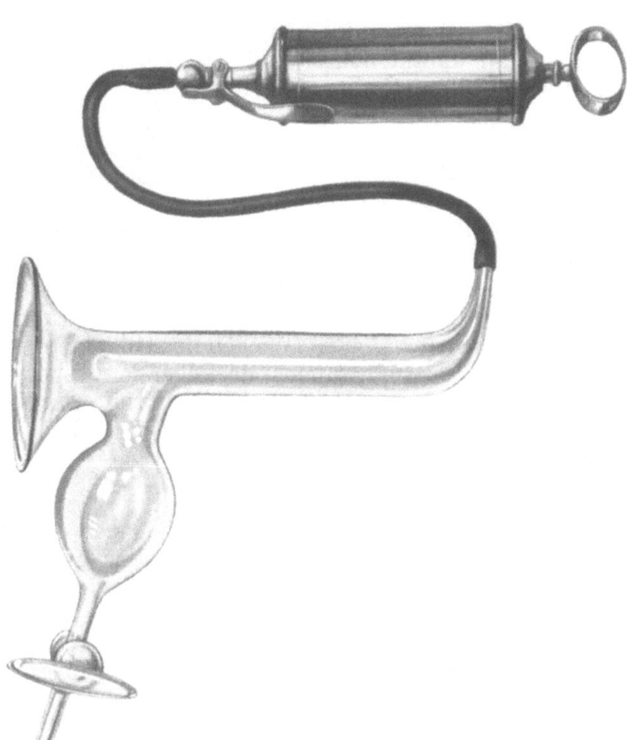

Abb. 278. Milchpumpe des Verfassers.

hypoplasie die *Diathermie der Brüste*, wofür an meiner Klinik A. SEITZ und VEY eine passende Methodik ausgearbeitet haben.

Von den sog. *Laktagoga* ist nur dann Gebrauch zu machen, wenn die Mutter, infolge mangelhafter Appetenz die notwendige reichliche Ernährung verweigert. Empfehlenswert sind die Malz- und Malzeiweißpräparate (Biomalz, Ovomaltine, Malztropon, Ribamalz). Ein spezifisch wirkendes Laktagogum gibt es bis heute nicht; was als solches angepriesen wird, besonders das Laktagol u. ä. ist zu verwerfen. Wahrscheinlich wird es aber in den nächsten Jahren gelingen, wirksame *Hormonpräparate* herzustellen, unter denen vermutlich die das *Prolaktin* enthaltenden Extrakte aus dem Hypophysenvorderlappen eine spezifische Wirkung entfalten dürften.

In manchen Fällen von Hypogalaktie hat man die Erfahrung gemacht, daß eine Vermehrung der Brustmahlzeiten auf 6—7 (RIETSCHEL) von günstigem Einfluß ist. Es gibt zweifellos Brüste, die im Beginn der Lactationsperiode auf einen häufigeren Entleerungsreiz besser ansprechen.

In den beiden ersten Lebenswochen kommt man mit diesen Maßnahmen im allgemeinen aus. Selbst wenn nur 60—70% des Bedarfes gedeckt werden, ist höchstens eine leichte Unterernährung des Kindes die Folge, die ihm weniger schadet als übereilte Zufütterung. Bei noch höheren Graden von Hypogalaktie ist es zweckmäßig, dem Kinde das fehlende Flüssigkeitsquantum in Form von dünnem, mit Saccharin gesüßtem Tee zuzuführen. Eine weitere Beifütterung, der Übergang zum Allaitement mixte, ist — von seltenen ganz hochgradigen Hypogalaktien abgesehen — wohl niemals vor der 3.—4. Woche nötig[2]. Manchmal kann man sich in der Praxis mit dem sog. „temporären Ammentausch" helfen, d. h. eine sicher gesunde, stilltüchtige Frau legt 2—3mal täglich das unterernährte Kind an, während die Mutter mit der unterergiebigen Brust bei diesen Mahlzeiten das Kind der Amme trinken läßt.

2. Warzenschrunden (Rhagaden) erschweren infolge der oft großen Schmerzhaftigkeit des Anlegens das Stillen und beeinträchtigen vor allem den Stillwillen empfindlicher Frauen. Besonders schmerzhaft ist freilich meist nur der Beginn des

---

[1] Vgl. KAUFFMANN: Z. Geburtsh. **97**, 518.   [2] Vgl. darüber S. 322.

Stillaktes; man achte deshalb darauf, daß das Kind, nachdem es die Brust einmal richtig gefaßt hat, sie während des Trinkens nicht wiederholt losläßt. Im übrigen gelingt es, die Schmerzhaftigkeit des Anlegens nötigenfalls durch Verwendung eines geeigneten Warzenhütchens (am besten „Infantibus") herabzusetzen oder aufzuheben. *Keinesfalls ist das Stillen auszusetzen,* da dadurch nur die Gefahr einer Mastitis sich erhöbe. Selbst wenn in seltenen Fällen ganz tiefe Risse an der Warzenbasis ein 24 bis 36stündiges Aussetzen des Stillens einmal wünschenswert erscheinen lassen, ist durch Abdrücken oder Abpumpen der Milch einer Stauung vorzubeugen. Im übrigen kann man tiefere Schrunden mit 10%igem Tanninglycerin (oder 5—10% Argentum [sehr schmerzhaft!)] bepinseln; *alle feuchten Verbände* sind streng *zu vermeiden.* Oberflächliche Fissuren bleiben am besten ganz unbehandelt und heilen so am schnellsten zu. Sehr begünstigt wird die Abheilung durch Höhensonnenbestrahlungen.

3. Formfehler der Brustwarzen haben relativ geringe Bedeutung, besonders wenn sie nur einseitig auftreten. Von diesen sind die *Papilla fissa* (Spaltwarze), *Papilla verrucosa* (Höckerwarze) für das Stillen bedeutungslose Formanomalien, die höchstens einmal einem schwachen Frühgeborenen das Fassen der Brust erschweren können. Infantile *Spitzwarzen* und *Mikrothelie* sind an sich bedeutungslos, gewinnen vielmehr nur Bedeutung durch die damit meist verbundene Unterentwicklung des Gesamtdrüsenparenchyms und die daraus resultierende Unterergiebigkeit der Brust.

Flachwarzen (Papillae planae) erschwerden bei der ersten Lactation wohl das Fassen der Brust, doch überwinden kräftige Kinder dieses Hindernis gewöhnlich leicht; saugschwache und frühgeborene Kinder dagegen können dadurch recht gehemmt werden, besonders wenn gleichzeitig die Brust sehr straff und schwergiebig ist. In solchen

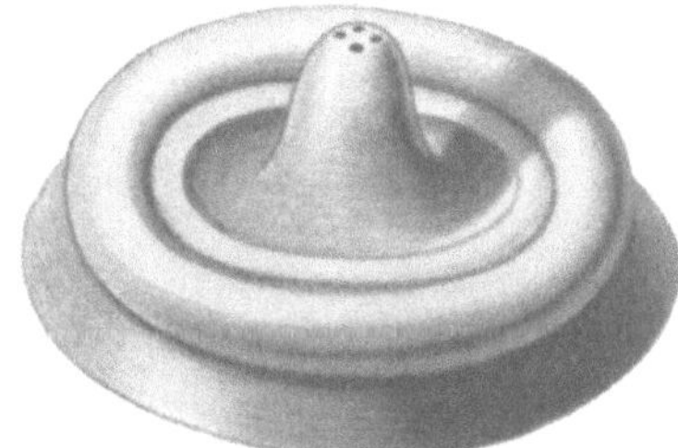

Abb. 279. Saughütchen „Infantibus".

Fällen empfiehlt es sich, die Warzen vor dem Anlegen mit einem Sauggläschen zu stärkerer Erektion zu bringen und dadurch leichter faßbar zu machen. Bei gleichzeitiger Schwergiebigkeit der Brust kann es auch einmal nötig werden, in den ersten Tagen nach fruchtlosen Anlegeversuchen dem Kinde das Sekret mit der Pumpe zu entleeren; auch das Stillen mit dem Warzenhütchen kommt bei straffer Brust mit flacher Warze in Frage. Ich empfehle dazu besonders das „Infantibus" genannte Modell. Unter den *Hohlwarzen* stellt die häufige *Papilla circumvallata aperta* ein das Stillen erschwerendes Moment nur in den ersten 8 Tagen dar. Sobald das Kind eine gewisse Übung im Fassen der Brust hat, ist diese Form gleichgültig, denn nach den ersten Saugbewegungen treten die Warzen ganz gut aus ihrer Vertiefung heraus, nach 1—2 Wochen bleiben sie gewöhnlich von selbst in ihrer normalen Stellung, so daß das Stillen geradezu ein Heilmittel darstellt. Ergeben sich trotzdem in der ersten Zeit Schwierigkeiten, dann genügt es, durch ein BIERsches Saugglas oder mit der Milchpumpe vor dem Anlegen die Warzen aus ihrem Bett herauszuheben und zur Erektion zu bringen.

Wesentlich unangenehmer ist die *Papilla circumvallata obtecta* (s. Abb. 280). Hier hilft kein Saugglas, keine Pumpe — die Warze ist und bleibt unsichtbar. Selbst wenn es gelänge, sie herauszuheben, würde sie wegen ihrer Kleinheit als Sauganstz keine große Rolle spielen. Trotzdem ist es viel zu weit gegangen, eine derartige Warzenform als absolutes Stillhindernis aufzufassen. Das Kind faßt einfach die ganze Brustkuppe und trinkt vergnügt. Sehr große Schwierigkeiten ergeben sich nur dann, wenn die Brust straff und breit ist, so daß das Kind überhaupt nirgends recht anfassen kann. Eine schlaffe Brust ist in solchen Fällen günstiger, am günstigsten eine konische kleine Brust.

Diese Fälle zeigen deutlich, daß *neben der Warzenform die Form und Konsistenz der Brust selbst eine Rolle spielt.* Eine ungünstige Brustform kann durch eine gute Warze in ihrer Bedeutung kompensiert werden und umgekehrt. Nur wenn beides, eine echte Hohlwarze und ungünstige Form der Brust zusammentreffen, kann es in seltenen Fällen wirklich einmal vorkommen, daß man in der eigentlichen Neugeburtszeit auf das Anlegen verzichten muß, nicht aber auf die Zufuhr aller verfügbaren Muttermilch, die mit der Milchpumpe entnommen werden kann.

In allen derartigen Fällen leistet übrigens das von STERN angegebene Saughütchen „Infantibus" recht gute Dienste (Abb. 279).

Das wichtigste Heilmittel für fast alle Warzenanomalien, soweit sie als Stillhindernis in Betracht kommen, ist der konsequent durchgeführte Stillversuch. Die meisten Schwierigkeiten machen sich nur bei der ersten Lactation bemerkbar.

4. Schwergiebigkeit der Brust (ein- oder doppelseitig) ist meist nur eine vorübergehende Erscheinung, während des Milcheinschusses sogar physiologisch. Meist handelt es sich um sehr straffe Brüste. Die Produktionsgröße der Brust ist von der Leicht- oder Schwergiebigkeit der Brust übrigens unabhängig. Zu diagnostizieren ist letztere,

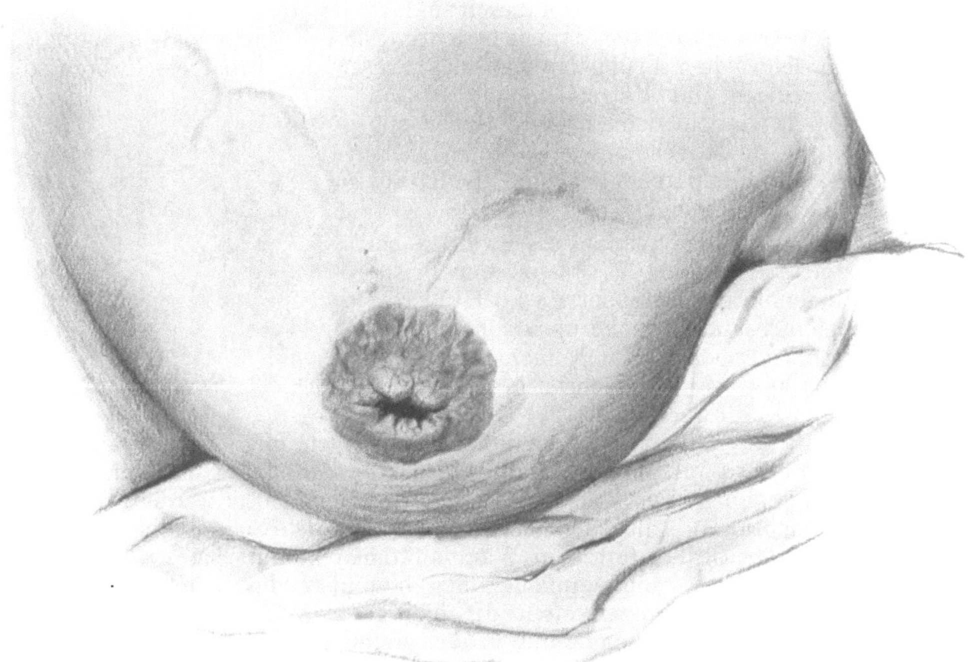

Abb. 280. Papilla circumvallatae obtecta.

wenn ein richtig angelegtes und gut saugendes Kind zu wenig Nahrung bekommt, die Brust auch beim Melk- und Pumpversuch nur schwierig ihr Sekret abgibt, während die gesamte, mit der Milchpumpe schließlich doch zu gewinnende Milchmenge ausreichend wäre. Die Behandlung besteht in konsequenter Fortsetzung des Anlegens; nach jeder Mahlzeit soll dann die völlige Entleerung der Brust mit der Milchpumpe so lange erzwungen werden, bis die Schwergiebigkeit besiegt ist. Sehr zweckmäßig ist es auch, in den ersten 2 Wochen 2—3mal täglich große BIERsche Saugglocken anzulegen[1].

5. Mastitis, vgl. Pathologie des Wochenbettes.

6. Ganz kurz sei noch erwähnt, daß zuweilen (namentlich bei nervösen, verwöhnten Großstadtdamen) auch ohne Rhagaden und Mastitis eine das Stillen sehr schmerzhaft gestaltende *Hyperästhesie der Brustwarzen* vorkommt. Die Therapie erfordert vorsichtiges Abhärten der Warzen durch Waschungen mit kaltem Wasser und Frottierläppchen, sowie besonders Aufrechterhaltung des Stillwillens.

β) Stillschwierigkeiten seitens des Kindes.

1. Trinkschwäche. Diese ist dann zu diagnostizieren, wenn die Kinder, an die Brust gelegt, diese zwar fassen und lebhafte Saugbewegungen beginnen, bald aber

---

[1] Einzelheiten der Technik bei JASCHKE: Med. Klin. **1908** I.

unter Zeichen der Ermüdung sie wieder fahren lassen. Gewöhnlich werden nach wenigen Minuten die Saugbewegungen seltener, oberflächlicher, die Kinder scheinen im Halbschlaf, nuckeln noch etwas an der Warze; bald aber sinken sie ganz in Schlaf, wobei sie eventuell die Warze noch eine zeitlang zwischen den leicht geschlossenen Lippen halten oder auch ganz von der Brust abfallen. Zeichen von Unbefriedigtsein fehlen vollständig.

Man findet die Trinkschwäche nicht bloß bei debilen Kindern, sondern auch bei normalgewichtigen Neugeborenen, an denen selbst sorgfältigste Untersuchung keine anatomische Ursache für eine besondere Saugschwäche entdecken kann. Bei den schwachen Frühgeborenen ist der Zusammenhang ja klar: die Trinkschwäche ist nur eine der vielen Äußerungen der Lebensschwäche überhaupt. Das klassische Bild der Trinkschwäche reifer Neugeborener findet man bei in Gesichtslage oder Beckenendlage zur Welt gekommenen Kindern (bei letzteren nur, wenn der Kopf unter Anwendung des VEIT-SMELLIEschen Handgriffs entwickelt worden ist). In diesen Fällen ist die Genese der Trinkschwäche durchaus eindeutig. Bei Gesichtslagen hindert die auf Lippen, Gewebe des Mundbodens und Zunge sich erstreckende Geburtsgeschwulst direkt ein kräftiges Saugen. Das herzustellende Vakuum ist an sich kleiner, dazu die Abwärtsbewegung der Kiefer, die Formierung der Zungenrinne und Senkung der Zungenspitze durch das Ödem erschwert oder fast unmöglich gemacht. Ähnlich liegen vielfach die Verhältnisse nach Entwicklung des nachfolgenden Kopfes.

Daß Masseterhämatome, Zangendruck im Bereich des Facialis in demselben Sinne wirken, ist ohne weiteres klar. Schließlich gibt es Fälle, in denen der Zusammenhang unklar bleibt.

Eine relative Trinkschwäche findet man oft bei einer schwergiebigen Brust.

Eine besondere *Therapie* ist bei der Trinkschwäche reifer, sonst kräftiger Neugeborener zunächst nicht erforderlich. Nur wo dieselbe über die ersten 4—5 Tage anhält, tut man gut, den Kindern nach der Mahlzeit an der Brust (1—2mal täglich wohl auch ohne solche) die Muttermilch abzupumpen und aus der Flasche oder mit dem Löffel zu geben.

Von der Trinkschwäche nicht immer scharf zu trennen, ist

2. Die Trinkfaulheit. Das typische Bild derselben findet man bei vom Geburtstrauma mehr oder minder stark benommenen Neugeborenen. Fast durchweg handelt es sich um sehr kräftige Kinder, die mit großen Weichteilschwierigkeiten zu kämpfen hatten oder um durch Kunsthilfe Geborene.

Die Kinder machen einen verschlafenen Eindruck, müssen zur Trinkzeit oft erst geweckt werden, fassen dann die Brust zwar an und ziehen ein paar Minuten kräftig, auch wohl mit gutem Erfolg, dann lassen sie im Halbschlaf die Brust fahren oder behalten die Warze im Mund, ohne weiter zu ziehen. Klopft man sie wach, so ziehen sie ein paarmal tüchtig, schlucken und dösen dann weiter. So geht das fort. Wenn man eine genügende Nahrungsaufnahme erzielen will, dauert die Mahlzeit oft weit über $^1/_2$ Stunde — für die Mutter eine aufreibende Beschäftigung, während das Kind wohl einmal auf kräftiges Klopfen recht unwillig zu schreien anfängt, im übrigen aber zu keiner Veränderung seines Verhaltens zu bringen ist. Die Unterscheidung der Trinkfaulheit von der Trinkschwäche kann nur dadurch ermöglicht werden, daß man das Kind beim Saugen genau beobachtet. Von Ermüdung ist jedenfalls bei reiner Faulheit keine Spur. Die beste *Therapie* der Trinkfaulheit besteht in *Verlängerung der Trinkpausen,* wobei man — um Unterernährung zu verhüten — eventuell einige Tage auf eine ausgedehnte Nachtpause verzichten muß. Eine Verringerung der Zahl der täglichen Mahlzeiten wird kaum jemals nötig sein.

Von der Trinkfaulheit möchte ich schon wegen der verschiedenen Therapie unterschieden wissen

3. Das Saugungeschick. Zum Unterschied von den trinkfaulen Kindern zeigt sich bei den „ungeschickten", daß *die* anfänglich *lebhaften Saugbewegungen* (mit der Waage kontrolliert) *keinen befriedigenden Erfolg ergeben.* Ferner ist die Folge der vergeblichen Anstrengung Unruhe des Kindes, welches oft geradezu unter zornigem Schreien die Brust losläßt, um sie nach kurzer Pause wieder gierig zu fassen, erneut unter zornigem oder mehr kläglichem Schreien loszulassen usw. Das ist ein wichtiges

Unterscheidungsmerkmal gegenüber der Trinkschwäche. Daß es sich um Saugungeschick handelt, erkennt man oft schon an dem mangelhaften Anfassen der Brust: die Kinder saugen zwar lebhaft, lassen aber immer wieder den Warzenhof los, auch wenn er ihnen richtig gereicht wird. Gewöhnlich liegt die Schuld nicht am Kinde allein, sondern auch an der Mutter. Von Kindern Erstlactierender mit mangelhafter Stilltechnik abgesehen, handelt es sich meist um breite, schwer faßbare Brüste oder umgekehrt um sehr straffe Brüste mit wenig abgesetzter Warze. Das Ungeschick kommt dann nur darin zum Ausdruck, daß ein älteres geübtes Kind aus derselben Brust eine ausreichende Mahlzeit gewinnt, ebenso wie das ungeschickte Kind aus der Flasche leicht eine reichliche Mahlzeit zu sich nimmt.

Die *Therapie* stellt gerade das Gegenteil der Therapie der Trinkfaulheit dar. Denn infolge des oft lange Zeit über die Neugeburtsperiode hinaus anhaltenden Ungeschicks und der infolgedessen geringeren Nahrungsaufnahme entsteht die Gefahr einer Unterernährung, die in diesem Falle um so mehr einer Vorbeugung bedarf, als die mangelhafte Entleerung leicht zu sekundärer Hypogalaktie führen kann. Beiden Gefahren läßt sich bereits in der Neugeburtsperiode vorbeugen, wenn man unmittelbar nach der Mahlzeit die Brust mit der Pumpe entleert und die so gewonnene Nahrung mit dem Löffel aus der Flasche nachfüttert. Gewöhnlich gelingt es auf diese Weise, schon in der zweiten Woche eine wesentlich befriedigendere Nahrungsaufnahme des Kindes an der Brust selbst zu erreichen.

Eine recht eigentümliche und seltene Komplikation ist die

4. Brustscheu der Kinder. Ergiebigkeit der Brust, guter Aufbau derselben, Appetenz, genügende Saugkraft des Kindes sind offensichtlich vorhanden — die Kinder zeigen keinerlei Abnormität außer einer ganz merkwürdigen Abneigung, an der Brust zu trinken. Sobald man sie anlegt oder nach wenigen Saugzügen an der Brust fangen sie an zu schreien und wenden den Kopf weg; beim Versuch, sie wieder anzulegen, wird das Schreien nur schlimmer, die Kinder zeigen alle Zeichen zunehmender Unlust und bäumen sich ordentlich auf, wobei sie eine erstaunliche Kraft entwickeln. Vorübergehend bringt man sie dazu, vielleicht ein paar Kau- oder Saugbewegungen an der Brust zu machen, dann geht das Geschrei wieder los. Kunst und Tücke der Mutter und Pflegerin sind so gut wie machtlos. Mutter und Kind geraten in Schweiß — der Endeffekt ist eine minimale Nahrungsaufnahme, ja manchmal sogar ein Gewichtsdefizit. Meiner Erfahrung nach gelingt es einzig durch gehörigen Hunger, gelegentlich auch durch Einspritzen von etwas Milch bei Beginn der Mahlzeit, die Kinder zum Saugen zu bringen. Übrigens ist ihr Verhalten bei den einzelnen Mahlzeiten nicht ganz gleich.

Recht charakteristisch für die reine Brustscheu ist, daß die Kinder aus der Flasche sehr gern trinken, auch mit den gewöhnlichen alten Saughütchen recht gut zum Trinken zu bringen sind. Das deutet vielleicht auch auf die *Ursache der Brustscheu, mangelhafte Auslösung des Saugreflexes* von Lippen und Zungenspitze her, während die weiter in den Mund eingeführten Saugansätze der Flaschen wie des Warzenhütchens den Reflex augenscheinlich besser auslösen.

Von dieser idiopathischen Brustscheu zu unterscheiden ist eine Form, bei der das Saugen dem Kinde Schmerzen verursacht (Stomatitis, stärkerer Soor, Epitheldefekte oder traumatische Defekte nach Kunstgeburten). In solchen Fällen ist es natürlich notwendig, das Stillen an der Brust auszusetzen und mit einem Schnabellöffel per os oder durch die Nase zu füttern.

5. Mechanische Saughindernisse haben im Gegensatz zu vielfach verbreiteter Meinung praktisch eine geringe Bedeutung. Selbst Kinder mit *Hasenscharte,* nicht zu hochgradigem *Wolfsrachen,* vermögen an der Brust — wenn sie nicht ganz ungünstig geformt und sehr straff ist — zu trinken. Ebenso ist bei *Rhinitis* das Trinken wohl erschwert (die Mahlzeiten müssen verlängert werden) aber doch möglich. Bei starker Verstopfung der Nase kann man vor dem Anlegen in jedes Nasenloch 1—2 Tropfen Suprareninlösung 1:5000 einträufeln. Im Notfalle ist den Kindern die abgepumpte Muttermilch mit dem Löffel zu verfüttern.

2. Ammenernährung.

Indikationen und Formen der Ammenernährung. Sie ist überall dort angezeigt, wo eine Ernährung an der Brust der eigenen Mutter nicht möglich oder nicht angängig ist. Unmöglichkeit der natürlichen Ernährung besteht bei Tod der Mutter im Anschluß an die Geburt. Nicht angängig ist sie bei offener Tuberkulose, bei manchen schweren Allgemeinerkrankungen der Mutter[1]. Die oben besprochenen Stillschwierigkeiten werden um so seltener die Ammenernährung notwendig machen, je vollkommener der Arzt die Technik ihrer Bekämpfung beherrscht.

Mangelhafter Stillwille der Mutter sollte als Indikation der Ammenernährung nicht anerkannt werden. Hier muß und kann der persönliche Einfluß des Arztes nachhelfen. Denn die Ammenernährung hat auch ihre großen ethischen und sozialen Bedenken, die vor allem darin gipfeln, daß dem Ammenkinde dadurch die Mutterbrust entzogen wird und bei der meist mangelhaften Unterbringung viele dieser Kinder dann zugrunde gehen. Hinfällig werden diese Bedenken nur dann, wenn der Amme gestattet wird, ihr eigenes Kind mitzubringen und bei der Klientin weiterzustillen. Darauf sollte der Arzt immer dringen, und ganz besonders bei nicht zwingender Indikation jede andere Form der Ammenhaltung ablehnen.

Weniger einzuwenden ist vom ethischen Gesichtspunkt aus gegen die Verwendung einer „Stillfrau" (BRÜNING). Gemeint ist damit, daß Mütter mit ergiebiger Brust vor oder nach Anlegen ihres eigenen Kindes gegen Entgelt in das Haus ihrer Klientin gehen und dort deren Kind stillen[2]. Gerade auf dem Lande kann man nicht selten von dieser letztgenannten Form der Ammenernährung Gebrauch machen.

Gelegentlich wird man auch mit der *indirekten Ammenernährung,* d. h. Verabreichung abgepumpter Ammenmilch aus der Flasche oder mit dem Löffel helfen können. Das kann namentlich bei Zwillingen, Frühgeborenen, hochgradiger Hypogalaktie, vorübergehender schwerer Erkrankung der Mutter in Frage kommen. Vorbedingung ist aber, daß die Ammenmilch in stets frisch ausgekochter Milchpumpe gewonnen und von hier sofort in eine frisch ausgekochte Milchflasche übertragen wird, die gekühlt und gut verschlossen bis zum Gebrauche verwahrt werden muß.

Die Auswahl einer Amme ist ein sehr verantwortungsvolles und Erfahrung erforderndes Geschäft und sollte, wenn möglich, Kinder- oder Frauenkliniken überlassen bleiben. Nur wo das einmal nicht möglich ist, muß der Arzt selbst diese Aufgabe übernehmen.

Eine als Amme in irgend einer Form zu verwendende Frau muß frei (oder vorher befreit) von Ungeziefer und möglichst vollkommen gesund sein, insbesondere muß Lungentuberkulose wie jede akute Erkrankung, eine frische Gonorrhöe, Lues in jedem Stadium ausgeschlossen werden. Zu diesem Zweck ist eine vollständige Körperuntersuchung der ganz entkleideten Frau vorzunehmen. Akute Gonorrhöe ist am besten durch wiederholte Untersuchung des Cervix- und Urethralsekretes auszuschließen[3]. Hinsichtlich der Lues fahnde man auf indurierte Lymphdrüsen, Leukoderma, Narben an Haut und Schleimhäuten, am Genitale und seiner Umgebung, Perforation im Bereich des Gaumens und Rachens und versäume vor allem nie, eine Blutprobe (10—20 ccm aus der Cubitalvene genügen) zwecks Anstellung der WASSERMANNschen Reaktion an ein staatliches Untersuchungsamt einzusenden. Bei positivem Wassermann ist die Frau unter allen Umständen als Amme auszuschließen. Stets achte man auch bei dem Kinde der Amme auf Zeichen kongenitaler Lues[4]. Andererseits muß der Arzt auch dafür Gewähr übernehmen, daß nicht eine gesunde Amme zu einem luischen Kinde kommt.

Die zweite wichtige Aufgabe besteht darin, *die Lactationsfähigkeit der Amme zu prüfen.* Man achte auf gut faßbare Warzen und nehme möglichst eine Frau, die durch das Gedeihen ihres mindestens schon 6—8 Wochen alten Kindes Gewähr für ausreichende Sekretion bietet. Das Lactationsalter der Amme ist im übrigen gleich-

---

[1] Vgl. das Kapitel Kontraindikationen des Stillens, S. 303.
[2] Über temporären Ammentausch vgl. S. 316.
[3] Latente Gonorrhöe sicher auszuschließen ist nicht möglich. Man achte aber darauf, ob das Kind der Amme etwa Blennorrhöe hat oder gehabt hat.
[4] Vgl. Pathologie des Neugeborenen.

gültig, nur beachte man, daß unter mehreren zur Verfügung stehenden Ammen nicht immer gerade die mit der größten Milchmenge die beste ist, da durch zu geringe Beanspruchung der Brust durch ein vielleicht schwächliches, viel jüngeres Kind bald Milchstauung und damit Rückgang der Sekretion unter das gewünschte Maß tritt. Dieser Fehler wird in der Praxis nur zu oft gemacht. Deshalb wähle man eine Amme, deren Brustsekretion für den Nahrungsbedarf des zu versorgenden Kindes reichlich, aber nicht zu reichlich ist. Ist man zu rascher Wahl gezwungen, dann hüte man sich vor Täuschungsversuchen aller Art, der Unterschiebung eines fremden, gut gedeihenden Kindes als Ammenkind, künstlich vorgetäuschter Ergiebigkeit der Brust durch Stauung. Man prüfe vielmehr mit der Waage die tägliche Ergiebigkeit der Brust. Daß durch die Betastung und Besichtigung ein Urteil über die Leistungsfähigkeit der Brust nicht möglich ist, wurde schon im Kapitel Lactation ausgeführt.

3. Zwiemilchernährung.

Man versteht darunter die teils durch Selbststillen teils durch Zufütterung von Tiermilch erzielte ausreichende Ernährung. Indiziert ist dieses „Allaitement mixte" bei nicht ausreichender mütterlicher und Unmöglichkeit der Ammenernährung. Es bietet gegenüber der unnatürlichen Ernährung allergrößte Vorzüge und sollte diese in der Neugeburtszeit — von seltenen Ausnahmefällen abgesehen — überhaupt ganz verdrängen.

Die Technik ist sehr einfach. Man lasse die Brustmahlzeiten mit der Waage kontrollieren und füttere dann das zum voraussichtlichen Bedarf fehlende Quantum Tiermilchmischung nach (vgl. das folgende Kapitel). Ein Ersatz einzelner Brustmahlzeiten durch alleinige Flaschenfütterung ist nicht empfehlenswert, da die Kinder dann oft bald die Brust verweigern.

4. Unnatürliche Ernährung.

Nach unseren S. 302f. und in vorstehendem Kapitel gemachten Ausführungen brauchen wir kaum zu wiederholen, daß die *unnatürliche* (künstliche) *Ernährung* eigentlich zu verwerfen und mindestens *in der Neugeburtszeit* — von Tod der Mutter oder schwerster Erkrankung derselben abgesehen — *streng genommen entbehrlich bzw. durch die Zwiemilchernährung ersetzbar* ist. Auf ihre Gefahren sei aber nochmals hingewiesen [1]. Der gewissenhafte Arzt wird die einzig mögliche Folgerung daraus zu ziehen wissen und das um so froher tun dürfen, als die unnatürliche Ernährung in der Neugeburtszeit durchaus nicht etwa bequemer ist, sondern zur Vermeidung auch nur der gröbsten Gefahren recht große Sorgfalt und Überwachung erfordert. Man weiß nie vorher, ob und in welcher Form ein Neugeborenes die Tiermilch (Kuh, Ziege, selten Stute, Esel, Büffel) vertragen wird. Vor allem muß man sich klar machen, daß die künstliche Milchmischung nicht einfach ein Rechenexempel darstellt und daß Kohlehydrate und Fette nicht beliebig als Energieträger vertauschbar sind. Kohlehydratmangel ist nach den Erfahrungen der Kinderärzte einer der häufigsten Fehler, der zu Ernährungsstörungen führt. Ebenso werden immer wieder Fehler in der Richtung gemacht, daß durch künstliche Nährmischungen nicht für genügend Vitaminzufuhr gesorgt wird, wobei freilich anzumerken ist, daß die optimale Vitaminzufuhr, wie sie in der mütterlichen Milch stattfindet, qualitativ überhaupt nicht nachzuahmen ist.

Erste Vorbedingung für den Erfolg der unnatürlichen Ernährung ist die einwandfreie Beschaffenheit der verwendeten Milch. Wo irgend möglich sollte nur Milch aus tierärztlich kontrollierten Ställen mit bekannter sauberer Gewinnung und Verarbeitung genommen werden. Wo Säuglingsmilchküchen oder entsprechende Anstalten in der Nähe sind, ist es am empfehlenswertesten, die Nahrung trinkfertig sterilisiert zu beziehen. Ist weder das eine noch das andere erreichbar, dann sorge man dafür, daß die Milch wenigstens bald nach dem Melken zugestellt oder abgeholt wird und eine einwandfreie Weiterbehandlung derselben im Hause der Partei stattfindet. Die Milch ist sofort zu seihen (Wattefilter oder dichte Gaze [2]), der Geschmack zu prüfen, dann

---

[1] Vgl. auch S. 303.
[2] Beide Arten Filter sind im Handel fertig zu haben.

am besten unter Herstellung der entsprechenden Verdünnung mit Zusätzen in Portionen abgeteilt im Wasserbad durch kurzdauernde Erhitzung über Siedetemperatur zu sterilisieren [1] und dann sofort möglichst tief zu kühlen und bis zum Gebrauch kühl zu halten (Eisschrank, improvisierte Kühlkiste, dauernd fließendes, kaltes Wasser). Natürlich müssen alle Manipulationen ganz sauber vorgenommen werden. Man lasse nur leicht zu reinigende Sauger verwenden, die mindestens vor dem ersten Gebrauch auszukochen, weiterhin nach jedem Trinken sofort von anhaftenden Milchresten zu reinigen und in klarem abgekochtem Wasser in bedecktem Gefäße aufzubewahren sind. Zweckmäßige leicht zu reinigende Milchflaschen sind im Handel.

Arten und Herstellung der Nährmischungen.

In der weit überwiegenden Mehrzahl der Fälle wird man in der Neugeburtszeit — namentlich unter einfachen Verhältnissen — mit den mit

1. Kohlehydraten angereicherten Kuhmilchverdünnungen auskommen. Man beginne stets mit Drittelmilch unter Zusatz von 5—10% Milchzucker oder man wähle eine Mischung von gleichen Teilen Milch und Hafer- oder Reisschleim [2] mit Zusatz von 5% Milchzucker bzw. Soxhlets Nährzucker. In der 3. Woche kann man es mit Halbmilch versuchen. Manche Kinder können im Laufe der 3. Woche auch schon Zweidrittelmilch vertragen, ja gedeihen unter Umständen dabei besser; das muß im Einzelfall, wenn die Drittelmilch auf die Dauer ungenügenden Erfolg gibt, vorsichtig ausprobiert werden. Die folgende Tabelle nach S. ENGEL zeigt sehr übersichtlich,

	Frauenmilch	Kuhmilch	$^1/_3$-Milch	$^1/_2$-Milch	$^2/_3$-Milch	Sahne	$^1/_3$-Sahne
Eiweiß	1,0	3,5	1,2	1,75	2,4	3,5	1,2
Salze	0,21	0,7	0,23	0,35	0,46	0,7	0,23
Fett	4,5	3,5	1,2	1,75	2,4	12,0	4,0
Zucker	7,0	4,5	1,5	2,25	3,0	4,5	1,5

wie durch die Verdünnung der Kuhmilch und nachfolgende Kohlehydratanreicherung eine grob-chemisch der Frauenmilch recht nahestehende Nährmilch erzielt wird.

Mit anderen Nährmischungen sei der pädiatrisch nicht geschulte Arzt vorsichtig. Nur bei Kindern, welche die eine Art gar nicht vertragen — es gibt solche, die ausgesprochen nur gegen Kohlehydrate oder nur gegen Fette intolerant sind — mag ein Versuch mit anderer Nahrung gerechtfertigt sein. Für die Neugeburtszeit nenne ich als brauchbaren und vielfach bewährten Vertreter unter der Gruppe der

2. Fettmilchen die einfache Rahmverdünnung. Man ersieht aus obiger Tabelle, wie aus einer allerdings sehr guten Sahne (12% Fettgehalt) durch Verdünnung mit zwei Teilen Wasser ein Nahrungsmittel erzielt wird, das der Frauenmilch in der Verteilung der einzelnen Nährstoffe sehr nahesteht. Man beginne immer mit $^1/_3$ Sahne. Das Defizit an Kohlehydrat kann man durch Zusatz von 6% Milchzucker ersetzen (SCHLOSSMANN). Verträgt das Kind diese Mischung, dann kann man eventuell den Milchzucker noch verringern und Halbsahne verwenden. Das Prinzip der Verwendung von Fettmilchen besteht ja einfach darin, den geringeren Brennwert verdünnter Kuhmilch anstatt durch Kohlehydrate neben denselben oder allein durch Fettzusatz zu steigern.

3. Eiweißmilch. Von dieser Gruppe ist bei Kindern Gebrauch zu machen, die ausnahmsweise weder Nährmischungen der ersten, noch der zweiten Gruppe vertragen. Ich empfehle als leicht herzustellen die FEERsche *Eiweißrahmmilch* (für die Neugeburtszeit nach folgender Vorschrift: auf 300 g Milch nimmt man 600 g Wasser und setzt dazu 75 g eines guten Rahms, 50 g Nährzucker und 15 g Plasmon. 1 l dieser

---

[1] Die in jedem größeren Haushalt heute zu findenden Rex- und Weckapparate sind ganz gleich dem SOXHLET-Apparat. Passende Säuglingsflaschen werden dazu geliefert, ebenso liegt eine Gebrauchsanweisung dem Apparat bei.

[2] Der täglich frisch zu bereitende Schleim wird folgendermaßen hergestellt: Man läßt einen gehäuften Kaffeelöffel Haferflocken oder Reis unter Zugabe von 1 Messerspitze Salz in $^1/_4$ l Wasser zunächst unter Umrühren, dann bei geschlossenem Deckel $^1/_4$ Stunde kochen und seiht danach die ganze Masse.

Mischung entspricht 620 Calorien und enthält 2,5 % Eiweiß und Fett, 6,6 % Zucker und 0,27 % Salze. Bei ernährungsgestörten Kindern lasse man den Nährzucker zunächst weg).

4. Die Buttermilchgemische haben sich in der Praxis vielfach bewährt. Wir empfehlen sie in der allgemeinen Praxis besonders als Zukost bei notwendiger Zwiemilchernährung, weil ihre einwandfreie Herstellung bequem und einfach ist. Da die gewöhnliche, in jeder Molkerei käufliche Buttermilch wegen ihres zweifelhaften Charakters für den Säugling nicht brauchbar ist, empfehlen wir die unter dem Namen *Holländische Säuglingsnahrung* in Büchsen im Handel befindlichen Buttermilchpräparate. Es gibt davon zwei Formen:

HS-Büchsen (d. h. holländische Säuglingsnahrung), die Buttermilch + 1,5 % Weizenmehl + 6 % Rohrzucker enthalten und mit 2 Teilen Wasser zu verdünnen sind; und

HA-Büchsen (d. h. holländische Anfangsnahrung) = zusatzfreie Buttermilch.

Diese zweite Form eignet sich für Kinder, die zu Dyspepsie neigen. Sie wird ebenfalls mit 2 Teilen Wasser verdünnt und unter Zusatz von 4 % Maismehl oder 8 % Trockenreisschleim gegeben. Die Buttermilchen sollen aber nicht mehr als $^2/_5$ der Gesamtnahrungsmenge ausmachen, weil die Nahrung sonst zu fettarm wird.

Mit den hier genannten Nährmischungen kommt man in der Neugeburtszeit jedenfalls immer aus.

Von allen genannten Nährmischungen gebe man den Kindern eine Menge, die einem Energiequotienten von 100—120 entspricht oder einem Volumen von $^1/_6$ des Körpergewichts.

Bei jeder Form der künstlichen Ernährung beschränke man sich auf 5 Mahlzeiten in 24 Stunden und achte genau auf Zeichen von Unterernährung oder Überfütterung (vgl. später). *Sorgfältige Kontrolle der Stühle* ist *notwendig*. Diese sind, wenn die Nahrung überhaupt vertragen wird, immer etwas konsistenter als bei natürlicher Ernährung. Nimmt bei Verwendung der Milchverdünnungen mit Kohlehydratzusatz die Konsistenz der Stühle noch weiter zu, werden sie gleichzeitig trockener und von einem mehr schmutzigen Gelb, dann deutet das darauf hin, daß die Nahrung für das Kind zu konzentriert oder zu reichlich ist. Bei Verwendung von Fettmilch haben die Stühle einen gewissen Glanz. Auftreten von deutlichen Fettlachen in denselben oder von dünnen, stark sauren Stühlen mahnt, die Fettkonzentration zu verringern. Bei Verwendung von Eiweißrahmmilch ist der Stuhl öfters bröcklig und heller gefärbt.

Ernährung und Pflege Frühgeborener.

1. Ernährung.

Wegen der relativ größeren Körperfläche ist der Nahrungsbedarf etwas größer und beträgt selbst bei natürlicher Ernährung 100—120 Calorien pro Kilogramm. Die Ernährung soll möglichst frühzeitig beginnen, wobei besonderer Wert auf die Zufuhr

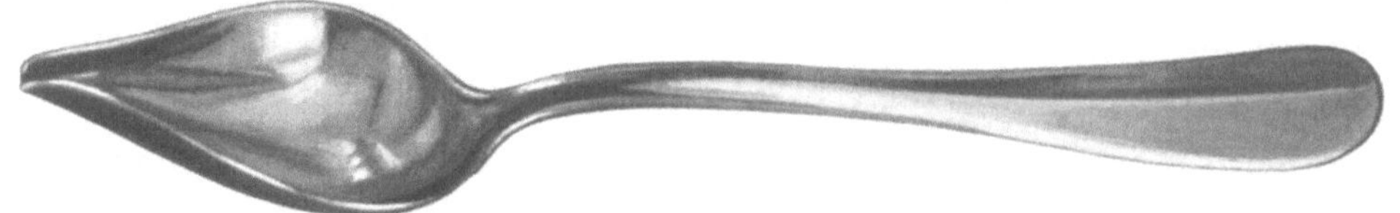

Abb. 281.   Schnabellöffel nach Kermauner.

allen Colostrums der eigenen Mutter zu legen ist. Bei Kindern von 2000—2500 g kann selbst eine Zahl von 7—8 Mahlzeiten unzureichend sein, wenn diese so kleine Nahrungsmengen einnehmen, daß der Tagesbedarf nicht gedeckt wird. Gewöhnlich sind das Kinder, die überhaupt zu schwach sind, an der Brust zu saugen. Dann muß man die Brüste mit der Milchpumpe etwa 4mal täglich entleeren und gibt in den ersten Tagen stündlich (auch nachts), später $1^1/_2$—2stündlich 1—2—4 Teelöffel dieser Milch. Nach einigen Tagen oder im Verlauf der 2. Woche gelingt es meist schon, die Kinder mit

---

[1] Über weitere, für die spätere Säuglingszeit brauchbare oder notwendige Nährmischungen vgl. man die Lehr- und Handbücher der Kinderheilkunde.

der Flasche zu füttern, wobei sie zweistündlich Einzelmahlzeiten von 15—20—30 g bekommen. Sobald die Einzelmahlzeit 30—40 g beträgt, schaltet man bereits eine Nachtpause von 6 Stunden ein usf., bis etwa das normale Regime erreicht ist. Kinder, die so debil sind, daß sie mit einem Schnabellöffel (Abb. 281) durch die Nase eingegossene Nahrung nicht schlucken können, müssen einer Säuglingsklinik zugeführt werden, da sie erstens nur mit der Sonde ernährt werden können und zweitens einer besonderen Wärmepflege bedürfen. Auch die unnatürliche Ernährung bei kleinen Frühgeborenen sollte der praktische Arzt nicht selbst übernehmen, sondern solche Kinder einer Klinik überweisen.

2. Sonstige Pflege.

Eine Hauptaufgabe besteht darin, die Frühgeborenen vor Wärmeverlust zu schützen, der bei ihrer großen Thermolabilität und Neigung zu Untertemperaturen besonders gefährlich ist. Sinkt die Eigenwärme auf 32° oder gar noch darunter, dann ist mit einer Lebenserhaltung des Kindes nicht mehr zu rechnen. Diese *Wärmepflege* muß unmittelbar nach der Geburt des Kindes einsetzen. Das Kind ist sofort in ein Bad von 38° C zu bringen und wird dann — wenn unter 2000 g — am besten in ein volles fingerdickes Wattekleid eingehüllt, welches nur die Genito-Analgegend unbedeckt läßt. Vor diese kommen bei Benässung und Beschmutzung leicht auswechselbare Wattevorlagen. Mit diesem Verfahren kombiniert oder wendet man bei etwas kräftigeren Kindern auch allein an die Erwärmung der umgebenden Luftschicht durch besondere *Wärmeapparate*. Für die allgemeine Praxis kommen dafür am besten die in jedem Haushalt zu beschaffenden tönernen Mineralwasserkruken in Betracht, die zuverlässig verschlossen und in dicke Flanelltücher eingehüllt rechts und links neben das Kind und vor die Füße gelegt werden *(Dreikrukenverfahren)*. Die Temperatur des Wassers muß 40—50° betragen. Die Kruken werden in Flanelltücher eingeschlagen und alle 5—6 Stunden gewechselt. Von größeren Apparaten ist für den Praktiker am meisten REINACHs *Wärmebett* zu empfehlen, während die eigentlichen *Couveusen* mir für die allgemeine Praxis nicht brauchbar erscheinen, da sie zu große Aufmerksamkeit und Kenntnis bei der Bedienung verlangen, wenn sie nicht mehr schaden als nützen sollen. Hat man es mit so kleinen oder so debilen Frühgeborenen zu tun, daß mit diesen einfachen Maßnahmen voraussichtlich nicht auszukommen ist, dann ist dringend die Überführung von Mutter und Kind in eine Klinik anzuraten. Hier haben sich vielfach bewährt, besonders bei debilen Frühgeborenen unter 1500 g Geburtsgewicht, Injektionen von menschlichem Serum, anfangs täglich 5 ccm, vom 10. Tage ab zweimal wöchentlich je 10 ccm (SOLDIN u. a.). Eine weitere Gefahr liegt bei vielen Neugeborenen in der *Neigung zu Asphyxieanfällen,* die durchaus nichts mit einem Schädeltrauma zu tun zu haben brauchen[1], sondern auf mangelhafter Erregbarkeit des Atemzentrums beruhen. Hier bewähren sich vor allem die alten Senfmehlbäder und wiederholte *Lobelin*injektionen in Dosen von 0,0015—0,003 intramuskulär.

Literatur.

Physiologie und Pflege der Wöchnerin (Rückbildung, allgemeine Veränderungen, Lactation, Diätetik).

ANSELMINO, HEROLD u. HOFFMANN: Studien zur Physiologie der Milchbildung. Zbl. Gynäk. **1935,** Nr. 17. — ASCHNER u. GRIGORIU: Placenta, Fetus und Keimdrüse in ihrer Wirkung auf die Milchsekretion. Arch. Gynäk. **94** (1911).

BRÜHL: Der Icterus neonatorum. Ber. Gynäk. **27** (1934).

DÖDERLEIN: Untersuchungen über das Vorkommen von Spaltpilzen in den Lochien des Uterus und in der Vagina gesunder und kranker Wöchnerinnen. Arch. Gynäk. **31** (1887). — DÖDERLEIN u. WINTERNITZ: Die Bakteriologie des puerperalen Sekrets. Beitr. Geburtsh. **2**.

FEHLING: Die Physiologie und Pathologie des Wochenbettes, 2. Aufl., 1897. — FROMME: Die Physiologie und Pathologie des Wochenbetts. Berlin 1910.

HALBAN: Die innere Sekretion des Ovarium und der Placenta und ihre Bedeutung für die Funktion der Milchdrüse. Arch. Gynäk. **75** (1905).

JUNG: Physiologie des Wochenbetts. DÖDERLEINs Handbuch der Geburtshilfe, Bd. 1. Wiesbaden 1915.

---

[1] Vgl. darüber Pathologie des Neugeborenen.

KEHRER, F. A.: Physiologie des Wochenbetts. P. MÜLLERs Handbuch der Geburtshilfe, Bd. 1, 1888. — KNAPP: Physiologie und Diätetik des Wochenbetts. WINCKELs Handbuch der Geburtshilfe, Bd. 2, 1. Wiesbaden 1904. — KÜSTNER: An welchem Tage soll die Wöchnerin das Bett verlassen? Berl. klin. Wschr. 1878.
LABHARDT: Physiologie des Wochenbetts. Handbuch von HALBAN-SEITZ, Bd. 8, 1. — LOESER, A.: Die Bakteriologie des normalen puerperalen Uterus. Z. Geburtsh. 82 (1920).
SCHLOSSMANN: Über die Leistungsfähigkeit der weiblichen Milchdrüsen usw. Mschr. Geburtsh. 17 (1903). — SMORODINZEFF, DERTSCHINSKY u. WYGODSKAJA: Das Problem der Autoinfektion in der Geburtshilfe. Arch. Gynäk. 159 (1935).
WILLIAMS, J. WHITRIGE: Regeneration of the uterine mucosa after delivery, with especial reference to the placental site. Amer. J. Obstetr. 22 (1931). — WINTER, E. E.: Über die Ursachen der Brustdrüsensekretion usw. Med. Klin. 1934 II.

Physiologie, Pflege und Ernährung des Neugeborenen.

AHLFELD: Abnabelung, Nabelverband und Behandlung des Nabelschnurrestes. Dtsch. med. Wschr. 1908 I. — Ausgetragene und doch nicht reife Kinder. Z. Geburtsh. 61 (1908). — AUVARD: Le nouveau-né, physiologie, hygiène, allaitement, maladies les plus fréquentes et leur traitement, 2 me édition. Paris 1894.
BARTH: Untersuchungen zur Physiologie des Saugens bei normalen und pathologischen Brustkindern. Z. Kinderheilk. 10 (1914). — BASCH: Über Ammenwahl und Ammenwechsel. Erg. Geburtsh. 4. — BAUER, J.: Biologie der Milch. Erg. inn. Med. 5. — BAUEREISEN: Die Beziehungen zwischen dem Eiweiß der Frauenmilch und dem Serumeiweiß von Mutter und Kind. Arch. Gynäk. 190 (1910). — BIRK, W.: Beitrag zur Physiologie des neugeborenen Kindes. Mschr. Kinderheilk. 9/10 (1909/10). — Über den Stoffwechsel des neugeborenen Kindes. Slg klin. Vortr. 1912, Nr 654/55. — BRÜNING: Stillfrauen. Z. Säuglgsschutz 2. — BUCURA: Über den physiologischen Verschluß der Nabelarterien und über das Vorkommen von Längsmuskulatur usw. Zbl. Gynäk. 1903. — BUDIN: Le Nourrisson, Alimentation et hygiène, enfants debiles, enfants nés à terme. Paris 1900.
CAMERER, W.: Stoffwechsel und Ernährung im ersten Lebensjahr. PFAUNDLER-SCHLOSSMANNs Handbuch der Kinderheilkunde, Bd. 1, 2. Aufl. Leipzig 1910. — CZERNY u. KELLER: Des Kindes Ernährung, Ernährungsstörungen und Ernährungstherapie. Leipzig und Wien 1901—1912.
EHRLICH, P.: Über Immunität durch Vererbung und Säugung. Z. Hyg. 12 (1892). — ENGEL, ST.: Die Frauenmilch. SOMMERFELDs Handbuch der Milchkunde. Wiesbaden 1909. (Literatur.) — Weibliche Brust. PFAUNDLER-SCHLOSSMANNs Handbuch der Kinderheilkunde, Bd. 1, 2. Aufl. Leipzig 1910. — ENGEL, ST. u. J. BAUER: Die Biochemie und Biologie des Colostrums. Erg. Physiol. 1912. (Literatur.) — ESCHERICH: Darmbakterien des Säuglings. Stuttgart 1886.
FEER: Zur Ernährung des Säuglings. Mschr. Kinderheilk. 17. — FLICK: Ein neuer Nabelverband. Wien. klin. ther. Wschr. 1900.
GENSER, V.: Untersuchung des Sekretes der Brustdrüse eines neugeborenen Kindes. Jb. Kinderheilk. 9 (1876). — GUNDOBIN: Die Besonderheiten des Kindesalters. Deutsch von S. RUBINSTEIN. Berlin 1912. (Literatur.)
HABERDA: Die fetalen Kreislaufwege des Neugeborenen und ihre Veränderungen nach der Geburt. Wien 1896. — HAMBURGER, FR.: Arteigenheit und Assimilation. Leipzig und Wien 1903. — HARTMANN: Zur Anatomie der Geschlechtsorgane Neugeborener. Arch. Gynäk. 48 (1932). — HECHT: Die Faeces des Säuglings und Kindes. Berlin und Wien 1910. (Literatur.) — HELLER, FR.: Fieberhafte Temperaturen bei neugeborenen Kindern in den ersten Lebenstagen. Z. Kinderheilk. 44 (1912). — HENNEBERG: Zur feineren Struktur, Entwicklung und Physiologie der Umbilicalgefäße. — HERFF, v.: Zur Verhütung der gonorrhoischen Ophthalmoblennorrhöe mit Sophol. Münch. med. Wschr. 1906 I. — HIRSCH, A.: Die physiologische Ikterusbereitschaft der Neugeborenen. Z. Kinderheilk. 9 (1913).
IBRAHIM: Zur Verdauungsphysiologie des menschlichen Neugeborenen. Z. physiol. Chem. 64 (1910); ferner Verh. Verslg Naturforsch. Köln 1908. — IBRAHIM u. KOPEC: Die Magenlipase beim menschlichen Neugeborenen und Embryo. Z. Biol. 53.
JASCHKE, V.: Stauungshyperämie als ein die Milchsekretion beförderndes Mittel. Med. Klin. 1908 I. — Eine neue Milchpumpe. Zbl. Gynäk. 1909, Nr 16. — Physiologie, Pflege und Ernährung des Neugeborenen, 2. Aufl. Wiesbaden 1917. — Die weibliche Brust. Handbuch von HALBAN-SEITZ, Bd. 5, 2. 1926. — JASCHKE u. LINDIG: Zur Biologie des Colostrums. Z. Geburtsh. 1915, Nr 78.
KÜTTING: Über die Geburtsgewichte und Entwicklung der Kinder in den ersten Lebenstagen usw. Zbl. Gynäk. 1921, Nr 5.
LANGSTEIN, L.: Die Energiebilanz des Säuglings. Erg. Physiol. 4 (1905). — LANGSTEIN, L. u. L. F. MEYER: Säuglingsernährung und Säuglingsstoffwechsel, 2. Aufl. Wiesbaden 1916. — LANGSTEIN, ROTT u. EDELSTEIN: Der Nährwert des Colostrums. Z. Kinderheilk. 7 (1913). — LINZENMEIER: Der Verschluß des Ductus arteriosus Botalli usw. Z. Geburtsh. 76 (1914).
MARFAN: Handbuch der Säuglingsernährung und der Ernährung im frühen Kindesalter. Übersetzt von R. FISCHL. Leipzig und Wien 1904. — MARTIN, A.: Die Versorgung des Nabels der Neugeborenen. Berl. klin. Wschr. 1900 I. — MAYERHOFER, E.: Der Harn des Säuglings. Erg. inn. Med. 12 (1913) (Literatur.) — METTENHEIMER: Ein Beitrag zur topographischen Anatomie der Brust-, Bauch- und Beckenhöhle des Neugeborenen. Morphologische Arbeit von SCHWALBE, Bd. 3. Jena 1894. (Literatur.) — MEYER, L. J.: Mineralstoffwechsel im Säuglingsalter. Erg. inn. Med. 1. — Über den Wasserbedarf des Säuglings. Z. Kinderheilk. 5. — MORO: Das erste Trimenon. Münch. med. Wschr. 1918 I. — Darmflora. PFAUNDLER-SCHLOSSMANNs Handbuch der Kinderheilk., 2. Aufl. Bd. 3. Leipzig 1910.
NIEMANN: Der respiratorische Gaswechsel im Säuglingsalter. Erg. inn. Med. 11 (1913). — NOEGGERATH: Das Stillverbot bei Tuberkulose und Tuberkuloseverdacht. Prakt. Erg. Geburtsh. 4 (1912).
OBERWARTH: Pflege und Ernährung des Frühgeborenen. Erg. inn. Med. 7 (1911). — ORGLER: Der Eiweißstoffwechsel des Säuglings. Erg. inn. Med. 2.

PFAUNDLER, V.: Über Magenkapazität im Kindesalter. Wien. klin. Wschr. **1897 II.** — Physiologie der Lactation. SOMMERFELDs Handbuch der Milchkunde. Wiesbaden 1909. — Physiologie des Neugeborenen. DÖDERLEINs Handbuch, Bd. 1. Wiesbaden 1915. — PORAK: Über Omphalotrypsie. Zbl. Gynäk. **1901**, 1239.

RAUDNITZ: Milch. PFAUNDLER-SCHLOSSMANNs Handbuch der Kinderheilkunde, Bd. 1, 2. Aufl. Leipzig 1910. — RECH, W.: Untersuchungen über den physiologischen Verschluß der Nabelarterie. Z. Biol. **82** (1925). — REICHE, A.: Fragen des Wachstums und der Lebensaussichten sowie der Pflege und natürlichen Ernährung frühgeborener Kinder. Slg klin. Vortr. **1916**, Nr 723/724. — REUSS, v.: Über transitorisches Fieber bei Neugeborenen. Z. Kinderheilk. **4** (1912). — Die Krankheiten des Neugeborenen. Berlin 1914. — Physiologie des Neugeborenen, Pathologie des Neugeborenen. Handbuch von HALBAN-SEITZ, Bd. 8, 2. 1927. — RIETSCHEL: Zur Technik der Ernährung der Brustkinder in den ersten Lebenswochen. Jber. Kinderheilk. **75** (1912). — RÖMER, P. H.: Über den Übergang von Toxinen und Antikörpern in der Milch und ihre Übertragung auf den Säugling usw. SOMMERFELDs Handbuch der Milchkunde. Wiesbaden 1909. — ROMMEL: Die Frühgeburt und Lebensschwäche. PFAUNDLER-SCHLOSSMANNs Handbuch der Kinderheilkunde, 2. Aufl., Bd. 1. Leipzig 1910. — ROSENSTERN, J.: Über Inanition im Säuglingsalter. Erg. inn. Med. **7** (1911). — ROTT, F.: Beitrag zur Wesenserklärung der physiologischen Gewichtsabnahme des Neugeborenen. Z. Kinderheilk. **1** (1910). — RUBNER u. HEUBNER: Zur Kenntnis der natürlichen Ernährung des Säuglings. Z. Biol. **1899.**

SALGE: Die biologische Forschung der natürlichen und künstlichen Säuglingsernährung. Erg. inn. Med. **1.** — SAMELSON: Über den Energiebedarf des Säuglings in den ersten Lebensmonaten. Berlin 1913. — SCHERBAK: Eine Vereinfachung der Milchpumpe nach JASCHKE. Zbl. Gynäk. **1910**, Nr 49. — SEITZ: Physiologie, Diätetik des Neugeborenen. v. WINCKELs Handbuch der Geburtshilfe, Bd. 2. 1904 (Literatur.) SEITZ, A.: Der heutige Stand der Kenntnis über die Leistung der endokrinen Drüsen beim Fetus und Neugeborenen. Ber. Gynäk. **12** (1917). — SEITZ, A. u. E. VEY: Die Diathermiebehandlung der weiblichen Brust. Zbl. Gynäk. **1921**, Nr 48. — SITTLER: Die wichtigsten Bakterientypen der Darmflora beim Säugling. Würzburg 1909. (Literatur.) — SOLDIN, M.: Über die Aufzucht von Frühgeborenen bei ergänzender Zuführung von menschlichem Serum. Fortschr. Ther. 1934, Nr. 59. — STERN, A.: Zur Behandlung verkümmerter und wunder Brustwarzen. Münch. med. Wschr. **1911 I.**

TISSIER: Recherches sur la flore intestinale du nourrissom. Paris 1900.

UFFENHEIMER: Physiologie des Magendarmkanals beim Säugling usw. Erg. inn. Med. **2** (1908).

YLPPÖ: Icterus neonatorum und Gallenfarbstoffsekretion beim Fetus und Neugeborenen. Z. Kinderheilk. **9** (1913). (Literatur.)

ZACHARIAS: Über Genitalblutungen neugeborener Mädchen. Wien. med. Wschr. **1903.**

Pathologie der Schwangerschaft.

I. Vorzeitige Unterbrechung der Schwangerschaft.

Vermöge ihrer Häufigkeit wie praktischen Bedeutung weitaus die wichtigste Störung der Gravidität ist ihre vorzeitige Unterbrechung. Erfolgt die vorzeitige Ausstoßung des Eies innerhalb der ersten 28 Schwangerschaftswochen, so spricht man von einer *Fehlgeburt (Abortus[1])*, nach der 28. Woche von einer *Frühgeburt (Partus praematurus)*. Die Berechtigung der Unterscheidung dieser beiden Formen ergibt sich daraus, daß bei einer Unterbrechung vor dem Ende des 7. Schwangerschaftsmonates die Frucht ausnahmslos lebensunfähig, somit der Zweck der Schwangerschaft und Geburt verfehlt ist, während jenseits der 28. Woche geborene Kinder unter günstigen Umständen am Leben erhalten werden können. Freilich ist die 28. Woche als die allerunterste Grenze der Lebensfähigkeit anzusehen; erst nach der 32.—34. Woche werden die Aussichten, die frühgeborenen Kinder am Leben zu erhalten, größer.

In älteren Lehrbüchern wird noch zwischen *Abortus*, Schwangerschaftsunterbrechung innerhalb der ersten 15 Wochen und *Partus immaturus*, Schwangerschaftsunterbrechung zwischen 16. und 27. Woche unterschieden. Diese Unterscheidung hat insofern eine praktische Berechtigung, als in den ersten 3 Monaten die Fehlgeburt ausnahmslos unter mehr minder starker Blutung und meist sehr abweichend von dem Mechanismus der regelrechten Geburt verläuft, während vom 4. und namentlich 5. Schwangerschaftsmonat ab die Eiausstoßung sich immer mehr nach dem Schema der rechzeitigen Geburt vollzieht. Das wird in der folgenden Schilderung noch deutlicher hervortreten.

Eine etwas abweichende Nomenklatur hat Bumm[2] angewandt. Er bezeichnet die Frühgeburt als Partus immaturus und versteht unter Partus praematurus oder frühreifer Geburt jene seltenen Fälle, in denen bereits nach einer Schwangerschaftsdauer von 34—36 Wochen ein mit allen Zeichen der Reife ausgestattetes Kind geboren wird.

Über die *Häufigkeit* der Fehl- und Frühgeburt sind zuverlässige Angaben von allgemeiner Gültigkeit schwer zu erhalten. Die Verhältnisse an Kliniken und in großen Städten unterscheiden sich da wesentlich von dem großen Durchschnitt. Ältere Angaben sind heute deshalb kaum verwertbar, weil in den letzten Jahrzehnten durch *Überhandnehmen der* kriminellen *Fruchtabtreibung*, zum Teil wohl auch durch die ganze Hast des modernen Lebens und die vielfache Berufstätigkeit der Frau, nicht selten auch durch eine gewisse Laxheit der ärztlichen Indikationsstellung zur künstlichen Schwangerschaftsunterbrechung die Zahl der Fehlgeburten wesentlich gestiegen ist. Während Hegar mit 10—12% Fehlgeburten unter allen Schwangerschaften rechnete, kamen Bumm, Franz, Küstner u. a. zu wesentlich höheren Prozentzahlen; A. W. Meyer hat sogar die exorbitante Zahl von 58% Fehlgeburten errechnet. Unsere eigenen Nachforschungen lassen uns mit Einrechnung der meist übersehenen Aborte im 1. Schwangerschaftsmonat die Häufigkeit auf *etwa 25%* veranschlagen. Vom 1. Schwangerschaftsmonat, über den genauere Angaben kaum zu machen sind, abgesehen, trifft die größte Zahl aller Fehlgeburten auf den 2.—3. Schwangerschaftsmonat, während von da ab eine progressive Abnahme zu verzeichnen ist. Im ganzen muß man in Deutschland im letzten Jahrzehnt mit einem jährlichen Kinderverlust von etwa $^3/_4$ Millionen als Folge von Fehlgeburten rechnen, wovon mindestens 80% Abtreibungen waren. Da an diesen Abtreibungen nach manchen Schätzungen jährlich bis zu 25 000 Frauen starben, die damit für jede weitere Fortpflanzung ausscheiden, so ist der dem Volk durch diese *Abtreibungsseuche* in Wirklichkeit zugefügte Schaden

---

[1] aboriri = vergehen, zugrunde gehen.
[2] In seinem Grundriß der Geburtshilfe.

noch sehr viel größer. Auch wenn man die Zahl der Todesfälle nach Abtreibungen nur auf 10—15000 veranschlagt, ist der Verlust für die Fruchtbarkeit ein mindestens doppelt so großer, da die Abtreibung eine der häufigsten Ursachen sekundärer Sterilität darstellt. In diesen Verhältnissen einen grundlegenden Wandel herbeizuführen, ist viel weniger eine ärztliche als eine volkserzieherische Aufgabe. Nur eine Weltanschauung, die Kinderreichtum wieder als etwas Erstrebenswertes ansieht und darüber hinaus die Pflichten des Einzelindividuums gegenüber dem Volksganzen unterstreicht, wird imstande sein, unser Volk auf diesem abschüssigen Wege zur Umkehr zu veranlassen.

Diese Feststellung ist deshalb nötig, weil in der *Ätiologie der Fehlgeburt* im 20. Jahrhundert bisher der absichtlichen Zerstörung der Schwangerschaft zweifellos die erste Rolle eingeräumt werden muß. *Verletzungen oder Zerstörung des Eies* durch in den Uterus eingespritzte Flüssigkeit oder Einführung von sondenähnlichen Instrumenten stellen dabei die letzte Ursache des Eintritts der Fehlgeburt dar. Denn *das abgestorbene Ei wird zum wehenauslösenden Fremdkörper*; ob dabei der Eitod auf chemischem oder physikalischem Wege herbeigeführt wird, ist gleichgültig.

Übrigens sind zwei Formen der künstlichen Schwangerschaftsunterbrechung zu unterscheiden: 1. Die durch § 218 Str.G.B. verbotene und schwer zu bestrafende Fruchtabtreibung *(Abortus criminalis)*, die nur zu dem Zweck erfolgt, eine aus irgendwelchen Gründen unerwünschte Schwangerschaft zu beseitigen und 2. der ärztlich indizierte künstliche Abortus *(Abortus artificialis)*, die zum Zweck der unmittelbaren Lebensrettung oder der Bewahrung der schwangeren Frau vor sicher vorauszusehender Lebensgefahr oder dauernder schwerer Gesundheitsschädigung vom Arzt absichtlich herbeigeführte Schwangerschaftsunterbrechung. Diese zweite Form der Schwangerschaftsunterbrechung bleibt bei strenger Beschränkung auf die hier umschriebene Indikationsstellung nach § 222 Str.G.B. straffrei. Weitere Einzelheiten über diese Fragen vgl. man in dem Kapitel Geburtshilfliche Operationen.

Im Gegensatz zu diesen Formen absichtlicher Schwangerschaftsunterbrechung bezeichnet man die ohne derartigen Eingriff eintretende Fehlgeburt als *Abortus spontaneus*. Auch dafür ist in den meisten Fällen der Eitod die unmittelbar wehenauslösende und zur Schwangerschaftsunterbrechung führende Ursache. Was im Einzelfall den *Eitod* selbst verursacht, ist schwer, vielfach gar nicht mit Sicherheit festzustellen.

Wir wissen nur, daß *Mißbildung oder Entartung* des Eies, z. B. eine Blasenmole, sonstige *Erkrankungen der Eihäute,* wie Entzündung der Decidua, ungenügende Entwicklung der Zotten und des Chorions, *manche Anomalie der Nabelschnur und Placenta* dafür verantwortlich zu machen sind. Schließlich ist nicht daran zu zweifeln, daß in vielen Fällen eine *mangelnde Vitalität des Eies* im ganzen die Ursache des Eitodes darstellt, sei es, daß das Sperma oder das Ovulum daran Schuld trägt. Jedenfalls kann nach den Erfahrungen der Tierzüchter und biologischen Institute an der Realität der zuletzt genannten Ursache einer Fehlgeburt nicht gezweifelt werden.

Eine nicht seltene Ursache spontaner Fehlgeburt ist die *zu rasche Aufeinanderfolge von Schwangerschaften.* Sehr fruchtbare Frauen machen oft ohne jede erfindliche Ursache zwischen ganz normalen Geburten immer wieder einmal eine Fehlgeburt durch. Gelegentlich beobachtet man Frauen, die 6—7—8 und mehr normale Schwangerschaften — von unbemerktem Abortus des 1. Monats abgesehen — durchmachten, um dann hintereinander mehrmals zu abortieren, bis sie, der Menopause nahe, überhaupt nicht mehr konzipieren. Dieses Verhalten scheint einem allgemein im höheren Tier- und Pflanzenreich waltenden Naturgesetz zu entsprechen. Das Überwiegen der Mehrgebärenden und unter diesen wieder der älteren Mehrgebärenden ist in allen Statistiken nachzuweisen.

Eine gewisse Disposition zur Fehlgeburt besteht bei Frauen mit *erhöhter Erregbarkeit des Uterus.* Diese ist zum Teil eine konstitutionelle Eigentümlichkeit mancher asthenischer und neurolabiler Individuen, wird in gewissem Grade aber in den ersten Monaten der Schwangerschaft zur Zeit der ausbleibenden Menstruation fast allgemein beobachtet. Ziehende Schmerzen im Kreuz und Unterleib deuten darauf hin. Gelegentlich wird sogar ein geringfügiger, schnell vorübergehender Blutabgang beobachtet. Unzweckmäßiges Verhalten wie *psychische und körperliche Traumen,* die in dieser Zeit gesteigerter Erregbarkeit den Uterus treffen, können dann eine Fehlgeburt auslösen. Zu solchen Traumen gehört z. B. der zu häufig und zu stürmisch ausgeführte Coitus bei sexuell lebhaft erregbaren Frauen, starke Sportausübung, langes Eisenbahn- oder Automobilfahren in schlechtgefederten Fahrzeugen, Schlag oder Stoß gegen den Unterleib, kurz jede stärkere Erschütterung. Trotzdem darf die Bedeutung derartiger Traumen nicht überschätzt werden. Im allgemeinen ist trotz der individuell sehr großen Schwankungen die Widerstandsfähigkeit gegen Traumen aller Art eine überraschende. Das gilt auch von *Operationen* aller Art, wenn sie von einem gewandten Operateur ausgeführt werden und der Uterus durch Opiate prophylaktisch ruhig gestellt wird.

Unter den im Genitale selbst liegenden Ursachen des Abortus ist eine der wichtigsten, wenn auch nicht häufigsten, die *Hypoplasie des Uterus*. Viele der sonst genannten Ursachen, wie Retroflexio, Verwachsungen, parametritische Schwielen, thermische Einflüsse, die oben genannten Traumen stellen sicher öfters nur das auslösende Moment dar, während das Primum movens in mangelhafter Tragfähigkeit des ungenügend ausgebildeten Organs zu suchen ist. Dabei spielen ebensowohl eine *ungenügende prägravide Umwandlung der Schleimhaut* und daraus folgende mangelhafte Haftung des Eies eine Rolle, wie andererseits eine *ungenügende Schwangerschaftsreaktion der Muskelwand und des Bindegewebes*. In vielen derartigen Fällen findet man Störungen im Haushalt der endokrinen Drüsen.

Was für den hypoplastischen Uterus gilt, gilt in noch höherem Maße für den *mißbildeten*. Auffallend häufig hat man bei abortiv endigenden Schwangerschaften auch mißbildete Eier und Abnormitäten der Plazentation gefunden, deren ursächliche Bedeutung für die Fehlgeburt auf der Hand liegt.

Von sonstigen lokalen Ursachen spielen Abnormitäten der Uterusschleimhaut eine große Rolle. Abgesehen von den auf endokriner Basis beruhenden Störungen der normalen cyclischen Umwandlung der Uterusschleimhaut, auf deren Bedeutung wir schon oben hingewiesen haben, spielt hier besonders eine Rolle die echte *Endometritis* bei Gonorrhöe und anderen Infektionen. Schließlich seien von lokalen Ursachen noch erwähnt tiefe *Cervixrisse, Retroflexio* und Prolaps des Uterus [1], Perimetritis, seltener Myome, namentlich submuköse *Tumoren* und Ovarialtumoren, letztere besonders dann, wenn es im ersten Drittel der Schwangerschaft zu einer *Stieldrehung* kommt.

Eine große Rolle unter den Gelgenheitsursachen der Fehlgeburt spielen *die akuten Infektionen wie Intoxikationen aller Art.*

Man kann ruhig sagen: Jede Infektionskrankheit disponiert mehr oder weniger zur Fehlgeburt. Die erhöhte Temperatur, die gebildeten Toxine, die Infektion des Embryo selbst oder ein Übergreifen der Infektion auf die Schleimhaut des Genitalapparates Hämorrhagien in der Uterusschleimhaut kommen dabei als auslösende Momente in Betracht [2]. *Von chronischen Infektionen* kommt die *größte Bedeutung* der *Lues* zu. Sie wurde lange Zeit überhaupt als die wichtigste Ursache der Fehlgeburt angesehen. Wir wissen aber heute, daß weniger die Fehlgeburt im engeren Sinne als der Partus praematurus und Partus immaturus der Lues zur Last zu legen sind.

Auch von verschiedenen chronischen Intoxikationen, so besonders von Phosphor-, Blei-, Quecksilbervergiftungen gewerblicher Art ist bekannt, daß sie häufig zu vorzeitiger Unterbrechung der Schwangerschaft führen. Phosphor und viele pflanzliche Gifte (Aloe, Canthariden, Sabina, Senna, Secale) können gelegentlich zum Abortus führen, wenngleich sie ihren hohen Ruf als Abortiva, wenigstens in nicht lebensbedrohlicher Dosis, nicht verdienen.

Andere *allgemeine Erkrankungen* wie Herz- und Nierenerkrankungen, entzündliche Darmaffektionen, Tuberkulose, Stoffwechselanomalien kommen als Ursache für Fehlgeburten selten, häufiger für Frühgeburten in Frage.

Wenn trotz zweckmäßigen Verhaltens in der Schwangerschaft immer wieder Fehlgeburten eintreten, für die sicher kein krimineller Eingriff verantwortlich zu machen ist, so spricht man von einem *habituellen Abortus,* dessen Häufigkeit auf etwa 1—2% der Fehlgeburten geschätzt wird. Für den habituellen Abortus sind in erster Linie Anomalien der Eihaftung bei mangelhafter Funktion des Corpus luteum graviditatis verantwortlich zu machen, demnächst wahrscheinlich Vitaminmangel der Nahrung, besonders ein Mangel an Vitamin E. Darüber hinaus wissen wir heute, daß Ionenverschiebungen und daraus folgende Gleichgewichtsstörungen im vegetativen und endokrinen System den Spannungszustand des Uterus beeinflussen und zu einer Übererregbarkeit der Muskulatur führen können. Auch alle die oben als Ursache der Fehlgeburt überhaupt angeführten Faktoren können natürlich für eine habituelle Fehlgeburt verantworlich zu machen sein, wenn sie in jeder Schwangerschaft wieder auftreten oder fortbestehen.

---

[1] Retroflexio und Prolapsus uteri, vgl. S. 394 u. 401.
[2] Näheres darüber vgl. unter Erkrankungen der Eihäute.

A. Die Fehlgeburt in den ersten Monaten.

Der Mechanismus der Fehlgeburt gestaltet sich je nach dem Enwicklungszustand des gesamten Eies so verschieden, daß es zweckmäßig ist, den frühen Abortus (etwa bis zur 12. Woche) gesondert zu betrachten.

Der Embryo ist so weich, daß er als Austreibungsobjekt mechanisch kaum in Betracht kommt; von einem Geburtsmechanimsus wie beim älteren Fetus ist keine Rede. Im mechanischen Sinne ist vielmehr nur *das Ei als ganzes* als *Geburtsobjekt* in Betracht zu ziehen.

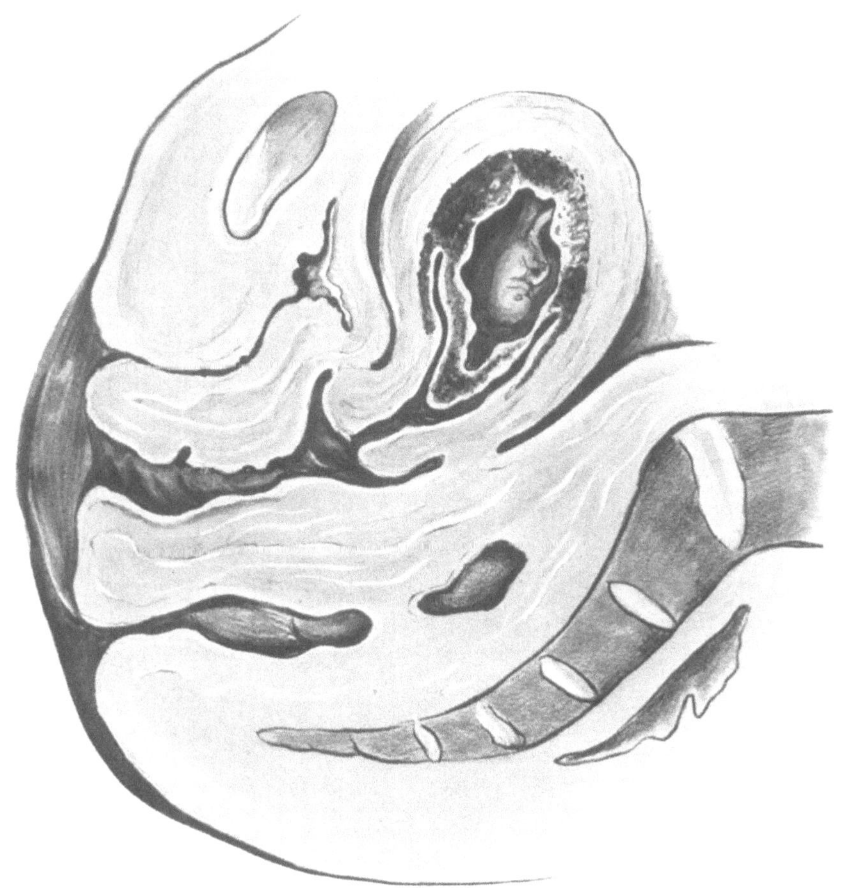

Abb. 282. Abortus mens. II im Gange.

In den allerersten 3—4 Wochen der Schwangerschaft erfolgt der Abortus meist in der Form, daß das ganze Ei in der Decidua ausgelöst und samt dieser in Form eines dreizipfligen, etwa 6—8 cm langen Sackes ausgestoßen wird (vgl. Abb. 282). Das sind jene meist unbemerkt bleibenden, unter dem Bilde einer verstärkten und verspäteten Menstruation verlaufenden Fehlgeburten, von denen oben die Rede war.

Bereits im 2. Graviditätsmonat ist der Verlauf insofern etwas komplizierter, als die Austoßung des Eies in der noch dicker gewordenen Schleimhaut langsamer, etappenweise und *unter* meist *stärkerer Blutung* erfolgt. *Blutabgang* nach außen ist *das erste Zeichen der beginnenden Fehlgeburt*. Mit fortschreitender Ablösung des Eies wird derselbe immer stärker und führt zuweilen bei Verzögerung der Eiausstoßung zu recht beträchtlicher Anämie. Irgendeine der oben genannten Ursachen mag zur Verletzung decidualer Gefäße führen. Ist diese umfangreich genug oder durch ihren Sitz im Bereich der Decidua basalis geeignet, eine stärkere Blutung zu erzeugen, so wird dadurch das

Ei in der Spongiosaschicht mehr oder minder vollständig abgelöst oder auch nur in seiner Ernährung so gestört, daß es früher oder später abstirbt und zum wehenauslösenden Fremdkörper wird. Umgekehrt können durch aus irgendwelcher Ursache (vgl. oben S. 329) ausgelöste Uteruskontraktionen die noch zarten und wenig verankerten Verbindungen des Chorion mit der Decidua basalis da oder dort abgerissen werden; der dahinter entstehende Bluterguß verstärkt dann seinerseits die Wehentätigkeit, die Auslösung des Eies wird bald vollständig. Sobald das Ei abgestörben ist, sucht der Uterus seines Inhaltes sich zu entledigen und treibt das geborene Ei *mit dem Capsularispol voran* (der dabei eine der Fruchtblase ähnliche Rolle übernimmt) in den

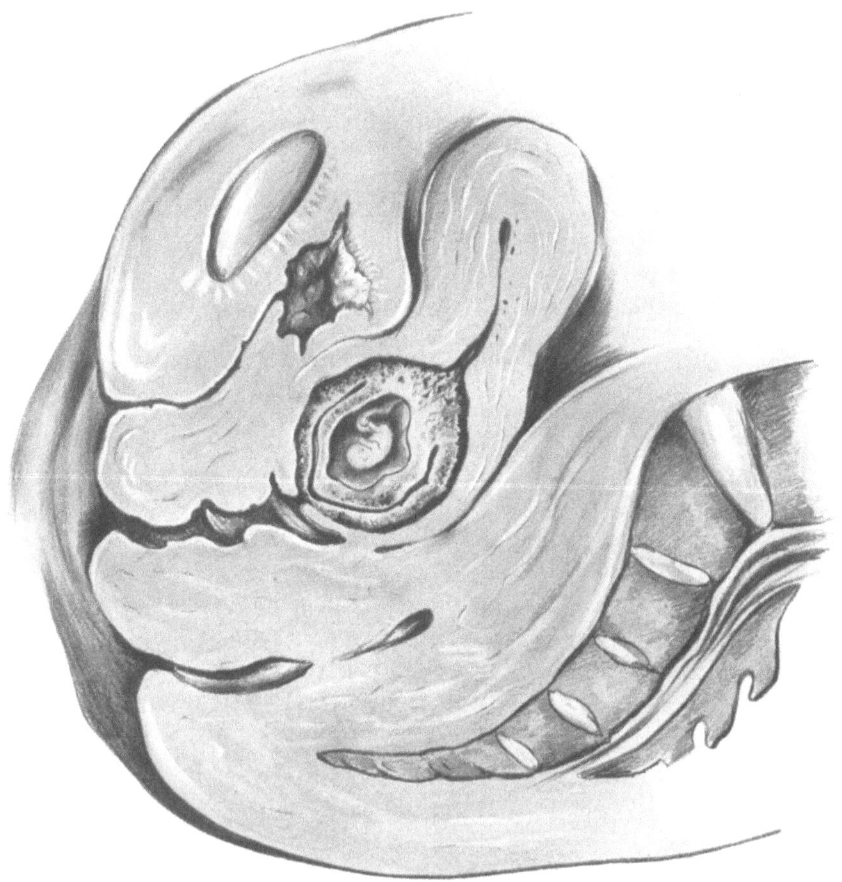

Abb. 283. Cervicalabort.

allmählich sich entfaltenden Cervicalkanal herab (Abb. 282). Bei Mehrgebärenden öffnet sich bald auch der äußere Muttermund und das Ei gleitet in die Scheide. Bei Erstgeschwängerten kann gelegentlich das Os externum wegen der großen Weichheit des Geburtsobjektes Widerstand leisten, so daß das bis in die entfaltete Cervix geborene Ei oberhalb des äußeren Muttermundes stecken bleibt und eine ballonartige Auftreibung des Gebärmutterhalses hervorruft *(Cervicalabort)* (Abb. 283). Einfache Dilatation des äußeren Muttermundes genügt dann, um die Ausstoßung des gesamten Eies zu sichern.

Bei hochgradiger Rigidität des Muttermundes infolge von Narben oder gar bei weitgehenden Verwachsungen der Muttermundslippen als Folge vorangehender schwerer Entzündung oder Ätzung wurde auch beobachtet, daß die hintere Cervixwand platzte und das Ei durch dieses Loch in das hintere Scheidengewölbe geboren wurde, wonach eine *Fistula cervico-laqueatica* zurückbleibt. Es sind 27 derartige Fälle bisher bekannt geworden (BRÜNNER).

Die bei Abtreibungsversuchen entstehenden Cervix-Scheidenverletzungen gehören natürlich nicht hierher.

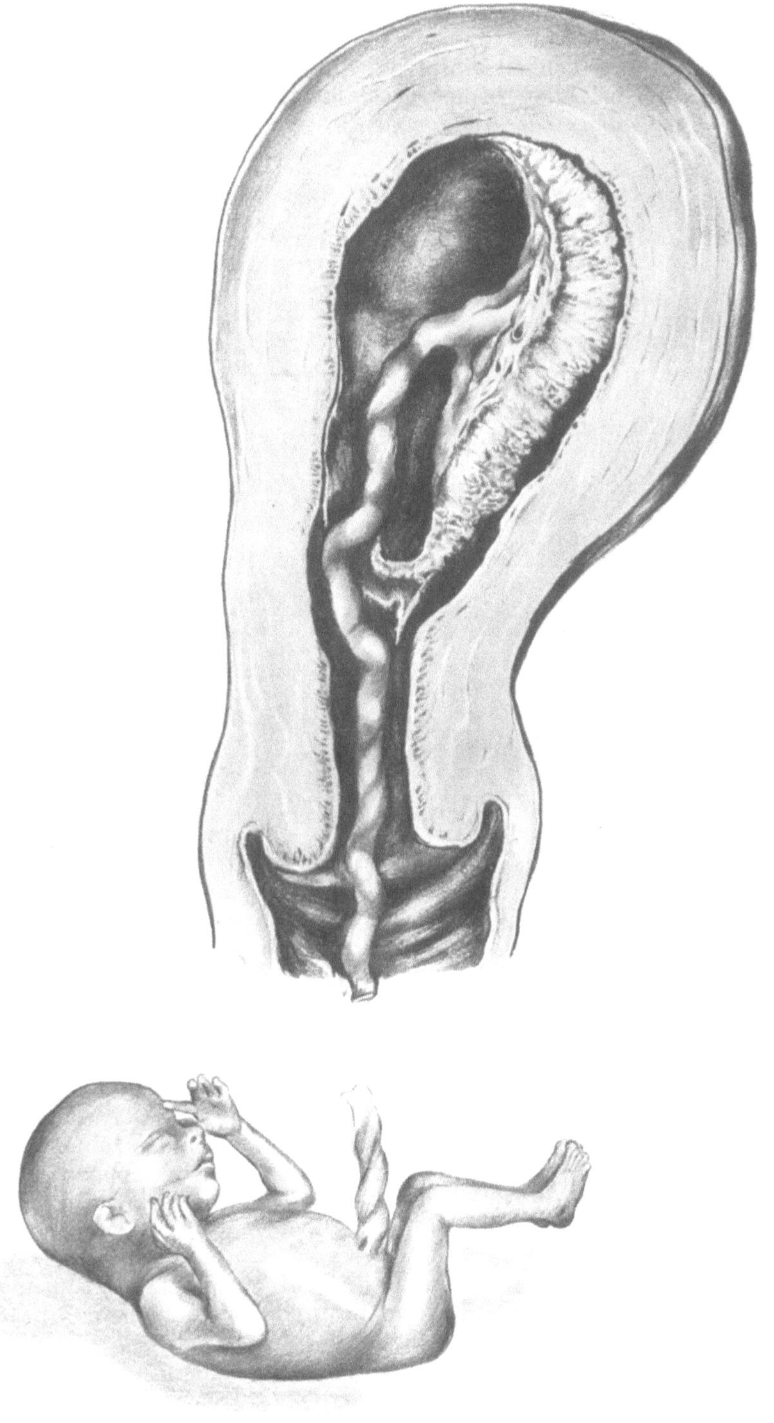

Abb. 284. Unvollkommener Abortus mens. III.
Fetus ausgetreten, Placenta, die teilweise in der Tubenecke haftet, und Teile der Eihäute zurückgeblieben.
Cervicalkanal offen, für 1 Finger passierbar.

Bei ängstlichen, bei Beginn einer Blutung gleich sich hinlegenden Frauen findet man gelegentlich das in toto ausgestoßene Ei nach einigen Stunden, nachdem die Blutung fast aufgehört hat, in der Scheide *(Vaginalabortus)*. Eine längere Retention in der

Scheide ist nur bei stärkerer Stenose beobachtet. Nicht selten findet man in dem ausgestoßenen Ei keinen Embryo. Er ist durch autolytische Prozesse, die nach dem Tode des Embryos sehr schnell einsetzen, aufgelöst worden.

Jedenfalls wird bei allen bisher geschilderten Verlaufsarten das Ei als ganzes ausgestoßen — *einzeitiger oder vollkommener Abortus.* Damit hört die **Blutung, das dominierende Symptom der Fehlgeburt,** auf. —

Oft schon in der zweiten Hälfte des 3. Graviditätsmonats, selten früher erfolgt die Ausstoßung nicht in der geschilderten Weise, sondern die mit zunehmender Dehnung dünner gewordene Capsularis reißt unter dem Wehendruck ein, der Embryo schlüpft, von Amnion und Chorion bekleidet, aus und dieser Teil des Eies wird zuerst ausgestoßen, während die Decidua erst später oder überhaupt spontan nicht völlig abgeht. Noch häufiger wohl zerreißt auch das wenig widerstandsfähige Chorion, so daß der ausgestoßene Embryo nur von Amnion bekleidet ist. Seltener zerreißt auch das Amnion und gibt den nackten Embryo frei (Abb. 284).

Vergeht zwischen Fruchttod und Ausstoßung des Fetus einige Zeit, dann kommt es schnell zur Maceration der Frucht, die oft schon in einigen Tagen hohe Grade erreichen kann, so daß das Unterhautgewebe ödematös durchtränkt und durch Blutfarbstoff schmutzig bräunlich verfärbt erscheint *(Fetus sanguinolentus).*

Man spricht in allen diesen Fällen von einem *zweizeitigen oder unvollkommenen Abortus,* eine Unterscheidung, die noch dadurch größere Bedeutung gewinnt, daß die durch Retention der Eihäute

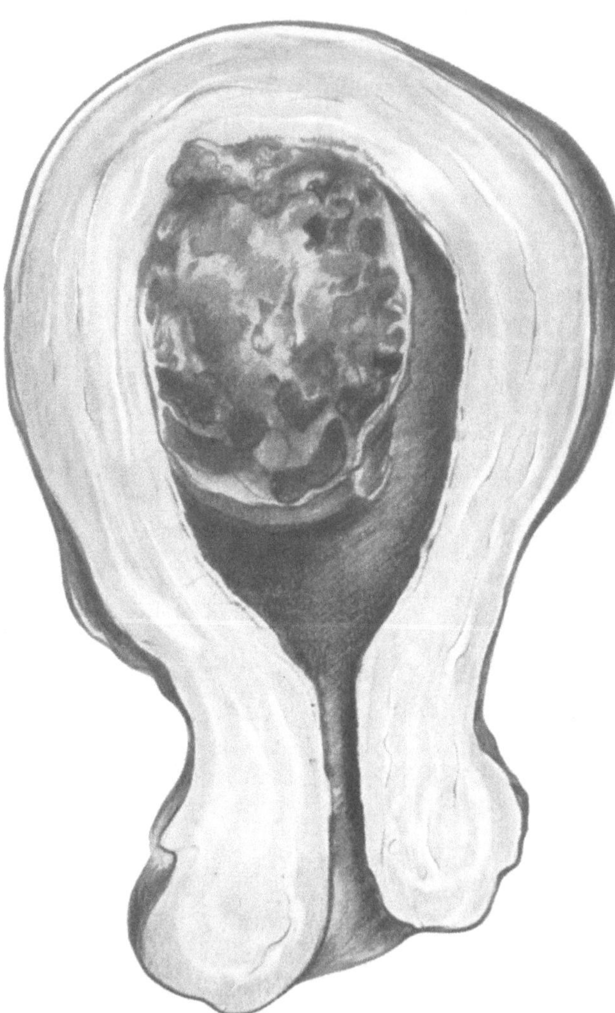

Abb. 285. Placentarpolyp in situ.
Cervicalkanal fast geschlossen.

oder Placenta in der Rückbildung behinderte Gebärmutter weiter Blutungen unterhält und die retinierten Teile oftmals nicht spontan oder nicht völlig auszustoßen vermag.

Komplikationen des unvollkommenen Abortus. Sobald die Placenta ausgebildet ist, sind es besonders gerne Teile dieser neben mehr oder minder großen Abschnitten der Decidua parietalis, die beim Abortus incompletus zurückgehalten werden. Namentlich an und in der nächsten Umgebung der Tubenecke bleiben solche Reste leicht haften. Ein solches Verhalten wird besonders dann beobachtet, wenn entweder von vornherein durch einen intrauterinen Eingriff das Ei verletzt oder während der Austreibung durch ungeschickte ärztliche Kunsthilfe zerfetzt wurde. Die zurückgehaltenen Reste unterhalten Blutung und mehr oder minder deutliche Wehentätigkeit — der Cervicalkanal bleibt offen —, bis schließlich die allmählich ganz durchbluteten und nekrotisch gewordenen Reste von Placenta und Decidua doch noch ausgeschieden werden oder Kunsthilfe sie entfernt (Abb. 291).

Seltener — bei Ausbleiben ärztlicher Hilfe oder Zurückbleiben kleinerer Reste — ist der Verlauf ein anderer: die rauhe Oberfläche des Placentarrestes gibt zur Gerinnung der aus den uteroplacentaren Gefäßen nachsickernden Blutmassen Veranlassung. Die Gerinnsel schlagen sich auf der Oberfläche nieder und bilden einen allmählich durch Apposition sich mehr und mehr vergrößernden, gelegentlich durch seine Schwere und die Tätigkeit der nie ganz aufhörenden Wehen handschuhfingerförmig ausgezogenen gestielten *Placentarpolypen* (Abb. 285).

Sind nur größere oder kleinere Teile der Decidua parietalis und basalis zurückgeblieben, so werden diese entweder unter allmählicher Nekrose ausgestoßen, oder es kann — besonders beim Abortus der ersten Wochen — eine Rückbildung zur normalen Uterusschleimhaut erfolgen. In anderen Fällen aber, namentlich bei Frauen, bei denen infolge vorhergegangener Endometritis die Decidua besonders mächtig ist, bleibt die Rückbildung wie Ausstoßung aus und behindert die Involution des Uterus. Profuse, auch wohl unregelmäßige Menstruationsblutungen, seltener ganz atypische Metrorrhagien sind die Folge dieses als *Endometritis post abortum* (besser als *Subinvolutio deciduae*) bezeichneten Zustandes [1]. Nicht selten findet man neben veränderter Decidua auch noch Reste von mehr oder minder deutlich erkennbaren Chorionzotten.

Andere Komplikationen des Abortus. 1. Zuweilen — namentlich scheint das nach kriminellen Eingriffen und bei älteren Mehrgeschwängerten vorzukommen — passiert es, daß der torpide Uterus auf die auslösende Ursache nur vorübergehend oder nur mit schwachen Wehen reagiert. Diese Zusammenziehungen reichen dann nicht aus, das Ei auszulösen und damit kräftigere Wehen anzuregen; es blutet wohl in die Decidua hinein, auch nach außen gehen bald geringere, vorübergehend auch größere Blutmengen ab. Zur Entfaltung des Uterushalses wie zur Ausstoßung des Eies reicht die Wehentätigkeit nicht aus. Man spricht mit Recht von einem *protrahierten Abortus*. Das geht oft wochen-, selbst monatelang so fort. Bald setzen für einige Stunden Blutabgang und mehr oder minder deutlich wahrgenommene Wehen-

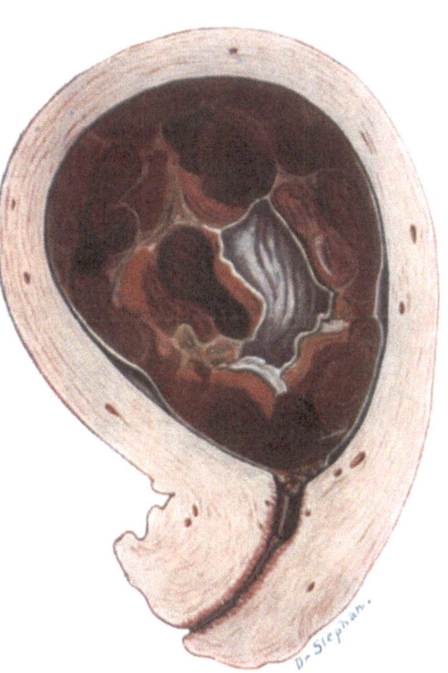

Abb. 286. Blutmole in situ.
Unmittelbar nach der Totalexstirpation des Uterus gezeichnet.

tätigkeit ein, dann herrscht wieder stunden-, ja selbst tagelang völlige Ruhe, bis der erneut einsetzende Blutabgang andeutet, daß die Bestrebungen des Uterus, sich seines Inhaltes zu entledigen, andauern. Dabei wird die Decidua parietalis und basalis völlig durchblutet. Allmählich bricht sich das bei den Uteruskontraktionen immer erneut nachsickernde Blut auch in die Capsularis, ja selbst in die Räume zwischen Chorion und Amnion hinein Bahn. Schließlich wird der Amnionsack eingeengt, der von jeder Ernährung abgeschnittene Embryo völlig oder bis auf kaum erkennbare Reste resorbiert — aus dem ganzen Ei ist ein ziemlich derber durchbluteter Klumpen, eine sog. *Blutmole* geworden (vgl. Abb. 286). Im Zentrum einer solchen kann man meist noch einen Rest der Amnionhöhle nachweisen, gelegentlich findet man auch ein paar mehr minder degenerierte Zotten in der Basalisregion. Verweilt eine derartige Mole längere Zeit im Uterus, so blaßt sie allmählich durch Auslaugen des Blutfarbstoffes ab und nimmt ein lachsfarbenes Kolorit an *(Fleischmole)*. Zuweilen gelingt es noch diesem derb gewordenen Klumpen, eine zur Entfaltung des Cervicalkanals ausreichende Wehentätigkeit anzuregen.

2. In andcren, selteneren Fällen und meist erst um den 3.—4. Monat herum kann es vorkommen, daß der torpide Uterus seine fruchtlose Tätigkeit einstellt, Wehen

[1] Näheres darüber vgl. unser Lehrbuch der Gynäkologie.

und Blutung aufhören. Der Cervicalkanal bleibt geschlossen oder zeigt sogar ein
Zurückgehen bereits angedeuteter Entfaltung. Das Ei bleibt dann oft noch viele
Monate im Uterus, gelegentlich bis zum Ende einer normalen Schwangerschaft und
selbst darüber hinaus. Man spricht in solchen Fällen von einer *verhaltenen Fehlgeburt
(Missed abortion)*. Natürlich ist der ungenügend ernährte Fetus längst abgestorben
oder er schrumpft durch Resorption des Fruchtwassers zu einer Art Mumie zusammen;
aber auch *Verkalkung* und *Skelettierung* der Frucht ist beobachtet worden.

Gelegentlich bleibt an einzelnen Stellen die Placenta noch in ernährender Verbindung mit der Uteruswand und wächst eine Zeit lang weiter, um schließlich mehr
und mehr in Degeneration zu verfallen (Abb. 287). Damit setzen dann oft neuerlich

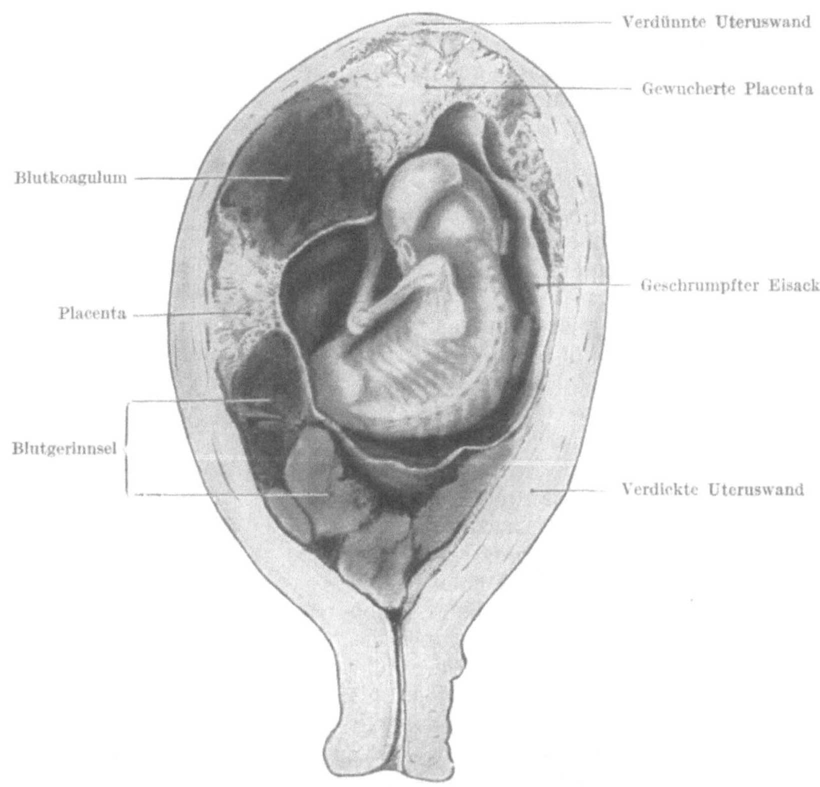

Abb. 287. Uterus mit verhaltener Frucht (Missed abortion).
Präparat der Universitäts-Frauenklinik der Charité Berlin.
(Nach Bumm.)

Wehen und Blutung ein, die schließlich doch zur spontanen Ausstoßung führen oder
(häufiger) zur künstlichen Entfernung des Uterusinhaltes Veranlassung geben.

Eine besondere Erwähnung verdient hier noch die Breussche *Hämatommole,* die
klinisch ganz unter dem Bilde der Missed abortion verläuft, anatomisch aber dadurch
charakterisiert ist, daß es sich um ein Hämatom zwischen Decidua und Amnion-
Chorion handelt, wobei der Embryo meist dem 2. Graviditätsmonat entspricht, während die Eihäute durch Hämatome zu derben klumpigen Gebilden umgewandelt sind.

3. Viel seltener kommt es vor, daß — meist als Folge unvollkommener Ausräumung,
ganz selten nach spontaner Ausstoßung der Placenta und der Eihäute — die *Frucht*
oder Teile derselben im Uterus zurückgehalten und allmählich *skelettiert* werden.
Diese Fälle sind von der Missed abortion begrifflich und pathogenetisch zu trennen.

4. Bei jedem unvollkommenen Abort besteht die Gefahr einer aufsteigenden
Infektion, wobei freilich anzumerken ist, daß bei den meisten dieser Fälle eine
mit der Einleitung oder Behandlung der Fehlgeburt stattgefundene Infektion das
Wesentlichste sein dürfte. Die häufigste Ursache solcher Infektionen sind zweifellos

Abtreibungsversuche. Eine Infektion des Uterusinneren kann aber auch stattfinden, ohne daß es zur Fehlgeburt kommt. Die Infektion kann auf das Ei oder die Uterusschleimhaut beschränkt bleiben, sie kann auf die Nachbarorgane übergreifen, endlich kann es auf dem Blut- oder Lymphwege zur allgemeinen Infektion kommen. Viel seltener ist das umgekehrte Verhalten, daß etwa im Gefolge einer Allgemeininfektion sekundär eine Lokalisation im verletzten Ei sich herausbildet. Der Verlauf hängt natürlich im einzelnen Falle von Art, Menge und Virulenz der Erreger wie der Widerstandsfähigkeit des befallenen Individuums ab. In jedem Fall tritt Temperatursteigerung ein. Man spricht ganz allgemein von *Abortus febrilis,* der heute immer häufiger geworden ist und an manchen Kliniken über ein Drittel des gesamten Fehlgeburtenmaterials ausmacht. Vielfach wird zwischen einem lediglich durch anaerobe Fäulniserreger bedingten *Abortus putridus* und einem durch die echten Wundinfektionserreger gedingten *Abortus septicus* unterschieden. Wichtiger dürfte es sein, zwischen dem *komplizierten und unkomplizierten Abortus febrilis* zu unterschieden, je nachdem die Infektion bereits über den Uterus hinaus zu erkennbaren Veränderungen im Parametrium, an den Adnexen oder gar am Peritoneum geführt hat oder nicht. Die Prognose ist davon in hohem Grade abhängig.

In den letzten Jahren hat man, namentlich in Großstädten, im Anschluß an Abtreibungsversuche mehrfach eine *Gasbrandsepsis,* erzeugt durch den *Bacillus Fraenkel,* beobachtet. Bleibt die Infektion auf das Uteruscavum beschränkt, so kommt es zur Heilung. Wird die Uteruswand selbst aber ergriffen, so ist der Tod kaum aufzuhalten. Man muß an solche Fälle in erster Linie dann denken, wenn man bei der Untersuchung eines Falles von fieberhaftem Abortus bei der Betastung des Uterus ein an Schneeballenknirschen erinnerndes Gefühl hat. Nach kriminellen Eingriffen sind auch wiederholt *Tetanusinfektionen* mit fast regelmäßig tödlichem Verlauf beobachtet.

Diagnose. Wichtigste und schwierigste Aufgabe in den ersten Wochen ist die Feststellung, ob überhaupt eine intrauterine Gravidität besteht. Hier kommt alles in Frage, was in dem Kapitel „Diagnose der Schwangerschaft" schon erörtert wurde[1]. Steht die Diagnose Schwangerschaft fest, dann halte man sich an folgende Regeln. *Jede Blutung aus den Genitalien in der ersten Hälfte der Schwangerschaft muß sofort den Gedanken an beginnenden Abortus nahe legen.* Andere Blutungen in dieser Zeit sind selten. Sie können herrühren von einem geplatzten Varix, von Neubildungen des Uterus (Polyp, Carcinom), und sind durch eine Spiegeluntersuchung schnell zu erkennen. Die Anamnese wird bei Abortus das Ausbleiben der Regel nachweisen und soll nach Ursachen, die dem Abortus zugrunde liegen können, forschen.

Die Untersuchung ergibt den vergrößerten, aufgelockerten Uterus und andere Schwangerschaftszeichen. Ist dabei der Blutabgang nicht hochgradig, der *Muttermund völlig geschlossen,* die *Portio erhalten,* so darf man annehmen, daß die Fehlgeburt vielleicht noch aufzuhalten ist *(Abortus imminens).* Das wird immer dann der Fall sein, wenn die Blutung aus der Decidua parietalis stammt, während bei Blutung aus dem Gebiet der Decidua basalis die Aussichten auf Erhaltung des Eies schlecht sind. Wenn die Ausstoßung bereits begonnen hat, so lassen die Wehen, die Eröffnung des Muttermundes und die stärkere Blutung *(Abortus incipiens)* kaum einen Zweifel übrig, der völlig erlischt, wenn das Ei im Muttermund fühlbar ist *(Abortus im Gange).* Eine Verwechslung mit einem Schleimhautpolypen oder einem gestielten Myom, die in der eröffneten Cervix liegen, ist allerdings möglich. Die weiche Beschaffenheit des Uterus, die elastische Konsistenz des Eies werden indessen bald zur richtigen Auffassung der Sachlage leiten, auch wenn die Anamnese im Stich lassen sollte. Nach Abgang von Gewebselementen läßt sich die Diagnose leicht stellen. Die siebförmig durchbrochene Decidua, die im Wasser flottierenden Chorionzotten sind makroskopisch schon genügend gekennzeichnet. In zweifelhaften Fällen entscheidet das Mikroskop.

Schwierigkeiten kann bei mangelhafter Anamnese die Beantwortung der praktisch sehr wichtigen Frage bieten, ob nach Abgang des Eies noch Eihautfetzen oder Placentarreste zurückgeblieben sind *(Abortus incompletus)* oder der Uterus leer ist. Andauernder oder neu einsetzender Blutabgang, leichte Durchgängigkeit des Cervicalkanals für den Finger sprechen für Retention von Eiresten, die man in vielen Fällen auch im und oberhalb des inneren Muttermundes direkt fühlen kann. Je weiter der Muttermund, um so größer ist gewöhnlich die retinierte Masse.

---

[1] Über die Diagnose einer jungen Extrauterinschwangerschaft vgl. unser Lehrbuch der Gynäkologie.

Schwierig ist manchmal im ersten Augenblick die *Entscheidung,* ob es sich um einen *Abortus imminens oder incompletus* handelt, zumal man auf die Angaben der Frauen sich nicht immer verlassen kann. Bei Mehrgebärenden kann in beiden Fällen der äußere Muttermund für den Finger passierbar, der innere geschlossen sein. Für Abortus imminens spricht die Weichheit des Uterus, seine mehr kugelige Gestalt und seine der Dauer der Amenorrhöe entsprechende Größe. Beim Abortus incompletus dagegen ist meistens der Uterus etwas kleiner als er der Dauer der Amenorrhöe nach sein müßte. Er ist gewöhnlich auch derber und namentlich in seiner Vorderwand flacher als ein Uterus, der noch das ganze Ei enthält. Die Diagnose der selteneren Komplikationen ergibt sich aus der Schilderung des Verlaufes. An eine missed abortion ist besonders dann zu denken, wenn aus der Anamnese die wiederholten Blutungen und Wehentätigkeit eruierbar sind, andererseits der Uterus der Zeit der Gravidität an Größe durchaus nicht entspricht. In vielen Fällen erleichtert auch die Anstellung der ASCHHEIM-ZONDEKschen Reaktion die Diagnose. Sie ist bei missed abortion im allgemeinen negativ und geht über eine Hypophysenvorderlappenreaktion I gewöhnlich nicht hinaus.

Prognose. Abgesehen von dem beklagenswerten Verlust des Schwangerschaftsproduktes ist der Abortus kein das Leben oder die Gesundheit gefährdendes Ereignis — vorausgesetzt, daß die Behandlung eine zweckmäßige ist. Anderenfalls wird eine Fehlgeburt freilich leicht zur Quelle zahlreicher Gefahren. Die direkte Wundinfektion, die von zersetzten Eiresten oder von Eihautfetzen ausgehende Intoxikation, eine durch lang andauernde Blutungen bedingte Schwächung des Organismus, entzündliche Komplikationen wie Endometritis, Parametritis, Salpingoophoritis treten uns als Folge eines Abortus fast täglich entgegen. Leider ist in den letzten Jahren auch die Zahl schwerer *Verletzungen als Folge von Abtreibungsversuchen* oder bei der ärztlichen Ausräumung einer Fehlgeburt entstandener Perforationen, immer größer geworden[1]. *Der kriminelle Abortus ist die Hauptursache der Todesfälle im Anschluß an eine Fehlgeburt.* Man geht nicht zu weit, wenn man die Abtreibungsseuche als eine der schlimmsten, Moral und Gesundheit ganzer Völker gefährdende Zerfallserscheinung bezeichnet.

Sehr selten ist die Blutung beim Abortus so stark, daß ein *Verblutungstod* eintritt. Es sind nur ganz vereinzelte Fälle dieser Art in der Literatur bekannt geworden, darauf zurückzuführen, daß die richtige ärztliche Behandlung zu spät einsetzte.

Die *Mortalität* des nichtfieberhaften, kunstgerecht behandelten Abortus beträgt im großen Durchschnitt etwa 0,05%, die des fieberhaften Abortus auf Grund der neuesten Sammelstatistik etwa 4—5%.

Die *Prophylaxe* des Abortus besteht größtenteils in der Beachtung der diätetischen Regeln der Schwangerschaft, wobei auf entsprechenden Vitamingehalt der Nahrung zu achten ist. Im übrigen ergibt sich die Prophylaxe aus dem, was wir oben über die Ätiologie der Fehlgeburt angeführt haben.

Bei habituellem Abort (und Frühgeburt) spielt eine sehr große Rolle die Lues, so daß man stets und zwar auch beim Vater die WASSERMANNsche Serumreaktion anstellen soll. Läßt sich keine besondere Ursache feststellen, dann denke man an eine mangelhafte Funktion des Corpus luteum graviditatis und es sei gleich hier erwähnt, daß in solchen Fällen die wesentlichste Behandlung darin besteht, daß man 2—3mal wöchentlich je 1 ccm Proluton-Schering à 2 klinische Einheiten = Corpus luteum-Hormon vom Anfang der Gravidität bis zum 5. Monat injiziert. Im ganzen sollen höchstens 100 klinische Einheiten während dieser Zeit gegeben werden. Auch die alle 14 Tage vorgenommene Injektion von 10 ccm Serum gesunder Schwangerer (SELLHEIM) hat sich in der Prophylaxe habitueller Fehlgeburten mehrfach bewährt. Daneben ist von den altbewährten Mitteln Jod und Eisen in kleinen Dosen, insbesondere als Jodferratose, Gebrauch zu machen.

Therapie. *Droht der Abortus,* so sucht man ihn vor allem durch *Ruhigstellung des Uterus* aufzuhalten. Ein bewährtes Verfahren besteht in der Verordnung absoluter Bettruhe, Wehenausschaltung durch Opiate (z. B. Tinctura opii, Extract. Viburni prunifol. āā 10,0. M. D.S. 3mal täglich 20 Tropfen oder Suppositorien mit 0,03 Extract.

---

[1] Über Perforationen vgl. weiter S. 341.

opii). Zwecks rascherer Erreichung der Wirkung empfiehlt sich Einleitung der Behandlung durch Injektion von 2 ccm Pantopon. Die durch Opiumpräparate erzeugte Obstipation ist durch täglich oder jeden zweiten Tag applizierte Wassereinläufe zu bekämpfen. Eine für die Provokation des Abortus eruierbare Ursache ist natürlich zu beseitigen, so z. B. eine Retroflexio uteri gravidi aufzurichten, ein Uterusprolaps zu reponieren. Die Bettruhe ist einzuhalten, bis wenigstens 3 Tage lang jede blutige Ausscheidung aufgehört hat; dann mag probeweises Außerbettsein gestattet und die Medikation allmählich sistiert werden.

Schwierig ist oft die Frage zu entscheiden, wie lange eine derartige Behandlung fortgesetzt werden soll, wenn nach dem Aufstehen immer wieder leichte Blutabgänge auftreten, die bei Bettruhe und Verabreichung von Opium alsbald neuerlich sistieren. In solchen Fällen richtet man sich einmal nach dem Befund an Cervix und Portio, dann aber auch nach der sozialen Lage der Frau. Bleibt der Cervicalkanal dauernd in voller Länge erhalten, zeigt der Muttermund keinerlei Tendenz zur Erweiterung, dann ist es jedenfalls berechtigt, abzuwarten und das Wachstum des Uterus zu verfolgen. Zeigt aber der Cervicalkanal deutliche oder gar zunehmende Entfaltungsvorgänge, dann sind die Aussichten auf Erhaltung des Eies mindestens sehr gering. In solchen Fällen ist es berechtigt, einer arbeitenden Frau die wahrscheinlich nutzlose Wartezeit abzukürzen und den Abortus zu beschleunigen.

Zeigt dagegen zunehmender Blutabgang und fortschreitende Entfaltung des Cervicalkanals wie Eröffnung des Muttermundes an, daß die *Fehlgeburt bereits im Gange* ist, *dann* besteht die *Hauptaufgabe* der Therapie in möglichster *Beschleunigung der Ausstoßung,* um dadurch den Blutverlust zu beschränken.

Bei nicht sehr starker Blutung genügt die Überwachung der in Bettlage befindlichen Frau, deren äußere Geschlechtsteile wie bei der Geburt zu reinigen sind. Wird die Blutung erheblicher, so empfehlen sich große Gaben von Secale, z. B. 2 ccm Secacornin intramuskulär oder Pituglandol, mehrmals täglich 1 ccm. Bei stärkerer Blutung ist indessen die feste Tamponade der Scheide mit Jodoformgaze nicht zu unterlassen. Die Tamponade stillt die Blutung und vermehrt die Wehen. Wenn nach etlichen Stunden die Gaze entfernt wird, findet man häufig hinter ihr das bereits in die Scheide geborene Ei. Im anderen Falle tamponiert man aufs neue und fährt damit fort, bis das Ei gelöst in den Muttermund oder die Scheide fällt. Bei sehr langsamer Eröffnung des Muttermundes kann man mit großem Vorteil den Cervicalkanal mit Jodoformgaze ausstopfen.

Zögert trotz mehrfacher Tamponade und bei genügend geöffnetem Muttermund die Geburt des Eies, so kann man sie durch *Expression* zu befördern suchen. Ein kombinierter Druck von außen und von innen durch das vordere Scheidengewölbe (bei Retroversio durch das hintere) leitet das Ei in die Scheide, falls es bereits gelöst war. Sollte das Ei schon im Cervicalkanal liegen, so entfernt man es mit dem Finger, falls man keine Verbindung mit der Uteruswand mehr wahrnimmt.

Gegen diese mehr exspektative und für viele gewiß zu konservativ gehaltene Behandlung des Abortus macht sich in neuerer Zeit eine Opposition geltend, deren Rat dahin geht, das Ei, sobald es der Muttermund gestattet, manuell oder instrumentell zu entfernen. Es unterliegt keinem Zweifel, daß eine technisch geschulte und in derartigen Manipulationen viel geübte Hand diese Operation unter dem Schutze der Asepsis glatt und sicher und ohne Gefahr für die Frau auszuführen vermag. Sie mag daher für Kliniken als Regel gelten. Die meist erhebliche Abkürzung des Abortus, die dadurch erzielte Blutersparnis sowie der Umstand, daß auch nach der exspektativen Methode ein intrauteriner Eingriff zur Entfernung von Deciduaresten doch häufig nötig ist, sprechen zugunsten dieses aktiven Vorgehens. Dennoch ist es weder dem Anfänger noch dem praktischen Arzt, der nicht Gelegenheit hatte, sich in derartigen technischen Fertigkeiten eine besondere Geschicklichkeit zu erwerben, zu empfehlen. Die häufig notwendige Ausräumung des Uterus nach Abgang der Hauptmasse des Eies ist wegen der Zugänglichkeit der Uterushöhle und der weiten Eröffnung des Muttermundes meist nicht schwer und kann, wie alle anderen geburtshilflichen Operationen, getrost in die Hand jedes Arztes gelegt werden. Unendlich schwieriger dagegen gestaltet sich die Entfernung des gesamten Eies bei noch wenig eröffnetem Muttermund, besonders wenn ein Instrument erforderlich ist. Eine nicht geübte Hand läßt dabei gar leicht einzelne Eihautfetzen in der Uterushöhle zurück, die dann nur zu häufig durch Infektionserreger, die bei der Ausräumung aus den unteren Genitalabschnitten und der Vulva mit in die Uterushöhle verschleppt werden oder von selbst dorthin eingedrungen sind, einem jauchigen Zerfall entgegengehen. Weiter ist die Zahl der Fälle von Uterusperforation nach instrumenteller Ausräumung des Uterus nicht klein. Jedenfalls ist meines Erachtens sowohl der *Gebrauch des scharfen Löffels wie jeder scharfen Kürette bei der Abortausräumung zu verwerfen* (vgl. weiter unten, S. 341).

Wenn dagegen die Blutung bereits eine bedenkliche Höhe erreicht hatte oder Zersetzungsvorgänge, die ein übelriechender Ausfluß verrät, *Platz greifen, ebenso in allen*

Fällen von unvollkommenem Abortus mit stärkerer Blutung, darf mit der künstlichen Entfernung des gesamten Uterusinhaltes nicht mehr gezögert werden.

Die Technik der Ausräumung beim Abortus. Die Frau wird auf das Querbett gebracht, tief narkotisiert, die Blase mittels Katheter entleert; an der Vulva werden

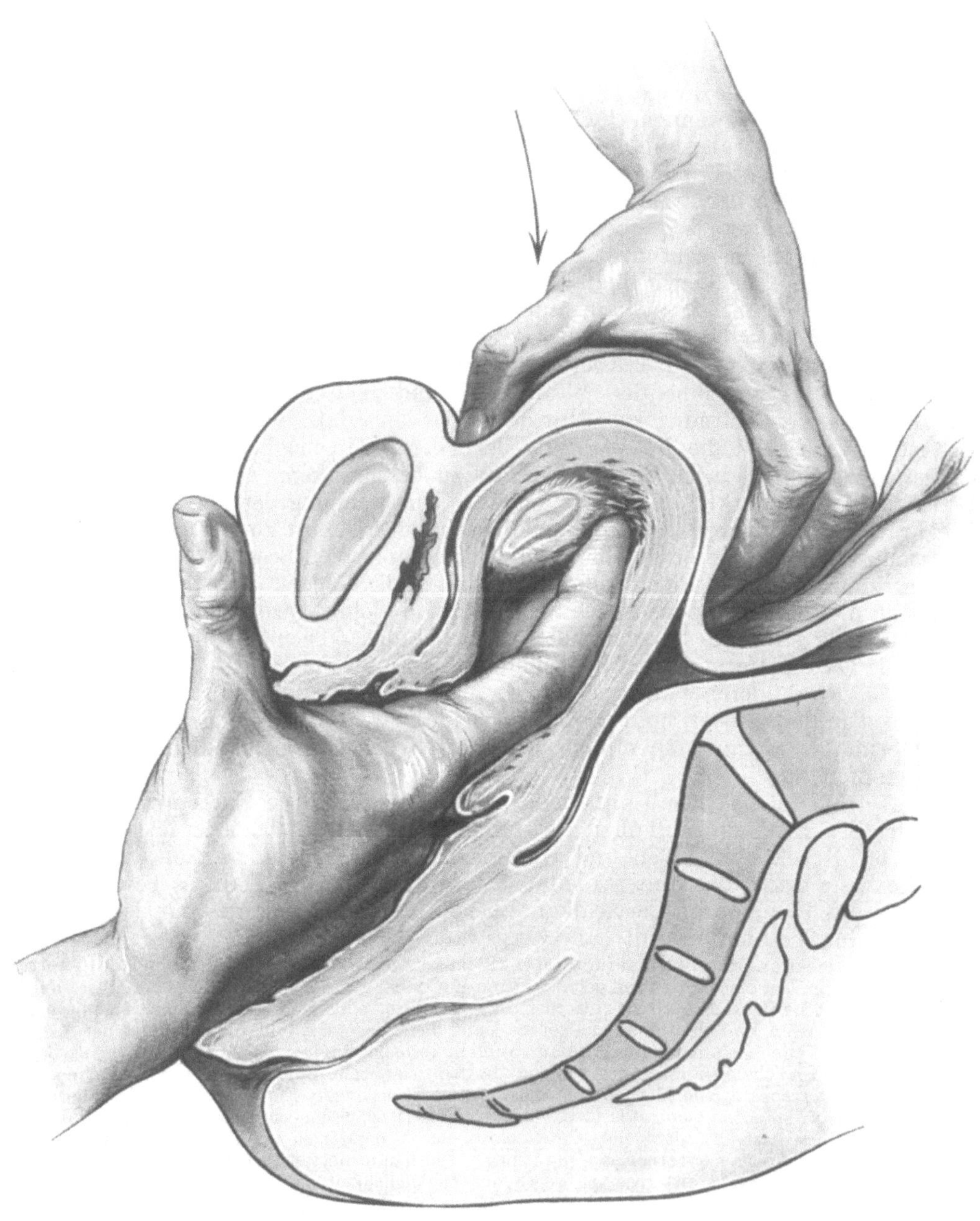

Abb. 288. Digitale Ablösung des Eies.

die Schamhaare gekürzt, dann ein Anstrich mit Tct. Jodi oder Dijozol vorgenommen und die Scheide mit $^1/_2$ % Milchsäure ausgespült. Nach vorschriftsmäßiger Desinfektion der Hände werden 4 Finger der einen Hand in die Vagina tief eingeführt und durch den Cervicalkanal so viel Finger, als seine Weite gestattet (meist nur 1—2), in das Uteruscavum gebracht. Jetzt legt sich die andere Hand auf den Leib der Frau und drückt den vergrößerten Uterus der operierenden Hand entgegen. Die eingeführten

Finger dringen, das Ei oder die Eihautfetzen kreisförmig umgehend, höher, bis sie ihre Ansatzstelle fühlen. Erreichen die Finger nicht die Ansatzstelle, so hake man die vordere Muttermundslippe mit einer Hakenzange an und ziehe den Uterus nach abwärts. Leicht schabende Bewegungen des oder der Finger lösen die Fetzen oder das ganze Ei von der Haftfläche (Abb. 288); sie fallen in die Uterushöhle und werden mittels drehender Bewegungen durch den relativ engen Cervicalkanal geführt. Dann dringen die mit einem Desinfiziens abgespülten Finger aufs neue ein, entfernen noch zurückgebliebene Reste oder überzeugen sich von der Leere des Cavum. Die stets etwas unebene und rauhe Stelle der Basalis markiert sich dabei immer recht deutlich. Nun folgt eventuell eine Ausspülung des Uterus mit abgekochtem Wasser, physiologischer Kochsalzlösung oder 50 %igem Alkohol, die so lange fortzusetzen ist, bis das Wasser klar herausläuft. Nach Injektion von 2 ccm Secacornin kontrahiert sich der völlig entleerte Uterus fast immer genügend; nur selten macht starke Blutung eine Tamponade des Uterus nötig, die aber nach 6—8 Stunden unter vorhergehender Injektion von 2 ccm Secacornin entfernt werden kann.

Nach Beendigung der Operation hat die Frau ein 5—8tägiges Wochenlager innezuhalten. Bei gründlicher Ausräumung ist das Lochialsekret sehr gering. Blutabgang fehlt fast völlig. Die Prognose ist absolut günstig.

Schwieriger und gefährlicher wird das Vorgehen, wenn Muttermund und Cervicalkanal so eng sind, daß nicht einmal ein Finger passieren kann. Dann bleibt bei stärkerer Blutung nichts übrig, als die Erweiterung künstlich herbeizuführen. Dazu bedient man sich bei sehr rigidem Uterushals am besten der Laminariastifte, in anderen Fällen ist die Erweiterung rascher durch die HEGARschen Metalldilatatoren zu erreichen[1]. Sobald eine genügende Erweiterung erzielt ist, wird in derselben Weise vorgegangen wie oben geschildert.

Ganz verkehrt ist es, statt mit dem Finger etwa *durch Instrumente die Ablösung größerer Eiteile oder gar des ganzen Eies vorzunehmen.* Besonders sei vor der Verwendung der Kornzange, eines scharfen Löffels oder scharfer Küretten gewarnt. Einmal gelingt damit die Ablösung größerer Eiteile und besonders der Placenta selbst dem Geübten nicht immer vollständig, für den weniger Erfahrenen besteht aber vor allem die *Gefahr einer Uterusperforation* mit folgender tödlicher Blutung oder Peritonitis.

Besonders groß sind die Gefahren bei nicht erkannter Perforation. Allzu leicht werden dann mit der Kürette oder gar der Kornzange Eingeweide (Darmschlingen, Ureter, Stücke der Blase, der Wurmfortsatz usw.) gefaßt und dadurch tödliche Verletzungen gesetzt,

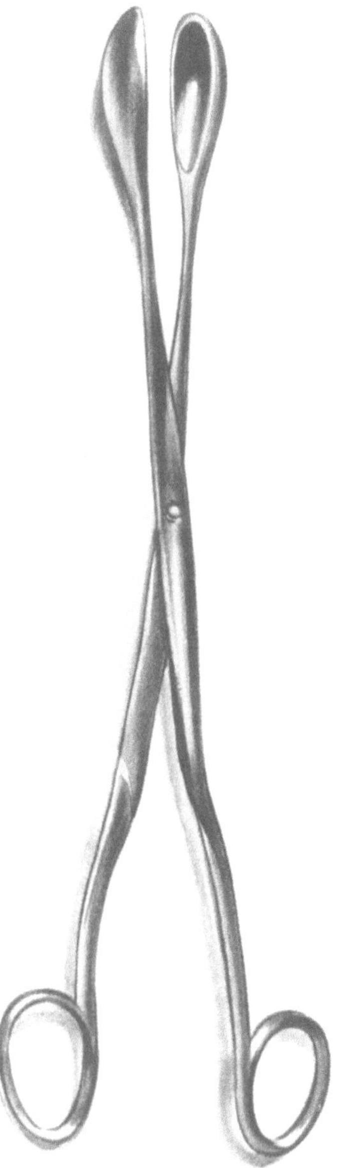

Abb. 289. WINTERsche Abortzange.

wenn nicht noch in letzter Minute sachgemäße Hilfe den traurigen Ausgang aufzuhalten vermag. Die Kasuistik derartiger Verletzungen, die vielfache in gerichtliches Nachspiel gehabt haben, ist sehr reich geworden[2]. Demgegenüber kommen bei der digitalen Ausräumung Perforationen oder gar weitergehende Verletzungen kaum vor.

---

[1] Über die Technik und Gefahren vgl. S. 654.
[2] Vgl. dazu v. PEHAM und KATZ, l. c.

Passiert einem Arzt das Unglück — erkennbar daran, daß ein eingeführtes Instrument tiefer eindringt als vorher oder von vornherein weiter vorgeschoben werden kann, als der vorher festgestellten Größe des Uterus entspricht — dann ist die schleunigste Überführung in eine Klinik notwendig, da nur eine sofortige Operation die Frauen vor schwersten, häufig tödlichen Komplikationen zu bewahren vermag.

Noch häufiger freilich sind *Perforationen aller Art,* besonders in der Vorder- und Hinterwand der Cervix, seltener des Corpus, Durchstoßung eines seitlichen oder des hinteren Scheidengewölbes *bei kriminellen Abtreibungsversuchen,* namentlich wenn diese von Laienhand mit sondenähnlichen Instrumenten oder spitzen Ansätzen an Spritzen unternommen werden. Nicht selten wird dabei der Muttermund oder die Richtung des Cervicalkanals verfehlt. Derartige Verletzungen gefährden die Schwangere fast niemals durch Schädigung lebenswichtiger Teile oder durch bedrohliche Blutungen als vielmehr dadurch, daß mit diesen niemals sterilen Instrumenten oft bedenkliche Infektionserreger eingeimpft werden. In den günstigeren Fällen kommt es dann zur lokalisierten Infektion im kleinen Becken (Pelviperitonitis, Parametritis, Endometritis, Salpingitis); in anderen Fällen werden diese Verletzungen aber zum Ausgangspunkt einer foudroyant verlaufenden Peritonitis oder einer allgemeinen Sepsis. (Näheres vgl. Pathologie des Wochenbettes).

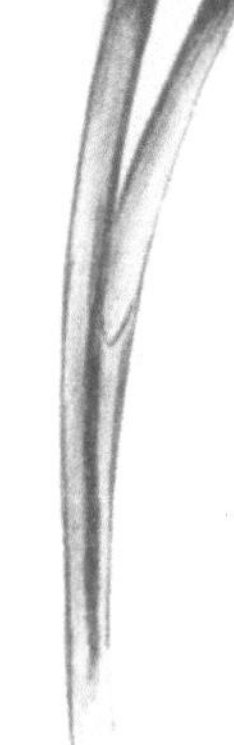

Bei der Leichtfertigkeit, mit der heute oft Abtreibungsversuche bei dem geringsten Verdacht auf Schwangerschaft unternommen werden, mehren sich die Fälle, in denen solche Verletzungen gesetzt werden, ohne daß in Wirklichkeit eine Gravidität überhaupt vorlag *(Tentamen abortus provocandi deficiente graviditate).*

Dagegen kann man *nach digitaler Ablösung* des Eies oder größerer zurückgebliebener Reste, wie eines Placentarpolypen, oft mit Vorteil von der WINTERschen Abortzange (Abb. 289) Gebrauch machen, um die gelösten Teile sicher zu fassen und richtig durch den Cervicalkanal und Muttermund durchzuziehen. Ebenso ist es durchaus gerechtfertigt, ja sogar schonender, falls nur noch kleine Eihaut- oder Placentarreste im Uterus vorhanden sind, ferner bei Subinvolutio post abortum, sowie zur Entfernung der auch nach digitaler Ablösung des Eies oder eines Placentarpolypen leicht zurückbleibenden Decidua sich einer großen *stumpfen* Kürette zu bedienen (Abb. 290 u. 291).

Abb. 290. Große stumpfe Kürette. Die Größe des Instrumentes wie seine Stumpfheit verhindert hier ebenso wie bei der WINTERschen Abortzange, selbst bei ungeschickter Handhabung, eine Perforation.

Zu Ende des 3. und im 4. Schwangerschaftsmonat erwachsen der Behandlung des Abortus oft dadurch Schwierigkeiten, daß starke Blutungen bei partiell gelöster Placenta, Fieber oder Jauchung zur Ausräumung zwingen, ehe der Cervicalkanal und Muttermund für die Passage des fetalen Kopfes weit genug sind. In solchen Fällen ist es zweckmäßig, die Frucht auf einen Fuß zu wenden, dann durch vorsichtigen Zug zu extrahieren, den nachfolgenden Kopf eventuell durch Enthirnung zu zerkleinern. Reißen, was bei dem weichen Fruchtkörper leicht vorkommt, die Extremitäten ab, dann faßt man am besten mit der WINTERschen Abortzange nach und entwickelt so den Fetus stückweise.

Über die Behandlung der akuten Anämie bei und infolge eines Abortus siehe Pathologie der Geburt.

Eine viel umstrittene Frage ist es noch heute, ob man in derselben Weise *beim fieberhaften Abort* verfahren soll. Die Erfahrung hat nämlich gelehrt, daß in manchen Fällen an die Ausräumung eines fieberhaften Abortus schweres, selbst tödliches Puerperalfieber sich anschloß; namentlich wurde das häufig bei solchen Fällen beobachtet, in denen die Infektion bereits nachweisbar den Uterus überschritten hatte, außerdem in Fällen, in denen hämolytische Streptokokken als Infektionserreger nachgewiesen wurden. Es ist deshalb nach dem Vorschlag von WINTER von vielen neueren Geburtshelfern empfohlen worden, bei fieberhaftem Abort nur dann einzugreifen, wenn eine vitale Indikation (lebensbedrohende Blutung) dazu zwingt oder mindestens hämolytische Streptokokken im Cervixsekret fehlen. WALTHARD und TRAUGOTT verlangen die abwartende Behandlung auch bei Anwesenheit des die Gelatine verflüssigenden

Staphylococcus pyogenes aureus. Das setzt natürlich eine bakteriologische Kontrolle voraus. Man darf es aber unseres Erachtens als erwiesen ansehen, daß ein Vorgehen nach diesem Prinzip die Zahl der schweren Puerperalfieber post abortum und damit der Todesfälle herabzusetzen imstande ist. Für den praktischen Arzt wird man aus diesen klinischen Erfahrungen die Lehre ableiten dürfen, *fieberhafte Aborte am besten einer Klinik zu überweisen* oder bei geringfügiger Blutung eine Sekretprobe einer bakteriologischen Untersuchungsanstalt einzuschicken. Inzwischen kann durch große Sekakornindosen und Pituitrin, sowie durch einen sog. Chininstoß, die spontane Ausstoßung angestrebt werden. Dieser Chininstoß wird in folgender Weise durchgeführt: Man gibt 3—4mal 0,3 Chininum bihydrochloricum per os in Abständen von 20 Minuten,

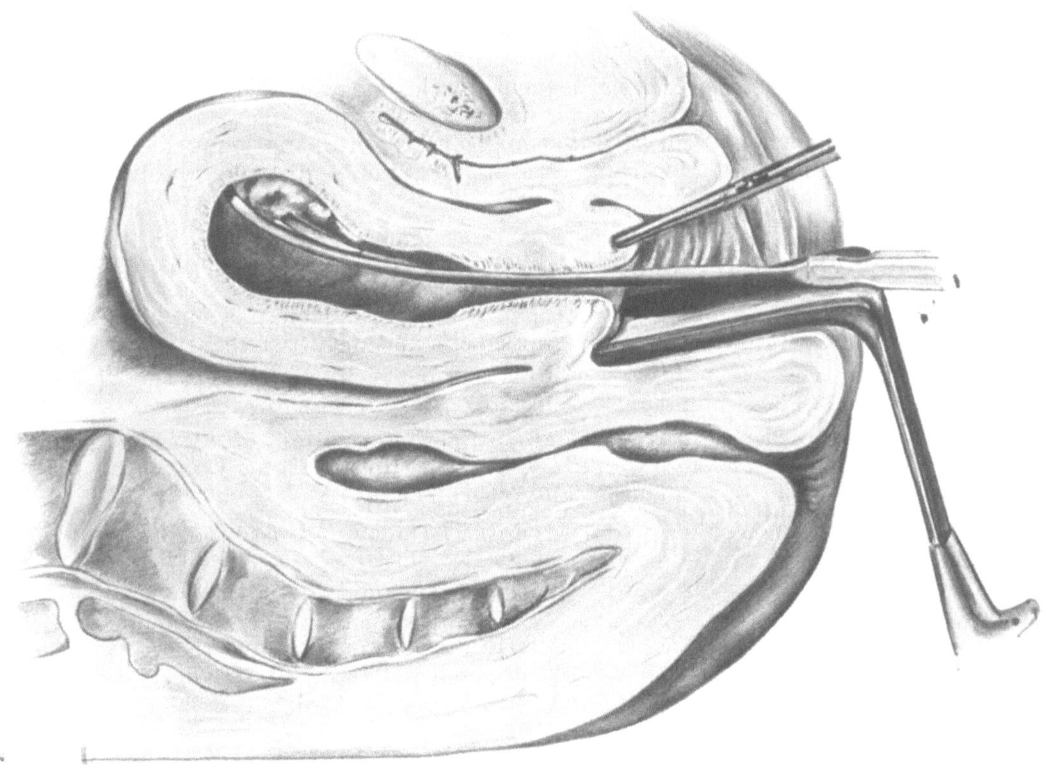

Abb. 291. Entfernung kleiner Placentarreste mit großer stumpfer Curette.

dazwischen ebenfalls in Abständen von 20—30 Minuten 3—4mal 0,25 Chininum bihydrochloricum intramuskulär. Reagiert der Uterus nicht alsbald mit Wehentätigkeit, dann kann man außerdem noch jede $^1/_2$ Stunde 0,2—0,4 ccm Pituglandol injizieren. Der Darm ist vorher gründlich zu entleeren.

Gelingt es nicht, mit diesen Maßnahmen die Ausstoßung des Eies zu erreichen, dann warte man den bakteriologischen Befund ab. Fehlen Streptokokken, so kann man ausräumen. Nach unserer Erfahrung ist es allerdings noch wesentlicher, die *Entfieberung abzuwarten*. Sobald diese eingetreten ist und 2—3 Tage angehalten hat, kann man die Ausräumung gefahrlos vornehmen, ganz gleichgültig, welche Keime in dem Cervixsekret nachweisbar waren. Bei stärkerer Blutung muß natürlich, unbekümmert um den bakteriologischen Befund, die Fehlgeburt beendet werden. Je schonender, d. h. ohne stärkeren Druck und Kneten des Uterus, ein fieberhafter Abort ausgeräumt wird, um so besser ist der Erfolg. Größere Eimassen sollen nur mit dem Finger gelöst werden; kleinere, durch vorherige Austastung festgestellte Eihautreste sind schonender mit einer großen stumpfen Curette zu entfernen.

Zusammengefaßt raten wir also, auch bei der *Behandlung des fieberhaften Abortus* keiner Prinzipienreiterei zu huldigen, und empfehlen für den praktischen Arzt folgendes

Vorgehen: Bei dem geringsten Verdacht, daß die Infektion den Uterus bereits überschritten hat, ebenso natürlich bei jeder nachweisbaren entzündlichen Komplikation in der Umgebung des Uterus (Adnextumoren, Parametritis, nachweisbare starke Druckempfindlichkeit beiderseits vom Uterus) ist jede aktive Therapie unbedingt zu verwerfen, es sei denn, daß in einem seltenen Ausnahmefall eine akut lebensbedrohliche Blutung dazu zwingt, auf jeden Fall den Uterus zu entleeren. Wenn irgend möglich, sollte aber dieser Eingriff in einer nahe gelegenen Fachklinik vorgenommen werden, was bei dem heutigen Ausbau der Transportmittel immer durchführbar sein dürfte. Eine solche Überweisung fieberhafter Abortfälle empfiehlt sich für praktische Ärzte um so mehr, als die Diagnose entzündlicher Komplikationen in der Umgebung des Uterus in dem Anfangsstadium schwer, ja oft selbst für den Fachgynäkologen nicht mit Sicherheit möglich ist.

Wo aus dem ganzen Adspekt und der Geringfügigkeit der Temperaturerhebung solche ernste Komplikationen auszuschließen sind, da mag ausgeräumt werden, wenn der Cervicalkanal für einen Finger bequem durchgängig ist oder wo es sich nur um Entfernung kleiner, mit der stumpfen Curette leicht und schonend herauszubefördernder Reste handelt. Bei nicht durchgängigem Cervicalkanal empfehlen wir, unter allen Umständen zunächst abwartend zu behandeln und sich auf Verabfolgung wehenanregender Mittel zu beschränken.

B. Die Fehlgeburt nach dem 3. Monat und die Frühgeburt.

Die frühzeitige Ausstoßung der Frucht vom 5.—10. Monat der Schwangerschaft gleicht, wie oben erwähnt, in ihrem Verlauf mehr und mehr der rechtzeitigen Geburt.

Blutabgang vor Ausstoßung der Frucht findet sich nur bei vorzeitiger Lösung der Placenta und Placenta praevia, fehlt aber sonst regelmäßig.

Die Früchte werden entweder lebend oder maceriert, frischtot oder auch sterbend geboren. Zuweilen, besonders im 5. und 6. Monat, wird das Ei als Ganzes, Frucht mit Placenta und unverletzten Eihäuten, ausgestoßen.

Für die Behandlung gilt als *Grundsatz, die spontane Ausstoßung aller Teile abzuwarten* und nur auf bestimmte Anzeigen hin einzugreifen.

Die macerierten Früchte werden bei ihrer Kleinheit und Weichheit meist rasch geboren.

Die Placenta löst sich im 5. und 6. Monat zuweilen etwas schwieriger. Eine künstliche Lösung ist indessen nur nötig, wenn auch nach Injektion von Wehenmitteln innerhalb von 4—5 Stunden die Placenta nicht geboren wird.

II. Erkrankungen des mütterlichen Organismus.

A. Erkrankungen, die in kausalem Zusammenhang mit der Schwangerschaft stehen.

1. Die Schwangerschaftstoxikosen (Gestosen).

Alle Schwangerschaftsveränderungen des mütterlichen Organismus sind an die Anwesenheit des Eies gebunden. Wir haben schon im physiologischen Teil erwähnt, daß dadurch nicht selten auch *Schwangerschaftsbeschwerden* ausgelöst werden. Solange das allgemeine körperliche Gesundheitsgefühl darunter nicht leidet, hat man mit gutem Recht diese Beschwerden wie die mannigfachen Veränderungen in der Funktion der Organe als physiologisch angesehen; man tat das mit um so größerer Berechtigung, als eine gewisse Labilität der Zellfunktion eine allgemeine Geschlechtseigentümlichkeit des Weibes darstellt. Indessen ist es hier, wie überall in der Natur, nicht möglich, eine ganz scharfe Grenze zu ziehen zwischen dem „noch Normalen" und dem „schon Pathologischen".

Niemand vermag haarscharf zu sagen, hier hört das normale Erbrechen Schwangerer auf, von jetzt ab handelt es sich um die pathologische Hyperemesis gravidarum.

Wenn wir behauptet haben, die Albuminuria gravidarum könne bis zu einer Eiweißausscheidung von $1^0/_{00}$ noch als physiologisch angesehen werden, so liegt auch da für den schärfer Denkenden auf der Hand, daß diese Grenzsetzung eine willkürliche ist und das Wesen der Sache nicht trifft. Wenn sich die Leber ganz gesunder Schwangerer in mancher Hinsicht, z. B. bei Lävulosefütterung, weniger funktionstüchtig erweist, so ist es wieder unmöglich, zu sagen, wo genau die Grenze gegen das Pathologische zu ziehen ist. Diese Beispiele könnten beliebig vermehrt werden.

Es ergibt sich aber aus diesen Beobachtungen das eine mit Sicherheit, daß *physiologische und pathologische Schwangerschaftsreaktionen des Organismus* in letzter Linie *eine einheitliche Ursache haben müssen.* Sehen wir von den rein mechanisch bedingten Veränderungen und Beschwerden wie Verdrängungserscheinungen an den Organen, Schwangerschaftsstreifen u. dgl. ab, so bleibt nur die Möglichkeit, in nervös-reflektorischen oder chemischen bzw. chemisch-physikalischen Vorgängen das auslösende Moment zu suchen. Letzten Endes müssen solche Vorgänge natürlich immer in irgendeiner Weise vom Ei ausgelöst sein. Man kann aber mit gutem Grunde noch weitergehen und statt des ganzen Eies die *Placenta* setzen, in der ja die Fäden für alle Möglichkeiten chemischer oder hormonaler und auch neurovegetativer Beeinflussung des mütterlichen Organismus durch das Ei zusammenlaufen. *Der Fetus kann auf die Mutter nicht anders als auf dem Umwege über die Placenta einwirken.* Nur soweit die Placenta im fetalen Organismus oder in ihr selbst gebildete Stoffe an das mütterliche Blut des intervillösen Raumes abgibt, kann eine Einwirkung des Eies auf die Mutter überhaupt stattfinden. Ein anderer Weg existiert nicht, wenn man von den sehr begrenzten Möglichkeiten einer nervös-reflektorischen Beeinflussung absehen will.

Wir haben schon im physiologischen Teil ausgeführt, daß man mit Recht die Placenta den innersekretorischen Organen gleichgestellt hat (vgl. S. 55). Eine normale Funktion der Placenta und normale Reaktion des mütterlichen Organismus wird man annehmen dürfen, wenn die Schwangere gesund bleibt. Fallen die Schwangerschaftsreaktionen des mütterlichen Organismus abnorm aus, treten gar unzweifelhaft pathologische Erscheinungen auf — man denke an Eklampsie, akute gelbe Leberatrophie und ähnliches — dann kann man von einer *Schwangerschaftsintoxikation* des mütterlichen Organismus sprechen. Konsequenterweise kann man dann alle an einzelnen Organen hervortretenden Symptomenkomplexe als *Schwangerschaftstoxikosen* (Gestationstoxikosen *oder* abgekürzt *Gestosen*) zusammenfassen. Ihre Ursache kann entweder eine abnorme Funktion (Dysfunktion) der Placenta oder eine abnorme Reaktion des mütterlichen Organismus sein. Entweder muß die Placenta infolge abnormen Baues, innerer Erkrankung oder Erkrankung des Fetus dem mütterlichen Organismus andersartige, giftig wirkende Stoffe zuführen, oder es muß der mütterliche Organismus der gewöhnlichen Fähigkeit ermangeln, die von der Placenta an das mütterliche Blut abgegebenen Stoffe so zu verändern, daß sie nicht krankmachend oder, wenn man will, nicht giftig wirken. Durchaus nicht immer muß es sich dabei um eine allgemeine Insuffizienz des mütterlichen Organismus handeln, sondern es kann ebenso wie sonst in der Pathologie nur das eine Organ oder Organsystem auffallend versagen, wobei wahrscheinlich endokrine Einflüsse von maßgebender Bedeutung sind. Wie der Ausdruck Schwangerschaftstoxikosen zeigt, stellte man sich bis vor gar nicht langer Zeit vor, daß tatsächlich irgendwelche als Blut- oder Organgifte wirkende Stoffe diese Veränderungen auslösen. Dazu wurde man vor allem veranlaßt dadurch, daß in tödlich verlaufenen Fällen von Hyperemesis und Eklampsie in den parenchymatösen Organen Veränderungen gefunden wurden, die auffällig dem Leichenbefund bei gewissen Vergiftungen glichen.

Unendlich viel Forscherarbeit ist darauf verwendet worden, für die einzelnen Erscheinungsformen der Gestosen, insbesondere der Eklampsie, bestimmte Giftstoffe ausfindig zu machen. Letzten Endes waren alle derartigen Bemühungen vergeblich. Sie haben aber wenigstens das Ergebnis gehabt, uns überhaupt tiefere Erkenntnis über das Wesen solcher „Giftwirkungen" zu vermitteln.

Wir haben schon in der Physiologie der Schwangerschaft S. 76 ausgeführt, daß die Blutkonstanzwerte in der Schwangerschaft eine Verschiebung erfahren. Wir haben auch festgestellt, welch gewaltige Gleichgewichtsverschiebungen im endokrinen Apparat zunächst durch das Corpus luteum graviditatis, dann vor allem durch das Dazwischentreten eines so mächtigen endokrinen Organs wie der Placenta hervorgerufen werden, und wie davon abhängig natürlich auch im vegetativen Nervensystem Tonusschwankungen lokaler und allgemeiner Art sich ergeben. Wir wissen, daß durch alle diese Vorgänge der gesamte Stoffwechsel in mannigfaltiger Weise verändert wird. Wir wissen aber auch, daß das Einzelindividuum in qualitativer und quantitativer Hinsicht verschieden auf diese Einflüsse reagiert. Wenn wir sagen, daß für Maß und Art der Reaktion des mütterlichen Organismus konstitutionelle und konditionelle Faktoren von großem Einfluß sind, so bringen wir damit einerseits zum Ausdruck, daß alles krankhafte Geschehen nicht einseitig als Wirkung einer krankmachenden Ursache angesehen werden darf, sondern immer auch von der durch Erbwelt und Umwelteinflüsse bestimmten Reaktionsart des Einzelindividuums abhängig ist, andererseits zeigt eine solche Formulierung aber auch, daß uns ein tieferer Einblick noch vielfach fehlt. Vor allem fehlt es uns heute noch an der Möglichkeit, bestimmt anzugeben, wo im Einzelfalle der primäre Angriffspunkt für eine Störung liegt und wie einzelne Teilstörungen kausal untereinander verknüpft sind. Wenn wir bei Störungen des endokrinen Gleichgewichts mit L. SEITZ von einer *Dyshormonose*, bei stärkeren Tonusschwankungen im neurovegetativen Nervensystem von einer *Dysneurovegetose* sprechen und die Störungen des chemisch-physikalischen Gleichgewichts noch in *Dysionosen* und *Dyskolloidosen* unterscheiden, so handelt es sich dabei zunächst nur um für die analytische Erforschung wertvolle Arbeitshypothesen. Aufgabe der Zukunft bleibt es, für jede einzelne Erscheinungsform der Schwangerschaftstoxikosen festzustellen, welcher Art im Einzelfalle die Gleichgewichtsstörung ist. Denn es ist natürlich nicht gleichgültig, welche Drüse mit innerer Sekretion etwa primär eine Gleichgewichtsstörung hervorruft, es ist nicht belanglos, nach welcher Richtung das Ionengleichgewicht verschoben wird, welche Ionen im Blut eine Vermehrung oder Verminderung erfahren, es ist nicht gleichgültig, nach welcher Richtung das kolloidale Gleichgewicht sich verschiebt und ebensowenig belanglos, ob eine Tonusschwankung im neurovegetativen System positiv oder negativ, lokaler oder allgemeiner Natur ist. Es wird noch vieler Arbeit bedürfen, ehe wir in der Lage sein werden, das Kausalgeschehen im Einzelfall wirklich zu überblicken.

Um die Orientierung zu erleichtern, erscheint es nach wie vor zweckmäßig, je nach den symptomatisch im Vordergrunde stehenden Organen und Organsystemen verschiedene klinische Krankheitsbilder zu unterscheiden.

a) Dysneurovegetosen.

Unter diesem Sammelnamen kann man mit SEITZ verschiedenste *Abweichungen in der Reaktionslage des vegetativen Nervensystems* zusammenfassen, wie sie in geringem Grade bei allen Schwangeren zu beobachten sind, während sie bei Steigerung über ein gewisses Maß hinaus sehr unangenehme Störungen im Gefolge haben können.

Daher gehört z. B. der bei der Hälfte fast aller Schwangeren in geringerem oder höherem Grad nachweisbare *Dermographismus*. Ferner hat man capillarmikroskopisch nachweisbare *Krämpfe der Capillaren*, die bis zu vollständiger Stase des Blutstromes führen können, beobachtet, die ihrerseits wieder zu *Parästhesien* in den Fingern und Zehen Veranlassung geben. Sie finden sich, wie überhaupt alle hier zu erwähnenden Erscheinungen, sehr häufig auch bei anderen Gestosen. Die veränderte Reaktionslage im vasomotorischen System gibt zu Erbleichen, Schwindelgefühl, Ohnmachtsanfällen, Frösteln, gegenteils aber auch zu Hitzewallungen Veranlassung; nicht selten werden derartige Schwankungen in der Reaktionslage ausgelöst durch gewisse Speisen oder durch eine leichte Indisposition des Magen-Darmtractus, schließlich auch durch psychische Faktoren. Auch gewisse *Motilitäts- und Sekretionsstörungen* seitens *des Magen-Darmkanals* gehören hierher.

Geht man den Dingen auf den Grund, so kommt man freilich zu dem Ergebnis, daß es sich auch in diesen Fällen nicht um eine reine Dysneurovegetose handelt, sondern daß letzten Endes auch hier wieder eine Vielheit von Störungen (des hormonalen, des Ionengleichgewichts) mit eine Rolle spielt. —

Die praktische Bedeutung dieser Störungen darf nicht überschätzt werden. Das wichtigste scheint uns, daß der Arzt sich niemals mit der Annahme einer derartigen, einfach durch die Schwangerschaft als solche ausgelösten Störung beruhigt, ehe nicht einwandfrei das Vorliegen einer organischen Störung ausgeschlossen ist. In Zweifelsfällen mag die Reaktion auf entgiftende Maßnahmen entscheiden. Man lasse die Schwangere einige Tage Bettruhe einhalten und gebe täglich 1000 ccm Ringerlösung als Tropfeinlauf. Tritt unter diesem Regime eine wesentliche Besserung oder gar ein Verschwinden aller Erscheinungen ein, so kann man sicher sein, daß es sich um eine derartige Störung im neurovegetativen Gleichgewicht gehandelt hat. Bleibt der Zustand unverändert, dann kann man ebenso sicher sein, daß noch irgendeine von der Gravidität unabhängige Störung vorliegt. In vielen anderen Fällen wird man feststellen, daß zwar im allgemeinen ein Gefühl von Besserung sich einstellt, ganz bestimmte Störungen aber wie Sodbrennen, Spasmen umschriebener Darmabschnitte zurückbleiben, die man nach Ausschluß einer organischen Schädigung symptomatisch behandeln muß.

b) Schwangerschaftsdermatosen (Dermatopathia gravidarum).

Daß die Haut bei allen möglichen Vergiftungen Sitz krankhafter Veränderungen wird, ist eine lang bekannte Tatsache. Danach kann es nicht wundernehmen, daß gelegentlich Dermatosen die einzige oder hervortretendste Äußerung einer Schwangerschaftstoxikose sind. Daß die Gravidität als solche das auslösende Agens darstellt, geht daraus hervor, daß sämtliche derartige Dermatosen nach der Geburt rasch verschwinden, während sie vorher mit dem Fortschreiten der Schwangerschaft sich dauernd verschlimmern. Wir haben aber noch einen anderen zwingenden Beweis dafür, daß in solchen Fällen eine ovigene (placentogene) Intoxikation vorliegt. Es ist A. Mayer und Linser in einem Fall von schwerem, jeder anderen Therapie trotzenden Herpes gestationis gelungen, durch Injektion von Normalschwangerenserum prompt Heilung zu erzielen. Diese seither bei verschiedensten Schwangerschaftsdermatosen auch von anderen Autoren bestätigte Erfahrung läßt gar keine andere Deutung zu, als daß entweder im Blute der Erkrankten irgendwelche giftzerstörenden Stoffe fehlen, die bei gesunden Schwangeren vorhanden sind oder infolge besonders reichlicher Abgabe irgendwelcher choriogenen Stoffe der normale Gehalt des Schwangerenblutes an entgiftenden Stoffen nicht ausreicht. Die Tatsache ferner, daß diese Therapie bei verschiedensten Formen von Schwangerschaftsdermatosen zum Erfolge führte, läßt keine andere Deutung zu, als daß diese äußerlich so verschiedenen Hauterkrankungen eine gemeinsame genetische Grundlage haben.

Wir wissen aber heute noch mehr. Es kann sich in den angezogenen Fällen nicht um irgendwelche streng spezifischen Gift- und Schutzstoffe nach Art der Antikörper handeln, sondern wahrscheinlich nur um irgendeine Ver-

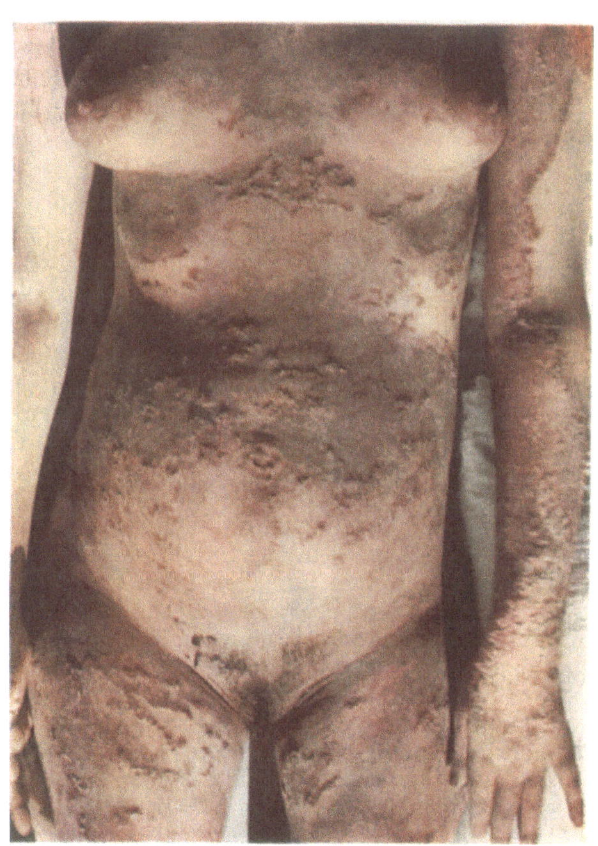

Abb. 292. Lumière-Photographie einer Schwangerschaftsdermatose.

schiebung im Ionengehalt des Blutserums (R. Freund), da genau die gleichen Erfolge wie mit Normalschwangerenserum durch Pferdeserum (R. Freund) und Ringerlösung (Rissmann u. a.) sich erzielen ließen.

In dem umstehend abgebildeten Fall (Abb. 292) einer heftigen, gleichzeitig von Pruritus begleiteten Schwangerschaftsdermatose gelang uns die völlige Heilung durch dreimalige Injektion von je 200 ccm Ringerlösung. Das äußere Bild der Schwangerschaftsdermatosen wechselt im einzelnen Falle stark. Neben einfachem *Erythem* und *Ekzem, Acne, Urticaria* wurden häufig beobachtet *Prurigo, Herpes* (vielfach auch als Pemphigus pruriginosus s. hystericus beschrieben), vereinzelt auch *Purpura haemorrhagica*[1]. Derartige Dermatosen treten vielfach schon im 3.—4. Schwangerschaftsmonat auf und heilen zuweilen später spontan, in anderen Fällen aber fällt der Beginn der Erkrankung erst in den 6.—7. Monat und das Höhestadium wird erst kurz ante partum erreicht. Spontane Remissionen wie wiederholte Exacerbationen werden

---

[1] Hinsichtlich der Diagnose der einzelnen Erkrankungsformen vgl. Lehrbücher der Hautkrankheiten.

vielfach beobachtet. Herpes wird häufig von Fieber, eventuell sogar von Schüttelfrost begleitet. Ebenso besteht bei der Mehrzahl der Schwangerschaftsdermatosen heftiges *Juckgefühl.*

Eine besonders zu erwähnende Gestationsdermatose ist der *Impetigo herpetiformis Hebra,* charakterisiert durch das herdweise Auftreten von Pusteln mit geröteter Basis und bald eitrig getrübtem oder sterilem Inhalt, die unter Schüttelfrost zunächst an der Innenfläche der Oberschenkel, später auch an den verschiedensten anderen Körperstellen aufschießen und gewöhnlich innerhalb weniger Wochen zum Tode führen [1].

Nicht ganz selten findet man namentlich in frühen Graviditätsmonaten Dermatosen kombiniert mit anderen Schwangerschaftstoxikosen.

Die *Prognose* der Schwangerschaftsdermatosen ist, abgesehen vom Impetigo, gut, die *Therapie* heute aussichtsreich. Neben lokaler Behandlung (vgl. Lehrbücher der Hautkrankheiten) oder auch als alleinige Therapie seien besonders die subcutanen Injektionen von Ringerlösung [2] empfohlen, durch welche die Serumtherapie eigentlich überflüssig geworden ist.

c) Intestinale Schwangerschaftstoxikosen.

Wir fassen unter diesem Namen diejenigen Erscheinungsformen der Schwangerschaftstoxikosen zusammen, bei denen Symptome von seiten des Magen-Darmtractus das Krankheitsbild dauernd oder vorübergehend beherrschen.

1. Ptyalismus. Genau wie die fast physiologische Albuminuria gravidarum kann auch die gewöhnliche Vermehrung der Speichelsekretion Schwangerer solche Grade erreichen, daß schon wegen der Begleiterscheinungen die Grenze zum Pathologischen unzweifelhaft überschritten wird. Es werden dabei *Speichelmengen bis zu 1 l* und mehr pro Tag produziert, so daß, trotzdem die Kranken einen großen Teil des Speichels verschlucken, überdies in höherem oder geringerem Grade Speichelfluß aus dem Munde auftritt. Der abgesonderte Speichel unterscheidet sich nicht wesentlich vom normalen Sekret. Daß es sich um eine Erkrankung handelt, ergibt sich aus dem manchmal hochgradigen *Gewichtsverlust,* aus dem ausgesprochen kranken Aussehen, der nicht selten folgenden oder vorangehenden Hyperemesis, also aus Erscheinungen, die vom Speichelfluß allein nicht hervorgerufen werden können. Die Salivation ist nur das auffälligste Symptom. Warum die fraglichen placentogenen Stoffe in manchen Fällen gerade diese, wie man annimmt, durch Reizung des Zentrums in der Medulla oblongata ausgelösten Symptome erzeugen, ist unbekannt.

Die Erkrankung beginnt meist im 2.—4. Schwangerschaftsmonat, gewöhnlich aus unmerklichen Anfängen sich entwickelnd, und dauert selten bis über die Mitte der Gravidität; bei höheren Graden kann starke Entkräftung die Folge sein, die aber *niemals eine künstliche Schwangerschaftsunterbrechung rechtfertigt,* da dauernde Schädigungen oder gar Todesfälle bei dieser Form der Schwangerschaftsintoxikation bisher nicht bekanntgeworden sind.

Die *Therapie* besteht symptomatisch in adstringierenden Mundspülungen (H_2O_2, Pergenol, Tinct. myrrhae), kleinen Atropingaben. Isolierung, psychische Beeinflussung, vorübergehende Nahrungsentziehung haben sich als wichtigste Faktoren zur Heilung erwiesen. In schweren Fällen erzielt man die besten Erfolge durch Tropfklysmen oder subcutane Injektionen von Ringerlösung, deren Ionen bei den verschiedensten Schwangerschaftstoxikosen sich als Entgiftungsmittel bewährt haben.

2. Gingivitis. Auch die physiologische *Schwellung des Zahnfleisches* kann unter Umständen, und zwar häufiger in der zweiten Hälfte der Schwangerschaft, so hochgradig werden, daß die Gingiva in Form leicht blutender Wülste zwischen den Zähnen sich vordrängt. Peinlichste Sauberkeit und häufige adstringierende Mundpülungen sind dann am Platze.

3. Hyperemesis gravidarum. Allmählich kann das besonders bei Erstgeschwängerten gar nicht seltene morgendliche und wohl auch unter Tags erfolgende Erbrechen [3] so häufig auftreten und zu solcher Störung des Allgemeinbefindens führen, daß man

---

[1] Daß die Erkrankung ausnahmsweise auch erst im Wochenbett auftritt, dann aber wohl exogen bedingt, hat uns ein kürzlich beobachteter Fall gelehrt, der übrigens zur Heilung kam.
[2] Natr. chlorat. 7,5 Calc. chlor. 0,2, Kal. chlorat 0,1, Aqu. dest. ad 1000,0.   [3] Vgl. S. 85.

von einer (pathologischen) *Hyperemesis* spricht. *In den schwersten Fällen trotzt die Erkrankung jeder Therapie.* Das Erbrechen wird wirklich *unstillbar* und *führt unter allgemeiner Kachexie oder in tiefem Koma zum Tode.* Das Erbrechen ist auch hier nur das führende Symptom, die Abgrenzung gegen das physiologische Erbrechen ermöglicht durch die Zeichen allgemeiner Schädigung des Körpers. Von „unstillbarem Schwangerschaftserbrechen" darf natürlich nur dann gesprochen werden, wenn alle anderen organischen Ursachen wie Magen-Darmerkrankungen, Meningitis, Hirntumoren, Tabes, in der zweiten Graviditätshälfte besonders auch Pyelitis ausgeschlossen werden können. Die Häufigkeit der Hyperemesis wird mit $1-1,5^0/_{00}$ angegeben.

Recht charakteristisch zum Unterschied von dem noch physiologischen Erbrechen ist, daß schon in den Anfängen Ekel gegen Nahrungsaufnahme und Abmagerung eintritt, während gesunde Schwangere auch durch häufiges Erbrechen in ihrer Appetenz und in ihrem Ernährungszustand nicht geschädigt werden. In schweren Fällen (früher auch als zweites Stadium bezeichnet) treten die *Intoxikationssymptome* (krankhaftes, subikterisches Aussehen, Kopfschmerz, vorübergehende Temperatursteigerungen, Labilität und Beschleunigung des weichen, leicht unterdrückbaren Pulses, fortschreitende Abmagerung mit Oligurie, Acetonkörperausscheidung — Auftreten von Aceton, Acetessigsäure, β-Oxybuttersäure im Harn —) Tyrosinurie, deutlich hervor; gewöhnlich finden sich auch geringe Eiweißmengen und Zylinder im Harn. Im Blut ist in solchen Fällen der *Bilirubinspiegel* erhöht. Ferner besteht eine *Ketonämie,* die in schwersten Fällen das 4—5fache der normalen Werte erreicht (BOKELMANN und BOCK). Nicht selten gesellt sich jetzt noch Salivation dazu. Erytheme und acneartige Hautausschläge, Neuralgien (besonders Kardialgie), Sehstörungen sind seltenere Begleiterscheinungen. In den schwersten Fällen stellen sich Ohnmachten, Halluzinationen, Somnolenz, seltener Delirien ein, schließlich erfolgt im Koma der Tod, nachdem oft einige Tage vorher das Erbrechen aufgehört hat.

Das der Erkrankung zugrunde liegende *anatomische Bild* (WILLIAMS, WINTER u. a.) ist an sich recht uncharakteristisch; fettig degenerative Prozesse in Leber und Nieren, in einzelnen Fällen gesteigert bis zum Bilde der akuten gelben Leberatrophie, sind das einzige, was man findet. Trotzdem dürfte gerade dieses anatomische Substrat, das dem der Phosphor-, Arsen- und Pilzvergiftung außerordentlich ähnlich ist, mit die stärkste Stütze für die Deutung des Krankheitsbildes als Schwangerschaftstoxikose sein.

Die *Quelle des Schadens* muß um so mehr im Ei gesucht werden, als mit dem Wegfall desselben in schweren wie leichten Fällen das Erbrechen prompt aufhört. Wir können hier mit großer Sicherheit sagen, daß es die chorialen Zellelemente sein müssen, von welchen die fraglichen Stoffe geliefert werden, da in einigen Fällen das Erbrechen trotz Schwangerschaftsunterbrechung erst aufhörte, als zurückgebliebene Placentarreste entfernt wurden. Auch die Tatsache, daß die Hyperemesis bei Blasenmole, einer Entartung des Chorions, besonders häufig auftritt, spricht in demselben Sinne. Unter Umständen kann auch eine stärkere Verschleppung von chorialen (blutfremden) Zellelementen durch den intervillösen Raum ins mütterliche Blut ätiologisch in Frage kommen (VEITsche Theorie). Deshalb scheint es uns auch nicht richtig, die Hyperemesis gewissermaßen nur als eine pathologische Reaktion des mütterlichen Organismus auf die normalen Schwangerschaftsveränderungen im Ionenmilieu und Kolloidzustand des Blutes aufzufassen (L. SEITZ). Eher schon könnte man sich vorstellen, daß unter besonderen Umständen — konstitutionelle und konditionelle Faktoren können da eine Rolle spielen — der weibliche Organismus den durch die Ansiedelung des Eies verlangten Umstellungen nicht genügend nachzukommen vermag und dadurch eine Störung des Stoffwechselgleichgewichtes zustande kommt, bei der vielleicht die Leber (Kohlehydratstoffwechsel!) in den Vordergrund des Geschehens rückt. Die bisher vorliegenden Untersuchungen gestatten noch keine sichere Entscheidung dieser Frage. Die anatomischen Befunde könnten in diesem Sinne verwertet werden. Ältere Theorien (KALTENBACH, AHLFELD) wollten die Hyperemesis auf nervös-reflektorischer Basis, gewissermaßen als hysterisches Stigma erklären, was nach obigen Auseinandersetzungen unhaltbar ist, wenn auch zuzugestehen ist, daß *in vielen Fällen eine nervöse Komponente* von vornherein *eine große Rolle spielt* und manche Hyperemesis nur Ausdruck einer vegetativen Neurose mit Übererregbarkeit des Vagus ist.

Sicherlich gibt es auch Fälle, die — wie WINTER ausführte — gewissermaßen als nervöse Affektion beginnen, vorwiegend in Form psychischer Depression über die

Schwangerschaft, und erst sekundär durch die zunehmende Entkräftung zu einer Funktionsschädigung der entgiftenden Leber und der Gift ausscheidenden Nieren führen. Als Regel möchten wir das aber nach unseren Erfahrungen nicht ansehen.

Therapie. Tritt gehäuftes Schwangerschaftserbrechen ein, dann ist es zunächst durch allgemein hygienische Maßnahmen, viel Aufenthalt in freier Luft, häufige und kleine Mahlzeiten unter Berücksichtigung der Wünsche und Gelüste der Schwangeren zu bekämpfen. Bei Hypochlorhydrie sind kleine Salzsäuredosen, bei Hyperacidität gegenteils Natr. bicarbon. zu geben, falls in letzteren Fällen nicht durch reichliche Milch- und Fleischzufuhr eine genügende Säurebindung erzielt werden kann. Sehr bewährt zur Herabsetzung der Sensibilität der Magennerven fanden wir in vielen Fällen Pulver folgender Zusammensetzung: Rp. Anästhesin 0,3, Codein. phosph. 0,02, sowie eine systematische Arsen-Eisenkur unter Zugabe von Extract. Belladonn. Recht gute Dienste leistet bei stark nervösen Frauen mit vagotonischen Symptomen das Eupaverin, 2—3mal täglich 0,03. Vielfach bewährt fand man in den letzten Jahren *Peremesin* (geschmacksfreie Tabletten einer kolloidlöslichen Ceroxalatkomplexverbindung), 3mal täglich 2 Tabletten zu 0,1 g, das erstemal $^1/_4$ Stunde vor dem Aufstehen.

Besteht in dem Zeitpunkt, in dem der Arzt zu Rate gezogen wird, bereits eine ausgesprochene Hyperemesis, dann mag man ganz schematisch in folgender Weise vorgehen: 1. Bettruhe, Fernhaltung allen Besuches. 2. Am 1. Tage der Behandlung völlige Nahrungsentziehung und nur Zufuhr geringster Mengen von dünnem Tee per os, dagegen größerer Flüssigkeitsmengen (2mal täglich 5—600 ccm Ringerlösung) in Form von WERNITZschen Tropfklysmen, denen eventuell noch Bromnatrium zugesetzt werden kann. 3. Am nächsten Tage versuche man per os eisgekühlte Milch[1], stündlich ein Eßlöffel, zu geben und setze die Tropfklysmen fort. Sistiert dabei das Erbrechen, so gebe man am 3. Tage 2mal etwas Brei, am 4. Tage geschabtes Fleisch, dann passiertes Gemüse usw., so daß man nach etwa 1 Woche bei gemischter Normalkost angekommen ist.

Bei Patientinnen, bei denen mit derartigen Maßnahmen ein Erfolg nicht erreicht wird, dringe man auf *Anstaltsbehandlung.* Allein der psychische Eindruck der Verlegung, die strenge Isolierung dort, der autoritative Einfluß einer neuen ärztlichen Persönlichkeit ändert oft mit einem Schlage das Bild. Zu der genannten Therapie gesellt sich hier noch besonders *eine psychische Behandlung* durch Überredung der Kranken, denen die Ungefährlichkeit ihres Leidens und das baldige spontane Erlöschen des Erbrechens in Aussicht gestellt wird. Gegebenenfalls kann von darin ausgebildeten Ärzten die Hypnose mit Erfolg angewandt werden. Oftmals sahen wir prompten Erfolg, sobald neben dem Tropfeinlauf täglich 150—200 ccm *Ringerlösung subcutan* gegeben wurden. Auch die Behandlung mit Normalschwangerenserum (A. MAYER) bringt in solchen Fällen guten Erfolg, scheint uns aber nicht mehr zu leisten als die Ringerlösung. Bei hochgradiger Inanition, besonders auch in Fällen beginnender Leberschädigung (Achtung auf Ketonurie!) bewährt sich oftmals noch das *Insulin* in Kombination mit Glucoseinjektionen. Man geht so vor, daß man 1000 ccm 10%ige Glucoselösung intravenös innerhalb von 4—5 Stunden infundiert und etwa 1 Stunde nach Beginn der Infusion 20 Einheiten, nach einer weiteren Stunde nochmals 10 Einheiten Insulin gibt. Die ganze Prozedur kann in schweren Fällen nach 12 Stunden nochmals wiederholt werden. Die zugeführte Glucose wird oxydiert, die Acetonkörper verschwinden. Oft ist der Umschlag zur Besserung selbst in schweren Fällen geradezu frappierend, was darauf hindeutet, daß *bei der Hyperemesis besonders der Kohlehydratstoffwechsel gestört* ist.

Versagt — was nur in seltenen Fällen zutrifft — auch diese Therapie, besteht das Erbrechen unverändert fort, sind im Harn bereits Acetonkörper in größerer Menge, namentlich β-Oxybuttersäure nachweisbar, *fällt die Bilirubinprobe im Blut* nach HYMAN VAN DEN BERGH bei wiederholter Kontrolle *positiv aus, ist der Puls labil, frequent,* Temperaturerhöhung, Apathie vorhanden, *dann zögere man nicht mit der Unterbrechung der Gravidität,* die noch als einzigstes und sicheres Rettungsmittel

---

[1] Bei Frauen, die Milch auch sonst nicht mögen, wähle man statt dessen ein anderes Getränk, wie Milchtee, Milchkaffee, Bouillon.

übrigbleibt. Als ein besonders zuverlässiges *Kriterium der drohenden Lebensgefahr* hat sich die *Bestimmung des Acetonkörpergehalts des Blutes* erwiesen (BOKELMANN und BOCK). Erreicht oder übersteigt der Gehalt 200 mg-$\%_{00}$, dann ist höchste Gefahr im Verzuge[1]. Wir haben freilich in einzelnen derartigen Fällen auch ohne Schwangerschaftsunterbrechung Heilung eintreten gesehen.

d) Hepatopathia gravidarum.

1. Schwangerschaftsleber. Wie schon im physiologischen Teil erwähnt, scheint es uns heute noch verfrüht, von einer anatomisch fundierten Schwangerschaftsleber zu sprechen; dazu widersprechen sich die vorliegenden Befunde zu sehr. Andererseits unterliegt es keinem Zweifel, daß an den funktionellen Schwangerschaftsveränderungen des mütterlichen Organismus die Leber in hohem Grade beteiligt ist. Es sei nur an die herabgesetzte Zuckerassimilationsfähigkeit erinnert (HEYNEMANN u. a.). Ob dabei die Leber selbst im Mittelpunkte des Geschehens steht oder mehr innersekretorische Gleichgewichtsstörungen dafür verantwortlich zu machen sind, steht noch dahin. Der Nachweis vermehrter Mengen unvollkommen abgebauter Endprodukte des Eiweißstoffwechsels im Harn Schwangerer (Kreatin, Aminosäuren, besonders Glykokoll, Polypeptide) zeigt jedenfalls eine bis zur Grenze der Leistungsfähigkeit *gesteigerte Belastung der Leber* an; schließlich wird die Vermehrung des Acetons im Harn Schwangerer (NOVAK und PORGES) als Zeichen unvollkommener Fettverbrennung gedeutet wird, wobei eine Beteiligung der Leber wahrscheinlich ist.

Eine vermehrte Belastung der Leber in der Schwangerschaft erscheint auch durch den erhöhten Cholesteringehalt des Blutes (NEUMANN und HERMANN) gegeben. Die dadurch bedingte Veränderung der Gallenzusammensetzung wird neuestens für die allgemein bekannte Neigung zu Gallensteinbildung und Gallensteinkoliken in der und im Anschluß an die Schwangerschaft verantwortlich gemacht. Ebenso deutet die vermehrte Urobilinausscheidung Schwangerer (L. MARIE, L. SEITZ u. a.) auf eine gewisse Schwäche der Leber hin.

Man kann, die Gesamtheit vielfach widersprechender Einzeluntersuchungen überblickend, heute nur so viel sagen, daß jedenfalls auch die Leber zu den in der Schwangerschaft stark, manchmal bis an die Grenze der Leistungsfähigkeit belasteten Organen gehört. Manche der vorstehend erwähnten Erscheinungen mögen mit der Albuminuria gravidarum in Parallele zu setzen sein. Ähnlich könnte man dann bei Steigerung dieser Erscheinungen und damit einhergehender Störung des Allgemeinbefindens von einer *Hepatopathia gravidarum* sprechen.

Die *Therapie*, die gleichzeitig die beste Prophylaxe der Hepatopathia gravidarum ist, soll eine *rein diätetische* sein. Dazu empfiehlt es sich, bei allen Frauen, die bei gleichzeitiger Störung des Allgemeinbefindens die oben erwähnten Zeichen einer Überbelastung der Leber aufweisen, sofort zu reichliche Eiweißzufuhr, vor allem zu reichliche Fleischzufuhr zu unterbinden. Unter dem Fleisch selbst sind leichtere Sorten wie Geflügel zu bevorzugen, dagegen die sog. Dauerfleischwaren möglichst ganz auszuschalten. Weiter ist eine übermäßige Fettverabreichung, namentlich bei Neigung zu Affektionen der Gallenblase, einzuschränken und als Fett möglichst nur reine Butter zu gebrauchen. Im übrigen empfiehlt sich eine vitaminreiche, vor allem an frischen Gemüsen und Obst reiche Kost. Sehr empfehlenswert sind 1—2 Rohkosttage in jeder Woche. Wo man damit allein nicht zum Ziele kommt, dort dürfte prophylaktisch eine vorsichtige Darreichung von *Insulin* durchaus berechtigt sein, die nur unter Kontrolle durch einen sachverständigen Internisten vorzunehmen ist. Sehr wichtig ist darüber hinaus die Sorge für regelmäßige und reichliche Stuhlentleerung, die je nach den Umständen des Einzelfalles bald gewisse Reiz- oder Auflockerungsmittel (Kamillen- oder Ölklysmen) erfordert, bald die Verabfolgung von Stuhlgleitmitteln wie Spezialnormakol, Paraffin DABVT; in Fällen mit Neigung zu Gallenaffektionen empfehlen wir in jedem Monat eine milde Karlsbader Mühlbrunnenkur mit häufigen kleinen Mahlzeiten. Als

2. Akute gelbe Leberatrophie bezeichnet man eine eigenartige Erkrankung, die weitaus am häufigsten schwangere Frauen befällt, außerhalb derselben und bei Männern im allgemeinen nur auf Basis schwerer Intoxikation (Phosphor, Chloroform, Alkohol) oder Infektion (besonders Sepsis) vorkommt. Die *Diagnose*

---

[1] Methode der Acetonkörperbestimmung nach ENGFELDT.

ist in typisch verlaufenden Fällen leicht. Nach kürzerem oder längerem Bestand eines scheinbar katarrhalischen Ikterus, kommt es mehr minder plötzlich zu einer akuten Verschlimmerung: der *Ikterus* wird stärker, vollständiger Appetitmangel, *Erbrechen*, Delirien mit oder ohne epileptiforme Krampfanfälle, *Hautblutungen* stellen sich ein *und — als führendes Symptom —* eine von Tag zu Tag *nachweisbare Verkleinerung* der druckempfindlich werdenden *Leber*; Leuzinurie, Tyrosinurie gesellen sich dazu, in wenigen Tagen erfolgt im Koma der Exitus.

Viel schwieriger, ja intra vitam unmöglich kann die Diagnose in atypischen Fällen sein, die klinisch unter dem Bilde einer schweren Hyperemesis verlaufen. Tritt schließlich Ikterus auf und wird eine Leberverkleinerung nachweisbar, dann ist es gewöhnlich für einen therapeutischen Eingriff zu spät. Am schwierigsten sind jene Fälle zu deuten, in denen Kopfschmerz, Schwindel, Sehstörungen, starke Blutdrucksteigerung den Verdacht auf atypische Eklampsie (Eklampsie ohne Krämpfe) rechtfertigen, bis mit einem Mal intensiver Ikterus und Leberdruckempfindlichkeit sich einstellen, denen jedoch Koma und Tod dann gewöhnlich innerhalb 1—2 Tagen folgen.

Maßgebend für die Diagnose kann in solchen Fällen nur der autoptische Befund an der Leber sein, *der die für akute gelbe Leberatrophie charakteristischen Veränderungen* ergibt: *Verkleinerung des Gesamtvolumens* bis auf die Hälfte und darunter *infolge diffuser fettiger Degeneration und Nekrose eines großen Teiles der Leberzellen,* besonders in den zentralen Partien der Acini.

Therapeutisch ist *einzig die rechtzeitig und schnell durchgeführte Schwangerschaftsunterbrechung von Erfolg.* So zurückhaltend man sonst mit einer derartigen Maßnahme sein soll, so wichtig ist es bei der akuten gelben Leberatrophie, auch wenn man sich infolge atypischer Symptome über die Rubrizierung des Krankheitsbildes nicht klar ist, mit der Schwangerschaftsunterbrechung nicht zu lange zu warten. Trotz der Schwangerschaftsunterbrechung ist die *Prognose immer eine zweifelhafte.* Eine Besserung dieser Prognose scheint in den letzten Jahren dadurch erreicht worden zu sein, daß man im Anschluß an die Schwangerschaftsunterbrechung sofort *Glucose bei gleichzeitiger Insulindarreichung* systematisch durch mehrere Tage zuführt.

e) Hydrops gravidarum.

Bei einem großen Teil sonst ganz gesunder Schwangerer beobachtet man in der zweiten Hälfte der Schwangerschaft und besonders im letzten Viertel der Gravidität, daß gegen Abend Knöchelödeme auftreten, die in ihren leichtesten Graden oft nur in einem geringen Drücken der Schuhe bemerkbar werden. Das ist namentlich bei solchen Schwangeren der Fall, die unzweckmäßige ringförmige Strumpfbänder tragen, anstatt die Strümpfe aufzuhängen. Lassen sich solche Fehler nicht feststellen, dann sei man auch in solchen offensichtlich leichten Fällen vorsichtig und begnüge sich nicht mit der Annahme einer mechanischen Stauung, sondern denke daran, daß es sich um die ersten Zeichen eines Hydrops gravidarum handeln kann. Man versteht darunter eine in das Gebiet der Gestosen gehörende *Störung der Durchlässigkeit der Capillarendothelien,* deren wesentlichstes klinisches Symptom die *extrarenale und extrakardiale Ödembildung* ist. Die Diagnose läßt sich sofort sichern, wenn man die Flüssigkeitsbilanz aufstellt, bei der die im Körper stattfindende Wasserretention klar zutage tritt. In leichteren Fällen werden nur geringe Mengen der aufgenommenen Flüssigkeit retiniert, in mittelschweren Fällen etwa die Hälfte, in schweren Fällen oft bis zu $^3/_4$ der gesamten zugeführten Flüssigkeitsmenge. Natürlich ist in mittelschweren und schweren Fällen die Ödembildung nicht mehr auf die Knöchel und auf die Unterschenkel beschränkt, sondern es kommt ganz gewöhnlich zu einer ödematösen Anschwellung des Gesichts, der Finger und der Hände, gelegentlich auch zu leichtem Ödem der Labien und der Striae. Die Unterscheidung von dem weiter unten zu besprechenden Krankheitsbild der Nephropathia gravidarum ergibt sich nur daraus, daß bei dem Bild des reinen Hydrops *jede stärkere Albuminurie* und jede nennenswerte *Blutdrucksteigerung fehlt.*

Ursächlich liegt dem ganzen Symptomenkomplex sicherlich eine *Dyshormonose* zugrunde, in dem Sinne, daß vom Hypophysenhinterlappen antidiuretische Wirkstoffe in erhöhter Menge abgesondert werden, die ihrerseits bald zu einer Störung des Ionengleichgewichts führen, die bei Überschreitung einer bestimmten Schwelle das kolloidale Gleichgewicht stört und damit zur erhöhten Durchlässigkeit der Capillarendothelien führt. Die Folge ist eine Zunahme der Fibringlobulinfraktion auf Kosten des Albumins im Blute, woraus ein verminderter osmotischer Druck der Plasmaeiweißkörper und eine erhöhte Transsudation ins Gewebe hinein sich ergibt. Wir werden bei der Besprechung der Pathogenese der Eklampsie auf diese Zusammenhänge noch zurückzukommen haben.

Die *Diagnose* ist unter Heranziehung von Blutdruckmessung, Harnuntersuchung und Berücksichtigung der Flüssigkeitsbilanz leicht. Differentialdiagnostisch ist nach Ausschluß von Herz- und Nierenerkrankungen, die zur Ödembildung führen können, nur die Nephropathia gravidarum zu berücksichtigen, bei der immer hochgradige Albuminurie sich findet.

Die *Prognose* ist unter der Voraussetzung richtiger Therapie eine gute.

Die *Therapie* des Hydrops gravidarum besteht in strenger Bettruhe, salzarmer, in schwereren Fällen sogar salzfreier Kost unter Einschränkung der Eiweißzufuhr und unter besonderer Bevorzugung von Kohlehydraten. Damit erreicht man gewöhnlich sofort eine Ausschwemmung der Ödeme und kann eine Wiederkehr des Zustandes durch diätetische Vorschriften (Einschränkung der Fleischzufuhr, strenge Vermeidung aller Dauerfleischwaren, Bevorzugung von Kohlehydraten und Gemüsen in der Nahrung) wirksam vorbeugen. Nur selten ist es nötig, die Ödemausschwemmung durch kleine Thyreoidingaben (0,1—0,2 pro die) zu unterstützen. Namentlich in vernachlässigten Fällen geht der Hydrops gravidarum oft ohne jede scharfe Grenze unmerklich und ganz allmählich über in das Krankheitsbild der

f) Nephropathia gravidarum.

In dem Namen kommt zum Ausdruck, daß es sich um eine *durch* die Schwangerschaft als solche erzeugte Erkrankung der Nieren handelt, nicht etwa um eine durch die Schwangerschaft verschlimmerte oder gar ganz unabhängig von ihr bestehende bzw. aufgetretene Nierenerkrankung. Die Nephritis in der Gravidität muß von der *Nephropathia gravidarum* (früher auch Nephritis gravidarum genannt) scharf getrennt werden (v. ROSTHORN). Andererseits ist anzumerken, daß häufig ganz fließende Übergänge von der von uns noch als physiologisch anerkannten Albuminuria gravidarum zur Nephropathia gravidarum vorkommen. Demgemäß *entwickelt* sich die Erkrankung *meist schleichend* und stellt einen langsam fortschreitenden, exquisit chronischen Prozeß dar. Die ersten auffallenden Symptome treten gewöhnlich erst nach der Mitte der Gravidität auf und steigern sich dann immer mehr bis zur Geburt, um im Wochenbett relativ rasch zu verschwinden. Fälle mit mehr akutem Verlauf, in denen innerhalb weniger Tage der Prozeß sich zu größerer Höhe entwickelt, sind viel seltener (KERMAUNER).

Das erste Symptom, welches die Kranken gewöhnlich zum Arzte führt, sind *Ödeme.* Anfänglich kaum beachtet, führt zunehmende Anschwellung der *Füße* — die Schuhe werden zu eng —, der bald Ödeme *der ganzen unteren Extremitäten* folgen können, über kurz oder lang zu derartigen Beschwerden, daß ärztliche Hilfe nachgesucht wird. Häufiger erscheint jetzt auch schon das *Gesicht gedunsen,* die Hände dicker (die Ringe werden zu eng), im Harn findet sich *Eiweiß in größerer Menge.* Zuweilen, das gilt namentlich von zu spät und falsch behandelten Fällen, breiten sich die Ödeme über die ganze untere Körperhälfte aus; *dann schwellen die Labien zu dicken,* blaßgelblichen oder mehr weiß durchscheinenden Säcken oder posthornartig gewundenen *Wülsten* an (Abb. 293), die *Striae werden* manchmal zu *regenwurmartig gewundenen,* über das Niveau der Haut vorspringenden *Strängen* und in allerdings sehr seltenen Fällen kommt es sogar zum *Höhlenhydrops.* Damit tritt allgemeine Hilflosigkeit ein, die auch die indolenteste Patientin ärztliche Hilfe heischen läßt. Meist besteht aber schon früher allgemeines Krankheitsgefühl mit großer Mattigkeit, Kopfschmerzen, Übelkeit, gelegentlichem Erbrechen. Der Eiweißgehalt des Harns ist gewöhnlich um 2—3$^0/_{00}$ (ESBACH), steigt aber in den letztgenannten Fällen oft bis zu 6—8$^0/_{00}$ und mehr an. In schweren Fällen gerinnt beim Kochen die ganze Harnsäule. Die *Harnmenge vermindert sich* mit Zunahme der Ödeme *immer mehr* und sinkt bis auf $^1/_2$—$^1/_3$ der Norm, das spezifische Gewicht ist bedeutend erhöht. Im *Sediment* des Harns findet man *hyaline* und besonders *granulierte Zylinder* in großer Zahl, daneben Leukocyten und Epithelien der Harnwege, jedoch niemals Erythrocyten in irgend nennenswerter Menge. Hämaturie, wie sie die akute Glomerulonephritis charakterisiert, fehlt jedenfalls. Ebenso vermißt man jede bedeutende Blutdrucksteigerung, wenn auch die obersten Grenzen des Normalen in den letzten Monaten der Schwangerschaft überschritten werden können. Hochgradige Blutdrucksteigerung gehört nicht zum Bilde der Nephropathia gravidarum und findet sich nur bei Patientinnen mit chronischer Nephritis, der eine Schwangerschaftsnephropathie sich aufgepfropft hat. Im ganzen entspricht also das *Bild einer Nephrose.* Dazu stimmt auch, daß die

Nierenfunktion mit Ausnahme der Wasser- und Salzausscheidung intakt gefunden wird. Indican, Reststickstoff im Blut sind nicht vermehrt. Es besteht also keine Niereninsuffizienz[1].

Während diese schleichend sich entwickelnde, exquisit chronisch verlaufende Form bei richtiger Therapie im allgemeinen eine recht gute Prognose erlaubt, sind *die* in den letzten zwei Schwangerschaftsmonaten gelegentlich *ganz akut einsetzenden Formen ernster zu beurteilen.* Innerhalb weniger Tage bis zu einer Woche kann hier aus scheinbar völliger Gesundheit — die vorhandene Albuminurie wird häufig übersehen — das oben beschriebene Krankheitsbild sich zur Höhe entwickeln, wobei allerdings die Ödeme oft im Hintergrunde stehen und erst relativ spät auftreten. Der Eiweißgehalt steigt bis $10^0/_{00}$ und darüber, Sehstörungen, Flimmern, Dunkelsehen treten auf, die Oligurie nimmt rapid zu. Der Blutdruck geht oft sprungweise innerhalb weniger Tage

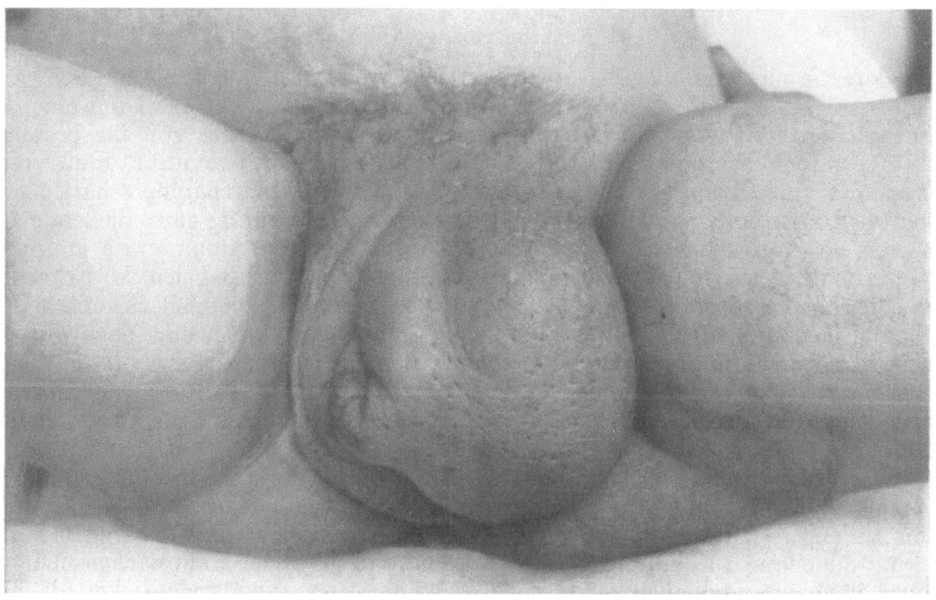

Abb. 293. Ödem der Labien bei Nephropathia gravidarum.

zu höchsten Werten empor, jeden Moment kann Eklampsie ausbrechen. Man kann in solchen Fällen mit einem gewissen Recht von einem *Status praeeclampticus* sprechen.

Die Gefahr der Eklampsie ist es auch, deretwegen die Schwangerschaftsnephropathie stets besonderer Beachtung bedarf. Immerhin braucht man auch hier nicht zu schwarz zu sehen, denn im großen Durchschnitt wird diese Gefahr doch nur bei etwa 8 % aller Nephropathien evident und bei zeitgerechter und richtiger Behandlung läßt sich der Prozentsatz gut auf die Hälfte herabdrücken.

Die *Diagnose* ist nach den genannten Symptomen leicht. Eine Frühdiagnose setzt natürlich voraus, daß in den letzten Monaten der Schwangerschaft der Harn regelmäßig alle 14 Tage untersucht wird und daß vor allem auch kein Fall von Hydrops gravidarum unbeachtet bleibt. Schwieriger oft ist die Entscheidung, ob eine reine Schwangerschaftsnephropathie oder eine Kombination mit akuter oder chronischer Nephritis vorliegt. Die Unterscheidung von ersterer wird ermöglicht durch das Fehlen der Hämaturie, von letzterer durch die mangelnde oder geringfügige Blutdrucksteigerung, das Fehlen der Herzhypertrophie und der Akzentuation des 2. Aortentones; andererseits sichert der hohe Eiweißgehalt und das charakteristische Sedimentbild auch bei gleichzeitig bestehender Nephritis die Diagnose einer aufgepfropften Schwangerschaftsnephropathie.

---

[1] Eigene Erfahrungen mit Unterstützung der Herren Hohlweg und Haas der Gießener medizinischen Klinik.

Das pathologisch-anatomische Bild, soweit es nach schweren, durch Eklampsie oder interkurrente Erkrankungen ad exitum gekommenen Fällen beurteilt werden kann, reiht die Schwangerschaftsnierenerkrankungen unter die Nephrosen im Sinne von FR. V. MÜLLER, VOLHARD-FAHR ein. Schon v. LEYDEN hat gezeigt, daß es sich um *rein* parenchymatöse, *degenerative Veränderungen* handelt, entzündliche Erscheinungen dagegen fehlen. Indes erscheint es kaum zweckmäßig, nur diese Fälle als Schwangerschaftsnierenerkrankungen zu bezeichnen, sondern dieser Name könnte besser generell für alle durch die Schwangerschaft hervorgerufenen Nierenveränderungen in anatomischer und funktioneller Hinsicht verwendet werden. *Die Nephropathia gravidarum* als voll ausgebildetes Krankheitsbild, wie wir es oben geschildert haben, *ist anatomisch in der Hauptsache eine reine Nephrose.* In leichtesten Graden wohl nur in Form einer trüben Schwellung der Harnkanälchenepithelien, und zwar vielleicht nur der Hauptstücke (SUZUKI), sich darstellend, fanden sich in schwereren Fällen neben Ausdehnung des Prozesses auf weitere Abschnitte der Harnkanälchen am Epithel letzterer teilweise Verfettung, Kernschwund, hyalin-tropfige Degeneration (STOERK), Dilatation der Harnkanälchen und starke Eiweißexsudation. Entzündliche Veränderungen am Zwischengewebe fehlen in reinen Fällen wohl sicher. Indes ist aus vereinzelten Fällen (ORTH, LÖHLEIN, FAHR u. a.) bekannt, daß — wahrscheinlich bei den zu Eklampsie neigenden, akut einsetzenden oder mit sprunghafter Blutdrucksteigerung einhergehenden Formen — auch reaktive Veränderungen an den Glomerusepithelien und den BOWMANschen Kapseln nicht völlig fehlen. Die Gefäßveränderungen betreffen vornehmlich die kleinsten Gefäße, während in den größeren Gefäßen auch von FAHR keine Abweichungen von der Norm gefunden wurden.

Die Nierenfunktionsprüfungen (HOLZBACH, JASCHKE, ECKELT, FETZER u. a.) sprechen in demselben Sinne, daß es sich um eine vorwiegend rein nephrotische, also parenchymatöse Erkrankung handelt, während in schweren und ganz akut einsetzenden Fällen Störungen der Gefäßfunktion mindestens nicht sicher auszuschließen sind. Schließlich ist ja auch die hochgradige Ödemneigung ohne jede Gefäßschädigung nicht gut denkbar. Deshalb aber mit HEYNEMANN von einer Glomerulonephrose zu sprechen, scheint uns unberechtigt. Denn schließlich kennt kein Mensch die bei der Nephropathia gravidarum bestehenden anatomischen Veränderungen, und Rückschlüsse aus schweren, vornehmlich an Eklampsie ad exitum gekommenen Fällen sind unseres Erachtens nicht erlaubt. Nach klinischen Erfahrungen wird man immer dort, wo Blutdrucksteigerung besteht, auch Gefäßveränderungen annehmen dürfen, wo eine Blutdrucksteigerung fehlt, sie dagegen auszuschließen haben. In der Placenta derartiger Frauen findet man häufig reichlich Infarkte, seltener Blutungen.

Die *Ursache* der Schwangerschaftsnierenerkrankung ist, wie schon oben erwähnt, dieselbe wie die des Hydrops gravidarum. Man kann sagen, daß die Nephropathia gravidarum gewissermaßen nur ein späteres Stadium und einen höheren Grad der Veränderungen darstellt, die zum Hydrops führen. Genau wie beim Hydrops, findet man auch bei der Nephropathia gravidarum im Blut eine Verminderung der Fibringlobulinfraktion, erhöhte Transsudation ins Gewebe und eine Hyponaträmie im Blutserum. Maßgebend für diese Veränderungen ist nach allem, was wir heute wissen, letzten Endes nur die *vermehrte Absonderung antidiuretischer Wirkstoffe aus dem Hypophysenhinterlappen.* Auch hier ist also eine Vielheit von Störungen vorhanden, nämlich ebensowohl eine Störung im endokrinen wie im Ionengleichgewicht und abhängig davon eine Störung der Eukolloidität.

Die *Prognose* ist für die Mutter wesentlich durch die Eklampsiegefahr bestimmt (s. oben, S. 354); ein Übergang in chronische, auch im Wochenbett bestehen bleibende Nierenerkrankung ist jedenfalls selten. Einige gegenteilige Angaben der Literatur dürften auf Irrtümern in der ursprünglichen Diagnose beruhen. Ebenso ist ein Rezidivieren der Nierenerkrankung in folgenden Schwangerschaften relativ selten. Viel ernster ist die Prognose für die Kinder, von denen 20% tot zur Welt kommen, während ebenso viele durch Frühgeburt in ihren Lebensaussichten geschädigt werden, wozu noch der große Kinderverlust bei den mit Eklampsie komplizierten Fällen kommt.

Die *Prophylaxe* besteht in einer vegetabilienreichen, fettarmen und hinsichtlich des Eiweißgehaltes nicht zu sehr über das Erhaltungsminimum hinausgehenden, an Kohlehydraten jeder Art beliebig reichen Ernährung, neben allgemeiner Körperhygiene[1].

Die *Therapie* ist bei nicht zu weit vorgeschrittenen Fällen recht lohnend. Durch strenge Bettruhe, Eiweißbeschränkung, vor allem durch vorübergehende völlige Entziehung und später starke Einschränkung der Kochsalzzufuhr in der Nahrung bei reichlicher Kohlehydratzufuhr gelingt es meist, in relativ kurzer Zeit die Harnausscheidung zu heben, ja selbst eine richtige Harnflut mit raschem Rückgang der Ödeme und Sinken der Albuminurie zu erzeugen. Versagen diese Maßnahmen, dann mache man regelmäßig einen ausgiebigen Aderlaß von 400—500 ccm, der bei mit Blutdrucksteigerung einhergehenden Fällen von vornherein indiziert ist und eventuell in geringerer Stärke (200—300 ccm) nach 10—14 Tagen wiederholt werden kann. Eine künstliche Schwangerschaftsunterbrechung wegen reiner Nephropathia gravidarum ist kaum jemals gerechtfertigt und kommt nur bei den akuten Fällen mit starker Blutdrucksteigerung (Präeklampsie) in Frage.

---

[1] Vgl. Diätetik der Schwangerschaft.

g) Eklampsie.

Die Eklampsie stellt gewissermaßen die Gestose $\varkappa\alpha\tau'$ $\dot{\epsilon}\xi o\chi\dot{\eta}\nu$ dar, jedenfalls *eine der schwersten und gefährlichsten Störungen im Verlaufe der Gravidität.* Unendlich viel Arbeit und Mühe ist auf die Aufklärung des in vieler Hinsicht rätselhaften Krankheitsbildes verwandt worden; ein unendliches Gebäude von Theorien ist errichtet worden, um das komplizierte Krankheitsgeschehen zu verstehen. Restlose Aufklärung ist bis heute nicht geschaffen; immerhin haben die Forschuugen der letzten 10 Jahre doch so viel Aufklärung gebracht, daß wir heute wenigstens wissen, in welcher Richtung die Lösung dieses Rätsels zu suchen ist.

In früherer Zeit wurde auf Frerichs Autorität hin die Eklampsie als Urämie aufgefaßt, während Traube-Rosenstein sie rein mechanisch als Folge einer akuten Hirnanämie erklärten, die selbst Folge einer Hydrämie Schwangerer sein sollte. Der Erste, der die Eklampsie als eine durch Stoffwechselprodukte des fetalen Organismus erzeugte Intoxikation erklärt hat, ist Fehling gewesen. Über die Art der Stoffwechselstörung war man sich freilich unklar. Interessant und wichtig in diesem Zusammenhange ist aber jedenfalls die Feststellung Zweifels, der im Harn wie Blut Eklamptischer Fleischmilchsäure in pathologisch gesteigerter Menge fand. Danach würde man die Eklampsie etwa als Säurevergiftung des Blutes auffassen dürfen. Neueste Ergebnisse kolloidchemischer Forschungen scheinen diese Ansicht Zweifels zu stützen: nach M. H. Fischer wäre das Ödem, das man ja bei Eklamptischen fast regelmäßig in hochgradiger Ausbildung findet, auf Grund einer Übersäuerung der Gewebe, die zur Quellung und Funktionsschädigung der Zellwände führt, zu erklären. Sowie diese Quellung eine bestimmte Grenze überschreitet, muß es zur mehr minder weit gehenden Sperrung der Diurese und zur Durchlässigkeit der Capillaren für Wasser kommen. Die Schädigung der Capillarfunktion hält ja auch Zangemeister für das primum movens in der Genese der Eklampsie. *Sobald die Capillaren durchlässig sind,* muß es natürlich zum *Hydrops gravidarum* kommen, *bei weiterer Schädigung* zur *Nephropathia gravidarum* und *schließlich* zur *Eklampsie. Alle drei Zustände* sind nur *graduell verschiedene Äußerungen desselben Prozesses.*

Johannes Veit hat als erster, fußend auf den anatomischen Forschungen Schmorls, die Placenta in den Mittelpunkt der ganzen Fragestellung gerückt. Er nahm an, daß eine übermäßige Steigerung des an sich normalen Übertritts von chorialen (syncytialen) Zellelementen ins mütterliche Blut (sog. *Zottendeportation*) zur Eklampsie führe, weil bei solch übermäßiger Anschwemmung placentarer Substanzen die mütterliche Gegenreaktion (Syncytioysinbildung) nicht mehr ausreiche. Veit dachte an drei verschiedene Giftwirkungen der chorialen Zellelemente: ein Krampfgift, ein Gerinnung erzeugendes und ein hämolysierendes Gift. Ähnlich stellt sich Ascoli die Entstehung der Eklampsie vor, nur meint er, daß nicht mangelhafte Syncytiolysinbildung, sondern im Gegenteil die im Überschuß gebildeten Syncytiolysine selbst das anfallauslösende Gift darstellen. Wieder etwas anders dachte sich Weichardt die Eklampsiegenese. Danach sollten erst die bei der Syncytiolyse aus den Zellen frei werdenden Endotoxine, sei es, daß sie in zu großer Menge zugeführt würden oder ihre Unschädlichmachung durch entsprechende Antikörperbildung unterbleibe, zum Ausbruch der Eklampsie führen. Nach Liepmann wäre die Placenta Bildungsstätte und Sitz des Eklampsiegiftes. Die Fälle von Eklampsie ohne Fetus und Eklampsieausbruch nach dem Fruchttod sprechen sicherlich für diese Meinung.

Wieder etwas anders stellt sich Hofbauer die placentare Eklampsiegenese vor. Danach handelt es sich um eine *von der Placenta ausgehende Fermentintoxikation,* wobei eine partielle Leberautolyse in den Vordergrund des Krankheitsbildes gerückt wird. Diese abnormen fermentativen Prozesse in der Placenta würden nach Hofbauer bei der Auflösung abgesprengter Syncytialmassen eine über das physiologische Maß hinausgehende Organalteration, besonders in der Leber, und auf diesem Umwege eine allgemeine Cytotoxikose erzeugen. Neuestens (1918, 1933) glaubt Hofbauer auf Grund inzwischen bekannt gewordener Tatsachen mit großer Sicherheit behaupten zu können, daß neben der Fermentintoxikation besonders eine Hyperfunktion der Hypophyse und des Adrenalsystems für das eigenartige Krankheitsbild verantwortlich zu machen sei. Infolge übermäßiger Produktion der Hormone des Hypophysen-Adrenalsystems komme es zu Gefäßspasmen, welche einerseits die Oligurie und Chlorretention in der Niere, andererseits infolge der Hirnanämie die Krampfanfälle erklärten. Man hätte auch nach dieser Ansicht zwischen der eigentlichen Giftwirkung und der davon unabhängigen Krampfwirkung zu unterscheiden.

In jeder der genannten Hypothesen gibt es gewisse Unklarheiten und Schwierigkeiten. Vor allem ist bis heute noch nicht aufgeklärt, ob es sich um abnorme, von der Placenta gelieferte Stoffe handelt oder ob nur ein Versagen der Abwehrvorrichtungen des mütterlichen Blutes gegenüber quantitativ zu reichlich eingeschwemmten chorialen (blutfremden) Zellbestandteilen vorliegt. Tatsächlich findet man schon normalerweise bei Schwangeren eine sehr wechselnde Abbaufähigkeit gegen Placentareiweiß. Abderhalden selbst scheint geneigt, das Anormale bei der Eklampsie in erster Linie in der Beschaffenheit der Placenta zu suchen.

Gegenüber den bisher besprochenen Theorien fallen andere stark ab. Die interessanteste ist noch die von Dienst. Danach wäre die Eklampsie Folge einer Überschwemmung des mütterlichen Organismus mit Fibrinferment, welches — schon bei normaler Gravidität in vermehrter Menge gebildet — bei den später an Eklampsie erkrankten Schwangeren in besonders großer Menge im Blut, Fruchtwasser, Harn zu finden ist. Tatsächlich ist es Dienst gelungen, durch Injektion von Fibrinogen vielfach bis ins einzelne genau dieselben organischen Veränderungen zu erzeugen, wie sie auch der Eklampsie zukommen. Weniger wahrscheinlich scheint uns die Annahme, daß die Eklampsie einen anaphylaktischen Symptomenkomplex darstelle. Denn fast alle Charakteristika desselben, man denke nur an die Blutdrucksenkung, fehlen bei der Eklampsie.

Es gibt im übrigen kaum noch ein Organ, das nicht mit der Entstehung der Eklampsie in Zusammenhang gebracht wurde. Vor allem haben die Drüsen mit innerer Sekretion und neuestens das reticuloendotheliale System herhalten müssen[1]. Wir wissen ja, daß tatsächlich in der Schwangerschaft im Haushalt der endokrinen Drüsen tiefgreifende Änderungen stattfinden und haben bereits oben auf die Bedeutung vermehrter Hormonproduktion seitens Hypophyse und Adrenalsystem hingewiesen.

Im ganzen haben die letzten Jahre doch manche wertvolle Aufklärung gebracht. Uns persönlich will scheinen, als wären viele Widersprüche lösbar und manchmal Berührungspunkte zwischen den verschiedenen und auf den ersten Blick weit auseinandergehenden Auffassungen vorhanden. Sicherlich dürfen unter diesen Faktoren konditionelle Bedingungen, Wechsel der elektrischen Aufladung bei Warmlufteinbrüchen, und konstitutionelle Momente nicht vernachlässigt werden. So haben BARTELS und HERRMANN[2] in sehr sorgfältigen Obduktionen feststellen können, daß überraschend häufig bei den an Eklampsie Verstorbenen eine Adipositas, Hypoplasie und Lymphatismus sich fanden. Diese Feststellung stimmt mit den klinischen Erfahrungen durchaus überein, und es unterliegt keinem Zweifel, daß sowohl *konstitutionelle wie konditionelle Faktoren oftmals von ausschlaggebender Bedeutung dafür sind, ob eine Schwangere überhaupt eine Eklampsie bekommt und in welcher Art diese Eklampsie bei ihr verläuft.*

Wir selbst waren jedenfalls seit langem überzeugt, daß alles Suchen nach einem besonderen Eklampsiegift, das vom Ei als solchem oder von der Placenta geliefert würde, ziemlich zwecklos sei, und daß Aufklärung nur dann zu erwarten wäre, wenn man tiefer in die Geheimnisse des intermediären Stoffwechsels eindringen würde. Leider erwiesen sich die makro-chemischen Methoden für diesen Zweck als unbrauchbar und erst unter Heranziehung subtiler mikro-chemischer Untersuchungen ist es gelungen, etwas Licht in diese Dinge zu bringen. Mein Schüler ROSSENBECK konnte schon 1927 mit einwandfreier Methodik die seitdem immer wieder bestätigte Feststellung machen, daß bei Eklamptischen im Serum eine Erhöhung der Chlorwerte im Durchschnitt um 10—15% und eine Verminderung der Natriumwerte um 20—25% sich fand, während bis dahin gerade für diese Ionen immer normale Werte angegeben worden waren. Während normaliter im Serum Natriumionen über die Chlorionen überwiegen, ist es *bei den Eklamptischen* gerade umgekehrt. Es besteht also eine *Alkalipenie* und eine dadurch bedingte *relative Azidose*, d. h. eine Azidose, die nicht durch vermehrte Säurebildung, sondern durch eine Verschiebung des Gesamtionenmilieus nach der sauren Seite hin infolge von Alkalimangel zustande gekommen ist. Demgemäß darf man auch die von verschiedensten Seiten gefundene starke Vermehrung der Ammoniakausscheidung im Harn Eklamptischer nicht als Ausdruck einer Azidose auf Basis toxisch gesteigerten Eiweißzerfalls ansprechen, sondern der ganze Vorgang stellt viel eher einen Regulationsvorgang seitens der Niere dar, der den durch Hyponaträmie bedingten Kationenmangel im Blut innerhalb gewisser Grenzen auszugleichen vermag. Da wir nun wissen, daß an der Aufrechterhaltung des Stoffwechselgleichgewichts die anorganischen Ionen in besonderem Maße beteiligt sind und von der Aufrechterhaltung eines bestimmten gegenseitigen Mengenverhältnisses dieser Ionen auch die Erhaltung des eukolloidalen Zustands des lebenden Eiweißes in den Zellen abhängt, so ist klar, daß durch die Feststellungen ROSSENBECKs *ein wichtiger Fortschritt* erzielt war. ROSSENBECK hat übrigens damals die gleiche Vermutung ausgesprochen, die ohne solche Grundlage schon 1918 von HOFBAUER geäußert worden war, daß letzten Endes *vielleicht eine Hyperfunktion der Hypophyse für die Hyponaträmie verantwortlich* sein könnte. In Frage kommt dabei der Hypophysenhinterlappen, der zusammen mit dem Stiel, dem Infundibulum und dem Tuber cinereum anscheinend ein funktionell zusammengehöriges System bildet. Unter den aus dem Hypophysenhinterlappen in den letzten Dezennien isolierten Wirkstoffen haben die die Diurese hemmenden und zur Wasserretention führenden besonderes Interesse deshalb erregt, weil im eklamptischen Symptomenkomplex ja Ödem (Wasserretention) und nephrotische Veränderungen im Vordergrunde stehen. Es geht aber wohl zu weit, wenn ANSELMINO und HOFFMANN eine vermehrte Bildung solcher Wirkstoffe des Hypophysenhinterlappens einseitig in den Vordergrund des ganzen Kausalgeschehens stellen, weil ja zwischen dem eklamptischen Symptomenkomplex und dem Grade der Wasserretention kein Parallelismus besteht. Noch weiter ging in allerneuester Zeit FAUVET[3], der die Eklampsie als direkte Giftwirkung der Hinterlappenwirkstoffe auf Leber und Nieren auffaßt, und zwar auf Grund von Tierversuchen, in denen es ihm gelang, die wichtigsten Organveränderungen, die wir bei der Eklampsie an Leber und Nieren feststellen (vgl. weiter unten) zu reproduzieren. Seine außerordentlich ansprechende Beweisführung hat aber dadurch einen scharfen Stoß bekommen, daß sowohl OHLIGMACHERs wie die an meiner Klinik durch ROSSENBECK und UNBEHAUN durchgeführten Nachprüfungen ein ganz negatives Ergebnis hatten. Den Hypophysenhinterlappen einseitig in den Vordergrund zu rücken, scheint auch deshalb verfehlt, weil in den letzten Jahren von ANSELMINO und HOFFMANN, EUFINGER u. a. festgestellt wurden, daß die Eklampsie in der Mehrzahl der Fälle mit einer *Steigerung der Schilddrüsenfunktion* einhergeht, wonach also dem eklamptischen Symptomenkomplex eine pluriglanduläre Störung zugrunde läge. Diese Auffassung ist um so berechtigter, als vielleicht auch eine vermehrte Adrenalinausschüttung, also eine Hyperfunktion der Nebenniere, als wahrscheinlich in Frage kommt. ROSSENBECK hat inzwischen eine *enorme Natriumspeicherung in der Muskulatur und grauen Hirnrinde bei Eklamptischen* festgestellt. Dieser Befund ist um so wichtiger, als er bei einer Epileptikerin mit schwersten Krampfanfällen nicht zu erheben war, also nicht etwa die Folge der Krämpfe sein kann. Da die Natriumspeicherung in der Muskulatur *Folge der gesteigerten Abscheidung von Hypophysenhinterlappenwirkstoffen* ist, andererseits die schon lange bekannte gesteigerte Spaltung des Traubenzuckers in Milchsäure ohne Mitwirkung des Schilddrüsenhormons nicht möglich ist, wird die *Annahme einer pluriglandulären Störung zwingend.*

Die vermehrte Abscheidung von Hypophysenhinterlappenwirkstoffen ins Blut der Schwangeren hat eine Störung des Ionengleichgewichts zur Folge, die in erster Linie im Natriumstoffwechsel (Natrium-

---

[1] Unter reticuloendothelialem System versteht man die Gesamtheit jener Zellen, die bei intravitaler Färbung mit Indigocarmin und anderen Farbstoffen den Farbstoff in Form feinster Körnchen aufnehmen. Dazu gehören die retikulären Zellen der Milzpulpa, der Rinde und Markstränge und des lymphatischen Gewebes, die Endothelien der Capillaren der Leberläppchen, des Knochenmarks und der Nebennierenrinde und Hypophyse, vielleicht überhaupt aller Gefäßendothelien.

[2] BARTELS u. HERRMANN: Z. Konstit.lehre **11** (1925).   [3] FAUVET: Arch. Gynäk. **156** (1933).

speicherung in der Muskulatur bei gleichzeitiger Hyponaträmie), sekundär auch im Kalium- und Calciumstoffwechsel zur Auswirkung kommt. Eine Folge dieser Dysionose ist eine beträchtliche Steigerung des Kohlehydratumsatzes in den peripheren Verbrauchsstätten, vor allem in der Muskulatur, unter gleichzeitiger Steigerung der Schilddrüsenfunktion. Hand in Hand damit geht eine Sympathicusreizung, davon abhängig ein Calciumanstieg in der Muskulatur und eine Herabsetzung der galvanischen Nerv-Muskelerregbarkeit. Von diesen tatsächlichen Feststellungen aus hat ROSSENBECK folgende Schlüsse gezogen: Reicht die Mehrleistung der Schilddrüse nicht aus, um dem enorm gesteigerten Kohlehydratbedarf in der Peripherie nachzukommen, dann springt wahrscheinlich noch die Nebenniere mit gesteigerter Adrenalinausschüttung ein. Die Nebenniere würde also als Mitaktivator der Glykogenverzuckerung in der Leber für vermehrten Kohlehydratnachschub nach der Peripherie Sorge tragen. Damit kommt es gleichzeitig zu einer Blutdrucksteigerung, die ja im eklamptischen Symptomenkomplex nie vermißt wird. Eine solche *Hyperadrenalinämie* ist aber auf der anderen Seite deshalb gefährlich, weil dadurch die Resynthese der in vermehrter Menge aus der Peripherie zurückströmenden Milchsäure in der Leber lahm gelegt wird, also der Milchsäurespiegel im Blut ansteigt. Dieser Anstieg des Milchsäurespiegels ist seit langem bekannt. Er ist auch nicht etwa Folge der Krämpfe, denn LÖSER und BOKELMANN haben bereits im Status praeeklampticus erhöhte Milchsäurewerte im Blute gefunden. So entsteht also ein Circulus vitiosus, der schließlich zu einer *Erschöpfung der Kohlehydratreserven in der Peripherie* (Muskulatur) *und im Zentralorgan* (in der Leber) führt *und damit* die Katastrophe, nämlich den *Ausbruch der Eklampsie* heraufbeschwören kann.

Dadurch erfährt also die HOFBAUERsche Vermutung eine Bestätigung und gleichzeitig eine Erweiterung. In der gesamten Beweisführung ist nur noch eine, allerdings empfindliche Lücke, nämlich die, daß *bisher die Hyperadrenalinämie nicht einwandfrei erwiesen* ist. Immerhin kennen wir jetzt die Richtung, in der die Lösung des Problems wohl zu suchen ist und dürfen heute schon sagen, daß die **Eklampsie ein pluriglandulärer Symptomenkomplex** ist.

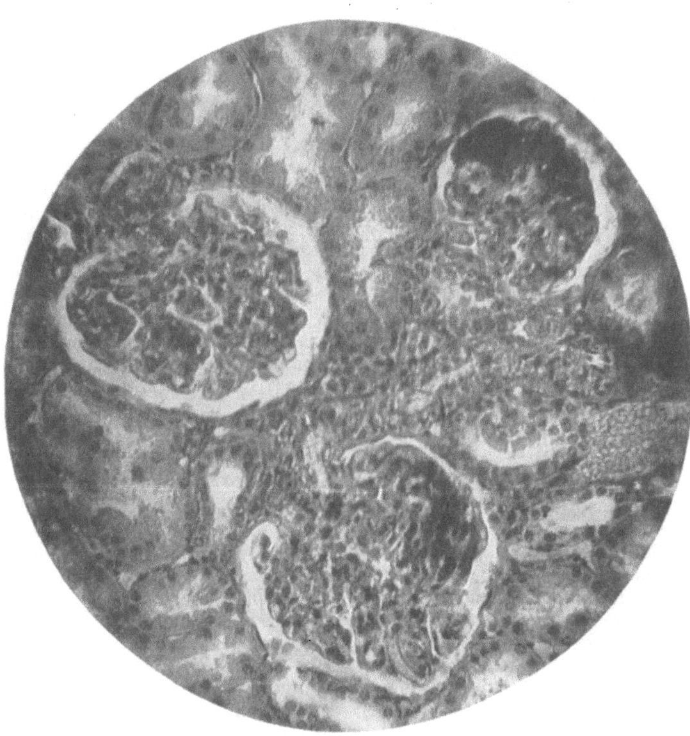

Abb. 294.
Eklampsieniere (Leitz, Obj. 6, Ok. 3). Quellung und Verklumpung der Glomeruluscapillaren. Nekrosen im Harnkanälchenepithel.

Anatomisches Bild der Eklampsie. Neben älteren Untersuchungen von BOUFFE DE SAINT-BLAISE verdanken wir vor allem den Untersuchungen von SCHMORL und LUBARSCH eine so genaue Kenntnis des pathologisch-anatomischen Bildes der Eklampsie, daß man selbst ohne Kenntnis klinischer Daten imstande ist, die Diagnose auf Eklampsie zu stellen. *Multiple Thrombenbildung, degenerative Organveränderungen,* namentlich Verfettung, Nekrose, Blutung in den verschiedensten parenchymatösen Organen machen das wechselvolle, aber doch immer charakteristische Bild der Eklampsie aus. Die *Thromben* sitzen vor allem *in der Niere* (Glomerulusschlingen, Capillaren und vorcapillaren Zweigen) *und Leber* (inter- und intralobulären Pfortaderästen); aber auch in den *Lungen,* in den feinsten Ästchen der *Hirnrinde* und des Hirnstamms. Im *Herzmuskel* werden sie selten vermißt. Die typischsten degenerativen Veränderungen finden sich regelmäßig in Niere und Leber. In der Niere sind es vor allem degenerative Prozesse am sezernierenden Epithel, die schließlich zur Nekrose führen, seltener Hämoglobininfarkte. Neuestens gibt FAHR Quellung der Wand der Glomeruluscapillaren als regelmäßige Veränderung an (Abb. 294). Die *Eklampsieniere* ist im allgemeinen dunkelblaurot, geschwellt, so daß sie aus der maximal gespannten Kapsel beim Einschneiden gleich herausspringt. Doch gibt es auch da Ausnahmen, und wir haben wiederholt schwerste Fälle gesehen, bei denen im Gegenteil die Niere ganz schlaff, schmutzig graurot und klein war. In der Leber wird niemals albuminöse Degeneration vermißt, vor allem aber finden sich konstant hämorrhagische, anämische Nekrosen, die gewöhnlich schon mit freiem Auge erkennbar sind und der *Eklampsieleber* ein charakteristisches, buntscheckiges Aussehen verleihen (vgl. Abb. 295). Sehr wechselnd in ihrer Ausdehnung ist die Fettdegeneration im Leberparenchym. In den Lungen findet man neben den erwähnten Thromben und den von ihnen veranlaßten, vorwiegend subpleural sitzenden Blutungen häufig Fettemboli, sowie nicht selten infolge von Aspiration ausgedehnte pneumonische Prozesse. Am Herzen wurden vielfach *subepikardiale Blutungen* gelegentlich perikardiale Ausschwitzungen, im Muskel konstant *Nekrose,* Blutungen, albuminöse und fettige *Degeneration* gefunden. Schließlich sind als konstant punktförmige, selten größere *Blutungen in der Hirnrinde und* im *Hirnstamm* anzusehen, die allerdings, wie überhaupt Blutungen, zum Teil mehr auf die Krämpfe zurückzuführen sein dürften. Andere Veränderungen, wie Blutungen und Nekrose in Pankreas, Nebenniere, Schilddrüse usw. sind als inkonstante Befunde anzusehen. In 40% der Fälle findet man auch ein *Hirnödem.* Diese Veränderungen sind offenbar pathogenetisch nicht gleich zu werten. Nur die Veränderungen degenerativer Natur dürften der Eklampsie eigentümlich sein, während die Hämorrhagien und von diesen abhängige Degeneration mehr den Krämpfen und der Blutdrucksteigerung zuzuschreiben sind. *Nicht die einzelnen Organveränderungen, sondern ihr Zusammentreffen macht das charakteristische anatomische Bild der Eklampsie aus.*

Symptome und Diagnose. Die Eklampsie tritt wie ihr Name sagt, gewöhnlich ganz plötzlich auf. Das wichtigste Symptom, welches in jedem Fall die Diagnose sichert, ist *der eklamptische Anfall.* Unter Bewußtseinsverlust, Erweiterung der Pupillen treten zunächst leichte Zukkungen der Gesichtsmuskeln, oft auch schon der Arm- und Beinmuskulatur auf, die zunächst kaum merkbar binnen weniger Sekunden in eine tonische Kontraktion der Körpermuskulatur übergehen und selbst nur einen kurzen Übergang zu klonischen Krämpfen der gesamten Körpermuskulatur bilden. Die Kranke bäumt sich auf, sobald die krampfartigen Zuckungen der Rücken- und Nackenmuskulatur „die Wirbelsäule wie einen Bogen" spannen (BUMM), im nächsten Moment schlägt sie mit den Händen weit um sich, wirft die Beine herum, beißt sich unter knirschendem Geräusch der Zähne in die Zunge oder Lippen. Zwischen diesen ruckartig erfolgenden Schlägen der Muskulatur treten tonische Krämpfe der Atemmuskulatur auf, das Gesicht schwillt blaurot an, Schaum tritt vor den Mund — schließlich löst sich mit einem tiefen röchelnden

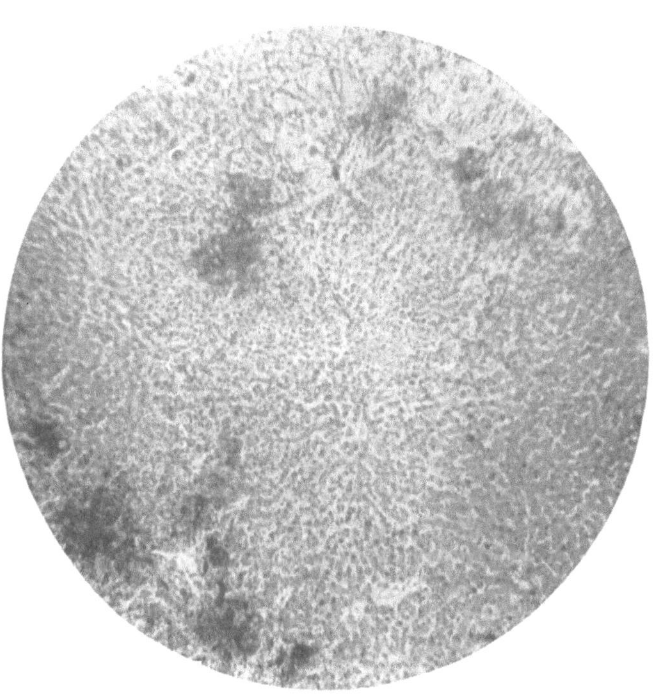

Abb. 295.
Eklampsieleber (Leitz, Obj. 3, Ok. 1). (WEIGERTS Fibrinfärbung zur Darstellung der Blutungsherde.) Daneben Nekrosen deutlich erkennbar.

Atemzug nach $^1/_2$—1—$1^1/_2$ Minuten Dauer der ganze Krampf, die Pupillen verengern sich maximal und bleiben starr. Die Kranke liegt schnarchend, bewußtlos, aber ruhig in ihrem Bette, bis nach wechselnder Pause ein neuer Anfall eintritt.

Häufen sich die Anfälle, dann nimmt die Cyanose zu, die *Atmung* wird infolge der im Rachen sich ansammelnden Schleimmassen dauernd röchelnd, der Puls ist schnell, aber gewöhnlich auffallend hart und gespannt, der Blutdruck stark erhöht (180—250 mm Hg), das Bewußtsein kehrt überhaupt nicht wieder, in tiefem Koma liegen die Kranken in den Pausen zwischen zwei Anfällen da. Jede neue Wehe, ein Geräusch, eine leichte Berührung, ein geringer Eingriff wie der Katheterismus oder die innerliche Untersuchung löst einen neuen Anfall aus. Die Temperatur steigt infolge der Krämpfe oder einer Alteration der thermoregulatorischen Zentren in der Gegend des Tuber cinereum oder unter einer komplizierenden Aspirationspneumonie — im tiefen Koma tritt unter zunehmendem Lungenödem und Erlahmung des Herzens der *Exitus* ein. Das kann schon nach wenigen schweren Anfällen der Fall sein, andererseits ist nach sehr vielen Anfällen noch Heilung beobachtet. Fehlen dabei wesentliche pathologisch-anatomische Vereinbarungen, dann spricht man von Hirneklampsie (L. SEITZ).

Das Bild des Anfalls ist jedenfalls so charakteristisch, daß es kaum mit anderen Krankheitsbildern verwechselt werden kann. Zur *Unterscheidung von* den ihm ganz ähnlichen *epileptischen Krämpfen* dient einmal die Anamnese, ferner die bei Epilepsie fehlende Störung der Nierenfunktion. Je schwerer die Eklampsie, desto geringer ist gewöhnlich die Harnsekretion. Der spärliche Harn gerinnt beim Kochen nahezu vollständig. Ein *Eiweißgehalt von 12—15⁰/₀₀* bei entsprechend hohem spezifischen Gewicht ist die Regel, im Sediment finden sich *reichlich Zylinder verschiedenster Art*; schließlich kann vollständige Anurie eintreten. Eine Verwechslung mit hysterischen Krämpfen ist für den aufmerksamen Beobachter stets leicht zu vermeiden (Fehlen der Cyanose, vorhandene Pupillenreaktion, negativer Harnbefund bei Hysterie). Tetanus und Strychninvergiftung zeigen ein Überwiegen tonischer Krämpfe.

Schwieriger kann die Differentialdiagnose werden, wenn man eine Eklamptische bereits im tiefen Koma zu sehen bekommt und keine Krämpfe mehr auftreten. So erinnere ich mich eines Falles von Meningitis, der uns als Eklampsie eingeliefert wurde, bei dem uns aber eine auffällige Nackenstarre Verdacht erweckte, der durch das Ergebnis der Spinalpunktion bestätigt wurde. Zur Unterscheidung von Krämpfen bei Urämie dient die Rest-N-Bestimmung im Blut. Bei Eklampsie fehlt gemeinhin jede Rest-N-Erhöhung.

In manchen Fällen gehen den eklamptischen Anfällen *Vorboten* voraus. Daher gehören Kopfschmerz, Schlaflosigkeit rasch vorübergehende Unbesinnlichkeit, Sehstörungen in Form von Flimmern, Mouches volantes, Lichtscheu, Übelkeit, Erbrechen, Schmerzen in der Magengegend. Diese subjektiven Vorzeichen gehen den Anfällen oft nur wenige Stunden, in anderen Fällen aber in steigender Zahl und Intensität wochenlang voraus. *Eines der wichtigsten Prodrome* ist aber *steigender Eiweißgehalt des Harns und fortschreitende Blutdruckerhöhung.* Auch eine Verminderung der galvanischen Erregbarkeit, die normaliter in der Schwangerschaft gesteigert ist, scheint ein brauchbares Prodrom der Eklampsie zu sein (SPIEGLER). Interessant sind Fälle von zum Teil schwerster Eklampsie, die ohne Krämpfe, ja selbst ohne Bewußtseinsstörung einhergingen, dann unter unklaren Symptomen zum Exitus kamen und erst am Obduktionstisch nach dem anatomischen Bilde als Eklampsie gedeutet wurden (sog. *Eklampsie ohne Krämpfe*). Da man gerade bei dieser Form der Eklampsie die schwersten Leberveränderungen gefunden hat, will L. SEITZ sie als *hepatogene Eklampsie* bezeichnet wissen.

Nach einigen schweren Anfällen beginnen gewöhnlich Wehen, zuweilen erfolgt dann sogar rasch die Geburt. In etwa 40% der Fälle aber sistieren mit den Anfällen auch die Wehen wieder und die Schwangerschaft kann ungestört bis zum Ende weiter gehen (sog. *interkurrente Eklampsie*). Ebenso kommt es vor (etwa ¹/₃ der Fälle), daß die Eklampsie erst während der am normalen Schwangerschaftsende in Gang gekommenen Geburt ausbricht; am seltensten ist die *Wochenbettseklampsie,* die erst einige Stunden, noch seltener gar erst 1—2 Tage post partum zum Ausbruch kommt. Recht selten (kaum 2%) ist ein Rezidiv der Eklampsie.

Die allgemeine *Häufigkeit der Eklampsie* schwankt nach Gegenden außerordentlich, beträgt aber im großen Durchschnitt etwa 0,2%. Während des Weltkrieges wurde mit Knapperwerden der Eiweiß- und Fettzufuhr die Eklampsie viel seltener. Sie ist ganz allgemein bei Erstgebärenden häufiger verläuft aber bei diesen oft günstiger als bei Mehrgebärenden. In der Stadt wird die Eklampsie häufiger beobachtet als auf dem Lande.

Mit einigen Worten sei noch der *Nachkrankheiten der Eklampsie* gedacht. Besonders zu fürchten ist die *Schluckpneumonie,* die unserer Erfahrung nach bei den meisten erst nach einigen Tagen zum Tode führenden Fällen die eigentliche Todesursache darstellt. Sehr häufig sind ferner *die capillaren Hirnembolien,* die zu Verwirrtheit, aphasischer Störung, Worttaubheit, partieller Lähmung von Gesichts- und anderen Muskeln führen können, seltener Sehstörungen mit Amaurose infolge von kleinen, durch die Krämpfe veranlaßten Netzhautblutungen. Auch eine Ablatio retinae ist vereinzelt beobachtet worden. Natürlich können auch richtige Apoplexien in Rückenmark und Gehirn, Gefäßrupturen an anderen Stellen zustande kommen, doch sind derartige Fälle immerhin selten.

Über die *Prognose der Eklampsie* lassen sich ebenfalls schwer zuverlässige Angaben machen. Sie schwankt nach Kliniken und Gegenden ebenso wie die Schwere der Erkrankung, andererseits ist niemals ganz sicher festzustellen, wieviel etwa auf Konto der Therapie zu setzen ist. HAMMERSCHLAG machte die Angabe, daß die Eklampsiemortalität 0,1% der gesamten weiblichen Mortalität in europäischen Städten beträgt und in Beziehung zur Geburtenziffer 0,03—0,05% ausmacht. Im allgemeinen wurde die Mortalität der Eklampsie bis zur Einführung der Schnellentbindung auf etwa 30% geschätzt und bei fehlender ärztlicher Behandlung auf etwa 50%. Die Mortalität bei Erstgebärenden ist um etwa 10% geringer als bei Mehrgebärenden. Es handelt sich also *jedenfalls* um eine *sehr gefährliche Komplikation*; indessen ist seit Einführung der Schnellentbindung die Mortalität auf etwa die Hälfte (15—20%) gesunken und es scheint wohl möglich, dieselbe vielleicht noch weiter auf 5—10% herabzudrücken.

Im allgemeinen ist die Prognose um so ungünstiger, je schwerer die einzelnen Anfälle sind, je gehäufter sie auftreten, wobei besonders die Zahl der Anfälle vor Entleerung des Uterus in Frage kommt. Freilich erleidet diese Regel viele Ausnahmen. Auch die Stärke der Albuminurie gibt einen gewissen Anhaltspunkt für die Schwere der Erkrankung. Wichtiger aber noch erscheint der Grad der Oligurie. Wo es zu vollständiger Anurie kommt, ist die Prognose immer sehr ernst, wenngleich auch dann noch rasche Reparation möglich ist. Prognostisch zu verwerten ist die Oligurie besonders dann, wenn sie von Beginn der Behandlung an dauernd zunimmt. Feineren Einblick in die Schädigung der Nierenfunktion gewährt die Bestimmung der Chlorausscheidung. Je stärker und plötzlicher die Chloride im Harn zurückgehen, um so ungünstiger ist die Prognose zu stellen.

Verschiedentlich (HOTALING, GAMMELTOFT u. a.) ist auch versucht worden, den Gehalt des Harns an Ammoniakstickstoff prognostisch heranzuziehen. Je höher derselbe ist, um so schwerer dürfte die Intoxikation sein. Wichtiger noch erscheint die Erhöhung des Aminosäurenstickstoffes, die auf stärkere Leberschädigung hindeutet und damit den Fall zu einem prognostisch ungünstigen stempelt. Als ein recht verläßliches prognostisches Zeichen ist nach unserer Erfahrung das Verhalten des Blutdrucks dann aufzufassen, wenn trotz Fortdauer der Anfälle der Blutdruck Neigung zum Sinken zeigt und gleichzeitig der Puls frequent wird. In allen diesen Fällen ist mit einem Erlahmen der Herztätigkeit zu rechnen.

Kein einziges der genannten prognostischen Zeichen ist für sich allein ganz zuverlässig, was bei der Vorhersage natürlich immer in Rechnung zu ziehen ist.

Auch für die Kinder ist die Prognose durchaus nicht günstig, da etwa 30—40% zugrunde gehen.

Die *Prophylaxe der Eklampsie* ist eine rein diätetische (vgl. Physiologie der Schwangerschaft S. 125f.). Namentlich bei bemerkter Neigung zu Albuminurie[1] wird eine Beschränkung der Eiweißzufuhr auf wenig über das Erhaltungsminimum, eine Reduktion der Fettzufuhr und stattdessen eine starke Vermehrung der Kohlehydratzufuhr geboten sein. Reicht das noch nicht aus, dann muß auch der Salzgehalt der Nahrung beschränkt werden, letzteres besonders in Fällen mit Ödemneigung.

Therapie. Entsprechend den vielfach wechselnden Ansichten über die Pathogenese der Eklampsie ist auch die Therapie vielen Schwankungen ausgesetzt gewesen. Man kann sogar sagen, daß es auch heute noch eine allgemein anerkannte Eklampsietherapie nicht gibt. Trotzdem bestehen, wenn man auf das Wesen der Dinge blickt, zwischen scheinbar so extrem sich gegenüberstehenden Methoden wie der aktiven und der konservativen Art der Behandlung keine weitgehenden prinzipiellen Differenzen. Bei dem beschränkten Raum, der uns zur Verfügung steht, müssen wir historische Remineszenzen vermeiden und wenden uns gleich der Frage zu, was denn mit den eben erwähnten Methoden der aktiven und konservativen Behandlung erstrebt und erreicht wird.

Schon von alten Geburtshelfern, wie MAURICEAU und besonders DELEURYE, wurde die rasche Geburtsbeendigung empfohlen, von letzterem sogar in der klaren Erkenntnis, daß nur die Gegenwart des Eies es sei, welche die Krankheit verursache, so daß seine Entfernung das einzige Mittel zur Heilung darstelle. Freilich scheiterte eine Umsetzung dieser Erkenntnis in der Praxis allzu oft an der Unzulänglichkeit oder mindestens Gefährlichkeit der damals zur Verfügung stehenden stehenden Methoden des Accouchement forcé. Darin trat erst ein Wandel ein, als DÜHRSSEN uns die Methode der vaginalen Hysterotomie gelehrt hatte. Namentlich BUMM hat zu Beginn des Jahrhunderts sich energisch um die Verbreitung der Methode

---

[1] Regelmäßig in Abständen von etwa 14 Tagen in der zweiten Hälfte der Schwangerschaft vorgenommene Harnkontrollen sind dazu natürlich Voraussetzung.

als der „Eklampsietherapie" bemüht und sein Schlagwort (1903): „Die sofortige Entbindung ist die beste Eklampsiebehandlung", hat bald allgemeine Anerkennung gefunden; dies um so mehr, als die Erfolge verblüffend waren; ging doch die Mortalität, die bei den alten Behandlungsmethoden nie unter 25—30% hatte heruntergedrückt werden können, mit einem Schlag auf 12—15% herunter. Das war in der Tat ein so ungeheurer Fortschritt, daß die allgemeine Begeisterung für die sofortige Entbindung bei jedem Eklampsiefall wohl verständlich wird. Freilich mußte die immer noch sehr hohe Mortalitätsziffer einer gewissen Skepsis Raum lassen; denn wenn die sofortige Entbindung wirklich eine Art kausaler Therapie darstellt, dann war eigentlich unverständlich, warum es nicht gelingen sollte, die Mortalität noch weiter herabzudrücken. Gewiß, die Methode konnte oftmals erst zu spät angewendet werden und der größte Teil der Mißerfolge mag damit erklärbar sein, zumal alle Autoren zeigen konnten, daß bei sofortiger Hysterotomie nach dem ersten Anfall die besten Resultate erzielt wurden. Aber es gibt doch auch da resistente, offenbar besonders schwere Fälle, die beweisen, daß die sofortige Entbindung wohl eines der sichersten Mittel sei, die Heilung des Eklampsismus einzuleiten, daß aber auch dieses Mittel versagen kann, wenn die durch den Eklampsismus bereits gesetzten Organveränderungen schon zu schwer waren.

Vor allem aber erstand um 1907 in STROGANOFF ein neuer Vorkämpfer der abwartenden, wesentlich mit Narkoticis arbeitenden Methode, womit man in gewissem Sinne zu den Methoden von NÄGELE, SPIEGELBERG, SCANZONI, G. VEIT zurückkehrte. STROGANOFFs Methode bestand darin, daß die Kranke in verdunkeltem Raum unter Fernhaltung aller Außenreize streng isoliert, zur Vornahme jeder Untersuchung, des Katheterismus usw. leicht narkotisiert wurde und im übrigen in bestimmten Abständen Morphium[1] subcutan und Chloralhydrat rectal bekam.

Das Schema STROGANOFFs ist folgendes:

1. Injektion von 0,015 Morphium hydrochlor.

2. 1 Stunde später 2,0 Chloralhydrat, noch besser Dormiol oder 2 ccm 20% Luminalnatriumlösung in 300 ccm Milch rectal.

3. 3 Stunden nach Beginn der Behandlung 0,015 Morphium hydrochlor subcutan.

4. 7 Stunden nach Beginn der Behandlung 2,0 Chloralhydrat bzw. Dormiol in 300 ccm Milch rectal.

5. 13 Stunden nach Beginn der Behandlung 1—2,0 Chloralhydrat bzw. Dormiol in 300 ccm Milch rectal.

6. 21 Stunden nach Beginn der Behandlung 1,5 Chloralhydrat bzw. Dormiol in 300 ccm Milch rectal.

Bei völlig erweitertem Muttermund wurde, wenn die Anfälle inzwischen nicht völlig sistiert hatten, per forcipem entbunden. STROGANOFF berichtet 1909, daß er bei 330 mit dieser Methode behandelten Frauen nur eine Mortalität vom 6,9% gehabt hätte. Dieser Erfolg mußte Aufmerksamkeit erregen; trotzdem konnte sich STROGANOFF erst ganz allmählich durchsetzen; besonders als P. ZWEIFEL empfahl, die STROGANOFFsche Behandlung mit einem *Aderlaß* von niemals weniger als 500 ccm Blut zu verbinden. Im ganzen gelang mit dieser Methode doch eine *Herabsetzung der Mortalitätsziffer auf 8—10%.*

Freilich gab es auch da immer wieder Rückschläge; an einer und derselben Klinik wurden bei großen Serien von Eklampsiefällen mit der ZWEIFEL-STROGANOFFschen Therapie günstige, dann wieder einmal ungünstige Resultate erzielt, so daß es ganz genau so ging wie mit der operativen Therapie. Zuletzt hat noch STOECKEL in Leipzig einen groß angelegten Versuch gemacht, die Leistungsfähigkeit beider Methoden an dem Leipziger Material zu vergleichen, mit dem Ergebnis, daß die operative Therapie eine Mortalität von 8,4% gegenüber 8,5% bei abwartender Behandlung ergab.

Im ganzen kann man also nur sagen: *Beide Verfahren leisten ungefähr gleiches hinsichtlich der Mortalitätsziffer,* so daß zu einer Ablehnung des einen oder des anderen keine Berechtigung besteht. Etwas anders stellen sich die Dinge freilich dar, wenn man in eine Einzelanalyse der Fälle eintritt, die naturgemäß jeder Autor nur für sein eigenes Material mit genügender Genauigkeit durchzuführen vermag. Dann ergeben sich doch gewisse Unterschiede zwischen den beiden Verfahren.

---

[1] Erstmals von SCANZONI (1859) empfohlen, später bes. von G. VEIT propagiert.

Zunächst hat sich einmal an dem reichen Material ZWEIFELs herausgestellt, daß die abwartende Behandlung, verbunden mit dem Aderlaß, bei der Schwangerschafts- und Wochenbettseklampsie ganz wesentlich bessere Resultate ergibt als die aktive Behandlung (5 bzw. 4,8 % Mortalität gegenüber 28,5 bzw. 27,1 % der aktiven Behandlung), während bei den Geburtseklampsien die Differenzen so gering sind, daß man für keine der Methoden besondere Vorzüge ablesen kann. Daraus wird man jedenfalls den Schluß ziehen dürfen: *Bei einer in der Schwangerschaft ausbrechenden Eklampsie soll* unter allen Umständen *abwartend behandelt werden,* schon mit Rücksicht auf das Kind, das bei sofortiger Entbindung meist wegen mangelnder Lebensfähigkeit verloren ist. Auch bei den Wochenbettseklampsien wird man von heroischen Maßnahmen, wie etwa einer Totalexstirpation des Uterus mindestens keine Besserung zu erwarten haben.

Nach unserer eigenen Erfahrung müssen wir diese Angabe ZWEIFELs bestätigen und halten demgemäß *bei Schwangerschafts- und Wochenbettseklampsien prinzipiell das abwartende Verfahren mit großem,* eventuell wiederholtem *Aderlaß* und entsprechender diätetischer Behandlung für *das richtigere.* Es rettet manches Kind, vermeidet bei der Wochenbettseklampsie jede Verstümmelung der Frau. Vor allem wird auf diese Weise die Möglichkeit geschaffen, daß die Patientin zunächst in Behandlung ihres Arztes bleiben kann und der an sich schon eine Schädigung bedeutende Transport in eine Klinik bis zum Aufhören der Anfälle verschoben werden kann. In Fällen, die auf die STROGA-NOFF-ZWEIFELschen Therapie nicht sofort ansprechen, ist dagegen die Überführung in eine Klinik mittels Sanitätsautos dringend geboten, weil bei Versagen der abwartenden Methode aktivere Verfahren am Platze sind[1].

Hinsichtlich der Geburtseklampsie ergibt zwar die Mortalitätsstatistik keine wesentlichen Unterschiede zwischen beiden Verfahren, die Einzelanalyse der Fälle hat uns aber doch zweierlei gelehrt; Einmal unterliegt es gar keinem Zweifel, daß bei prinzipieller Schnellentbindung, id est vaginaler oder abdominaler Schnittentbindung möglichst nach dem ersten Anfall, viele leichte Fälle ganz unnötig operiert werden und angesichts der mit diesen Eingriffen verbundenen, wenn auch geringen Mortalität, doch manches Frauenleben geopfert wird. Wo keine Schnittentbindung möglich ist, wie in der allgemeinen Praxis, und das Accouchement forcé in Form brüsker Dilatations-methoden, vorzeitiger Wendung, forcierter Extraktion und atypischer Zangenopera-tionen an ihre Stelle gesetzt wird, dort fällt nicht nur manches Frauenleben Riß-verletzungen und puerperaler Infektion zum Opfer, sondern es bleiben auch als Folge von Rißverletzungen schwere Schäden in Form von Descensus und Prolaps zurück, wie auch manche sekundäre Sterilität auf derartige forcierte Eingriffe zurück-zuführen ist.

Für alle die Fälle, die aus irgendeinem Grunde der bei Geburtseklampsie immer vorzuziehenden klinischen Behandlung nicht zugeführt werden können, ist unter allen Umständen die abwartende Behandlung jedem Accouchement forcé vorzuziehen.

Andererseits lehrt uns die klinische Erfahrung, daß es *falsch* ist, einem Prinzip zu-liebe *in jedem Fall starr an der abwartenden Behandlung festzuhalten.* Unsere persön-liche Erfahrung hat uns gezeigt, daß die ZWEIFEL-STROGANOFFsche Behandlung im Durchschnitt bessere Resultate ergeben hat als die operative Schnellentbindung, sie hat aber auch gelehrt, daß es zweckmäßig ist, *in schweren Fällen, bei denen die Anfälle trotz der Behandlung fortdauern,* nicht unbedingt zu warten, bis nach Entfaltung des Cervicalkanals und völliger Erweiterung des Muttermundes die Zangenoperation möglich ist, sondern in solchen Fällen doch lieber *auch einmal* zur *Schnittentbindung* zu greifen. Das nennen wir mit ENGELMANN die *Therapie der mittleren Linie.*

Rücksicht auf das Kind darf — von einzelnen Fällen abgesehen — nicht bestimmend auf unseren Entschluß wirken, um so weniger, als auf große Reihen berechnet die Resultate der abwartenden wie der aktiven Behandlungsmethode in dieser Hinsicht ungefähr gleich sind. Nur bei den Schwangerschaftseklampsien gibt die abwartende Methode für das Kind bessere Resultate. Wenn demnach kein starres Schema für die Behandlung angegeben werden kann, so liegt das im wesentlichen daran, daß eben die Eklampsiefälle zu verschieden sind, als daß ein Verfahren für alle am besten wäre. *Individualisieren* auf Grund sorgfältiger klinischer Beobachtung und möglichst großer

---

[1] Siehe weiter unten Behandlung der Geburtseklampsie.

klinischer Erfahrung *wird bei der Eklampsie wohl immer das beste bleiben*, denn die Verschiedenheit der Einzelfälle in Hinsicht auf ihre Reaktion auf diese oder jene Behandlungsmethode hängt natürlich am meisten davon ab, wieweit durch den Eklampsismus lebenswichtige Organe, vor allem Leber und Nieren, seltener einmal das Herz schon geschädigt sind; ganz abgesehen von den Fällen, in denen etwa wegen einer größeren Hirnblutung jede Therapie erfolglos bleiben muß.

Unter diesen Einschränkungen empfehlen wir persönlich folgende *Therapie der mittleren Linie:*

Im Prinzip immer abwartendes Verfahren, ganz besonders bei Schwangerschafts- und Wochenbettseklampsie. Auch bei den Geburtseklampsien ist das STROGANOFFsche Verfahren unter Hinzufügen des Aderlasses von 300—500 ccm und der Entbindung bei erweitertem Muttermund im allgemeinen für uns das Gegebene. Abweichungen erachten wir aber in jedem Fall für notwendig, in dem sich herausstellt, daß diese Behandlung nicht zum Aufhören der Anfälle führt. Dann soll zur Schnittentbindung und bei Wochenbettseklampsien gegebenenfalls auch zur Totalexstirpation geschritten werden, wenn nicht etwa auf Grund irgendeiner besonderen Komplikation wie einer Apoplexie, Herzschwäche u. dgl. eine Kontraindikation gegeben und auch von blutigem Eingriff eine Wendung zum Besseren nicht mehr zu erwarten ist. Ganz unberührt von diesem Streit der Meinungen bleiben aber die bei jeder Eklampsie sofort anzuwendenden Maßnahmen: 1. Bei jedem Anfall sofort einen Gummikeil, im Notfall einen mit einem Taschentuch umwickelten Löffelstiel zwischen die Zahnreihen zu schieben; 2. niemals während der Bewußtlosigkeit Flüssigkeit oder gar andere Nahrung einzuflößen (Gefahr der Aspirationspneumonie!); 3. Fernhaltung aller äußeren Reize.

Mit Aufhören der eklamptischen Anfälle ist natürlich nicht der zugrunde liegende Krankheitsprozeß ohne weiteres abgeschlossen und danach klar, daß die *Nachbehandlung* nur die Fortsetzung der mit der Bekämpfung des eklamptischen Anfalles eingeleiteten Therapie darstellt.

Dabei erfordert vor allem der *Zustand der Nieren* ganz besonders Aufmerksamkeit. Freilich kann man fast allgemein die Erfahrung machen, daß sofort nach der Entbindung und besonders, wenn ein reichlicher Blutverlust mit derselben verbunden war, der Umschwung sehr rasch einsetzt. Selbst nach schweren eklamptischen Anfällen und nach längerem tiefem Koma pflegt innerhalb von 24—48 Stunden das Bewußtsein zurückzukehren — die retrograde Amnesie bleibt, die Ödeme gehen rasch zurück, die Eiweißausscheidung sinkt danach rapid auf 4—5 $^0/_{00}$ Esbach und oft schon nach 4—5 Tagen auf 1,5—2 $^0/_{00}$, die Cylindrurie nimmt ebenfalls rasch ab, die Harnausscheidung wird bei Bettruhe und unterstützt durch eine kochsalzarme oder kochsalzfreie Diät überschießend, bis durchschnittlich nach 8—14 Tagen ein Gleichgewichtszustand insofern eingetreten ist, als die Flüssigkeitsbilanz wieder normale Relation ergibt, der Eiweißgehalt bis auf geringe Mengen gesunken ist und Zylinder nur noch ganz vereinzelt nachgewiesen werden können. Bis zur völligen Restitutio ad integrum vergehen allerdings oft 4—6 Wochen und es unterliegt keinem Zweifel, daß in Fällen, in denen eine sorgfältige und genügend lange Überwachung und diätetische Behandlung im Wochenbett unterblieb, dauernd Schädigungen der Nieren zurückbleiben können.

Vor eine besonders schwierige Aufgabe ist man in den Fällen gestellt, in denen trotz der Entbindung die Anfälle fortdauern oder gar erst im Wochenbett die Eklampsie ausbricht. Hilft hier ein ausgiebiger Aderlaß nicht, vermag auch eine Infusion von Ringerlösung oder Normalschwangerenserum nicht, den Umschwung zum Besseren herbeizuführen, kommt es unter Fortdauer der Anfälle und des Komas zu einer zunehmenden Oligurie und schließlich Anurie, dann ist der trübe Ausgang kaum aufzuhalten. In solchen Fällen empfehlen wir als letzten Versuch die zuerst von EDEBOHLS empfohlene und dann namentlich von SIPPEL propagierte *Dekapsulation beider Nieren.* Findet man die Nieren blaurot, vergrößert, die Kapsel gespannt, dann darf man nach unserer Erfahrung von dem Eingriff eine direkt lebensrettende Wirkung erwarten. Fehlt dagegen eine solche Vergrößerung und Schwellung in den Nieren, dann versagt auch dieser Eingriff. Aber man verstehe uns recht: Nur in Fällen, in denen trotz aller dieser Maßnahmen und nach erfolgter, eventuell operativer Entbindung die Verminderung der Harnsekretion weiter fortschreitet und bereits stundenlang völlige Anurie besteht, empfehlen wir diesen Eingriff.

Die von SELLHEIM versuchsweise einmal ausgeführte Mammaamputation hat sich keinerlei Anerkennung erwerben können. Ebenso hat die von ZANGEMEISTER zur Herabsetzung des Hirndrucks empfohlene Schädeltrepanation keine Anhängerschaft gefunden. Es ist noch mancherlei anderes vorgeschlagen worden, doch lohnt es sich nicht, in diesem Rahmen weiter darauf einzugehen.

Sicherlich hat ESSEN-MÖLLER recht, wenn er in seiner Bearbeitung der Eklampsie im HALBAN-SEITZschen Handbuch die *Prophylaxe* besonders betont. Wir möchten noch einen Schritt weiter gehen und behaupten, daß bei einer sorgfältig überwachten Schwangeren eine Eklampsie so gut wie regelmäßig hintangehalten werden kann, vorausgesetzt, daß regelmäßige Harnuntersuchungen in der zweiten Hälfte der Gravidität vorgenommen werden und jedenfalls bei Auftreten einer Albuminurie sofort die zweckmäßige Behandlung eingeleitet wird. Ja noch mehr, auch ohne Albuminurie bedarf jede Schwangere mit Ödemen mindestens einer Kontrolle hinsichtlich des Grades der Wasserretention. Die Diagnose des Hydrops gravidarum ist ja leicht zu stellen, wenn die aufgenommenen und durch die Niere ausgeschiedenen Flüssigkeitsmengen in Relation gesetzt werden. Sofern eine Wasserretention nachweisbar ist, gehören derartige Schwangere ins Bett, wonach bei salzfreier Kost und Flüssigkeitsbeschränkung auf 600 bis 800 ccm pro die oft schon in wenigen Tagen eine Reparation erreicht ist. Besonders dringlich wird eine stationäre klinische Behandlung, wenn etwa gleichzeitig auch eine Blutdrucksteigerung auf Werte über 136—140 mm Hg sich einstellt. Gerade diese Fälle sind es, bei denen allzu leicht aus dem einfachen Hydrops unter Hinzutreten von Cylindrurie und Albuminurie, fortschreitender Blutdrucksteigerung unmerklich das *Bild der Präeklampsie* sich entwickelt. Namentlich in den Fällen, in denen trotz Bettruhe und salzfreier Kost bei entsprechender Flüssigkeits- und Nahrungsbeschränkung die Blutdrucksteigerung weitergeht, gesellen sich bald noch andere Prodrome des Eklampsismus hinzu. Niemand kann sagen, ob und wann der erste eklamptische Anfall ausbricht. In solchen Fällen scheint es uns wichtig, bereits in der Schwangerschaft den Aderlaß von 500 ccm anzuwenden und eventuell sogar nach einigen Tagen zu wiederholen. Geht trotzdem der Blutdruck alsbald wieder in die Höhe, tritt trotz der Diät immer deutlicher eine Oligurie auf, gesellen sich dazu etwa noch Kopfschmerzen, Sehstörungen, Übelkeit, Erbrechen und Schwindel, dann halten wir bei erreichter Lebensfähigkeit des Kindes die abdominale Schnittentbindung für einen durchaus berechtigten Eingriff. Wir gehen hier also in der Prophylaxe weiter als bei schon ausgebrochener Eklampsie und halten uns dazu berechtigt, weil die Prognose der Schnittentbindung hier für beide Teile eine wesentlich bessere ist als bei bereits vorangegangenen Anfällen.

Neben den auf die Bekämpfung des Eklampsismus gerichteten Bestrebungen ist bei jeder Eklampsie immer auch die Gefahr der Aspirationspneumonie zu berücksichtigen. Man muß dazu vor völligem Erwachen aus der Bewußtlosigkeit jede Flüssigkeits- und Nahrungsaufnahme per os vermeiden, Schleim und blutigen Schaum, der sich im Rachen ansammelt, sorgfältig auswischen, Zungenbisse durch einen zwischen die Zähne geschobenen Gummikeil hintanhalten.

Im Wochenbett empfehlen wir, auch wenn die Anfälle alsbald sistiert haben, in den ersten Tagen von einem Anlegen des Kindes abzusehen und vor dem ersten Anlegen das Sekret der Brustdrüsen einmal mittels Milchpumpe zu entleeren und wegzuschütten.

2. Die Osteomalacie.

Die sporadisch überall, in manchen Gegenden endemisch vorkommende Knochenerweichung stellt eine fast ausschließlich dem weiblichen Geschlecht eigentümliche Erkrankung dar. Aber auch hier ist sie bei nulliparen Individuen wie jenseits des Klimakteriums äußerst selten und gelangt niemals zu ihrer vollen Höhe. *Das klassische Krankheitsbild der Osteomalacie* entwickelt sich vielmehr *nur bei schwangeren Individuen,* weshalb wir auch die Erkrankung an dieser Stelle besprechen. Ihre wesentlichste Äußerung ist *fortschreitende Kalkverarmung der Knochen,* zunächst und am stärksten der Knochen des Beckens, während in schwereren Fällen auch die übrigen Knochen ergriffen werden. Infolge mehr minder starker Verbiegung der durch die Entkalkung erweichten Knochen kommt es zu oft hochgradiger Verunstaltung des Beckens und übrigen Skeletes, die durch die *Neigung zu multiplen Frakturen* der Extremitätenknochen noch verstärkt werden kann[1]. Die Knochenerweichung ist vielleicht selbst nur Folge einer *Hyperplasie des Knochenmarks,* das man bei der Osteomalacie überall stark gewuchert und in vielen Röhrenknochen in rotes Mark umgewandelt findet (NAEGELI).

---

[1] Die Einzelheiten dieser Veränderungen werden in der Pathologie der Geburt, Kapitel Enges Becken, noch besprochen.

Neben dem Prozeß an den Knochen laufen *entzündliche* oder vielleicht nur *degenerative Veränderungen der Nerven und Muskeln* einher, deren *Ausgang Lähmung und Atrophie* sind. Manche Autoren nehmen sogar an, daß der Prozeß in den Muskeln dem Knochenprozeß vorangeht *(Dystrophia osteomalacica)*. *Eines der ersten* objektiven *Symptome* der Osteomalacie ist die *Kontraktur der Oberschenkeladduktoren* (Latzko) wie eine Parese des Musculus ileopsoas, die frühzeitig Schmerzen im Kreuz und beim Gehen, gelegentlich auch Muskelzittern verursacht. Die Frauen werden ungeschickt und schwerfällig beim Gehen und sind nicht imstande, bei der Untersuchung die Beine ordentlich zu spreizen. Beim Versuch dazu spürt man ganz deutlich den Widerstand der gespannten Muskeln, die druckschmerzhaft sind. Bald werden auch die Glutäen, der Quadriceps femoris ergriffen, wodurch ein ausgesprochen *watschelnder Gang* zustande kommt. In vorgeschrittenen Fällen ist auch die Schultergürtelmuskulatur beteiligt; schwaches Zittern in den Armen deutet oft zuerst darauf hin, der schließliche Ausgang ist Lähmung der ergriffenen Muskeln. Sobald die Knochen ergriffen werden, läßt sich am frühesten eine Druckempfindlichkeit der Beckenknochen bei seitlicher Kompression, später auch ein Federn derselben nachweisen. Sind erst einmal Verkrümmung und Verbiegung der Knochen vorhanden, dann ist die Diagnose außerordentlich leicht und trotz der Druckempfindlichkeit verschiedenster Nervenstämme und der schließlich eintretenden Muskelatrophie die Unterscheidung von Neuritiden und Atrophien anderer Genese leicht möglich. Frühzeitig sind die *Sehnenreflexe*, besonders die Patellarreflexe und Achillessehnenreflexe, *gesteigert*.

Die *Entstehung der Erkrankung* war lange Zeit in vollständiges Dunkel gehüllt. Erst die Entdeckung Fehlings, daß die Osteomalacie durch Kastration fast ausnahmslos und in kürzester Zeit heilbar sei, brachte Klärung. Damit war erwiesen, daß dem Ovarium eine ausschlaggebende Bedeutung in der Genese der Osteomalacie zukommt. Daß daneben auch die Schwangerschaft als solche (also auch die Placenta) von Einfluß ist, folgt aus der Tatsache, daß auch die bloße Schwangerschaftsunterbrechung Heilung oder Besserung bringt. Demgegenüber wird freilich von L. Seitz betont, daß nur eine qualitativ gestörte Ovarialfunktion von Bedeutung sei, da in verschiedenen Fällen trotz Fortbestehens der Schwangerschaft nach der Kastration Heilung erfolgte. Ob es sich um ausgesprochene Hyperfunktion des Ovariums (Seitz u. a.) oder mehr um eine Dysfunktion (Aschner) handelt, ist noch nicht ausgemacht. Die Hyperfunktion der Keimdrüsen würde als ein verständlicher Reiz zur Hyperplasie des Knochenmarks erscheinen. Übrigens scheinen daneben noch andere innersekretorische Störungen in der Genese oder mindestens bei weiterer Ausbildung des Krankheitsbildes eine Rolle zu spielen, da man häufig eine *Hypoplasie der Epithelkörperchen,* seltener strumöse Veränderungen der Schilddrüse beobachtet. Auch das chromaffine System dürfte im Sinne einer Unterfunktion beteiligt sein, wie aus der günstigen Beeinflussung des osteomalacischen Prozesses durch Adrenalin (Pituitrin-) Injektionen hervorgeht. Danach ist *die Osteomalacie also ein ausgesprochen pluriglandulärer Symptomenkomplex.* Erst von diesen Störungen im Haushalt endokriner Drüsen sind die zum Bilde der Osteomalacie führenden Störungen des Mineralstoffwechsels abhängig, für die besonders charakteristisch ist eine Steigerung der Calciumausscheidung durch den Darm bei verminderter Harnkalkausscheidung (Guggisberg). Neuere Forschungen sprechen dafür, daß ein Mangel an Vitamin D in der Nahrung öfters als auslösendes Moment eine Rolle spielt.

Therapeutisch wird man nach unserer heutigen Kenntnis die Kastration nur als Ultimum refugium für sehr weit vorgeschrittene, aller Behandlung trotzenden Fälle ansehen dürfen. In leichteren Fällen genügt die Behandlung mit *Phosphor* oder *Adrenalin* bzw. mit beiden Substanzen. Man gibt monatelang große Dosen Phosphor (0,06 — später 0,08—0,1 g auf 100 g Ol. jecoris aselli., davon täglich ein Kaffeelöffel = 0,0024—0,0036—0,004 g P). Man muß jedoch sorgfältig auf Zeichen von Phosphorvergiftung achten. Allein mit dieser Therapie erzielt man in 70—80 % der Fälle Heilung (Latzko).

Recht zweckmäßig kombiniert man mit dieser Therapie *Adrenalininjektionen* (täglich 1 ccm einer Lösung 1 : 1000). Nach 10—15 Tagen gehen wir dazu über, statt Adrenalin täglich 1 ccm *Pituitrin* zu injizieren und haben davon oft bis zu 250 ccm und mehr verabfolgt. In beginnenden Fällen kommt man vielfach mit Pituitrininjektionen allein aus. Neben dieser Behandlung ist auf ein sorgfältiges Ernährungsregime zu achten, besonders auf eine genügende Zufuhr von Vitamin D (Butter, Eier, frisches grünes Gemüse).

Erweist sich ein Fall gegen alle diese Maßnahmen resistent, dann kommt die *Schwangerschaftsunterbrechung* in Frage. Die *Kastration* ist für Fälle, die trotz inzwischen eingetretener Ausheilung in einer folgenden Schwangerschaft rezidivieren, vorzubehalten.

B. Erkrankungen ohne kausalen Zusammenhang mit der Schwangerschaft.

1. Erkrankungen extragenitaler Natur[1].

a) Tuberkulose.

Die weitaus größte Bedeutung besitzt vermöge ihrer Häufigkeit die *Lungentuberkulose*. Die Schwangerschaft stellt in jedem Falle eine ernste Komplikation für eine tuberkulöse Frau dar und erfordert genaueste ärztliche Überwachung. Zwar steht gegenüber den im Laufe der Zeiten vielfach schwankenden Ansichten auf Grund sorgfältiger Beobachtungen heute fest, daß *völlig ausgeheilte Prozesse nur selten* unter dem Einfluß der Schwangerschaft *wieder aufflackern*. Auch seit Jahren *latent inaktive Prozesse* [2] werden *nur in einem geringen Prozentsatz* (etwa 5%) durch die Schwangerschaft wieder aktiv (v. ROSTHORN). Gefahren entstehen hauptsächlich durch zu rasche Aufeinanderfolge von Graviditäten, namentlich bei ungenügender Schonung und Kräftigung in der Zwischenzeit, ferner durch länger fortgesetzte Lactation. Die *Hauptschwierigkeit* in der Beurteilung solcher Fälle liegt darin, *einen latent inaktiven von einem eben noch aktiven Prozeß sicher zu unterscheiden*. Dem praktischen Arzt wird daher immer zu empfehlen sein, im Zweifelsfalle den Rat eines erfahrenen Facharztes in Anspruch zu nehmen, dies um so mehr, als bei Wiederaufflackern des Prozesses nur sofortige sachgemäße Hilfe eine tödliche Verschlimmerung aufhalten kann. PANKOW und KÜPFERLE fanden eine solche in 3,5%. Die richtige Beurteilung des Einflusses der Gestation ist natürlich dadurch erschwert, daß bei schweren Tuberkulosen die Aussichten auf Heilung auch ohne Schwangerschaft gering sind. Immerhin haben sehr erfahrene und kritische Beobachter bei den produktiven Formen der Tuberkulose in der Schwangerschaft in 20%, bei den infiltrativen Formen in 33% eine Verschlechterung festgestellt. Noch ungünstiger liegen die Verhältnisse bei den kavernösen Formen der Lungentuberkulose. Selbst in Fällen, die durch die Schwangerschaft zunächst wenig beeinflußt erscheinen, tritt gelegentlich noch im Wochenbett eine deletäre Verschlimmerung ein. Vereinzelt entsteht sogar eine *Miliartuberkulose*, die wohl mit Recht mit der Zersprengung tuberkulöser Herde in der Placenta (gelegentlich auch in der Lunge) während der Geburt und dadurch bedingter Überschwemmung des mütterlichen Blutes mit Tuberkelbacillen in Zusammenhang gebracht wird.

Gegenüber diesem hier niedergelegten Standpunkt wird in neuerer Zeit von manchen Autoren auch in Deutschland (MENGE, SCHULTZE-RHONHOF und HANSEN), im übrigen namentlich von italienischer Seite, z. B. VERCESI u. a., die Gesetzmäßigkeit eines ungünstigen Einflusses der Schwangerschaft auf den tuberkulösen Prozeß, und zwar auch bei offener Tuberkulose, energisch bestritten. Sie stützen ihre Meinung vor allem darauf, daß es ihnen in vielen, auch schweren Fällen durch eine zweckentsprechende Behandlung und Verbringung in eine günstigere Umgebung gelungen sei, nicht nur eine Verschlimmerung des tuberkulösen Prozesses zu vermeiden, sondern sogar trotz der bestehenden Schwangerschaft Besserung zu erzielen; andererseits wird von ihnen hervorgehoben, daß die Schwangerschaftsunterbrechung mindestens keine besseren Resultate ergäbe, als das konservative Vorgehen.

An diesem Standpunkt ist zweifellos sehr vieles Richtiges. Andererseits zeigt aber die kritische Beobachtung erfahrenster Tuberkuloseärzte (z. B. BRÄUNING), daß Verschlechterungen eines tuberkulösen Prozesses lediglich unter dem Einfluß der Schwangerschaft — wenn auch nicht so häufig, wie vielfach angenommen — vorkommen. Gelegentlich sind sogar deletäre Verschlimmerungen zweifelsfrei beobachtet. Freilich muß man bei scharfer Kritik zugeben, daß es bisher nicht gelungen ist, eine bestimmte Form der Tuberkulose ausfindig zu machen, bei der eine Verschlimmerung durch die Schwangerschaft von vornherein mit großer Sicherheit vorauszusehen wäre. Es bedarf also hier noch der weiteren Arbeit sehr erfahrener Ärzte von unbeirrbarer Kritik, ehe diese Frage so gelöst sein wird, daß sich kurze Richtlinien aufstellen lassen. Eine

---

[1] Um die Darstellung nicht zu sehr zu zerreißen, sind hier auch Geburt und Wochenbett mitberücksichtigt.

[2] D. h. früher sicher vorhandene, jetzt aber objektiv und subjektiv symptomlose Prozesse.

Überstürzung der ärztlichen Entscheidung ist um so weniger nötig, als es keinem Zweifel unterliegt, daß *durch die glänzenden Ergebnisse der Kollapstherapie* (vgl. weiter unten) häufig jedenfalls die Berechtigung besteht, *auch in vielen Fällen offener Tuberkulose zunächst die Schwangerschaftsunterbrechung zu vermeiden.*

Besonders *deletär* wirkt die *Schwangerschaft in Fällen, die mit Kehlkopftuberkulose kompliziert sind* (Mortalität rund 90%). Vielleicht werden aber auch hier neue therapeutische Errungenschaften Wandel schaffen[1].

Tuberkulose anderer Organe wird durch die Schwangerschaft seltener ungünstig beeinflußt. Indes ist auch hier fortdauernde ärztliche Kontrolle am Platze.

Über die *Ursache* dieser häufig zu beobachtenden deletären Wirkung der Schwangerschaft bei Tuberkulösen bestehen nur Vermutungen. Die auffällige Herabsetzung der Tuberkulinempfindlichkeit in der Schwangerschaft deutet vielleicht darauf hin, daß die Wehrlosigkeit der Schwangeren gegenüber Tuberkulose auf Antikörpermangel infolge Besetzung der giftbindenden Gruppen der Amboceptoren durch Lipoide beruht (R. STERN). Andererseits mag die in der Schwangerschaft bestehende Cholesterinesterämie für die Vermehrung und Entwicklung der Tuberkelbacillen besonders günstige Bedingungen schaffen (THALER, CHRISTOFOLETTI, HOFBAUER).

Auch die *Kinder tuberkulöser Mütter* sind *sehr gefährdet,* weniger durch die selten verwirklichte Möglichkeit einer kongenitalen Übertragung der Tuberkulose auf dem Umwege über eine Tuberkulose der Placenta[2] als *durch die relative Häufigkeit einer vorzeitigen Schwangerschaftsunterbrechung* (etwa 14% spontane Fehl- und 41% Frühgeburten — FRISCHBIER, PANKOW und KÜPFERLE). *Noch größer* ist beinahe die *Gefährdung* der lebend geborenen Kinder *durch das dauernde Zusammensein mit einer Tuberkelbacillen ausscheidenden Mutter;* rund 60% derselben gehen bereits im ersten Lebensjahre zugrunde. Unter solchen Verhältnissen muß natürlich im ärztlichen Handeln das Hauptgewicht auf die Prophylaxe gelegt werden, d. h. Mädchen mit nicht ausgeheiltem Lungenprozeß ist die Heirat zu widerraten, gegebenenfalls sind antikonzeptionelle Mittel am Platze. Von größter Bedeutung ist hier auch eine gewisse Regelung der Fortpflanzung in dem Sinne, daß zwischen je zwei Graviditäten Pausen von etwa 3 Jahren einzuschalten sind. Ebenso bedürfen solche Frauen fortdauernder Überwachung während der Lactation, die bei den geringsten Anzeichen eines Aufflackerns eines latenten Prozesses zu unterbrechen ist[3].

Therapie. Bei sicher ausgeheiltem oder latent inaktivem Prozeß ist in der Schwangerschaft nichts weiter nötig, als sich zunächst von dem normalen Gewichtszuwachs, normalem Verhalten der Temperatur zu überzeugen und etwa alle 3 Wochen zu kontrollieren, ob der vorhandene Herd ruhig bleibt.

Was aber ist zu tun, wenn ein latent inaktiver Prozeß in der Schwangerschaft wieder aufflackert? Erste Pflicht des Arztes ist es dann, wenn irgend möglich, die Behandlung in einer Lungenheilstätte oder in einem entsprechenden Sanatorium zu veranlassen, denn es steht fest, daß unter solchen Verhältnissen in vielen Fällen trotz Fortschreitens der Schwangerschaft eine Verschlimmerung des Leidens hintangehalten werden kann. Das gilt vor allem von all den Fällen, in denen ein Pneumothorax möglich ist. Es wird für die Zukunft der ganzen Frage entscheidend sein, ob es gelingt, auch in Deutschland so weit zu kommen, daß tuberkulöse Schwangere in besonders eingerichteten Heilstätten oder auch Tuberkulose-Krankenhäusern ohne Zeitverlust und ohne bürokratische Hemmungen untergebracht und so lange versorgt werden können, bis für sie und ihre Kinder jede Gefahr behoben ist. Eine gesetzliche Regelung dieser Frage tut dringend not, wobei wir auf das Vorbild Italiens mit seiner lotta antitubercolare verweisen.

Im übrigen ergibt sich auf Grund der neueren Erfahrungen, daß man allgemeine *Gesetze für die Behandlung tuberkulöser Schwangerer überhaupt nicht aufstellen kann.* Das was wichtig ist, muß in jedem Einzelfalle nach bestem Wissen durch Prüfung mit einem erfahrenen Facharzt entschieden werden. Von vornherein läßt sich jedenfalls niemals voraussehen, ob ein tuberkulöser Prozeß trotz richtiger Behandlung durch die Schwangerschaft nachteilig beeinflußt werden wird oder nicht.

---

[1] Wir stützen uns dabei auf Erfahrungen der Heilstätte für Tuberkulose der oberen Luftwege in Gießen. Ein abschließendes Urteil ist zur Zeit noch nicht möglich.

[2] Genaueres darüber bei HINSELMANN: Handbuch von HALBAN-SEITZ, l. c.

[3] Vgl. auch S. 303.

Ist freilich eine *entsprechende Behandlung unmöglich oder verschlimmert sich der Prozeß trotz dieser,* treten Husten, Nachtschweiße, Gewichtsabnahme, abendliche Temperatursteigerungen oder gar vermehrte Bacillenausscheidung auf, *dann* ist — möglichst nach Bestätigung der eigenen Auffassung durch einen erfahrenen Internisten — in der ersten Schwangerschaftshälfte und besonders in den ersten 3 Monaten die *Graviditätsunterbrechung am Platze.* In der zweiten Schwangerschaftshälfte ist diese nur dann vorzunehmen, wenn es sich um einen wenig ausgedehnten oder eben erst neu aufflackernden Prozeß handelt, in vorgeschrittenen Fällen dagegen zu unterlassen, da sie einen therapeutischen Erfolg hinsichtlich des Lungenleidens nicht mehr zu erzielen vermag. Bei Frauen, die schon mehrere lebende Kinder geboren haben, sowie in jedem mit Kehlkopftuberkulose komplizierten Fall ist es zweckmäßig, mit der Schwangerschaftsunterbrechung eine operative Sterilisierung zu verbinden. Bei Verschlimmerung extrapulmonaler Tuberkulose wird regelmäßig die Schwangerschaftsunterbrechung genügen, bei einseitiger Nierentuberkulose kommt die Exstirpation des erkrankten Organs bei Erhaltung der Schwangerschaft in Frage.

b) Erkrankungen des Herzgefäßapparates.

Um den Einfluß der Gestationsvorgänge auf Frauen mit krankem Herzgefäßapparat zu verstehen, muß man sich an das erinnern, was wir über die physiologische Schwangerschaftsreaktion des Herzens und der Gefäße (vgl. S. 84) vorgebracht haben. Für den Arzt am wichtigsten unter den hierher gehörenden Erkrankungen sind die *Herzklappenfehler.* Handelt es sich um ein reines Vitium ohne oder ohne wesentliche Miterkrankung des Herzmuskels, dann sind die Gefahren von Schwangerschaft, Geburt und Wochenbett durchschnittlich äußerst gering zu veranschlagen. Solche Frauen mit vollkommen kompensiertem Herzklappenfehler, die auch im gewöhnlichen Leben mit seinen wechselnden Anforderungen an den Herzmuskel keine wesentlichen Beschwerden haben, vertragen fast regelmäßig Schwangerschaft und Geburt ohne jede Störung und ohne Schaden zu nehmen, ja häufig wird von dem Arzt, der das Herz nicht regelmäßig untersucht, solch ein Vitium völlig übersehen werden. Denn auch bei klappenkrankem Herzen erfährt der Muskel in der Schwangerschaft eine Erstarkung, die ihn neuen gesteigerten Anforderungen gegenüber leistungsfähiger macht. *Die Aufrechterhaltung der Kompensation während der ganzen Schwangerschaft* ist *ein Zeichen dafür, daß* voraussichtlich *auch die* plötzlichen *starken Anforderungen der Geburtsarbeit die Leistungsfähigkeit des Herzens nicht überschreiten werden.* Nur eine zu rasche Aufeinanderfolge von Schwangerschaften mit ungenügender Schonung und Erholung in der Zwischenzeit oder besondere Komplikationen wie Nierenerkrankungen, Arteriosklerose, rekurrierende Endokarditis oder Myokarditis, allgemeiner ausgedrückt, zu rasche oder zu starke Häufung der Anforderungen an das Herz — können zu Gefahren führen. Ebenso wird jenseits des 38.—40. Lebensjahres die Prognose weniger günstig, weil in diesem Alter bei vielen Vitien ganz allgemein und unabhängig von der Schwangerschaft der hypertrophische Herzmuskel durch Abnutzung, endarteriitische Prozesse, die besonders von den Aortenklappen auf die Coronariae übergreifen, weniger leistungsfähig wird. Das gilt besonders von solchen Klappenfehlern, deren Kompensationsmechanismus derart ist, daß bei Versagen des kompensatorisch hypertrophierten Herzabschnittes eine Wiederherstellung der Kompensation durch Eintreten anderer Herzabschnitte nicht gut möglich ist (Mitralstenose, komplizierte Aortenfehler) [1]. Vorsichtiger zu beurteilen sind auch die Fälle, die wegen *Herzbeschwerden in der Schwangerschaft* zum Arzt kommen und an der Grenze der Kompensation stehen oder schon deutliche Dekompensationserscheinungen aufweisen. Sofern es sich dabei um jüngere Frauen handelt, sind es meist ganz komplizierte schwere Vitien oder solche, bei denen im Gefolge einer interkurrenten Infektionskrankheit eine rekurrierende Endokarditis aufgetreten ist. Bei solchen Fällen ist ohne ärztliche Hilfe mit einer Mortalität von 10—15% zu rechnen. Immerhin sind diese Fälle nicht zahlreich, wie daraus hervorgeht, daß die gesamte Mortalität bei *Herzklappenfehlern* [2] *unter dem Einfluß der Gestation kaum 1% übersteigt.*

---

[1] Näheres vgl. Lehrbücher der inneren Medizin und der Herzkrankheiten.
[2] Wobei also auch die viel häufigeren unkomplizierten Vitien junger Frauen berücksichtigt sind.

In der Unterscheidung solcher komplizierten Vitien von einfachen liegt der Kernpunkt des ganzen Problems. Hier konzentrieren sich alle Schwierigkeiten. Der praktische Arzt mag sich an folgendes halten: zeigt eine Frau trotz fortschreitender Gravidität keinerlei objektive Zeichen von Dekompensation, dann warte man ab. Die Geburt ist sorgfältig zu überwachen, besonders beim Blasensprung und in der Austreibungsperiode, da infolge starker Druckschwankungen an den Herzmuskel größere Anforderungen gestellt werden. Eine operative Abkürzung der Austreibungsperiode ist gleichwohl nur dann am Platze, wenn sich diese ungewöhnlich lange hinzieht und die Frau sehr erschöpft ist. Peinlichste Asepsis ist bei jeder Herzkranken doppelte Pflicht, da bei Puerperalfieber solcher Frauen leicht eine zum Tode führende septische Endokarditis sich entwickelt.

Treten Kompensationsstörungen bereits *in der Schwangerschaft auf* — die Dekompensation ist ja nichts anderes als Ausdruck ungenügender Leistungsfähigkeit des Herzmuskels, die ceteris paribus um so ernster beurteilt werden muß, je früher sie sich bemerkbar macht — *dann* ist *zunächst* zu versuchen, *durch Bettruhe und Digitalisierung die Kompensation wieder herzustellen.* Gelingt das völlig, rasch und auf die Dauer, dann soll man ruhig abwarten, wird aber gut tun, solche Frauen gegen der Ende der Gravidität einer Klinik zu überweisen, damit bei unerwartet während der Geburt doch noch eintretenden Zeichen einer Überanstrengung des Herzens die schonendste Entbindung, die meist der Kaiserschnitt in Lumbalanästhesie sein wird, ausgeführt werden kann. Meist sind das ältere Frauen oder solche mit stärkerer Mitralstenose. Solche Frauen bedürfen auch bei jeder folgenden Gravidität von Anfang an sorgfältigster ärztlicher Überwachung. Tritt frühzeitig wieder Dekompensation ein — und dasselbe gilt von Fällen, bei denen die *Wiederherstellung der Kompensation* in der Gravidität *nur unvollkommen oder vorübergehend* gelingt — *dann muß die Schwangerschaft unterbrochen,* ja unter Umständen zur Verhütung weiterer Gefahren mit der Sterilisierung kombiniert *werden.* Solch verantwortungsvolle Entscheidungen, die große Erfahrung erfordern, möge der Arzt aber nie allein treffen.

Viel ernster und schwieriger zu beurteilen, freilich im Gestationsalter recht selten, sind Fälle, in denen eine *chronische Herzmuskelinsuffizienz ohne Klappenfehler* vorliegt. Hier kann schon die Diagnose der Art der Herzinsuffizienz große Schwierigkeiten machen und vollends ist große Erfahrung, wie sie nur einem Internisten von Fach zur Verfügung steht, erforderlich, um über die verfügbare Reservekraft eines derartigen Herzens ein einigermaßen richtiges Urteil zu gewinnen. In jedem derartigen Falle, wo das Herz schon außerhalb der Schwangerschaft den gewöhnlichen Ansprüchen des täglichen Lebens nicht genügt, bedeutet die Schwangerschaft und vor allem die Geburt eine große Gefahr, deren Bedeutung für das Herz gar nicht mehr richtig vorher abgeschätzt werden kann. Besonders ungünstig in dieser Hinsicht scheint unserer Erfahrung nach die chronisch Herzmuskelinsuffizienz bei Fettleibigkeit und bei Unterernährung. Größer wird die Gefahr namentlich dann, wenn andere Komplikationen genitaler oder extragenitaler Natur (Polyhydramnie, Zwillinge, enges Becken, stärkere Weichteilschwierigkeiten, Nierenerkrankungen, interkurrente Infektionen) sich hinzugesellen. In solchen Fällen spielt auch die Hypoplasie des Herzens und der Gefäße eine gefährliche Rolle, namentlich wenn es sich um ältere Erstgebärende handelt, während man bei jüngeren Frauen von der Schwangerschaft sogar einen günstigen Einfluß auf die Herz-Gefäßhypoplasie erwarten darf. Dann kommt meist nur schleunige und schonende Unterbrechung der Gravidität in Frage.

Akute Erkrankungen des Herzens, Endo-, Myo-, Perikarditis können natürlich auch einmal bei Graviden oder Wöchnerinnen vorkommen. Daß aber die Gravidität oder das Puerperium eine besondere Disposition zu irgendeiner dieser Erkrankungen schaffe, ist unrichtig. Die Behandlung ist ganz nach den Regeln der inneren Medizin durchzuführen. Handelt es sich noch um eine Schwangerschaft, dann wird man meist nach Abklingen der akuten Erscheinungen die Graviditätsunterbrechung vornehmen müssen, weil für ein Herz, das eben erst eine akute Entzündung überstanden hat, Fernhaltung jeder Anstrengung auf lange hinaus das wichtigste Erfordernis ist, um die Gefahr einer weiteren Ausbreitung des Prozesses zu vermeiden, während im akuten Stadium der Erkrankung die Gravidität nur dann zu unterbrechen ist, wenn eine unmittelbar vitale Indikation vorliegt.

Herzkranke Frauen, die Schwangerschaft und Geburt gut überstanden haben, sind im Wochenbett nur dann gefährdet, wenn etwa Puerperalfieber auftritt. Sonst tritt ja mit Beendigung der Geburt Entlastung und damit Erholung des Herzens ein. *Das Stillen ist durchaus erlaubt.*

Hinsichtlich der *Arterienerkrankungen* sei nochmals auf die bei älteren Frauen mit oder ohne Vitium gelegentlich zu beobachtende Arteriosklerose, auf die seltenen Fälle von Aneurysma, auf syphilitische Gefäßerkrankungen hingewiesen. Allgemeine Gesetze für die Behandlung solcher Fälle lassen sich nicht aufstellen.

Von *Venenerkrankungen* interessieren hier nur die Varicen an Beinen und Vulva. Durch frühzeitige Behandlung mit Flanell- oder Trikotbinden, Gummistrümpfe, Vermeiden zu langen Stehens beuge man einer zu starken Entwicklung derselben vor. Insbesondere ist es zur Verhütung der Thrombose im Wochenbett anzuempfehlen, unmittelbar vor oder nach der Geburt einen Elastoplastgehverband anzulegen. Platzt ein Varix am Bein, so ist durch kräftige Kompression die Blutung zu stillen. Varicen der Scheide und Vulva können unter der Geburt eingerissen werden, selten platzen sie bereits in der Schwangerschaft — wonach die oft sehr heftige Blutung[1] durch doppelte Unterstechung zu stillen ist. Bei subcutanen oder submukösen Verletzungen derartiger variköser Venen kommt es zur Ausbildung eines *Haematoma vulvae oder vaginae*, das exspektativ zu behandeln ist[2].

Die Kinder herzkranker Schwangerer sind nur in seltenen Fällen durch die Notwendigkeit vorzeitiger Schwangerschaftsunterbrechung wie durch gelegentlichen Eintritt spontaner Fehl- oder Frühgeburt gefährdet.

c) Akute Infektionskrankheiten.

Am wichtigsten ist die gewöhnliche **Angina.** Sorgfältigste Behandlung in der Gravidität ist besonders wegen der Gefahr spontan eintretender Schwangerschaftsunterbrechung geboten. Nicht allein, daß dadurch die Frucht vielfach verloren wird, ist jede Kreißende und Wöchnerin der Gefahr der Übertragung der Erreger (meist Streptokokken) an die Genitalien, seltener sogar der Gefahr metastatischer Erkrankung des Genitales mit eventuell von hier ausgehender allgemeiner Sepsis ausgesetzt. Peinlichste Asepsis der Geburtsleitung und Wochenbettspflege, Vermeiden jeder Berührung der Genitalien durch die Frau selbst ist geboten. Prophylaktisch sind Schwangere und Kreißende von Anginakranken fernzuhalten. Die Stillende muß durch einen Mund und Nasenöffnungen bedeckenden dichten Gazeschleier oder ein vorgebundenes Tuch einer Übertragung der Keime auf das Neugeborene vorbeugen.

Vom **Typhus abdominalis** gilt wie übrigens von allen akuten Infektionskrankheiten, daß die Schwangerschaft häufig spontan unterbrochen wird. Ursache des hier besonders häufigen Abortus (60—80%), scheint der Tod des Fetus zu sein, der entweder allein als Folge der dauernd hohen Temperaturen oder infolge einer auf dem Blutwege erfolgten Infektion des Fetus (EBERT u. a.) eintritt. Unter der Geburt sind bei Typhösen häufig starke atonische Nachblutungen beobachtet, das Wochenbett wird im allgemeinen nicht weiter beeinflußt. Gelegentlich kommt es freilich zu schwerer typhöser Endometritis. Die Mortalität des Typhus im Wochenbett ist infolge Herabsetzung der Widerstandsfähigkeit der Frau ungewöhnlich hoch (nach LIEBERMEISTER 50%). Große Schwierigkeiten macht manchmal die Differentialdiagnose zwischen Typhus und puerperaler Sepsis und die Diagnose des Typhus bei schon bestehendem Puerperalfieber und umgekehrt. Das Wichtigste ist, in unklaren Fällen an diese Möglichkeit überhaupt zu denken. Eine vorhandene Leukopenie und der Nachweis der Typhusbacillen im Blute[3] klärt dann den Sachverhalt leicht auf. Die Kinder solcher Mütter zeigen regelmäßig positiven *Widal,* dagegen sind die Typhusbacillen durchaus nicht regelmäßig in ihrem Blute zu finden.

Vom **Paratyphus** gilt etwa dasselbe wie vom Typhus.

---

[1] Man denke immer auch an diese Blutungsquelle.

[2] Näheres darüber wie über Thrombose und Thrombophlebitis vgl. Pathologie der Geburt und des Wochenbettes.

[3] Verimpfung des Blutes auf Gallebouillon nach P. SCHMIDT hat uns dabei wiederholt große Dienste geleistet.

Von den **akuten Exanthemen** läßt sich ganz allgemein sagen, daß sie bei Schwangeren und namentlich bei Wöchnerinnen schwerer verlaufen und mit höherer Mortalität belastet sind. Bei *Masern* scheint besonders die Komplikation mit Pneumonie im Wochenbett häufiger zu sein. Ähnliches haben wir wiederholt bei Grippeepidemien beobachtet.

Die Kinder werden etwa in der Hälfte der Fälle masernkrank, mit bereits vorhandenem oder bald auftretendem Exanthem geboren und fallen dann der Erkrankung leicht zum Opfer. Diese Erscheinung ist ein Beweis dafür, daß die Infektionserreger sehr häufig auf den Fetus übergehen, also die placentare Scheidenwand passieren können (ESCH). Ist keine intrauterine Infektion eingetreten, dann sind Neugeborene im allgemeinen gegen Masern ziemlich immun, so daß die Mütter sie ruhig stillen dürfen. In Dreiviertel aller Fälle kommt es übrigens zur Frühgeburt, besonders im Stadium des Hautexanthems (ESCH). Bei *Scarlatina* ist die Schwangerschaftsunterbrechung seltener, auch die Geburt wird nicht wesentlich beeinflußt. Überhaupt erkranken Schwangere sehr selten an Scharlach. Bei Wöchnerinnen verläuft die Erkrankung vielfach ohne vorhergehende Angina, sodaß manche geneigt sind, die puerperalen Wunden als Eintrittspforte der Erreger anzusehen. Das Exanthem beginnt nach abgekürzter Inkubationszeit gewöhnlich an den Oberschenkeln und breitet sich dann rapid aus. Gelegentlich beginnt es auch an der Brust, an den Händen. Hervorzuheben ist auch hier die hohe Mortalität, die hauptsächlich durch Neigung zu metastatischer puerperaler Septikämie bedingt erscheint. Die größten Schwierigkeiten macht die *Differentialdiagnose gegenüber einem septischen Exanthem,* das vom Scharlachexanthem nur durch seine größere Flüchtigkeit und das ganz unregelmäßige sprungweise Auftreten unterscheidbar ist. Eine ausgesprochene Himbeerzunge scheint uns beweisend dafür, daß es sich um einen echten Scharlach handelt. Ungeklärt sind bis heute die Beziehungen zur puerperalen Streptokokkensepsis. Fest steht, daß die Prognose im Frühwochenbett ungünstig ist, während sie später gegenüber dem nichtpuerperalen Zustand keine Differenzen zeigt. Intrauterine Erkrankung des Fetus scheint selten zu sein, gesund geborene Kinder sind gegen Scharlach fast völlig immun.

Variola ist heute außerordentlich selten, die Prognose scheint an sich nicht schlechter zu sein als sonst, doch wird von manchen Autoren über eine besondere Neigung Schwangerer zur hämorrhagischen Form der Erkrankung mit dann allerdings hoher Mortalität (30—50 %) berichtet. Die häufige Schwangerschaftsunterbrechung dürfte, abgesehen vom Absterben des Fetus, auch auf Blutungen in die Decidua zurückzuführen sein. In der Nachgeburtsperiode wurden häufig schwere Blutungen beobachtet, im Wochenbett kommt es häufig zu metastatischer Endometritis und besteht die Gefahr einer septischen Infektion von den Pusteln aus. Die Kinder machen zum Teil intrauterin die Erkrankung durch. Ohne Zeichen überstandener Erkrankung geborene Kinder sind aber nicht immun und müssen am besten gleich vacciniert werden.

Ein *Erysipel* im Wochenbett nimmt seinen Ausgang am häufigsten von Rhagaden der Brustwarzen. Dagegen zählt ein von den puerperalen Wunden an Damm, Vulva und Scheide ausgehendes Erysipel heute zu den Seltenheiten. Eine Lokalisation ist dann schwierig, tödlicher Ausgang relativ häufig. Besonders ungünstig sind jene Fälle, in denen von puerperalen Damm- oder Scheidenwunden aus eine aufsteigende Phlegmone des Beckenbindegewebes *(Erysipelas malignum parauterinum)* sich entwickelt. Hier kommt es durch Fortschreiten der Infektion auf dem Lymphwege am häufigsten zur Peritonitis, seltener erfolgt der Tod durch eiterige Perikarditis, Meningitis und ähnliches. Nur peinlichste Sauberkeit der Wochenpflege, vor allem die Fernhaltung von Wöchnerinnen, wenn Arzt oder Hebamme Erysipelkranke zu behandeln haben, kann solche trüben Fälle verhüten. In der Schwangerschaft ist ein Erysipel selten, spontane Fehlgeburt dann fast regelmäßig die Folge. Die Geburt wird nicht beeinflußt. Die Kinder sind wegen Gefahr der Nabelinfektion am besten gleich von der Mutter zu isolieren.

Relativ viel günstiger sind die Fälle von *Diphtherie.* Die Rachendiphtherie ist allerdings bei Schwangeren und Wöchnerinnen äußerst selten, dagegen eine ganze Anzahl von Fällen echter Vulva-, Scheiden-, Uterusdiphtherie beobachtet. Die Diagnose stützt sich auf den Nachweis der Membranen und Bacillen — man hüte sich aber vor Verwechslung mit Pseudodiphtheriebacillen —, der Verlauf ist unter dem Einfluß der Antitoxinbehandlung und energischer Lokaltherapie (Jodtinktur, Spülungen mit LUCOLscher Lösung) meist ein günstiger; vereinzelt wurden Paresen der unteren Extremitäten nach Genitaldiphtherie beobachtet, andere Komplikationen scheinen sehr selten zu sein. Hinsichtlich der Neugeborenen vgl. S. 627.

Von der *Influenza ist* bereits aus der großen Epidemie 1889/90 bekannt, daß sie außerordentlich oft zum Abortus führt. Bei der Epidemie 1918 scheint die Frequenz der Aborte geringer gewesen zu sein, doch haben wir selbst eine ganze Anzahl vorzeitiger Schwangerschaftsunterbrechungen dabei beobachtet. Als Ursache wird eine akute Endometritis infolge von Infektion auf dem Blutwege angenommen (GOTTSCHALK, R. MÜLLER). Unter der Geburt ist auch uns gelegentlich schlechte und dabei doch schmerzhafte Wehentätigkeit aufgefallen. Im Wochenbett wurde Verzögerung der Involution, länger dauernde Ausscheidung blutiger Lochien und mehrfach eine geringere Widerstandsfähigkeit gegen die gewöhnlichen Erreger des Puerperalfiebers (NÜRNBERGER) beobachtet. Bei der Epidemie im Herbst 1918 haben wir auch bei Wöchnerinnen die allgemein hervorgehobene Neigung zu Bronchopneumonien und deren große Gefahr feststellen können. Die Neugeborenen wurden von der Erkrankung nur ausnahmsweise befallen.

Gelenkrheumatismus ist bei Graviden sehr selten. Gefährlich sind gelegentlich Rezidive von Gelenkrheumatismus bei solchen Frauen, die schon ein auf dieser Basis entstandenes Vitium besitzen. Bei diesen setzt manchmal ganz schleichend eine rekurrierende Endokarditis ein, die recht ausgedehnt und dadurch bösartig werden kann.

Die *Cholera* verläuft in der Schwangerschaft häufig ungünstiger als sonst. Fast regelmäßig wird die Gravidität unterbrochen, auch noch in den letzten Monaten der Schwangerschaft gehen die Kinder regelmäßig zugrunde. Die hochgradige Wasserverarmung des Organismus kommt auch in Oligohydramnie zum Ausdruck. Der Einfluß der Cholera auf den Wochenbettsverlauf ist gering.

Bei *Malaria* wird die ebenfalls häufige Schwangerschaftsunterbrechung auf durch die Plasmodien erzeugte Gebärmutterkontraktionen und teilweise vorzeitige Placentarlösung zurückgeführt. Für eine Durchgängigkeit der Placenta für die Malariaplasmodien und Erkrankung der Kinder liegen neuestens überzeugende Mitteilungen vor. *(Ter Ossipian* und *Markarian, Pinelli.)*

Bei *Meningitis, Anthrax, Tetanus* scheint die Prognose durch die Schwangerschaft verschlechtert zu sein[1].

d) Erkrankungen des Blutes.

1. Die *perniziöse Anämie* ist eine, mindestens in Deutschland, sehr seltene Komplikation der Gravidität, verdient aber insofern besondere Erwähnung, weil die Schwangerschaft oft geradezu als das auslösende Moment erscheint, andererseits aus den bisher bekannten Fällen sich ergibt, daß bei zeitgerechter Behandlung gut die Hälfte der Fälle heilungs- oder besserungsfähig ist. Überstehen die Kranken die Schwangerschaft, dann sind sie dauernd geheilt. Das ist, wie ESCH betont, ein Unterschied gegenüber der perniziösen Anämie ohne bekannte Ätiologie, bei der Rückfälle die Regel sind. ESCH schlägt daher auch vor, von einer *perniziosaartigen Graviditätsanämie* zu sprechen. Daraus erwächst dem Arzte die Pflicht, bei auffallender Blässe, Müdigkeit, Schlafsucht Schwangerer stets an diese Möglichkeit zu denken und eine genaue Untersuchung des Blutbilds vorzunehmen oder von sachkundiger Seite anstellen zu lassen. Das empfiehlt sich schon deshalb, weil die Fortdauer der Gravidität oft einen geradezu letalen Einfluß ausübt, so daß man neuestens (L. SEITZ) *bei sicher gestellter Diagnose* die *sofortige* blutsparendste *Unterbrechung der Gravidität* vorgeschlagen hat. Das soll bei einem so ernsten Krankheitsbilde nur in einer Klinik geschehen, zumal ja die in akut bedrohlichen Fällen allein wirksame Therapie der Bluttransfusion meist außerhalb der Behandlungsmöglichkeiten des praktischen Arztes liegen dürfte. Wird die Gravidität nicht unterbrochen, dann ist immer in der Nachgeburtsperiode der Verblutungstod zu fürchten. Freilich sind auch ganz glatte Geburten ohne wesentlichen Blutverlust beobachtet worden. Dann setzten letale Blutungen erst im Wochenbett ein (BERTINO u. a.), wie überhaupt der Exitus meistens im Wochenbett eintrat. In allen nicht akut bedrohlichen Fällen ist dagegen heute eine abwartende Therapie durchaus möglich, da die Erfolge der Leberbehandlung die Prognose grundlegend geändert haben[2].

---

[1] Über den puerperalen Tetanus vgl. Pathologie des Wochenbettes.
[2] Näheres darüber vgl. Lehrbücher der inneren Medizin.

2. *Leukämie* ist eine enorm seltene Komplikation der Gravidität und nach denselben Prinzipien zu behandeln, wie außerhalb der Schwangerschaft. Künstliche Fehl- oder Frühgeburt ist nur bei akuter vitaler Indikation einzuleiten.

3. Bei *Hämophilie* besteht keine besondere Neigung zu Abortus oder Frühgeburt. Unter der Geburt sind zwar einige Male gefahrdrohende Blutungen beobachtet, in anderen Fällen verlief diese ohne nennenswerten Blutverlust. Das erscheint auch nicht so sehr verwunderlich, da ja der normale Blutstillungsmechanismus post partum in erster Linie von Kontraktion und Retraktion der Muskelfasern abhängt, thrombotische Prozesse dagegen erst sekundär für den definitiven Gefäßverschluß in Frage kommen. Daraus erklärt sich auch, warum gerade im Spätwochenbett mehrfach Verblutung beobachtet wurde (FRÄNKEL und BÖHM).

4. In seltenen Fällen beobachtet man bei Schwangeren eine *Hämoglobinämie* und *Hämoglobinurie*, ebenso ist vereinzelt auch eine *Thrombopenie* mit Verminderung der Blutplättchen von 300000 auf etwa $^1/_{10}$ beobachtet worden.

e) Erkrankungen des Respirationsapparates.

Tracheitis, Bronchitis, Emphysem sind harmlose Komplikationen der Gravidität. Nur für den Fall der Notwendigkeit einer operativen Entbindung sei man vorsichtig mit der Inhalationsnarkose. Bei *Bronchopneumonie* richtet sich die Prognose nach der Ausdehnung des Prozesses. Irgendein spezifischer Einfluß der Gravidität oder umgekehrt ist nicht nachweisbar. Ähnliches gilt von Pleuritiden.

Die *croupöse Pneumonie* ist in den ersten Graviditätsmonaten nicht anders zu beurteilen als außerhalb der Schwangerschaft und führt relativ selten zu einem spontanen Abortus. In den letzten Graviditätsmonaten wurde häufig (75 %) vorzeitiger Eintritt der Geburt beobachtet. *Gefährlich* sind besonders die Anstrengungen der *Austreibungsperiode* bei einer zum normalen Termin eintretenden Geburt, da die Preßwehen zu einer Steigerung der schon bestehenden Stauung, dadurch eventuell zum Lungenödem führen. Therapeutisch erwächst daraus die Aufgabe, womöglich prophylaktisch für eine Digitalisierung des Herzens zu sorgen. Schlimmstenfalls kann man noch unter der Geburt Digalen oder Strophantin intravenös geben. Die Austreibungsperiode suche man *möglichst abzukürzen,* was meist durch eine Entbindung per forcipem möglich sein wird. Ein größerer Blutverlust kann bei der bestehenden Stauung nur nützlich wirken. Im Wochenbett sind, von den seltenen Fällen metastatischer Pneumokokkenendometritis abgesehen, spezifische Gefahren nicht mehr zu befürchten.

Beim *Asthma bronchiale* scheint uns nach den Angaben der Literatur und eigenen Beobachtungen die Schwangerschaft nur selten von ungünstigem Einfluß zu sein.

f) Erkrankungen des Verdauungsapparates.

Zahnschmerzen sind in der Schwangerschaft recht häufig und stellen sich teils als Neuralgien der zugehörigen Trigeminuszweige dar, teils werden sie irrtümlich angenommen, während in Wirklichkeit eine *Gingivitis* besteht. Am häufigsten sind sie Folge einer *Caries,* die in der Gravidität nicht allein rasch fortschreitet, sondern auch bei vorher ganz gesunden Zähnen sich einstellen kann. Nach allem was wir heute wissen, muß man in einem Teil der Fälle veränderte Zusammensetzung des Speichels bei mangelhafter Mundpflege verantwortlich machen, in einem größeren Teil der Fälle dürfte eine Kalkverarmung der Zähne anzuschuldigen sein. Peinlichste Mundpflege und prophylaktische Kalkzufuhr (dreimal täglich zwei Tabletten Kalzan) bei den ersten Anzeichen herabgesetzter Widerstandsfähigkeit dürfte das wichtigste sein. Bereits vorhandene Odontalgie, Caries, Gingivitis, *Stomatitis* sind nach den bekannten Regeln zu behandeln.

Bei den schon oben (S. 85) erwähnten *Veränderungen der Magensekretion* nimmt es nicht wunder, daß auch Indigestion in der Gravidität häufig beobachtet wird. Appetitlosigkeit, schlechter Geschmack im Munde, belegte Zunge, seltener Pyrosis stellen sich ein und müssen durch Stomachica bzw. Natrium bicarbonicum bekämpft werden.

Am Darm selbst macht vor allem die *Obstipation* zu schaffen, die meist schon vorher bestand, seltener erst im Verlaufe der Gravidität sich einstellt. Vegetabilienreiche Nahrung, milde Abführmittel und Klysmen dienen zu ihrer Bekämpfung. Drastische Abführmittel sind zu vermeiden.

Nach manchen ausländischen Literaturberichten soll auch *Ileus* in der Gravidität häufiger vorkommen. Wir können das nach unserer Erfahrung nicht bestätigen. Trotzdem mag zugestanden werden, daß bei vorhandener Disposition (leichter Grad von Megacolon, Verwachsungen des Uterus mit umgebenden Darmschlingen, überstandener Peritonitis und Pelviperitonitis, bei Stieldrehung eines Tumors im 3. bis 4. Graviditätsmonat oder unmittelbar post partum) ein Ileus leichter eintreten kann als ohne vorhandene Gravidität.

Die Diagnose, insbesondere der Art des Ileus, ist in der Schwangerschaft nicht immer leicht, zumal Darmsteifungen meist nicht sichtbar werden und auch das Erbrechen gerade bei Schwangeren sehr uncharakteristisch ist. Man halte sich an die diagnostische Regel, daß wenn bei hochgradiger Obstipation Auftreibung des Leibes mit oder ohne circumscripte Druckempfindlichkeit auftritt, auch ohne völlige Flatusverhaltung die Annahme eines Ileus gerechtfertigt ist, wenn es trotz hoher Einläufe, besonders nach Syrupeinläufen nicht gelingt, reichliche Stuhlentleerung zu erzielen. In solchen Fällen ist die Laparotomie um so mehr indiziert, als man sonst Gefahr läuft, mit der Operation viel zu spät zu kommen.

Einer besonderen Erwähnung bedarf noch die *Appendicitis*. Sie ist durchaus nicht in der Schwangerschaft besonders häufig, jedenfalls aber eine außerordentlich ernste Komplikation, wenn es zur Perforation und Abscedierung kommt; denn infolge der Verdrängung der Eingeweide durch den wachsenden Uterus ist die Möglichkeit einer Abkapselung des Abscesses geringer, bei der allgemeinen Hyperämie eine Thrombophlebitis häufiger. Im Gefolge der Perforation tritt dazu fast regelmäßig Wehentätigkeit ein, die zur Zerreißung etwa noch gebildeter schützender Adhäsionen und damit zur allgemeinen Peritonitis führt. Daraus erklärt sich die hohe Mortalität von 40—70%. *Jede Schwangere mit Appendicitisverdacht ist daher sofort einer Klinik zu überweisen,* denn die Komplikation ist bei Ermöglichung einer Operation vor eingetretener Perforation harmlos, während nach dem Durchbruch wegen der bestehenden Schwangerschaft oft ein recht kompliziertes Vorgehen notwendig ist, das in vielen Fällen die Patientin doch nicht mehr zu retten vermag. Wir empfehlen eine frühzeitige Überweisung der Patientin um so mehr, als die *Diagnose* Appendicitis in der Schwangerschaft *recht schwer sein kann.* Eine circumscripte Druckempfindlichkeit an den typischen Punkten fehlt oftmals wegen der durch die Gravidität hervorgerufenen Verlagerung des Coecums. Andererseits kann diese Verlagerung selbst eine gewisse diffuse Druckempfindlichkeit hervorrufen, die an sich belanglos ist. Die genaueste Temperaturerhebung und Blutuntersuchung (Leukocytengehalt, Blutkörperchensenkungsgeschwindigkeit) ermöglicht eine viel sichere Entscheidung. Wiederholt haben wir bei geringer Temperaturerhebung, aber auffallend erhöhtem Pulsniveau schwere Veränderungen an der Appendix und schon im Frühstadium perityphlitisches Exsudat gefunden, das zunächst keimfrei ist. Differentialdiagnostisch ist vor allem eine rechtsseitige Pyelitis in Betracht zu ziehen (vgl. S. 376).

g) Erkrankungen der Nieren.

Die wichtigste Aufgabe des Arztes besteht darin, die Art einer Nierenerkrankung (Nephrose oder Nephritis) festzustellen, weiter aber, bei den noch schwieriger zu deutenden Mischformen möglichst ein Urteil zu gewinnen, ob nicht etwa eine alte chronische Nephritis mit akut aufgepfropfter Schwangerschaftsnephrose vorliegt, oder umgekehrt bei einer Frau mit Schwangerschaftsnephrose eine akute Glomerulonephritis (etwa im Anschluß an eine Angina) sich hinzugesellt hat. Hinsichtlich der Diagnose sei auf unsere obigen Ausführungen[1] und die Lehrbücher der inneren Medizin verwiesen. Man denke aber auch daran, daß gerade bei Schwangeren als Folge von Abtreibungsversuchen (mit Phosphor, Sublimat, Sabina, Canthariden) relativ häufig toxische Nierenerkrankungen vorkommen, deren Schwere sich natürlich nach der Art und Menge des aufgenommenen Giftes richtet. Wo es durchführbar ist, sollte der Arzt möglichst in allen einschlägigen Fällen spezialistischen Rat für die Differentialdiagnose in Anspruch nehmen, denn es handelt sich um die schwerwiegende Entscheidung, ob abzuwarten ist oder ob und wann die Schwangerschaft unterbrochen

---

[1] S. 363 f.

werden muß, um einer irreparablen Schädigung vorzubeugen. Diese Entscheidung zu treffen ist aber heute nicht mehr angängig ohne genaue Funktionsprüfung der Nieren bzw. des Herzens, deren Methodik die Hilfsmittel einer Klinik verlangt. Diese Forderung erscheint um so berechtigter, als erfahrungsgemäß die Schwangerschaft auf derartige Nierenprozesse häufig ungünstig einwirkt. Daher wird z. B. die prognostisch recht ernst zu bewertende Retinitis albuminurica, gelegentlich sogar mit folgender Ablatio retinae, vergleichsweise bei schwangeren Nierenkranken viel häufiger beobachtet als außerhalb der Schwangerschaft.

Im übrigen ist bei nierenkranken Schwangeren auch die Prognose für die Kinder eine ungünstige. Rund 60 % derselben, nach anderen Angaben sogar bis 80 % gehen zugrunde. Offenbar infolge der Retention harnfähiger, giftig wirkender Stoffe kommt es zu einem frühzeitigen Absterben der Früchte, die dann gewöhnlich maceriert, manchmal mit universellem Hydrops geboren werden. Auch die vorzeitige Lösung der normal sitzenden Placenta kostet manchen Kindern das Leben.

Praktisch wegen ihrer Häufigkeit (etwa 1 % aller Fälle) große Wichtigkeit besitzt die *Pyelitis* in der Schwangerschaft, die ohne oder nach vorher schon nachweisbarer Bakteriurie meist ganz akut, rechts häufiger als links und überwiegend nur einseitig auftritt.

Die Infektion und Entzündung des Nierenbeckens kommt in der Schwangerschaft ganz überwiegend ascendierend infolge der in den oft dilatierten bzw. atonischen Ureteren eingetretenen Harnstauung zustande. Demgegenüber ist STOECKEL der Meinung, daß das Nierenbecken meist auf hämatogenem Wege infiziert wird. Die in der Schwangerschaft so häufig zu findende Atonie der Dickdarmwand lasse eine Durchwanderung der Colibakterien zu, die dann auf dem Blutwege ins Nierenbecken gelangten, wo bei gleichzeitig bestehender Ureteratonie und daraus folgendem mangelhaften Harnabtransport eine Keimanreicherung und schließlich ein Eindringen der Keime in die Schleimhaut und damit die Pyelitis zustande komme. Diese Meinung trifft sicher für einen Teil der Fälle das Richtige. In manchen Fällen mag es sich auch um Rezidive einer in der Kindheit erworbenen, dort vielleicht unerkannt gebliebenen Pyelitis handeln (GÖPPERT, KERMAUNER). Sie beginnt oft *plötzlich unter hohem Temperaturanstieg* mit *Schüttelfrost,* heftigsten *Schmerzen* und *Druckempfindlichkeit in der Nierengegend* und unter Umständen schwerer Beeinträchtigung des Allgemeinbefindens. Der Harnbefund kann in dem ersten Moment trügen, da zuweilen eine starke Stauung des Harns im befallenen Nierenbecken besteht, demnach nur Harn der gesunden Niere zur Ausscheidung gelangt. Gewöhnlich wird aber nach einigen Stunden oder 1—2 Tagen die Stauung überwunden und nun sind *im Katheterharn massenhaft Leukocyten und Bakterien* nachweisbar. Gleichzeitig fällt die Temperatur ab und es können dann selbst Wochen vergehen, ehe überhaupt eine neue Attaque auftritt. Andererseits gibt es von vornherein schwere Fälle, bei denen täglich hohe Temperatursteigerungen, manchmal durch einen Schüttelfrost eingeleitet, auftreten, die heftigsten Schmerzanfälle sich einstellen, so daß in wenigen Tagen auch der Allgemeinzustand schwer leidet. Solchen, gewissermaßen typischen Fällen stehen andere gegenüber, in denen alle Symptome undeutlich sind, die Temperatursteigerungen geringer ausfallen, sogar unbemerkt bleiben können, und nur die Bakteriurie und wechselnde Beimengung von Leukocyten im Harn auffällt. Fast nie fehlen leichte Miktionsbeschwerden.

Für die *Diagnose* ist das wichtigste, daß man bei jeder fieberhaften Erkrankung in der zweiten Hälfte der Schwangerschaft immer auch an eine Pyelitis denkt, wonach die weitere Prüfung und besonders eine wiederholte Harnuntersuchung meist schnell Aufklärung schafft. Im akuten Anfall ist gewöhnlich die Druckempfindlichkeit einer oder beider Nierengegenden sehr ausgesprochen. In Zweifelsfällen, in denen die Symptome mehrdeutig sind, kommt eventuell ein diagnostischer Ureterenkatheterismus in Frage. Differentialdiagnostisch kommen bei rechtsseitiger Pyelitis appenditische und cholecystitische Attacken, sonst auch Unterlappenpneumonie und Pleuritis in Frage. Bei nicht sehr sorgfältiger Untersuchung kann die an dem Ureterdruckpunkt (Kreuzungsstelle des Ureters mit den großen Gefäßen am Psoas) fast stets nachweisbare Druckempfindlichkeit irrtümlich auf die Appendix, oder die auch bei Tiefendruck von vorne neben der rechten Uteruskante nachweisbare Schmerzhaftigkeit der rechten Niere auf die Gallenblase bezogen werden. Ebenso kann im akuten Anfall die reflektorische Ruhigstellung des Zwerchfells auf der erkrankten Seite zu Atelektasen der

Lunge oder herabgesetzter Lüftung der Lunge führen, womit wieder die Gefahr der irrtümlichen Diagnose einer pulmonalen oder pleuralen Affektion gegeben ist. In solchen Fällen führt lediglich der Ureterenkatheterismus zu einer richtigen Diagnose.

Die *Prognose* der Pyelitis ist heute eine gute. Fälle von fortschreitender Niereneiterung mit Entwicklung einer Pyonephrose und deren unter Umständen letale Komplikationen sind bei zeitgerecht einsetzender, richtiger Behandlung vermeidbar.

Behandlung. In allen Fällen die einseitig sind, empfiehlt sich *Lagerung auf die nicht erkrankte Seite.* Im übrigen gibt man in leichteren Fällen bactericid wirkende Harndesinfizien (z. B. Helmitol, Urotropin, Myrmalid, Amphotropin in Dosis von zunächst 3—5 g, nach Abklingen der akuten Erscheinungen von 1,5—2 g pro die. Sehr empfehlenswert sind intravenöse Cylotropininjektionen, 5—10 ccm pro dosi jeden 2.—3. Tag. Dazu empfiehlt sich eine reichliche Flüssigkeitszufuhr in Form von Lindenblütentee, Wildunger Helenenquelle, Fachinger, wozu im akuten Anfall noch *warme feuchte Packungen* kommen. Nach Abklingen der akuten Erscheinungen sind *Nierenbeckenspülungen* mit Argentum nitricum $1—2^0/_{00}$, Natrium tellurosum, PREGLscher Jodlösung 1:2 weitaus das sicherste Verfahren, eine schnelle Abheilung zu erzielen. Während des akut fieberhaften Stadiums soll der Ureterenkatherismus im allgemeinen vermieden werden, andererseits gibt es Fälle, bei denen gerade eine starke Stauung im Nierenbecken die Entfieberung verhindert. Die Stauung ist klinisch an der Schmerzhaftigkeit der betreffenden Niere erkennbar. Unter klinischen Verhältnissen läßt sie sich durch die *intravenöse Pyelographie* einwandfrei nachweisen. In solchen Fällen muß auch im fieberhaften Stadium der Ureterenkatheterismus durchgeführt werden und zwar am besten in Form eines für 24—48—72 durchgeführten *Dauerkatheterismus eines oder beider Nierenbecken.* In hartnäckigen Fällen, in denen der Harn trotz Nierenbeckenspülungen immer noch keimhaltig bleibt, ganz besonders bei den Coli-Pyelitiden empfiehlt sich ein diätetisches Verfahren, das sich bewährt hat und darin besteht, innerhalb von wenigen Tagen die Reaktion des Harns bald stark alkalisch, bald stark sauer zu machen, um durch diese plötzliche Änderung in der Reaktion des Nährbodens den Bakterien die Lebensbedingungen zu erschweren oder abzuschneiden. Man geht dabei in der Weise vor, daß man immer 3—4 Tage die Kost nach dem bestehenden Schema zusammenstellt und dann plötzlich wieder wechselt.

Es gibt freilich Fälle, die während der Schwangerschaft auch diesem Verfahren gegenüber sich als resistent erweisen und bei denen trotz vollständiger Fieberfreiheit und trotz Beschwerdefreiheit die Bakteriurie in den Nierenbecken fortbesteht. In solchen Fällen bleibt nichts übrig, als die Patientinnen sorgfältig zu überwachen und die Entbindung abzuwarten. Meist erfolgt dann im Wochenbett mit Verschwinden der Stauung eine spontane Ausheilung

Wechselkostschema.

Alkalispeisen		Säurespeisen	
stark alkalisch	schwach alkalisch	stark sauer	schwach sauer
Milch	Kartoffel	Rindfleisch	Schinken
Rohrzucker	Kohlrabi	Kalbfleisch	Eier
Tee	Meerrettich	Schweinefleisch	Rosenkohl
Gurken	Radieschen	Leber	Erbsen
Tomaten	Spargel	Huhn	Reismehl
Sellerie	Feldsalat	Hering	Hirse
Gelbe Rüben	Grünkohl	Schellfisch	Butter
Rote Rüben	Rotkohl	Scholle	Schweineschmalz
Karotten	Weißkohl	Käse	Schokolade
Rettiche	Wirsingkohl	Quark	Parmesankäse
Spinat	Blumenkohl	Reis	Aal
Sauerampfer	Schoten	Grieß	Hecht
Kopfsalat	Schnittbohnen	Hafermehl	Wurst
Aprikosen	Steinpilze	Semmel	
Apfelsinen	Apfel	Keks	
Feigen	Birnen	Erdnüsse	
Rosinen	Kirschen	Wurst	
	Bananen		
	Preißelbeeren		
dreimal täglich einen Teelöffel Natr. bicarb.		dreimal täglich 1,0 Acid. camph. dreimal täglich 0,5 Urotropin	

oder es gelingt, nach Ablauf des Wochenbettes durch Nierenbeckenspülungen den Prozeß zur Ausheilung zu bringen. Nur manche Fälle von Colipyelitis erweisen sich auch dann noch als resistent. In solchen Fällen ist es zwecklos, immer wieder Nierenbeckenspülungen zu machen, sondern es empfiehlt sich, eine *Autovaccinebehandlung* durchzuführen.

Bei solchem Vorgehen bleiben heutzutage nur ganz seltene Ausnahmefälle übrig, in denen wegen fortbestehender hoher Temperaturen oder sonstiger schwerer Krankheitserscheinungen die Schwangerschaftsunterbrechung in Frage kommt. Sie völlig zu verwerfen ist nicht angängig, weil, sobald eine Pyonephrose sich entwickelt, auch die Schwangerschaftsunterbrechung nichts mehr nützt, und nur die Nephrotomie oder bei einseitigem Prozeß eventuell die Nephrektomie in Frage kommt. Deshalb wird man bei doppelseitigen Prozessen, die auf die oben besprochenen Maßnahmen in keiner Weise reagieren, bei fortbestehenden hohen Temperaturen und ernsteren Störungen des Allgemeinbefindens die Graviditätsunterbrechung zeitgerecht vornehmen müssen.

h) Innersekretorische Störungen und die sogenannten Konstitutionskrankheiten.

Man könnte mit einem gewissen Rechte hier auch alle in dem Kapitel Schwangerschaftstoxikosen besprochenen Krankheitsbilder unterbringen, insofern als dabei zweifellos Störungen des placentaren Stoffwechsels ursächlich im Vordergrunde stehen. Indessen halten wir es doch für richtiger, hier nur jene innersekretorischen Störungen aufzuführen, bei denen die Schwangerschaft keine so klar zu bestimmende Rolle spielt und höchstens die auch außerhalb der Gravidität vorkommenden Krankheitsbilder mit gewissen eigenartigen Zügen ausstattet. Auch die Osteomalacie haben wir aus ähnlichen Gründen bereits weiter oben abgehandelt.

1. Erkrankungen der Schilddrüse. Wir haben schon im physiologischen Teil eine Schilddrüsenvergrößerung als regelmäßige, wenn auch graduell sehr wechselnde Begleiterscheinung der Schwangerschaft kennen gelernt und dieselbe als Zeichen erhöhter Ansprüche an das Organ gedeutet. Danach ist es nicht auffällig, wenn bei Fällen schon vorher bestehender *Hypofunktion* der Schilddrüse (Myxödem, Kretinismus, Kachexia thyreopriva[1]) der Eintritt der Gravidität eine Verschlimmerung der Grundkrankheit bringt, ja in leichten Fällen erst durch die Gravidität das Krankheitsbild zur vollen Entfaltung kommt. Gerade diese Tatsache verdient erhöhte Aufmerksamkeit, während bei ausgesprochenem Myxödem oder Kretinismus häufig Sterilität besteht. Gravide mit Hypothyreoidismus scheinen aber zu Schwangerschaftstoxikosen besonders disponiert. Therapeutisch kommt Verabreichung von Schilddrüsentabletten, nicht aber künstliche Schwangerschaftsunterbrechung in Frage.

Auf Grund dieser Erfahrungen müßte man annehmen, daß bei *Hyperthyreoidismus* (BASEDOW) die Schwangerschaft von günstigem Einfluß wäre; tatsächlich trifft das nicht zu. Denn in $^1/_4$ der Fälle treten bedrohliche, unter Umständen durch Herzinsuffizienz zum Tode führende Symptome ein, in reichlich einem weiteren Viertel ist deutliche Verschlimmerung nachweisbar. Dieser Widerspruch erklärt sich wohl daraus, daß bei Basedowkranken neben der Hyperfunktion wahrscheinlich auch eine Dysfunktion der Schilddrüse besteht, außerdem eine Hypofunktion der Ovarien in Frage kommt, und die schon vorher erhöhte Reizbarkeit des Sympathicus in der Gravidität noch eine Steigerung erfährt. Die bei Hyperthyreosen bestehende Herabsetzung der Blutgerinnung führt bei Versagen des primären Blutstillungsmechanismus leicht zu *Nachgeburtsblutungen,* unter der Geburt selbst kann es zu bedrohlicher Herzinsuffizienz kommen, so daß man gelegentlich die Austreibungsperiode operativ abkürzen muß. Sonst sind therapeutisch die bekannten hygienischen Maßnahmen, Mittelgebirgsaufenthalt, Arsen, Antithyreoidin Möbius, in schweren Fällen partielle Strumektomie oder Röntgenbehandlung anzuwenden. Eine künstliche Unterbrechung der Gravidität ist nur aus akuter vitaler Indikation bei bedrohlicher Herzinsuffizienz berechtigt.

Ganz ähnliches gilt von der gewöhnlichen *Struma.* Nach der Geburt tritt bei allen derartigen Erkrankungen gewöhnlich rasche Besserung ein.

2. Epithelkörperchen. In der Schwangerschaft werden auch an die Parathyreoideae erhöhte Anforderungen gestellt. Vermögen sie denselben nicht nachzukommen, so stellen sich je nach dem Grade ihrer Insuffizienz *tetanoide Erscheinungen* (Erhöhung der galvanischen Erregbarkeit, Parästhesien an Händen und Füßen, gesteigerte mechanische Erregbarkeit, positives Facialisphänomen) oder auch ausgesprochene *Tetanie* ein. Das klinische Bild ist in der Schwangerschaft nicht anders als außerhalb derselben.

---

[1] Hinsichtlich der Symptome sei auf die Lehrbücher der inneren Medizin verwiesen.

Während die genannten tetanoiden Zustände in ihren leichtesten Graden bei Schwangeren sehr häufig sich finden (L. SEITZ, E. KEHRER), ist die ausgesprochene Tetanie sehr selten ($0,3\,^0/_{00}$). Es steht aber fest, daß die Schwangerschaft den Ausbruch begünstigt oder bereits bestehende Symptome derselben verschlimmert. Die Krämpfe befallen gelegentlich auch die Respirationsmuskeln, so daß es kaum verwunderlich erscheint, wenn die Schwangerschaftstetanie mit einer Mortalität von 7 % (SEITZ) behaftet ist. Die schwersten Fälle treten gewöhnlich am Ende der ersten Schwangerschaftshälfte auf.

Therapeutisch hat man die besten Erfolge mit den krampfstillenden Calciumsalzen erzielt: man gibt 1—3mal täglich eine Messerspitze voll Calcium lacticum oder 3mal täglich 2—3 Kalzantabletten. Bei frühzeitiger Verabreichung dieser Präparate kann man den Ausbruch der Tetanie fast regelmäßig verhüten. Eine künstliche Schwangerschaftsunterbrechung kommt nur in schwersten Fällen (Häufung der Krämpfe, Beteiligung der Atemmuskulatur) und bei Versagen der Calciumtherapie in Frage, die bei bereits ausgebrochener Tetanie in Form von intravenösen Injektionen einer 2—5%igen Calcium lacticum-Lösung durchzuführen ist. In der Nahrung ist auf genügende Zufuhr von Vitamin D besonders zu achten, zumal nach den Untersuchungen von GYÖRGY ein Mangel an Vitamin D in der Genese der Tetanie mit eine maßgebende Rolle spielen soll.

3. Thymus. Wir weisen hier nur kurz auf den *Status thymico-lymphaticus* (= Persistenz der Thymus mit Hyperplasie der lymphatischen Apparate, Hypoplasie des chromaffinen Systems) hin. Derartige Individuen sind überwiegend steril, werden sie aber gravid, dann drohen ihnen im Falle einer notwendigen operativen Entbindung von der Narkose große Gefahren, ebenso wie wir selbst und andere Autoren schon tödliche atonische Blutungen in der Nachgeburtsperiode beobachtet haben. Andererseits haben wir den Eindruck, als ob die Schwangerschaft auf solche Individuen günstig einwirkte. Die Hauptsache für den Arzt wird immer sein, den Zustand überhaupt zu erkennen. Enge Gefäße, ein Tropfenherz mögen als erster Hinweis dienen. Die tastbare Hypertrophie des lymphatischen Rachenringes und der eventuell röntgenologisch zu erbringende Nachweis der Thymus-Persistenz sichern die Diagnose. Therapeutisch empfehlen sich bei drohendem Versagen des Herzens intrakardiale Adrenalininjektionen.

4. Hypophyse. Als letzte endokrine Drüse der Kopfdarmgruppe ist der Vorderlappen der Hypophyse zu nennen [1]. Bei Steigerung der physiologischen Schwangerschaftsveränderungen kann es in der Gravidität zu einer richtigen *Akromegalie* kommen. Derartige Fälle sind freilich selten. Bei schon bestehender Akromegalie ist vielleicht infolge gleichzeitiger Hypofunktion der Ovarien Sterilität die Regel. Dasselbe gilt von der hypophysären Fettsucht *(Dystrophia adiposo-genitalis)*. Therapeutisch ist nichts zu unternehmen, da ein verschlimmernder Einfluß der Gravidität auf die Akromegalie nicht bekannt ist und nach der Geburt Rückgang oder Milderung der Symptome eintritt. Bei der hypophysären *Fettsucht* kommt es fast regelmäßig, wenn überhaupt in seltenen Fällen Gravidität eingetreten ist, zum Abortus.

Über andere innersekretorische Störungen in der Gravidität ist zu wenig bekannt, als daß wir hier eine kurze Darstellung geben könnten. Bei ADDISON*scher Krankheit* scheint Sterilität zu bestehen. Ob etwa besonders starke Schwangerschaftspigmentierung mit einer Insuffizienz der Nebennieren in Zusammenhang steht, ist fraglich.

5. Diabetes in der Schwangerschaft. Bei etwa 10 % aller Schwangeren findet man geringe Grade meist vorübergehender Dextrosurie, überhaupt besteht bei vielen Schwangeren eine herabgesetzte Assimilationsfähigkeit für Zucker, so daß *alimentäre Glykosurie* leicht zu erzielen ist. Freilich scheint es (NOVAK und PORGES), daß bei diesen Glykosurien häufig gar keine Vermehrung des Blutzuckers vorhanden ist, sondern die Zuckerausscheidung nur auf abnormer Durchlässigkeit der Nieren für Zucker beruht *(renale Glykosurie)*. Diese Formen der Glykosurie sind gegen Insulin refraktär, ein Verhalten, das in geeigneten Fällen zur Differentialdiagnose herangezogen werden kann. Man hat diese Formen daher auch als extra-insuläre Glykosurie bezeichnet (UMBER, ROSENBERG). Sie beruht auf einem Sympathicusreizzustand, für den der Ausfall der Ovarialfunktion in der Gravidität verantwortlich gemacht wird. Bemerkens-

---

[1] Das als Wehenmittel so ausgezeichnete Dienste leistende Pituitrin ist ein Extrakt des Hinterlappens, der sog. Neurohypophyse.

wert ist die Neigung zum Rezidivieren bei jeder folgenden Gravidität. Wir kennen eine Frau, bei der mit jeder folgenden Schwangerschaft die Glykosurie früher auftrat, um nach der Geburt regelmäßig wieder zu verschwinden. Eine Schwangerschaftsglykosurie darf übrigens nur diagnostiziert werden, wenn nachgewiesen ist, daß es sich nicht um Milchzuckerausscheidung handelt, die in geringem Grade bei Hochschwangeren als physiologisch angesehen werden kann. In seltenen Fällen ist die Schwangerschaftsglykosurie kombiniert mit einer Azidose oder Ketonämie, die besonders bei ungenügender Kohlehydratzufuhr und bei Überwiegen von Eiweiß und Fett in der Nahrung auftritt. Sie beruht letzten Endes auf einer Störung der Leberfunktion. *Echter Diabetes*, der auf einer Unterfunktion des Inselapparates der Pankreas beruht, ist in der Schwangerschaft schon deshalb *selten*, weil nur etwa 5% diabetische Frauen überhaupt konzipieren (L. SEITZ) und von diesen noch die Hälfte abortiert. Bei diesen scheint die Gravidität allerdings recht ungünstig zu wirken, da 30% während und bald nach der Geburt im Koma, weitere 20% innerhalb der nächsten zwei Jahre zugrunde gingen (OFFERGELD). Freilich muß dabei in Rechnung gesetzt werden, daß der Diabetes jugendlicher Individuen überhaupt eine schlechte Prognose gibt. Auch von den Kindern gehen etwa 50% intrauterin zugrunde, häufig findet sich Hydramnios. Seit Einführung der Insulinbehandlung haben sich freilich diese Verhältnisse grundlegend verändert und die Prognose ist wesentlich besser geworden.

Therapeutisch ist zunächst ein antidiabetisches Regime am Platze, in dem die Insulinbehandlung die Hauptrolle spielt. Bleibt trotz desselben die Besserung aus, nimmt die Acidosis und Ketonämie zu, dann muß die Schwangerschaft unterbrochen werden. Diese Entscheidung zu treffen, übersteigt aber die Hilfsmittel des praktischen Arztes und muß daher den Kliniken überlassen werden.

i) Psychische und nervöse Störungen während der Gestation[1].

Unter den Geistestörungen der Frauen machen die *Generationspsychosen* etwa 4—6% aus, während man an geburtshilflichen Anstalten höchstens 1—2mal unter tausend Fällen Gelegenheit hat, den Ausbruch einer solchen zu beobachten. Früher hatten die Geburtshelfer viel häufiger Gelegenheit, derartige Erfahrungen zu sammeln, da mit der Einführung schmerzlindernder Verfahren, vor allem aber infolge Verminderung des Puerperalfiebers und besserer Behandlung der Schwangerschaftstoxikosen augenscheinlich die *Frequenz der Generationspsychosen sehr gesunken* ist. Da übrigens auch nach Auffassung von E. SIEMERLING u. a. die Gestation als solche nur in einer Minderzahl von Fällen (12%) als einziger ätiologischer Faktor in Frage kommt, besprechen wir diese Störungen erst hier. Von großer Bedeutung ist neben der bis zu einem gewissen Grade physiologischen Störung des psychischen Gleichgewichtes besonders unehelicher Schwangerer vor allem die puerperale Infektion. Demgemäß fällt auch der weitaus größte Teil der Generationspsychosen (86%) auf das Wochenbett, 10% auf die Laktationsperiode und nur 3% auf die Schwangerschaft.

Im einzelnen sind in der Gravidität Steigerung der bereits oben genannten nervöspsychischen Beschwerden zu nennen, die eigentlichen Graviditätspsychosen dagegen meist auf die zweite Hälfte der Schwangerschaft beschränkt. Depressionszustände, Melancholie, Katatonien überwiegen, während unter der Geburt gegenteils Delirien häufiger sind und im Wochenbett beides vorkommt.

I. Psychosen: Symptomatische Psychosen[2]. *Amentia* (akutes halluzinatorisches Irresein) entwickelt sich zwar akut, doch sind meist schon länger Prodrome in Form von Kopfdruck, Schlaflosigkeit und Reizbarkeit nachweisbar, dann entwickelt sich ein Zustand schwerer Verwirrtheit mit Störung der Orientierung und zusammenhängenden Halluzinationen. *Vielfach* werden *derartige Personen aggressiv*, besonders auch *gegen ihr Kind*, nicht selten kommt es zum Selbstmord. In 75% aller Fälle erfolgt nach 3—4 Monaten Heilung. *Therapeutisch* ist neben sorgfältigster Überwachung Skopolamin-Morphium, baldigste Überführung in Anstaltsbehandlung geboten.

---

[1] Wir folgen in unserer Darstellung vielfach den Ausführungen SIEMERLINGS in Bd. 2 des DÖDERLEINschen Handbuches der Geburtshilfe, da unsere eigenen Erfahrungen uns ungenügend erscheinen.

[2] Einzelheiten über die Symptomatologie aller dieser Krankheitsbilder sind in den Lehrbüchern der Psychiatrie nachzusehen.

Delirien sind als Abart der halluzinatorischen Verwirrtheit aufzufassen und durch den viel rascheren Ablauf unterscheidbar. Auch ist dabei die *Aggressivität* und *Selbstmordneigung* besonders zu berücksichtigen. Die schwersten Delierien sind gewöhnlich im Verlaufe einer puerperalen Sepsis zu beobachten. *Therapeutisch* gilt dasselbe wie von der Amentia.

Die *Chorea gravidarum* ist identisch mit der Chorea minor und gleich ihr auf infektiöser Basis entstanden zu denken. Häufig sind schwere, zu Fruchttod und Abort führende Fälle beobachtet. Im Anschluß an die Chorea gravidarum entwickeln sich öfter als sonst schwere Psychosen. Die Erkrankung bricht meist im 4. Schwangerschaftsmonat aus und rezidiviert häufig in späteren Graviditäten. Die Prognose hat mit einer *Mortalität von rund* 20% zu rechnen, die aber weniger auf die Chorea selbst als auf die zugrunde liegenden Infektionskrankheiten (Endokarditis, Polyarthritis usw.) zu beziehen ist. Daneben gibt es aber ganz vereinzelt auch Fälle, in denen eine infektiöse Genese weder intra noch post vitam erweisbar ist, Fälle, die man wohl unter die Schwangerschaftstoxikosen einzureihen hat[1]. In Hinsicht auf diese trübe Prognose ist *in allen Fällen, in denen auf die übliche Ruhetherapie keine Besserung eintritt*, ferner vor allem *bei mit Herzfehlern komplizierten Fällen* und bei fortschreitender Kräfteabnahme die *künstliche Schwangerschaftsunterbrechung* gerechtfertigt, die um so günstiger wirkt, je früher sie vorgenommen wird. Chorea puerperalis findet sich bei schwerer puerperaler Sepsis und endet nach SIEMERLING meist letal.

Zuweilen entstehen *posteklamptische Psychosen*, die unter dem Bilde kurzdauernder Delirien oder einer halluzinatorischen Verwirrtheit mit hochgradiger retrograder Amnesie verlaufen. Nach unserer Erfahrung sind jedoch auch diese Psychosen relativ sehr selten.

Unter den **idiopathischen Generationspsychosen** nimmt einen relativ großen Teil (35%) die *Katatonie* ein. Wechsel zwischen Stupor und Erregung scheint in allen Fällen recht charakteristisch. Nach SIEMERLING steht im Vordergrunde der Erscheinungen Zerfahrenheit des Denkens mit Neigung zu Stereotypie. Ausgesprochene Affekte fehlen; es herrscht überwiegend läppisches Gebaren, Gleichgültigkeit, und allmählich bildet sich ein geistiger Schwächezustand heraus. Pupillenstörung, gesteigerte Sehnenreflexe, Salivation, Neigung zu Erythemen, Ödem sind wichtige Körperbegleiterscheinungen. Heilung erfolgt nur in etwa einem Viertel bis einem Fünftel der Fälle. Die Behandlung gehört in die Hand des Psychiaters.

Nächst der Katatonie, ja nach unserer Erfahrung überhaupt am häufigsten sind in der Gravidität wie im Puerperium *Depressionszustände* zu beobachten. In der Gravidität sind es besonders Selbstanklagen bei unehelicher Schwängerung, aber auch Versündigungswahn bei älteren Ehefrauen, wozu gelegentlich sich Suicidneigung gesellt. Bei manchen Frauen besteht auch Verarmungswahn. Mit Auftreten der Kindsbewegungen tritt in leichteren Fällen Besserung ein, in schweren steigern sich die Symptome bis zum Ende der Gravidität. Unter dem Einfluß der Geburt kann es zu richtigen Angstzuständen mit Selbstmordversuch, auch wohl Angriffen auf das Kind kommen. Im Wochenbett überwiegt hypochondrische Melancholie. Doch tritt häufig auch rasche Besserung nach der Geburt ein. In 85% der Fälle tritt Heilung ein. *Therapeutisch* ist neben Psychotherapie medikamentöse Beruhigung und sorgfältigste Überwachung am Platze.

Die Geburt ist am besten im Dämmerschlaf durchzuführen. Künstlicher Abort ist im allgemeinen abzulehnen und kann nur in vereinzelten Fällen auf Grund längerer stationärer Beobachtung wie auf Grund eines psychiatrischen Gutachtens in Frage kommen.

Die *Manie* ist unter den Generationspsychosen sehr selten. Wir erinnern uns an einen einzigen Fall, in dem hauptsächlich Vielgeschäftigkeit und ein unglaublicher Rededrang, seltener Zornausbrüche auffielen. Die Progmose ist gut, falls es sich nicht nur um eine Teilerscheinung des zirkulären oder manisch-depressiven Irreseins handelt.

Bei der großen Häufigkeit der *Hysterie* ist es auffallend, daß sie uns in der Gravidität nicht öfters zu schaffen macht. Immerhin sind hysterische Krämpfe bei Schwangeren, besonders unehelichen Erstgeschwängerten gar nicht so selten zu be-

---

[1] Vgl. darüber Z. Geburtsh. **105**, 465.

obachten. Hysterische Lähmungen in der Generationszeit scheinen uns dagegen sehr selten. Die Prognose ist gut, die Behandlung weicht nicht von dem außerhalb der Schwangerschaft Üblichen ab.

Die *Epilepsie* tritt selten in der Gravidität oder im Puerperium erstmalig in Erscheinung. Dagegen wird durch die Gravidität bestehende Epilepsie häufig verschlimmert, sehr selten gebessert. Eine Schwangerschaftsunterbrechung kommt nur bei Status epilepticus in Frage und auch nur nach Anhörung eines Psychiaters.

Bei *Paranoia, Paralyse, Imbezillität* ist ein bestimmter Einfluß der Schwangerschaft, Geburt und des Wochenbettes nicht festzustellen.

Alles in allem ist demnach *in mehr als der Hälfte aller Generationspsychosen Heilung zu erwarten* (SIEMERLING); besonders günstig ist die Prognose in Fällen, in denen Infektion oder Erschöpfung zugrunde liegen, ungünstiger bei schleichend und relativ spät, erst in der Lactationsperiode zur Entwicklung kommenden Psychosen. Prophylaktisch ist das wichtigste die strenge Handhabung der geburtshilflichen Asepsis, durch welche puerperale Infektionen, die wichtigste exogene oder auslösende Ursache gerade der schweren Generationspsychosen, ausgeschaltet werden. Eine Graviditätsverhütung nach einer bereits durchgemachten Generationspsychose dürfte berechtigt sein. Die Unterbrechung bereits eingetretener Gravidität ist nur unter ganz bestimmten Verhältnissen (s. oben S. 381) am Platze.

II. Gehirnerkrankungen bei den Generationsvorgängen. *Schwangerschaftslähmungen* sind entweder hysterischer Natur oder Folge einer Apoplexie. Meist dürfte wohl eine luetische Gefäßschädigung ursächlich zugrunde liegen und den Zirkulationsänderungen in der Gravidität wie besonders den starken Blutdruckschwankungen unter der Geburt nicht mehr als die Rolle des unmittelbar auslösenden Momentes zukommen. Neben der Lues spielen chronische Nephritis und Eklampsie eine Rolle. Neben Apoplexie kann es infolge von einer Embolie bei rekurrierender und besonders bei der ulcerösen Endokarditis, am seltensten im Gefolge einer Thrombose in den Gehirngefäßen zur *Hemiplegie* kommen.

Praktisch von besonderer Wichtigkeit sind die *Sehstörungen* in der Generationsphase, die überwiegend durch Opticusveränderungen, seltener durch eine zentrale Affektion zustande kommen. Neben ganz kurz dauernder transitorischer Erblindung, die wohl hauptsächlich auf Zirkulationsstörungen beruht, kommen übrigens schleichende Sehstörungen vor, die zur *Hemianopsie*, selten zu doppelseitiger *Amaurose* führen. Überwiegend entstehen solche Sehstörungen infolge Retinitis albuminurica, auch eine sehr seltene puerperale Neuritis optica als Teilerscheinung einer Polyneuritis ist bekannt, während Erblindungen sub partu durch Blutungen in die Netzhaut oder in den Sehnerven nur vereinzelt mitgeteilt wurden.

Sprachstörungen, Aphasie, sind überwiegend durch Embolien und Hämorrhagien bei Puerperalfieber bedingt, selten kommen sie schon in der Gravidität bei Lues, rekurrierender Endokarditis und ähnlichem zur Beobachtung. *Transitorische Aphasie* ist nach schweren Blutverlusten unter der Geburt, nach Eklampsie und bei Hysterie beobachtet.

III. Spinale Erkrankungen. *1. Tabes* bedingt meist völlige Schmerzlosigkeit der Geburt. Ein ungünstiger Einfluß des Generationsgeschäftes auf die Tabes ist nicht nachweisbar.

2. Bei *multipler Sklerose* dagegen wirkt der Generationsvorgang sehr ungünstig; ja vereinzelt sind die ersten Erscheinungen unmittelbar im Anschluß an das Wochenbett aufgetreten (v. HÖSSLIN). Wahrscheinlich sind dabei placentogene Giftstoffe bzw. im Wochenbett infektiöse Schädlichkeiten im Spiele. Darum ist auch bei nachweisbarer Verschlimmerung des Leidens unter der Gravidität der artefizielle Abortus durchaus berechtigt.

3. Myelitis. Tuberkulöse Herde in der Wirbelsäule können unter dem Einfluß der Gravidität sich so verschlimmern, daß es zum Zusammenbruch der ergriffenen Wirbel und zur Kompressionsmyelitis kommt; ferner kann es bei puerperaler Sepsis zu einer *Meningo-, Myelo-, Encephalitis* kommen. Daneben soll es aber eine mit den Schwangerschaftstoxikosen in eine Linie zu stellende Graviditätsmyelitis geben (FUNKE, ALLMANN, ROSENBERGER, SCHMINKE u. a.), die meist nur zur Lähmung der unteren Extremitäten führt, jedoch dadurch besonders gefährlich wird, daß sie Neigung zum

Aufsteigen hat und schließlich durch Bulbärsymptome das Leben bedroht. Trotz der schwierigen Differentialdiagnose gegen multiple Sklerose ist in solchen Fällen die künstliche Schwangerschaftsunterbrechung um so mehr geboten, als bei zeitgerechter Durchführung derselben Restitutio ad integrum eintritt, während späterhin eine Sklerose sich ausbildet.

IV. Periphere Erkrankungen. Man hat zu unterscheiden eine traumatische (durch den Druck des Schädels bei engem Becken, den Druck der Zangenblätter), toxische und infektiöse *Neuritis*, schließlich eine Form, die einfach durch Fortleitung eines entzündlichen Prozesses im Beckenbindegewebe zustande kommt. Der Natur der Sache nach ist meist der Plexus sacralis betroffen und tritt die Erkrankung vorwiegend im Puerperium auf; nur die toxische Neuritis ist gegenteils häufiger in der Gravidität und natürlich nicht auf die unteren Extremitäten beschränkt. Sie betrifft sogar mit Vorliebe den Nervus medianus oder ulnaris und stellt sich unter dem Bilde einer Polyneuritis dar. Als leichteste Grade dieser kann man die bei Schwangeren nicht so selten zu beobachtenden Akroparästhesien der Finger und Zehen, sowie manche Odontalgien ohne zahnärztlichen Befund auffassen. Man erinnere sich daran, daß Parästhesien auch einfach durch Capillarkrämpfe hervorgerufen sein können. In schweren Fällen ist die Entwicklung einer KORSAKOWschen Psychose beobachtet. Die *Therapie* deckt sich mit der der Grundkrankheit; bei toxischer Graviditätsneuritis kann in seltenen Fällen die künstliche Schwangerschaftsunterbrechung in Frage kommen. Das sind meist Fälle, die auch sonst noch Symptome schwerer Schwangerschaftsintoxikation, besonders unstillbares Erbrechen, aufweisen.

2. Erkrankungen genitaler Natur.

a) Gonorrhöe.

Bei akuter Gonorrhöe ist die Konzeption selten, namentlich scheint die gonorrhoisch erkrankte Uterusschleimhaut der Nidation des Eies Schwierigkeiten zu bereiten. Auch bei subakuter Uterusgonorrhöe ist dieselbe mindestens erschwert, frühzeitiger Abortus dann häufig. Tritt bei chronischer Uterusgonorrhöe und nicht verschlossenen Tuben Konzeption ein, dann gehen wahrscheinlich die Gonokokken in der Decidua bald zugrunde. Dagegen können die bei chronischer Gonorrhöe in den Falten der Cervixschleimhaut noch nistenden Gonokokken unter dem Einfluß der Schwangerschaftsauflockerung und -Hyperämie zu einer akuten Exacerbation des Prozesses führen.

Eine akute, in der Schwangerschaft erworbene Gonorrhöe geht vielfach mit stärkeren Symptomen einher als außerhalb derselben[1]. So ist besonders der Ausfluß außerordentlich reichlich; das ätzende Sekret führt zu Intertrigo, zur Entwicklung oft massenhafter, in ihrer Gesamtheit als Tumor imponierender *spitzer Kondylome*; besonders deutlich findet man in der Gravidität die *Kolpitis granularis* (weder Kondylome noch diese Kolpitis sind aber für Gonorrhöe beweisend). Unter der Geburt fällt häufig eine besondere Schmerzhaftigkeit der Wehen auf. Über die Gonorrhöe im Wochenbett vgl. Pathologie dieses.

Die *Therapie* ist um so wichtiger, als bei Fortbestehen der Gonorrhöe nicht allein das Kind eine Ophthalmoblennorrhöe akquirieren kann, sondern auch die Mutter in Gefahr gerät, im Wochenbett eine schwere ascendierende Gonorrhöe zu bekommen (etwa 1,5% aller Temperatursteigerungen im Wochenbett beruhen auf Gonorrhöe). Zur Behandlung empfehlen sich anfangs 2—3mal wöchentlich vorgenommene, unter ganz schwachem Druck ausgeführte Spülungen mit 1% Zinc. sulf. oder Zinc. chlor. Aqu. dest. āā, 1 Eßlöffel auf 1 Liter Wasser, dann aber sind in der Gravidität besonders empfehlenswert die Styli Spuman á 1,0 g cum Argent. nitr. 0,15% oder c. Protargol 1%. Weitere Maßnahmen sind vom praktischen Arzt besser zu unterlassen. In der Klinik werden zweckmäßig Lapisbäder der Scheide ausgeführt. Spitze Kondylome entfernt man am besten mit dem Diathermieschneidebrenner, die Wunden heilen gewöhnlich schnell.

---

[1] Vgl. unser Lehrbuch der Gynäkologie.

b) Syphilis.

Die floride Syphilis verläuft in der Schwangerschaft nicht anders als außerhalb derselben [1]; richtig aber ist, daß in der Gravidität die lokalen wie allgemeinen Erscheinungen häufig lebhafter sind. Die Häufigkeit der Lues schwankt natürlich stark. In Kliniken sind etwa 5—10 % aller Hausschwangeren als latent syphilitisch anzusehen, wie systematische Blutuntersuchungen ergeben haben. Bei Gebärenden kann man auch das retroplacentare Blut für die WASSERMANNsche Reaktion verwenden, muß sich aber darüber klar sein, daß bei etwa 5 % der Fälle auch ohne Lues die Reaktion positiv ausfällt. Deshalb soll man bei positiver Reaktion im Retroplacentarblut nach etwa 10 Tagen die Reaktion im Venenblut wiederholen. Fällt sie positiv aus, so besteht sicher eine latente Lues. Die mit dem bequem zu gewinnenden Retroplacentarblut anzustellende Reaktion ist infolgedessen nicht wertlos, weil sie eine erste Orientierung über verdächtige und unverdächtige Fälle ermöglicht.

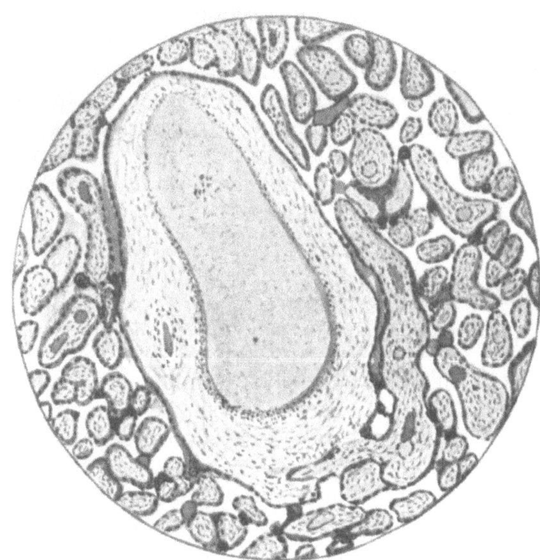

Abb. 296. Luische Placenta.
Verdickung, Auftreibung der Zellen, Obliteration der Gefäße, Arteriitis luetica.

Der *Einfluß der Lues auf die Schwangerschaft* hängt ab von dem Zeitpunkt der Infektion. Im Gegensatz zu älteren Anschauungen wissen wir heute sicher, daß die Syphilis in der Genese des Abortus im engeren Sinne fast gar keine Rolle spielt und selbst bei habituellem Abort nur in einer Minderheit der Fälle (20 %) ätiologisch in Frage kommt. Dagegen ist Lues um so häufiger (60 % aller Fälle — HEYNEMANN) für den Partus immaturus und praematurus verantwortlich zu machen. In frischeren Fällen sterben dabei die Kinder infolge Überschwemmung des Blutes mit Spirochäten ab und werden maceriert geboren. Bei weiter zurückreichender Infektion erfolgt die vorzeitige Geburt zwar lebender, aber mit sichtbaren Zeichen von Lues behafteter Kinder; späterhin werden wohl auch Kinder geboren, bei denen Zeichen von Lues zunächst fehlen. Nur 15 % aller kongenital luischen Kinder werden rechtzeitig geboren (L. SEITZ). Der Geburtsverlauf wird durch latente wie floride Lues nicht wesentlich beeinflußt, im Wochenbett ist die Morbidität nach Feststellungen der Gießener Klinik um etwa 20 % erhöht.

Entgegen älteren Anschauungen wissen wir heute auch, daß die *Syphilis in jedem Stadium auf den Fetus übertragen werden kann.* Ferner ist es heute ausgemacht, daß *eine paterne oder germinative Übertragung der Syphilis auf den Fetus nicht möglich ist,* sondern *nur eine postkonzeptionelle, materne, placentar auf den Fetus übertragene Infektion vorkommt. Die Mütter kongenital luischer Kinder sind auch dann als syphilitisch infiziert zu betrachten, wenn manifeste Symptome* von Lues bei ihnen *niemals nachweisbar waren.* Die Erklärung dieser eigentümlichen Tatsache liegt darin, daß vielleicht aus dem intensiv infizierten fetalen Organismus Antikörper in großen Mengen in den mütterlichen Kreislauf gelangen (BUSCHKE). Das viel umstrittene COLLES-BEAUMÉsche Gesetz, nach welchem die Mutter eines luischen Kindes gegen Syphilis immun wäre, dürfte nicht mehr haltbar sein, seitdem wir wissen, daß auch solche Mütter fast regelmäßig positiven *Wassermann* haben. Auch das PROFETAsche Gesetz, wonach von syphilitischen Erscheinungen freie Kinder luischer Mütter als immun gegen Lues zu betrachten wären, ist nach den Ergebnissen der zahlreichen serologischen Untersuchungen an derartigen Kindern als irrig abzulehnen. Nur in den letzten 6 Wochen

---

[1] Vgl. Lehrbücher der Geschlechtskrankheiten.

ante partum infizierte Mütter können tatsächlich von Lues freie Kinder zur Welt bringen da vor Ablauf von sechs Wochen seit der Infektion meist eine Übertragung von Spirochäten auf den Fetus nicht möglich ist. Die Spirochätenübertragung auf den Fetus erfolgt auf dem Blutwege aus dem intervillösen Raum auf den choriogenen Anteil der Placenta. Deshalb findet man — freilich nur bei Untersuchung genügend zahlreicher Schnitte — in der Placenta luischer Kinder regelmäßig Spirochäten (TRINCHESE u. a.); die Einzelzotten der Placenta erscheinen verdickt, derber und bindegewebsreicher (Abb. 296). An ihren Gefäßen sind nicht selten Obliterationsprozesse nachweisbar. Andere Zeichen sind nicht eindeutig. Makroskopisch erscheint die Placenta blasser als normal und vor allem zeichnen sich luische Placenten durch besonders hohes Gewicht aus [1]. In den freien Eihäuten sind bis-

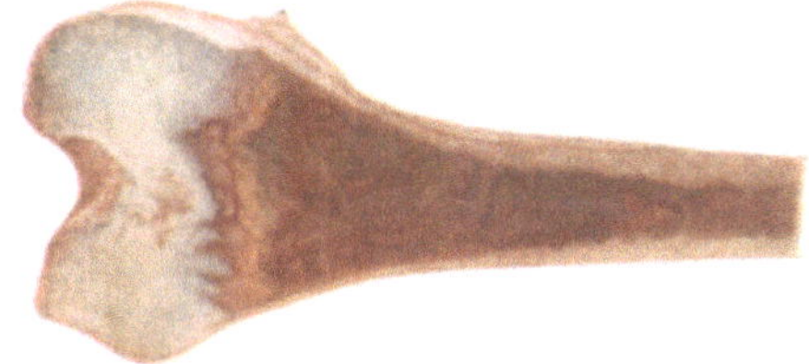

Abb. 297. Osteochondritis luetica bei einem Säugling.
(Nach v. HANSEMANN.)

her Spirochäten nicht gefunden worden, dagegen fast regelmäßig am fetalen Ende der Nabelschnur, namentlich in der Media der Vene (BONDI, GRÄFENBERG). Gelegentlich ist auch eine richtige Arteriitis oder Phlebitis der Nabelschnurgefäße nachweisbar.

Die *Syphilis des Fetus* äußert sich, abgesehen von der Geburt macerierter totgeborener Früchte in ausgedehnten gummösen Herden der inneren Organe, interstitieller Pneumonie, typischen Gefäßveränderungen und vor allem in der *Osteochondritis syphilitica* (WEGENER), die namentlich in den langen Röhrenknochen und Rippen deutlich ist (Abb. 297). Es handelt sich um eine Störung der Umwandlung des Knorpels in Knochen, die zu einer schon makroskopisch sichtbaren Verbreiterung und unregelmäßigen Gestaltung der Epiphysengrenze führt. Spirochäten sind am leichtesten in der Nebenniere oder in der stark vergrößerten Leber (Hepatitis interstitialis) wie in den Gefäßen der Lunge, in der häufig eine sog. weiße Pneumonie sich findet, nachweisbar (Abb. 298).

Auf die klinischen Symptome der Lues lebendgeborener Kinder wird in der Pathologie des Neugeborenen noch eingegangen werden. Hinsichtlich der *Therapie* der Syphilis Schwangerer sei auf die Lehrbücher der Geschlechtskrankheiten hingewiesen. Wir möchten

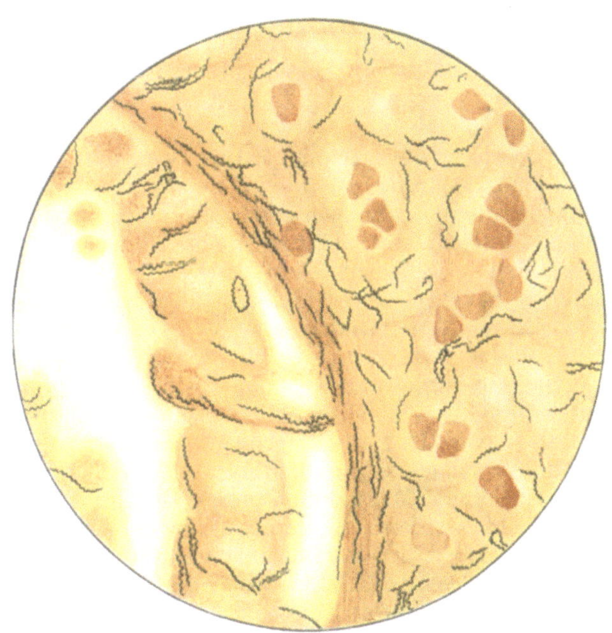

Abb. 298. Spirochäten in der Lunge eines luischen Fetus.
(Nach LESSER.)

hier nur unterstreichen, daß jede als latent luisch erkannte Schwangere in jedem Zeitpunkt der Schwangerschaft einer antiluischen Kur unterzogen werden muß. Bei widerstrebenden Schwangeren kann die Behandlung auf Grund des Gesetzes zur Bekämpfung der Geschlechtskrankheiten erzwungen werden. Die Erfolge einer planmäßigen Behandlung in der Schwangerschaft sind ganz offensichtliche, da es gelingt, damit in 78—93% gesunde Kinder zu erzielen (NÜRNBERGER), während sonst die Kinder nur ausnahmsweise, nämlich bei sehr spät stattgefundener oder bei sehr weit zurückliegender Infektion gesund bleiben (7—23%). Besonders gut sind die

---

[1] Doch findet sich ähnliches auch bei Nephritis.

Aussichten, wenn die Behandlung bereits im 4.—5. Schwangerschaftsmonat durchgeführt werden kann, ehe eine Durchwanderung der Spirochäten durch die Placenta stattgefunden hat.

c) Anomalien an Vulva und Scheide.

Die stets etwas stärkere Sekretion der Vulva und der Scheide in der zweiten Hälfte der Schwangerschaft darf man nicht als Angriffsobjekt für eine Therapie betrachten. Die Schwangere halte sich durch häufige Waschungen rein; nur bei ausgesprochenem *Ausfluß* und starker Verunreinigung der Scheidenflora (vgl. S. 69) verordne man Scheidenspülungen mit 0,5 % Acid. lacticum, die unter ganz schwachem Druck auszuführen sind.

Sehr kopiöser Ausfluß, der durchaus nicht gonorrhoisch zu sein braucht, begünstigt in der Schwangerschaft das Entstehen spitzer Kondylome an der Vulva, die in ihrer Gesamtheit gelegentlich zu umfangreichen Tumoren heranwachsen[1]. An der Vulva etwa sich findende *Ulcera* sind schon in der Schwangerschaft sorgfältig zu behandeln, da sie eine Brutstätte für Bakterien darstellen und infolgedessen die Gebärende und Wöchnerin gefährden.

Eine ebenfalls bei Schwangeren weitaus am häufigsten und deutlichsten zu beobachtende Form des Scheidenkatarrhs ist die *Kolpitis granularis*. Die Scheidenschleimhaut fühlt sich dabei rauh, körnig, fast wie ein Reibeisen an. Diese Körner sind nichts anderes als geschwollene Papillen, die in der hyperämischen succulenten Scheidenschleimhaut Schwangerer schon für das Tastgefühl deutlich wahrnehmbar werden. Die frühere Auffassung, daß die Kolpitis granularis für Gonorrhöe charakteristisch sei, ist nicht haltbar, jedoch zuzugestehen, daß sie am häufigsten auf dem Boden einer gonorrhoischen Kolpitis entsteht. Im Wochenbett bilden sich die Körner rasch zurück.

Eine ebenfalls für die Schwangerschaft und das Puerperium charakteristische Scheidenerkrankung ist die *Kolpohyperplasia cystica* (v. WINCKEL) oder *Kolpitis emphysematosa*. Man sieht an der leicht geschwellten Scheidenschleimhaut linsengroße Bläschen mit dünner Decke, bei derem Anstechen ein als Trimethylamin identifiziertes Gas entweicht, das ähnlich wie Heringslake riecht und seine Entstehung bakterieller Tätigkeit, wahrscheinlich am häufigsten dem Bacterium coli verdankt (LINDENTHAL u. a.). Durch Einlegen von Glycerintampons, Spülungen mit 3 % Borsäure gelingt es leicht, die Erkrankung zur Heilung zu bringen.

Starker dünnflüssiger, zum Teil schaumiger Ausfluß mit starker Rötung und Schwellung der Scheidenwand wird sehr häufig durch die *Trichomonas vaginalis* hervorgerufen (HOEHNE, eigene Erfahrungen). Diese *Kolpitis* ist an sich durchaus harmlos, zeichnet sich aber durch große Hartnäckigkeit gegenüber den gewöhnlichen therapeutischen Maßnahmen aus. Dagegen wird durch 1 ⁰/₀₀ Sublimatauswischung und nachfolgendem Bestreichen der Scheidenschleimhaut mit 10 % Sodaglycerin rasch Besserung erzielt. Bewährt haben sich uns auch die Styli-Spuman mit 2 % Zinc. sulf. mit folgender Einblasung von 10 %igem Soda-Bolus. Besonders bewährt ist auch die Behandlung mit *Devegan*-Tabletten. Im Wochenbett verschwindet unter dem Einfluß der alkalischen Lochien die Trichomonas oft spontan. Trotzdem ist ihre Behandlung in der Schwangerschaft dringend geboten, weil nachgewiesen ist, daß die Trichomonas-Kolpitis nur bei stark verunreinigter Scheidenflora vorkommt und in solchen Fällen eine erhöhte Wochenbettsmorbidität beobachtet wurde.

Schließlich sind noch verschiedene Formen einer *Kolpitis mycotica* zu erwähnen, die sich in Form von weißen Flecken oder größeren Plaques am Vestibulum und in der Scheide darstellen und durch Wucherung verschiedener Pilze entstehen (Soor [Monilia albicans und candida] Hefepilze und Leptothrix). Die beste Therapie besteht bei Soor in Borausspülung oder Behandlung mit Borax-Glycerintampons. Bei den anderen Formen sind besonders Spülungen mit 0,5 % Acid. lacticum empfehlenswert. Gegen das oft heftige Jucken am äußeren Genitale verordne man Waschungen mit 3 % Karbolwasser, achte aber stets, ob nicht etwa Zucker im Harn nachweisbar ist.

Über Entwicklungsfehler der Scheide vgl. unten.

---

[1] Näheres vgl. unser Lehrbuch der Gynäkologie.

d) Anomalien des Uterus, die meist schon in der Schwangerschaft Störungen hervorrufen.

α) Bildungsfehler.

Bildungsfehler des *Vestibulum* und der *Scheide* führen in der Schwangerschaft zu keinerlei Störungen und gewinnen, wie etwa ein sehr enger Hymen, ein Hymen septus, cribriformis oder Stenosen, Verwachsungen und Septen der Scheide praktische Bedeutung erst unter der Geburt[1].

Die gefährlichste Anomalie ist die *Schwängerung eines rudimentären Nebenhorns, des doppelten Uterus.* Bisher sind an 200 Fälle bekannt. Besteht keine Verbindung des verkümmerten Horns mit dem Cervicalkanal, so ist die Konzeption nur möglich, durch *äußere Überwanderung des Samens oder des befruchteten Eies.*

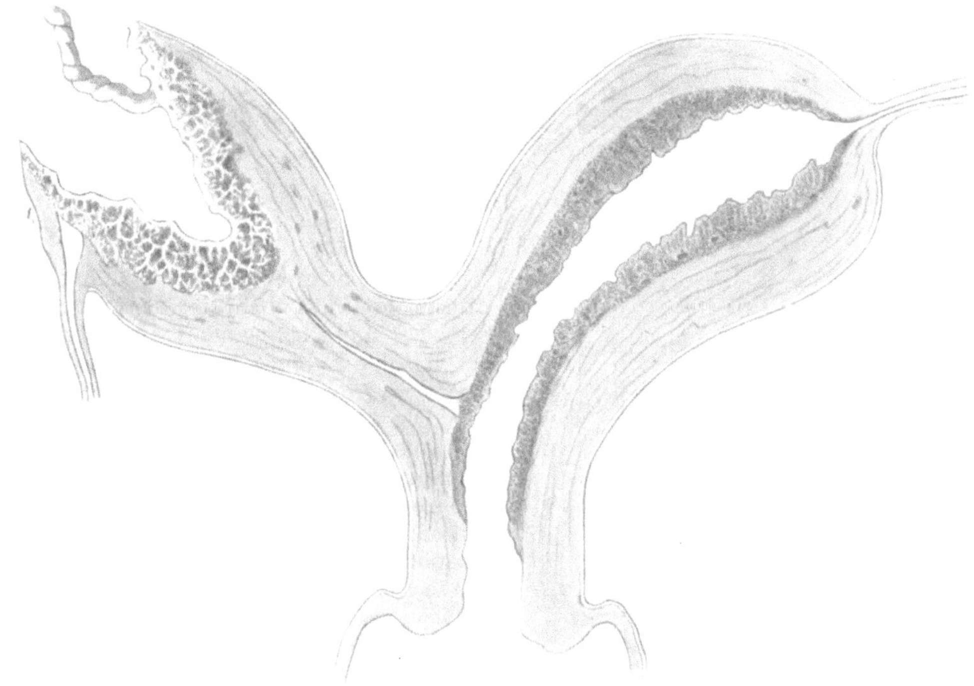

Abb. 299. Schwangerschaft im l. Nebenhorn.
Der blind endigende Gang vom gemeinsamen Cervicalkanal nach dem rudimentären Horn deutlich sichtbar. Beide Höhlen tragen Decidua. Ruptur in der 14. Woche.
(Nach Kussmaul.)

Bei dem ersten Vorgang dringt das Sperma durch die Tube des entwickelten Horns, wandert durch die Bauchhöhle bis zur anderen Seite und tritt hier in die Tube des rudimentären Horns ein. Bei der äußeren Überwanderung des Eies wandert dieses von der normalen Seite in der gleichen Weise und gelangt durch die Tube in das Nebenhorn, nachdem es vorher befruchtet war.

Die stattgehabte äußere Überwanderung des Eies ist anatomisch durch die Existenz eines Corpus luteum verum auf der Seite des nichtverschlossenen Horns bewiesen.

Die *Diagnose* ist *schwierig.* Auffallende Seitenlage des schwangeren Fruchthalters, Nachweis eines relativ dicken und succulenten Stieles, der zu dem leeren Uterus führt und sich in der Höhe des Os internum ansetzt, dienen als Leitsymptome. Tube, Ligamentum teres, auch zuweilen das Ovarium lassen sich am verschlossenen Horn oft nachweisen und schützen vor Verwechslungen mit Myom oder Ovarialtumor. Mißbildungen der Scheide, z. B. rudimentäre Septa, geben weitere Anhaltspunkte.

Die *Prognose* der Schwangerschaft im verschlossenen rudimentären Nebenhorn ist *eine ernste.* Meist tritt Berstung im 3.—5. Monat ein (Abb. 299), seltener kommt

---

[1] Vgl. dazu S. 498.

es zum normalen Ende der Gravidität. Die Berstung scheint in manchen Fällen nicht nur durch fortschreitende Dehnung der schwachen muskulären Wand, sondern auch durch Fehlen der Decidua und starke Wucherung der Chorionzotten in der Muskulatur begünstigt zu werden (HOFF). Am anatomischen Präparat schützt man sich vor Verwechslung mit Tubenschwangerschaft durch Bestimmung der Ansatzstelle des Ligamentum rotundum. Letzteres setzt sich bei Tubenschwangerschaft zwischen Uterus und Fruchtsack (Tubenecke), bei der in Rede stehenden Gravidität dagegen mehr nach außen vom Fruchtsack an.

Die *Therapie* ist die gleiche wie bei der Tubenschwangerschaft. Bei der Ausführung der Laparotomie wird man die zum Nebenhorn führenden Gefäße unterbinden, das Horn abtragen und die Wunde durch eine exakte Naht vereinigen *(Semiamputatio)*.

Ist dagegen das unverschlossene Horn geschwängert, so verläuft die Geburt meist normal, wenn auch Querlagen (6 %) und Beckenendlagen (11 %) sehr viel häufiger sind. Außerdem kommt es fast in der Hälfte der Fälle zur vorzeitigen Unterbrechung der Schwangerschaft, darunter in 24 % zum Abortus (BERTLICH).

Abzugrenzen sind von dem Uterus bicornis mit rudimentärem Nebenhorn die seltenen Fälle von *Schwangerschaft in der verschlossenen Hälfte eines Uterus bilocularis*. Hier besteht keine eigentliche Hornbildung, auch der Stiel zur atretischen Hälfte fehlt, sondern letztere liegt der leeren offenen Uterushälfte breit an[1].

Bei allen anderen Verdopplungen des Uterus kommt ebenfalls Schwängerung vor. Das nicht schwangere Horn beteiligt sich in allen Fällen von Verdopplung stets etwas an der Hypertrophie und bildet eine Decidua, die bei der Geburt gleichfalls ausgestoßen wird (Abb. 299). Auch können beide Hälften schwanger werden, also Zwillinge vorliegen. Geburtsschwierigkeiten treten dabei häufig gar nicht auf. In anderen Fällen ergeben sich Schwierigkeiten durch abnorme Fruchtlage, Wehenschwäche u. dgl.

Bei *doppelter Scheide* oder *doppeltem Muttermund* ist die Diagnose einfach.

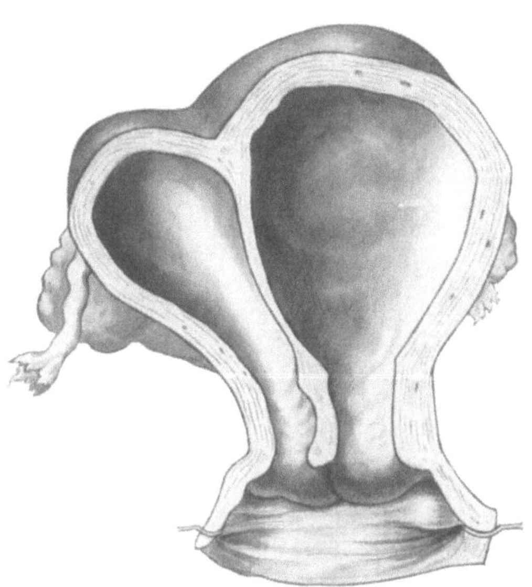

Abb. 300. Uterus septus puerperalis.

Enthalten beide Hälften Früchte, so ist meist eine vom Fundus zur Symphyse sich erstreckende Längsfurche charakteristisch. Sehr viel schwieriger ist die Erkenntnis, wenn nur ein Muttermund vorhanden ist.

Bei der Geburt sind Regelwidrigkeiten beobachtet durch starke Seitenlagerung der geschwängerten Hälfte, Verlagerung oder Retroflexio des ungeschwängerten Horns. Auch Uterusrupturen sind mehrfach vorgekommen. Die Mehrzahl der Geburten verlief indessen glatt.

Bei Schwängerung beider Hälften liegen die Geburtstermine der beiden Früchte zuweilen ziemlich weit voneinander. Auch können die beiden Hälften bei gleichzeitiger Geburt funktionell in bezug auf die Kontraktion große Unabhängigkeit voneinander zeigen. Atonische Nachblutungen sind besonders dann beobachtet, wenn die Placenta auf dem muskulär schwach entwickelten Septum saß (Abb. 300). Hindern Querbrücken oder Septa an der Portio oder in der Scheide den Fortschritt der Geburt, so durchtrennt man sie nach doppelter Unterbindung mit der Schere.

β) Lageveränderungen.

1. Anteversio-flexio uteri gravidi.

Die dem nichtgraviden Uterus eigentümliche und allgemein als normal angesehene Anteversio-flexio wird im Verlauf der Schwangerschaft aus rein mechanischen Gründen

---

[1] WERNER: Beiträge zur Geburtshilfe und Gynäkologie, Bd. 9, S. 345.

nicht aufrecht erhalten. Zwar beobachtet man oft im 2. oder zu Anfang des 3. Monats am graviden Uterus sogar eine Zunahme der Flexion nach vorne, besonders wenn das Ei an der vorderen Korpuswand sich angesiedelt hat. Die der Nidationsstelle entsprechenden und benachbarten Partien der Vorderwand zeigen zuerst und am deutlichsten die dem frühgraviden Uterus eigentümliche Auflockerung, die bald zu einer Art Ausladung nach vorne und damit zu einer Verkleinerung des Flexionswinkels führt.

Davon zu unterscheiden sind diejenigen Fälle, bei denen vor der Gravidität eine spitzwinklige Anteflexio eines kleinen hypoplastischen Uterus vorhanden war. Auch hier ist die Anteflexio in der ersten Schwangerschaftshälfte auffallend stark, und man hat diese Fälle früher vielfach als pathologische Anteversio-flexio uteri gravidi beschrieben. In Wirklichkeit handelt es sich bloß um eine verzögerte Ausgleichung des Anteflexionswinkels, die man oft schon in der zweiten Hälfte des 3., deutlicher im 4., gelegentlich im 5. Monat beobachtet. Es sind vor allem die Widerstände von seiten der Bauchwand, die den wachsenden Uterus immer mehr in eine Mittelstellung unter fast völliger Aufgabe der Anteversio zwingen. Nur wo die Bauchdecken sehr schlaff sind, bleibt auch die Anteflexio und Anteversio länger erhalten als bei Erstgeschwängerten mit straffen Bauchdecken. Im übrigen spielen natürlich Lage und Haltung des Kindes, die Menge des Fruchtwassers ebenfalls eine Rolle für die Lage und Haltung des graviden Uterus. Die ausschlaggebende Bedeutung hat aber immer das Tonus-Turgorspiel der Bauchdecken. Das tritt am auffallendsten in Erscheinung bei den Fällen, in denen die Bauchdecken so schlaff sind, daß sie dem Fruchthalter bei seinem Wachstum einen geringeren Widerstand leisten als der Eingeweideblock. Dann kommt es zur *Ausbildung eines Hängebauchs,* und in solchen Fällen kann man von einer *pathologischen Anteversio-flexio uteri gravidi* sprechen. Abgesehen von den Fällen mit sehr schlaffen Bauchdecken findet man diesen pathologischen Hängebauch auch bei solchen Schwangeren, bei denen infolge abnormer Raumbeschränkung in der Beckenbauchhöhle (Tumoren, hochgradige Kyphoskoliose, höhere Grade von Beckenverengerung) dem Uterus eine andere Ausweichmöglichkeit nicht bleibt (Abb. 301). In exzessiven Fällen kann der Hängebauch so hochgradig werden, daß seine Trägerin kaum noch zu gehen vermag und an der stehenden Frau die Bauchdeckenhaut mit der Oberschenkelhaut sich berührt. Die Korpusvorderwand ist dann dorsal gerichtet; ja es sind selbst Fälle beobachtet, in denen der Bauch bis über Kniehöhe hinabhing.

Der *Spitzbauch,* wie er sich bei engen Becken namentlich Erstgebärender findet, ist mechanisch betrachtet nur eine Variante des Hängebauchs, bei der aber die Anteversio-flexio niemals so hochgradig zu sein pflegt (vgl. Abb. 348).

Symptomatologie. Leichte Grade von Hängebauch und vermehrter Anteversioflexio machen überhaupt keine Beschwerden. Man ist sogar erstaunt, wie gering diese Beschwerden selbst bei hochgradigem Hängebauch in der Schwangerschaft sein können, wofür die Erklärung offenbar darin zu suchen ist, daß bei der allmählichen Entwicklung desselben eine sonst gesunde Frau an eine gewisse Unbequemlichkeit des Zustands sich gewöhnt. Bei höheren Graden des Hängebauchs kommt es natürlich immer zu einem Gefühl von Schwere, vor allem zu Ermüdungsschmerzen im Erector trunci, später zu Gehbeschwerden und bei den oben erwähnten hochgradigen Fällen von Hängebauch geht schließlich die Bewegungsfähigkeit fast völlig verloren. In der Umschlagfalte der Bauchhaut finden sich oft auch intertriginöse nässende Ekzeme, die Schmerzen und Jucken verursachen und vor allem als Brutstätte von Infektionserregern besondere Aufmerksamkeit verdienen.

Als *Folge* der pathologischen Anteversio-flexio beobachtet man häufig *Lage- und Haltungsanomalien der Frucht.* Um Wiederholungen zu vermeiden, sollen hier auch gleich die Geburtsstörungen erwähnt werden, die aus dem Hängebauch als solchem resultieren. Daher gehört vor allem eine Neigung zum vor- oder frühzeitigen Blasensprung, die darauf beruht, daß der vorliegende Teil das untere Uterinsegment oft mangelhaft abschließt. Auch Störungen der Entfaltung des Uterusausführungsgangs, die man häufig beobachtet, beruhen zum Teil auf dieser mangelhaften Einpassung des vorliegenden Teils, zum Teil auf der ungünstigen Richtung des Cervicalkanals.

Es sind im Prinzip dieselben Störungen, die wir noch bei der Antefixationsgeburt
kennen lernen werden.

Die *Diagnose* ist leicht.

Die *Prognose* ist teils abhängig von der veranlassenden Ursache, wird aber
mitbestimmt durch die als Folge des Hängebauchs sich eventuell einstellenden
Geburtsstörungen.

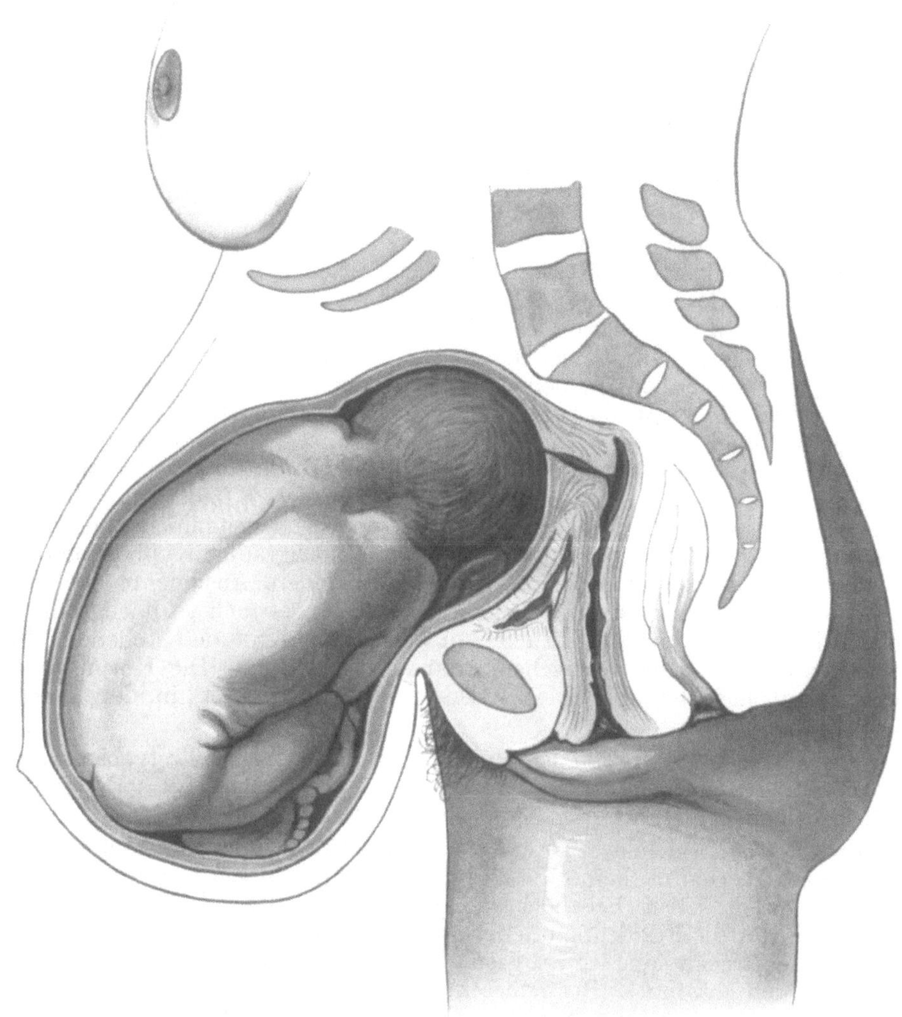

Abb. 301. Hochgradiger Hängebauch bei einer Primigravida mit Dorsalkyphose.
(Nach Bumm.)

Die *Therapie* hat gerade in Hinsicht auf die Prophylaxe von Geburtsstörungen
die Aufgabe, die pathologische Anteversio-flexio des graviden Uterus in jedem Falle
baldmöglichst zu korrigieren. In allen Fällen, in denen die Bauchdeckeninsuffizienz
die Ursache ist, kommen dafür Bandagen in Form von Handtuchverbänden oder
besonders konstruierten Korsetts in Frage, unter denen wir besonders den *Thalysia-
Frauengurt* empfehlen, der durch passende Einlagen entsprechend dem zunehmenden
Bauchumfang nach Bedarf erweitert werden kann. In Fällen von hochgradiger Beckenverengerung oder Kyphoskoliose kommt man damit nicht aus, sondern muß von Fall
zu Fall passende Traggurten und Bandagen konstruieren.

Sehr wichtig ist eine exakte Hautpflege, um der Entstehung von Ekzem vorzubeugen. Das erscheint um so wichtiger, als bei hochgradigem Hängeleib nicht selten eine Schnittentbindung zur Überwindung bedrohlicher Geburtskomplikationen notwendig wird, deren Prognose natürlich bei einem derartigen Ekzem sehr ungünstig gestaltet würde.

Auch für die *Geburtsleitung* ist die erste Aufgabe, möglichst noch im Beginn der Geburt durch passende Bandagen den Hängeleib zu korrigieren, wodurch häufig auch noch eine Haltungs- oder Lageverbesserung des Kindes erreichbar ist. Eine weitere Hauptaufgabe besteht darin, bei ungünstiger Haltung oder Lage des Kindes den

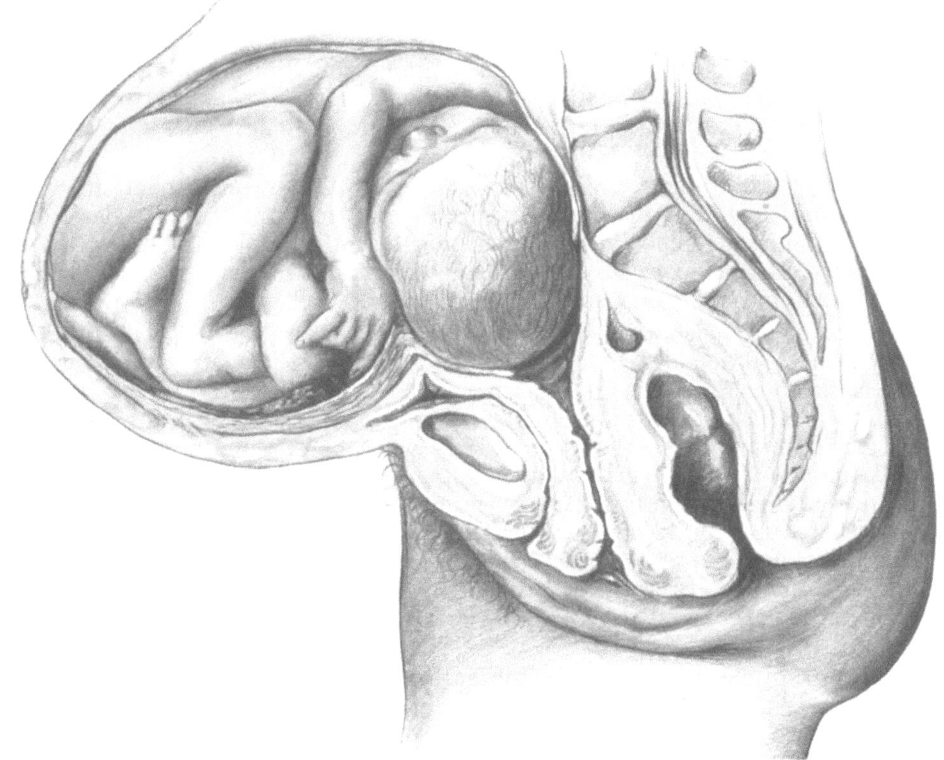

Abb. 302. Geburt bei ventrofixiertem Uterus. Maximale Überdehnung der Hinterwand. Fixationsstelle deutlich erkennbar.

frühzeitigen Blasensprung zu verhüten, wozu am besten das Einlegen eines Kolpeurynters sich empfiehlt. Ist der vor- oder frühzeitige Blasensprung schon eingetreten, dann warte man bei guter Wehentätigkeit zunächst ab; nur wenn bei ungünstigem Stand der Portio die Eröffnung sich abnorm verzögert, kann eine Hystreuryse[1] empfehlenswert sein, eine Methode, die ebensowohl durch Wehenverstärkung, wie vor allem durch die Stellungskorrektur der Portio vorteilhaft wirkt. Man soll diese Metreuryse oder Hystreuryse aber nur machen, wenn sie technisch gut durchführbar ist. Steht die Portio hoch und ist die Richtung der Cervicalkanals eine ungünstige, dann unterlasse man die Metreuryse, denn ihre Erzwingung kann in solchen Fällen gefährlicher sein als eine Schnittentbindung. Für die allgemeine Praxis dürfte es empfehlenswerter sein, an Stelle der Metreuryse die Wendung auf einen Fuß durchzuführen, sobald die Weite des Muttermundes diesen Eingriff erlaubt.

In unserem Zeitalter lebhafter operativer Tätigkeit, kommt der Arzt auch immer häufiger in die Lage, **Störungen der Schwangerschaft und Geburt durch operative Antefixation des Uterus** zu beobachten. Solche Störungen sind nicht zu befürchten, wenn

---

[1] Technik vgl. Operationslehre.

der Uterus nur durch irgendeine Verkürzung oder Faltung der Ligamenta rotunda in schwebende Anteversioflexio gebracht wurde, kurz bei all den Methoden, die wir zusammenfassend als Suspensionsmethoden bezeichnen können. Die Schwangerschaftsreaktion an den Ligamenten des Uterus gestattet nach derartigen Operationen so gut wie immer ein ungehindertes Emporsteigen des Uterus, so daß irgendwelche Geburtsstörungen nicht zu erwarten sind. Nur bei fehlerhafter Ausführung dieser Operationen kommt es infolge zu starker Verkürzung der Ligamente gelegentlich in der Schwangerschaft zu Zerrungsschmerzen im Bereich der Fixationsstelle der Ligamenta rotunda, auch wohl einmal zu einer Fehlgeburt.

All diejenigen Methoden dagegen, die zu einer richtigen Fixation des in Anteflexio oder gar in ausgesprochene Anteversio gebrachten Uterus geführt haben, sind unweigerlich mit dem Nachteil behaftet, daß sie zu mancherlei Störungen in der Schwangerschaft und vor allem zu sehr ernsten Geburtsstörungen führen. Maßgebend sind für die Schwere dieser Störungen Ausdehnung und Sitz der Fixationszone. Die Störungen fallen um so schwerer aus, je höher an der Korpuswand die Fixationszone sitzt und je ausgedehnter sie ist, ferner um so stärker, je schärfer der Uterus in Anteversion gebracht wird.

Die häufigste Störung ist die, daß schon im 4. Schwangerschaftsmonat eine genügende Entfaltung des Brutraumes verhindert wird und infolge der kompensatorischen Dehnung der nicht von der Fixation betroffenen Wandabschnitte Wehentätigkeit erzeugt wird, die zum Abortus führt. Man kann wohl sagen, daß der Abortus in diesen Fällen eine Art Spontanhilfe der Natur darstellt.

Das prinzipiell Gleichartige all dieser Störungen ist darin gegeben, daß die Schwangerschaftsreaktion der Uteruswand in dem in Narbengewebe umgewandelten Fixationsbezirk von vornherein in abnormer Weise abläuft. Je höher oben der Fixationsbezirk in der Korpusvorderwand sitzt, um so ungünstiger liegen die Verhältnisse, denn der ganze unterhalb des Fixationsbezirks gelegene Abschnitt der Uterusvorderwand fällt für die Schwangerschaftsentfaltung so gut wie weg, während die übrigen, oberhalb der Fixationsstelle gelegenen Abschnitte des Fruchthalters schon in der Schwangerschaft abnorm stark auf Dehnung beansprucht werden (Abb. 302). Je höher die Fixationszone sitzt, um so früher erreicht die Dehnung so hohe Grade, daß dadurch Kontraktionsreize gesetzt werden, die zum Abortus führen; in anderen Fällen wird ein solcher Grad der Dehnung erst später erreicht, es kommt zur Frühgeburt.

Es liegt nur an der Ausdehnung des Fixationsbezirks und an der ausgesprochenen Anteversion, daß nach einer vaginalen Fixation des Uterus, wie sie bei der Interpositio uteri vesico-vaginalis zustande kommt, solche Störungen schon frühzeitig auftreten; ja man kann sagen, wenn es hier nicht im 4.—5. Schwangerschaftsmonat zur Fehlgeburt kommt, so besteht die große Gefahr, daß bereits im Laufe der Gravidität eine Überdehnung der hinteren Uteruswand (Abb. 303), damit auch der hinteren Scheidenwand und schließlich die Kolpaporrhexis oder Uterusruptur eintritt[1]. Der normale Termin der Schwangerschaft wird in diesen Fällen so gut wie niemals erreicht. Auch wenn es nicht zur *Ruptur oder Kolpaporrhexis* kommt, sind in der zweiten Hälfte der Schwangerschaft bei Einsetzen der Wehentätigkeit ernstere Störungen zu erwarten. Die Portio wird durch die Wehentätigkeit immer höher gezogen und kommt dadurch nicht selten über das Promontorium zu stehen (Abb. 303). Gleichzeitig wird, weil der Zug direkt nur an der Hinterwand angreift, die Stellung der Portio so ungünstig, daß der Cervicalkanal und Muttermund mehr nach der Wirbelsäule gerichtet sind. Dieses *Hochsteigen der Portio* findet seine Grenze an der Dehnungsfähigkeit der hinteren Scheidenwand, und es würde eine Kolpaporrhexis viel häufiger eintreten, wenn nicht durch das Widerspiel der von seiten der Frucht zur Geltung kommenden Kräfte und noch häufiger durch das Eingreifen von Seiten des Geburtshelfers diese Zone maximalster Beanspruchung an andere Stelle verlegt würde, so daß in Wirklichkeit häufiger die Uterusruptur als die Kolpaporrhexis der Ausgang ist.

---

[1] Vgl. die ausführliche Darstellung bei v. Jaschke: Stoeckels Handbuch der Gynäkologie, Bd. V, 1, 1929.

Genau wie bei der Anteflexio uteri gravidi aus dem ungünstigen Stand der Portio häufig eine mangelhafte Abdichtung des unteren Fruchtpols sich ergibt, folgt daraus auch hier häufig ein frühzeitiger Blasensprung, der nunmehr um so ungünstiger wirkt, als infolge der dem Zug und Druck der Geburtskräfte fast völlig entzogenen Vorderwand die Entfaltung des Cervicalkanals an sich schon schwierig ist. Dazu kommt es als Folge der langen Geburtsdauer *nach* Blasensprung leicht zu einer Infektion der Uterushöhle mit allen ihren üblen Folgen.

Die *Diagnose* der Gravidität oder der im Gang befindlichen Geburt im antefixierten Uterus macht im allgemeinen um so weniger Schwierigkeiten, als man meist schon durch anamnestische Angaben und Narben auf die richtige Spur geführt wird.

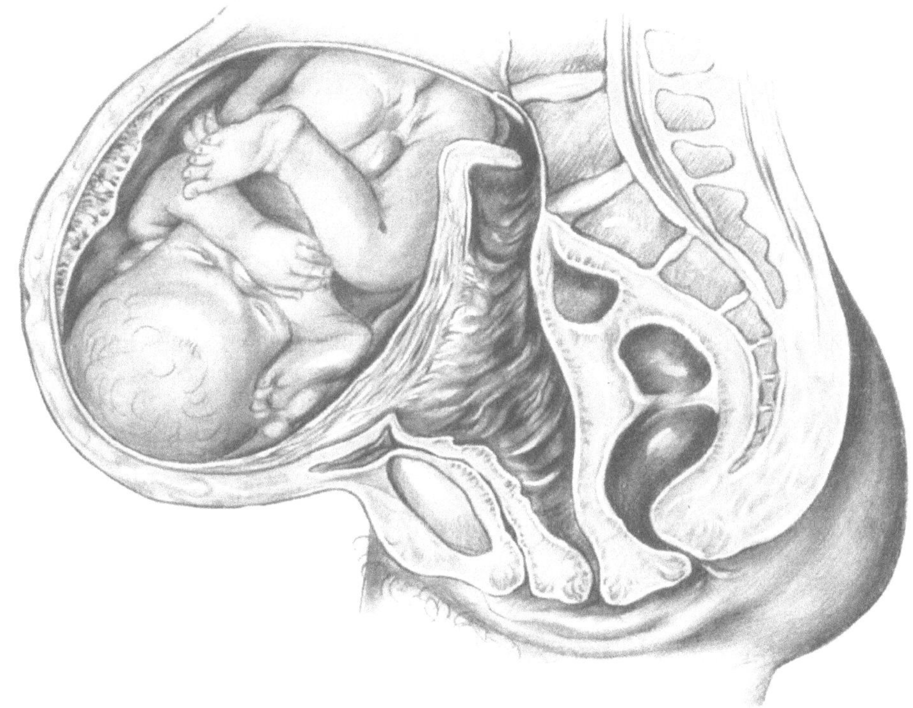

Abb. 303. Schwangerschaft nach vaginaler Fixation des Uterus.

Die *Prognose* hängt wesentlich von der Ausdehnung und dem Sitz der Fixationszone ab und wird weiterhin durch Besonderheiten der Fruchtlage und Fruchthaltung mitbestimmt. Jedenfalls sind die Gefahren so groß, daß man allgemein verlangen muß, jede feste Fixation des Uterus bei Frauen im gebärfähigen Alter zu vermeiden.

Die *Therapie* hat die Aufgabe, durch sorgfältige Kontrolle den Zeitpunkt zu bestimmen, in dem etwa eine Überdehnung sich bemerkbar macht, um durch rechtzeitiges Eingreifen im Sinne einer Schwangerschaftsunterbrechung allen weiteren Gefahren vorzubeugen. Der praktische Arzt soll derartige Fälle von vornherein klinischer Behandlung zuführen, weil jeder an einem derartigen Uterus auf vaginalem Wege auszuführende Eingriff mit großen Schwierigkeiten und Gefahren verbunden ist. Das klinische Vorgehen hängt wesentlich von dem Stand der Portio ab; wenn sie noch gut zugänglich ist und keine zu starke Überdehnung besteht, dann kann man versuchen, durch die Metreuryse mit anschließender vorzeitiger Wendung weiteren Gefahren vorzubeugen. Freilich wird man dabei fast nie mit einem lebenden Kind rechnen dürfen; deshalb empfiehlt sich in solchen Fällen, in denen das Kind schon lebensfähig ist, von vornherein die Laparo-Hysterotomie[1]. In infizierten Fällen muß statt dessen die Totalexstirpation gemacht werden.

---

[1] Vgl. Kapitel Kaiserschnitt.

Angesichts der verhältnismäßig geringen Gefahr einer unter günstigen Vorbedingungen vorgenommenen abdominalen Schnittentbindung ist eine prophylaktische Schwangerschaftsunterbrechung im allgemeinen nicht mehr berechtigt. Man kann vielmehr in jedem Falle wenigstens so lange abwarten, bis irgendwelche Störungen sich bemerkbar machen.

2. Retroversio-flexio uteri gravidi.

Bei der *Retroversio* ist der Muttermund nach vorne, der Fundus nach hinten abgewichen, bei der Retroflexio besteht außerdem in der Gegend des inneren Muttermundes ein nach hinten offener Knickungswinkel. Corpus und Fundus liegen tief im DOUGLASschen Raum. Die Retroversio-flexio uteri spielt als Sterilitätsursache eine unzweifelhafte Rolle; das beweisen die Fälle, in denen nach Beseitigung der Lageveränderung sofort Konzeption eintritt. Trotzdem gibt es genug Fälle, die trotz dieser Lageveränderung nicht nur einmal, sondern wiederholt konzipieren, woraus hervorgeht, daß die Retroversio und -flexio nur eine relative Erschwerung der Konzeption bedingt[1].

Die Lageveränderung besteht in den meisten Fällen schon vor Eintritt der Schwangerschaft, andererseits ist gar kein Zweifel, daß eine Retroflexio gelegentlich auch erst in der Gravidität sich ausbildet. Das gilt besonders von jenen hypoplastischen und in ihrer Form infantilen Uteri, bei denen das lange Collum verhältnismäßig derb und starr, das Corpus dagegen dünn und hypotonisch ist. Kommt es in solchen Fällen zur Schwängerung, dann kann es sich ereignen, daß die mit der Gravidität an sich verbundene Auflockerung, die im Isthmusgebiet am stärksten ist, hier zu einem so hochgradigen Tonusverlust führt, daß bereits im zweiten Schwangerschaftsmonat aus irgend einem mehr zufälligen Anlaß — einer Blasenüberfüllung, einem plötzlichen Lagewechsel — das vergrößerte und schwerer gewordene gravide Corpus uteri hintenüber fällt.

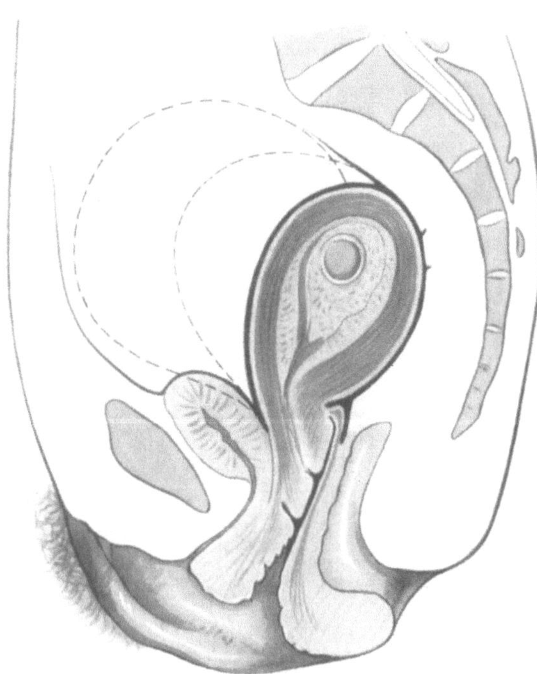

Abb. 304. Retroversio uteri gravidi.
Die punktierten Linien zeigen den Vorgang der Selbstaufrichtung.
(Nach BUMM.)

Hat außerhalb der Schwangerschaft die *Retroversio-flexio uteri* in der überwiegenden Mehrzahl der Fälle nur die Bedeutung einer Lagevariation, so *gewinnt* sie *in der Schwangerschaft eine ernste Bedeutung*, wenn nicht etwa in den ersten 3 Monaten noch eine spontane Aufrichtung erfolgt.

Diese *Selbstaufrichtung*, die natürlich nur bei mobiler Retroversio-flexio möglich ist, erfolgt gewöhnlich in der zweiten Hälfte des 2. oder in der ersten Hälfte des 3. Schwangerschaftsmonats. Sie kommt dadurch zustande (CHROBAK), daß, sobald das wachsende Corpus in der Beckenhöhle auf einen gewissen Widerstand stößt, unterstützt durch die mit dem Wachstum des Corpus unvermeidlich verbundene Spannung in den Sacrouterinligamenten, reflektorische Kontraktionen der Uteruswand ausgelöst werden, die naturgemäß in der an sich schon gespannten Vorderwand ausgiebiger ausfallen als an der schlaffen Hinterwand. Der Effekt jeder derartigen Kontraktion ist der, daß das Fundusgebiet aus der Kreuzbeinhöhle etwas nach oben rückt. Bei mehrfacher Wiederholung solcher Kontraktionen werden immer größere Teile des Uterus in der

---

[1] Näheres darüber vgl. unser Lehrbuch der Gynäkologie.

Richtung nach der freien Bauchhöhle emporgehebelt (Abb. 304), bis schließlich das Corpus vorneüber fällt, was sicher oftmals durch eine zufällige Bewegung der Schwangeren (ein Vornüberbücken aus irgend einem Anlaß) oder die im Schlaf eingenommene Seiten- oder Bauchlage begünstigt wird. Auch eine Implantation des Eies an der Vorderwand des Corpus mag durch das damit verbundene starke Wachstum der Vorderwand und eine von vornherein mehr bauchwärts gerichtete Wachstumstendenz die Spontanaufrichtung fördern.

Sobald die Aufrichtung erfolgt ist, unterscheidet sich der Verlauf der Schwangerschaft in nichts von jeder anderen normalen Gravidität. Sicherlich bleibt manche Retroversio-flexio uteri gravidi überhaupt unerkannt, denn sobald der Uterus bei weiterem Wachstum das kleine Becken verlassen hat, kann eine neue Rückwärtslagerung nicht mehr eintreten.

So wünschenswert dieser Vorgang der Spontanaufrichtung ist, so können doch die dazu notwendigen Kontraktionen auch zu einer Schädigung des Eies durch Blutung oder gar partielle Lösung der noch schlecht verankerten Placenta (vgl. Physiologie der Schwangerschaft, S. 37 f.) führen, wonach Wehen einsetzen und die spontane *Fehlgeburt* eintritt. Das kann sich bei mehreren aufeinanderfolgenden Schwangerschaften wiederholen und es unterliegt keinem Zweifel, daß gelegentlich *eine Retroflexio die einzige Ursache habituellen Abortierens darstellt.*

Erfolgt weder der Abortus noch die Spontanaufrichtung, dann kommt meist im Verlauf des 4. Monats der Zeitpunkt, wo das gravide Organ die Beckenhöhle so vollständig

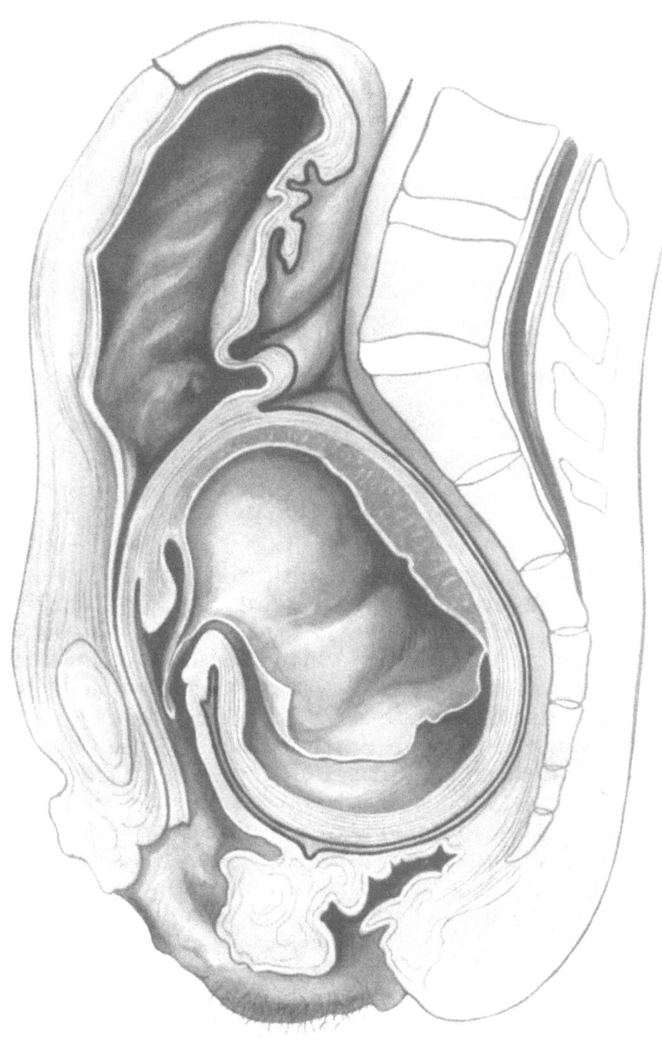

Abb. 305. Retroflexio uteri gravidi incarcerata. Der retroflektierte Uterus füllt das kleine Becken vollständig aus, die Cervix drückt die stark ausgezogene Harnröhre gegen die Symphyse, wodurch die Blasenentleerung unmöglich wird.

ausfüllt, daß eine Spontanaufrichtung nicht mehr möglich ist. Bei weiterem Wachstum treten jetzt oft sehr schnell Störungen auf, die bald bedrohlichen Charakter annehmen und ein Krankheitsbild erzeugen, das als *Einklemmung oder Incarceratio uteri gravidi retroflexi* bezeichnet wird (Abb. 305).

Die Ursache für das Ausbleiben der Spontanaufrichtung sind entzündliche Vorgänge, die den Uterus festhalten, ein weit vorspringendes Promontorium, Geschwülste, eine besonders tiefe Retroflexio. In vielen Fällen wird man eine Ursache vergeblich suchen und nur aus Zeichen allgemeiner Asthenie eine Hypotonie der Uterusmuskulatur erschließen dürfen, die für das Ausbleiben der spontanen Aufrichtung verantwortlich zu machen ist.

Symptome. Im Vordergrunde des ganzen Krankheitsbildes stehen Störungen der Blasenfunktion, von ihnen allein gehen auch die Gefahren aus.

Oft schon im 2.—3. Schwangerschaftsmonat, längst ehe von einer Incarceration die Rede sein kann, klagt die Schwangere über ein lästiges Druckgefühl im Becken, über vermehrten *Harndrang;* als Vorläufer der eigentlichen Incarceration gesellen sich dazu allmählich *Schmerzen bei der Miktion,* als deren Ursache die Harnuntersuchung eine Cystitis aufdeckt.

Diese *Cystitis* ist die Folge einer Behinderung der Blasenentleerung, die dadurch zustande kommt, daß das immer mehr Raum im Becken beanspruchende Corpus die Portio allmählich nach vorne und oben gegen den Blasenhals drängt. Dadurch wie durch die Streckung und Zerrung der Harnröhre wird die Miktion erschwert und es passiert allzuleicht, daß die Blase nicht mehr vollständig entleert wird. Sobald aber Residualharn zurückbleibt, sind alle Vorbedingungen zur Entstehung einer Blasenentzündung erfüllt.

Auch wenn die Blasenentleerung bis dahin gelang und keine Störungen der Miktion beobachtet wurden, kommt spätestens mit der Einklemmung des vergrößerten graviden Uterus der Augenblick, wo Blasenhals und Harnröhre derart in die Höhe gezerrt und komprimiert werden, daß eine Erschwerung der Miktion unausbleiblich ist, bis schließlich — manchmal innerhalb weniger Tage — der Verschluß ein kompletter wird und die Blasenentleerung nicht mehr gelingt *(Ischurie).*

Die unausbleibliche Folge ist nun eine rasch zunehmende Füllung der Blase, deren Scheitel schließlich Nabelhöhe erreicht, gelegentlich sie sogar noch überschreitet. Eine solche überdehnte Blase enthält 2 und mehr Liter Harn, in einem Fall hat O. KÜSTNER sogar 10 l Blaseninhalt gefunden. Als Folge der zunehmenden Füllung erreicht die Spannung der Blasenwand schließlich einen solchen Grad, daß trotz der Unmöglichkeit spontaner Blasenentleerung tropfenweise Harn durch die Verschlußstelle in der Harnröhre durchgepreßt wird. *Es tritt* also *der paradoxe Zustand ein, daß trotz der Unmöglichkeit spontaner Blasenentleerung dauernd etwas Harn abtropft, also gerade* das Gegenteil einer Ischurie, nämlich *eine Inkontinenz, vorgetäuscht wird.*

Man hat daher diesen Zustand recht treffend als *Ischuria paradoxa* bezeichnet. Sie stellt eine Selbsthilfe der Natur dar, ohne die es zur Blasenruptur kommen müßte, die man aber in diesem Stadium noch nie beobachtet hat.

Natürlich ist mit der Retention des Harns regelmäßig eine ammoniakalische Zersetzung verbunden, die den aus der Harnröhre aufwandernden Bakterien besonders günstige Bedingungen für Wachstum und Virulenzsteigerung bietet, so daß *niemals eine schwere Cystitis als Begleiterscheinung der Ischuria paradoxa vermißt wird.*

Infolge der enormen Füllung und Wandentfaltung der Blase werden die Endstücke der Ureteren, die ja schräg durch die Blasenwand verlaufen, komprimiert, so daß *auch* in den *Harnleitern* und *Nierenbecken* eine *Harnstauung sich einstellt,* bis die wachsende vis a tergo von Zeit zu Zeit den Ureterverschluß wieder sprengt. Gelingt die Sprengung dieses Verschlusses nicht, dann kann es zum Tod an Urämie kommen.

Der trotz der paradoxen Ischurie in der Blase immer mehr *wachsende Druck* erreicht schnell solche Grade, daß dadurch die Blutzirkulation in der Blasenwand gestört wird. Als Folge davon kommt es *zur Nekrose* kleinerer oder größerer Abschnitte zunächst der Blasenschleimhaut, schließlich aber auch der tieferen Wandschichten. Aus der Nekrose wird infolge des Keimgehaltes des Harns bald eine *Gangrän,* die auf die tieferen Wandschichten (Muskulatur, Blasenfascie, Peritoneum) fortschreitet und so auch zur *Para- und Pericystitis führt.* Die Blasenwand erfährt dadurch oft eine starke schwielige Verdickung. Insgesamt stellt die Blase mit ihrer Umgebung nun einen mit hochvirulenten Keimen beladenen Jaucheherd dar, der zum Ausgangspunkt einer allgemeinen *Sepsis* wird, wenn nicht inzwischen ein anderes Ereignis, nämlich die schließlich an irgendeiner Stelle erfolgende *Ruptur der Blasenwand* mit folgender jauchiger Peritonitis, das Leben der Patientin vernichtet (Abb. 306). Allerdings muß die Blasenruptur nicht in jedem Falle zur Peritonitis führen, da manchmal durch Verklebungen der Därme mit der Blase und ihrer Umgebung der freie Erguß des jauchigen Harns in die Bauchhöhle verhindert wird. Andererseits kann, wie schon oben erwähnt, eine Peritonitis auch ohne Ruptur der Blase einfach durch Durchwanderung der Keime zustande kommen.

Die Gangrän der Blase führt natürlich zur *Demarkation der gangränös gewordenen Partien*, die sich zum Teil auflösen und mit dem abtropfenden Harn unbemerkt ausgeschieden werden, zum Teil aber auch in größeren zusammenhängenden Fetzen unter fürchterlichsten Schmerzen herausgepreßt werden (*Cystitis purulenta exfoliativa* nach BOLDT oder *Cystitis dissecans gangraenescens* nach STOECKEL).

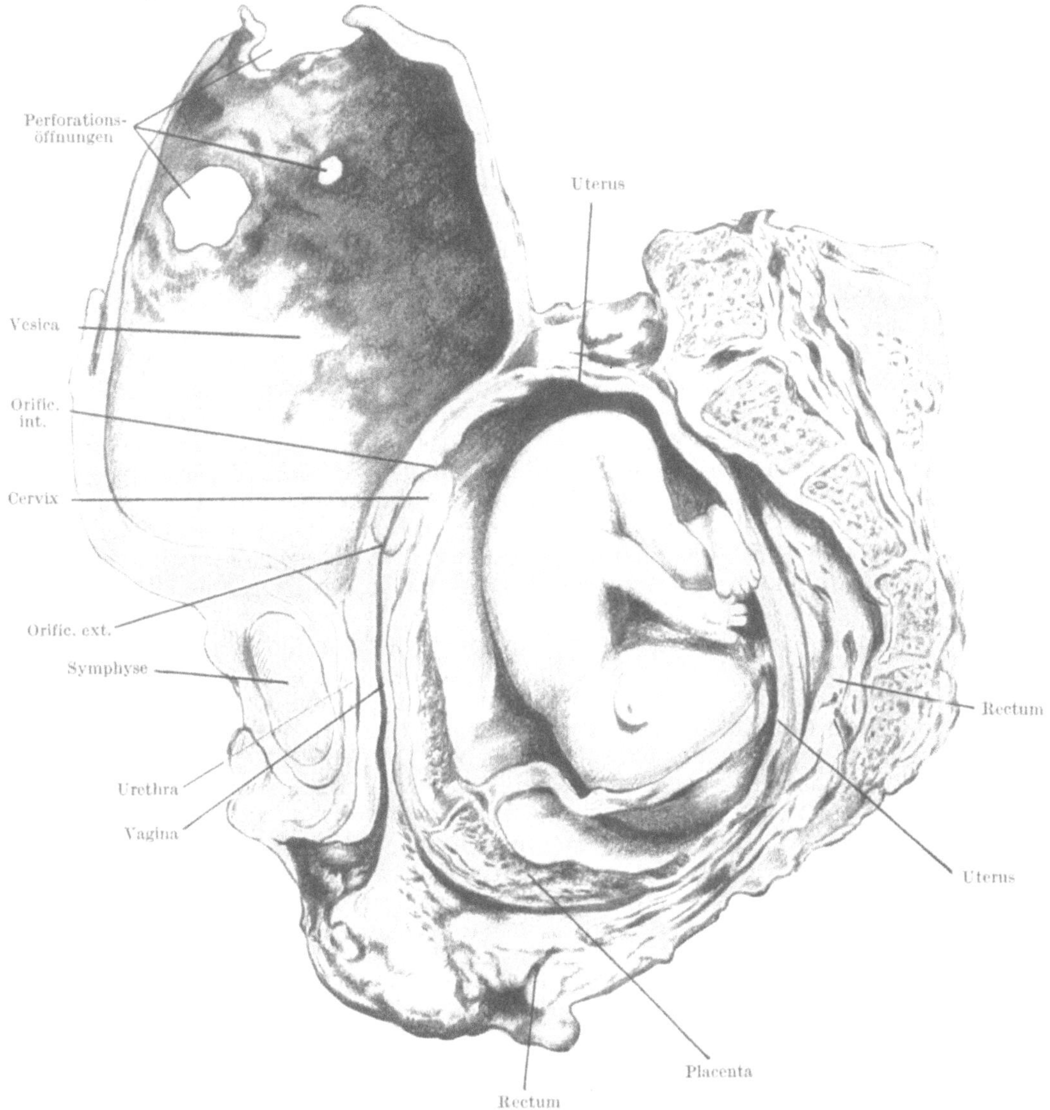

Abb. 306. Blasenruptur infolge von Retroflexio uteri gravidi incarcerati.
(Nach ORTHMANN-MARCHAND.)

Vereinzelt ist trotz oder vielmehr wegen der Ausdehnung der Gangrän noch in diesem Stadium der Erkrankung eine Art Spontanheilung möglich; dann nämlich, wenn die Gangrän auch auf den Sphincterbezirk übergegriffen hat. Damit läßt der Widerstand nach und es ist vorgekommen, daß nun die ganze gangränöse Blasenschleimhaut in Form eines Sackes unter den fürchterlichsten Qualen durch die Harnröhre hindurch gezwängt wurde, der scheußlich stinkende Harn hinterherschoß, und damit die akuteste Lebensgefahr beseitigt war. Trotzdem ist natürlich das Schicksal einer solchen Patientin kein beneidenswertes, da sie eine schwere *Narbenschrumpfblase* zurückbehält, meist verbunden mit Inkontinenz. So ist sie immer neuen Qualen ausgesetzt, wenn sie nicht an einer aufsteigenden Harninfektion zugrunde geht.

Eine andere vereinzelt beobachtete Form der Spontanheilung kam dadurch zustande, daß das hintere Scheidengewölbe zerriß und der Uterus im Anschluß daran doch noch abortierte. Man darf aber mit einem derartigen Ausgang nie rechnen, sondern muß vielmehr erwarten, daß bei längerer Dauer der Einklemmung auch ohne Blasenruptur ein schwerer septischer oder pyämischer Zustand sich herausbildet oder eine Durchwanderungsperitonitis sich entwickelt, an der die Patientin zugrunde geht.

Durch den eingeklemmten Uterus wird natürlich auch das Rectum komprimiert, die Defäkation wird erschwert, schmerzhaft. Völlige, bis zur Flatusverhaltung und Ileus gehende Kompression des Rectums ist bei der Incarceration des retroflektierten graviden Uterus aber nur ausnahmsweise beobachtet worden.

Die *Diagnose* bereitet im allgemeinen keine ernsten Schwierigkeiten, sobald die Anamnese auf Gravidität hinweist und man, statt vom vorderen Scheidengewölbe aus das gravide weiche Corpus zu tasten, gegenteils vom hinteren Scheidengewölbe aus einen teigig weichen, oft fast cystisch sich anfühlenden Tumor entdeckt. Bei mangelhafter Anamnese oder bewußten Täuschungsversuchen sind öfters Verwechslungen derart vorgekommen, daß das Collum für den vergrößerten Uterus und das gravide Corpus für einen hinter dem Uterus gelegenen Tumor gehalten wurde. Schwieriger sind manchmal die Fälle zu deuten, in denen hinter dem graviden, wenig vergrößerten und auch nicht deutlich aufgelockerten Uterus ein cystischer Ovarialtumor zu tasten ist oder ausnahmsweise sogar ein weiches, unter dem Einfluß der Schwangerschaftshyperämie besonders aufgelockertes Myom als gravides Corpus angesprochen wird. Wo also die Betastungsverhältnisse nicht eindeutig sind, dort ziehe der praktische Arzt lieber einen erfahrenen Facharzt zu, der (gegebenenfalls durch eine Untersuchung in Narkose) den wahren Tatbestand wohl immer wird aufklären können. In all den Fällen, in denen Zweifel an dem Vorhandensein einer Gravidität bestehen, ist man heute durch die ASCHHEIM-ZONDEKsche Schwangerschaftsreaktion in der Lage, schnell Aufklärung zu schaffen.

Man denke bei unverheirateten Frauen immer auch an die Möglichkeit, daß absichtlich in der Anamnese irreführende Angaben gemacht werden und eine Amenorrhoe verschwiegen wird; andererseits kann gerade eine Patientin mit einer Retroflexio uteri gravidi eine einen drohenden Abortus anzeigende Blutung in gutem Glauben für eine Menstruationsblutung gehalten haben. In solchen Fällen wird der Tastbefund durch seine Unklarheit Verdacht erregen und es kann wieder durch die ASCHHEIM-ZONDEKsche Schwangerschaftsreaktion leicht Klarheit geschaffen werden.

Eine *wichtige diagnostische Regel* darf nie außer acht gelassen werden: man untersuche stets erst dann vaginal, wenn man sich vergewissert hat, daß die Patientin ihre Blase entleert hat. Das ist gerade hier um so wichtiger, als bei der Retroflexio uteri gravidi gelegentlich schon in den ersten beiden Monaten eine überfüllte Blase angetroffen wird. Wiederholt ist es vorgekommen, daß die gefüllte Blase für einen cystischen Tumor gehalten und erst bei der Laparotomie der Irrtum aufgedeckt wurde. In Zweifelsfällen soll deshalb, immer natürlich unter streng aseptischen Kautelen, der Katheterismus der Blase vorgenommen werden.

Schwierig ist gelegentlich die Differentialdiagnose gegenüber einer Extrauteringravidität mit retrouteriner Hämatocele. Sie geht über das, was vom praktischen Arzt verlangt werden kann, hinaus. Es bleibt in solchen Fällen nichts übrig, als bei unklarem Tastbefund eben fachärztliche Hilfe heranzuziehen.

Bei bestehendem Fieber und nicht klarem Tastbefund denke man auch an die Möglichkeit eines *Douglas*abscesses nach einem Abtreibungsversuch.

Am sichersten werden Fehldiagnosen vermieden, wenn man sich immer erinnert, daß gerade bei der Retroversio-flexio uteri Blasensymptome im Vordergrunde stehen und deshalb *in jedem Fall von Blasenbeschwerden bei gleichzeitig auf Gravidität hindeutender Anamnese in erster Linie an eine derartige Lageanomalie zu denken* ist. Andererseits halte man sich an die diagnostische Regel, jeden oberhalb der Symphyse tastbaren, prall elastischen Tumor so lange für die gefüllte Blase zu halten, bis nicht erwiesen ist, daß er durch Blasenentleerung sich nicht ändert.

Die *Prognose* hängt fast ausschließlich von dem Grade der bereits eingetretenen Blasenschädigung ab. Ist diese nicht hochgradig, dann ist bei rechtzeitiger und richtiger Therapie die Prognose für die Mutter immer eine gute, nicht in gleichem Maße freilich für die Erhaltung der Gravidität. Auch in schwer geschädigten Fällen hängt die Prognose oft davon ab, ob therapeutisch richtig und schonend vorgegangen wird.

Die *Therapie* hat sich in ihrer zeitlichen Reihenfolge nach dem Zustand der Blase zu richten, gipfelt aber letzten Endes immer in der Reposition des Uterus und Erhaltung der Normallage bis zu einem Zeitpunkt, wo eine spontane Rückkehr in Retrodeviation wegen der Größe des graviden Corpus nicht mehr möglich ist.

Man kann *drei Phasen für die Therapie* abgrenzen:

1. Wird eine Retroflexio oder Retroversio uteri gravidi bereits in den ersten beiden Schwangerschaftsmonaten gewissermaßen zufällig entdeckt, dann braucht der Arzt nichts weiter zu unternehmen, als die Patientin dahin zu unterweisen, daß sie bei Auftreten irgendwelcher Beschwerden oder Miktionsstörungen sofort, anderenfalls zwischen der 10. und 12. Graviditätswoche sich wieder vorstellt. Dieses abwartende Verhalten ist deshalb berechtigt, weil erfahrungsgemäß häufig im Verlaufe des 2. oder in der ersten Hälfte des 3. Monats die spontane Aufrichtung des Uterus zustandekommt und eine ungeschickte Aufrichtung sogar einen Abortus provozieren könnte.

2. *Sind schon Störungen der Miktion* im Sinne einer Erschwerung oder gar Schmerzhaftigkeit der Blasenentleerung *vorhanden, dann ist* freilich *die Aufrichtung* alsbald *vorzunehmen und der Uterus* durch ein passend gewähltes Hodge- oder Thomaspessar[1] *in der Normallage zu erhalten.* Das Pessar wird dann am Ende der 20. Schwangerschaftswoche wieder entfernt. Vor jedem Repositionsversuch ist die Blase zu entleeren.

Die Technik der Aufrichtung ist keine andere als außerhalb der Gravidität[1], nur muß man wegen der immerhin drohenden Gefahr eines Abortus die Aufrichtung unter aseptischen Kautelen vornehmen und ein keimfreies Pessar einlegen.

Gelingt die einfache bimanuelle Aufrichtung nicht alsbald und in schonender Weise, dann halte man sich dabei nicht auf, sondern wende das von O. KÜSTNER angegebene Verfahren an, darin bestehend, daß eine Kugelzange die Portio faßt, und nach abwärts zieht, während zwei Finger der anderen Hand vom hinteren Scheidengewölbe aus das Corpus nach oben drängen.

Auch dabei forciere man nie. Stößt man auf Schwierigkeiten, dann wiederhole man den Versuch in steiler Beckenhochlagerung oder noch besser in Knie-Ellenbogenlage, eventuell unter Zuhilfenahme der Narkose.

Damit kommt man selbst im 4. Monat und bei schon eingetretener Incarceration so gut wie immer zum Ziel. *Ergeben sich* auch jetzt *Widerstände, dann* muß man annehmen, daß der Uterus durch perimetritische Adhäsionen fixiert ist. In solchen Fällen würde man durch jede Gewaltanwendung nur die Gefahr einer Zerreißung der durch die Gravidität sehr hyperämisierten Adhäsionen und damit unter Umständen eine gefährliche Blutung in die Bauchhöhle provozieren. Man soll daher von solchen Versuchen Abstand nehmen und die *Aufrichtung des Uterus durch eine Laparotomie* nach Lösung oder Durchtrennung der Adhäsionen unter Leitung des Auges vornehmen, wonach ein Suspensionsverfahren den Uterus in Normallage hält.

Nach jeder, namentlich nach jeder schwierigen Aufrichtung ist es zweckmäßig, in Hinsicht auf die Gefahr einer Fehlgeburt den Uterus einige Tage ruhig zu stellen[2].

3. *Sind bereits Incarcerationserscheinungen aufgetreten, dann wird das therapeutische Vorgehen in erster Linie durch den Zustand der Blase bestimmt.* Entleerung der überfüllten Blase ist das erste, was zu geschehen hat — aber auch dieser dringend notwendige Eingriff erfordert Vorsicht, damit nicht etwa schwere Blasenblutungen eintreten.

Eine Entleerung der Blase mit dem gewöhnlichen Glaskatheter kommt gar nicht in Frage, einmal weil er für die meist lang ausgezogene Harnröhre zu kurz sein kann, dann aber auch wegen der Gefahr des Abbrechens. Man nehme vielmehr einen langen sog. männlichen Katheter. Wer mit dessen Handhabung wenig vertraut ist, benutze noch besser einen weichen Gummikatheter.

Besteht schon eine gangräneszierende Cystitis, dann kann der Katheterismus erfolglos sein, weil exfoliierte Teile der Blasenwand oder Blasenschleimhaut das Katheterauge immer wieder verlegen. Gelingt es nicht, durch Veränderung der Katheterlage

---

[1] Vgl. darüber unser Lehrbuch der Gynäkologie.
[2] Vgl. darüber Behandlung des drohenden Abortus, S. 338.

und ganz geringes Auffüllen von wenigen Kubikzentimeter Borwasser die Passage frei zu machen, dann bleibt nichts übrig als die Blasenentleerung durch eine suprasymphysäre Blasenpunktion zu erzwingen.

Die *Entleerung der Blase muß in jedem Fall ganz langsam vorgenommen werden.* Je langsamer, um so besser. Treten plötzlich Blasenblutungen auf, dann fülle man die Blase sofort wieder mit Borwasser unter Adrenalinzusatz auf, um durch gesteigerten Innendruck die Blutung zum Stehen zu bringen, und versuche erst nach einigen Stunden wieder, in Abständen je 30—50 ccm herauszulassen.

In Fällen, in denen mit diesem Verfahren die Blasenblutung nicht zu beherrschen ist, bleibt nichts anderes übrig als ein schleuniger Transport in die Klinik, wo man ohne Zaudern die Sectio alta mit folgender Blasentamponade vornehmen wird.

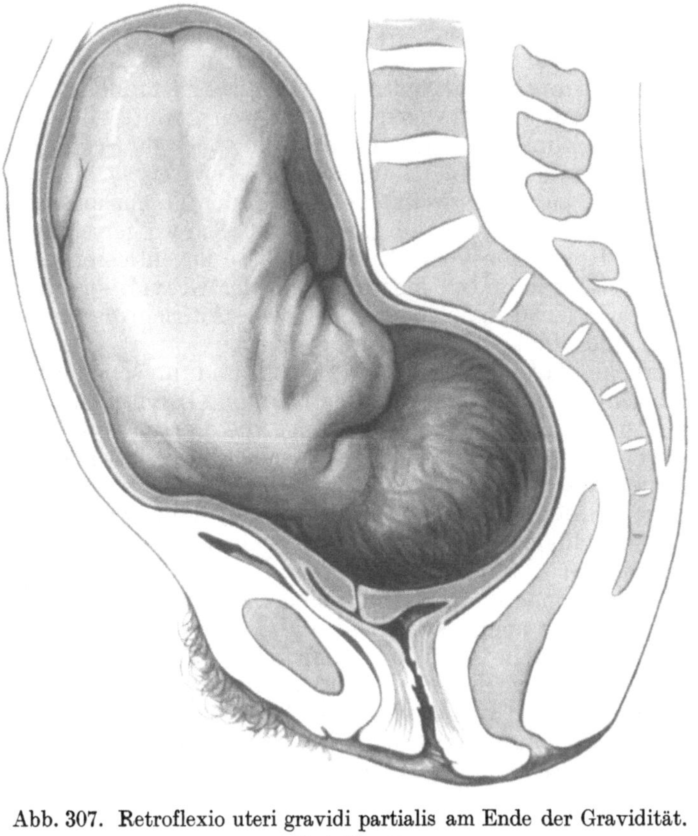

Ist die Blase völlig entleert, dann bleibt noch die Aufgabe der Reposition des Uterus und seine Erhaltung in der Normallage. Diese *Aufrichtung* (vgl. oben) *darf aber nur dann sofort an die Blasenentleerung angeschlossen werden, wenn nicht mehr als eine einfache Cystitis bestand.* Bei gangräneszierender Cystitis ist jeder Aufrichtungsversuch zu unterlassen, bis der Zustand der Blase sich entsprechend gebessert hat, denn die Aufrichtung könnte geradezu die Ruptur der Blase provozieren. Natürlich muß in den folgenden Tagen immer wieder für regelmäßige Entleerung der Blase und Behandlung der erkrankten Wand Sorge getragen werden. Diese Behandlung soll zunächst nur in häufigen Borblasenspülungen bestehen.

Abb. 307. Retroflexio uteri gravidi partialis am Ende der Gravidität. (Nach BUMM.)

Bleibt der Zustand der Blase ein bedrohlicher, dann kann ausnahmsweise die Aufrichtung des Uterus per laparotomiam notwendig werden. Das ist erfahrungsgemäß ungefährlicher als ein forcierter Aufrichtungsversuch, auch ungefährlicher als der früher vielfach empfohlene künstliche Abortus, der in diesem Falle meist nur durch eine Punktion des Uterus durch das hintere Scheidengewölbe hindurch oder durch einen Schnitt in die Uterushinterwand möglich ist. Die Infektionsgefahr ist dabei viel zu groß[1].

3. Retroflexio-uteri gravidi partialis.

Man versteht darunter einen Zustand, in dem zwar der größte Teil des Uterus nach der Bauchhöhle hin sich entwickelt hat, die Cervix aber stark anteponiert hinter der Symphyse steht, während man hinter ihr ein halbkugelig in den Beckenraum vorspringendes Segment des Uterus tastet, in dem gewöhnlich der vorliegende Kindesteil sich findet. Offenbar entwickelt sich dieser übrigens sehr seltene Zustand dann,

---

[1] Näheres über diese Streitfrage vgl. v. JASCHKE: Handbuch von STOECKEL, Bd. V, 1, 1929.

wenn durch breite flächige Adhäsionen ein Teil der Korpushinterwand fixiert ist (Abb. 307). Sitzt diese Verwachsung nur im untersten Teil am Korpus, dann kann manchmal die Gravidität fast ungestört bis zum normalen Ende sich entwickeln. Nur wenn der Verwachsungsbezirk hoch heraufreicht, entwickeln sich genau wie bei voller Retroflexio auch hier, meist allerdings etwas später, Einklemmungserscheinungen, deren Behandlung prinzipiell gleich ist, wie bei der Retroflexio uteri gravidi incarcerata. Man darf aber hier niemals die gewaltsame Reposition an die Blasenentleerung anschließen, sondern muß in jedem Fall die Reposition per laparotomiam vornehmen.

4. Prolapsus uteri.

Der gewöhnliche Verlauf ist der, daß das bauchwärts wachsende gravide Corpus spätestens im 4. Monat die prolabierten Teile in die Scheide zurückzieht und der Prolaps auf diese Weise verschwindet. Irgendwelche Schwangerschafts- oder Geburtsstörungen sind nicht zu erwarten. Selbst eine mäßige Elongatio colli ändert daran nichts, da nach dem Zurückweichen in die Scheide etwa vorhandene Gewebsveränderungen sich bald zurückbilden.

Auch die Bedeutung eines *Totalprolapses* ist gemeinhin gering, vor allem deshalb, weil es dabei kaum jemals zu einer Konzeption kommt. Tritt ausnahmsweise doch eine Schwangerschaft ein, dann freilich können ernstere Störungen die Folge sein. Eine spontane Reposition ist bei einem wirklichen Totalprolaps fast unmöglich. Das wachsende Korpus stößt bereits im 2. oder spätestens 3. Graviditätsmonat auf den steigenden Widerstand der invertierten Scheidenwand. Die gewöhnliche Folge ist der Spontanabortus; ausnahmsweise entwickeln sich aber die Erscheinungen einer eingeklemmten Hernie, in welchem Fall nur die operative Entleerung des Uterus in Frage kommt.

Praktisch am bedeutsamsten sind *partielle Prolapse,* bei denen infolge einer hochgradigen Elongatio das nach der Bauchhöhle wachsende gravide Korpus nicht imstande ist, die Reposition der elongierten Partie völlig zu erreichen. Ein Teil des Collum bleibt prolabiert und nimmt unter dem Einfluß der Schwangerschaftsveränderungen sogar noch an Größe zu. Dabei wird es nicht nur zu einer Quelle lebhafter, oft bis zur völligen Gehunfähigkeit führender Beschwerden, sondern auch zu einem gefährlichen Infektionsherd um so mehr, als häufig an den seitlichen Partien echte Decubitalgeschwüre neben multiplen Dehnungsgeschwüren sich entwickeln.

Unter der Geburt entstehen dann weitere Gefahren aus der Unnachgiebigkeit und schlechten Entfaltbarkeit des verlängerten Collums[1].

Neben der Geburtserschwerung und Infektionsgefahr droht dann bei Versuchen, den Widerstand zu überwinden, die Gefahr bedrohlicher Verletzungen, so daß verständlich wird, wenn man bei derartigen Fällen eine mütterliche Mortalität von 5—10 %, eine kindliche von 26—29 % beobachtet hat. Diese aus der älteren Literatur sich ergebende trübe Prognose darf aber nicht als ein unabwendbares Verhängnis angesehen werden.

Die Aufgabe des praktischen Arztes ist eine um so wichtigere, als die *Therapie in der Prophylaxe gipfelt.* Sie besteht darin, jeden in der Schwangerschaft entdeckten Prolaps alsbald zu reponieren, wonach rasch eine Rückbildung der elongierten Partien eintritt und damit alle weiteren Gefahren ausgeschaltet werden. Selbst nach Wehenbeginn ist die Reposition (nach gründlicher Abspülung der vorgefallenen Teile mit $^1/_2$%iger Milchsäure und Jodpinselung etwa vorhandener Ulcera) richtiger als die Belassung der vorgefallenen Teile vor der Vulva. Bei Störungen in der Entfaltung des Uterusausführungsganges kommt die Metreuryse mit einem elastischen Ballon in Frage. Führt diese nicht zum Ziel oder mißlingt sie, dann bliebe als letzter Ausweg die vaginale Hysterotomie[2].

5. Hernien des schwangeren Uterus

sind enorm selten. Sicher konstatiert sind einige wenige Fälle von *Hysterocele inguinalis.* Man soll die Reposition versuchen und, wenn diese mißlingt, die Schwanger-

---

[1] Vgl. Näheres darüber in der Pathologie der Geburt, S. 495.
[2] Weitere Einzelheiten vgl. Pathologie der Geburt, S. 496.

schaft künstlich unterbrechen. Ist das Kind ganz oder nahezu ausgetragen, so ist der Kaiserschnitt indiziert und auch mehrere Male ausgeführt worden (EISENHART).

6. Ein seltenes Vorkommnis ist die **Achsendrehung des schwangeren Uterus,** die in den bisher bekannten Fällen fast niemals richtig erkannt worden ist. Bei weitgehender Achsendrehung treten oft ganz plötzlich die Erscheinungen peritonitischer Reizung, selbst des Shocks, verbunden mit heftigsten Schmerzen im Leib auf, gelegentlich begleitet von einer geringen Blutung aus dem Uterus. Bei geringer oder langsam erfolgender Achsendrehung können, abgesehen von unbestimmten Beschwerden, alle anderen Symptome fehlen. Am häufigsten sind die Fälle von Achsendrehung bisher bei der Schwängerung eines Hornes eines Uterus bicornis, beobachtet worden.

e) Anomalien der Uterusadnexa.

Tritt Schwangerschaft bei einer Frau ein, die mit alten pelveoperitonitischen oder parametritischen Exsudatresten behaftet ist, so erfolgt recht häufig Abortus, oder aber die Schwangerschaft geht unter Dehnung der Adhäsionen und allmählicher Resorption der Exsudationen ungestört weiter. Dabei sind die Schwangerschaftsbeschwerden oft beträchtlich vermehrt. Später hören sie oft ganz auf, und die Schwangerschaft kann sogar infolge der starken Hyperämisierung zu einer Ausheilung eines chronischen Restprozesses führen, der bis dahin jeder Art konservativer resorbierender Behandlung getrotzt hat. Als eine große Ausnahme ist es jedenfalls zu betrachten, wenn alte Exsudate und narbige Veränderungen im Parametrium ein mechanisches Geburtshindernis setzen (BREISKY, P. MÜLLER).

Andererseits können allerdings peritoneale Stränge, die bis zur Geburt erhalten blieben, Wehenstörungen erzeugen und in der Schwangerschaft zu Ileus Veranlassung geben. Wie ein Fall von KÜSTNER lehrt, kann durch zufälliges Zerreißen solcher Adhäsionen, z. B. infolge eines Traumas, wenn sie von stärkeren Gefäßen durchzogen sind, innere Verblutung eintreten. Auch ist beobachtet, daß Eiterherde im Abdomen während der Schwangerschaft oder unter der Geburt bersten und zu septischer Peritonitis Anlaß geben.

Sehr selten sind dagegen Fälle, in denen gleichzeitig mit der Konzeption auch eine aufsteigende Infektion zustande kommt und trotz inzwischen eingetretener Nidation des Eies eine eitrige Salpingitis, ja selbst ein Ovarialabsceß sich bildet, der allerdings in der Gravidität eine große Gefährdung der Patientin bedeutet, da allzuleicht eine Perforation mit tödlicher Peritonitis folgen kann. Es sind bisher 35 *derartige* Fälle bekannt.

Die Tumoren des Uterus und seiner Nachbarorgane werden in der Pathologie der Geburt besprochen werden.

C. Schwangerschaftsstörungen durch Anomalien des Eies und seiner Hüllen.

1. Erkrankungen der Decidua.

Frauen mit chronischer Entzündung der Gebärmutterschleimhaut *(Endometritis chronica)* sind keineswegs immer steril. Konzipieren sie, so bildet sich aus der erkrankten Schleimhaut die Decidua, die dann gleichfalls entzündliche Veränderungen zeigt. Indessen kann Endometritis auch in der Schwangerschaft selbst entstehen.

Die anatomischen Veränderungen sind im allgemeinen die gleichen, wie bei der Endometritis der Nichtschwangeren[1]. Makroskopisch erscheint die erkrankte Decidua diffus verdickt oder sie besitzt polypöse Auswüchse, die eine sehr dicke und bucklige Beschaffenheit annehmen können *(Endometritis deciduae tuberosa,* VIRCHOW). Auch cystische Bildungen, die aus Drüsenräumen entstehen, sind beobachtet. Nicht so selten zeichnet sich diese verdickte Decidua durch auffallenden Blutreichtum aus

---

[1] SEITZ: Handbuch der Geburtshilfe von v. WINCKEL, Bd. 2, S. 1182, 1904 und unser Lehrbuch der Gynäkologie.

und es kommt dann leicht zu Blutungen, die in den ersten Monaten durch Schädigung der Placentaranlage meist zum Abortus führen; nach dem 4. Monat dagegen erwächst aus diesen Blutungen, die an sich geringfügig sind, gewöhnlich weder der Mutter noch dem Kinde ernster Schaden *(Endometritis deciduae haemorrhagica)*.

Besonders wichtig sind die Prozesse in der Decidua basalis, weil sie die Existenz des Eies auch in späteren Monaten gefährden. Die kleinzellige Infiltration kann auf die Zotten übergreifen oder auch in die Muskulatur des Uterus vordringen. *Infarkte, Placentitis, vorzeitige Lösung der Placenta, Placentaradhärenz können durch solche Veränderungen* der Basalis *entstehen* (s. die betreffenden Kapitel).

Diesen nicht bakteriellen Formen der Endometritis stehen die bakteriellen gegenüber. So beschreibt SLAVJANSKY eine hämorrhagische Form der Endometritis bei Cholera. Es ist nicht unwahrscheinlich, daß bei anderen Infektionskrankheiten (vgl. S. 371f.), besonders solchen, denen, wie Variola und Typhus, Uterinblutungen eigentümlich sind, ähnliche Prozesse vorliegen. Auch bei der Influenza dürfte eine hämatogene Infektion des Endometriums in erster Linie für den so häufigen Abortus verantwortlich zu machen sein. Für die Endometritis tuberosa wurde früher besonders die Syphilis verantwortlich gemacht. Auch tuberkulöse Erkrankungen der Decidua basalis sind bekannt.

Die Endometritis gravidarum führt sehr häufig zu Abortus. Die *Symptome* der Krankheit sind meist unbestimmte. Reichlicher Ausfluß, zuweilen Blutabgang, zeitweise schmerzhafte Empfindungen in der Gegend des Uterus sind die wichtigsten. Stärkere Blutungen deuten auf beginnenden Abort.

Die Diagnose der Schwangerschaftsendometritis wird in vielen Fällen wohl erst am ausgestoßenen Ei gestellt werden können, dessen genauere mikroskopische Untersuchung nicht zu verabsäumen ist.

Therapie. Wird eine Endometritis vermutet, so muß die Schwangere besonders vorsichtig und ruhig leben; indessen ist die früher empfohlene und oft durch viele Monate durchgeführte Bettlage schon wegen der Unsicherheit der Diagnose und der unvermeidlichen Entkräftung nicht zu empfehlen. Die Verabfolgung von Jod und Eisen durch längere Zeitabschnitte der Schwangerschaft scheint nach etlichen vorliegenden Berichten nicht ohne Einfluß auf Erhaltung der Schwangerschaft zu sein. Ist die Endometritis anatomisch sichergestellt oder besteht habitueller Abortus, so muß das Wochenbett mit besonderer Sorgfalt abgewartet werden und nach Ablauf eine energische gynäkologische Behandlung der keineswegs immer im Wochenbett ausheilenden Entzündung der Uterusschleimhaut erfolgen.

Bei sehr reichlicher Sekretion der Schleimhaut kommt es zu der sog. ,,*Hydrorrhoea gravidarum*‘‘. Es gehen zeitweise größere Mengen von Flüssigkeit aus der Scheide ab. Sie besteht aus einem dünnflüssigen Sekret, welches sich zwischen Decidua parietalis und capsularis, deren Verwachsung ausbleiben kann, angesammelt hatte und sich unter zeitweisem Durchbrechen der Verklebungen entleert *(Hydrorrhoea decidualis)*. Dabei kann die Schwangerschaft ihr normales Ende erreichen, wird aber häufiger doch vorzeitig unterbrochen. Meist handelt es sich bei solchem, durch Monate erfolgenden Wasserabgang um eine Ruptur der Eihäute, so daß wahres Fruchtwasser abgeht (s. weiter unten S. 410). Die Existenz einer wahren Hydrorrhoea decidualis wird in neuerer Zeit mit Recht bestritten (H. R. SCHMIDT).

2. Erkrankungen des Chorions.

Die Blasenmole.

Eine hervorragende geburtshilfliche Bedeutung besitzt die Blasen- oder Traubenmole *(Mola hydatidosa s. hydatiformis)*. Sie entsteht durch eine Veränderung der Chorionzotten, die früher als myxomatöse Degeneration gedeutet wurde (VIRCHOW), eine Ansicht, die aber zur Zeit nicht mehr haltbar erscheint. Nach MARCHAND ist die Blasenmole das Resultat einer regellosen Wucherung der Zottenepithelien mit hydropischer Entartung des Zottenbindegewebes und schließlicher Nekrose. Während die oberflächlichen Schichten des Stromas der Zotte erhalten bleiben, verflüssigt sich das Innere. Hierdurch entstehen Blasen in ungeheurer Anzahl. Die Zottengefäße sind

immer mangelhaft entwickelt, oft fehlten sie ganz. HINSELMANN betrachtet die Blasenmole als die Folge von Hemmungsmißbildungen im fetalen Gefäßsystem, die zum
Austritt von Flüssigkeit in die Zottensprossen führen. Jede Blase ist das selbständige
Abflußzentrum eines derartigen Sprosses.

Der Wucherungsprozeß betrifft (Abb. 308) im wesentlichen das Epithel der Zotte
und zwar sowohl das Syncytium als, wenn auch in geringerem Grade, die LANG
HANSsche Zellschicht. Ersteres zeigt vielfach degenerative Erscheinungen (Vakuolenbildung). Es werden massenhaft Epithelzellen gebildet, die zum Teil völlig isoliert
tief in die Basalis, selbst bis in die Muscularis hinein vordringen und zur vollständigen

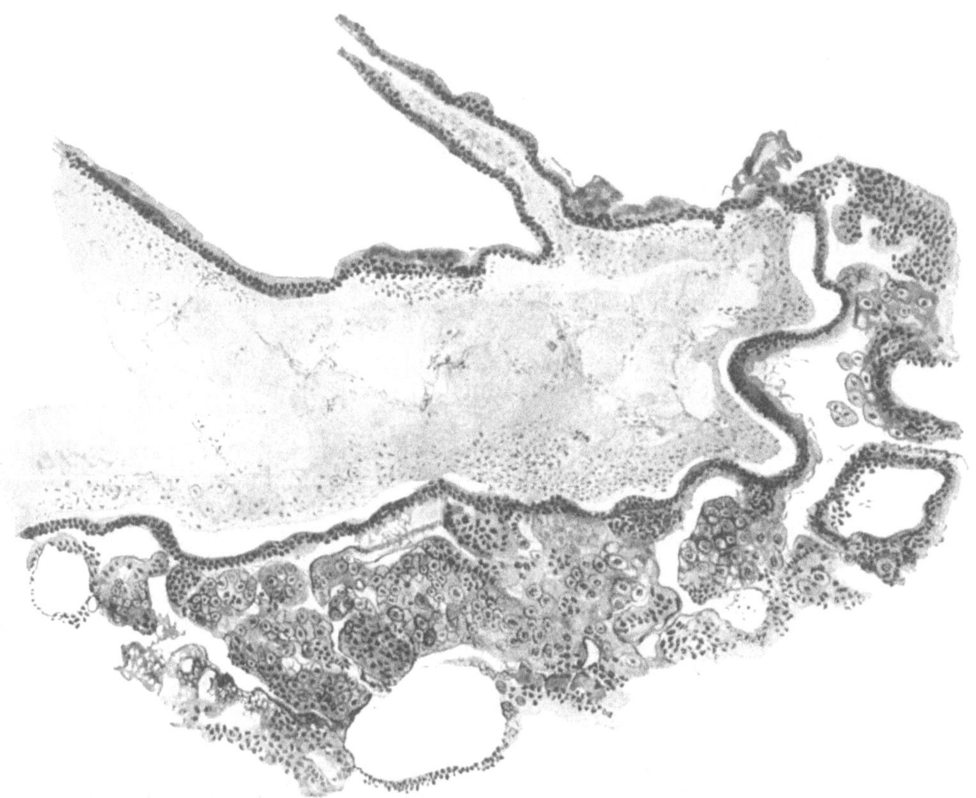

Abb. 308. Detailbild einer hydropisch degenerierten Zotte bei Blasenmole.
Man beachte außerdem die starke Wucherung wie die Vakuolisierung am Syncytium.

Zerstörung der Decidua führen können. Tritt die Erkrankung in frühen Wochen
der Schwangerschaft ein, so kann die ganze Oberfläche des Eies degenerieren und der
Fetus stirbt infolge mangelhafter Ernährung ab. In anderen Fällen ist die Erkrankung
eine partielle oder beschränkt sich nur auf die Placenta oder auch nur Teile der
Placenta; dann kann der Fetus erhalten bleiben. Solche kleine Blasenmolen zeigen
an ihrer Oberfläche auch noch eine Umhüllung durch Decidua.

Die totale hydropische Degeneration der Zotten belegt man mit dem Namen
Blasen- oder Traubenmole. Der ganze Uterusinhalt besteht dann aus einem Konglomerat
solcher Bläschen (Abb. 309), in dessen Zentrum die meist kleine Eihöhle liegt. Die
Masse erreicht die Größe eines Kindskopfs und das Gewicht mehrerer Pfunde. Vom
Fetus ist meist keine Spur zu finden. Der abgestorbene, noch wenig konsistente Fruchtkörper hat sich völlig aufgelöst. Zuweilen ist noch ein Rest des Nabelstranges erhalten,
in anderen Fällen von mehr partieller Degeneration des Eies auch wohl ein verkümmerter Fetus.

Die Bläschen sind von sehr wechselnder Größe; manche erreichen den Umfang
einer großen Kirsche. Sie sind durch feine Stiele von Bläschen zu Bläschen verbunden.

Die Stiele sind die nicht degenerierten Teile der Zotte. Schneidet man eine Blase an, so entleert sich eine wasserklare Flüssigkeit, welche neben Albumin Mucin und verhältnismäßig viel anorganische Salze enthält.

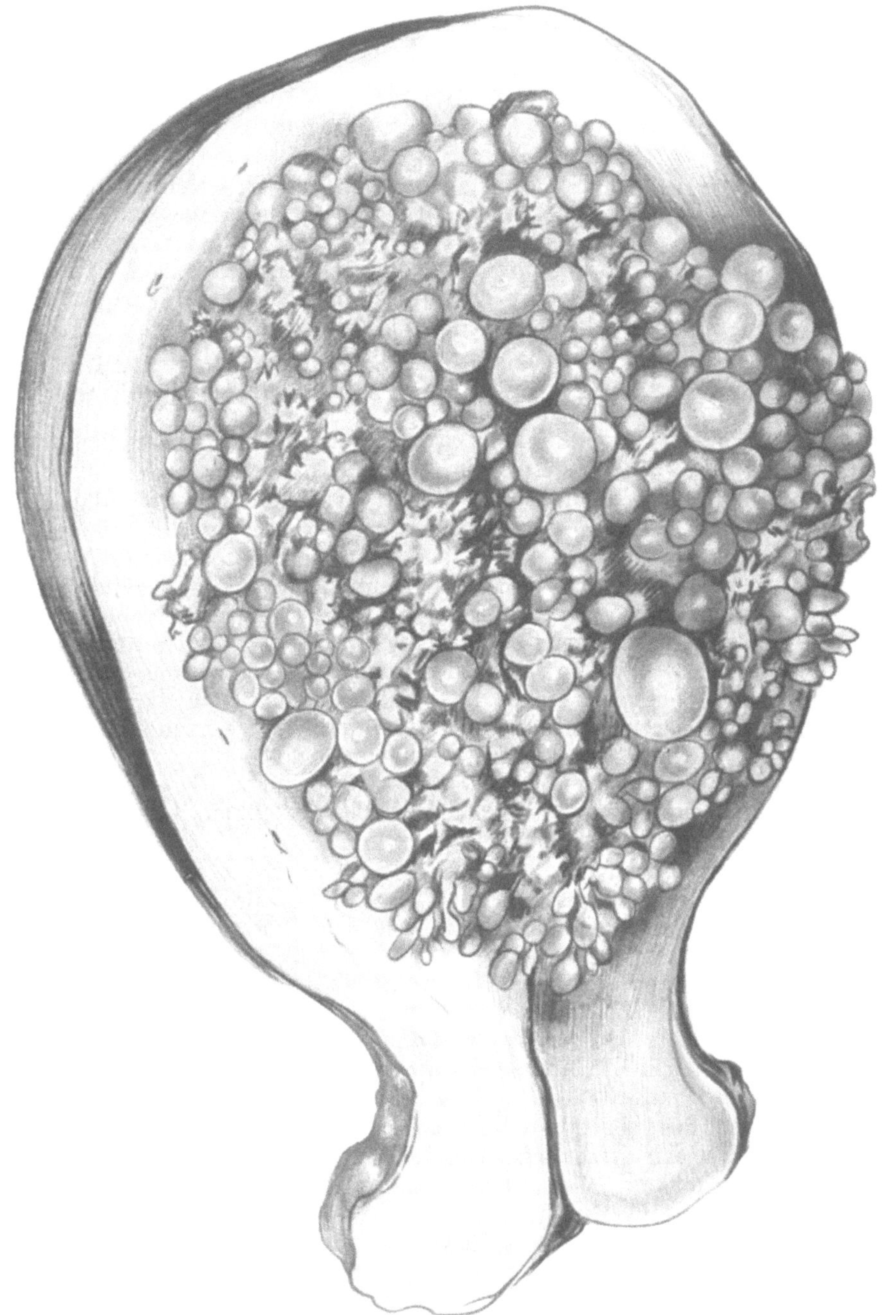

Abb. 309. Blasenmole in situ.

Äußerst gefährlich sind die Fälle von sog. *destruierender Molenbildung,* die glücklicherweise recht selten ist (bisher etwas über 30 Fälle bekannt). Hier dringen Zotten und Epithelmassen besonders tief in die Muscularis bis an die Serosa, so daß die Uteruswand zerwühlt und außerordentlich verdünnt wird; dabei dringen die blasigen Zotten oft bis in die Venen des Parametriums vor. Verblutung und Perforation des Uterus ist besonders bei operativen Eingriffen zu fürchten.

Eine sehr merkwürdige Begleiterscheinung der Blasenmole ist das fast regelmäßige *Auftreten doppelseitiger,* dünnwandiger *Ovarialcysten* von Pflaumen- bis Kindskopfgröße, *die* aus atresierenden Follikeln hervorgegangene *Luteincysten* (STOECKEL) *darstellen und nach Entfernung der Mole sich wieder zurückbilden.* Sie verdanken ihre Entstehung wohl in erster Linie dem bei Blasenmole im Übermaß gebildeten Hypophysenvorderlappenhormon. Anscheinend kommt es bei Blasenmole immer zu einer starken Luteinisierung der Ovarien, die nur nicht regelmäßig zur Cystenbildung führt (NOVAK und KOFF).

Die Blasenmole ist nicht häufig (etwa 0,2—0,4%). Mehrgebärende erfahren häufiger diese Degeneration des Eies wie Erstgebärende. Auch scheint ein höheres Lebensalter eine größere Disposition zu geben. Sogar im Alter von 50—53 Jahren sind Blasenmolenbildungen beobachtet. Wiederholung bei derselben Frau ist konstatiert. In sehr vielen Fällen besteht Eiweißausscheidung und Hydrops. Übelkeiten, Ptyalismus, Hyperemesis, allgemeines Krankheitsgefühl, zuweilen Ikterus deuten darauf hin, daß eine allgemeine Schwangerschaftstoxikose vorliegt. Auch die Früchte, sofern sie, wie bei partieller Entartung der Placenta, erhalten blieben, zeigen häufig Hydropsien.

In seltenen Fällen ist neben einer partiellen Blasenmole ein nicht entartetes Ei gefunden worden. Sogar lebende Kinder wurden geboren.

Über die *Ätiologie* der Erkrankung wissen wir nichts Sicheres. Man kann heute nur annehmen, daß es sich um eine pathologische Steigerung der normalen Proliferation und der histolytischen Fähigkeiten des Trophoblasten handelt. Von PICK und JAFFÉ wurde angenommen, daß die bei Blasenmole sich fast regelmäßig findenden Luteincysten für die Chorionwucherungen verantwortlich seien, doch hat sich diese Anschauung nicht als haltbar erwiesen (WALLART, SEITZ). R. SCHRÖDER ist gegenteils — und wohl mit Recht — geneigt, die Trophoblastwucherungen als das Primäre, die Ovarialveränderungen als das Sekundäre anzusehen. Auch die von HINSELMANN in den Vordergrund gerückte Hemmungsmißbildung der Zotten und Choriongefäße vermag zwar die hydropische Degeneration, nicht aber die Epithelwucherung zu erklären. Vielleicht sind dafür doch primäre Störungen der Eientwicklung, die ihrerseits manchmal durch eine pathologische Beschaffenheit der Decidua ausgelöst sein könnten, verantwortlich zu machen[1].

Die *Symptome* bestehen in *ungewöhnlich raschem Anwachsen des Uterus,* wässerigem und blutig-wässerigem Ausfluß, dann in *zeitweisen* profusen *Blutungen,* bis endlich unter starkem, sogar tödlichem Blutabgang der Abortus, meist im 3.—5. Monat, eintritt.

Die erste Blutung tritt oft schon im 2. Monat auf; sie beruhigt sich aber bald, kommt dann nach einiger Zeit wieder, hört neuerlich auf, dazwischen besteht oft ein blutig seröser Ausfluß. Es sind *also zunächst die Symptome eines protrahierten drohenden Abortus,* bis gewöhnlich im 3. Monat abnormes Größenwachstum des Uterus anzeigt, daß es sich um mehr handelt.

Mit Beendigung des Aborts ist die Gefahr für das Leben der Mutter keineswegs erloschen. Wie zahlreiche Erfahrungen der Neuzeit lehren, schließt sich an die Blasenmole nicht so selten (etwa 6%) eine bösartige Neubildung des Uterus an, welche ausgeht von den in die Decidua eingewanderten Zellen des Chorion *(malignes Chorionepitheliom).* Sie ist zwar auch nach gewöhnlichem Abortus beobachtet, besonders häufig aber nach Blasenmolen, was mit dem massenhaften Einwandern von chorialen Epithelzellen in die Decidua bei Blasenmole übereinstimmt. Sowohl die Zellen der LANGHANSschen Schicht als die großen, unregelmäßig gestalteten vielkernigen, syncytialen Massen wuchern tief in das Gewebe des Uterus hinein, brechen in die Gefäße ein, verursachen Gerinnungen und Blutungen. Diese Neubildungen machen überaus rasch Metastasen auf dem Wege der Blutbahn, besonders in den Lungen, aber auch in der Scheide. Eine Heilung ist nur bei frühzeitiger Diagnose und Radikaloperation zu erwarten. (Näheres vgl. unser Lehrbuch der Gynäkologie.)

---

[1] Vgl. ROB. MEYER, l. c.

Die *Diagnose* der Blasenmole ist in vielen Fällen mit einiger Sicherheit zu stellen. Die abnorme Ausdehnung des Uterus im Verhältnis zur Zeit des Ausbleibens der Regel bei Mangel aller Kindsteile und Fehlen der Herztöne, die Weichheit des Uterus, ohne daß sich eine eigentliche Fluktuation nachweisen läßt, sind recht charakteristische Befunde. So kann im 3. Monat der Schwangerschaft der Fundus uteri bereits bis handbreit oberhalb des Nabels reichen. Besteht unter solchen Verhältnissen ein blutig-seröser Ausfluß, treten endlich wiederholte Blutungen ein, so ist die Diagnose äußerst wahrscheinlich. Das Bestehen von Ödemen und Eiweißgehalt des Urins unterstützen die Diagnose. Sicher wird sie durch den Nachweis einzelner Bläschen, die zuweilen dem ergossenen Blute beigemengt sind. Beginnt der Abort, so fühlt der Finger im Muttermund statt einer Blase weiche schwammige Massen und zahlreiche Blutkoagula. Eine wesentliche Erleichterung der Diagnose ergibt sich aus der *Prüfung des Morgenharns auf die Menge an gonadotropen Wirkstoffen.* Während bei normaler Schwangerschaft pro Liter Harn nicht mehr als 5—30000 ME gefunden werden, kann man bei Blasenmole, ebenso bei Chorionepitheliom Mengen von 50—500000 ME pro Liter nachweisen[1]. Von der zweiten Hälfte des 4. Monats ab kann außerdem die *Röntgenaufnahme* herangezogen werden. Der positive Nachweis eines Fetus spricht gegen Blasenmole (vgl. Abb. 92). Bei bis zum Nabel und darüber reichendem Fundus uteri muß es bei normaler Gravidität und guter Aufnahmetechnik möglich sein, bei Anwesenheit eines Fetus Knochenschatten nachzuweisen. Fehlen bei der Röntgenaufnahme alle Knochenschatten, dann mag es auch erlaubt sein, eine *Hysterographie* vorzunehmen, die bei Blasenmole recht charakteristische Bilder ergibt.

Die *Prognose* ist ernst. Die Blutungen unter der Geburt sind sehr profus. Sie können zum Tode der Frau führen. Auch Blutungen nach der Geburt sind zu fürchten. Ferner ist bei dem oft protrahierten Abort und der Schwierigkeit vollständiger Ablösung der Mole die Infektionsgefahr eine große, so daß 10%, bei schweren Fällen sogar 20%, der Mütter erliegen.

Die Möglichkeit einer sich später entwickelnden Neubildung beeinflußt weiter die Prognose ungünstig, da in 6—10% der Fälle ein malignes Chorionepitheliom sich anschließt.

Bei der *Behandlung* muß als *leitender Grundsatz* gelten, *die spontane Ausstoßung der Traubenmole abzuwarten.* Die Blutungen sind zunächst durch heiße Irrigationen in Schranken zu halten, bei wachsender Intensität aber durch feste Tamponade der Scheide mit Jodoformwatte zu bekämpfen. Ist der Muttermund für einen Finger gut durchgängig, so beschleunigen große Pituitringaben die Ausstoßung zweifellos. Liegt ein Teil der Mole bereits in der Scheide, so rühre man sie nicht an, sondern suche durch vorsichtige Expression die Ausstoßung der gesamten Masse in zusammenhängender Form zu beschleunigen. Nach der Geburt der Blasenmole und Austastung des Cavum uteri sorgt man durch die üblichen Mittel für gute Kontraktion des Uterus. Ausspülungen des Uterus sind absolut zu vermeiden, da plötzliche Todesfälle bei ihnen vorgekommen sind.

Wir können ein regelmäßiges aktives Vorgehen in der Behandlung der Blasenmole, welchem manche Geburtshelfer das Wort reden, mindestens für die allgemeine Praxis nicht anraten, sondern dieses nur für besondere Verhältnisse zulassen.

Wird z. B. trotz guter Tamponade die Blutung lebensbedrohlich und zögert die Ausstoßung, so mag nunmehr eine manuelle Entfernung der Mole sich rechtfertigen lassen. Meist kann sie nur stückweise aus dem Uterus gebracht werden und gerade hierbei bleiben leicht Reste zurück. Sollte die Mole einen destruierenden Charakter besitzen, der natürlich nicht zu diagnostizieren ist, so könnte die Gefahr einer Uteruszerreißung nahe liegen. Niemals nehme man eine instrumentelle Ausräumung des Uterus vor.

Erreichen aber die Blutungen bei noch engem Muttermund eine unangenehme Höhe, so kann man seine Eröffnung durch Tamponade des Cervicalcanals mittels Jodoformgaze beschleunigen.

---

[1] Beweisend sind Mengen von über 250000 M.E. K. HEIM hat neuestens (Klin. Wschr. **1935** I, 5) berichtet, daß auch verschiedene Schwangerschaftstoxikosen eine vermehrte Ausscheidung von gonadotropen Wirkstoffen bis zu 250000 M.E. mindestens vorkommen *kann.*

Das Wochenbett soll sorgsam überwacht werden und, wenn irgend möglich, muß nach seinem Ablauf die Frau noch durch Monate Gegenstand ärztlicher Beobachtung sein in Rücksicht auf etwaige Entwicklung eines Chorioepithelioms. Am besten ist es, nach etwa 6—8 Wochen eine Probe-Abrasio vorzunehmen. Es ist uns dabei wiederholt gelungen, ein Chorioepitheliom in den ersten Anfängen zu entdecken und durch Operation die Frauen dauernd zu heilen.

Die partiellen hydropischen Degenerationen werden meist erst am ausgestoßenen Abortivei entdeckt. Die Blutungen sind weniger profus; die Masse des Eies ist geringer. Ist die hydropische Degeneration auf die Placenta beschränkt, so stirbt je nach der Ausdehnung der Erkrankung die Frucht früher oder später ab oder wird auch lebend geboren. Die Früchte sind oft hydropisch. Die Diagnose ist vor der Geburt kaum zu stellen. Die Geburt verläuft meist ohne Blutung.

Über *Chorioangiom* vgl. S. 412. Isoliertes Zerreißen des Chorion führt zum Abort.

3. Erkrankungen des Amnion.

a) Hydramnion.

Beträgt die Menge des Fruchtwassers mehr als $1^1/_2$—2 l, so können aus dieser vermehrten Flüssigkeitsmenge Störungen in der Schwangerschaft und unter der Geburt erwachsen. Diesen pathologischen Zustand, dessen Häufigkeit etwa 0,5 % beträgt, belegt man mit dem Namen Hydramnion *(Polyhydramnie)*. Die Fruchtwassermenge kann enorm sein; bis zu 20 l sind beobachtet. Die Ansammlung erfolgt meist allmählich *(chronisches Hydramnion)*, seltener in akuter Weise *(akutes Hydramnion)*.

Die *Ursachen* des Hydramnion sind noch nicht völlig genügend bekannt. Indes ist sehr wahrscheinlich, daß es sich nur um eine *Erkrankung des Amnions* handelt, die mit vermehrter Fruchtwassersekretion einhergeht (MANDL, POLANO, FORSELL u. a.). Bei einseitigem Hydramnion eineiiger monochoriater Zwillinge dürften mechanische Verhältnisse die Hauptrolle spielen (SCHATZ); wahrscheinlich in der Form, daß der stärkere Zwilling durch das vergrößerte Stromvolumen seines Kreislaufs einen großen Filtrationsdruck und dadurch eine vermehrte Fruchtwasserbildung verursacht. Auch Stauung im Placentar- bzw. Nabelschnurkreislauf (Chorioangiom, feste Nabelschnurverschlingung, Torsion und Knotenbildung der Nabelschnur) kämen ursächlich für die Vermehrung des Fruchtwassers in Frage, wobei freilich eine Alteration des Amnionepithels als Zwischenglied einzuschalten sein dürfte. Hydrops und besonders Spaltbildungen der Frucht treffen häufig mit Hydramnion zusammen. Der genetische Zusammenhang ist jedoch ganz unklar. Ein Einfluß der Mutter auf die Vermehrung des Fruchtwassers ist bei Zirkulationsstörungen, die zu Hydropsien führen, in Betracht zu ziehen, da eine vermehrte Transsudation von der Decidua in die Eihöhle erfolgt. Bekannt ist ferner die Neigung zu Polyhydramnie bei Syphilis und bei Diabetes. Vielleicht spielt auch eine mangelnde oder fehlende Resorption des in normaler Menge abgesonderten Fruchtwassers eine Rolle in der Ätiologie des Hydramnion. WOLFF konnte durch Nierenexstirpation bei trächtigen Kaninchen eine erhebliche Vermehrung des Fruchtwassers erzeugen[1].

Das Hydramnion ist häufiger bei Mehrgebärenden wie bei Erstgebärenden.

In der Schwangerschaft erfahren durch das Hydramnion die mechanischen *Beschwerden* eine oft unangenehme Vermehrung, häufig tritt die Geburt um einige Wochen früher ein. Bei der abnormen Beweglichkeit der Frucht sind *falsche Lagen und Haltungen* häufig. Unter der Geburt zeichnet sich die Eröffnungsperiode, ähnlich wie bei Zwillingsschwangerschaft, durch *schwache Wehen* aus. Bei Abfluß des Fruchtwassers tritt leicht Vorfall *einer Extremität* und besonders *der Nabelschnur* neben dem vorliegenden Teil ein. *In der Nachgeburtsperiode* werden *atonische Blutungen* häufiger beobachtet. Infolge derartiger Komplikationen sowie der Häufigkeit der Frühgeburt und von Mißbildungen ist die *Prognose für die Kinder schlecht*. 30 % kommen tot zur Welt, fast ebenso viele gehen an Lebensschwäche oder infolge der Mißbildungen noch später zugrunde. Die Prognose für die Mutter wird nur durch die Gefahr atonischer Nachblutungen getrübt, sonst höchstens durch eine verfehlte Kunsthilfe.

Die *Diagnose* ist bei den stärkeren Graden von Hydramnion leicht. Die abnorm starke Ausdehnung des Leibes, die mehr runde Form des Uterus und die starke Spannung der Uteruswandungen verraten den vermehrten Inhalt. Die sehr deutliche Fluktuation im Bereich des Uterus, die Schwierigkeit, die Kindesteile genau zu palpieren und die Herztöne zu entdecken, lassen erkennen, daß der vermehrte Inhalt auf Rechnung der Fruchtwassermenge zu setzen ist.

---

[1] Arch. Gynäk. **71**, 224.

Behandlung. Nehmen in der Schwangerschaft die Beschwerden, namentlich durch das Empordrängen des Zwerchfells, einen wirklich bedrohlichen Grad an, was sehr selten der Fall ist, so ist die künstliche Einleitung der Geburt indiziert, sonst suche man die Beschwerden durch ruhiges Verhalten und Tragen einer zweckmäßigen Bauchbinde zu lindern.

Unter der Geburt empfiehlt sich bei sehr schleppender Eröffnungsperiode die Eröffnung der Eiblase mittels Troicarts. Das Fruchtwasser fließt dann langsam ab und der meist bewegliche Kopf kann sich dem unteren Uterinsegment allmählich adaptieren. Hat man bei schon teilweise eröffnetem Muttermund die Blasensprengung mit der Hand vorgenommen, dann erzwinge man durch Liegenlassen der geballten Faust in der Scheide langsamen Fruchtwasserabfluß und untersuche nach Abfluß des Fruchtwassers, ob nicht neben dem oft noch beweglichen Kopf die Nabelschnur oder kleine Teile vorgeschwemmt worden sind. Nach Abfluß des Fruchtwassers beenden die stärker werdenden Wehen die Geburt meist rasch. Man kontrolliere sorgfältig den mütterlichen Puls und halte Campher und Coffein zur Injektion bereit.

Das *akute Hydramnion* findet sich meist bei eineiigen Zwillingen oder Mißbildungen. Fast regelmäßig besitzt dabei der eine Zwilling eine normale oder auch geringe Menge von Fruchtwasser, während der Amnionsack des anderen eine außerordentliche Ansammlung von Fruchtwasser aufweist und gleichzeitig das Herz und die Nieren dieses Fetus eine deutliche Hypertrophie zeigen. Die Ursache dieser verschiedenen Entwicklung der eineiigen Zwillinge ist wohl eine ungleiche Verteilung des ursprünglichen Eibildungsmaterials, die ihrerseits wieder zu einer ungleichen Ausbildung des Blutkreislaufes der beiden Zwillinge führt. Da nun aber bei den monochoriaten Zwillingen ein Teil des Kreislaufes beiden Feten gemeinsam ist (sog. intermediärer Kreislauf — Schatz)[1] so wird verständlich, daß der von vornherein mit dem kräftigeren Kreislauf ausgestattete Fetus immer mehr das Übergewicht über den anderen erlangen muß.

In diesen Fällen erfolgt das Anwachsen der Flüssigkeitsmenge sehr rapide, so daß der Leibesumfang bereits im 5. Monat 100 cm und mehr betragen kann. Meist tritt Abortus oder Frühgeburt ein. Da Kindesteile und Herztöne nur undeutlich, häufig auch gar nicht wahrzunehmen sind, so besteht hier die Gefahr der Verwechslung mit einer Ovarialcyste. Die Anamnese und eine genaue Untersuchung in Narkose, welche den direkten Zusammenhang des cystischen Tumors mit der Portio feststellt, wird Aufklärung schaffen.

Ausnahmsweise können durch das rapide Anwachsen des mit Flüssigkeit gefüllten Uterus so bedrohliche Erscheinungen von seiten des Herzens eintreten, daß der künstliche Abortus gerechtfertigt ist, der in diesem Fall durch den Eihautstich mittels Troikarts leicht zu provozieren ist.

b) Oligohydramnie.

Eine abnorm geringe Menge von Fruchtwasser, ja fast völliger Mangel desselben kann primär entstehen infolge gestörter sekretorischer Tätigkeit des Amnionepithels. So findet man oft schon bei Abortiveiern auffallend wenig Fruchtwasser und darf annehmen, daß vielleicht gerade deshalb das Ei vorzeitig aus seinen Verbindungen gelöst wurde, weil die Pufferwirkung des Fruchtwassers wegfiel und der zarte Embryo mechanischen Schädigungen zum Opfer fiel. Viel seltener ist bei hochgradiger Oligohydramnie ein Fortbestehen der Gravidität bis in die letzten Monate oder selbst bis zum normalen Ende der Schwangerschaft.

Als eine besondere Form der Oligohydramnie ist der von Ahlfeld u. a. beschriebene *Fruchtwasserschwund in der zweiten Hälfte der Gravidität* bei unverletzten Eihäuten aufzufassen. Was die Ursache einer solchen Rückresorption vorher in normaler Menge gebildeten Fruchtwassers ist, wissen wir nicht. In vielen Fällen ist diese Ursache sicher der Fruchttod und die damit erfolgte Stillegung der Zirkulation in den Nabelschnurgefäßen und die dadurch allmählich erfolgende Verödung des intervillösen Raumes, wonach die Saftströmung, die als wesentlichste Quelle aller Fruchtwasserbildung anzusehen ist, aufhört, während die Resorption weitergeht. Eine recht seltene

---

[1] Vgl. auch S. 262.

Ursache der sekundären Oligohydramnie ist die Cholera, bei der eine rapide Resorption von Fruchtwasser beobachtet worden ist.

Die bei Oligohydramnie bestehende Raumbeengung hat für die Frau wesentlich nur den Nachteil, daß die *Kindsbewegungen* meist als sehr *schmerzhaft* empfunden werden. Für das Kind ergeben sich insofern Gefahren, als das Wachstum beeinträchtigt wird. Solche *Kinder* sind meist klein, zeigen schlecht entwickeltes Fettpolster, eine trockene, oft eigentümlich schrumplige Haut. Nicht so selten kommt es durch die erzwungene Anpassung an den engen Raum zu Entstehung eines kongenitalen Klumpfußes (LÜCKE), eines Plattfußes (KÜSTNER), einer kongenitalen Skoliose, eines Schiefhalses.

Unter der Geburt fällt eine *abnorme Schmerzhaftigkeit der Wehen* und *Verlängerung der Eröffnungsperiode* auf. Sprengt man frühzeitig die Eihäute, dann ist der weitere Geburtsverlauf meist ganz normal, nur vereinzelt kommt es zu vorzeitiger Placentarlösung oder zu einer Kompression der Nabelschnur.

Die *Diagnose* der Oligohydramnie in der Schwangerschaft stützt sich wesentlich auf die der Zeit der Gravidität nicht entsprechende Größe des Uterus, Schmerzhaftigkeit der Kindsbewegungen und gewöhnlich abnorm gute Tastbarkeit der Frucht.

c) Vorzeitiger Blasensprung in der Gravidität.

Springt die Blase, so ist meist Abortus oder Frühgeburt die Folge. Nur vereinzelt, wenn die in den Eihäuten entstandene Öffnung klein ist, dauert die Gravidität fort. Der Abgang von Fruchtwasser ist dann das einzige abnorme Symptom. Zufällige Traumen wie absichtliche Eröffnung der Eihäute zwecks Fruchtabtreibung stellen die Ursache solch kleiner Verletzungen der Eihäute dar. In anderen Fällen kommt eine herabgesetzte Widerstandsfähigkeit der Eihäute infolge entzündlicher Veränderungen in Frage. Zuweilen bleibt dann der Fruchtwasserabfluß bis zum Ende der Schwangerschaft bestehen — sekundäre Oligohydramnie ist die Folge; in anderen Fällen heilt der Eihautriß wieder zu.

Auch wenn die Rißöffnung in den Eihäuten größer ist, muß nicht unbedingt die Fehlgeburt eintreten, vielmehr kann in selteneren Fällen — es sind gegen 100 Fälle bekannt — die Gravidität noch längere Zeit fortbestehen. Der Fetus schlüpft aus dem Eihautsack aus und liegt nun in der nur von Decidua bekleideten Uterushöhle *(Graviditas extramembranacea)*, während die Eihäute sich allmählich retrahieren und zu einem kleinen Sack oder einem der Placenta kragenartig aufsitzenden Gebilde zusammenschrumpfen[1]. Das Vorkommen der extramembranösen Fruchtentwicklung ist den Franzosen schon länger bekannt, wurde aber in Deutschland bestritten, bis STOECKEL einen einwandfreien Fall publizierte, dem seitdem eine ganze Reihe gefolgt sind. Freilich besteht in solchen Fällen die Gravidität nie bis zum normalen Ende fort, sondern erreicht meist im 6.—8. Monat ein vorzeitiges Ende, während der Eihautriß gewöhnlich im 3.—5. Monat entstand.

Eine sichere Diagnose des Zustandes ist erst an der ausgestoßenen Placenta möglich, an der die Eihäute wie eine enge Halskrause aufgesetzt erscheinen. Vermutungsweise läßt sich aber die Diagnose schon früher stellen aus dem Abgang von Fruchtwasser *(Hydrorrhoea uteri gravidi amnialis)*, das bald mehr kontinuierlich, bald nur schubweise entlert wird und zeitweilig vermengt erscheint mit Blut, das aus oberflächlichen Decidualäsionen durch Bewegungen des Fetus stammt. Vereinzelt kommen auch stärkere Blutungen vor, die zur irrtümlichen Diagnose eines protrahierten Abortus oder einer Placenta praevia Veranlassung geben können. Der Uterus ist kleiner, als der Zeit der Gravidität entspricht, hart, zuweilen empfindlich.

Die Kinder leiden in derselben Weise wie bei der Oligohydramnie durch die Raumbeengung und sind bisher immer vor erlangter Lebensfähigkeit, wohl auch in ihrer Vitalität geschädigt, ausgestoßen worden. Man darf sich daher nicht wundern, daß 88% der Kinder von vornherein verloren sind, der Rest meist schwere Deformitäten aufweist. Deshalb ist es auch durchaus berechtigt, *bei gesicherter Diagnose* nicht abzuwarten, sondern *die Frühgeburt einzuleiten*[2].

----

[1] Vgl. auch S. 413.
[2] Über die Methoden der Frühgeburtseinleitung vgl. Operationslehre.

d) Isolierte Zerreißung des Amnions.

Noch seltener ist eine isolierte Ruptur des Amnion (bisher 13 Fälle beobachtet). Der Fetus schlüpft dann nur aus diesem aus und lebt innerhalb des Chorionsackes weiter, meist bis zum normalen Ende der Gravidität *(Graviditas extra-amnialis)*. Demgemäß fehlt in diesen Fällen auch der Fruchtwasserabgang.

Die Anomalie ist um so auffälliger, als das Amnion an sich die widerstandsfähigste Eihaut ist. Einen Hinweis auf die Genese der Ruptur geben die fast nie vermißten amniotischen Fäden (SIMONARTschen *Bänder*), strang- bis fadenförmige, zuweilen auch mehr flächige Verwachsungen zwischen Körperoberfläche des Fetus und Amnion. Man muß wohl annehmen, daß *infolge primärer Enge des Amnionsackes* solche Verklebungen entstehen. Mit dem Wachstum des Fetus kommt es dann zur Ruptur des zu engen Amnion und zu der strangförmigen Ausziehung der erwähnten Verwachsungen. Die Folgen für den Fetus sind recht ernste. Ausgedehnte Verwachsungen mit der Kopfkappe und dadurch bedingte *Mißbildungen* (Anencephalie, Hemicephalie), Amputation von Fingern, Zehen, ganzen Extremitäten, Bauchspalten usw. können die Folge sein.

Eine *Diagnose* des Zustandes während der Gravidität ist *nicht möglich*.

Der Mutter erwächst aus der vorzeitigen Zerreißung des Amnions kein Schaden, auch der Geburtsverlauf ist in keiner Weise gestört.

4. Anomalien der Placenta.

Zwischen Größe der Placenta und Größe der Frucht besteht meist ein bestimmtes Verhältnis (1:5,5 — GASSNER). *Abnorm große Plazenten* finden sich bei Hydramnion, Syphilis und auch bei mazerierten Früchten. An solcher Hypertrophie beteiligen sich sowohl die Basalis wie die Zotten. Nach dem Absterben der Frucht in der Schwangerschaft vermag die Placenta nicht selten noch weiter zu wachsen, weil sie von den decidualen Gefäßen zunächst noch Blut erhält. Bei Hydramnion kommt noch häufig ein *Ödem der Placenta* hinzu. Ödem findet sich zuweilen auch bei Nephritis der Mutter, endlich auch bei Hydropsien der Frucht.

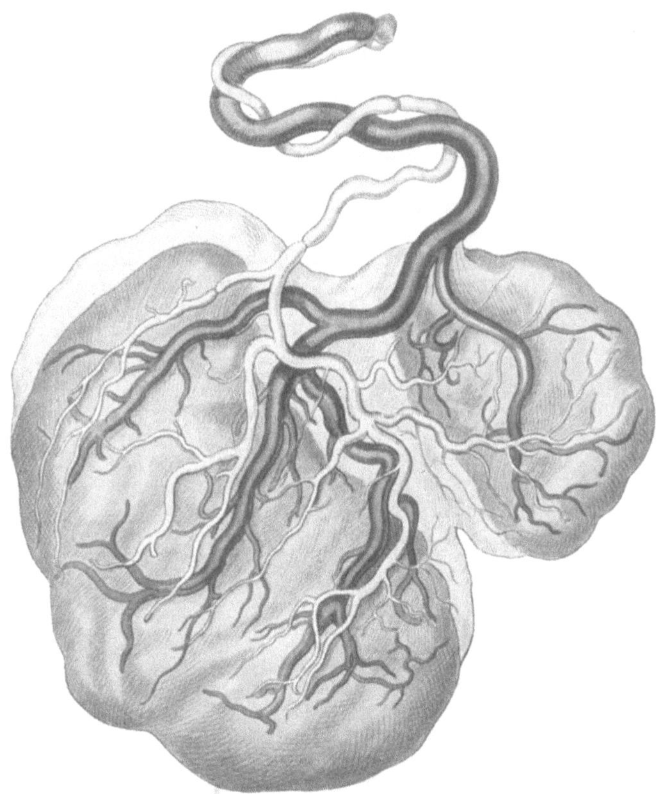

Abb. 310. Placenta mit großer Nebenplacenta.
(Nach HYRTL.)

Zuweilen (etwa 1%) kommen eine oder mehrere Nebenplacenten vor *(Placenta succenturiata)*, die durch eine schmale Gewebsbrücke oder nur durch Gefäße mit der Hauptplacenta verbunden sind (Abb. 310). Durch Persistenz von gefäßhaltigen Zotten in der Capsularis, die mit der Parietalis in Verbindung treten, wird ihre Entstehung erklärt[1].

Ist die Placenta groß, aber abnorm dünn, so spricht man von *Placenta membranacea.* Zuweilen findet sich eine nur teilweise Atrophie oder Hypoplasie des Placentargewebes, wodurch leicht ein Defekt durch

---

[1] Andere Abweichungen der Form siehe bei HYRTL: Die Blutgefäße der menschlichen Nachgeburt, 1870.

Zurückbleiben eines Lappens vorgetäuscht wird (*Placenta fenestrata*, Abb. 311). Neuestens ist von SCHIFF-MANN eine ganz seltene Formanomalie als *Placenta bidiscoidalis annularis* beschrieben worden.

An der Fetalseite der Placenta finden sich zuweilen *Cysten.* Sie entstehen durch Einschmelzung der LANGHANSSchen Zellen der Chorionplatte (KERMAUNER, SCHICKELE u. a.).

Kalkablagerungen sind in der Placenta sehr häufig, aber praktisch bedeutungslos. Der Kalk sitzt sowohl im mütterlichen wie kindlichen Gewebe, vorwiegend aber doch in der Decidua.

Geschwülste der Placenta sind selten. Sie sitzen meist an der fetalen Seite. Es handelt sich dabei um eine Hypertrophie und Hyperplasie des Chorionbindegewebes mit kavernöser Capillargefäßwucherung *(Chorionangiome)* (Abb. 312). Diese Chorioangiome kommen in der Einzahl und in der Mehrzahl vor und sind bald mikroskopisch klein, während sie andererseits bis zu Kindskopfgröße wachsen können. Ihre Oberfläche ist meist glatt. Durch die Tumorbildung wird das umgebende Placentargewebe komprimiert, besonders wenn das Angiom intraplacentar sitzt. Dem Wesen der Sache nach handelt es sich bei den Chorioangiomen um eine Exzeßbildung des Gefäßsystems.

Die praktische Bedeutung dieser Chorioangiome ist gering; nur Hydramnion, auch Hydrops des Fetus oder einzelner Organe desselben und einen vorzeitigen Eintritt der Geburt hat man öfters bei diesen Tumoren beobachtet.

Bösartige Geschwülste der Placenta sind — wenn wir von dem oben geschilderten Chorioepitheliom absehen — nicht bekannt; dagegen sind vereinzelt *Metastasen von malignen Tumoren* in der Placenta gefunden worden.

Unter dem Begriff „entzündliche Erkrankungen der Placenta" *Placentitis,* faßt man solche Erkrankungen zusammen, deren entzündliche Natur in allen Bestandteilen der Placenta (Basalis, Chorion, Amnion) nachweisbar ist. Nur wenige solche Fälle sind bisher beschrieben worden. Hieran schließen sich *Gefäßveränderungen* der Chorionzotten, die zur Obliteration der Zottengefäße führen, z. B. *bei Nephritis und Syphilis.* Gefäßobliteration findet man ferner regelmäßig bei Retention einer toten Frucht im Uterus.

Hämorrhagien der Placenta, meist ausgehend von einer Endometritis mit oder ohne Thrombenbildung, treten besonders bei Nephritis und Infektionskrankheiten auf.

Venenthromben in der Basalis sind gegen Ende der Schwangerschaft eine regelmäßige Erscheinung, pathologisch sind sie nur in frühen Monaten. Ihre Entstehung wird verschieden gedeutet.

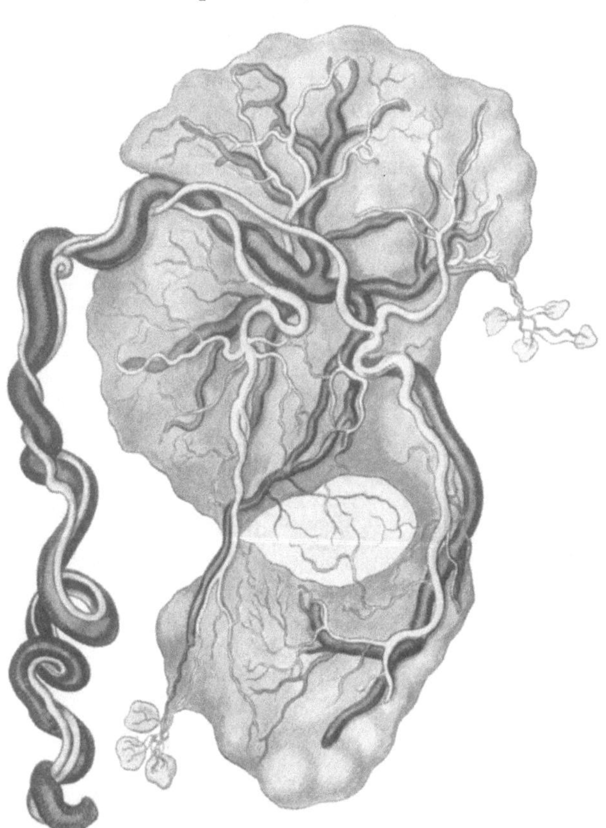

Abb. 311. Placenta fenestrata.
Die Nebenplacenta ist durch ein Fenster, das aus dem dünnen durchsichtigen Chorion besteht, getrennt.
(Nach HYRTL.)

Die „*weißen Infarkte*" stellen rundliche oder ovale, weißlich-gelbe, harte Partien von sehr verschiedener Größe dar (bis zu mehreren Zentimetern im Durchmesser), die in wechselnder Zahl meist dicht unter dem Amnion sitzen und sehr häufig beobachtet werden. Sie stellen eine *circumscripte Koagulationsnekrose* von Placentargewebe mit Bildung von Fibrinoid dar. Sowohl entzündliche Erkrankungen der Decidua wie Erkrankungen der Gefäße der Zotten scheinen die Ursache dieser nekrotischen Knoten zu sein. Übrigens kommen circumscripte wie mehr diffuse Verödungen ausgebildeter Placentarsubstanz auch auf anderem Wege durch Einengung oder Ausfüllung des intervillösen Raumes infolge von Zottenkompression, Gerinnung von strömendem mütterlichen oder ergossenem fetalen Blut zustande. Die letzte Folge derartiger Vorgänge ist immer eine anämische Zottennekrobiose. Ihre praktische Bedeutung ist aber zu gering, als daß wir hier näher darauf eingehen könnten [1].

Die *Placenta marginata* und circumvallata (sive partim extrachorialis). Zuweilen findet man am Rande der fetalen Placentarfläche einen totalen oder nur teilweise

---

[1] Einzelheiten vgl. bei HINSELMANN, l. c.

ausgebildeten scharf begrenzten, gelbweißen Ring (Abb. 313). Die materne Placenta erscheint viel größer als die fetale. Die fetalen Eihäute gehen nicht vom äußeren Rande der Placenta, sondern von dem erwähnten Annulus fibrosus ab. Man spricht dann von einer Placenta marginata. Ist dieser Fibrinring vollständig und sehr deutlich ausgebildet, so daß die fetalen Eihäute sich ringsumher in Falten legen müssen, dann spricht man von *Placenta circumvallata (seu nappiformis)*. Man findet die Placenta marginata in etwa 10% aller Fälle, am häufigsten bei Tubeneckenplacenten, bei

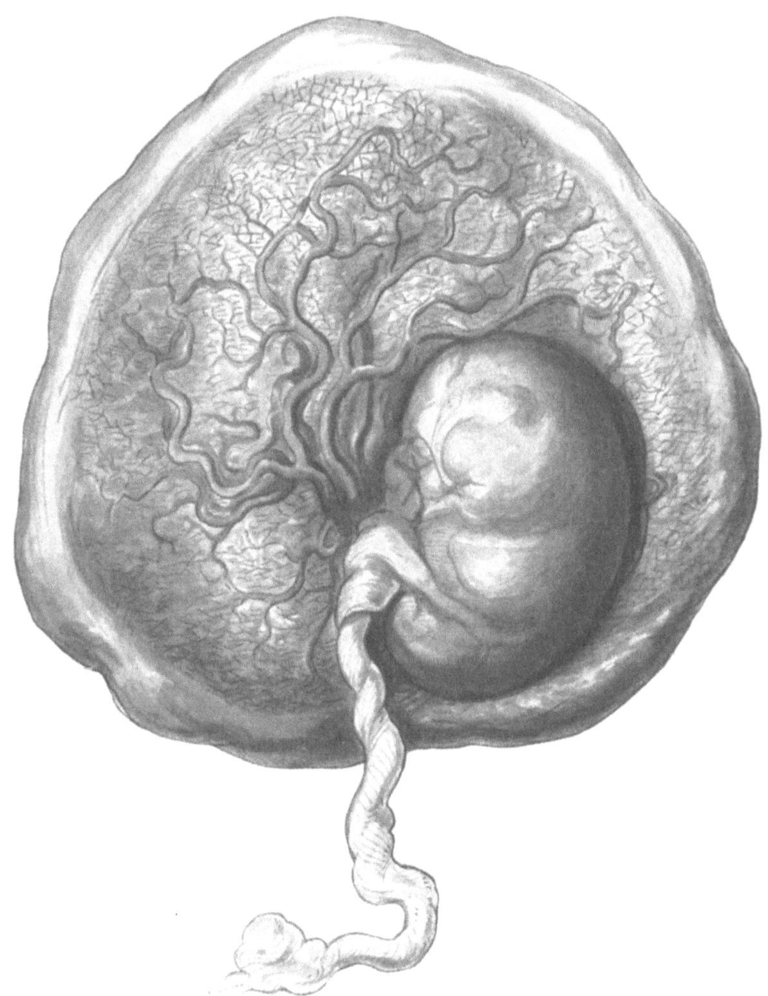

Abb. 312. Placentargeschwulst (Chorionangiom).
(Nach einem Präparat der Göttinger Frauenklinik.)

Placenta praevia und regelmäßig bei der oben erwähnten extrachorialen Fruchtentwicklung.

Die viel umstrittene *Genese* scheint uns nach den Arbeiten von SCHATZ, GROSSER, ROB. MEYER u. a. dahin geklärt, daß *infolge zu oberflächlicher Implantation des Eies* die zur Placentabildung zur Verfügung stehende Oberfläche zur Ernährung des Eies nicht ausreicht und deshalb noch nach beendeter Aufspaltung der Decidua die Zotten unter dem chorialen Schlußring nach außen wachsen, also ein Teil der Zotten und damit der Placenta exochorial sich entwickelt. Da an den Tubenostien wie in der Nähe des inneren Muttermundes die Decidua normaliter dünner ist, das Ei also nicht ganz tief sich einnisten kann, erklärt sich das häufige Vorkommen dieser Anomalie bei Tubeneckenplacenta und Placenta praevia. Daneben mag auch ein Zurückbleiben des Wachstums der Uteruswand an den genannten Stellen gegenüber dem rascheren Wachstum der Placenta von Bedeutung sein (KÜSTNER).

Die klinische Bedeutung der Placenta marginata und circumvallata liegt darin, daß gelegentlich infolge teilweiser Lösung der extrachorialen Bezirke Blutungen in der Schwangerschaft auftreten, nicht selten wahrscheinlich auch ein Abortus, besonders protrahierter Abortus eintritt. Ferner kommt es oft zur Retention der Eihäute, sowie anscheinend auch zu starkem Blutverlust in der Nachgeburtsperiode.

Über *Syphilis* und *Tuberkulose* der Placenta vgl. S. 385, 367 f., über Placenta accreta S. 550.

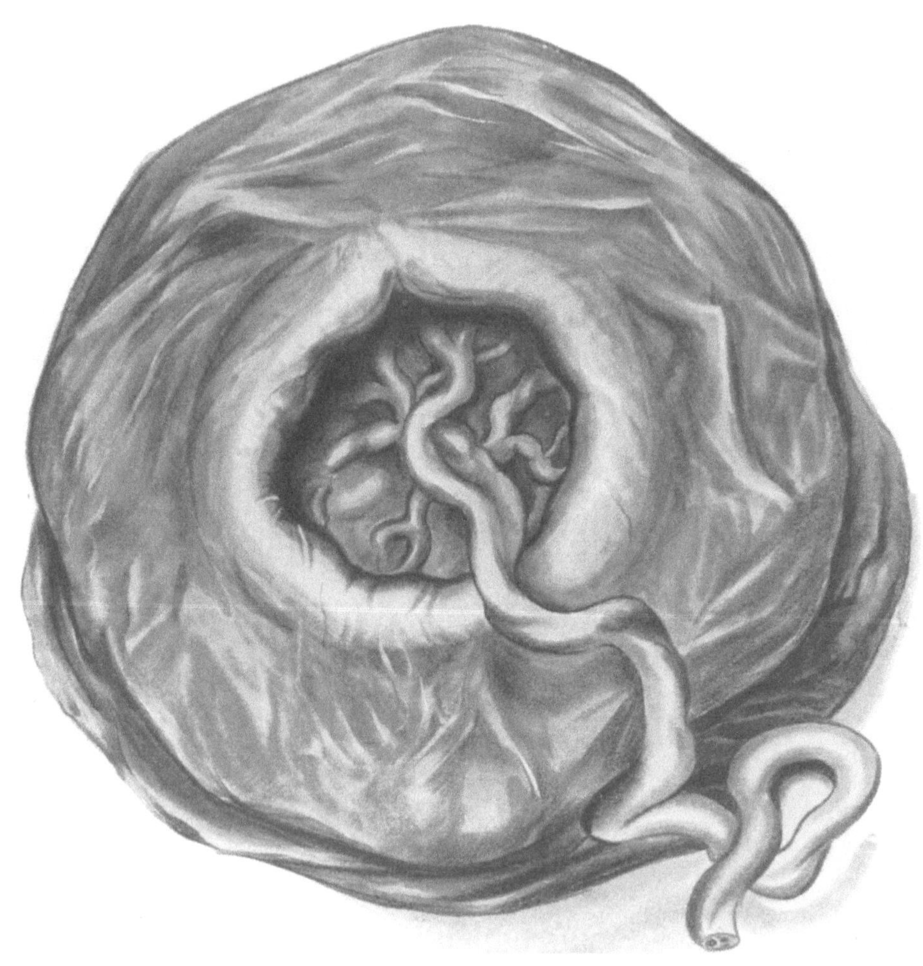

Abb. 313. Placenta circumvallata.

5. Anomalien des Nabelstranges.

Die meisten praktisch wichtigen Anomalien des Nabelstranges geben erst im Verlauf der Geburt zu das Kind, seltener auch die Mutter gefährdenden Störungen Veranlassung. Diese Geburtsstörungen werden in der Pathologie der Geburt besprochen.

Die Nabelschnur kann *abnorm kurz* sein. Verkürzungen bis zu einer Länge von 20 cm sind praktisch meist bedeutungslos. Wird der Funiculus umbilicalis zu kurz, dann kommt es schon in der Schwangerschaft zu Störungen durch Behinderung der Beweglichkeit der Frucht und damit auch zu Störungen der Fruchthaltung. Die Zerrung an der Placenta löst gelegentlich Schmerzen aus, nicht ganz selten kommt es dann zu einem vorzeitigen Eintritt der Geburt; in schweren Fällen von Verkürzung der Nabelschnur ist manchmal eine vorzeitige Lösung der Placenta beobachtet worden; bei extremer Kürze (5—6 cm) fand man meistens eine schwere Mißbildung der Frucht in Form von Bauchspalten, Nabelschnurbrüchen.

Die schwersten Störungen (abnorme Schmerzhaftigkeit der Wehen, vorzeitige Lösung der Placenta, Zerreißung der Nabelschnur, Uterusinversion) werden freilich meist erst unter der Geburt beobachtet [1].

Die *zu lange Nabelschnur* — es sind Längen bis 187 cm beobachtet — die unter der Geburt vor allem wegen der Gefahr des Nabelschnurvorfalles bei mangelhafter Einpassung des vorliegenden Teiles in den Beckeneingang Bedeutung hat, ist in der Schwangerschaft praktisch bedeutungslos. Immerhin sind dabei häufig über das normale Maß hinausgehende *Torsionen der Nabelschnur* beobachtet worden, die vereinzelt bis zu einer fadenförmigen Verdünnung, damit zur Unterbrechung der Zirkulation in den Nabelschnurgefäßen und zum Tode des Kindes führen können. Außerdem disponiert eine abnorm lange Nabelschnur auch zu *Nabelschnurumschlingung der Frucht*, die an sich zwar außerordentlich häufig ist (25 % aller Fälle), ernste Bedeutung aber nur dann erlangt, wenn sie mit Bildung einer Schlinge einhergeht, bei deren Zuziehen infolge von Bewegung und Lagewechsel der Frucht unter Umständen eine Erdrosselung des Kindes oder eine hochgradige Einschnürung mit Störung seiner Entwicklung stattfinden kann. Strangulationsfurchen sind häufig am Kinde festzustellen. Aber auch Frakturierung, ja selbst Amputation von Extremitäten ist beobachtet worden. Relativ selten (0,5 % der Fälle) kommt es zur *Bildung wahrer Knoten* der Nabelschnur (Abb. 314), die dann entstehen, wenn die Nabelschnur derart zu einer Schlinge sich legt, daß das fetale Ende unter dem placentaren wegläuft und nun der Fetus von oben her durch die Schlinge tritt. Auch doppelt und selbst mehrfach geschürzte Knoten sind beobachtet. Ganz komplizierte Verknotungen findet man gelegentlich bei monamniotischen Zwillingen (vgl. S. 260). Die praktische Bedeutung dieser Anomalie ist gering, da der Knoten meist nicht sehr fest ist. Sehr selten wird ein Knoten in der Schwangerschaft schon so stark zusammengezogen, daß die Blutzirkulation unterbrochen wird und das Kind zugrunde geht. Ernster ist die Bedeutung wahrer Nabelschnurknoten gelegentlich unter der Geburt; das Schicksal des Kindes hängt in solchen Fällen ganz davon ab, ob eine schnelle Entbindung möglich ist oder nicht.

Von den wahren Knoten zu unterscheiden sind die sog. *falschen* Knoten der Nabelschnur. Sie entstehen meist durch knäuelförmige Schlingenbildung der Gefäße, wodurch circumscripte knotige Anschwellungen der Nabelschnur *(Nodi spurii vasculosi)* hervorgerufen werden (Abb. 314); seltener handelt es sich nur um umschriebene Verdickungen der WHARTONschen Sulze *(Nodi spurii gelatinosi)*.

Die *Nabelschnur kann vollkommen fehlen*. Die Gefäße verlaufen dann direkt zu der dem Leibe der Frucht anliegenden Placenta. In solchen Fällen hat man immer auch Bildungsanomalien anderer Art am Fetus beobachtet.

Von den *Nabelarterien* kann eine fehlen, in anderen Fällen sind 3 Nabelarterien vorhanden. Auch die Nabelvene kann doppelt oder teilweise doppelt vorhanden sein.

Beobachtet ist auch eine *geteilte Nabelschnur*. Betrifft die Teilung nur das placentare Ende, so spricht man von einer *Insertio furcata* (HYRTL).

Eine praktisch sehr ernste Bedeutung hat unter Umständen die *Insertio velamentosa*. Man versteht darunter die Einpflanzung der Nabelschnur in den Eihäuten, so daß die Gefäße eine längere oder kürzere Strecke frei, zwischen Amnion und Chorion verlaufen, ehe sie sich in der Placenta verzweigen. Wenn dabei die Gefäße über den unteren Eipol zur Placenta verlaufen *(Vasa praevia)*, besteht immer die Gefahr, daß

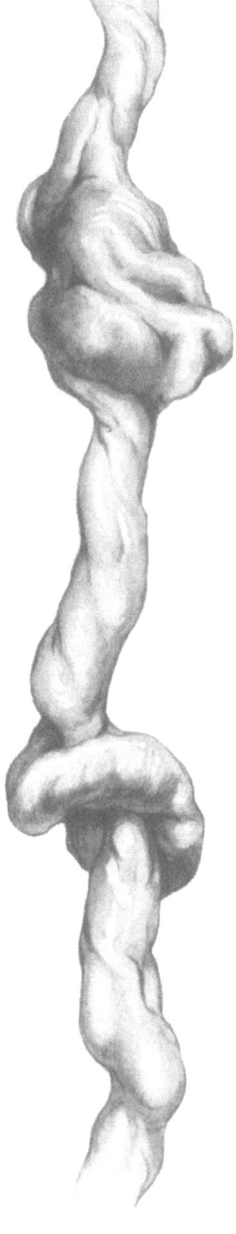

Abb. 314. Nabelschnur mit falschem (oben) und wahrem Knoten (unten).

---

[1] Vgl. darüber Pathologie der Geburt.

beim Blasensprung auch eines dieser Gefäße angerissen wird. Danach kommt es zur Verblutung des Kindes, wenn nicht seine schnelle Befreiung gelingt[1]. Aber auch in der Schwangerschaft hat die Insertio velamentosa insofern Bedeutung, als mancher Abortus auf die mit dieser Anomalie leicht verbundenen Ernährungsstörungen des Eies zurückzuführen sein dürfte.

Um das verständlich zu machen, müssen wir mit ein paar Worten auf die Entstehung der Insertio velamentosa eingehen. Sie kommt zustande durch eine ungewöhnliche Orientierung des Keimes im Eibett, entweder hervorgerufen durch vorübergehende bessere Ernährungsbedingungen im Bereich der Capsularis (V. FRANQUÉ) oder durch primäre kapsuläre Anheftung des Keims (ROB. MEYER). Da aber im weiteren Verlauf der Entwicklung im Bereich der Capsularis die Ernährungsbedingungen sehr bald schlecht werden, geht sicher manches derartige Ei infolge unzureichender Ernährung zugrunde, wonach die Fehlgeburt eintritt.

Die Mehrzahl der *Torsionen der Nabelschnur* (Zusammendrehung zum dünnen Strang) entstehen erst nach dem Tode der Frucht. Sie sitzen meist am fetalen Ende der Schnur und sind bei macerierten Früchten oft zu sehen. Diejenigen Torsionen, welche sich nicht aufdrehen lassen, d. h. geweblich fixiert sind, wurden dagegen nach KÜSTNER intra vitam erzeugt und waren die Todesursache der Frucht.

Bei syphilitischen Früchten fand man eine starke Leukocyteninfiltration der Gefäßwand, besonders der Muscularis und eine Verdickung der Intima. Als Rarität ist eine Tuberkulose, *Phlebitis und Arteriitis* beschrieben worden. *Cysten der Nabelschnur* entstehen durch schleimige Erweichung der gallertigen Grundsubstanz mit Flüssigkeitsansammlung in den Maschenräumen des Gewebes. Echte, durch Neubildung entstandene Cysten erwiesen sich in den bisher beschriebenen Fällen als Teratome.

Stenosen der Nabelschnurgefäße, besonders der Vene, sind mehrfach beschrieben (OEDMANNSON, WINCKEL). BIRCH-HIRSCHFELD bezieht sie auf hereditäre Syphilis. LEOPOLD beschrieb einen Fall von Stenose der Vene, in dem Syphilis durchaus auszuschließen war. Hier wurde unter der Geburt ein starkes Nabelschnurgeräusch wahrgenommen. Auch bestand Hydramnion. In ganz seltenen Fällen hat man spindelförmige Erweiterung der Nabelarterie *(Bulbi arteriosi),* noch seltener ausgesprochene *Aneurysmen* beobachtet. Am häufigsten sind Aussackungen der Nabelvene unter starker Verdünnung der Media.

Ein *Myxosarcoma teleangiectodes* der Nabelschnur beschreibt KAUFMANN[2]. *Hämatome* sind mehrfach beschrieben.

6. Der Tod der Frucht in der Schwangerschaft.

Stirbt die Frucht in der Schwangerschaft, gleichgültig aus welcher Ursache ab, so macht sie im Uterus einen Prozeß durch, den wir Maceration nennen. Der macerierte Fetus wird nach Tagen oder wenigen Wochen, seltener erst nach Monaten geboren.

Die Symptome des intrauterinen Fruchttodes sind in der Diagnostik der Schwangerschaft besprochen.

Die *Maceration* besteht in der Durchtränkung der Gewebe des toten Körpers mit Fruchtwasser und den flüssigen Bestandteilen des Blutes. Die chemischen Vorgänge, die bei dieser Umwandlung zweifellos statthaben, entziehen sich bis jetzt völlig unserer Kenntnis. Nur die Tatsache steht unbestritten fest, daß ein Fäulnisprozeß nicht vorliegt und auch nicht vorliegen kann, da die Luft mit ihren Fäulniserregern keinen Zutritt zur Frucht durch die geschlossene Eimembran besitzt. Dementsprechend sind auch niemals Fäulnisprodukte, namentlich niemals Gasbildung in der macerierten Frucht und dem sie umgebenden Fruchtwasser gefunden worden.

In den ersten Wochen der Schwangerschaft kann die Maceration zur völligen Auflösung des Fruchtkörpers führen, so daß man nur spärliche Reste oder, wie bei der Blasenmole, keine Spur des Fetus in dem Ei mehr nachweisen kann.

In späteren Wochen der Schwangerschaft bleibt aber der Fetus erhalten und nimmt infolge der Imbibition eine matsche und mißfarbene Beschaffenheit an *(Fetus sanguinolentus).* Der schlaffe Fruchtkörper plattet sich auf der Unterlage ab. Die Oberhaut ist bläschenförmig abgehoben und löst sich stellenweise in Lappen ab, so daß die braunrot gefärbte Unterhaut frei zutage liegt. Die Nabelschnur ist aufgequollen, glatt, von brauner Farbe. Die Schädelknochen schlottern in ihren Verbindungen, ein sanguinolenter Erguß durchsetzt oft die Kopfschwarte. Die serösen Höhlen sind mit blutig-seröser Flüssigkeit in wechselnder Menge erfüllt. Die inneren Organe sind aufgequollen und matsch, ihr Gewebe hat die Struktur verloren und ist körnig getrübt. Das Muskelgewebe und die Lungen widerstehen dem Prozeß am längsten, letztere sind noch aufblasungsfähig. Das Gehirn ist breiig erweicht und fließt beim Öffnen des Schädels auseinander. Eigentümlich ist der süßlich fade Geruch, der dem macerierten Fetus und namentlich seinen inneren Organen und unter diesen

---

[1] Näheres darüber vgl. Pathologie der Geburt.
[2] KAUFMANN: Virchows Arch. **121**, 513.

besonders dem Gehirn entströmt. Das Fruchtwasser ist trübe und bräunlich gefärbt durch die transsudierten Blutbestandteile und das nicht selten vor dem Tode entleerte Meconium. Die Eihäute bleiben bis zur Geburt stets erhalten.

Diese Veränderungen gehen bald rasch, bald langsamer vor sich, so daß der *Grad der Maceration keinen Schluß auf den Termin des Fruchttodes gestattet.* Gewisse Anhaltspunkte geben die rötlichen Verfärbungen der Linse und des Glaskörpers. Letzterer färbt sich stets früher als die Linse. Man kann mit einiger Sicherheit annehmen, daß bei klaren brechenden Medien die Früchte ganz kurz nach ihrem Tode, solche mit gefärbtem Glaskörper, je nach der Intensität der Färbung, etwa 8—10 Tage, Früchte endlich mit bereits gefärbter Linse frühestens 14 Tage nach erfolgtem Tode geboren sind.

In viel selteneren Fällen maceriert der abgestorbene Fetus nicht, sondern schrumpft, mumifiziert. Dann sind die Gewebe ganz trocken, wie gegerbt und die Fruchtwassermenge ist gewöhnlich vermindert. Die *Mumifikation* findet man besonders bei einem abgestorbenen Zwilling, oder wenn der Tod infolge einer Nabelschnurumschlingung in der Schwangerschaft eintritt. Der mumifizierte Fetus wird wie der macerierte nach einiger Zeit geboren; nur bei Zwillingsschwangerschaft erfolgt seine Ausscheidung meist erst bei der Geburt seines lebenden Genossen.

Die Todesursache ist an der in der Schwangerschaft abgestorbenen Frucht nur bei Syphilis, Pocken und etwaigen Mißbildungen durch die Sektion zu erkennen. 70—80% aller macerierten Früchte zeigen Zeichen von Syphilis. Die oben erwähnten Anomalien der Placenta und Nabelschnur treten demgegenüber stark zurück.

Da die Anwesenheit einer macerierten oder mumifizierten Frucht der schwangeren Mutter keine Gefahr bringt und die Ausstoßung der Frucht regelmäßig binnen kurzem erfolgt, so kann von einer künstlichen Einleitung der Geburt behufs Fortschaffung des toten Körpers aus dem Mutterleibe niemals die Rede sein.

Eine Retention der abgestorbenen Frucht bis zum Ende der Schwangerschaft ist, abgesehen vom mumifizierten Zwilling, ein ganz außergewöhnliches Ereignis. Noch viel seltener sind die merkwürdigen Fälle, in denen der tote, annähernd aber ausgetragene Fetus über die normale Dauer der Schwangerschaft hinaus zurückgehalten wird. Zur Zeit des Geburtstermins stellen sich dann Wehen ein, die aber den Fetus nicht ausstoßen (*Missed labour* — OLDHAM). Der macerierte Fetus wird dann erst viel später geboren oder er trocknet ein und es kann zur Lithopädionbildung[1] kommen. Ist aber das Fruchtwasser abgeflossen, so kann faulige Zersetzung eintreten und der Fetus allmählich stückweise unter Eiterung abgehen. Sowohl in den Fällen von Missed abortion wie Missed labour ist es, sofern die Diagnose gesichert ist, nicht ratsam, lange abzuwarten, sondern durch vorsichtige Einleitung der Geburt (Gazedilatation, Metreuryse) die Entleerung des Uterus zu beschleunigen. Eine Anzahl der als „Missed labour" beschriebenen Fälle sind übrigens zweifellos extrauterine Schwangerschaften oder Schwangerschaften im verschlossenen Nebenhorn (MÜLLER) gewesen.

7. Schwangerschaftsstörungen durch abnormen Sitz des Eies.

Die Extrauteringravidität.

Bei der extrauterinen (ektopischen) Schwangerschaft hat sich das befruchtete Ei gegen die Regel außerhalb der Gebärmutter, meist in der Tube eingebettet, entwickelt hier den Fetus nebst Eihäuten und Placenta, während der leere, sich stets aber etwas vergrößernde Uterus eine Decidua bildet.

Die meisten Extrauteringraviditäten gehen vorzeitig zu Ende durch zerstörende Einflüsse, welche das Ei auf die Tubenwand ausübt, wodurch die Mutter in hohe Gefahr kommen kann (Tubenruptur, tubarer Abort). Zuweilen wird aber der Fetus ausgetragen, erreicht das Ende der Gravidität, kann selbstverständlich aber nicht geboren werden.

Diese Ereignisse stempeln die ektopische Schwangerschaft zu einem gefahrvollen, ja lebensbedrohlichen Ereignis für die Mutter. Wir verweisen hinsichtlich aller Einzelheiten der Ätiologie, Diagnose und Therapie der Extrauteringravidität in frühen

---

[1] Vgl. S. 420.

Wochen auf unser Lehrbuch der Gynäkologie und besprechen hier nur jene selteneren Fälle, in denen der extrauterine Fruchtsack sich weiter entwickelt. Es sind bis heute

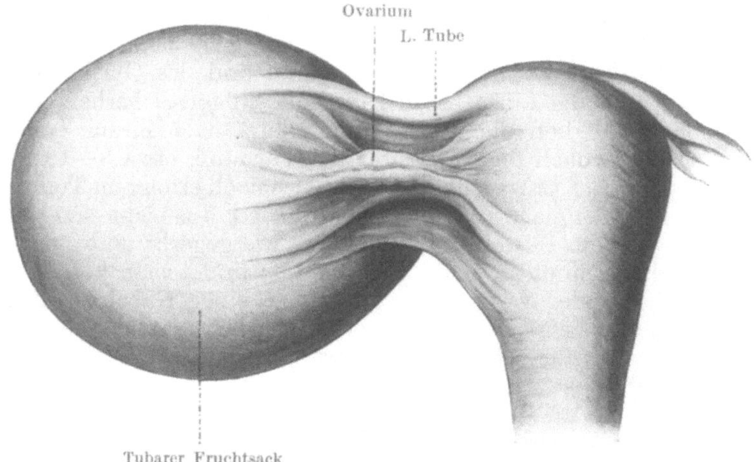

Abb. 315. Linksseitige fortgeschrittene Tubenschwangerschaft.

etwa 500 Fälle bekannt geworden, unter denen 240mal ein lebendes Kind entwickelt worden ist.

Schreitet die Tubenschwangerschaft weiter fort, so ist je nach der Wachstumsrichtung des Tubarsacks das anatomische Bild verschieden. Erfolgt die Ausdehnung

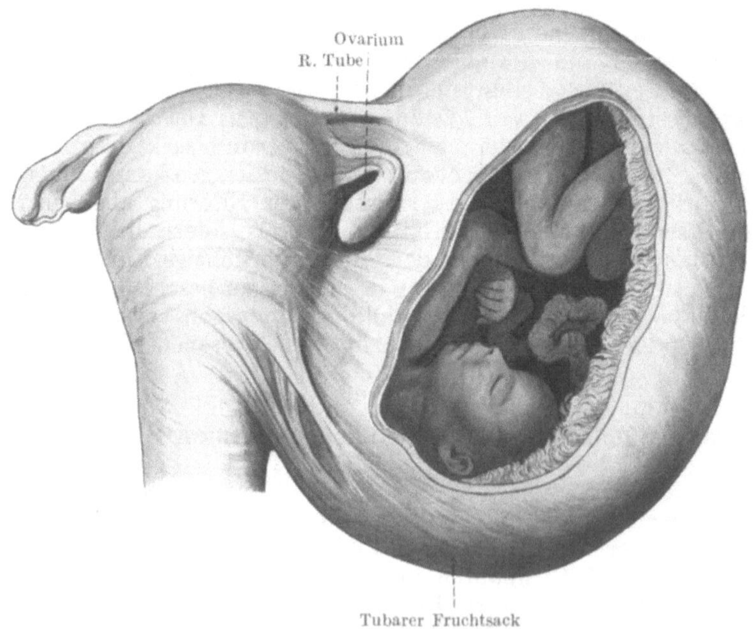

Abb. 316. Rechtsseitige weit fortgeschrittene Tubenschwangerschaft.
Fruchtsack zum Teil intraligamentär. (Halbschematisch, mit Benutzung einer Figur von ZWEIFEL.)

der Tube mehr nach oben, so gewinnt unter starker Dehnung der Wand und Auseinanderdrängung der Muskulatur der Tube der Fruchtsack ein mehr oder minder gestieltes Aussehen (Abb. 315). Geht dagegen die Entwicklung mehr nach unten, nach der Mesosalpinx, so erfüllt ein Teil der schwangeren Tube breitbasig das Becken, ja es können auch die Platten des Ligamentum latum sich entfalten und der tubare Fruchtsack wächst in das Gewebe des Ligamentum latum hinein *(intraligamentäre*

Entwicklung) (Abb. 316). Adhäsionen und Verklebungen des Tubensacks mit Nachbarorganen finden sich häufig, besonders in späteren Monaten.

Der weitere *Verlauf* ist für die Schwangere meist ein sehr leidvoller. Die peritonealen Reizungen, welche durch den wachsenden Fruchtsack ausgelöst werden und zur adhäsiven Peritonitis führen, ferner die Fruchtbewegungen erzeugen lebhafte *Schmerzen.* Blutergüsse in den Eisack, die Beeinträchtigung der Magen- und Darmtätigkeit — Ileus ist keine seltene Erscheinung — erzeugen schließlich einen geradezu kachektischen Zustand.

Erreicht die Tubargravidität ausnahmsweise das Ende, was am häufigsten noch dann geschieht, wenn das Ei in dem weitesten Teil der Tube, der Ampulle, sich angesiedelt hatte, dann treten zur Zeit des Geburtstermins in der Tat Kontraktionen der

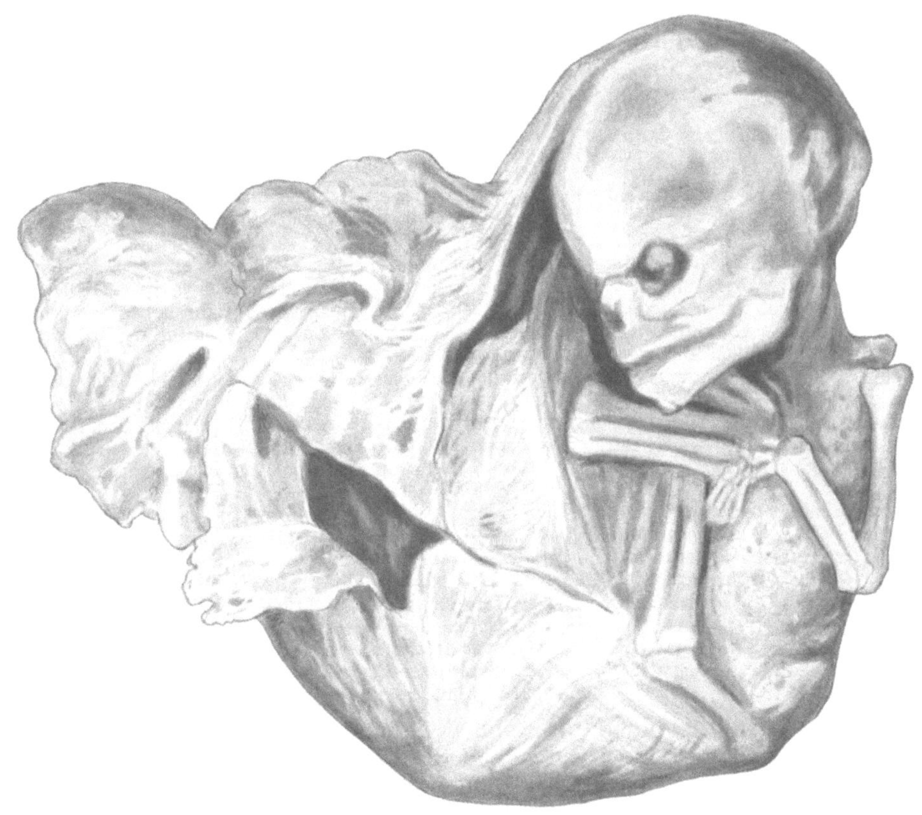

Abb. 317. Lithopädion.

Tube und des etwas vergrößerten Uterus ein. Die Cervix öffnet sich, die uterine Decidua wird unter Blutabgang ausgestoßen. Der Fetus stirbt aber infolge von Blutergüssen in die Placenta ab. Lebhafte Schmerzanfälle begleiten oder folgen dem Tode des Fetus. Der Fruchtsack kann infolge der Kontraktionen zerreißen.

Extrauterine Früchte zeigen häufig Verunstaltungen, insbesondere am Kopf, am Beckenende und den Extremitäten. Sie sind durch Raummangel bedingt, nach v. WINCKEL aber auch durch aktive Kontraktionen der Fruchtsackwand. Formabweichungen der Placenta sind häufig.

Die tote, extrauterin gelagerte (ektopische) Frucht erzeugt als Fremdkörper eine zunächst aseptische Entzündung, der aber oft eine durch vom Darm durchwandernde Bakterien erzeugte Eiterung des Fruchtsacks folgt. Hierdurch kann eine allgemeine Peritonitis mit tödlichem Ausgange entstehen oder, was sehr viel häufiger geschieht, der abscedierende Fruchtsack bricht nach außen oder in ein benachbartes Organ, z. B. Darm, Blase durch und entledigt sich der verjauchten Frucht, die dann meist stückweise ausgeschieden wird.

In anderen selteneren Fällen schrumpft und verkalkt die tote Frucht (s. Abb. 317). Die Verkalkung geht von den Eihäuten oder der Oberfläche des Kindes aus, so daß die unter der Kalkschale liegenden Teile vor dem Eindringen von Fäulniserregern bewahrt und relativ frisch erhalten bleiben (KÜCHENMEISTER). Solch verkalkter Fetus (*Lithopädion,* Steinkind) kann jahrelang, ohne besondere Erscheinungen zu bieten, getragen werden. So berichtet OTELL[1] über eine 75jährige Frau, die 40 Jahre ein Lithopädion getragen hatte. Selbst intrauterine Schwangerschaft ist bei Existenz eines Lithopädion beobachtet. Indessen kann es auch noch nach vielen Jahren Entzündung und Eiterung mit tödlichem Ausgang hervorrufen. Früher galt das Lithopädion als große Seltenheit. Jetzt liegen eine große Anzahl einwandfreier Beobachtungen in der Literatur vor.

KÜCHENMEISTER unterscheidet von dem eigentlichen Lithopädion, das nackt, ohne Eihäute in der Bauchhöhle liegt und bei dem die Kalkablagerungen in der Haut der Frucht erfolgen, das *Lithokelyphos.* Hier inkrustieren sich zunächst die Eihüllen, so daß der mumifizierte Fetus in einer Kalkschale liegt.

Viel seltener ist ein anderer Umwandlungsprozeß der abgestorbenen Frucht, nämlich die *Skelettierung* unter Maceration der Weichteile.

Von diesem Verlauf und anatomischen Verhalten, dessen Schilderung wir die eigentliche Tubargravidität zugrunde gelegt haben, bieten die anderen Arten der Extrauteringraviditäten zuweilen einige Abweichungen.

Verhältnismäßig häufig sind unter den Extrauteringraviditäten Zwillinge gefunden worden. Auch doppelseitige Tubarschwangerschaft ist beobachtet. Wiederholung der Tubenschwangerschaft nach Entfernung der erstgeschwängerten Tube ist kein extrem seltenes Ereignis. Ferner kann neben der ektopischen gleichzeitig intrauterine Gravidität bestehen. Auch ist Hydramnion im extrauterinen Ei beobachtet, sowie in sehr seltenen Fällen Blasenmolenbildung.

Bei der *Graviditas tubouterina* kann das Ei in das Gewebe des Uterus hineinwachsen, so daß letzteres eine Wand des Fruchtsacks bildet. Das runde Mutterband setzt sich dann lateral vom Fruchtsack an, ähnlich wie bei Schwangerschaft im rudimentären Horn. Bei starker Wachstumsrichtung nach dem Uterus hin kann schließlich das Ei durch Erweiterung des uterinen Tubenostiums in den Uterus selbst gelangen und auf natürlichem Wege geboren werden. Es kann aber auch zur Ruptur der sich mehr und mehr verdünnenden Uteruswand kommen.

Die *Ovarialschwangerschaft* ist sehr selten. Nur wenige der beschriebenen Fälle haben der Kritik stand gehalten (WERTH). Der Nachweis der an der Bildung des Fruchtsacks völlig unbeteiligten, gleichseitigen Tube (mit der Plica infundibulo-ovarialis) ist eine unerläßliche Forderung für die anatomische Diagnose der Ovarialschwangerschaft. Das entsprechende Ovarium selbst fehlt oder bildet einen Teil der Fruchtsackwand. Das Ligamentum ovarii geht in den Fruchtsack über (Abb. 318). Die Einbettungs- und Wachstumsvorgänge des Eies vollziehen sich in gleicher Weise wie bei der Tubargravidität. Ebenso sind die Ausgänge ähnlich wie bei der Tubarschwangerschaft, indessen ist die *relativ große Zahl ausgetragener Ovarialgraviditäten,* zum Teil sogar mit lebendem Kind, sehr *bemerkenswert*[2].

Die *Diagnose der Extrauteringravidität der zweiten Hälfte* ist leichter als in früheren Monaten, da die Wahrnehmung der Kindsteile und Herztöne die Erkenntnis der Schwangerschaft erleichtert. Vielfach gelingt die Abgrenzung des Fruchtsacks von dem fast immer disloziert liegenden Uterus ohne weiteres, zuweilen kann sie aber recht schwierig sein und die Diagnose, daß die Frucht nicht im Uterus liegt, lange Zeit unsicher bleiben. Bei der ektopischen Schwangerschaft sind die *Kindsteile oft ungewöhnlich deutlich* durch die Bauchdecken, welche sie allein von der tastenden Hand trennen, *fühlbar. Häufig* klagen die Frauen über auffallend lästige und *schmerzhafte Kindsbewegungen.* Gesellen sich hierzu mit fortschreitender Schwangerschaft zeitweilige peritonitische Schmerzen, die offenbar durch adhäsive Entzündung und Verwachsungen des Fruchtsacks herbeigeführt werden, endlich ein Verfall der Kräfte und des Ernährungszustandes, so können diese allerdings nicht konstanten Symptome mit zur Diagnose verwendet werden. Eine Untersuchung in Narkose, besonders auch per rectum, sollte niemals unterlassen werden. In manchen Fällen wird erst eine längere Beobachtung die diagnostische Entscheidung bringen, die heute durch eine *Röntgenaufnahme* wesentlich erleichtert wird.

Der Nachweis, daß die Uterushöhle leer ist, kann wohl durch Einführen der Uterussonde in das Cavum erbracht werden. Indessen ist dieser Eingriff nur gleichsam als Schlußstein in dem diagnostischen Aufbau gestattet, wenn andere Momente die extrauterine Lagerung schon so gut wie sicher machen, da bei intrauteriner Schwangerschaft

---

[1] OTELL: Amer. J. Obstetr. **23** (1932).
[2] Weitere Einzelheiten in unserem Lehrbuch der Gynäkologie.

die Einführung der Sonde das Ei zerstören würde. Überdies hat die Sondierung auch zu Täuschungen geführt. Denn auch bei normaler Schwangerschaft erlebt man es, daß die Sonde widerstandslos zwischen Uterus und Eihäute tief eindringt, ohne daß die Schwangerschaft unterbrochen wird.

Gelangt dagegen die Frau erst zur Untersuchung, wenn die Frucht abgestorben ist, so ist die Diagnose schwieriger, ja sie kann für den besten Untersucher unmöglich sein. Hier ist dann die Anamnese von besonderer Wichtigkeit. Das Ausbleiben der Regel, dann die später aufgetretene Blutung mit Abgang von Fetzen, endlich die heftigen Schmerzanfälle beim Absterben der Frucht sind wertvolle Momente für die Erkenntnis, daß der vorliegende Tumor keine Neubildung, sondern ein toter Fruchtsack ist. Entscheidend ist in solchen Fällen eine Röntgenaufnahme.

OLSHAUSEN hat bei vorgeschrittenen Extrauterinschwangerschaften mehrfach einen Wasserabgang per vaginam bemerkt. Es handelte sich offenbar um Fruchtwasser,

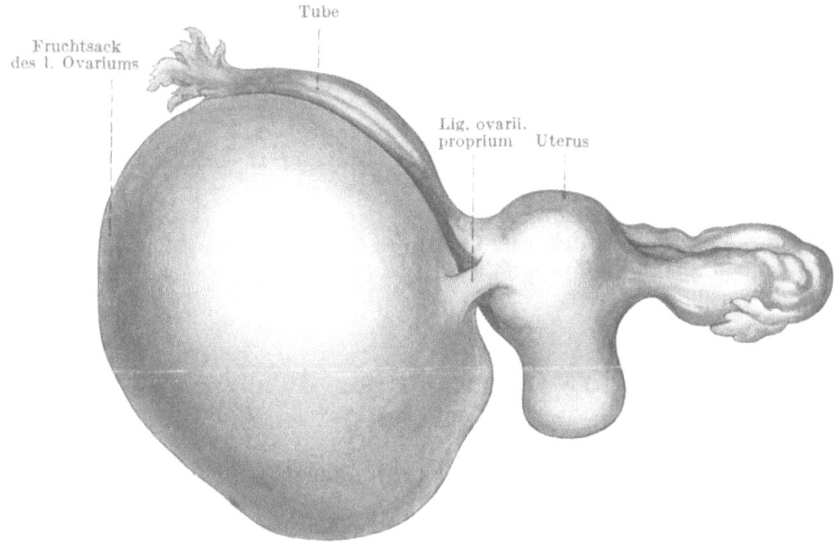

Abb. 318. Ovarialschwangerschaft.
(Nach A. MARTIN.)

welches durch Tube und Uterus nach außen abfloß. Dieser Wasserabfluß ist eine günstige Vorbedingung für die Mumifikation und Lithopädionbildung.

Die Untersuchung mit Röntgenstrahlen hat in einzelnen Fällen von vorgeschrittener Schwangerschaft die Entscheidung zweifelhafter Extrauteringravidität gebracht, aber auch im Stich gelassen[1].

Prognose. Aus dem geschilderten Verlauf der Extrauteringravidität ergibt sich, daß die Existenz einer solchen eine nicht geringe Lebensgefahr für die Mutter auch dann einschließt, wenn es nicht schon in den ersten Wochen und Monaten zur Unterbrechung gekommen ist. Die Prognose für das Kind ist ganz schlecht, nur in wenigen Fällen gelang bis jetzt seine Lebenserhaltung.

Therapie. Der zuerst von WERTH ausgesprochene Grundsatz, die Extrauterinschwangerschaft unter dem Gesichtspunkte einer bösartigen Neubildung zu betrachten und behandeln, d. h. sie gleich dieser sofort zu zerstören, bzw. zu unterbrechen, gleichgültig, auf welcher Entwicklungsstufe sie sich befindet, gilt auch heute noch für jede wachsende extrauterine Schwangerschaft.

Auch in der zweiten Hälfte der Schwangerschaft ist *so bald wie möglich zu operieren,* ohne Rücksicht auf das Leben des Kindes und auch bei bereits abgestorbener Frucht. Der früher gegebene Rat, gegen Ende der Schwangerschaft den Tod der Frucht abzuwarten und erst 8—10 Wochen nach dem Fruchttod bei nunmehr verödeten Placentargefäßen zu operieren, wird heute verworfen.

---

[1] WERTH, l. c. — LICHTÉNSTEIN: Münch. med. Wschr. **1906 I.**

Man hat gelernt, daß das Warten durch allerhand Zwischenfälle, faulige Zersetzung des Kindskörpers, Peritonitis und Sepsis, der Frau mehr Gefahr bringen kann, als die Operation bei lebender Frucht und blutreicher Placenta.

Wenn es irgend angeht, soll der ganze Fruchtsack exstirpiert werden, was in der Mehrzahl der Fälle gelingt. Erweist sich aber die völlige Ausschälung als unmöglich, so wird der Fruchtsack nach der Entleerung in die Bauchwunde eingenäht und mit Jodoformgaze ausgestopft. Eihäute und Placenta werden allmählich exfoliiert und nach 6—8 Wochen heilt der Sack allmählich aus.

Der extrauterine Fetus bleibt selten erhalten, weil er eben zur Zeit der Operation meist schon tot oder noch lebensunfähig war.

Ist der Fruchtsack bereits in Eiterung oder Fäulnis übergegangen, so ist sofort zu eröffnen und zu entleeren. Der Fruchtsack selbst darf dann aber niemals entfernt werden. Die Placenta bleibt sitzen und der Sack wird mit Jodoformgaze ausgefüllt und in die Bauchwunde eingenäht.

Bleibt der tote Fetus reaktionslos im Fruchtsack liegen, so könnte man die eventuelle Lithopädionbildung abwarten. Sehr häufig ist diese Hoffnung aber illusorisch.

Für alle hier genannten operativen Eingriffe gilt als Voraussetzung, daß der Operateur in der Bauchhöhlenchirurgie völlig geschult ist. Da der praktische Arzt dieser Forderung meist nicht genügt und nicht genügen kann, so wird seine Aufgabe in jedem zweifelhaften Falle in schleuniger Überweisung in sachverständige Hände bestehen. —

Eine zweite Anomalie, die durch Ansiedlung des Eies am falschen Orte entsteht, ist die Placenta praevia. Da indes die Gefahren derselben hauptsächlich mit dem Geburtsvorgang selbst zusammenhängen, soll sie erst in der Pathologie der Geburt näher besprochen werden.

D. Schädigungen der schwangeren Frau durch Erwerbstätigkeit und Unfälle.

Die immer mehr zunehmende Erwerbstätigkeit der Frau zwingt dazu, auch von dieser Seite kommenden Schädigungen unsere Aufmerksamkeit zuzuwenden. Da steht vielleicht obenan die Tatsache, daß *durch die Erwerbstätigkeit viele Frauen* dauernd oder in den besten Jahren *dem Fortpflanzungsgeschäft* überhaupt *entzogen werden*; dicht daneben die ebenso unerfreuliche Tatsache, daß *Fehl- und Frühgeburten bei den erwerbstätigen Frauen fast siebenmal so häufig* vorkommen als bei den nicht erwerbstätigen, wobei freilich die *große Zahl krimineller Fruchtabtreibungen* in die Waagschale fällt. Leider bedeutet ja die Erwerbstätigkeit für viele unter den weiblichen Erwerbstätigen oftmals auch eine sittliche Gefahr: die ungewollt eingetretene Schwangerschaft wird, wenn möglich, beseitigt. Welche große Gefahr diese Fruchtabtreibung mit sich bringt, wurde schon weiter oben (vgl. S. 338f.) angedeutet. Daß aber die Erwerbstätigkeit der schwangeren Frau an sich vielleicht nicht zuträglich ist, geht daraus hervor, daß ganz allgemein *Totgeburten* bei erwerbstätigen Frauen *häufiger* sind. Natürlich gilt das nicht für jede Form von Erwerbstätigkeit. Bekannt ist aber z. B. die starke Gefährdung der Schwangerschaft bei Frauen, die irgendwie mit Blei zu tun haben (Arbeiterinnen in den Schriftgießereien, Staniol- und Schminkefabriken, Fabriken für künstliche Blumen usw.).

Ganz allgemein hat man ferner bei erwerbstätigen Frauen eine *Zunahme* auch *sonstiger Schwangerschaftsstörungen* beobachtet. Dabei handelt es sich sicher weniger um eine direkte Schädigung als vielmehr um die Folgen der allgemeinen Gesundheitsschädigung durch die Erwerbstätigkeit, unter denen Unregelmäßigkeit und Einseitigkeit der Ernährung und davon abhängige Störungen der Blutbildung, die große Verbreitung der Tuberkulose unter den erwerbstätigen Frauen, die Schädigungen des Nervensystems sicherlich eine große Rolle spielen. Die Widerstandsfähigkeit des Körpers ist eine geringere und er vermag den Anforderungen der Schwangerschaft oft nicht in gleichem Maße, wie der einer gesunden Frau zu genügen; psychische Störungen, Hyperemesis, Schwangerschaftstoxikosen stellen sich ein. Bei Frauen, die im Beruf viel stehen müssen, können stärkere Varicenbildungen vorkommen.

Unregelmäßigkeiten der Eihaftung nach Art und Ort mögen mit der unter den erwerbstätigen Frauen beobachteten stärkeren Verbreitung der Gonorrhöe zusammenhängen — ganz zu schweigen davon, daß auch mancherlei Geburtsstörungen, verminderte Stillfähigkeit, geringere Vitalität der Kinder, Mangelhaftigkeit der gesamten Neugeborenenpflege wenigstens in mittelbarem Zusammenhang mit der Erwerbstätigkeit stehen[1].

Die Erwerbstätigkeit gibt aber auch Anlaß zu mancherlei *Unfällen,* denen vergleichsweise die nicht erwerbstätige Frau viel seltener oder gar nicht ausgesetzt ist. Betreffen solche Unfälle schwangere Frauen, so erwachsen daraus oft noch besondere Folgen. Wenn ein Trauma zunächst durch Blutverlust, Shock, Infektion auch nur die Mutter schädigt, so kann es doch im Gefolge einer derartigen Komplikation auch zur Schädigung des Eies selbst kommen. Immerhin darf die *Bedeutung extragenitaler Traumen* durchaus nicht überschätzt werden. Muß auf der einen Seite zugestanden werden, daß im Anschluß an Unglücksfälle (Explosionen u. dgl.), an ausgedehnte oder mit starker Shockwirkung einhergehende Verletzungen irgendwelcher Körperteile sehr rasch eine Fehlgeburt eintreten kann, so ist auf der anderen Seite wieder zu beachten, daß hier individuell ganz außerordentlich große Unterschiede in der Erregbarkeit und Reaktion des Uterus bestehen. Dasselbe beobachtet man bei *Gewalteinwirkungen* oder Verletzungen, *die das Genitale,* ja den schwangeren Uterus selbst *treffen:* Fällen, wo nach einer relativ geringfügigen Verletzung an der Portio oder in der Umgebung des Uterus die Fehlgeburt eintrat, stehen andere gegenüber, wo selbst nach penetrierenden Verletzungen der Gebärmutter (Dolchstichen, Schußverletzungen) die Schwangerschaft ihren Fortgang nahm.

Ernster in dieser Richtung sind alle *Traumen, die das Ei selbst,* seien es nun die Frucht oder die Eihüllen und Placenta, *treffen.* Verletzungen der Frucht müssen nicht unbedingt zum Fruchttod und zur Fehl- bzw. Frühgeburt führen. Auch wenn durch das Trauma oder seine Folgen der Fruchttod eintritt, wird zwar meist ein Abortus die Folge sein; Ausnahmen werden aber nicht selten beobachtet. Die häufigste mit einem Unfall mittelbar oder unmittelbar zusammenhängende traumatische Schädigung des Eies ist zweifellos der vorzeitige Blasensprung in der Gravidität und in dessen Gefolge die Fehl- bzw. Frühgeburt, in selteneren Fällen eine Graviditas extraamnialis oder extramembranacea. Daß durch Unfall eine vorzeitige Lösung der normal sitzenden Placenta provoziert werden kann, ist zweifelsfrei beobachtet, gleichwohl selten. Ebenso ist klar, daß bei Placenta praevia Blutungen und Wehentätigkeit durch ein Trauma ausgelöst werden können.

Im allgemeinen wird man die Bedeutung von Unfallschädigungen in der Schwangerschaft gegenüber den allgemeinen Schädigungen des Fortpflanzungsgeschäfts durch die Erwerbstätigkeit der Frau gering veranschlagen dürfen. Ob im einzelnen Falle ein Kausalzusammenhang zwischen Unfall und einer Schwangerschaftsstörung besteht, bedarf sorgfältigster Prüfung und ist oftmals trotz dieser nicht mit Sicherheit zu entscheiden[2].

Literatur.

Vorzeitige Unterbrechung der Schwangerschaft.

BENTHIN: Der fieberhafte Abort. Prakt. Erg. Geburtsh. 7 (1917).

FRÄNKEL, E.: Über Missed labour und Missed abortion. Slg. klin. Vortr., N. F. Nr 351 (Literatur!).

HALBAN: Zur Behandlung der Fehlgeburten. Zbl. Gynäk. 1921, Nr 12. — HERMSTEIN, v.: Der habituelle Abort. Ber. Gynäk. 22 (1932).

ILBERG: Über Schwangerschaftsunterbrechung. Allg. Z. Psychiatr. 102 (1934).

JASCHKE, v.: Die Behandlung des fieberhaften Abortus. Zbl. Gynäk. 1921, Nr 44.

KÜSTNER: Pathologie der Schwangerschaft, 1. Teil. DÖDERLEINS Handbuch der Geburtshilfe, Bd. 2. Wiesbaden 1916.

LATZKO: Die Behandlung des fieberhaften Abortus. Zbl. Gynäk. 1921, Nr 12. — LEHMANN: Über habituelle Schwangerschaftsunterbrechung und innere Sekretion. Arch. Gynäk. 101. — LEWIN, L.: Fruchtabtreibung durch Gifte und andere Mittel. Berlin 1904. — LUDWIG: Die Abortbehandlung. Prakt. Erg. Geburtsh. 5 (1913).

---

[1] Für Einzelheiten und Literatur sei auf die Monographie von M. HIRSCH: Leitfaden der Berufskrankheiten der Frau, Stuttgart 1919, verwiesen.

[2] Vgl. auch AUG. MAYER: Die Unfallerkrankungen in Geburtshilfe und Gynäkologie, Stuttgart 1917. In dieser wertvollen Monographie ist eine Fülle von Material kritisch verarbeitet und die verstreute Literatur zusammengestellt.

PEHAM, V. u. H. KATZ: Die instrumentelle Perforation des graviden Uterus und ihre Verhütung. Wien 1926.

SELLHEIM: Das Blutserum gesunder Schwangerer gegen Abortieren. Zbl. Gynäk. **1933**, 2226.

WINTER: Intrauterine Eingriffe im infizierten Uterus. Zbl. Gynäk. **1910**, Nr 46.

Schwangerschaftstoxikosen.

ABDERHALDEN, E.: Abwehrfermente des tierischen Organismus usw., 2. Aufl. Berlin 1913. — ANSELmino: Hyperemesis gravidarum. Ber. Gynäk. **28** (1934) (daselbst weitere Literatur).

BOKELMANN, O. u. A. BOCK: Zur Diagnose, Therapie und Prognose der Hyperemesis usw. Z. Geburtsh. **92** (1927). — BOUFFE DE SAINT-BLAISE: Les anto-intoxications gravidiques. Ann. Gynéc. et Obstétr. **1898**. — BUMM: Die sofortige Entbindung ist die beste Eklampsiebehandlung. Münch. med. Wschr. **1903**, Nr 21. — BURCKHARDT-SOCIN: Tierexperimentelle Untersuchungen zur Eklampsiefrage. Arch. Gynäk. **109**.

DIENST: Experimentelle Studien über die ätiologische Bedeutung des Fibrinfermentes und Fibrinogens für die Schwangerschaftsniere und die Eklampsie. Arch. Gynäk. **96** (1912).

ENGELMANN: Über weitere Erfahrungen mit der „Therapie der mittleren Linie,, bei der Eklampsie. Zbl. Gynäk. **1916**. — ESSEN-MÖLLER: Eklampsismus und Eklampsie. Handbuch von HALBAN-SEITZ, Bd. 7, 1. 1927.

FAHR, TH.: Über die Nierenveränderungen bei der Eklampsie und ihre Abgrenzung gegen andere Formen des Morbus Brightii. Zbl. Gynäk. **1928**, Nr 8. — FAUVET, E.: Die Eklampsie eine hypophysäre Erkrankung. Arch. Gynäk. **155** (1933). — FREUND, R.: Über Eklampsie und ihre Behandlung auf Grund von 551 Fällen. Arch. Gynäk. **97** (1912). — Erfahrungen mit der abwartenden Eklampsiebehandlung. Arch. Gyn. **107** (1917).

GUGGISBERG: Die Osteomalacie. Handbuch von HALBAN-SEITZ, Bd. 3. 1924.

HEIDLER, H.: Hyperemesis gravidarum. Wien. med. Wschr. **1934 II**, 1. — HERRMANN, E.: Die Eklampsie und ihre Prophylaxe. Berlin u. Wien 1929. — HINSELMANN: Capillarinsuffizienz bei schwerer Schwangerschaftsnierenerkrankung. Münch. med. Wschr. **1921 II**. — Über das Ödem der Schwangeren. Zbl. Gynäk. **1921**, Nr 38. — HOFBAUER, J.: Die Ätiologie der Eklampsie. Zbl. Gynäk. **1918**, Nr 43; **1921**, Nr 50.

JASCHKE, V.: Untersuchungen über die Funktion der Nieren in der Schwangerschaft. Z. gynäk. Urol. **4** (1913). — Beitrag zur Klärung des Begriffs und der Differentialdiagnose der Nierenerkrankungen in der Schwangerschaft. Arch. Gynäk. **114** (1921). — Eklampsie. Neue deutsche Klinik, Bd. 3. 1929. — Gestosen. Ebenda. Erg.-Bd. 1931.

KEHRER, E.: Die Nierendekapsulation bei Eklampsie. Z. gynäk. Urol. **1**. — Untersuchungen über den Ca-Gehalt des Blutes, besonders bei Nephritis und Eklampsie. Arch. Gynäk. **112** (1920). — KESSLER, R.: Niere und Schwangerschaft. Ber. Gynäk. **19** (1931). — KLAFTEN, E.: Über Schwangerschaftstetanie und tetanische Schwangerschaftseklampsie. Zbl. Gynäk. **1933**, 2915.

LEVIN, L.: Die Fruchtabtreibung durch Gifte und andere Mittel, 4. Aufl. Berlin 1925. — LEYDEN, V.: Schwangerschaftsniere. Z. klin. Med. **2** u. **11**. — LICHTENSTEIN: Die abwartende Eklampsiebehandlung. Arch. Gynäk. **98**. — LIEPMANN: Ätiologie und Behandlung der Eklampsie. Zbl. Gynäk. **1921**, Nr 50. — LUBARSCH: Die Puerperaleklampsie. Erg. Path. **1** (1896).

NAEGELI: Über die Bedeutung des Knochenmarks und des Blutbefunds für die Pathogenese der Osteomalacie. Münch. med. Wschr. **1918 I**. — NEU: Die Schwangerschaftstoxikosen. Suppl. zu NOTHNAGEL: Spezieller Pathologie und Therapie, 1913.

OETTINGEN, V.: Beitrag zur Genese der Schwangerschaftstoxikosen. Zbl. Gynäk. **1921**, Nr 42. — OLSEN, A.: Das spätere Schicksal unserer Eklampsiepatienten. Ugeskr. Laeg. (dän.) **1933**, 1019.

PERONDI, G.: Il sistema cutaneo nella gravidanza fisiol. e patol. Roma 1933.

ROSSENBECK: Ziel und Wege der künftigen Eklampsieforschung. Arch. Gynäk. **156** (1933). — Beobachtungen über eklamphische Diuresehemmung. Zbl. Gynäk. **1931**, Nr 51. — RUGE II: Zur Behandlung der Eklampsie. Arch. Gynäk. **108** (1917).

SCHMIDT, H. R. u. L. HEROLD: Leberfunktionsprüfungen bei der Hypermesis gravidarum. Arch. Gynäk. **156** (1934). — SCHMORL: Pathologisch-anatomische Untersuchungen über Puerperaleklampsie. Leipzig 1893. — Zur Lehre der Eklampsie. Arch. Gynäk. **65** (1892). — SCHOLTEN, R. u. J. VEIT: Syncytiolyse und Hämolyse. Z. Geburtsh. **49**. — SEITZ, L.: Pathologie der Schwangerschaft, Teil 2. DÖDERLEIN: Handbuch der Geburtshilfe, Bd. 2. Wiesbaden 1916. — Zur Klinik, Statistik und Therapie der Eklampsie. Arch. Gynäk. **87**. — Die Schwangerschaftstoxikosen und Dyskrasien. Handbuch von HALBAN-SEITZ, Bd. 7, Teil 1, 1927. — SEITZ, L. u. H. EUFINGER: Über die Trennbarkeit der Schwangerschaftstoxikosen in Schwangerschaftsdyshormonosen, Dysneurovegetosen, Dysionosen und Dyskolloidosen. Münch. med. Wschr. **1928 I**. — SPIEGLER: Welche Bedeutung kommt der galvanischen Erregbarkeit bei der Erkennung der Eklampsie zu. Mschr. Geburtsh. **96** (1934). — STROGANOFF: Die prophylaktische Behandlung der Eklampsie usw. Mschr. Geburtsh. **13** u. **17**. — Über Eklampsie. Z. Geburtsh. **70** (1912).

VEIT: Verschleppung der Chorionzotten (Zottendeportation). Wiesbaden 1906.

WEICHARDT: Experimentelle Studien über die Eklampsie. Münch. med. Wschr. **1902 II**. — WINTER: Über die Prinzipien der Eklampsiebehandlung. Z. Geburtsh. **78** (1915). — Die psychogene Ätiologie der Hyperemesis gravidarum. Zbl. Gynäk. **1919**, Nr 10.

ZANGEMEISTER: Die Eklampsie eine Hirndruckfolge. Z. Geburtsh. **79** (1917). — Über den Hydrops gravidarum usw. Münch. med. Wschr. **1918 II**. — Die Prophylaxe der Eklampsie. Zbl. Gynäk. **1921**. Nr 4. — ZINSSER: Über die Eklampsie, eine Eiweißzerfallstoxikose. Z. Geburtsh. **78** (1915). — ZWEIFEL, P.: Eklampsie. DÖDERLEIN: Handbuch der Geburtshilfe, Bd. 2. Wiesbaden 1916.

Erkrankungen des mütterlichen Organismus ohne kausalen Zusammenhang mit der Schwangerschaft.

I. Extragenitaler Natur.

ANTON: Über Geistes- und Nervenkrankheiten in der Schwangerschaft, im Wochenbett und in der Säugungszeit. VEITS Handbuch der Gynäkologie, 2. Aufl., Bd. 5. Wiesbaden 1910. — ASCHNER: Die Blutdrüsenerkrankungen des Weibes. Wiesbaden 1918.

BLAU: Die Beziehungen der weiblichen Genitalorgane zur Leber. Suppl. zu NOTHNAGELs Spezielle Pathologie und Therapie. Wien u. Leipzig 1912. — BRÄUNING, H.: Lungentuberkulose und Schwangerschaft. Leipzig 1935. (Literatur!)

CARR, F. B. u. B. E. HAMILTON: Five hundred women with serious heart diseases followed through pregnancy and delivery. Amer. J. Obstetr. 26 (1933). — CASTELLI, N.: Contributo allo studio del problema „tubercolosi polmonare e funzioni di maternità" etc. Ann. Ostetr. 55 (1935). — CRABTREE, E. G. u. G. C. PIATHER: Urinary tract infections associated with pregnancy: their fate in succeeding pregnancies. J. amer. med. Assoc. 101 (1933).

ESCH: Über die perniziosaartige Graviditätsanämie usw. Z. Geburtsh. 79. — Über Masern in der Gestationsperiode. Zbl. Gynäk. 1918, Nr 6.

FREY: Herz und Schwangerschaft, 1923. — FROMME: Die Beziehungen der Erkrankungen des Herzens zur Schwangerschaft, Geburt und Wochenbett. Verh. dtsch. Ges. Gynäk., Halle 15 (1913).

HASELHORST: Pyelitis Gravidität. Ber. Gynäk. 18 (1930). — HIRT: Appendicitis, Schwangerschaft und Geburt. Beitr. klin. Chir. 110 (1918).

JASCHKE, V.: Die prognostische Bedeutung von Erkrankungen der Nieren in der Schwangerschaft usw. Arch. Gynäk. 101. — Die Wertung der verschiedenen Formen von Herzkrankheiten in der Schwangerschaft. Z. Geburtsh. 78.

KAUTSKY: Schwangerschaft und Mitralstenose. Arch. Gynäk. 106. — KEHRER, E.: Die physiologischen und pathologischen Beziehungen der weiblichen Geschlechtsorgane zum Tractus intestinalis. Berlin 1905. — KERMAUNER: Beziehungen zwischen Harnapparat und den weiblichen Geschlechtsorganen. Suppl. zu NOTHNAGELs Spezielle Pathologie und Therapie, Bd. 1. Wien u. Leipzig 1912. — Beziehungen zwischen Respirationsapparat und den Funktionen und Erkrankungen der weiblichen Geschlechtsorgane. Suppl. zu NOTHNAGELs Spezielle Pathologie und Therapie, Bd. 1. Wien u. Leipzig 1912. — KNAPP: Knochen und Gelenkerkrankungen in ihrer Bedeutung für das weibliche Geschlecht. Suppl. zu NOTHNAGEL. — KROPH: Erkrankungen der Haut und deren Beziehungen zu den Geschlechtsorganen des Weibes. Suppl. zu NOTHNAGEL 1913.

MAYER, AUG.: Weibliche Geschlechtsorgane und Unfall. Stuttgart 1934. — MEYER, E.: Die Puerperalpsychosen. Arch. f. Psychiatr. 48, H. 2. — v. MICKULICZ: Ureterenkatheterismus und Pyelitis gravidarum. Zbl. Gynäk. 1934, Nr 26. — MÜLLER, P.: Die Beziehungen der Allgemeinleiden und Organerkrankungen zu Schwangerschaft, Geburt und Wochenbett. P. MÜLLERs Handbuch der Geburtshilfe (Literatur bis 1889).

NAEGELI: Über den Antagonismus von Chlorose und Osteomalacie als Hypo- und Hypergenitalismus. Münch. med. Wschr. 1918 I. — NOVAK: Über die wechselseitigen Beziehungen zu Konstitutionsanomalien und Veränderungen des weiblichen Genitales. Suppl. zu NOTHNAGEL. — Über die Bedeutung der weiblichen Genitale für den Gesamtorganismus und den Wechselbeziehungen seiner innersekretorischen Elemente zu den anderen Blutdrüsen. Suppl. zu NOTHNAGEL. — NÜRNBERGER: Erlebnisse mit der spanischen Grippe. Mschr. Geburtsh. 48.

OPITZ: Pyelitis. Z. Geburtsh. 55 (1911). — OTTOW, B.: Schwangerschaft, Geburt und Wochenbett in ihren Beziehungen zur Grippe. Zbl. Gynäk. 1919, Nr 1.

PANKOW u. KÜPFERLE: Die Schwangerschaftsunterbrechung bei Lungen- und Kehlkopftuberkulose. Leipzig 1911. — PAYER, A.: Krankheiten des Blutes und der blutbildenden Organe. Suppl. zu NOTHNAGEL, 1913. — PINELES: Weiblicher Geschlechtsapparat und Nervensystem. Suppl. zu NOTHNAGEL, 1913.

RISSMANN, P.: Milz und Leber in ihren Beziehungen zu den Stoffwechselstörungen der Schwangerschaft. Zbl. Gynäk. 1917, Nr 26. — ROSENBERG, M.: Diabetes und Gravidität. Ber. Gynäk. 14 (1928). — ROSTHORN, V.: Tuberkulose und Schwangerschaft. Mschr. Geburtsh. 23.

SCHEUER: Hautkrankheiten sexuellen Ursprungs bei Frauen. Berlin u. Wien 1911. — SCHMID, H. H.: Appendicitis und Schwangerschaft. Mitt. Grenzgeb. Med. u. Chir. 23. — SCHULTZE-RHONHOF u. HANSEN: Tuberkulose als Grenzgebiet zwischen Geburtshilfe und Gynäkologie. Mschr. Geburtsh. 95 (1933). (Daselbst Literatur!). — SCHUMACHER, G.: Art und Ursachen der Veränderungen der oberen Harnwege bei der Pyelitis gravidarum. Zbl. Gynäk. 1931, Nr 40. — SIEMERLING: Graviditäts- und Puerperalpsychosen. Deutsche Klinik, Bd. 6, Teil 2. — Nervöse und psychische Störungen während der Schwangerschaft, Geburt und Wochenbett. DÖDERLEINS Handbuch der Geburtshilfe, Bd. 2. Wiesbaden 1916. — SITZENFREY: Die Lehre von der kongenitalen Tuberkulose. Berlin 1909. — STOLZ, M.: Der Einfluß der akuten Infektionskrankheiten auf die weiblichen Geschlechtsorgane. Suppl. zu NOTHNAGEL, 1913.

VOLHARD: Die doppelseitigen hämatogenen Nierenerkrankungen. Berlin 1917.

WAGNER, G. A.: Digestionstrakt (inkl. Peritoneum). Suppl. zu NOTHNAGEL, 1912. — WARNEKROS: Die Ausschaltung der Genitalfunktion und ihr Einfluß auf die Lungentuberkulose der Frau. Z. Tbk. 27.

ZANGEMEISTER: Beziehungen der Erkrankungen der Harnorgane zur Schwangerschaft, Geburt und Wochenbett. Verh. dtsch. Ges. Gynäk. 15 (1913).

II. Genitaler Natur.

BAISCH: Die Vererbung der Syphilis auf Grund serologischer und bakteriologischer Untersuchungen. Münch. med. Wschr. 1909 II.

CHROBAK: Über Retroversio und Retroflexio uteri gravidi. Slg. klin. Vortr., N. F. 1904, Nr 357. — CHROBAK u. v. ROSTHORN: Die Mißbildungen der weiblichen Geschlechtsorgane. Wien. u. Leipzig 1908 (2. Bd. von Erkrankungen der weiblichen Geschlechtsorgane).

HEYNEMANN: Die Bedeutung der WASSERMANNschen Reaktion für Geburtshilfe und Gynäkologie. Erg. Geburtsh. **3** (1911).

KAPFERER: Ein Fall von Placenta diffusa. Zbl. Gynäk. **1921**, Nr 19. — KERMAUNER: Die Mißbildungen der weiblichen Geschlechtsorgane. SCHWALBES Handbuch der Mißbildungen, Teil III. Jena 1909. — KUSSMAUL: Von dem Mangel der Verkümmerung und Verdopplung der Gebärmutter, 1859.

NOVAK u. RANZEL: Über den Tuberkelbacillennachweis in der Placenta tuberkulöser Mütter. Wien. klin. Wschr. **1910** I. — Z. Geburtsh. **67**, 719 (1910).

SCHIFFMANN: Placenta bidiscoidalis annularis. Zbl. Gynäk. **1921**, Nr 21. — SCHMIDT, H. R.: Über die Ursache des vorzeitigen Blasensprungs usw. Mschr. Geburtsh. **51**. — SUNDE, A.: Chorioepithelioma malignum usw. Norsk. Mag. Laegevidensk. **1920**. Ref. Zbl. Gynäk. **1921**, 1202. (Hier auch Literatur.)

WERTHEIM: Schwangerschaft und Geburt bei Mißbildungen des Uterus. WINCKELS Handbuch der Geburtshilfe, Bd. 2, 1. 1004.

Schwangerschaftsstörungen durch Anomalien des Eies.

AHLFELD: Fruchtwasserschwund in der zweiten Schwangerschaftshälfte. Z. Geburtsh. **57** (1906).

BREUS: Das tuberöse subchoriale Hämatom der Decidua. Leipzig u. Wien 1872.

DIETEL, H.: Das gonadotrope Hormon des HVL. Ber. Gynäk. **27** (1934) (Literatur).

ESSEN-MÖLLER: Studien über die Blasenmole. Wiesbaden 1912.

FORSELL: Zur Kenntnis des Amnionepithels im normalen und pathologischen Zustande. Arch. Gynäk. **96** (1912). — FRANQUÉ, v.: Über histologische Veränderungen in der Placenta und ihre Beziehungen zum Tode der Frucht. Z. Geburtsh. **37**. — Anatomische und klinische Beobachtungen über Placentarerkrankungen. Z. Geburtsh. **28**.

HERFF, v.: Beitrag zur Lehre von der Placenta und den mütterlichen Eihüllen. Die Wachstumsrichtung der Placenta, insbesondere Placenta circumvallata. Z. Geburtsh. **35**. — Bemerkungen zur Anatomie und Entwicklung der Placenta circumvallata. Beitr. Geburtsh. **1907**, Nr. 12. — HINSELMANN: Normales und pathologisches Verhalten der Placenta und des Fruchtwassers. Handbuch von HALBAN-SEITZ, Bd. 6, 1, 1925. — HITSCHMANN: Blasenmole und malignes Chorioepitheliom. Handbuch von HALBAN-SEITZ, Bd. 7, 2. 1928. (Literatur!). — HITSCHMANN u. LINDENTHAL: Der weiße Infarkt der Placenta. Arch. Gynäk. **59**. — HÖHNE: Ektopische Schwangerschaft. Handbuch von HALBAN-SEITZ, Bd. 7, 2. 1928.

LIEPMANN: Über die Ätiologie der Placenta circumvallata. Arch. Gynäk. **80** (1906).

MARCHAND: Über den Bau der Blasenmole. Z. Geburtsh. **32**. — Beitrag zur Kenntnis der normalen und pathologischen Histologie der Decidua. Arch. Gynäk. **72** (1904). — MEYER, ROB.: Zur Anatomie und Entstehung der Placenta marginalis s. partum extrachorialis. Arch. Gynäk. **89** (1909); vgl. auch Bd. 98. Mola hydatiformis und Chorioepithelioma malignum. Handbuch der speziellen pathologischen Anatomie und Histologie von HENKE-LUBARSCH, Bd. 7. 1930.

NOVAK, E. u. A. K. KOFF: The ovarians and pituitary changes associated with hydatiform mole and chorioepithelioma. Amer. J. Obstetr. **20** (1930).

PITHA: Les tumeurs de la placenta. Ann Gynéc. et Obstétr. April—Juni **1906**.

RUGE, C.: Über den Fetus sanguinolentus. Z. Geburtsh. **1**.

SCHMIDT, H. R.: Pathologie der Decidua, der Eihäute und Nabelschnur. Handbuch von HALBAN-SEITZ, Bd. 6, 2. 1925. — SCIPIADES, E.: Nach extrauteriner Gravidität zur Welt gebrachte, ausgetragene, normal entwickelte und am Leben gebliebene Frucht. Arch. Gynäk. **156** (1933). — SEITZ: Erkrankungen der Placenta. v. WINCKEL: Handbuch der Geburtshilfe, Bd. 2, 2. 1904. — DÖDERLEINS Handbuch der Geburtshilfe, Bd. 2. Wiesbaden 1916. — Die Erkrankungen der Eihäute; ferner: Die Blasenmole. v. WINCKELS Handbuch, Bd. 2, 2. 1904. — SFAMENI: Die Placenta marginata und ihre Entstehung. Mschr. Geburtsh. **28** (1908). — SIEBKE, H.: Die Blasenmole. Ber. Gynäk. **27** (1934) (Literatur!). — STOECKEL: Geburtsstörungen infolge von Anomalien der Eihäute und der Nabelschnur. v. WINCKELS Handbuch der Geburtshilfe, Bd. 2, 3. Wiesbaden 1905. — Beitrag zur Lehre von der Hydrorrhoea utri gravidi. Zbl. Gynäk. **1899**.

VEIT, J.: Die Extrauterinschwangerschaft. DÖDERLEINS Handbuch der Geburtshilfe, Bd. 2. Wiesbaden 1916. — VISCHER, A.: Ausgetragene Gravidität in der verschlossenen Hälfte eines Uterus bilocularis. Z. Geburtsh. **80** (1918).

WERTH, E.: Extrauterinschwangerschaft. v. WINCKELS Handbuch der Geburtshilfe, Bd. 2, 2. 1904. — WINTER, E. E.: Blasenmole und Hormonhaushalt. Arch. Gynäk. **155** (1933). — WOLFF, BR.: Über experimentelle Erzeugung von Hydramnion. Arch. Gynäk. **71** (1904).

ZWEIFEL, A.: Abortus und Trauma. Diss. Basel 1933.

Pathologie der Geburt.

Der Geburtsvorgang ist immer dann als pathologisch zu bezeichnen, wenn das geforderte Resultat — ein lebendes, ungeschädigtes Kind — durch die natürlichen Geburtskräfte nicht oder nur unter Schädigung der Mutter erreicht wird. Wer unsere Schilderung der atypischen physiologischen Geburt aufmerksam gelesen hat, weiß bereits, wie fließend die Übergänge von der physiologischen zur pathologischen Geburt sind. Es ist ohne weiteres verständlich, daß bei jeder Abweichung von der „Regel" der normalen Hinterhauptshaltung diese Grenze des Physiologischen leichter und häufiger überschritten wird. Es waren ja auch wesentlich didaktische Gründe, die uns veranlaßten, solche atypischen Geburtsabläufe noch in dem Kapitel der Physiologie der Geburt unterzubringen. Aber auch eine zunächst im strengsten Sinn physiologisch beginnende Geburt in Hinterhauptshaltung wird zu einem pathologischen Vorgang, wenn ein Defekt der treibenden Kräfte oder irgendein anderer Ausfall in dem Zusammenspiel der einzelnen Geburtsfaktoren nur durch rechtzeitig eingreifende Kunsthilfe ausgeglichen werden kann. In anderen Fällen treten durch eine zunächst geringfügig erscheinende Anomalie im Verhalten des Geburtsobjektes, wie etwa eine feste Nabelschnurumschlingung oder das Ausbleiben der Drehung des Kinnes nach vorne bei Gesichtslagen, im Verlauf der Geburt plötzlich Störungen ein, die den Geburtsvorgang unzweifelhaft zu einem pathologischen machen. Bei der Besprechung der Beckenendlagen haben wir sogar gesehen, daß sie nur bei besonderer Gunst der Weichteilverhältnisse noch in den Rahmen des Physiologischen hineinpassen.

Diese Beispiele mögen hier genügen. Jedenfalls zeigt schon oberflächliche Überlegung, wie groß das Gebiet ist, das uns in den folgenden Kapiteln beschäftigen soll. Wollen wir nicht in einer wirren Flut von Einzelheiten ertrinken, so ist gerade hier eine scharfe Gruppierung des Stoffes notwendig. Störungen im physiologischen Ablauf der Geburt können hervorgerufen werden durch

I. Anomalien der motorischen Kräfte samt ihren Hilfsapparaten;
II. Anomalien des Geburtsweges;
III. Anomalien des Geburtsobjektes;
IV. Anomalien außerhalb des Gebärapparates.

Verständlich, wie von vornherein wahrscheinlich und durch die praktische Erfahrung immer wieder bestätigt ist die Tatsache, daß bei irgendeiner Störung in der einen Richtung vielfach eine Kompensation durch Anpassungserscheinungen seitens der übrigen Geburtsfaktoren möglich ist. Jede der genannten Gruppen umschließt eine Vielheit von Störungen. Neben zu großen Widerständen kommen zu kleine, neben ungenügender Tätigkeit des Motors eine zu starke Arbeitsleistung in Frage. Am Geburtsobjekt können abnorme Größe oder Lage neben vielen kleineren Abweichungen schwere Störungen herbeiführen. In anderen Fällen ist es das mangelhafte Ineinandergreifen der einzelnen Geburtsfaktoren, das den ganzen Vorgang zu einem pathologischen gestaltet. Schließlich darf nicht vergessen werden, daß die Anforderungen des Geburtsaktes den gesamten Organismus schädigen, umgekehrt außergenitale Erkrankungen wie körperliche Minderwertigkeit den Geburtsvorgang ungünstig beeinflussen können.

I. Geburtsstörungen durch Anomalien der motorischen Kräfte.

Wir setzen diese Gruppe von Störungen an die Spitze unserer Darstellung, weil wir ihnen auch bei den Anomalien der übrigen Geburtskräfte immer wieder begegnen werden. Die größte Bedeutung kommt den Störungen in der Tätigkeit des Motors zu, denn sie ist es, die nicht nur den Fruchthalter erst zum Gebärorgan macht, sondern auch allein zur Entfaltung des Ausführungsganges führt. Störungen der Hilfsapparate können durch eine besonders starke Tätigkeit des Motors in weitem Ausmaß überwunden werden, nicht aber umgekehrt oder wenigstens nur im letzten Teil der Austreibungsperiode. Die Bedeutung der austreibenden Kräfte wird unter pathologischen Verhältnissen, wenn erhöhte Widerstände zu überwinden sind, eine besonders große; Störungen derselben sind dann auch doppelt schwerwiegend.

A. Störungen durch fehlerhafte Tätigkeit des Motors selbst.

1. Zu schwache Wehentätigkeit.

Wehenschwäche kann dreierlei sein. Entweder sind die einzelnen Kontraktionen zu schwach oder zu kurz oder sie treten in zu großen Pausen auf. Schwache und kurz dauernde Kontraktionen beobachtet man gewöhnlich zusammen, während zu seltene Wehen gewöhnlich zwar nicht kräftig, aber lange dauernd sind. Man unterscheidet ferner eine primäre Wehenschwäche von einer sekundären. *Allen Formen* ist *gemeinsam, daß* durch sie *die Geburtsdauer* über das durchschnittliche Maß *verlängert wird.*

a) Primäre Wehenschwäche. Von einer primären Wehenschwäche — *Inertia uteri* — spricht man dann, wenn der Uterus schon von Beginn der Geburt an mangelhafte Wehentätigkeit zeigt. Bald treten die Wehen nur ganz *selten,* wenn auch mit einer gewissen Kraft auf, bald *dauern* sie *nur* ganz *kurze Zeit* (kaum $^1/_4$ Minute), bald sind *die einzelnen Kontraktionen* so *schwach,* daß sie kaum als Verhärtung des Uterus nachgewiesen werden können. Eine besonders häufige Kombination sind im Beginn der Geburt zu schwache, wenn auch häufige und verhältnismäßig sehr lang dauernde Kontraktionen (SCHAEFFER). Der Charakter der Wehenschwäche bleibt trotzdem gewahrt, denn die größere Zahl und selbst verlängerte Dauer der Einzelkontraktion vermag das Defizit an Kraft nicht zu kompensieren — der Effekt ist geringer, die Entfaltung des Uterusausführungsganges schreitet langsamer fort als unter normalen Verhältnissen. Schwäche, zu kurze Dauer und Seltenheit der Einzelkontraktion kombinieren sich aber im Verlauf der Eröffnungsperiode vielfach auch anders. Eine Aufzählung aller Möglichkeiten hat wenig Sinn. Am häufigsten scheint uns ein Wechsel dieser Kombinationen in der Richtung, daß im weiteren Verlauf der Eröffnungsperiode immer wieder vereinzelt kräftige, lang dauernde Wehen in großen Pausen auftreten, dann oft eine Serie weniger starker, aber rasch aufeinander folgender Kontraktionen mittlerer Dauer kommt, worauf wieder eine Pause von einer halben Stunde und mehr eintritt. Oft hat man den Eindruck, als müßte die Gebärmutter sich erst einarbeiten; in anderen Fällen aber hält die primäre Wehenschwäche während der ganzen Dauer der Geburt an.

Ätiologie. Erfordert schon die genaue Analyse der Wehenschwäche eine große Sorgfalt, so ist die Ursache derselben nur selten einwandfrei festzustellen. Das Experiment gibt kaum verwertbare Resultate, die auf den Menschen übertragen werden könnten; so sind wir auch heute noch bei der Begründung der speziellen Ursachen der primären Wehenschwäche im wesentlichen auf die klinische Beobachtung und Erfahrung angewiesen.

Wir möchten die *mangelhafte Anlage* des Gebärorgans als *eine der wichtigsten Ursachen* primärer Wehenschwäche bei einer sonst typisch verlaufenden Geburt bezeichnen. Sorgfältige klinische Beobachtung ergibt nämlich, daß *Individuen mit* Zeichen einer *allgemeinen Asthenie oder* eines *genitalen Infantilismus fast regelmäßig* in höherem oder geringerem Grad *mit primärer Wehenschwäche behaftet* sind, die freilich meist nur bei der ersten Geburt in Erscheinung tritt. Man geht wohl nicht fehl in der Annahme, daß in diesen Fällen eine mangelhafte Anlage der Muskelwand zugrundeliegt, die in der ersten Schwangerschaft auch durch die Gestationsveränderungen noch nicht ganz ausgeglichen werden konnte. Vielfach findet sich daneben ein allgemein verengtes Becken, eine mangelhafte Entwicklung der Brüste, ein Tropfenherz und ähnliches. Wiederholt haben wir auch eine auffallend enge Aorta abdominalis nachweisen können. Welcher Art die Veränderung der Uterusmuskulatur ist, wissen wir nicht. Die Masse der Muskelwand ist jedenfalls nicht das allein maßgebende; denn es ist bekannt, daß selbst bei hochgradigen Mißbildungen des Uterus Wehenschwäche völlig fehlen kann. Analog den bei Hydramnios und Zwillingen zu machenden Erfahrungen, daß starke Dehnung der Muskulatur zu atonischer Wehenschwäche disponiert, darf vielleicht auch hier angenommen werden, daß *beim hypoplastischen Uterus am Ende der Schwangerschaft* auch *eine gewisse Überdehnung* der Muskelwand *vorhanden* ist. Damit würde die weitere Erfahrung in Einklang stehen, daß in der Austreibungsperiode, oft schon unmittelbar nach dem Blasensprung, die Wehenschwäche verschwindet und die Muskulatur sich als funktionstüchtig erweist. Die Erfahrung, daß jugendliche Erstgebärende selten Wehenschwäche zeigen, spricht nicht gegen diese Vermutung, denn hier schützt die hohe Elastizität des jugendlichen Gewebes gegen „Überdehnung". Andererseits findet sich *bei alten Erstgebärenden primäre Wehenschwäche häufiger* als unter sonst gleichen Verhältnissen bei jungen Frauen. Freilich dürfte bei alten Erstgebärenden auch eine ungenügende Schwangerschaftsreaktion des Uterus eine Rolle spielen.

Bei den meisten Fällen primärer Wehenschwäche handelt es sich um eine *Konkurrenz mehrerer Ursachen.* So scheinen uns bei Vielgebärenden neben der Herabsetzung der Elastizität *Ernährungsstörungen* auf Basis ausgedehnter Graviditätssklerose (PANKOW), eine gewisse *Abnutzung* durch frühere Geburten und den wiederholten puerperalen Involutionsprozeß eine Rolle zu spielen, denn man findet bei solchen Uteri schon in nichtpuerperalem Zustand eine *Bindegewebshyperplasie.* Hohen Graden dieser Veränderung ist sicher als Ursache primärer Wehenschwäche eine größere Bedeutung zuzuerkennen, als gemeinhin angenommen wird. Denn die Bindegewebsanhäufungen wirken wie die Knoten eines unregelmäßigen Netzes und stören den Ablauf des Erregungsvorganges in der Muskulatur als tote Stellen. Die Analogie mit Schwielen und Narben myokarditischer Prozesse am Herzen ist naheliegend, vielleicht auch der Schluß, daß weniger die Ausdehnung als der Sitz an für den Ablauf der Erregung besonders wichtigen Stellen maßgebend ist für den Grad der beobachteten Störung.

Bei Hydramnios und Zwillingen spielt Überdehnung eine Rolle. Auch die vergebliche Arbeit gegen schwer zu überwindende Hindernisse, wie z. B. beim engen Becken, kann eine auf Überdehnung zurückzuführende *Tonusabnahme* zur Folge haben. Das ist eine aus der Physiologie der glatten Muskulatur geläufige Tatsache.

Auch eine *toxische wie reflektorische Hemmung der Uteruskontraktionen* kommt öfters in Betracht. Es ist eine jedem Geburtshelfer geläufige Tatsache, daß *starke Füllung der Blase und des Darmes hemmend auf die Wehentätigkeit wirkt.* Ebenso wirken wehenhemmend alle Zustände, die den Druck der Fruchtblase oder des vorangehenden Kindsteils auf die Cervicalganglien ausschalten oder herabsetzen. Das bekannteste Beispiel dafür ist die *Wehenschwäche bei sehr frühzeitigem oder vorzeitigem Blasensprung* bei Kopflagen. Springt die Blase, ehe der Cervicalkanal einigermaßen entfaltet ist, dann fällt mit dem Wegfall der Fruchtblase auch der Druck auf die Cervicalganglien weg. Es tritt typische atonische Wehenschwäche auf. Sobald diese schwachen Wehen die Entfaltung des Cervicalkanals genügend durchgeführt haben, so daß der Kopf sich einpassen und selbst den Druck übernehmen kann, hört auch die Wehenschwäche auf. Ähnlich liegen die Verhältnisse *bei erschwerter Fruchtblasenbildung,* wie z. B. bei abnorm fester Verbindung der Eihäute mit der Uteruswand am unteren Eipol. Auch bei Hydramnios ist infolge der schon bestehenden hohen Spannung der Eihäute die Fruchtblasenbildung oft erschwert. Das bekannteste Beispiel toxischer Wehenschwähe ist die unter dem Einfluß von Morphin und Skopolamin zu beobachtende Trägheit des Uterus.

Eine merkwürdige Form ist von SCHROEDER als *krampfartige Wehenschwäche,* von älteren Autoren als *Rheumatismus uteri* beschrieben. Sie ist dadurch charakterisiert, daß trotz schwacher, aber lang anhaltender Kontraktionen die Wehen wie die Betastung des Uterus als außerordentlich schmerzhaft empfunden werden. WALTHARD leugnet zwar jede Beziehung zu rheumatischen Zuständen; es gibt aber Einzelbeobachtungen sehr erfahrener Kliniker, die es doch wahrscheinlich machen, daß irgendeine Diathese oder Stoffwechselanomalie dahintersteckt. Eine gewisse Spasmophilie ist häufig bei solchen Individuen nachzuweisen; ebenso die gute Beeinflußbarkeit dieser krampfartigen Wehenschwäche durch Spasmolytika.

Es gibt auch eine *psychogene Wehenschwäche* bei Frauen, die große Angst vor der Geburt haben.

Auf mangelnder Erregbarkeit des für Geburtsarbeit noch nicht genügend vorbereiteten Organs *beruht die bei der* Einleitung der *künstlichen Frühgeburt* nicht selten *zu beobachtende Wehenschwäche.* Keine Methode der Frühgeburtseinleitung schützt dagegen.

b) Die sekundäre Wehenschwäche. Eine sekundäre Wehenschwäche liegt immer dann vor, wenn erst im Laufe der Geburt bei bis dahin normaler oder gar verstärkter Wehentätigkeit ein auffallendes Nachlassen derselben eintritt. Ganz überwiegend tritt diese Form der Wehenschwäche infolge lang dauernder Geburtsanstrengung als *Ermüdungssymptom* auf, so daß man mit Recht statt von sekundärer auch von *Ermüdungswehenschwäche (Exhaustio uteri)* spricht. Das ist der gewöhnliche Verlauf *beim engen Becken oder anderen,* schwer überwindbaren *Geburtshindernissen.* Die gesteigerten Widerstände erzeugen primär gewöhnlich verstärkte Wehentätigkeit; die Pausen werden immer kürzer; der Uterus sucht das Hindernis gewissermaßen im Sturm zu überwinden. Das ist aber bei Mißerfolg dieses Bemühens ganz gewöhnlich ein doppelter Verlust. Denn die überstürzte Tätigkeit führt zu einer Anhäufung von Ermüdungstoxinen, die im Sinne einer Herabsetzung der Erregbarkeit und später auch verminderter Kraft der Einzelkontraktionen sich geltend machen. Der glatte Muskel verhält sich in dieser Hinsicht nicht anders als der quergestreifte; ja, er scheint sogar etwas ungünstiger gestellt zu sein insofern, als er anscheinend längere Erholungspausen nötig hat als der quergestreifte Muskel.

Neben dem engen Becken kommen die verschiedensten Zustände, die eine *erschwerte Entfaltbarkeit* des Uterusausführungsganges bedingen (Rigidität durch Narben, Stenosen, Tumoren) als Ursache primär verstärkter Wehentätigkeit und sekundärer Ermüdung in Betracht. Eine Art toxischer Ermüdungswehenschwäche wird durch eine Einklemmung des Uterusausführungsganges beim allgemein verengten Becken hervorgerufen (WALTHARD). Offenbar handelt es sich dabei um die schädigende Wirkung einer Kohlensäureanhäufung, da durch den bereits in den Beckeneingang eingetretenen Kopf einerseits, die Beckenwand andererseits eine ringförmige Kompression des Uterusausführungsganges zustandekommen kann.

HOFMEIER hat noch eine andere Folge primär starker Wehentätigkeit bei entgegenstehenden Hindernissen aufgezeigt. Der aktive Teil des Uterus kann sich infolge der starken Tätigkeit weit nach oben zurückziehen und die Frucht schneller als sonst in den maximal geweiteten Ausführungsgang entleeren. Wird ein solch hoher Grad von Retraktion der Muskulatur sehr rasch erreicht, dann bedarf es erst einer längeren Pause, ehe neue Kontraktionen möglich sind.

Endlich kann bei bis dahin völlig normalem Verhalten der Wehentätigkeit Wehenschwäche eintreten, ohne daß irgendeine der genannten Ursachen auffindbar wäre. Wahrscheinlich liegt in diesen Fällen eine *pathologische Ermüdbarkeit auf konstitutioneller Basis* vor.

Die *Diagnose* der Wehenschwäche als solcher bietet keine Schwierigkeiten. Auch die Unterscheidung primärer und sekundärer Wehenschwäche dürfte bei aufmerksamer Beobachtung leicht sein. Hüten muß man sich nur vor einer Verwechslung primärer Wehenschwäche mit Schwangerschaftswehen. Für die letzteren ist jedenfalls charakteristisch, daß sie auf die üblichen Wehenmittel nicht reagieren.

Die *Prognose* der Wehenschwäche als solcher ist, abgesehen von schwersten Fällen konstitutioneller Inertia, bei richtiger Behandlung *gut.* Anders steht es mit ihrer Bedeutung für die allgemeine Geburtsprognose, die wesentlich davon abhängt, ob es gelingt, die Wehenschwäche innerhalb gewisser Frist zu überwinden.

Die *Behandlung* muß, wo immer möglich, eine kausale sein. Wo man die Ursache nicht zu eruieren vermag, muß man natürlich mit einer symptomatischen Therapie sich begnügen.

Behandlung der primären Wehenschwäche. Man sorge vor allem für Entleerung von Blase und Darm; gar manche Wehenschwäche läßt sich dadurch schlagartig beseitigen.

Gegen eine schlechte Anlage und anatomische Veränderungen der Uteruswand kann man kausal nicht vorgehen. Man sei in solchen Fällen darauf bedacht, *jeder Entkräftung der Gebärenden vorzubeugen.* Man verabfolge starken Kaffee mit etwas Sahne, Bouillon mit oder ohne Ei und lasse, wenn die Gebärende Hunger verspürt, sie leicht und schnell verdauliche Speisen aller Art zu sich nehmen.

Wo eine Überdehnung der Uteruswand die Ursache der Wehenschwäche ist (z. B. Hydramnios), *dort ist die Sprengung der Fruchtblase* das souveräne Mittel zur Beseitigung der Wehenschwäche. Bei Zwillingen stehen diesem Verfahren freilich solange Bedenken entgegen, als der vorliegende Teil des vorangehenden Zwillings nicht fest im Beckeneingangsraum steht und der Cervicalkanal einigermaßen entfaltet ist.

Das an sich ausgezeichnete Mittel eines heißen Bades widerraten wir wegen der Gefahr eines Eindringens von Badewasser in die Scheide.

Bei psychogener Wehenschwäche kann der beruhigende Einfluß einer starken ärztlichen Persönlichkeit geradezu kausal wirken, gegebenenfalls unterstützt durch schmerzlindernde Mittel[1].

Im übrigen vermeide man bei der primären Wehenschwäche *jede Polypragmasie*. Solange die Fruchtblase steht, droht weder der Gebärenden noch dem Kinde irgendeine Gefahr. Ernster zu beurteilen ist die primäre Wehenschwäche bei vorzeitigem oder sehr frühzeitigem Blasensprung. Hier droht bei einer sehr starken Verzögerung der Geburt die Gefahr einer aufsteigenden Infektion, und auch für das Kind ist die Verzögerung der Entfaltung des Uterusausführungsganges mit mancherlei Gefahren verbunden. Eine kausale Therapie würde den Ersatz der Fruchtblase verlangen. Das können wir unter der Voraussetzung eines für zwei Finger passierbaren Cervicalkanals erreichen durch die *Metreuryse*. Trotzdem möchten wir ihre Anwendung aus dieser Indikation in der allgemeinen Praxis nicht ohne weiteres empfehlen, weil zu leicht dabei Keime in die Uterushöhle eingeschleppt werden können. Nur wo bei abgewichenem Kopf oder abnormer Lage des Kindes starker Fruchtwasserabfluß größere Gefahren voraussehen läßt, als sie mit der Metreuryse verbunden sind, müssen solche Bedenken zurücktreten.

Weniger bedenklich ist zur Wehenanregung das Verfahren der *Kolpeuryse*. Wird bei der Einführung des Kolpeurynters streng aseptisch verfahren und der Kolpeurynter nach 2—3 Stunden entfernt, dann ist dieses ausgezeichnet wirksame Verfahren um so eher ohne Bedenken, als es neben der Wehenanregung den unzweifelhaften Vorteil bringt, einem weiteren zu starken Fruchtwasserabfluß vorzubeugen.

Im übrigen empfehlen wir bei Wehenschwäche infolge eines vorzeitigen oder sehr frühzeitigen Blasensprunges die *Anwendung von spasmolytischen Präparaten,* die zweifellos die Entfaltung des Muttermundes erleichtern (Belladonna-Exclud-Zäpfchen, Eupaco-Suppositorien). Daneben tritt dann hier, wie überhaupt in allen Fällen, in denen eine kausale Therapie nicht möglich ist, die Verwendung von Wehenmitteln in ihr Recht[2].

Bei der sekundären oder Ermüdungswehenschwäche besteht die *kausale Therapie* darin, der Gebärenden *eine genügende Erholungspause* zu verschaffen. So wenig man ein ermüdetes Pferd mit der Peitsche bis zum völligen Zusammenbruch antreiben wird, so sinnlos ist es, bei höheren Graden von Exhaustio uteri Wehenmittel zu geben. Das hat vielmehr nur Sinn, wenn bei sich ankündigender Erschöpfung nach dem Stand der Geburt nur noch eine kleine Anstrengung erforderlich ist, um die Beendigung der Geburt zu erreichen. Desgleichen muß man natürlich trotz aller Bedenken bei drohender Gefahr von der Peitsche der Wehenmittel Gebrauch machen. In allen anderen Fällen sind im Gegenteil *Narkotica* und *Sedativa* am Platz, um dem erschöpften Uterus und Organismus eine Erholungspause zu verschaffen. Stellt man in solchen Fällen durch eine Injektion von 0,03 *Pantopon* oder 0,03 *Narcophin* oder 0,01 *Eucodal*, ja selbst durch ein bloses Sedativum, wie *Cibalgin* 1—2 ccm, den Uterus für einige Stunden, während welcher die Gebärende oft in leichten Schlaf verfällt, ruhig, so wird man fast regelmäßig erleben, wie nach 2, 3 oder 4 Stunden auf einmal von selbst zunächst leichte, aber schnell sich verstärkende Wehentätigkeit einsetzt. Jetzt kann man ruhig eventuell noch ein wehenverstärkendes Medikament und ein Analeptikum in Form starken Kaffees geben.

Immer achte man auch bei Ermüdungswehenschwäche auf eine rechtzeitige Entleerung von Blase und Mastdarm.

Unter den **Wehenmitteln** haben sich seit Anfang des Jahrhunderts die durch FOGES-HOFSTÄTTER und HOFBAUER eingeführten *Hypophysenpräparate* eine souveräne Stellung erobert. Es handelt sich dabei um Extrakte aus dem Hinterlappen der Hypophyse, die unter Tonussteigerung der Uteruswand gleichzeitig zu einer

---

[1] Vgl. Kapitel Schmerzlinderung unter der Geburt.   [2] Vgl. weiter unten.

Verstärkung und Frequenzsteigerung der Einzelwehen führen; der Hauptvorzug der Hypophysenpräparate gegenüber Secalepräparaten liegt darin, daß die Gefahr von tetanischen Dauerkontraktionen sehr gering ist, wie überhaupt ihre Wirkung verhältnismäßig schnell vorübergeht. Angriffspunkt der Wirkung sind die Muskelzellen selbst. Das wirksame Hormon ist je nach der Herstellungsart in den einzelnen Präparaten in sehr verschiedener Menge vorhanden, so daß es zur Vermeidung häufig beobachteter Unsicherheiten notwendig war, die Präparate zu eichen. Man bezeichnet die Wirkung von 1 g eines von VOEGTLIN hergestellten Trockenpulvers, das im Effekt 79 g frischer Rinderdrüsensubstanz gleichkommt, als eine VOEGTLIN-*Einheit* (= V.-E.) und gibt an, wieviel derartige Einheiten in 1 ccm eines käuflichen Handelspräparates enthalten sind.

Das älteste Präparat, das *Pituitrin (Parke-Davis & Co., London)* ist gleich 10 V.-E., das in Deutschland viel verwendete *Pituglandol (Chem. Werke Grenzach)* ist gleich 3 V.-E. Es wird aber neuerdings auch als *Pituglandol stark* = 10 V.-E. hergestellt. Dem Pituglandol gleich ist das *Hypophysin* der *I. G. Farben,* das ebenfalls in zwei Stärken (zu 3 und 10 V.-E.) im Handel ist. Weniger eingebürgert haben sich *Physormon* (à 2 und 4 V.-E.) und *Pituigan* (à 3 und 6 V.-E.) und Hypophen (à 6 V.-E.). Dagegen hat sich in den letzten Jahren das *Thymophysin* (à 10 V.-E.), d. i. eine Vereinigung von Hypophysen- und Thymusextrakt, wachsende Anerkennung erworben, weil es bei guter Wirkung tetanische Dauerkontraktionen überhaupt nicht auslöst. Auch eine Kumulierungsgefahr besteht nicht. Im ganzen ist die Wirkung etwas milder als bei den obengenannten Präparaten. Das Thymophysin hat sich daher gerade zur Bekämpfung der primären Wehenschwäche in der Eröffnungsperiode eine überragende Stellung erobert und leistet ferner besonders gute Dienste, wenn man im Zweifel ist, ob eine schwache, schleppende Wehentätigkeit etwa noch den Schwangerschaftswehen zuzurechnen ist oder ob es sich bereits um Geburtswehen handelt. Im letzteren Fall leitet die Thymophysininjektion ganz gewöhnlich eine regelrechte Wehentätigkeit ein, während Schwangerschaftswehen nur vorübergehend verstärkt werden, dann aber wieder ganz aufhören.

Wir persönlich verwenden in der Eröffnungsperiode bei nicht entfalteter Cervix ausschließlich Thymophysin in Dosis von 2—3 V.-E. und geben die übrigen oben erwähnten Mittel in Dosis von 2—3 V.-E. erst bei völlig entfalteter Cervix und fünfmarkstückgroßem Muttermund. Für die Bekämpfung der Ermüdungswehenschwäche in der Austreibungsperiode haben die reinen Hypophysenpräparate eine überragende Stellung bewahrt. Man injiziert in der Regel subcutan (nur in reinem Wasser ausgekochte Spritzen verwenden, da Alkohol die Wirksamkeit der Hypophysenpräparate schnell zerstört!), kann aber in der Austreibungsperiode, wenn es nur noch einer letzten starken Anstrengung bedarf, auch Mengen von 3—5 V.-E. i. v. verabfolgen und dadurch manche Beckenausgangszange vermeiden. Die Wirkung tritt bei intravenöser Injektion schlagartig sofort ein, bei subcutaner Injektion gewöhnlich nach 5—10 Minuten. Sie dauert nicht länger als $^1/_2$ bis höchstens 2 Stunden. Da eine Kumulierung nicht zu fürchten ist, kann man also nach dieser Zeit die Injektion wiederholen.

Kontraindiziert sind *alle Hypophysenpräparate* wegen ihrer gleichzeitig blutdrucksteigernden und vasoconstrictorischen Wirkung *bei Hypertonie,* bei *Nierenerkrankungen und Eklampsie, sowie* selbstverständlich *bei* drohender *Uterusruptur.* Sollte trotzdem ein solcher Fehler einmal unterlaufen oder eine Überdosierung (Verwechslung des gewöhnlichen und des starken Präparates) vorkommen, dann hat man in Morphium und in der Einleitung einer Äthernarkose ein wirksames Verfahren, um den Schaden wieder auszugleichen.

Man hat in neuester Zeit übrigens aus dem Hypophysenextrakt die blutdrucksteigernden Komponente eliminiert und in *Orasthin* ein nur auf die glatte Muskulatur wirkendes Präparat gewinnen können. Dieses Präparat *darf auch bei mäßiger Hypertonie* ohne Gefahr für die Gebärende *angewandt werden.*

Die *Secalepräparate* sind zur Bekämpfung der Wehenschwäche in der Eröffnungsperiode und Austreibungsperiode *zu verwerfen.* Ihr Anwendungsgebiet ist die Nachgeburtsperiode [1].

Dagegen kann man namentlich dort, wo wegen Hypertonie Bedenken gegen Hypophysenpräparate bestehen, von dem altbewährten Wehenmittel *Chinin* Gebrauch machen. Man gibt zwei- bis dreimal in $^1/_2$—1-stündlichen Pausen 0,2—0,3 Chininum hydrochloricum in Oblaten mit einem Schluck verdünnten Kognaks, um die Resorption zu beschleunigen. Seit der Empfehlung durch HALBAN-KÖHLER hat sich auch die intravenöse (und intramuskuläre) Injektion von 0,5 ccm einer 25%igen Lösung von Chininum bihydrochloricum mehr eingebürgert. Wir machen von Chinin besonders gern

---

[1] Vgl. darüber S. 552.

bei der Abortusbehandlung Gebrauch sowie in Verbindung mit Ricinus zur Geburtseinleitung in Fällen von vorzeitigem Blasensprung, in denen auf die gewöhnlichen Maßnahmen keine Wehentätigkeit eintritt. Durch Chinin wird außerdem der Uterus für die normalen Reize wie für die oben genannten Wehenmittel sensibilisiert.

2. Zu starke Wehentätigkeit (Hyperdynamia uteri).

Von zu starken Wehen kann man nur dann sprechen, wenn die zur Entfaltung des Geburtsweges und Austreibung des Kindes im Durchschnitt erforderliche Zeit infolge gesteigerter Wehentätigkeit sehr stark abgekürzt wird. Bei pathologisch gesteigerten Widerständen sind ganz normalerweise auch die Wehen kräftig, ohne daß man deshalb von zu starken Wehen sprechen dürfte. Natürlich sind auch bei der Hyperdynamia uteri verschiedene Abstufungen möglich. Entweder handelt es sich bloß um außerordentlich starke Wehen oder es sind auch die Pausen stark verkürzt. WIEGAND unterscheidet je nach der geringeren oder stärkeren Verkürzung der Pausen *Wehenübereilung* und *Wehenüberstürzung*.

Die praktisch wichtigste *Folge der Hyperdynamia uteri* ist eine außerordentliche *Abkürzung der Geburt* oft auf wenige Minuten (*Sturzgeburt — Partus praecipitatus*). Die Wehen können so plötzlich einsetzen und unter den heftigsten Schmerzen, nach rasch abgelaufener oder von einer Erstgebärenden in Unkenntnis des Wehenschmerzes übersehener oder falsch gedeuteter Eröffnungsperiode, die Frau, wo sie auch sei, zum stärksten Mitpressen zwingen und die Austreibung so rasch herbeiführen, daß die Geburt selbst auf der Straße stattfindet (*Gassengeburt*). Abgesehen davon, daß es dabei einmal zu einem größeren Dammriß kommen kann, ist die Mutter nicht wesentlich gefährdet; daß es bei einer Sturzgeburt zu einer teilweise vorzeitigen Lösung oder Zerreißung der Placenta oder gar zu einer partiellen Inversion des Uterus kommt, wird zwar behauptet, ist aber von uns — trotzdem wir recht zahlreiche Sturzgeburten erlebt haben — niemals beobachtet worden. Eher ist das Kind gefährdet, das plötzlich ausgetrieben unter Zerreißung der Nabelschnur auf den Boden stürzen und dabei verletzt werden kann. Wir selbst haben, abgesehen von gelegentlichen harmlosen Verletzungen an der Weichteilbedeckung des Kopfes und von Nabelschnurzerreißungen ohne Blutung, keine ernstliche Gefährdung des Kindes erlebt. Auch in einem Fall, in dem das Kind auf einen Steinboden stürzte, wurde offenbar durch die Nabelschnur und durch das im letzten Moment erfolgende Hinkauern der Mutter der Sturz so abgebremst, daß an dem Kind weder unmittelbar nach der Geburt noch in der weiteren Entwicklung irgendwelche Schäden feststellbar waren. Man darf also wohl sagen, daß *im allgemeinen die Gefahren der überstürzten Geburt keine großen sind*, vielleicht sogar geringer, als mancher von Hebammen oder ungeduldigen Ärzten geleiteten Geburt. *Relativ häufig* sind nur *starke Nachblutungen*, da der Uterus bei der raschen Entleerung sich nicht immer genügend schnell retrahiert.

Die zu starken Wehen können bereits in der Eröffnungsperiode vorhanden sein oder erst in der Austreibungsperiode einsetzen. Man beobachtet jedenfalls beides: Fälle, in denen augenscheinlich wenige Wehen die Entfaltung des Uterusausführungsganges herbeizuführen vermögen, und Fälle, bei denen nach normaler Eröffnungszeit die Austreibung durch wenige, Schlag auf Schlag folgende Wehen unter stärkster Mitwirkung der Rumpfpresse bewirkt wird. Eine psychisch gesteigerte Erregbarkeit der Uterusmuskulatur dürfte bei vielen Fällen eine Rolle spielen. Ebenso ist bekannt, daß in manchen Familien die *Disposition zur Sturzgeburt in mehreren* aufeinanderfolgenden *Generationen* besteht. Geringe Größe der Frucht, geringe Weichteilwiderstände bei Mehrgebärenden, ein verhältnismäßig weites Becken sind Momente, die die Überstürzung der Geburt zu unterstützen scheinen. Bei Erstgebärenden handelt es sich in den meisten Fällen um eine Verkennung des Wehenschmerzes in der Eröffnungsperiode. Vielfach spielt auch bei außerehelich Geschwängerten der Wunsch der Verheimlichung der Geburt und in Kliniken die Scheu vor der Untersuchung durch Studenten eine Rolle.

Die *Hauptaufgabe* des Arztes bzw. der Hebamme bei einer Sturzgeburt, besonders bei einer wirklichen Gassengeburt, besteht darin, *eine Infektion der Mutter wie des Kindes zu verhindern*. Ganz besonders ist hier die *Tetanusgefahr* zu berücksichtigen.

Es wird oft nicht zu vermeiden sein, die Abnabelung behelfsmäßig mit nicht sterilen Händen und Unterbindungsmaterial vorzunehmen. Dann ist es notwendig, die schleunige Verbringung der Frau in ihre Wohnung oder ein nahe gelegenes Krankenhaus anzuordnen und dort alsbald das Versäumte nachzuholen, d. h. nach entsprechender Reinigung der Gebärenden und des Kindes die Nabelschnur neuerlich unter allen aseptischen Kautelen zu versorgen. Im übrigen bedarf die Gebärende nur der üblichen Überwachung der Nachgeburtsperiode, wonach ein etwa entstandener Dammriß versorgt werden muß.

3. Die Krampfwehen.

Während bei normalen und selbst bei zu starken Wehen deutliche Pausen zwischen den einzelnen Kontraktionen nachweisbar sind, bleibt bei Krampfwehen der Uterus das Vielfache der normalen Wehendauer in einem Kontraktionszustand. Dieser Kontraktionszustand ist entweder eine einheitliche Dauerkontraktion *(Tetanus uteri)* oder ein von ganz kurzen, keine völlige Erschlaffung erzielenden Remissionen unterbrochener *klonischer Krampf.* Die Unterscheidung der beiden Formen ist allerdings nur bei graphischer Registrierung der Wehen möglich.

Deshalb werden in praxi Krämpfe und starke Retraktionen der Corpusmuskulatur oft verwechselt, besonders dann, wenn bei starker Wehentätigkeit der Hohlmuskel sich ungewöhnlich rasch retrahiert und darum hart erscheint, oder wenn infolge reichlichen Fruchtwassers bei Anwesenheit von Zwillingen die Uteruswand dauernd stark gespannt sich anfühlt.

Krampfwehen sind *unter allen Umständen pathologisch, weil sie* einmal *die Geburt verzögern, weiter* aber durch Störung der Placentarzirkulation *das Kind in Gefahr bringen.* Krampfwehen kommen entweder bei auf nervöser oder toxischer Basis (z. B. unzeitiger Secale- oder Pituitrindarreichung) gesteigerter Erregbarkeit oder auf Grund abnorm gehäufter Reize vor. Sie sind die unmittelbare Folge einer Reizsummation. Die oben genannten Gifte wirken in beiden Richtungen. Entzündliche Veränderungen der Cervixschleimhaut, vor allem bei Gonorrhöe, Quetschung des Ausführungsganges oder eines Teils desselben beim engen Becken steigern häufig zudem die Erregbarkeit. Solange die Blase steht, schützt das leicht bewegliche Fruchtwasser die Wände des Ausführungsganges vor derartigen Reizen. Nach dem Blasensprung kann ein Krampf leichter eintreten.

Ein allgemeiner Krampfzustand ist übrigens ein seltenes Ereignis, während *partielle Krämpfe* häufiger vorkommen. Man unterscheidet die *Strictura uteri* (Krampf in der Gegend des inneren Muttermundes) und den *Trimus uteri* (Krampf des äußeren Muttermundes).

Die Strictura uteri kommt am meisten bei vorzeitigem oder sehr frühzeitigem Blasensprung zur Beobachtung, manchmal ausgelöst durch zu häufige und ungeschickte Untersuchungen.

Statt des Namens Strictura uteri spricht man in der neueren Literatur vielfach von einer *Dystokie durch den* Bandlschen *Ring* (Grenzring), der dabei gesimsartig gegen das Lumen des Fruchthalters vorspringt und die Frucht so fest umklammert, daß sie am Vorrücken gehindert wird. Nach Gammeltoft und White handelt es sich dabei um eine isolierte, auch in der Wehenpause bestehen bleibende Striktur des Bandlschen Ringes ohne Kontraktion des übrigen Hohlmuskels, während Veit und Rossa der Meinung sind, daß eine derartige Kontraktion nur bei gleichzeitiger Zusammenziehung des übrigen Hohlmuskels, also nur während einer Wehe oder eines Krampfzustandes des gesamten Hohlmuskels möglich sei. Nach unseren eigenen Beobachtungen kommt zweifellos beides vor. Von einer Dystokie durch den Bandlschen Ring sollte man aber nur dann sprechen, wenn die Kontraktion im Bereich des Grenzringes so überwiegt, daß auch in der Wehenpause und selbst in tiefer Narkose noch eine straffe Umschnürung festzustellen ist, durch die jedes Vorrücken der Frucht verhindert wird. Solche Fälle sind zweifellos sehr selten, auch in ihrer Genese noch nicht restlos aufgeklärt.

Der Krampf des äußeren Muttermundes tritt besonders leicht ein, wenn vor völliger Erweiterung des Muttermundes die Extraktion des in Beckenendlage befindlichen Kindes versucht wird. Dann ziehen sich die hart wie Holz sich anfühlenden Muttermundränder um den Hals des Kindes zusammen, um so fester, je mehr gezogen wird. Das Kind ist in solchen Fällen immer verloren und nichts wäre verkehrter, als den Widerstand des Muttermundes durch gewaltsamen Zug überwinden zu wollen. Höchstens ausgiebige Incisionen in den Muttermundsaum und tiefste Narkose sind vereinzelt imstande, noch im letzten Moment das Kind zu retten.

Die *Diagnose* der Krampfwehen bedarf nach den vorstehenden Ausführungen keiner besonderen Erörterung.

Die *Prognose* hängt zum Teil von der veranlassenden Ursache, zum großen Teil von einer richtigen Therapie ab. Gefährdet ist in erster Linie immer das Kind, weil durch den Krampf der Gasaustausch gestört wird, andererseits im Interesse der Mutter eine Befreiung des Kindes aus seiner verzweifelten Lage oft nicht mit der nötigen Schnelligkeit möglich ist. Denn *solange der Krampf besteht*, ist *jeder Entbindungsversuch* wegen der Gefahr der Uterusruptur streng *kontraindiziert*. Für die Mutter ergeben sich aus Verstößen gegen diese Vorschrift ernste Gefahren.

Die *Therapie* hat die einzige Aufgabe, so schnell wie möglich den Krampf der Uterusmuskulatur zu beseitigen. Dazu gebe man 0,02 *Morphium* s. c. und leite, wenn damit der gewünschte Erfolg nicht alsbald sich einstellt, sofort eine *tiefe Narkose* ein. Bei der BANDLschen Dystokie versagen diese Hilfsmittel und man erreicht mehr mit einer mechanischen Dehnung, die allerdings die Mutter gefährdet, wenn sie nicht mit äußerster Vorsicht vorgenommen wird. Bei Mehrgebärenden ist in solchem Fall eine Schnittentbindung mit angeschlossener supravaginaler Amputation vorzuziehen.

B. Störungen an den Hilfsapparaten des Motors.

1. Fehlerhafte Tätigkeit der Bauchpresse.

a) Bei anatomisch intakter Bauchpresse. Von allen Hilfsapparaten des Hohlmuskels ist die Rumpfbauchpresse der wichtigste. Wenn sie auch als dem Willen unterworfener Apparat jederzeit in Aktion gesetzt werden kann, so ist doch ihre Tätigkeit unter der Geburt dadurch charakterisiert, daß sie reflektorisch ausgelöst wird und für den Motor in einem Moment einspringt, in dem er wegen fortschreitender Entleerung auf das Kind keine zur Überwindung der Widerstände des Beckenbodens genügend wirksame Kraft mehr einzusetzen vermag [1]. Die Erfahrung lehrt, daß die *Tätigkeit der Bauchpresse* in hohem Grad, sowohl was Stärke wie Häufigkeit der Kontraktionen anlangt, *von dem Charakter der Wehen abhängt*. Diese geben den Reiz zur Innervierung der Bauchpresse ab. *Störungen der Uterustätigkeit wirken* daher *gleichsinnig auf die Bauchpressenkontraktion*, d. h. Stärke und Dauer der Bauchpressenaktion sind direkt proportional der Stärke und Dauer der Uteruskontraktionen und die Zahl letzterer bestimmt auch die Zahl der Bauchpressenstöße.

Danach wird verständlich, daß Wehenschwäche in der Austreibungsperiode eine gleichsinnige Störung der Bauchpressentätigkeit hervorruft. Der Wille tut dabei wenig zur Sache; denn selbst bei der Aufforderung zum Mitpressen fällt die Tätigkeit der Bauchpresse nur mangelhaft aus, wenn nicht gleichzeitig die Uteruskontraktionen besser werden; *der reflektorische Zwang überwiegt somit über die Stärke des Willensimpulses*.

Ganz ebenso ist bei zu starken Wehen der reflektorische Zwang zum Mitpressen stärker als der hemmende Willensimpuls und *keine Sturzgeburt kann durch willkürliche Hemmung der Bauchpresse* von Seiten der Kreißenden *verhindert werden*, obwohl gerade der Rumpfbauchpresse der hervorragendste Anteil an der überstürzten Austreibung zukommt. Desgleichen ist ja bekannt, daß im letzten Moment der Austreibung, wenn der Kopf am Durchschneiden ist, der Zwang zum Mitpressen selbst bei sehr vernünftigen Frauen unüberwindlich wird und ein wirksamer Schutz gegen das gewaltsame Durchpressen des Kopfes nur dadurch erzielt werden kann, daß man die Frauen zu rascher Atmung bei offenem Mund zwingt und so den Glottisverschluß, der zur wirksamen Aktion der Bauchpresse notwendig ist, aufhebt.

Gelegentlich beobachtet man bei ängstlichen Frauen, namentlich nach frühzeitigem Blasensprung, ein vorzeitiges Mitpressen. Dasselbe ist natürlich nutzlos, da die Abdichtung des Uterusausführungsganges noch nicht perfekt ist [2].

---

[1] Vgl. unter Geburtsmechanismus, S. 184.　　　[2] Vgl. S. 184.

Eine der häufigsten Ursachen mangelhafter Tätigkeit der Bauchpresse ist ihre *Ermüdung*. Neben vorzeitigem Mitpressen kommen alle Zustände, die eine besonders starke und lang dauernde Wehen- und Bauchpressentätigkeit erfordern, als Ermüdungsursachen in Frage.

b) Bei anatomisch nicht intakter Bauchpresse. Bei den bisher besprochenen Störungen liegt die Ursache außerhalb der Bauchpresse. Störungen ihrer Tätigkeit können aber auch von ihr selbst ausgehen, sei es, daß

α) die Muskulatur anatomisch nicht zu voller Leistung fähig ist, oder

β) der Reflexbogen an irgendeiner Stelle eine Unterbrechung erfahren hat, so daß die normalen Reize sie gar nicht treffen.

α) Die häufigste Ursache mangelhafter Bauchpressenaktion ist eine *Dehnung und Erschlaffung der Muskeln*, vor allem der Recti. Leichte Grade ungenügender Funktion *infolge mangelhafter Entwicklung* und mangelhaften Schwangerschaftswachstums finden sich nicht selten bei asthenischen Individuen; die hohen Grade beruhen gewöhnlich auf *Hängebauch* und besonders starker *Rectusdiastase*. Beim Hängebauch vermögen die Muskeln sich überhaupt nicht so zu verkürzen, daß eine wesentliche Steigerung des Uterusinnendruckes durch ein Plus des Bauchpressendruckes zustandekäme. Bei starker Rectusdiastase weicht der Uterus in den Spalt zwischen den beiden Recti aus und es geht auch bei geringeren Graden durch die schwache Stelle, die ausgebuchtet wird, ein größerer Teil des nach Art des hydraulischen Druckes übertragenen Bauchpressendruckes verloren. Ganz ähnlich wirken andere schwache Stellen der Bauchwand, große Narben, Leistenhernien, ein Spaltbecken. Alle diese Zustände sind natürlich doppelt schwerwiegend, wenn gleichzeitig Wehenschwäche in der Austreibungsperiode eintritt. Eine seltene Störung entsteht durch Zerreißungen der Recti und bei hoher Schmerzhaftigkeit der Kontraktionen infolge eines Muskelhämatoms.

β) Der *Reflexbogen* kann irgendwie *unterbrochen* sein oder es kann der normale Reflex durch einen anderen hemmenden teilweise oder ganz aufgehoben sein.

In ersterer Hinsicht sind am schwerwiegendsten die *Querschnittsläsionen* des Rückenmarks, die alle Bauchpressenmuskeln außer Tätigkeit setzen, wenn sie oberhalb des 7. Dorsalsegments sitzen. Sonst richtet sich der Grad der Störung natürlich ganz nach dem Sitz der Läsion im Rückenmark oder nach den Nerven und Nervenfasern, die etwa infolge einer *Polyneuritis* leitungsunfähig geworden sind. Es ist interessant, daß auch bei Querschnittsläsionen eine spontane Austreibung der Frucht meistens gelingt. Bei der Tabes sitzt die Unterbrechung des Reflexbogens natürlich im sensiblen Teil, sie trifft aber selten alle Bauchmuskeln. Auch nach vollständiger Querschnittsunterbrechung im Rückenmark kann übrigens von einer völligen Ausschaltung der Rumpfpresse keine Rede sein, da mindestens das Zwerchfell und die auxiliaren Atemmuskeln intakt bleiben. Andernfalls wäre ja eine Fortdauer des Lebens nicht möglich.

Eine *Reflexhemmung* kann entweder durch die Angst der Gebärenden vor Schmerz oder durch den Schmerz selbst hervorgerufen sein. Auftreibung der Intestina, starke Füllung der Blase, des Rectums wirkt auf die Bauchpressentätigkeit hemmend.

c) Eine zu starke Tätigkeit der Bauchpresse kommt fast nur bei zu starker Wehentätigkeit (Partus praecipitatus) oder durch den Schmerz beim Durchpressen des Kopfes, in beiden Fällen also auf reflektorischem Weg ausgelöst, zustande.

Die *Diagnose* der verschiedensten hier erwähnten Störungen ist leicht, wenn nur mit genügender Aufmerksamkeit beobachtet und der allgemeine Körperzustand der Gebärenden mit in Betracht gezogen wird.

Die *Prognose* hängt wesentlich von der Ätiologie ab (vgl. oben).

Therapie. Bei Überdehnung, Erschlaffung und Rectusdiastase erreicht man viel durch einen festen Wickelverband um die Bauchdecken. Bei Überfüllung von Blase und Darm wirkt ihre Entleerung Wunder. Machtlos ist die Therapie natürlich in Fällen von Lähmung der Muskulatur.

Ergeben sich aus der mangelhaften Tätigkeit der Bauchpresse und der unvermeidlich davon abhängigen Verlängerung der Austreibungsperiode Gefahren für die Mutter oder das Kind, dann ist natürlich die ungenügende oder fehlende Druckkraft künstlich durch Zug von unten (manuelle oder Zangenextraktion) oder durch konzentrierten Druck auf den Uterusfundes (Expression) [1] zu ersetzen.

---

[1] Vgl. S. 722.

2. Fehler in den Verankerungen und Abdichtungen.

Die Verankerungen und Abdichtungen des Gebärapparates gehören zwar nicht direkt zu den austreibenden Faktoren, ihre normale Anordnung und Funktion ist aber für ein tadelloses Ansprechen der motorischen Apparate von so großer Bedeutung, daß Fehler an ihnen auch die motorische Funktion des eigentlichen Austreibungsapparates stören. Dienen die Verankerungen zur Feststellung des Motors (des sich entleerenden Uterus) und damit zu einer Begrenzung der Retraktion nach oben sowie der Wahrung des Bauchzusammenschlusses, so ermöglichen erst die Abdichtungen des Geburtskanals gegen die Beckenwand und damit des Beckens gegen die freie Bauchhöhle eine wirksame Unterstützung des Uterus durch die Bauchpresse. Wer diese Tatsachen in ihrer Bedeutung sich genügend klargemacht hat[1], versteht ohne weiteres, daß ihre Insuffizienz zu mehr oder minder schweren Störungen der austreibenden Funktion des Uterus und der Bauchpresse wie des Zusammenwirkens beider führen muß. Je größer die Widerstände, die überwunden werden müssen, um so unangenehmer werden die Folgen sein.

Die Verankerungen sind entweder primär mangelhaft infolge schlechter Anlage oder sie sind insuffizient geworden durch Krankheiten (besonders solche mit allgemeinen Gewebeschwund) oder durch Überdehnung infolge zu häufiger Beanspruchung. Asthenische Individuen, vor allem Splanchnoptotikerinnen haben ganz gewöhnlich schlechte Befestigungsapparate des Gebärorgans und es ist vor der Geburt nicht leicht abzusehen, ob die Schwangerschaftshypertrophie, an der auch die Verankerungen teilnehmen, ausreichen wird, das Manko wettzumachen. Bei Vergiftungen, bei mit Kachexie verbundenen Erkrankungen Schwangerer, oft schon nach einer längeren Infektionskrankheit ist mit einer herabgesetzten Widerstandsfähigkeit der Verankerungen von vornherein zu rechnen. Bei Vielgebärenden finden sich schlaffe Verankerungen besonders dann, wenn ungenügende Schonung im Wochenbett, rasche Kinderfolge, vielleicht noch mangelhafte Ernährung dem Gewebe zur nötigen Involution und Erholung nicht Zeit gelassen haben.

Intra partum ist zunächst am wichtigsten derjenige Teil der Verankerungen, der die Feststellung des Hohlmuskels bewirkt. Denn nur durch eine Begrenzung der Retraktion nach oben ist eine wirksame Propulsion der Frucht möglich. Sind die Verankerungen des Uterusausführungsgangs insuffizient, dann ist einmal die Fixation des Uterus nach oben um ein Hilfsmittel ärmer, weiter aber rücken auch die Teile des Ausführungsgangs im Sinne der Longitudinaldehnung auseinander und kommen dadurch in die freie Bauchhöhle, wodurch wieder die Abdichtung Schaden leidet.

Verankerungen und Abdichtungen sind funktionell wie anatomisch *so innig* miteinander *verbunden, daß auch ihre Störungen Hand in Hand gehen.* Wo infolge von Schlaffheit der Gewebe die Verankerung ungenügend ist, da leidet auch die Abdichtung des Ausführungsgangs Schaden. Damit aber fällt eine wirksame Übertragung des Bauchpressenüberdrucks auf den Uterusinhalt weg — mit anderen Worten: *die Geburt wird verzögert.* Diese Geburtsverzögerung ist es, die unter Umständen aus mütterlicher oder kindlicher Indikation eine künstliche Entbindung notwendig macht.

II. Geburtsstörungen durch Anomalien des Geburtskanals.

Wie wir im physiologischen Teil ausführlich auseinandergesetzt haben, ist die Frucht im Geburtskanal zwangsläufig. Der normale Ablauf der Geburt ist von der Form und Größe des Geburtskanals in hohem Grade mitbestimmt. Es ist danach verständlich, daß abnorme Form- und Größenverhältnisse des Geburtsweges den Ablauf der Geburt stören müssen. Wir haben ja schon erwähnt, wie selbst so geringfügige Abweichungen, wie eine spitzere Form des Schambogens oder ein veränderter Widerstand der Weichteile des Beckenbodens imstande sind, nicht allein die Form des gebogenen Abschnitts des Geburtskanals, die Stelle der Abbiegung, sondern auch den ganzen Austrittsmechanismus zu verändern. Die Grenze gegen die Pathologie ist natürlich auch hier eine unscharfe. Bei höheren Graden hierher gehöriger Störungen macht sich aber gegenüber allen physiologischen Variationen noch ein gewaltiger Unterschied bemerkbar. Während bei der physiologischen Geburt dem knöchernen Becken keine große Bedeutung für den Geburtsmechanismus und vor allem für den Erfolg der Geburt zukommt, ist *unter pathologischen Verhältnissen die Bedeutung des knöchernen Geburtskanals oftmals eine* weit alle anderen Faktoren *überragende.* Es ist deshalb notwendig, daß wir zunächst einmal die Störungen, die durch die abnorme Beschaffenheit des knöchernen Rahmens des Geburtskanals hervorgerufen werden, für sich betrachten, um so mehr, als die dabei entstehenden Geburtsstörungen meist außerordentlich charakteristisch sind.

A. Anomalien des knöchernen Beckens.

Schon unter normalen Verhältnissen sind die individuellen Unterschiede, wie im gesamten Knochenbau so auch im Aufbau des Beckens, außerordentlich groß und vielfältig. So wenig ein Antlitz dem anderen gleicht, ebensowenig ein Becken dem anderen.

---

[1] Vgl. Lehre vom Geburtsmechanismus, S. 184.

Im allgemeinen ist festgestellt, daß kaum eines unter 5000 Becken vollkommen symmetrisch ist (TRAMOND); geburtshilflich bedeutsamer sind Unterschiede in der Größe des Kreuzbeins, im Stand des Promontoriums, in Neigung und Höhe der Symphyse, Ausbildung des Symphysenknorpels. Das Becken entspricht im allgemeinen dem gesamten Körperbau des Individuums; das bedarf keiner weiteren Ausführungen. *Neben* solchen *individuellen* spielen aber *Rassenunterschiede* eine größere Rolle, trotzdem man ihnen verhältnismäßig wenig Aufmerksamkeit gewidmet hat. Man schreibt den Engländerinnen die weitesten, den deutschen Frauen die rundesten Becken und den Französinnen einen kleinen Beckeneingang bei relativ weitem Beckenkanal und zartem Knochenbau zu. Bekannt ist ferner, daß Jüdinnen häufig enge Becken haben. Neben derartigen, am Individuum und der Rasse gelegenen Momenten kommen aber allerlei während des extrauterinen Lebens wirksame Einflüsse (Aufzuchtschäden, Krankheiten, Traumen, Übertreibungen im Sport) dazu, Form und Größe des Beckens oder die Struktur einzelner Knochen aus der physiologischen Schwankungsbreite ins Pathologische zu verändern.

Für den praktischen Geburtshelfer beansprucht vor allem das enge Becken größtes Interesse.

Die Geburt beim engen Becken.

Die überragende geburtsmechanische Bedeutung des engen Beckens hat erst die neuere Geburtshilfe erkannt. Noch vor etwas mehr als zwei Jahrhunderten wußte man von seiner Existenz nichts und deutete die schweren, oft tödlichen Folgen der Beckenverengerung falsch, weil man in der von den alten Griechen übernommenen Irrlehre befangen war, daß das Becken unter der Geburt in der Schamfuge auseinanderklaffe. Zwar hatte bereits 1572 ARANTIUS, ein Schüler VESALS, auf die Beckenverengerung und ihre geburtshilfliche Bedeutung aufmerksam gemacht, seine Lehre hat sich aber keine Anerkennung erworben und wurde vergessen, bis es DEVENTER 1701 gelang, dem engen Becken zur wissenschaftlichen Anerkennung zu verhelfen. Deutsche Geburtshelfer haben dann in wissenschaftlicher Gründlichkeit die Lehre vom engen Becken immer weiter ausgebaut. Neben STEIN D. ÄLT., KILIAN, NÄGELE, HOHL seien besonders MICHAELIS und LITZMANN (1861) als Schöpfer einer heute noch brauchbaren Systematik genannt, denen in neuester Zeit noch SCHAUTA sowie vor allem BREUS-KOLISKO mit ihren ätiologisch und genetisch fundierten Einteilungen an die Seite zu stellen sind. So wichtig vor allem das Werk von BREUS-KOLISKO für den Forscher ist, für den praktischen Geburtshelfer hat die LITZMANNsche Einteilung, die Form und Grad der Beckenverengerung zur Grundlage nimmt, bis heute sich als brauchbar erwiesen. Wir werden sie daher mit geringer Abänderung auch unserer Besprechung zugrunde legen.

Allgemeines über Grade und Formen des engen Beckens.

Vom geburtsmechanischen Standpunkt ist jedes Becken als eng zu bezeichnen, das entweder direkt die Passage des Kindes durch den Beckenkanal mechanisch verhindert oder indirekt den normalen Ablauf des Geburtsvorganges gefährdet, indem es das erforderliche Ineinandergreifen der verschiedenen Geburtsfaktoren verhindert oder erschwert. Kommen Beckenverengerungen höheren Grades auch nur in 3—5% aller Fälle vor, so ist die Häufigkeit des engen Beckens an sich viel größer (14—20%), wobei zur Einreihung unter den *Begriff des engen Beckens die Verkürzung eines der Hauptdurchmesser des kleinen Beckens um* $1^1/_2$—2 *cm* verlangt wird. Man darf aber auch auf diese Zahlenangabe kein zu großes Gewicht legen, denn *in Wirklichkeit kommt es nur auf das relative Mißverhältnis zwischen einem bestimmten Becken und einem bestimmten Kopf an,* wobei absolute Maße eine ganz untergeordnete Rolle spielen können.

Neben dem Grad der Verengerung interessiert uns *geburtsmechanisch vor allem die Formveränderung,* die durch die Verkürzung bestimmter Durchmesser dem knöchernen und damit auch dem weichen Geburtskanal aufgezwungen wird. Die Ätiologie dieser Veränderung ist für unsere Betrachtung zunächst belanglos. Grad und Form der Verengerung dürfen freilich nur bedingungsweise voneinander getrennt werden; denn bei gleichem Grad der Verengerung ist oftmals die Form von ausschlaggebender Bedeutung für den tatsächlichen Verlauf der Geburt. Es ist deshalb wichtig, sich nicht zu sehr auf das Zentimetermaß zu verlassen, sondern vor allem *danach zu streben, eine gute räumliche Vorstellung von dem Becken zu bekommen, wenn man den Verlauf der Geburt auch nur einigermaßen vorhersehen will.* Trotzdem ist ein praktisches Bedürfnis vorhanden, nach Erfahrungsgrundsätzen verschiedene Grade der Beckenverengerung zu unterscheiden, die vor allem im therapeutischen Handeln gewisse Schranken ziehen, wenn auch nicht zu verkennen ist, daß mit dem Ausbau chirurgisch-geburtshilflicher Technik die scharfe Abgrenzung der verschiedenen Grade für die Therapie an Bedeutung verloren hat. Doch gilt das nur für die klinische Geburtshilfe, während für den praktischen Arzt eine gewisse Fixierung der therapeutischen Möglichkeiten, je nach dem Grad der Beckenverengerung, immer wünschenswert bleiben wird.

Grade der Beckenverengerung. Wir unterscheiden in Anlehnung an das von LITZMANN zunächst für das platte Becken gegebene Schema 4 Grade der Verengerung, wobei das Maß der Conjugata vera des Beckeneinganges zur Unterscheidung dient [1].

1. Grad der Beckenverengerung = Conjugata vera 9 cm und mehr. Die spontane Geburt eines lebenden reifen Kindes erfolgt in der Regel ohne besondere Schwierigkeiten; solche machen sich nur bemerkbar, wenn das Kind besonders groß ist oder die treibenden Kräfte zu wünschen übrig lassen. Daraus erklärt sich auch, daß bei so geringgradigen Beckenverengerungen Geburtsstörungen eher bei Multiparen als bei Primiparen vorkommen.

2. Grad der Beckenverengerung = Conjugata vera 9—7¹/₂ cm. Damit sind die Beckenverengerungen zusammengefaßt, bei denen unter sonst günstigen Verhältnissen äußerstenfalls noch ein lebendes Kind per vias naturales geboren werden kann. Während aber bei einer Conjugata vera von 8—9 cm bei durchschnittlich entwickeltem Kind und guten Wehen diese Spontangeburt fast regelmäßig, wenn auch unter vielleicht beträchtlicher Verlängerung der Geburtsdauer, erwartet werden kann, ist bei einer Conjugata vera von 7¹/₂—8 cm die Spontangeburt nur unter besonders günstigen Verhältnissen (gut konfigurablem Schädel eines mäßig großen Kindes, kräftiger Wehentätigkeit) zu erwarten. Auch die Form der Beckenverengerung spielt dabei eine große Rolle.

3. Grad der Beckenverengerung = Conjugata vera von 7¹/₂—5¹/₂ cm. An der oberen Grenze kann gelegentlich, namentlich bei unreifem Kinde, die Entbindung auf natürlichem Wege gelingen; gewöhnlich ist aber auf diesem Weg die Geburt nur durch Verkleinerung des kindlichen Schädels zu erreichen. An der unteren Grenze können sogar trotz solcher Verkleinerung und selbst unter Zuhilfenahme der Kleidotomie beträchtliche Schwierigkeiten und damit Gefahren für die Mutter sich ergeben. Ein lebendes Kind ist mit Sicherheit nur durch eine abdominale Schnittentbindung zu erzielen *(relative Indikation zum Kaiserschnitt).*

4. Grad der Beckenverengerung = Conjugata vera unter 5,5 cm. Auch das Durchziehen eines völlig zerstückelten und verkleinerten Kindes durch das Becken ist unmöglich oder mit solcher Gefährdung der Mutter verbunden, daß selbst der Versuch dazu unterbleiben muß. Eine Entwicklung des Kindes ist nur unter Umgehung des natürlichen Geburtsweges durch die abdominale Schnittentbindung möglich. Man spricht daher auch von *absoluter Beckenenge* und *absoluter Indikation zum Kaiserschnitt.*

Diese Gradeinteilung ist natürlich insofern willkürlich, als die Grenzfälle mit gleichem Recht in die eine wie die andere Gruppe eingereiht werden können. Die praktische Bedeutung allzu subtiler Differenzierungen ist aber nicht groß, weil Fehlerquellen der Messung selbst wie außerhalb des Beckens liegende Faktoren (Wehenkraft, Größe und Konfigurabilität des Kopfes) immer in die Rechnung eingesetzt werden müssen. Andere Autoren nehmen etwas abweichende Grenzen an, doch wollen wir darauf gar nicht eingehen.

Aus der Einteilung geht jedenfalls hervor, daß *in der zweiten Gruppe des eigentliche Problem der Geburt beim engen Becken eingeschlossen ist.* Es bedarf natürlich keines großen Scharfsinnes, bei einer Beckenverengerung 1. Grades beruhigt abzuwarten, und es ist keine Kunst, beim engen Becken 3. und 4. Grades die Entscheidung für die Geburtsleitung zu treffen. Dagegen kann es *außerordentlich schwierig* sein, beim engen Becken 2. Grades, gleichgültig, ob man die Grenzen etwas enger oder weiter zieht, *die Geburt so zu leiten, daß weder Mutter noch Kind Schaden leiden.* Hier gibt es keine Schemata, an die man sich ein- für allemal halten kann. Bloße Routine vermag wohl manchen Fehler zu verdecken. Die richtige Geburtsleitung kann aber nur auf einem tieferen Verständnis aller Eigentümlichkeiten des Geburtsvorganges beim engen Becken aufgebaut werden. —

Schon geringe Erfahrung lehrt, daß es mit der Bestimmung des Grades der Beckenverengerung nicht getan ist, sondern daß daneben auch die Form der Beckenverengerung

---

[1] Das Maß der Conjugata zum Einteilungsprinzip zu machen, ist deshalb erlaubt, weil es bei den praktisch wichtigen Formen des engen Beckens von ausschlaggebender Bedeutung ist. Quer verengte Becken hohen Grades sind außerordentlich selten, zudem ihre Beurteilung auf eine Gebärmöglichkeit per vias naturales insofern sehr leicht, als die Möglichkeit, eine nicht zu große Faust zwischen den Tubera ossis ischii durchzuzwängen, darüber genügend Aufschluß gibt. Bei unregelmäßig verengten Becken und beim osteomalacischen Becken spielt das einzelne Maß überhaupt keine Rolle, sondern es kommt hier lediglich auf die gesamte Veränderung des Beckenraumes an.

den Geburtsmechanismus in entscheidender Weise beeinflußt. Eine wirklich vollkommene Vorstellung von der Form der Beckenverengerung kann man freilich nur auf Grund einer genauen Austastung des gesamten Beckenraumes gewinnen, die große Übung und Erfahrung erfordert. Gewisse Formdifferenzen und danach aufgestellte Typen sind aber auch einer Feststellung durch den weniger Geübten leicht zugänglich.

Einteilung des engen Beckens nach der Form der Verengerung.

Wir wählen, in Anlehnung an LITZMANN, das folgende Schema:

A. Enge Becken ohne Abweichung der Form (allgemein gleichmäßig verengte Becken).

B. Enge Becken mit veränderter Form.

    I. Gerad verengte Becken; hierher gehören das

        1. einfach platte Becken,

        2. rachitisch platte Becken,

        3. allgemein verengte platte Becken,

        4. spondylolisthetische Becken.

    II. Quer verengte Becken; die wichtigsten Formen sind:

        1. das ankylotisch quer verengte Becken,

        2. das kyphotisch quer verengte Becken,

        3. das Trichterbecken.

    III. Schräg verengte Becken.

    IV. Unregelmäßig verengte Becken, worunter die durch Knochengeschwülste verengten Becken und das osteomalacische Becken gehören.

Diese Einteilung reicht für die Bedürfnisse des praktischen Arztes vollständig aus, trotzdem sie nicht erschöpfend ist und insbesondere ätiologischen Gesichtspunkten nicht gerecht wird.

A. Das allgemein gleichmäßig verengte Becken.

Wie der Name sagt, ist dieses Becken nur *eine verkleinerte Ausgabe des normalen Beckens*; alle Durchmesser sind annähernd gleichmäßig um 1—2 und mehr cm verkürzt (Abb. 320 in Vergleich zu 319).

Leichte Grade der Allgemeinverengerung sind außerordentlich häufig und spielen praktisch nur deshalb keine Rolle, weil gewöhnlich auch die Kinder etwas kleiner sind, als dem Durchschnitt entspricht. Trägerinnen eines allgemein verengten Beckens sind gewöhnlich verhältnismäßig kleine Menschen von grazilem Knochenbau.

Den höchsten Grad allgemein gleichmäßiger Verengerung zeigt das Becken der wohlproportionierten Zwerge. Man spricht in solchen Fällen von *Zwergbecken (Pelvis nana)*. Seine praktische Bedeutung ist gering, weil diese Zwerge gewöhnlich nur untereinander heiraten und auch die aus solchen Ehen hervorgehenden Kinder entsprechend klein sind.

Übrigens findet man nicht selten auch allgemein verengte Becken mit nicht ganz gleichmäßiger Verengerung. Praktisch am wichtigsten unter diesen Formen ist *das infantile Becken,* das mehr oder minder ausgeprägt die kindlichen Proportionen behalten hat. Durch das Erhaltenbleiben des dem Kinde eigentümlichen schmalen Kreuzbeins tritt hier zu der allgemeinen Verengerung eine ganz leicht trichterförmige Querverengerung, die am Beckenausgang in einer Verkürzung der Distantia trochanterum und in einem engen Schambogen sich bemerkbar macht (Abb. 321). Zum Unterschied von anderen Formen der Querverengerung findet man hier regelmäßig vor der ersten Gravidität einen Uterus von mehr oder minder ausgesprochen infantilen Proportionen, sowie schlecht ausgebildete sekundäre Geschlechtsmerkmale (mangelhafte Behaarung, kleine Brüste mit spitzen Warzen, Muldendamm) und hört von derartigen Frauen sehr häufig die Klage über heftige Dysmenorrhöe. Manchmal sind bei derartigen Frauen schon äußerlich die Hüften auffallend schmal.

Beim rein infantilen Becken sind die einzelnen Knochen grazil. Eine sonst ganz ähnliche Form des Beckens, die sich aber im Gegenteil durch Derbheit der Knochen unterscheidet, ist *das virile Becken,* bei dem häufig der 5. Lendenwirbel mit dem Kreuzbein fest verbunden ist (= hohes Assimilationsbecken nach BREUS-KOLISKO). Nicht immer, aber häufig zeigen die Trägerinnen solcher Becken auch virile Merkmale in der Behaarung des Körpers.

Allgemein, gleichzeitig aber unregelmäßig verengt ist ferner *das chondrodystrophische Becken,* die Folge einer Chondrodystrophia fetalis, die neben der extrauterinen Rachtitis für die meisten Fälle unproportionierten Zwergwuchses verantwortlich zu machen ist. Beim Kretinismus, einem von einer

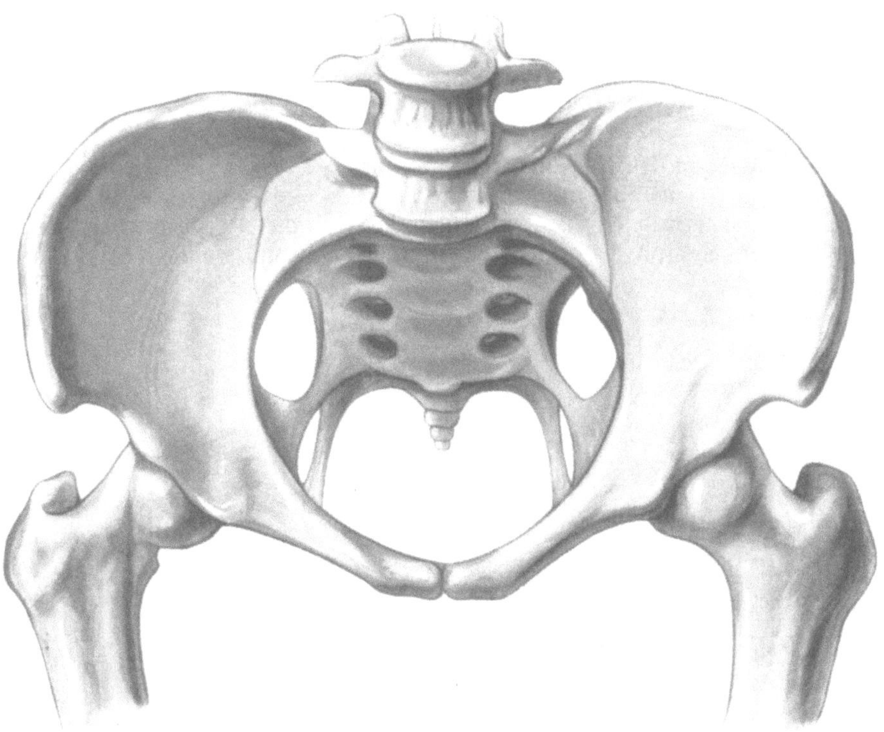

Abb. 319 Normalfigur des weiblichen Beckens.
Sämtliche folgende Abbildungen von Beckenanomalien sind in derselben Stellung und in demselben Größenverhältnis angefertigt,
wie die obenstehende Normalfigur und können also mit dieser verglichen werden.

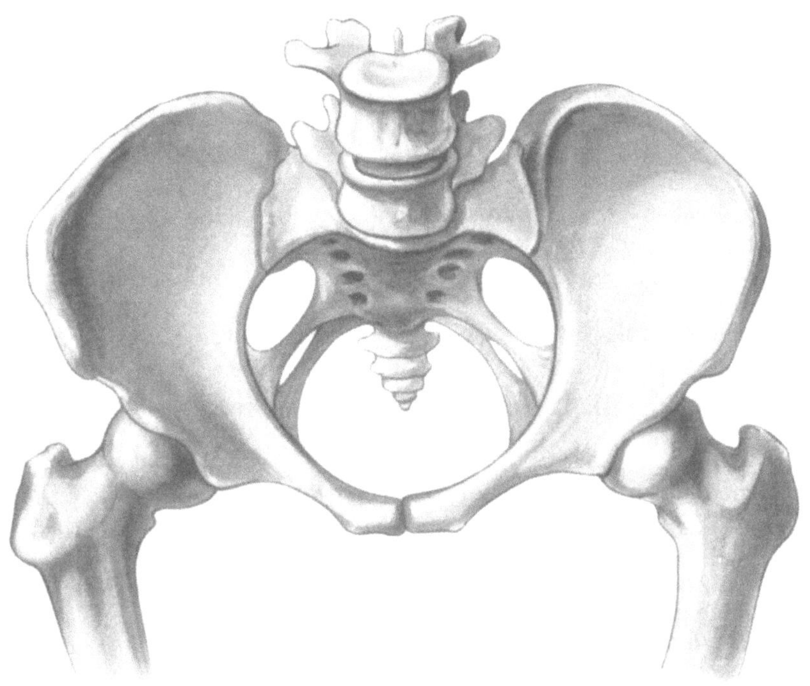

Abb. 320. Allgemein gleichmäßig verengtes Becken.

Hypoplasie der Schilddrüse abhängigen Zwergwuchs, finden sich sowohl gleichmäßig wie ungleichmäßig verengte Becken[1].

Diagnose des allgemein verengten Beckens an der Lebenden. Die äußeren Beckenmaße zeigen sämtlich gegenüber der Norm ein Zurückbleiben um 2—3 cm. Beim infantilen Becken ist die Verkürzung der äußeren Querdurchmesser besonders auffallend.

Bei der Austastung des Beckens findet man *neben* einer *Verkürzung der Conjugata vera* eine *verminderte Querspannung* des vorderen Beckenhalbringes (Abb. 114); auch der *Scham*bogen ist etwas *enger.* Die Höhe der Symphyse ist gewöhnlich nicht besonders groß, der Symphysenknorpel springt gemeinhin wenig vor. Der Ausguß

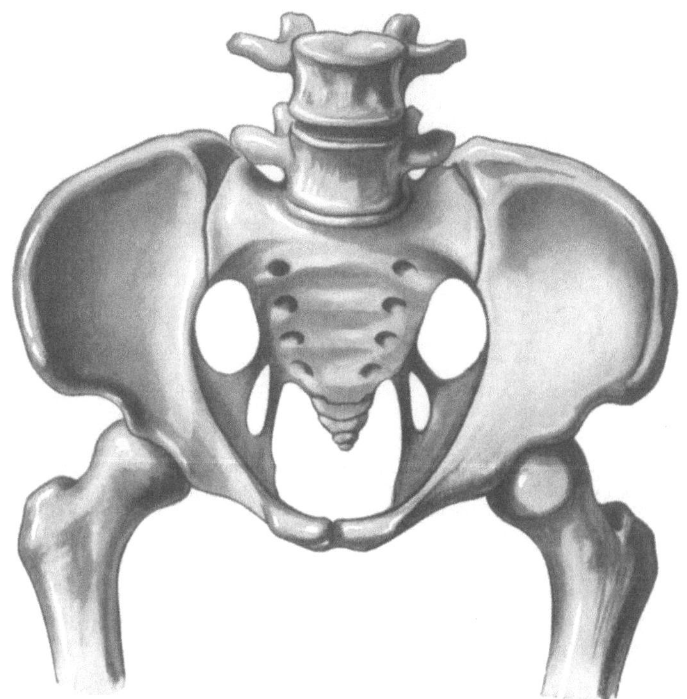

Abb. 321. Infantiles allgemein verengtes Becken.

des knöchernen Beckens wie des Muskelbeckens stellt sich als eine verkleinerte Ausgabe des normalen Beckens dar.

Eine im Verhältnis zur allgemeinen Verengerung auffallende Verkürzung der Distantia tuberorum bei zarten Knochen charakterisiert das infantile Becken, bei derben Knochen das virile Becken.

B. I. Gerad verengte Becken.

1. Das einfach platte Becken.

Bei einfach platten Becken sind *die geraden Durchmesser aller Beckenebenen,* hauptsächlich aber der gerade Durchmesser des Beckeneinganges *verkürzt.* Die übrigen Durchmesser sind normal, zumeist sogar etwas vergrößert (Abb. 322).

Die Knochen zeigen keine Abweichung der Form oder Struktur, zeichnen sich aber zuweilen durch eine gewisse Kleinheit aus. Die Ab*plattung* des Beckens kommt *dadurch* zustande, *daß das Kreuzbein tiefer zwischen die Hüftbeine und nach vorne gesunken ist,* ohne aber sonst seine Gestalt verändert zu haben. Die äußeren Quermaße des Beckens sind wie beim normalen Becken.

---

[1] Über das rachitische Zwergbecken vgl. S. 446.

Die Verengerung ist meist nicht stark, das Maß der Conjuguta liegt nur selten
unter 8,5 cm. Zuweilen findet sich ein doppeltes Promontorium, das dadurch zustande
kommt, daß die Verbindung zwischen dem ersten und zweiten Kreuzbeinwirbel abnorm
vorspringt. Dieser Vorsprung kann dann der Symphyse näherliegen als das wahre.
Promontorium, so daß die Conjugata vera obstetrica der Entfernung des Symphysenknorpels von diesem *falschen Promontorium* entspricht.

Das einfach platte Becken ist verhältnismäßig häufig. Seine Ursache ist dunkel.
Vielleicht spielt schwere Arbeit in der Jugend eine Rolle bei seinem Entstehen. Wir
selbst neigen zu der Ansicht derjenigen Autoren, die in der einfachen Plattheit
nur einen sehr geringen Grad rachitischer Beckenerkrankung sehen. Für die *Diagnose*

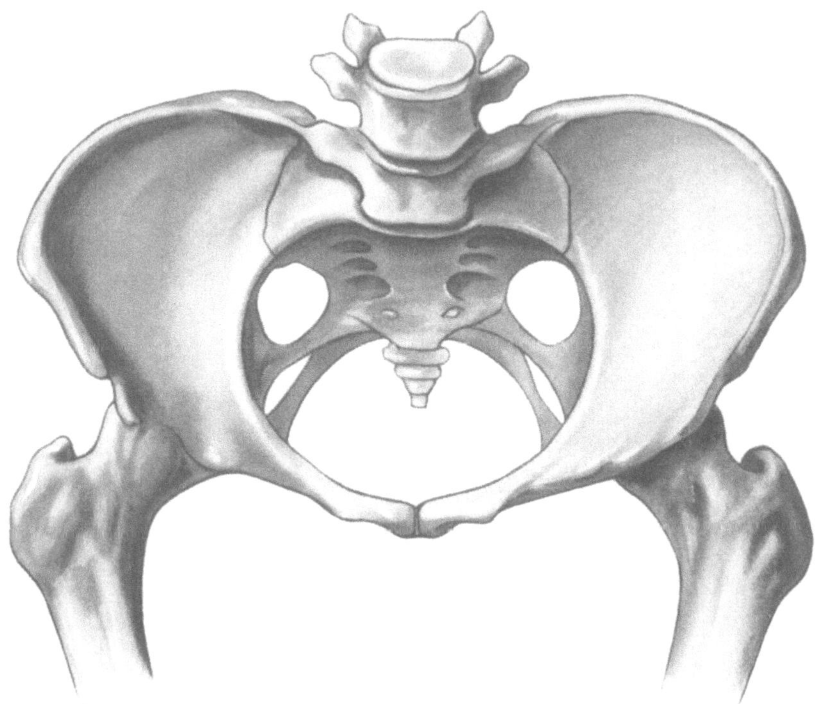

Abb. 322. Einfach plattes Becken.

geben Anamnese und Körperbau keine Anhaltspunkte. Dagegen weist die Beckenmessung, insbesondere die Bestimmung der Conjugata diagonalis den Grad der Verengerung mit Sicherheit nach. Zur Unterscheidung des einfach platten Beckens vom
rachitisch platten Becken dient die *normale Form des Schambogens*, die *normale Krümmung des Kreuzbeines* und das Fehlen einer Verringerung der Differenz zwischen Distantia spinarum und cristarum.

Zu den einfach platten Becken gehört auch *das doppelseitige Luxationsbecken,* das man bei Frauen
mit doppelseitiger, angeborener Hüftgelenkluxation findet. Die Geradverengerung ist hier eine Belastungs-
difformität. Die Verkürzung der Conjugata ist meist nur gering (1—2 cm), so daß Geburtsstörungen dadurch
kaum zustande kommen.

Die *Diagnose* des doppelseitigen Luxationsbeckens ist sehr *leicht.* Man erkennt derartige Patientinnen
schon an ihrem *watschelnden Gang,* der vermehrten Lordose der Lendenwirbelsäule und den breiten Hüften.
Die Beckenneigung ist gewöhnlich auffallend vermehrt.

2. Das rachitisch platte Becken.

Die *Geradverengerung* ist hier *ausschließlich auf den geraden Durchmesser des Beckeneingangs beschränkt,* während sowohl die geraden Durchmesser der übrigen Beckenebenen, wie die Querdurchmesser größer (bei sehr hochgradiger Beckenverengerung
mindestens relativ größer) sind (Abb. 323). Der *Beckenausgang* ist *weiter als normal,*

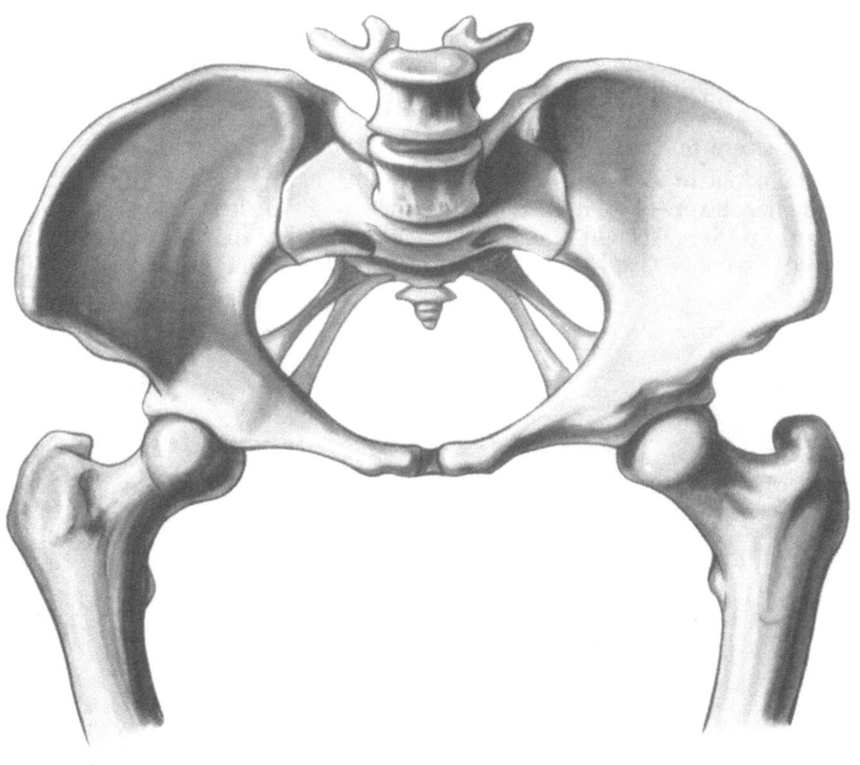

Abb. 323. Rachitisch plattes Becken.

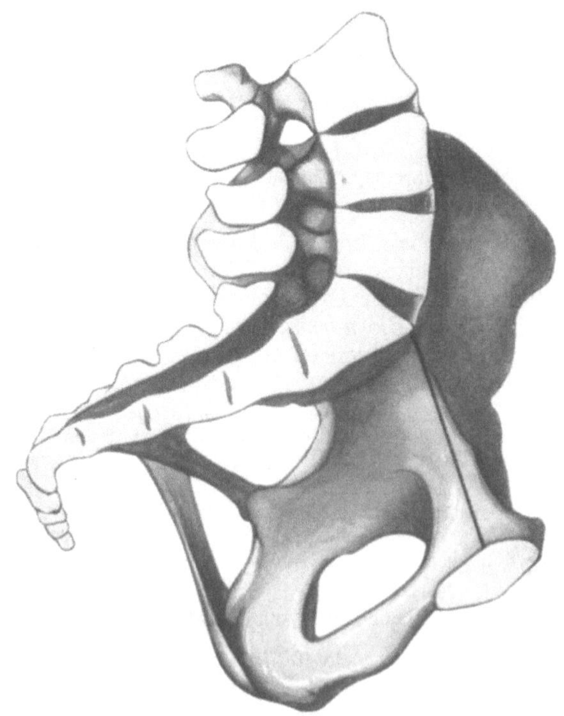

Abb. 324. Sagittalschnitt durch ein rachitisch plattes Becken. Eingezeichnet die Conjugata vera obstetrica.

und zwar ist die Weitung des Schambogens um so deutlicher, je ausgesprochener die rachitischen Veränderungen als solche sind.

Diese charakteristischen Unterschiede gegenüber dem einfach platten Becken kommen dadurch zustande, daß infolge der Rachitis das *Kreuzbein* nicht nur tiefer zwischen die Darmbeine hineingesunken, sondern gleichzeitig *um seine Querachse derart gedreht ist,* daß das Steißbein nach hinten ausweicht. Die Querkrümmung des Kreuzbeins ist aufgehoben, wodurch das *Kreuzbein ganz flach* erscheint. Bei höheren

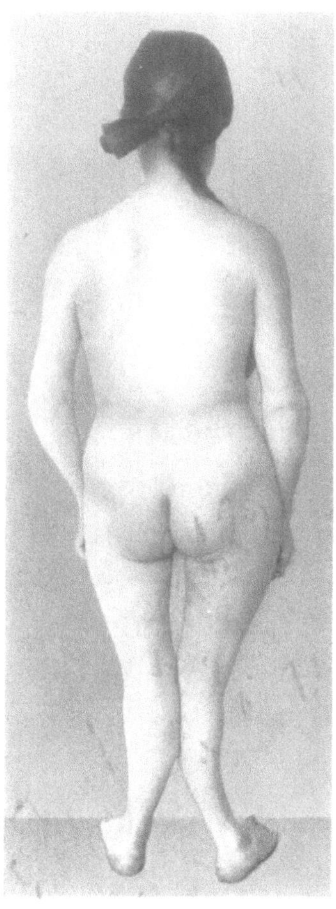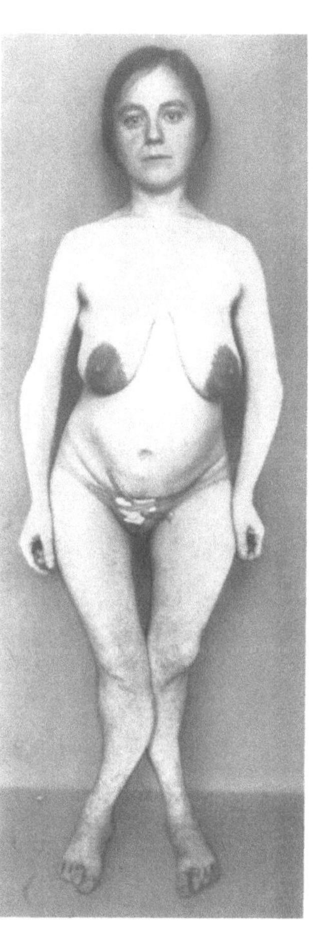

Abb. 325.   Abb. 326.

Erstgebärende mit rachitisch plattem Becken 4. Grades.

Graden der Erkrankung ist *der unterste Teil des Kreuzbeins* zusammen mit dem Steißbein als Folge des Zuges der Ligamenta sacra-spinosa und sacra-tuberosa deutlich, oft geradezu rechtwinklig *nach vorne abgeknickt* (Abb. 324). Dadurch, daß das Kreuzbein tiefer steht und gleichzeitig nach vorne gesunken ist, stehen die Spinae posteriores höher, die Entfernung zwischen den Darmbeinkämmen und untersten Rippen ist geringer, der Bauchraum dadurch in toto verkürzt (Abb. 324 u. 325).

Sehr charakteristisch ist auch die *Formveränderung der Darmbeinschaufeln.* Sie sind in toto kleiner als normal, erscheinen aber durch das Hineinsinken des Kreuzbeinkeils unter der Gegenwirkung des Bauchmuskelzuges so gedreht, daß die spina anterior superior weiter nach außen rückt (Abb. 323). Der *Darmbeinkamm* verläuft *flacher.* Als weitere Folge der veränderten Stellung der Darmbeine ergibt sich eine andersartige Belastung der Hüftgelenke, die zu einem Auseinanderweichen der Sitzbeine führt. Die Spinae und Tubera ossis ischii stehen weiter voneinander ab, der *Schambogen* wird dadurch ebenfalls *weiter,* der gesamte Beckenraum erscheint niedrig (Abb. 329).

Diese starken Veränderungen des Beckens erklären sich daraus, daß die Rachitis, eine Erkrankung des ganz jugendlichen, lebhaft wachsenden Organismus, ausgezeichnet ist durch eine Steigerung aller Wucherungsvorgänge und Verminderung der Verkalkung in den wachsenden Knochen. Die Rachitis ist ja in der Hauptsache eine Avitaminose (Mangel an Vitamin D), wozu gewöhnlich noch hormonale Störungen von Seiten der Thymus- und der Epithelkörperchen treten. Die Erkrankung tritt meist in den ersten Lebensjahren auf und wird in ihren leichtesten Graden häufig genug verkannt. Sobald das Kind zu laufen anfängt, wird dann in erster Linie die Textur des Beckens durch die Belastung gestört.

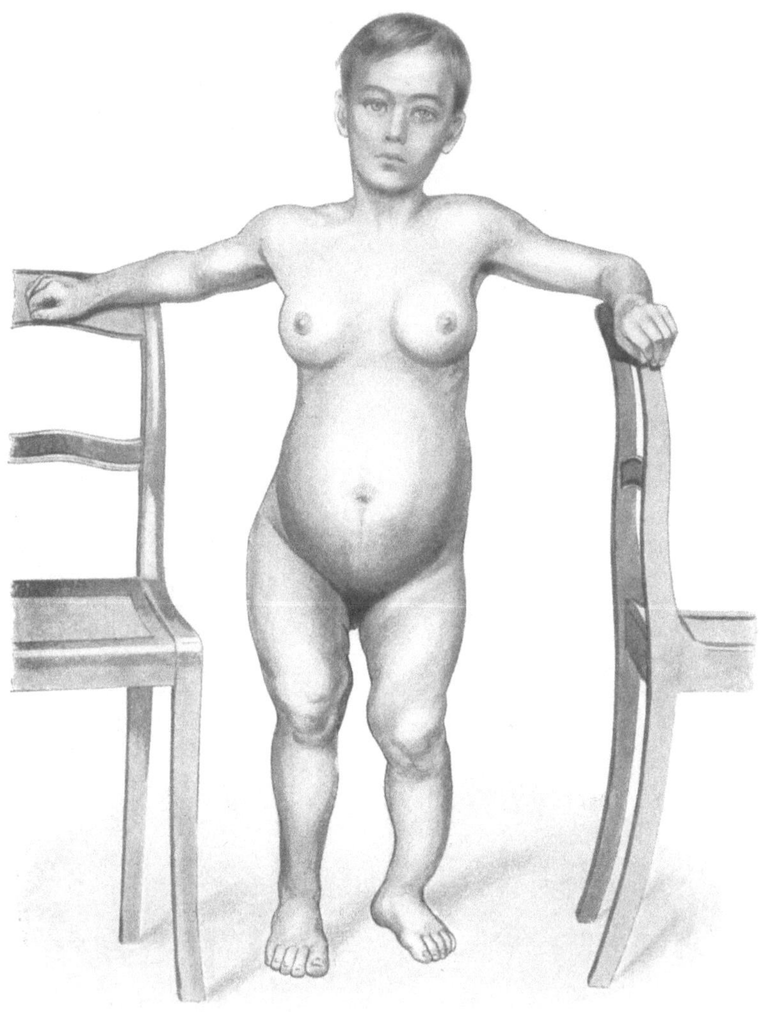

Abb. 327. Rachitischer Zwerg. Allgemein verengtes plattes Becken mit leichter schräger Verschiebung. Größe 1,25. Diagonalis 10,5.

Höhere Grade der Erkrankung hinterlassen auch am übrigen Skelet dauernde Veränderungen. So beobachtet man an den Gliedmaßen außer der allgemeinen Wachstumshemmung, die bis zum *Zwergwuchs* sich steigern kann (Abb. 327), *Verbiegungen der Knochen,* die der bei den Gehversuchen auftretenden Belastung nicht gewachsen sind, oft so wenig, daß die *Kinder* überhaupt erst *spät laufen lernen.* Die *Knochen* erscheinen im ganzen *kurz und plump, an den Enden* durch ungleichmäßiges Wachstum in der Epiphysenlinie *aufgetrieben.* Auch die Wirbelsäule erfährt häufig Veränderungen im Sinn der *Kyphose* und *Skoliose.* An den Rippen springt die Knorpelgrenze stark vor *(rachitischer Rosenkranz)* und durch den Zug der Atemmuskeln wird der Thorax seitlich abgeplattet. Bei den höchsten Graden der Erkrankung springt dadurch die Sternalgegend keilförmig vor (Hühnerbrust — *Pectus carinatum).* Am Schädel bleiben die Fontanellen lange offen, Stirn- und Scheitelhöcker treten stärker hervor, während das Hinterhaupt oft abgeflacht ist, so daß der Schädel im ganzen merkwürdig breit und hoch erscheint *(Caput quadratum).*

Die *Häufigkeit* des rachitischen Beckens geht mit der Verbreitung der Rachitis Hand in Hand; sie ist besonders verbreitet unter der armen Fabrikbevölkerung der Großstädte, namentlich wenn sich zu schlechter Ernährung auch noch ungünstige Wohnverhältnisse gesellen, die die Empfindlichkeit gegen mangelhafte Ernährung steigern.

Die *Diagnose* des rachitischen Beckens an der Lebenden ist leicht. Bei höheren Graden der Erkrankung wird man schon durch die Kleinheit seiner Trägerin, die Knochenverbiegungen, die eigentümliche Schädelform aufmerksam. Aber auch in Fällen, in denen die Veränderungen wesentlich auf das Becken sich beschränken, zeigt schon die äußere Besichtigung die Verunstaltung der MICHAELISschen Raute (Abb. 328) als Folge des Hochstandes der Spinae posteriores.

Bei der äußeren Beckenmessung ergibt sich als sehr charakteristisches Kennzeichen eine *Verminderung der Differenz zwischen Distantia spinarum und Distantia cristarum*, die oft gleich groß sind. Bei höhergradiger Beckenverengerung ist oft sogar das Maß der Distantia spinarum etwas größer als das Maß der Distantia cristarum. Auch eine *Verkürzung der Conjugata externa* um 2—3 cm ist meist feststellbar.

Bei einer Abformung des Schambogens fällt seine Weite ohne weiteres auf.

Die *Austastung des Beckens* ergibt sehr deutlich die *vermehrte Querspannung* (= Abflachung) des vorderen Beckenhalbringes (vgl. Abb. 114). Die Symphyse ist meist niedrig, der Symphysenknorpel springt oft stärker hervor, die Crista ossis pubis ist vielfach scharf ausgeprägt. Bei der Abtastung *des Kreuzbeins* ist seine *Flachheit deutlich* feststellbar, bei höheren Graden der Erkrankung die *Abknickung der untersten Abschnitte des Kreuzbeins* und des Steißbeins nach vorne *sehr auffallend*.

Je hochgradiger die Beckenerkrankung ist, um so schärfer fällt die *Verkürzung der Conjugata diagnonalis* auf (Abb. 329).

3. Das allgemein verengte und platte Becken.

Bei lang dauernder, leichter Rachitis tritt die allgemeine Wachstumshemmung des Körpers stärker in den Vordergrund als die spezifisch rachitische Formveränderung der Knochen. Nur am Becken

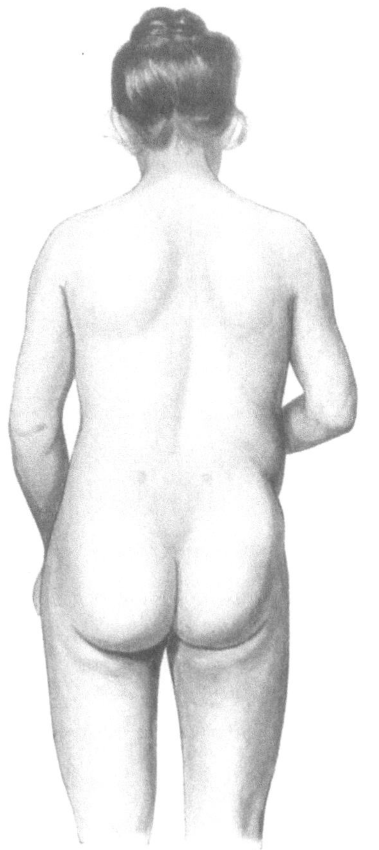

Abb. 328. Die MICHAELISsche Raute bei rachitisch plattem Becken. Der obere Punkt ist tiefer gerückt.

hinterläßt die Rachitis auch in solchen Fällen ihre Spuren mindestens in dem Tiefstand des wie ein Schlußstein ins Gewölbe eingefügten Kreuzbeins. Die Folge ist ein hypoplastisches, d. h. allgemein verengtes Becken, bei dem aber die Verkürzung des geraden Durchmessers des Beckeneinganges relativ stark ausfällt (Abb. 330).

Die *Diagnose* ist nicht leicht zu stellen. Auffallend ist gewöhnlich das Zurückbleiben aller äußeren Maße hinter der Norm, wobei vielfach die Differenz zwischen Distantia spinarum und cristarum auf 1 cm verringert wird. Bei der *Beckenaustastung* imponiert am meisten die allgemeine Verengerung. Das stark vorspringende Promontorium und die zur allgemein gleichmäßigen Verengerung nicht recht passende Flachheit der Krümmung des vorderen Beckenhalbringes sind gewöhnlich die einzigen Zeichen der rachitischen Beckenverengerung.

Die bisher besprochenen Formen des engen Beckens sind die praktisch wichtigsten, weil häufigsten Beckendifformitäten.

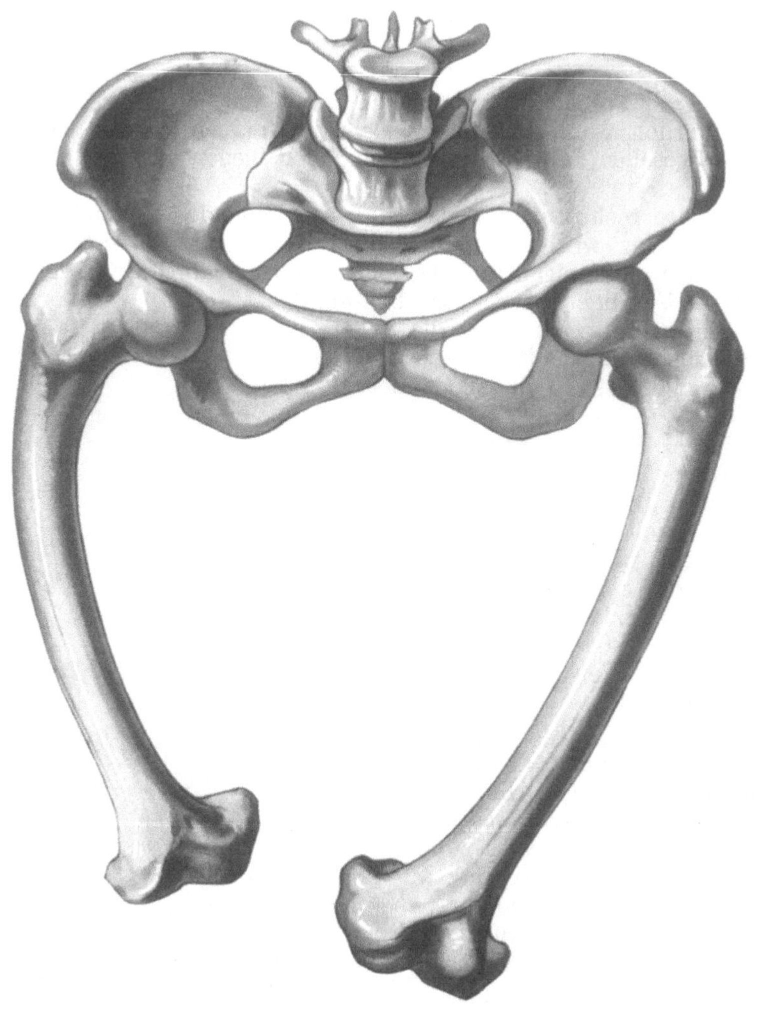

Abb. 329. Höchstgradig verengtes rachitisch plattes Becken, Conj. vera 2,5 cm.
(Sammlung der Göttinger Frauenklinik.)

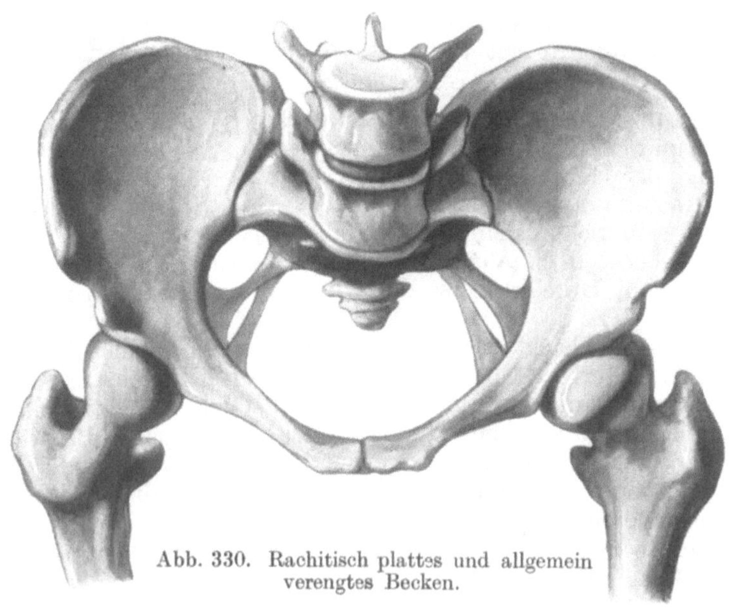

Abb. 330. Rachitisch plattes und allgemein
verengtes Becken.

4. Das spondylolisthetische Becken.

Das spondylolisthetische [1] Becken, 1854 von KILIAN zuerst beschrieben, verdankt seine Entstehung einer Lockerung der Verbindung zwischen Kreuzbein und letztem Lendenwirbel. Dadurch gleitet die Wirbelsäule auf und schließlich vor dem Kreuzbein herab ins Becken und verengt es im geraden Durchmesser des Beckeneingangsraumes (Abb. 331).

Diese Verschiebung zwischen letztem Lendenwirbel und Kreuzbein kommt indessen nur auf Rechnung der vorderen Hälfte des letzten Lendenwirbels. Die hintere Hälfte, nämlich der Processus spinosus

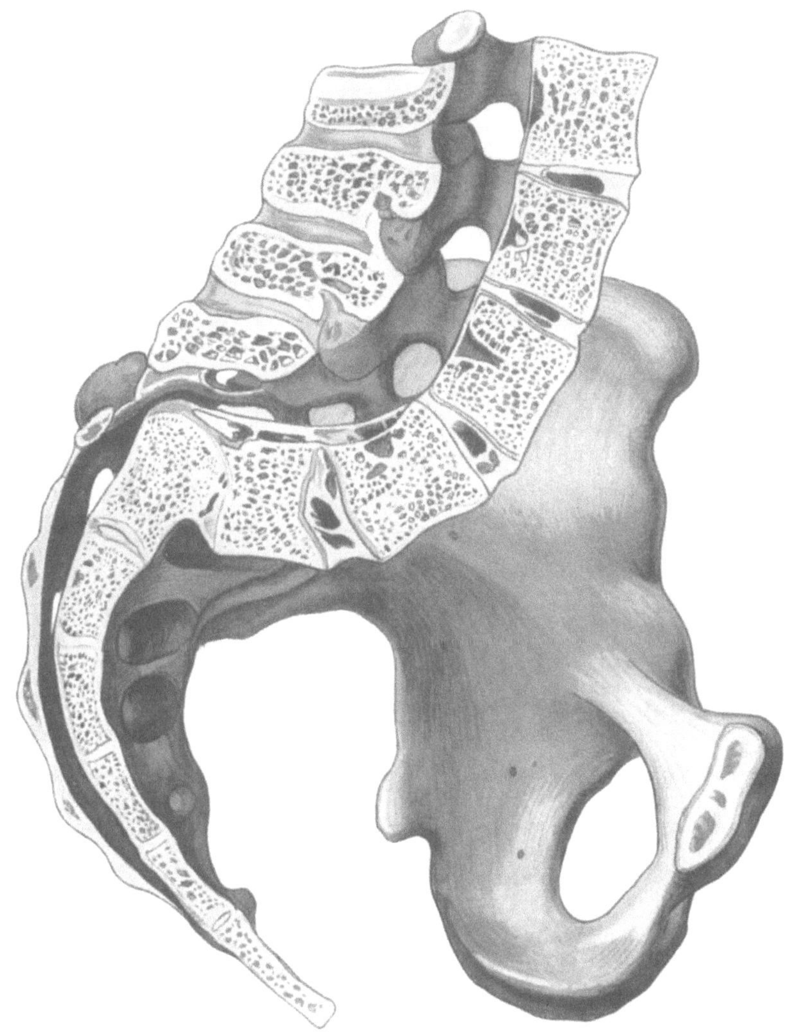

Abb. 331. Das Prager spondylolisthetische Becken.

und die unteren Gelenkfortsätze verharren annähernd in ihrer richtigen Lage. Ein Gleiten des Wirbelkörpers ist unter diesen Verhältnissen natürlich dadurch nur möglich, daß die interartikulären Portionen des Wirbels bedeutend verlängert sind. Ossifikationsdefekte dieser Teile sind die Voraussetzung für das Gleiten des Wirbelkörpers. Wirkt bei einem solchen zur Verschiebung disponierten Wirbel schwere Belastung oder ein Trauma ein, so beginnt sich die Dislokation *allmählich auszubilden*. Vereinzelt hat man auch primäre Frakturen der sacralen Gelenkfortsätze und der interartikulären Portionen des letzten Lendenwirbels gefunden.

Bei ausgesprochener *Spondylolisthesis* überdacht der unterste Teil der Lendenwirbelsäule mehr oder weniger den Beckeneingang. Sekundär bildet sich zwischen Kreuzbein und letztem Lendenwirbel meist eine Synostose aus, die weiterem Abgleiten ein Ziel setzt. Der für den Geburtsmechanismus maßgebende gerade Durchmesser des Beckeneingangs ist nicht die Conjugata, sondern die kürzeste Entfernung zwischen

---

[1] σπόνδυλος = Wirbel, ὀλίσϑησις = Gleiten.

oberem Rand der Symphyse und nächstgelegenem Punkt der in das Becken gesunkenen Lendenwirbelsäule. Die Verkürzung dieser *stellvertretenden Conjugata* ist meist hochgradig.

Die Beckenabnormität ist im ganzen aber sehr selten.

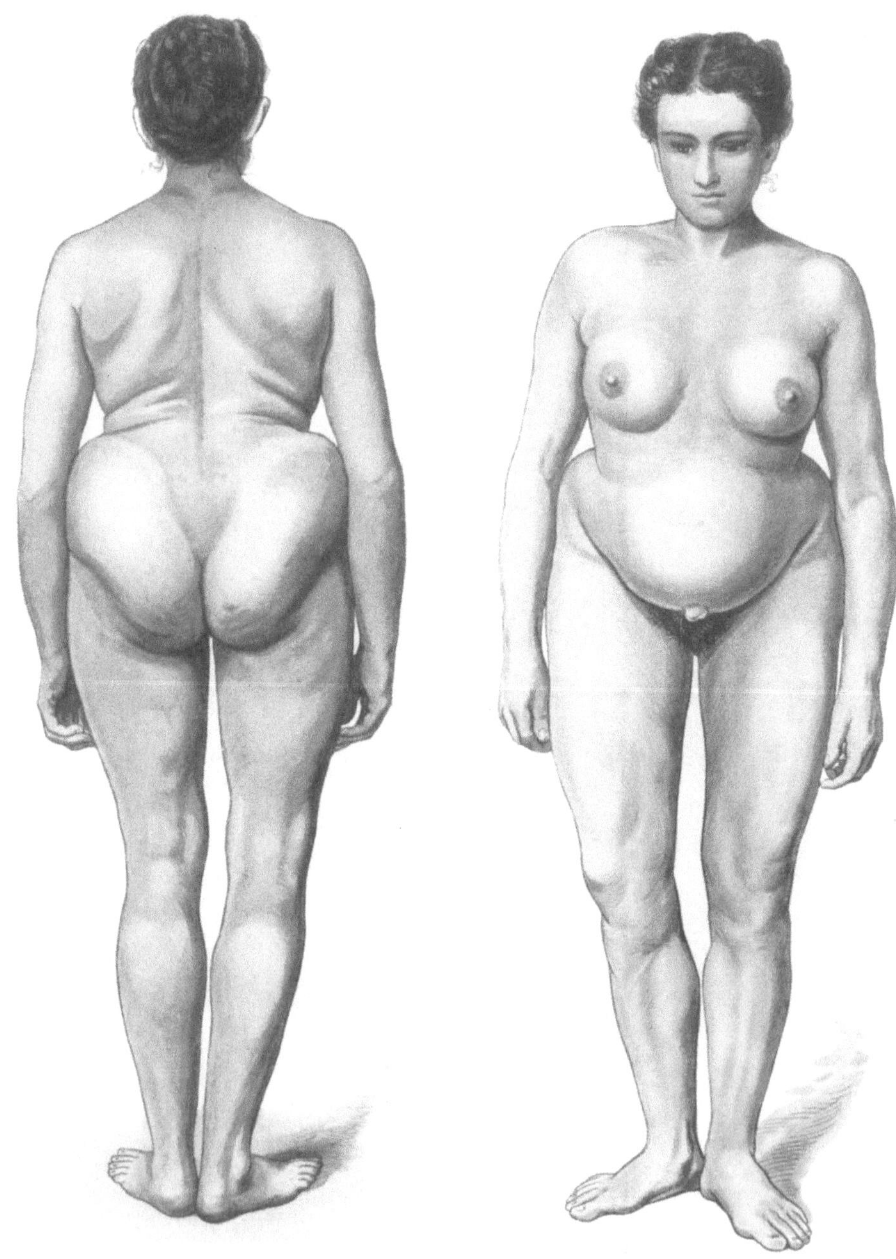

Abb. 332.   Abb. 333.

Körperform bei spondylolisthetischem Becken.

Hintere Ansicht.   Vordere Ansicht.

(Nach v. WINCKEL.)

Diagnose. Die Anamnese weist zuweilen ein Trauma in der Jugend nach. Ganz charakteristisch ist die Körpergestalt. Während Thorax und Extremitäten regelmäßig gebildet sind, ist der *Bauch auffallend verkürzt.* Die Beckenneigung ist aufgehoben oder mindestens sehr gering, so daß die *Vulva nach vorne sieht.* Die breiten Hüften springen eckig vor, während die Kreuz- und Gesäßregion unterhalb des Lendensattels steil nach unten abfällt (BREISKY). Die Frauen zeigen eine ungewöhnlich schmale Gangspur mit kurzer Schrittlänge *(Seiltänzergang)* (Abb. 332 u. 333).

Bei der inneren Untersuchung stößt der Finger schnell auf die herabgeglittene Lendenwirbelsäule. Auch der tief einspringende spitze Winkel zwischen letztem Lendenwirbel und Vorderfläche des Kreuzbeins (Abb. 331) ist meist leicht nachweisbar. Manchmal tastet man bei der inneren Untersuchung die Bifurcatio aortae.

II. Quer verengte Becken.

1. Das ankylotisch quer verengte Becken.

Dieses zuerst von ROBERT 1842 beschriebene Becken verdankt seine eigentümliche Gestalt einer abnormen *Schmalheit des Kreuzbeins, das mit den Hüftbeinen beiderseits ankylotisch verbunden ist.* Daraus folgt unmittelbar die starke Verengerung aller Querdurchmesser des Beckenraumes. Die *Querkrümmung des Kreuzbeins* ist *konvex statt*

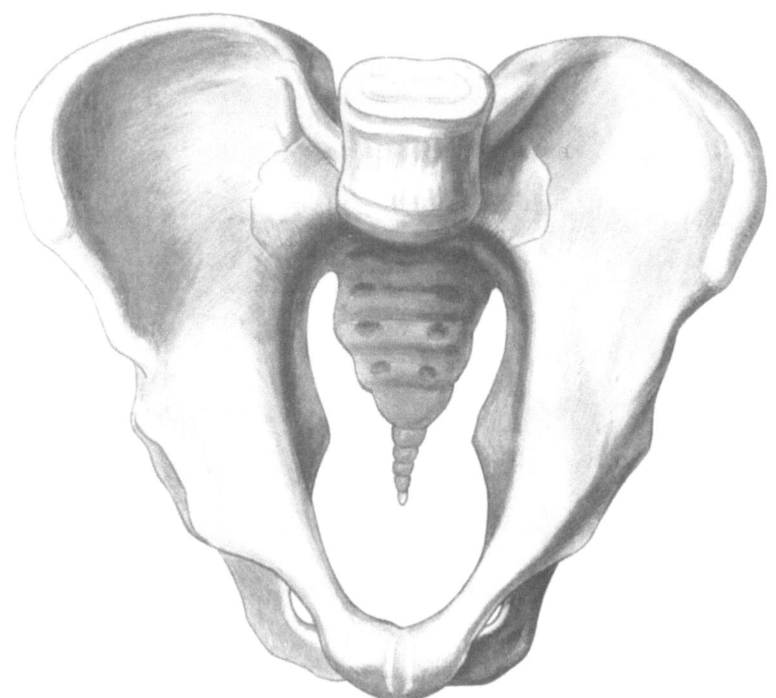

Abb. 334 Ankylotisch quer verengtes Becken.
(Nach einem Modell des ROBERTschen Beckens.)

konkav. Das Kreuzbein ist tief ins Becken hineingesunken, die Hüftbeine überragen es weit nach hinten. Die Linea innominata verläuft fast gerade von vorne nach hinten (Abb. 334).

Diese eigenartige Beckenform entsteht entweder durch *mangelhafte Anlage beider Kreuzbeinflügel und sekundäre doppelseitige Synostose* oder infolge primärer Entzündung und Caries der Kreuzdarmbeinfugen mit sekundärem Schwund der Kreuzbeinflügel. Das ROBERTsche Becken ist außerordentlich selten. Seine *Diagnose* ist schon durch die äußere Beckenmessung vermutungsweise zu stellen. Sie wird gesichert durch das ganz auffallende Ergebnis der Beckenaustastung, die die hochgradige Querverengerung sehr deutlich erkennen läßt.

2. Im Ausgang quer verengte Becken.

Man kann zwei genetisch ganz differente Formen unterscheiden:

a) das Trichterbecken;

b) das kyphotisch quer verengte Becken.

Beide Formen haben nur das gemeinsam, daß die Verengerung auf den Beckenausgang beschränkt ist und praktisch besonders die Querverengerung des Ausganges eine Rolle spielt. Als Ganzes betrachtet, erscheint der Ausguß des Beckens trichterförmig nach unten verjüngt.

a) Das echte Trichterbecken verdankt seine Entstehung abnormen Assimilationsvorgängen (BREUS u. KOLISKO) in der ersten Entwicklungszeit, sei es, daß der letzte Lendenwirbel noch in das Kreuzbein mit aufgenommen wird *(obere Assimilation)* oder der erste Steißwirbel mit dem Kreuzbein verschmilzt *(untere Assimilation)*. In beiden Fällen erscheint das *Kreuzbein verlängert*, das *Becken* insgesamt also *abnorm hoch*; da gleichzeitig als Folge der andersartigen Belastung das Kreuzbein schmäler als

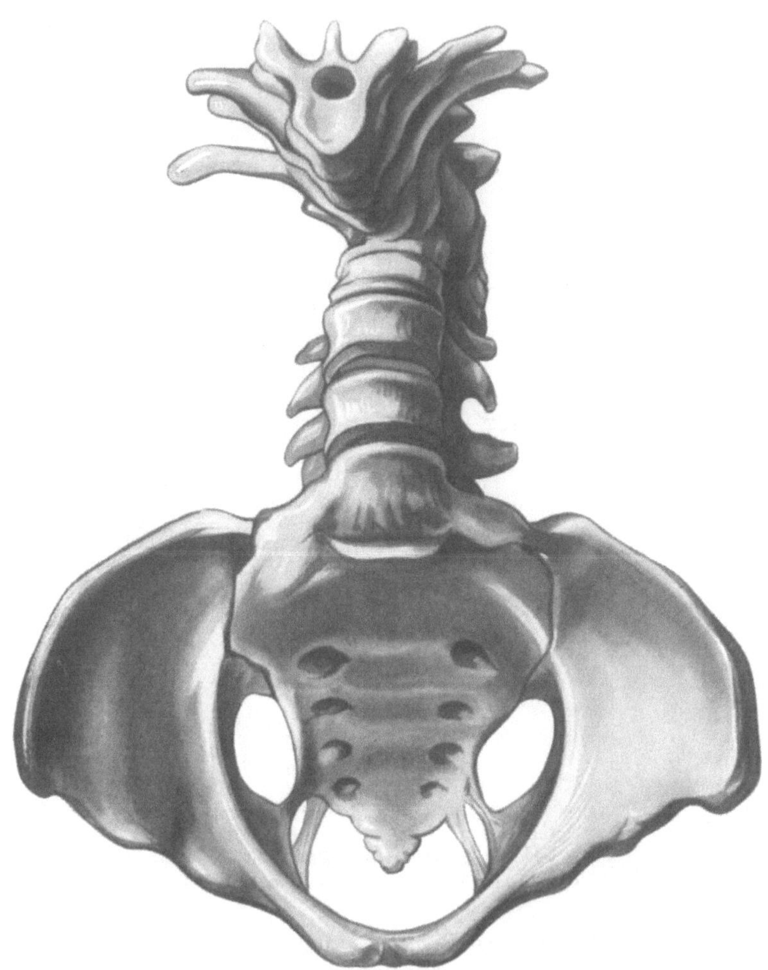

Abb. 335. Durch Lumbodorsalkyphose quer verengtes Trichterbecken.
(Nach BUMM.)

normal wird, rücken die seitlichen Beckenwände, besonders nach dem Beckenausgang hin, mehr zusammen, wodurch die Trichterform zustande kommt.

Leichte Grade von Trichterbecken sind viel häufiger, als gemeinhin geglaubt wird, und nach unseren Beobachtungen nicht selten eine Folge übertriebenen, ohne Rücksicht auf die Geschlechtseigentümlichkeiten des Weibes ausgeübten Sportes, der dem Becken eine virile Form verleiht, die ja vom geburtshilflichen Standpunkt aus als leichtester Grad einer Trichterform bezeichnet werden könnte.

Die Diagnose ist leicht zu stellen, wenn man bei der Beckenaustastung und Beckenmessung sich angewöhnt, auch regelmäßig den Schambogen abzuformen und die Distantia tuberorum zu messen. Bei höheren Graden der trichterförmigen Verengerung wird der Schambogen so schmal, daß er sogar die digitale Untersuchung erschwert. In Zweifelsfällen kann man durch eine Röntgenaufnahme genaueren Einblick gewinnen.

b) Das kyphotisch quer verengte Becken ist ebenfalls dadurch charakterisiert, daß die geraden Durchmesser nicht nur nicht verkürzt, sondern sogar größer als normal sind, während die Querdurchmesser, und zwar am deutlichsten nach dem Beckenausgang zu, mehr oder minder stark verkürzt sind. Das Kreuzbein ist verlängert und verschmälert, etwas nach rückwärts zwischen die Hüftbeine hereingedrängt. Die Darmbeinschaufeln klaffen und erscheinen flacher. Die Entfernung der Spinae ant. ist abnorm groß, die der Spinae posteriores abnorm klein (Abb. 335). Ungewöhnlich stark entwickelt sind oft die Spinae ant. inf. Sehr deutlich ist die Verkürzung der Entfernung der Spinae und Tubera ossis ischii. Der *Schambogen* ist *spitzwinklig*, die Neigung des Beckens zum Horizont gering.

Je tiefer die Kyphose sitzt, um so deutlicher treten diese charakteristischen Merkmale hervor; je höher ihr Sitz ist, um so mehr verwischen sie sich. Sitzt die Kyphose sehr tief, dann kann es geradezu zu einer Überdachung des Beckens durch den stark überhängenden oberen Schenkel der Kyphose kommen *(Pelvis obtecta)*, so daß der Beckeneingang in ähnlicher Weise wie bei der Spondylolisthesis verunstaltet ist. Recht häufig zeigt das kyphotische Becken aber noch Merkmale der allgemeinen Verengerung. Die Beckenanomalie entsteht durch eine meist in den Kinderjahren erworbene cariöse Kyphose.

Diagnose. Leichtere Grade von Kyphose der Lendenwirbelsäule können übersehen werden, so daß erst durch eine Geburtsstörung die Aufmerksamkeit auf die Beckenanomalie gelenkt wird. Der Kopf bleibt im Beckenausgang oder dicht oberhalb desselben trotz kräftiger Wehen unverändert stehen.

Bei höheren Graden von Kyphose ist natürlich die Mißstaltung der Wirbelsäule leicht zu entdecken (Abb. 336). Bei der inneren Untersuchung ist das *Promontorium schwer oder gar nicht zu erreichen*; *um* so auffallender ist die *Spitzwinkligkeit des Schambogens* und die geringe Entfernung der Sitzbeinhöcker und Sitzbeinstachel voneinander.

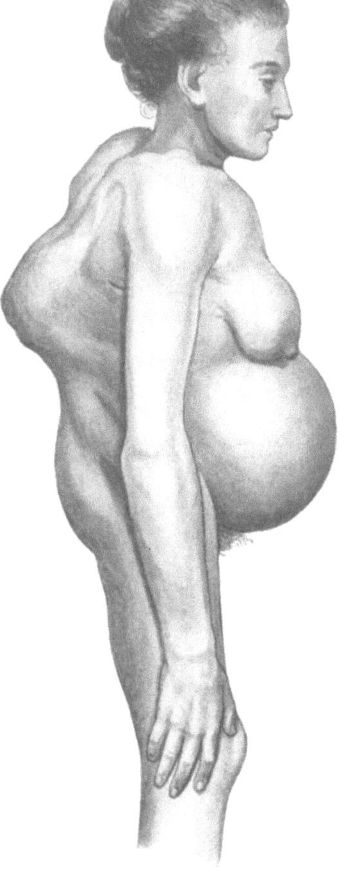

Abb. 336. Gravida mit lumbodorsalkyphotischem Becken.

Bemerkenswert die bis zum Knie herabreichenden Hände.

Diameter transv. des Beckenausganges auf 8½—9 cm bestimmt. Künstliche Frühgert.

III. Schräg verengte Becken.

Alle hierhergehörigen Beckenformen sind *dadurch charakterisiert, daß infolge einer einseitigen Erkrankung und* daraus folgender *ungleichmäßiger Belastung der beiden Hüftgelenke das Becken asymmetrisch wird*. Die *Symphyse* steht nicht mehr dem Promontorium gerade gegenüber, sondern erscheint *seitlich verschoben*. Die Schrägdurchmesser des Beckens sind verschieden lang (Abb. 337). Je nach dem zugrunde liegenden Krankheitsprozeß unterscheidet man drei Formen des schräg verengten Beckens.

a) Das skoliotisch schräg verengte Becken. Eine schräge Verschiebung und Verengerung des Beckens bei Skoliose kommt dann regelmäßig zustande, wenn das Kreuzbein an der kompensatorischen Skoliose beteiligt ist. Die schräge Verschiebung erklärt sich *durch* die *einseitig vermehrte Belastung auf der Seite der Lendenskoliose* unter Gegendruck des gleichseitigen Schenkelkopfes. Demgemäß *differieren die Schrägdurchmesser;* der der Seite der Lendenskoliose entsprechende ist der größere (Abb. 338). Durch die Neigung des Kreuzbeins nach der Seite der Lendenskoliose wird der entsprechende Kreuzbeinflügel komprimiert und schmäler. Das der Lendenkrümmung kollaterale Hüftbein ist von der Pfanne aus nach aufwärts, rückwärts und einwärts geschoben, die Schamfuge nach der entgegengesetzten Seite hinübergedreht. Der Beckeneingang zeigt eine schräg ovale Form mit mehr oder minder deutlicher Abplattung der einen Hälfte. Nach dem Beckenausgang zu nimmt die Verschiebung in der Regel ab. Da die Skoliose meist auf Rachitis beruht, zeigt das Becken meist noch die übrigen für das rachitische Becken charakteristischen Formveränderungen.

Ist die Skoliose sehr hochgradig, so nähert sich die Pfannengegend dem Promontorium so stark, daß diese Hälfte des Beckens für den Geburtsvorgang überhaupt ausscheidet und der Kopf nur die weitere Beckenhälfte benutzt, die dann wie ein hochgradig allgemein verengtes Becken wirkt.

b) Das coxalgische Becken. Gebrauchsunfähigkeit oder mangelhafter Gebrauch eines Beines, besonders in den Kinderjahren, führt dann zu einer schrägen Verschiebung

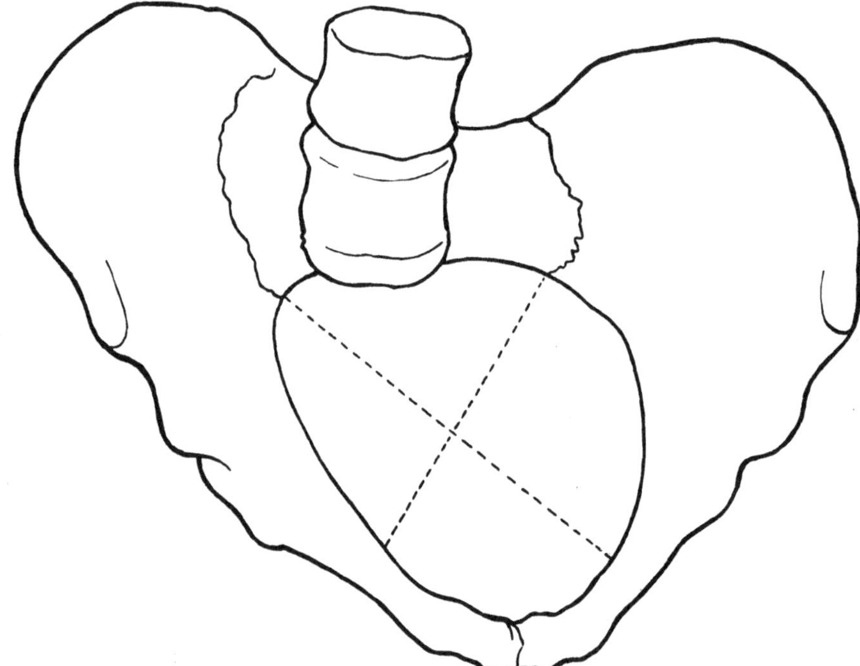

Abb. 337. Umrisse eines schräg verengten Beckens.

des Beckens, wenn trotz dieser Behinderung die Fortbewegung des Körpers möglich war. Es wird fast ausschließlich die Rumpflast auf die gesunde Seite verlegt; als Folge davon drängt der stark belastete gesunde Schenkel die Pfannengegend in das *Becken* hinein, das also *von der gesunden Seite her abgeplattet* wird. *Der der gesunden Seite gleichnamige Schrägdurchmesser ist der längere* (Abb. 339).

Die Gebrauchsunfähigkeit einer Extremität wird am häufigsten durch *Coxitis* (coxalgisches Becken) hervorgerufen, kann aber auch die Folge einer *Kniegelenkentzündung*, einer angeborenen *einseitigen Hüftgelenkluxation*, einer *Kinderlähmung* oder durch Amputation eines Beines bedingt sein.

Erfolgen bei den geschilderten Veränderungen keine Gehversuche, so bleibt natürlich auch die Schrägverschiebung aus. Fällt dagegen beim Gehen die Rumpflast hauptsächlich auf das kranke, verkürzte Bein, so findet die Verschiebung in umgekehrter Richtung von der kranken Seite aus statt.

c) Das ankylotisch schräg verengte Becken. Bei allen höheren Graden von Asymmetrie des Kreuzbeins neigt sich der Körper, um das Gleichgewicht herzustellen, auf die Seite der Atrophie und die Last des Körpers fällt vorzugsweise auf die Extremität dieser Seite.

Diese *Kreuzbein-Asymmetrie* ist meist Folge einer primär mangelhaften Entwicklung. Durch den verstärkten Druck des Schenkels entsteht dann sekundär auf dem Weg einer chronischen Entzündung eine Synostose oder Ankylose der Kreuz-Darmbeinfuge der betreffenden Seite (NÄGELEsches *Becken*). In einigen Fällen bleibt übrigens die völlige Ankylose aus.

Die Schmalheit eines Kreuzbeinflügels fällt sofort auf. Die Synostose ist meist nur durch einen glatten Wulst oder durch eine schmale Leiste gekennzeichnet. Das Hüftbein der erkrankten Seite ist nach auf- und einwärts, zuweilen auch nach rückwärts verdrängt (Abb. 340). Die Symphyse wird nach der entgegengesetzten Seite hinübergedrängt. *Der verkürzte schräge Durchmesser geht von der gesunden Kreuz-Darmbeinfuge nach vorne.* Der untere Teil der Lendenwirbelsäule ist nach der kranken Seite hin geneigt. Der quere Durchmesser des Beckeneinganges ist relativ verkürzt. Die Schrägverschiebung ist meist hochgradig und setzt sich, im Gegensatz zu den früher erwähnten Formen der Schrägveränderung, meist durch alle Beckenabschnitte fort. Die Verengerung im queren Durchmesser nimmt nach dem Beckenausgang hin meist sogar zu.

In anderen Fällen von ankylotisch schräg verengten Becken ist aber die Synostose zweifellos das Primäre, sei es, daß das Kreuzbein in fruhester Jugend mit dem Hüftbein verschmolz und dadurch eine Wachstumshemmung eintrat, sei es, daß durch eine Caries das Ileosacralgelenk zerstört worden ist. Diese Fälle unterscheiden sich von den obengenannten dadurch, daß die Verschiebung des Hüftbeins nach hinten fehlt und in der erkrankten Seite meist deutliche Spuren der abgelaufenen Entzündung in Form von Osteophyten u. dgl. in der Gegend der Kreuz-Darmbeinfuge nachweisbar sind.

Diagnostik des schräg verengten Beckens. Hinkender Gang, Reste überstandener Knochenkrankheiten wie tiefe Narben und Fisteln, das Höherstehen einer Darmbeinschaufel, die Skoliose der Wirbelsäule mit schräger Verziehung der MICHAELISschen Raute erzeugen bereits bei der äußeren Besichtigung den Verdacht auf ein schräg verengtes

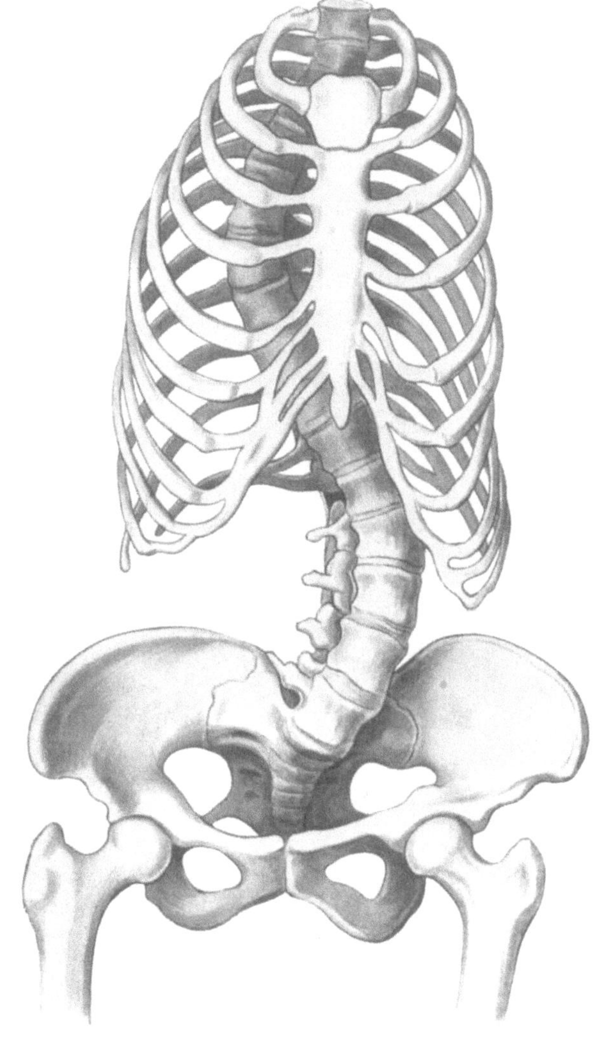

Abb. 338. Skoliotisch schräg verengtes rachitisches Becken.
Körpergröße nur 4 Fuß. Conjugata vera 5,4. Kaiserschnitt von SIEBOLD.
(Nr. 3 der Sammlung der Göttinger Frauenklinik.)

Becken. Genaueren Aufschluß über Grad und Form der Schrägverschiebung ergibt die Austastung des Beckens, wobei man zweckmäßig jede Beckenhälfte mit der gleichnamigen Hand austastet. Die durch äußere Messung festzustellenden Schrägdurchmesser von einer Spina anter. super. zur Spina poster. super. der anderen Seite, dann vom unteren Rand der Symphyse zu den beiden Spinae poster. super. und schließlich vom Processus spinosus des letzten Lendenwirbels bis zur Spina anter. super. jeder Seite zeigen Differenzen von 1—2 cm und mehr, während sie beim normalen Becken natürlich gleich lang sind.

IV. Die unregelmäßig verengten Becken.

a) Das osteomalacische Becken.

Leichtere Grade von Osteomalacie [1] bewirken zunächst nur eine Querverengerung des Beckens, die im Bereich des Beckenausganges am stärksten ist. Bei höheren Graden der Erkrankung kommt es jedoch zu einer derartigen *Verunstaltung des gesamten Beckenraumes*, daß wir vorziehen, das osteomalacische Becken in diese Gruppe der unregelmäßig verengten Becken einzureihen.

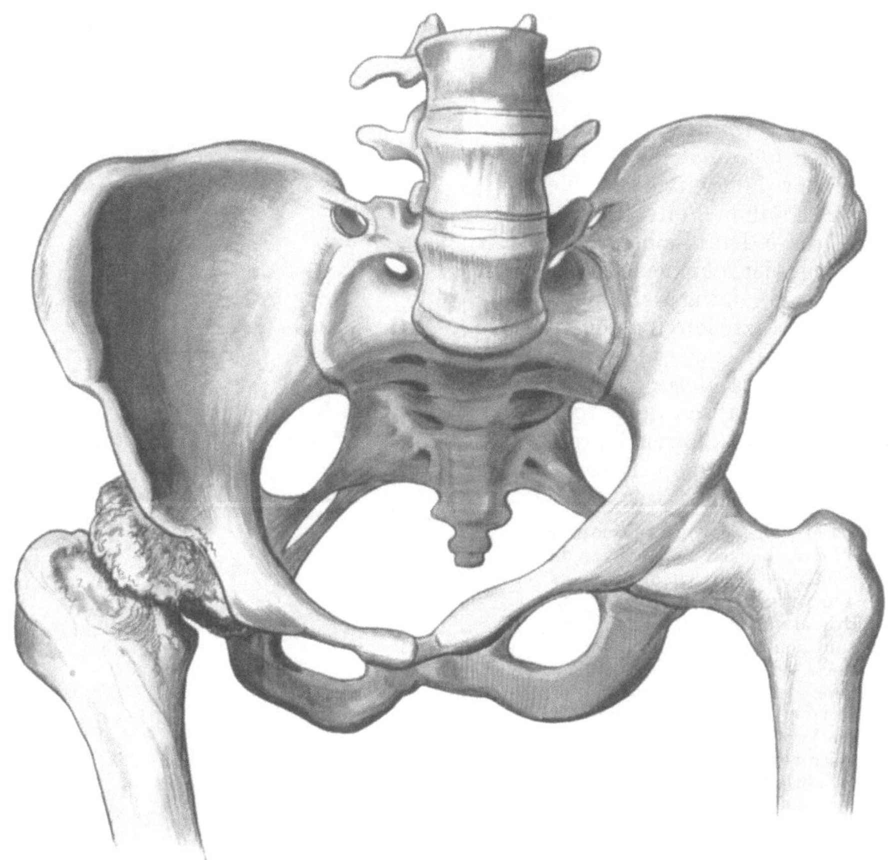

Abb. 339. Coxalgisches Becken.
Coxitis rechts. Obliquus dext. 10,3. Obliquus sinist. 12,3.
(Nr. 371 der Sammlung der Göttinger Frauenklinik.)

Das Wesentliche der osteomalacischen Skeletveränderung ist die Entkalkung des Knochengewebes, an die sich eine Wucherung des Markgewebes anschließt, das das entkalkte Knochengewebe allmählich verdrängt. Die Osteomalacie [2] macht die Knochen biegsam, zerbrechlich und endlich weich wie Wachs. Der Druck der Rumpflast und in geringerem Grad auch der Muskelzug verändern das Skelet und besonders die Form des Beckens, die uns hier vorwiegend interessiert.

Der Druck der Schenkelköpfe treibt die Pfannengegend nach innen, hinten und oben. Dadurch kommt die für das osteomalacische Becken so charakteristische *Schnabelbildung in der Symphysengegend* und die anfangs überwiegende Querverengerung zustande. Durch den Druck der Rumpflast wird allmählich der obere Teil des Kreuzbeins nach vorne und gleichzeitig in die Beckenhöhle hineingedrängt. Durch beide Veränderungen zusammen entsteht eine eigentümliche, *kartenherzförmige Gestalt des Beckeneinganges*. Dazu kommt, bedingt durch das Sitzen der kranken Frau, eine *starke Abknickung* des unteren Endes *des Kreuzbeins nach vorne* (vgl. Abb. 341 u. 342).

---

[1] Vgl. Pathologie der Schwangerschaft.
[2] Vgl. weiteres unter „Pathologie der Schwangerschaft".

Zu diesen typischen Formveränderungen kommt eine Reihe weniger konstanter Abweichungen: das Kreuzbein ist schmal, die Wirbelkörper treten nach vorne stark hervor. Die Darmbeinschaufeln sind in der Regel klein, die Entfernung der Spinae anter. super. gewöhnlich vermindert, die *Differenz zwischen Distantia spinarum und cristarum* meist *groß*. Die einander stark genäherten Sitzbeinhöcker sind in ihrem untersten Abschnitt gewöhnlich mehr oder weniger nach außen abgebogen. Der *Schambogen* ist *eng* und zeigt bei höheren Graden der Mißstaltung häufig die *Gestalt eines*

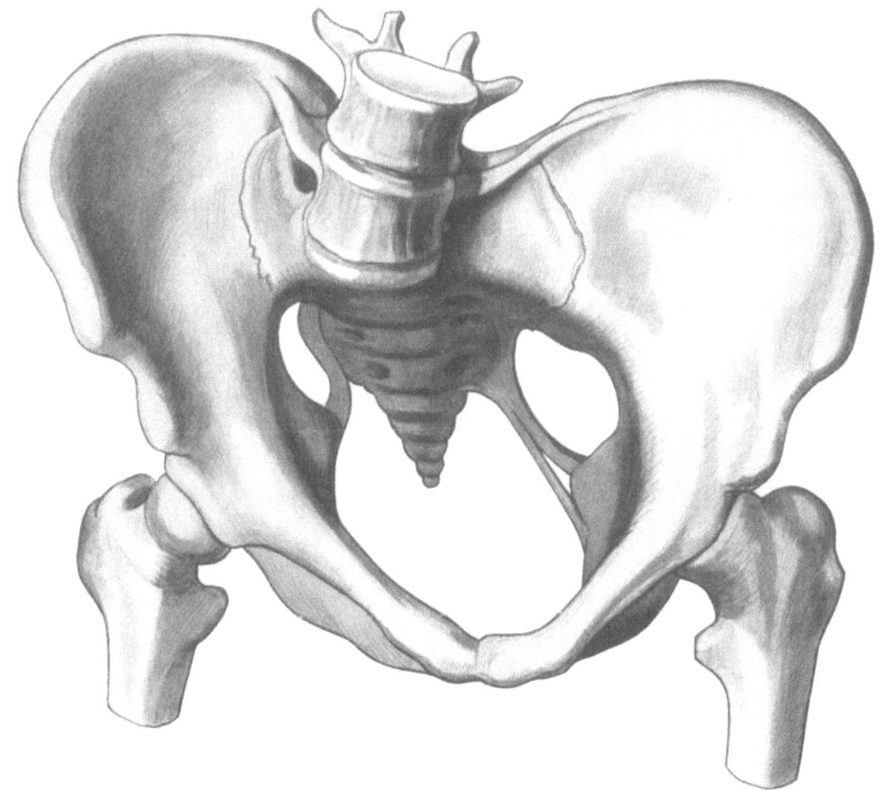

Abb. 340. NÄGELEsches Becken nach einem Abguß.

Omega (Abb. 342). Ganz gewöhnlich ist das osteomalacische Becken gleichzeitig etwas *asymmetrisch*.

Bei dem höchsten Grad der Verengerung erscheint das *Becken* völlig *in sich zusammengeknickt* (Abb. 343). Das trockene osteomalacische Becken ist durch den Verlust an anorganischen Bestandteilen stets auffallend leicht.

Die Verunstaltungen des Skelets bestehen in Verbiegungen (Abb. 344) und zahlreichen, teils vollständigen, teils unvollständigen *Frakturen*, die man besonders an Schlüsselbein, Rippen und Extremitäten beobachtet. Die Verbiegung der Wirbelsäule tritt vielfach in Form einer Kyphose und Kyphoskoliose in Erscheinung. Sehr charakteristisch ist schließlich die Kürze des Thorax und das tiefe Eingesunkensein der Hüftgegend hinter den Trochanteren (Abb. 345 und 346).

Die *Diagnose* der osteomalacischen Beckenveränderung ist leicht, wenn man die in unserer vorstehenden Beschreibung aufgeführten Kennzeichen beachtet.

b) Andere Formen der unregelmäßigen Beckenverengerung.

Größere *Geschwülste der Beckenknochen* können den Beckenraum in extremster Weise verengen und gleichzeitig verunstalten (Abb. 347). Solche Fälle sind im ganzen sehr selten. Beobachtet wurden bisher Fibrome, Sarkome, Carcinome der Becken-

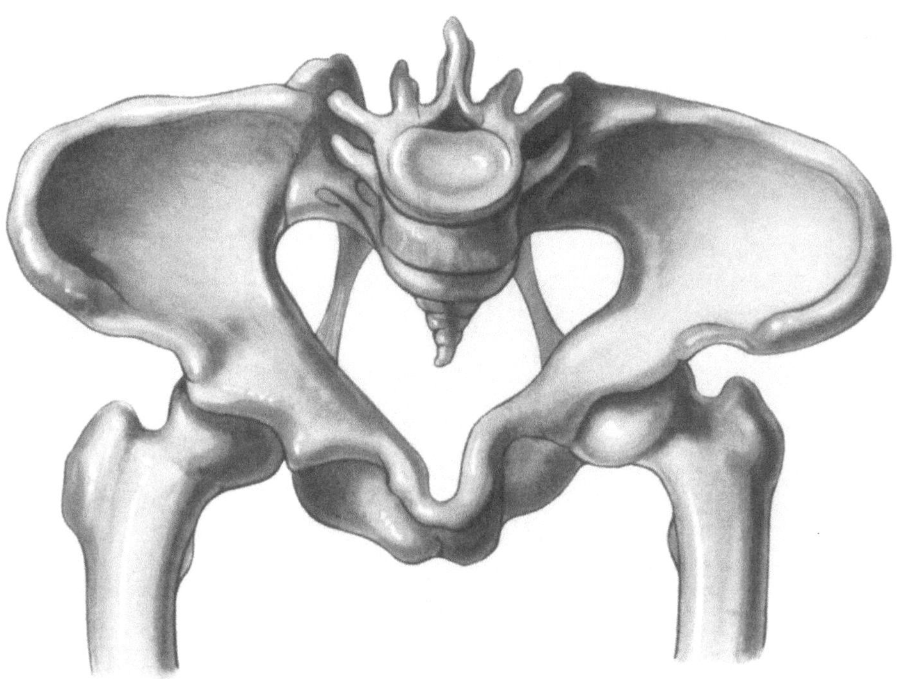

Abb. 341. Osteomalacisches Becken.

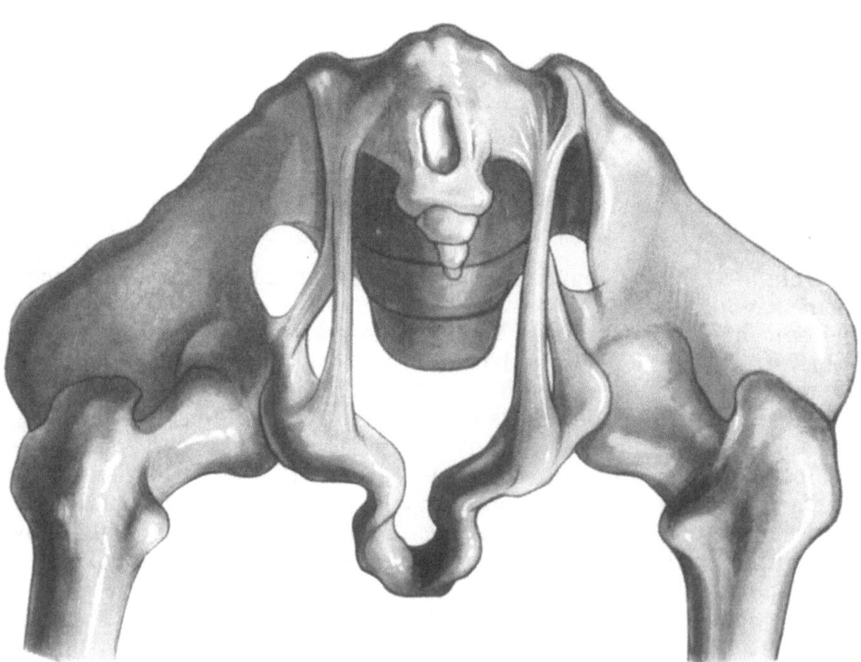

Abb. 342. Dasselbe Becken von hinten und unten gesehen.

knochen und besonders Chondrome, die in der Schwangerschaft außerordentlich rasch wachsen können.

Auch durch *Frakturen mit starker Dislokation* und unregelmäßiger Callusbildung kann die Lichtung des Beckenkanals stark beeinträchtigt und verunstaltet werden.

Eine besondere Erwähnung verdienen schließlich *Exostosen* mit scharfen Rändern oder Spitzen, sog. *Stachelbecken*, weil diese scharfen Stellen zur Durchreibung des Uterus oder der Scheide unter der Geburt führen können.

V. Das Spaltbecken.

An Stelle der Symphyse findet sich zwischen den unvollkommen ausgebildeten Schambeinen ein mehr oder minder breiter, durch einfaches Bindegewebe oder bandartige Massen ausgefüllter Spalt. Diese Mißbildung ist wieder Teilerscheinung einer allgemeinen Hemmungsbildung im Bereich der vorderen

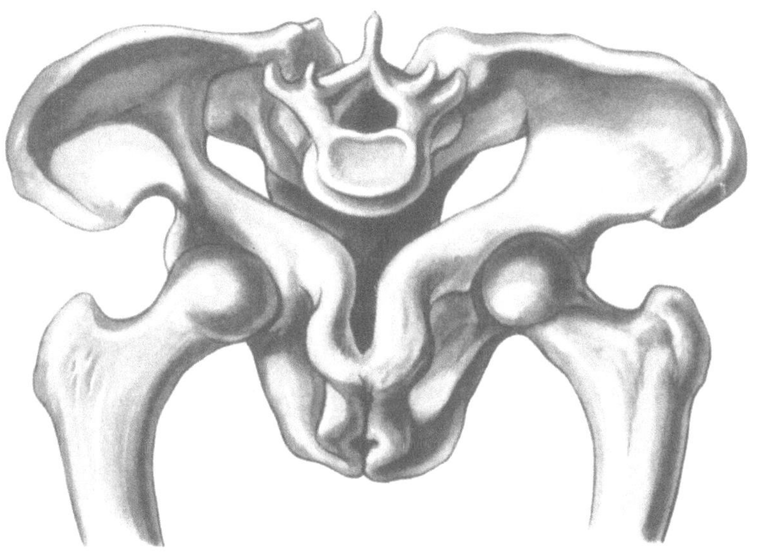

Abb. 343. In sich zusammengeknicktes osteomalacisches Becken.
(Nach Bumm.)

Bauchwand und ganz gewöhnlich mit einer *Ektopia vesicae* verbunden. Bei vielen derartigen Fällen sind auch andere Mißbildungen im Bereich des Genitalapparates vorhanden. Es gibt aber vereinzelt auch Fälle mit wohlgebildetem innerem Genitale. Wir verfügen selbst über eine derartige Beobachtung, die bei einer Laparotomie autoptisch gesichert werden konnte. In solchen Fällen ist eine Schwangerschaft möglich; besondere Störungen sind nicht zu erwarten.

Wer die Mannigfaltigkeit der Erscheinungsformen des engen Beckens, dazu noch die verschiedenen Grade der Beckenverengerung berücksichtigt, wird ohne weiteres erkennen, daß die Leitung der Geburt in solchen Fällen an das geburtsmechanische Denken des Arztes oft noch größere Anforderungen stellt als an sein technisches Können. Um Wiederholungen zu vermeiden, scheint es uns zweckmäßig, erst einmal das allgemein für alle Formen des engen Beckens Gültige herauszuarbeiten, wonach es ein Leichtes sein wird, das, was für den Geburtsverlauf bei den einzelnen Formen der Beckenverengerung charakteristisch ist, noch besonders zusammenzufassen.

Die geburtsmechanische Bedeutung des Beckens im allgemeinen.

Das enge Becken wirft vielfach seine Schatten voraus. Schon in der Schwangerschaft treten oftmals **Vorzeichen** auf, die auf Erschwerung der Geburt hinweisen: *Das normale Tiefertreten des vorliegenden Kindsteils* in den letzten Schwangerschaftswochen *bleibt* auch bei I p. aus, so daß bei Geburtsbeginn der vorliegende Teil noch beweglich über dem Beckeneingang steht[1]. Die weitere Folge davon ist ein *abnormer Hochstand des Fundus uteri*; ja, oft reicht der Bauchraum nicht aus und es muß durch stärkere Vorwölbung der Bauchdecken ein Ausgleich geschaffen werden. Bei straffen Bauchdecken und relativ großer Höhe des Bauchraumes wölbt sich meist nur durch Fundus

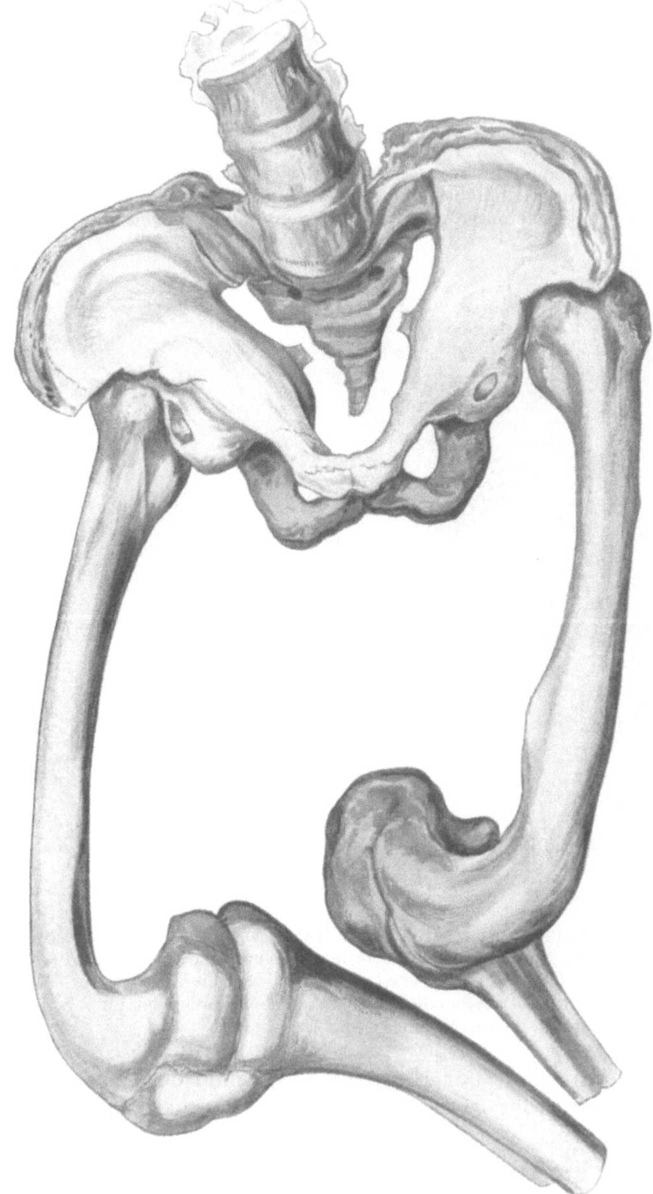

Abb. 344. Osteomalacisches Becken mit hochgradig verbogenen Oberschenkeln.
Nach einem Präparat der Züricher Frauenklinik.

stark unter dem Rippenbogen vor, so daß ein *Spitzbauch* entsteht (Abb. 348). Bei schlaffen Bauchdecken oder niedrigem Bauchraum, starker Lordose der Lendenwirbelsäule oder Zusammentreffen mehrer dieser Momente genügt dieser Ausgleich nicht, sondern der Uterus muß noch weiter nach vorne ausweichen und fällt dabei nach vorne

---

[1] Dieses Zeichen ist allerdings nicht eindeutig, da auch bei I p. mit normalem Becken in etwa 5% der Kopf zu Geburtsbeginn noch am Beckeneingang steht.

über; es entsteht ein *Hängebauch* (Abb. 349). Durch diese Verlagerung der Gebärmutter und die übermäßige Dehnung der Bauchdecken wird aber nicht allein die

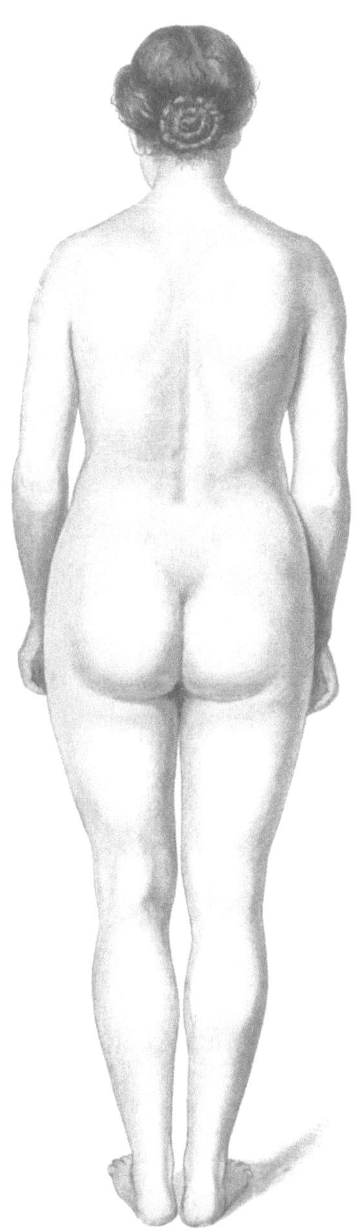

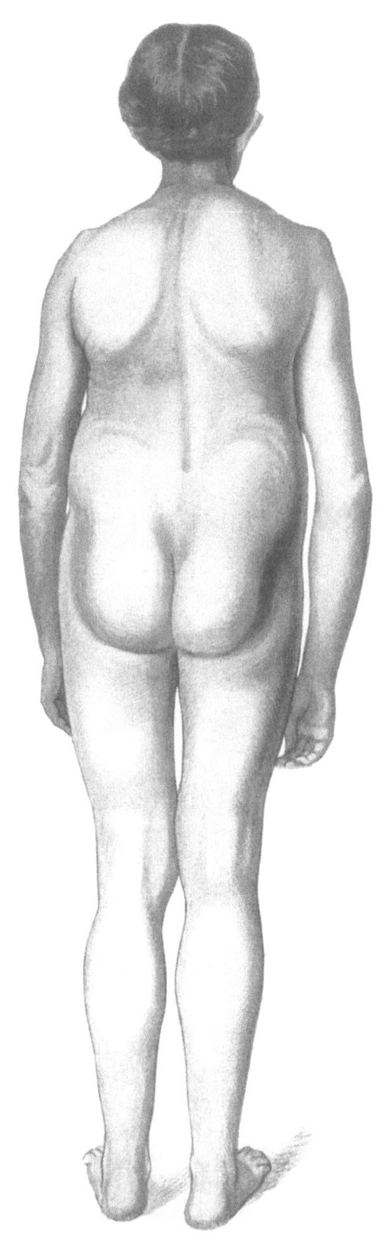

<table>
<tr><td>Abb. 345. Normal gebaute Gravida.</td><td>Abb. 346. Gravida mit Osteomalacie.
Die Verkürzung des Thorax, das tiefe Eingesunkensein der
Hüftgegenden deutlich sichtbar.</td></tr>
</table>

Angriffsrichtung der austreibenden Kräfte in ungünstigem Sinn verschoben, sondern
auch die Bauchpresse selbst in ihrer Funktionstüchtigkeit oft genug geschädigt.

Mit dem Hochstand des Uterus ist — namentlich bei schwachen Bauchdecken —
ganz gewöhnlich eine große seitliche Beweglichkeit verbunden. Der Uterus fällt, der
Schwere folgend, je nach der Lage der Frau bald auf eine, bald auf die andere Seite
(sog. *Pendulieren des Uterus*).

Eine weitere Folge dieser großen Beweglichkeit des Uterus und des erzwungenen Hochstandes des unteren Eipoles ist der häufig zu beobachtende *Lage- und Stellungswechsel der Frucht.* Atypische und abnorme Lagen des Kindes wie atypische Haltung des vorliegenden Teils bei Schädellagen sind nirgends so häufig wie beim engen Becken. Bei hochgradiger Verengerung scheinen Querlagen, Nabelschnurvorfall bei Schädellagen, Hinterscheitelbeineinstellung und Fußlagen, bei mittelstarker Verengerung Streckhaltung des Kopfes und Vorderscheitelbeineinstellung besonders häufig vorzukommen (GLOECKNER). Beim asymmetrisch verengten Becken sind abnorme Schädellagen häufiger als beim platten Becken. Am seltensten finden sich abnorme Schädellagen beim allgemein verengten Becken. Diese *Häufigkeit abnormer Lagen und Haltungen* beeinflußt an sich schon die Geburtsprognose beim engen Becken ungünstig.

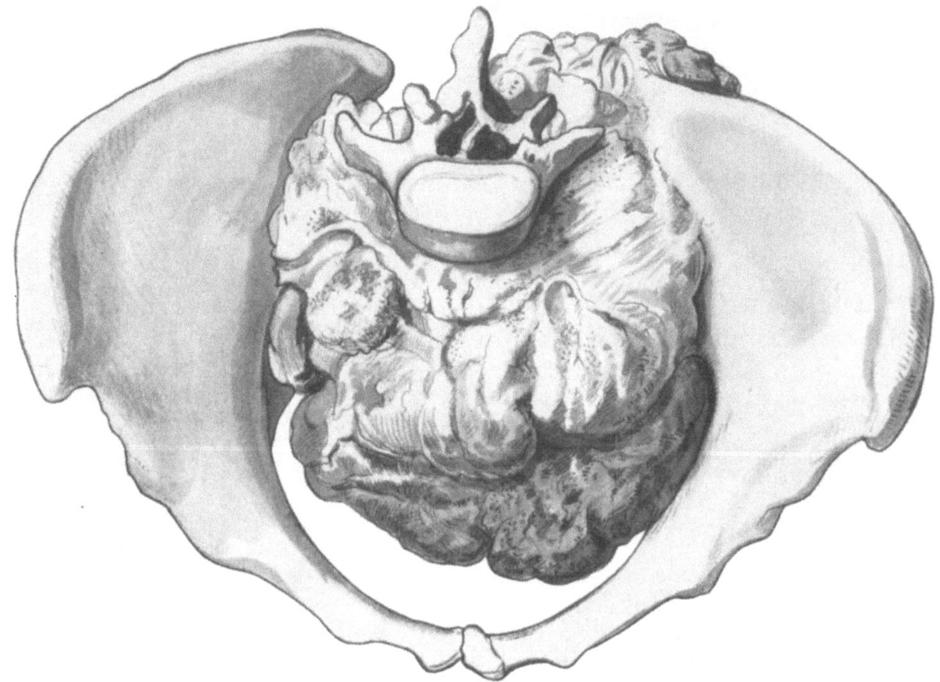

Abb. 347. Durch Exostose (wahrscheinlich Enchondrom) absolut verengtes Becken.
Kaiserschnitt von BEHM (Stettin) 1851[1].

Unmittelbar in Erscheinung treten die durch das enge Becken geschaffenen Widerstände natürlich erst mit *Beginn der Geburt.* Nicht nur, daß Grad und Form der Verengerung im Beckeneingang die Schwierigkeit des Eintritts in die Beckenhöhle bestimmen, auch in den tieferen Abschnitten wirken öfters mechanische Hindernisse und Formabweichungen der Geburtsbahn zusammen, um den Durchschnittsmechanismus mannigfach zu verändern.

Der Eintrittsmechanismus ins Becken ist *neben dem Grad der Verengerung vor allem bestimmt durch die Form.*

Besteht eine allgemein gleichmäßige Verengerung, so daß der Beckeneingangsraum nur ein verkleinertes Abbild des normalen darstellt, *dann entscheidet der Grad der Verengerung* in erster Linie über die Größe der mechanischen Behinderung. Ist aber, wie etwa *beim geradverengten Becken,* die Verkürzung auf einen einzigen Durchmesser beschränkt, dann *tritt die Bedeutung des Grades der Verengerung* soweit *zurück,* als durch eine Änderung der Haltung des Kopfes das Hindernis umgangen werden kann. *Noch größer* wird die *Bedeutung der Form* im Vergleich zum Grad der Verengerung *bei allen unregelmäßig verengten Becken. Soweit eine Umgebung des Hindernisses* durch Haltungs- und Stellungsänderungen des vorangehenden Teils, besonders des Kopfes

---

[1] Siehe E. BEHM, Dissertation, Berlin 1854.

möglich ist, *wird von diesem Hilfsmittel Gebrauch gemacht. Erst darüber hinaus kommt dem Grad der Verengerung größere Bedeutung zu.* Sobald das Hindernis zu groß wird, um durch eine Ausweichbewegung umgangen zu werden, muß natürlich ein Ausgleich auf dem Weg einer *Verformung des Geburtsobjektes*, in erster Linie des kindlichen Schädels versucht werden. Damit kommen aber Faktoren zur Wirkung, die für den Ausgang der Geburt oft wichtiger sind als die Tatsache der bestehenden Verengerung an sich.

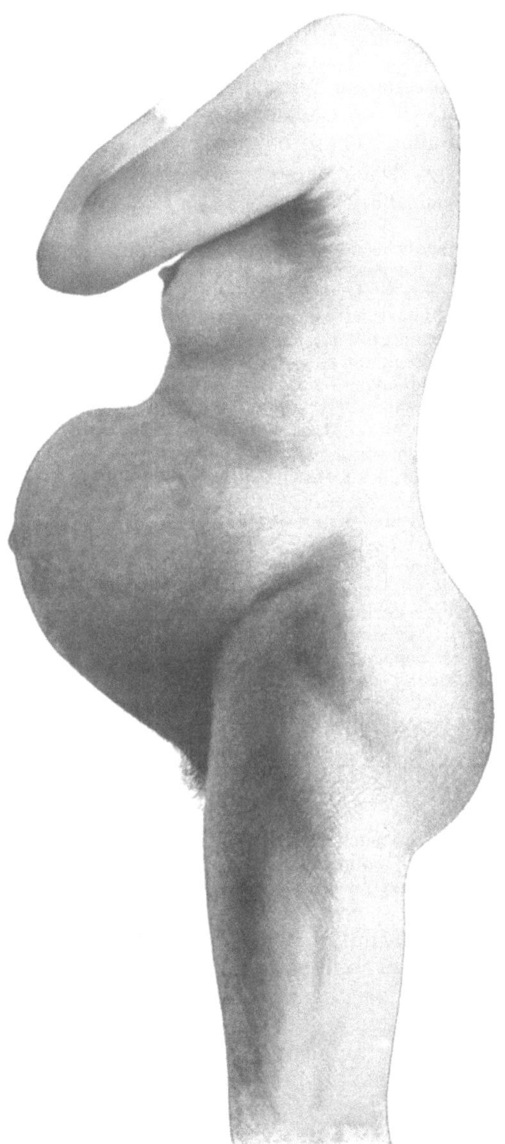

Abb. 348. Spitzbauch.
I. Gravida mit allgemein verengtem Becken. Große Statur und hoher Bauchraum. (Nach BUMM.)

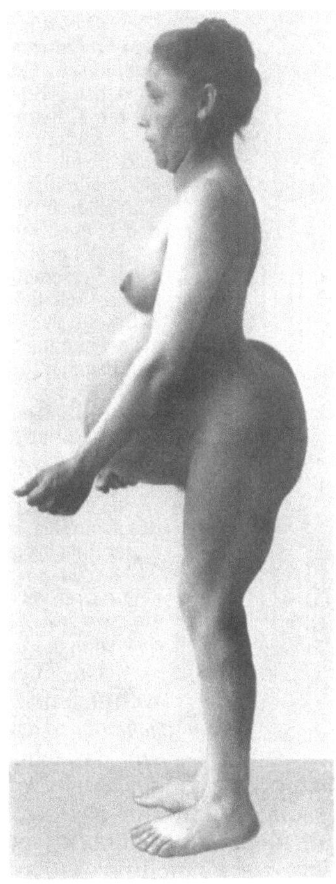

Abb. 349. Rachitisch plattes Becken. (Hängebauch.)

Selbstverständlich und trotzdem in der Praxis sehr vielfach außer acht gelassen ist die Tatsache, daß *jeder Grad von Beckenverengerung insofern relativ ist, als es nur auf das Verhältnis zur Größe des kindlichen Kopfes ankommt.* Setzen wir auch im allgemeinen bei unseren Betrachtungen stillschweigend voraus, daß es sich um einen sog. Normalschädel von durchschnittlicher Größe handelt, so dürfen wir doch die individuell $^{1}/_{2}$—1 cm und mehr betragenden Schwankungen der Kopfdurchmesser und die Besonderheiten der ererbten Kopfform nicht vergessen. *Darüber hinaus spielt aber noch die Verformbarkeit des Kopfes eine große Rolle.* Wir haben schon im physiologischen Teil gesehen, daß auch am Kopf die leichter verformbaren Teile den schwerer verformbaren vorangehen; die Kopfhaut wird in Form von Falten abgehoben, darunter bildet sich die Geburtsgeschwulst. Weiter aber werden die leichter beweglichen (verformbaren) Skeletabschnitte vorgedrängt. Es kommt zu einer Auswölbung der durch Syndesmose leicht beweglich untereinander verbundenen Schädelknochen. Der den größeren Druck empfangende Kopfknochen wird stark vorgewölbt, geht voran und schiebt sich über den zurückbleibenden Kopfknochen in der Nahtlinie hinüber. *In extremen Graden* ist die dadurch zustande kommende Verschiebung so stark, daß gewissermaßen eine Schädelhälfte vor der anderen ins Becken tritt oder, wie SELLHEIM das mit einem aus der Geologie entnommenen Terminus technicus bezeichnet hat, *die vorangehende Schädelhälfte* wird *von der zurückbleibenden „abgeschert"*.

Der mechanische Effekt einer derartigen *Abscherung* läßt sich leicht in einem Modellversuch anschaulich machen:

Man nehme einen hohlen Kreiszylinder als Repräsentanten des Geburtskanals und ein z. B. aus Holz gefertigtes Ellipsoid als Repräsentanten des kindlichen Kopfes.

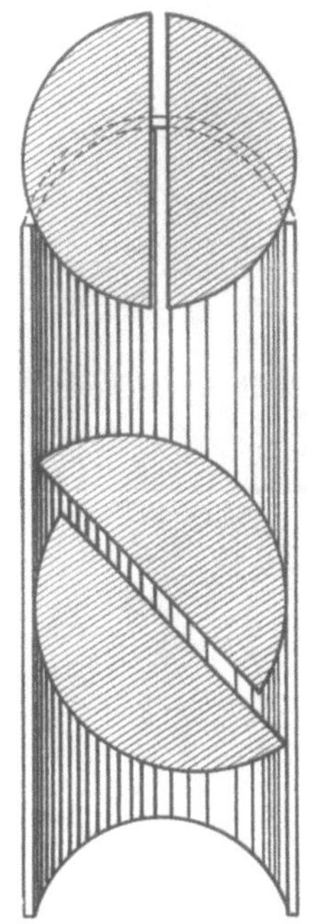

Abb. 350.
(Nach SELLHEIM.)

Dieses Kopfellipsoid wird solange glatt in das Rohr hineinzuschieben sein, als sein Querdurchmesser eine Spur kleiner ist als der Durchmesser des Hohlzylinders. Sobald sein Querdurchmesser dagegen größer ist als der Durchmesser des Zylinders, wird das Ellipsoid nur mit einem Segment sich einpassen und im übrigen auf dem oberen Eingang des Hohlzylinders stecken bleiben.

Ändern wir die Voraussetzungen des Experiments dadurch, daß wir das Ellipsoid in der Ebene seiner Längsachse durchsägen, so daß es aus zwei in der Fläche gegeneinander verschiebbaren Hälften besteht, dann gelingt es, den Eintritt des Ellipsoids in den Hohlzylinder dadurch zu erzwingen, daß wir die eine Hälfte ein Stück vorausschieben.

Bei großer Differenz zwischen Zylinder und querem Ellipsoiddurchmesser würde diese Verschiebung allerdings so stark ausfallen, daß ihre Übertragung auf den kindlichen Schädel das Leben des Kindes kosten würde. Stellen wir aber nun das Ellipsoid schief, dann genügt eine geringere Verschiebung der beiden Hälften gegeneinander, um die notwendige Verkürzung des Querdurchmessers und damit die Passage durch den Hohlzylinder zu erreichen (vgl. Abb. 350). *Durch die Abscherung der vorangehenden Hälfte von der zurückbleibenden wird also* innerhalb gewisser Grenzen *eine Verschmächtigung des Ellipsoids erreicht*.

Letzten Endes handelt es sich bei diesem Versuch um nichts anderes als den uns allen aus unserer Kinderzeit geläufigen Trick: Wollte man zwischen zwei Stäben eines Gitters durchkommen, deren Entfernung voneinander geringer war als die eigene Schulterbreite, dann half man sich in der Weise, daß man unter Schrägstellung des Rumpfes zuerst einen Arm mit zugehöriger Schulter durchschob und dann die andere nachzog.

Wollen wir sowohl den Modellversuch wie den Trick aus der Kinderzeit auf eine wissenschaftliche Formel bringen, dann können wir sagen: Es handelt sich um eine *Einrichtung auf ein vorgefundenes Hindernis nach dem Prinzip vom kleinsten Zwang*.

Die Zusammensetzung des kindlichen Schädels aus gegeneinander weitgehend verschiebbaren Einzelknochen erlaubt auch eine *weitgehende Anpassung des Kopfes an die verlangte Form*; dafür haben wir ja schon interessante Beispiele bei der Geburt in atypischer Haltung des Kopfes erlebt. Reicht diese Formveränderung, wie sie durch Haltungsänderungen und eine gewisse Verformung des Kopfellipsoids als Ganzes erzielt werden kann, nicht aus, dann ist eine weitergehende Verformung im Sinn einer Verschmächtigung des Kopfellipsoids durch die oben beschriebene und experimentell erhärtete *Abscherung* der vorangehenden von der zurückbleibenden Schädelhälfte möglich. Schließlich ist in geringem Ausmaß eine Verkleinerung des gesamten Schädelvolumens noch dadurch erreichbar, daß Flüssigkeit aus der Schädelhöhle teils nach dem Rückgratkanal ausweichen, teils in das Gefäßsystem abfiltriert werden kann.

Das Ausmaß der an einem Schädel möglichen Verformung, *die sog. Konfigurabilität des Kopfes, ist nicht eine feststehende Größe.* Je breiter die Nähte und je weicher die Knochen an sich sind, um so verformbarer ist der Schädel.

Abgesehen davon, spielt aber auch die verformende Kraft der Wehen eine wichtige *Rolle.* Anhaltende, kräftige Wehentätigkeit vermag selbst einen primär wenig verformbaren Schädel doch noch in die richtige Form zu zwingen, während selbst bei primär guter Verformbarkeit der Erfolg ausbleibt, wenn die Kraft der Wehen zu gering ist oder zu früh versagt.

Demgegenüber kommt einer *Erweiterungsfähigkeit des knöchernen Beckens* eine geringere, wenn auch im Einzelfall nicht zu übersehende Bedeutung zu. Wir wissen aus alten und neuen Experimenten, daß *durch* passende Bewegungen in den Beckengelenken eine geringe (0,6 cm, in günstigen Fällen auch 1 cm und darüber betragende) Erweiterung der Conjugata möglich ist. Die Frauen nehmen eine solche *Haltung* oft ganz instinktiv ein, indem sie sich hoch aufbäumen oder nach möglichst hoher Unterstützung des Kreuzes verlangen. Der Geburtshelfer erzeugt bewußt einen gleichen Effekt mittels der sog. WALCHERschen *Hängelage* [1]. Abgesehen davon, wird eine gewisse Erweiterung des Beckens unter der Geburt ermöglicht durch die *in der Symphyse* in freilich sehr verschiedenem Ausmaß *durch* die Schwangerschaft erzeugten *Spaltbildungen.*

Wie schon die bisherigen Erörterungen zeigen, spielt überwiegend häufig beim engen Becken die Form des Beckeneingangsraumes eine außerordentlich wichtige Rolle, ja bei vielen Beckenformen entscheidet die Möglichkeit der Passage des Beckeneingangs überhaupt über die Möglichkeit einer Spontangeburt. Hindernisse in tieferen Abschnitten des Beckens und im Beckenausgang spielen schon wegen ihrer Seltenheit eine viel geringere Rolle. Gleichgültig aber, wo die Enge sitzt, das Charakteristische der Geburt beim engen Becken besteht in allen Fällen darin, daß an irgendeiner Stelle ein Mißverhältnis zwischen Weite des Beckens und Größe des Kopfes vorhanden ist. Die Größe dieses Mißverhältnisses entscheidet schlechthin und in erster Linie über die für Mutter und Kind entstehenden Gefahren.

Sekundär sind indessen noch einige andere Momente zu berücksichtigen. Wir haben schon erwähnt, daß die Fruchtlage beim engen Becken oftmals abgeändert erscheint, und auch der Komplikation des Vorfalls der Nabelschnur und der Extremitäten kurz gedacht [2].

Weiter muß man beim engen Becken mit einem *abgeänderten Verhalten der Weichteile* rechnen.

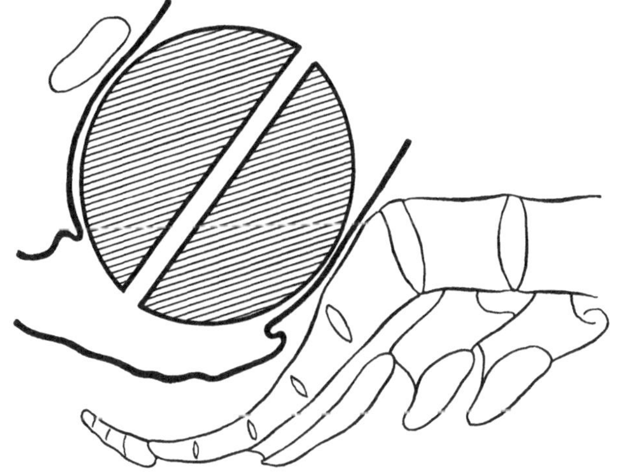

Abb. 351. Normales Verhalten.
(Modifiziert nach SELLHEIM.)

Normaler Weise erfolgt die Dehnung und Entfaltung des Cervicalkanals und Muttermundes, während der Kopf gleichzeitig tiefer tritt (Abb. 351); beim engen Becken erfolgt dagegen gewöhnlich zuerst die Entfaltung des Uterusausführungsgangs und dann erst, wenn der Schädel an den knöchernen Rand des Beckeneingangs dicht angepreßt wird, beginnt die eigentliche Modellierarbeit (vgl. Abb. 354). Es ist also *erst nach völliger Erweiterung des Muttermundes* gerade in Grenzfällen *ein sicheres Urteil* darüber *möglich, ob das Mißverhältnis zwischen Kopf und Becken überwindbar sein wird oder nicht.* Während dieser Modellierarbeit am Schädel werden die Wände des Uterusausführungsgangs stark in longitudinaler Richtung gedehnt. Der Muttermundsaum rückt nach oben gegen das große Becken, dem Kopf entgegen.

Störungen in der Entfaltung des Uterusausführungsgangs ergeben sich beim engen Becken häufig aus einem sehr frühzeitigen Blasensprung, der hier von ernsterer Bedeutung ist als beim normalen Becken. Daß es beim engen Becken so häufig zum frühzeitigen Blasensprung kommt, ist leicht zu verstehen. Der Kopf kann am — Vordringen gegen das Becken und einer zentrierten Einstellung verhindert — die Fruchtblase nicht so wie sonst nach oben abdichten (Abb. 352). Es bleiben immer undichte Stellen zwischen Kopf und Beckenwand bzw. Uteruswand, durch die eine Kommunikation zwischen Vorwasser und dem übrigen Fruchtwasser besteht. Die *Fruchtblase* wird

---

[1] Diese besteht darin, daß die Gebärende mit fest unterstütztem Kreuzbein derart auf das Querbett bzw. einen Tisch gelagert wird, daß die Beine frei herunterhängen. Über den Effekt dieser Lagerung vgl. S. 483.

[2] Näheres über diese Sonderkomplikation, vgl. S. 524 und 540.

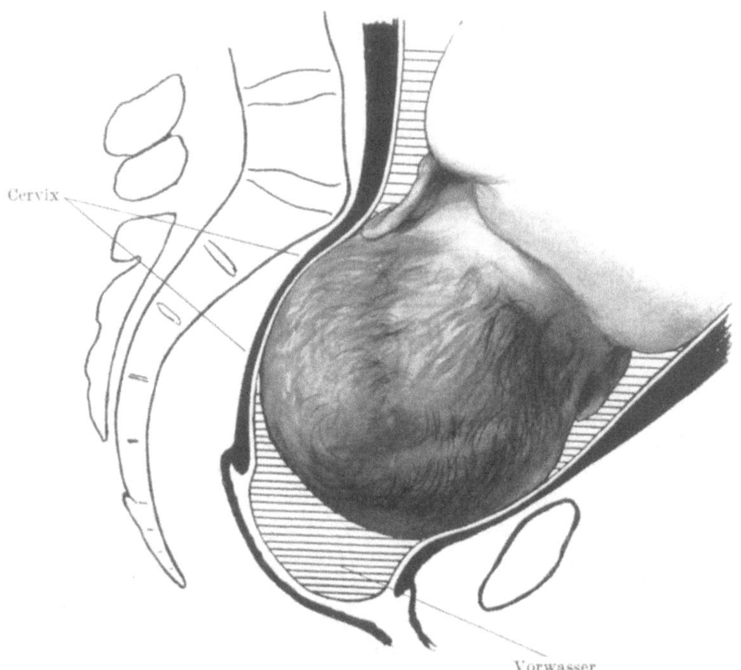

Abb. 352. Ventilwirkung des Kopfes bei normalem Becken.
(Nach BUMM.)

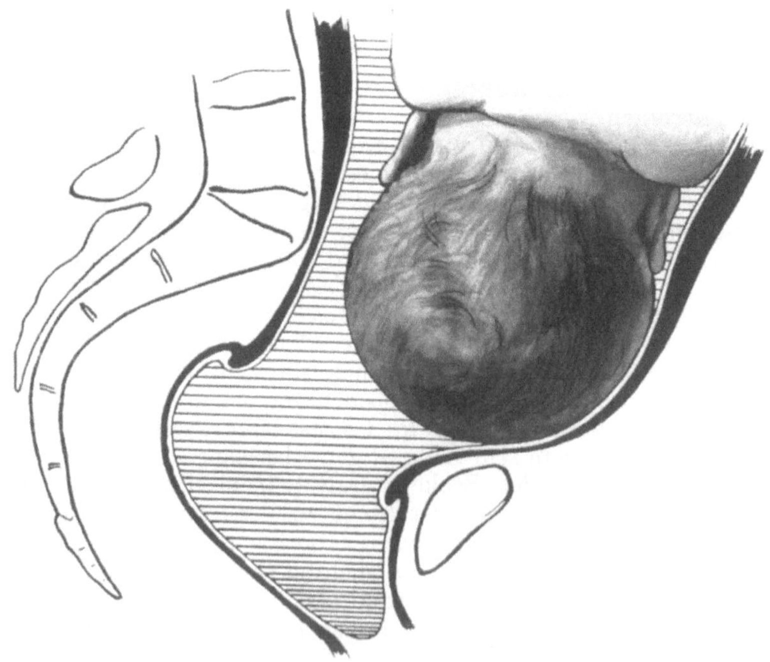

Abb. 353. Enges Becken, Kopf hochstehend.
Das Vorwasser steht in freier Kommunikation mit dem Fruchtwasser in der Uterushöhle.
(Nach BUMM.)

infolgedessen oft frühzeitig *überlastet* (Abb. 353) und reißt ein, lange ehe die Entfaltung des Muttermundes vollendet ist. Selbst wenn die Eihäute sehr dehnbar sind, ist die erweiternde Wirkung der Fruchtblase geringer als sonst, weil die Eispitze bald aus dem äußeren Muttermund vorgetrieben wird, hier des Gegendrucks ermangelt und somit weitere Drucksteigerungen meist nur den Effekt haben, unter Ausweichen des leicht beweglichen Fruchtwassers nach dem Ort des geringsten Widerstands die Eispitze noch mehr vorzuwölben. *Ist der Blasensprung eingetreten, so fließt* durch die Lücke zwischen Kopf und·Uteruswand nicht allein sehr viel Fruchtwasser ab, sondern es *werden häufig* auch *leicht bewegliche Teile* wie die Nabelschnur oder Extremitäten mit *herabgeschwemmt,* ein Ereignis, das beim engen Becken etwa fünfmal so häufig vorkommt als sonst. *Schließlich* steigt durch den starken Fruchtwasserabfluß und die damit einhergehende Retraktion der Uteruswand die *Gefahr einer Störung des Placentarkreislaufs,* die um so größer ist, je besser die Wehen sind.

Nach dem Blasensprung hängt die teilweise entfaltete Wand der Cervix in die Scheide hinein. Eine zirkuläre Dehnung durch den Kopf wird erst möglich, wenn der äußere Muttermund durch die zunehmende Longitudinaldehnung des Uterusausführungsganges bis zur Höhe des vorliegenden Kopfsegmentes emporgezogen ist. Nur teilweise vermag die Kopfgeschwulst die Dehnung zu übernehmen. Andererseits besteht, wenn kräftige Wehen den Kopf bald feststellen, die *Gefahr einer Einklemmung des Muttermundsaumes* zwischen Kopf und Symphyse oder seltener zwischen Kopf und Promontorium; ja, selbst vollständige Abquetschung der Muttermundslippen oder umfangreiche Hämatome werden beobachtet (vgl. Abb. 354).

An der vorderen Beckenwand kann der Kopf auch schädigend auf den Blasenhals einwirken und bei genügend langer Dauer eine entweder bald nach der Geburt oder erst einige Tage später manifest werdende *Drucknekrose* (Blasenscheiden-, Blasencervixfistel usw.) erzeugen. Wesentlich seltener sind solche Drucknekrosen in tieferen Abschnitten des Geburtskanals, z. B. Mastdarmscheidenfisteln in der Gegend der Kreuz-Steißbeinspitze. Schließlich kann bei langer Geburtsdauer, namentlich bei allgemein verengten oder im Ausgang quer verengten Becken, durch Druck auf den Plexus sacralis eine puerperale *Neuritis* mit Paresen oder Lähmungserscheinungen ausgelöst werden.

Einer kurzen Erörterung bedarf noch die Frage, ob durch den Druck des Schädels auch eine Zersprengung des Beckens selbst stattfinden kann. Zersprengungen der Knochen selbst sind ohne Kunsthilfe nicht beobachtet, wohl aber kann es zu einem *Auseinanderweichen der Symphyse* mit oder ohne Blasenhalsruptur oder zu Zerreißungen innerhalb des Symphysenknorpels kommen.

Gelingt es trotz kräftiger Wehen dem Kopf nicht, in das Becken einzutreten, dann besteht die Gefahr der Abreißung des durch den sich retrahierenden Hohlmuskels nach oben gezerrten Uterusausführungsgangs von der Scheide *(Kolapoporrhexis)* oder, falls der Muttermund zwischen Kopf und Beckenwand eingeklemmt wird, die Gefahr einer Überdehnung des passiven Uterusanteils mit *schließlicher Ruptur*[1].

Es wäre übrigens falsch, aus einer Verzögerung des Kopfeintritts gleich auf eine Rupturgefahr zu schließen. Sofern überhaupt die Möglichkeit eines Ausgleichs zwischen Kopf und Becken besteht, entscheidet in erster Linie das Verhalten der Wehen über Erfolg oder Mißerfolg. Glücklicherweise sind die Wehen in vielen Fällen besonders kräftig; in anderen Fällen freilich führen primäre und sekundäre Wehenschwäche, eine durch Hängebauch bedingte ungünstige Ausnutzung der Kraft, Schwäche und sonstige Anomalien der Bauchpresse zum *Geburtsstillstand* mit allen seinen Gefahren.

Schon einfache Überlegung zeigt, daß im allgemeinen die *Dauer der Geburt* beim engen Becken *eine längere* ist, um so länger, je größer das zu überwindende Hindernis ist. Aber wir sahen schon, daß neben der Größe des Hindernisses dessen Form von großem Einfluß ist; wir erkannten, daß die Konfigurabilität des Kopfes und das Verhalten der Wehentätigkeit eine sehr bedeutende Rolle spielen. Die Geburtsdauer wird aber durch das Ineinandergreifen aller dieser Faktoren bestimmt, so daß es unmöglich ist, bestimmte Gesetze in dieser Frage zu formulieren.

---

[1] Weitere Einzelheiten vgl. Kapitel Uterusruptur S. 488.

Die *Geburtsdauer* ist insofern *von* großer praktischer *Bedeutung,* weil bei dem starken Druck, dem die Weichteile ausgesetzt werden, die Dauer desselben sehr wichtig ist. Die mütterlichen Weichteile vertragen selbst eine starke, rasch vorübergehende Kompression besser als einen lang anhaltenden, an sich geringeren Druck. Neben den schon oben erwähnten grobmechanischen Schädigungen (Drucknekrosen — Ruptur) sind auch geringere Veränderungen, die *unter dem Einfluß des Drucks* und der dadurch gesetzten *Stauung* zustande kommen, oft von ernster Bedeutung. Bei lang anhaltender Stauung kommt es zum *Ödem* mit Absonderung eines dünnen, serösen Sekretes. Dieses gibt einen günstigen Nährboden für alle möglichen *Keime* ab, die *in die* mit Blut-extravasaten durchsetzte, in ihrer Schutzkraft durch oberflächliche Abschürfung oder Drucknekrose geschädigte *Schleimhaut eindringen können.* Dazu kommt, daß bei der langen Geburtsdauer und dem mangelhaften Abschluß durch den vorliegenden Teil das *Fruchtwasser oft rasch zersetzt wird.* Außerdem gibt das abtropfende Frucht-wasser selbst einen guten Nährboden ab und dient unter solchen Verhältnissen oft als Vehikel für die *Keimverschleppung in die oberen Abschnitte des Geburtskanals.* Wie rasch unter solchen Verhältnissen die Infektion fortschreitet, davon zeugt die steigende Körpertemperatur *(Fieber unter der Geburt),* der üble Geruch des abfließenden Sekretes, die Schwellung und Schmerzhaftigkeit der weichen Geburtswege. Je nach Art und Virulenz der vorhandenen Bakterien wechselt die Bedeutung dieser Erscheinungen. Entbindet man nicht, so schreitet die Infektion fort. Entbindet man, so kann durch die Inoculation von Keimen in entstehende Wunden erst recht Schaden gestiftet werden; kurz die Situation kann eine recht prekäre werden. Stirbt die Frucht ab, dann erfolgt unter den geschilderten Verhältnissen sehr rasch ihre Zersetzung. Die sich bildenden Fäulnisgase dehnen die Gebärmutter aus, ab und zu unter spritzendem oder glucksendem Geräusch *(Flatus uteri)* durch die Scheide entweichend. Der ganze Zustand wird als *Physometra* oder *Tympania uteri* bezeichnet, weil man bei der Per-kussion über dem ganzen Uterus hin einen tympanitischen Schall bekommt.

Alle diese Zustände stellen den Geburtshelfer vor schwere Aufgaben, die wir noch in den speziellen Kapiteln zu erörtern haben werden. Dort soll auch der Einfluß der Modellierarbeit am Schädel des Kindes noch berücksichtigt werden.

Geburtsverlauf bei den einzelnen Formen des engen Beckens.

1. Geburtsmechanismus beim gerad verengten Becken.

Da die Verengerung ausschließlich den Beckeneingangsraum und hier wieder nur den geraden Durchmesser betrifft, entscheidet die Möglichkeit der Überwindung dieser engen Stelle auch über die Frage, ob eine Spontangeburt möglich ist oder nicht. *Neben dem Grad der Verengerung* ist gerade *hier die Form von großem Einfluß* auf den Geburtsmechanismus.

Bei einer Verengerung 1. Grades ist ein Einfluß auf den Geburtsvorgang gewöhn-lich nicht zu beobachten, es sei denn, daß der Kopf ungewöhnlich groß ist. In solchen Fällen ist relativ häufig eine Streckhaltung des Kopfes[1] zu beobachten.

Sowie das Maß der Conjugata obstetrica unter 9 cm sinkt, macht sich der Einfluß der Verengerung in doppelter Hinsicht geltend. In seinem Bestreben, in die Form des Beckeneingangsraums mit dem geringsten Zwang sich einzupassen, zeigt der Kopf zunächst eine *Einrichtung der Pfeilnaht in den Querdurchmesser,* die wir übrigens auch beim normalen Becken häufig beobachten; gleichzeitig beobachtet man aber eine je nach dem Grad der Verengerung bzw. der individuellen Größe des Kopfes in ihrem Ausmaß schwankende Bewegung des Kopfes um seinen Querdurchmesser unter *Senkung des Vorderhauptes.* Der *Effekt dieser Ausweichbewegung* ist leicht ersichtlich; bei streng quer verlaufender Pfeilnaht *kommt dadurch die schmälere Kopfpartie zwischen den beiden Schläfen in den Bereich der verkürzten Conjugata,* während die breitere Partie zwischen den Scheitelhöckern seitwärts in die nicht verengte rechte oder linke Becken-hälfte sich einrichtet. *Das Hindernis im Beckeneingang wird also gewissermaßen umgangen.* Sobald die enge Stelle überwunden ist, geht der Kopf alsbald in Beuge-haltung über und die weitere Geburt erfolgt in völlig typischer Weise. Wird die Geburt

---

[1] Vgl. S. 229 f.

ohne innere Untersuchung geleitet, so bleiben derartig geringe Grade von Beckenverengerung gewöhnlich ganz unerkannt. Bei weiten oder sehr defekten Weichteilen
behält der Kopf gelegentlich die Vorderhauptshaltung bei, so daß dann die Geburt
in Vorderhauptslage erfolgt.

*Sobald das Maß der Conjugata obstetrica gegen 8 cm und darunter absinkt, versagt
dieser Ausweg* der Umgehung der engen Stelle. *Dann* bleibt — rein mechanisch gesprochen — nichts anderes übrig, als daß der Kopf in seiner Form sich der Form des
Beckeneingangsraums anpaßt. Als erstes Anzeichen dieser *Konfigurationsarbeit am
Kopf* beobachtet man eine *stärkere Vorwölbung des vorliegenden Scheitelbeins.* Sobald
diese Vorwölbung einen gewissen Grad erreicht hat, *hebt sich das vorangehende Scheitelbein* in der Sutura sagittalis *stufenförmig vom Rand des hinteren, zurückbleibenden
Scheitelbeins ab.* Mechanisch gesprochen, läuft dieser Vorgang auf eine Abscherung
der vorangehenden von der zurückbleibenden Schädelhälfte hinaus (vgl. oben S. 464).

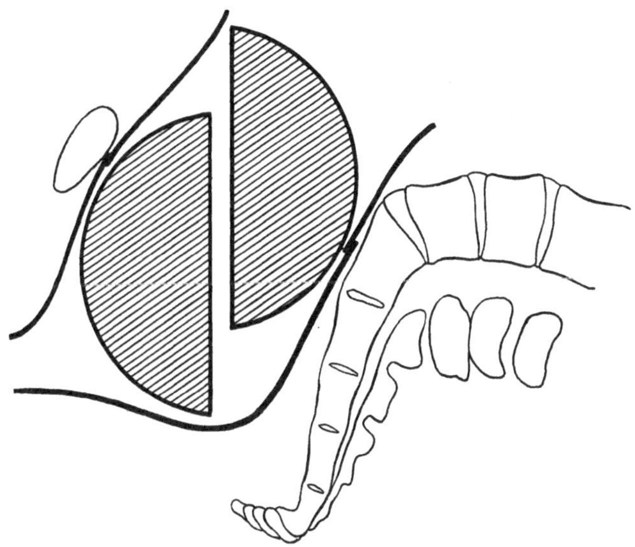

Abb. 354. „Abscherung" der vorderen von der hinteren Schädelhälfte zwecks Durchtritts durch ein
plattes Becken. Abgeändertes Verhalten der Weichteile.
(Modifiziert nach SELLHEIM.)

Reicht auch das nicht aus, um die enge Stelle zu überwinden, dann kombiniert sich
diese Abscherung mit einer *Schrägstellung des Kopfellipsoids*[1], wobei gewöhnlich das
vordere Scheitelbein vorangeht. Je nach dem Grad des auszugleichenden Mißverhältnisses fällt die Abscherung und Schrägstellung verschieden stark aus (Abb. 354). Unter
Lateralflexion der Halswirbelsäule weicht die Pfeilnaht aus der Führungslinie des
Beckens nach hinten aus und nähert sich immer mehr dem Promontorium *(Vorderscheitelbeineinstellung),* ja in extremsten Fällen steht sie sogar am oder selbst über
dem Promontorium, so daß das vordere Ohr hinter der Symphyse tastbar wird *(vordere
Ohrlage).* Das vordere Scheitelbein wird dabei stark herausgewölbt, das hintere,
zurückbleibende gegenteils abgeplattet (Abb. 355 u. 356).

*Unter Voraussetzung eines gut konfigurablen Normalschädels reicht diese Teilung
und Verschmächtigung des Kopfellipsoids aus,* um *etwa bis zu einer Conjugata obstetrica
von 7,8—7,7 die Passage durch den verengten Beckeneingangsraum zu ermöglichen.*
Bei einer noch stärkeren Verkürzung der Conjugata gelingt ein derartiger Ausgleich
des Mißverhältnisses nur unter der Voraussetzung, daß es sich um einen besonders
gut konfigurablen Kopf von unterdurchschnittlicher Größe handelt.

Die *Vorderscheitelbeineinstellung* ist also geburtsmechanisch als *eine* günstige,
man könnte fast sagen *zweckmäßige Anpassung an höhere Grade von Geradverengerung*
aufzufassen. Sobald das Hindernis im Beckeneingang überwunden und der Kopf mit

---

[1] Vgl. das Experiment auf S. 464.

seiner breitesten Partie in das Becken eingetreten ist, entfernt sich die Pfeilnaht wieder vom Promontorium und der weitere Verlauf entspricht dem typischen.

Bei Multiparen mit sehr schlaffen Bauchdecken oder bei sehr ausgesprochenem Spitzbauch besteht häufig schon in der Schwangerschaft eine Lateralflexion der kindlichen Brust-Lendenwirbelsäule mit nach dem Bauch der Mutter gerichteter Konkavität. Das führt bei höheren Graden der Beckenverengerung leicht dazu, daß das hintere Scheitelbein in größerer Ausdehnung als das vordere über den Beckeneingang zu stehen kommt. Springt nun unglücklicherweise bald nach Geburtsbeginn die Fruchtblase, dann kommt es bei guter Wehentätigkeit zur Fixation dieser Haltung; es bildet sich unter Abweichung der Pfeilnaht nach der Symphyse eine *Hinterscheitelbeineinstellung* (gesteigerte LITZMANNsche Obliquität), in extremen Fällen eine *hintere Ohrlage* aus. Im Gegensatz zur Vorderscheitelbeinstellung ist die Hinterscheitelbeineinstellung *ungünstig,* weil infolge der Lordose der mütterlichen Wirbelsäule die hintere Schulter des Kindes oberhalb des Promontoriums festgehalten wird und der Kopf infolgedessen trotz hochgradiger Konfiguration nicht einzutreten vermag (Abb. 357). Ein Ausgleich ist nur möglich, wenn die Verengerung auf die oberste Partie des Beckeneingangs beschränkt ist und schon ein geringgradiges Voranschieben der hinteren Schädelpartie ausreicht, um die enge Stelle zu überwinden. Sobald das gelungen ist, geht die Hinterscheitelbeineinstellung in eine synklitische, zuweilen noch nachträglich in eine Vorderscheitelbeineinstellung über. Gewöhnlich aber ist dieser Ausweg unmöglich, und *es kommt allmählich zum Geburtsstillstand* mit allen seinen Folgen[1] *oder* sogar *zur Uterusruptur*[2].

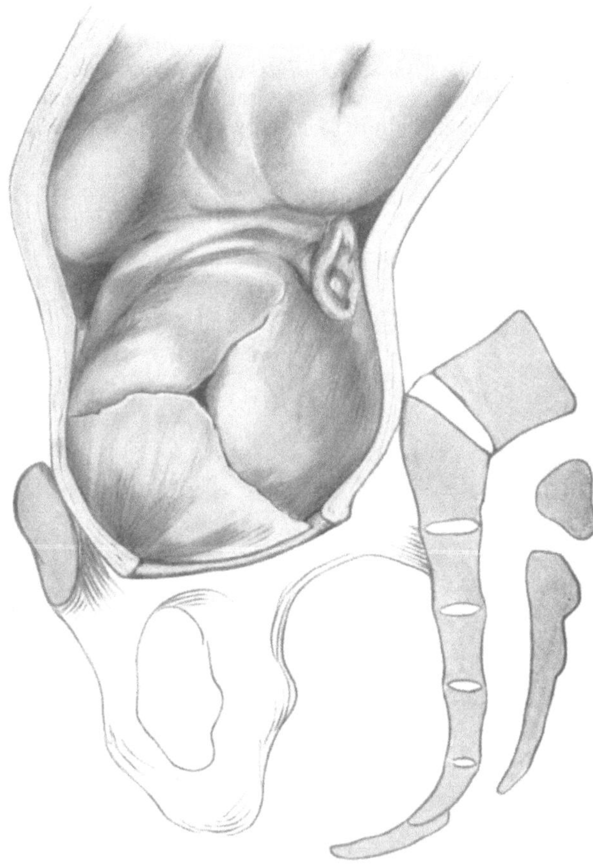

Abb. 355. I. Schädellage bei platt rachitischem Becken. Ausgesprochene Vorderscheitelbeineinstellung. Tiefstand der großen Fontanelle, Ausweichen der kleinen Fontanelle nach links oben. Pfeilnaht näher dem Promontorium. Kopf fest auf dem Beckeneingang. Muttermund kleinhandtellergroß.

Manchmal gelingt ein Ausgleich noch dadurch, daß die *Knochen des Schädeldachs,* meist das hintere Scheitelbein, *selbst nachgeben* und oft mit einem Ruck das letzte Hindernis überwunden wird. Eine *löffel- oder rinnenförmige Impression* am Scheitelbein zeugt dann noch nach der Geburt von der Größe der am Kopf geleisteten Modellierarbeit (Abb. 358 u. 359).

Es ist leicht verständlich, daß die bei höheren Graden von Vorder- und Hinterscheitelbeineinstellung zustande kommenden Verschiebungen der Kopfknochen untereinander für das Kind nicht immer erträglich sind. Wird ein gewisses Maß von Verschiebung überschritten, so kann es zu einer *Zerreißung der Blutsinus* in der Falx cerebri oder im Tentorium cerebelli (Abb. 360) und damit zu einer für das Kind in kurzer Zeit tödlich wirkenden Blutung kommen. Abgesehen davon unterliegt der Kopf während dieser Modellierarbeit, die erst nach dem Blasensprung einsetzt, einer oft lang dauernden

---

[1] Vgl. S. 467.   [2] Vgl. S. 488.

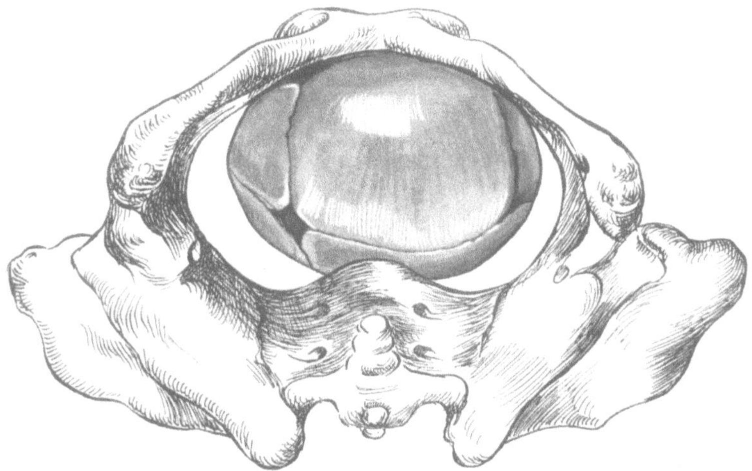

Abb. 356. Derselbe Fall wie Abb. 355 von unten gesehen.

und starken Druckwirkung, die nicht nur zur Ausbildung einer starken Kopfgeschwulst, sondern auch zu Blutungen in die Hirnhäute und die Hirnsubstanz selbst führen kann, so daß trotz erfolgreicher Überwindung des mechanischen Hindernisses *das Kind schließlich* doch *zugrunde geht oder einen Dauer-schaden davonträgt*[1].

Mutter und Kind drohen aber noch andere *Gefahren aus* den *Komplikationen*, die wir schon im allgemeinen Teil beschrieben haben. Beim geradverengten Becken sind besonders der *vorzeitige und früh-zeitige Blasensprung*, die Gefahr des *Nabelschnurvorfalls*, des Vorfalls einer Hand oder gar eines Arms zu nennen. Bei mangelnder Einpassung des vorliegenden Teils bedingt der sehr frühzeitige Blasen-sprung außerdem eine wesentliche Verzögerung der Eröffnungsperiode. Bei höhergradiger Beckenverenge-rung droht dazu noch die Gefahr der *Einklemmung des Muttermund-saumes* oder einer Muttermund-lippe und damit der Überdehnung und schließlich der *Uterusruptur*[2]. Eine weitere Folge eines vorzeitigen oder sehr frühzeitigen Blasensprungs beim geradverengten Becken ist eine *hartnäckige Wehenschwäche*, die ihrerseits zur Verzögerung der

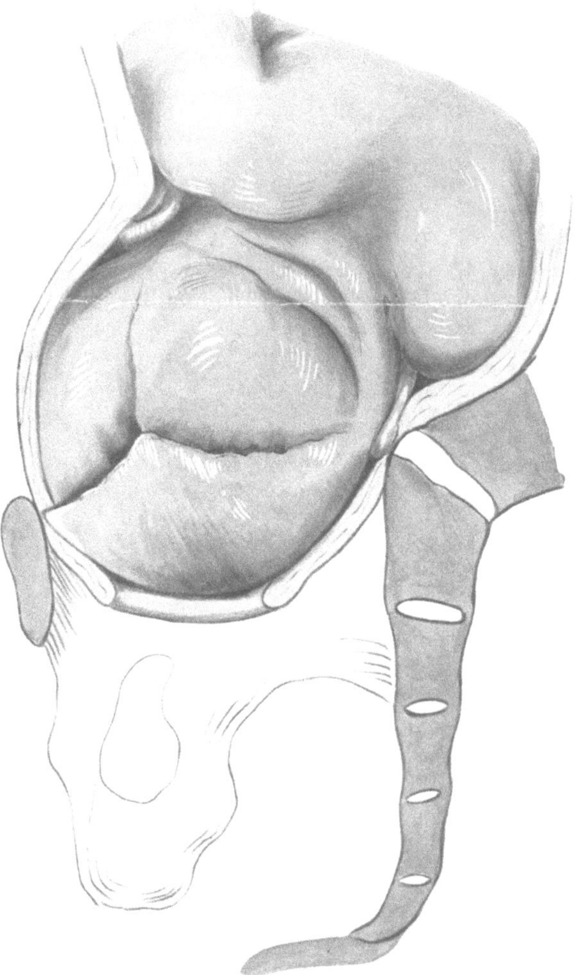

Abb. 357. Hochgradige Hinterscheitelbeineinstellung. Tief-stand der großen Fontanelle. Das vorangehende hintere (linke) Scheitelbein hat sich über das vordere Scheitelbein und das Hinterhauptbein hinübergeschoben.

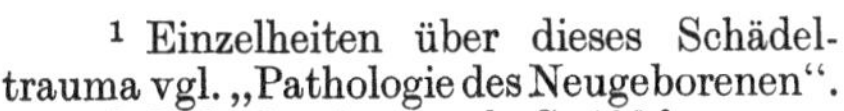

[1] Einzelheiten über dieses Schädel-trauma vgl. „Pathologie des Neugeborenen".
[2] Vgl. darüber noch S. 488f.

Eröffnungsperiode beiträgt und immer die *Gefahr der aufsteigenden Infektion* mit sich bringt.

Sonst ist im allgemeinen die Wehentätigkeit beim geradverengten Becken nicht

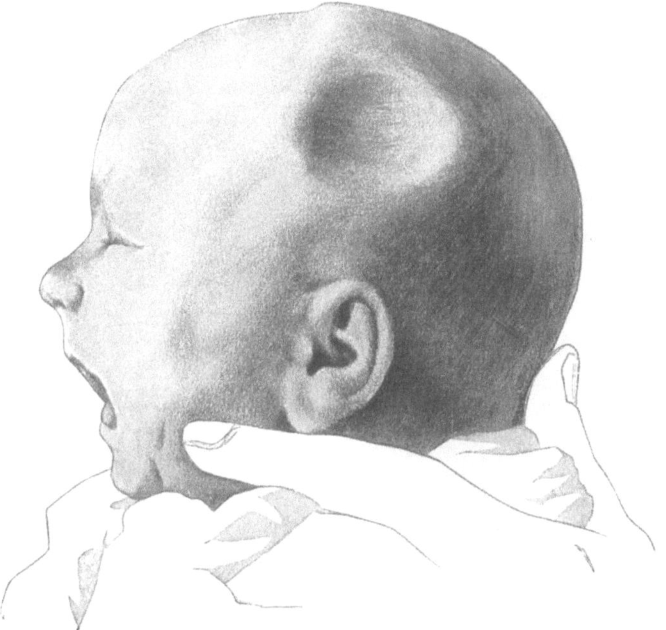

Abb. 358. Löffelförmige Impression.
Plattes Becken, stontane Austreibung. (Nach BUMM.)

gestört. Man beobachtet im Gegenteil nach richtiger Entfaltung des Muttermundes gewöhnlich eine verstärkte Wehentätigkeit.

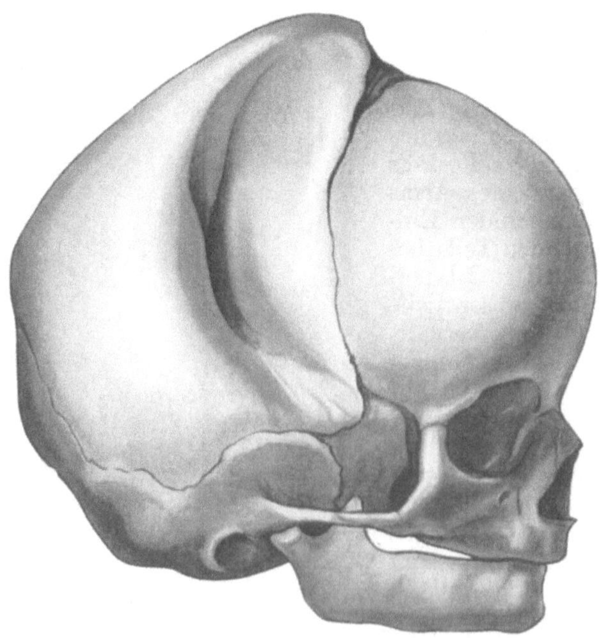

Abb. 359. Starke rinnenförmige Impression am Schädel.

Sowie das Hindernis im Beckeneingang überwunden ist, ergeben sich *für den weiteren Geburtsablauf keine Schwierigkeiten.* Es ist besonders bei Multiparen oft sehr eindrucksvoll, wie nach vielstündiger angestrengtester Geburtsarbeit, die lediglich auf die Modellierung des unverändert im Beckeneingang stehenden Kopfes verwendet wurde, oft mit einem Schlag, geradezu ruckartig der Kopf ins Becken eintritt und wenige Preßwehen genügen, um die Geburt zu vollenden. Natürlich gibt es auch Fälle, in denen nach langer, vergeblicher Geburtsarbeit eine sekundäre Wehenschwäche eintritt, die am besten durch eine Ruhepause von einigen Stunden überwindbar ist.

Die *Diagnose* des Grades der Beckenverengerung ist natürlich nur dann exakt möglich, wenn der Kopf noch beweglich über dem Beckeneingang steht. Weiterhin

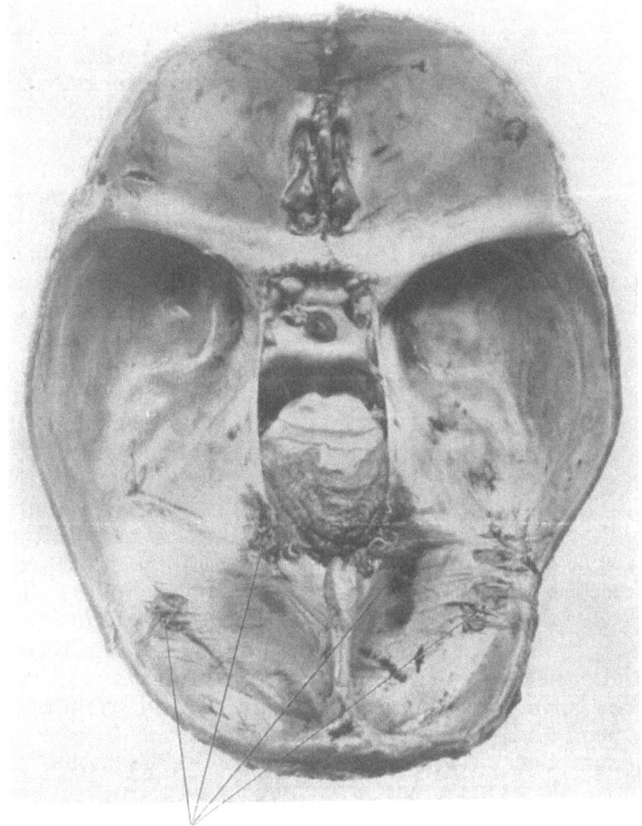

Abb. 360. Rißstellen des Tentorium, ausgedehnte intrakranielle Blutung.

gibt die genaue Beobachtung des Geburtsmechanismus Aufschluß über den Grad des Mißverhältnisses zwischen Kopf und Becken.

Die *Prognose* ist, abgesehen von dem Grad der Beckenverengerung in hohem Maße von mehr zufälligen Komplikationen abhängig. Am günstigsten ist ceteris paribus stets eine Schädellage. Bei Beckenendlagen besteht immer die Gefahr des Emporstreifens eines oder beider Arme und der daraus folgenden Schwierigkeiten für die Entwicklung des Kindes[1]. Verhältnismäßig häufig sind beim geradverengten Becken Quer- und Schräglagen.

Im übrigen halte man sich immer vor Augen, daß niemals der Grad der Beckenverengerung allein entscheidend für die Prognose ist, sondern nur das jeweilige Mißverhältnis zwischen dem Becken und einem ganz bestimmten Kopf.

Zur Entscheidung darüber, ob die Spontangeburt eines lebenden Kindes möglich sein wird oder nicht, kann man mittels eines *Impressionsversuchs* des Schädels nach HOFMEIER eine erste Orientierung gewinnen. Man geht dabei in der Weise vor, daß

---

[1] Vgl. S. 719,

man bei der mit Chloräthyl leicht betäubten Patientin den Kopf des Kindes von außen mit beiden, seitlich an den Schädel angelegten Händen unter tüchtigem Kraftaufwand ins Becken hineinzudrücken versucht. Gelingt das, dann darf man ohne weiteres damit rechnen, daß schließlich der konfigurierte Kopf sicher das Becken

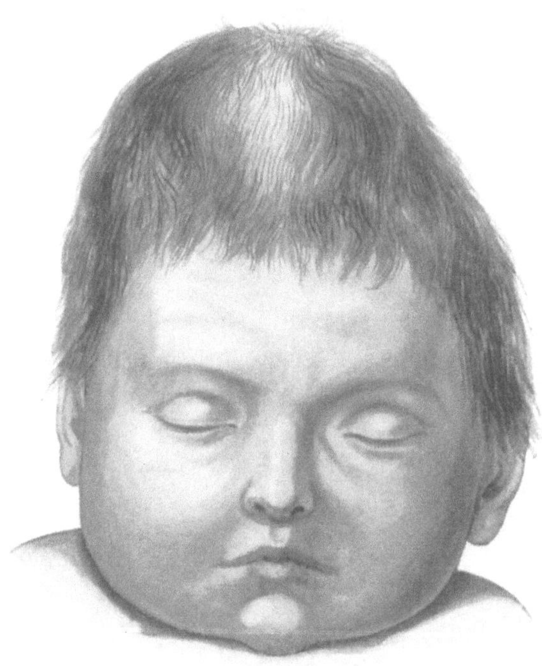

passieren wird. Der negative Ausfall dieses Versuchs beweist dagegen nicht mehr, als daß größere Schwierigkeiten zu erwarten sind. Es hängt dann ebenso wohl von der Art der Einstellung des Kopfes wie von seiner Konfigurationsfähigkeit (Abb. 361) ab, ob das Mißverhältnis überwindbar sein wird oder nicht.

Die entscheidende Modellierarbeit am Kopf beginnt gerade bei höheren Graden der Beckenverengerung erst, wenn der Muttermund völlig erweitert ist. Es ist ein immer wieder — selbst bei den Assistenten geburtshilflicher Kliniken — zu beobachtender Irrtum, daß nach länger dauernder, anscheinend vergeblicher Geburtsarbeit die Unmöglichkeit einer Spontangeburt angenommen wird, trotzdem der Muttermund noch nicht völlig erweitert ist. Immer wieder läßt sich feststellen, daß nach völliger Eröffnung oft in kürzester Frist der Kopf mit einem Mal ins Becken eintritt und schnell geboren wird. Natürlich wird man auch schon vor völliger Erweiterung des Muttermundes aus einem höheren Grad von Vorderscheitelbeineinstellung auf ein größeres Mißverhältnis

Abb. 361. Konfigurierter Kindskopf bei plattem Becken in I. Schädellage geboren.
Abplattung links, Kopfgeschwulst rechts.

schließen dürfen und ebenso ist es sicher berechtigt, *bei ausgesprochener Hinterscheitelbeineinstellung auf die Spontangeburt nicht zu rechnen.* Um Irrtümer in der Prognose zu vermeiden, *hüte man sich, durch eine starke Kopfgeschwulst sich* über den wahren Stand des Kopfes zum Becken *täuschen zu lassen.* Es ist nichts seltenes, daß die Kopfgeschwulst schon die Spinalebene erreicht, ehe der Kopf mit seiner breitesten Partie die enge Stelle passiert hat. Man kann sich vor derartigen Irrtümern nur schützen, indem man an der seitlichen Begrenzung der Kopfgeschwulst nach oben vordringt, bis man einwandfrei den knöchernen Schädel tastet.

Hinsichtlich der Geburtsleitung vgl. S. 480f.

2. Der Geburtsverlauf beim allgemein verengten Becken.

Zur allgemeinen Charakterisierung sei hervorgehoben, daß die *Geburtsaussichten etwa gleich wie beim gerad verengten Becken mit* $^1/_2$ *cm kürzerer Conjugata* zu werten sind. Diese Ungunst ist begründet in der Tatsache, daß der gesamte Beckenraum in allen seinen Durchmessern und Ebenen verengt ist. Demnach muß das einfache Hilfsmittel der oben erwähnten Ausweichbewegung hier versagen; ein *Ausgleich des Mißverhältnisses* zwischen Kopf und Becken ist *nur möglich, wenn das Kopfellipsoid* entsprechend der geringeren Weite des knöchernen Geburtskanals *in toto sich verschmächtigt.* Das ist bei dem gegebenen Bauplan des Schädels nur möglich durch eine Verlängerung in Richtung des Längsdurchmessers, wodurch die Querdurchmesser entsprechend verkürzt und das Kopfellipsoid im ganzen verschmächtigt wird (Abb. 362).

Die klinische Beobachtung bestätigt diese mechanischen Überlegungen. Schon im Beginn der Geburt fällt die *stärkere Hinterhauptshaltung* auf, die im weiteren Verlauf immer ausgesprochener wird. Dabei passiert eine Partie dicht vor den Scheitelhöckern im Bereich der Conjugata, während die breiteste Stelle zwischen den Scheitelhöckern in dem Raum dicht neben der Conjugata Platz findet. Die nach dem Blasensprung am Hinterhauptspol des Kopfellipsoids wirksam werdende Minderdruckwirkung trägt ihrerseits zur *Ausziehung des Hinterhauptes* und damit zur Verschmächtigung des Kopfellipsoids bei.

Reicht das alles noch nicht aus, dann wird auch hier wieder von der Möglichkeit einer Verschiebung der Kopfknochen gegeneinander in weitem Ausmaß Gebrauch gemacht, wobei wieder die vorangehenden Partien stärker vorgewölbt und über die zurückbleibenden hinübergeschoben werden, d. h. das *Hinterhauptsbein* wird *stark* nach unten *vorgewölbt* und gleichzeitig *über die zurückbleibenden Scheitelbeine* hinübergeschoben. Physikalisch gesprochen, läuft diese Modellierung des Schädels auf dasselbe

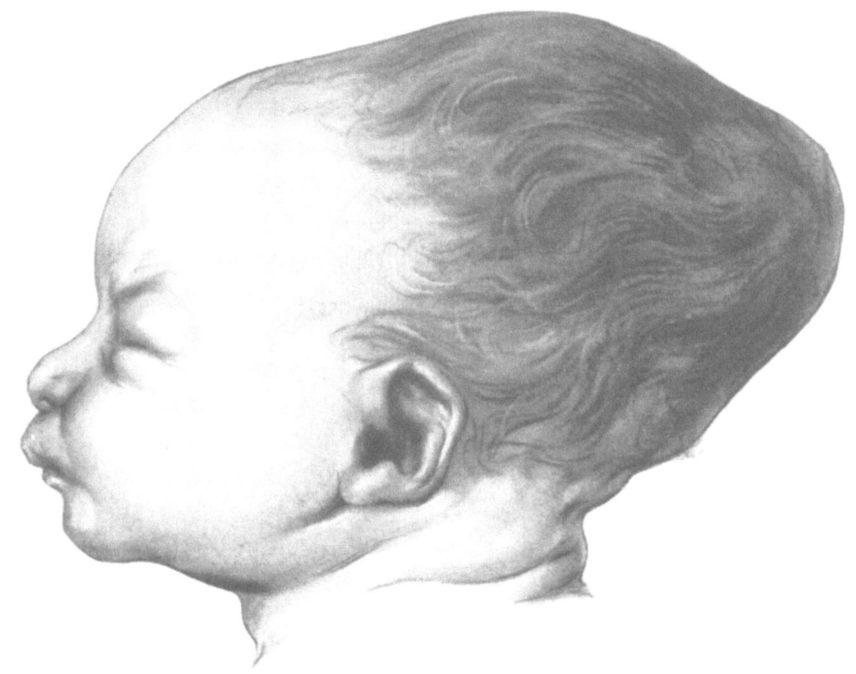

Abb. 362. Schädelverformung und Kopfgeschwulst beim allgemein verengten Becken.

hinaus wie die oben beschriebene Abscherung der vorderen von der hinteren Schädelhälfte unter gleichzeitiger Schiefstellung des Kopfellipsoids. Nur wird hier das seitlich stehende Hinterhaupt gewissermaßen von dem auf der anderen Seite stehenden Vorderschädel abgeschert und dabei nicht die Pfeilnaht, sondern die Coronarnaht zur Verschiebung benutzt (Abb. 363). Klinisch ist diese Verschiebung unter dem Namen der ROEDERERschen *Obliquität* oder der *forcierten Hinterhauptshaltung* bekannt.

Gelingt durch eine derart weitgehende Verformung des Schädels seine Einpassung in den gleichmäßig verengten Geburtskanal, dann ist vom mechanischen Standpunkt aus die Spontangeburt möglich. Reicht auch diese hochgradige Verformung nicht aus, dann kommt es zum Geburtsstillstand mit allen seinen mehrfach erwähnten Gefahren und Folgen.

Entsprechend der allgemeinen Verengerung des knöchernen Geburtskanals ist *auch der weiche Geburtsweg* im ganzen *enger*, so daß auch mit größeren Weichteilwiderständen zu rechnen ist. Wird dieser Nachteil der allgemeinen Verengerung des knöchernen und weichen Geburtsweges auch in mancher Hinsicht dadurch ausgeglichen, daß die Trägerinnen allgemein verengter Becken überwiegend auch kleinere Kinder gebären, so macht sich auf der anderen Seite als großer Nachteil geltend, daß beim allgemein verengten Becken *häufig* auch eine *allgemeine Genitalhypoplasie* besteht, die einmal die *Weichteilschwierigkeiten* vergrößert, andererseits aber auch für die so *häufig* zu beobachtende *mangelhafte Wehentätigkeit* verantwortlich zu machen ist. Man kann ruhig sagen, daß manche Geburt beim allgemein verengten Becken von vornherein unter einem unglücklichen Stern steht, weil die Wehenschwäche den ganzen Geburtsverlauf beherrscht. Primäre Wehenschwäche verzögert die Eröffnungsperiode und die Umformung des Schädels; Ermüdungswehenschwäche erschwert dann noch die Überwindung der beträchtlichen Weichteilwiderstände.

Die *Prognose* ist also beim allgemein verengten Becken *zweifellos etwas ungünstiger* als beim gerad verengten Becken. Freilich gilt das zunächst nur für höhere Grade einer Beckenverengerung 2. Grades. *Oberhalb einer Conjugata vera von* 8 cm *kann* man nach unserer Erfahrung die *Prognose sogar* als *günstiger* ansehen, weil eine ganze

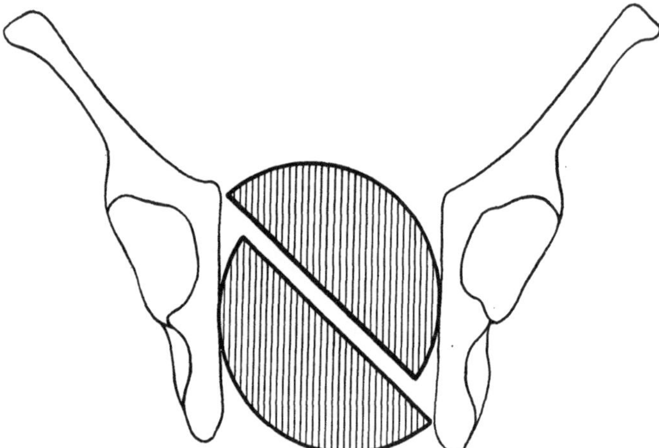

Abb. 363. Abscherung der hinteren von der vorderen Schädelhälfte beim allgemein verengten Becken.
(Modifiziert nach SELLHEIM.)

Reihe von Komplikationen, wie abnorme Lagen und Haltungen des Kindes, demgemäß frühzeitiger Blasensprung, Nabelschnurvorfall seltener sind, und andererseits die meist etwas kleineren Kinderköpfe durchschnittlich eine gute Konfigurationsfähigkeit aufweisen. Die *Wehenschwäche* freilich *kann zum beherrschenden Faktor der ganzen Geburt werden. Am meisten getrübt wird die Prognose durch eine Beckenendlage,* weil die Schwierigkeit bei der Entwicklung des Kopfes meist dem Kinde das Leben kostet [1].

3. Die Geburt beim allgemein und gerad verengten Becken.

Der Geburtsmechanismus des platten Beckens muß hier wegen der Allgemeinverengerung versagen; der Mechanismus des allgemein verengten Beckens ist dagegen wegen der überwiegenden Verkürzung des geraden Durchmessers vielfach ebenfalls ungangbar. In praxi beobachtet man daher bei dieser komplizierten Beckenverengerung ein sehr wechselndes Verhalten. Allgemeingültig kann man aber sagen, daß *diejenige Form der Verengerung, die ausgeprägter ist, den Geburtsmechanismus bestimmt*; d. h. wenn im Verhältnis zur allgemeinen Verengerung die Verkürzung der Conjugata besonders stark ist, dann tritt der Kopf nach dem Mechanismus des platten Beckens ins Becken; wenn umgekehrt die Allgemeinverengerung überwiegt, dann erfolgt auch der Eintritt des Kopfes ins Becken schließlich in forcierter Flexionshaltung. *Die beiden Mechanismen kombinieren sich dabei in mannigfaltiger Weise*; so ist z. B. erst lange Zeit ein Tiefstand der großen Fontanelle feststellbar, während schließlich vor völligem Eintritt ins Becken doch eine forcierte Flexionshaltung sich herausbildet. *Dabei kann es vorkommen, daß der Kopf* mit dem Hinterhaupt auffallend nach der einen Seite verschoben erscheint, d. h. in *schärfster Anpassung an die vorgefundene Form des Geburtskanals in der Hauptsache die auf der Hinterhauptseite gelegene Beckenhälfte zum Eintritt benutzt* und nur mit

---

[1] Über die Therapie s. S. 720.

dem schmalen Vorderhaupt und dem Gesichtsschädel über die Conjugataenge in die andere Beckenhälfte hineinragt.

Daß unter diesen Umständen die *Prognose wesentlich ungünstiger* ist, bedarf keiner besonderen Ausführungen. Zu den Nachteilen des platten Beckens (Abweichen des Kopfes, Lage- und Haltungsanomalien, Gefahr des frühzeitigen Blasensprunges usw.) kommen hier noch die aus der allgemeinen Verengerung sich ergebenden weiteren Widerstände. Die Geburtsdauer ist dadurch besonders stark verlängert, die Gefährdung des Kindes infolge der erforderlichen hochgradigen Konfigurationsarbeit entsprechend größer. Die Chancen einer Spontangeburt sind im allgemeinen etwa die eines allgemein verengten Beckens mit $^1/_2$ cm kürzerer oder eines bloß gerad verengten Beckens mit 1 cm kürzerer Conjugata.

Wegen der daraus für die Therapie zu ziehenden Schlußfolgerungen vgl. das zusammenfassende Kapitel.

4. Die Geburt beim spondylolisthetischen Becken.

Das Maß der stellvertretenden Conjugata entscheidet über die Geburtsmöglichkeit. Aus der geringen Verengerung des Beckenausgangs ergeben sich praktisch deshalb keine Schwierigkeiten, weil diese bei geringen Graden von Spondylolisthesis an sich unbedeutend ist, bei höheren Graden aber schon durch die Verengerung des Beckeneingangs eine Spontangeburt unmöglich gemacht wird. Der Geburtsmechanismus gleicht bei den übrigen für eine Spontangeburt in Frage kommenden Fällen dem des platten Beckens.

5. Geburtsmechanismus beim quer verengten Becken.

Entsprechend der Beschränkung der Verengerung auf die tieferen Partien des Beckens und besonders des Beckenausgangs ist bei leichteren Graden der Querverengerung der Eintritt des Kopfes ins Becken in keiner Weise behindert. *Schwierig-*

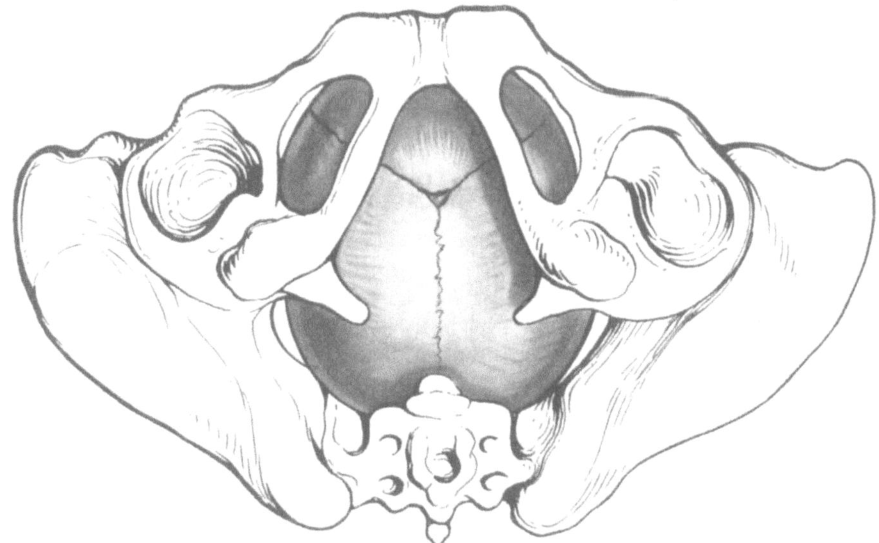

Abb. 364. Unmöglichkeit der Spontangeburt bei hochgradiger Querverengung des Beckens.

keiten entstehen erst in dem Augenblick, in dem der Kopf die Enge zwischen den beiden Spinae ossis ischii überwinden muß. Ja, häufig wird der geburtsleitende Arzt erst durch die ungebührliche Verzögerung der Austreibungsperiode bei bis dahin glattem Geburtsverlauf auf dieses Hindernis aufmerksam.

Ist das Mißverhältnis zwischen Querdurchmesser des Kopfes und verfügbarem Beckenraum nicht zu groß, dann genügt oft eine geringfügige *Haltungsänderung des Schädels,* um die enge Stelle zu passieren. Man braucht sich den beim platten Becken für die Überwindung der Enge im Beckeneingang geschilderten Vorgang nur in Höhe der Spinalebene und um 90° versetzt vorzustellen. Diese Ausweichbewegung kann so unbemerkt vor sich gehen, daß der geburtsleitende Arzt sie gar nicht bemerkt, wenn er nicht gerade um diese Zeit aus irgendwelchem Anlaß innerlich untersucht.

Sorgfältige Einzelbeobachtungen zeigen übrigens, daß bei solchen Querverengerungen die Vorderhauptshaltung des Schädels an sich häufig ist. Auch die Drehung des Vorderhauptes oder der Stirn nach hinten ist zweifellos öfters von solchen Querverengerungen geringeren Grades mitbestimmt.

Bei etwas höheren Graden der Querverengerung wird von der *Abscherung einer Schädelhälfte* von der anderen genau so Gebrauch gemacht, wie beim platten Becken, nur ist auch hier der ganze Vorgang um 90⁰ im Raum versetzt. Man beobachtet dann, wie die in der Führungslinie des Beckens bereits im geraden Durchmesser stehende Pfeilnaht seitlich abweicht und nun die rechte (oder linke) Schädelhälfte unter starker Vorwölbung des entsprechenden Scheitelbeins und Überschieben über das zurückbleibende vorangeht, bis nach Überwindung der Enge in der Spinalebene diese Haltungsänderung, die man als *Sagittal-Asynklitismus* bezeichnen kann *(Verf.)*, wieder verschwindet. Bestehen zwischen den beiden Tubera ossis ischii dieselben Schwierigkeiten, dann tritt der Schädel sogar unter Beibehaltung dieses Sagittal-Asynklitismus aus. Reicht auch das nicht aus, dann bleibt der Schädel oberhalb der Spinalebene stecken (Abb. 364), es kommt zum Geburtsstillstand mit allen·oben schon angeführten Gefahren.

Bei kyphotisch quer verengten Becken ist *zuweilen* eine *Ankylose des Kreuz-Steißbeingelenks* zu beobachten, so daß auch eine schwerwiegende Verkürzung im geraden Durchmesser des Beckenausgangs und damit Gebärunmöglichkeit die Folge sein kann, wenn nicht durch Resektion des Steißbeins Abhilfe geschaffen wird.

Bei der Pelvis obtecta ist schon der *Eintritt* des Kopfes ins Becken *unmöglich,* so daß von einem Geburtsmechanismus nicht die Rede sein kann.

Dasselbe gilt von den bisher bekannt gewordenen Fällen von *ankylotisch querverengten Becken,* bei denen regelmäßig die Verkürzung der Querdurchmesser so hochgradig war, daß schon der Eintritt des Kopfes umnöglich wurde. Von diesen extrem seltenen Fällen abgesehen, ist die

Prognose abhängig von dem Grad der Verengerung einerseits, der Konfigurationsfähigkeit des Kopfes andererseits. Gefahren ergeben sich für das Kind aus der notwendig werdenden starken Modellierarbeit am Schädel, für Mutter und Kind aus der unter Umständen hochgradigen Verzögerung der Austreibungsperiode. Die Eröffnungsperiode ist demgegenüber ganz ungestört. Bei geringem Grad der Querverengerung sind Streckhaltungen verhältnismäßig häufig.

6. Geburtsmechanismus beim schräg verengten Becken.

Wir können auch hier die verschiedenen Formen des schräg verengten Beckens unter einem einheitlichen Gesichtspunkt betrachten, denn die *Form der Verengerung bestimmt den Geburtsmechanismus in erster Linie;* der Grad der Verengerung entscheidet nur darüber, ob eine Spontangeburt überhaupt möglich ist oder nicht.

Gegenüber allen bisher beschriebenen Formen der Beckenverengerung besteht beim schräg verengten Becken insofern ein grundlegender Unterschied, als die primäre Stellung des Kopfes von größtem Einfluß ist.

Stellt sich der Kopf des Kindes im Beckeneingang so ein, daß die schräg verlaufende Pfeilnaht mit dem größeren Schrägdurchmesser zusammenfällt (sog. *weitständige Einstellung des Kopfes*), dann sind, rein geburtsmechanisch gesprochen, die Aussichten für eine Spontangeburt von vornherein viel günstiger, als wenn ceteris paribus die Pfeilnaht im entgegengesetzten, d. h. im Bereich des kurzen Schrägdurchmessers des Beckeneinganges steht (sog. *engständige Einstellung des Schädels*).

Ein Vergleich der Abb. 365 und 366 zeigt sofort den wesentlichen Unterschied. Im ersteren Fall liegen geburtsmechanisch die Verhältnisse ähnlich wie bei einer mäßigen Plattheit, im letzteren Fall wie bei einer entsprechenden Allgemeinverengerung des Beckens. Bei weitständiger Einstellung ist auch im Fall einer etwas stärkeren Schrägverengerung noch ein Ausgleich möglich durch eine dem Prinzip der Abscherung der einen Schädelhälfte von der anderen (vgl. S. 464) entsprechende Konfiguration des Schädels. Nur erscheint der ganze Vorgang gegenüber dem platten Becken um 45⁰ im Raum versetzt. Bei engständiger Einstellung überschreitet die Verengerung leicht jenen Grad, in dem ein derartiger Ausweg zum Ziel führen kann. Sie setzt mindestens einen primär verhältnismäßig kleinen und besonders gut verformbaren Schädel voraus.

Diese relative Gunst der Verhältnisse bei weitständiger Einstellung gilt aber nur für den Fall, daß das Hinterhaupt vorne steht. *Bei hinten stehendem Hinterhaupt* (Abb. 367) *ist die weitständige Einstellung* sogar *ungünstiger* als die engständige (SCHUMACHER). Das breitere und in Richtung der Hauptverengerung kaum konfigurable

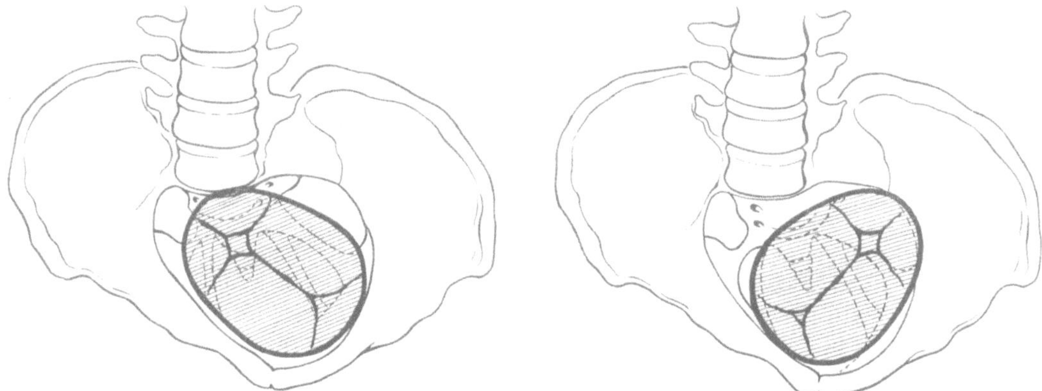

Abb. 365. Weitständige Einstellung des Schädels bei schrägverengtem Becken.

Abb. 366. Engständige Einstellung des Schädels bei schrägverengtem Becken.

Hinterhaupt wird dann bald am Promontorium zurück gehalten, der Schädel macht eine Streckbewegung und das Vorderhaupt gewinnt um so mehr einen Vorsprung, als beim schrägverengten Becken die unbelastete Beckenhälfte bedeutend tiefer liegt als die gedrückte Seite. Wenn das Vorderhaupt hier auf den stärkeren Widerstand des

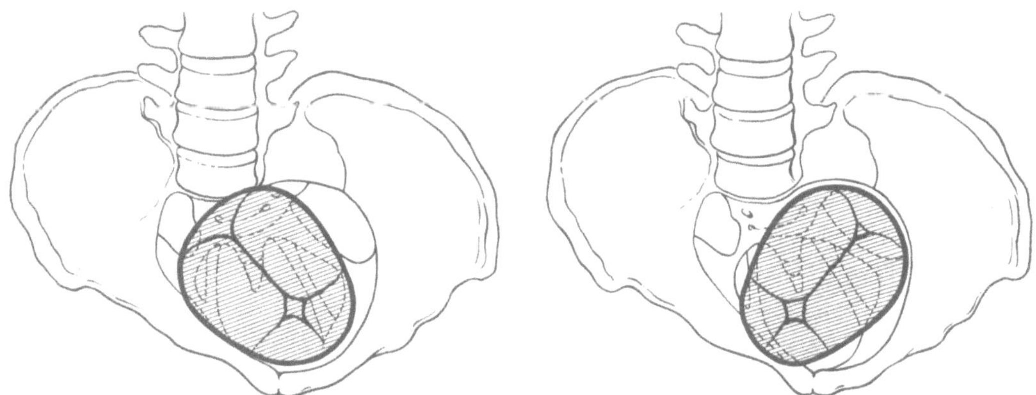

Abb. 367. Weitständige Einstellung mit hinten stehendem Hinterhaupt.

Abb. 368. Engständige Einstellung mit hinten stehendem Hinterhaupt.

knöchernen Beckenrahmens trifft, ist ein Ausgleich nur möglich unter weiterer Streckbewegung in der Halswirbelsäule, die gewöhnlich bis zur Ausbildung einer Gesichtshaltung führt. Damit wird das breite Hinterhaupt vom Promontorium weggehebelt und bei guter Konfigurationsfähigkeit des Schädels kann sein Eintritt in die Beckenhöhle doch noch erfolgen.

Bei engständiger Einstellung mit hinten stehendem Hinterhaupt (Abb. 368) sind die Schwierigkeiten nicht größer als bei vorne stehendem Hinterhaupt. Auch hier kommt es zur Ausbildung einer mehr oder minder forcierten Hinterhauptshaltung und auch die *Geburt* wird *meist in hinterer Hinterhauptslage* erfolgen.

7. Die Geburt beim unregelmäßig verengten Becken.

Bei allen hierhergehörigen Formen ist die Verunstaltung des Beckens eine so hochgradige, daß von einem bestimmten Geburtsmechanismus nicht die Rede sein kann. Wo eine Einpassung des Kopfes in die vorgefundene Form des Geburtskanals überhaupt möglich ist, dort wird man die verschiedensten bisher beschriebenen Aushilfsmittel im Sinn des Gesetzes vom kleinsten Zwang am Werk sehen. Viel häufiger aber ergibt sich sehr bald klar die absolute Unmöglichkeit einer Geburt per vias naturales.

Eine Ausnahme davon bilden nur gelegentlich hochgradig verunstaltete Osteomalaciebecken insofern, als, sofern der Kopf überhaupt mit einem Segment im Beckeneingang sich einzupassen vermag, manchmal ganz überraschend der Beckenrahmen nachgibt und sich seinerseits der Form und Haltung des Kopfes anpaßt (sog. Kautschukbecken). Man bekommt übrigens heute derartige Fälle gar nicht mehr zu sehen.

Die Leitung der Geburt beim engen Becken.

Schon die vorangegangenen Kapitel haben gezeigt, wie die Prognose *von soviel Einzelfaktoren abhängig* ist, *daß* bei gleichem Grad und gleicher Form der Verengerung *oft ein mehr zufälliger Begleitumstand*, wie die größere oder geringere Verformbarkeit des Kopfes, ein Nabelschnurvorfall, die Wehentätigkeit *von entscheidender Bedeutung wird*. Vor allem ist aber die Art der Geburtsleitung selbst für die Prognose von entscheidender Bedeutung. Wenn man früher für die Geburt beim engen Becken eine mütterliche Mortalität von 10 % und eine kindliche von 30 % errechnete, so ist darin heute insofern ein grundlegender Wandel eingetreten, als allgemein anerkannt ist, daß mindestens alle höheren Grade von Beckenverengerung unbedingt der klinischen Geburtshilfe zuzuweisen sind, deren therapeutische Möglichkeiten wesentlich größer sind.

Die **Geburtsleitung** beim engen Becken hat *zunächst* einmal *die Aufgabe, die Aussichten einer Geburt per vias naturales abzuwägen*. Das gelingt am leichtesten, wenn man zunächst den Grad der Beckenverengerung feststellt. Damit ist schon mancherlei gewonnen. Denn *beim engen Becken 1. Grades* ist *eine Spontangeburt so gut wie immer zu erwarten*; mit irgendwelchen ernsteren Schwierigkeiten ist nur auf Grund besonderer Komplikationen oder Regelwidrigkeiten zu rechnen, die mit der Beckenverengerung höchstens mittelbar in einem gewissen Zusammenhang stehen.

Ebenso ist die Entscheidung für den Geburtshelfer sehr leicht *beim absolut verengten Becken* (Beckenenge 4. Grades); da bei dieser hochgradigen, übrigens recht seltenen Beckenverengerung selbst ein maximal verkleinertes Geburtsobjekt nicht per vias naturales entwickelt werden kann, ist von vornherein klar, daß *nichts anderes in Betracht zu ziehen ist, als eine Umgehung des natürlichen Geburtsweges* durch die abdominale Schnittentbindung. Man spricht mit Recht von einer *absoluten Indikation zum Kaiserschnitt*. Für den praktischen Arzt ergibt sich daraus die zwingende Folgerung, jeden Fall von absoluter Beckenverengerung in jedem Stadium der Geburt sofort in eine nahegelegene geburtshilfliche Klinik, im Notfall in das nächstgelegene Krankenhaus einzuliefern, da es bei den heutigen Verkehrsverhältnissen kaum noch Situationen geben dürfte, die eine Schnittentbindung unter primitivsten Verhältnissen rechtfertigen können.

Auch beim engen Becken 3. Grades ist *die Entscheidung* über die Geburtsleitung leicht zu treffen. *Da die Geburt eines unzerkleinerten, also lebenden Kindes per vias naturales unmöglich ist*, ergibt sich für den praktischen Arzt die *zwingende Pflicht*, jeden derartigen Fall, sofern das Kind noch lebt, *einer Anstalt zuzuweisen*. Die Perforation des lebenden Kindes ist ein so scheußlicher Eingriff, daß man ihn eigentlich nur bei unmittelbar das Leben der Mutter bedrohenden Zuständen, in erster Linie also bei unmittelbar drohender Uterusruptur ausführen sollte. *Ist das Kind bereits abgestorben, dann tritt* natürlich *die Verkleinerung des Geburtsobjektes in ihr Recht*, wobei je nach Lage des Einzelfalles bei Schädellage die Perforation und Kranioklasie mit eventueller Kleidotomie, bei Querlage die Dekapitation mit eventueller Eviszeration, bei Beckenendlage die Perforation des nachfolgenden Kopfes in Betracht zu ziehen ist [1].

Theoretisch besteht bei engen Becken 3. Grads mit Conjugata vera $7—7^1/_2$ in Fällen, in denen der Grad der Beckenverengerung bereits in der Schwangerschaft festgestellt wurde, *auch noch die Möglichkeit der künstlichen Frühgeburt*. Über das Für und Wider dieses Auswegs und die dabei in Betracht kommenden Verfahren lese man in dem Kapitel „Geburtshilfliche Operationen" nach. *Wir lehnen die künstliche Frühgeburt ab*, weil sie bei dem heutigen Stand der chirurgischen Technik durch die Schnittentbindung am Ende der Schwangerschaft ersetzt werden kann. Die Schnittentbindung ergibt in solchen Fällen, in denen sie von vornherein in Aussicht genommen war und demgemäß bei einem in den letzten Wochen nicht mehr berührten Geburtskanal vorgenommen werden kann, so gute Resultate, daß man die etwas größere Gefahr für die Mutter verantworten kann, zumal dieses Verfahren den Vorzug hat, das Kind sicher am Leben

---

[1] Über die Technik und die speziellen Indikationen dieser Eingriffe siehe das Kapitel: „Geburtshilfliche Operationen".

zu erhalten, während die künstliche Frühgeburt, wenn man noch die Frühsterblichkeit der Frühgeborenen in Betracht zieht, mit dem Verlust von mehr als der Hälfte aller Kinder belastet ist.

Für die Anstaltsgeburtshilfe ergeben sich beim engen Becken 3. Grades *zwei Möglichkeiten: Entweder die Umgehung des natürlichen Geburtsweges* durch die abdominale Schnittentbindung, wobei das im Einzelfall anzuwendende Verfahren nach dem Zustand des Geburtskanals gewählt wird, *oder die Erweiterung des knöchernen Beckenrahmens* durch die Hebosteotomie bzw. Symphyseotomie. Wir selbst lehnen beim engen Becken 3. Grads die beckenerweiternden Methoden ab und verweisen zur Begründung dieses Standpunktes auf unsere Ausführungen in dem Kapitel „Geburtshilfliche Operationen".

Es bleibt uns noch die *Gruppe der engen Becken 2. Grads*, die man noch insofern etwas einengen kann, als bei einer Conjugata vera von 8,5 cm und mehr beim platten Becken mit großer Wahrscheinlichkeit auf die Spontangeburt eines lebenden Kindes zu rechnen ist, während unterhalb einer Conjugata vera von 8 cm die Aussichten für das Kind immer mehr getrübt werden. *In dieser Gruppe* des engen Beckens ist also *die Entscheidung über die einzuschlagende Therapie weitaus am schwierigsten.*

Die Schwierigkeiten beginnen schon bei der Feststellung des Grades der Beckenverengerung, da selbst der erfahrendste Untersucher *mit Meßfehlern von 2—3 mm rechnen muß*, die auch bei einer röntgenologischen Beckenmessung nicht auszuschalten sind; wird also z. B. das Maß der Conjugata auf 8 cm festgestellt, so ist selbst unter günstigsten Meßverhältnissen und bei direkter Beckenmessung durch einen erfahrenen Geburtshelfer eine Fehlergrenze von 2 mm nach oben und unten in Rechnung zu setzen. Trotz dieses Fehlers, der in dem angezogenen Beispiel ein wirkliches Conjugatenmaß von 7,8—8,2 cm voraussetzen würde, ist ein Ausgleich des Mißverhältnisses möglich, wenn man eine gewisse Erweiterungsmöglichkeit des Beckens und eine normale Konfigurationsfähigkeit des kindlichen Schädels in Betracht zieht. Beides sind aber Faktoren, die vorher kaum auch nur mit einiger Sicherheit abzuschätzen sind, weil ja die *Verformbarkeit* des Kopfes *ein Produkt aus* zwei Faktoren darstellt. Der erste Faktor: die primär gegebene *Verformbarkeit*, kann zwar durch die Betastung des Schädels, nach der Breite der Nähte und Härte der Knochen einigermaßen abgeschätzt werden. Der zweite Faktor, *die verformende Kraft der Wehen*, ist aber *von vornherein kaum* mit einiger Sicherheit *vorauszusehen*. Man wird nur erfahrungsgemäß nach dieser Richtung einige Schlüsse ziehen können. Auch die Abschätzung der Kopfgröße ist mit Fehlerquellen behaftet. Jedenfalls ist es nicht angängig, einfach die Durchschnittsmaße eines normalen Schädels in die Rechnung zu stellen, sondern man muß die *Kopfgröße in jedem Einzelfall möglichst genau abzuschätzen* versuchen.

Diese Schwierigkeiten haben dazu geführt, daß manche Geburtshelfer allen derartigen Unsicherheiten dadurch aus dem Weg gehen wollen, indem sie sich primär für die Schnittentbindung entscheiden. Da dabei die Rettung des Kindes gesichert ist und andererseits bei unberührtem Geburtskanal die Gefahren der Schnittentbindung nicht sehr groß sind, erscheint ein solcher Ausweg bestechend. Indessen hat sich doch gezeigt, daß eine derartige Ausweitung der Indikationen zur Schnittentbindung auch mancherlei Nachteile im Gefolge hat, unter denen wir hier nur zwei hervorheben wollen: Der eine Nachteil ist, daß bei solcher Einstellung das Vertrauen in die natürlichen Geburtskräfte immer stärker sinkt und die Indikation für die Schnittentbindung immer weitherziger gestellt wird, wobei vor allem die Rücksicht auf einen einwandfreien Geburtskanal zu kurz kommt mit dem Endeffekt, daß dann die durchschnittliche Mortalität der Schnittentbindung steigt. Der zweite Nachteil ist, daß durch die Schnittentbindung die durchschnittliche Fertilität in empfindlicher Weise beeinflußt wird. Darum sollte mindestens bei Erstgebärenden und besonders bei unehelich Geschwängerten die Rücksichtnahme auf die Lebensaussichten des einzelnen Kindes nicht so weit getrieben werden. Es besteht auch heute noch die *Berechtigung*, in solchen *Grenzfällen* von engen Becken *die Erstgeburt gewissermaßen als „Probegeburt" zu betrachten*. Ein Verlust an Lebendgeborenen kommt dadurch de facto gar nicht zustande, weil einmal Spontangeburten viel häufiger möglich sind, als gemeinhin geglaubt wird, und vor allem die Einschränkung der Fertilität durch die Schnittentbindung wegfällt.

Unterhalb eines direkt ermittelten *Conjugatenmaßes von 7,8 cm* würden auch wir uns für *die primäre Schnittentbindung* entscheiden, weil tatsächlich eine Aussicht auf

die Geburt eines lebenden und ungeschädigten reifen Kindes nur in besonders günstig
gelagerten Ausnahmefällen besteht.

Oberhalb dieser Grenze vertreten wir aber *den Standpunkt einer abwartenden Geburtsleitung* um so nachdrücklicher, als diese vorläufige Entscheidung im Fall eines Irrtums
hinsichtlich der Möglichkeit der Spontangeburt durchaus nicht ausschließt, auch
später noch sich für eine Schnittentbindung oder Beckenspaltung zu entscheiden,
sofern bis dahin die Geburt unter allen aseptischen und antiseptischen Kautelen
geleitet worden ist. *Bei Mehrgebärenden mit einer Conjugata vera ab 8* und über 8 cm
tritt die *Beckenspaltung* in Konkurrenz mit der Schnittentbindung.

Die Entscheidung für das Abbrechen der abwartenden Geburtsleitung darf aber
nicht zu früh gefällt werden. Wir betonen nochmals, daß *erst nach völliger Erweiterung
des Muttermundes* die letzte entscheidende Modellierarbeit am Schädel beginnen kann
und deshalb vor diesem Zeitpunkt *ein definitives Urteil* über die Möglichkeit oder
Unmöglichkeit der Spontangeburt nicht gefällt werden kann. Natürlich wird es immer
Fälle geben, in denen durch eine zufällige, vor diesem Zeitpunkt eintretende Komplikation die Entscheidung früher erzwungen wird. Dahin gehört etwa der Nabelschnurvorfall oder eine persistierende Hinterscheitelbeineinstellung, eine Querlage
mit frühzeitigem Blasensprung und starkem Fruchtwasserabfluß, schließlich eine
während der Modellierarbeit am kindlichen Schädel eintretende Asphyxie. Natürlich
muß bei einer derartigen Entscheidung auch der Mutter ein Mitbestimmungsrecht eingeräumt werden. Wir halten es nicht für berechtigt, die Mutter durch eine falsche
Darstellung der Situation zu einer Schnittentbindung zu überreden.

Der einzige Einwand, der sich gegen dieses abwartende Verhalten machen läßt,
ist der, daß durch die lange Dauer der Geburt nach dem Blasensprung der Zustand
des Geburtskanals so verändert sein könnte, daß die Schnittentbindung mit größeren
Gefahren für die Mutter verbunden wäre. Das trifft aber bei einer sorgfältig geleiteten
Geburt nur in Ausnahmefällen zu. Immerhin bleibt es wichtig, auch eine oberste
Grenze für das Abwarten festzusetzen und in dieser Hinsicht erscheinen uns die von
FREY angegebenen *Höchstwehenzahlen* gerade beim engen Becken außerordentlich
brauchbar.

E. W. WINTER hat bei Nachforschungen an meiner Klinik, ganz in Übereinstimmung mit FREY,
feststellen können, daß die *Höchstwehenzahl bei Erstgebärenden* mit engem Becken und rechtzeitigem
Blasensprung für die Austreibungsperiode 75 beträgt und nur beim Trichterbecken und bei tiefem Querstand gelegentlich bis 100 erreicht. Bei frühzeitigem Blasensprung konnten wir maximal bis zu 175 Wehen
nach dem Blasensprung bis zur Erreichung der völligen Eröffnung beobachten, während für die Austreibungsperiode natürlich dasselbe gilt wie oben. Die höchste Wehenzahl für die Totalgeburt betrug
um 200.

Bei Mehrgebärenden sind die entsprechenden Zahlen 35 (50) bzw. bei frühzeitigem Blasensprung
100 (75).

Bei vorzeitigem Blasensprung betragen die Höchstwehenzahlen bei Erstgebärenden mit engem
Becken für die Eröffnungsperiode 200, für die Austreibungszeit 75 (100), bei Mehrgebärenden unter sonst
gleichen Verhältnissen 175 für die Eröffnungszeit, 35 (75) für die Austreibungszeit.

Übrigens werden diese Höchstwehenzahlen nur in einem geringen Prozentsatz der Fälle wirklich
erreicht. Entgegen FREY ist nach unserer Erfahrung neben der Zahl doch auch die Qualität der Wehen
von entscheidendem Einfluß. Ebenso möchten wir ausdrücklich betonen, daß eine Überschreitung der
Höchstwehenzahl nicht absolut eine Indikation zur sofortigen Entbindung darstellt, sondern nur anzeigen
soll, daß damit die Aussichten auf eine Spontangeburt sehr gering geworden sind. Besteht aber bei
ungestörtem Befinden der Mutter und des Nasciturus nach dem Befund die Wahrscheinlichkeit, daß in
Kürze doch die Spontanaustreibung erfolgt, dann kann trotzdem — natürlich unter verschärfter Aufmerksamkeit — zugewartet werden.

Beobachtungen aus anderen Kliniken kamen im wesentlichen zu den gleichen Ergebnissen wie wir.

Nur ganz vereinzelt führt die abwartende Geburtsleitung durch eine unvorher-
sehbare Komplikation oder durch ein Zusammentreffen besonders unglücklicher
Umstände zu Situationen, in denen der Weg für eine Schnittentbindung wie für eine
Beckenspaltung wegen der für die Mutter sich ergebenden Gefährdung verbaut ist
und deshalb das Kind verlorengegeben werden muß. Dann befinden wir uns in derselben Situation, wie sie in der allgemeinen Praxis gegeben ist, wenn der Arzt zu spät
zur Geburt zugezogen wird oder die Gebärende und ihre Angehörigen eine rechtzeitige
Überführung in eine Anstalt abgelehnt haben. Mit solchen Hemmungen wird in
einzelnen Fällen immer zu rechnen sein, so daß wir auch die *Möglichkeiten der häuslichen Therapie* kurz erörtern müssen.

Prinzipiell unterscheidet sie sich zunächst in nichts von der klinischen Geburtsleitung, d. h. es wird bei Schädellagen immer abzuwarten sein, wenn nicht etwa schon vorher aus den Beckenmaßen die Unmöglichkeit der Geburt per vias naturales entnommen worden ist. Ein *ungefähres Urteil* über das Mißverhältnis zwischen Kopf und Becken kann der Arzt sich verschaffen, wenn er darauf achtet, wie der vordere Kopfumfang zur Symphyse sich verhält. Ist der *Kopf oberhalb der Symphyse im Niveau der Bauchdecken* zu tasten, so besteht an sich die *Wahrscheinlichkeit, daß er* bei guter Konfigurationsfähigkeit *einzutreten vermag. Überragt der Kopf* deutlich *die Symphyse nach vorne, dann* besteht von vornherein *wenig Aussicht* auf eine Spontangeburt.

Wo der Kopf abgewichen ist und deshalb *die Fruchtblase* mit jeder Wehe sich immer stärker füllt und weit über den äußeren Muttermund *in die Scheide hineinragt,* dort ist es sehr wichtig, die Fruchtblase möglichst bis zur völligen Erweiterung des Muttermundes zu erhalten. Denn nichts stört so häufig den guten Fortgang der Geburt beim engen Becken wie ein zu frühzeitiger Blasensprung. Deshalb ist es angezeigt, durch einen Gegendruck von unten, d. h. durch eine *Kolpeuryse* für die Erhaltung der Fruchtblase zu sorgen, wobei als sehr erwünschte Nebenwirkung noch die Wehenanregung durch die Kolpeuryse hinzutritt und bei Erstgebärenden auch eine vorläufige Dehnung der Weichteile von Vorteil ist.

Auch wenn die Blase zu frühzeitig gesprungen ist und man sich überzeugt hat, daß kein Nabelschnurvorfall und ähnliches zustande gekommen ist, ist es durchaus *empfehlenswert,* bis zur vollständigen Erweiterung des Muttermundes *einen Kolpeurynter einzulegen.* Zweckmäßig kann man dann durch ein spasmolytisch wirkendes Mittel (Eupaco- oder Belladonna-Excludzäpfchen) die Entfaltung der Cervix noch begünstigen.

Sobald der Muttermund erweitert ist und die entscheidende Konfigurationsarbeit am Kopf beginnt, muß man das Befinden des Kindes dauernd sorgfältig kontrollieren. Eine Vorderscheitelbeineinstellung ist im allgemeinen günstig, eine Hinterscheitelbeineinstellung dagegen ungünstig (vgl. oben). Tritt der Kopf innerhalb der nächsten Stunden nicht ein, so überzeuge man sich durch eine innere Untersuchung, ob nicht etwa der Muttermund vorne oder hinten eingeklemmt ist, kontrolliere die Temperatur und *achte besonders auf* etwa auftretende *Zeichen einer Überdehnung* des Uterusausführungsgangs. Sobald eine solche feststellbar ist, ist ohne Rücksicht auf das Kind in der schonendsten Weise zu entbinden, was meist nur durch die Perforation möglich sein wird.

Tritt während der Konfigurationsarbeit eine *kindliche Asphyxie ein, so lasse man sich niemals verleiten,* im Interesse des Kindes *irgendeinen entbindenden Eingriff vorzunehmen, zu dem die Vorbedingungen nicht erfüllt sind.* Man versuche in solchen Fällen jedenfalls die WALCHERsche Hängelage, die natürlich nur während der Wehe einzunehmen ist. Manchmal geht dabei der Kopf mit einem Ruck ins Becken hinein und der weitere Verlauf ist glatt.

Die Wirkungsweise der WALCHERschen Hängelage ist allerdings eine andere, als man sich bisher vorgestellt hat. Sie beruht nach den eingehenden röntgenologischen Untersuchungen SCHUMACHERS nur zu einem geringen Teil darauf, daß die Conjugata vera um einige Millimeter zunimmt; ihre Hauptwirkung ist vielmehr die, daß die Symphyse im Durchschnitt $1^1/_2$—2 cm nach unten rotiert und damit für den dem Beckeneingang aufgepreßten Kopf der Widerstand des vorderen Beckenhalbringes wegfällt, wonach unter dem Einfluß des hydraulisch wirkenden Wehendruckes die Herstellung einer ausgesprochenen Vorderscheitelbeineinstellung und auf diesem Umweg (vgl. S. 469) der Eintritt des Kopfes ins Becken begünstigt wird.

Kommt es unter der Geburt zu Temperatursteigerungen über 38,5°, dann muß im Interesse der Mutter unter allen Umständen entbunden werden. Gewöhnlich wird auch in dieser Situation nichts anderes übrig bleiben als die Perforation des Kindes.

Dringend warnen möchten wir den Arzt, der nicht eine spezielle geburtshilfliche Ausbildung genossen hat, vor dem Versuch einer hohen Zange, auch dann, wenn die Weite des Muttermundes an sich diesen Versuch erlaubte. Nur der in Geburtshilfe speziell ausgebildete Arzt kann in einzelnen Fällen diesen Versuch unternehmen und sich dabei mit Vorteil des KJELLANDschen Instruments bedienen[1].

Beim platten Becken mit einer Conjugata vera von 8 cm und darüber wurde früher in solchen Fällen vielfach die sog. *prophylaktische Wendung* empfohlen. Man ging dabei von der Überlegung aus, daß beim

---

[1] Über die Technik vgl. S. 704.

platten Becken der nachfolgende Kopf manchmal leichter durch die enge Stelle durchzubringen ist, weil es bei Anwendung des MARTINschen Handgriffs[1] gelingt, den Kopf in eine solche Haltung zu bringen, daß die schmale Vorderhauptpartie in den Bereich der verengten Stelle kommt. Diese prophylaktische Wendung ist heute mit Recht verlassen, denn in den Fällen, in denen die Voraussetzungen des MARTINschen Handgriffs zutreffend sind, geht auch der vorliegende Schädel durchs Becken. Bei starker Verengerung ist die Extraktion im Anschluß an die Wendung für das Kind besonders gefährlich und die häufigste Ursache eines tödlichen Schädeltraumas.

Wie man sieht, sind die Möglichkeiten der häuslichen Therapie beim engen Becken eng begrenzt, so daß es sich für den praktischen Arzt empfiehlt, auch noch in einem vorgeschrittenen Stadium der Geburt bei auftretenden Schwierigkeiten, wenn irgend möglich, die Überführung in eine Klinik zu veranlassen.

Die Geburt beim zu weiten Becken.

Man pflegt im allgemeinen von einem zu weiten Becken zu sprechen, wenn die Beckendurchmesser um 1—2 cm die normalen Maße überschreiten, und unterscheidet weiter ein *„allgemein zu weites Becken"* (Vergrößerung sämtlicher Durchmesser) und das *„trichterförmig weite Becken"* (Beschränkung der Erweiterung auf die oberen Abschnitte).

Geburtsmechanisch kommt es auch hier in erster Linie auf das Verhältnis zwischen Kopf und Beckengröße an; die praktische Bedeutung dieser Beckenformen ist keine große. Da mit der Weite des Beckens die Bestimmtheit des Geburtsweges nachläßt, die Abbiegung des Geburtskanals meist erst weiter unten erfolgt und der gebogene Abschnitt in flacher Kurve verläuft, wird der Zwang zur Abbiegung geringer, ganz abgesehen davon, daß bei der Weite des Geburtskanals indifferente Haltungen häufig vorkommen.

B. Anomalien des weichen Geburtsweges.

I. Allgemeine Weichteilschwierigkeiten.

Das Alter von 18—23 Jahren gilt als *Optimalalter für die Erstgeburt*, weil innerhalb dieser Spanne des Lebens einmal die Weichteile samt dem knöchernen Geburtskanal ihre volle Entwicklung erreicht haben, andererseits die jugendliche Durchsaftung der Gewebe eine höhere Elastizität und Dehnbarkeit des gesamten Weichteilapparats gewährleistet, so daß die Gefahr einer Überdehnung oder gar Zerreißung im Bereich des Uterusausführungsganges und des Beckenbodenverschlußapparates in diesem Alter am geringsten ist. Dazu kommt der weitere Umstand, daß der jugendliche Organismus auch am ehesten die als „Schwangerschaftsreaktion" bekannten Umstellungen im gesamten Organismus zu leisten vermag. Dadurch daß der jugendliche Organismus unter guter Wehentätigkeit verhältnismäßig schnell die Austreibung zu vollziehen vermag, ist auch die Gefährdung des Kindes unter der Geburt am geringsten.

Natürlich schafft jede Geburt Veränderungen, die bei einer folgenden Geburt abändernd in den Mechanismus eingreifen können. Unter allen Umständen kommt bei der Erstgeburt das System von Quer-, Längs-, Schräg- und Ringfalten des Uterusausführungsganges und der Scheide zum Verstreichen. Das erleichtert zwar im allgemeinen die Geburtsarbeit bei folgenden Schwangerschaften. In Zusammenhang mit der durch kleinere oder größere Verletzungen veranlaßten Narbenschrumpfung kann aber die Weitbarkeit herabgesetzt werden. Immerhin ergeben sich daraus nur selten irgendwelche Schwierigkeiten.

Wo dagegen infolge einer mangelhaften Elastizität und Dehnbarkeit der Gewebe des weichen Geburtsweges, infolge einer mangelhaften Anlage oder als Folge von Narben die Entfaltung des Uterusausführungsgangs und der Scheide erhöhten Zeit- und Kraftaufwand erfordert, da ergeben sich häufig Nachteile, die der Geburt den Stempel des Pathologischen aufdrücken können. Die wichtigste *Folge dieser* als „*Weichteilschwierigkeiten*" (L. SEITZ) zusammenzufassenden Störungen ist die einer *Verlängerung der Geburtsdauer,* die freilich erst nach dem Blasensprung und besonders *in der Austreibungsperiode* von größerer Bedeutung wird. Für die Mutter erwächst aus

---

[1] Vgl. S. 717.

solcher Verlängerung die *Gefahr starker Weichteilquetschung* und schließlich *Zerreißung, für das Kind* ergeben sich noch häufig Gefahren daraus, daß der Kopf viel länger einer starken zirkulären Schnürung und einer Minderdruckwirkung ausgesetzt ist, die zu *Asphyxie und* selbst *zu intracerebralen Blutungen* führen kann. Die überwiegende Mehrzahl der sub partu plötzlich eintretenden Todesfälle geht letzten Endes auf ein durch Weichteilschwierigkeiten hervorgerufenes Schädeltrauma zurück. Bei dem Versuch, ein gefährdetes Kind zu retten, werden nicht selten auch der Mutter folgenschwere Verletzungen zugefügt. Es bedarf nur eines kurzen Hinweises, daß alle diese Gefahren für beide Teile sich vervielfachen, wenn etwa die Geburt noch durch eine Regelwidrigkeit der kindlichen Lage, Haltung oder Stellung kompliziert ist oder gar noch ein Mißverhältnis zwischen Geburtsobjekt und knöchernem Geburtskanal sich hinzugesellt. Pathogenetisch kann man verschiedene Typen von allgemeinen Weichteilschwierigkeiten unterscheiden:

1. Die späte Erstgeburt.

Je mehr eine Frau bei ihrer Erstgeburt das Optimalalter überschritten hat, um so eher ist mit Weichteilschwierigkeiten zu rechnen. Größere Bedeutung erlangen sie freilich meist erst jenseits des 30. Lebensjahres, von dem ab man von „alten Erstgebärenden" zu sprechen pflegt.

Sind schon in der Schwangerschaft Störungen des Wohlbefindens vergleichsweise häufiger als bei jungen Graviden, so ist die Geburt vor allem dadurch charakterisiert, daß die *Auswalzung* des gebogenen Abschnitts *des Geburtskanals* und die Überwindung des Widerstandes des Vulvarrings *mehr Kraftaufwand und längere Zeit erfordert.* Selbst wenn diese Überwindung schließlich ohne sichtbare Verletzungen gelingt, so werden doch die Kittsubstanzen zwischen den einzelnen Muskelfasergruppen, die Verbindungen der Scheide mit dem umgebenden Gewebe so weitgehend aufgesprengt, daß eine abnorme *Erschlaffung des Beckenverschlußapparates* zurückbleibt. *Nicht selten,* um so häufiger, je älter die Gebärende wird, kommt es aber auch zu *Absprengungen im Bereich eines oder beider Levatorschenkel* und zu mehr oder minder umfangreichen Zerreißungen am Damm. Unter allen Umständen wird also der Zusammenhalt des Stützapparates des Genitale gestört. Auch die sog. Suspensionsmittel, die Ligamente des Uterus und das gesamte Beckenbindegewebe, werden oftmals überdehnt und in ihrem feineren Zusammenhang aufgesprengt, so daß auch hier nach der puerperalen Involution eine *dauernde Lockerung bleibt* und schließlich *in vielen Fällen* ein *Descensus* der Scheidenwand, nicht selten *sogar ein Prolaps* von Scheide und Uterus sich herausbildet (FETZER, SELLHEIM, Verf. u. a.). Auch das Kind kommt durch solche Weichteilschwierigkeiten nicht selten in Gefahr, die nur durch eine künstliche Entbindung — fast immer per forcipem — gebannt werden kann. Damit drohen aber der Mutter noch tiefer greifende Verletzungen, ganz abgesehen von der Infektionsgefahr, die mit jedem operativen Eingriff verbunden ist.

Trotz einiger Gegenstimmen (DEMOCH, K. SPAIN) läßt sich also nicht leugnen, daß die *späte Erstgeburt die Gebärende und das Kind mit mancherlei Gefahren und Schädigungen bedroht.* Freilich darf man diese Gefahren auch nicht überschätzen, da *durch eine gute Geburtsleitung und* eine im richtigen Moment einsetzende und technisch vollendete *Kunsthilfe die Ungunst der Verhältnisse weitgehend ausgeglichen werden kann.*

Diese Kunsthilfe soll darin bestehen, den Widerstand seitens der Weichteile möglichst herabzusetzen und, wo das nicht ausreichend gelingt, unvermeidliche Verletzungen an eine Stelle zu verlegen, wo sie einer Wiederherstellung zugänglich sind. Dieses Streben bedingt bei zögernder Eröffnung die Verabfolgung von die Entfaltung begünstigenden Medikamenten (Eupaco- oder Belladonna-Excludzäpfchen), nötigenfalls kombiniert mit Wehenmitteln. In der späteren Austreibungsperiode sollte vor allem eine möglichste Erschlaffung der Beckenbodenmuskulatur durch eine Pudendus-Coccygeus-Anästhesie erzwungen werden. Reicht diese noch nicht völlig aus, dann zögere man nicht, sobald der Kopf gegen den Damm stark anzudrängen beginnt, eine den jeweiligen Raumverhältnissen angepaßte *mediane Episiotomie* zu machen. Durch diese glatte, leicht zu versorgende Schnittverletzung tritt die unpaare Levatorplatte unter Entspannung der besonders gefährdeten Levatorschenkel und unter Erweiterung des Levatorspalts zurück, so daß die eben erwähnten Gefahren fast völlig ausgeschaltet werden (vgl. Abb. 188).

Durch die erleichterte Austreibung wird auch manche kindliche Asphyxie und dadurch manche Zangenextraktion vermieden. Wo eine solche trotzdem notwendig wird, muß man durch kunstgerechte und schonende Technik die Schädigung der Weichteile auf ein Minimum reduzieren.

2. Die zu frühe Erstgeburt.

Häufiger in großen Städten als in ländlichen Bezirken erlebt man Erstgeburten bei 14—16jährigen Mädchen. Hier ergeben sich unter der Geburt *Nachteile* nicht aus einer mangelhaften Durchsaftung der Gewebe, sondern *aus der noch nicht abgeschlossenen Entwicklung des Weichteilapparates,* der im ganzen enger zu sein pflegt. Trotz der dadurch bedingten erhöhten Zerreißungsgefahr läuft nach fast übereinstimmender Erfahrung diese „*Geburt in den Entwicklungsjahren*" meist günstig und ohne nennenswerte Verletzungen ab, weil einmal die Kinder derartig junger Mütter ganz gewöhnlich beträchtlich unter dem durchschnittlichen Maß zurückbleiben und andererseits die Weichteile solch junger Gebärender eine erstaunliche Elastizität und Dehnbarkeit aufweisen.

Zu einer Kunsthilfe wird deshalb nur in den allerseltensten Fällen eine Veranlassung bestehen.

3. Infantile Weichteile.

Etwas anders zu bewerten sind die Fälle, bei denen als Teilerscheinung einer allgemeinen Genitalhypoplasie oder eines genitalen Infantilismus *der gesamte Weichteilschlauch enger als normal* ist. Höhere Grade dieser Entwicklungshemmung sind meist mit Sterilität verbunden. Kommt es aber zur Gravidität und schließlich zur Geburt, dann sind derartige Individuen auch im optimalen Gebäralter mehr gefährdet als frühreife Jugendliche von 15—16 Jahren, ja in mancher Hinsicht mehr gefährdet als sonst wohlgebildete alte Erstgebärende.

Das liegt daran, daß hier *mit der infantilen Enge sich oft eine mangelhafte Elastizität* des Weichteilschlauches *verbindet.* Dazu kommt noch häufig eine aus der mangelhaften Schwangerschaftsreaktion des Uterus resultierende primäre *Wehenschwäche* und die Neigung zu frühzeitiger Ermüdungswehenschwäche. Die Ungunst der Verhältnisse wird oft noch gesteigert durch eine gleichzeitige Hypoplasie des knöchernen Beckens. Auch wenn eine derartige Hypoplasie nur in einem verhältnismäßig engen und spitzen Schambogen zum Ausdruck kommt, können sich für das Kind wie für die mütterlichen Weichteile beträchtliche Schwierigkeiten ergeben.

Um so wichtiger ist eine umsichtige Geburtsleitung und ein sehr geschicktes Operieren, falls im Interesse des Kindes oder der Mutter eingegriffen werden muß. Eine *ausgiebige prophylaktische Dammspaltung* ist ganz besonders bei engem Schambogen zu empfehlen.

4. Weichteilschwierigkeiten als Folge von Sportübertreibungen.

Die an sich warm zu begrüßende lebhaftere körperliche Betätigung der heranwachsenden Frauengeneration hat an manchen Stellen zu Übertreibungen geführt, die neben anderen Schäden Weichteilschwierigkeiten unter der Geburt zur Folge haben. Der weibliche Körper ist seinem ganzen Bauplan nach auf Tonuswechsel, auf verhältnismäßig rasch folgenden Auf- und Umbau eingestellt; während beim männlichen Körper jede auf Straffung der Muskulatur und damit des gesamten Körpergebäudes abzielende sportliche Betätigung, sofern sie das Nervensystem und den Zirkulationsapparat schädigende Übertreibungen meidet, nur erwünscht sein kann, ist es beim weiblichen Organismus in Hinsicht auf seine bei Schwangerschaften und Geburten zu vollbringende ungeheure Leistung verkehrt, ja geradezu naturwidrig, Formen der körperlichen Ertüchtigung zu wählen, die eine zu weit gehende Straffung der Beckenbodenmuskulatur, wie überhaupt des Beckengürtels zur Folge haben.

Denn im Gefolge dieser Muskelerstarkung bleiben Rückwirkungen auf das knöcherne Becken nicht aus und wir kennen bereits einen besonderen Typ von weiblichen *Sportbecken,* charakterisiert dadurch, daß bei kräftiger Ausbildung der Tubera und Spinae ossis ischii der Schambogen ein wenig enger erscheint, als dem schön geformten weiblichen Becken entspricht, und dadurch eine *leichte Querverengerung im Beckenausgang* bedingt wird. Regelmäßig findet man bei derartigen Frauen auch eine *sehr straffe Beckenbodenmuskulatur,* oft mit engem Levatorspalt kombiniert.

Insgesamt finden sich *derartige Frauen unter der Geburt in einer ähnlichen Lage wie alte Erstgebärende,* nur mit dem Unterschied, daß durch die Querverengerung des Beckenausgangs gelegentlich noch zusätzliche Schwierigkeiten entstehen.

Die Geburtsleitung hat dieselbe Aufgabe wie bei alten Erstgebärenden.

5. Störungen durch Mißbildungen des Uterusausführungsganges und der Scheide.

In Fällen, in denen der zum Geburtsweg umzuwandelnde Uterusausführungsgang und die Scheide einfach sind, gilt dasselbe, was bereits unter „Schwierigkeiten durch infantile, schlecht dehnbare Weichteile" erwähnt wurde. Die Gefahren, die aus einer mangelhaften Funktion des ungenügend ausgebildeten Hohlmuskels entstehen, haben wir bereits in dem Kapitel „Wehenschwäche" besprochen.

Bei allen derartigen Mißbildungen ist vielfach mit einer *Rigidität der Cervix* zu rechnen, die einerseits die Entfaltung erschwert, andererseits häufig mit einer abnormen Zerreißlichkeit des mangelhaft gebildeten Gewebes einhergeht, so daß tiefgehende *Risse* oder andere Verletzungen unter solchen Umständen *leichter zustande kommen.*

Noch ungünstiger sind die seltenen Fälle, wo in einem mißbildeten Uterus ein *auf das Collum beschränktes Septum* vorhanden ist. Dadurch kann der Gebärmutterhals als Ausführungsgang vollständig unbrauchbar werden. Der beste Ausweg ist in solchen Fällen noch ein Ausweichen des Septums, allenfalls ein Zerreißen desselben. Ist ein solches Septum aber derb, dann werden manchmal die merkwürdigsten Geburtsstörungen beobachtet. Bei Querlagen kann der Kopf auf der einen Seite, die Schulter auf der anderen Seite des Septums in den Ausführungsgang hineingetrieben werden (Fall JAKESCH) oder es kann bei einer Steißlage das Kind auf dem Septum reiten (Fall JARDINI und Fall LIEPMANN) (Abb. 369).

Ist eine *doppelte Scheide* vorhanden, so ist der gewöhnliche Verlauf entweder bei genügender Dehnbarkeit des Septums ein Zurseitedrängen (der Geburtsverlauf ist dann nicht anders als bei einer etwas

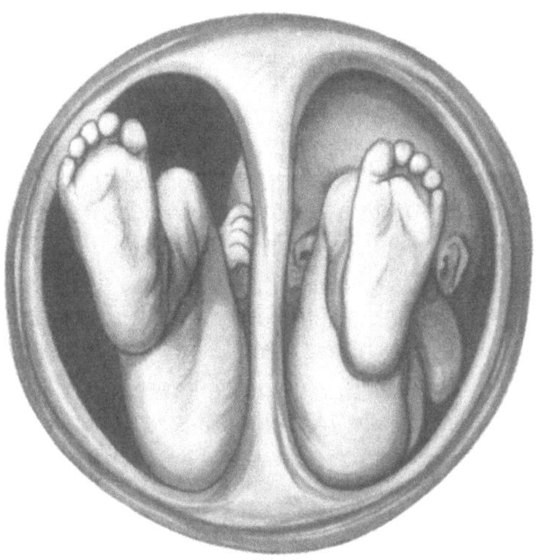

Abb. 369. Fall von LIEPMANN.

engen Scheide) oder es reißt das Septum ganz oder teilweise ein. Ungünstig sind die Fälle, in denen die Scheidenhälfte, in die die Frucht gelangt, blindsackförmig nach unten abgeschlossen ist oder ein Hämatokolpos der atretischen Hälfte den Geburtskanal bedrohlich einengt.

Die Aufgabe des Geburtshelfers besteht, sobald er die Situation erkannt hat, darin, jeweils den schonendsten Weg zur Beseitigung des Hindernisses zu finden. Ein Septum im Uterushals oder in der Scheide wird am besten durchtrennt; im übrigen gelten dieselben Ratschläge, die wir für die Geburtsleitung bei Frauen mit infantilen Weichteilen gegeben haben.

Für die seltenen Fälle, in denen bei Doppelbildungen der Geburtskanal durch ein Hämatokolpos der anderen Seite oder durch ein unglücklich liegendes Nebenhorn stark eingeengt ist, lassen sich allgemeine Vorschriften nicht aufstellen. Solche Fälle gehören in eine Klinik, da sie fast regelmäßig chirurgischer Hilfe bedürfen.

II. Geburtsstörungen durch abnormes Verhalten der einzelnen Abschnitte des weichen Geburtsweges.

Neben den bisher beschriebenen Störungen gibt es auch solche, die nur auf einzelne Abschnitte des Uterusausführungsganges und der Scheide beschränkt sind. Gemeinsam ist ihnen, daß es sich fast immer um ein Mißverhältnis zwischen verlangter Dehnung und vorhandener Dehnbarkeit handelt und deshalb zumeist eine Zerreißung in den betroffenen Abschnitten die Folge ist. Obenan an praktischer Bedeutung steht:

1. Die Uterusruptur.

Man versteht darunter *Zerreißungen im Bereich des Uterusausführungsganges* im engeren Sinn; d. h. also im Bereich von Isthmus und Cervix, deren Ätiologie [1] insofern eine ganz einheitliche ist, als immer eine Überdehnung die eigentliche *Ursache* der Zerreißung darstellt. Die Pathogenese, d. h. wie, wo und wodurch diese Überdehnung zustande kommt, ist freilich im Einzelfall ganz verschieden.

Man spricht von einer *kompletten Uterusruptur*, wenn mit der Wand des Uterus auch das Peritoneum durchreißt, so daß eine Kommunikation zwischen Uterus und Bauchhöhle zustande kommt. Von einer *inkompletten Uterusruptur* spricht man dann, wenn das Peritoneum erhalten bleibt, wobei es freilich durch subperitoneale Blutergüsse oft breit abgehoben wird. Auf die Schleimhaut beschränkte Risse werden als *Fissuren* bezeichnet.

Kommt die Ruptur allein durch die Tätigkeit der natürlichen Geburtskräfte zustande, so spricht man von einer *spontanen Ruptur*; tritt sie dagegen bei oder infolge eines geburtshilflichen Eingriffs ein, so spricht man von einer *violenten Ruptur*, die freilich meist durch eine spontan eingetretene Überdehnung im Bereich des Uterusausführungsganges schon vorbereitet ist. Seltener kommt es vor, daß ohne solche vorangegangene Überdehnung der Uterusausführungsgang platzt, weil ein geburtshilflicher Eingriff mit besonderer Ungeschicklichkeit oder Gewalt unternommen wurde, wobei vielfach noch Fehler in der Indikationsstellung und die Nichtbeachtung notwendiger Vorbedingungen eine verhängnisvolle Rolle spielen. Am seltensten sind die Fälle, in denen spontan oder violent eine *Uterusruptur infolge schwerer Wandveränderungen* (meist entzündlicher Art) auftritt, so daß von einer Überdehnung im eigentlichen Sinn keine Rede sein kann, sondern der Fehler gerade in einer abnorm herabgesetzten Dehnbarkeit besteht.

Im Uterusausführungsgang im weiteren Sinn (Scheide und Vulvarring) kommen Rupturen genau so durch Überdehnung zustande. Häufig spielt aber hier noch eine abnorm herabgesetzte Dehnbarkeit eine Rolle [2].

Die *Kardinalfrage* für das Verständnis einer Uterusruptur ist also die: *wie kommt eine Überdehnung des Uterusausführungsganges zustande?*

Hierzu erinnere man sich an die aus „Physiologie der Geburt" geläufige Tatsache, daß die funktionelle Zweiteilung des Uterus in einen motorisch aktiven Abschnitt (Korpus) und einen motorisch passiven Anteil (Isthmus + Cervix) überhaupt Voraussetzung für die Austreibung des Uterusinhaltes ist. Man erinnere sich weiter daran, daß die untersten Isthmusabschnitte und die ganze Cervix erst unter dem Einfluß der Geburtsarbeit entfaltet werden. Diese Entfaltung ist aber nur möglich auf dem Weg einer zirkulären und longitudinalen Dehnung. Normalerweise ist das Zusammenspiel der Kräfte so abgestimmt, daß die vollständige Erweiterung des Muttermundes (zirkuläre Dehnung) zusammenfällt mit einem derartigen Grad von Retraktion des Grenzringes, daß die Verankerungen des Uterus, vor allem die gestrafften Ligamenta rotunda eine weitere Retraktion des Hohlmuskels über der Frucht unmöglich machen. Das Emporsteigen des Grenzringes ist ein ungefähres Maß für den Grad der Longitudinaldehnung des Uterusausführungsganges.

Eine Überdehnung in zirkulärer und longitudinaler Richtung unterbleibt normaliter nur deshalb, weil im richtigen Augenblick durch die völlige Erweiterung des äußeren Muttermundes der Weg in die Scheide freigegeben wird und die Austreibung des Geburtsobjektes beginnt, die in dem Maß fortschreitet, als die Grenze der zu einer wirksamen Austreibung erforderlichen Longitudinaldehnung wieder erreicht wird, wobei jedesmal die Muskelfaserretraktion im Korpus als Regulator wirksam wird.

Eine *Überdehnung* des Uterusausführungsganges kann *nur dadurch* zustandekommen, *daß* aus irgendwelcher Ursache *die Austreibung des Geburtsobjektes in den Scheidenschlauch unmöglich wird*. Das kann daran liegen, daß das Geburtsobjekt, genauer ausgedrückt: der vorliegende Kindsteil zu umfangreich ist, um den Muttermund passieren zu können (z. B. Hydrocephalus) oder daß irgendeine Ursache, z. B. eine Einklemmung, den Muttermund verhindert, sich über dem Kopf zu retrahieren. Das *Ergebnis* ist in beiden Fällen das gleiche: der durch die entgegenstehenden Widerstände noch zu erhöhter Tätigkeit gereizte Hohlmuskel sucht trotzdem seines Inhaltes sich zu entledigen, d. h. *es werden immer weitere Abschnitte des Fruchtkörpers aus dem Corpus uteri in den Uterusausführungsgang ausgetrieben*. Solange der Muttermund sich nicht retrahieren kann, was gleichbedeutend mit einer Fixation des Muttermundes

---

[1] Ätiologie = Lehre von den Krankheitsursachen, Pathogenese = Lehre über Wert und Art der auslösenden Prozesse.　　[2] Vgl. vorangegangene Kapitel.

ist, während andererseits der Grenzring durch die Kontraktion des Hohlmuskels sich immer weiter nach oben zurückzieht, muß diese Austreibung des Kindes in den Uterusausführungsgang eine *hochgradige longitudinale Überdehnung* herbeiführen, die *schließlich* bei Erreichung einer bestimmten Grenze das Aufplatzen der Wand an der Stelle der stärksten Überdehnung herbeiführen muß: die *Uterusruptur* ist perfekt. Sitzt das der Austreibung entgegenstehende Hindernis erst unterhalb des äußeren Muttermundes, wie z. B. bei die Scheide verlegenden Tumoren, Verwachsungen oder Stenosen, dann wird der darüber gelegene Anteil der Scheide in die longitudinale Überdehnung einbezogen und schließlich reißt an der schwächsten Stelle, d. h. gewöhnlich am Scheidengewölbe, der Uterus von der Scheide ab *(Kolpaporrhexis)*.

Fälle rein longitudinaler oder rein zirkulärer Überdehnung sind selten; meist handelt es sich um eine Kombination von beiden. Trotzdem lassen sich *gewisse typische Formen* je nach der Pathogenese unterscheiden:

1. *Beim engen Becken 2.—3. Grades* entsteht die Gefahr einer Überdehnung dadurch, daß bei einem nicht ausgleichbaren Mißverhältnis zwischen Kopf und Becken der *Widerstand der Verankerungen* des Uterus *erlahmt* und der zu höchster Wehentätigkeit reflektorisch angetriebene Hohlmuskel immer weitere Fruchtquerschnitte in den Uterusausführungsgang entleert, wobei der *Grenzring immer höher rückt.* Am leichtesten übersehbar sind die Verhältnisse dann, wenn etwa der äußere Muttermund zwischen Kopf und knöchernem Becken eingeklemmt und fixiert ist. Rückt unter solchen Verhältnissen der Grenzring immer höher, dann muß der Uterusausführungsgang (Isthmus + Cervix) immer stärker in longitudinaler Richtung gedehnt werden und schließlich in Querrichtung reißen. Freilich ist auch bei dieser Entstehung der Uterusruptur häufig eine zirkuläre Überdehnung mit im Spiel insofern, als die in den Uterusausführungsgang geborene Frucht eine gewisse Stauchung erfährt, bei der die Arme aus ihrer natürlichen Haltung gebracht werden, wobei leicht, z. B. durch einen Ellenbogen, an circumscripter Stelle auch eine zirkuläre Überdehnung zustande kommt.

Manchmal, namentlich bei Hinterscheitelbeineinstellung, ist die Einklemmung des Muttermundes eine einseitige und entsprechend dem wirksamen Kräfteparallelogramm zeigt in solchen Fällen die Ruptur einen mehr schrägen Verlauf.

Viel seltener sind beim engen Becken Fälle, in denen erst nach Retraktion der Muttermundslippe die Unmöglichkeit des Kopfeintrittes zu einer Quetschung und Einklemmung der obersten Scheidenabschnitte führt, die damit die Rolle des eingeklemmten Muttermundes übernehmen. Hier kommt es dann zu einem Querabriß der Scheide vom Uterus, der gewöhnlich im Scheidengewölbe sitzt, das als die schwächste Stelle der ganzen Scheidenbefestigung anzusehen ist.

2. Genau gleich ist der Mechanismus *beim Hydrocephalus* (vgl. Abb. 411); nur hat man bei hochgradiger Wasserkopfbildung gleichzeitig auch mit einer starken zirkulären Überdehnung zu rechnen.

3. Ist eine nicht überwindbare *Narbenstenose in der Scheide* vorhanden, dann bildet diese die Fixationsstelle. Der Rupturmechanismus ist im übrigen gleich.

4. Auch *den Geburtskanal verlegende Tumoren* wirken genau wie eine Stenose.

5. *Bei der Gesichts- oder Stirnlage mit nach hinten rotiertem Kinn bzw. Nasenwurzel* kommt es schließlich auch zur Überdehnung in longitudinaler Richtung. Die untere Fixationslinie sitzt nur tiefer. Das Endresultat ist *meist* eine *Kolpaporrhexis*, weil, wie schon mehrfach erwähnt, das Scheidengewölbe und vor allem das hintere Scheidengewölbe von vornherein eine besonders gewebsschwache Stelle darstellt.

6. Etwas komplizierter liegen die Dinge *bei der verschleppten Querlage.* Hier *überwiegt die zirkuläre Überdehnung,* während eine starke *longitudinale Dehnung gewöhnlich nur auf der Kopfseite* zustande kommt (vgl. Abb. 406). Hier erfolgt daher gewöhnlich auch die Ruptur, eine meist schräg verlaufende Längsruptur, nicht selten kombiniert mit Kolpaporrhexis auf der Seite des Kopfes (Abb. 370). Ausnahmsweise kann die Ruptur auch auf der Seite erfolgen, auf der das Beckenende liegt. Das ist dann der Fall, wenn der Uterus trotz der verschleppten Querlage zunächst standgehalten hat und bereits eine Selbstentwicklung in Gang gekommen ist[1], wobei das Ausbiegungsbestreben der stark abgeknickten Wirbelsäule, durch das das Beckenende gegen die überdehnte Wand angepreßt wird, den unmittelbar die Ruptur auslösenden Faktor darstellt.

---

[1] Vgl. dazu S. 536.

7. Eine seltene Veranlassung zur Überdehnung, und zwar immer nur an der Hinterwand des Uterusausführungsganges, geben *Fälle von hochgradigstem Hängebauch* ab, bei denen die Längsachse des Uterus so nach vorne abgewinkelt ist, daß der Kopf unter dem Einfluß der Wehen in der Richtung gegen die Lendenwirbelsäule der Mutter vorgetrieben wird. Die Portio steht dabei ganz hinten und dicht unter, oft sogar über dem Promontorium. Schließlich wird die Hinterwand so überdehnt, daß in ihr oder im hinteren Scheidengewölbe die Ruptur eintritt (vgl. Abb. 303).

8. *Ähnlich* liegen die mechanischen Bedingungen *bei der* sog. *Antefixationsgeburt*[1].

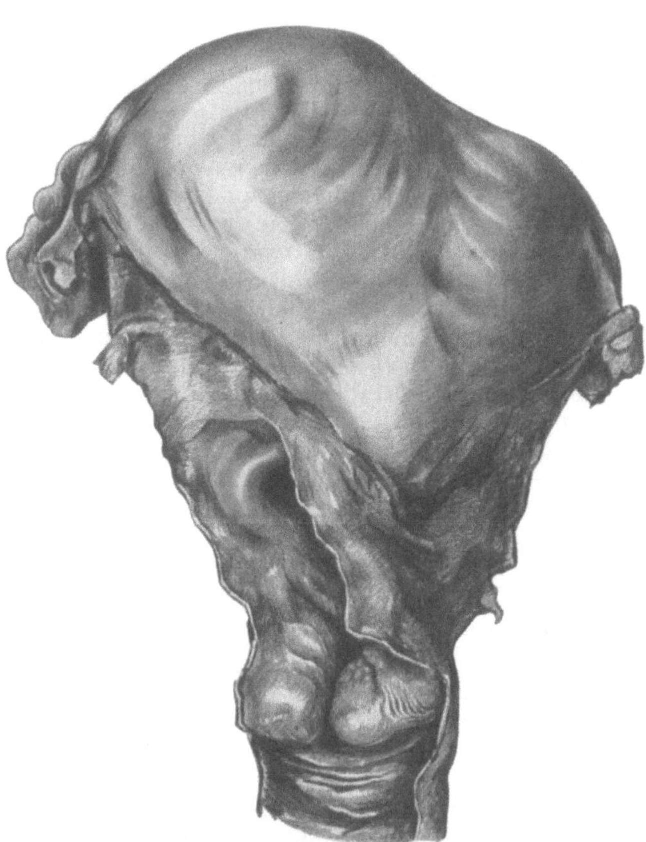

Abb. 370. Spontane Uterusruptur mit Kolporrhexis bei verschleppter Querlage.

Bei violenten Uterusrupturen liegen die Dinge prinzipiell gleich. Die Überdehnung ist meist schon vorher vorhanden; das Einführen der Hand des Geburtshelfers oder eines Instrumentes ist dann nur die unmittelbar auslösende Ursache.

Größere klinische Erfahrung ergibt immer wieder die auffallende Tatsache, daß im einen Fall eine verhältnismäßig geringfügige Überdehnung zur Ruptur führt, während in einem anderen, ähnlich gelagerten Fall trotz hochgradigster Überdehnung die Ruptur lange Zeit auf sich warten läßt. Es muß also

1. die *Wandbeschaffenheit des Uterus von einer besonderen Bedeutung* sein. Das geht schon aus der Tatsache hervor, daß auf etwa 100 Rupturen *bei Mehrgebärenden* eine einzige bei Erstgebärenden kommt (H. W. FREUND). Offenbar setzen die als Folge wiederholter Schwangerschaften und Geburten zurückbleibenden Veränderungen der Uteruswand (Gefäßsklerose, Bindegewebsvermehrung, Verminderung der elastischen Fasern) die Widerstandsfähigkeit des Gewebes gegen Dehnung herab, während auf der anderen Seite auch die Kraft der Verankerungen geschwächt ist. Auch die Tatsache, daß Rupturen *bei Erstgebärenden fast nur Frauen mit infantilem oder hypoplastischem Uterus* betreffen, beweist die große Bedeutung der Wandbeschaffenheit. Ebenso ist bekannt, daß bei mißbildeten Uteri mit ihrer muskelärmeren und bindegewebsreicheren Wand die Rupturgefahr größer ist.

2. *Narben nach* früheren *Verletzungen* sind Stellen geringeren Widerstandes. Solche Narben im Bereich des Uterusausführungsganges verdanken ihre Entstehung sicher häufig *unbemerkt gebliebenen inkompletten Rupturen*, wie sie *bei brüsker Dilatation* des Cervicalkanals mit Hegarstiften entstehen, *oder* auch wohl Verletzungen der Muskulatur bei brüsk vorgenommenen *Ausschabungen*. Schließlich sind auch die *Narben nach isthmico-cervicalen Schnittentbindungen* solche Stellen geringeren Widerstandes, die man besonders dann zu fürchten hat, wenn die Wundheilung gestört war.

---

[1] Vgl. S. 301 f.

Frauen, die eine derartige Schnittentbindung durchgemacht haben, sollen daher in den letzten drei Wochen der Schwangerschaft am besten in einer Anstalt überwacht werden und bedürfen vor allem dann, wenn die folgende Geburt spontan erfolgen soll, einer besonders sorgsamen und dauernden Überwachung. Wir haben mehrfach die Entstehung einer derartigen Narbenruptur sozusagen mit den Augen verfolgen können.

3. Eine besonders wichtige Ursache herabgesetzter Widerstandsfähigkeit der Uteruswand sind *akute und subakute Entzündungen im Bereich des Uterusausführungs-*

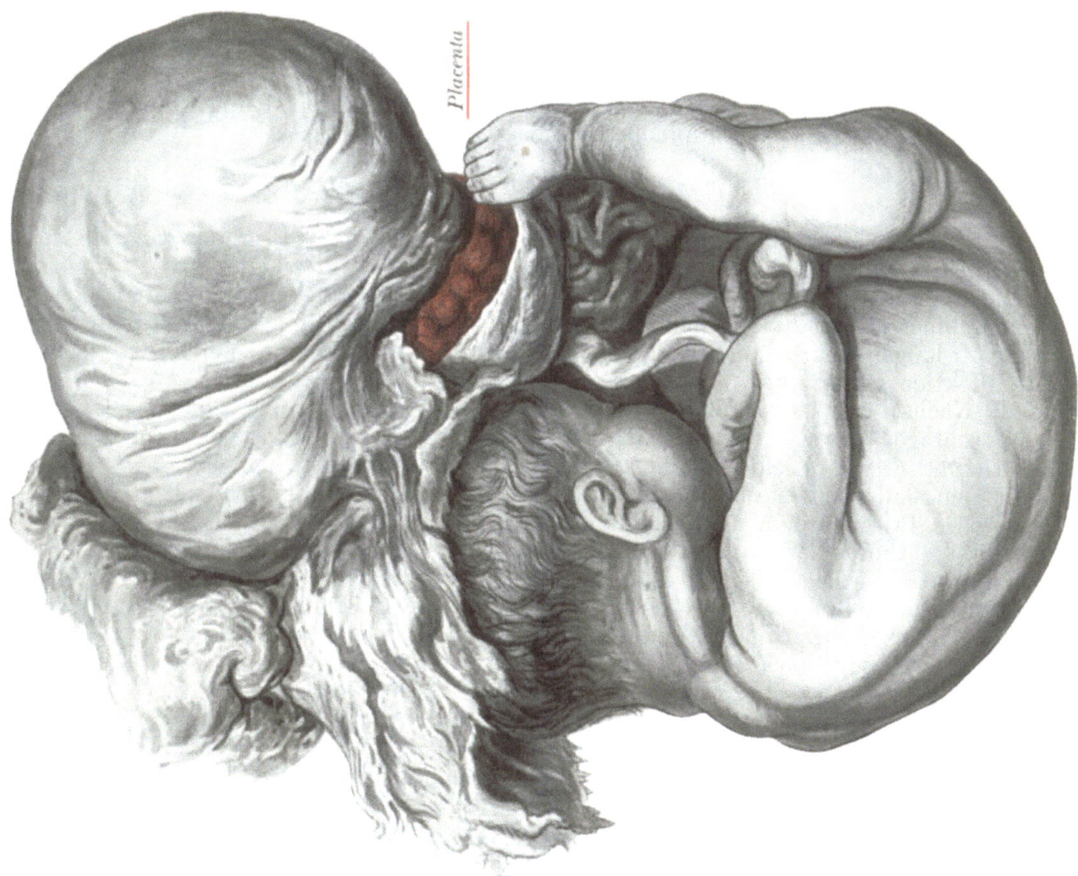

Abb. 371. Spontane Uterusruptur mit Austritt des Kindes und der Placenta in die Bauchhöhle. Verblutungstod vor Ankunft des poliklinischen Assistenten bereits erfolgt. (Präparat in der Züricher Frauenklinik.)

ganges, wie sie nach unsauberen Untersuchungen oder Kohabitationen wenige Tage ante partum mehrfach beobachtet sind. Ein derart entzündetes Gewebe reißt unter Umständen wie Zunder auseinander, auch wenn keinerlei pathologische Überdehnung stattgefunden hat (Ab. 371).

4. Besonders herabgesetzt wird die Widerstandsfähigkeit im Isthmusgebiet durch eine *abnorme Placentarinsertion,* worüber wir in dem Kapitel „Placenta praevia" noch zu sprechen haben werden.

5. Eine viel geringere und zahlenmäßig kaum ins Gewicht fallende Rolle spielen *Wandveränderungen,* wie sie *durch Tumorbildung* (Cervicalmyome, Adenomyome u. ä.) hervorgerufen werden können.

Zweckmäßig besprechen wir auch gleich die **Ruptur des Corpus uteri.** Hier handelt es sich freilich *nicht* um eine *Überdehnung, sondern* um eine durch irgendwelche Wandveränderung hervorgerufene *Brüchigkeit umgrenzter Wandbezirke,* die der Steigerung des Inhaltsdruckes während der Wehe nicht standhalten.

Die häufigste Ursache für Korpusrupturen waren früher *Narben nach Kaiserschnitt*. Besonders Störungen der Wundheilung verursachten eine solche Brüchigkeit, aber auch mangelhafte Nahttechnik als solche. Besonders gefürchtet war die Ruptur nach dem queren Fundalschnitt. Heutzutage werden diese Rupturen sehr selten beobachtet, da der Korpusschnitt fast völlig durch den Isthmusschnitt verdrängt worden ist.

Am ehesten beobachtet man heute eine Korpusruptur noch *nach* einer technisch mangelhaft durchgeführten *Myomenukleation*, namentlich der Enukleation multipler Myome, die bis an die Schleimhautgrenze heranreichten *oder nach* bei einer früheren Geburt notwendigen *Lösungen einer Placenta increta*, bei der es oft unvermeidlich ist, beim Ausgraben der Zotten auch Muskulatur mit herauszureißen.

Die *Diagnose der Uterusruptur* ist eine besonders wichtige und verantwortungsvolle Aufgabe, weil nur bei rechtzeitiger Erkennung die üblen Folgen dieses Ereignisses für die Mutter — das Kind ist fast immer verloren — abgewendet werden können. Ja selbst dann ist die *Prognose* — rund 65 % Mortalität — so *schlecht*, daß eine Besserung nur erzielt werden kann, wenn möglichst schon vor Eintreten einer Ruptur die drohende Gefahr erkannt wird. Wir besprechen daher zuerst die

Symptome der drohenden Uterusruptur.

1. Das erste, was dem hinzukommenden Arzt auffallen wird, ist *der abnorme Allgemeinzustand*. Die Kreißende liegt mit angsterfüllten Gesichtszügen da und ist meist in hohem Maße aufgeregt. Sie stöhnt und jammert über den dauernden unerträglichen Wehenschmerz. Der *Puls* ist *stark beschleunigt*, häufig auch die Temperatur erhöht, da die oft lange Geburtsdauer nach dem Blasensprung meist bereits zu einer aufsteigenden Infektion geführt hat.

2. Nächst dem wird dem Arzte schon bei der Besichtigung eine quere oder mehr schräge, etwa in Nabelhöhe am Leib der Kreißenden auffallende Furche (BANDLsche *Furche*) nicht entgehen. Diese Furche ist eigentlich mehr ein optisches Phänomen, dadurch zustande kommend, daß durch die dünnen Bauchdecken hindurch die Grenze zwischen dem maximal kontrahierten Korpus und dem überdehnten, vorgewölbten Isthmus-Cervix-Gebiet sich in einem verschatteten Streifen abhebt.

3. Noch deutlicher ist bei der Palpation der Kontrast zwischen dem maximal kontrahierten Hohlmuskel und dem überdehnten, stark verdünnten unteren Uterinsegment. Der *Grenzring* wird dadurch *leicht tastbar*. Dazu fällt auf, daß *das ganze Gebiet des Uterusausführungsganges* infolge der maximalen Spannung schon *auf leichten Druck außerordentlich schmerzhaft* ist. Der Verlauf des Kontraktionsringes ist verschieden je nach Sitz und Grad der Überdehnung. Bei gleichmäßiger longitudinaler Überdehnung (etwa bei engem Becken mit völlig eingeklemmtem Muttermund) verläuft er annähernd quer, bei verschleppter Querlage schräg von der Kopfseite nach der Seite des Beckenendes absteigend. *Je näher der Kontraktionsring dem Nabel steht, in umso drohendere Nähe rückt das Ereignis der Ruptur.* Neben dem Kontraktionsring tastet man die *maximal gespannten Ligamenta rotunda* als harte, drehrunde, sehr schmerzhafte Stränge.

4. Nicht minder eindrucksvoll ist die ganz *abnorm gesteigerte Wehentätigkeit*. Schlag auf Schlag folgen die Wehen, so daß man mit Recht von einem Wehensturm gesprochen hat, der sich schließlich bis zum Krampf steigern kann, wobei jedenfalls palpatorisch die Unterscheidung zwischen einer einheitlichen tetanischen Dauerkontraktion und pausenlos aufeinanderfolgenden maximalen Einzelkontraktionen (klonischer Krampf) nicht möglich ist. Dazu kommt noch *das zwangsweise* reflektorische *Mitpressen* der Kreißenden.

5. Die *Kindeslage* ist bei äußerer Untersuchung gewöhnlich überhaupt *nicht feststellbar*. Bei der inneren Untersuchung findet man den vorliegenden Teil unverrückbar dem Beckeneingang auf- oder eingepreßt, zwischen ihm und der Beckenwand ist unter Umständen der eingeklemmte Muttermundsaum tastbar. Herztöne sind bei der stürmischen Wehentätigkeit gewöhnlich nicht nachweisbar, auch wenn das Kind noch lebt.

Es muß jedoch hervorgehoben werden, daß diese klassischen Symptome der drohenden Uterusruptur nicht in jedem Fall und nicht immer gleichmäßig ausgeprägt sich finden. Es werden immer wieder vereinzelte Fälle beobachtet, in denen die Ruptur sozusagen symptomlos eintritt oder höchstens ein ganz vieldeutiges Symptom wie eine Pulsbeschleunigung, eine gewisse Unruhe der Kreißenden zwar nachweisbar war, aber eben wegen der Vieldeutigkeit nicht richtig gedeutet wurde. Es sind besonders die Rupturen in Narben nach der Schnittentbindung oder bei starken entzündlichen Wandveränderungen, die selbst sorgfältiger Beobachtung entgehen können, zumal vereinzelt derartige Rupturen schon in der Eröffnungsperiode eintraten. Wir selbst haben einen Fall erlebt, in dem bei schwerer akuter Wandentzündung und Placenta isthmica partialis eine derartige Ruptur schon in der Eröffnungsperiode eintrat, ohne irgendein hinweisendes Symptom außer einer Pulsbeschleunigung, die bei der hypernervösen Multipara mit normalem Becken für die Diagnose unverwertbar war; und wir haben zweimal die Entstehung eirer Ruptur in der Schnittentbindungsnarbe beobachtet, ohne daß auch nur das geringste Symptom darauf hingedeutet hätte außer der immer deutlicher nachweisbar werdenden Verdünnung der Narbe. Umso wichtiger ist es, in allen Fällen, in denen überhaupt eine Rupturgefahr in Frage kommt, auf die

Symptome der perfekten Ruptur

zu achten.

1. *Das wichtigste,* ja — wenn man die Zeichen der drohenden Ruptur vorher beobachten konnte —, fast pathognomonische *Symptom* der eingetretenen Ruptur ist *der schlagartige Übergang von Wehensturm zu völliger Wehenstille.*

Freilich gibt es auch da Ausnahmen. Wir haben wiederholt Fälle von allmählichem Auseinanderweichen der einzelnen Schichten der Uteruswand, darunter zweimal das allmähliche Nachgeben einer Narbe nach isthmischer Schnittentbindung beobachtet, in denen dieses Symptom ebenso wie der vorangehende Wehensturm fehlte und höchstens ein geringfügiges Nachlassen der Wehentätigkeit nachweisbar war.

2. Erfolgt wie gewöhnlich die Ruptur auf der Höhe einer Wehe, dann empfindet die Kreißende *oft* einen *plötzlichen schneidenden Schmerz,* gelegentlich hat die Frau sogar selbst das Gefühl, als ob plötzlich etwas gerissen wäre. Unmittelbar danach stellt sich als Folge der Wehenstille bei manchen Frauen sogar ein Gefühl der Erleichterung ein, das freilich bald überdeckt wird durch

3. *die Zeichen des Shocks:* Hinfälligkeitsgefühl, Ohnmacht, Blässe, kleiner weicher frequenter Puls, Kühle der Nasenspitze, der Finger und Zehen.

Die Shocksymptome sind die gleichen wie etwa nach der Perforation einer schwangeren Tube, eines Ulcus ventriculi oder duodeni. Die Tatsache aber, daß der Shock unter der Geburt auftritt, muß in erster Linie an eine Uterusruptur denken lassen, und zwar selbst dann, wenn bis dahin Zeichen einer drohenden Ruptur, ja auch alle Anhaltspunkte für die Möglichkeit einer Ruptur gefehlt haben. Meist werden dann andere Hilfssymptome zur Sicherung der Diagnose führen, vor allem

4. *die Blutung und die zunehmenden Zeichen der Anämie.* Gewöhnlich wird bei der Ruptur ein Ast der Arteria uterina durchgerissen, so daß sehr schnell, oft nur zu schnell für eine wirksame chirurgische Hilfe, solche Mengen von Blut in die Bauchhöhle oder die subserösen Bindegewebsräume und nach außen per vaginam entleert werden, daß die Patientin noch innerhalb einer Stunde an Verblutung stirbt.

Im einzelnen Fall freilich ist das Verhalten je nach Sitz, Ausdehnung und unmittelbarer Veranlassung der Ruptur so wechselnd, daß die *Ausnahmen fast ebenso häufig* sind *wie die Regel.* Zunächst einmal kann die Blutung nach außen ganz fehlen, wenn der vorliegende Kindsteil dem Blute den Austritt per vaginam verwehrt. Die Blutung in die freie Bauchhöhle setzt natürlich voraus, daß das Peritoneum zerrissen ist. In diesem Fall hängt es von der Größe des zerrissenen Gefäßes ab, ob neben den Zeichen zunehmender Anämie etwa die Tatsache einer inneren Blutung durch Auftreten einer Flankendämpfung nachweisbar wird, wobei natürlich die innere Blutung gelegentlich auch durch andere Ursachen (wir beobachteten z. B. einmal die Ruptur einer Milzvene, einmal die Ruptur einer varikösen Vene an der Uteruskante) erfolgen kann. Bleibt das Peritoneum intakt und bildet sich ein *subseröses Hämaton,* dann wird gelegentlich neben dem Uterus eine teigige Resistenz nachweisbar. In anderen Fällen hindert aber die Platzbeschränkung durch das Kind die Ausbreitung des Blutergusses nach der Seite und dann kommt es vor, daß mehr oder minder große *retroperitoneale Blutergüsse* entstehen, die unter Umständen (wir beobachteten das in einem Falle von Spontanruptur bei verschleppter Querlage) bis zum Nierenlager reichen können.

In wieder anderen Fällen sind äußere und innere Blutung von vornherein nur gering, so z. B. bei den durch allmähliches Auseinanderweichen von Narben entstehenden Rupturen. In unseren beiden Fällen von Ruptur im Bereich einer isthmischen Schnittentbindungsnarbe beschränkte sich die Blutung auf eine blutige Suffusion des antecervicalen Bindegewebes, einmal war der Harn blutig verfärbt, ohne daß eine Blasenruptur bestanden hätte. Man kann ganz allgemein sagen, daß *bei allmählichem Auseinanderweichen der Uteruswand die Blutung langsam,* schubweise *erfolgt,* weil dabei oft nur kleine arterielle Äste und Venen der Uteruswand selbst verletzt werden, die zudem durch die Muskelfaserretraktion nach der Ruptur größtenteils verschlossen werden. So gibt es *Fälle, in denen selbst der Nachweis einer inneren Blutung* außerordentlich schwer, ja *unmöglich sein kann.* Das ist um so verhängnisvoller, als die individuelle Empfindlichkeit gegen Blutverluste außerordentlich variiert. Gelegentlich gelingt es, eine Frau, die fast

2 1

Blut verloren hat, noch zu retten, in anderen Fällen mißlingt die Rettung schon bei Blutverlusten zwischen 800 und 1000 ccm, weil ein aus anderer Ursache geschädigter Herzmuskel frühzeitig und plötzlich versagt.

5. Je nach dem Zeitpunkt, in dem die Ruptur erfolgt, je nach dem Stand des vorliegenden Teiles schwankt auch das *Verhalten des Kindes.* Herztöne sind meist schon vorher nicht sicher nachweisbar, so daß nur selten aus ihrem Verschwinden brauchbare Schlüsse gezogen werden können. *Das Kind kann ganz oder teilweise durch den Riß in die Bauchhöhle treten, es kann aber auch* völlig *im Uterus bleiben.* Letzteres ist die Regel, wenn die Ruptur erst eintritt, nachdem der vorliegende Teil bereits den Beckeneingangsraum passiert hat. Steht der vorliegende Teil noch auf dem Beckeneingang dann ist mindestens sehr auffällig, wie *der vorher unbeweglich aufgepreßte Kindsteil mit einem Male leicht beweglich wird.* Teilweiser Austritt der Frucht aus dem Uterus, gewöhnlich des Kopfes, ist die Regel bei der Ruptur infolge verschleppter Querlage. Daß das ganze Kind allmählich in die Bauchhöhle geboren wird, beobachtet man am häufigsten bei umfangreichen kompletten Rupturen. Dann werden neben dem bretthart kontrahierten, meist etwas schief liegenden Uterus mehr minder plötzlich Kindsteile tastbar, die mit so unheimlicher Deutlichkeit durch die dünnen Bauchdecken zu erkennen sind, daß allein schon daraus auf das unheilvolle Ereignis der Ruptur geschlossen werden kann.

Zu einem heimtückischen Ereignis wird die Ruptur vor allem durch die Tatsache, daß *alle die genannten Symptome* sowohl der drohenden wie der eingetretenen Zerreißung so verwischt, so *unscheinbar oder* infolge ihres Zusammentreffens mit anderen Störungen, z. B. einer schon vorher bestehenden Anämie, einer Herzinsuffizienz bei Vitium oder chronischer Herzmuskelerkrankung *vieldeutig werden können, so daß* nur zu häufig *die Ruptur nicht oder zu spät erkannt wird.* Besonders bei der atypischen Spontanruptur Mehrgebärender, bei denen kein Geburtshindernis, keine Narbe im Uterus besteht, kann selbst bei sorgfältiger Beobachtung die Diagnose auch für den Erfahrenen vereinzelt unmöglich werden. Auch violente Rupturen, besonders nach der Wendung, bleiben dem Ärzte zunächst oft verborgen, bis etwa eine zunehmende Anämie, eine vermeintliche schwere Nachgeburtsblutung ihn nach vergeblichem CREDÉschen Handgriff zum Eingehen in den Uterus veranlaßt und dabei den Riß entdecken läßt.

Wir empfehlen daher, *nach allen Eingriffen bei rupturgefährdeten Frauen,* z. B. nach der Wendung bei nicht mehr leicht beweglichem Kind, nach einer schwierigen Extraktion bei engem Becken, ebenso nach der an sich zu verwerfenden hohen Zange *prinzipiell den Uterus* — mit behandschuhter Hand — *auszutasten. Auch in jedem Fall, in dem in der Nachgeburtsperiode zwischen beobachtetem Blutverlust und Befinden* der Frau *ein Mißverhältnis auffällt, taste man* unbedingt den Uterus *aus.* Ja der Arzt mache es sich zur Regel in jedem Fall, in dem auch nur der leiseste Verdacht auf eine Ruptur als möglicher Ursache irgendeiner Störung im Befinden der Entbundenen besteht, diese Austastung vorzunehmen.

Jetzt wird man auch besser verstehen, warum die Prognose der Uterusruptur (vgl. oben) so schlecht ist. Denn selbst nach überstandener Verblutungsgefahr droht häufig noch eine tödliche Infektion, am häufigsten eine Peritonitis.

Die *Therapie* ist um so eher in der Lage, diesen Gefahren zuvorzukommen, je rechtzeitiger sie einsetzen kann. *Bei drohender Uterusruptur* ist in Klinik wie Außenpraxis die *sofortige und schonendste Entbindung die einzig richtige Behandlung.*

In der Klinik wird man bei lebendem Kind die Schnittentbindung mit einem dem Zustand des Geburtskanals angepaßten Verfahren vornehmen können. In der Allgemeinpraxis müssen, falls nicht die sofortige Überführung in eine nahegelegene Klinik möglich ist, Entbindungsverfahren gewählt werden, die jede weitere Beanspruchung des Uterusausführungsganges auf Dehnung vermeiden. Das ist gewöhnlich, da die Vorbedingungen für eine Zangenextraktion meist noch nicht, für eine Wendung nicht mehr gegeben sind, nur möglich unter Zerstückelung des Kindes. Bei Schädellagen kommt dafür die Kraniotomie, bei Querlagen die Dekapitation oder Embryotomie [1] in tiefster Narkose in Frage. *Auf das Kind darf* dabei, auch wenn es noch leben sollte, *keine Rücksicht genommen werden,* weil das unmittelbar bedrohte Leben der Mutter

---

[1] Technik dieser Eingriffe vgl. Kapitel „Geburtshilfliche Operationen".

höher steht. Der grausige Entschluß zur Opferung eines lebenden Kindes wird dem Arzte erleichtert durch die Erkenntnis, daß auch andere Entbindungsversuche in solcher Situation das Kind nicht oder fast nie retten können.

Bei bereits eingetretener Ruptur scheint es uns unter allen Umständen das einzig richtige, die *sofortige Überführung in eine Klinik* zu bewerkstelligen. In unserem Zeitalter des Telephons und Automobils haben unseres Erachtens die früher empfohlenen Verfahren keine Berechtigung mehr. Selbst nach einem stundenlangen Transport sind die Aussichten der Mutter noch größer als die einer Behandlung in der Außenpraxis. Denn sobald die Ruptur eingetreten ist, bringt selbst eine Dekapitation oder Kranioklasie die Gefahr mit sich, daß dabei der Riß noch vergrößert und damit erst recht die Verblutungsgefahr gesteigert wird. Vollends bei teilweise in die Bauchhöhle übergetretenem Kind wird durch derartige Entbindungsversuche per vias naturales die Gefahr für die Mutter nur gesteigert, zumal selbst ein völliges Abreißen des Uterus von seinen Verbindungen mit der Scheide dadurch provoziert werden kann.

Anders liegen die Dinge, *wenn die Ruptur erst nach der Entbindung entdeckt wird.* Dann mag der Arzt Uterus und Scheide fest tamponieren und einen gut schnürenden Kompressionsverband anlegen; bei leicht erreichbarer Klinik kann unter Umständen sogar der MOMBURGsche Schlauch oder ein Aortenkompressorium[1] angelegt werden.

In der Klinik besteht die Behandlung der Uterusruptur in der Regel in der *Laparotomie.* Nach Entfernung des Kindes und der Placenta aus der Bauchhöhle wird man je nach Lage und Ausdehnung des Risses die Totalexterpation oder supravaginale Amputation des Uterus vornehmen, die Ovarien natürlich ein- oder doppelseitig erhaltend. Nur ausnahmsweise wird man bei einer mit entleertem Uterus eingelieferten Frau die vaginale Totalexstirpation vorziehen. Wir wählen dieses Verfahren besonders gern dann, wenn der bedrohliche Allgemeinzustand eine Laparotomie nicht mehr aussichtsreich erscheinen läßt, zumal man die vaginale Totalexstirpation unter Anlegen von großen Quetschklemmen in wenigen Minuten durchführen kann. Eine konservierende Behandlung mit Naht des Risses unter Erhaltung der Gebärmutter ist nur ausnahmsweise durchzuführen, vor allem bei jungen Frauen, die noch keine lebenden Kinder haben. Allerdings muß man sich darüber klar sein, daß dann bei einer folgenden Geburt die Rupturgefahr erst recht groß ist und am besten primär eine Schnittentbindung vorgenommen werden soll.

Mit den allgemeinen Weichteilschwierigkeiten und der Uterusruptur haben wir die praktisch wichtigsten und schwerwiegendsten Störungen des Geburtsvorganges kennen gelernt, die vom weichen Geburtsweg ausgehen. Demgegenüber treten andere Störungen, die von besonderen Veränderungen einzelner Abschnitte des weichen Geburtsweges abhängig sind, an Bedeutung stark zurück. Größere Wichtigkeit kommt ihnen meist nur dann zu, wenn sie mit anderen Störungen, wie einem frühzeitigen Blasensprung, einer anormalen Lage des Kindes und ähnlichem sich kombinieren.

2. Geburtsstörungen durch Anomalien im Bereich der Cervix.

Neben der primären, in einem mangelhaften Aufbau begründeten *Rigidität des Uterushalses,* die zu einer Verzögerung seiner Entfaltung führt, gibt es *auch eine sekundäre,* ausgelöst *durch Narben,* die nach spontanen und operativen Geburten, nach brüsker Dilatation bei der Abortbehandlung, gelegentlich auch als Folge schwerer *Entzündungen* oder von *Ätzungen* (Chlorzink ist besonders gefürchtet) zurückbleiben. Besonders ungünstig sind auch die nach *Quetschungen* (enges Becken) zurückbleibenden Narben. Ebenso kann eine umfangreiche Erosio cystica oder die sog. Metritis colli zu erheblicher Rigidität führen[2]. Auch die *Narben nach vaginaler Hysterotomie* können, besonders bei schlechter Nahttechnik, eine Rigidität hervorrufen. Eine besonders starke Rigidität bewirkt auch die *carcinomatöse Erkrankung* des Collum uteri.

Praktisch fast ohne Bedeutung sind dem gegenüber kleine Schleimhautrisse im Bereich des Muttermundes und auch tiefere Cervixrisse wie sie fast bei jeder Mehrgebärenden sich finden.

---

[1] Vgl. dazu auch S. 553.
[2] Vgl. auch Kapitel Prolapsus uteri S. 401.

Die *Folgen der Rigidität* sind immer die gleichen: Einerseits eine *verzögerte Entfaltung*, andererseits eine erhöhte *Gefahr der Zerreißung*, wenn die notwendige Entfaltung durch das Geburtsobjekt oder den Geburtshelfer schließlich doch erzwungen wird. Die notwendige zirkuläre Dehnung wirkt hier leicht als Überdehnung und führt damit zu Längsrissen in der Cervixwand, die um so höher hinaufreichen, je rigider das Gewebe primär war und je rascher der vorliegende Teil durchgetrieben wird.

Etwas anders zu beurteilen sind die seltenen Fälle von cervicalen Myomen, die weniger eine erhöhte Zerreißlichkeit als eine erschwerte Entfaltbarkeit der Cervix bedingen. Häufig zeigen gerade Myome infolge der Schwangerschaftsauflockerung eine erstaunliche Plastizität und weichen überraschend zur Seite oder nach einer hinteren Beckenbucht aus.

Eine besondere Form von Störungen ergibt sich *bei Einklemmung einer Muttermundslippe* oder des gesamten Muttermundsaumes, am häufigsten durch ein enges Becken bedingt. Die unterhalb der Schnürzone sitzenden Partien schwellen bald zu einem blauroten, immer dicker werdenden Wulst an, der kaum dehnbar ist. Der Ausgang ist dann gewöhnlich nach kürzerer oder längerer Verzögerung des Kopfdurchtrittes eine Zerreißung. Seltener kommt es bei sehr langer Dauer der Einklemmung zu einer *Drucknekrose* mit völliger Durchreibung des Gewebes *(Usur)* und damit zur Abtrennung einer Muttermundslippe; vereinzelt ist sogar eine *zirkuläre Abquetschung der ganzen Portio* beobachtet.

Wird wie z. B. beim engen Becken die vordere Cervixwand lange Zeit gegen einen stark vorspringenden Symphysenknorpel gedrückt, dann kann leicht der Blasenhals oder der oberste Teil der Harnröhre mit einer circumscripten Drucknekrose verfallen, die im Wochenbett in Form einer *Blasencervixfistel* sich äußert[1].

Von diesen seltenen Fällen abgesehen ist die Prognose in den meisten hier besprochenen Fällen gut. Stärkere Blutungen aus dem gequetschten Gewebe werden nur ausnahmsweise beobachtet. Größere, das Scheidengewölbe nach oben überschreitende Cervixrisse entstehen fast ausschließlich bei forcierter Entbindung vor völliger Erweiterung des Muttermundes. Dabei wird dann freilich leicht ein Ast der A. uterina mit durchgerissen, wonach eine starke Blutung erfolgt, die unter Umständen selbst zum Tode führt.

Die *Diagnose* der Rigidität ergibt sich aus der verzögerten Entfaltung, falls nicht eine andere Ursache wie etwa ein vorzeitiger Blasensprung, der Mangel eines vorliegenden Teiles und ähnliches sie erklärt.

Die meisten nicht stärker blutenden Cervixrisse bleiben dem Geburtshelfer verborgen. Das Auftreten einer profusen Blutung unmittelbar nach der Entbindung muß immer dazu auffordern, die Cervix uteri mit Spiegeln freizulegen und nach einem blutenden Riß zu fahnden (Abb. 372).

Die beste *Therapie* aller durch Rigidität irgendeines Teiles des Uterusausführungsganges bedingten Schwierigkeiten besteht in der *Verabfolgung von spasmolytisch wirkenden Medikamenten* (Belladonna-Exclud- oder Papaverin- bzw. Eupaco-Suppositorien)[2]. Solange die Fruchtblase erhalten ist, genügt diese Therapie in jedem Falle, zumal die Fruchtblase das beste und schonendste Dilatationsmittel darstellt.

Auch nach dem Blasensprung wird durch derartige Medikamente die Entfaltung begünstigt. Gelegentlich, bei Mangel eines konformen vorliegenden Teiles, kann es zweckmäßig sein, für einige Stunden einen Metreurynter einzulegen, um die Wirkung der Fruchtblase zu ersetzen.

Bei Einklemmung einer Muttermundslippe gelingt es manchmal, sie mit dem Finger zurückzustreifen; schlägt der Versuch fehl und machen sich stärkere Quetschungserscheinungen mit zunehmender Schwellung bemerkbar, dann muß man durch multiple kleine Incisionen in den Muttermundsaum den Widerstand sprengen.

Über die bei Tumoren unter Umständen nötigen Eingriffe vgl. S. 500f.

Cervixrisse, die nach der Geburt des Kindes stark bluten, *müssen* im Spiegel freigelegt und *durch Naht versorgt werden*. Das kann leicht sein, es kann aber unter ungünstigen äußeren Verhältnissen (schlechte Beleuchtung, Mangel jeder Assistenz) und besonders, wenn der Vaginalast der Uterina eingerissen ist, sehr schwer sein. Dann bleibt *in der Praxis* nichts übrig, als *nach* dem Vorschlag von Henkel *die Parametrien abzuklemmen* (vgl. Abb. 494).

---

[1] Vgl. darüber Lehrbücher der Gynäkologie.　　[2] Vgl. S. 220.

Man faßt die Portio mit kräftigen Faßzangen und zieht sie nach abwärts und nach der dem Riß entgegengesetzten Seite. Dann faßt eine kräftige, senkrecht zur Längsachse der Cervix angelegte Zange breit und tief in die Cervixwand hinein. Danach wird dasselbe auf der anderen Seite durchgeführt. Die beiden Zangen klemmen mit dem zwischenliegenden Gewebe auch die Uterina ab und verhindern ein Herausschlüpfen des Gefäßes aus der gequetschten Partie weil sie in dem Moment, wo man sie los läßt, am Arcus pubis Widerstand finden und dadurch den Uterus in eine descendierte Stellung

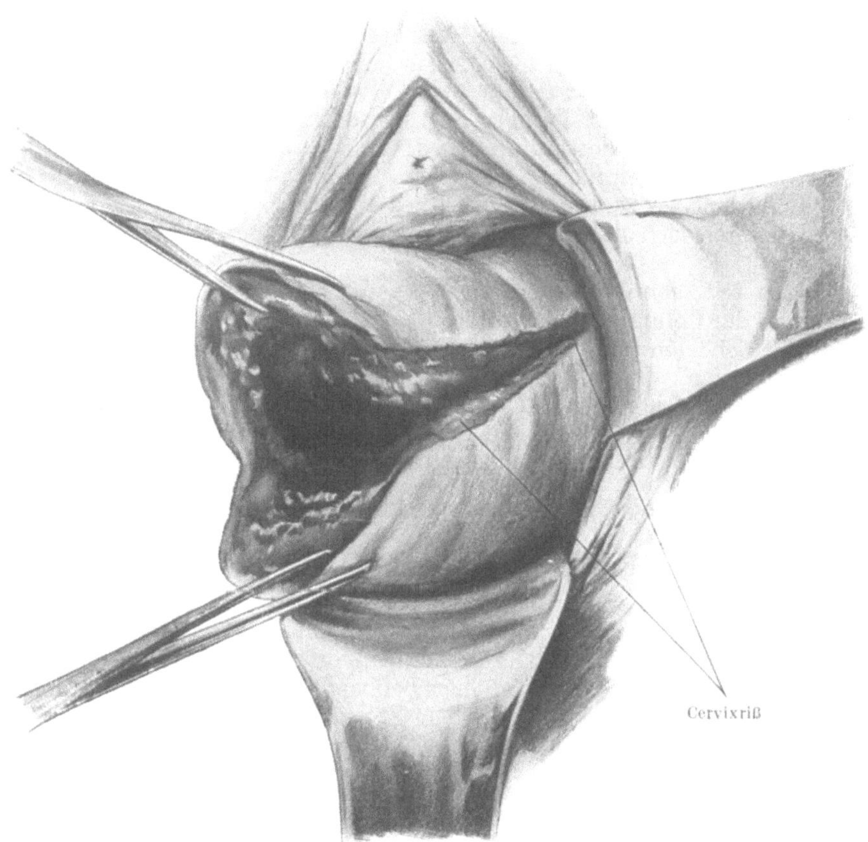

Abb. 372. Bloßlegung eines Cervixrisses durch Herabziehen der Portio bei einer Frischentbundenen. (Nach BUMM.)

bringen. Wenn man der Vorschrift des Autors folgt und wirklich kräftig die Portio nach abwärts zieht, scheint die naheliegende Gefahr einer Verletzung der Ureteren im allgemeinen gering zu sein.

Über sonstige eventuell in Betracht kommende Verfahren vgl. das Kapitel Blutungen in der Nachgeburtsperiode.

Etwas abseits von den bisher genannten Störungen stehen zwei *seltene Anomalien* im Bereich des äußeren Muttermundes.

1. *Die Verwachsung des Os externum,* fälschlich auch Atresie genannt. Sie kommt vor als Folge ausgedehnter Verätzungen und Verschorfungen und zuweilen als Folge schwerer diphtherischer Entzündung, die nicht nur bei Diphtherie, sondern auch während eines Typhus, eines Scharlach, einer Variola entstehen können. Wir haben selbst einen Fall gesehen, in dem als Folge einer echten Diphtherie eine derbe gitterförmige Verwachsung des äußeren Muttermundes entstanden war, die zwar Menstruation und Konzeption gestattete, bei der ersten Geburt aber ein so festes Hindernis darstellte, daß eine scharfe Durchtrennung der Verwachsung notwendig wurde.

2. *Die Conglutinatio orificii externi.* Das ist eine sehr merkwürdige Störung: Die Gewalt der Wehen vermag auch nach völliger Entfaltung der Cervix den äußeren Muttermund nicht zu öffnen, während ein

leichter Druck mit der Fingerkuppe von außen fast immer genügt, um den Muttermund zum Auseinanderweichen zu bringen. Der Ausdruck Verklebung (Conglutinatio) ist übrigens irreführend, denn der Muttermund ist in Wirklichkeit nicht verklebt, sondern die Ursache der Nichterweiterung ist in einer Adhärenz der Eihäute am unteren Eipol zu suchen (BARDELEBEN), wodurch eine richtige Fruchtblasenbildung unmöglich gemacht wird.

Über die mangelnde Eröffnung des Muttermundes bei antefixiertem Uterus vgl. Kapitel Antefixationsgeburt.

3. Anomalien im Bereich der Scheide.

Neben den bereits aufgeführten allgemeinen Weichteilschwierigkeiten gibt es auch mehr oder minder auf die Scheide allein beschränkte Veränderungen, die die Passage des Geburtsobjektes durch den Scheidenschlauch erschweren oder verhindern können. Hierher gehören *Narben* nach Verletzungen und schweren Entzündungen, nach Ätzungen, besonders wenn gleichzeitig eine unter starker Schrumpfung ausheilende Parakolpitis bestand, *angeborene und erworbene Verwachsungen*, die *Verlegung des Scheidenlumens* durch einen Tumor. Sitz, Ausdehnung und Natur des Hindernisses entscheiden über den Grad der dadurch bedingten Störung.

In jedem Falle droht, wenn die zur Überwindung des Hindernisses aufgewendete Kraft die Dehnbarkeit des veränderten Bezirkes übersteigt, die Gefahr einer Verletzung. Vielfach kombinieren sich dabei Abschürfungen und mehr oder minder tiefgreifende Rißverletzungen.

Die meisten *Scheidenrisse* sind Längsrisse, die als Fortsetzung eines Dammrisses zu beiden Seiten der Columna rugarum posterior nach oben ziehen und fast ausschließlich die hintere Scheidenwand in ihrem unteren Drittel *(infradiaphragmatischer Teil der Scheide)* betreffen. Das ist nicht verwunderlich, da ja bei der Auswalzung des gebogenen Abschnittes des Geburtskanales die hintere Scheidenwand viel stärker auf Dehnung beansprucht wird und hier außerdem die geweblichen Verbindungen der Scheide zu den Muskeln und Fascien des Diaphragma rectale und urogenitale recht innige sind.

Das mittlere (supradiaphragmatische) Drittel der Scheidenwand ist Verletzungen am wenigstens ausgesetzt, da hier die reiche Faltenbildung und die weiche Unterpolsterung mit Bindegewebe allseitig eine größere Dehnung gestattet und keine Verbindungen zur Beckenbodenmuskulatur bestehen. Nur wenn hier Narben nach Entzündungen oder Verätzungen vorhanden sind oder ganz ausnahmsweise ein Knochenstachel sich findet, kommt es einmal zu einer Rißverletzung oder Usur durch den sich durchzwängenden Kopf. Die meisten hier beobachteten Verletzungen sind dagegen *Rißquetschwunden*, die bei einer atypischen Zangenextraktion durch den Rand der Zangenlöffel oder durch Knochensplitter eines vorher perforierten Schädels erzeugt werden. Sie sitzen mit Vorliebe an den Seitenkanten und legen gewöhnlich das paravaginale Bindegewebe frei, so daß es bei primärer Verunreinigung der Scheidenflora und besonders bei Verschleppung infektiöser Außenkeime anläßlich einer Operation dann im Wochenbett leicht zu einer im Parakolpium aufsteigenden Phlegmone kommen kann.

Zerreißungen im oberen Drittel der Scheide und im Scheidengewölbe sind meist an Ort und Stelle erzeugte violente und vielfach die Fortsetzung von Cervixrissen nach künstlichen Entbindungen. Die bedeutsamste Verletzung dieses Scheidenabschnittes ist die schon besprochene *Kolpaporrhexis* [1].

Gelegentlich kommt es vor, daß die elastische Scheidenschleimhaut unversehrt bleibt, dagegen das vielleicht durch Narben, starke Venenentwicklung und ähnliches weniger widerstandsfähige submuköse Bindegewebslager unter Verletzung eines Varix, kaum je eines kleinen arteriellen Astes auseinanderweicht. Dann ergießt sich das Blut in das lockere Parakolpium, wölbt zunächst die nachgiebige Schleimhaut gegen das Lumen vor, kann aber bei genügender Menge des ergossenen Blutes die Schleimhaut ziemlich weit abwühlen, so daß bis zu Kindskopfgröße erreichende Blutgeschwülste entstehen, die die Scheidenwand bis zu den Labien herunter abzuheben und vorzuwölben imstande sind *(Haematoma vaginae)*. Ist ausnahmsweise eine Arterie angerissen, dann kann es zu bedrohlicher Anämie kommen, während bei Verletzungen von Venen allein bei einer gewissen Größe der Druck im Hämatom den Venendruck übersteigt,

---

[1] Vgl. S. 489 und Abb. 370.

so daß die Blutung zum Stehen kommt. Nach allem, was ich selbst gesehen habe, ist zur Entstehung dieser Hämatome immer eine gewisse *Prädisposition* notwendig, die meist in einer *Phlebosklerose* der submukösen Venen zu suchen ist; vereinzelt hat es sich um Frauen mit einer *hämorrhagischen Diathese* gehandelt.

Als geburtserschwerender Faktor spielt das Haematoma vaginae übrigens keine Rolle; denn solange das Kind, im Geburtsschlauch steckt, wirkt es als Tampon; erst nach seinem Austritt wird die Blutung im Bindegewebsraum lebhafter, so daß erst im Verlauf der Nachgeburtsperiode oder in den ersten Wochenbettstagen das Hämatom zur Kenntnis des Arztes kommt. Wir haben es einmal erlebt, daß ein umfangreiches Hämatom den Austritt der gelösten Placenta verhinderte.

Schon bei der Geburt beim engen Becken haben wir erwähnt, daß gelegentlich durch langdauernde Quetschung gegen eine harte Unterlage *Blasen-* bzw. *Harnröhrenscheidenfisteln* oder *Mastdarmscheidenfisteln* entstehen können.

Vereinzelt sind Fälle beobachtet worden, in denen eine bestehende, mit umfangreicher Narbenbildung einhergehende fixierte Fistel unter der Geburt die Entfaltung erschwerte. Als Kuriosum erwähnen wir einen Fall, in dem ein Arm des Kindes in einer großen Rectovaginalfistel sich verfing und per anum vorfiel.

Die Hauptbedeutung solcher Fistelbildungen liegt in einer erhöhten Infektionsgefahr und einer dadurch gegebenen Trübung der Prognose des Wochenbettes.

Therapie. Scheidenrisse werden sehr häufig übersehen, weil sie nicht bluten. Stärker blutende Scheidenrisse müssen durch Naht versorgt werden. Ein Haematoma vaginae soll man der spontanen Resorption überlassen. Eine Incision kommt nur bei Vereiterung im Wochenbett oder bei bedrohlicher Anämie in Frage. In letzterem Falle muß man die ganze Hämatomhöhle fest tamponieren, wobei man eventuell die Gaze mit Clauden tränken kann. Die Behandlung der Kolpaporrhexis haben wir schon im Kapitel Uterusruptur besprochen.

4. Geburtsstörungen von Seiten der Vulva.

Praktisch die größte Rolle spielen Verletzungen in Form von Dammrissen. Wir haben die Faktoren, die das Zustandekommen und die Ausdehnung eines Dammrisses bestimmen, bereits erörtert (vgl. S. 204). Meist sind die Widerstände seitens eines hohen rigiden Dammes nur Teilerscheinung allgemeiner Weichteilschwierigkeiten; es gibt aber auch Fälle, in denen die Weichteilschwierigkeiten lediglich in einer *Rigidität eines hohen Dammes* in Erscheinung treten, ebenso Fälle in denen der Widerstand im wesentlichen der *Unnachgiebigkeit der Haut am Damm* oder der Straffheit und *Enge des Vulvarringes* zuzuschreiben ist.

Die größte pathologische Bedeutung haben *die kompletten Dammrisse*, d. h. Risse die den Sphincter ani externus durchsetzen und meist auch noch die vordere Rectalwand in größerer oder geringer Ausdehnung mit betreffen (vgl. Abb. 496). Wird ein derartiger Riß nicht richtig durch Naht versorgt[1], dann ist unweigerlich eine Incontinentia alvi die Folge. Die Naht eines kompletten Dammrisses führt in der allgemeinen Praxis so häufig zu Mißerfolgen, woran neben mangelnder operativer Übung auch die Ungunst der äußeren Verhältnisse schuld trägt, daß es uns richtiger erscheint, jedem praktischen Arzt, der nicht eine besondere Ausbildung genossen hat, zu raten, in solchen Fällen die Hilfe eines Facharztes oder einer Klinik in Anspruch zu nehmen.

Eine merkwürdige, sehr seltene Form des Dammrisses ist die sog. *Zentralruptur*, d. h. das Platzen des Dammes unter Erhaltung einer Brücke gegen die Scheide hin. Ein sehr hoher Damm und ein enger Schambogen scheinen zu dieser Verletzung zu disponieren.

Die richtige *Therapie* besteht in solchen Fällen darin, die Brücke nach der Scheide zu durchtrennen und nachher die übliche Dammnaht auszuführen.

Eine recht unangenehme Erschwerung ergibt sich aus einem *Ödem der Vulva* (vgl. Abb. 293). Einesteils ist dadurch die Zerreißlichkeit des Gewebes gesteigert, andererseits die Gefahr einer Infektion doppelt groß.

---

[1] Technik, vgl. S. 666.

Die beste *Behandlung* scheint uns darin zu bestehen, daß man unter strenger Asepsis den Damm prophylaktisch spaltet und unter aseptischem Verband erst die völlige Entwässerung des Gewebes abwartet, um dann die Sekundärnaht auszuführen.

Ähnlich wie an der Scheide entsteht gelegentlich auch an der Vulva, besonders bei starker Varicenbildung ein subcutanes bzw. submuköses *Haematoma vulvae*, das als bläulich durchschimmernder und die Haut vorwölbender Tumor in Erscheinung tritt.

Die Behandlung sei eine streng konservative. Spaltung bringt nur die Gefahr der Vereiterung mit sich.

5. Ein überhaupt ungeeigneter Geburtsweg

kommt bei ektopischer Schwangerschaft wie bei Mißbildungen in Frage. Letztere haben wir schon mehrfach erwähnt und im übrigen ebenso wie die ektopische Schwangerschaft in dem Kapitel der Pathologie der Schwangerschaft besprochen, weil alle diese Anomalien meist schon in der Schwangerschaft zu schweren Störungen führen und kaum je das normale Ende der Gravidität erreicht wird. Dasselbe gilt von

6. Geburtsstörungen durch Lageanomalien des Uterus.

Auch darüber vgl. man die Ausführungen in dem Kapitel Pathologie der Schwangerschaft.

7. Geburtsstörungen durch Neubildungen.

Das Zusammentreffen einer Schwangerschaft mit Neubildungen an Uterus oder Ovarien ist verhältnismäßig häufig. Oft wird die Gravidität dadurch gar nicht gestört und der Tumor erst bei der Geburt als Zufallsbefund entdeckt. In anderen Fällen freilich ergeben sich erhebliche Geburtsstörungen, deren Überwindung recht schwierig sein kann.

a) Myome des Uterus.

Im Vergleich zur Häufigkeit des Zusammentreffens von Myom und Schwangerschaft sind *Geburtsstörungen* dabei verhältnismäßig *selten*. Frauen mit größeren interstitiellen und submukösen Myomen konzipieren überhaupt nur sehr selten. Subseröse Knoten sind dagegen dem Eintreten der Empfängnis weniger hinderlich. In der Schwangerschaft erfahren die Myome in der Regel noch eine Zunahme an Größe und werden meist weicher. Diese Veränderung beruht zum großen Teil auf einem Ödem und einer stärkeren Durchblutung, weniger auf Vermehrung der Muskelelemente. Bei größeren subserösen Myomen kommt es dann leicht zur Stieldrehung[1]. Manche Myome erfahren im Laufe der Gravidität eine ausgesprochene Formveränderung. Im Wochenbett nimmt das während der Schwangerschaft gewachsene Myom fast regelmäßig an Umfang wieder ab. Oft erfolgt Rückbildung bis auf die alte Größe und selbst darüber hinaus. Bedroht ist die Puerpera nur durch die keineswegs seltene partielle oder totale Nekrose eines Myoms. Sitzt der Tumor nahe dem Cavum uteri, so droht vor allem die Gefahr der Vereiterung und Gangrän mit Ausgang in Peritonitis oder Sepsis. Nur ganz vereinzelt haben wir eine Nekrose des Myoms schon in der Gravidität beobachtet.

Die *Diagnose*, daß ein myomatöser Uterus schwanger geworden ist stützt sich auf das Auftreten weicher succulenter Partien des Uterus bei zunehmendem Wachstum. Größere Solitärtumoren sind gegenteils durch ihre derbere Konsistenz aus der weniger resistenten Uteruswand herauszutasten. Man vermeide aber die häufig vorkommende Verwechslung mit einer PISKAČEKschen Ausladung[2]. Zwischen der Dauer der Amenorrhöe und der Größe des Uterus besteht eine auffallende Divergenz. In den meisten Fällen verläuft die Gravidität ungestört, immerhin hat man häufiger als sonst eine Placenta praevia beobachtet. In anderen Fällen kommt es im 3.—5. Monat der

---

[1] Vgl. Lehrbücher der Gynäkologie.
[2] Vgl. darüber S. 106.

Schwangerschaft zum Abortus. Das beobachtet man besonders in Fällen, in denen das Uteruscavum stark verbuchtet ist.

Die Geburt verläuft in der Mehrzahl der Fälle ohne Störung. Selbst Myome, die im Beginn der Schwangerschaft und vielleicht noch zu Beginn der Wehentätigkeit neben dem vorliegenden Teil tastbar sind, werden oft mit fortschreitender Wehenarbeit und Entfaltung des Uterusausführungsganges aus dem kleinen Becken völlig herausgehebelt, so daß der Weg für das Kind, der zunächst verlegt schien, frei wird. Nur intraligamentär entwickelte Myome oder die seltenen Fälle mit einem großen Cervical-

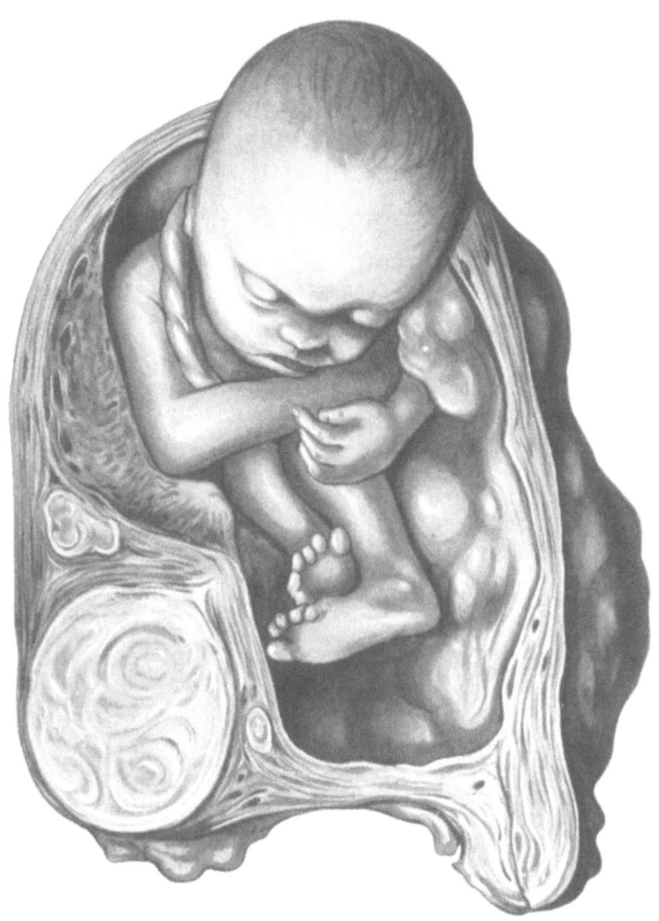

Abb. 373. Uterus myomatosus gravidus m. V.

myom sind ernster zu bewerten, denn hier kann das Myom nicht nach oben ausweichen; der Geburtskanal wird dauernd verlegt und es können sich dadurch schwerste Störungen des Geburtsablaufes ergeben, ganz abgesehen davon, daß abnorme Lagen und Haltungen des Kindes häufig sind.

Behandlung. Ist eine *Gravidität* im myomatösen Uterus eingetreten, so *warte man ruhig ab.* Eine Graviditätsunterbrechung als solche ist keineswegs am Platz. Wo besondere Komplikationen, wie etwa eine Nekrose des Myoms, schon in der Schwangerschaft zum Eingreifen zwingen, dort muß freilich ohne Rücksicht auf die Gravidität operativ vorgegangen werden. Meist bleibt dann nichts anderes übrig als eine radikale Myomoperation. Gelegentlich ist aber auch hier noch ein konservierendes Verfahren möglich und vereinzelt ist uns dabei sogar die Erhaltung der Gravidität gelungen. Kommt es spontan zur Fehlgeburt, so ist auch da möglichst die spontane

Ausstoßung des Eies zu erstreben. Bleiben unglücklicherweise Eireste zurück, dann vermeide man unter allen Umständen eine instrumentelle Entfernung dieser, die immer die Gefahr mit sich bringt, daß die Myomkapsel lädiert wird. Danach ist die Gefahr der Verjauchung und tödlichen puerperalen Infektion außerordentlich groß. In solchen Fällen ist es besser, den Uterus mitsamt den retinierten Eiresten operativ zu entfernen.

Im Wochenbett besteht die Hauptaufgabe des Arztes darin, auf Zeichen von Nekrose oder Gangrän zu achten, unter denen peritonitische Reizerscheinungen und

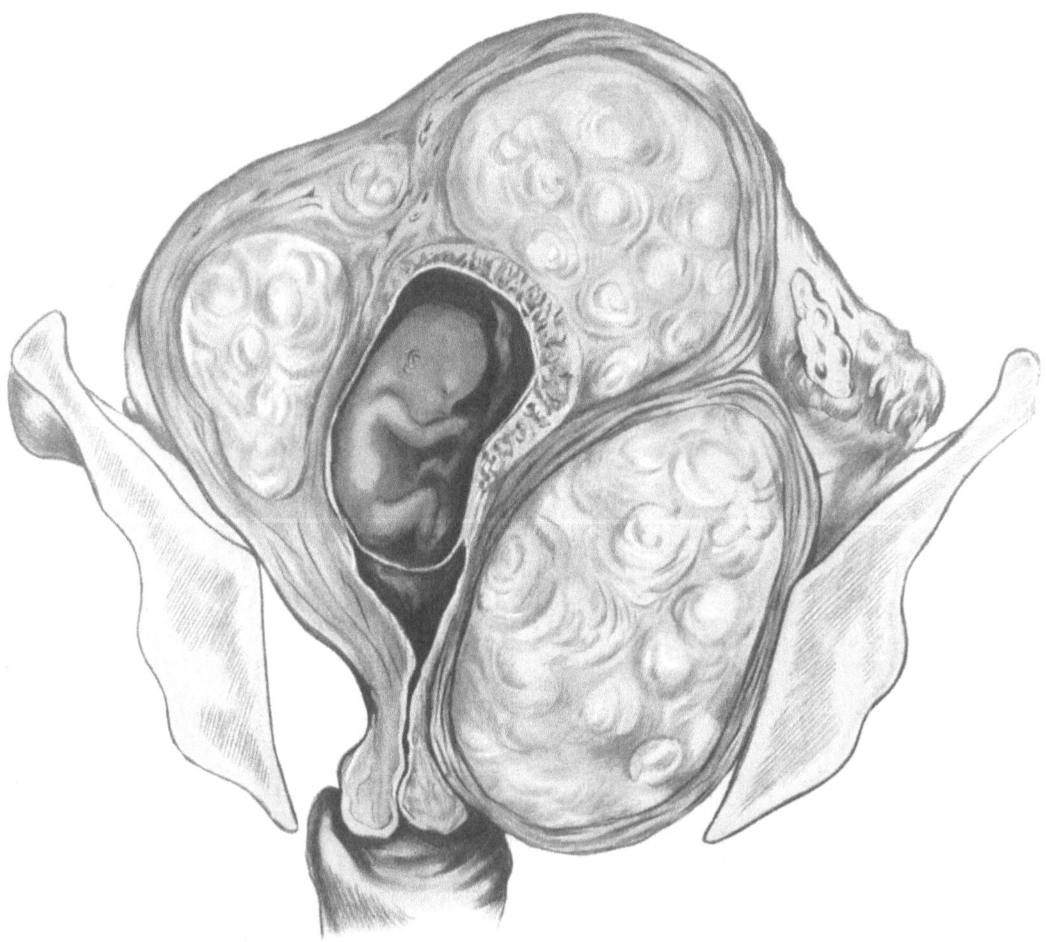

Abb. 374. Uterus myomatosus (von hinten gesehen).
Intraligamentärer Knoten rechts, Cervix und Portio nach links verschoben.

akut auftretende Schmerzhaftigkeit mit oder ohne wesentliche Temperaturerhöhung im Vordergrund stehen. Der praktische Arzt wird in solchen Fällen gut tun, frühzeitig den Rat eines erfahrenen Facharztes einzuholen.

Unter der Geburt ist ebenfalls *nur einzugreifen, wenn das Myom ein Geburtshindernis bildet.* Manchmal gelingt es, den den Geburtsweg verlegenden Tumor nach oben zurückzuschieben. Mißlingt das, dann muß man die Schnittentbindung machen und gegebenenfalls im Anschluß daran gleich den myomatösen Uterus entfernen.

b) Carcinom des Uterus.

Diese Komplikation ist glücklicherweise nicht häufig (etwa 1 Fall unter 1600 Geburten). Das beruht in der Hauptsache darauf, daß ausgedehnte Carcinome des

Collum uteri die Konzeptionsfähigkeit zweifellos herabsetzen, andererseits die meist vielgebärenden Trägerinnen solcher Carcinome vielfach Konzeptionsverhütung treiben.

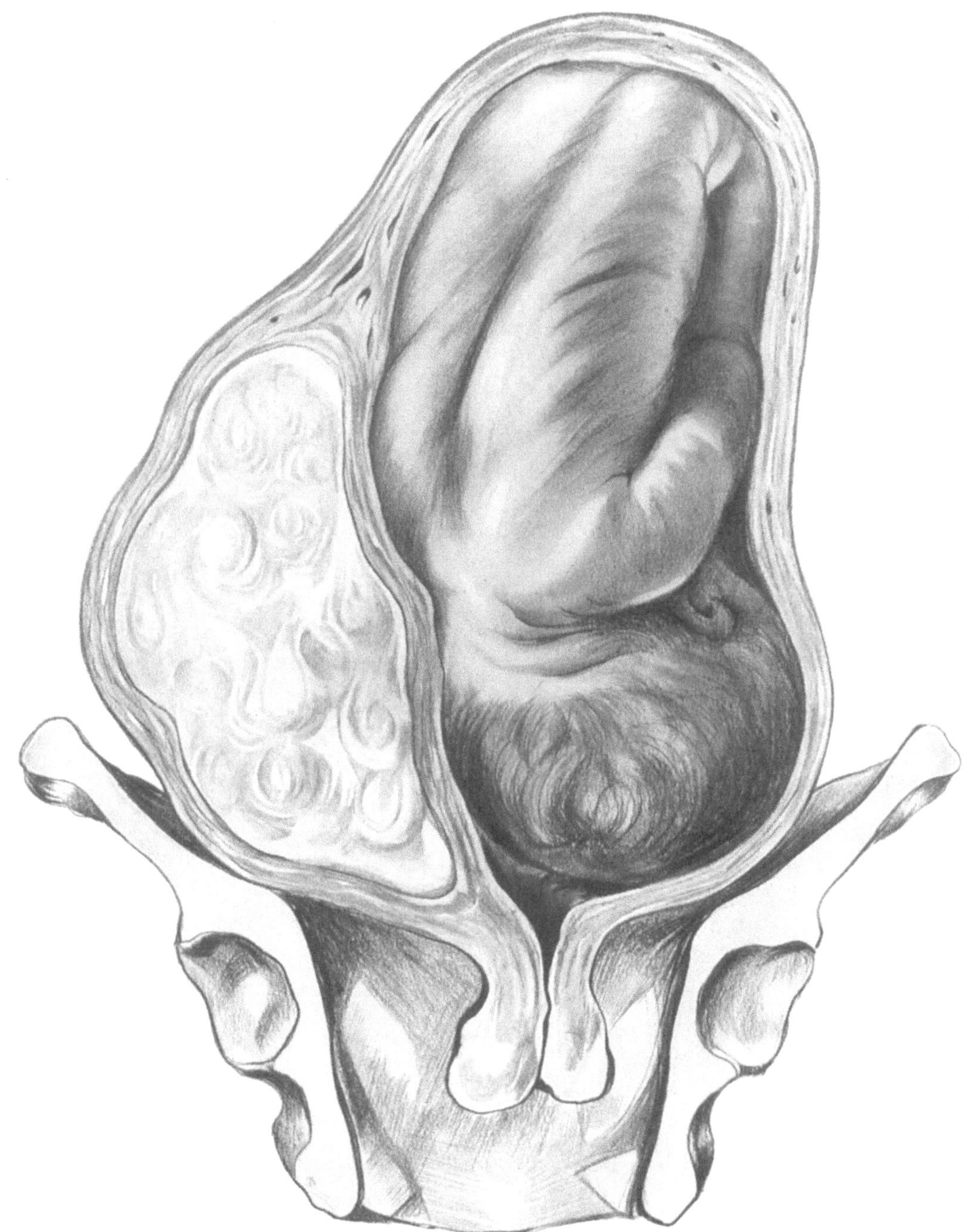

Abb. 375. Kindkopfgroßes Myom im unteren Teil des Corpus und im Isthmus uteri.
(Die Frau hat 3 spontane Geburten durchgemacht.)
Befund bei Beginn der Wehen: Der Kopf durch das rechts sitzende Myom auf die 1. Darmbeinschaufel abgedrängt.

Vereinzelt wurde auch die Entwicklung eines Carcinoms nach eingetretener Konzeption beobachtet. Die *Schwangerschaft bedingt* meist ein *rasches Fortschreiten der Erkrankung.*

Andererseits ist auch der Einfluß der Neubildung auf den Ablauf der Gravidität ein erheblicher. *In etwa ¹/₃ aller Fälle* tritt die *Fehlgeburt* ein.

Unter der Geburt können die starren Carcinommassen die Eröffnung des Uterusausführungsganges erschweren oder unmöglich machen. Wenn Scheide- oder Becken-

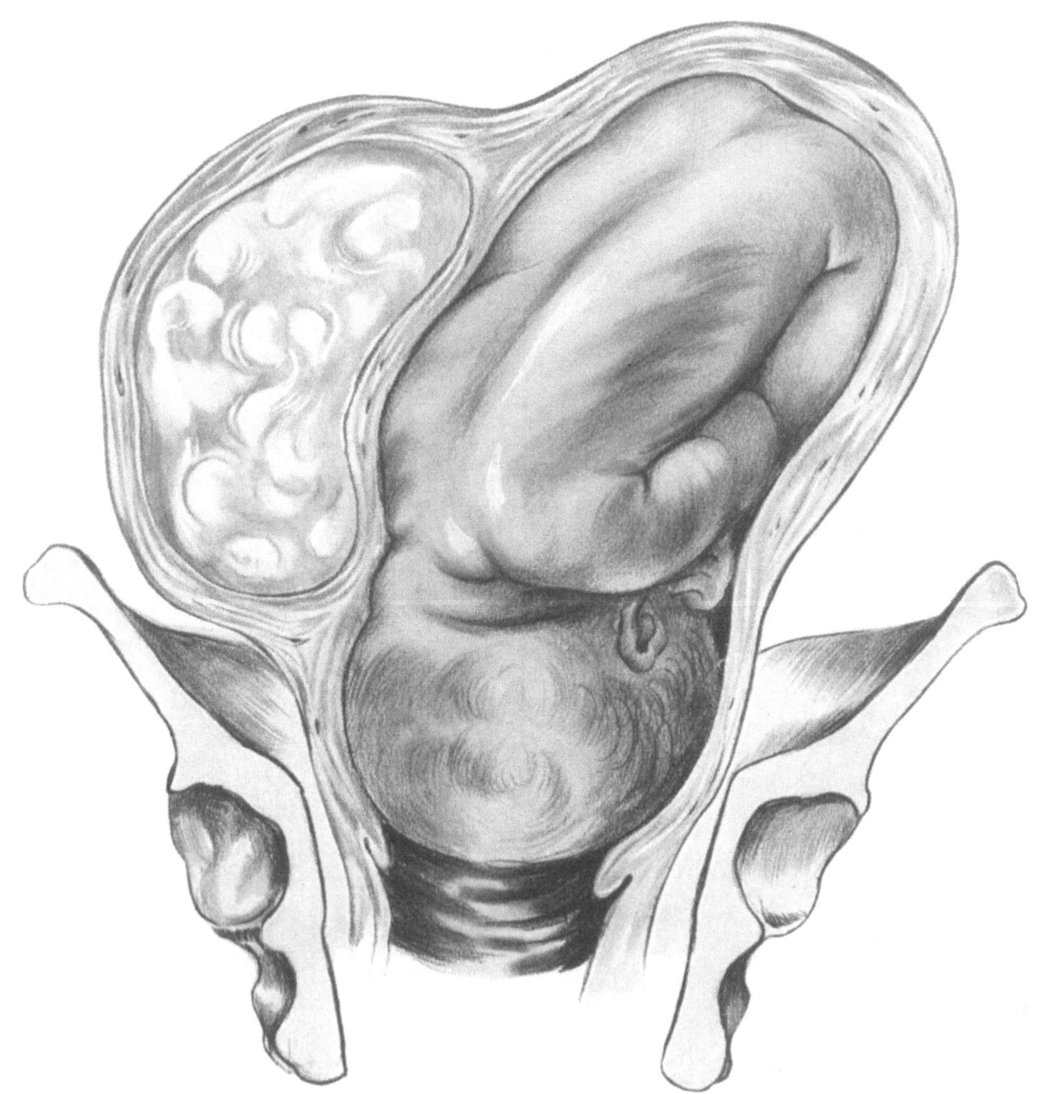

Abb. 376. Derselbe Fall wie Abb. 375.

Befund nach dem Blasensprung bei fast eröffnetem Muttermund. Durch die Retraktion ist das Myom aus dem Beckeneingang herausgehoben. Der Kopf steht im Beckeneingang.

bindegewebe bereits krebsig entartet sind, können die starren Carcinommassen zu einem unüberwindbaren Geburtshindernis werden. Aber auch dort, wo schließlich die Entfaltung gelingt, erfolgt sie häufig unter erheblichen Gewebszerreißungen und manchmal foudroyantem Blutverlust. So ist es nicht verwunderlich, daß in rund 45—50% aller Fälle intra oder post partum der Tod der Mutter eintritt. Neben der *Verblutungsgefahr* ist die *Gefahr der septischen Infektion* besonders groß.

Die *Diagnose* ist gewöhnlich bei der Betastung und Besichtigung im Speculum leicht zu stellen. In Zweifelsfällen muß eine Probeexcision gemacht werden.

Die *Prognose* für die Mutter ist also schlecht genug. Abgesehen von der unmittelbaren Gefährdung durch den Geburtsvorgang wurde von der Mehrzahl aller Beobachter ein rasches Fortschreiten des Carcinoms während der Gravidität oder im Wochenbett beobachtet.

Therapie. Eine carcinomkranke Schwangere gehört natürlich unter allen Umständen in eine Klinik. In der Klinik wird man, wenn das Ende der Gravidität nahe ist, das

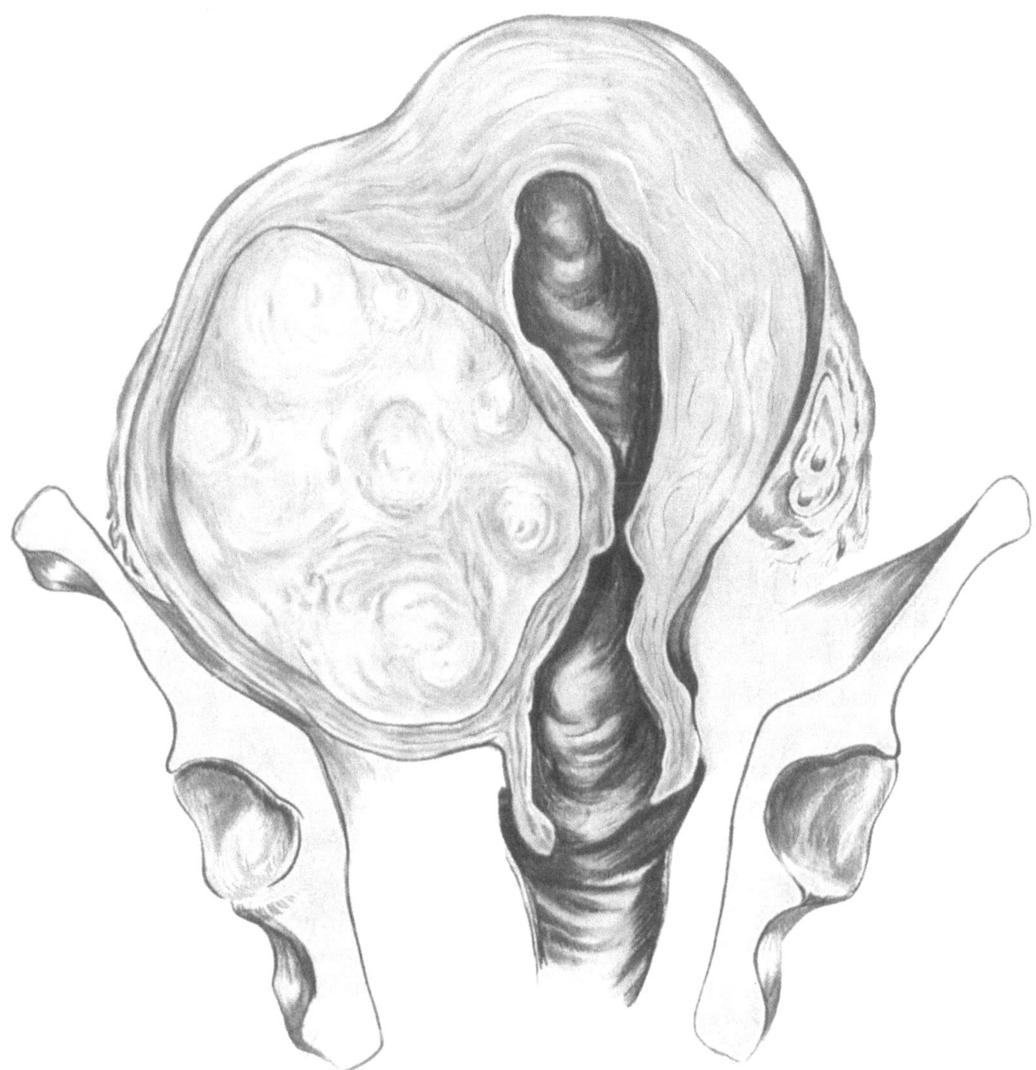

Abb. 377. Derselbe Fall wie Abb. 375.
Befund nach Ausstoßung der Placenta.

Kind durch die Laparohysterotomie retten und die erweiterte Radikaloperation unmittelbar anschließen. Durch die Auflockerung des Gewebes ist die Operation auch in weit vorgeschrittenen Fällen technisch oft leichter als bei der nichtschwangeren Frau.

Befindet sich die Frau noch nicht in einem Stadium der Schwangerschaft, in dem das Kind lebensfähig ist, dann soll auf das Kind keinerlei Rücksicht genommen und die Operation sobald als möglich durchgeführt werden. In früheren Monaten der Gravidität, ebenso natürlich in allen Fällen, die aus irgendeinem Grunde als inoperabel angesehen werden, tritt die Strahlentherapie an die Stelle der operativen Behandlung.

c) Ovarialtumoren.

Weniger gefährlich sind im allgemeinen Ovarialtumoren als Komplikation einer Schwangerschaft oder Geburt.

In der Schwangerschaft droht als fast einzige Gefahr die *Stieldrehung*, die besonders häufig im 3.—4. Schwangerschaftsmonat eintritt. Dann ist sofort die *Ovariotomie* auszuführen. Bei schonender Technik ist es uns meist gelungen, trotz dieser Kompli-

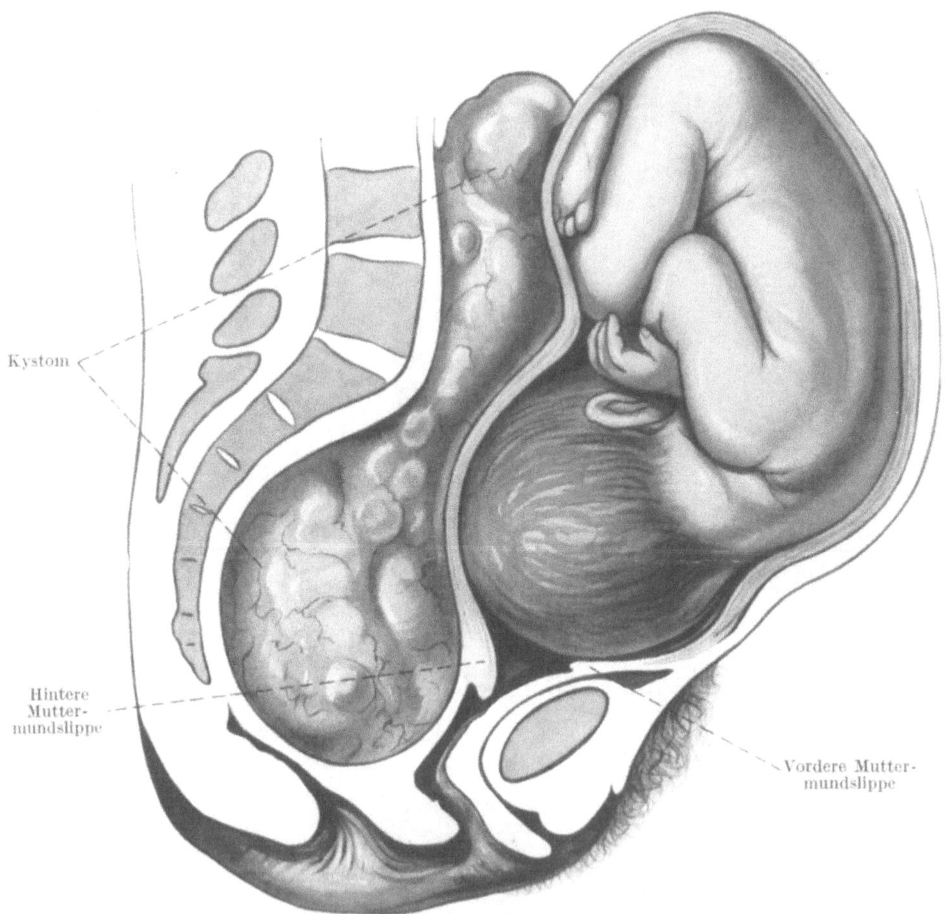

Abb. 378. Verlegung des Geburtskanals durch ein im kleinen Becken fixiertes Ovarialkystom.
(Nach BUMM.)

kation die Gravidität zu erhalten. Auch in späteren Stadien der Schwangerschaft ist die Ovariotomie durchzuführen, wenn durch die Größe des Tumors Beschwerden oder Gefahren sich ergeben.

Unter der Geburt ergeben sich Schwierigkeiten nur dann, *wenn der Ovarialtumor den Geburtsweg verlegt* (Abb. 378). Gelingt seine *Reposition* — man vermeide jeden zu starken Kraftaufwand — dann erfolgt die Spontangeburt glatt und die Ovariotomie kann bis zum Ablauf des Wochenbettes aufgeschoben werden. *Gelingt die Reposition nicht, dann* vermeide man die früher vielfach empfohlene Punktion des Tumors von der Scheide aus wegen der Infektionsgefahr und mache lieber die *abdominale Ovariotomie.* Die Geburt ist dann den Naturkräften zu überlassen. Wir haben aus der Wehentätigkeit in mehreren Fällen niemals einen Schaden für die Wundheilung beobachtet.

III. Geburtsstörungen durch Anomalien des Geburtsobjektes.

A. Geburtsstörungen durch Anomalien der Eihäute.

1. Vor- und frühzeitiger Blasensprung.

Wir haben bereits im physiologischen Teil erwähnt, daß die Fruchtblase normaliter kurz vor oder nach vollständiger Erweiterung des Muttermundes springt. Ein
Blasensprung vor Eintritt der Wehentätigkeit wird als *vorzeitiger Blasensprung* bezeichnet.

Ernsteste Bedeutung für das Kind kommt dem vorzeitigen Blasensprung in der
Schwangerschaft zu (vgl. Pathologie der Schwangerschaft). Der vorzeitige Blasensprung am Ende der Gravidität gewinnt *ernstere Bedeutung* nur *in* den *Fällen, in denen
zwischen Blasensprung und Wehenbeginn noch Tage vergehen* und somit die Gefahr besteht,
daß in dem Rinnsal abtropfenden Fruchtwassers Keime aufwandern und zur Infektion
der Eihöhle führen. Handelt es sich dabei überwiegend um harmlose Infektionen,
so ist doch eine erhöhte Wochenbettsmorbidität als Folge des vorzeitigen Blasensprungs
allgemein festgestellt, wobei freilich auch dem Umstande Bedeutung beizumessen
ist, daß bei Fehlen der Fruchtblase die Eröffnungsperiode häufig mit starker mechanischer Schädigung des Gewebes einhergeht und im allgemeinen länger dauert. Wir
haben einmal einen Fall erlebt, in dem es bei einer Frau, die 5 Tage nach dem vorzeitigen Blasensprung gebärend eingeliefert wurde, zu einem tödlichen Puerperalfieber kam.

Die *Diagnose* des vorzeitigen Blasensprunges macht im allgemeinen keine Schwierig-
keiten. Nur gelegentlich kommen Verwechslungen mit unwillkürlichem Harnabgang vor.
In Zweifelsfällen kann die p_H-Reaktion des Scheidensekretes zur Entscheidung dienen
(BOCK).

Die *Prognose* hängt entscheidend davon ab, ob nach dem vorzeitigen Blasensprung
alsbald Wehentätigkeit einsetzt bzw. künstlich in Gang zu bringen ist.

Die *Therapie* hat daher die Aufgabe, nach dem vorzeitigen Blasensprung *für ein
Ingangkommen der Wehentätigkeit zu sorgen* und bei Mißlingen dieses Versuches wenigstens alles zu tun, um eine aufsteigende Infektion zu verhüten.

Zur Erfüllung der ersten Aufgabe empfehlen wir: 1. eine gründliche Darmentleerung mit Ricinus und Einläufen, 2. kleine in Abständen von einer Stunde eventuell
wiederholte Dosen von 0,2 Thymophysin, bei Versagen dieser Maßnahme außerdem
den Chininstoß (vgl. S. 343). Meist genügt eine Injektion von 4mal 0,5 ccm Solvochin
in Abständen von 30 Minuten. Chinin ist im allgemeinen ein vorzügliches Mittel zur
Sensibilisierung des Uterus. Hat man ausnahmsweise mit Solvochin- und Thymophysininjektionen keinen Erfolg, dann erzielt man oft eine verblüffende Wirkung durch
Injektion eines Kalkpräparates. Bis zum Einsetzen geregelter Wehentätigkeit in der
sog. „*wehenlosen Latenzzeit*" lasse man die Frau keinesfalls umhergehen, sondern lege
sie ins Bett und sorge durch häufiges Abrieseln der Vulva mit $^1/_3$%iger Milchsäure
und durch dauernde Bedeckung der Schamspalte mit sterilen Vorlagen dafür, daß
mindestens eine Infektion mit ektogenen Keimen vermieden wird. Gelingt es ausnahmsweise trotz aller dieser Maßnahmen innerhalb von 24—36 Stunden nicht, die Wehentätigkeit in Gang zu bringen, dann kann eine Schnittentbindung ungefährlicher sein
als ein weiteres Zuwarten mit den Gefahren der aufsteigenden Infektion.

Sobald eine geregelte Wehentätigkeit begonnen hat, ist die Bedeutung des vorzeitigen Blasensprungs keine andere, als die eines sehr frühzeitigen, den man in etwa
25% aller Geburtsfälle beobachtet (VALENTA, v. WINCKEL, EISENHART). Bei Schädellagen erfolgt der *frühzeitige Blasensprung* besonders dann, *wenn* infolge einer stärkeren
Beckenverengerung *der Kopf sich nicht* recht in den Beckeneingangsraum *einzupassen
vermag*. Noch mangelhafter ist der Abschluß des unteren Uterinsegmentes *bei Quer-
und Schieflagen*, bei denen man den frühzeitigen Blasensprung doppelt so häufig als
bei Schädellagen beobachtet. In anderen Fällen erfolgt der frühzeitige Blasensprung
trotz guten Abschlusses des unteren Uterinsegmentes *infolge einer besonderen Zerreißlichkeit der Eihäute*. Gelegentlich hat man in derartigen Fällen entzündliche Veränderungen

in den Eihäuten nachweisen können, besonders bei gonorrhoisch infizierten Frauen. Schließlich kann die Blase frühzeitig springen, wenn eine rigide Cervix oder ein narbiger Muttermund der Erweiterung abnormen Widerstand leistet und so die Belastung der Eispritze doch zu groß wird, ehe die Erweiterung erreicht ist. *Die Bedeutung des frühzeitigen Blasensprung ist ganz verschieden, je nachdem ob der Cervicalkanal bereits entfaltet ist oder nicht.*

Springt die Fruchtblase *in einem Zeitpunkt, in dem der Cervicalkanal bereits entfaltet ist,* dann ist seine *geburtsmechanische Bedeutung recht gering.* Selbst wenn der äußere Muttermund erst für einen Finger durchgängig ist, erleidet seine Erweiterung kaum eine Verzögerung; ist der Muttermund drei- bis fünfmarkstückgroß, dann hat man sogar meist eine geburtsbeschleunigende Wirkung des frühzeitigen Blasensprunges konstatieren können, weil nach dem Blasenspruug häufig die Wehentätigkeit verstärkt wird.

Ganz anders ist der frühzeitige Blasensprung zu beurteilen, *wenn der Cervicalkanal noch erhalten ist.* Er hat *dann die gleiche geburtsmechanische Bedeutung wie ein vorzeitiger Blasensprung bei völlig erhaltenem Cervicalkanal.* Durch Wegfall einer allseitig gleichmäßigen (hydraulischen) Druckwirkung auf die Wände des Halskanals wird dessen *Entfaltung* gewöhnlich *stark verzögert.* Andererseits wird infolge der direkten Wechselwirkung zwischen Kopf und Wand des Uterusausführungsganges das mütterliche Gewebe stärker gequetscht. Nicht selten kommt es zu einer ödematösen Schwellung, gelegentlich sogar zu einem *Hämatom der Muttermundslippe.* Auch das *Kind* ist einem stärkeren *Schädeltrauma ausgesetzt. Kephalhämatombildung* wird vergleichsweise unter solchen Umständen *häufiger* beobachtet. Bei mangelhaftem Abschluß des Uterusausführungsganges droht als Folge des frühzeitigen Blasensprunges auch noch die Gefahr eines Nabelschnur- oder Extremitätenvorfalls.

Vereinzelt hat man als Folge eines sehr frühzeitigen Blasensprunges mit starkem Fruchtwasserabfluß beobachtet, daß durch die starke Retraktion der Uterusmuskulatur der placentare Gasaustausch Schaden litt und das Kind *schon in der Eröffnungsperiode asphyktisch* wurde, wobei gelegentlich auch eine direkte Kompression der Nabelschnur zwischen Uteruswand und Kindskörper festgestellt wurde.

Noch ernster ist eine andere, seltene Komplikation des frühzeitigen Blasensprungs: Eine krampfartige Kontraktion des Grenzringes, eine der gefährlichsten und schwersten Formen der Dystokie [1].

Die *Diagnose* des frühzeitigen Blasensprunges macht im allgemeinen keine Schwierigkeiten. Nur bei Abgang sehr geringer Flüssigkeitsmengen denke man an die Möglichkeit eines sog. *falschen Blasensprunges,* d. h. des Abganges zwischen Amnion und Chorion oder zwischen Chorion und Decidua angestauten Sekretes, das freilich kaum mehr als 1—2 Eßlöffel ausmacht. Auch eine Verwechslung mit unwillkürlichem *Harnabgang* kann vorkommen. In Zweifelsfällen bringt die innere Untersuchung fast immer Aufklärung.

Die *Prognose* ergibt sich aus unseren obigen Ausführungen.

Die *Therapie* richtet sich im wesentlichen nach dem Befund am Cervicalkanal. Ist dieser entfaltet, kein Nabelschnurvorfall festzustellen, dann warte man ruhig ab. *Bei zögernder Erweiterung* des Muttermundes empfiehlt sich die *Verabreichung von spasmolytisch wirkenden Suppositorien* (vgl. oben S. 221). Bei mangelhafter Entfaltung des Cervicalkanals empfehlen sich besonders die Belladonna-Exkludzäpfchen. Besondere Komplikationen wie Nabelschnurvorfall und dergleichen sind nach den dafür angegebenen Regeln zu behandeln.

2. Verspäteter Blasensprung.

Der erste nach völliger Erweiterung des Muttermundes erfolgende, sog. *verspätete* Blasensprung hat kaum praktische Bedeutung. Am ehesten ist ein Nachlassen der Wehen die Folge. Die einfache Sprengung der Blase ist das gegebene therapeutische Verfahren.

---

[1] Vgl. S. 434.

3. Andere Störungen durch Anomalien der Eihäute

wie Poly- und Oligohydramnie, isolierte Zerreißung des Amnions und Chorions, die Blasenmole haben wir bereits in der Pathologie der Schwangerschaft besprochen, mit um so größerem Recht, als Störungen der Schwangerschaftsentwicklung im Vordergrund stehen und eine Fehl- oder Frühgeburt die gewöhnliche Folge ist.

Auch unter der Geburt kommt es zuweilen vor, daß das Chorion allein zerreißt, während das dehnbare Amnion bis zur völligen Geburt des Kopfes erhalten bleibt (sog. *Geburt in der Glückshaube*). Zuweilen besteht diese Glückshaube auch aus Amnion und Chorion; in Wirklichkeit ist sie eher eine Unglückshaube, denn sie bringt das Kind in Erstickungsgefahr, wenn sie nicht alsbald künstlich zerrissen wird.

B. Geburtsstörungen von seiten der Placenta.

1. Fehlerhafter Sitz der Placenta.

Normal im strengen Sinne ist nur ein Sitz der Placenta an der vorderen oder hinteren Wand des Corpus uteri. Reicht die Placenta über dieses Gebiet hinaus, so sprechen wir von einem fehlerhaften Sitz der Placenta. Am wichtigsten darunter sind

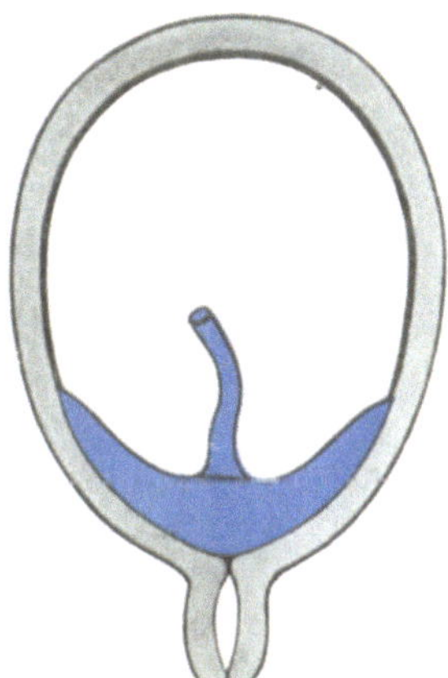

Abb. 379. Placenta praevia totalis.

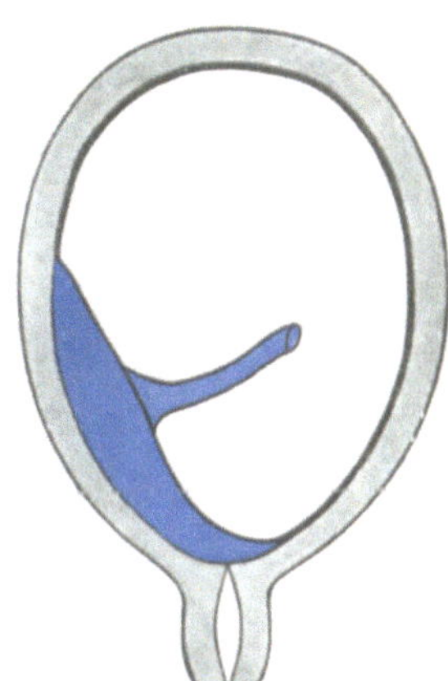

Abb. 380. Placenta praevia partialis.

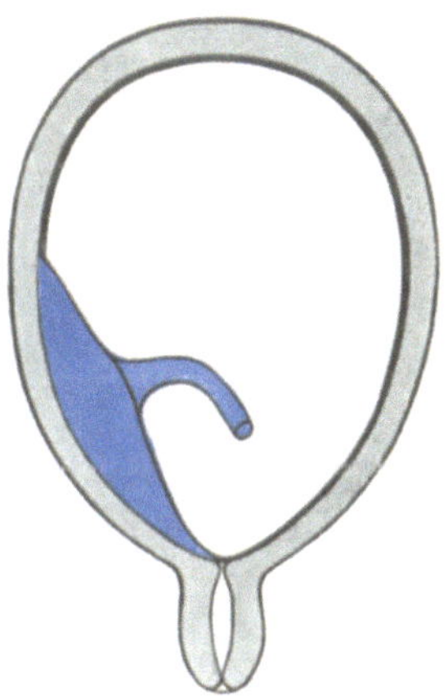

Abb. 381. Placenta praevia marginalis.

die Fälle, in denen kleinere oder größere Bezirke der Placenta im Uterusausführungsgang haften oder gar bis an den Muttermund heranreichen. Zuweilen überlagert dann die Placenta den inneren Muttermund und wird so zum vorangehenden Teil des Eies. Man spricht deshalb von einer *Placenta praevia*.

Je nach dem klinischen Befund unterscheidet man eine *Placenta praevia totalis* oder *centralis*, wenn oberhalb der erweiterten Cervix nur Placentargewebe, eine *Placenta praevia lateralis* oder *partialis*, wenn neben der Placenta noch Eihäute fühlbar sind; endlich eine *Placenta praevia marginalis* (auch *tiefer Sitz* der Placenta genannt), wenn nur eben der Rand des Mutterkuchens erreichbar ist (Abb. 379—381). Diese Benennungen sind aber deshalb ungenau, weil ein und derselbe anatomische Befund bei verschiedenen Untersuchungen je nach der Weite des Cervicalkanals sich ganz verschieden darbieten kann. War z. B. bei einem noch fast geschlossenen inneren Muttermund der Placentarand eben fühlbar, so tastet man bei weiter vorgeschrittener Eröffnung ein größeres Stück der Placenta. ASCHOFF hat deshalb vorgeschlagen, von anatomischen Gesichtspunkten aus die Bezeichnung Placenta praevia simplex und Placenta praevia isthmica zu wählen. Als Placenta praevia simplex wären die Fälle anzusehen, bei denen die Placenta nur zum geringen Teile im Isthmus selbst sitzt. Sie würde klinisch dem tiefen Sitz der Placenta entsprechen. Als Placenta praevia isthmica hingegen wären alle die zu bezeichnen, bei denen der ganze Isthmus oder der größte Teil desselben zur Placentarhaftstelle geworden ist. Wir halten es für zweckmäßig, zwischen einer primären und sekundären Placenta praevia isthmica zu unterscheiden.

Wir sprechen mit PANKOW ganz unabhängig von der Größe des im Isthmus haftenden Placentateiles von einer *Placenta praevia isthmica secundaria* dann, wenn die Implantation des Eies selbst in den unteren Abschnitten des Corpus uteri stattgefunden hat und nur ein Teil der Placenta sekundär im Isthmus zur Haftung gekommen ist.

Als *Placenta praevia isthmica primaria* bezeichnen wir dagegen die Fälle, bei denen die Haftung des Eies von vornherein im Isthmus uteri erfolgt ist (Abb. 382—384).

Bei der sekundären Form erfolgt die Implantation des Eies mehr oder minder nahe der Isthmusgrenze im Gebiet des Corpus uteri. Je nach daraufefe der Implantationsstelle im Korpus schiebt sich dann bei dem Wachsen des Eies ein kleinerer oder

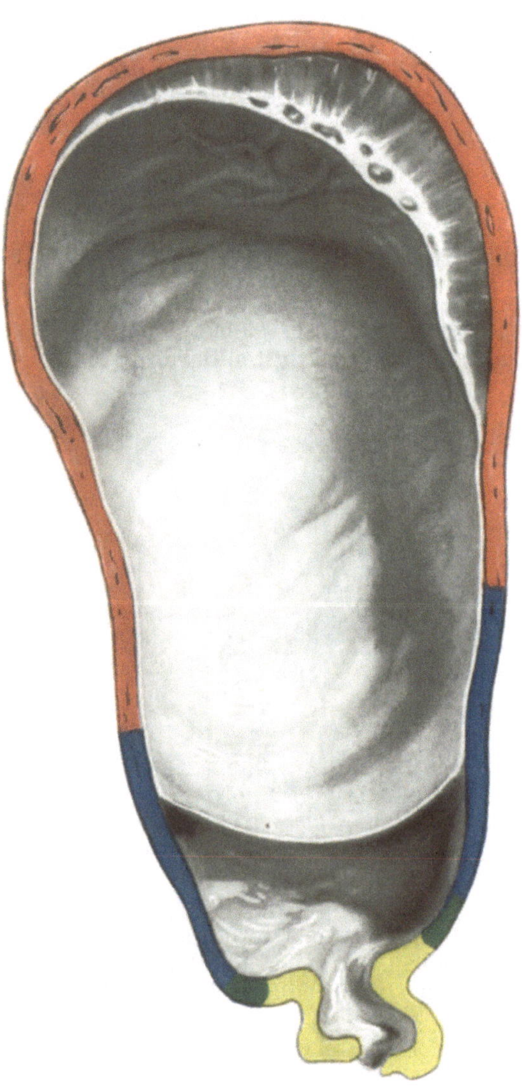

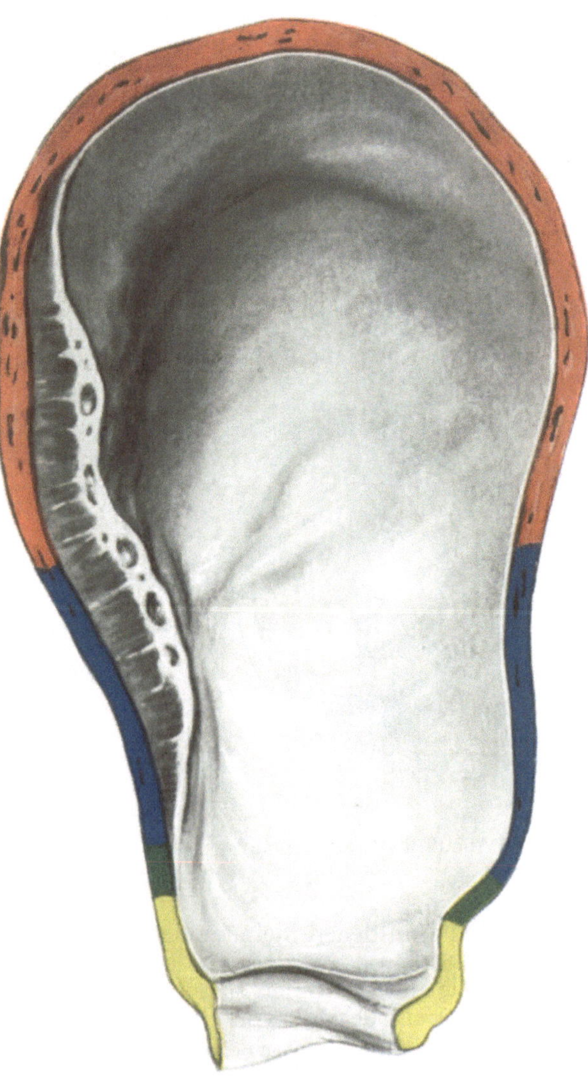

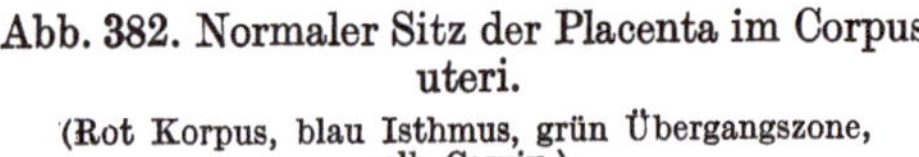

Abb. 382. Normaler Sitz der Placenta im Corpus uteri.

(Rot Korpus, blau Isthmus, grün Übergangszone, gelb Cervix.)

Abb. 383. Placenta praevia isthmica secundaria.

(Ein Teil der im Korpus [rot] implantierten Placenta ist in den Isthmus [blau] hineingewachsen. Übergangszone [grün] und Cervix [gelb] sind frei.)

größerer Placentalappen in den Isthmus hinein, in dem genau wie bei dem Wachstum des Eies im Korpus die Schleimhaut aufgespalten wird (siehe Kapitel Placentation). HOFMEIER wies darauf hin, daß eine Placenta praevia auch dadurch entstehen kann, daß das in der Decidua capsularis am unteren Eipol entwickelte Placentargewebe bestehen bleibt, bei weiterem Wachstum des Eies an die Decidua vera angedrückt wird und dann mit ihr verwächst. Auf diese Art erklärt HOFMEIER auch das Zustandekommen der Überlagerung des inneren Muttermundes durch Placentagewebe. Die Existenz der *Capsularisplacenta* ist seitdem durch eine schöne Reihe von Präparaten auch junger Schwangerschaften zweifellos erwiesen (Abb. 385). In welcher Häufigkeit der den

Muttermund erreichende oder überdachende Lappen ein Capsularislappen oder ein normal inserierter Lappen ist, darüber gehen die Meinungen noch auseinander. Da sich der Isthmus von oben nach unten trichterförmig verengt, so findet man häufig auch an der Placenta einen sich zungenförmig nach unten hin verjüngenden Lappen (Abb. 386).

Bei der primären Placenta praevia isthmica erfolgt die Implantation des Eies von vornherein im Gebiete des unteren Uterinsegmentes (= Isthmus). Dann kann ein Teil der Placenta sich nach oben hin in das Korpus hinein entwickeln und dort zur Haftung kommen, die Placenta kann aber auch ausschließlich im Isthmus sich weiter entwickeln (Abb. 384). In diesen Fällen ändert sie häufig ihre Form und kleidet oft den Isthmus wie ein breites zirkuläres Band aus.

Es besteht auch die Möglichkeit (BUMM), daß sich das Ei direkt in dem inneren Muttermund einnistet, wobei im Gefolge der mit der Nidation verbundenen histolytischen Vorgänge die Ränder des inneren Muttermundes miteinander verkleben oder vielleicht sogar verwachsen und über dem verklebten Ostium dann die weitere Entwicklung wie an jeder anderen Stelle des Uterus erfolgt.

Sehr selten kommt es vor, daß das in der Nähe des inneren Muttermundes implantierte Ei auch die Wand der Cervix mit aufspaltet, so daß die Placenta zum Teil im Isthmus und zum Teil sogar in der Cervix inseriert *(Placenta praevia isthmica et cervicalis)*. Bisher sind etwas über 20 derartiger Fälle bekanntgeworden (Abb. 387).

Es ist klar, daß bei der primären Isthmusplacenta durchgehend ein größerer Anteil des Mutterkuchens im Isthmus gelegen ist als bei der sekundären Form und daß darum *die primäre Form prognostisch ungünstiger ist. Indessen hängt die Gefährlichkeit der Placenta praevia nicht nur von der Größe des im Isthmus zur Haftung gekommenen Lappens, sondern auch von der Art seiner Implantation ab.* Ist die Isthmusschleimhaut gut entwickelt und hinreichend reaktionsfähig zur Bildung einer ausreichenden Decidua, dann braucht sich die Art der Placentarhaftung gar nicht von der physiologischen zu unterscheiden. Ist die Schleimhaut dagegen mangelhaft entwickelt, dann dringen die Zotten

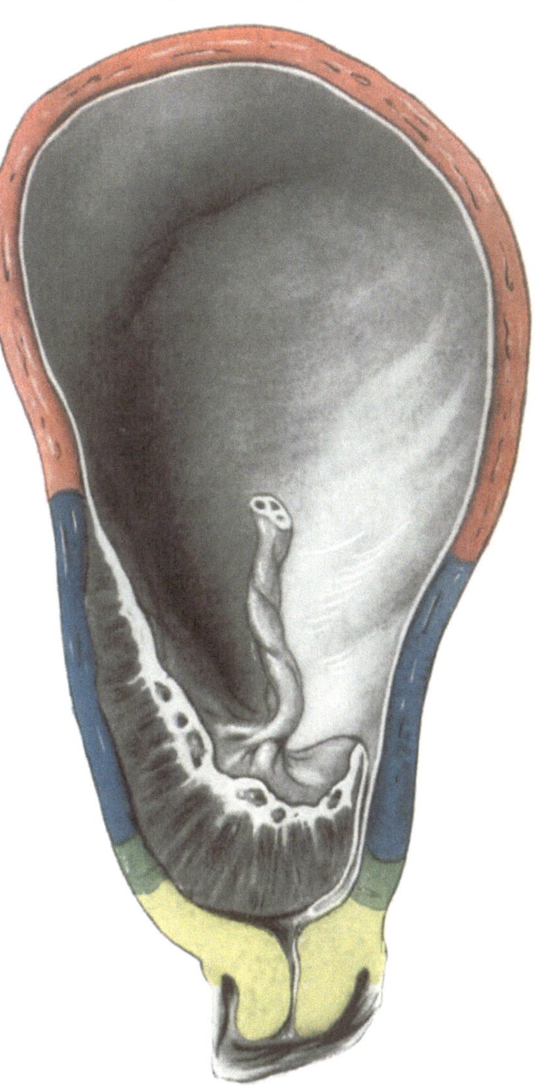

Abb. 384. Placenta praevia isthmica primaria.
(Die ganze Placenta ist im Isthmus [blau] implantiert. Das Korpus [rot] ist ganz frei von Placenta, die Übergangszone [grün] und der obere, eröffnete Teil der Cervix [gelb] sind von ihr überlagert.)

in die Muskulatur der Isthmuswand vor und führen zu einer schwer löslichen Verbindung zwischen Placenta und Isthmuswand, die außerdem in ihrer Widerstandsfähigkeit gegen Dehnung und in ihrer Kontraktionsfähigkeit schwer geschädigt wird.

Will man eine zweckmäßige Behandlung der Placenta praevia durchführen, so muß man sich auch über *die anatomischen Grundlagen der bedrohlichen Symptome* klar werden. Wie bereits mehrfach betont, müssen am Uterus drei Teile (Korpus, Isthmus und Cervix) unterschieden werden. Physiologischerweise ist ausschließlich das Korpus Sitz der Placenta; im Isthmus haften nur noch die Eihäute, und die Cervix ist von beiden frei. Größere, stark erweiterte Gefäßgebiete finden sich unter normalen Verhältnissen nur im Korpus uteri an der Placentahaftstelle. Diese Gefäße werden zwar bei der Lösung der Placenta in der Nachgeburtsperiode eröffnet, nach der Lösung aber alsbald durch Kontraktion und Retraktion der kräftigen

Muskelfasern verschlossen, so daß die Blutung aus den Placentargefäßen alsbald steht. Im Isthmus, in dem nur die Eihäute haften, kommt es unter physiologischen Verhältnissen überhaupt nicht zur Entwicklung und Eröffnung größerer Gefäße. Obwohl der Isthmus nach der Geburt sich weit weniger kontrahiert als das Korpus, blutet es aus ihm nicht. Demgegenüber zeigt *bei der pathologischen Haftung des Eies* im *Isthmus* seine Wand ein ganz anderes Verhalten. Es *bilden sich große Gefäßgebiete* wie sie für den Placentar- kreislauf erforderlich sind, *aus* (Abb. 388). Die *Folge* davon ist, *daß die ganze Wand* und ihre Muskulatur stark aufgelockert, serös durchtränkt und dadurch in ihrer Elastizität herabgemindert, deshalb auch *zer- reißlicher ist.* Schon mit fortschreitender Dehnung des Isthmus in der Schwangerschaft wird oft da oder dort das placentare Gefäßgebiet eröffnet. Es kommt zu Blutungen, die mit Einsetzen der Wehentätigkeit und der damit verbundenen Dehnung des unteren Uterinsegmentes sich verstärken. *Bei der Ablösung des im Isthmus haftenden Placentateils post partum werden die großen Gefäße der Placentahaftstelle eröffnet. Die Kontraktionsfähigkeit dieses überdehnten Abschnittes reicht aber nun nicht aus, um die Gefäße zum Verschluß*

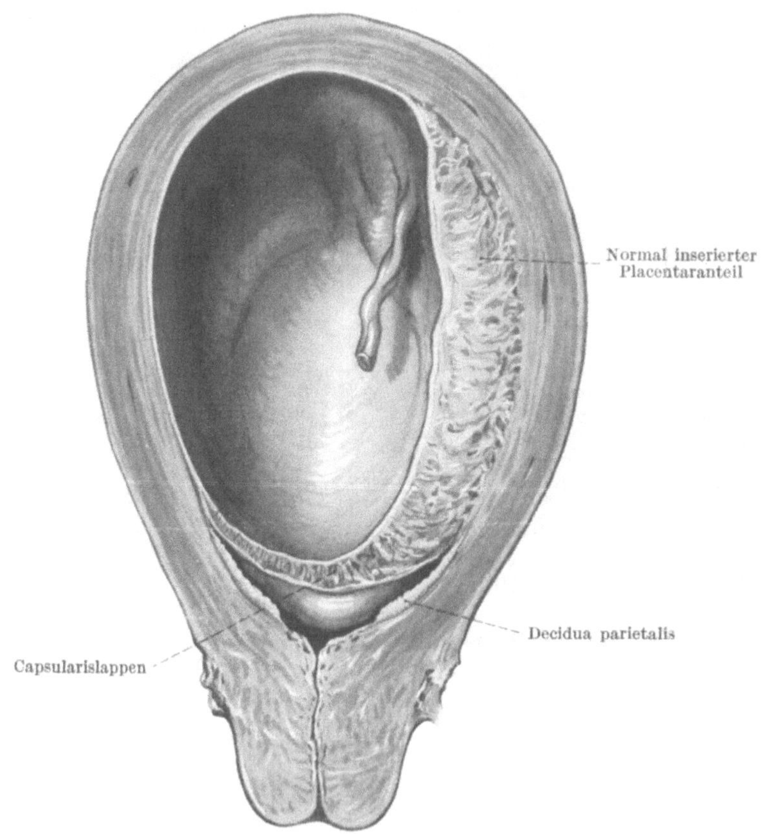

Abb. 385. Gravid. m. III mit Capsularisplacenta.

zu bringen (Abb. 389). Ganz besonders ungünstig liegen die Verhältnisse dann, wenn die Zotten etwa gar über die Schleimhautgrenze hinaus in die Muskulatur der Isthmuswand vorgedrungen sind. Dann ist oft die Ablösung der Placenta spontan gar nicht möglich. Nach der operativen Lösung aber kommt es aus dem atonischen Isthmusgebiet im Bereich der Placentahaftstelle zu schweren Blutungen, die zusammen mit dem vorangegangenen Blutverlust leicht lebensbedrohlich werden können. Abgesehen davon bedingt die Zerreißlichkeit des überdehnten Isthmusgebiets die *Gefahr von Spontanrupturen, wie* andererseits bei operativen Eingriffen auch die Gefahr *violenter Rupturen* sehr *groß* ist.

Warum sich das Ei überhaupt so tief im Uterus ansiedelt, entzieht sich im Einzelfall meist unserer Kenntnis. Neben entzündlichen Veränderungen des Endometriums, wobei etwa pathologischerweise die Flimmerung des Uterusepithels erhalten bleiben kann (Höhne), ist wahrscheinlich eine späte Befruch- tung des Eies von Bedeutung, weil in solchen Fällen das Ei beim Eintritt in den Uterus noch nicht das Stadium der Nidationsreife erreicht hat.

Die *Placenta praevia* ist *bei Mehrgebärenden häufiger* als bei Erstgebärenden. Eine Wiederholung der Placenta praevia bei derselben Frau ist verhältnismäßig selten. Durchschnittlich beobachtet man *auf etwa* 2—300 *Schwangerschaften,* nach anderen Angaben auf 5—600 Schwangerschaften *einmal eine Placenta praevia.*

Das wichtigste und gefährlichste *Symptom* der Placenta praevia sind *Blutungen,* die bereits in den letzten Monaten der Schwangerschaft einsetzen und sich mehrfach wiederholen können, dann mit Eintritt der Wehen besonders stark werden, in der Nachgeburtsperiode oft neuerlich einen Höhepunkt erreichen und selbst in der Nachnachgeburtsperiode fortdauern können. Die Blutung kann in jeder Phase der Geburt so stark werden, daß der Tod eintritt. Nicht selten ist der Verlauf der, daß mehrfache Blutverluste in der Schwangerschaft den Allgemeinzustand wenig alterieren, eine starke Blutung unter der Geburt die Frau bereits in einen bedrohlichen Zustand versetzt und dann ein zusätzlicher Blutverlust in der Nachgeburts- und Nachnachgeburtsperiode den Tod herbeiführt.

Die leichten Blutverluste in der Schwangerschaft, die sog. *annoncierenden Blutungen* fehlen bei Placenta praevia nur selten. Die Placenta praevia ist jedenfalls die häufigste Ursache für eine derartige Blutung in der zweiten Hälfte der Schwangerschaft. Nach Tagen oder Wochen kann sich eine derartige Blutung ohne besondere äußere Ursache bei völliger Ruhe, zuweilen sogar im Schlaf wiederholen. So können in kürzeren oder längeren Pausen mehrere schwache oder auch stärkere Blutungen auftreten, bis endlich die Wehen, meist schleichend und träge, einsetzen. Verhältnismäßig häufig kommt es einige Wochen vor dem normalen Ende der Schwangerschaft zur Frühgeburt. *Bei der Entfaltung des Uterusausführungsganges* in der Eröffnungsperiode *wird gewöhnlich ein kleiner oder größerer Lappen der Placenta* von seiner Unterlage *abgelöst* und es kommt jetzt zu einer starken Blutung die oft in kürzester Frist zur Pulslosigkeit der Frau führen kann. Unglücklicherweise sind dabei die *Wehen häufig schwach.* Aber **auch nach der Geburt des Kindes ist die Gefahr nicht vorüber.** Aus den eröffneten Gefäßen der Placentahaftstelle kann es weiterhin stark bluten und **sogar nach**

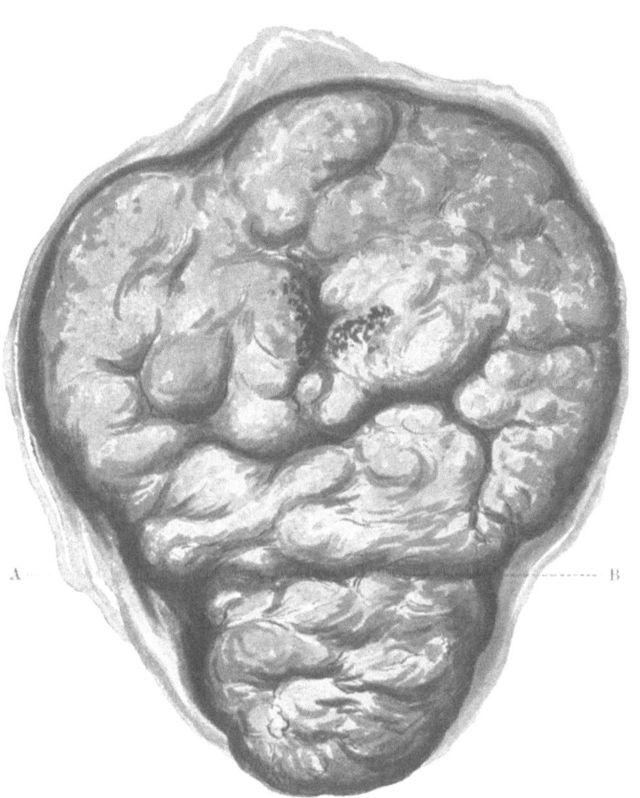

Abb. 386. Sekundäre Isthmusplacenta.

Der oberhalb des Striches AB gelegene Teil der Placenta saß im Korpus, der unterhalb gelegene im Isthmus uteri.

Ausstoßung der Nachgeburt kann die Blutung aus dem schlecht kontrahierten Gefäßgebiet im Isthmus **anhalten** und jetzt noch *den Tod* der Frau *zur Folge haben. Die meisten Todesfälle an Verblutung erfolgen erst nach der Geburt des Kindes.* Ist es unter der Geburt die Dehnung des Isthmus, die zur Ablösung von Teilen der Placenta und damit zur Blutung führt, so ist es *nach der Geburt vor allem die Atonie des Isthmusgebietes, die das Leben bedroht.* Auch in dem Fall der Abb. 390 haben wir die Mutter nur durch die Totalexstirpation vor dem Verblutungstode noch retten können.

Die *Prognose* der Placenta ist nach all dem Angeführten sowohl für die Mutter wie für das Kind ungünstig. In der allgemeinen Praxis beträgt die *mütterliche Mortalität* durchschnittlich 15—20%, die *kindliche Mortalität* 70—80%. Selbst in der klinischen Geburtshilfe war bis zur Einführung der Schnittentbindung die mütterliche Mortalität nicht unter 8%, die kindliche nicht unter 40—50% herunterzudrücken. Erst durch die Einführung der Schnittentbindung (vgl. unter Therapie) ist es gelungen, die mütterliche Mortalität auf etwa 4%, die kindliche Mortalität nach Abzug der lebensunfähigen oder schon vor Einsetzen der Therapie abgestorbenen Kinder auf 0% herunterzusetzen.

Die *Diagnose* der Placenta praevia ist im allgemeinen leicht. *Jede Blutung in der zweiten Hälfte der Gravidität ist auf Placenta praevia verdächtig.* Kann man eine Neubildung der Cervix oder einen geplatzten Varix als Blutungsquelle ausschließen, dann kann es sich nur um die vorzeitige Lösung einer normal sitzenden Placenta oder eine Placenta praevia handeln. Für Placenta praevia ist charakteristisch, daß die Spannung, Schmerzhaftigkeit und Auftreibung des Uterus fehlt. Auffallend ist auch häufig eine starke Auflockerung des Gewebes an der Portie. Dem geübten Untersucher fällt auch

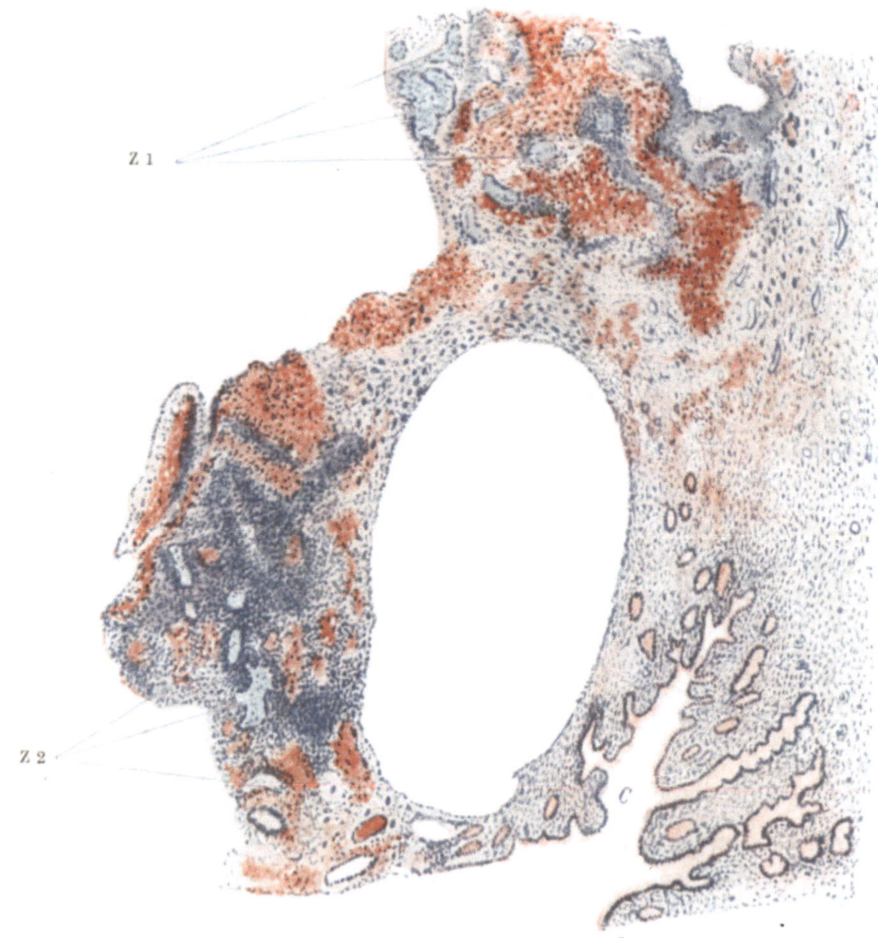

Abb. 387. Placenta praevia isthmica et cervicalis.
Z 1 Zottenreste im unteren Isthmusteil. Z 2 Zotten der Isthmus-Cervixgrenze. C Cervixdrüsen.

bei verschlossenem Cervicalkanal die *kissenartige Beschaffenheit des Gewebes vor dem vorliegenden Teil* auf. Sobald Muttermund und Cervicalkanal für einen Finger passierbar sind, kommt man direkt an den den Muttermund erreichenden oder ihn überlagernden Lappen heran.

Therapie. Der Ausbau der modernen Geburtshilfe hat zur Folge gehabt, daß die Behandlung mancher geburtshilflicher Komplikationen verschieden sein kann, je nachdem der Einzelfall in einer Klinik oder in einem Privathaus zur Behandlung kommt. Dieser Unterschied der klinischen und außerklinischen Geburtshilfe, den wir bereits bei der Behandlung des engen Beckens kennengelernt haben, besteht auch bei der Behandlung der Placenta praevia. Wir haben schon die enorme Sterblichkeit bei Placenta praevia in der allgemeinen Praxis hervorgehoben. Danach ist ohne weiteres die Forderung berechtigt, *Fälle von Placenta praevia*, wo nur immer möglich, *der klinischen Behandlung zuzuführen.* Denn *der Verblutungstod*, der bei der Placenta praevia eine so große Rolle spielt, *hat seine Hauptursache in den* durch die pathologische Implantation des Eies bedingten *Wandveränderungen des Isthmus uteri* (Abb. 389), dessen Muskulatur dadurch oft nicht mehr imstande ist, die unter der Geburt zustande gekommene Dehnung durch Kontraktion wieder auszugleichen und die Gefäße zum Verschluß zu bringen (Abb. 388). *Daraus* kann man nur den einen *Schluß* ziehen, *daß man es erst gar nicht auf diese bei der Spontangeburt unvermeidlichen Dehnung* des Uterusausführungsganges *ankommen läßt, sondern* noch bevor diese Entfaltungsvorgänge einsetzen oder wenigstens bevor sie einen höheren Grad erreicht haben, *den Uterus von oben her eröffnet,* was noch den weiteren Vorzug bietet, daß die Placenta sofort abgelöst werden kann.

Weniger geeignet ist für diesen Zweck *die vaginale Hysterotomie,* denn sie bringt die Gefahr mit sich, daß in dem zerreißlichen Cervix- und Isthmusgewebe der Schnitt weiterreißt und unstillbare Rißblutungen eintreten.

Demgegenüber hat *die abdominale Schnittentbindung* große Vorzüge. Natürlich ist sie zwecklos dann, wenn die Überdehnung des unteren Uterinsegmentes nicht mehr vermeidbar ist, d. h. also in Fällen, in denen der Uterusausführungsgang bereits erweitert ist. In solchen Fällen sollte sie nur angewandt werden, wenn ein anderer Weg zur Rettung des kindlichen Lebens aus irgendwelchen Gründen ungangbar ist oder der bedrohliche Blutverlust bei der Mutter vorhersehen läßt, daß nur noch die Totalexstirpation eine Rettung des mütterlichen Lebens möglich macht. Kontraindiziert ist die abdominale Schnittentbindung in den Fällen, in denen der Geburtskanal infolge vielfacher vaginaler Untersuchungen, Tamponade usw. als infiziert oder mindestens infektionsverdächtig zu betrachten ist. Gerade darum empfehlen wir dem praktischen Arzt, jeden Fall von *Placenta praevia möglichst unberührt der klinischen Behandlung zuzuführen.*

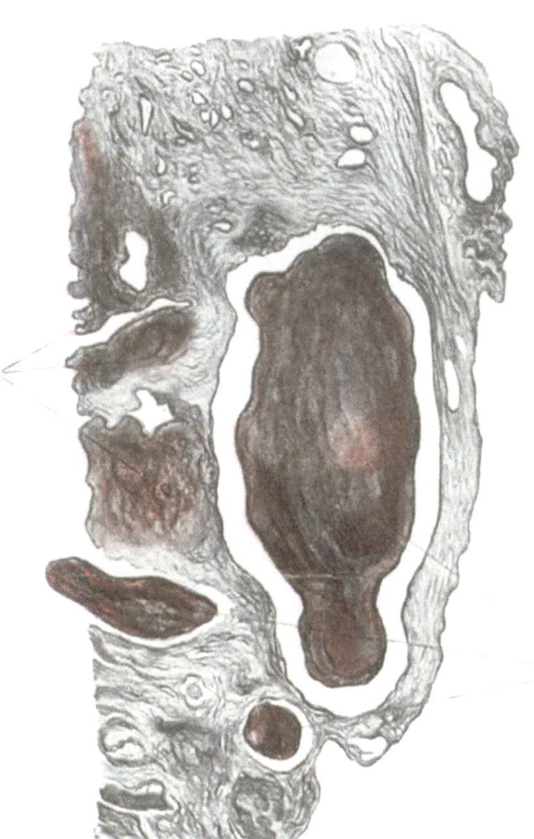

Abb. 388. Wand des Isthmus uteri bei Placenta praevia mit mächtig erweiterten Venen (V) und durchblutetem Wandgewebe (d).

Vielfach aber wird der praktische Arzt gezwungen sein, die Behandlung der Placenta praevia selbst durchzuführen, sei es, daß er zu spät zugezogen wurde, sei es, daß ein Transport in eine Klinik von unverständigen Anverwandten zunächst abgelehnt oder nicht schnell genug bewerkstelligt werden kann. Dann mag der *praktische Arzt* seine Behandlung folgendermaßen einrichten:

1. Tritt eine annoncierende Blutung in der zweiten Hälfte der Schwangerschaft *auf, dann* soll die Patientin *sofort das Bett aufsuchen.* Sind Wehen nachweisbar, dann versuche man den *Uterus* zunächst durch eine Injektion von 2 ccm Pantopon und in den folgenden Tagen durch 3mal täglich 20 Tropfen Tinctura Opii, Extractum Viburni prunifolii āā ruhig zu stellen. Die Frau darf erst dann wieder aufstehen, wenn mehrere Tage lang kein Blut mehr abgegangen ist und keinerlei Wehentätigkeit wieder beobachtet wurde.

Diese Behandlung genügt meistens bei der ersten annoncierenden Blutung. Der Arzt denke aber daran, daß bereits die zweite oder eine folgende Blutung erheblich stärker sein, ja bedrohlichen Charakter annehmen kann, so daß es immer empfehlenswert sein wird, zu einer *Überführung in eine Klinik dringend zu raten.*

2. Wird diesem Rat keine Folge geleistet oder blutet es trotz der Verordnung von Bettruhe weiter oder kommt es zu einer neuerlichen schweren Blutung, dann mag der Arzt, wenn eine rasche Überführung in eine nahegelegene Klinik nicht möglich ist, eine feste *Tamponade der Scheide mit Gaze oder* Watte oder *mittels eines Kolpeurynters* ausführen, wobei natürlich die peinlichste Asepsis zu wahren ist (Abb. 391).

Die Tamponade hat den Zweck, erreichbare blutende Gefäße zu komprimieren bzw. die Placenta zwischen dem vorliegenden Teil und der Tamponade zusammenzudrücken und so einen weiteren Blutverlust zu verhindern.

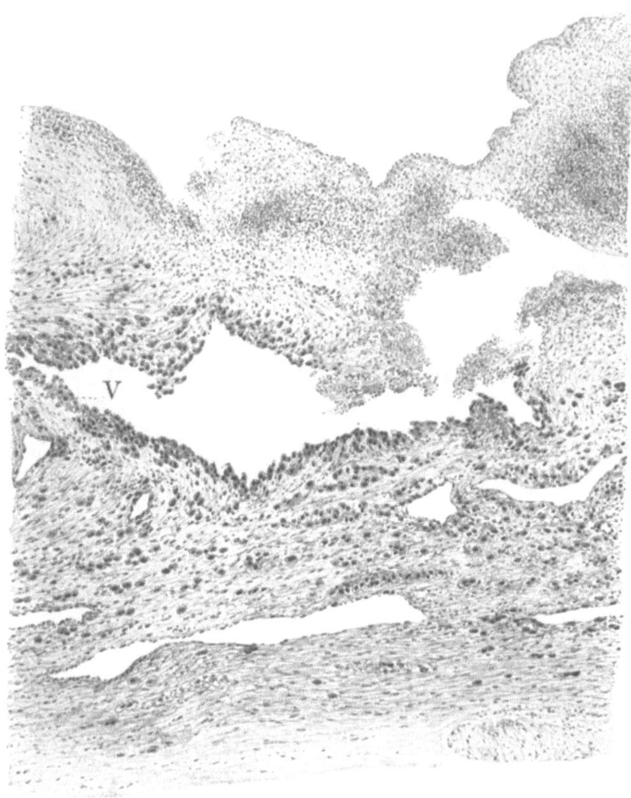

Abb. 389. Placenta praevia isthmica.
(Schnitt durch die Isthmuswand.)
Die Wand von zahlreichen fetalen Zellen durchsetzt. Eine große Vene (V) eröffnet.

Eine derartige Tamponade soll höchstens bis 6 Stunden liegen und immer nur dazu dienen, den Transport in eine Anstalt zu ermöglichen, ohne die Frau der Gefahr eines neuen bedrohlichen Blutverlustes auszusetzen.

3. *Ist* zu dem Zeitpunkt, in dem der Arzt die Behandlung übernimmt, *der Cervicalkanal bereits für zwei Finger* oder mehr *durchgängig,* dann wird das Prinzip der Behandlung dahin geändert, daß die Kompression der blutenden Gefäße nun nicht mehr von unten, sondern von oben her erstrebt wird. Handelt es sich um eine Schädellage und liegt die Placenta nur soweit vor, daß man daneben leicht an die Eihäute herankommen kann, dann *sprenge* man *die Fruchtblase* (Abb. 481). Nach der Blasensprengung tritt der Kopf tiefer und preßt den abgelösten Placentalappen gegen die Uteruswand. Steht die Blutung, so warte man weiterhin die Spontangeburt ab.

Handelt es sich um eine Steiß- oder Fußlage, dann hole man nach der Blasensprengung den vorderen Fuß herunter, um mit Hilfe der Hüfte den abgelösten Placentalappen gegen die Uteruswand zu pressen.

Steht nach dem Sprengen der Fruchtblase bei Schädellagen *die Blutung nicht, oder handelt es sich* von vornherein *um eine Schräg- oder Querlage, dann ist das souveräne*

Verfahren für den praktischen Arzt *die vorzeitige innere Wendung* nach BRAXTON HICKS (Abb. 392). Liegen keine Eihäute im Muttermund, so gehe man auf der Seite der kleinen Teile oder da ein, wo man den dünneren Lappen fühlt. Sobald man an die freien Eihäute kommt, sprengt man sie und holt den Fuß herunter. Wo der Muttermund vollständig von Placentagewebe überlagert ist (Abb. 393), bleibt nichts übrig, als die Nachgeburt mit den Fingern zu durchbohren und durch dieses Loch den Fuß herunterzuziehen. Nach vollzogener Wendung wird der heruntergeholte Fuß angeschlungen und mit einem Gewichtszug von etwa 1—1¹/₂ Pfund belastet. *Jeder Versuch, im Anschluß an die Wendung etwa die Extraktion auszuführen, wäre angesichts der fehlenden Erweiterung des Muttermundes ein grober Kunstfehler und würde unweigerlich* **die Gefahr** *schwerster, wahrscheinlich* **tödlicher Verletzungen** *des abnorm zerreißlichen Uterusausführungsganges mit sich bringen.* Es ist deshalb notwendig, *nach der vollzogenen Wendung* die weitere *Geburt* ohne Rücksichtnahme auf das kindliche Leben *den Naturkräften zu überlassen.* Sollte ausnahmsweise das Kind am Leben bleiben, dann wird man natürlich, nachdem die Frucht bis zum unteren Schulterblattwinkel geboren ist, die Manualhilfe leisten [1].

An Stelle der vorzeitigen Wendung nach BRAXTON HIKS ist in neuerer Zeit von vielen Seiten die *Kompression des abgelösten Placentalappens durch einen in die Eihöhle eingeführten Metreurynter* empfohlen worden. Nach seiner spontanen Ausstoßung sollte, wenn der Kopf gleich nachfolgt und tiefer tritt, die Spontangeburt abgewartet, andernfalls wieder die Wendung ausgeführt werden, an die man bei völliger Erweiterung des Muttermundes jetzt die Extraktion anschließen dürfte. Der ganz zweifellose Vorzug dieses Verfahrens bestand darin, daß es damit gelang, die kindliche Mortalität von etwa 70—80% auf etwa 40—50% herunterzusetzen. Die intraovuläre Metreuryse erfordert aber gerade bei der Placenta praevia ein schnelles und sicheres Arbeiten und eignet sich deshalb mehr für den Fachgeburtshelfer als für dem praktischen Arzt. Die Erfahrungen in der allgemeinen Praxis sind keine guten gewesen, so daß wir dem praktischen Arzt nach wie vor die vorzeitige innere Wendung als das für ihn geeignetste Verfahren empfehlen.

Von manchen Autoren wurde wegen der Schwierigkeit der intraovulären Metreuryse empfohlen, den *Metreurynter* einfach *extraovulär,* also zwischen Placenta und Uteruswand *einzuführen.*

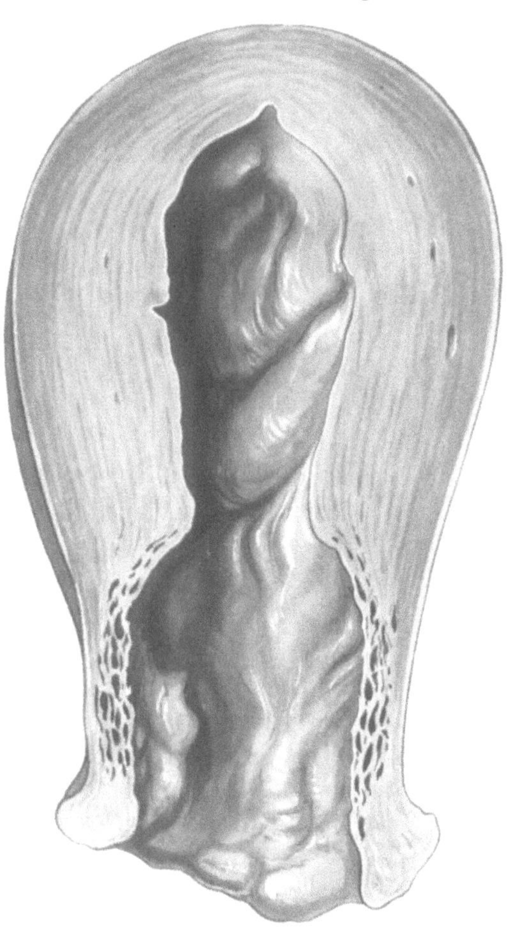

Abb. 390. Uterus nach Ausstoßung der im Isthmus inserierten Placenta. Korpus gut kontrahiert, der von zahlreichen klaffenden Gefäßen durchsetzte Isthmus atonisch.

Dieses Verfahren *verwerfen wir vollständig,* denn es bringt nur die Gefahr, daß die Placenta in weitem Umfange von ihrer Unterlage abgelöst wird, erst recht schwere Blutungen eintreten und das Kind doch nicht gerettet werden kann.

4. *Nach der Geburt des Kindes halte der Arzt sich an folgende Regeln:* Steht die Blutung oder ist sie ganz geringfügig, dann wird die Nachgeburtsperiode in der üblichen Weise geleitet. *Setzt* dagegen nach Ausstoßung des Kindes alsbald eine *stärkere Blutung ein, dann* versuche man sofort mittels des CREDÉschen Handgriffes die Placenta herauszubefördern. *Gelingt das nicht, dann ist unverzüglich die manuelle Placentalösung vorzunehmen* und im unmittelbaren Anschluß daran eine Injektion von 2 ccm Secacornin intramuskulär und 1 ccm Orasthin intravenös vorzunehmen. Steht damit die Blutung, dann ist weiter nichts zu unternehmen. *Blutet es trotzdem,* vielleicht sogar bei kräftig

----

[1] Technik dieser vgl. S. 706.

kontrahiertem Corpus uteri, aus dem Placentarbett im überdehnten Isthmusgebiet weiter, *dann* ist unverzüglich eine *feste Uterusscheidentamponade* durchzuführen (Abb. 425) und in solchem Fall am besten jetzt noch die Frau einer Klinik zuzuführen, damit *im Fall einer Durchblutung der Tamponade* und einer bedrohlichen Verschlechterung des Allgemeinbefindens doch noch die *Totalexstirpation* des Uterus zur Rettung vor dem Verblutungstode durchgeführt werden kann.

Man halte sich möglichst genau an diese Vorschriften und sei nicht voreilig mit einer manuellen Placentarlösung, denn gerade bei Placenta praevia sind Anomalien der Haftung häufig und die manuelle Lösung kann zuweilen außerordentlich schwierig sein.

Bei jedem Eingriff, der bei Placenta praevia unternommen wird, achte der Arzt besonders auf *peinlichste Asepsis* und bekleide, *wenn irgend möglich*, die operierende Hand *mit sterilem Gummihandschuh*. Denn bei der Nachbarschaft des keimhaltigen Abschnittes des Geburtskanales ist die Gefahr einer Infektion der Placentarstelle doppelt groß, so daß leicht zu verstehen ist, daß die Wochenbettsmorbidität bei Placenta praevia wesentlich gesteigert ist und *3% der Todesfälle bei Placenta praevia auf Puerperalfieber zurückzuführen* sind.

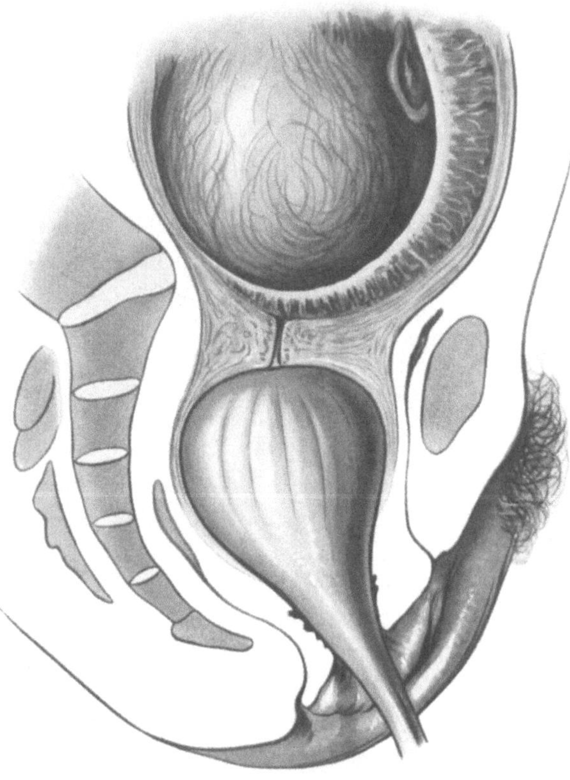

Abb. 391. Blutstillung bei Placenta praevia mit noch geschlossenem Cervicalkanal durch einen Kolpeurynter.

2. Die vorzeitige Lösung der regelrecht sitzenden Placenta.

Diese Komplikation *(Solutio praematura placentae normaliter insertae)* ist glücklicherweise noch seltener, freilich auch *noch etwas gefährlicher* als die Placenta praevia. Ihre Frequenz beträgt etwa 0,1%.

Die *Ursachen* der vorzeitigen Lösung sind hauptsächlich in Veränderungen der Decidua und des Chorions zu suchen, wie sie vor allem bei der Nephropathie und bei chronischer Nephritis vorkommen, aber auch bei Lues, Gonorrhöe und bei akuten Infektionskrankheiten beobachtet wurden. Vereinzelt sind vorzeitige Lösungen der normalsitzenden Placenta nach Traumen (Fall, Stoß, Schlag, starke körperliche Anstrengung), bei Geschwulstbildungen des Uterus, bei plötzlicher Entleerung eines Hydramnios und schließlich bei zu kurzer Nabelschnur beobachtet worden (Abb. 394) In manchem Fall kommt man über eine Vermutung über die Ursache der Lösung nicht hinaus.

Die vorzeitige Lösung führt natürlich *zur Blutung* aus den mütterlichen Gefäßen der Placentarstelle. Der Druck des angesammelten Blutes löst meist Wehen aus. Nicht selten wird *durch den Druck des retroplacentaren Hämatoms die Oberfläche der Placenta eingedellt* (Abb. 395). Das ergossene Blut sammelt sich zunächst zwischen Uteruswand und Placenta an. Sobald der Druck in diesem retroplacentaren Hämatom eine gewisse Größe überschreitet, werden meist auch, mindestens auf einer Seite die Eihäute allmählich durch den Bluterguß von ihrer Unterlage abgelöst, bis das Blut schließlich zwischen den Eihäuten und der Uteruswand sich einen Weg nach außen bahnt (Abb. 396).

Zuweilen haften aber die Eihäute so fest, daß die völlig abgelöste Placenta immer mehr und mehr gegen das Uteruscavum vorgewölbt, andererseits sogar die Uteruswand blutig infarciert wird, ohne daß es zu einer äußeren Blutung kommt. Gelegentlich sind sogar Fälle beobachtet worden, in denen das Blut schließlich da und dort die Uterusserosa durchbrach und in kleinen Mengen in die freie Bauchhöhle sich ergoß.

Die *Diagnose* ist *bei äußerer Blutung leicht*. Denn wenn es sich nicht um eine Placenta praevia handelt und auch eine Blutung aus einem Varix oder einer zerfallenden Neubildung ausgeschlossen werden kann, dann kann es sich eben nur um eine Blutung infolge vorzeitiger Lösung der Placenta handeln.

Viel schwieriger ist die *Diagnose bei rein innerer Blutung* (Abb. 397). Dann ist das wichtigste Symptom ein ziemlich plötzlich auftretender, bald *zunehmender Schmerz im Bauch*, der *mit* einer immer deutlicher werdenden *Verhärtung und Spannung der Uterus-*

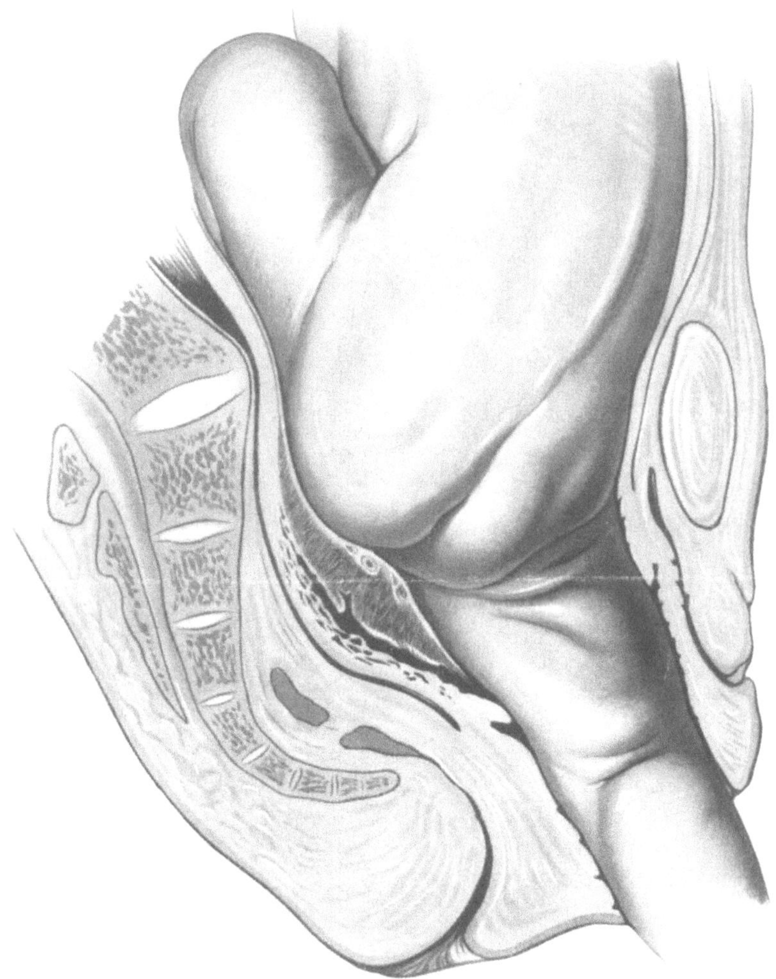

Abb. 392. Kompression der blutenden Stelle bei Placenta praevia durch das mittelst vorzeitiger Wendung herabgeholte Bein des Kindes.

wand einhergeht, während auf der anderen Seite *Zeichen von Anämie* bis zum ausgesprochenen *Kollaps* bemerkbar werden und die Herztöne des Kindes verschwinden.

Die *Prognose* für die Mütter ist noch schlechter als bei Placenta praevia (25—30 % Mortalität). Die kindliche Mortalität beträgt 80—90 %. Diese enorme Mortalität der Mütter erklärt sich daraus, daß sehr *häufig nach der Entleerung des Uterus noch eine lebensbedrohliche atonische Nachblutung* aus dem überdehnten Uterus folgt.

Die *Therapie* muß zum Ziele haben, *so rasch wie möglich die Entleerung des Uterus herbeizuführen*. Ist der Muttermund noch geschlossen, dann ist unter allen Umständen die schleunigste Überführung in eine Anstalt zu bewerkstelligen, wo durch eine abdominale oder vaginale Schnittentbindung diese Entleerung des Uterus erzwungen werden kann.

Ist ein derartiger Transport wegen des bedrohlichen Allgemeinzustandes nicht mehr möglich, dann *sprenge* man in der allgemeinen Praxis *die Fruchtblase.* Die dadurch gegebene Entlastung bringt manchmal die Blutung zum Stehen. Sobald der Cervical-

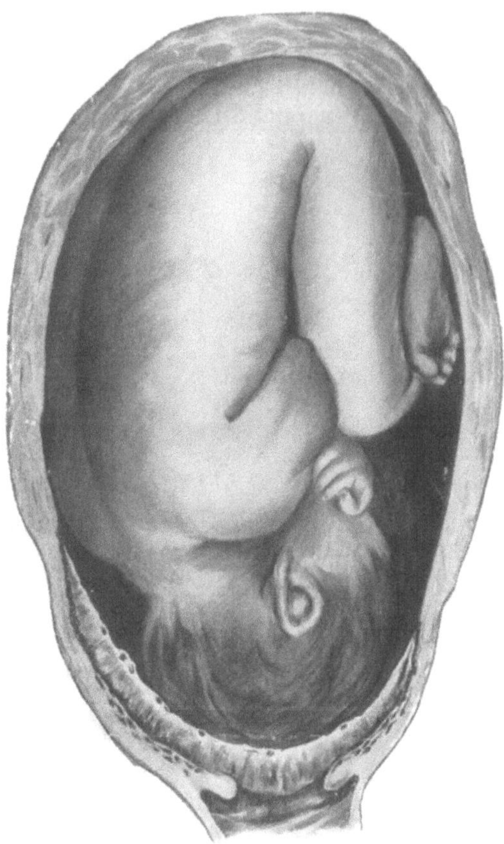

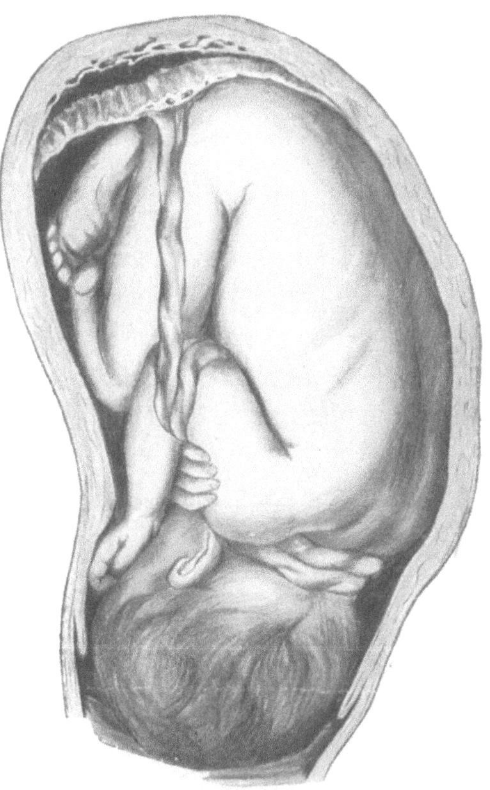

Abb. 393. Placenta praevia centralis (istmica primaria).

Abb. 394. Vorzeitige Lösung der normal sitzenden Placenta bei sekundär zu kurzer Nabelschnur.

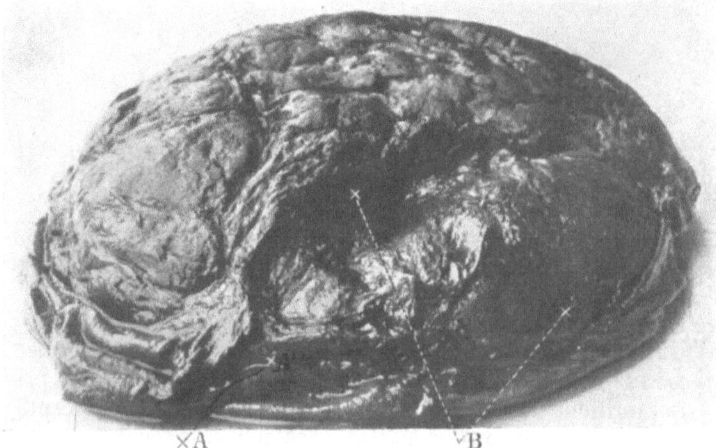

Abb. 395. Vorzeitig abgelöste, normal gesessene Placenta.
Bei B die Stelle, aus der die erste Ablösung und Blutung erfolgte, die sich bei A einen Weg nach außen gebahnt hatte.

kanal für *Einlegung eines* kleinen *Metreurynters* genügend erweitert ist, führe man unbedingt einen solchen ein, beschleunige dessen Ausstoßung durch Gewichtszug und mache unmittelbar *danach die vorzeitige innere Wendung.*

Am günstigsten liegen diejenigen Fälle, in denen es erst *nach völliger Erweiterung des Muttermundes* zur vorzeitigen Lösung der Placenta kommt. Das sind die Fälle, in denen auch die Aussichten für das Kind relativ gut sind. Denn unter diesen Umständen kann man bei Schräg- oder Schädellagen mit noch beweglichem Kopf die *Wendung mit* anschließender *Extraktion* ausführen *oder*, wenn der Kopf schon tiefer getreten sein sollte, mittelst einer *Zangenextraktion* die Geburt beendigen.

Unmittelbar nach der Geburt des Kindes wird die Placenta durch Expression herausbefördert, wonach sofort Secacornin und Orasthin zu injizieren ist. Steht die Blutung daraufhin nicht sofort, dann führe man eine feste Uterus- und Scheidentamponade aus. Wird diese Tamponade durchblutet, dann erneuere man sie und überführe die Frau schleunigst in ein Krankenhaus, da in solchen Fällen nur noch durch eine Totalexstirpation der Verblutungstod aufzuhalten ist. Die Erfahrung hat gelehrt, daß die Wiederholung einer zweimal durchbluteten Tamponade das Leben nicht mehr zu retten vermag.

3. Vorfall der Placenta.

Der Prolaps der Placenta ist natürlich nur möglich, wenn eine vollständige vorzeitige Lösung derselben stattgefunden hat. Die Anomalie ist so *selten*, daß sie in vielen Lehrbüchern überhaupt nicht erwähnt wird. Bei Placenta praevia kann der Prolaps der Nachgeburt eher einmal vorkommen; die meisten Autoren lehnen es aber ab, diese Fälle als *Prolapsus placentae* zu bezeichnen und sprechen von einem solchen nur, *wenn die Placenta bei regelrechtem Sitz vor der Geburt des Kindes ausgestoßen wird.* Meist geht die Placenta mit der fetalen Fläche voran. Daß die Kinder meist zugrunde gehen, ist verständlich; nur

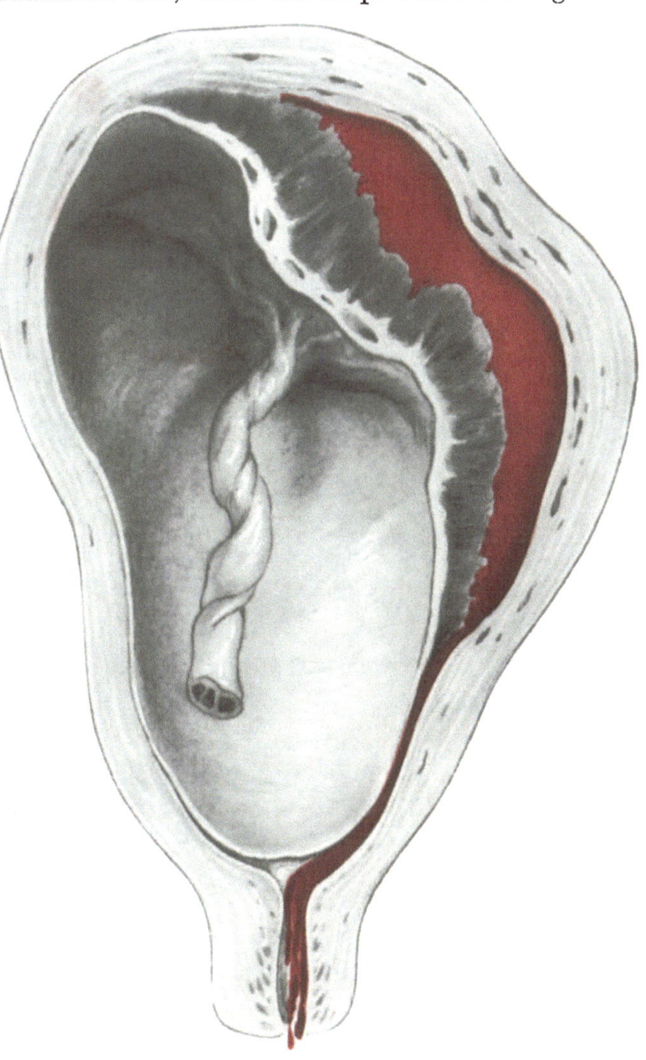

Abb. 396. Äußere (und innere) Blutung bei vorzeitiger Lösung der normal sitzenden Placenta.

vereinzelt gelang es, sie zu retten. Die Mütter sind durch Blutung und erhöhte Infektionsmöglichkeit gefährdet. Trotzdem wird in den bisher beobachteten Fällen berichtet, daß der Blutverlust auffallend gering war. Eine direkte geburtsmechanische Bedeutung kommt dem Vorfall der Placenta nicht zu.

4. Blutungen aus dem Randsinus der Placenta.

Der Randsinus ist ein aus mehreren, meist 2—4 Teilen sich zusammensetzendes Gefäß, das um den Placentarand herumläuft und durch zu- und abführende Venen mit dem Gefäßnetz des Uterus in Verbindung steht. Nach der Eihöhle zu ist er vom Chorion, nach den Seiten vom Placentargewebe und nach der Uteruswand von Decidua begrenzt. Durch die nekrobiotischen Prozesse in der Decidua kommt es hier gelegentlich zu einem Defekt der Sinuswand, die natürlich eine Blutung zunächst in die Decidua, danach häufig auch nach außen zur Folge hat. Derartige Blutungen sind im allgemeinen *gering; gelegentlich aber kommen starke Blutungen wie bei Placenta praevia vor.*

Die *Diagnose* ist vor der Ausstoßung der Placenta, an der man die Rißstelle bei aufmerksamer Untersuchung feststellen kann, nur vermutungsweise möglich. Diese Vermutung muß dann auftauchen, wenn bei einer Blutung unter der Geburt sowohl andere Symptome der Placenta praevia wie die der Lösung der normal sitzenden Placenta fehlen.

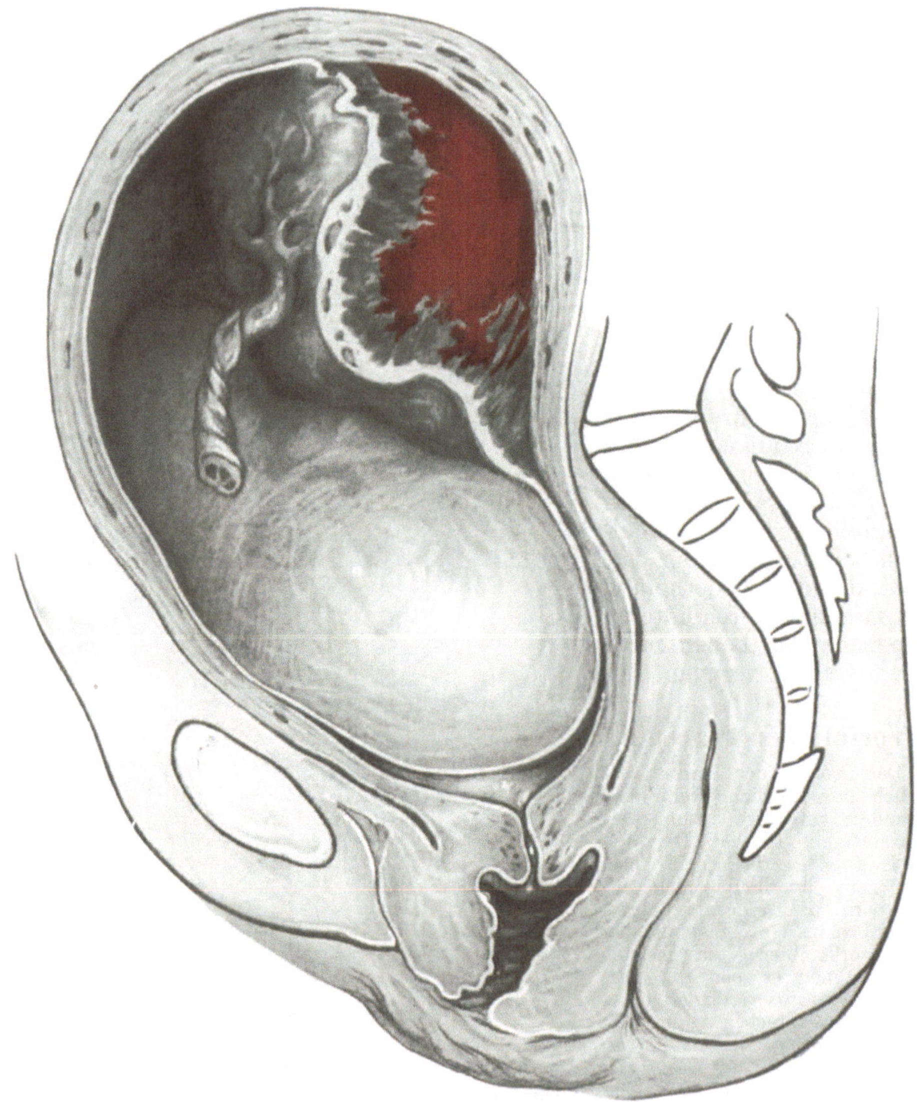

Abb. 397. Innere Blutung bei vorzeitiger Lösung der normal sitzenden Placenta.
(Die Nachgeburt ist größtenteils von der Uteruswand abgehoben.)

Therapie. Bei geringfügigen Blutungen kann man ruhig die spontane Geburt abwarten, bei stärkeren Blutungen ist die möglichste Beschleunigung der Geburt anzustreben, wobei das Vorgehen im Einzelfall von der Weite des Muttermundes und der Lage und Beweglichkeit des Kindes abhängig zu machen ist.

C. Geburtsstörungen von seiten der Nabelschnur.

1. Die zu kurze Nabelschnur.

Vom geburtsmechanischen Standpunkt aus ist jede Nabelschnur als zu kurz zu bezeichnen, die die Bewegungen des Kindes hemmt oder unter der Geburt beim Tiefertreten des Kindes so gespannt wird, daß es zu Zerrungen am Hautnabel des Kindes oder an der placentaren Insertion der Nabelschnur kommt. Je nach dem Sitz der Placenta und der Art der Nabelschnurinsertion ist das Maß der noch erträglichen Verkürzung verschieden. Bei relativ tief sitzender Placenta kann eine nahe ihrem Rande inserierende Nabelschnur von 20 cm noch lang genug sein, um einen störungslosen Ablauf der Geburt zu ermöglichen, während unter sonst gleichen Verhältnissen bei einer Insertion nahe dem oberen Placentarande schon eine Länge von 35 cm erforderlich wäre. Auch eine primär sogar abnorm lange Nabelschnur kann durch mehrfache Umschlingung um den Körper des Kindes zu kurz werden (Abb. 394). Für die geburtsmechanische Bedeutung ist es natürlich gleichgültig, wodurch die Verkürzung des freien Nabelschnuranteils zustande kommt.

Selten ist die abnorme Kürze Veranlassung zur Frühgeburt. Das trifft dann zu, wenn die Verkürzung so hochgradig ist, daß bereits durch die normalen intrauterinen Bewegungen des Kindes oder einen Lagewechsel ein Zug auf die Placenta ausgeübt wird, der leicht als Wehenreiz wirkt. Gewöhnlich aber treten Störungen erst bei der rechtzeitig erfolgenden Geburt auf. Sobald mit dem Tiefertreten des vorliegenden Teils die Nabelschnur sich spannt, wird auf die Uteruswand ein Reiz ausgeübt, der gewöhnlich in einer Verstärkung und *auffallenden Schmerzhaftigkeit der Wehen* sich äußert; sogar ausgesprochene Krampfwehen sollen vorkommen (DEBRUNNER). Der weitere Verlauf ist verschieden, aber nicht von vornherein abzusehen. Entweder reißt die Nabelschnur durch (selten) oder die Placenta wird vorzeitig abgelöst oder das Kind wird am Tiefertreten verhindert, und die Geburt kommt unter sekundärer Wehenschwäche zum Stillstand. Vereinzelt hat man eine partielle Uterusinversion als Folge beobachtet. Der eine Ausgang ist für das Kind fast so schlimm wie der andere und auch die Mutter ist in nicht geringerem Grade gefährdet. Vorzeitige Placentalösung dürfte für beide Teile das ungünstigste Ereignis sein. Das Kind kann auch, davon abgesehen, durch die bei der Spannung der Nabelschnur eintretenden Zirkulationsstörungen absterben.

Eine *Diagnose* ist vor der Geburt nur ausnahmsweise möglich. Verdacht erwecken muß eine Verzögerung der Austreibungsperiode bei Mehrgebärenden, wenn gleichzeitig durch eine vaginale Untersuchung sich feststellen läßt, daß der Kopf, der in jeder Wehe vorrückt, noch vor völligem Aufhören der Wehe Neigung hat, an seinen vorigen Platz zurückzukehren. Fast sicher wird die Diagnose, wenn etwa als Ausdruck einer partiellen Inversion eine Eindellung am Uterus nachweisbar wird. Auch eine Verschlechterung der Herztöne während jeder Wehe in der Austreibungsperiode muß dann Verdacht erwecken, wenn andere Schwierigkeiten nicht bestehen.

Die *Therapie* läuft daraus hinauf, das Kind aus der gefährlichen Situation zu befreien, wird aber nur meist dann erfolgreich sein, wenn die Vorbedingungen zu einer Zangenextraktion erfüllt sind. Dabei muß man, sobald es möglich ist, an die Nabelschnur heranzukommen, diese zwischen zwei Klemmen durchtrennen.

2. Zu lange Nabelschnur.

Die geburtshilfliche Bedeutung der abnormen Länge der Nabelschnur liegt darin, daß ceteris paribus eine sehr lange Nabelschnur zweifellos leichter vorfallen kann. Indessen ist eine abnorme Länge der Nabelschnur keineswegs die notwendige Voraussetzung dieser Anomalie. Abgesehen davon kommt der abnormen Länge eine isolierte Bedeutung nicht zu.

3. Wahre Knoten der Nabelschnur und Nabelschnurumschlingung.

Wir haben hier dem in der Pathologie der Schwangerschaft schon Angeführten nur wenig hinzuzufügen. Genau, wie zuweilen schon in der Schwangerschaft, kann es auch während der Geburt, besonders in der letzten Phase der Austreibungsperiode dazu kommen, daß *ein wahrer Knoten so straff zugezogen* wird, *daß* die Nabelschnurzirkulation unterbunden wird, wonach *das Kind* sehr schnell *asphyktisch zugrunde geht.*

Ehe man aber eine Asphyxie oder gar ein plötzliches Absterben des Kindes mit einem nachträglich gefundenen wahren Nabelschnurknoten in Kausalzusammenhang bringt, muß erst der Nachweis geführt werden, daß tatsächlich die Zirkulation unterbunden war. Dazu genügt freilich unter Umständen schon eine Kraft, die einem Gewichtszug von 25—30 g entspricht.

Genau das gleiche gilt von *Umschlingungen* (Abb. 398).

Die *Diagnose* ist frühestens in dem Augenblick zu stellen, in dem der von der Nabelschnurumschlingung betroffene Kindsteil geboren wird.

Die *Behandlung* besteht darin, daß man eine straffe Umschlingung lockert, im Notfall die Nabelschnur zwischen zwei Klemmen durchtrennt.

4. Vorliegen und Vorfall der Nabelschnur.

Man spricht von einem *Vorliegen* der Nabelschnur, wenn man *bei erhaltener Fruchtblase vor oder neben dem vorliegenden Teil eine Nabelschnurschlinge* tastet, von

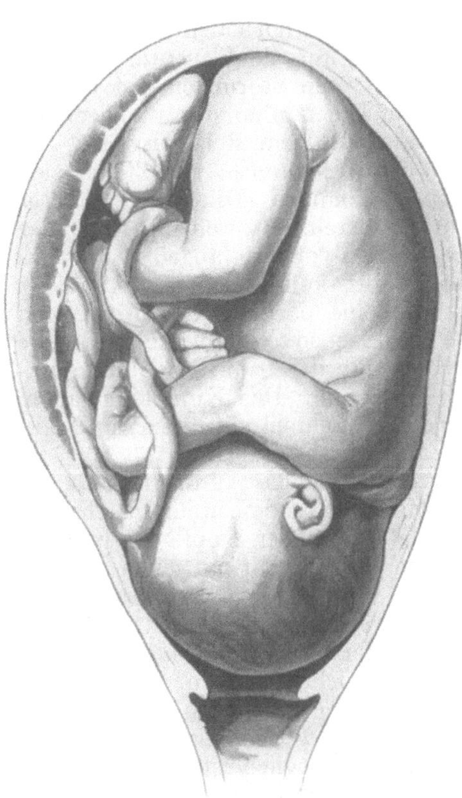

Abb. 398. Normale Lage der Nabelschnur
(Nabelschnurumschlingung).
(Nach BUMM.)

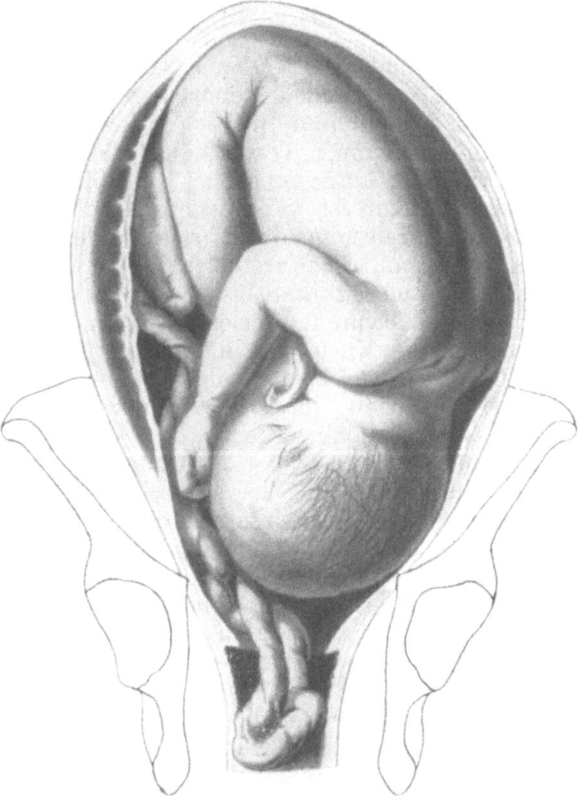

Abb. 399. Nabelschnurvorfall bei Schädellage.
Kopf über dem kleinen Becken, rechts neben ihm ist die Nabelschnur bis in die Scheide vorgefallen.
(Nach BUMM.)

einem *Vorfall,* wenn ein oder mehrere *Nabelschnurschlingen nach dem Blasensprung vor dem vorangehenden Teil* des Kindes festzustellen sind. Es kann nur die Kuppe einer Schlinge eben fühlbar sein, es können aber auch große Teile der Nabelschnur vorfallen und zur Vulva heraushängen. Der *Nabelschnurvorfall* ist stets *ein gefährliches Ereignis,* da es früher oder später zur Kompression der Nabelschnur und damit zur Erstickung des Kindes kommen muß. Immerhin bestehen große Unterschiede in der Bedeutung des Nabelschnurvorfalls je nach der Lage des Kindes. Während z. B. bei Querlagen der Nabelschnurvorfall relativ harmlos ist und jedenfalls gegenüber der Bedeutung der Querlage ganz zurücktritt, bei Beckenendlagen, insbesondere Fußlagen die Gefahr sich auf das letzte Stadium der Austreibungszeit beschränkt, ist bei einer Schädellage von Anfang an die Gefahr einer Kompression zwischen dem harten Kopf und der Beckenwand sehr groß (Abb. 399).

Die *Ursache* für den Nabelschnurvorfall ist ein mangelhafter Abschluß des unteren Uterinsegmentes durch den vorliegenden Teil, sei es, daß er seiner Form nach dazu ungeeignet ist (z. B. Fußlage), sei es, daß ein enges Becken seine Einpassung verhindert oder gar wie bei der Querlage ein in die Form des Geburtskanals einzupassender Kindsteil überhaupt fehlt. Reichliches Fruchtwasser, abnorme Länge der Nabelschnur, tiefer Sitz der Placenta, marginale Insertion begünstigen den Vorfall.

Diagnose. Man fühlt den darmähnlichen, pulsierenden, bei abgestorbenem Kind natürlich pulslosen Strang in der Fruchtblase oder Scheide, gelegentlich ragt sogar eine Nabelschnurschlinge aus der Scheide heraus. Die vorgefallene Schnur liegt mit Vorliebe in der Gegend der hinteren Beckenbucht. Eine verlangsamte Pulsation verrät, daß die Frucht durch die Kompression bereits asphyktisch wurde. Fehlen der Pulsation außerhalb der Wehe macht den Tod des Kindes wahrscheinlich, aber nicht sicher. Entscheidend ist dafür das Ergebnis der Auskultation.

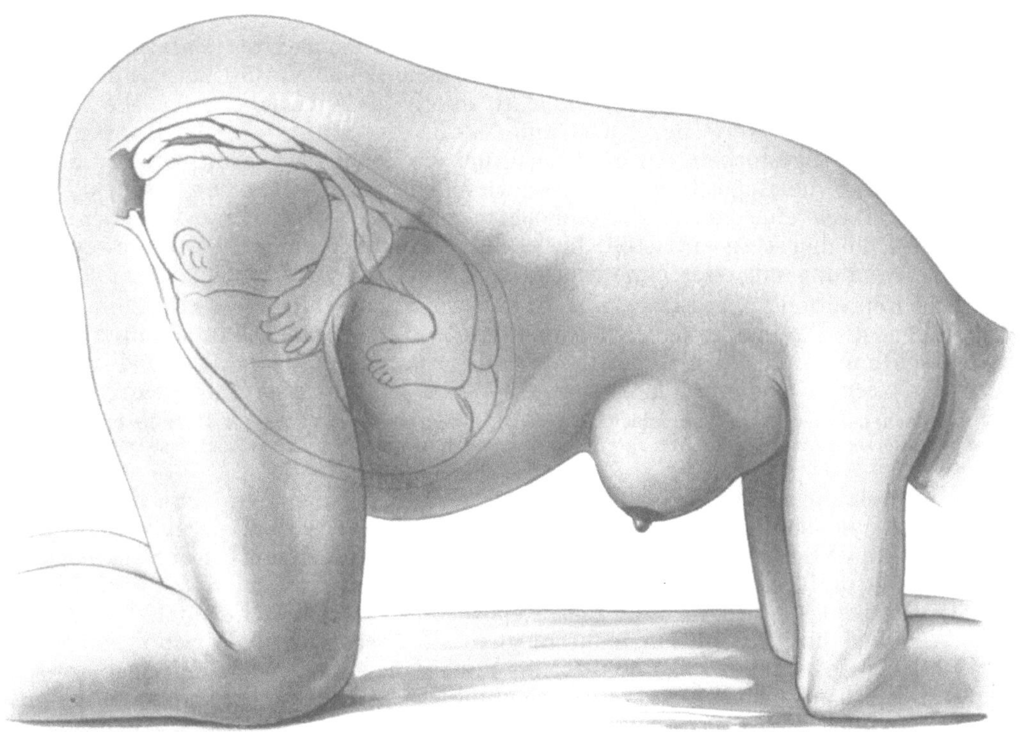

Abb. 400. Knieellenbogenlage zur Erleichterung der Nabelschnurreposition.

Die *Prognose* ist für das Kind sehr ernst, die Mortalität durchschnittlich 30 %, bei Schädellagen sogar 40—50 %. Im übrigen hängt die Prognose weitgehend davon ab, ob nach dem Stand des vorliegenden Teiles, nach der Lage des Kindes und der Weite des Muttermundes eine schleunige Entbindung möglich ist oder nicht.

Therapie. Bei Vorliegen der Nabelschnur lagere man die Kreißende auf die der Seite des Nabelschnurvorfalls entgegengesetzte Seite und erhebe das Becken durch ein verkehrt untergeschobenes Keilkissen, damit die Nabelschnur leichter nach oben ausweichen kann. Bei engem Becken empfiehlt es sich, zugleich durch Einlegen eines Kolpeurynters einem frühzeitigen Blasensprung vorzubeugen.

Beim Nabelschnurvorfall ist die Therapie verschieden je nach der Lage des Kindes und der Weite des Muttermundes.

1. *Bei Schädellagen* ist, sofern der Kopf noch beweglich und der Muttermund vollständig erweitert ist, sofort die *Wendung und Extraktion* auszuführen.

Sind die Vorbedingungen für eine Extraktion noch nicht erfüllt, dann mache man die vorzeitige innere Wendung. Dadurch gelingt es häufig, den Vorfall zu beseitigen. Bleibt er trotzdem bestehen, dann versuche man die Nabelschnur am Oberschenkel vorbei in die Höhe zu schieben und durch einen leichten Gewichtszug an dem heruntergeholten Fuß ein neuerliches Vorfallen zu verhüten. Mißlingt die Reposition, dann muß das Kind verloren gegeben werden; *keinesfalls lasse man sich verleiten*, im Anschluß an die vorzeitige Wendung etwa *die Extraktion des Kindes zu forcieren*. Ein tödlicher Zervixriß könnte nur allzuleicht die Folge sein und das Kind würde höchstwahrscheinlich doch nicht gerettet werden.

Ist der Muttermund und Cervicalkanal auch für eine vorzeitige innere Wendung nicht genügend erweitert, dann versuche man *in Knie-Ellenbogenlage* oder in Rückenlage mit stark erhöhtem Gesäß die *Reposition* der vorgefallenen Nabelschnur (Abb. 400). Man geht mit der ganzen Hand in die Scheide ein und lädt die vorgefallene Nabelschnurschlinge auf die Kuppen von 2 oder 3 kegelförmig zusammengelegten Fingern und führt sie dann durch den Muttermund hoch empor über den Kopf. Nach gelungener Reposition wird die Frau sogleich auf die andere Seite gelagert und der Kopf durch Druck von außen möglichst fixiert.

Schlägt die Reposition fehl, dann mag man sie ein zweites Mal versuchen und danach einen Metreurynter einlegen, um einen neuerlichen Vorfall zu verhüten. Nach Ausstoßung des Metreurynters schließe man, sofern das Kind lebt, sofort die Wendung und bei genügender Weite des Muttermundes die Extraktion an. Ist das Kind trotz der Reposition abgestorben, dann ist natürlich die Geburt den Naturkräften zu überlassen. Gelingt die Reposition auch bei zweimaligem Versuch nicht, dann kann man versuchen, durch eine starke Beckenhochlagerung die Nabelschnur von dem Druck des Kopfes möglichst zu entlasten, bis der Muttermund genügend weit geworden ist, um eine Wendung mit oder ohne folgender Extraktion zu erlauben.

Die Reposition gibt Erfolg nur dann, wenn eine einzige Nabelschnurschlinge vorgefallen ist. Wo man in der Scheide ein ganzes Konvolut von Nabelschnurschlingen findet, sollte man auf jeden Repositionsversuch verzichten, da er das Kind doch nicht zu retten vermag und nur die Mutter einer Gefahr der Infektion aussetzt.

Vielfach hat man früher empfohlen, in solchen Fällen die Reposition mit Hilfe besonderer *Nabelschnurrepositorien* vorzunehmen. Wir raten von derartigen, unserer Erfahrung nach fast immer nutzlosen Versuchen von vornherein ab.

Ist ausnahmsweise beim Nabelschnurvorfall der Kopf sehr schnell ins Becken eingetreten und sind noch Lebenszeichen am Kind vorhanden, dann kann man bei sonst erfüllten Vorbedingungen die Zangenextraktion ausführen, bei der man sich aber davor hüten muß, etwa die Nabelschnur mit zu fassen.

In Kliniken kann man, wenn eine Reposition wenig Aussicht auf Erfolg gibt und eine Wendung und Extraktion nicht möglich ist, die abdominale Schnittentbindung zur Rettung des Kindes ausführen. Man muß dabei zur Verhütung einer Infektion nur den Kniff anwenden, bei der Entwicklung des Kindes sofort die Nabelschnur so zu durchtrennen, daß die vorgefallenen Partien in der Scheide liegen bleiben, von wo sie nach Beendigung der Operation leicht herausgeholt werden können.

2. Bei *Steißlagen* verzichtet man am besten auf die Reposition und holt gleich den vorderen Fuß herunter. Danach muß man eventuell die Nabelschnur noch reponieren. Die Extraktion darf natürlich erst angeschlossen werden, wenn der Muttermund völlig erweitert ist.

Steht ausnahmsweise der Steiß schon tief im Becken, dann extrahiere man am Steiß.

3. Bei *Fußlagen* kann man zunächst abwarten. Eine bedrohliche Kompression tritt meist erst ein, wenn der Steiß tiefer tritt. Gewöhnlich ist dann der Muttermund weit genug, um die Extraktion zu erlauben.

4. Bei *Querlagen* ist der Nabelschnurvorfall zu vernachlässigen, da zu einem Zeitpunkt, in dem eine Kompression der Nabelschnur eintreten könnte, ohnehin die Wendung indiziert ist.

5. Insertio velamentosa.

Diese Anomalie gewinnt unter Umständen unter der Geburt eine hohe pathologische Bedeutung, dann nämlich, wenn die in den Eihäuten zur Placenta ziehenden Gefäße nahe dem unteren Eipol oder gar direkt über dem inneren Muttermund wegziehen *(Vasa praevia)*. In jedem derartigen Falle besteht die Gefahr, daß beim Blasensprung die Nabelschnurgefäße angerissen und später von dem tiefertretenden Kopf völlig durchgerissen werden. Je nach der Größe des verletzten Gefäßes kommt es zu einer bald stärkeren, bald schwächeren Blutung, der das Kind zum Opfer fällt, wenn nicht eine rasche Geburt dem zuvorkommt.

Freilich kann durch einen glücklichen Zufall, wie in dem hier unten abgebildeten Fall (Abb. 401) der Riß auch gerade noch an den Gefäßen vorbeigehen und die Lücke zwischen den Gefäßen groß genug sein, um dem Kopf das Durchtreten zu gestatten.

Da die Nabelschnurinsertion in den Eihäuten häufig tief sitzt, ist es erklärlich, daß *Nabelschnurvorfall* bei Insertio velamentosa *dreimal so häufig* ist als sonst.

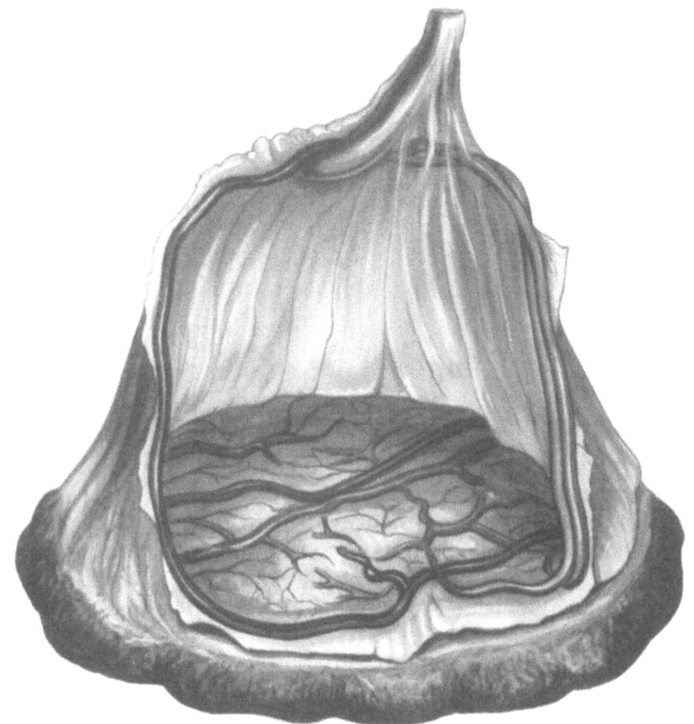

Abb. 401. Insertio velamentosa mit Vasa praevia.

Gelegentlich kommt auch ohne Zerreißung der Gefäße das Kind dadurch in Gefahr, daß der tiefertretende Kopf die Gefäße komprimiert und dadurch Erstickungsgefahr heraufbeschwört.

Diagnose. Manchmal entdeckt man bei einer aus irgendwelchem Grund in der Eröffnungsperiode vorgenommenen Untersuchung gewissermaßen zufällig am unteren Eipol ein pulsierendes Gefäß. Im übrigen ist die Diagnose mit größter Wahrscheinlichkeit zu stellen, *wenn unmittelbar nach dem Blasensprung unter mehr oder minder starkem Blutabgang* aus der Vagina *die Herztöne plötzlich schlecht werden.*

Die *Prognose* ist davon abhängig, ob es gelingt, das Kind rasch aus der gefährlichen Situation zu befreien oder nicht.

Die *Therapie* ist insofern nicht aussichtslos, als bei rechtzeitigem Blasensprung entweder noch eine Wendung und Extraktion oder bei raschem Tiefertreten des Kopfes vielleicht auch eine Zangenextraktion häufig möglich ist. Sind die Vorbedingungen zu einem dieser Eingriffe nicht erfüllt, dann muß das Kind verloren gegeben werden. Niemals lasse man sich verleiten, ohne erfüllte Vorbedingungen einen riskierten Eingriff zu unternehmen, der bloß die Mutter in Gefahr bringt, ohne das Kind retten zu können.

6. Verletzungen der Nabelschnur.

Zerreißungen der Nabelschnur kommen am häufigsten bei Sturzgeburten vor, nächstdem bei geburtshilflichen Operationen, besonders bei Wendungen, beim Herunterholen des Fußes eines auf der Nabelschnur reitenden Kindes, wobei durchaus nicht immer Ungeschicklichkeit des Operateurs oder Gewaltanwendung angeschuldigt werden dürfen. Die Zerreißung sitzt gewöhnlich nahe dem Nabel, seltener in der Nähe der Placenta, am seltensten in der Mitte des Nabelstranges. Die Blutungsgefahr ist gering, da es aus den gezackten schrägen Rißflächen gewöhnlich nicht stark blutet. Trotzdem besteht natürlich für das Kind wegen der Unterbrechung des Gaswechsels Erstickungsgefahr.

Auch partielle Verletzungen der Nabelschnur (Anreißen des Strangs ohne Gefäßverletzung, andererseits auch isolierte Zerreißung eines oder mehrerer Gefäße) sind oftmals beschrieben. Je nach der Ausdehnung und Art der Verletzung kommt es dabei zu äußerer Blutung oder bloß zur Bildung eines *Nabelschnurhämatoms,* das besonders leicht an der Stelle einer varikösen Erweiterung der Nabelvene aufzutreten pflegt. Bei derartiger Varicenbildung kann schon das Anfassen der Nabelschnur beim Repositionsversuch zur Läsion der Gefäßwand und zur Entstehung eines Hämatoms führen. Bei äußerer Blutung geht das Kind gewöhnlich rasch an Anämie zugrunde, bei der Hämatombildung steht zwar die Blutung bald unter dem Gegendruck des Hämatoms, doch kommt dann das Kind in Erstickungsgefahr.

D. Geburtsstörungen von seiten der Frucht.

1. Geburtsstörungen durch falsche Lage des Kindes.

Die erste Bedingung, die zur Ermöglichung der Spontangeburt erfüllt sein muß, ist eine Einpassung der Fruchtachse in die Achse des Geburtskanals. Ohne diese Vorbedingung ist ein Größenübereinkommen zwischen Frucht und Geburtsweg nicht zu erzielen und demgemäß eine Spontangeburt unmöglich, mindestens ohne schwere Gefährdung der Mutter und des Kindes unmöglich. Wir haben es also unter allen Umständen mit einem pathologischen Vorgang zu tun. Je nach dem Winkel, den die Längsachse der Frucht und die Achse des Geburtskanals miteinander bilden, spricht man von *Quer- oder Schieflagen,* wobei anzumerken ist, daß eine strenge Querstellung der Fruchtachse eigentlich nicht vorkommt und immer der Kopf- oder Steißpol der Frucht dem Beckeneingang näher steht. Man unterscheidet je nach der Lage des Kopfes eine 1. Querlage (Kopf links) und eine 2. Querlage (Kopf rechts), und je nach der Stellung des Rückens dorsoanteriore und dorsoposteriore Querlagen.

Die *Frequenz* der Querlage wird sehr verschieden angegeben. Sie beträgt im Durchschnitt etwa 0,75%. Die Angaben der Literatur schwanken zwischen 0,25% und 1,86%; es ist dabei kein Zufall, daß die niedrigsten Angaben aus England stammen, wo sportlicher Betätigung und der Wochenbetthygiene durchschnittlich schon seit langer Zeit große Aufmerksamkeit geschenkt wurde, während die höchsten Angaben aus den Gegenden stammen, in deren Klientel ärmste Bevölkerung mit großer Kinderzahl und einem großen Prozentsatz enger Becken überwiegt. Damit kommen wir schon zur

Ätiologie. Schlechte Wochenbetthygiene und große Kinderzahl sind die Hauptfaktoren, die zu einer *Erschlaffung der Bauchdecken und des* ganzen genitalen *Haftapparates* führen; auch die Uteruswand wird durch die Zunahme des Bindegewebes und ausgedehnte Graviditätssklerose der Gefäße in ihrer Elastizität und Widerstandsfähigkeit gegen Dehnung geschädigt. Mangelhafte puerperale Involution spielt neben dem engen Becken sicherlich in der Ätiologie der Querlage eine Hauptrolle. Nach allgemeiner Erfahrung ist mindestens $^1/_6$, in Gegenden mit viel engen Becken bis zu $^1/_3$ aller Querlagen mittelbar oder unmittelbar durch die *Beckenenge* bedingt. Bei Erstgebärenden ist das enge Becken sicher die wichtigste Ursache der Querlage, weil es die Einpassung eines großen Kindsteils erschwert, bei Mehrgebärenden kommt dazu noch der durch das Pendulieren des Uterus bedingte häufige Lagewechsel der Frucht. In anderen Fällen ist eine erhöhte Beweglichkeit durch abnorme Kleinheit des Kindes oder durch *reichliches Fruchtwasser* bedingt. In wieder anderen Fällen wird die Herstellung einer Längslage durch *Raumbeengung* (Tumoren, einen ersten Zwilling) behindert. Man kann also allgemein sagen: Alles was die rechtzeitige Fixierung der Frucht in Längslage behindert, begünstigt die Entstehung einer Querlage.

Diagnose. Schon *bei der äußeren Untersuchung* fällt auf, daß der Leib der hochschwangeren oder gebärenden Frau mehr in der Querrichtung ausgedehnt ist. Oberhalb der Symphyse tastet man nichts von einem großen vorliegenden Teil, auch im Fundus fehlt ein solcher, während man rechts und links, bald näher dem Becken, bald näher dem Rippenbogen im Uterus mehr oder minder deutlich große Teile fühlt, wobei bei einigermaßen günstigen Tastungsverhältnissen der harte, runde, ballotierende Kopf gewöhnlich leicht von dem weniger harten und nicht so regelmäßig geformten

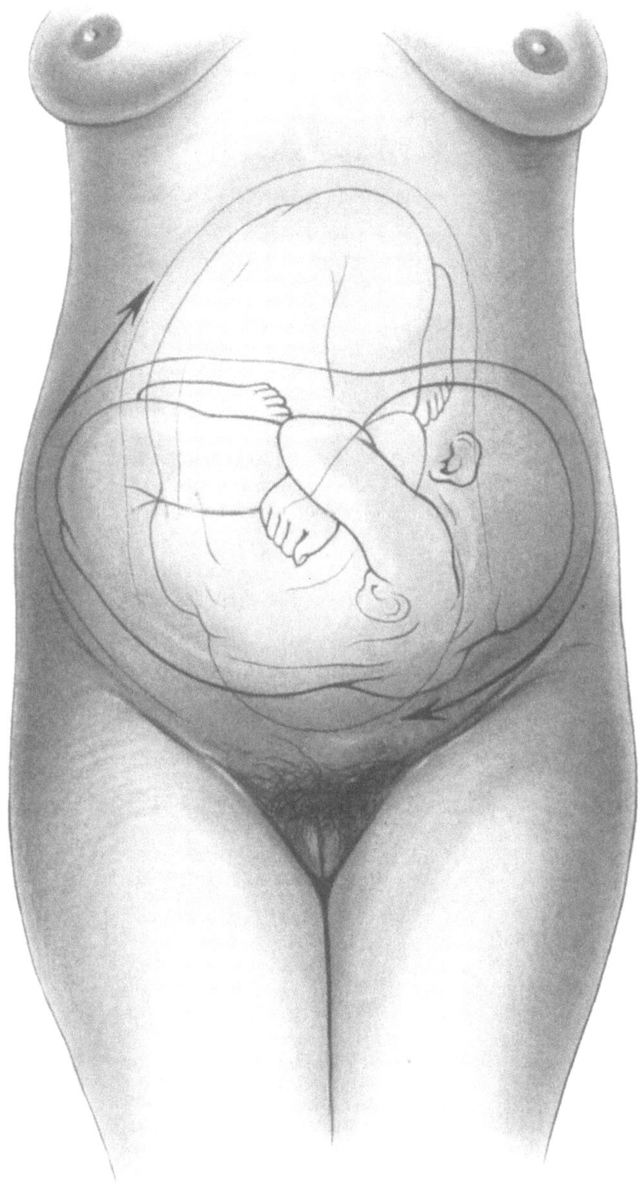

Abb. 402. Mechanismus der Selbstwendung.

Steiß, der auch kaum Ballotement gibt, unterschieden werden kann. Tastet man zwischen diesen großen Teilen eine verbindende gleichmäßige Resistenz, so darf man auch ohne weiteres eine *dorsoanteriore Querlage* annehmen (Abb. 402). Die Diagnose *dorsoposteriore Querlage* stützt sich auf das Fehlen dieser gleichmäßigen Resistenz oder den Nachweis zahlreicher kleiner Teile zwischen Kopf und Steiß.

Die Herztöne sind meist in der nächsten Umgebung des Nabels zu hören.

Reichliches Fruchtwasser, Hydramnios, Zwillinge, Tumoren im oder neben dem Uterus können freilich sowohl die Wahrnehmung der Herztöne wie die Durchtastung der genannten Einzelheiten erschweren oder gar unmöglich machen.

Bei der inneren Untersuchung muß vor allem die Unmöglichkeit, einen großen vorliegenden Teil zu erreichen, zuerst an eine Quer- bzw. Schräglage denken lassen.

Auch wenn der Muttermund oder Cervicalkanal für 1 oder 2 Finger zugängig sind, tastet man in der Fruchtblase gewöhnlich nur ganz undeutlich irgendeinen Teil, den man häufig nicht näher identifizieren kann (Abb. 403). Es ist auch besser, sich zunächst

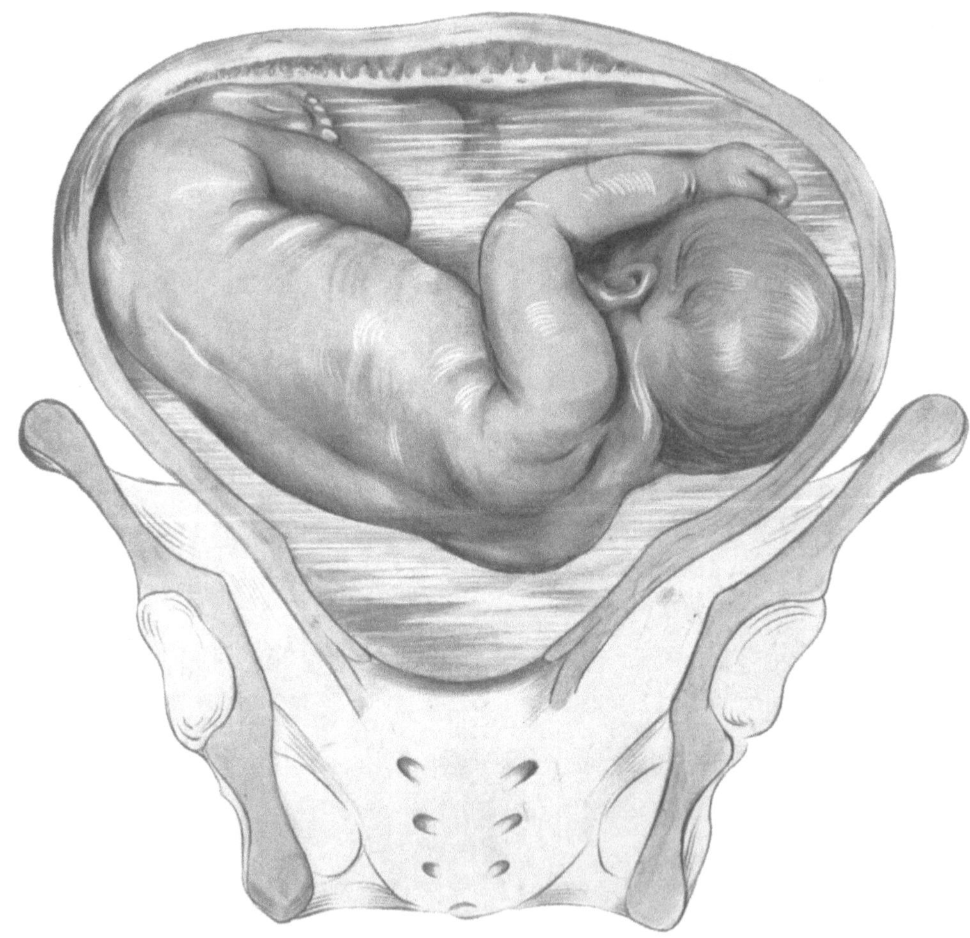

Abb. 403. I. dorsoanteriore Querlage bei stehender Blase. Muttermund kleinhandtellergroß.

mit dieser Unklarheit abzufinden und eine genaue Diagnose bis nach dem Blasensprung aufzuschieben, denn für die erfolgreiche Behandlung der Querlage ist es vor allem zu erstreben, daß die Fruchtblase möglichst lange erhalten bleibt.

Sobald die Fruchtblase gesprungen ist, sollte man dagegen bei Verdacht auf eine Querlage unter allen Umständen genauestens, nötigenfalls sogar mit der ganzen Hand, untersuchen, um alle für die später notwendig werdende Operation wichtigen Einzelheiten genau festzustellen.

Liegen kleine Teile vor, so erkennt man leicht die *Hand* an den Fingern und dem abduzierbaren Daumen, einen *Fuß* an den kürzeren Zehen und dem charakteristischen Calcaneus; der spitze Ellbogen ist leicht von dem viel rundlicheren Knie zu unterscheiden. Ist etwa eine Hand vorgefallen, dann erkennt man ihre Zugehörigkeit zum rechten oder linken Arm, wenn man dem Kind die Hand zu geben versucht. Paßt die Hand zum Handschlag, dann ist sie der untersuchenden Hand gleichnamig und umgekehrt.

Manche Untersucher finden es leichter, sich nach folgender Regel zu orientieren: Dreht man die vorgefallene Hand mit der Vola manus nach der Bauchseite der Mutter, so muß der Daumen der rechten Hand nach rechts, der Daumen der linken Hand nach links zeigen (Abb. 405).

Ist kein kleiner Teil erreichbar oder vorgefallen, dann liegt gewöhnlich der *Thorax* oder eine *Schulter* in erreichbarer Nähe. Man erkennt ersteren an den Rippen, letztere

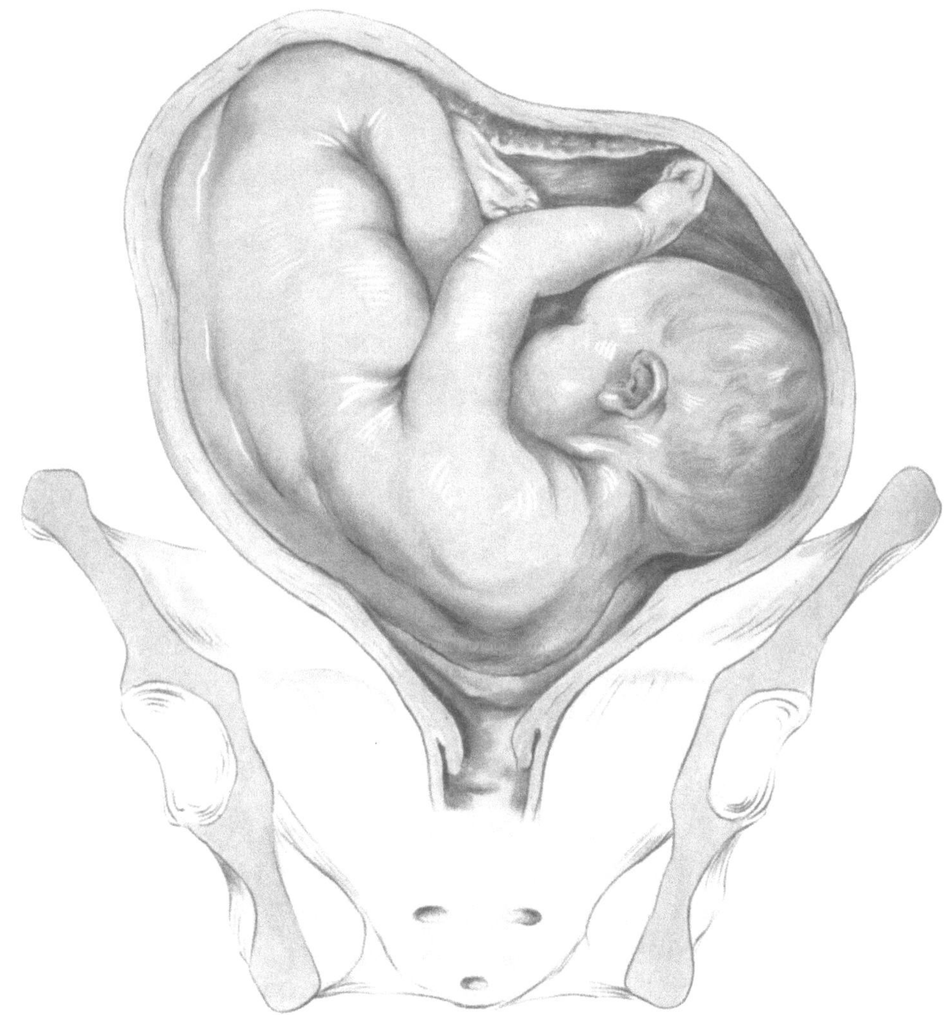

Abb. 404. Derselbe Fall wie Abb. 403 nach dem Blasensprung. Der Muttermund ist wieder enger, weil die vorliegende Schulter nicht genügend tiefer treten konnte. Infolge des Abflusses des Fruchtwassers und des geringen Tiefertretens der Schulter ist die Fruchtachse etwas abgeknickt.

auf der Rückenseite an dem dreieckigen Schulterblatt mit der vorspringenden Spina scapulae (Abb. 404), auf der Brustseite an der leicht „S"förmig geschwungenen Clavicula und darunter tastbaren Rippen und entdeckt dann auch die zugehörige *Achselhöhle*.

Letzteres ist insofern wichtig, als durch das bisherige Untersuchungsergebnis zwar die Diagnose Querlage gesichert, die genauere Feststellung, ob es sich um eine I. oder II. Lage handelt, ob der Rücken vorn oder hinten liegt, aber noch aussteht. Auch das ist bei einiger Übung in der Untersuchung leicht herauszubringen: Der *Kopf liegt auf der Seite, nach der die Achselhöhle geschlossen ist.* Der Rücken liegt nach der Richtung, in der man die Scapula tastet. Ist ein Arm in die Scheide vorgefallen, dann kann man nach Feststellung des zugehörigen Achselschlusses die Stellung des Rückens ableiten. Liegt z. B. wie in der Abb. 405 der rechte Arm vor und ist die zugehörige Achselhöhle nach rechts geschlossen, so muß es sich um eine zweite dorsoposteriore Querlage handeln.

Wo kleine Teile zur Orientierung dienen, dort hüte man sich ja, diese aus ihrer natürlichen Lage zu bringen, weil man dadurch die Nabelschnur quetschen kann.

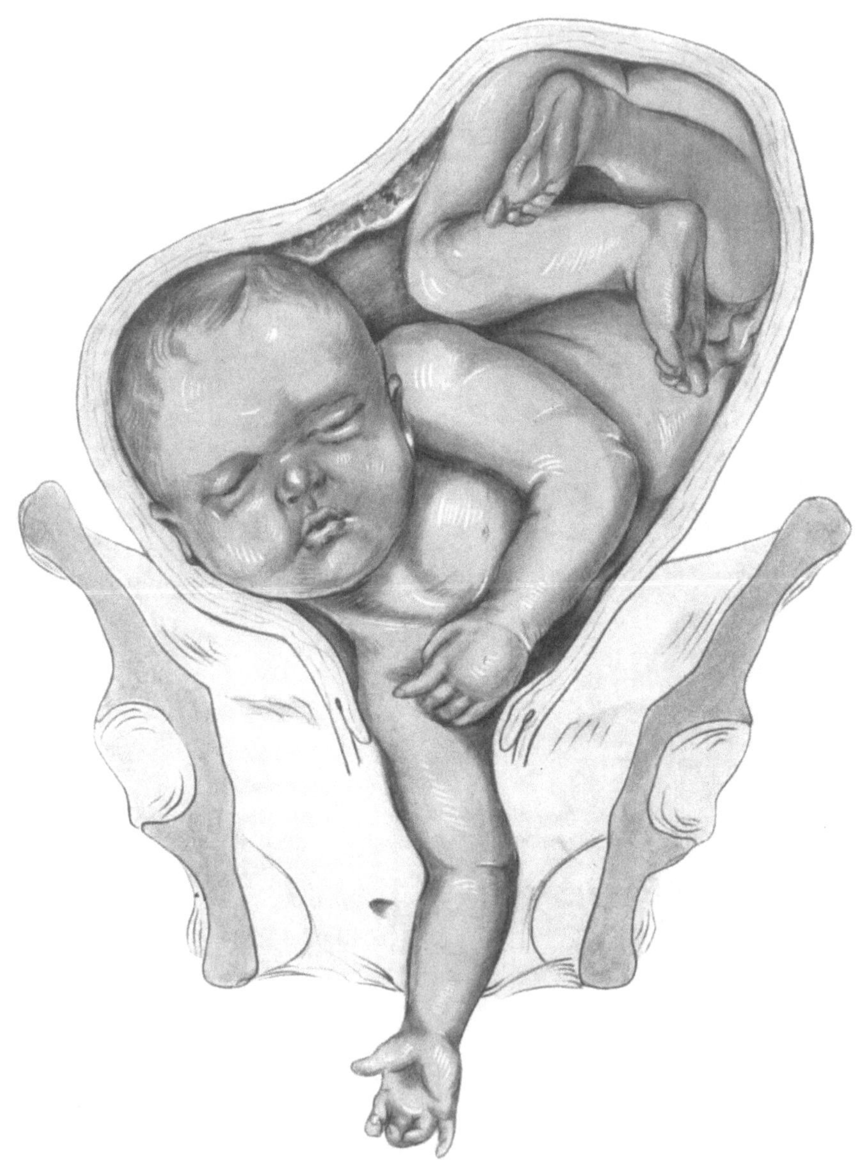

Abb. 405. II. dorsoposteriore Querlage mit Vorfall des rechten Armes. Vola manus nach vorn, Daumen nach rechts, also Kopf rechts. Die Fruchtachse ist stark abgeknickt.

Genaue Untersuchung ist bei unklarem äußeren Befund vor allem auch nötig, um die verhängnisvolle *Verwechslung mit einer Steißlage* zu vermeiden. Dies ist besonders dann möglich, wenn etwa längere Zeit nach dem Blasensprung die vorliegende Schulter durch die auf ihr sitzende Geburtsgeschwulst verunstaltet ist. Man achte darum auf die für die Diagnose Steiß (S. 251) angeführten Kriterien.

Noch eins sei hervorgehoben: bei dorsoposterioren Querlagen oder lebhafter Wehentätigkeit nach dem Blasensprung kann es *unmöglich* sein, *die Herztöne* des Kindes *zu hören.* Dann muß man sich an *andere Zeichen des kindlichen Lebens* halten *wie* die *Pulsation der* etwa vorgefallenen *Nabelschnur und* vor allem an *die untrüglichen Reflexbewegungen des Kindes* bei Kitzeln der Vola manus oder Planta pedis.

Geburtsverlauf. Unter gewöhnlichen Verhältnissen ist bei Querlagen eine Spontangeburt unmöglich. Glücklicherweise wird oft noch im letzten Moment, d. h. im Beginn der Geburt, die Lage durch die natürlichen Kräfte korrigiert, ein Vorgang, den man als *Selbstwendung (Versio spontanea)* bezeichnet (Abb. 402).

Es liegt auf der Hand, daß dieser Vorgang um so leichter eintritt, je mehr ein Kindspol bereits dem Beckeneingang genähert ist, je günstiger die Bedingungen der Beweglichkeit der Frucht sind und je weniger die Textur der Uteruswanderungen und Bauchdecken gestört ist. Dieselben Kräfte, die normalerweise für die Entstehung der Längslage in Betracht kommen, sind auch hier am Werke. Der Uterus strebt bei jeder Kontraktion einer Längsovoidform zu und der Zug, der dabei auf die Wände des Uterusausführungsgangs ausgeübt wird, wie der auf das Kind zur Wirkung kommende Druck erstreben das möglichste Formübereinkommen zwischen Uterus und Uterusinhalt. Zug und Druck kommen eigentlich nur an den Fruchtpolen zur Wirkung, und zwar wegen der durch die Verankerungen des Uterus bedingten Zwangsbewegungen in entgegengesetzter Richtung, was die geraderichtende Wirkung der Uteruskontraktion erhöht. Die Häufigkeit der Selbstwendung beträgt etwa 1:40 (v. FRANQUÉ); daß der Vorgang im Gegensatz zur Schwangerschaft nicht öfter erfolgt, liegt daran, daß dieselben Ursachen, die zur Querlage überhaupt führen, auch die geraderichtende Kraft des Uterus und der Bauchdecken stören.

Gelingt aber den ersten Wehen die Geraderichtung des Kindes nicht, dann zeigen sich *Störungen* meist schon *im Verlauf der Eröffnungsperiode.* Der fehlende Abschluß des unteren Uterinsegmentes durch einen konformen kindlichen Teil bedingt zunächst eine stärkere Belastung der Fruchtblase durch den Wehendruck, gleichzeitig wegen der allseitigen Kommunikation des Vorwassers mit dem übrigen Fruchtwasser (Abb. 403) eine größere Verteilung des Druckes, so daß die *Entfaltung des Cervicalkanals* ganz gewöhnlich *langsam* erfolgt. *Häufig* kommt es zum *frühzeitigen Blasensprung,* der hier um so nachteiliger ist, als bei dem mangelnden Nachrücken eines den Uterusausführungsgang abschließenden Kindsteiles einmal *leicht die Nabelschnur oder ein Arm* oder beides *vorfällt,* dann aber auch die Erweiterung des Muttermundes zunächst keine Fortschritte macht. Diese Nachteile sind freilich die geringsten. Der Nabelschnurvorfall wird dem Kinde bei der Querlage nur selten verhängnisvoll; denn zu einer Zeit wo die Nabelschnur komprimiert werden könnte, stehen ganz andere Gefahren im Vordergrund. Ähnliches gilt vom Armvorfall. Am schwerwiegendsten ist der Umstand, daß infolge des mangelhaften Abschlusses das *Fruchtwasser zum größten Teil abfließen kann* und *dadurch* die Frucht in ihrer ungünstigen Lage der direkten Knetung durch die umschließende Uterusmuskulatur ausgesetzt wird. Die erste Folge davon ist, daß *die Fruchtachse geknickt wird* (Abb. 404 u. 405). Kopf und Steiß werden seitlich auf den Beckenschaufeln festgehalten; gleichzeitig hat die sich kontrahierende Uteruswand die Tendenz, die beiden Teile einander zu nähern. Das ist natürlich nur unter Knickung der Fruchtachse möglich. Nach den in der Physiologie erörterten Gesetzen findet dabei immer soweit als möglich eine derartige Verschiebung statt, daß die Richtung der verlangten Abbiegung möglichst mit dem Biegungsfazillimum zusammenfällt; freilich wird auch das oft genug durch mangelhafte Beweglichkeit der Frucht vereitelt. Die stärkste Abbiegung erfolgt fast immer in der Halswirbelsäule bzw. Halsbrustwirbelsäule. *Je mehr deren Lateralflexion zunimmt, desto tiefer tritt die* von vornherein dem Muttermund näher stehende *Schulter* — es entsteht eine *Schulterlage.* Auch besteht jetzt noch die Gelegenheit, daß bei der durch die seitliche Abbiegung erfolgenden Störung der normalen Haltung der dem Beckeneingang näher liegende Arm (50% aller Fälle) oder die Nabelschnur vorfällt. Je nach der Stärke der Wehentätigkeit und der Biegsamkeit der Frucht spielt sich dieser ganze Vorgang bald langsamer, bald schneller ab; in letzterem Fall ist oft schwer zu entscheiden, ob mehr das Tiefertreten der Frucht oder der plötzliche Fruchtwasserabfluß den Vorfall der genannten Teile verschuldet hat.

Da wegen des mangelhaften Abschlusses des Uterusausführungsganges der Druck auf die Cervicalganglien und damit die *Wehentätigkeit* überwiegend auch nach dem Blasensprung *relativ schwach bleibt,* tritt die Schulter gewöhnlich nur langsam tiefer. Es können mehrere Stunden vergehen, ehe die Schulter schließlich mit dem vorfallenden Arm tiefer ins Becken gedrängt wird. Es erscheint uns nicht richtig, schon diese Fälle als verschleppte Querlage zu bezeichnen. Man könnte sie vielleicht am besten als „*fixierte Schulterlage*" bezeichnen. *Erst wenn* mit dem Tiefertreten der Schulter *die Wehentätigkeit reflektorisch verstärkt wird, die Bauchpresse sich dazu gesellt, die Schulter* unter Bildung einer Geburtsgeschwulst, die sich als bläuliche Anschwellung auf den vorgefallenen, schließlich aus der Vulva hervorragenden Arm fortsetzt, so tief gepreßt

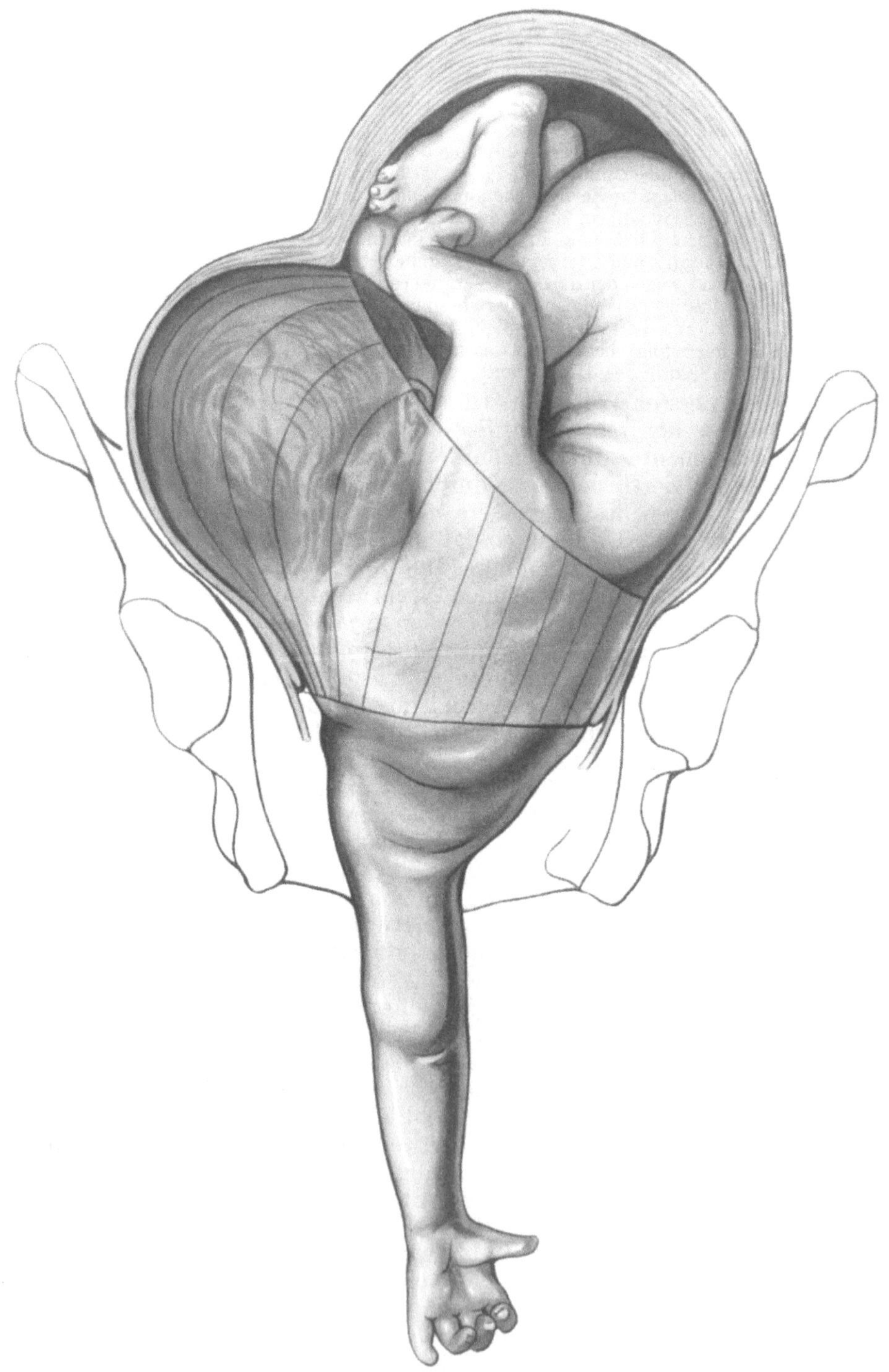

Abb. 406. Verschleppte Querlage.
Stärkste longitudinale Überdehnung auf der Kopfseite, starke zirkuläre Überdehnung des ganzen Uterusausführungsganges.

ist, daß das obere Rumpfende *im Beckeneingang eingekeilt wird*, gleichzeitig der sich immer mehr und mehr retrahierende, manchmal sogar in tetanische Kontraktion geratende Hohlmuskel den Rest des Kindskörper fest umschließt — erst *dann sollte man von einer „eingekeilten Schulterlage“ oder einer „verschleppten Querlage“* sprechen (Abb. 406).

Jetzt beginnen die großen Gefahren, zu deren Vermeidung es stets rechtzeitiger ärztlicher Hilfe bedarf. Eine *weitere Austreibung des Kindes* ist *unmöglich.* Aber der gesteigerte Widerstand treibt fast immer den Uterus zu höchster Kraftentfaltung

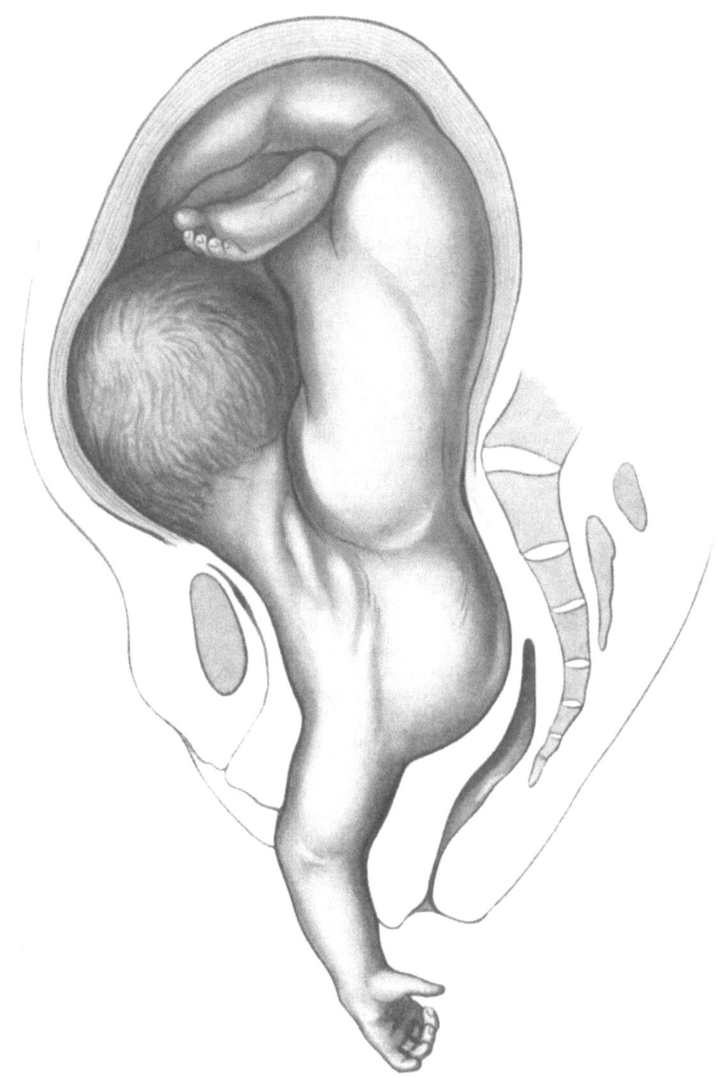

Abb. 407. Selbstentwicklung nach Modus DOUGLAS.
Das Bild entspricht genau einer Eigenbeobachtung.

an, um sich trotzdem noch des Kindes zu entledigen. Vereinzelt, bei ganz frühreifen oder toten Kindern gelingt das (vgl. später), bei normaler Widerstandsfähigkeit der Frucht gegen Verbiegung ist es aber unmöglich. *Der aktive Teil des Uterus entleert sich gleichwohl soweit als möglich und* zieht sich, *indem er bei jeder Wehe den Fruchtkörper weiter in den Ausführungsgang vorschiebt* nach oben zurück. *Dabei* erfolgt durch den Zug des nach oben sich retrahierenden Hohlmuskels, den Druck der bereits in den passiven Teil ausgetretenen Fruchtabschnitte eine *starke* Dehnung der Wände des Uterusausführungsganges. Diese Dehnung ist in erster Linie eine *Dehnung in zirkulärer Richtung,* während *auf der Kopfseite sich* gewöhnlich *noch eine sehr starke Longitudinal-*

dehnung hinzugesellt; denn der Kopf ist derjenige Teil, der die Formierung einer Fruchtwalze verhindert und seitlich vorspringt und zudem eine Fixation der untersten Abschnitte des Uterusausführungsganges zustande bringt. *Longitudinale wie zirkuläre Überdehnung* erreichen einen um so höheren Grad, je größer und kräftiger das Kind ist; jede Wehe *kann die tödliche Ruptur hervorrufen*. Wo die zirkuläre Dehnung überwiegt, was häufiger zutrifft, treten einfache Längsrupturen auf. Wo die longitudinale Dehnung überwiegt, kann eine quere Abreißung am Scheidengewölbe eintreten, die H. W. FREUND (wohl mehr auf Grund theoretischer Überlegungen) als die typische Form der Ruptur bei Querlage erklärte. Das Kind ist immer schon früher verloren, denn auch wenn keine Ruptur eintritt, stirbt es infolge mangelnder Blutversorgung bei der starken tetanischen Kontraktion des Uterus ab.

Auch der Mutter drohen selbst ohne Ruptur noch andere Gefahren. Entlang dem vorgefallenen Arm dringen Keime ein, die Temperatur steigt, die Frucht fängt rasch an zu faulen, schließlich tritt hohes Fieber auf und wenn jetzt nicht alsbald eine Entleerung des Uterus erfolgt, kommt es zur akutesten Intoxikation oder Sepsis, an der die Mutter zugrunde geht. Manchmal dringen neben Eitererregern auch gasbildende Fäulniserreger ein, es entsteht eine *Physometra*[1].

Nur *ganz ausnahmsweise gelingt* schließlich *doch noch die Austreibung der Frucht durch die Naturkräfte,* indem auf irgend eine Weise eine Annäherung der Form des Fruchtkörpers an die Walzenform erzielt wird. Das ist aber natürlich nur bei sehr verbiegbaren, entweder toten oder sehr kleinen Früchten mit geringer Skeletreife möglich. Diese spontane Austreibung kann auf dreierlei Weise erfolgen.

1. Entweder tritt unter immer weiterem Vorrücken der Schulter und stärkster Abbiegung der Halswirbelsäule zunächst die Schulter unter die Symphyse, allmählich immer größere Partien des Rückens nachziehend. Dabei wird die Halsbrustwirbelsäule maximal lateralwärts und nach vorne abgebogen (Abb. 407), der Kopf oberhalb der Linea terminalis festgehalten und nun weiter Lende und Steiß mit den Beinen an der unter der Schoßfuge stehenden Schulter vorbei durch das Becken und über den Damm getrieben. Dann erst folgen die Schultern und schließlich der Kopf wie bei einer Beckenendlage. Man bezeichnet diesen von DOUGLAS beschriebenen Vorgang als *Selbstentwicklung — Evolutio spontanea.*

2. Eine andere Möglichkeit ist die *Geburt conduplicato corpore* — RÖDERER, die aber eine noch stärkere spitzwinklige Abknickung der Brustwirbelsäule und eine solche Formbarkeit des Kindes erfordert, wie sie nur bei macerierten oder ganz frühreifen Kindern vorkommt. In dem einzigen mir bekannten Fall von ADELMANN, in dem ein reifes Kind conduplicato corpore geboren wurde, war der Schädel ganz zertrümmert. In dem nebenstehend abgebildeten Fall von ZANGEMEISTER (Abb. 408) ist vor gelungener Selbstentwicklung die tödliche Ruptur, und zwar auf der Seite des Kopfpols, eingetreten. Die Fruchtachse ist am Übergang der Hals- in die Brustwirbelsäule spitzwinklig abgeknickt. Auch bei diesem Modus wird zunächst die Schulter tiefer gepreßt; sie tritt aber hier direkt durch die Vulva durch. Ihr folgt ein Teil des Thorax. Der übrige Teil des Rumpfes und der Kopf passieren gleichzeitig die Beckenhöhle, wobei der Kopf tief in den Bauch des Kindes hineingepreßt wird.

3. Bekannt, wenn auch in der neueren Literatur kaum noch erwähnt, ist noch ein dritter *Modus* der Selbstentwicklung, den zuerst DENMAN (1785) beschrieben hat (Abb. 409). Dabei bleibt der Kopf höher oben seitlich auf der Darmbeinschaufel hängen. Deshalb kann die vordere Schulter nicht soweit heruntertreten, daß sie unter die Schoßfuge käme, sondern bleibt hinter derselben stehen. Dann wird beim Tiefertreten des Steißes die Frucht zunächst in der unteren Brustwirbelsäule ganz zusammengeknickt und der Steiß steht gleichzeitig mit der Schulterbreite im Becken. Freilich tritt, sobald der Steiß ganz im Becken ist nach den bisherigen Beobachtungen die eine Schulter wieder höher und dann werden Steiß und Beine an der oberen Rumpfhälfte vorbei ausgetrieben, wonach die Verhältnisse genau so liegen, wie bei einer bis zur Schulter geborenen Frucht in Beckenendlage. Auch zu diesem Modus der Selbstentwicklung ist ein höherer Grad von Verbiegbarkeit und Kleinheit des kindlichen Körpers nötig als beim Modus Douglas. Wir selbst haben ihn erst einmal bei einem kleinen frühreifen und einige Tage vorher schon abgestorbenen Kinde erlebt.

Die *Prognose* der Querlage ist *eine ernste,* denn es beträgt die mütterliche Mortalität im Durchschnitt der allgemeinen Praxis 2—5%, die Mortalität der Kinder 20—30%; demgegenüber ist freilich darauf hinzuweisen, daß bei rechtzeitig und richtig behandelten Fällen die mütterliche Mortalität praktisch gleich Null sein müßte und auch die kindliche Mortalität 5—10% nicht zu übersteigen brauchte. Sie völlig auszuschalten, wird nie gelingen, da Komplikationen wie Nabelschnurvorfall, enges Becken, Hydramnios und Frühreife der Kinder immer eine gewisse Zahl von Opfern fordern werden. Die hohe mütterliche Mortalität ist teils durch zu späte Hinzuziehung des Arztes, teils durch Schwierigkeiten oder mangelhafte Beherrschung der Technik der notwendigen Kunsthilfe bedingt.

Die Hebamme ist verpflichtet, bei Verdacht auf Querlage sofort einen Arzt hinzuzuziehen.

---

[1] Vgl. darüber auch S. 468.

Therapie. Nach dem vorstehend Geschilderten ist klar, daß die *Querlage in jedem Fall eine Kunsthilfe erfordert.* Oberster Grundsatz muß dabei die *rechtzeitige* Leistung

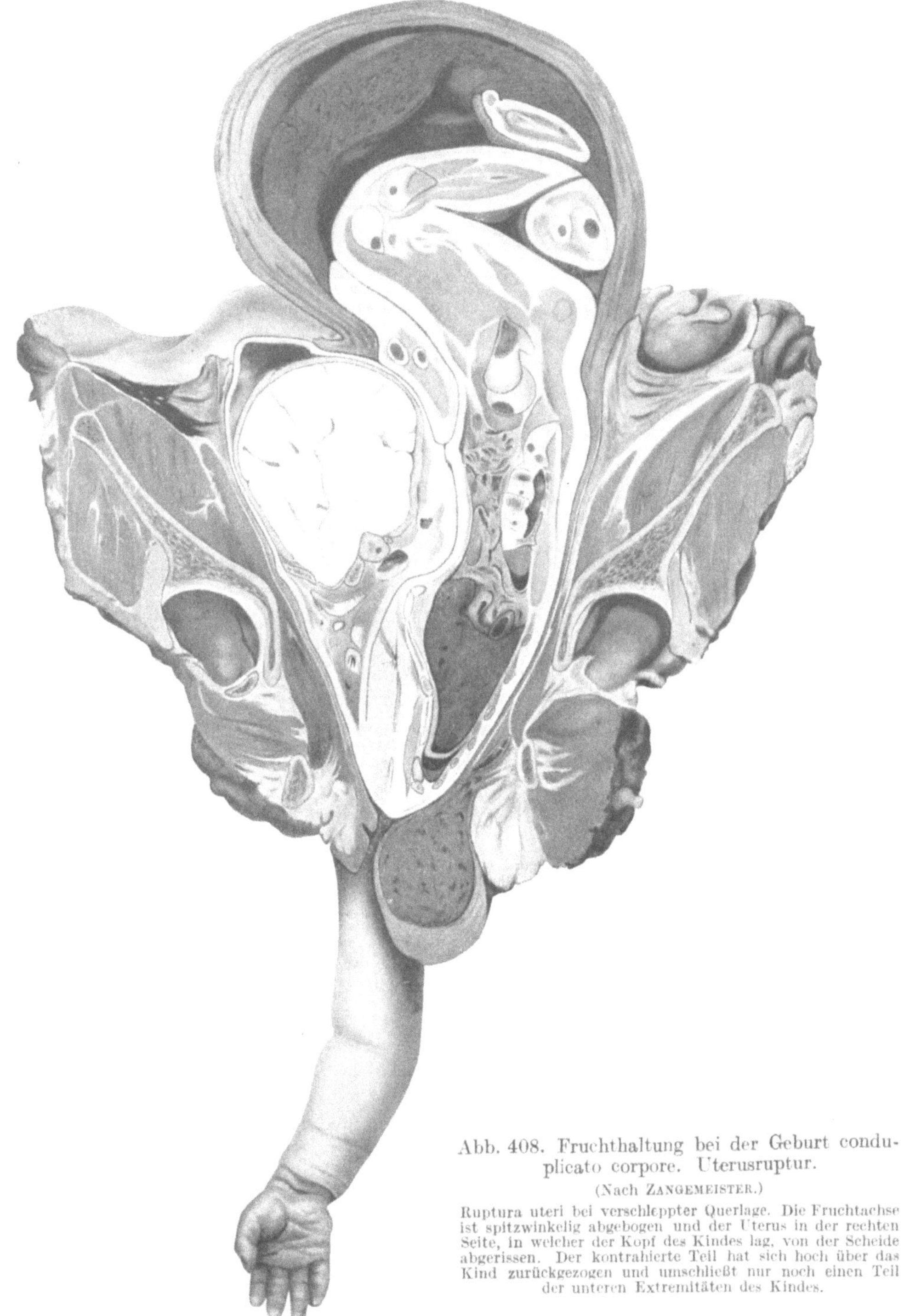

Abb. 408. Fruchthaltung bei der Geburt conduplicato corpore. Uterusruptur.
(Nach ZANGEMEISTER.)

Ruptura uteri bei verschleppter Querlage. Die Fruchtachse ist spitzwinkelig abgebogen und der Uterus in der rechten Seite, in welcher der Kopf des Kindes lag, von der Scheide abgerissen. Der kontrahierte Teil hat sich hoch über das Kind zurückgezogen und umschließt nur noch einen Teil der unteren Extremitäten des Kindes.

dieser Kunsthilfe sein. Sie läuft immer darauf hinaus, die *Querlage in eine Längslage umzuwandeln.* Die dazu erforderliche Operation wird als *Wendung* bezeichnet. Im

Einzelnen richtet sich das Vorgehen des Arztes je nach dem Stadium der Geburt, in
dem er zugezogen wird.

Wird eine Querlage etwa schon während der Schwangerschaft oder im ersten
Beginn der Geburt entdeckt, dann versuche man durch äußere Handgriffe das Kind
auf den Kopf zu wenden und wenn das gelungen ist, durch Bandagierung des Abdomens
die Längslage zu erhalten. Diese *äußere Wendung* darf aber nur vorgenommen werden,

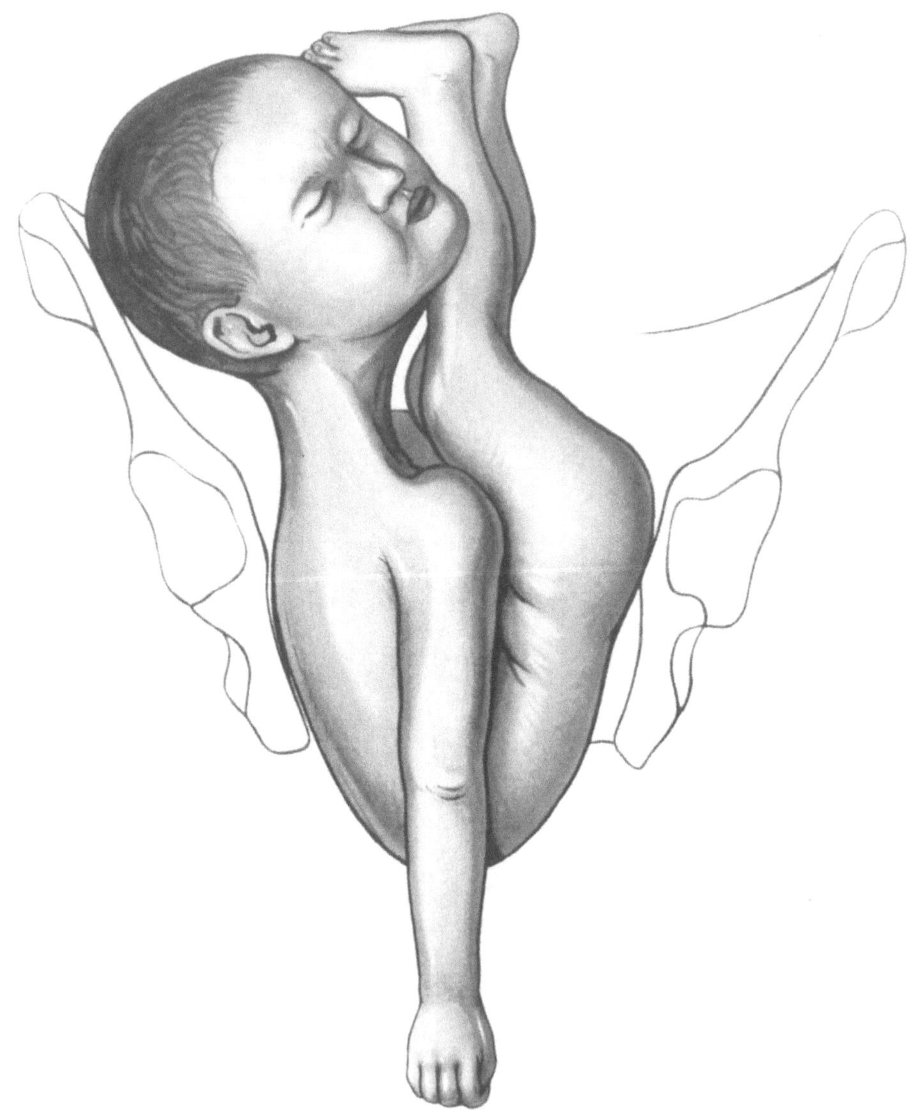

Abb. 409. Selbstentwicklung nach Modus DENMAN.

wenn keine Komplikationen wie Placenta praevia, enges Becken und dergleichen vorliegen;
denn in diesen Fällen ist es oft besser, die Möglichkeit, jederzeit eine Fußlage herzustellen, offen zu lassen. Im übrigen erwarte man von dem Versuch der äußeren Wendung
nicht zu viel. Abgesehen davon, daß sie häufig mißlingt, gelingt es oft nicht, die Längslage zu erhalten. In solchen Fällen warte man ruhig ab. Alles was jetzt zu tun ist,
ist, *möglichst bis zur völligen Erweiterung des Muttermundes die Fruchtblase zu erhalten.*
Dazu ist erforderlich, daß die Frau sofort ins Bett gebracht wird und ruhige Rückenlage
einnimmt. Bei unruhigen Frauen, bei Fällen, bei denen die Blase frühzeitig sich stark
vorwölbt, ist es zweckmäßig, einen frühzeitigen Blasensprung durch den Gegendruck

von unten mittels eines Kolpeurynters zu verhüten. Bei Erstgebärenden bietet die *Kolpeuryse* gleichzeitig den nicht zu unterschätzenden Vorteil, daß die engen Weichteile für die folgende Wendung und Extraktion vorbereitet werden.

Gelingt es, mit oder ohne Kolpeuryse die Fruchtblase zu erhalten, bis der Muttermund vollständig erweitert ist, dann hat man die günstigste Situation vor sich, die man sich bei einer Querlage nur wünschen kann. Denn *jetzt* kann man bei gut beweglicher Frucht die *Wendung* ausführen *und* sofort die *Extraktion* anschließen. Es erscheint uns richtiger, bei völlig erweitertem Muttermund den Blasensprung nicht erst abzuwarten, sondern mit der zur Wendung eingehenden Hand die Blase zu sprengen.

Schwieriger wird die Aufgabe für den Geburtshelfer, *wenn die Fruchtblase vor völliger Erweiterung des Muttermundes springt.* Hier muß das weitere Verhalten von den besonderen Umständen des Einzelfalles abhängig gemacht werden.

Wo der Cervicalkanal mehr oder minder vollständig entfaltet, der Muttermund auf einen Durchmesser von 3—4 cm erweitert ist und bei Fehlen aller Komplikationen nicht zuviel Fruchtwasser abfließt, dort wartet man am besten zunächst ruhig ab. In kurzer Zeit wird durch die Wehen auch der Muttermund bis auf Kleinhandtellergröße erweitert und läßt sich durch die zur Wendung eingeführte Hand gewöhnlich leicht vollends erweitern, wonach man wieder die Wendung und anschließend die Extraktion ausführen kann. Ein etwa feststellbarer Arm- oder Nabelschnurvorfall kann unter solchen Umständen vernachlässigt werden.

Verzögert sich die Erweiterung des Muttermundes wider Erwarten *oder* ist er überhaupt erst für zwei Finger passierbar, womöglich auch der Cervicalkanal ganz oder teilweise erhalten, *fließt* zudem vielleicht noch *reichlich Fruchtwasser ab, dann* entgeht man allen weiteren Komplikationen durch die *Einführung eines Metreurynters.* Der Metreurynter verhindert weiteren Fruchtwasserabfluß, wirkt besonders, wenn man ihn etwas belastet, wehenverstärkend, so daß man nach seiner Ausstoßung wieder bei völlig erweitertem Muttermund die Wendung und Extraktion ausführen kann. In Fällen, in denen bis zur Ankunft des Arztes schon viel Fruchtwasser abgeflossen ist, empfehlen wir die Benutzung des PETERSschen Metreurynters (Abb. 410), der ein Wiederauffüllen der Eihöhle mit steriler physiologischer Kochsalzlösung gestattet, so daß nach seiner Ausstoßung wieder die Wendung und Extraktion unter günstigen Vorbedingungen ausgeführt werden können.

Ein Armvorfall, der immer eine gewisse Erweiterung des Muttermundes voraussetzt, *kann vernachlässigt werden.* Niemals soll man einen vorgefallenen Arm reponieren. Denn die später notwendig werdende Wendung wird durch ihn kaum behindert und der vorgefallene Arm braucht dann nicht einmal gelöst zu werden.

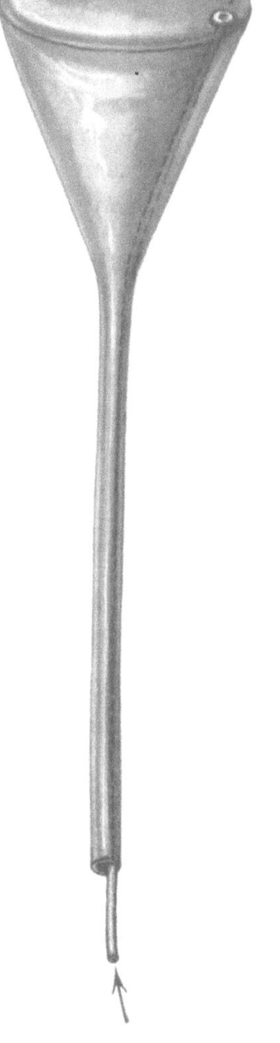

Abb. 410. Metreurynter nach PETERS.

Ist dagegen bei noch geringfügiger Erweiterung des Muttermundes eine Hand oder ein Teil derselben vorgefallen, dann ist es zweckmäßig, um zu starkem Fruchtwasserabfluß vorzubeugen, sie zu reponieren und danach die Metreuryse auszuführen.

Von manchen Geburtshelfern wird empfohlen, bei frühzeitigem Blasensprung die *vorzeitige innere Wendung* auszuführen. Wir halten das nur dann für berechtigt, wenn das Kind tot ist oder wenn irgendwelche Komplikationen, wie Placenta praevia u. dgl. vorliegen, die eine besondere Beschleunigung der Geburt wünschenswert erscheinen lassen, denn der herabgeholte Fuß gibt eine gute Handhabe, die Geburt jederzeit zu beschleunigen, eventuell sogar unter Perforation des nachfolgenden Kopfes sie recht rasch zu erzwingen. In allen anderen Fällen scheint es uns richtiger, so vorzugehen wie eben geschildert. Denn durch die Wendung wird das natürliche Lageverhältnis der kindlichen Arme nur zu häufig gestört, nicht selten auch die Nabelschnurzirkulation geschädigt, so daß nach der Wendung auftretende Zeichen kindlicher Asphyxie eine baldige Beendigung der Geburt erwünscht erscheinen lassen. Diese ist aber nur möglich, wenn der Muttermund vollständig erweitert ist, so daß man jederzeit die Extraktion ausführen kann. Aus derartigen Überlegungen heraus können wir uns auch nicht dem Rat derjenigen Geburtshelfer anschließen, die empfehlen, auch nach der rechtzeitigen Wendung mit dieser Operation sich zu begnügen und die Geburt weiter wie eine primäre Fußlage zu behandeln.

War seit dem Blasensprung schon längere Zeit verflossen und ist der Uterus fest um das Kind kontrahiert, dann darf man die Wendung nur machen, wenn Dehnungserscheinungen am unteren Uterinsegment fehlen und in tiefster Narkose die Frucht sich noch als genügend beweglich erweist. Wer über die in solchen Fällen notwendige größere Übung und eine zarte Hand nicht verfügt, der möge lieber auf die Wendung verzichten und den Fall wie eine verschleppte Querlage behandeln, als die Mutter der Gefahr einer Uterusruptur auszusetzen.

Bei einer verschleppten Querlage wäre die *Wendung ein schwerer Kunstfehler. Hier ist einzig und allein die Dekapitation,* oder wenn der Hals nicht erreichbar ist, die Embryotomie in anderer Form *indiziert.*

Ist in dem Zeitpunkt, in dem der Arzt gerufen wird, etwa bereits eine Selbstentwicklung im Gange, dann mag der Arzt abwarten unter steter Beobachtung, ob nicht doch noch Zeichen einer Uterusruptur eintreten. Wir empfehlen in solchen Fällen wie überhaupt *nach jeder schwierigen Wendung,* nach beendeter Geburt mit behandschuhter Hand *den Uterus auszutasten,* um sicher zu sein, daß auch eine inkomplette Uterusruptur nicht übersehen wird.

2. Geburtsstörungen durch fehlerhafte Haltung der Frucht.

Die meisten Haltungsänderungen der Frucht stören einen physiologischen Ablauf der Geburt nicht. Wir haben sie deshalb in dem Kapitel der atypischen physiologischen Geburt bereits abgehandelt und diese Rubrizierung ausführlich dort begründet.

Pathologische Bedeutung kommt dagegen den *Haltungsänderungen der Extremitäten* bei ganz normaler Lage und Stellung des Kindes zu. Unter diesen ist praktisch am wichtigsten das Vorliegen und der Vorfall einer Extremität neben dem Kopf, was etwa einmal unter 2000 Geburtsfällen beobachtet wird. Meist handelt es sich dabei um den mehr nach vorn liegenden Arm. Vorfall beider Arme ist noch seltener, der Vorfall sämtlicher Extremitäten neben dem Kopf gehört zu den Kuriositäten und hat praktisch kaum Bedeutung. In einem Viertel aller Fälle besteht gleichzeitig ein Nabelschnurvorfall.

Ätiologisch kommt alles in Frage, was einen sicheren Abschluß des Uterusausführungsganges im Beckeneingang verhindert, also vor allem ein Hydramnios mit plötzlichem Fruchtwasserabfluß, ein enges Becken mit abgewichenem Kopf, Zwillinge, bei denen infolge der Raumbeschränkung die Haltung der Arme häufig gestört wird, und schließlich noch die Gesichtslage, bei der durch die starke Dorsalflexion der Brustwirbelsäule die gewöhnliche Haltung der Arme von vornherein gestört ist.

Fällt nur eine Hand neben dem Kopf vor *(unvollkommener Vorfall),* so ist das ein bedeutungsloses Ereignis. Mit dem Tiefertreten des Kopfes zieht sich die Hand von selbst zurück. Viel schwerwiegender ist dagegen der Vorfall des ganzen Armes *(vollkommener Vorfall),* weil dadurch der *Eintritt des Kopfes* ins Becken *erschwert,* ja unmöglich gemacht werden kann. Letzteres ereignet sich verhältnismäßig am häufigsten bei Beckenenge, besonders wenn der vorgefallene Arm in der vorderen Beckenhälfte liegt. Aber auch wenn der Eintritt des Kopfes nicht verhindert wird, werden durch den vorgefallenen Arm häufig Haltungsänderungen des Kopfes (Lateralflexion, Vorderhauptshaltung, Stirnhaltung) erzwungen. Ist der Kopf trotz des Hindernisses ins Becken eingetreten, dann findet der Arm meist in der Kreuzbeinhöhlung oder in der hinteren Beckenbucht genügend Platz und die Geburt wird nur durch eine Erschwerung der normalen Rotation des Kopfes verzögert. Liegt der Arm vorn, dann kann freilich die Geburt völlig zum Stillstand kommen. Durch derartige Vorkommnisse wird die Geburtsprognose für beide Teile getrübt, zumal in einem Viertel der Fälle noch der Nabelschnurvorfall als weitere Komplikation sich hinzugesellt.

Verlagerung der Arme ohne Vorfall. Wir haben schon erwähnt, daß bei der Gesichtslage die Arme ganz gewöhnlich ihre natürliche Haltung aufgeben müssen. Liegt die Brust des Kindes dem Uterus dicht an, dann kann es auch einmal zu einer Verlagerung eines oder beider gestreckten Arme auf den Rücken der Frucht kommen. Bleibt der Arm gebeugt, dann kann er nur in den Nacken verlagert werden, was allerdings sehr selten ist.

Die *Diagnose* ist nur bei innerer Untersuchung möglich, macht dann aber keine Schwierigkeiten.

Die *Prognose* ist weitgehendst von der den Armvorfall veranlassenden Ursache, darüber hinaus auch von einer guten Kunsthilfe abhängig.

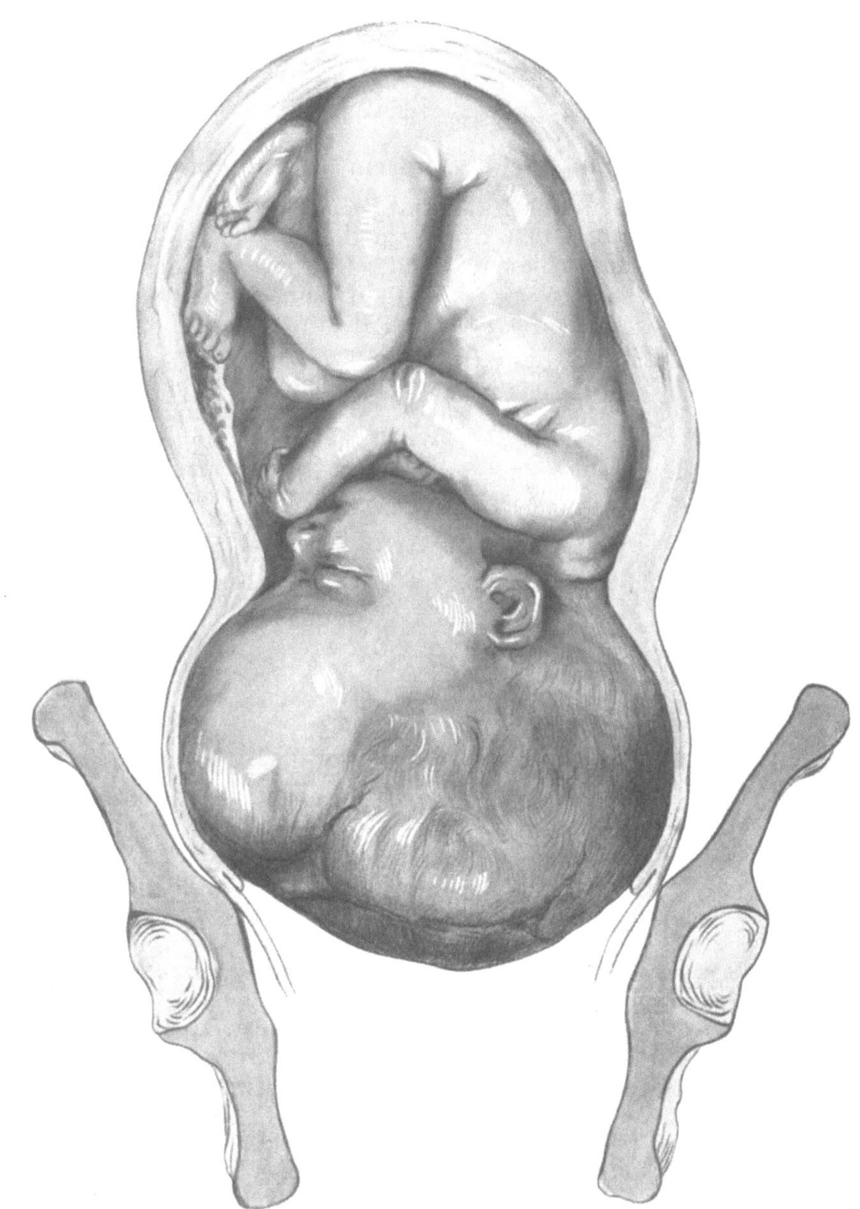

Abb. 411. Hydrocephalus. Mißverhältnis zwischen Kopf und Becken. Starke Dehnung des Uterusausführungsganges. Gefahr der Uterusruptur.

Die *Therapie* hat *bei Vorliegen* eines Arms die Aufgabe, durch *Lagerung der Gebärenden auf die entgegengesetzte Seite* das Tiefertreten des Kopfes zu begünstigen, wobei gewöhnlich die vorliegende Hand oder der vorliegende Arm von selbst zurückweicht. Ist der Arm*vorfall* bereits eingetreten, dann soll bei noch beweglichem Kopf die *Reposition* vorgenommen werden. Man geht mit der ganzen Hand ein und führt den vorgefallenen Arm vorsichtig am Gesicht vorbei über den Kopf zurück. War der Kopf abgewichen, so lagert man die Frau auf die Seite, nach der der Kopf abgewichen war.

Fällt, wie etwa bei engem Becken, *der Arm wieder vor, dann* ist es richtiger, *an eine neuerliche Reposition* sofort *die Wendung anzuschließen.* Freilich werden dadurch die Aussichten für das Kind getrübt. Nur wenn bei genügender Weite des Muttermundes an die Wendung unmittelbar die Extraktion angeschlossen werden kann und nicht etwa bei dieser durch eine Beckenenge sich neue Schwierigkeiten ergeben, kann man auf ein lebendes Kind rechnen.

Die Verlagerung der Arme ohne Vorfall sind therapeutischen Maßnahmen nicht zugänglich.

3. Geburtsstörungen durch abnorme Stellung der Frucht.

Die Stellung des Rückens nach hinten bei Querlagen tritt an Bedeutung hinter der Lageanomalie ganz in den Hintergrund.

Nur bei hohem Gradstand ist die Stellung des Rückens nach hinten, wie wir schon erwähnt haben[1], von ernsterer Bedeutung.

Noch ausgesprochener ist die pathologische Bedeutung der regelwidrigen Stellung bei Gesichtshaltung mit nach hinten rotiertem Kinn und bei Stirnhaltung mit kreuzbeinwärts gedrehter Stirn. Indes brauchen wir nicht weiter darauf einzugehen, da wir, um die Darstellung nicht zu zerreißen, alles Wissenswerte darüber bereits in dem Kapitel der atypischen physiologischen Geburt vorgebracht haben.

4. Geburtsstörungen durch abnorme Größe oder Gestalt der Frucht.

Riesenkinder.

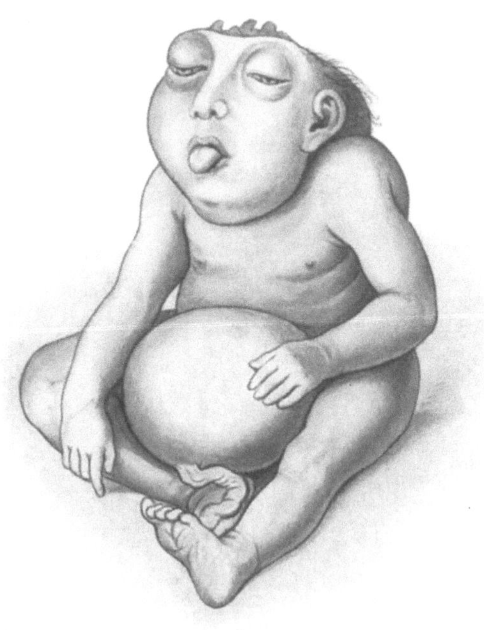

Abb. 412. Hemicephalus mit Nabelschnurbruch.
(Nach einem Präparat der Sammlung der Göttinger Frauenklinik.)

Man versteht unter einem Riesenkind eine sonst wohlentwickelte Frucht mit einem *Geburtsgewicht von 5000 g und mehr.* Es sind Geburtsgewichte bis zu 7000 g beobachtet. Wir erinnern dabei daran, daß vielfach *Erbfaktoren* für eine besondere Größe des Kindes verantwortlich zu machen sind, im übrigen häufig eine *verlängerte Tragzeit* die Ursache für die abnorme Größe des Kindes ist.

Der *Geburtsverlauf* ist prinzipiell der gleiche wie bei mäßigen Graden von Beckenenge oder bei erhöhten Weichteilschwierigkeiten. Gleichwohl ist eine Spontangeburt in einer weit überwiegenden Mehrzahl der Fälle möglich. Mehrfach haben wir eine *spontane Symphysenruptur* bei derartigen Geburten beobachtet. Praktisch wichtig ist die Erfahrung, daß übertragene Kinder infolge der Auslösungserscheinungen und regressiven Vorgänge in der Placenta gelegentlich plötzlich kurz vor oder unter der Geburt absterben.

Die *Prognose* läßt sich nur für den Einzelfall auf Grund eines nachweisbaren Mißverhältnisses zwischen Kopf und Becken stellen.

Die *Geburtsleitung* hat die Aufgabe einer sehr sorgfältigen dauernden Überwachung der kindlichen Herztöne. Bei Eintreten von Asphyxie in der Austreibungsperiode ist

---

[1] Vgl. S. 248.

eine Zangenextraktion unter ausgiebiger Episiotomie am Platze, die bei abgestorbenem Kind natürlich durch die Perforation des kindlichen Schädels ersetzt wird.

Bei von vornherein feststellbarem gröberem Mißverhältnis zwischen Kopf und Becken kann ausnahmsweise einmal eine abdominale Schnittentbindung in Frage kommen.

Wenn sich bei der Geburt der Schultern Schwierigkeiten ergeben und die auf S. 210 geschilderten Handgriffe sich als unzureichend erweisen, so kann im äußersten Notfall die Einsetzung eines stumpfen Hakens in die nach hinten gelegene Achselhöhle in Frage kommen. Freilich ist dabei die Gefahr einer Verletzung des Kindes, insbesondere einer Epyphysenlösung sehr groß und die

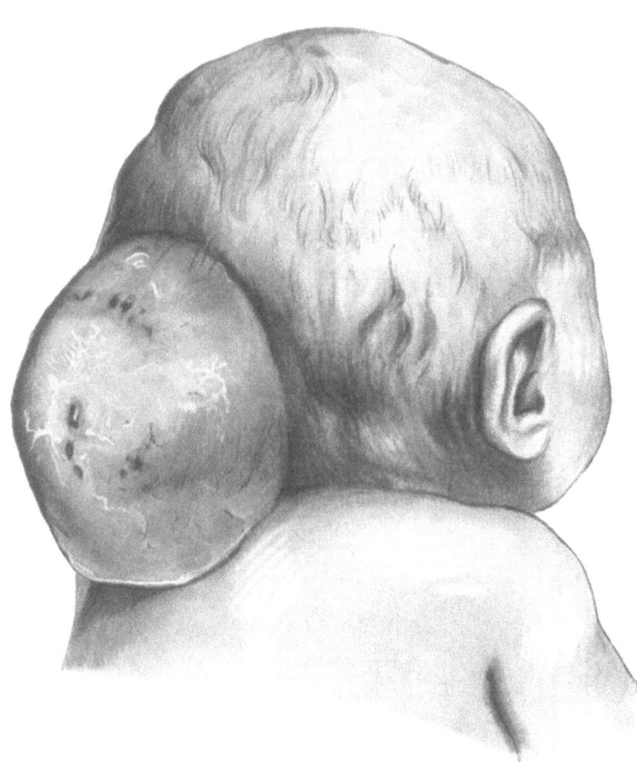

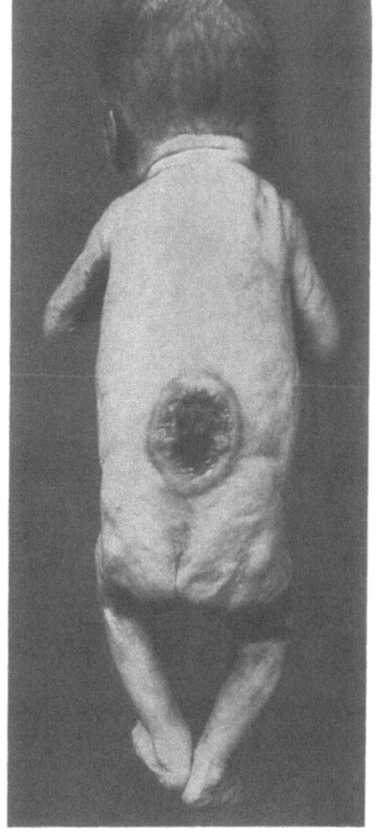

Abb. 413. Meningocele occipitalis.   Abb. 414. Rachischisis lumbosacralis.

sofortige Zuziehung eines erfahrenen Orthopäden zur Begutachtung und Behandlung entstandener Verletzungen dringend zu empfehlen. Bei totem Kind ist die Kleidotomie auszuführen.

Mißbildungen.

Die größe Bedeutung unter den Mißbildungen hat für den Geburtshelfer die

Hydrocephalie.

Unter Hydrocephalus versteht man die Ansammlung wäßriger Flüssigkeit in den mehr oder minder stark erweiterten Ventrikeln. Meist ist entsprechend der Flüssigkeitsansammlung der Schädel vergrößert (Abb. 411) nur ausnahmsweise kommen Fälle zur Beobachtung, in denen der Schädel klein bleibt und die Flüssigkeitsansammlung rein auf Kosten des Gehirns zustande kommt. Die Ursache der Hydrocephalie ist unbekannt. Nicht selten sind damit andere Mißbildungen verbunden (vgl. später). Der Ablauf der Schwangerschaft wird durch die Hydrocephalie meist nicht gestört.

Unter der Geburt ergeben sich *Schwierigkeiten nur* dann, *wenn* der Schädel durch die Wasseransammlung in seinem Innern so vergrößert ist, daß ein *Mißverhältnis zur Weite des knöchernen Geburtskanals* zustande kommt. Das trifft auf etwa 3000 Geburten einmal zu, während *leichtere Grade* von Hydrocephalie *geburtsmechanisch bedeutungslos* sind. Wo aber ein Mißverhältnis besteht, da ergeben sich dieselben Schwierigkeiten und Gefahren wie beim engen Becken. Bei der Größe des Kopfes kommt es fast unvermeidlich an sich schon zu einer starken *Dehnung des unteren*

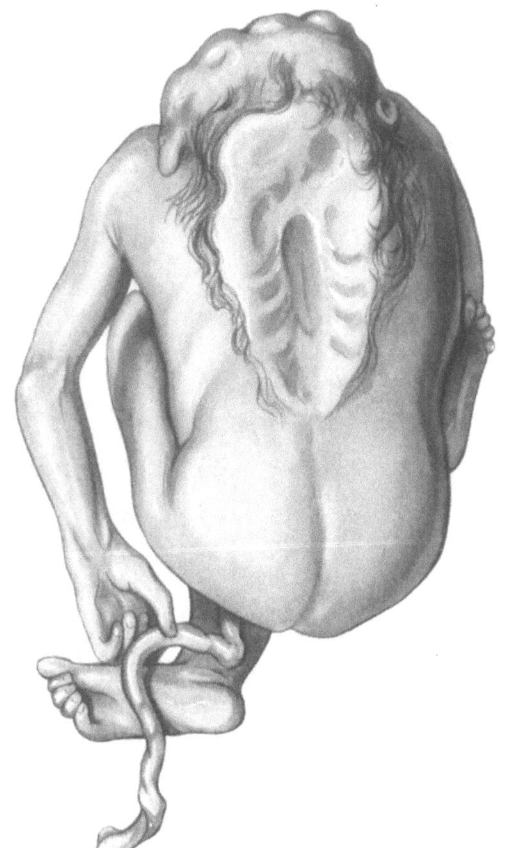

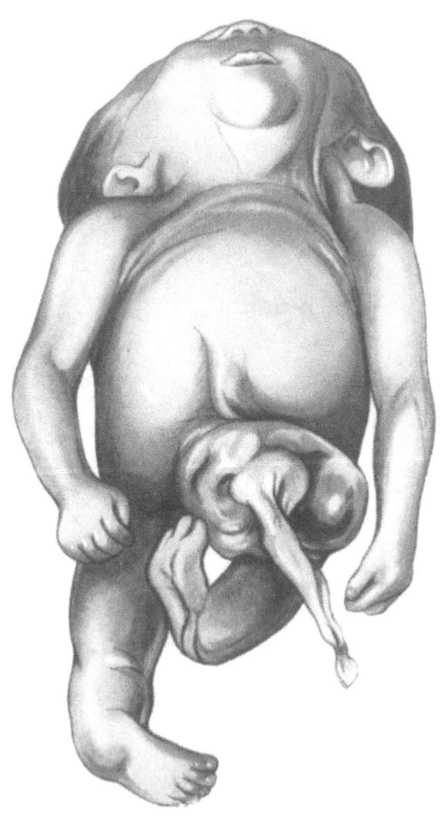

<table>
<tr><td align="center">Abb. 415.
Kraniorachischisis.</td><td align="center">Abb. 416.
Nabelschnurbruch bei Kraniorachischisis.
(Derselbe Fall wie Abb. 415.)</td></tr>
</table>

Uterinsegmentes. Ebenso ist bei höheren Graden von Hydrocephalie eine *Einklemmung des äußeren Muttermundes* fast unvermeidlich, so daß es bald zu einer longitudinalen Überdehnung des unteren Uterinsegmentes und damit bisweilen überraschend schnell zu einer Uterusruptur kommt. *Vereinzelt* hat man Fälle beobachtet, in denen gewissermaßen *im letzten Augenblick der Wasserkopf platzte* und damit das Mißverhältnis zwischen Kopf und Becken beseitigt wurde.

Die *Diagnose* der Hydrocephalie ist deshalb von besonderer Wichtigkeit; denn nur bei rechtzeitiger Erkennung des Mißverhältnisses und seiner Ursache können die erwähnten Gefahren vermieden werden.

Man soll stets an Hydrocephalie denken, wenn bei einem normalen Becken trotz guter Wehen der Kopf nicht eintreten will. Die Diagnose ist leicht, sobald der Muttermund eine Betastung des Schädels gestattet. Die *Nähte und Fontanellen sind erweitert.* Die Kopfknochen sind meist dünn. Täuschungen können sich zuweilen dadurch ergeben, daß bei wenig erweitertem Muttermund der Finger an keine Naht herankommt und der im Muttermund vorliegende Abschnitt des Hydrocephalus für eine stark gespannte derbe Eiblase gehalten wird.

Wird das hydrocephalische Kind *in Beckenendlage* geboren, so ergeben sich Schwierigkeiten natürlich erst dann, wenn das Kind bis zum Schulterblatt geboren ist und der Kopf ins Becken eintreten soll. Gerade aus der *Schwierigkeit des Kopfeintritts* muß man Verdacht schöpfen. Der Verdacht wird noch dringlicher, wenn etwa das Kind noch andere Mißbildungen, wie etwa eine Spina bifida aufweist. Untersucht man daraufhin, so kann man meistens schon von außen jetzt die abnorme Größe des Schädels erkennen.

Die *Therapie* besteht in der Punktion des Wasserkopfes durch eine Naht oder Fontanelle, worauf sich der Inhalt sofort entleert und der verkleinerte Schädel ohne

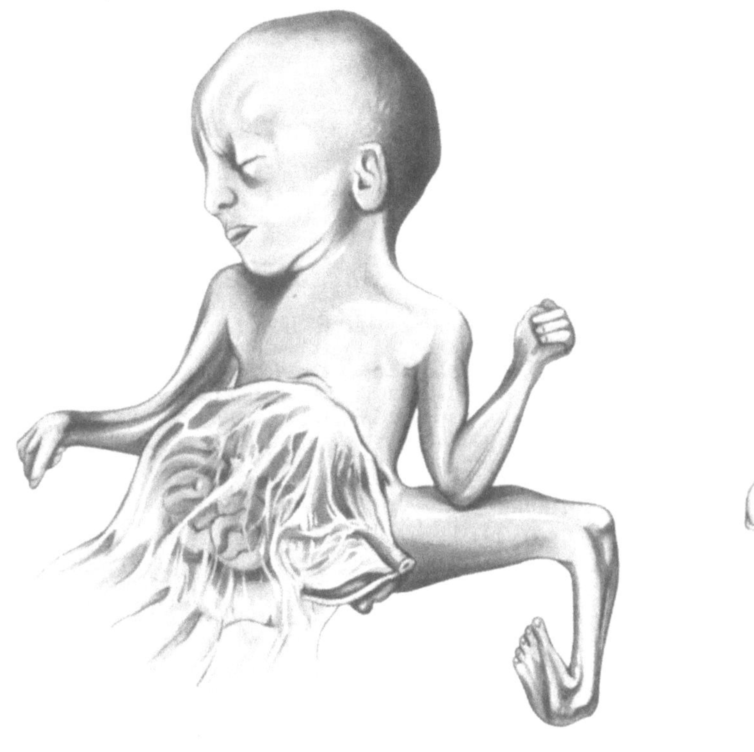

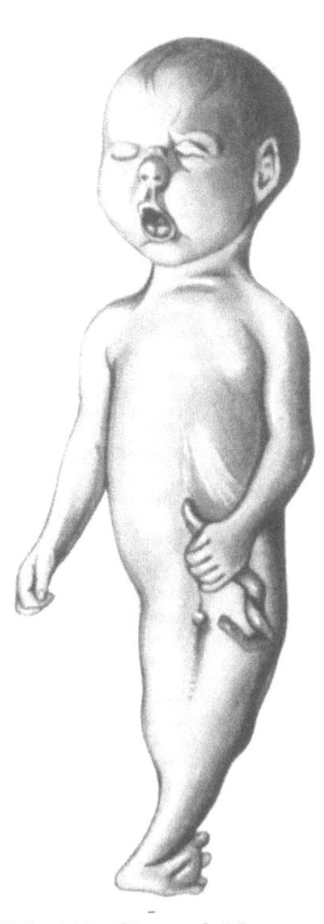

<table>
<tr><td>Abb. 417. Große Bauchspalte.</td><td>Abb. 418. Sirenenbildung.</td></tr>
</table>

Schwierigkeit geboren wird. Die Anlegung der Zange bei Hydrocephalus vor oder nach der Punktion bzw. Perforation gilt als ein Fehler, der freilich bei geringen Graden nicht erkannter Hydrocephalie öfters vorkommt.

Andere Mißbildungen der Frucht.

Mit zu den häufigsten Mißbildungen gehören die, die auf einer mangelhaften Anlage und Ausbildung des Zentralnervensystems beruhenden. Der höchste Grad der hierhergehörigen Mißbildungen ist die *Anencephalie,* bei der das ganze Gehirn fehlt und auch vom Schädel nur die rudimentäre oder deformierte Basis vorhanden ist.

Ein etwas geringerer Grad von Mißbildungen ist die *Hemicephalie,* bei der Teile des Gehirns, meist das Kleinhirn, und gewöhnlich auch Reste der Hinterhauptsschuppe vorhanden sind (Abb. 412).

Mißbildungen noch geringeren Grades sind die *Meningocele* und die *Encephalocystocele.* Es handelt sich dabei um Gehirnbrüche, die meist aus Öffnungen im Hinterhauptsbein und an der Nasenwurzel zum Vorschein kommen.

Auch eine *Hydrencephalocele* (Hervorstülpung des Arachnoidealsackes) aus einer Schädelspalte mit stärkerer Flüssigkeitsansammlung gehört hierher.

Neben den Bildungshemmungen des Gehirns finden sich nicht selten auch Spaltbildungen des Rückenmarks *(Rachischisis),* die auf einem unvollständigen Schluß der Medularrinne beruhen. Sie sitzen am häufigsten im Lumbosacralteil des Rückenmarks (Abb. 414). Die Rachischisis kann eine totale oder partielle sein. In ihrem Bereich fehlt stets die Haut. Kombinieren sich Defektbildungen des Gehirns und der oberen Teile des Rückenmarks, so spricht man von *Kraniorachischisis* (Abb. 415 u. 416). Gelegentlich sind damit noch andere Mißbildungen wie eine *Bauchspalte* (Abb. 417), ein *Nabelschnurbruch* (Abb. 416), eine *Ektopie der Blase,* eine *Sympodie* oder gar *Sirenenbildung* (Abb. 418) verbunden. Diese Mißbildungen kommen aber auch isoliert für sich vor.

Als eine Hemmungsbildung im vorderen Teil des Gehirns ist die *Cyclopie* aufzufassen (Abb. 419). An Stelle der Nasenwurzel findet sich ein rudimentäres Auge, über dem dann noch ein verkümmerter Nasenfortsatz vorhanden ist.

Relativ häufig findet sich *bei all diesen Mißbildungen ein Hydramnios.* Bei der Kraniorachischisis und Hemicephalie findet man die *Kinder mit Vorliebe in Gesichtslage.*

Die praktische geburtshilfliche Bedeutung dieser Mißbildungen ist nicht groß. Sie bieten wohl diagnostische Schwierigkeiten, die in vielen Fällen unüberwindbar sind, eine ernste Geburtserschwerung ist nicht zu befürchten.

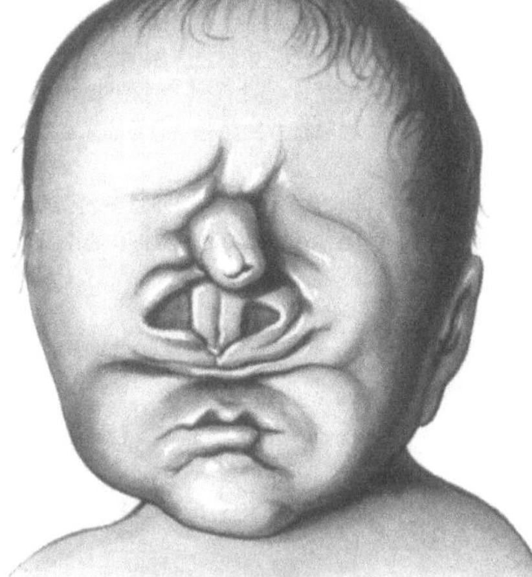

Abb. 419. Cyclopie.

Der Acardiacus (die sog. herzlose Mißgeburt).

Der Name stammt daher, daß regelmäßig das Herz fehlt. Häufig fehlt auch noch der Kopf (Abb. 420) *Acephalus,* zuweilen auch der Rumpf *(Acormus);* fehlen auch noch die Extremitäten, dann ist irgendeine Ähnlichkeit mit der menschlichen Gestalt überhaupt nicht mehr festzustellen, das ganze Kind stellt einen formlosen und häufig ödematösen Klumpen dar *(Acardiacus amorphus).*

Wie schon in dem Kapitel Mehrlingsgeburt erwähnt, handelt es sich beim Acardiacus stets um einen mißbildeten eineiigen Zwilling, der gewöhnlich erst nach dem wohlgebildeten Zwilling geboren wird. Zuweilen ergeben sich Schwierigkeiten bei der Geburt des Acardiacus durch eine starke ödematöse Auftreibung. Handelt es sich um einen *Amorphus,* dann kann die Entwicklung große Schwierigkeiten machen.

Mißbildungen durch abnorme Ausdehnungen des Rumpfes.

Eine solche kommt zustande durch *Hydrothorax* oder *Ascites,* durch eine abnorme Füllung und beträchtliche *Erweiterung der Harnblase,* durch *cystische Entartung der Nieren,* durch *Tumoren der Leber,* der *Milz* und ähnliches. Sehr selten wird eine Vergrößerung eines abgestorbenen Kindes durch Ansammlung von Gas in den Geweben und Körperhöhlen hervorgerufen. Auch große Nabelbrüche können zuweilen eine beträchtliche Vergrößerung des Rumpfes hervorrufen.

Die geburtsmechanische Bedeutung aller hierher gehörigen Mißbildungen liegt einzig darin, daß durch die Verunstaltung und Vergrößerung des Rumpfes unter Umständen ein durch die Naturkräfte nicht überwindbares Mißverhältnis zwischen Rumpf und Geburtskanal sich ergibt. Praktisch liegt die Schwierigkeit vor allem darin, daß es beinahe unmöglich ist, derartige Mißbildungen vor der Geburt zu diagnostizieren. Man muß aber an diese Möglichkeit denken, sobald nach der Geburt des Kopfes die Geburt nicht weitergeht und der Rumpf auf die üblichen Handgriffe nicht folgt. Geht man dann zur Feststellung des Hindernisses mit der ganzen Hand ein, dann ist immerhin festzustellen, daß eine Abnormität vorliegt und rücksichtslos die Embryotomie an der zugänglichsten Stelle auszuführen.

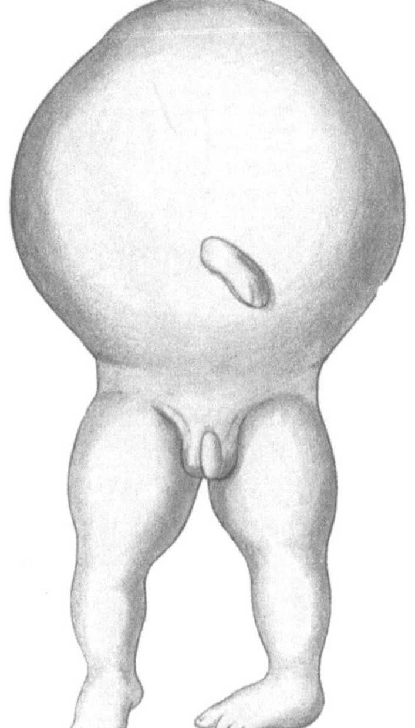

Abb. 420. Acardiacus (Acephalus).
Der große Umfang des Rumpfes erforderte die Perforation desselben und Extraktion mit dem stumpfen Haken.
Etwa ¹/₆ der natürl. Größe.
(Nach C. Mayer und Paasch[1].)

Doppelmißgeburten.

Man unterscheidet nach G. Veit 3 Hauptgruppen:

1. *Unvollständige Doppelbildung.* Die Verschmelzung der doppelt gebildeten Teile ist eine sehr innige:

Diprosopus mit zwei Gesichtern ($\pi\varrho\acute{o}\sigma\omega\pi o\nu$ = Gesicht),

Dipygus mit zwei Beckenenden ($\pi\upsilon\gamma\acute{\eta}$ = Steiß),

Kephalothorakopagus mit Doppelgesicht und Doppelrumpf ($\pi\acute{\eta}\gamma\nu\upsilon\mu\iota$ = verbinden).

Die mechanische Schwierigkeit hängt von dem Umfang des doppelt gebildeten Teiles ab.

---

[1] Verh. Ges. Geburtsh. Berlin 1846.

2. *Zwei ausgebildete Früchte* sind *mit* dem oberen oder unteren *Rumpfende verbunden (Kraniopagus, Ischiopagus, Pyopagus)*.

Diese Doppelbildungen legen sich unter der Geburt meist in eine fortlaufende Linie und passieren ohne Schwierigkeiten nacheinander das Becken.

3. *Die beiden Früchte hängen am Rumpf* miteinander *zusammen* (Abb. 421). Man unterscheidet einen *Thorakopagus* und einen *Xiphopagus*, bei dem die Verwachsung sich auf das Brustbein beschränkt, während die Brusthöhlen getrennt sind.

Auch bei diesen Doppelbildungen ist überwiegend häufig die Spontangeburt möglich gewesen, weil die Früchte sehr gut verformbar und die Verbindungsbrücke gut ausziehbar war, so daß die beiden Kinder

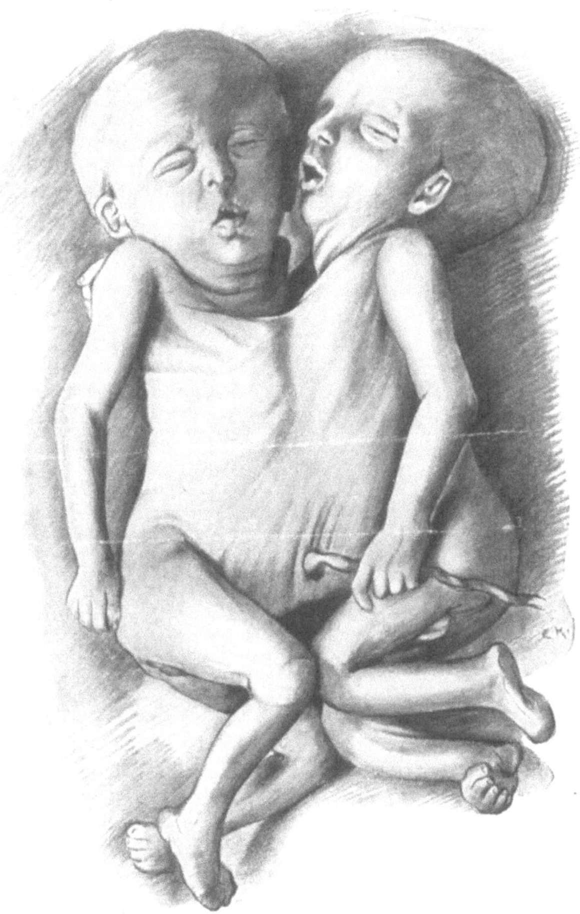

Abb. 421. Thorakopagen.

nacheinander geboren wurden. Freilich ist für den glücklichen Ausgang auch der Umstand von Bedeutung daß es sich fast immer um Frühgeburten handelt.

Regeln für die Geburtsleitung lassen sich nicht aufstellen. Die meisten hierher gehörigen Mißbildungen sind erst kurz vor der Geburt der zweiten Fruchthälfte oder überhaupt erst post partum erkannt worden. Als *Leitsatz* mag gelten, daß bei irgendwelchen Schwierigkeiten, sobald das Vorliegen einer Mißbildung erkannt ist, nur das Interesse der Mutter zu wahren und *auf die Lebenserhaltung der mißbildeten Kinder keinerlei Rücksicht zu nehmen ist.* In Kliniken leistet in Zweifelsfällen eine Röntgenaufnahme wertvolle Hilfe.

E. Störungen im Ablauf der Nachgeburtsperiode.

1. Blutungen vor Ausstoßung der Placenta.

Strömt nach der Geburt des Kindes Blut in reichlicher Menge aus der Schamspalte, so entstammt es *entweder Verletzungen* der weichen Geburtswege *oder* der *Placentarstelle,* deren Gefäße infolge mangelhafter Retraktion und Kontraktion des Uterus unvollkommen verschlossen sind.

Zur Entscheidung, welche der beiden Möglichkeiten in Frage kommt, prüfe man zunächst den Kontraktionszustand des Uterus. Tastet man den Fundus uteri in oder unter Nabelhöhe und findet man den Uterus in toto hart, so ist von vornherein fast sicher, daß eine Verletzung die Ursache der Blutung ist. Nur bei einer Placenta praevia könnte trotz guter Kontraktion des Korpus eine Blutung aus dem atonischen Isthmusgebiet vorliegen[1]. Die *Verletzungen,* die zu starken Blutungen führen, sitzen in erster Linie im Bereich *der Clitoris* oder der *Cervix,* seltener in der *Scheide.* Dammrisse bluten kaum jemals besonders stark. Die Besichtigung des Vestibulums läßt eine etwa vorhandene blutende Stelle leicht erkennen; ist eine solche nicht nachweisbar, dann entfalte man die Scheide mittels breiter Plattenspekula, dabei werden beim Einführen etwaige blutende Verletzungen der Scheide dem Auge sichtbar. Fehlen auch hier Verletzungen, dann stelle man sich die Cervix ein. Stark blutende Risse nach Spontangeburten gehören zu den Seltenheiten. Nach operativen Entbindungen

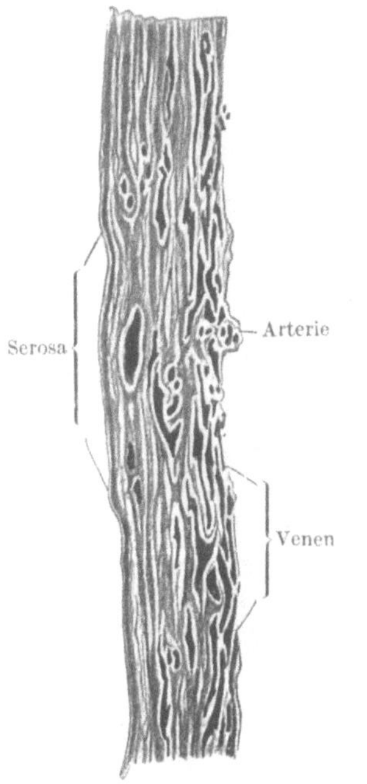

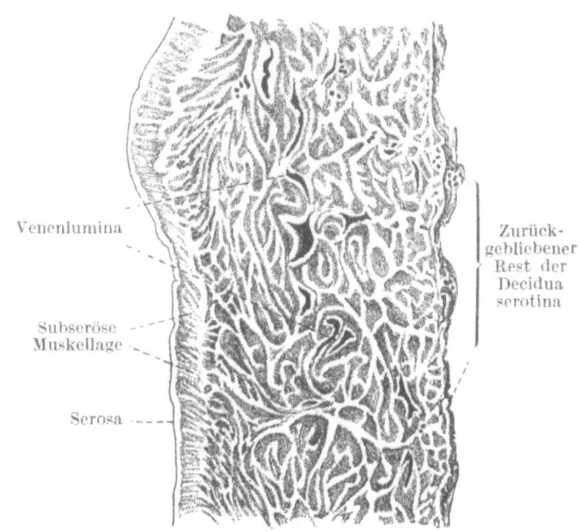

Abb. 422. Hochschwangerer Uterus, arteriell und venös injiziert.
Schnitt durch die Wand an der Placentarstelle.
(Nach BUMM.)

Abb. 423. Frisch entbundener Uterus, in guter Retraktion arteriell und venös injiziert.
Schnitt durch die Wand an der Placentarstelle.
(Nach BUMM.)

ist viel eher mit ihnen zu rechnen, besonders nach einer Wendung und Extraktion. Hat man die blutende Stelle entdeckt, so muß sie durch Naht oder Unterstechung versorgt werden. Sollte das mißlingen, dann klemme man den Riß nach dem Vorschlag von HENKEL zu[2].

Stellte man bei der Untersuchung dagegen einen mangelhaften Kontraktionszustand des Uterus und einen Hochstand seines Fundus fest, dann ist von vornherein die Diagnose *„atonische Blutung aus der Placentarstelle"* das Wahrscheinliche.

Die Blutung kommt dadurch zustande, daß ein Teil der Placenta durch die Verkleinerung des Uterus nach der Geburt des Kindes oder durch Nachgeburtswehen sich bereits gelöst hat. Dadurch werden eine Anzahl mütterlicher Gefäße eröffnet und entleeren etwas Blut. Normaliter wird durch die Kontraktion und Retraktion des Uterus auch unter solchen Verhältnissen eine stärkere Blutung verhindert (Abb. 422 u. 423). Fehlt dagegen die Kontraktion und bleibt der Uterus atonisch, dann entströmen den klaffenden uteroplacentaren Gefäßen unter Umständen in kurzer Zeit bedeutende Mengen Blut (Abb. 424), die schnell zur Pulsbeschleunigung und schlechter Füllung des Pulses, bald zur Pulslosigkeit und, wenn auch selten, zum Tode der Frau an akuter Anämie führen.

---

[1] Vgl. S. 513.　　[2] Technik vgl. S. 497.

Die *Ursachen* der Atonie sind im wesentlichen die gleichen wie die der Wehenschwäche, ja häufig ist die Atonie nur die *Fortsetzung einer* unter der Geburt festgestellten *Wehenschwäche.* Entsteht die Atonie erst in der Nachgeburtsperiode, dann ist die häufigste Ursache entweder eine *plötzliche Entleerung des Uterus* durch operative Eingriffe oder *Überdehnung* des Uterus durch zu reichliches Fruchtwasser oder die Anwesenheit von Zwillingen.

Stets denke man an die Möglichkeit, daß die Atonie *reflektorisch von einer überfüllten Harnblase* ausgelöst sein kann.

Eine sehr häufige Ursache atonischer Nachblutungen ist eine *schlechte Leitung der Nachgeburtsperiode.* Die Ungeduld, die so häufig dazu führt, daß die Placenta vorzeitig exprimiert werden soll, hat sehr leicht zur Folge, daß dabei nur ein Teil der Placenta gelöst wird und die noch nicht genügend vorbereitete Uterusmuskulatur danach atonisch bleibt. Am seltensten ist eine derartige Blutung durch eine pathologische Adhärenz eines Teiles der Placenta an der Uteruswand bedingt.

Die *Diagnose* ist meistens leicht. Anstatt in Nabelhöhe tastet man den Fundus hoch über dem Nabel, der Uterus ist groß, weich, oft ballonartig aufgetrieben und infolge seiner Schlaffheit schlecht nach den Seiten abzugrenzen. Druck auf den Uterus vermehrt die Blutung, weil das in dem schlaffwandigem Cavum angesammelte Blut nach außen gepreßt wird.

Zuweilen kommt es vor, daß *trotz starker Atonie* eine *äußere Blutung fehlt* oder ganz geringfügig ist, dann nämlich, *wenn* etwa *der* innere *Muttermund* durch ein Blutkoagulum, einen großen Eihautfetzen oder Placentalappen *verlegt ist.*

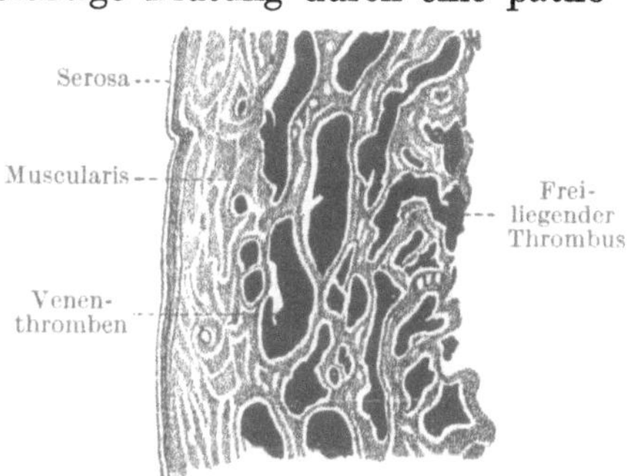

Abb. 424. Placentarstelle eines mangelhaft retrahierten Uterus.
Zahlreiche Venenthromben. (Nach Bumm.)

Dann sammelt sich das Blut ausschließlich in dem schlaffen Korpus an, die Uteruswand fühlt sich sogar stärker gespannt an und wird druckempfindlich. Das Zeichen aber, das auch den Unerfahrenen hier auf den richtigen Zusammenhang bringt, ist *der zunehmende Hochstand des Fundus uteri,* der gelegentlich sogar den Rippenbogenrand erreicht. Wo man nach der Geburt eine *zunehmende Pulsbeschleunigung oder* gar *Blässe* der Gebärenden ohne wesentliche äußere Blutung beobachtet, dort denke man immer in erster Linie an diese Möglichkeit einer inneren Blutung.

Die *Therapie* der atonischen Blutung vor Ablösung der Placenta muß immer darauf hinauslaufen, durch kräftige Uteruskontraktionen die *vollständige Ablösung der Placenta* und den *Verschluß der uteroplacentaren Gefäße* zu erreichen. Da gerade Blutungen in der Nachgeburtsperiode den Unerfahrenen sehr leicht zu übereilten und falschen Maßnahmen verleiten, empfehlen wir für jeden derartigen Fall, ganz systematisch nach folgenden Vorschriften vorzugehen:

1. *Man überzeuge sich* vor allem, *ob die Blase entleert ist;* denn wie schon mehrfach erwähnt, hindert eine überfüllte Blase reflektorisch eine gute Uteruskontraktion.

2. Nächstdem gebe man *Wehenmittel,* und zwar vor Lösung der Placenta nur *Hypophysenpräparate* in Dosis von 10 V.-E. Im allgemeinen kann man diese Injektion intramuskulär geben, nur bei von vornherein bedrohlich erscheinender starker Blutung ist es zweckmäßig, 1 ccm Orasthin intravenös zu geben. Gleichzeitig oder jedenfalls unmittelbar nach der Injektion versuche man, durch mechanische Reize den Uterus zur Kontraktion zu bringen. Dabei gehe man so vor, daß man zunächst etwa im Uterus angesammeltes Blut herauspreßt und dann *durch sanftes Reiben des Uterus eine Kontraktion herbeiführt.* Jedes derbe Kneten des Uterus ist durchaus zu verwerfen.

3. Sind diese Maßnahmen einschließlich der intravenösen Injektion erfolglos geblieben und inzwischen der Blutverlust etwa auf 500 ccm und darüber gestiegen, dann schließe man sofort den Credéschen *Handgriff* an (Abb. 193). Denn in solchem Fall ist nur nach völliger Lösung der Placenta auf eine gute Kontraktion des Uterus

zu hoffen. Bei der Ausführung des Handgriffs halte man sich sorgfältig an die auf S. 215 gegebenen Vorschriften.

4. *Bleibt* auch *der* CREDÉsche Handgriff *erfolglos, dann wiederhole man ihn in Narkose.* Häufig liegt der Mißerfolg des CREDÉschen Handgriffs daran, daß er ungeschickt ausgeführt wird. Bei erschlafften Bauchdecken in Narkose gelingt er auch dem weniger Geübten oft noch. Vorbedingung dazu ist freilich, daß der Uterus hart ist, wozu man nötigenfalls nach Einleitung der Narkose nochmals 1 ccm Pituglandol oder Orasthin intravenös injizieren muß.

5. *Bleibt auch der* CREDÉsche Handgriff *in Narkose erfolglos, dann ist* unbedingt geboten, die Ursache der Retentio placenta festzustellen und *die manuelle Lösung der Placenta vorzunehmen.* Über die Technik dieses außerordentlich verantwortungsvollen Handgriffs und die dabei hinsichtlich der Asepsis und Antisepsis einzuhaltenden Kautelen lese man S. 757 nach.

Die *Ursache der Retention der Placenta* ist *entweder* eine *Striktur oder* eine *abnorme Adhärenz* der Placenta an der Uteruswand.

Die Striktur sitzt am Kontraktionsring und kann so hochgradig sein, daß sie den Austritt der bereits gelösten Placenta verhindert *(Placenta incarcerata).* Die Ursache solcher Strikturen ist meist in schlechter überstürzter Behandlung der Nachgeburtsperiode, besonders in vorzeitiger oder ungeschickter Ausführung des CREDÉschen Handgriffs, gelegentlich auch in ungeschickten Versuchen einer manuellen Placentalösung zu suchen.

In solchen Fällen versuche man am besten, mit einer breiten Faßzange unter Leitung des Fingers den im Grenzring eingeklemmten Rand der Placenta zu fassen und ihn langsam herauszuziehen. Gleichzeitig vertiefe man die Narkose, um dadurch den Spasmus der Uterusmuskulatur zu lösen.

Findet man keine Striktur, dann ist damit schon erwiesen, daß es sich nur um eine pathologische Adhärenz eines Placentarlappens handeln kann.

Die Ursachen der abnormen festen Haftung der Placenta sind häufig nur vermutungsweise, in andern Fällen gar nicht zu eruieren. Oft findet man an einer derartigen Placenta nicht die geringste Abnormität. In anderen Fällen lassen sich Infarkte feststellen, oder es handelt sich um eine Placenta marginata; das sind aber alles Veränderungen, die man häufig findet, ohne daß die geringste Störung der Nachgeburtsperiode beobachtet wird.

Die Hauptbedeutung haben sicher Abnormitäten im Bereich der Decidua basalis. Bekannt ist, daß eine abnorme Adhärenz sich besonders häufig bei der Tubeneckenplacenta findet. Ebenso ist bekannt, daß dünne, oft über weite Flächen des Uteruscavums ausgebreitete Placenten (Placenta fenestrata, succenturiata) verhältnismäßig häufig eine partielle Adhärenz zeigen. Wahrscheinlich spielt auch da eine ungenügende Entwicklung der Decidua eine kausale Rolle. Erfahrungsgemäß ist ferner festgestellt, daß die Adhärenz der Placenta bisweilen bei ein- und derselben Frau sich mehrfach wiederholt. Wir verfügen selbst über derartige Beobachtungen, haben aber freilich noch viel häufiger einen ganz glatten Ablauf der Nachgeburtsperiode in der Klinik auch bei solchen Frauen feststellen können, bei denen bei früheren, außerhalb der Klinik erfolgten Geburten immer eine Placentalösung wegen angeblicher Adhärenz vorgenommen werden mußte. Gar nicht selten konnten wir auch einwandfrei feststellen, daß eine ungeduldige Leitung der Nachgeburtsperiode in diesen Fällen anzuschuldigen war.

Eine *totale Adhärenz* der Placenta ist *äußerst selten.* Eine Blutung erfolgt dabei natürlich nicht, sondern die Placenta bleibt einfach im Uterus. Gerade mit Rücksicht auf derartige Fälle scheint es uns geboten, *auch bei Fehlen jeder äußeren Blutung 3—4 Stunden nach der Ausstoßung des Kindes* jedenfalls *die Lösung der Placenta vorzunehmen.*

Von der einfachen Adhärenz der Placenta sind die äußerst seltenen Fälle — im ganzen kaum 40 einwandfrei festgestellt — von echter Verwachsung der Placenta mit der Uteruswand, die man besser als *Placenta accreta* oder *increta* bezeichnet, zu unterscheiden.

Hier fehlt die Decidua basalis vollkommen (NEUMANN, WEGELIN). Die Chorionzotten sind tief in die Uterusmuskulatur, ja selbst in einzelne Gefäße vorgedrungen und hier verankert, wobei die oberflächlichen Schichten der Muskulatur hyalin degenerieren, während in den tieferen Schichten ausgedehnte Infiltrate von chorialen Wandzellen gefunden werden. Neben schwerer Atrophie der Uterusschleimhaut spielen ätiologisch bei der Entstehung dieser Form wahrscheinlich umfangreiche Narben in der Uteruswand, wie sie durch brüske Ausschabungen entstehen können, eine Rolle.

Die *Differentialdiagnose* zwischen einer einfachen Adhärenz und einer derartigen Verwachsung ist leider erst beim Versuch der manuellen Lösung und den dabei sich ergebenden Schwierigkeiten zu stellen. Jedes einzelne Zottenbäumchen muß aus der Muskulatur geradezu ausgegraben werden. Trotzdem gelingt es kaum, wirklich alles Placentargewebe zu entfernen. Beim Versuch dazu ist schon mehrfach die in ihrer Widerstandsfähigkeit herabgesetzte, oft maximal verdünnte Uteruswand rupturiert. Nach gelungener Lösung blutet es aus der in ihrer Struktur schwer veränderten Uteruswand an der Placentarstelle.

Eine Tamponade wurde meist rasch durchblutet und ein großer Teil der Frauen ging an Verblutung oder Infektion zugrunde. Man hat deshalb mit Recht vorgeschlagen, *bei echter Placenta increta, sobald die* erste, kunstgerecht ausgeführte *Uterus-Scheidentamponade durchblutet ist, sofort* die *Totalexstirpation* oder supravaginale Amputation des Uterus auszuführen. Man lasse sich nicht dazu verleiten, ein zweites oder gar drittes Mal eine Tamponade auszuführen, sondern man muß den Entschluß zu dieser heroischen Operation rechtzeitig fassen. Erleichtert wird er dadurch, daß es sich fast ausschließlich um Mehrgebärende handelt.

Wegen der außerordentlichen Gefahren der manuellen Placentalösung hat man empfohlen, die Lösung der Placenta durch Injektion von physiologischer Kochsalzlösung in die Nabelvene zu erreichen. Dieses von GABASTON angegebene Verfahren hat sich bei Nachprüfungen an verschiedenen Stellen bewährt. Durch die Injektion von 2—3 l Kochsalzlösung wird die Placenta derartig prall und dick, daß dadurch gewöhnlich die Verbindungen in der Decidua spongiosa da und dort abreißen, häufig auch durch Sprengen der Zottenoberfläche die physiologische Kochsalzlösung zwischen Uteruswand und Placenta sich ansammelt, und ähnlich wie ein retroplacentares Hämatom die Ablösung begünstigt. Für den praktischen Arzt ist das Verfahren wenig geeignet, zumal dabei Todesfälle durch Embolie vorgekommen sind.

2. Blutungen nach Ausstoßung der Placenta.

Wenn die Nachgeburtsperiode gut abgelaufen ist, hat man so gut wie niemals mit atonischen Nachblutungen weiter zu rechnen. Viel eher (etwa 10% aller Geburtsfälle) stellt sich eine *Blutung nach Ausstoßung der Placenta* als *Fortdauer einer schon vor der Ablösung beobachteten Atonie* da. Am häufigsten handelt es sich dabei um *Frauen, deren Uterus* durch eine abnorme Fruchtwasseransammlung oder durch Mehrlinge in der Schwangerschaft *stark überdehnt worden ist.* Sonst kommt diese nach der Ausstoßung der Placenta noch fortdauernde Atonie am ehesten *nach Sturzgeburten,* gelegentlich bei einem Uterus myomatosus zur Beobachtung.

Die Bedeutung derartiger atonischer Blutungen ist um so größer, als der neuerliche zusätzliche Blutverlust sehr leicht das Maß des für die Frau Erträglichen übersteigen kann.

Die *Diagnose* ist natürlich außerordentlich leicht aus der Fortdauer der Blutungen zu stellen.

Die *Prognose* hängt ebensowohl von der Größe des vorangegangenen Blutverlustes, wie davon ab, ob es gelingt, innerhalb einer angemessenen Frist eine gute Kontraktion des Uterus zu erreichen.

Therapie. 1. Zunächst überzeuge man sich, ob die *Blase entleert* ist, denn es kommt immer wieder vor, daß der Uterus sich nur deshalb nicht kontrahiert, weil die Harnblase überfüllt ist.

2. Nach Entleerung der Blase versuche man durch *kreisförmige Reibungen* den Uterus zur Kontraktion zu bringen und übe dann einen Druck nach Art des CREDÉschen Handgriffs aus, um etwa im Uterus angesammelte Blutkoagula zu exprimieren, da solche Koagula die Kontraktion stören.

3. Ist auch das erfolglos, dann empfehlen wir *heiße Uterusspülungen* mit steriler Kochsalzlösung von 48—50° C. Man muß 2—3 l Flüssigkeit durchlaufen lassen, um eine genügende Wirkung zu erzielen. Selbstverständlich ist dabei strengste Asepsis zu beobachten und zur Vermeidung einer Luftembolie darauf zu achten, daß der

Uteruskatheter laufend, nachdem alle Luft aus dem Schlauchsystem entwichen ist, eingeführt wird. Unmittelbar vor Beginn der Spülung *injiziere* man *ein kräftig wirkendes Wehenmittel*. Da die Hypophysenpräparate nur eine schnell vorübergehende Wirkung haben, ist es zweckmäßig, *gleichzeitig mit einem Hypophysenpräparat* ein langsamer,

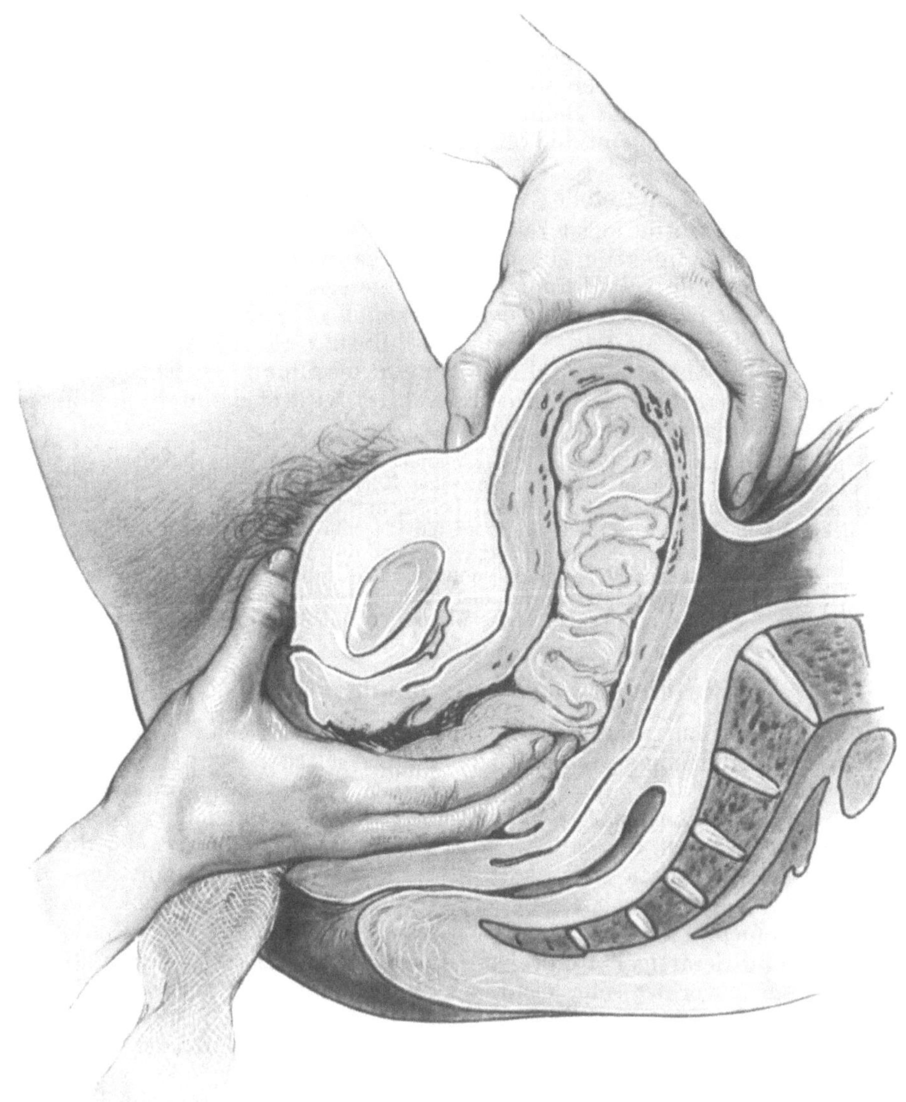

Abb. 425. Tamponade des Uterus.

aber dafür auch viel länger wirkendes Mittel zu injizieren, wozu am besten die *Mutterkornpräparate* sich bewährt haben. Wir geben in solchen Fällen als sehr schnell wirkendes Hypophysenpräparat 1 ccm Orasthin intravenös und unmittelbar hinterher als Mutterkornpräparat 2 ccm Secacornin intramuskulär. Von manchen Autoren wird unter den Mutterkornpräparaten besonders das Gynergen in Dosis von $1/_2$ ccm intravenös gerühmt. An Stelle des Orasthins kann natürlich jedes andere Hypophysenpräparat in Dosis von 10 V.-E. benutzt werden.

4. Steht nach diesen Maßnahmen die Blutung nicht, dann muß man daran denken, daß doch irgendein festhaftendes Blutkoagulum, ein Placentarfetzen oder gar ein

ganzer Lappen einer Placenta succenturiata zurückgeblieben ist. Dieser Verdacht ist natürlich besonders dann naheliegend, wenn der Arzt die Placenta nicht selbst auf ihre Vollständigkeit prüfen konnte oder die Vollständigkeit der Placenta von vornherein zweifelhaft war.

Jedenfalls ist es unter solchen Umständen geboten, den Uterus, natürlich unter strengsten aseptischen Maßnahmen, auszutasten und etwa vorhandene Fremdkörper zu entfernen. Kontrahiert sich darauf der Uterus gut, was nach der Entfernung von Fremdkörpern das Wahrscheinliche ist, dann kann man sich damit begnügen.

5. Ist eine derartige Ursache zum Mißerfolg nicht feststellbar, dann versäume man keine weitere Zeit und führe sofort eine feste *Staffeltamponade des Uteruscavums und der Scheide* aus.

Man benutzt dazu am besten die von DÜHRSSEN in die Praxis eingeführten Jodoformgazestreifen, die steril verpackt in Form von etwa handbreiten 5 m langen Streifen in Blechbüchsen im Handel sind und die in keines Arztes geburtshilflicher Tasche fehlen sollten.

Für den wenig Erfahrenen scheint es uns am besten, diese Tamponade in der aus der nebenstehenden Abbildung (Abb. 425) ersichtlichen Weise durchzuführen. Ein geübter Geburtshelfer wird dagegen lieber die Scheide mit Specula entfalten, die Muttermundslippen anhaken und die Tamponade mit Instrumenten durchführen, wozu wir besonders die CHROBAKsche Tamponadezange (Abb. 426) empfehlen.

Diese Methode vermeidet das Hinaufschleppen von Scheiden- oder Vorhofskeimen in das Uteruscavum, was bei der erst erwähnten Methode nicht sicher zu verhindern ist. Auf jedon Fall empfehlen wir zur Vermeidung schwerer Infektion eine derartige Tamponade niemals länger als 6 Stunden liegen zu lassen. 10 Minuten vor Entfernung der Tamponade injiziere man nochmals 1—2 ccm Secacornin intramuskulär.

6. Sollte auch jetzt der Uterus zeitweise Neigung zur Erstraffung zeigen, dann *sperre man die Blutzufuhr zum Uterus, indem man die zuführenden Gefäße* (Aorta und Aa. ovaricae) *komprimiert*. Es sind für diesen Zweck verschiedene Kompressorien angegeben worden, unter denen sich am meisten die von SEHRT und HASELHORST (Abb. 427) bewährt haben. Wer ein derartiges Instrument nicht besitzt oder nicht zur Hand hat, benutze den MOMBURGschen Schlauch (Abb. 428). Man umschnürt zunächst beide Beine, bringt dann die Frau in Beckenhochlagerung, damit die Därme nach oben ausweichen können und zieht den doppelt umgelegten Schlauch langsam so fest an, daß die Pulsation in der Femoralis aufhört. Nach 20—30 Minuten muß der Schlauch wieder gelöst werden, da aus einer länger dauernden Schnürung leicht schwere Schädigungen des Darmes erwachsen

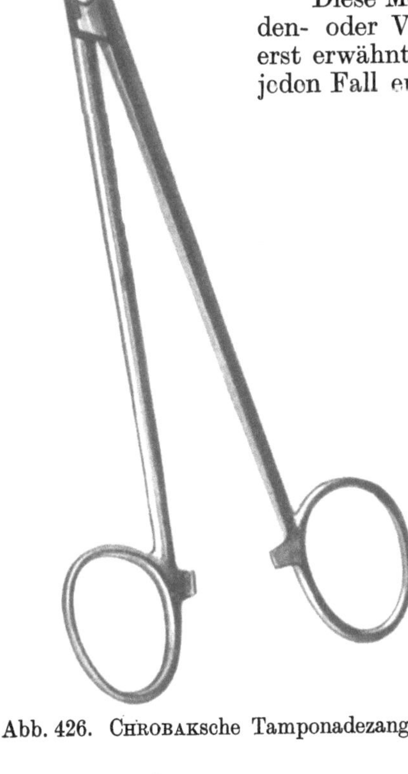

Abb. 426. CHROBAKsche Tamponadezange.

können. Wir persönlich sind keine Freunde des MOMBURGschen Schlauches und empfehlen am meisten das HEISELHORSTsche Kompressorium.

Ist kein MOMBURGscher Schlauch zur Hand und auch kein geeignetes Ersatzstück zu beschaffen, dann kann der Arzt sich notweise in der Form helfen, daß er mit dem Finger oder einem RISSMANNschen Kompressorium (Abb. 429) die Aorta allein komprimiert.

Am besten ist es, in solchen Fällen unter fortgesetzter Kompression der Aorta doch noch schleunigst den Transport in eine nahe gelegene Klinik durchzuführen, da bei einer Durchblutung der kunstvoll ausgeführten Tamponade *als letztes Rettungsmittel* nur noch die *vaginale Totalexstirpation* übrigbleibt. —

Es bleibt uns noch die Frage zu erörtern, was gegen die hochgradige Anämie zu unternehmen ist.

Im allgemeinen überstehen gesunde Frauen selbst hochgradige Blutverluste auffallend gut und rasch. Blutverluste von 1500—2000 g und selbst darüber werden von solchen Frauen oft vertragen, während unter Umständen bei einer kranken oder schwächlichen Frau schon ein Blutverlust, der kaum an 1500 heranreicht, tödlich wirken kann.

Angesichts der Gefahr des Verblutungstodes ist es für den Arzt natürlich wichtig, die *Zeichen der akut fortschreitenden Anämie* zu beachten. Außer der zunehmenden *Blässe* der Haut und Schleimhäute und der Kälte der Extremitäten und besonders des Gesichts beachte vor allem die rasch auf 120—140—160 *steigende Frequenz des Pulses,* der gleichzeitig klein, *leicht unterdrückbar* wird. Sobald der Puls an der Radialarterie nicht mehr deutlich zu fühlen ist, ist höchste Gefahr im Verzug. Bald treten *Ohnmachtsanwandlungen* auf, nicht selten krampfhaftes *Gähnen,* bei vielen Frauen gesellt sich dazu *Singultus, Übelkeit, Erbrechen.* Manchmal ist das *Schwächegefühl* sehr ausgesprochen, in anderen Fällen klagt die Frau besonders über Durst. Die *Atmung wird dyspnoisch* und damit tritt meist ein Gefühl von *Unruhe* und *Angst* auf. Bald gesellen sich dazu vorübergehende Bewußtseinstrübungen, Ausbruch von kaltem Schweiß, zunehmendes Spitzerwerden des Gesichts, Nasenflügelatmung. Zuweilen stellen sich die fürchterlichsten Angstzustände ein, allmählich schwindet das Bewußtsein. Endlich treten nur noch

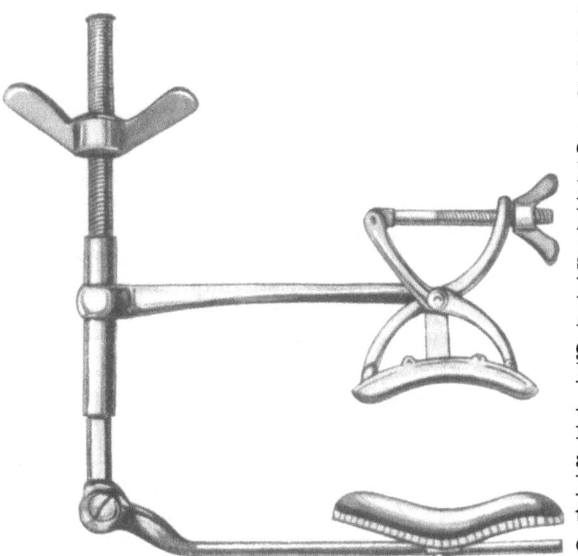

Abb. 427. HASELHORSTsches Aortenkompressorium.

ganz vereinzelte, immer flacher werdende Inspirationen auf, die von längeren Pausen unterbrochen sind *(synkoptische Atmung),* ein Zeichen, daß die Frau verloren ist. Schließlich steht die Atmung still, während das Herz oft noch minutenlang weiterschlägt.

Die *Behandlung* dieser akuten Anämie hat natürlich *in erster Linie* die Aufgabe der *Blutstillung* (vgl. oben). *In zweiter Linie,* aber *erst nach Stehen der Blutung,* ist alle Aufmerksamkeit auf genügende *Füllung des Gefäßsystems und Hochhaltung der Herztätigkeit* zu konzentrieren, *in dritter Linie* kommt dann der *Ersatz der verlorenen Blutmenge.*

Es ist ein prinzipieller Fehler, einer lebhaft blutenden Frau Herzmittel zu injizieren, da dadurch die Blutung nur verstärkt wird. Ein noch gröberer Fehler wäre es, vor Stillung der Blutung etwa des Gefäßsystems durch subcutane oder intravenöse Infusion aufzufüllen. Wir empfehlen auch da, ganz systematisch vorzugehen.

Unmittelbar nachdem die Blutung gestillt ist, bedecke man die Frau mit warmen Tüchern oder gebe ihr einen Lichtbogen über den Bauch und sorge für reichliche Flüssigkeitszufuhr. War der Blutverlust schon sehr stark, dann wickle man Arme und Beine in elastische Binden, von Händen und Füßen anfangend, um so eine Autotransfusion zum Herzen zu erreichen. Gleichzeitig lagere man den Kopf tief, um der drohenden Gehirnanämie vorzubeugen. Jetzt ist es auch am Platz, Herzmittel zu geben. Wir empfehlen Injektionen von Cardiazol und ganz besonders von Sympatol, die sich vorzüglich zur Mobilisierung der Blutdepots eignen. Zur Auffüllung des

Gefäßsystems eignen sich in allgemeiner Praxis am meisten *subcutane Infusionen* mit physiologischer Kochsalzlösung oder Ringerlösung. In weniger dringlichen Fällen ersetze man diese Infusion durch ein WERNITZsches Tropfklysma. In der Klinik machen

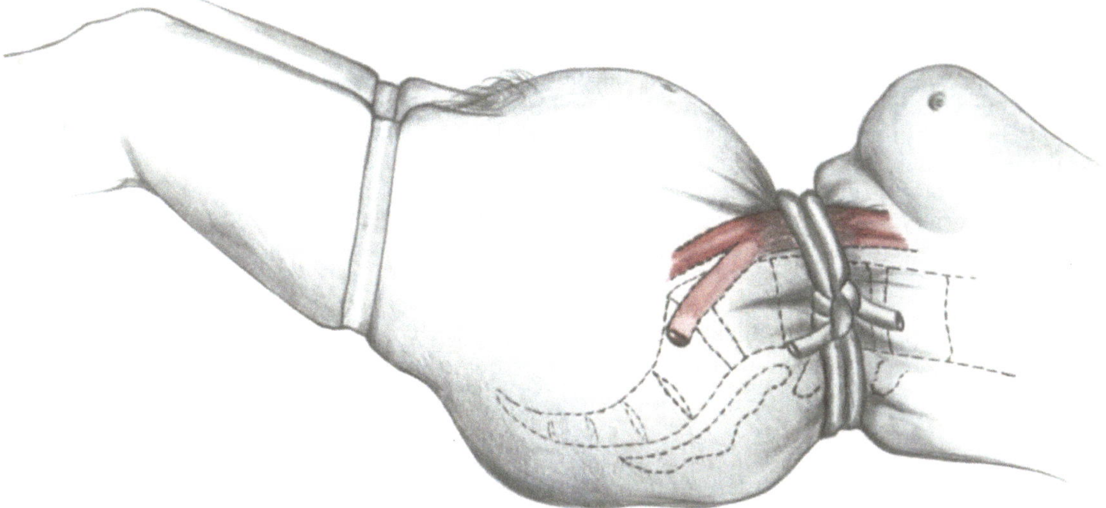

Abb. 428. Aortenkompression mit dem MOMBURGschen Schlauch.
(Nach LIEPMANN.)

wir in derartigen Fällen mit Vorliebe von der *intravenösen Tropfinfusion* Gebrauch, wobei man zunächst etwa 70 Tropfen pro Minute zuführt und nach entsprechender Erholung des Pulses allmählich auf 60—40 Tropfen pro Minute heruntergeht.

In Fällen hochgradigsten Blutverlustes wird man in Kliniken natürlich nach erreichter Blutstillung auch die *Bluttransfusion* anwenden. Für die Praxis ist dieses Verfahren, sowohl aus technischen Gründen wie wegen der Schwierigkeit der Beschaffung geeigneter Blutspender, undurchführbar.

3. Inversio uteri.

Die *teilweise oder vollständige Umstülpung des Uterus* in der Nachgeburtsperiode — sei es vor, sei es nach Ablösung der Placenta — zählt zu den gefährlichen Komplikationen der Geburt. Immerhin vermag sachgemäße und zeitgerechte Behandlung diese Gefahr weitgehend zu vermindern.

Meist beginnt die Umstülpung am Fundus oder dicht vor oder hinter ihm. Bleibt sie auf kleine Teile der Uteruswand (vgl. Abb. 430) beschränkt *(lokale Inversion),* dann erfolgt meist mit Einsetzen kräftiger Korpuskontraktionen der spontane Ausgleich der Einstülpung.

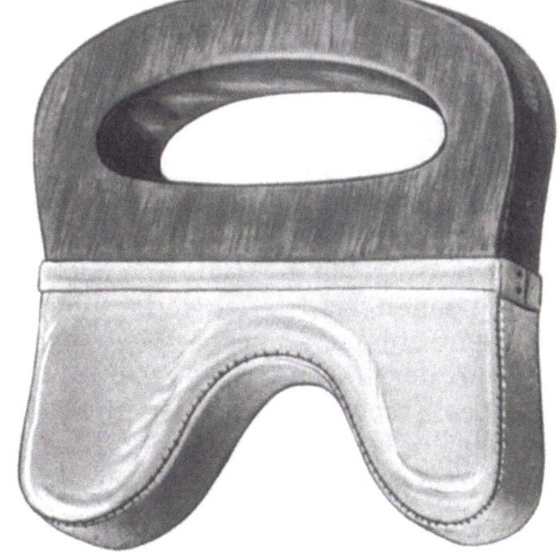

Abb. 429. RISSMANNsches Kompressorium.

Schon dabei tritt ein ätiologisches Moment deutlich in Erscheinung: die Erschlaffung des entleerten Uterus. Häufig freilich kommt auch schon bei solchen lokalen Inversionen noch ein anderer ätiologischer Faktor zur Wirkung: Zug an der erschlafften Wandpartie in der Richtung nach unten.

In gleicher Weise wirkt Druck von oben. So wird bei manueller Placentarlösung infolge von atonischer Blutung nicht selten durch Druck der äußeren Hand vorübergehend eine lokale Inversion erzeugt, die mit der nach gelungener Ablösung der

Placenta einsetzenden Muskelfaserretraktion und -kontraktion wieder verschwindet oder durch Gegendruck von innen leicht ausgeglichen werden kann.

Der Zug nach unten spielt gewöhnlich die Hauptrolle bei ausgedehnter Einstülpung des Korpus in den schlaffen Cervixsack (*inkomplette Uterusinversion* — Abb. 431) und vollends bei der völligen Umstülpung des Organs, wonach die Innenwand des Corpus uteri den Scheidenwänden anliegt (*komplette Inversion* — Abb. 432). Ja, meist tritt sogar durch Fortdauer des für die Umstülpung überhaupt verantwortlichen Zuges oder allein durch die Schwere des puerperalen Uteruskörpers das umgestülpte Organ bis vor die Vulva und zieht dabei auch noch größere oder kleinere Abschnitte der Scheide hinter sich her, so daß schließlich auch letztere mehr oder minder vollständig nach außen umgekrempelt sein kann (*totale Inversion*).

Es sind *zwei Momente*, welche *zur Inversion* des puerperalen Uterus *führen: Atonie und Zug an der erschlafften Wand* in der Richtung nach unten. *Für sich allein reicht keiner der beiden Faktoren aus*, eine Umstülpung des Organs zustande zu bringen. Höchstens die lokalen Inversionen (vgl. oben) können allein durch Zug oder durch

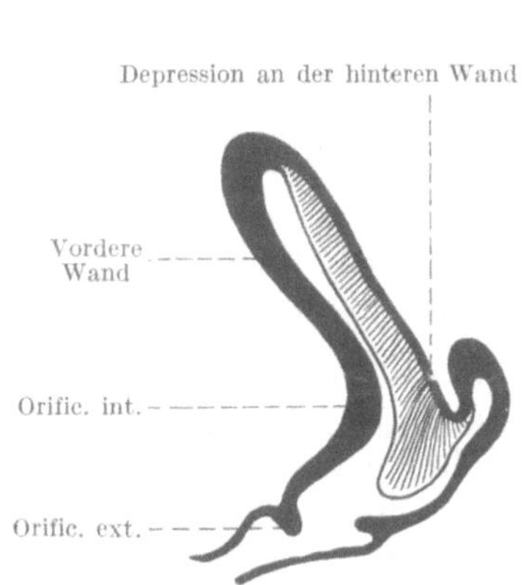

Abb. 430.
Beginnende lokale Inversion.

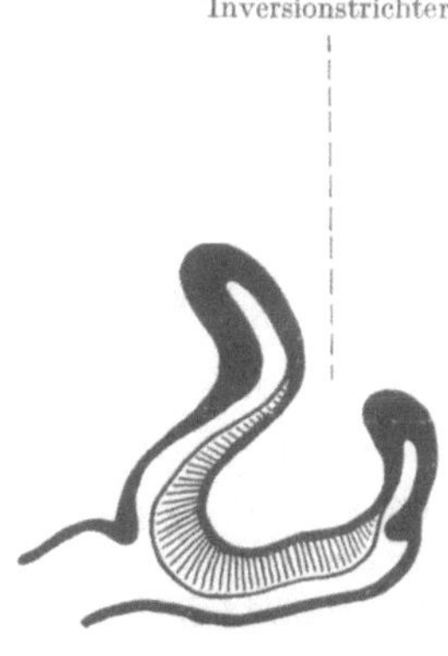

Abb. 431.
Inkomplette Inversion.
(Nach Bumm.)

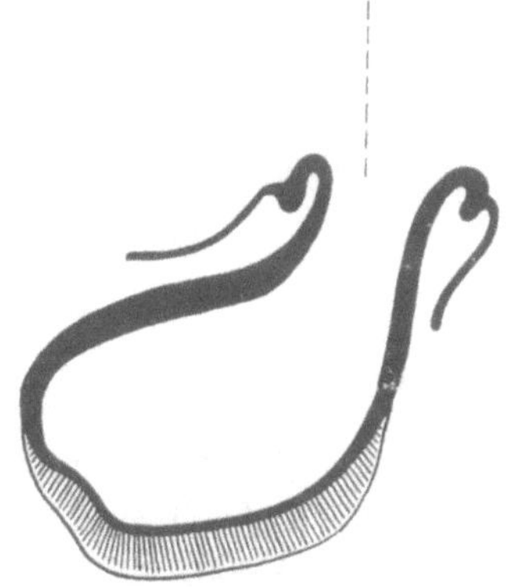

Abb. 432.
Komplette Inversion.

Erschlaffung circumscripter Partien der Uteruswand bei Kontraktion benachbarter zustandekommen. Man hat — namentlich in der englisch-amerikanischen Literatur, die die weitaus die größte kasuistische Ausbeute gewährt — den Hauptton gerade auf dieses Moment gelegt: lokale Erschlaffung und ungleichmäßige Wandkontraktion in der Umgebung. Die Inversion käme danach gerade so zustande, wie an einem durch einen Nadelstich lädierten Gummiball. Demgegenüber ist von anderer Seite, in Deutschland am schärfsten von Zangemeister, ein zweiter ätiologischer Faktor: Zug an der erschlafften Wand in den Vordergrund des Geschehens gerückt worden — unseres Erachtens zweifellos mit Recht. Zangemeister hat dieses ätiologische Moment bei einer Durchforschung der Kasuistik nur in 2% der Fälle vermißt, vermutet aber, daß auch hier unbemerkt doch eine Zugwirkung im Spiele gewesen sei.

Die Zugwirkung findet bei den hier in Rede stehenden Fällen fast immer an der noch ganz oder teilweise im Uterus haftenden Placenta ihre Angriffsfläche, äußerst selten ist bei der akuten puerperalen Uterusinversion Zug seitens eines submukösen Myoms im Spiele. Die Placenta vermag bei hochgradiger Erschlaffung der Uteruswand, namentlich, wenn sie schon teilweise gelöst ist, allein durch ihre Schwere (wozu eventuell noch das Gewicht des retroplacentaren Hämatoms kommt) eine solche Zugwirkung auszuüben. Gar nicht so selten kommt dazu als grob mechanischer Faktor von außen *Zug an der Nabelschnur (violente Uterusinversion)* seitens einer ungeduldigen Hebamme oder eines eiligen Arztes. Viel seltener sind Fälle, in denen *infolge abnormer Kürze* der Nabelschnur dieser Zug schon durch das austretende Kind ausgeübt wird und bereits vor dessen völliger Austreibung eine partielle Uterusinversion zustande kommt. *Begünstigt wird die Inversion zweifellos durch* fundalen Sitz und *teilweise Adhärenz der Placenta. Ganz gleich* wie Zug nach unten *wirkt* natürlich Druck von oben, wie z. B. *der* CREDÉ*sche Handgriff am erschlafften Organ.* Der Arzt halte sich diese Gefahr immer vor Augen und achte stets darauf, daß erst der Uterus durch Reiben zu guter Kontraktion gebracht werden muß, ehe der CREDÉsche Handgriff ausgeführt werden darf. Wie die THORNsche Statistik zeigt, sind etwa 12 % aller puerperalen Uterusinversionen durch einen derartigen Fehler entstanden.

Gleichgültig nun, wie im einzelnen Fall die Inversion zustande kommt, von lokalen Umstülpungen, die gewöhnlich gar keine Symptome machen, abgesehen, führt die komplette oder totale Inversion meist zu recht stürmischen Symptomen, unter denen besonders *Shock und Blutung* aus der Placentarstelle hervortreten.

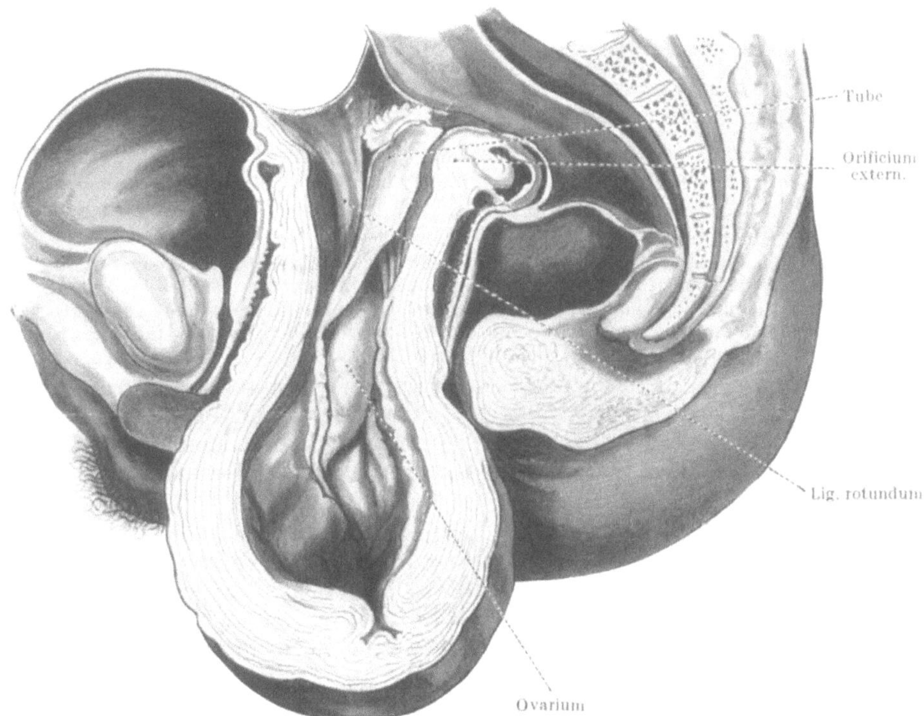

Abb. 433. Uterusinversion.
(Nach G. V. BRAUN.)

Je plötzlicher die Inversion entsteht, je vollkommener die Umstülpung des Organs ist, um so größer fällt die auf die Nervengeflechte des Bindegewebes der Ligamente, welche in den Inversionstrichter teilweise hineingezogen werden, ausgeübte Zerrung aus, *um so größer* sind auch *die* plötzlichen *Zirkulationsstörungen,* die gelegentlich bis zu völliger Unterbindung der Blutzufuhr, mindestens aber zu einer Behinderung des Blutabflusses und damit zu starker Stauung führen (Abb. 433).

Bei schwächlichen, anämischen oder nervös sehr labilen Personen *kann allein der Shock zum Tode führen;* allerdings ist das sehr selten. Gelegentlich tritt eine stärkere *Shockwirkung* erst *während oder nach einer* zu brüsk und ohne Narkose ausgeführten *Reposition* ein, ausgelöst durch die plötzliche Durchzwängung des umgestülpten Organs durch den infolge der Stauung vielleicht zu eng gewordenen Umschnürungsring, der in der Hauptsache vom äußeren Muttermund gebildet wird. ZANGEMEISTER, welcher diese Fragen besonders genau bearbeitet hat, schlägt die Gefahr des Repositionsshocks so hoch an, daß er eine sofortige Reposition für unerlaubt hält und erst einige Stunden abwarten will. Ich vermag auf Grund eigener Beobachtungen dem nicht zu folgen und halte jedenfalls die Gefahr der sofortigen, unter entsprechenden Kautelen (vgl. weiter unten) vorgenommene Reinversion für geringer als die *Gefahr der tödlichen Infektion,* wenn das vielleicht total invertierte Organ stundenlang vor der Vulva liegt.

Blutung aus der Placentarstelle findet sich natürlich nur in solchen Fällen, in denen (was meist zutrifft) die Placenta ganz oder teilweise gelöst ist. Sie *kann so stark sein, daß in kurzer Zeit der Verblutungstod eintritt, andererseits fehlt zuweilen* trotz völliger Lösung der Placenta *jede Blutung,* wenn durch Spasmus des Umschnürungsringes, starke Knickung und Torsion der Gefäße am oberen Rande des Inversionstrichters die Blutzufuhr unterbunden wird. Bei fehlender Shockwirkung oder nach Überwindung derselben treten häufig *andere Symptome,* wie *Blasen- und Mastdarmtenesmen,* schmerzhafter Druck in der Scheide mehr hervor. Meist sind sie aber durch den schlechten Allgemeinzustand der Patientin verdeckt.

Die **Diagnose** des Zustandes ist sehr leicht, wenn es sich um eine totale Inversion handelt. In Fällen, in denen das invertierte Organ in der Scheide liegt oder nur eine inkomplette Inversion vorhanden ist, kann die Diagnose natürlich nur durch eine Exploration gestellt werden. *Man muß* in allen unklaren Fällen von Blutung in der Nachgeburtsperiode, *bei Auftreten von Shocksymptomen* vor allem *an die Möglichkeit der Inversion denken.* Dann gelingt es bei bimanueller Untersuchung leicht, durch Tastung des Inversionstrichters durch die schlaffen Bauchdecken zur richtigsten Diagnose zu kommen und folgenschwere Irrtümer, wie z. B. das Abtragen des vermeintlichen submukösen Tumors, zu vermeiden.

Die akute puerperale Uterusinversion ist glücklicherweise *ein so seltenes Ereignis,* daß selbst erfahrene Geburtshelfer nie Gelegenheit gehabt haben, eine solche zu beobachten. Man rechnet im allgemeinen einen Fall auf 400 000 Geburten, wovon der größere Teil auf Erstgebärende entfällt (ZANGEMEISTER). Ich selbst habe, abgesehen von einigen ganz vorübergehenden lokalen und einer etwa die Hälfte des Korpus betreffenden partiellen Inversion, Gelegenheit gehabt, zwei totale Inversionen zu beobachten.

Die *Prognose* der akuten puerperalen Inversion ist *sehr ernst* (rund 16 % Mortalität). Unter den Todesfällen ist etwa je $^1/_4$ auf Shock und Verblutungstod, die andere Hälfte aber auf schwere septische Infektion der bloß liegenden Placentarstelle zurückzuführen. Richtige Therapie vermag aber vielleicht die Mortalität auf 3—4 % herabzudrücken.

Schon aus unseren bisherigen Ausführungen ergibt sich die einzig wirksame *Prophylaxe: abwartende Leitung der Nachgeburtsperiode,* Vermeidung jeder nicht streng indizierten raschen Entleerung des Uterus. Selbstverständlich ist jeder Zug an der Nabelschnur ein grober Kunstfehler ebenso wie ein CREDÉscher Expressionsversuch an der erschlafften Gebärmutter. Alles, was zur Vermeidung der Atonie dient, wirkt auch der Entstehung der Inversion entgegen.

Therapie. *Jede frische puerperale Uterusinversion soll sofort reponiert werden.*

Ich habe oben schon angedeutet, daß manche Autoren, einen abweichenden Standpunkt einnehmen, weil sie die Gefahr des Repositionsshocks wie seiner eventuellen Addierung zu dem schon vorhandenen Shock sehr hoch veranschlagen. Selbst bei starker Blutung will z. B. ZANGEMEISTER die sofortige Reposition nicht gelten lassen, sondern schlägt gleich KOCKS und THORN vor, durch elastische Umschnürung des invertierten Organs mit einem 7—8 mm dicken Gummischlauch die Blutung zu stillen. Auch damit kann ich mich nicht einverstanden erklären, weil meines Erachtens dadurch ein viel stärkerer Shock als durch die Reposition in tiefer Narkose erzeugt wird. Vor allem veranschlage ich auf Grund der allgemeinen Erfahrungen die Infektionsgefahr so viel höher, daß ich ihre Vermeidung oder Beseitigung in erster Linie für geboten halte. Nur *bei bereits bestehender Infektion oder gar Gangrän des Uterus ist die Reposition kontraindiziert* und durch Exstirpation des invertierten Organs mit Drainage des Douglas zu ersetzen sei. Das trifft aber für wirklich frische Fälle im allgemeinen nicht zu und wird nur dann in Erwägung zu ziehen sein, wenn die Inversion bereits länger als etwa 6 Stunden besteht. Auf die der veränderten Topographie anzupassende Technik der Totalexstirpation brauchen wir hier nicht einzugehen, da sie wohl außerhalb der Behandlungsmöglichkeiten des praktischen Arztes liegt.

Erforderlich zum Gelingen der Reposition wie zur Vermeidung des Repositionsshocks ist neben richtiger Technik *vor allem eine tiefe Narkose.* Damit allein schon wird die Gefahr des Repositionsshocks ausgeschaltet bzw. auf ein Minimum reduziert. Außerdem empfehle ich als Prophylaktikum, wie zur Bekämpfung einer schon vorhandenen Shockwirkung, ein rasch wirkendes Analeptikum (2 ccm Cardiazol oder Campher) und außerdem 0,01—0,02 Morphium zu geben. Damit kann man selbst einer beträchtlichen Shockwirkung im allgemeinen wohl Herr werden.

Weiterhin kommt viel auf die *Technik der Reposition* an. Jedes brüske Vorgehen, jede gewaltsame Durchzwängung des Organs durch den Umschnürungsring ist dringend zu widerraten. Ein zunächst etwa noch bestehender Spasmus des Umschnürungsrings läßt sich unter dem Einfluß tiefer Narkose und der Morphiumwirkung wohl immer beseitigen.

Vor der Reposition sind unbedingt noch haftende Teile der Placenta abzulösen, was am invertierten Organ, an dem man unter Kontrolle des Auges arbeiten kann, selbst bei Placenta accreta wesentlich erleichtert ist.

Wir empfehlen, stets die manuelle Reposition in erster Linie zu versuchen; andere Verfahren sind unseres Erachtens Fällen vorbehalten. in denen diese Methode nicht zum Ziel führt. Das trifft aber bei wirklich frischer Inversion wohl kaum jemals zu, sondern gilt für bereits längere Zeit bestehende Umstülpungen mit eventuell eingetretener energischer Muskelfaserretraktion im invertierten Corpus uteri.

Selbstverständlich ist *strengste Asepsis* erforderlich. Man bestreicht die Vulva und ihre Umgebung mit Jodtinktur, tupft das invertierte Organ mit Alkohol- oder Borwasserbauschen ab und entfernt vor allem allen etwa anhaftenden Schmutz. Wenn irgend möglich, arbeite man mit behandschuhter Hand.

Die Technik ist einfach: Daumen, Mittel- und Zeigefinger werden kegelförmig zusammengelegt; mit der Spitze des Kegels (also den Fingerkuppen) versuche man nun an dem tiefsten Punkt des umgestülpten Uterus eine Eindellung nach oben herzustellen, indem man, ganz sanft und langsam anschwellend, in der Richtung nach oben einen Druck ausübt. Gelingt das an der erstgewählten Stelle nicht, dann versuche man es dicht davor oder dicht dahinter. Sobald eine solche Delle erzeugt ist, wird unter langsamer Verstärkung des Druckes und ganz allmählicher Spreizung der Fingerspitzen der reponierte Bezirk ein wenig vergrößert. Dabei hat man jedoch *darauf zu achten, daß die eingedellte Stelle nicht größer wird als der Umschnürungsring.* Wer darauf nicht achtet, wird natürlich Mißerfolge erleben und geneigt sein, irrtümlich einen noch fortbestehenden Spasmus des Umschnürungsringes anzuschuldigen. Erst wenn man die nach oben zurückgebuchtete Stelle über das Niveau des Umschnürungsringes zurückgebracht hat, darf man die Finger wieder weiter spreizen. Gewöhnlich dürfte damit die Hauptschwierigkeit der Reposition überwunden sein. Denn unter weiterer Verstärkung des Fingerdruckes werden jetzt die noch invertierten Partien allmählich schon durch das Höherrücken der reponierten Abschnitte nachgezogen. Nachdem etwa die Hälfte des Organs reponiert ist, folgt die zweite Hälfte gewöhnlich rasch und ohne jede Schwierigkeit.

Eine beträchtliche Erschwerung dieser Reposition kann sich ergeben, wenn die Atonie des Organs in hohem Maße noch fortbesteht. Dann achte man besonders darauf, daß der Fingerdruck gleichmäßig und dauernd ausgeübt wird, und wende noch folgendes Hilfsmittel an, dessen wir uns in unserem zweiten Falle (totale Inversion) mit Erfolg bedient haben: Sobald die reinvertierte Partie über dem Umschnürungsring steht, schiebe man neben der operierenden Hand Gaze in den Uterus. Je mehr die Reinversion fortschreitet, um so vollkommener wird die Uterustamponade, die gleichzeitig als Blutstillungsmittel und Kontraktionsreiz wirkt und eine neuerliche spontane Inversion des Organs verhindert. Zur Sicherung des Resultates füge man an die Uterustamponade eine KUSSMAULsche Staffeltamponade der Scheide, d. h. eine ganz exakte feste Ausfüllung der Scheide mit breiter Gaze, welche in einzelnen, fest aufeinander zu pressenden Lagen (Staffeln) eingelegt wird. Wenn man Assistenz zur Verfügung hat, rate ich schon bei der Tamponade des Uterus, sobald das Organ nicht mehr vor der Vulva liegt, sich die Scheide mit breiten Platten spreizen zu lassen, was ganz gut gelingt, wenn der Operateur nicht einen zu kräftigen Arm hat. Damit wird die Asepsis während der Tamponade am besten gesichert, ebenso wie wir in diesen niemals ganz aseptischen Fällen empfehlen, zur Tamponade nur Jodoform- oder Vioformgaze zu verwenden.

Durch das hier geschilderte Verfahren sind andere Methoden, wie die Kolpeuryse oder die gefährliche instrumentelle Reposition, unseres Erachtens entbehrlich geworden.

In ganz seltenen Fällen mag es wohl vorkommen, daß infolge fortdauernden Spasmus des Umschnürungsringes die Reposition mißlingt. Wir sind freilich geneigt zu glauben, daß durch Morphium und tiefe Narkose der Spasmus stets überwindbar sei, indessen liegen doch vereinzelt in der Literatur gegenteilige Angaben vor. Unter solchen Verhältnissen würde dann eine *operative Reposition* in ihr Recht treten. Zu diesem Zweck eröffnet man nach dem Vorschlag KÜSTNERs mittels querer Kolpotomia posterior den Douglas, spaltet dann die Hinterwand des invertierten Corpus uteri — wir raten, einschließlich des Umschnürungsringes — wonach die Reposition jedenfalls leicht gelingt. In direktem Anschluß daran muß natürlich die gespaltene Korpus-(Cervix-)Wand wieder exakt vernäht werden. Danach wird das Douglasperitoneum und der Scheidenschnitt verschlossen, falls man nicht zu Drainagezwecken beide Wunden offen lassen will.

Andere Autoren (THORN, SPINELLI) ziehen eine Kolpotomia anterior, Spaltung der vorderen Korpuswand vor. Das KÜSTNERsche Verfahren scheint uns aber technisch einfacher und ungefährlicher, da Nebenverletzungen der Blase nicht passieren können. Ein abdominales Vorgehen dürfte bei frischen Fällen niemals nötig sein.

Zeigt das invertierte Organ Zeichen beginnender Gangrän, was freilich in frischen Fällen kaum jemals zutreffen dürfte, oder besteht sonst ein schwerer Infektionszustand, dann ist jede Reposition kontraindiziert und tritt die vaginale Totalexstirpation mit folgender Drainage in ihr Recht.

IV. Geburtsstörungen durch außergenitale Faktoren.

Wir haben schon an den verschiedensten Stellen Gelegenheit gehabt, darauf hinzuweisen, welch außerordentliche Bedeutung für den Geburtsablauf oftmals der gesamten Konstitution zukommt. Viele der geburtsmechanisch bedeutsamsten Veränderungen des Gebärapparates im weiteren Sinne sind ja nur Teilerscheinungen einer Konstitutionsanomalie oder Residuen einer allgemeinen Erkrankung. Bei den enormen Anforderungen, die der Geburtsvorgang an den gesamten Organismus stellt, kann es nicht wundernehmen, daß auch akute und chronische Erkrankungen irgendeines Organsystems einerseits den Geburtsvorgang ungünstig beeinflussen, wie andererseits die Anstrengungen der Geburt zu einer vorübergehenden oder dauernden, gelegentlich sogar deletären Verschlimmerung des extragenitalen Prozesses führen können.

Wir haben, um die Darstellung nicht unnötig zu zerreißen, das wichtigste darüber bereits bei der Besprechung der einzelnen Organ- und Systemerkrankungen in der Pathologie der Schwangerschaft angeführt. Wir verweisen auf diese Ausführungen und lenken hier die Aufmerksamkeit auf derartige Zusammenhänge noch einmal, um dem Geburtshilfe treibenden Arzt vor Augen zu führen, wie *notwendig es ist, bei jeder Geburt sich ein Bild von dem Zustand des gesamten Organismus zu verschaffen*. Manche, scheinbar rein geburtshilfliche Störungen (primäre Wehenschwäche, frühzeitige Exhaustio, Geburtsstillstand, Temperatursteigerung, Ohnmacht, Kollaps) erhalten dadurch eine für die Therapie wichtige Aufhellung; andererseits müssen besonders Erkrankungen des Herzgefäß- oder Respirationsapparates, des hämatopoetischen Systems usw. bei einer pathologischen Geburt noch mehr in dem Gesamtplan der Geburtsleitung berücksichtigt werden, als bei voraussichtlich physiologischem Geburtsvorgang.

Die Geburt nach dem Tode der Kreißenden (Leichengeburt).

Eine Reihe einwandfreier Beobachtungen beweist, daß die Frucht nach dem Tode einer Gebärenden noch ausgestoßen werden kann. Man fand in solchen Fällen Stunden oder Tage, nachdem der Tod der Gebärenden erfolgt war, die abgestorbene Frucht mit oder ohne Nachgeburt zwischen den Schenkeln der Leiche liegen.

Die treibende Kraft ist in vielen Fällen sicherlich in der reichlichen Entwicklung von Fäulnisgasen zu suchen, unter deren Druck die Frucht ausgestoßen wird. Dies gilt besonders für solche Fälle, in denen bei der Leichengeburt gleichzeitig der Uterus prolabiert oder invertiert gefunden wurde.

Andererseits läßt sich nicht bezweifeln, daß der Uterus der toten Frau einige Zeit nach dem Tode sich noch energisch zu kontrahieren vermag, eine Tatsache, die REIMANN experimentell nachwies und die auch durch eigene Beobachtungen am Menschen sichergestellt ist.

In den meisten Fällen von Leichengeburten mögen beide Faktoren vorliegen; wahrscheinlich kontrahiert sich postmortal zuerst der Uterus, worauf unter dem Druck der sich allmählich entwickelnden Fäulnisgase die Frucht ausgeschieden wird. Als notwendige Bedingung muß aber angenommen werden, daß bei dem Eintritt des Todes der Kreißenden die Geburt besonders in bezug auf Eröffnung des Muttermundes schon wesentliche Fortschritte gemacht hat, so daß sich der treibenden Kraft nur geringer Widerstand entgegensetzt.

Literatur.

Pathologie der Geburt.

AHLFELD: Schwere Blutung vor der Geburt infolge Zerreißung des Sinus usw. Mschr. Geburtsh. 17, 694 (1903). — Zur Verhinderung größerer Blutverluste in der Nachgeburtsperiode. Z. Geburtsh. 54, 148 (1905). — AHLFELD u. ASCHOFF: Z. Geburtsh. 51, 544. — ALBRECHT, H.: Klinik des Myoma uteri. Handbuch von HALBAN-SEITZ, Bd. 4. 1928. — ASCHOFF, L.: Über die Dreiteilung des Uterus, das untere Uterinsegment (Isthmussegment) und die Placenta praevia. Münch. med. Wschr. 1907 II. — Die Dreiteilung des Uterus, das untere Uterinsegment und die Placenta praevia. Berl. klin. Wschr. 1907 II. — Z. Geburtsh. 58 (1908). — Über die Berechtigung und Notwendigkeit des Begriffs Isthmus uteri. Verh. dtsch. path. Ges. Kiel, April 1908.

BAISCH: Reformen in der Therapie des engen Beckens. Leipzig 1907. — Das enge Becken. Prakt. Erg. Geburtsh. 1 (1910). — BANDL: Über Ruptur der Gebärmutter und ihre Mechanik. Wien 1875. — BARCHET: Über die vorzeitige Lösung der normal sitzenden Placenta. Beitr. Geburtsh. 1912. — BARWEY;

Uteruscarcinom und Schwangerschaft. Handbuch der Gynäkologie, herausgeg. von I. Veit. Wiesbaden 1908. — Bayer: Der Isthmus uteri und die Placenta isthmica. Beitr. Geburtsh. 14 (1909). — Zur Verständigung über das untere Uterinsegment und die Placenta praevia. Beitr. Geburtsh. 15, H. 2 (1910). — Braun: Fall von trichterförmigem Becken. Arch. Gynäk. 3. — Breisky: Über den Einfluß der Kyphose auf die Beckengestalt. Med. Jb. Z. Ges. Ärzte Wien 1865. — Beitrag zur geburtshilflichen Beurteilung der Verengerung des Beckenausgangs. Med. Jb. Wien 19 (1870). — Bretschneider: Über die Ursachen, Therapie und die forensische Bedeutung der violenten Gebärmutterverletzungen. Mschr. Geburtsh. 37 (1913). Breus u. Kolisko: Die pathologischen Beckenformen. Leipzig u. Wien: Franz Deuticke 1900—1910.

Clemenz: Interperitoneale Operationen bei Schwangerschaft oder Geburt komplizierenden Tumoren. Arch. Gynäk. 90, H. 2.

Döderlein: Die Behandlung der Placenta praevia. Verh. 17. internat. med. Kongr. London 1913. — Geburtshilfliche Operationslehre. Erg.-Bd. zum Handbuch der Geburtshilfe. Wiesbaden: J. F. Bergmann 1917. — Dohrn: Die Durchtrittsweise des vorausgehenden Schädels durch den Eingang des einfach platten Beckens. Arch. Gynäk. 6.

Erchia: Contributo allo studio della placenta praevia. Arch. Ostetr. 1906. — Ernst, P.: Das Nervensystem. Pathologische Anatomie von L. Aschoff, Bd. 2. 1911. — Essen-Möller: Akzidentelle Blutungen. Zbl. Gynäk. 1913, 1384. — Ettinghaus: Über den Verlauf der Geburt bei Riesenwuchs der Kinder. Slg klin. Vortr. 358 (1903).

Fassbender: Das pseudo- und das rachitisch-osteomalacische Becken. Z. Geburtsh. 2. — Fehling: Über Kastration bei Osteomalacie. Arch. Gynäk. 39, 48. — Z. Geburtsh. 30. — Frank: Der subcutane Symphysenschnitt. 84. Verslg Naturforsch. u. Ärzte Münster i. W. 1912. — Frankenhäuser: Die Nerven der Gebärmutter. Jena 1867. — Franqué, v.: Über Spaltbecken. Zugleich ein Beitrag zur Verdopplung der inneren Genitalien. Z. Geburtsh. 75. — Die pathologische Hinterscheitelbeineinstellung. Prag. med. Wschr. 1904. — Freund, H. W.: Die Mechanik und Therapie der Uterus- und Scheidengewölberisse. Z. Geburtsh. 23. — Freund, R.: Über Placenta praevia. Dtsch. med. Wschr. 1908 I. — Über inkomplette Uterusruptur. Z. Geburtsh. 68 (1911).

Goenner: Zur Hinterscheitelbeineinstellung. Z. Geburtsh. 31. — Guggisberg, H.: Komplikationen von Schwangerschaft, Geburt und Wochenbett durch Regelwidrigkeit der Genitalien (Weichteilschwierigkeiten). Handbuch von Halban-Seitz, Bd. 7, Teil 2. 1928. (Literatur.).

Halban u. Tandler: Anatomie und Ätiologie der Genitalprolapse beim Weibe, 1907. — Hannes, W.: Was leistet die moderne Therapie bei der Placenta praevia? Zbl. Gynäk. 1909, 78. — Hartmann: Ein Fall von Sitz der adhärenten Placenta in der Cervix. Sitzgsber. Ges. Geburtsh. u. Gynäk. Berlin. Zbl. Gynäk. 1906, 606. — Hegar: Die Entwicklungsstörungen des knöchernen Beckens, ihre Einteilung und allgemeine Genese. Slg klin. Vortr. 1911, Nr 639. — Herff, v.: Beitrag zur Lehre von der Placenta und den mütterlichen Eihüllen. Z. Geburtsh. 35 u. 36. — Über künstliche Frühgeburt bei Beckenenge, insbesondere mit dem Blasenstich. Slg klin. Vortr., N. F. 1905, Nr 386. — Hoehne, O.: Über Randsinusblutungen usw. Zbl. Gynäk. 1921, Nr 10. — Hofmeier: v. Winckels Handbuch, Bd. 2, Teil 2. — Zur Kasuistik des Stachelbeckens. Z. Geburtsh. 10. — Zur Entstehung der Placenta praevia. Z. Geburtsh. 29. — Über Placenta praevia. Verh. dtsch. Ges. Gynäk. 2 u. 7. — Über den Einfluß der Myome des Uterus auf Konzeption, Schwangerschaft und Geburt. Z. Geburtsh. 13 (1894). — Die Stellung der künstlichen Frühgeburt in der Therapie des engen Beckens. Mschr. Geburtsh. 36 (1912).

Jaschke, Rud. Th.: Eine junge Placenta isthmica cervicalis. Z. Geburtsh. 67. — Allgemeine Pathologie der Geburt. Liepmanns Handbuch der gesamten Frauenheilkunde, Bd. 3. Leipzig 1914. — Die neue Lehre von der Placenta praevia nebst Mitteilung eines Falles von Placenta praevia isthmica totalis. Z. Geburtsh. 78. — Zur Lehre vom Rupturmechanismus bei Schulterlagen. Arch. Gynäk. 110, H. 2. — Zur klinischen Diagnose der Cervixplacenta. Zbl. Gynäk. 1917, Nr 46. — Die Leistungsfähigkeit der abdominalen Schnittentbindung bei Placenta praevia. Zbl. Gynäk. 1918, Nr 10.

Kaufmann: Untersuchung über die sog. fetale Rachitis (Chondrodystroph. fetalis). Berlin 1892. — Kehrer: Symphysenlockerung und Symphysenruptur. Mschr. Geburtsh. 42. — Keilmann: Eine Cervixplacenta. Zbl. Gynäk. 1897, 857. — Kermauner: Die Mißbildungen des Rumpfes. Schwalbes Morphologie der Mißbildungen, Bd. 3, Abt. 1. — Beiträge zur Geburtshilfe und Gynäkologie, Bd. 10, S. 241. — Placenta praevia cervicalis. Beitr. Geburtsh. 10. — Klein: Geburt bei Spaltbecken und Blasenektropie. Arch. Gynäk. 43 (1893). — Krönig, B.: Die Therapie bei engen Becken. Leipzig: A. Georgi 1901. — Zur Klinik der Placenta praevia. Zbl. Gynäk. 35, 505 (1909).

Labhardt: Über Placenta cervicalis. Gynäk. Rdsch. 2, Nr 20. — Landau, Ph.: Myom bei Schwangerschaft, Geburt und Wochenbett. Berlin 1910. — Leopold u. Leisewitz: Geburtshilflicher Röntgenatlas. Dresden: v. Zahn u. Jentsch 1909. — Litzmann: Das schräg verengte Becken. Kiel 1858. — Die Formen des Beckens, insbesondere des engen weiblichen Beckens. Berlin 1861. — Über Erkenntnis, Einfluß und Behandlung des engen Beckens. Slg klin. Vortr. 20, 23, 74, 90. — Die Geburt beim engen Becken. Leipzig 1884. — Über die hintere Scheitelbeineinstellung usw. Arch. Gynäk. 2.

Massland: Über die Pathogenese des schräg verengten Beckens. Leiden: Feestbundel Treub 1912. — Martin, E.: Das enge Becken. Handbuch von Halban-Seitz, Bd. 7, Teil 2. 1928. — Die regelwidrige Größe des Kindes und die kindlichen Mißbildungen usw. Handbuch von Halban-Seitz, Bd. 7, Teil 2. 1928. — Martius, H.: Die regelwidrige Geburt. Handbuch von Halban-Seitz, Bd. 7, Teil 2. 1928. — Mayer, A.: Über Gefahren des Momburgschen Schlauches, 1913. — Steigert die Schwangerschaft die Bösartigkeit des Uteruskrebses? Zbl. Gynäk. 1921, Nr 18, 629. — Michaelis: Das enge Becken nach eigenen Erfahrungen und Beobachtungen. Herausgeg. von Litzmann. Leipzig 1851. — Müller, P.: Über das Einpressen des Kopfes in den Beckenkanal zu diagnostischen Zwecken. Slg klin. Vortr. Nr 264.

Nägele: Das schräg verengte Becken. Mainz 1839. — Neugebauer: Beitrag zur Lehre vom Exostosenbecken usw. Z. Geburtsh. 26. — Neugebauer, F. L.: Zur Entwicklungsgeschichte des spondylolisthetischen Beckens usw. Dorpat 1882. — Arch. Gynäk. 19, 20, 22, 23, 25. — Nürnberger: Zur Kenntnis der Placenta praevia, speziell der Placenta praevia accreta. Prakt. Erg. Geburtsh. 6, H. 1 (1914).

OLSHAUSEN: Myom und Schwangerschaft. VEITS Handbuch der Gynäkologie. — Einfluß der Myome auf die Geburt. Handbuch der Gynäkologie, herausgeg. von I. VEIT, Bd. 1, S. 806. Wiesbaden 1907. PANKOW: Der Isthmus uteri und die Placenta isthmica, nebst einem Fall von Placenta praevia isthmica et cervicalis. Beitr. Geburtsh. 15. — Über Placenta praevia. Z. Geburtsh. 64, 225. — Ein weiterer Fall von Placenta praevia isthmica totalis (et cervicalis ?). Beitr. Geburtsh. 15. — Isthmusplacenta und Kaiserschnitt. Beitr. Geburtsh. 16. — Die anatomischen Grundlagen der Placenta praevia und ihre Bedeutung für die Therapie. Dtsch. med. Wschr. 1913 I. — Über Blutungen in der zweiten Hälfte der Schwangerschaft. Schmidts Jb. 1917, H. 1. — Placenta praevia. Handbuch von HALBAN-SEITZ, Bd. 8, Teil 1. 1927. — PFANNENSTIEL: Komplikation von Ovarialtumor mit Schwangerschaft, Geburt und Wochenbett. Diagnose der Komplikation von Ovarialtumor mit Schwangerschaft, Geburt und Wochenbett. Komplikation von Ovarialtumor mit Schwangerschaft, Geburt und Wochenbett. Handbuch der Gynäkologie, herausgeg. von I. VEIT, S. 444, 468, 527. Wiesbaden 1908.
ROBERT, F.: Beschreibung eines im höchsten Grade quer verengten Beckens usw. Karlsruhe u. Freiburg 1842. — ROTTER, H.: Über meine beckenerweiternde Operation durch Promontoriumsekretion. Zbl. Gynäk. 1913.
SACHS: Die klinische Bedeutung des Armvorfalls bei Schädellagen. Zbl. Gynäk. 1916. — SARWEY: Die künstliche Frühgeburt bei Beckenenge. Berlin: August Hirschwald 1896. — SARWEY, O.: Carcinom und Schwangerschaft. VEITS Handbuch der Gynäkologie (mit Literatur bis 1908). — SCHAEFER u. WITTE: Kritische Betrachtungen über die Höchstwehenzahl usw. Z. Geburtsh. 110 (1935). — SCHATZ: Über die Formen der Wehenkurve und die Peristaltik des menschlichen Uterus. Arch. Gynäk. 72 (1886). — SCHAUTA: Die Beckenanomalien. MÜLLERS Handbuch der Geburtshilfe. Stuttgart 1889. — Myom und Schwangerschaft. Mschr. Geburtsh. 30, 516. — SCHMID: Über dauernde Erweiterung des knöchernen Beckens durch Promontoriumsekretion. Zbl. Gynäk. 1913. — SCHMID, H. H.: Pathologie und Therapie der Nachgeburtsperiode. Handbuch von HALBAN-SEITZ, Bd. 8, Teil 2. 1927. — SCHMIDT, M. B.: Der Bewegungsapparat. Pathologische Anatomie von L. ASCHOFF, Bd. 2. — SCHMITZ, KARL: Die Assimilationsbecken. Inaug.-Diss. Gießen 1906. — SCHUMACHER, P.: Röntgendiagnostik in der Geburtshilfe. Erg. med. Strahlenforsch. 6 (1933). — Der Geburtsmechanismus beim engen Becken. Arch. Gynäk. 128, 129 u. 130 (1926 u. 1927). — SCHWALBE, E.: Die Morphologie der Mißbildungen des Menschen und der Tiere. Jena: Gustav Fischer 1906—1913. — SEITZ, L.: Die Störungen der inneren Sekretion in ihren Beziehungen zu Schwangerschaft, Geburt und Wochenbett, S. 421f. Verh. dtsch. Ges. Gynäk. 15, 1 (1913). — Schwangerschaft und innere Sekretion. Leipzig: Johann Ambrosius Barth 1913. — Über Promontoriumabmeißelung bei plattem Becken. Zbl. Gynäk. 1916. — SELLHEIM: Einfluß der Kastration auf das Knochenwachstum des geschlechtsreifen Organismus und Gedanken über die Beziehungen der Kastration zur Osteomalacie. Z. Geburtsh. 1907. — SIGWART: Über MOMBURGsche Blutleere bei Nachgeburtsblutungen. Zbl. 1909. — Arch. Gynäk. 89 (1909). — Zbl. Gynäk. 1910, Nr 28. — STÖCKEL: Die klinische und außerklinische Therapie bei engem Becken. Prakt. Erg. Geburtsh. 3 I (1911). — SÜSMANN: Zbl. Gynäk. 1917, Nr 17.
VEIT, G.: Über die Leitung der Geburt bei Doppelmißgeburten. Slg klin. Vortr. 164/165 (1879). — VOGEL, W.: Über die Dystokie durch Kontraktion des BANDLschen Ringes. Arch. Gynäk. 121 (1924). (Daselbst Literatur!)
WEGELIUS: Zur Diskussion über die Behandlung der Placenta praevia. Prakt. Erg. Geburtsh. 3 (1911). — WEISS, v.: Ein Fall von Placenta praevia cervicalis. Zbl. Gynäk. 1897, Nr 33. — WINTER: Bedeutung und Behandlung retinierter Placentarstücke im Wochenbett. Mschr. Geburtsh. 2. — WINTER, E. W.: Die Bedeutung der Höchstwehenzahlen für die geburtshilfliche Indikationsstellung. Z. Geburtsh. 105 (1933). WINTZER: Über Blutungen aus dem Sinus circ. Inaug.-Diss. Marburg 1903.
ZANGEMEISTER: Über puerperale Uterusinversion. Mschr. Geburtsh. 76 (1914). — ZWEIFEL: Die Behandlung der Blutungen in der Nachgeburtsperiode. Mschr. Geburtsh. 41. — Die Symphyseotomie. Leipzig: Wigand 1893. — Über die Behandlung der Uterusruptur. Beitr. Geburtsh. 7 (1903). — Münch. med. Wschr. 1907 II. — Die vorzeitige Lösung der regelrecht sitzenden Nachgeburt. Mschr. Geburtsh. 36 (1912). — Placenta praevia. Handbuch der Geburtshilfe, herausgeg. von DÖDERLEIN, 2. Aufl., Bd. 2. Wiesbaden: J. F. Bergmann 1916. — Die Uterusruptur. Handbuch der Geburtshilfe, herausgeg. von DÖDERLEIN, Bd. 2. Wiesbaden: J. F. Bergmann 1916.

Pathologie des Wochenbettes.

I. Erkrankungen der Wöchnerin.

A. Das Puerperalfieber.

Die Pathologie des Wochenbettes wird beherrscht von dem *Puerperal-* oder *Kindbettfieber.* Die Bezeichnung Kindbettfieber ist ein Sammelbegriff, der eine ganze Reihe verschiedenartiger Krankheitsprozesse umfaßt. *Hervorgerufen* wird das Kindbettfieber *durch* das *Eindringen von Infektionserregern in die Geburtswunden,* von denen aus sie unter Umständen durch Lymph- und Blutbahnen weit im Organismus verschleppt werden.

Erkenntnis über das wahre Wesen des Puerperalfiebers wurde erst möglich, nachdem man die Welt der Bakterien und ihre Bedeutung als Krankheitserreger kennengelernt hatte. Gleichwohl sind einzelne geniale Männer schon vor der bakteriologischen Ära in ihren Vorstellungen der Wahrheit sehr nahe gekommen. So hat z. B. DENMAN auf Grund seiner Beobachtungen über die Übertragung der Krankheit durch Ärzte und Hebammen, die mit puerperalfieberkranken Wöchnerinnen zu tun gehabt hatten, bereits 1815 das Kindbettfieber für eine kontagiöse Krankheit erklärt. Auch OLIVER WENDEL HOLMES in Nordamerika äußerte sich 1843 in gleichem Sinne.

Derjenige aber, der das größte Verdienst um Erkenntnis und Prophylaxe des Puerperalfiebers sich erworben hat, ist IGNAZ PHILIPP SEMMELWEIS (geb. 1818 in Ofen, gest. 1865 in der niederösterreichischen Landesirrenanstalt an den Folgen einer Pyämie, die er sich bei einer Operation zugezogen hatte). Dieser geniale Forscher erkannte bereits als Assistent der Wiener Gebäranstalt im Jahre 1847 den Kausalzusammenhang zwischen Infektion und Wochenbettfieber und fand in Waschungen mit Chlorwasser auch eine in ihrer Wirksamkeit naturgemäß beschränkte, aber für damalige Verhältnisse äußerst segensreiche Methode der Desinfektion. Seine Gedanken hat er zuerst in 2 Vorträgen, die er von 1847—1849 in der Gesellschaft der Ärzte in Wien hielt, der Öffentlichkeit übergeben; sie wurden von HEBRA, SKODA, ROKITANSKY begeistert aufgenommen, während Männer wie SCZANZONI, SEYFERT und DUBOIS in Paris sie aufs heftigste befehdeten. 1858 erschien dann das klassische kleine Werk von SEMMELWEIS „Ätiologie, Begriff und Prophylaxis des Kindbettfiebers[1]“ in ungarischer, 1861 in deutscher Sprache.

Es gab damals in Wien zwei Gebäranstalten, von denen die eine dem Unterricht der Ärzte, die andere dem der Hebammen diente. Während in der ersten Anstalt die durchschnittliche puerperale Mortalität 9,92% betrug, zeitweilig aber bis auf 20 und 30% (!) stieg, war die Mortalität an der Hebammenlehranstalt durchschnittlich nur 3,38%, also etwa nur $^1/_3$. Woher kam dieser Unterschied? Um das ganz zu verstehen, muß man wissen, daß damals mit ungewaschener Hand unter der Bettdecke untersucht wurde. Während die Hebammenhände nur mit dem gewöhnlichen Tagesschmutz behaftet waren, war die Hand der untersuchenden Ärzte und Studenten oft noch mit Kadaverteilen verunreinigt, die von einer vielleicht unmittelbar vorangegangenen Sektionsübung trotz oberflächlicher Seifenwaschung an ihren Händen haften geblieben waren.

SEMMELWEIS bemühte sich lange vergeblich, die Ursache dieser erschütternden Mortalität aufzudecken. Da trat ein Ereignis ein, das ihn intuitiv den wahren Zusammenhang erfassen ließ und ihn damit zu einem der größten Wohltäter des Menschengeschlechts machte: Sein Freund Prof. KOLLETSCHKA war bei einer Obduktion durch einen ungeschickten Schüler mit dem Sektionsmesser in den Finger gestochen worden; er bekam alsbald eine Lymphangitis, eine Phlebitis und starb unter genau den gleichen klinischen Erscheinungen wie die erkrankten Wöchnerinnen. Da auch der Obduktionsbefund völlig mit dem von an Puerperalfieber verstorbenen Wöchnerinnen übereinstimmte, erkannte SEMMELWEIS mit einem Schlage, daß es die Verunreinigung der Geburtswunden durch Kadaverteile seitens der untersuchenden Studierenden und Ärzte sein müßte, die das tödliche Puerperalfieber erzeuge. Daß aber nicht nur von Leichenteilen der Krankheitsstoff auf die Geburtswunden übertragen wurde, sondern auch von lebenden Organismen stammende Jauche dazu imstande war, wurde SEMMELWEIS klar, als im Oktober 1847 nach Untersuchung einer an jauchendem Medullarkrebs leidenden Kreißenden von 12 nach ihr untersuchten Gebärenden 11 starben.

Nun führte SEMMELWEIS vor den Untersuchungen Chlorwasserwaschungen ein, worauf die Mortalität schlagartig von 12,24% auf 3,04%, das ist auf das von der Hebammenlehranstalt beobachtete Maß

---

[1] Ätiologie, Begriff und Prophylaxis des Kindbettfiebers 1861, S. 87. Nachdruck erschienen bei Johann Ambrosius Barth, Leipzig 1912.

herunterging. Bereits im nächsten Jahre sank die durchschnittliche Mortalität auf 1,27%, ja in 2 Monaten kam unter 537 Geburten überhaupt kein Todesfall vor.

Damit war die Ätiologie des Puerperalfiebers im wesentlichen geklärt. SEMMELWEIS schreibt: „Wir haben ... unsere Überzeugung dahin ausgesprochen, daß jedes Kindbettfieber, keinen einzigen Fall ... ausgenommen, durch Resorption eines zersetzten tierisch-organischen Stoffes entstehe. Wir haben behauptet, daß dieser ... Stoff ... in der Mehrzahl der Fälle den Individuen von außen beigebracht werde und daß nur in einer Minderzahl der Fälle der zersetzte tierisch-organische Stoff, welcher resorbiert das Kindbettfieber hervorruft, innerhalb der Grenzen des ergriffenen Individuums entsteht." Ersteres nannte SEMMELWEIS die Infektion von außen, letzteres die Selbstinfektion.

Setzt man an Stelle des Ausdruckes „zersetzter tierisch-organischer Stoff" das Wort Krankheitskeime oder Bakterien, dann haben die von SEMMELWEIS aufgestellten Sätze noch heute ihre volle Gültigkeit.

Auch das Wesentlichste der Prophylaxe, die Noninfektion, wurde von SEMMELWEIS schon richtig erkannt, da er schreibt: „Da es bei einer großen Anzahl von Schülern sicherer ist, den Finger nicht zu verunreinigen als den verunreinigten wieder zu reinigen, so wende ich mich an sämtliche Regierungen mit der Bitte um Erlassung eines Gesetzes, welches jedem im Gebärhaus Beschäftigten für die Dauer seiner Beschäftigung verbietet, sich mit Dingen zu beschäftigen, welche geeignet sind, seine Hand mit zersetzten Stoffen zu verunreinigen."

Dank der großen Entdeckung von SEMMELWEIS ist seitdem die Mortalität an Kindbettfieber in Gebäranstalten aus rund 1 pro Mille zurückgegangen, während sie in der außerklinischen Geburtshilfe freilich noch 5 pro Mille beträgt.

So erfreulich diese Feststellung ist, so darf doch nicht vergessen werden, daß trotz dieser enormen Besserung *allein in Deutschland immer noch jährlich 5—10 000 Todesfälle an Kindbettfieber vorkommen*, von denen *der größte Teil vermieden werden könnte, wenn jeder Geburtshilfe treibende Arzt an die Vorschriften sich hielte*, die wir hinsichtlich der Geburtsleitung entwickelt haben. Freilich wird das Puerperalfieber niemals ganz auszurotten sein, da eine Menge leichter, eine Anzahl schwererer und vereinzelt selbst tötlicher Infektionen auch durch das Eindringen der Keime in die Geburtswunden hervorgerufen wird, die die Frau selbst an sich trägt (sog. *Selbstinfektion*). Der Begriff der Selbstinfektion ist übrigens so umstritten und wird von den einzelnen Autoren so verschieden erfaßt, daß man ihn am Besten ganz fallen läßt und lieber Bezeichnungen wählen soll, die den Infektionsweg klar zum Ausdruck bringen.

Wir unterscheiden:

1. Die Infektion mit **exogenen Keimen.**

Das sind die Infektionen, bei denen die geburtsleitenden Personen die an ihrer eigenen Hand und an Gebrauchsgegenständen befindlichen Keime in die Geburtswege der Frau einführen. *Praktisch* sind das *die wichtigsten und gefährlichsten Infektionen, deren Übertragung durch eine gewissenhafte Beobachtung der Noninfektion, der Abstinenz und Desinfektion*[1] *vermieden werden kann.*

2. Die Infektion mit **endogenen Keimen.**

Das sind Infektionen mit Keimen der Frau selbst, die in den unteren Abschnitten des Genitaltractus haften und dann in die keimfreie Gebärmutter hineingelangen. Zwei Möglichkeiten sind hier gegeben.

a) *Die spontan ascendierende Infektion* mit endogenen Keimen oder die *Spontaninfektion*, das sind Fälle, in denen die genannten Keime der Frau ganz von selbst ohne jede Berührung der Kreißenden oder der Wöchnerin in die oberen keimfreien Abschnitte des Genitalkanals eindringen und hier zur Infektion führen.

b) *Die artifizielle endogene Infektion.* Das sind Fälle, bei denen die gleichen Keime der Frau durch sicher aseptische Gegenstände (behandschuhte Hand, sterile Instrumente oder Verbandstoffe) künstlich nach oben in die normalerweise keimfreien Abschnitte verschleppt werden.

3. Die **hämatogene, lymphogene** und **descendierende Infektion.**

Das sind die Infektionen, bei denen von bereits an anderen Stellen im Körper bestehenden Infektionsherden aus Keime auf dem Wege der Blut- oder Lymphbahnen oder auch durch direkten Übergang in die Geburtswege hineingelangen.

Hierzu kommt noch eine Infektionsmöglichkeit, die sich stets und vor allem auch gerichtsärztlich schwer feststellen läßt, die aber in der Einteilung der Infektionsmöglichkeiten besonders erwähnt werden muß. Das ist die sog.

4. Autoinfektion.

Es kommt zuweilen vor, daß eine Gebärende bei sich selbst nachtastet, ob das Kind bereits fühlbar ist, ebenso kommt es vor, daß die Gebärende selbst bei sehr rasch verlaufender Geburt das andrängende Kind zurückzuhalten versucht. Beide Male ist die Möglichkeit einer Infektion gegeben und zwar dadurch,

---

[1] Vgl. dazu unsere Ausführungen S. 191.

daß die Frau die Keime in die Scheide hineinbringt, die an ihren äußeren Geschlechtsteilen oder an ihren Händen haften. Demgemäß muß man bei der Autoinfektion unterscheiden.

a) Die Autoinfektion mit endogenen Keimen.

Hierbei verschleppen die Kreißenden durch Eingehen in ihre Geschlechtsteile die in den unteren Teilen des Genitaltractus haftenden Keime nach oben.

b) Die Autoinfektion mit ektogenen Keimen.

Die Kreißende bringt durch Eingehen in ihre Geschlechtsteile die gewöhnlich an ihrer Hand haftenden saprophytären Keime in den Genitalkanal hinein.

c) Autoinfektion mit exogenen Keimen.

Die Kreißende hat ihre Hand durch Berührung mit außerhalb ihres Körpers befindlichem, septischen Material infiziert und bringt nun diese Keime beim Eingehen mit der Hand in die Geschlechtsteile hinein.

Die praktisch wichtigsten Infektionen für den Geburtshelfer sind die Infektionen mit exogenen und endogenen Keimen.

Die Krankheitskeime, die das Kindbettfieber hervorrufen, sind mannigfaltiger Natur. Streptokokken, Staphylokokken (siehe Abb. 434, 435), Bacterium coli, Pneumokokken, Diphtherieba

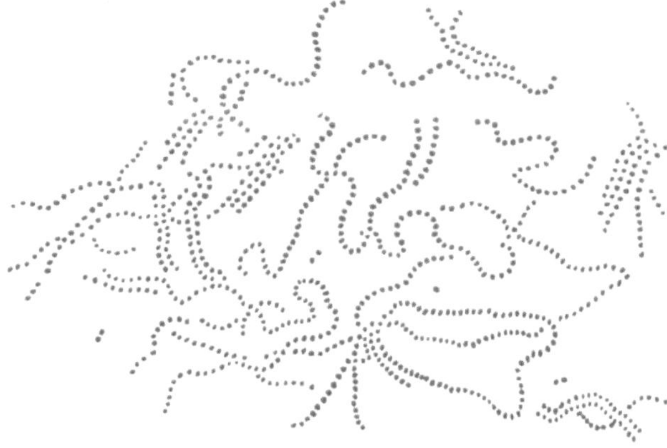

Abb. 434. Streptokokken.

cillen, Proteusarten und auch der Gonococcus u. a. sind als *aerobe Erreger,* Tetanusbacillen, Pseudotetanus, der FRAENKELsche Bacillus der Gasphlegmone, anaerobe Streptokokken u. a. sind als *anaerobe Erreger* nachgewiesen worden. Bei weitem am wichtigsten von allen Keimen sind die *Streptokokken. In rund 85% aller fieberhaften Erkrankungen* des Wochenbettes, die vom Genitale ausgehen, sind sie *die Erreger und zwar ebenso der leichten wie der schweren Formen* von Kindbettfieber. Das legte den Gedanken nahe, daß es verschiedene Arten von Streptokokken geben könnte, die auch die verschieden schweren klinischen Krankheitsbilder hervorzurufen imstande wären. Eine ungeheuere Arbeit ist auf das Suchen nach derartigen diagnostisch und therapeutisch wertvollen Merkmalen verwandt worden. Schon KRÖNIG hat in seiner grundlegenden Arbeit über die Bakteriologie des Genitalkanals der Schwangeren und kreißenden Frauen nachgewiesen, daß neben gewöhnlichen aeroben Streptokokken auch obligat-anaerobe vorkommen, die sogar häufiger als Erreger puerperaler Infek

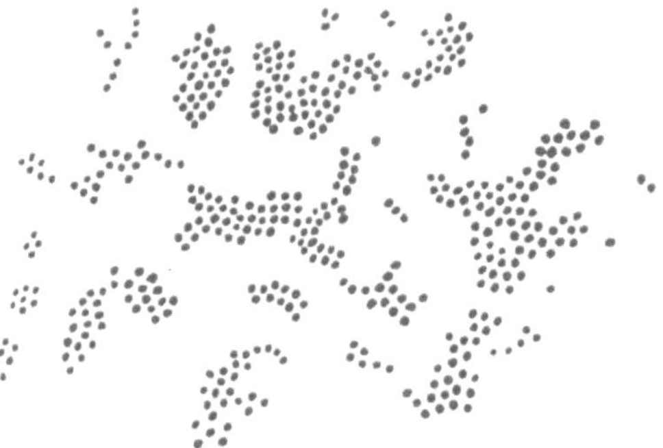

Abb. 435. Staphylokokken.

tionen nachgewiesen worden sind. Durch geeignete Kulturversuche ist es wiederholt gelungen, aerobe Streptokokken in anaerob wachsende umzuzüchten.

Die Hauptarbeit wurde jedoch darauf verwandt, durch charakteristische Merkmale die aerob wachsenden Streptokokken nach ihrer Gefährlichkeit, ihrem Virulenzgrad und ihrer Invasionskraft zu differenzieren. Es ist auch gelungen, einen deutlichen Unterschied bei verschiedenen Streptokokken nachzuweisen, der darin besteht, daß die einen die Fähigkeit haben, den Blutfarbstoff aus den roten Blutkörperchen austreten zu lassen und das Blut, das den Kulturplatten beigemengt ist, aufzulösen und den Blutfarbstoff zu entfernen. Man hat demgemäß zwischen *hämolytischen und anhämolytischen Streptokokken* unterschieden, glaubte auch eine Zeitlang in dem Merkmal der Hämolyse das Zeichen für eine besondere Gefährlichkeit der betreffenden Streptokokken gefunden zu haben. Zahlreiche weitere Untersuchungen haben indessen gezeigt, daß es kulturell gelingt, anhämolytische Streptokokken in hämolytische und umgekehrt hämolytische in anhämolytische umzuzüchten, und daß auch bei der Wöchnerin selbst die gleichen Übergänge vorkommen können. Als Folge davon wird von vielen Geburtshelfern heute der Nachweis der Hämolyse als völlig belanglos bezeichnet, während andere darin immer noch einen Befund sehen, der für die Pathologie des Wochenbettes nicht unwesentlich ist, häufiger Fiebersteigerungen zur Folge hat und vor allem auch öfters zur Entstehung gerade der schweren Form des Puerperalfiebers führt. Das mag insgesamt richtig sein, im Einzelfall aber beweist das Auffinden hämolytischer Streptokokken in den Uteruslochien nichts für die Schwere der Infektion. Es ist damit auch nichts über deren weiteren Ablauf gesagt. Wissen wir doch heute, daß hämolytische Streptokokken auch bei den nicht fiebernden Wöchnerinnen oft genug im Uterus gefunden werden und daß auch bei den ganz leicht verlaufenden Infektionen und bei den sog. Eintagsfiebern hämolytische Streptokokken häufig nachweisbar sind. Schließlich sind auch schwere und tödliche Infektionen nicht selten durch anhämolytische Streptokokken hervorgerufen worden.

Alle Versuche, die Virulenz der einzelnen Streptokokken zu bestimmen und die mit hoher Virulenz und starker Invasionskraft ausgestatteten von denen mit schwacher Virulenz und geringem Invasionsvermögen zu unterscheiden, *sind bisher resultatlos verlaufen.* Über die Bewertung der einzelnen kulturellen Befunde kann man deshalb bis heute nur sagen, daß *der Nachweis von Streptokokken hämolytischer Natur bei einer fiebernden Wöchnerin zunächst nichts über die Schwere der Infektion und den voraussichtlichen Ablauf der Erkrankung sagt.* Für den Krankheitsverlauf ist im übrigen *nicht allein die Virulenz und Invasionskraft der Keime von Bedeutung; vielmehr wird er* auch *wesentlich mitbestimmt von der* niemals zu berechnenden *Widerstandsfähigkeit des Gesamtorganismus* und von dem Zeitpunkt und dem Ort der Infektion. Ist z. B. die Placentarstelle mit Streptokokken infiziert, so ist das unendlich viel bedeutungsvoller als wenn etwa die Keime in einen Dammriß oder einen Scheidenriß eingedrungen sind. Ebenso ist es ein wesentlicher Unterschied, ob etwa die Placentarstelle, wie bei einer manuellen Placentarlösung, schon gleich mit Beendigung der Geburt oder erst nach Tagen durch ein allmähliches Emporwachsen der Streptokokken von unten her infiziert wird. Je früher und je rascher die Infektion gerade der gefährlichen Placentarstelle erfolgt, je weniger Zeit also der Organismus hatte, seine örtlichen und allgemeinen Abwehrkräfte mobil zu machen, um so schwerer wird der Verlauf sein.

Wenn bei den exogenen Infektionen die Gefährdung der infizierten Frau eine so besonders große ist und es in der Hauptsache gerade derartige Fälle sind, die die schweren und tödlichen Puerperalfieber durchmachen, so liegt das daran, daß eben die geburtsleitenden Personen, die derartige exogene Infektionen verursachen, wie Arzt und Hebamme, durch Berührung infizierter Wunden, kranker Wöchnerinnen usw. sehr leicht hochvirulente Streptokokken mit starker Invasionskraft an ihre Hände bekommen und sie dann auf die Gebärende übertragen können. Gegenüber diesen Keimen führen die Streptokokken, die die Frau an der Vulva und im Vestibulum beherbergt und die nun von unten her in die Vagina aufsteigen, schon vorher ein saprophytäres Dasein, durch das sie ihre Virulenz schnell einbüßen und ihre Invasionskraft rasch verlieren. Dringen sie nun allmählich tiefer in die Vagina ein, so werden sie durch die selbstreinigende Kraft der Scheide (S. 68) schnell vernichtet oder wenigstens so weit geschwächt, daß sie schließlich, wenn sie wirklich post partum in den Uterus gelangen, nicht mehr imstande sind, eine ernstere Infektion hervorzurufen. Das ändert sich sofort, wenn eine Frau zufällig frische, hochvirulente Keime an ihren äußeren Geschlechtsteilen beherbergt und wenn diese dann rasch in die Gebärmutter hineingelangen. Das kann z. B. geschehen, wenn eine Frau bis zu ihrer Geburt ein scharlachkrankes Kind oder eine an septischer Angina leidende Kranke gepflegt hatte, ohne selbst mit erkrankt gewesen zu sein.

Wir konnten erst vor kurzem folgende Beobachtung machen: Eine an septischer Angina erkrankte Hausschwangere kam nieder und starb bereits am 7. Tage nach der Geburt an einer von den Tonsillen ausgehenden Septikämie, die auf hämatogenem Wege auch zu einer Infektion des Uterus geführt hatte (s. Abb. 436). Es wurde den anderen Hausschwangeren auf das strengste jeder Besuch bei der Kranken untersagt und sie wurden auf die großen Gefahren derartiger Besuche eindringlich hingewiesen. Trotzdem ging eine Freundin der Kranken, die selbst nie Erscheinungen einer Angina geboten hatte, bis zu deren Todestage heimlich jeden Tag auf kurze Zeit zu ihr, setzte sich auf das Bett und machte ihr auch allerlei Handreichungen. Als sie einen Tag nach dem Tode der Ersterkrankten selbst niederkam, wurde bei ihr von jeder inneren Untersuchung abgesehen, und um auch die Möglichkeit der artifiziellen endogenen Infektion auszuschließen. Trotzdem erkrankte die Wöchnerin am 3. Tage mit hohem, durch eine Streptokokkenendometritis bedingtem Fieber und ging ebenfalls am 7. Tage an rasch verlaufendem Puerperalfieber unter dem Bilde der Bakteriämie zugrunde.

Solche Fälle beweisen, daß *auch eine spontane endogene Infektion,* wenn die betreffende Frau kurz vor der Geburt Gelegenheit hatte, sich mit hochvirulenten Streptokokken zu infizieren, *tödlich verlaufen kann.* Das ist ein Ergebnis von höchster Bedeutung, vor allen Dingen auch für die gerichtsärztliche Geburtshilfe. So unangebracht und unrichtig es wäre, wenn man, fußend auf dieser Erkenntnis, nun bei jedem Falle von tödlichem Puerperalfieber die Möglichkeit einer spontanen oder auch artifiziellen endogenen Infektion als Entschuldigung heranziehen wollte, ebenso unwissenschaftlich und unrichtig wäre es aber auch, wenn man das Vorkommen schwerster, ja selbst tödlicher artifizieller und spontaner endogener Infektionen leugnen wollte. Gerade die alltäglichen, aber von den Geburtshelfern so sehr gefürchteten

Streptokokkenanginen haben gelegentlich schwere Puerperalfieberepidemien in geburtshilflichen Kliniken zur Folge gehabt, die dann nicht immer auf hämatogenem Wege zustande gekommen waren, sondern zum Teil mit Sicherheit als spontane oder artifizielle endogene Infektionen aufgefaßt werden mußten. Das ist eine Tatsache, die der Arzt kennen und die er bei seinem Verhalten weitgehend berücksichtigen muß, wenn er geburtshilflich mit derartigen Kranken selbst zu tun hat oder mit Frauen, die in inniger Berührung mit solchen Kranken leben.

Fassen wir noch einmal unsere Ausführungen zusammen, so können wir sagen:

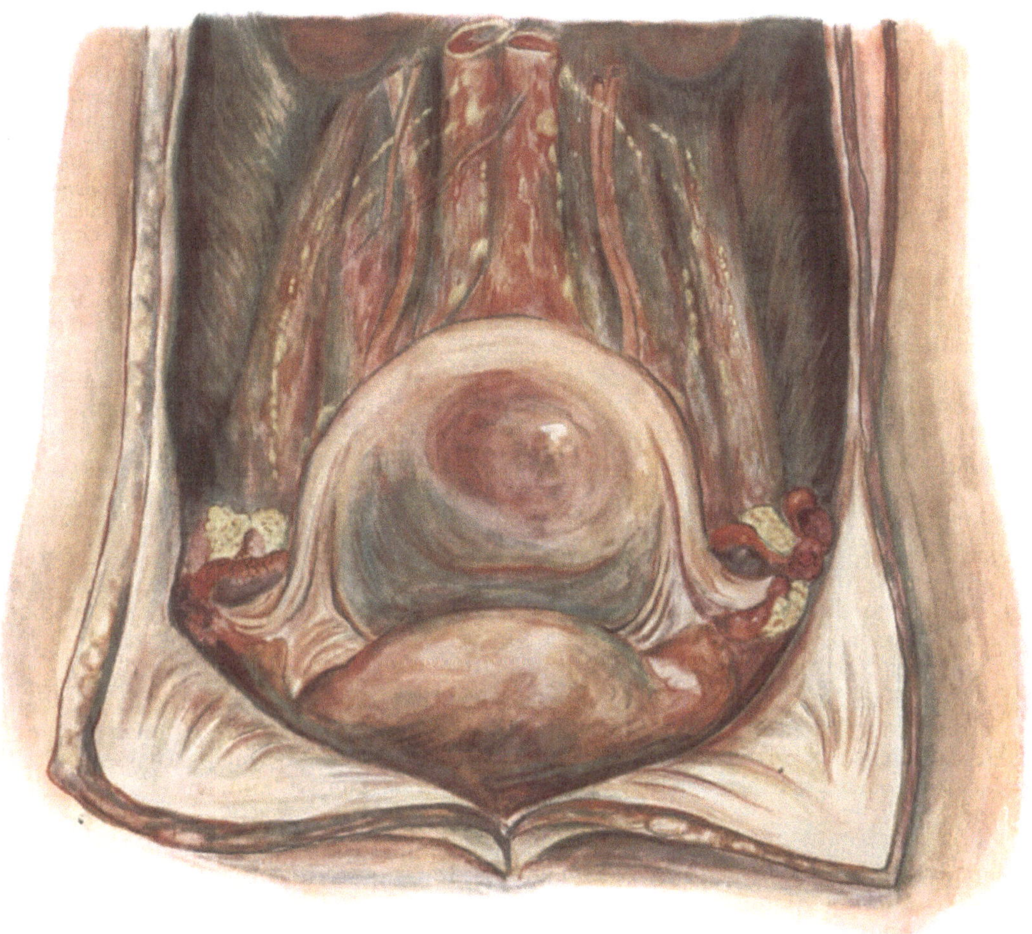

Abb. 436. Sepsis puerperalis, ausgegangen von einer Streptokokkenangina (gest. am 7. Tape post partum). Eitrige Metro-Endometritis, eitrige Salpingitis (aus beiden Tuben sieht man den Eiter hervorquellen!). Eitrige Infiltration der dadurch deutlich sichtbaren Lymphbahnen und der Lymphdrüsen.

1. *Die meisten Puerperalfieberfälle* und vor allem die schweren und tödlich verlaufenden Fälle *werden durch den Streptococcus pyogenes hervorgerufen.* Weit seltener führt der Staphylococcus pyogenes aureus oder albus zu schweren, selbst tödlichen Infektionen. Häufig handelt es sich um Mischinfektionen, bei denen aber, wenn sie einen schweren Verlauf zeigen, der Streptococcus in dem Bakteriengemisch zu überwiegen pflegt. Die Übertragung der Keime erfolgt am häufigsten durch exogene Infektion, d. h. dadurch, daß die geburtsleitende Person, ganz besonders aber der Arzt, der in seiner täglichen Berufsarbeit so oft Gelegenheit hat, seine Hände mit ansteckenden Keimen zu infizieren, die Infektionserreger auf die Gebärende überträgt.

2. *Aber auch durch eine endogene,* spontane oder artifizielle *Infektion kann es zur Entstehung schweren* und selbst tödlich verlaufenden *Puerperalfiebers kommen,* wenn die Gebärende zufällig Trägerin hochvirulenter und mit starker Invasionskraft

ausgerüsteter Infektionserreger war. Für gewöhnlich aber haben die Eigenkeime der Frau durch ihr längeres saprophytäres Dasein auf der äußeren Haut und durch die selbstreinigende Tätigkeit der Scheide bereits so an Virulenz und Invasionsvermögen eingebüßt, daß sie, in den Uterus eingedrungen, meist nur zu leichten Erkrankungen führen. Darum ist auch *im allgemeinen der Verlauf der endogenen Infektion wesentlich leichter* als der der exogenen.

Die Frage, ob die Keime, die die endogene Infektion hervorrufen, von den äußeren Geschlechtsteilen der Vulva und dem Introitus vaginae oder aus der Scheide selbst stammen, ist noch viel umstritten. Zweifellos sind alle Vaginalkeime und auch die Streptokokken der Vagina von außen her dorthin gelangt. Fraglich ist nur, ob sie es sind, die nun die endogene Infektion hervorrufen oder ob es die immer wieder von außen her in die Scheide nachdringenden Keime sind, die zur Infektion führen. Nach unserer Meinung ist letzteres der Fall. Die selbstreinigende Kraft der Scheide ist unbestreitbar (s. Asepsis der Geburt). Durch experimentelle Untersuchungen ist bewiesen, daß selbst hochvirulente Streptokokken, die von Wöchnerinnen stammten, die an Puerperalfieber gestorben waren und die in großen Mengen tief in die Vagina gesunder Schwangerer eingebracht wurden, ohne jedes Zutun nach spätestens 3mal 24 Stunden bereits wieder aus der Scheide verschwunden waren. Ebenso wird auch der nach der Tamponade der Scheide oft ungeheure Keimreichtum im Fundus vaginae meist nach ebenfalls 3mal 24 Stunden ohne jeden Eingriff völlig beseitigt. Schließlich haben wir bei zahlreichen Untersuchungen immer wieder einen vom Damm über der Scheideneingang nach dem Scheidengrund zu abnehmenden Keimgehalt nachweisen können, ein Befund, der nur dadurch zu erklären ist, daß die zahlreichen, von unten her eindringenden Keime durch die Kraft der Scheide selbst nach und nach vernichtet werden. Aus allen diesen Gründen sind wir der Überzeugung, daß auch die endogene Infektion bei der Geburt und im Wochenbett von den immer wieder von außen her in die Scheide nachwandernden Keimen erzeugt werden.

Ist es nun auf irgendeine Art zu einer Infektion der Geburtswunden gekommen, so kann das klinische Bild ganz verschieden sein. Vielfach unterscheidet man auch heute noch zwischen einer *Wundintoxikation* und einer *Wundinfektion.*

Unter *Wundintoxikation* versteht man die Erkrankung, die durch Fäulniskeime oder Saprophyten hervorgerufen wird. Diesen Keimen spricht man die Eigenschaft, in das lebende Gewebe eindringen zu können, ab. Sie sollen sich vielmehr nur auf totem Material (Blutgerinnseln, Lochien, Eihaut- und Placentarresten) vermehren und nur ihre Ausscheidungsprodukte, die Toxine, oder ihre Zerfallsprodukte, die Endotoxine, in das Blut abgeben *(Saprämie, Toxikämie).* Auf diese Wundintoxikationen führt man die meist rasch verlaufenden Fieberfälle im Wochenbett und die Eintagsfieber zurück, die man deshalb als *Resorptionsfieber* bezeichnet.

Unter *Wundinfektion* dagegen versteht man die Fälle, bei denen, wie bei den Streptokokkeninfektionen, die Keime selbst in das lebende Gewebe eindringen und zu Erkrankungen in der Umgebung des Uterus (Parametritis, Perimetritis, Peritonitis, Salpingitis) oder auch zu einer Infektion des Blutes führen können (Bakteriämie, Pyämie).

Diese Trennung nach den klinischen Erscheinungen ist heute nicht mehr aufrecht zu erhalten. Einerseits wissen wir, daß auch Saprophyten in die Blutbahn eindringen, zu Schüttelfrösten führen und dann gelegentlich auch im Blut nachgewiesen werden können. Andererseits steht fest, daß auch in der Mehrzahl der Fälle von Resorptions- und Eintagsfiebern Streptokokken als die Erreger gefunden werden, die keine Toxine ausscheiden und deren Endotoxingehalt, wie ZANGEMEISTER nachgewiesen hat, ein sehr geringer ist. Wir müssen deshalb auch in den meisten Resorptionsfieberfällen echte Wundinfektionen sehen, die eben nur die am leichtesten verlaufenden Formen der Erkrankung darstellen.

Die Infektion kann alle die bei der Geburt geschaffenen Wunden befallen und sich in der verschiedensten Weise weiter auf den Organismus ausbreiten. Nach der Art ihrer Entstehung und Begrenzung können wir unterscheiden:

1. Die Infektion der Geburtswunden der Vulva, der Scheide und des Uterus.

2. Die Oberflächenausbreitung der Infektion auf die Tuben (und gelegentlich von da aus auch auf die Ovarien und das Peritoneum).

3. Die Ausbreitung der Infektion auf dem Wege der Lymphbahnen (Parametritis, Peritonitis).

4. Die Ausbreitung der Infektion auf dem Wege der Blutbahn (Bakteriämie, Thrombophlebitis und Pyämie).

1. Die Infektion der puerperalen Wunden.

a) Infektion von Vulva und Scheide.

Eine Infektion der Geburtswunden an Vulva und Scheide, seien es nun die namentlich bei Erstgebärenden fast unvermeidlichen Abschürfungen der Schleimhaut, kleine Einrisse am Frenulum, Schleimhautrisse und Quetschwunden in der Scheide oder größere Verletzungen des Dammes, kann *primär durch Inoculation von Außenkeimen* (anläßlich einer post partum notwendigen Einstellung im Spiegel, eines Eingehens in die Geburtswege zum Zweck der Placentarlösung usw.) oder sekundär durch ein Aufwandern von ektogenen Keimen, wie descendierend durch einen infektiösen Wochenfluß bei primärer Infektion des Endometriums hervorgerufen werden.

Während normaliter sowohl die unvermeidlichen Geburtswunden, wie kleine Risse am Damm schon nach wenigen Tagen eine lebhaft rote granulierende Oberfläche zeigen, genähte Dammrisse rasch reaktionslos verkleben, findet man im Falle der Infektion an den Wundflächen einen grauweißen oder mehr grünlich-grauen schmierigen *Belag,* an Stelle reaktionsloser Verklebung genähter Wundränder *Schwellung* (oft das erste Symptom) und *Rötung* derselben. Manchmal wird die ganze Vulva ödematös. Am Damm kommt es dann bald zur Eiterung der Stichkanäle und zum Durchschneiden der Fäden, wonach die klaffende Wunde sich ebenfalls rasch mit dem erwähnten schmierigen Belag überzieht und schmutzig bräunliches Sekret absondert.

Zuweilen findet man ähnliche Veränderungen auch am Muttermund oder an der Oberfläche der sich langsam wieder formierenden Portio. Man bezeichnet diese schmierig belegten Geburtswunden mit leicht aufgeworfenen Rändern als *Puerperalgeschwüre* (Abb. 437). Der graugelbe Belag entsteht durch eine oberflächliche Nekrose und enthält massenhaft Bakterien, unter denen besonders häufig Bacterium coli, aber auch Staphylo- und Streptokokken gefunden werden.

Der gewöhnliche *Verlauf* ist der, daß innerhalb von 6—8 Tagen die nekrotischen Schorfe samt den in ihnen vegetierenden Bakterien abgestoßen werden, wonach die Wunde sich schnell reinigt und per granulationem bald abheilt, da

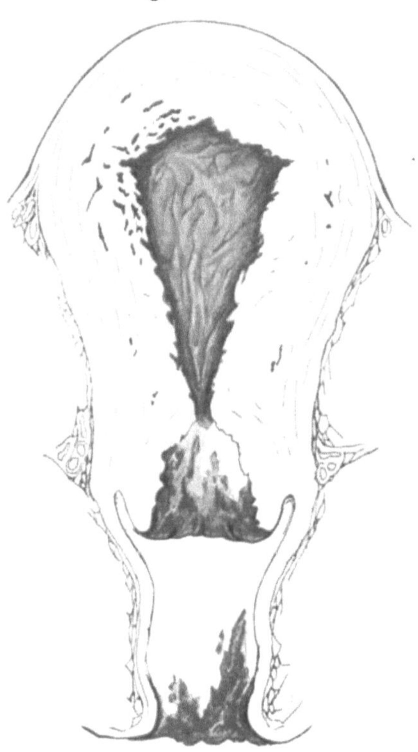

Abb. 437. Lokalisierte Infektionsprozesse des puerperalen Genitaltraktus.
Die blauen Stellen bezeichnen die infizierten Abschnitte.
(Nach Bumm.)

unter dem Schorf ein Schutzwall von Leukocyten dem Vordringen der Bakterien in die Tiefe wehrt. Geringe Virulenz der Bakterien und ein gutes Abwehrvermögen des Organismus sind wohl die Voraussetzung dieser lokalisierten Infektion.

Nur ganz ausnahmsweise — und dann meist als Folge fehlerhafter Behandlung, seltener als Ausdruck einer besonders schweren Infektion — kommt es zu einer Ausbreitung der Puerperalgeschwüre in der Fläche oder zu einem tiefgreifenden gangränösem Zerfall im Bereich des Dammes, wenn die infizierte Dammwunde nicht von selbst dehisziert oder geöffnet wird.

Die subjektiven *Symptome* sind sehr verschieden je nach dem Sitz des Puerperalgeschwürs. Kleine Puerperalgeschwüre der Scheide und Portio machen gewöhnlich überhaupt keine Symptome, bei größeren wird manchmal über ein dumpfes Hitzegefühl im Schoß oder über ein brennendes Gefühl an den Genitalien geklagt. Letzteres fehlt fast nie, wenn die Puerperalgeschwüre im Vestibulum sitzen und bei der Miktion von Harn berieselt werden. Wesentlich ausgeprägter sind die Symptome bei der Infektion eines genähten Dammrisses. *Hitze* und *Brennen* treten schon am 2.—3. Tage auf, dazu gesellt sich im Falle ödematöser Schwellung der Vulva bald ausgesprochenes *Schmerzgefühl*. Die *Temperatursteigerung* ist bei der Infektion oberflächlich sitzender Geburtswunden meist unbedeutend (etwa 38⁰ axillar oder etwas darüber); nur bei Sekretretention unter der Haut eines genähten Dammrisses steigt sie, gelegentlich sogar unter leichtem Schüttelfrost oder Frösteln bis auf 39,5—40⁰, um nach Eröffnung der Dammwunde schnell abzufallen. Der *Puls* wird *wenig alteriert* und ist nur im Verhältnis zur Temperaturhöhe gesteigert.

Die *Diagnose* ist durch Besichtigung leicht zu stellen. Die genannten subjektiven Symptome, vor allem aber jede Temperatursteigerung nach vorangegangener Dammnaht muß unbedingt zu einer derartigen Inspektion auffordern.

Die *Prognose* ist im allgemeinen gut; Ausnahmen kommen nur vor bei falscher Behandlung eines infizierten genähten Dammrisses oder in den Fällen, in denen die Puerperalgeschwüre nur nebensächliche Teilerscheinung einer bereits weiter vorgeschrittenen Infektion sind.

Therapie. Man betupfe Puerperalgeschwüre mit einem in *Jodtinktur* getauchten Wattepinsel. *Ein infizierter Dammriß* — an der Schwellung der Wundränder, der Neigung zum Durchschneiden der Fäden leicht erkennbar — *muß* unbedingt *vollständig geöffnet werden*; dann betupfe man ihn in ganzer Ausdehnung ebenfalls mit Jodtinktur und lasse bis zur Reinigung der Wunden sterile feuchte Vorlagen geben, die am besten mit H_2O_2-Lösung getränkt werden. Bei starker Mitbeteiligung der Scheide kann man auch unter ganz schwachem Druck Spülungen mit $^1/_2$ %iger Milchsäure machen. Selbstverständlich ist Bettruhe einzuhalten und für einen guten Kontraktionszustand des Uterus sowie regelmäßige Entleerung von Blase und Darm zu sorgen.

b) Die Infektion des Uterus.

In leichteren Fällen sind es zurückgebliebene Eihautfetzen, kleine Placentarreste oder längere Zeit in der Scheide liegengebliebene Blutkoagula sowie am Abfluß verhindertes Lochialsekret, die ein vorzügliches Nährsubstrat für Fäulniserreger liefern und infolge der Resorption von Fäulnistoxinen zu Temperatursteigerungen führen (sog. *Endometritis putrida*).

In schwereren, durch virulentere Bakterien hervorgerufenen Fällen kommt es auch ohne das Vehiculum derartiger nekrotisierender Gewebsfetzen zu einer mehr oder minder ausgedehnten Besiedlung und Entzündung des noch vielfach wunden Endometriums (vgl. Physiologie des Wochenbettes). Eine derartige *Endometritis septica* kann ebensowohl Folge wie Vorläufer einer Vulvitis oder Kolpitis puerperalis (s. oben) sein (vgl. Abb. 437). Denn das rasche Wachstum der Bakterien erlaubt ebenso in kurzer Zeit ein Fortschreiten des Prozesses nach oben, wie andererseits durch das abfließende bakterienbeladene Sekret die Geburtswunden an Scheide und Vulva infiziert werden. Entsprechend der größeren Virulenz der Erreger besteht bei dieser Form nur immer die *Gefahr, daß die* zunächst an den oberflächlichen nekrotischen Deciduaschichten sitzenden *Keime* schließlich den Leukocytenwall durchbrechen und *in tiefere Gewebsschichten gelangen,* wonach an Stelle der einfachen Endometritis eine *Metroendometritis* entsteht und die weitere Gefahr näherrückt, daß es auf dem Wege der Lymphbahnen zu einem weiteren, vielleicht lebensbedrohlichen Fortschreiten der Infektion kommt. Besonders groß ist diese Gefahr, wenn auch die Placentarstelle Sitz der Infektion ist und etwa als Folge mangelhafter postpartaler Blutstillung hier größere Thromben ins Uteruscavum vorragen, die einen vorzüglichen Nährboden abgeben. Werden diese Thromben von Bakterien besiedelt (Metrophlebitis), dann droht jeden Augenblick der Einbruch der Bakterien in die freie Blutbahn und damit die tödliche Allgemeininfektion. Daneben besteht bei jeder Endometritis auch die Gefahr einer weiteren Oberflächenausbreitung auf die Tuben und das Bauchfell (vgl. S. 574).

Erkrankungen des Endometrium sind in ihren Anfangsstadien *anatomisch* schwer zu erkennen, da die Uterusschleimhaut im Wochenbett normalerweise wund, zerfetzt und entzündet ist. Zweifellos pathologisch wird auch mikroskopisch das Bild, wenn ein tiefgehender Zerfall der zurückgebliebenen Deciduaschicht Platz greift. Die nekrotischen Gewebspartien sind durchsetzt mit Stäbchen und Kokken, teils harmloser Natur, teils pathogener Art (Streptokokken, Staphylokokken, auch Bacterium coli) oder die Infektionserreger sind in Reinkultur vorhanden. Auf die nekrotische Deciduaschicht folgt die zellige Infiltration der tieferen Deciduaschichten, der *Granulationswall*. Er besteht aus einer dichten Infiltration massenhafter Leukocyten und ist eine vom Organismus geschaffene Schutzwehr gegen das weitere Vordringen der Mikroorganismen. In schweren Fällen von Infektion wird der Granulationswall durch die Züge der Mikroorganismen durchbrochen oder er ist wenig entwickelt und fehlt in seltenen Fällen auch vollkommen. Dann durchwachsen die Streptokokken in feinen Zügen die ganze Uteruswand (s. Abb. 438) bis zum Peritoneum oder sie folgen dem Verlauf der größeren Lymphgefäße und gelangen auf solchen Wegen tiefer, hauptsächlich in die seitlich vom Uterus gelegenen Parametrien hinein.

Makroskopisch ist das Bild wechselnd. Die *Uterusinnenfläche* besitzt ein *graues, schmieriges Aussehen,* zeigt Unebenheiten, Vertiefungen und stärkere Hervorragungen oder ist von abgestorbenen, noch lose haftenden Gewebsfetzen bedeckt. Nicht selten findet man gleichzeitig Reste von Eihäuten oder Blutklumpen in der Uterushöhle, beide meist in fauliger Zersetzung begriffen. In anderen Fällen ist das Uteruscavum gefüllt mit einer größeren Menge mißfarbener, überriechender Flüssigkeit, offenbar zersetztem Wundsekret, das überreichlich abgesondert wurde und im Uterus stagnierte. Kaum je ist die Placentarstelle bei stärkerer Endometritis ganz intakt. Die Thromben zeigen an der Oberfläche einen graugelben Belag,

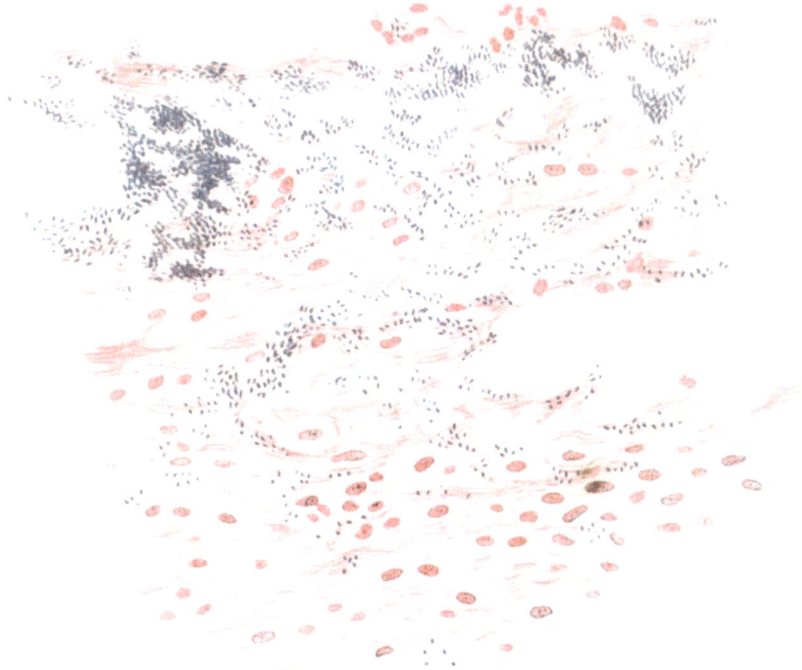

Abb. 438. Vordringen der Streptokokken in die Muskulatur des Uterus.

oder sie sind zerfallen zu einer bröckeligen, weichen, schmierigen Masse. Sie sind durchsetzt mit zahlreichen Infektionserregern. Dieser Zerfall der Thromben kann sich weit in die Venen des Uterus erstrecken (Übergang zur Metrophlebitis).

Bei den schweren Formen der Infektion geht der nekrotische Gewebszerfall bis auf oder in die Muscularis des Uterus hinein *(Endometritis necrotica).* Schnitte in die Tiefe belehren uns über die Ausdehnung des Zerfalles. Auch größere tiefersitzende Gewebspartien können der *Gangrän* anheimfallen und als Sequester ausgestoßen werden *(Metritis dissecans);* ja selbst Perforation des Uterus infolge der Gangrän ist beobachtet.

Bei jeder stärkeren Endometritis findet man auch das übrige Gewebe des Uterus deutlich verändert. Die *Muskulatur* ist *schlaff, serös* imbibiert, mangelhaft zurückgebildet. Das *Bindegewebe* ist aufgequollen und serös-eitrig *durchtränkt.* In den Lymphgefäßen läßt sich häufig Eiter nachweisen. Oft können diese als weißliche Stränge mit stärkeren Ektasien, die Abscesse vorzutäuschen vermögen, bis in das Parametrium verfolgt werden (Übergang zur Parametritis); oder der Bauchfellüberzug des Uterus und seiner Adnexe ist getrübt, mit Gerinnseln oder Eiter bedeckt (Übergang zur Pelveoperitonitis).

Die *Symptome* der Endometritis puerperalis schwanken je nach der Schwere der Infektion, so daß das klinische Bild neben typischen Zeichen für den aufmerksamen Beobachter manche Sonderzüge bekommen kann, die für die prognostische Beurteilung von Wichtigkeit sind.

Handelt es sich um einfache Fäulniserreger, dann erfolgt gewöhnlich am 3. bis 4. Wochenbettstag ohne wesentliche Störung des Allgemeinbefindens bei gutem, verhältnismäßig ruhigem Puls ein Anstieg der Temperatur auf 38,5—39° mit morgendlichen Remissionen bis auf 38° und darunter. Manchmal ist mit diesem einmaligen

Temperaturanstieg der Höhepunkt schon erreicht und die folgenden 3—4 Tage bringen unter lytischem Abfall der Temperatur die Heilung. Sehr selten, etwa im Anschluß an ein zu frühes Aufstehen oder an lebhafte Bewegungen im Bett kommt es zu einem einmaligen leichten Schüttelfrost, bei dem die Temperatur über 39° steigen kann — ein Beweis, daß auch Fäulniserreger gelegentlich in die Blutbahn eindringen oder hineingepreßt werden.

In anderen Fällen beobachtet man schon am Tage des Temperaturanstiegs oder am folgenden Tage, daß ein großes Blutkoagulum oder ein großer zusammenhängender Eihautfetzen mit den Lochien abgeht, wonach gewöhnlich innerhalb von 1—2 Tagen die Temperatur zur Norm abfällt.

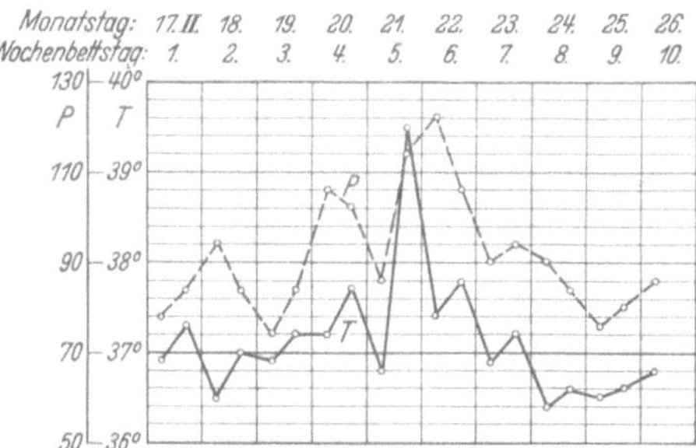

Abb. 439. Leichte Endometritis puerperalis (Lochiometra).

Eine sehr charakteristische Form des Fäulnisfiebers entwickelt sich infolge von Lochienstauung, die in typischen Fällen im Anschluß an das erste längere Aufstehen eintritt. Infolge starker Abknickung des Korpus nach vorn kommt es zu einer *Verhaltung der Lochien* in dem um diese Zeit stets schon von Keimen besiedelten Corpus uteri *(Lochiometra)*. Seltener entsteht eine solche Lochienverhaltung bei der liegenden Wöchnerin infolge einer Abknickung des Korpus nach hinten, wozu manchmal eine Überfüllung der Blase Veranlassung gibt. Auch eine Verlegung des inneren Muttermundes durch abgestoßene größere Eihautfetzen kann gelegentlich am 5.—6. Tag zu einer solchen Lochienstauung führen. Unter leichtem Unbehagen, vielleicht Frösteln, steigt dann die Temperatur plötzlich auf 39° und darüber (Abb. 439), der Uterus wird etwas druckempfindlich. Sobald durch Hinlegen der Wöchnerin, durch Entleerung einer überfüllten Blase, durch eine energische Uteruskontraktion der Lochialfluß wieder in Gang kommt, fällt die Temperatur in kurzer Zeit, gewöhnlich über Nacht, und erreicht schon am nächsten oder übernächsten Tage wieder die Norm. Die meisten Fälle von sog. *Eintagsfieber* beruhen auf einer derartigen Lochienstauung.

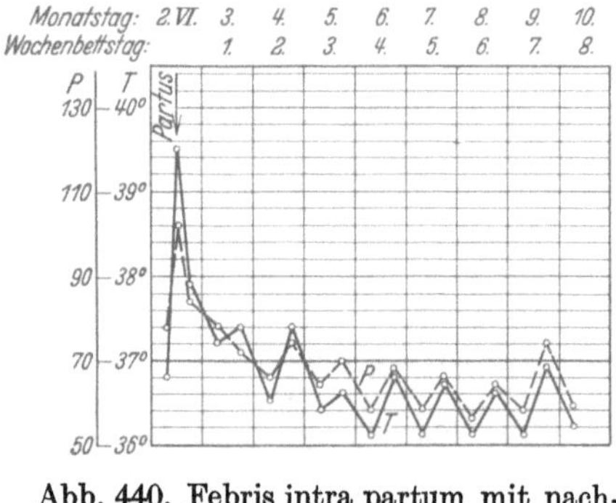

Sind größere Reste von Eihäuten oder gar kleine Placentarreste zurückgeblieben, dann dauert die Temperatursteigerung so lange, bis die faulenden Massen samt der nekrotischen Decidua völlig ausgestoßen sind. Die *Lochien* werden in solchen Fällen bald deutlich *fötide*. Die fortbestehende Entzündung, noch mehr vielleicht die dabei reichlich gebildeten Fäulnistoxine stören eine kräftige Kontraktion des Uterus, die Lochien bleiben länger blutig oder zeigen neuerdings Blutbeimengung infolge der Abstoßung kleiner Thromben. Als Folge der gestörten Rückbildung steht der *Fundus höher* als er der Regel nach stehen sollte und ist oft nach 14 Tagen noch mehrere Querfinger oberhalb der Symphyse zu tasten. Nicht regelmäßig, aber doch überwiegend häufig und wenigstens vorübergehend ist eine leichte Druckempfindlichkeit einer oder beider Uteruskanten nachweisbar. Schließlich erfolgt unter allmählichem Temperaturabfall im Laufe der 2. bis Anfang der 3. Woche die Rückkehr zur Norm.

Bei der durch Bakterien höherer Virulenz hervorgerufenen *Endometritis septica* weist das klinische Bild von vornherein einige Züge auf, die dem aufmerksamen Beobachter die wesentlich ernstere Natur der Erkrankung anzeigen. Nicht selten ist die Endometritis Folge einer schon unter der Geburt zustande gekommenen Infektion der Eihöhle. Bestand das Fieber unter der Geburt nur kurze Zeit, dann können zwar mit dem Nachwasser und den alsbald spontan geborenen Secundinae die Infektionserreger so völlig aus dem Geburtskanal herausgeschafft werden, daß schnelle und dauernde Entfieberung eintritt (Abb. 440). In anderen Fällen gelingt diese Eliminierung

Abb. 440. Febris intra partum mit nachfolgenbem fieberfreien Wochenbett.

der Krankheitserreger nicht so vollkommen; dann fällt zwar nach der Geburt auch die Temperatur ab und bleibt 1—2—3 Tage normal, bis die rasch sich vermehrenden Krankheitserreger doch zu einer Endometritis und damit zu neuem Temperaturanstieg führen. Je nach Art und Virulenz der Erreger dauert die fieberhafte Erkrankung kürzere oder längere Zeit und niemand kann ohne weiteres voraussagen, ob es bei der Lokalisation des Prozesses im Endometrium bleiben oder von hier aus eine

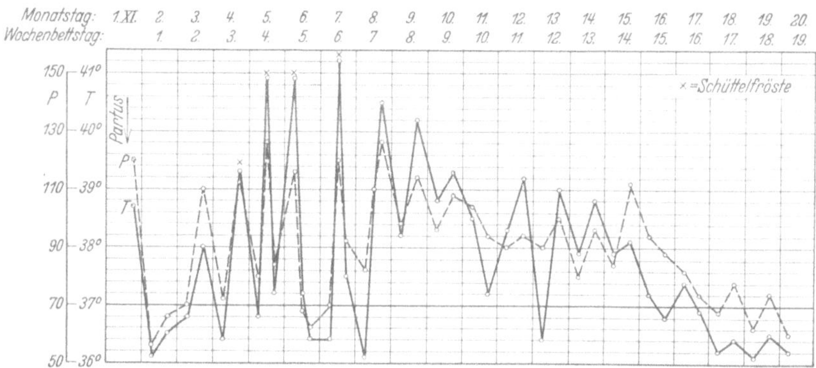

Abb. 441. Febris intra partum, schwere Endometritis septica puerperalis.

Allgemeininfektion zustande kommen wird. Besonders die mit wiederholten Schüttelfrösten einhergehenden Fälle sind vorsichtig zu bewerten. Trotzdem ist auch in solchen Fällen jederzeit eine Abheilung möglich (vgl. Abb. 441). Besonders ernst sind jene Fälle zu beurteilen, in denen nach intra partum bestehendem Fieber überhaupt keine Entfieberung eintritt, vielmehr die Temperatur gleich am nächsten Tage wieder höher ansteigt. Fälle von Endometritis, die erst Ende der 1. oder Anfang der 2. Woche bei bis dahin glattem Verlauf auftreten, sind immer auf eine *gonorrhoische Infektion* verdächtig.

Aber auch in leichteren Fällen ist während der Fieberperiode das *Allgemeinbefinden oft beträchtlich gestört.* Kopfschmerz, Hitzegefühl, Unruhe, Abgeschlagenheit, Appetitlosigkeit dürfen zwar als Begleiterscheinungen des Fiebers gewertet werden, sind aber doch meist ausgesprochener als bei der einfachen putriden Endometritis. Vor allem ist jetzt die *Druckempfindlichkeit des Uterus* an seinen beiden Kanten, nicht selten auch am Fundus und der Vorderwand des Korpus, sehr deutlich ausgesprochen; ja der Grad der Druckempfindlichkeit gibt einen guten Anhaltspunkt für die Schwere des Prozesses. Die *Lochien* sind häufig reichlicher, serös-eitrig, zuweilen scharf riechend, aber *nicht fötide.*

Die *Diagnose* der Endometritis ist nach den vorstehend geschilderten Symptomen nicht schwierig. Auch die Unterscheidung der putriden von der septischen Form ist, wenn man die Geburt selbst geleitet hat und die Entwicklung des Krankheitsbildes von Anfang an verfolgen konnte, meist gut möglich. Wird man erst bei eintretendem Fieber zugezogen, dann ist die

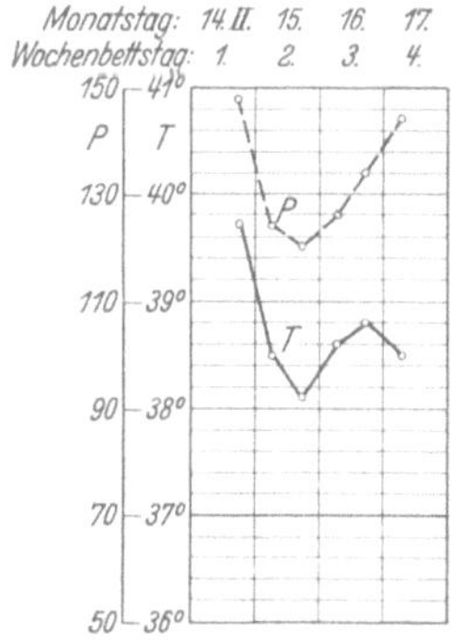

Abb. 442. Fieber unter der Geburt nach 4 Tage vorher erfolgtem vorzeitigen Blasensprung. Exitus am 4. Tag.

Unterscheidung der beiden Formen schwieriger und wesentlich die stärkere Druckempfindlichkeit des Uterus bei reichlichem Abfluß nicht fötider Lochien, sowie die stärkere Störung des Allgemeinbefindens für die Diagnose der septischen Form zu verwerten.

Die *Prognose* ist bei allen durch Fäulniserreger erzeugten Formen der Endometritis gut, bei der septischen Form dagegen immer *dubiös.* Man weiß nie, ob der Prozeß lokalisiert bleiben wird, besonders wenn etwa mehrfach Schüttelfröste auftreten. Ein *wichtiges prognostisches Zeichen* ist das *Verhalten des Pulses,* der gut gefüllt und weniger frequent erscheint als dem Temperaturanstieg entspricht. Ist ausnahmsweise der Puls von Anfang an abnorm frequent, dann ist die Prognose vorsichtig zu stellen (Abb. 442). Andererseits kann man, sobald an zwei aufeinanderfolgenden

Tagen die Temperatur deutlich Neigung zu lytischem Abfall erkennen läßt und die Druckempfindlichkeit des Uterus zurückgeht, ohne weiteres eine günstige Voraussage machen.

Die *Therapie* hat die einzige Aufgabe, der Ausbreitung der Infektion zu wehren, wozu in erster Linie die *Sorge für eine energische Kontraktion des Uterus und* eine *Beschleunigung seiner Rückbildung* gehört. Das einfachste Mittel dazu ist eine täglich mehrmals für 1—2 Stunden auf den Bauch gelegte — natürlich sorgfältig in Flanelltücher gehüllte — *Eisblase,* mit der man zweckmäßig regelmäßige Gaben von *Secacornin* (am besten einmal 2 ccm intramuskulär, dann weiter 3mal täglich 20 Tropfen per os) kombiniert. Wo Schüttelfröste aufgetreten sind, dort ist es zweckmäßig, eine einmalige, nach Bedarf wiederholte intravenöse Injektion von Argochom oder Euthargen vorzunehmen.

Jede Lokaltherapie, wie intrauterine Spülungen mit Alkohol oder anderen Desinfektionsmitteln, ist nach unserer Auffassung *zu verwerfen.* Wo sie nützlich sein kann, wie etwa zur Herausspülung zurückgehaltener nekrotischer Eihautfetzen, da ist sie zum mindesten überflüssig, in allen anderen Fällen bringt eine Spülung die Gefahr einer Propagation des Prozesses mit sich.

Natürlich ist während des Fiebers und mindestens 3 Tage nach völliger Entfieberung strenge Bettruhe einzuhalten, für regelmäßige Blasen- und Darmentleerung Sorge zu tragen. Die Ernährung sei trotz des Fiebers eine kräftige. Das Stillen braucht nicht unterbrochen zu werden.

2. Die Oberflächenausbreitung der Infektion auf Tuben, Ovarien und Peritoneum.

Nicht ganz selten wachsen die Infektionserreger vom Endometrium durch das Ostium uterinum in eine oder beide Tuben und erzeugen eine *Salpingitis septica.* Die verdickte, häufig geschlängelte Tube erscheint gerötet und geschwollen, ihre Schleimhaut ist eitrig belegt und weist mehr oder minder große Epitheldefekte auf. Verkleben die abdominellen Tubenenden nicht rasch, so kann der bakterienhaltige Eiter — wie besonders bei den rapid verlaufenden Streptokokkeninfektionen (vgl. Abb. 436) — auf das Bauchfell austreten und zu einer lokal begrenzten oder auch allgemeinen *Peritonitis* führen. Verkleben die Tubenfimbrien rechtzeitig, dann kommt es zur Ausbildung eines größeren Eitersackes *(Pyosalpinx septica puerperalis).* Etwa 35% aller Pyosalpingen sind puerperaler Natur (vgl. Abb. 443). Zieht die Erkrankung sich lange hin, dann kann die Infektion auch auf das meist mit der Tube breit verklebte Ovarium übergreifen und zur Ausbildung eines *Pyovariums* führen. Das ist stets eine gefährliche, glücklicherweise seltene Komplikation, weil Pyovarien wenig Neigung zur Ausheilung haben. Beginnt dann nach Ablauf des Wochenbettes wieder die Ovulationstätigkeit, dann sind immer erneute Nachschübe mit hohem Fieber häufig. Auch das Platzen eines Ovarialabscesses mit anschließender tödlicher Peritonitis ist wiederholt beobachtet worden.

Symptome. Der Übergang der Infektion auf die Tube ist größtenteils mit *ziehenden und stechenden Schmerzen* in der betreffenden Seite verbunden, ebenso besteht *hochgradige Druckempfindlichkeit.* Bei den schnell zur Peritonitis oder zur septischen Allgemeininfektion führenden Fällen treten die Symptome der Salpingitis hinter denen der Bauchfellentzündung oder des schwer septischen Allgemeinzustandes ganz zurück, so daß die Tubenveränderungen gewöhnlich erst auf dem Sektionstisch entdeckt werden[1].

Die *Diagnose* der Salpingitis septica puerperalis ist leicht, wenn bei einer schon mehrere Tage bestehenden Endometritis plötzlich unter neuerlichem starken *Temperaturanstieg* heftige ziehende *Schmerzen* in einer oder beiden Unterbauchseiten auftreten und am Uterus entsprechend der Abgangsstelle der Tuben eine *hochgradige circumscripte Druckempfindlichkeit* nachweisbar wird, die sich beiderseits bis gegen die Beckenwand fortsetzt.

---

[1] Über weitere Symptome und den klinischen Verlauf bei puerperaler Pyosalpinxbildung vgl. unser Lehrbuch der Gynäkologie, wo wir auch die verschiedensten Komplikationen besprochen haben.

In den gefährlichsten Fällen dagegen, in denen die Infektion der Tuben nur ein schnell durchlaufenes Übergangsstadium zwischen der Erkrankung des Endometriums und des Bauchfells ist, kann man die Salpingitis bloß aus dem *Auftreten* heftiger *peritonitischer Symptome* erschließen.

Leicht ist die Diagnose, sobald es zur Ausbildung von Eitersäcken kommt.

Das *Blut* zeigt in allen Fällen eine starke *Beschleunigung der Senkungsgeschwindigkeit* der Blutkörperchen bis herunter auf 20—10, selbst bis 5 Minuten, die *Leukocytenzahl* ist *stets erhöht* und erreicht bei Pyosalpinxbildung Werte zwischen 16—25000;

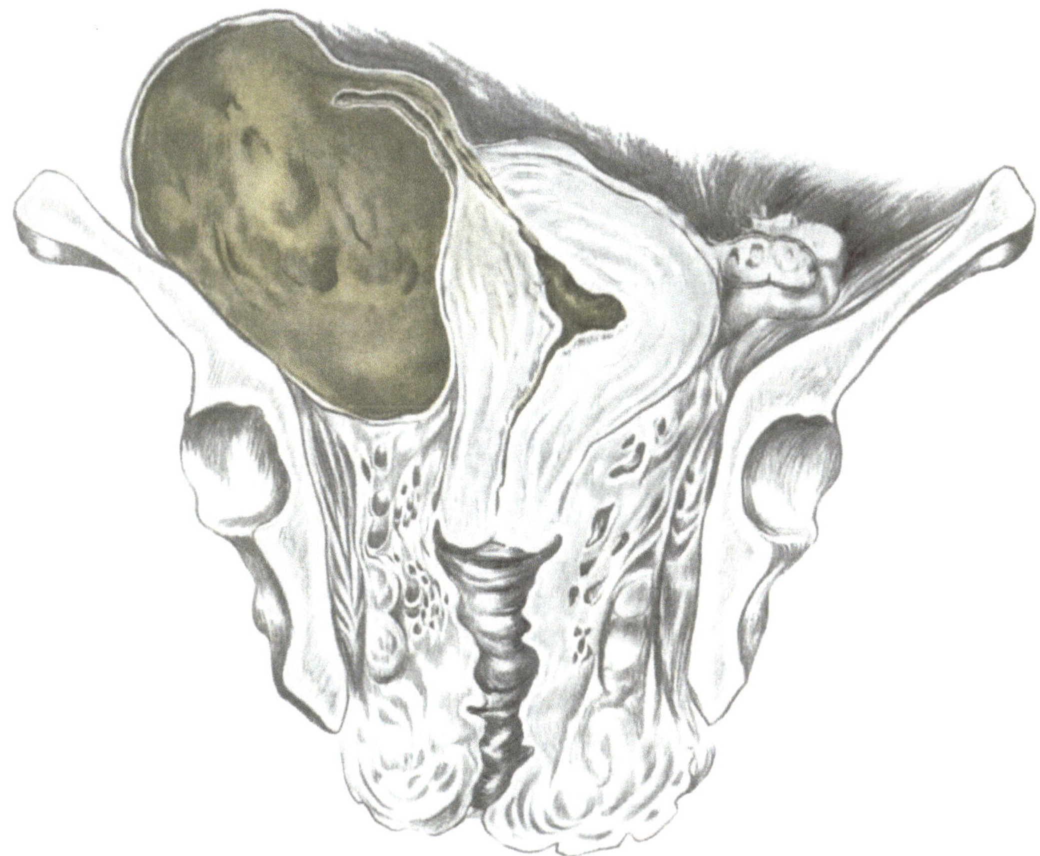

Abb. 443. Pyosalpinx septica sinistra.

bei einfacher Salpingitis und Pelviperitonitis fehlen diese hohen Zahlen, die Leukocytose hält sich auf Werten zwischen 10—15000.

Die *Prognose* ist *zunächst ungewiß* und besonders beim Auftreten peritonitischer Symptome so lange mit Vorsicht zu stellen, bis sich Anzeichen einer Abgrenzung des Prozesses bemerkbar machen, was gewöhnlich innerhalb von 24—36 Stunden der Fall ist. Breiten sich dagegen die peritonitischen Symptome bis in die Gegend oberhalb des Nabels aus, dann ist die Prognose von vornherein ungünstig.

Sobald es zur Pyosalpinxbildung gekommen ist, wird die Prognose quoad vitam fast gut; die einzige Gefahr ergibt sich jetzt daraus, daß sehr rasch wachsende Pyosalpingen platzen und so noch sekundär eine allgemeine Peritonitis hervorrufen können. Indessen wird diese Gefahr selten verwirklicht, sondern viel häufiger eine *Perforation* in die *Blase oder* den *Mastdarm* beobachtet, wodurch die Heilungsaussichten nicht getrübt, sondern gebessert werden, da diese Organe vor dem Durchbruch regelmäßig durch derbe Schwarten mit der durchbrechenden Pyosalpinx verbacken sind. Dubiös ist dagegen die Prognose immer in Hinsicht auf eine Restitutio ad integrum. Neben Fällen, in denen eine solche verhältnismäßig schnell erreicht wird, gibt es andere, bei denen der bestehenbleibende *Tubenverschluß* mindestens eine *sekundäre Sterilität* bedingt und wieder andere, in denen jahrelang die Neigung zu akuten Nachschüben (häufig durch eine Menstruation, Kohabitation oder stärkere Anstrengung ausgelöst) bestehen bleibt; und schließlich Fälle, in denen durch die Residuen der Erkrankung, vor allem durch ausgedehnte Adhäsionen dauernd Beschwerden hervorgerufen werden, die Arbeitsfähigkeit und Lebensfreude der Patientin ernstlich trüben.

Die *Therapie* fällt im akuten Stadium zusammen mit der Behandlung der Endometritis. Eine Eisblase wird manchmal nicht vertragen und ist dann durch Dunstumschläge zu ersetzen. Besonderes Augenmerk ist auf Hebung der allgemeinen Widerstandskraft zu richten. Sobald das akute Stadium überwunden und die Patientin 8—10 Tage fieberfrei ist, setzt dann die resorbierende Behandlung ein, die wir in unserem Lehrbuch der Gynäkologie ausführlich geschildert haben.

3. Die Ausbreitung der Infektion auf dem Wege der Lymphbahnen.

a) Die Metritis puerperalis

entsteht, sobald die im Endometrium angesiedelten oder aus Anlaß eines intrauterinen Eingriffs direkt in die Gewebslücken inokulierten Keime in die Lymphspalten der Muskulatur des Uterus vorgedrungen sind (Abb. 438). Zuweilen ist dieser Einbruch

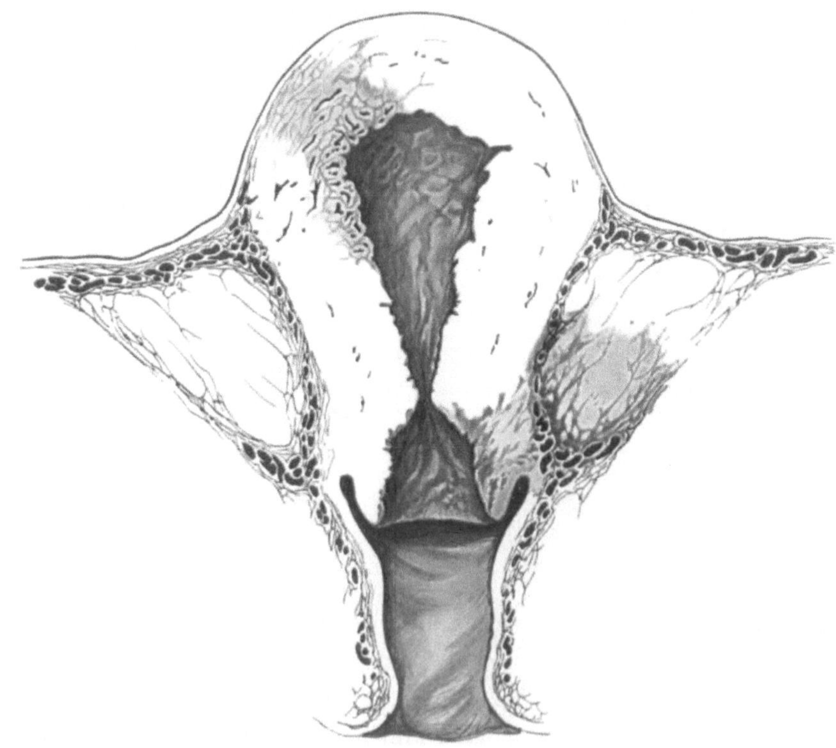

Abb. 444. Ausbreitung der Infektion auf dem Wege der Lymphgefäße.
Die Keime dringen links in das parametrane Zellgewebslager, rechts von der Placentarstelle aus durch die Muskulatur ins Peritoneum vor.
(Nach BUMM.)

so massenhaft, daß die Wand der Lymphgefäße gesprengt wird, wonach es an den betreffenden Stellen zur Gewebsnekrose kommt. Gewöhnlich entstehen dann zahlreiche miliare, später oft konfluierende Abscesse in der Uteruswand. In allerdings seltenen Fällen können auch tiefersitzende Gewebspartien der Muskelwand des Uterus der Gangrän anheimfallen und unter demarkierender Entzündung schließlich als Sequester ins Uteruscavum abgestoßen werden *(Metritis dissecans)*.

Die klinischen *Symptome* der Metritis stellen sich als Steigerung der Endometritissymptome dar. Ganz gewöhnlich kündigt sich die Sprengung der Lymphgefäße durch einen schweren Schüttelfrost an; das Allgemeinbefinden ist schwer alteriert, die Temperatur zeigt bei hohen abendlichen Steigerungen häufig stark remittierenden Charakter.

Für die *Diagnose* verwertbar ist eine größere Druckempfindlichkeit des ganzen Uterus, insbesondere auch des Fundus. Eine auf einzelne Stellen des Korpus beschränkte, hier aber besonders hochgradige Druckempfindlichkeit ist mindestens verdächtig auf eine Metritis dissecans. Gesichert wird diese Diagnose, wenn der Abgang eines Sequesters nachgewiesen werden kann; aber auch in Fällen, bei denen bei vorher extrem gesteigerter Empfindlichkeit und steigender Temperaturtendenz unter plötzlicher subjektiver Erleichterung ein steiler Temperaturabfall beobachtet wird, kann diese Diagnose mindestens mit großer Wahrscheinlichkeit noch nachträglich gestellt werden.

Die *Prognose* ist stets dubiös, da bei einmal erfolgtem Einbruch in die Lymphbahnen natürlich nie vorauszusehen ist, ob die Abwehrkräfte des Organismus zur Lokalisation des Prozesses im Uterus ausreichen werden.

Die *therapeutischen Maßnahmen* sind die gleichen wie bei der Endometritis puerperalis.

b) Die Parametritis puerperalis.

Meist sind Lymphbahnen des Uteruskörpers, noch häufiger der Cervix, seltener die der supradiaphragmatischen Scheidenabschnitte für die einmal eingedrungenen Infektionserreger nur ein Durchgangsweg ins lockere Beckenbindegewebe, wo sie rasch ein entzündliches Ödem, Zunahme der Hyperämie, Ansammlung massenhafter Leukocyten in der Umgebung des keimhaltigen Bezirks auslösen. In Kürze entsteht eine *thrombosierende Lymphangitis und Phlebitis* mit immer stärker sich ausbreitendem perivasculärem Ödem, das unter Sprengung der zarten Bindegewebsbälkchen der Umgebung zu allmählich immer größer werdenden Exsudaten zusammenfließt. Diese *Phlegmone des Beckenbindegewebes* oder *Parametritis* ist entsprechend der häufigsten Einbruchstelle an Wunden der Cervix zunächst meist in der Basis des Ligamentum latum lokalisiert (vgl. Abb. 444), kann aber im weiteren Verlauf auf die verschiedenen Bindegewebsräume sich ausbreiten: nach vorn ins Paracystium, selbst ins Cavum *Retzii,* nach hinten in das paraproktale Gewebe, nach abwärts ins Parakolpium. In anderen Fällen breitet sich das Exsudat, das Peritoneum vor sich her drängend, nach oben aus und erscheint oberhalb des Ligamentum *Poupartii* als eine teigige Anschwellung. Wesentlich seltener ist eine Ausbreitung im retroperitonealen Raum bis hinauf ins Nierenlager *(Paranephritis),* noch seltener ein Übergreifen auf die Nachbargewebe wie den Musculus psoas oder gar auf den Knochen *(Caries der Beckenknochen),* die Entstehung einer *Coxitis* u. ä. mehr.

Je nach der Virulenz und Art der Erreger einerseits, der Widerstandsfähigkeit des Organismus andererseits gestaltet sich der weitere Verlauf verschieden. Im günstigsten Falle wird das Exsudat schnell abgegrenzt und kommt allmählich zur Resorption. In anderen Fällen breitet es sich immer mehr aus und führt bei einseitigem Sitz zu einer Verdrängung des Uterus nach der anderen Seite (Abb. 445); bei Ausbreitung in andere Bindegewebsräume auch zu einer Retroposition oder Anteposition des Uterus; gelegentlich wird der Uterus vollständig umklammert. Das ursprünglich weiche Exsudat wird im Verlauf der Erkrankung allmählich derber und kann schließlich geradezu die Konsistenz von Knorpelgewebe annehmen.

In anderen Fällen kommt es, begünstigt durch die infolge ausgedehnter Thrombose und den Druck des Exsudats verschlechterte Ernährung des Gewebes zu *puriformer Einschmelzung des Exsudats* (Abb. 445). Ursprünglich oft nur in Form von miliaren Eiterherden in den perivasculären Gewebsspalten auftretend, können diese vereiterten Partien allmählich zu größeren Absceßhöhlen zusammenfließen, die langsam vom Zentrum des Exsudats nach außen sich durchwühlen und schließlich irgendwo durchbrechen. Am häufigsten erfolgt bei der puerperalen Parametritis der Durchbruch oberhalb des Ligamentum *Poupartii* durch die Haut. Mehr hinten gelegene Exsudate brechen mit Vorliebe ins Rectum, mehr nach vorn ausgebreitete in die Blase durch. Auch die Ausbreitung im Parakolpium zwischen Rectum und Scheide ist nicht selten. Selten ist die Perforation durch das Foramen ischiadicum oder obturatum, durch den Damm oder nach Senkung des Abscesses am Oberschenkel oder gar ein Durchbruch in die Bauchhöhle. Noch seltener ist ein Durchbruch in den Symphysenknorpel oder die Kreuzdarmbeinfugen. Um die Absceßhöhle nimmt das Gewebe schon frühzeitig derbe schwartige Beschaffenheit an.

Symptome. In leichteren Fällen beginnt die Erkrankung mehr schleichend, indem 5—6 Tage nach eintretender Wundinfektion die Temperatur mäßig bis etwas über 38⁰ ansteigt, ohne daß zunächst überhaupt Beschwerden geäußert werden. Gewöhnlich schon am nächsten Tage erreicht die Temperatur 39⁰ und mehr, hält sich einige Tage bei oft geringer morgendlicher Remission auf dieser Höhe, wonach unter zunächst

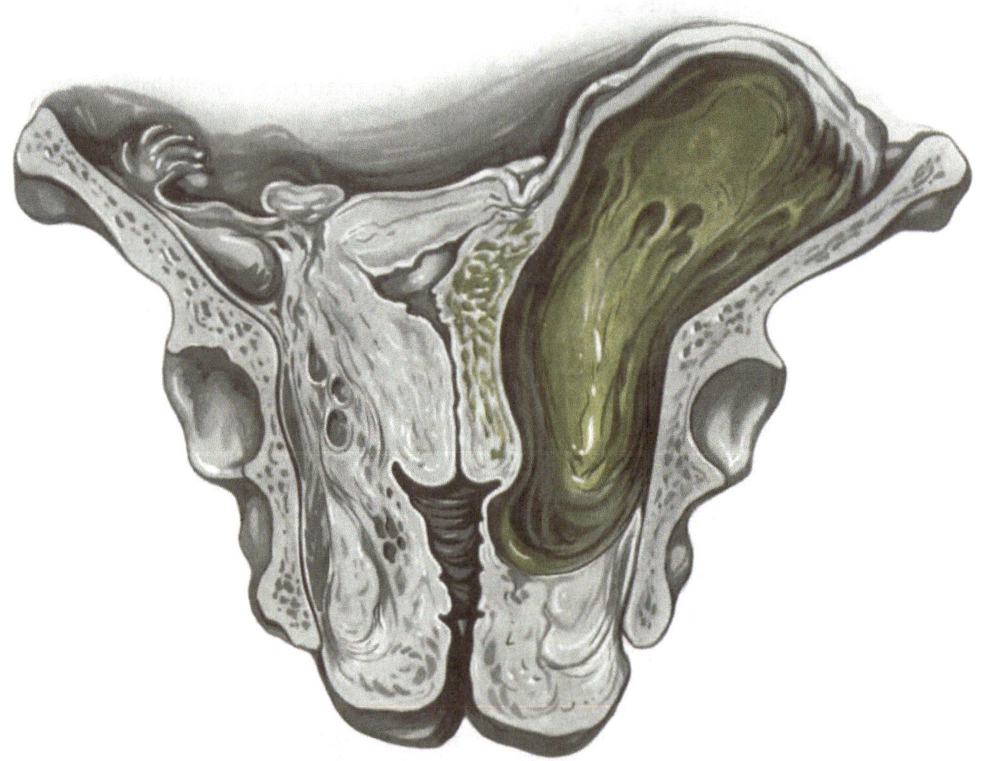

Abb. 445. Großes parametranes Exsudat in Vereiterung.

stärker werdenden Remissionen die abendlichen Temperaturmaxima geringere Höhe erreichen, bis dann nach einigen weiteren Tagen ein lytischer Temperaturabfall einsetzt.

Fast stets — abgesehen von den leichtesten Fällen — klagt die Patientin über einen lokalisierten *Schmerz seitlich vom Uterus,* der auf Druck zunimmt und nicht selten ins Bein ausstrahlt. Im übrigen ist das Allgemeinbefinden wenig gestört, insbesondere hält sich die Pulsfrequenz im Verhältnis zur Temperatur auf niedrigem Niveau.

In anderen Fällen setzt die Erkrankung von vornherein stürmischer ein und beginnt sofort mit wesentlich höherem Fieber und einem initialen Schüttelfrost. Die Temperatur erreicht Werte bis 40⁰ und hält sich in den nächsten Tagen auf hohem Niveau. Schmerzen und vor allem die Beeinträchtigung des Allgemeinbefindens sind viel ausgesprochener. Nicht selten beobachtet man starke peritoneale Reizsymptome in Form von Übelkeit, Erbrechen, zunehmender Druckempfindlichkeit der unteren Bauchabschnitte. Auch die Pulsfrequenz ist in solchen Fällen stärker erhöht, der Puls an sich weicher.

Der stürmische Beginn sagt nichts über den weiteren Verlauf. Auch hier kann schon nach wenigen Tagen, in anderen Fällen erst nach 1—1¹/₂ Wochen der Temperaturabfall beginnen. Innerhalb einer weiteren Woche sind subfebrile Werte erreicht, auf denen die Temperatur noch tage- und selbst wochenlang sich hält, bis eine völlige Resorption des Exsudates eingetreten ist (Abb. 446).

Bei größeren Exsudaten ist der *Verlauf* oft viel *schleppender.* Die hohen Temperaturen der ersten Tage werden zwar nicht mehr erreicht, längere Fieberbewegungen bestehen aber fort. Das Exsudat kommt nur langsam und unvollständig zur Resorption. Jede lebhaftere Bewegung im Bett, eine stärkere Anstrengung bei der Defäkation bringt oft erneut einen stärkeren Temperaturanstieg, bis nach einigen Tagen wieder eine gewisse Beruhigung eintritt.

Je nach dem Sitz des Exsudates sind die Beschwerden verschieden. Am häufigsten treten ins Bein ausstrahlende Schmerzen auf; öfters wird über Druck auf Blase und Mastdarm geklagt. Dringt das Exsudat in die Gegend des Psoas vor, dann wird das Bein der betreffenden Seite in Hüft- und Kniegelenk gebeugt gehalten; seine passive Streckung ruft lebhafte Beschwerden hervor. Das fieberhafte Stadium kann bei großen Exsudaten sich so wochen-, selbst monatelang hinziehen. Ein solch protahierter Verlauf führt zu einer erheblichen Beeinträchtigung des Ernährungszustandes und des Allgemeinbefindens.

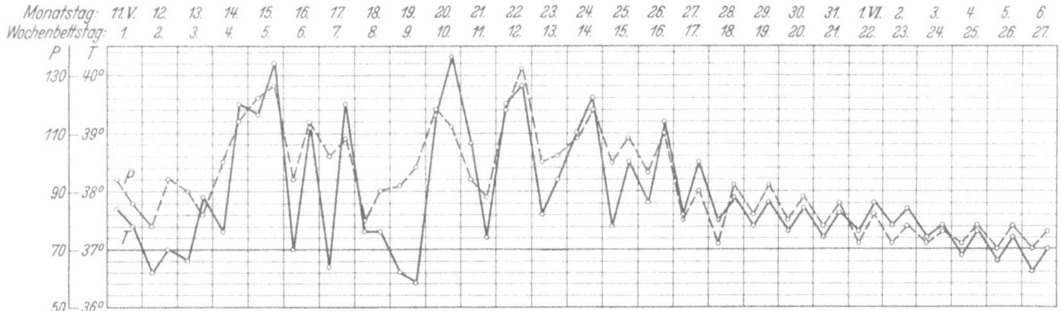

Abb. 446. Parametritis puerperalis streptococcica.

Manchmal nimmt unvermittelt das Fieber stark remittierenden Charakter an, ein wichtiges *Zeichen beginnender eitriger Einschmelzung* des Exsudats. Das Weichwerden des Exsudats und seine vermehrte Druckschmerzhaftigkeit läßt den Ort der Einschmelzung oft leicht erkennen. In anderen Fällen dauert es lange, bis man an einer nachweisbar werdenden Fluktuation den Sitz der Eiterung herausfindet. Hat das Exsudat sich über das POUPARTsche Band ausgebreitet, dann kündigt sich der drohende Durchbruch durch stärkere Vorwölbung, Rötung der Haut und hochgradige Druckempfindlichkeit an; einem Durchbruch in den Mastdarm gehen *Tenesmen* mit Abgang reichlicher Schleimmassen voraus, bis dann plötzlich unter lebhaftem Stuhldrang große Eitermassen durch den After entleert werden. Ähnlich treten Blasentenesmen auf, sobald hier ein Durchbruch droht. Cystoskopisch ist die Stelle des drohenden Durchbruchs an einem ausgedehnten bullösen Ödem erkennbar. Nach jedem *Eiterdurchbruch* setzt unmittelbar eine starke subjektive Erleichterung ein und auch das Fieber fällt nach Entleerung genügenden Eiters sehr schnell ab.

Freilich gibt es auch Fälle, in denen die Temperatur nach wenigen fieberfreien Tagen neuerlich stark ansteigt, neue Einschmelzungen und Druckbrüche erfolgen. Am schlimmsten sind die Fälle, in denen immer nur kleine miliare Eiterherde sich bilden, die niemals zu einem größeren Abszeß zusammenfließen, so daß nach vorübergehender Besserung neue Fiebertage kommen, die Ernährung und der Allgemeinzustand immer mehr und mehr leiden und schließlich nach einem viele Monate, ja selbst über ein Jahr während dem Verlauf unter *amyloider Degeneration* der inneren Organe der Tod eintritt.

Bei sehr massiver Infektion kommt auch ein ganz foudroyanter Verlauf vor, bei dem die Lymphbahnen des Beckenbindegewebes nur eine Durchgangsstation sind und die Infektion unaufhaltsam auf das Peritoneum übergreift, innerhalb weniger Tage eine allgemeine Peritonitis entsteht, die noch innerhalb der ersten Woche ad exitum führt.

37*

Die *Diagnose* stützt sich zunächst vermutungsweise auf die seitlich des Uterus lokalisierte Schmerzhaftigkeit, weiter auf den Tastbefund, der besonders bei rekto-vaginaler Untersuchung eine sehr genaue Lokalisation selbst kleinerer Exsudate erlaubt. Schwierigkeiten ergeben sich gelegentlich bei hochsitzenden Exsudaten in der Deutung ihrer Zugehörigkeit zum Beckenbindegewebe oder den Tuben. Diese Schwierigkeit ist aber für die Prognose oder Therapie ohne Bedeutung.

Eine beginnende eitrige Einschmelzung äußert sich, abgesehen von den oben erwähnten subjektiven Symptomen und dem remittierenden Fieber, vor allem in einem von Tag zu Tag nachweisbaren Anstieg der Leukocyten, wobei Werte bis zu 25 000 und darüber erreicht werden. Die Blutkörperchensenkungsgeschwindigkeit ist wesentlich beschleunigt, durchschnittlich auf Werte zwischen 10 und 25 Minuten. Dieses Verhalten ist insbesondere zur Unterscheidung von Hämatomen im Beckenbindegewebe von differentialdiagnostischem Wert.

Die *Prognose* ist mit Ausnahme der wenigen, ganz foudroyant verlaufenden Fälle (vgl. oben) quoad vitam meist eine gute; denn auch der oben erwähnte Ausgang in amyloide Degeneration läßt sich bei rechtzeitiger und richtiger Behandlung fast immer verhüten. Die von uns beobachteten Fälle dieser Art wurden uns immer erst nach längerem Verlauf der Erkrankung zugeführt. Zweifelhaft ist dagegen immer die Prognose hinsichtlich einer restitutio ad integrum. Denn selbst bei richtig und lange genug behandelten Fällen kann es vorkommen, daß einzelne Residuen der Parametritis in Form von Schwielen und Schwarten für die Patientin zur Quelle dauernder Beschwerden werden, die manchmal auch durch ausgedehnte Badekuren in dafür besonders empfehlenswerten Moorbädern und Radiumsolbädern nicht restlos beseitigt werden können.

Die *Behandlung* der puerperalen Parametritis sei im fieberhaften Zustand allein eine antiphlogistische. Strenge Bettruhe, Sorge für gute Involution des Uterus, Hebung der allgemeinen Widerstandskraft durch eine unspezifische Proteinkörpertherapie (vgl. S. 592) und Sorge für reichliche und kräftige Ernährung — die oft am schwersten zu erfüllende Aufgabe —, Erzielung regelmäßiger Darm- und Blasenentleerung erheischen im akuten Stadium der Erkrankung große Aufmerksamkeit. Sobald eine deutliche Lokalisation des Exsudats eingetreten ist, beachte man sorgfältig die Richtung eventuellen Fortschreitens sowie Zeichen beginnender eitriger Einschmelzung und sorge rechtzeitig für eine breite Eröffnung sich bildender Abscesse. Einzelheiten der dabei anzuwendenden Technik, sowie die für eine resorbierende Therapie in Frage kommenden Methoden lese man in unserem Lehrbuch der Gynäkologie nach.

c) Die Peritonitis puerperalis.

Obwohl diese Erkrankung nur in einem Teil der Fälle lymphogen zustande kommt, sei ihre Besprechung hier angeschlossen, um die Darstellung nicht unnötig zu zerreißen.

α) **Pelviperitonitis puerperalis.** Die Serosabedeckung der Tuben wie des Beckenbindegewebes bringt es mit sich, daß sowohl bei der puerperalen Salpingitis wie Parametritis nicht selten auch heftige peritoneale Reizerscheinungen auftreten. Das liegt nicht allein daran, daß die Lymphspalten des Bindegewebes und der Tubenwand mit den Endothellücken der Serosa zum Teil in direkter Kommunikation stehen, es liegt vor allem daran, daß die Serosa ein außerordentlich reaktionsbereites Gewebe darstellt, das auf Entzündungsherde in seiner nächsten Nachbarschaft sofort mit Hyperämie, Rötung, Exsudation antwortet.

So vermißt man sowohl bei einer rasch fortschreitenden Parametritis wie einer schnell wachsenden Pyosalpinx niemals in den ersten Tagen peritoneale Reizsymptome. In leichteren Fällen auf stärkere Druckempfindlichkeit im Unterbauch, Übelkeit und gelegentliches Erbrechen beschränkt, können sie in schwereren Fällen geradezu das Krankheitsbild beherrschen. Es kommt dann oft mit einem Schlag zu geradezu stürmischen Erscheinungen: Mit Frösteln oder ausgesprochenem Frost steigt auf einmal die Temperatur bis an 40° und darüber. Die Patientin klagt über lebhafte Schmerzen im ganzen Abdomen, besonders im Unterbauch, der *maximale Druckempfindlichkeit und reflektorische Muskelspannung* aufweist; Übelkeit, Erbrechen, Flatusverhaltung und meteoristische Auftreibung des Leibes gesellen sich hinzu, der *Puls* ist *weich*, frequent und schlecht gefüllt, die Kranke macht sofort einen schwer leidenden Eindruck — kurz die Symptome der Bauchfellerkrankung beherrschen das ganze Bild und es ist zunächst meist unmöglich, den weiteren Verlauf vorherzusagen.

Der erfahrene Beobachter wird freilich bei vorsichtiger Untersuchung feststellen können, daß Ober- und Unterbauch wesentliche Unterschiede in der Druckempfindlichkeit wie in dem Grad der Auftreibung und reflektorischen Spannung aufweisen, ja daß vom Nabel abwärts eine deutliche Zunahme dieser Erscheinungen feststellbar ist und oft noch die eine Seite eine größere Druckempfindlichkeit aufweist als die andere. Daraus darf man schließen, daß es zunächst in der Hauptsache um eine akute Pelviperitonitis sich handelt. Gelingt es vollends, bei zarter bimanueller Untersuchung einen Adnextumor oder ein parametranes Exsudat nachzuweisen, dann ist auf Grund

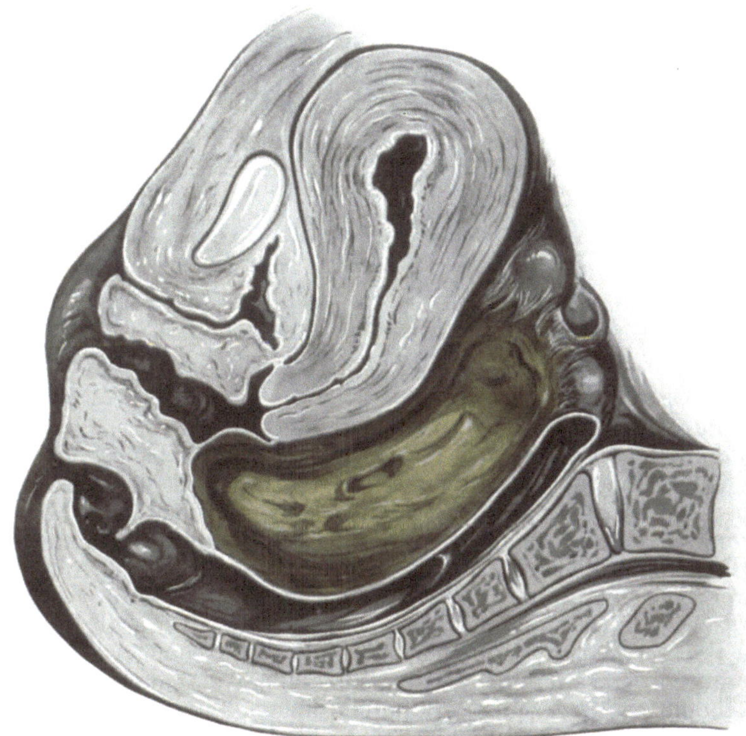

Abb. 447. Pelveoperitonitis puerperalis exsudativa (Douglas-Absceß).

klinischer Erfahrung sogar der weitere Schluß erlaubt, daß der peritonitische Prozeß wahrscheinlich lokalisiert bleiben wird. Schon nach 1—2 Tagen gehen alle Erscheinungen in ihrer Intensität deutlich zurück, Flatus- und Stuhlentleerung kommen wieder in Gang, die Temperaturmaxima werden deutlich niedriger, Übelkeit und Erbrechen sind geschwunden, der Puls wieder gut gefüllt, das allgemeine Aussehen viel besser — kurz, es besteht kein Zweifel mehr, daß es sich tatsächlich um einen abgegrenzten Prozeß handelt. Die Druckempfindlichkeit unterhalb des Nabels lokalisiert sich entweder deutlich auf einer Seite oder bei doppelseitigen Prozessen immer mehr in der Richtung nach dem kleinen Becken zu.

In andern Fällen ist der Verlauf so, daß nach dem stürmischen Beginn zwar auch innerhalb der nächsten Tage die bedrohlichen Symptome abklingen, dann aber wieder auffallend hohes, mehr remittierendes Fieber auftritt, zuweilen auch Darmtenesmen und schmerzhafter Druck im Becken sich einstellen. Das sind die Fälle, in denen es auf Grund einer massigen Infektion durch Eitererreger zur Bildung eines reichlichen eitrigen oder fibrinös-eitrigen Exsudates gekommen ist, das aber durch fibrinöse Verklebung der den Organen des kleinen Beckens anliegenden Darmschlingen mit diesen und untereinander frühzeitig abgekammert wird und nun entsprechend der

Schwere nach dem tiefsten Punkt des Beckenbauchfellraums, dem Cavum *Douglasii* sich gesenkt hat (Abb. 446). Hier bildet es eine bald mehr teigig weiche, bald ausgesprochen cystisch sich anfühlende, den Uterus nach vorn verdrängende und das hintere Scheidengewölbe vorbuckelnde Tumormasse *(Douglasabsceß)*.

β) **Peritonitis diffusa.** Viel schlimmer sind die Fälle, in denen hochvirulente Bakterien (meist Streptokokken) vom Endometrium aus in langen Zügen durch die Lymphbahnen der Uteruswand zur Serosa durchwachsen oder salpingitischer Eiter in die Bauchhöhle ausfließt, ehe es zu einem Verschluß der abdominalen Tubenostien gekommen ist (Abb. 436) oder gar infolge einer penetrierenden Verletzung hochvirulente Außenkeime direkt in die Bauchhöhle inokuliert werden. Nun entwickelt sich mit unheimlicher Schnelligkeit eine Entzündung des Bauchfells. Das dünne seröseitrige, durch Fibrinflocken getrübte Exsudat wird durch die Darmbewegungen über die ganze Bauchhöhle verbreitet, so daß oft mit unglaublicher Schnelligkeit eine allgemeine Peritonitis sich entwickelt, die wohl ausnahmslos zum Tode führt. Viel seltener entsteht diese generalisierte Peritonitis durch Platzen einer Pyosalpinx oder den Durchbruch eines parametranen Abscesses in die freie Bauchhöhle. Die hohe Virulenz der Erreger kommt in dem außerordentlich rapiden Verlauf zum Ausdruck. Schon innerhalb von 2—3 Tagen, längstens nach 4—5 Tagen tritt der Tod ein.

Pathologisch-anatomisch findet man das Peritoneum parietale und viscerale stark injiziert, getrübt, mit fibrinösen und fibrinös-eitrigen Massen bedeckt, daneben zum Teil massenhaftes dünneitriges, bei Streptokokkeninfektionen meist fade, bei Coliinfektionen oft aashaft riechendes Exsudat. Daneben fällt die Hyperämisierung des gesamten Splanchnicusgebietes auch in den größeren Gefäßen auf. — Bei mehrere Tage während dem Verlauf ist die starke Aufreibung der Därme durch Gas sehr auffallend.

Demgegenüber gibt es einzelne, besonders maligne, oft schon in 12—24 Stunden zum Tode führende Fälle, in denen man nichts findet, als eine Menge trüber, graurot verfärbter Flüssigkeit, die oft wahre Reinkulturen von Streptokokken enthält, während die Serosa nur matt und stark injiziert erscheint, wogegen der Meteorismus fehlt oder in bescheidenen Grenzen sich hält. Das sind die Fälle, in denen die toxische Herzgefäßlähmung schon eintritt, ehe die Krankheit anatomisch zur vollen Ausbildung gelangt ist.

Die *Symptome* dieser diffusen Peritonitis sind von vornherein meist noch eindrucksvoller als die der Pelviperitonitis. Oft schon im Verlauf des 2. oder 3. Wochenbettstages, bei der lymphogenen Form freilich auch später setzt mit oder ohne Schüttelfrost und Temperatursteigerung auf 39,5 oder 40° und darüber die Erkrankung ein. Auffallend ist von vornherein die schwere Störung des Allgemeinbefindens. Die rasch zunehmende Druckempfindlichkeit, reflektorische Spannung und Auftreibung des Abdomens, Erbrechen und zuweilen *Singultus, Flatusverhaltung,* die *trockene Zunge, vor allem der weiche,* sehr frequente, immer schneller werdende, bald kaum noch zählbare *Puls,* die Kälte der peripheren Teile, Unruhe bis zu Aufregungszuständen sind die Zeichen der schweren Erkrankung. Unter zunehmender Spannung und Schmerzhaftigkeit des Abdomens, dauernder und auf Herzgefäßmittel nicht ansprechender Pulsverschlechterung, ganz oberflächlicher stark beschleunigter Atmung, Verfall der Gesichtszüge mit Halonierung der Augen, Erbrechen selbst der geringsten zugeführten Flüssigkeitsmengen, dauernd hoher, auch am Morgen wenig abfallender Temperatur erfolgt oft schon nach 2—3 Tagen, seltener etwas später der Exitus.

Demgegenüber gibt es freilich, besonders bei Mehrgebärenden auch Fälle, in denen in den ersten Tagen eine ganz geringe und undeutliche Druckempfindlichkeit des durch viele Geburten hochgradig erschlafften Bauches und das Vorhandensein von Diarrhöen, manchmal fauligen Geruches, den wahren Sachverhalt verschleiern, bis mit Auftreten der klassischen Peritonitissymptome akutester Verfall und Exitus binnen 12—24 Stunden erfolgt.

Die *Diagnose* ist in diesen letztgenannten atypischen Fällen niemals rechtzeitig möglich. Auch in anderen Fällen kann es zu Beginn der Erkrankung unmöglich sein, zu entscheiden, ob es sich um einen Prozeß handelt, der schließlich auf das Pelviperitoneum sich lokalisieren wird, oder ob eine Generalisierung droht. Der Erfahrene wird freilich oft in der Lage sein (vgl. oben), aus scheinbar geringfügigen Anhaltspunkten Hinweise für die eine oder andere Möglichkeit zu entnehmen. Früher Beginn der Erkrankung, anamnestische Hinweise auf eine besonders schwere Infektion oder gar auf eine perforierende Verletzung lassen die Hoffnung auf eine Lokalisation von vornherein gering erscheinen; späterer Beginn der Erkrankung, eine begleitende Adnexerkrankung sprechen für die Wahrscheinlichkeit einer Lokalisation.

Die *Prognose* ist bei der Pelviperitonitis quoad vitam günstig, hinsichtlich einer restitutio ad integrum freilich immer dubiös. Abgesehen von dem oft langen Krankenlager ist niemals vorauszusehen, ob und in welchem Ausmaß Schwartenbildungen das Befinden und die Arbeitsfähigkeit stören werden. Auch die Aussichten auf eine etwa mögliche operative Wiederherstellung sind nicht von vornherein zu beurteilen.

Bei der generalisierten Peritonitis ist die *Prognose* auch quoad vitam fast absolut *infaust*. Das liegt abgesehen von der Schwere der Infektion zum Teil daran, daß die Diagnose nicht rechtzeitig genug gestellt werden kann und die chirurgische Therapie zu spät kommt. Andererseits verbietet sich bei Aussicht auf eine Lokalisation ein frühzeitiges operatives Eingreifen, weil es seinerseits die Gefahr einer Generalisierung des Prozesses heraufbeschwört. Trotzdem sollte man mit Rücksicht auf diese Gefahr des Zuspätkommens in Zweifelsfällen bei der

Behandlung sich lieber einmal entschließen, durch einen kleinen Probeschnitt in Lokalanästhesie oder Evipannarkose sich von dem Sachverhalt zu überzeugen. Auf diese Weise gelingt es doch manchmal, einen Prozeß gewissermaßen in dem Moment abzufangen, in dem er zwar die Grenzen des Pelviperitoneums bereits überschritten hat, die oberen Abschnitte der Bauchhöhle aber noch frei sind.

In solchen Fällen bietet die *operative Behandlung* doch Chancen. Wir empfehlen auf Grund unserer Erfahrung ein einziges, von WITZEL angegebenes Verfahren: Das Abdomen wird mit etwa 15 cm langem Längsschnitt in der Mittellinie eröffnet; dann läßt man etwa unter Druck hervorquellendes Exsudat ablaufen, vermeide aber im übrigen jedes Herumtupfen, jede Spülung der Bauchhöhle, sondern beschränke sich darauf, etwa 30—50 ccm PREGLscher Jodlösung einzugießen. Dann breite man eine in steriler Kochsalzlösung getränkte Bauchkompresse in der Wunde aus und führe vom unteren Wundwinkel nach rechts und links, vom oberen Wundwinkel nach oben ein dickes Glaskugeldrain ein. Darüber Verband, steile FOWLERsche Lagerung[1] der Patientin.

In der Nachbehandlung hat sich uns vor allem bewährt eine *intravenöse Dauertropfinfusion von Ringerlösung* (erst 60, später 40 und 30 Tropfen pro Minute), der man pro Liter 50 ccm Traubenzucker, 10 ccm Hypophysin stark und 15 ccm Sympatol zusetzen kann. Nach Bedarf kann durch Einspritzen in den Schlauch zwischen Irrigator und Arm jedes beliebige Arzneimittel noch nachträglich hinzugefügt werden. Wir haben mit diesem Verfahren zum Teil überraschende Erfolge erzielt und einmal 11 l infundieren können. Bei schlechten Venen muß man freilich froh sein, wenn man 3—4 l einverleiben kann, ehe es zur Thrombosierung der Vene kommt. Die lebensrettende Wirkung dieses Verfahrens beruht, abgesehen von der direkten Beeinflussung des Herzgefäßapparats durch zugeführte Arzneimittel, in der Füllung des Gefäßsystems und der reichlichen Durchspülung der Gewebe. So hat man Aussicht, die das Leben durch Gefäß- und später durch Herzlähmung bedrohenden Toxine herauszuschaffen.

In leichteren Fällen genügt statt der intravenösen Infusion ein WERNITZscher Tröpfcheneinlauf.

Die Bauchwunde wird nach Bedarf mit frischer Gaze bedeckt. Die Sekretion ist in den ersten Tagen gewöhnlich außerordentlich reichlich, läßt aber oft schon in der 2. Woche nach. Nach 10—14 Tagen wird gewöhnlich das eine oder andere Drain aufgestoßen und die Bauchwunde beginnt sich zu verkleinern, um schließlich per granulationem zu heilen. Nach 1 Jahr kann dann der entstandene Bauchbruch operativ beseitigt werden, wenn die Patientin sich dazu entschließen kann.

Bei der Pelviperitonitis ist demgegenüber ein streng *abwartendes Verfahren* am Platze. Tropfklysmen, denen nach Bedarf die oben genannten Medikamente zugesetzt werden, sorgen für reichliche Flüssigkeitszufuhr und Hochhaltung des Kreislaufs, FOWLERsche Lagerung begünstigt die Senkung des Exsudats. Wo sich ein DOUGLAS-Absceß bildet, ist er natürlich von der Scheide her zu öffnen. Erst wenn Entfieberung eingetreten ist und 8 Tage angehalten hat, wird mit resorbierenden Maßnahmen begonnen.

---

[1] D. h. Erhebung des Kopfendes des Bettes um 30—45°.

4. Die Ausbreitung der Infektion auf dem Blutwege.

a) Die Septikämie.

Diese, auch als *allgemeine Sepsis* oder *Bakteriämie* bezeichnete Erkrankung stellt *die schwerste*, fast ausnahmslos tödlich verlaufende *Form puerperaler Allgemeininfektion* dar. Sie ist so gut wie immer durch Streptokokken höchster Virulenz hervorgerufen. Man kann sie als den *Typus der Infektion mit exogenen Keimen* ansehen, die so virulent sind, daß sie den gesamten Organismus gewissermaßen überrennen. Von irgendeiner puerperalen Wunde aus wuchern diese hochvirulenten Keime unaufhaltsam, ehe noch ein schützender Granulationswall ihnen wehren kann, in die Capillaren und überschwemmen von hier aus unaufhörlich das Blut mit Keimen, deren lebhafte Vermehrung auch eine entsprechend große Produktion von Toxinen zur Folge hat.

Zum Unterschied von jeder anderen Form puerperaler Allgemeininfektion ist *der anatomische Befund gleich Null,* insbesondere fehlen alle metastatischen Abscesse, überhaupt jede bestimmte Lokalisation; denn ehe es dazu kommen könnte, tritt infolge der allgemeinen Blutvergiftung der Tod an Gefäß- und Herzlähmung ein.

Die Erkrankung beginnt gewöhnlich am 3. oder 4. Wochenbettstag, zuweilen schon früher *mit einem rapiden,* häufig unter Schüttelfrost erfolgenden *Temperaturanstieg* auf 39—40—41⁰ (Abb. 448); im weiteren Verlauf fehlen Schüttelfröste, die Temperaturkurve zeigt vielmehr den Charakter einer *Kontinua* mit geringen, meist unter 1⁰ betragenden morgendlichen Remissionen. Im Verlauf von oft nur 3—4 Tagen, spätestens in 6—8 Tagen tritt der Tod ein, dem zuweilen ein plötzlicher Temperaturkollaps vorangeht.

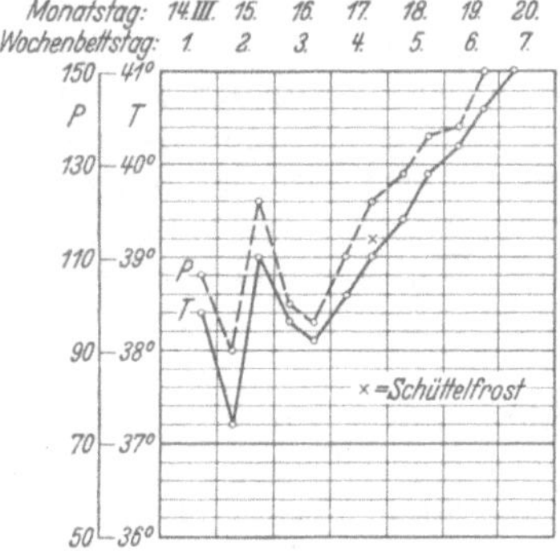
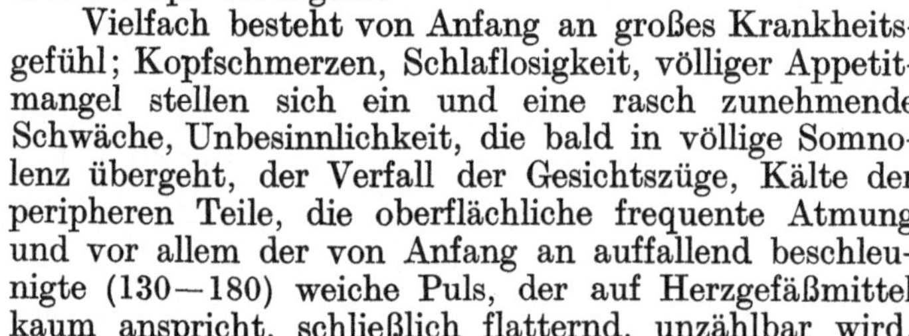

Abb. 448. Septikämie.

Vielfach besteht von Anfang an großes Krankheitsgefühl; Kopfschmerzen, Schlaflosigkeit, völliger Appetitmangel stellen sich ein und eine rasch zunehmende Schwäche, Unbesinnlichkeit, die bald in völlige Somnolenz übergeht, der Verfall der Gesichtszüge, Kälte der peripheren Teile, die oberflächliche frequente Atmung und vor allem der von Anfang an auffallend beschleunigte (130—180) weiche Puls, der auf Herzgefäßmittel kaum anspricht, schließlich flatternd, unzählbar wird, zeigt auch dem wenig Erfahrenen die ganze Schwere des Krankheitsbildes an.

In anderen Fällen ist in den beiden ersten Tagen die Beeinträchtigung des Allgemeinbefindens merkwürdig gering, ja es besteht sogar eine ausgesprochene Euphorie, bis dann der oben geschilderte Verfall in noch kürzerem Zeitraum zum Tode führt.

Abweichungen. Von diesem gewissermaßen typischen Verlauf gibt es nun — wesentlich abhängig von Virulenz und Art der Erreger — deshalb besonders bei Staphylokokken- und Colisepsis — Abweichungen. So beobachtet man Fälle, die zunächst mehr als Pyämie imponieren (vgl. S. 586); andere, bei denen die Temperatur am Morgen auf 38⁰ absinkt, am Abend nur wenig über 39⁰ sich erhebt und man vielleicht schon geneigt ist, an einen Sieg des Organismus zu glauben, bis dann mit einem Male, oft erst wenigen Stunden bis zu einem Tage ante exitum ein starker, meist hyperpyretischer Temperaturanstieg eintritt.

In solchen atypischen Fällen ist auch der Verlauf protrahiert, manchmal stellen sich dann profuse Diarrhöen ein oder es kommt zu einer septischen Endokarditis und von hier aus zu zahlreichen Infarkten in den verschiedensten Organen, bis schließlich doch der Tod eintritt.

Handelt es sich um eine Wöchnerin, die vielleicht ohne innere Untersuchung ganz spontan geboren hat, dann denke man immer an die Möglichkeit, daß vielleicht eine metastatische Endometritis oder ein Primärherd in Form einer Streptokokkenangina der Ausgangspunkt der allgemeinen Sepsis ist. Solche Fälle sind wiederholt beobachtet worden, und ich selbst erinnere mich eines besonders traurigen Falles: Eine blühende schöne junge Frau, die ohne innere Untersuchung, ohne Dammriß ganz glatt, spontan geboren hatte, klagte am Tage nach der Geburt über leichte Halsschmerzen, zeigte am nächsten Tage einen streptokokkenhaltigen Belag auf den Tonsillen, 2 Tage später Schmerzhaftigkeit der Uteruskanten, am 6. Tage bereits die Zeichen allgemeiner Septikämie und kam am 8. Tage ad exitum.

Schließlich gibt es *Spätformen,* Fälle, in denen die Septikämie im Verlaufe einer Pyämie, ja selbst einer Parametritis oder nach längerem Bestand einer Endometritis doch noch zum Ausbruch kommt.

Die *Diagnose* stützt sich für den praktischen Arzt allein auf die beschriebenen Symptome. Sie macht in den schwersten, typischen Fällen keine Schwierigkeiten. In einem Zweifelsfalle entnehme man Blut aus einer Armvene und schicke es zur bakteriologischen Untersuchung ein. Der Nachweis der Erreger im Blut gelingt bei der Septikämie sehr leicht.

In atypischen und besonders in später beginnenden Fällen müssen bei dem Mangel jeder Druckempfindlichkeit am Uterus und sonstiger Lokalsymptome natürlich differentialdiagnostisch eine ganze Reihe von extragenitalen Fieberursachen durch sorgfältige Untersuchung ausgeschlossen werden.

Hier denke man in erster Linie an die Mastitis, an die akute Pyelitis, in Grippezeiten besonders auch an die Möglichkeit einer Bronchopneumonie. Man fahnde nach Zeichen einer Angina, denke gelegentlich aber auch noch an andere Möglichkeiten wie an Scharlach, Typhus oder Paratyphus. Im allgemeinen aber halte man sich an die bewährte diagnostische Regel, daß hohe Temperatursteigerungen in der ersten Woche am häufigsten eine genitale Ursache haben. Wichtigste diagnostische Hinweise ergibt oft die Anamnese (infektiöse Erkrankungen in der nächsten Umgebung der Wöchnerin, eine Kohabitation kurz vor Wehenbeginn). Zur furchtbarsten Anklage kann für den Arzt die eigene Gewissenserforschung werden, wenn sie ihm Verstöße gegen die Asepsis und Antisepsis oder gar gegen die Gebote der Abstinenz in Erinnerung ruft.

Die *Prognose* und *Therapie* besprechen wir zur Vermeidung unnötiger Wiederholungen im nächsten Kapitel.

b) Die Pyämie.

Im Gegensatz zur Septikämie, die im wesentlichen durch die fortgesetzte Überschwemmung des Blutes mit hochvirulenten Keimen und die Vergiftung des Organismus durch die dabei gebildeten Toxine charakterisiert ist, stellt die Pyämie *eine mehr chronisch verlaufende Form der Sepsis* dar, die man treffend auch als metastatische Bakteriämie bezeichnen kann. Sie ist charakterisiert durch das stark remittierende, zuweilen von mehrtägigen Intermissionen unterbrochene Fieber, wobei der Temperaturanstieg häufig unter Schüttelfrost erfolgt.

Die Grundlage des eigenartigen Krankheitsbildes ist eine *septische Thrombophlebitis* der uteroplacentaren, der uterinen oder spermatikalen Venen, aus deren vereiternden bakterienbeladenen Thromben schubweise von Zeit zu Zeit kleine Partikel durch den Blutstrom, durch Bewegungen usw. losgerissen und in den allgemeinen Kreislauf geschwemmt werden. Jeder solche Einbruch von erweichten Thrombenmassen und Bakterien in den allgemeinen Blutkreislauf wird mit einem Schüttelfrost beantwortet. Der grundlegende Unterschied gegenüber der allgemeinen Septikämie besteht also darin, daß die Infektionserreger nicht scharenweise durch offene Gefäße ins strömende Blut gelangen, sondern zunächst in thrombotisch verschlossene Gefäße (Abb. 449). Es ist dabei unmöglich zu entscheiden, ob die Thrombenbildung das Primäre und die Infektion das Sekundäre ist oder umgekehrt. Ein so erfahrener Untersucher wie ASCHOFF hält den ersten Modus für häufiger und auch die klinische Erfahrung spricht durchaus in diesem Sinne. Die Thromben brauchen, wie oben schon angedeutet, nicht immer Thromben der Placentarstelle zu sein, sondern es besteht zweifellos auch die Möglichkeit, daß entfernter gelegene und zunächst auch aseptische Thromben in den uterinen oder spermatikalen Venen erst sekundär durch vom Uteruscavum auf dem Blutwege vordringene Bakterien infiziert werden. Ja, es kommt auch vor, daß ein in der Umgebung der Venen sich abspielender Prozeß zu einer Peri-, Meso-, schließlich Endophlebitis mit Thrombenbildung führt und der Thrombus von der entzündeten Venenwand her aus der Umgebung infiziert wird. Für den Endeffekt ist der Entstehungsmodus ziemlich gleichgültig. Wahrscheinlich entsteht die septische Thrombophlebitis und Pyämie an Stelle der allgemeinen Septikämie dann, wenn die Infektion nicht so massig, die Virulenz der Bakterien eine geringere ist und die lokalen Abwehrkräfte des Organismus gute sind.

Das, was dem Verlauf wie dem anatomischen Befund das eigenartige Gepräge gibt, sind *die infektiösen Embolien.* Lungen, Nieren, Milz, Leber, Herz sind die am häufigsten davon betroffenen Organe; gelegentlich findet man sie aber an allen möglichen Stellen und Organen des Körpers. An der Stelle, an der der Embolus stecken bleibt, kommt es zur Bildung der bekannten keilförmigen Infarkte, die wegen der Beladung dieser Emboli mit Eitererregern ebenfalls bald vereitern. So entstehen in den Lungen kleine Abscesse; bei multiplen Embolien oder Durchbruch in die Bronchen kann es auch zu Lungengangrän, sekundär zur Empyembildung kommen. In den Nieren entsteht zunächst eine embolische Herdnephritis, später ist oft die ganze Niere oder Nierenrinde von kleinen Abscessen durchsetzt. In ähnlicher Weise entstehen Leberabscesse, die immerhin selten sind. Recht häufig beobachtet man bei der Pyämie bei sehr chronischem Verlauf Entzündung und Vereiterung mehrere Gelenke. Seltenere Folgen dieser infektiösen Embolien sind: Vereiterung der Parotis, der Schilddrüse, verschiedenster Lymphdrüsen, Abscesse im Bindegewebe und in der Muskulatur, in der Haut, eine ulceröse Cystitis, metastatische Panophthalmie.

Mit die bösartigste Komplikation ist die *Endocarditis ulcerosa,* die selbst wieder zum Ausgangspunkt zahlreicher infektiöser Embolien werden kann. Besonders gefährdet sind Personen, die schon vorher eine Endokarditis hatten, bei denen also zunächst eine Endocarditis recurrens sich entwickelt. Wir haben Fälle gesehen, in denen schliensich ein richtiges Zottenherz entstand.

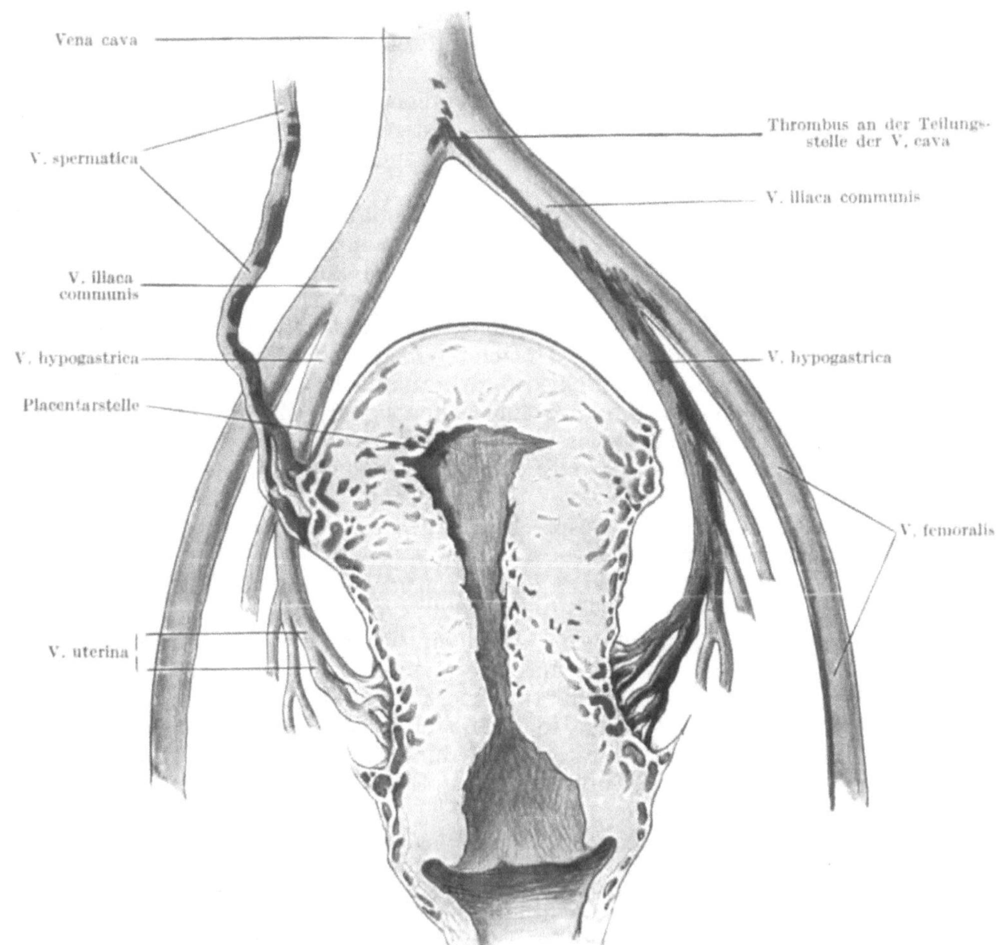

Abb. 449. Ausbreitung des Infektionsprozesses auf dem Wege der venösen Blutbahnen bei puerperaler Pyämie.
(Nach BUMM.)

Klinischer Verlauf. Die Pyämie beginnt manchmal recht plötzlich. Am häufigsten ist der Verlauf so, daß die Symptome einer Lokalinfektion, gewöhnlich einer Endometritis oder Metritis puerperalis vorhergehen, ja manchmal scheinbar schon am Abklingen sind, bis mit einem Schlag Ende der 1. oder Anfang der 2. Woche ein Schüttelfrost eine neue Komplikation anzeigt. Dieser Schüttelfrost kann nach 10 Minuten vorüber sein, er dauert zuweilen aber auch 1 Stunde. Die Temperatur schnellt bis 40⁰ und darüber in die Höhe, um nach einigen Stunden unter starkem Schweißausbruch bis zur Norm, ja bis zu subnormalen Werten abzusinken. Die Kranke fühlt sich danach subjektiv wieder wohl und nichts deutet zunächst auf eine besondere Schwere der Erkrankung hin, bis am selben oder am nächsten Tage ein neuer Schüttelfrost folgt, der anzeigt, daß die Infektion offenbar im Fortschreiten ist.

Der weitere Verlauf ist außerordentlich schwankend. Zuweilen vergehen mehrere
Tage bis zu einer Woche ohne Frost, dann treten die Fröste wieder gehäuft, oft 2- und
3mal am Tage auf usw., bis entweder unter Seltenerwerden der Fröste allmählich Heilung
oder unter Häufung der Fröste der Tod an Herzgefäßlähmung eintritt (Abb. 449).
In anderen Fällen entwickelt sich auf einmal nach einem Frost das Bild der Septikämie
(vgl. oben). Die bisher durch starke Remissionen ausgezeichnete Temperaturkurve
zeigt mehr das Bild der Kontinua und in wenigen Tagen ist dann das Ende da.
Nicht so selten beobachtet man aber bei der Pyämie einen ausgesprochen chronischen Verlauf. Nachdem die Krankheit zunächst den oben geschilderten Verlauf
genommen hat, tritt eine auffällige Besserung ein, das Allgemeinbefinden hebt sich
von Tag zu Tag, die Intervalle zwischen den einzelnen Schüttelfrösten werden länger,
der einzelne Frost milder; schließlich fühlt sich die Patientin so wohl, daß sie nur mit
Mühe im Bett zu halten ist; da folgt mit einem Schlag, vielleicht im Anschluß an ein
verbotenes Aufrichten im Bett u. dgl., einer neuer Schüttelfrost und nun bilden sich
metastatische Abscesse in den verschiedensten inneren Organen wie oben geschildert.
Im allgemeinen sind diese durch zahlreiche Metastasen ausgezeichneten Fälle die
günstigeren (Abb. 451). Ich erinnere mich eines Falles, in dem es innerhalb von
10 Monaten nach über 80 Schüttelfrösten und metastatischen Abscessen in beinahe

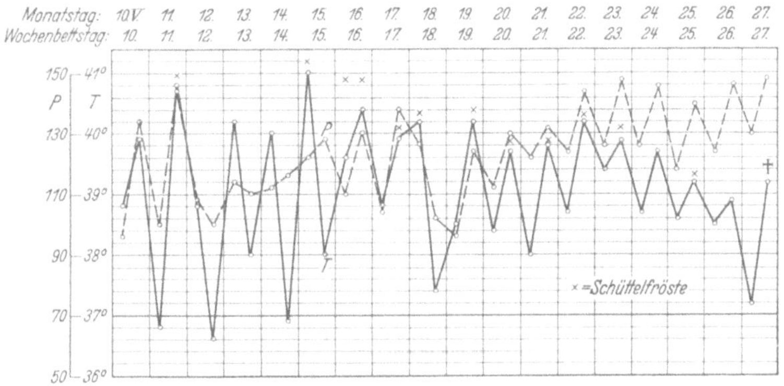

Abb. 450. Pyämie mit tödlichem Verlauf.

sämtlichen Organen doch noch zur Heilung kam. Zuweilen freilich tritt auch in solchen
Fällen noch unvermutet eine tödliche Lungenembolie ein oder es entwickelt sich eine
Endokarditis, die schließlich den Tod der Patientin herbeiführt.
Diagnose. Recht oft deutet eine auffallende Druckempfindlichkeit des Corpus
uteri bei gleichzeitiger Labilität des frequenten Pulses an, daß die Infektion die Grenzen
des Endometriums überschritten hat und bereits eine *Metrophlebitis* besteht. Besonders das *Verhalten des Pulses* ist hier *von großer diagnostischer Bedeutung,* da bei
der einfachen Endometritis und Metritis gerade die im Verhältnis zur Temperatursteigerung geringe Frequenz charakteristisch ist. Bald erfolgt der erste Frost. *Wiederholen sich die Fröste,* zeigt die Temperaturkurve deutlich remittierendes Fieber mit
steilen Anstiegen und Abfällen, dann kann man die Diagnose schon mit großer Sicherheit stellen. Während des Schüttelfrostes entnommenes Blut erlaubt meist sogar den
Nachweis der Erreger, während sie wenige Stunden später schon aus dem strömenden
Blut entschwunden sind. Bei ausgedehnteren Thrombosen in den uterinen oder
spermatikalen Venen ist meistens eine Druckempfindlichkeit entsprechend dem Verlauf dieser Venen nachweisbar. In chronischen Fällen gelingt es einem geübten Untersucher nicht selten, vom entleerten Darm aus die thrombosierten Gefäßbündel seitlich vom Uterus oder an der Beckenwand zu tasten.
Diagnose der Komplikationen. Metastasen in den *Lungen* verraten sich durch beschleunigte oberflächliche Atmung, pleuritischen Schmerz, Husten, Auswurf. Auskulta-
torisch gelingt der Nachweis nur bei größeren Infarkten oder bei pleuritischen Ergüssen.
Metastasen in den *Nieren* führen zu Albuminurie, Erythrocytenbeimengung zum
Harn, während aus einer Verminderung der Nierensekretion oder Bakteriurie bei
diesen lange Zeit bettlägerigen Patientinnen nicht viel zu entnehmen ist.

Entzündung, Vereiterung der Gelenke, der Parotis usw., sind gewöhnlich leicht zu diagnostizieren. Plötzliche Schmerzen und Sehstörungen deuten auf Metastasen im Auge, besonders in Chorioidea und Retina.

Sehr schwierig ist die Diagnose einer *Endokarditis,* besonders wenn etwa schon vorher Geräusche vorhanden waren. Das erste hinweisende Symptom ist oft *ein ganz ungewöhnlicher Anstieg des Pulses und die Veränderung der Temperaturkurve,* die ihren remittierenden Charakter verliert; schließlich sind gerade Retinablutungen und Hirn-symptome (Schlaflosigkeit, Unruhe, Delirien, Coma, Meningismus) auf Endokarditis hinweisende Erscheinungen, weil sie besonders häufig im Gefolge dieser Komplikation sich entwickeln.

Die **Prognose** der allgemeinen Blutinfektion hängt entscheidend von zwei Fak-toren ab: 1. von Art und Virulenz der Erreger, 2. von der Widerstandsfähigkeit des

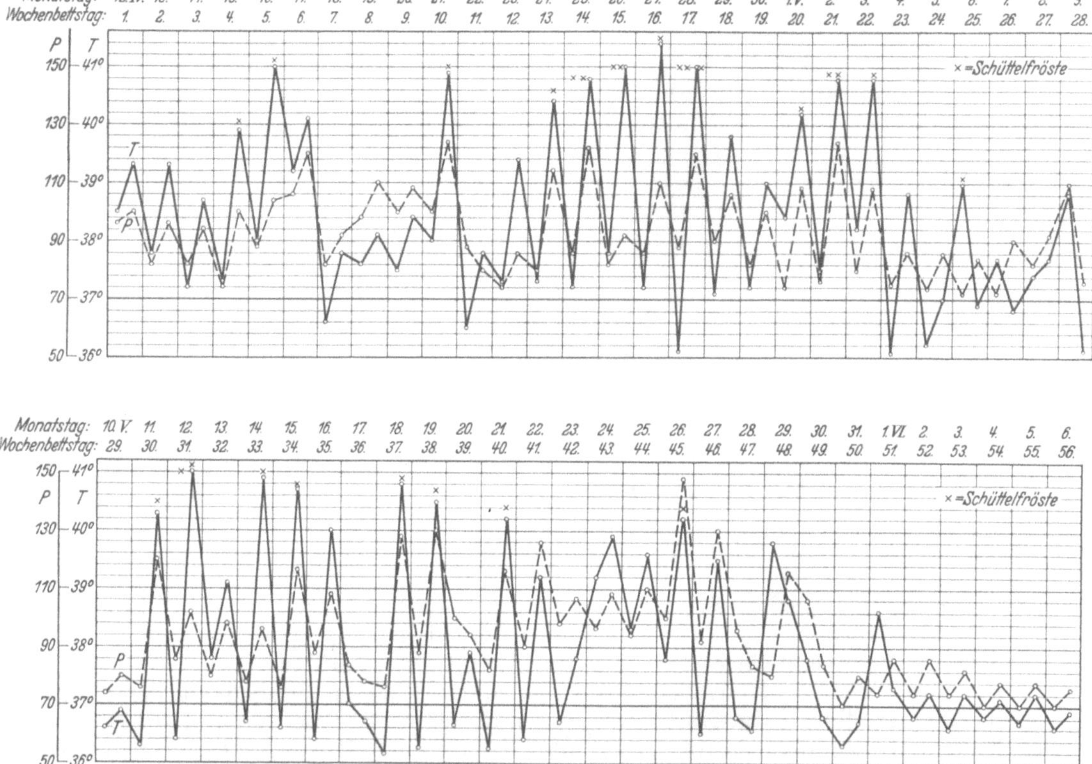

Abb. 451. Mehr chronisch verlaufende Pyämie mit Ausgang in Heilung.

befallenen Organismus. Sind bei der allgemeinen Septikämie die Erreger fast aus-schließlich Streptokokken, so begegnen wir bei der Pyämie häufig Staphylokokken und Colibakterien, was sicherlich kein Zufall ist. Die Prognose der Pyämie ist zwar auch immer dubiös, aber wesentlich besser als bei der Septikämie. Zweifellos deutet schon die klinisch verschiedene Erscheinungsform dieser beiden Arten von Blutinfektion ebensowohl auf verschiedene Virulenz der Erreger wie verschiedene Widerstands-fähigkeit des befallenen Organismus. Natürlich soll damit nicht geleugnet werden, daß auch die Art der Einschleppung der Erreger eine Rolle spielt; gegen hochvirulente, etwa von einer fiebernden Wöchnerin auf die Gebärende oder sogar auf die Placentar-stelle direkt übertragene Streptokokken kann selbst der gesündeste und kräftigste Organismus von vornherein wehrlos sein.

Je später die Infektion klinisch sich manifestiert, um so günstiger ist gemeinhin die Prognose. Bei der Pyämie deutet eine Häufung von Schüttelfrösten auf schwere Infektion.

Die *Beurteilung der Widerstandsfähigkeit* des Organismus ist bei der puerperalen Allgemeininfektion von besonderer Bedeutung; sie ist aber auch der schwierigste Teil der Prognosestellung, denn der allgemeine Eindruck guter Widerstandsfähigkeit kann trügen und nach kürzerem wie längerem Bestand der Erkrankung immer noch ein Versagen der Abwehrkräfte eintreten.

Will man diese Schwierigkeiten ganz ermessen, dann muß man sich darüber klar sein, daß letzten Endes der Tod bei der Pyämie wie besonders bei der Sepsis wirklich ein *Vergiftungstod* ist. Virulenz, Art und Menge der in die Blutbahn geworfenen Erreger sind maßgebend nicht nur für die Menge, sondern auch für die Giftigkeit der produzierten Toxine. Diese Toxinwirkung ist, wie wir auf Grund jahrelanger klinischer Untersuchungen nachweisen konnten, prinzipiell immer die gleiche: Erst *Gefäßlähmung,* vorwiegend im Splanchnicusgebiet sowie im Hautmuskelgefäßgebiet. Wird diese durch therapeutische Maßnahmen solange überwunden, bis die Giftproduktion nachläßt oder aufhört, dann ist die Prognose gut; auch eine kompensatorische Mehrleistung des Herzens vermag mancherlei. Gelingt aber die Überwindung der Gefäßlähmung nicht in genügendem Ausmaß oder nicht genügend lange, dann kommt es schließlich infolge mangelhafter Durchblutung des Herzens auch zu einer Herzmuskelschwäche und schließlich *Herzlähmung.* Der *Tod* ist *immer ein richtiger Herztod.* Die tägliche Verfolgung der Art und Weise, in der der Zirkulationsapparat einerseits auf die Infektion, andererseits auf therapeutische Maßnahmen reagiert, gestattet in der Tat, eine wesentlich sicherere Vorhersage, als sie ohne derartige Kontrolle möglich ist.

Die *Prognose ist günstig,* in allen Fällen, in denen

a) von Anfang an keine Blutdrucksenkung auftritt;

b) die anfängliche Blutdrucksenkung durch Rückgang der Splanchnicuserschlaffung wieder verschwindet;

c) bei fortbestehender Splanchnicuserschlaffung der Blutdruck durch kompensatorisch verstärkte Herztätigkeit auf die normale Höhe gebracht wird, was sich klinisch durch allmähliche Verstärkung des 2. Aortentones erkennen läßt. Es ist ziemlich gleichgültig — ceteris paribus —, ob diese Kompensation spontan oder unter dem Einfluß spezieller herz- und splanchnicustonisierender Therapie eintritt.

Die Prognose ist dubiös,

a) wenn die Blutdrucksenkung erst durch längere oder stärkere therapeutische Maßnahmen zu beseitigen ist und auch dann die Neigung zu Rückfällen besteht, erkennbar an unregelmäßigen Schwankungen der Stärke des 2. Aortentones;

b) wenn im Verlauf der Krankheit allmählich ein Nachlaß des 2. Aortentones eintritt, ausgenommen in der Rekonvaleszenz.

Absolut ungünstig ist die Prognose zu stellen,

a) wenn zu dem eben genannten Leiserwerden des vorher akzentuierten 2. Aortentones eine ebenfalls allmählich eintretende Blutdrucksenkung sich gesellt;

b) in allen Fällen, in denen von Anfang an neben der Blutdrucksenkung ungenügende Herztätigkeit (leiser 2. Aortenton) besteht, sofern dieselbe nicht alsbald durch therapeutische Maßnahmen behoben werden kann.

Die **Therapie** *der puerperalen Allgemeininfektion hat* theoretisch *drei Gesichtspunkte zu berücksichtigen:*

1. Wo immer möglich, *dem Nachschub von Keimen* in die Blutbahn *entgegenzuarbeiten.*

2. Soweit als möglich, *die eingedrungenen Keime zu vernichten* und damit weiterer Toxinbildung ein Ende zu machen.

3. *Mit allen verfügbaren Mitteln gegen die* als Toxinwirkung aufzufassende *Gefäßlähmung,* vor allem im Splanchnicusgebiet, *anzugehen* und dadurch wie durch zeitgerechte Heranziehung aller Reservekräfte des Herzmuskels der recht eigentlich als Todesursache in Frage kommenden Herzlähmung entgegenzuarbeiten.

Die erste Aufgabe deckt sich mit der in den früheren Kapiteln besprochenen Therapie der lokalisierten puerperalen Infektion. Puerperalgeschwüre, eine Endometritis, Metritis, Salpingitis oder Parametritis sind in der angegebenen Weise zu behandeln. Je erfolgreicher diese Aufgabe von Anfang an erfüllt wird, um so seltener wird es vergleichweise zu einer Allgemeininfektion kommen. Dabei hüte man sich vor jeder Polypragmasie. Die *Sorge für eine gute puerperale Rückbildung,* d. h. in erster Linie einen guten Kontraktionszustand des Uterus, muß dabei im Vordergrund stehen. Je schneller die puerperale Rückbildung erfolgt, um so eher wird der Ausbreitung einer lokalen Infektion ein Riegel vorgeschoben.

Die früher vielfach geübten *Ausspülungen des Uteruscavums* mit Alkohol oder sonstigen Desinfizientien *widerraten wir auf das bestimmteste*. Dort wo sie nützlich sein können, nämlich zur Wegschaffung von mit Fäulniserregern besiedelten Eihautresten oder von gestautem Sekret, sind sie mindestens überflüssig, weil gute Uteruskontraktionen ohne Spülungen dasselbe erreichen; wo es sich dagegen um eine noch lokalisierte Infektion mit Eitererregern handelt, dort ist keine Spülung imstande, die Erreger wirklich wegzuschaffen; vielmehr bringt sie nur die Gefahr, daß die Keime in Lymph- und Blutbahnen verschleppt werden. Manche schwere und selbst tödliche Allgemeininfektion ist als Folge solcher Lokalbehandlung entstanden.

Besonders schwierig wird die Situation in den Fällen, in denen es zur Infektion kleinerer oder größerer zurückgebliebener Placentarreste gekommen ist. Die Meinungen der Geburtshelfer, was in dieser Lage zu tun sei, gehen auseinander. Es steht aber fest, daß die Entfernung solcher septisch infizierter Placentarreste häufig die Ursache tödlicher puerperaler Allgemeininfektion geworden ist, weil bei der Ablösung unvermeidlich neue Wunden gesetzt und Blutbahnen eröffnet werden, in die virulente Keime geradezu hineinmassiert werden. Ein der Ausräumung fast auf dem Fuße folgender Schüttelfrost und eine rasch tödlich verlaufende Septikämie kann die Folge sein. Andererseits ist nicht zu leugnen, daß dann, wenn die Placentarreste nur mit Fäulniserregern besiedelt waren, dem auch dann fast unvermeidlichen Schüttelfrost schnelle Entfieberung folgt und die Krankheitsdauer wesentlich abgekürzt werden kann. Manche Geburtshelfer stehen deshalb auf dem Standpunkt, ihr Handeln von dem bakteriologischen Befund in den Uteruslochien abhängig zu machen. Findet man in den mit einem Lochienröhrchen entnommenen Uteruslochien (Abb. 452) Streptokokken, besonders hämolytische Streptokokken — andere wie z. B. WALTHARD verlangen dasselbe bei Anwesenheit des Gelatine verflüssigenden Staphylococcus pyogenes aureus — dann solle man von einer Ausräumung wegen zu großer Gefahr einer Aussaat der Infektionserreger Abstand nehmen, in anderen Fällen dagegen den Placentarrest entfernen. Ausgedehnte klinische Nachprüfungen, darunter reiche eigene Erfahrungen, haben uns gelehrt, daß auch dabei Gefahren nicht zu vermeiden sind, denn wir haben (wie schon oben erwähnt) kein zuverlässiges Verfahren, um gefährliche und ungefährliche Streptokokken voneinander zu unterscheiden. Wir haben Fälle mit hämolytischen Streptokokken, in denen eine lebensbedrohliche Blutung die Ausräumung erzwang, glatt genesen sehen; in anderen Fällen, in denen aus gleicher Indikation eingegriffen werden mußte, eine tödliche Allgemeininfektion erlebt, trotzdem angeblich harmlose Streptokokken oder Colibakterien die einzigen nachweisbaren Erreger waren.

Angesichts solcher Unsicherheit raten wir, *auch bei* der von *zurückgebliebenen Placentarresten* ausgehenden Infektion unbedingt zu einem *abwartenden Verfahren*. Kräftigen Uteruskontraktionen gelingt es leicht, sich dieser allmählich nekrotisch werdenden Placentarreste zu entledigen. Kommt es freilich mit oder ohne Bildung eines Placentarpolypen (vgl. S. 335) bei der fiebernden Wöchnerin zu einer akut lebensbedrohlichen Blutung, dann bleibt nichts übrig, als über alle Bedenken hinweg die Ausräumung des Placentarrestes vorzunehmen, um zunächst einmal die akute Lebensgefahr zu beseitigen.

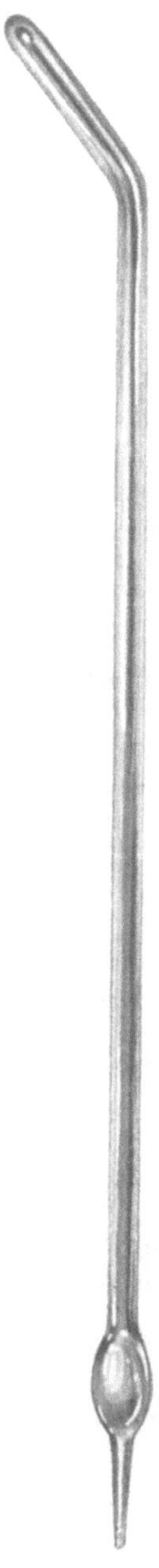

Abb. 452.
Lochien-
röhrchen.

Manche Autoren haben in solcher Situation die *vaginale Totalexstirpation* des Uterus empfohlen. Es ist kein Zweifel, daß damit manches Leben gerettet werden kann; ebenso unzweifelhaft ist aber, daß die bei der Operation unvermeidliche Dislokation des Uterus auch ihrerseits die Verschleppung der Infektionserreger in die Blutbahn und damit die tödliche Allgemeininfektion hervorrufen kann. Zudem führt der Eingriff natürlich zu einer Verstümmelung und zur dauernden Unfruchtbarkeit der

Frau, worüber man sich bei einer Vielgebärenden, nicht aber bei einer Erstgebärenden, vielleicht gar bei einer Erstgebärenden, die ein totes Kind geboren hat, hinwegsetzen kann. So wird auch dieser Eingriff wohl *nur in* ganz besonders gelagerten *Einzelfällen* berechtigt sein.

Gerade um solchen Situationen mit ihrer oft unlösbaren Schwierigkeit zu entgehen, haben wir ja dringenst empfohlen, nach jeder Geburt die Vollständigkeit der Placenta genauestens zu kontrollieren und in einem Zweifelsfalle sofort den Uterus auszutasten, um etwa zurückgebliebene Reste zu entfernen, weil dieser Eingriff im Verhältnis zu der Gefahr einer später im Wochenbett erzwungenen Ausräumung fast ungefährlich ist, wenn dabei die strengste Asepsis und Antisepsis gewahrt wird.

Die zweite Aufgabe stößt, so einleuchtend sie erscheint, in Praxi auf große Schwierigkeiten. Der Wunschtraum einer *Therapia sterilisans magna* im Sinne von EHRLICH ist bis heute unerfüllt geblieben; in der Hauptsache deshalb, weil alle *bactericid* wirkenden Substanzen wegen ihrer sonstigen Nebenwirkungen auf den Organismus nicht in einer für den erstrebten Zweck genügenden Dosis einverleibt werden können. Abgesehen davon kann durch derartige Mittel die Gefahr eines Nachschubes von Keimen aus lokalen Infektionsherden nicht ausgeschaltet werden.

An der erwähnten Schwierigkeit scheiterten vor allem alle Versuche, *Sublimat* und andere *Quecksilberverbindungen* zu verwenden. Auch das *Formaldehyd* erwies sich in der anwendbaren Dosis als unwirksam. Dagegen hat man immer wieder versucht, mit *Silbersalzen und Silberverbindungen* zum Erfolg zu kommen. Alle paar Jahre tauchen neue, besonders *kolloidale Silberpräparate* auf, über die optimistische Urteile in der medizinischen Fachpresse erscheinen, bis es dann mit einem Male wieder still von ihnen wird und ein neues Präparat in den Vordergrund tritt — der beste Beweis dafür, daß keines auf die Dauer den Erwartungen entsprochen hat. Die Schwierigkeit der Beurteilung einer therapeutischen Wirkung liegt beim Puerperalfieber vor allem darin, daß man schwer sagen kann, ob ein günstiger Ausgang propter hoc, d. h. durch das angewandte Mittel oder post hoc, d. h. unabhängig von der Wirkung eines solchen Präparates durch die natürlichen Abwehrkräfte eines Organismus erreicht worden ist. Das gilt von allen in dieser Kategorie zu nennenden Präparaten *(Kollargol, Elektrokollargol, Fulmargin, Dispargen* und dem neuesten, dem *Euthargen)* ungefähr in gleicher Weise. Experimentelle Untersuchungen haben gezeigt, daß das kolloidale Silber sehr schnell aus dem Blute verschwindet und in den Zellen des Körpers gebunden wird; man weiß aber bis heute nichts sicheres über die Wirkungsweise. Neben einer direkt bactericiden, aber offenbar nur in beschränktem Maß zur Geltung kommenden Wirkung spielt eine katalytische Wirkung eine Rolle, darin bestehend, daß die sehr empfindlichen Toxine und Endotoxine verändert oder abgeschwächt werden; ebenso ist es nicht ausgeschlossen, daß diese Präparate in beschränktem Ausmaße natürliche Abwehrkräfte mobil machen.

Auch die *Farbstoffe,* auf deren Bedeutung man bei Vitalfärbungen hingewiesen wurde, wie z. B. Methylenblau, Trypaflavin u. ä. haben eine Wirkung ergeben.

Man hat Farbstoff- und Silberwirkung zu kombinieren versucht. Des bekannteste Präparat dieser Art, das *Methylenblausilber* oder *Argochrom,* hat sich wohl am längsten gehalten; wir selbst wenden es mit besonderer Vorliebe an, nachdem wir uns bei ausgedehnter prophylaktischer Anwendung davon überzeugt haben, daß es dadurch gelang, die Wochenbettsmorbidität nach geburtshilflichen Eingriffen ganz allgemein, d. h. auf große Reihen berechnet, auf etwa die Hälfte herabzusetzen. Bei bereits eingetretener Allgemeininfektion haben wir auch bei Methylenblausilber eindeutige Erfolge nicht gesehen; wir erachten es aber als ein vorzügliches Mittel, gewissermaßen eine Keimfixation und Keimabschwächung an der Stelle der Infektion hervorzurufen, so daß in vielen Fällen die Blutinfektion verhütet oder abgeschwächt werden kann.

Wir empfehlen dem Arzte daher, *nach jeder geburtshilflichen Operation,* bei der etwa kleine Verstöße gegen die Asepsis und Antisepsis vorgekommen sind oder vorgekommen sein können, ferner nach allen mit größeren Verletzungen einhergehenden Operationen, nach Eingriffen bei einer fiebernden Gebärenden und besonders nach der manuellen Placentarlösung *prophylaktisch* unmittelbar post partum *eine intravenöse Injektion von* 20 ccm *Argochrom* zu machen und diese am 3. Wochenbettstage zu wiederholen.

Das Argochrom hat den einzigen Nachteil, daß es leicht zu lokalen Thrombosen Veranlassung gibt.

Von etwas anderen Gesichtspunkten aus hat man immer wieder versucht, wirksame Staphylokokken- und besonders Streptokokkensera zu finden. Besondere Hoffnungen hat man auf *polyvalentes Antistreptokokkenserum* gesetzt, das von hochvirulenten Streptokokken schwer puerperalfieberkranker Frauen gewonnen war. Leider haben alle diese bis in die neueste Zeit fortgesetzten Versuche die an sie geknüpften

Hoffnungen in keiner Weise erfüllt. Vor allem hat sich gezeigt, daß es bestenfalls um eine *Proteinkörperwirkung* sich handelt, die sich in viel einfacherer und besser übersehbarer Weise durch Behandlung mit Milch oder Milcheiweißkörpern erreichen läßt.

Unter den hierher gehörigen Präparaten hat sich besonders das von P. Lindig eingeführte Milchcasein (Kaseosan) bewährt. Die Wirkung beruht auf einer *durch Protoplasmaaktivierung* hervorgerufenen *Leistungssteigerung und erhöhten Abwehrfähigkeit* des Gesamtorganismus, die vor allem darin ihren Ausdruck findet, daß es vielfach gelingt, eine Infektion zu lokalisieren oder bei lokalisierten Exsudaten eine schnelle eitrige Einschmelzung zu erreichen.

Man gibt das Kaseosan am besten ganz langsam injiziert intravenös beim ersten Temperaturanstieg oder sogar prophylaktisch in den oben erwähnten Fällen, in einer Dosis von zunächst 0,5 ccm. Nach einem uns vielbewährten Schema geben wir am 3. und 5. Tag nach Beginn der Behandlung wieder je 1 ccm intravenös, dann nach sechstägiger Pause am 11., 13. und 15. Tag nochmals je 1 ccm intramuskulär. Natürlich darf man diese Therapie wegen der Gefahr des anaphylaktischen Shocks nur bei Frauen anwenden, die nicht etwa vorher schon Serum oder andere Proteinkörper bekommen haben. Wo starke Reaktionen in Form von Schüttelfrost, Pulsbeschleunigung, Kopfschmerz u. dgl. eintreten, gebe man das Kaseosan schon von der 2. Injektion ab intramuskulär.

Untersuchungen von Salomon und Vöhl an meiner Klinik haben ergeben, daß das Kaseosan zur Bildung spezifischer Antikörper im Blute führt. Aber auch im Serum noch unbehandelter Kranker können Caseinantikörper in geringer Menge vorhanden sein. Frauen mit primär geringem Antikörpergehalt reagieren besser auf die Injektionen und eignen sich daher besser für die Kaseosantherapie als Fälle mit primär hohem Antikörpergehalt. Nach der von Salomon und Vöhl ausgearbeiteten serologischen Meßmethode kann man das Kaseosan individuell dosieren und auf diese Weise noch bessere Wirkungen erzielen. Leider ist das Verfahren für den Praktiker nicht anwendbar, weshalb wir auf seine Schilderung verzichten und empfehlen, sich an das oben angegebene Schema zu halten.

Wir haben in fast anderthalb Jahrzehnten diese Kaseosantherapie erprobt und in vielen Fällen, die allein mit Kaseosan oder kombiniert mit Argochrom und Kaseosan behandelt wurden, raschen Temperaturabfall erlebt. Bei der allgemeinen Septikämie versagt natürlich auch diese Therapie; dagegen glauben wir bei manchem Fall von Pyämie den günstigen Ausgang dieser Therapie zu verdanken. Ein exakter Beweis für diese Meinung ist natürlich nicht zu führen; wir möchten aber ganz allgemein betonen, daß die jahrelange, immer gleichlautende klinische Erfahrung uns hier maßgebender zu sein scheint als eine theoretisch begründete Sepsis.

Man hat die Kaseosanwirkung noch zu verbessern versucht, indem man ein Streptokokkencasein herstellte, das in 0,1 ccm 1 Million abgetöteter Bakterienleiber enthält. Man steigt in 5—8tägigen Pausen vorsichtig mit der Dosierung auf 0,2—0,5—1,0 ccm. Wir selbst haben uns nicht zu überzeugen vermocht, daß damit bessere Resultate zu erzielen sind als mit dem reinen Kaseosan.

Allgemeine Leistungssteigerung, Zufuhr wichtiger Immunkörper erreicht man oftmals durch eine *Bluttransfusion* von 5—600 ccm, die freilich voraussetzt, daß man im gegebenen Fall über einen geeigneten Blutspender verfügt. Wir selbst haben *bei Sepsisfällen, die mit* einer *Agranulocytose* einhergingen, mehrfach den Eindruck gehabt, daß die *Bluttransfusion unmittelbar lebensrettend* wirkte. Andererseits haben wir in Fällen ohne Agranulocytose nicht nur keinerlei Erfolg gesehen, sondern manchmal sogar uns des Eindrucks einer direkten Verschlimmerung im Anschluß an die Transfusion nicht erwehren können.

Zusammengefaßt würden wir raten, bei jedem Fall genital bedingten Fiebers im Wochenbett, abgesehen natürlich von der einfachen Lochiometra, sofort 20 ccm Methylenblausilber intravenös, am nächsten Tag 0,5 Kaseosan intravenös zu geben. Fällt danach die Temperatur sofort zur Norm ab und weisen die klinischen Zeichen auf eine Lokalisation der Infektion im Endometrium hin, dann begnüge man sich damit. Besteht das Fieber, wenn auch vielleicht in geringerem Maße fort, dann gebe man am 3. Tag wieder Methylenblausilber, am 4. Tag nach Beginn der Behandlung die 2. Kaseosaninjektion, am 5. Tag neuerlich Methylenblausilber, am 6. Tag wieder Kaseosan. Weiterhin ist das Methylenblausilber jeden 3.—4. Tag zu geben und das Kaseosan nach sechstägiger Pause, wie oben angegeben, neuerlich anzuwenden. Statt des Methylenblausilbers kann man auch Euthagen verwenden.

In der Mitte zwischen den direkt auf Bakterienvernichtung und den auf allgemeine Leistungssteigerung abzielenden Maßnahmen *stehen die Verfahren,* die versuchen, *die Giftstoffe aus dem Blut durch* eine Art *Auswaschung zu beseitigen.* Dazu eignet sich vorzüglich die auch in der allgemeinen Praxis leicht durchführbare Verabfolgung von Ringerlösung in Form eines WERNITZschen Tropfklysmas, wobei man in 24 Stunden etwa 1 l Flüssigkeit zuführt. Neben der besseren Füllung des Blutgefäßsystems wird damit zweifellos auch eine gewisse Mobilisierung des Depotblutes und außerdem eine gewisse Giftausschwemmung erreicht, die dem Organismus vielleicht über die gefährlichsten Tage der massigsten Toxinüberschwemmung hinweghilft und so direkt lebensrettend wirken kann.

Noch besser ersetzt man unter klinischen Verhältnissen diese Form der Therapie durch eine *intravenöse Dauertropfinfusion,* wobei man außerdem die Möglichkeit hat, alle etwa zur Beeinflussung des Zirkulationsapparates notwendigen Substanzen in einfachster Weise zuzusetzen (vgl. S. 583).

In der Praxis kann man sich die Vorteile dieser Therapie wenigstens teilweise zunutze machen, wenn man vor Installation des Tropfklysmas etwa 1 l Ringerlösung oder *Tutofusin* subcutan langsam infundiert.

Neben diesen hier genannten Methoden dürfen die altbewährten ärztlichen Verfahren nicht zu kurz kommen: Kräftige vitaminreiche Ernährung, Hochhaltung der Appetenz mit allen Mitteln, sorgfältige Hautpflege, milde hydropathische Prozeduren, regelmäßige Darmentleerung. Bei Hochfiebernden mit ungenügender Nahrungsaufnahme kann man vorübergehend auch Alkohol in großen Mengen zuführen.

Die dritte Aufgabe steht an Wichtigkeit den beiden ersten nicht nach, ja man kann sagen, daß manche Allgemeininfektion nur dadurch zu einem glücklichen Ausgang geführt wurde, daß es gelang, über die kritische Zeit hinweg die drohende Gefäß und Herzlähmung hintanzuhalten, wie umgekehrt manche Frau sterben mußte und muß, weil diese Aufgabe nicht oder mit ungenügenden Mitteln angefaßt wurde.

Man kann auch die hier zutreffenden Maßnahmen theoretisch unterteilen: Es kommt *erstens* darauf an, *der drohenden Gefäßlähmung* im Splanchnicusgebiet durch speziell in diesem Gebiet den Gefäßtonus steigernde Mittel *entgegenzuwirken, zweitens den Herzmuskel leistungsfähig zu erhalten* und ihn im Notfall während kritischer Stunden oder Tage zu höchster Leistung anzupeitschen, *drittens* gerade in der kritischen Zeit *für* eine entsprechende *Füllung des Gefäßsystems Sorge zu tragen,* um die Gefahr eines Leerpumpens des Herzens zu bannen.

Dem ersten wie dem zweiten Zweck dient in hervorragendem Maße *eine Digitalisierung,* die wir ganz schematisch mit Digalen oder Digipuratum durchzuführen raten, wobei die Mittel in Tropfen oder Tabletten, bei Unverträglichkeit dieser eventuell in Form von Suppositorien oder per injektionem gegeben werden. Man beginne diese Medikation sofort mit dem Fieberanstieg und gebe zunächst an drei aufeinanderfolgenden Tagen 4mal täglich 1 ccm, um vom 4. Tag ab dann zur Erhaltung der Wirkung noch täglich 1 ccm zu verabfolgen, bis im ganzen 20—26 ccm gegeben sind. Stellt sich nach einigen Tagen heraus, daß es sich um eine lokalisierte Erkrankung handelt, dann wird die Medikation natürlich abgebrochen.

Wird umgekehrt offenkundig, daß wirklich eine Allgemeininfektion eingetreten ist, dann raten wir, Hypophysenhinterlappenpräparate in großen Dosen subcutan oder intramuskulär zu geben. Man scheue sich nicht, in schweren Fällen von vornherein 8—12 ccm pro die zu verabfolgen und richte sich hinsichtlich der Dosierung im Einzelfall nach dem Verhalten des 2. Aortentones[1].

Zur Mobilisierung der Blutdepots eignet sich besonders das *Sympatol,* von dem man 3—5—10 ccm täglich geben kann. *Damit wird* besonders auch *der dritten Aufgabe genügt, besonders in Kombination mit* einer intravenösen *Dauertropfinfusion.*

Wer unter fortlaufender Kontrolle des Blutdrucks und des Verhaltens der Herztöne[1] in diesem Sinne vorgeht, wird die Freude erleben, manchen Fall retten zu können, der ohne solch systematisches Vorgehen verloren gegeben werden muß.

Man hat verschiedentlich versucht, auch die *operative Therapie* der Behandlung des Puerperalfiebers nutzbar zu machen. Es ist kein Zweifel, daß die *Totalexstirpation des Uterus* bei den ersten Zeichen einer von einer Metrophlebitis oder Endometritis ausgehenden Allgemeininfektion manchmal lebensrettend wirken kann, weil sie noch rechtzeitig die Infektionsquelle ausschaltet und es dem Organismus erleichtert, mit den bereits eingedrungenen Infektionserregern fertig zu werden; es ist aber ebenso außer Zweifel,

---

[1] Vgl. oben S. 589 unter Prognose.

daß in anderen Fällen, in denen besonders hochvirulente Bakterien das Blut überschwemmt haben, auch dieser heroische Eingriff nichts genützt hat. Die Hauptschwierigkeit liegt darin, daß man, um einem Zuspätkommen zu entgehen, sich schon bei den ersten Anzeichen der Metrophlebitis dazu entschließen und so manchen Fall operieren müßte, bei dem es vielleicht überhaupt zu einer Allgemeininfektion nicht gekommen wäre. Diese Schwierigkeit ist unüberwindbar und deshalb wird man den Eingriff höchstens auf ausgewählte Fälle und auf Mehrgebärende beschränken müssen. Ob man dabei abdominal oder vaginal vorgeht, ist eine Frage für sich. Wir ziehen auch in solchen Ausnahmefällen den abdominalen Weg vor, weil er besser erlaubt, mit der geringst möglichen Dislokation des Uterus und der geringsten Zerrung an den Geweben vor der Unterbindung der Gefäße auszukommen.

Etwas anders liegen die Verhältnisse *bei* einer *Pyämie.* Ausgehend von den günstigen Erfahrungen der Otiater bei Sinusthrombose hat man schon vor 30 Jahren versucht, durch *Abbindung der* betroffenen *Venen zentral von der thrombosierten Stelle* einer weiteren Bakterienzufuhr zum strömenden Blut den Weg abzuschneiden. Die Erfolge waren für kritische Beobachter so wenig überzeugend, die Schwierigkeiten der Wahl des richtigen Zeitpunktes für die Operation so unüberwindlich, daß es trotz vereinzelter, zweifellos propter hoc erzielter Heilungen um diese Operation bald wieder still wurde. Erst in den letzten Jahren hat MARTENS sich wieder sehr energisch für die operative Behandlung der Pyämie eingesetzt und an Hand eindrucksvoller Erfolge *die Meinung verfochten, daß* möglichst früh, *nach dem ersten, spätestens nach dem zweiten Schüttelfrost operiert werden müsse.* Wir können auf Grund eigener Erfahrung uns diesem Standpunkt in keiner Weise anschließen. Wer nach dem ersten oder zweiten Schüttelfrost operiert, operiert in der überwiegenden Mehrzahl aller Fälle ganz unnötig und täuscht dadurch sich und anderen Erfolge vor, die kühler Kritik nicht standzuhalten vermögen. MARTENS selbst gibt ja zu, daß bei späterer Operation, d. h. bei einwandfrei gesicherter Diagnose die Erfolge nicht mehr gut sind. *Berechtigt* erscheint uns *die Operation nur ausnahmsweise in ausgesprochen chronisch verlaufenden Fällen von Pyämie,* in denen bei sonst gutem Allgemeinzustand die immer wieder von Zeit zu Zeit erfolgenden infektiösen Embolien das Leben der Patientin stets von neuem bedrohen. *Solche Fälle* sind *aber sehr selten.* Wenn von den Anhängern operativen Vorgehens behauptet wird, daß die gesamte Heilungsziffer etwa um 10% größer sei, so handelt es sich dabei um eine Selbsttäuschung, hervorgerufen dadurch, daß unnötig viel leichte Fälle operiert wurden, bei denen eine bedrohliche Allgemeininfektion nie entstanden wäre.

Alles in allem: Eine sorgfältige, dem pathologischen Geschehen Rechnung tragende Therapie nach den von uns oben angegebenen Prinzipien vermag manchen Erfolg zu erzielen und berechtigt auf jeden Fall, niemals die Hoffnung aufzugeben, solange die von uns erwähnten Zeichen die Prognose wenigstens noch dubiös zu stellen erlauben. **Wichtiger** aber **als alle Therapie** des Puerperalfiebers ist es, daß **die Prophylaxe** allen Ärzten in Fleisch und Blut übergeht. **Dazu gehört** einmal strengste **Indikationsstellung** und **Vermeidung jeder Polypragmasie und ein stets waches Gewissen, das Verstöße gegen die Gebote der Asepsis und Antisepsis wie gegen** das Prinzip der **Noninfektion oder** mindestens **Abstinenz absolut ausschließt.**

5. Die lokalisierte Thrombophlebitis puerperalis.

Wir haben schon bei der Pyämie erwähnt, daß ihre anatomische Grundlage eine septische Thrombophlebitis der uterinen oder spermatikalen Venen ist. Bei geringer Virulenz der Bakterien kommt es nicht zur Vereiterung und Einschmelzung der Thromben; dann bleibt die metastatische Bakteriämie aus und wir haben es nur mit einer lokalen Erkrankung zu tun, die eine wesentlich bessere Prognose gibt. Dabei sei nochmals betont, daß es in derartigen Fällen gewöhnlich zweifelhaft bleibt, ob die Thrombose oder die entzündliche Erkrankung der Venenwand das Primäre ist. Letzteres darf man bei einer im Verlauf einer Parametritis, Salpingitis, einer lokalisierten Peritonitis auftretenden Thrombophlebitis annehmen, ersteres ist das Wahrscheinlichere bei den auf Basis einer Atonie, einer hochgradigen Anämie, Herzschwäche u. dgl. im Wochenbett auftretenden Thrombophlebitiden. Die Infektion ist dabei häufig überhaupt ein sekundärer Vorgang.

Wir dürfen aber für unsere Betrachtung solche Unklarheiten vernachlässigen und die lokale Thrombophlebitis als gegeben annehmen. Von der Stelle der primären Thrombose kriecht der Prozeß unter Umständen der Venenwand entlang fort und erreicht schließlich die Vena iliaca externa. Entsprechend vergrößern sich durch Apposition die Thromben. *Sobald ein Thrombus in der Vena iliaca externa* einen derartigen Umfang erreicht, daß *das Abströmen des Blutes aus den Beinvenen ernstlich erschwert* wird, *schwillt das Bein* der betreffenden Seite *an.* In den folgenden Tagen nimmt das Ödem zu, das geschwollene Bein fühlt sich bretthart an. Schreitet die Thrombose nach oben bis in das Gebiet der Vena iliaca communis und schließlich der Vena cava fort oder breitet sie sich gleichzeitig in den Beckenvenenplexus aus, so tritt ein Ödem der Unterbauch- und Lendengegend, und zwar auf beiden Seiten auf, wenn die Vena cava verschlossen ist.

Der *Beginn der Erkrankung* läßt sich gewöhnlich in die 1. Woche post partum zurückverfolgen. Meist bestehen schon früh die Symptome einer Endometritis oder Parametritis septica; dabei fällt oft eine gesteigerte *Labilität und erhöhte Frequenz des Pulses* auf; bald stellen sich unbestimmte *Schmerzen* in einer Unterbauchseite ein und greifen auf das Bein über. Inzwischen erscheint gewöhnlich das *Ödem*, das die bis dahin oft unklare Situation mit einem Schlage aufklärt. Die *Temperatur* ist von Anfang an *erhöht*. Zuweilen zeigt ein Schüttelfrost das Fortschreiten der Infektion über das Endometrium hinaus an. Weiterhin hält sich aber das Fieber in mäßigen Grenzen und zeigt nur geringe morgendliche Remissionen. Auffallend ist immer die große Frequenz des Pulses.

So bleibt der Zustand unverändert ein und selbst zwei Wochen; in anderen Fällen zeigt die Temperatur nach Ablauf von 6—8 Tagen bereits Neigung zum Zurückgehen, bis nach einigen Tagen — offenbar im Zusammenhang mit einer Ausbreitung des Prozesses oder einem geringen Nachschub von Keimen — ein neuer Anstieg erfolgt. Schließlich aber beginnt neuerlich ein ganz allmählicher, von Tag zu Tag deutlicher werdender Temperaturabfall. Das Pulsniveau fällt manchmal schneller wie die Temperatur, in anderen Fällen ist aber gerade ein noch längeres Fortbestehen der erhöhten Pulsfrequenz trotz Temperaturabfalls ein wichtiges Kennzeichen dafür, daß eine völlige Organisierung der Thromben noch nicht eingetreten ist. In solchen Fällen muß man immer mit der Möglichkeit rechnen, daß die Thrombose schließlich auch auf die andere Seite übergreift und damit der Krankheitsverlauf ein recht langwieriger wird.

Die Schmerzen im Bein lassen gewöhnlich schon mit beginnendem Temperaturabfall nach, auch die Schwellung wird allmählich geringer, aber es vergehen oft noch Monate, ehe die Schwellung ganz verschwunden ist, und selbst dann bleibt noch längere Zeit eine Neigung zu Ödem der Knöchel und Unterschenkel nach längerem Stehen.

Sehr selten kommt es vor, daß die Thrombose auf die benachbarte Arterie übergreift, wonach es zur Extremitätengangrän kommt.

Die *Diagnose* muß sich auf die erwähnten Symptome stützen. Sobald das Ödem da ist oder im Verlauf der Vena iliaca eine Druckempfindlichkeit nachweisbar wird, ist sie leicht. Vorher kann man die Diagnose nur vermutungsweise stellen.

Die *Prognose* ist im allgemeinen, d. h. bei zweckmäßigem Verhalten günstig. Die Gefahr einer Lungenembolie ist verhältnismäßig gering und besteht am ehesten während der Ausbildung der Thrombose.

Die *Therapie* hat trotzdem in erster Linie die Gefahr der Embolie, in zweiter Linie die einer metastatischen Bakteriämie im Auge zu behalten. Strengste Bettruhe in Rückenlage, allenfalls unter geringem Anheben des Fußendes des Bettes, absolute Ruhigstellung des betroffenen Beines in einer gut gepolsterten Schiene, mit Wattekranz unter der Ferse, ist das wichtigste. Auch bei der Defäkation, bei der Miktion, beim Betten muß jede aktive Mitbewegung der Wöchnerin vermieden werden. Daneben sind altbewährt antiphlogistische und hydropathische Maßnahmen: am besten wird das ganze Bein in feuchte, mit Liquor aluminis acetici getränkte Tücher eingehüllt, darüber BILLROTH-Batist und eine Lage Flanell. Sobald der Höhepunkt der Erkrankung überschritten ist, gehe man zu Alkoholumschlägen über, über die durchlöcherter BILLROTH-Batist kommt. Ist die Druckempfindlichkeit ganz geschwunden, die Abschwellung deutlich, dann empfehlen wir vorsichtige Einreibungen mit Unguentum cinereum. Dabei muß eine sorgfältige Mundpflege der Gefahr einer Quecksilberstomatitis vorbeugen. Allmählich läßt man das Bein stundenweise außerhalb der Schiene. Erst wenn jede Schmerzhaftigkeit verschwunden ist, die Temperatur seit 10—12 Tagen völlig normal war und der Puls entsprechend, kann ein Versuch mit Aufsitzen im Bett, dann auch außer Bett gemacht werden. Vor dem ersten Gehversuch sind die Beine in elastische Binden zu wickeln. Zur Nachkur haben sich besonders Solbäder bewährt.

Anhangsweise sei noch eines recht eigenartigen und umstrittenen, übrigens sehr seltenen Krankheitsbildes gedacht, der *Phlegmasia alba dolens*. Die Erkrankung ist charakterisiert durch eine in der 2. oder selbst erst 3. Woche nach bis dahin ganz geringen Temperatursteigerungen auftretende *harte Schwellung*, die dicht ober- und unterhalb des Lig. Poupartii beginnend, allmählich bis zum Knie sich ausbreitet, im oberen Drittel des Oberschenkels aber immer am stärksten bleibt, so daß das bei der gewöhnlichen

Thrombophlebitis puerperalis sonst niemals zu beobachtende Bild entsteht, *als wäre das* betroffene *Bein mit Reithosen (Breeches) bekleidet.* Der Eindruck wird dadurch oft noch charakteristischer, daß die Inguinalfalte meist verstrichen ist. Die Haut ist derb, dabei ganz blaß, *druckschmerzhaft,* ebenso besteht *spontaner Schmerz* im Bereich des betroffenen Gliedes.

Die anatomische Grundlage des Krankheitsbildes ist umstritten, vor allem wohl deshalb, weil man es vielfach mit der Phlegmone des Oberschenkels und mit der mit hochgradiger Schwellung des Beins einhergehenden Thrombophlebitis zusammengeworfen hat. BUMM und KROEMER fassen die Phlegmasia alba dolens als eine Folge entzündlicher Vorgänge im Becken auf, die über eine nach dem Oberschenkel fortschreitende Endophlebitis zu Reizzuständen der die Venen umscheidenden Lymphbahnen und sekundär schließlich zur Thrombose der Becken- und Beinvenen führt. Wir selbst stehen auf einem etwas anderen Standpunkt und sehen in der Phlegmasia alba dolens eine *vom Becken nach dem Oberschenkel zu fortschreitende hochgradige Stauung in den Lymphgefäßen selbst,* während es sich bei dem Ödem um ein extravasculäres seröses bzw. bei der Phlegmone eitriges Exsudat handelt. Daß sekundär eine Thrombose und selbst eine leichte Thrombophlebitis sich hinzugesellen kann, wird auch von uns nicht bestritten.

Die *Diagnose* ist auf Grund des äußerst charakteristischen Bildes leicht zu stellen.

Die *Prognose* ist gut, trotzdem der Verlauf langwierig ist und die Schwellung nur sehr langsam sich zurückbildet.

Die *Therapie* ist die gleiche wie bei der Thrombophlebitis.

6. Tetanus im Wochenbett.

Der Tetanus puerperalis muß unter den Wundinfektionskrankheiten des Wochenbettes erwähnt werden, weil auch er dem Eindringen von Mikroorganismen *(Tetanusbacillen),* die durch unreine Hände oder Instrumente, Nahtmaterial u. dgl. in die puerperalen Wunden gelangen, seine Entstehung verdankt. Tetanusbacillen finden sich besonders in Mauerschutt, Fußbodenstaub und Gartenerde.

Glücklicherweise ist der puerperale Tetanus durch die Vervollkommnung der Sterilisationsverfahren und unter Beachtung von Noninfektion und Abstinenz sehr selten geworden. Wie bedeutsam diese Dinge sind, beweist drastisch ein von AMON mitgeteilter Fall. AMON behandelte einen Arbeiter, der infolge einer Handverletzung erkrankte und starb. An dem auf den Todestag folgenden Morgen war AMON genötigt, eine manuelle Placentarlösung vorzunehmen. Die Wöchnerin erkrankte am 9. Tage post partum gleichfalls an Tetanus und starb 5 Tage später.

Am gefährlichsten ist ein Tetanus natürlich in einer Gebäranstalt. So wurde im Jahr 1898 die Prager Klinik von einer Tetanusepidemie heimgesucht, der 28 Wöchnerinnen zum Opfer fielen. Nichts kann besser die ungeheure Gefahr der Übertragung trotz der üblichen Desinfektionsmethoden beweisen, denn die Tetanusbacillen sind ja selbst durch Kochen nicht zu vernichten, sondern nur durch strömenden Dampf von 100⁰. In Prag kam erst nach längerer Schließung der Klinik und teilweiser Renovierung derselben die Epidemie zum Erlöschen.

Der klinische Verlauf, Prognose und Therapie unterscheiden sich nicht vom nichtpuerperalen Tetanus. Man vergleiche darüber die Lehrbücher der inneren Medizin.

B. Unabhängig von einer Infektion der Geburtswunden auftretende Erkrankungen der Wöchnerin.

1. Die aseptische Thrombose und Embolie.

Neben der entzündlichen gibt es auch eine aseptische Thrombose im Wochenbett, die sowohl die uterinen, wie spermatikalen oder Beinvenen betreffen kann. Sie kommt *besonders nach Atonie* des Uterus vor, überhaupt *nach starken Blutverlusten* post partum, häufiger *bei Mehrgebärenden* als bei Erstgebärenden. Die Beinvenenthrombose findet sich vornehmlich *im Bereich varikös entarteter Gefäße*; längere Bettruhe disponiert dazu. Erreicht die Thrombose die Vena iliaca, dann entstehen natürlich auch Ödem und Schmerzen im Bein. In anderen Fällen fehlen alle Symptome und höchstens eine gewisse Labilität des Pulses fällt auf.

Die aseptische Thrombose, über deren Häufigkeit zuverlässige Angaben kaum gemacht werden können, besteht vielfach ganz unbemerkt und kommt zur Heilung, ohne daß jemals Störungen auftreten. In anderen Fällen aber tritt wie ein Blitz aus heiterem Himmel eine unter Umständen sofort tödliche *Lungenembolie* ein (vgl. S. 597). Diese Gefahr wird glücklicherweise selten verwirklicht, belastet aber doch den Arzt mit großer Verantwortung. Wo die geringsten Anzeichen einer Thrombose, einer noch so kleinen capillären Lungenembolie sich einstellen, ist sofort strengste Bettruhe am Platz, die erst 3 Wochen nach Verschwinden aller Symptome und Rückkehr des Pulses zur Norm aufgegeben werden darf. Viel. ungefährlicher ist die leicht zu diagnostizierende Thrombose oberflächlicher oder auch tieferer variköser Beinvenen, bei der übrigens häufig oberflächliche entzündliche Erscheinungen der Hautbedeckung beobachtet werden (Abb. 453).

Die *Diagnose* der tiefsitzenden Thrombose, vor allem der uterinen und der tiefen Beinvenen stößt oft auf unüberwindliche Schwierigkeiten. Die tödliche Embolie ist manchmal das erste Symptom; zuweilen freilich fällt dem aufmerksamen Beobachter eine merkwürdig hohe Pulsfrequenz auf, ein Zeichen, dem man besonders dann eine gewisse Bedeutung nicht absprechen kann, wenn bei normaler Temperatur der Puls von Tag zu Tag ansteigt, während der Wöchnerin bis dahin ein ruhiger und gleichmäßiger Puls zu eigen war. Wo aber im Wochenbett der Puls von vornherein labil ist oder stärkere Schwankungen nach oben und unten aufweist, dort ist auch dieses Zeichen (das sog. MAHLER*sche Zeichen*) ohne jeden diagnostischen Wert.

Eine Schmerzhaftigkeit findet man am ehesten bei der an sich leicht zu erkennenden Thrombose oberflächlicher variköser Venen, während gerade die Thrombose der tiefen Venen eine solche häufig vermissen läßt. Eine gewisse diagnostische Bedeutung für die Thrombose der tiefen Venen der Wade kommt einer *Druckschmerzhaftigkeit der Fußsohle* zu; indes kann auch dieses Zeichen trügen.

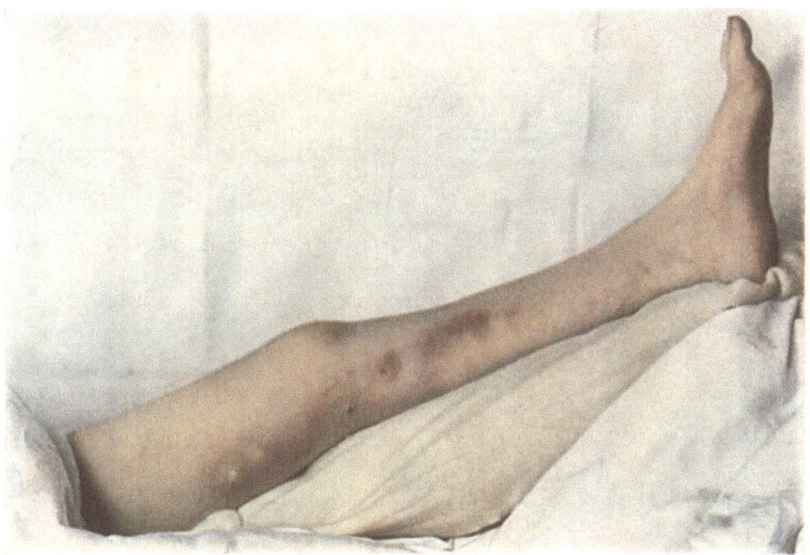

Abb. 453. Thrombosierte Varicen.

Die *Prognose* der erkannten Thrombose in gemeinhin gut; die Gefahr liegt bei der aseptischen Thrombose immer darin, daß eine tödliche Lungenembolie eintreten kann, weil die Thrombose übersehen wurde. Wenn nur ein kleiner Ast der A. pulmonalis verlegt wird, wird die Patientin plötzlich blaß, verspürt starken Lufthunger, die Pulsfrequenz geht rapid in die Höhe. Nach wenigen Minuten kann der ganze Anfall vorüber sein.

Bei *Verstopfung mittlerer Äste* der A. pulmonalis sind die Symptome wesentlich heftiger und in den nächsten Tagen entwickelt sich ein *Lungeninfarkt* mit den bekannten Symptomen. Die Hauptgefahr liegt hier darin, daß in solchen Fällen häufig *Nachschübe* erfolgen und schließlich doch *ein Hauptast der Pulmonalis verlegt* werden kann, wonach *unter plötzlichem Lufthunger, extremer Blässe, Kühle der Extremitäten sowie maximaler Beschleunigung des bald unzählbar werdenden kleinen Pulses oft in wenigen Minuten der Tod eintritt* (Abb. 454). In gut der Hälfte der Fälle freilich folgt der tödliche Nachschub erst 15—20 Minuten nach der Verstopfung eines größeren Astes und darauf hat TRENDELENBURG seine genial erdachte Operation der *Embolektomie* begründet, die namentlich A. W. MEYER wiederholt mit glücklichem Ausgang ausgeführt hat. Freilich ist es bisher in der ganzen Welt nur in insgesamt 8 Fällen gelungen, die Patienten durch die Operation am Leben zu erhalten. Für die allgemeine Praxis kommt diese Operation nicht in Frage und soll deshalb hier nicht näher beschrieben werden.

Um so größere Bedeutung kommt daher der *Prophylaxe* zu, die in erster Linie in der *Sorge für* eine kräftige *Kontraktion des Uterus und* eine gute *puerperale Involution* zu bestehen hat. Daneben sind alle *Maßnahmen* zu treffen, *die einer Blutstromver-langsamung entgegenwirken* und unter diesen hat größte Bedeutung das sog. *Früh-aufstehen,* das freilich bei wegen eines größeren Dammrisses im Bett zu haltenden Wöchnerinnen durch *Massage, passive Bewegungen und Atemgymnastik* ersetzt werden muß. Bei Anämischen ist auf baldigste Besserung der Blutbeschaffenheit Wert zu legen, wozu besonders *Campoloninjektionen* empfohlen seien, denen man — anschei-nend mit Recht — auch einen gewissen prophylaktischen Wert gegen die Thrombose

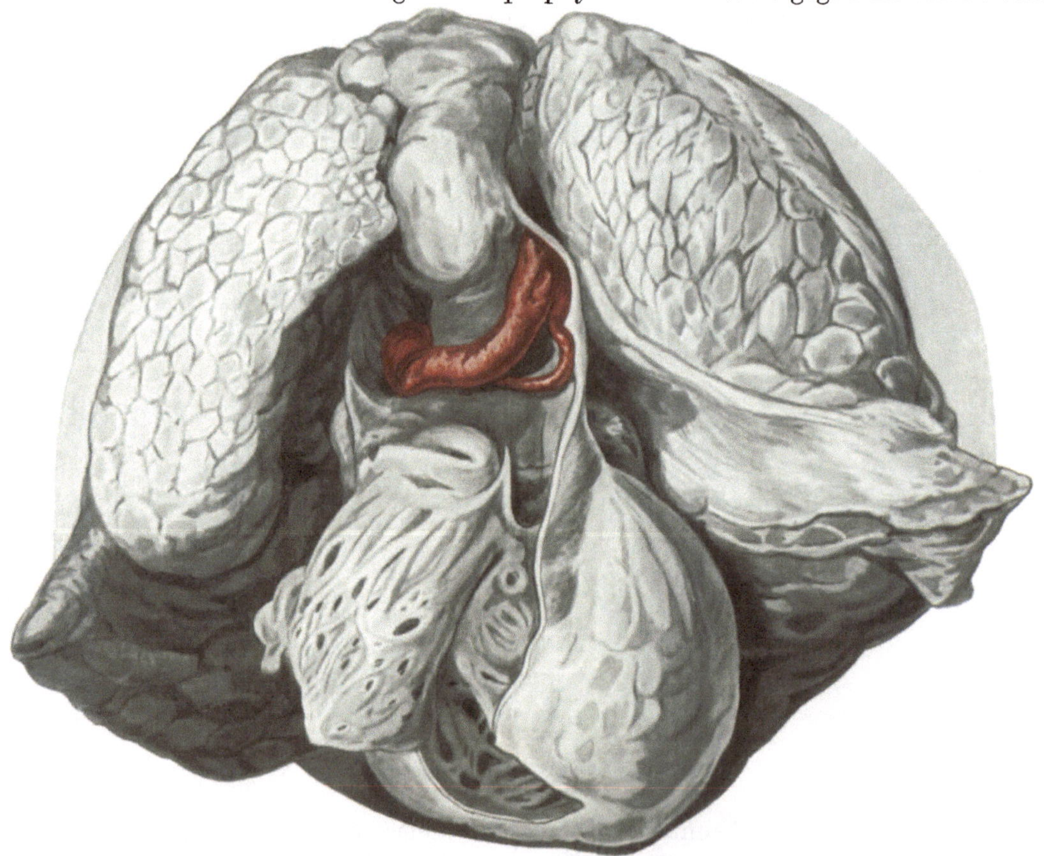

Abb. 454. Embolie der Lungenarterie bei einer Wöchnerin am 20. Tage des Wochenbettes.
Man sieht rechts und links die Lungen. In der Mitte und unten das Herz und die Pulmonalis (aufgeschnitten). Ein großer (rot-gezeichneter) Embolus verstopft beide Lungenarterien. Ein kleiner Embolus findet sich außerdem in der linken Lungenarterie.

zugesprochen hat. Bei geschädigtem Zirkulationsapparat ist auch eine *Mobilisierung des Depotblutes durch* dreimal täglich 20 Tropfen *Sympatol* von prophylaktischem Wert.

Die *Therapie* ist bei erkannter Thrombose der Beckenvenen die gleiche wie bei der Thrombophlebitis. Bei der Thrombose der Beinvenen hat man in geschickt ange-legten *Kompressionsverbänden mit Elastoplast* unter gleichzeitiger Abriegelung der Femoralvene ein Verfahren gefunden, das trotz vorhandener Thrombose ein Auf-stehen erlaubt und das lange Krankenlager vermeidet. Indes sollte nur der diese Ver-bände anlegen, der darin besonders geschult ist; sonst können sie höchstens schaden, weil sie zum Leichtsinn verleiten.

2. Die Luftembolie.

Unter besonderen Bedingungen kann es vorkommen, daß Luft in die eröffneten Uterusvenen eindringt; bei genügender Menge der eingedrungenen Luft verdrängt sie das Blut und es kann zu einem plötzlichen Erstickungstod kommen.

Die besonderen *Bedingungen,* unter denen die Luftembolie zustande kommt, werden glücklicherweise selten verwirklicht. Denn es müssen dazu 1. die uterinen *Venen offen stehen,* 2. muß *genügend Luft in ihrer Nähe* vorhanden sein und 3. muß eine *erhebliche Druckdifferenz* zwischen dem Blutdruck im venösen System der unteren Körperhälfte und dem in der Umgebung der eröffneten Venen herrschenden Luftdruck bestehen. Ob unternormaler Druck im Venensystem gewissermaßen zu einer Ansaugung der Luft in die Gefäße führt oder die Luft durch einen gewissen Überdruck in die geöffneten Venen hineingepreßt wird, ist prinzipiell gleichgültig.

Diese Bedingungen sind bei spontanen Geburten fast niemals erfüllt. Tatsächlich sind bisher auch nur 3 Fälle von Luftembolie bei normalen Geburten bekannt geworden. *Am häufigsten* wurde die Luftembolie *bei Placenta praevia* beobachtet; durch partielle Ablösung der Placenta werden große venöse Blutbahnen eröffnet und aus Anlaß eines operativen Eingriffes (vorzeitige Wendung, Metreuryse, aber auch bei der Lösung der Placenta nach der Geburt des Kindes) kann es vorkommen, daß der beim Eingehen in das Genitale eindringenden Luft kurz darauf durch den in der Scheide liegenden Arm des Geburtshelfers der Rücktritt verwehrt wird, so daß bei gleichzeitig von außen ausgeübtem Gegendruck die Luft unter Umständen unter erhöhtem Druck direkt in die Blutbahn hineingepreßt wird. Besonders gefährlich hat sich die von manchen Geburtshelfern zur Erleichterung der Wendung empfohlene leichte Beckenhochlagerung erwiesen, die das Einströmen großer Luftmengen begünstigt. Nächstdem sind Luftembolien am häufigsten während der Nachgeburtsperiode beobachtet worden. Ist durch irgendeinen Zufall nach der Geburt des Kindes einmal reichlich Luft in den Uterus eingedrungen — ein ungeschicktes Umlagern nach Dammschutz in Seitenlage scheint dabei von einer gewissen Bedeutung zu sein — und dabei unglücklicherweise zwischen Uteruswand und die vom Rand her schon teilweise abgelöste Placenta und Eihäute eingedrungen, dann kann unter Umständen durch den bei einer Expression auf den Uterus ausgeübten Druck die Luft direkt in die eröffneten Venen hineingepreßt bzw. bei Nachlassen des Druckes hineingesaugt werden. Auch nach manueller Lösung der Placenta kann eine ungeschickt ausgeführte Uterusspülung unter Umständen zu einer Luftembolie führen. Deshalb wird ja allgemein verlangt, bei einer Uterusspülung den Katheter laufend einzuführen, nachdem die Luft aus dem Schlauch und Katheterlumen bereits entwichen ist. In manchen Fällen konnte die Genese der Luftembolie überhaupt nicht klargestellt werden.

Sicherlich kommen leichte Luftembolien häufiger vor, als aus der Literatur zu entnehmen ist. Das erklärt sich daraus, daß kleine Luftmengen von 10—20 ccm symptomlos vertragen werden. Wahrscheinlich machen auch Luftmengen von 50 ccm und etwas darüber noch keine ernsten Erscheinungen; und manche plötzliche, mit etwas Lufthunger einhergehende Cyanose mag in Wirklichkeit eine Luftembolie sein. Es kommt überhaupt wohl weniger auf die Menge der insgesamt eingedrungenen Luft als auf das Volumen der einzelnen Luftblasen an. Auf Grund der ausgezeichneten Arbeiten von HELLER, MAYER und SCHRÖTTER kennen wir den Mechanismus des Todes bei der Luftembolie ganz genau. Größere Luftblasen führen zu sofortiger Asystolie, kleinere Luftblasen wirken nur dann tödlich, wenn etwa durch ein offenes Foramen ovale Luft in die engen Kranzarterien gelangt. Sonst werden kleinere Luftmengen, die durch die Vena cava ins rechte Herz und von da in die Pulmonalarterien gelangen, in der Lunge rasch resorbiert. Ist das nachströmende Blut auch wieder stark lufthaltig, dann kann schließlich das linke Herz soviel luftgemischtes Blut erhalten, daß es noch sekundär zur Asystolie oder zum akuten Herztod durch Verlegung der Kranzarterien kommt.

Die *Symptome* der Luftembolie sind *Cyanose mit hochgradigem Lufthunger* — bei der gewöhnlichen Lungenembolie dagegen hochgradige Blässe — *Konvulsionen und* sofortiges *Schwinden des Bewußtseins.*

Eine *Therapie* gibt es nicht. Alle bisher gemachten Vorschläge haben sich als nutzlos erwiesen.

3. Gonorrhöe im Wochenbett.

Über die Bedeutung der Gonorrhöe für die Schwangerschaft haben wir schon S. 383 das Nötige angegeben. Das Wochenbett spielt für die gonorrhoisch erkrankte Frau insofern eine bedeutsame Rolle, als die puerperalen Sekrete die Vermehrung etwa noch vorhandener Gonokokken in einem sonst nie beobachteten Maß begünstigen. MENGE hat in der Hälfte aller Fälle von Cervixgonorrhöe schon in den ersten Wochenbettstagen ein Aufwandern der Gonokokken in das Corpus uteri beobachtet. Um den 4.—5. Tag findet man dann oft massenhaft intra- und extracellulär gelagerte Gonokokken, selbst in Fällen ganz alter Cervixgonorrhöe, in denen vorher Kokken überhaupt nicht mehr oder nur ganz spärlich nachweisbar waren. Im Korpus siedeln sich die Gonokokken mit Vorliebe in den Resten der Decidua basalis an (J. NEUMANN), doch fand G. A. WAGNER sie auch reichlich in den Drüsenmündungen. Das Lochialsekret wird dann schnell rein eitrig und enthält reichlich neutrophile Leukocyten, daneben nur wenige Lymphocyten und Plasmazellen (G. A. WAGNER). Am Ende der 2. Woche des Puerperiums werden die Gonokokken wieder spärlicher, um in den folgenden Wochen ganz zu verschwinden.

Die klinischen Erscheinungen der Aszension in das Korpus und der Ausbildung einer Endometritis puerperalis gonorrhoica sind gewöhnlich sehr gering. Bei unseren genorrhoischen Hausschwangeren, also bei Frauen, deren frühere Erkrankung an Gonorrhöe wir kennen und die wir deshalb von Anfang an bei strenger Bettruhe halten, beobachten wir oft kaum eine leichte Temperaturerhebung und finden nicht einmal eine leichte Druckempfindlichkeit am Uterus. Selbst bei Frauen, deren Gonorrhöe unbekannt geblieben ist und die deshalb nicht so ruhig gehalten wurden, sind die *Symptome der Aszension* geringfügig: eine *mäßige Temperaturerhebung* auf 38⁰ oder etwas darüber, die bei Bettruhe nach 1—2—3 Tagen wieder verschwunden ist, dazu eine *geringe Druckempfindlichkeit des Uterus* ist oft alles, was auf die Erkrankung des Endometriums hindeutet.

Kommt es bei bis dahin ungestörtem Wochenbettsverlauf erst in der 2. Woche plötzlich oder nach vorhergehendem geringen Fieber zu Temperaturanstiegen auf 39—40⁰, zu intensivem Schmerz im Bereich einer Tubenecke des Uterus und entlang der Verlaufsrichtung der Tube, zu denen sich bald peritoneale Reizsymptome gesellen, dann ist diagnostisch das *Übergreifen eines gonorrhoischen Prozesses auf die Tuben* von vornherein das Wahrscheinlichste, wenn auch zweifellos erwiesen ist, daß es sich dabei häufig um Mischinfektionen mit den gewöhnlichen Eitererregern handelt. In anderen Fällen beobachtet man im Anschluß an die erste Menstruation ein Übergreifen des Prozesses auf die Adnexe einer oder beider Seiten. Dabei kommt es dann ganz gewöhnlich unter heftigen Erscheinungen einer Pelviperitonitis oft in überraschend kurzer Zeit zur *Ausbildung umfangreicher gonorrhoischer Adnextumoren,* deren Ausheilung unter Wiederherstellung der Wegsamkeit der Tuben selten ist; meist bleibt ein Tubenverschluß mit der *Folge der* sog. *sekundären Sterilität* bestehen.

Die *Therapie* soll eine streng abwartende sein[1].

4. Neuralgien und Parese der unteren Extremitäten.

Wo solche Erscheinungen unmittelbar post partum auftreten, verdanken sie meist dem Druck des Schädels auf den Plexus sacralis oder Nervus obturatorius ihren Ursprung. Am häufigsten beobachtet man sie natürlich beim engen Becken, hier wieder besonders beim allgemein verengten Becken und besonders dann, wenn durch eine schwierige Zangenextraktion noch eine zusätzliche Schädigung hinzukam.

Viel seltener als Neuralgien sind ausgesprochene Paresen. Am häufigsten unter diesen ist noch die Peroneusparese, die aber in den von uns beobachteten Fällen immer spontan innerhalb von 2—3 Wochen zurückging.

Wo eine *Neuralgie* erst Tage oder Wochen nach der Entbindung auftritt, handelt es sich meist um die Begleiterscheinung eines entzündlichen Prozesses, am häufigsten wohl um eine von einem parametranen Exsudat fortgeleitete *Perineuritis*. Meist gehen mit Rückgang des Hauptprozesses auch die neuritischen Beschwerden spontan zurück.

Unter *Neuritis puerperalis* versteht man im Wochenbett entstandene, zuweilen schon aus der Schwangerschaft herübergenommene periphere Lähmungen, die mit Schmerzhaftigkeit, Sensibilitätsstörungen und Atrophie einhergehen. Interessanterweise sind dabei häufiger die Arme als die unteren Gliedmaßen betroffen. Die Prognose dieser Formen ist im allgemeinen gut. Beschrieben ist auch eine diffuse Form der Neuritis puerperalis, die auch cerebrale Nervengebiete in Mitleidenschaft zieht und manchmal der LANDRYschen Paralyse ähnelte. Hier ist die Prognose ernster, aber nicht aussichtslos.

5. Genitalblutungen im Wochenbett.

Wie wir in der Physiologie des Wochenbettes bereits ausgeführt haben, sind die Lochien nur in den ersten Tagen rein blutig. Auch geringe Blutbeimengungen zu den Lochien in der 2. Woche dürfen als physiologisch angesehen werden. Blutungen am Ende der 2. Woche und noch später sind jedenfalls regelwidrig. Ihre richtige Deutung ist oft schwierig, vor allem deshalb, weil schon in der 3. Woche die Menses einmal eintreten können, um dann wieder monatelang oder während der ganzen Lactations-

---

[1] Vgl. Lehrbücher der Gynäkologie.

periode auszusetzen. Die Deutung, daß es sich um eine Periodenblutung handelt, wird dann richtig sein, wenn man sich nach der Geburt von der Vollständigkeit der Placenta einwandfrei überzeugt hat, wenn die Involution des Uterus bis dahin eine völlig normale war und die Blutung nach Dauer und Stärke sowie nach etwaigen Begleiterscheinungen dem der Wöchnerin von früher her bekannten Charakter einer Menstrualblutung entspricht. Alle übrigen Blutungen sind zweifellos pathologisch. *Folgende Möglichkeiten* sind zu berücksichtigen:

1. Tritt ohne jede Veranlassung plötzlich ein mäßiger Blutabgang zu irgendeiner Zeit des Wochenbettes ein, der sich vielleicht nach einigen Tagen wiederholt, so handelt es sich meist um Blutungen aus der Placentarstelle, hervorgerufen durch die Abstoßung kleiner Thromben. War der Mechanismus der Placentarlösung und der postpartalen Blutstillung ganz normal, dann sind derartige Thromben gewöhnlich klein und die ihrer Abstoßung folgenden Blutungen geringfügig.

2. Anders dagegen, wenn die Ablösung der Placenta und die postpartale Blutstillung in abnormer Weise vor sich ging. Versagt infolge einer Atonie der reguläre Blutstillungsmechanismus, dann kommt die schließliche Blutstillung im wesentlichen durch umfangreiche Blutgerinnung und thrombotischen Verschluß der Gefäße zustande. Ungenügende Organisation dieser Thromben oder ihre Abstoßung bei einer plötzlichen venösen Blutüberfüllung (z. B. durch Pressen bei der Defäkation) kann zu einer wesentlich stärkeren Blutung führen, um so stärker, wenn etwa als Folge einer puerperalen Retroflexio an sich schon eine abnorme venöse Hyperämie besteht.

3. Noch stärker pflegen die Blutungen dann zu sein, wenn gleichzeitig der Ablösungsmechanismus der Placenta ein abnormer war und dabei arterielle Gefäßknäuel in den decidualen Septen kleinster zurückbleibender Placentarreste stehen bleiben. Dann blutet es zunächst nicht, weil durch die Retraktion und Kontraktion der Muskelfasern die zugehörige Stammarterie fast völlig verschlossen wird und das trotzdem etwa noch aussickernde Blut gerinnt. Die *Blutung* im Wochenbett kommt *dadurch* zustande, *daß* in diesen *kleinen Arterienknäueln der Deciduasepten es allmählich zur Nekrose kommt,* während in den größeren Arterien ein fester bindegewebiger Gefäßverschluß durch Intimawucherung erst allmählich sich ausbildet. Wird nun vor Definitivwerden dieses Gefäßverschlusses durch eine plötzliche Blutdrucksteigerung der arterielle Blutzufluß vorübergehend stärker, dann strömt Blut in die kleinen Arterienknäuel, hebt die bedeckenden Fibringerinnsel ab und fließt ins Uteruscavum. Je nach der veranlassenden Ursache und der Größe des Blutzuflusses fällt eine derartige Blutung stärker oder schwächer aus. Letzteres trifft dann zu, wenn das einen Arterienknäuel bedeckende Gerinnsel nicht völlig abgestoßen, sondern nur etwas abgehoben wird. Kontrahiert sich der Uterus wieder stärker, dann läßt der Blutzufluß alsbald nach, das noch nachsickernde Blut schlägt sich in Form von neuen Gerinnseln nieder — es entsteht ein kleiner *Placentarpolyp,* der sich durch Wiederholung des beschriebenen Vorganges vergrößern und schließlich zu einem recht beachtlichen Gebilde heranwachsen kann. (Abb. 285).

4. *Ist ein* größeres Stück der Placenta, etwa gar ein ganzer *Kotyledo* oder eine Nebenplacenta *zurückgeblieben,* so werden auch hier, genau wie beschrieben, die geöffneten Gefäße dieses Placentarrestes zunächst durch einen extravasculären Gerinnungsthrombus verschlossen. Nur wenn der Kontraktionszustand des Uterus vorübergehend nachläßt, strömt Blut in die erhalten gebliebenen Teile des intervillösen Raumes und führt schließlich im Verein mit den allmählich einsetzenden nekrobiotischen Prozessen dazu, daß der zurückgebliebene Rest teilweise abgelöst wird. Dabei blutet es natürlich genau wie bei jeder unvollständigen Lösung der Placenta. Je nach der Größe des zurückgebliebenen Restes *kann eine derartige Blutung* in mäßigen Grenzen sich halten oder auch *so schwer sein, daß es* innerhalb von 20—30 Minuten *zu einer bedrohlichen Anämie kommt.* Gelingt es, die Uteruswand an der betroffenen Stelle zu kräftiger Kontraktion zu bringen, so kann die Blutung zum Stehen kommen, anderenfalls blutet es weiter, bis der Placentarrest völlig abgelöst ist.

5. Schließlich gibt es noch eine *Quelle schwerster, oft tödlicher Blutungen* im Wochenbett, nämlich arterielle Blutungen *aus einem Ast der Uterina,* meist dem Ramus cervicovaginalis, der beim tiefen Cervixriß mitverletzt wurde. Durch feste Uteruskontraktion, die Kompression durch eine Naht gelingt oft eine primäre Blutstillung und der

Arzt glaubt alles in Ordnung, bis aus Anlaß irgendeiner Blutdrucksteigerung der mühsam erzielte provisorische Gefäßverschluß seine Insuffizienz offenbart und *plötzlich hellrotes Blut abläuft.* Gelegentlich steht auf kontraktionserregende Mittel und Scheidentamponade die Blutung, wiederholt sich nach einigen Tagen von neuem, steht vielleicht wieder, bis schließlich eine neue Blutung bei der schon hochgradig anämisch gewordenen Wöchnerin den Tod herbeiführt. Es kann aber auch die erste Blutung so stark sein, daß der Verblutungstod eintritt, wenn nicht eine wirklich exakte Blutstillung gelingt.

Zuweilen entsteht im Gefolge einer unsachgemäßen Versorgung blutender Cervixrisse in einem angerissenen Ramus cervicalis ein sog. *traumatisches Aneurysma,* d. h. das aus der Arterie ausströmende Blut drängt das aufgelockerte Gewebe oberhalb der obersten Naht zur Seite, so daß eine blutgefüllte Höhle entsteht, in der schließlich der Gegendruck von seiten des auseinandergedrängten Gewebes groß genug wird, um dem arteriellen Blutdruck das Gleichgewicht zu halten. Damit steht scheinbar die Blutung, bis aus Anlaß einer plötzlichen Blutdrucksteigerung — meist beim Aufrichten u. dgl. — das geschädigte Gewebe unter dem Druck nachströmendes Blutes nachgibt und die Wand des Aneurysmasackes an irgendeiner Stelle platzt, wonach eine heftige arterielle Blutung nach außen, eventuell nach außen und ins Bindegewebe hinein erfolgt.

Die *Diagnose* der verschiedenen Formen der Wochenbettsblutungen kann recht schwierig sein. Sie verlangt neben genauer Kenntnis der verschiedenen Möglichkeiten der Genese solcher Blutungen eine *Einstellung der Portio im Spiegel.* Die zuletzt genannten Blutungen verraten sich, gleichgültig ob das Blut aus dem Cervicalkanal oder seitlich aus dem Scheidengewölbe kommt, durch ihre hellrote Farbe. Mußte der Arzt einen stark blutenden Cervixriß versorgen, dann gewinnt die Annahme einer Blutung aus einem arteriellen Ast an Sicherheit. Wird man bei Eintritt der Blutung zum ersten Male zugezogen, dann muß das Vorhandensein eines genähten oder ungenähten Cervixrisses mindestens Verdacht erwecken.

Fehlt jede Verletzung der Cervix, dann kann man von vornherein annehmen, daß die Quelle der Blutung an der Placentarstelle zu suchen ist, und muß durch *Austastung des Uterus* feststellen, welche der obengenannten Möglichkeiten in Frage kommt.

Die *Prognose* ist bei den unter 1—3 genannten Blutungen gewöhnlich gut, bei den unter 4 und 5 angeführten ernst. Neben der Größe des Blutverlustes ist hier vor allem die Gefahr in Betracht zu ziehen, daß im Anschluß an die Ausräumung eine schwere puerperale Allgemeininfektion sich entwickelt, da die Uterushöhle um diese Zeit stets keimhaltig ist.

Die *Therapie* muß neben der Aufgabe der Blutstillung gerade die Infektionsgefahr im Auge behalten. Deshalb raten wir

1. Bei geringfügiger Blutbeimengung zum Wochenfluß nichts zu unternehmen. Auch bei mäßigen, etwa einer Menstruation entsprechenden Blutung beschränke man sich darauf, durch eine Injektion von 2 ccm Secacornin intramuskulär eine kräftige Kontraktion des Uterus herbeizuführen.

2. Bei stärkerer Blutung kontrolliere man zunächst im Spiegel; findet man keinen Anhaltspunkt für eine arterielle Blutung, dann versuche man bei gutem Allgemeinzustand zunächst mit Maßnahmen auszukommen, die eine kräftige Uteruskontraktion herbeiführen. Gelingt damit die Blutstillung nicht, dann muß man den Uterus austasten und einen etwa vorhandenen Placentarrest oder Placentarpolypen digital ablösen und entfernen. Unmittelbar danach gebe man 1 ccm Orasthin intravenös und 2 ccm Secacornin intramuskulär.

Man muß sich aber darüber klar sein, daß die Entfernung eines derartigen keimbesiedelten Placentarrestes unter Umständen zu einer bedrohlichen Allgemeininfektion führen kann. Tödliche Allgemeininfektionen hat man namentlich dann beobachtet, wenn ein Placentarrest von virulenten Streptokokken oder Staphylokokken besiedelt war. Viele Geburtshelfer raten daher, bei Anwesenheit von hämolytischen Streptokokken oder des Gelatine verflüssigenden Staphylococcus aureus von der Ausräumung Abstand zu nehmen und sich mit der Verabfolgung kräftig wirkender Wehenmittel, im Notfall unterstützt durch eine Scheidentamponade zu begnügen. Wir stehen, wie schon bei der Behandlung des fieberhaften Abortus auseinandergesetzt, auf einem etwas anderen Standpunkt. Ausgehend von der Erfahrung, daß wir eine zuverlässige Virulenzbestimmung nicht haben und gestützt auf die klinische Beobachtung, daß die Reaktion des befallenen Organismus ein viel sicheres Kriterum darstellt, raten wir:

Bei fieberfreien Wöchnerinnen räume man den Placentarrest unter allen Umständen aus. Bei einer auch nur leicht fiebernden Wöchnerin verschiebe man dagegen, wenn nur irgendmöglich, die Ausräumung solange, bis die Patientin 4—5 Tage afebril war und behelfe sich in der Zwischenzeit mit den erwähnten Maßnahmen. *Bei unmittelbar lebensbedrohlichen Blutungen muß natürlich* ohne Rücksicht auf Fieber und bakteriologischen Befund *ausgeräumt werden.*

3. *Bei bedrohlichen arteriellen Blutungen* bleibt, da eine sekundäre Gefäßunterbindung auf vaginalem Weg wohl niemals gelingen wird, nichts übrig, als durch eine *Totalexstirpation* die Wöchnerin vor dem Verblutungstod zu retten. Der praktische Arzt helfe sich in solchen Fällen damit, daß er in der S. 497 beschriebenen Art und Weise nach dem Vorschlag von HENKEL Krallenzangen ansetzt und die so versorgte Wöchnerin schleunigst in eine Klinik transportiert.

6. Erkrankungen der Harnorgane.

Die in den ersten Tagen des Wochenbettes nicht selten beobachtete *Harnverhaltung,* sowie ihre Behandlung ist in der Diätetik des Wochenbettes erwähnt. In späteren Tagen ist sie selten und kann durch Erkrankungen der Blase oder der anliegenden Teile (Peritonitis, Parametritis, Retroflexio uteri) bedingt sein.

Unwillkürlicher Harnabgang entsteht durch Schwäche des Schließmuskels der Blase oder durch Urinfisteln. Im ersteren Fall geht der Urin fast niemals vollständig und dauernd unwillkürlich ab, sondern es wird nur bei Anstrengungen der Bauchpresse, Husten usw. eine geringe Menge durch den insuffizienten Schließmuskel hindurchgepreßt. Heilung tritt meist spontan ein.

Besteht dagegen eine *Urinfistel,* so rinnt der Harn meist dauernd und je nach ihrem Sitz mehr oder minder vollkommen ab. Der Geburtsverlauf war dann fast immer ein schwerer gewesen. Häufig wurde das Kind tot geboren (enges Becken, hintere Scheitelbeinstellung). Nachdem in den ersten Tagen des Wochenbettes meist allerhand Blasenstörungen (hartnäckige Retentio oder Zeichen des Katarrhs) bestanden hatten, fällt gegen Mitte oder Ende der 1. Woche die durch den übermäßigen Geburtsdruck nekrotische Partie zwischen Harn- und Genitalapparat aus und die Inkontinenz ist da. Eine oberflächliche Untersuchung belehrt schon, daß der Urin aus der Vulva fließt. Eine genaue Exploration des Sitzes und der Größe der Fistel verschiebe man bis gegen Ende des Wochenbettes.

Ganz kleine Fisteln heilen zuweilen spontan, größere müssen durch die Fisteloperation nach Ablauf des Wochenbettes verschlossen werden[1].

Der *Blasenkatarrh im Wochenbett* ist eine infektiöse Erkrankung und wird fast stets durch unsauberes Katheterisieren erzeugt, wodurch Keime aus dem Vestibulum in die Harnblase geschoben werden. Sehr selten entsteht er durch spontanes Fortkriechen der Keime durch die Urethra nach oben (Gonorrhöe) oder durch Fortsetzung einer Entzündung von der Nachbarschaft her.

Staphylokokken und seltener Streptokokken, sowie vor allem das Bacterium coli sind die Infektionserreger.

Die *Symptome* bestehen in vermehrtem Drang zum Harnlassen, Gefühl des Unbefriedigtseins nach Entleerung der Blase, schmerzhafter Empfindung oberhalb der Symphyse und häufig auch schneidenden Schmerzen während des Urinierens. Zuweilen tritt mäßiges Fieber auf. Das Inkubationsstadium zwischen unreinem Katheterisieren und Auftreten der ersten Erscheinungen beträgt meist mehrere Tage.

Der Urin ist zuerst wolkig getrübt, enthält schleimige und bei heftigem Einsetzen der Erkrankung auch blutige Beimengungen, läßt nach einigen Tagen aber ein reichliches eitriges Sediment mit massenhaften Bakterien ausfallen.

Wir empfehlen, die Cystitis im Wochenbett ganz schematisch in folgender Weise *zu behandeln.*

Man *instilliere* in die Blase nach vorheriger Entleerung mit dem Katheter *200 ccm 5%ige Targesinlösung,* die möglichst 1 Stunde lang zurückgehalten werden soll. Diese Instillation wird von den meisten Patientinnen ohne großes Unbehagen vertragen. Bei sehr empfindlichen Frauen oder solchen, bei denen infolge der Cystitis schon eine

---

[1] Vgl. Lehrbuch der Gynäkologie.

starke Schmerzhaftigkeit besteht, ist es zweckmäßig, $^1/_4$ Stunde vor der Instillation 1 Eucodal-Suppositorium zu geben. Am nächsten Tag warte man ab; an den beiden folgenden Tagen möge man dreimal täglich eine *Borwasserspülung* der Blase vornehmen. Meist erreicht man damit, daß die Cystitis bereits innerhalb von 3—4 Tagen sich wesentlich bessert und der Leukocytengehalt des Harns geringer wird. Sollten noch sehr reichlich Leukocyten im Sediment vorhanden sein, so empfehlen wir eine nochmalige Instillation, und zwar jetzt am besten mit 100 ccm $1^0/_{00}$igem Argentum nitricum. Im übrigen sorge man für eine reichliche Durchspülung der Blase von oben, indem man Bärentraubenblättertee trinken läßt oder statt dessen Pilulae Vesicaesan, dreimal täglich 4 Stück verordnet; außerdem reichliche Flüssigkeitszufuhr. Eine etwa komplizierende Pyelitis ist nach den Prinzipien zu behandeln, die wir bereits S. 377 geschildert haben.

C. Erkrankungen der Brustdrüsen.

Da wir Formanomalien der Brustwarzen, Rhagaden, Hyperästhesie derselben, Schwergiebigkeit der Brust und die Hypogalaktie bereits in dem Kapitel Stillschwierigkeiten ausführlich besprochen haben, bleibt uns hier nur noch die Entzündung der Brustdrüsen abzuhandeln.

Mastitis.

Der Begriff *Brustdrüsenentzündung* oder Mastitis ist ein Sammelbegriff für klinisch recht verschieden zu bewertende entzündliche Prozesse im Bereich der Brustdrüse, die sowohl ein- wie doppelseitig auftreten können (s. Abb. 455).

Die im Frühwochenbett am häufigsten zu beobachtende Form der Brustdrüsenentzündung ist die *Stauungsmastitis,* die gewöhnlich am Ende der 1. oder im Verlauf der 2. Woche auftritt. Eine gewisse Disposition zu dieser Form der Entzündung besteht bei sehr ergiebigen Brüsten, wenn aus irgendeinem Grunde das Sekret nicht vollständig entleert wird. In dieser Hinsicht spielen ätiologisch besonders die Rhagaden eine große Rolle. Wird infolge der dabei bestehenden Schmerzhaftigkeit des Stillaktes das Anlegen unterbrochen, ist das Sekret in den Ductus lactiferi gestaut, so erfahren die in den Drüsenausführungsgängen stets vorhandenen Keime, unter denen die gewöhnlichen Eitererreger, namentlich Staphylokokken, sehr häufig zu finden sind, eine Virulenzsteigerung und geben damit zur Entzündung Veranlassung. Es handelt sich dabei um genau denselben Vorgang, wie er an allen Hohlorganen mit gestörter Entleerung des Inhaltes beobachtet wird. Normalerweise bleiben diese Eitererreger nur deshalb harmlos, weil sie mit der regelmäßigen Entleerung der Brust immer wieder fortgeschwemmt werden. In ähnlicher Weise kann eine Stauung zustande kommen durch besondere Schwergiebigkeit der Brust oder andererseits durch eine starke Saugschwäche des Kindes.

Die *Symptome der Stauungsmastitis* bestehen in schmerzhaftem Spannungsgefühl, Zunahme der Turgescenz des gesamten Organs und fühlbarer Verhärtung der Parenchymstränge. Die Brust fühlt sich im ganzen wärmer an und zeigt gelegentlich eine undeutliche, auf 1 oder 2 Quadranten — besonders sind der äußere und untere Quadrant bevorzugt — beschränkte Hautrötung. Höhere Temperatursteigerungen pflegen zu fehlen, meist bewegt sich die Temperatur zwischen 37,5 und 38,7^0.

Aus der Stauungsmastitis entwickelt sich bei zu spät einsetzender oder mangelhafter Behandlung durch Fortschreiten des entzündlichen Prozesses entlang den Drüsengängen die parenchymatöse Mastitis oder *Galaktophoritis.* Ihre *Symptome* bestehen in höherer Temperatursteigerung (zwischen 38 und 39^0), zunehmender Schmerzhaftigkeit der ganzen Brust und ausgesprochener Druckempfindlichkeit des befallenen Quadranten. Wird auch jetzt für richtige Behandlung nicht Sorge getragen, so kommt es leicht zur eitrigen Einschmelzung des Drüsengewebes, zur *Abscedierung.*

Eine dritte Form der Mastitis *ist die* sog. *interstitielle Mastitis.* Ätiologisch spielt Unsauberkeit die Hauptrolle. Sie wird namentlich in späteren Perioden der Lactationszeit beobachtet. Im Wochenbett kommt sie meist nur bei solchen Brüsten zur Beobachtung, bei denen Rhagaden bestehen. Die auf den Schrunden stets zu findenden Keime — meist handelt es sich wieder um Staphylokokken oder Streptokokken — wuchern entlang den Lymphbahnen fort, es kommt zur *Lymphangitis* mit deutlicher

Lymphstrangzeichnung auf der geröteten Haut des betroffenen Bezirkes, *Schwellung der regionären Lymphdrüsen* in der Axilla. Allgemeines Krankheitsgefühl, starke Schmerzhaftigkeit auch schon bei leisester Berührung stellt sich ein und ganz gewöhnlich erfolgt unter Schüttelfrost Temperaturanstieg auf über 39⁰. Wird nicht oder falsch behandelt oder handelt es sich um besonders virulente Keime, dann dringen dieselben auch entlang den intramammären Lymphbahnen vor und erzeugen entsprechend der Verbreitung des Bindegewebes des Corpus mammae eine weitverzweigte Entzündung, bei der es besonders leicht zur eitrigen Einschmelzung kommt.

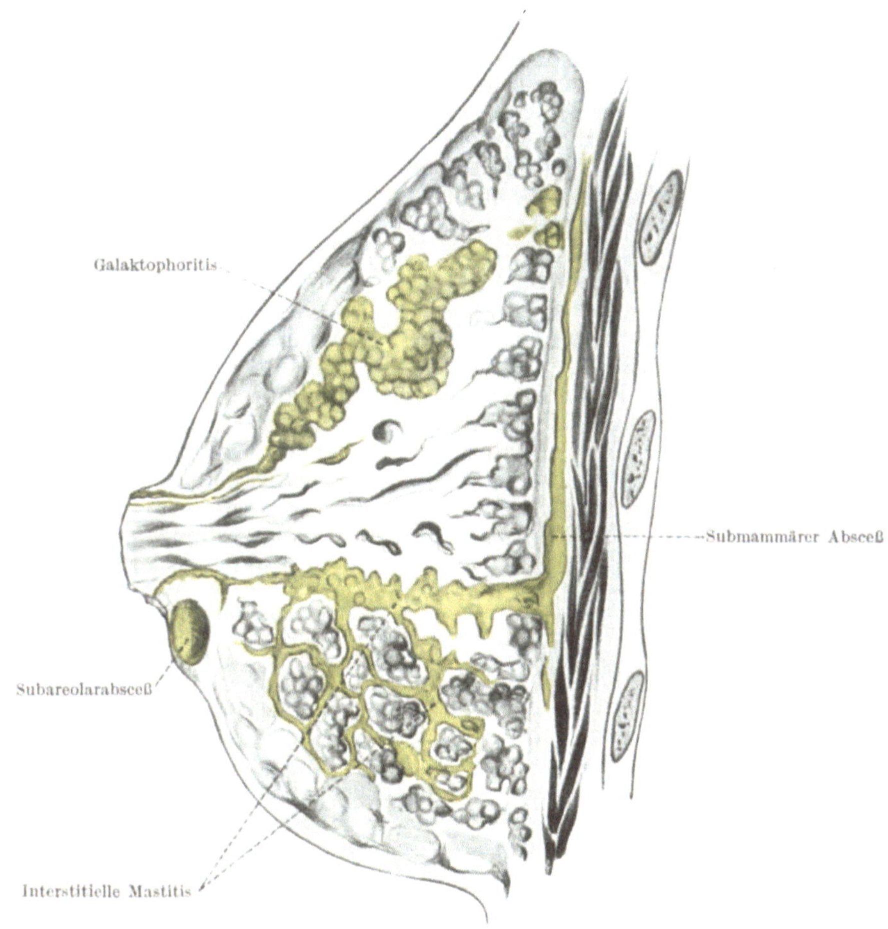

Abb. 455. Schema über die verschiedenen Formen der Mastitis.

Es entstehen dann im Innern der Brust unregelmäßig begrenzte *Absceßhöhlen,* die häufig außerordentlich tief liegen, ja sogar *submammär* auf der Fascie des Musculus pectoralis sich ausbreiten und unter Fortdauer der schweren Krankheitserscheinungen bei remittierendem oder intermittierendem Fieber nach einer Zeit sich senken und eventuell die Haut unter der Mamma vorwölben und schließlich sogar spontan durchbrechen können.

Eine besondere, unter dem Namen *Mastitis Mathes* bekannte Form der Brustdrüsenentzündung sei noch kurz erwähnt, weil sie leicht zu diagnostischen Irrtümern Veranlassung gibt. Meist von einer kleinen Rhagade ausgehend, kommt es unter plötzlichem starken Fieber zu einer sektorenförmig begrenzten Rötung der Haut. Im ersten Moment kann man an ein Erysipel, dann an eine Mastitis interstitialis denken. Das Fehlen jeder Infiltration und das rasche Verschwinden der Rötung erlaubt die Differentialdiagnose.

Die *Diagnose* der verschiedenen Formen von Mastitis ist unter Berücksichtigung der genannten ätiologischen Momente und der geschilderten Symptome leicht. Die *Prognose* ist quoad vitam im allgemeinen durchaus günstig. Nur bei vernachlässigter interstitieller Mastitis oder durch besonders virulente Streptokokken erzeugten Infektionen kommt es vereinzelt zur Entwicklung fortschreitender Phlegmonen. Wir selbst haben einen tödlich endigenden Fall von Gasphlegmone, von der Brust ausgehend, erlebt und einen zweiten Fall an Erysipel, das sich sekundär zur Lymphangitis hinzugesellte, verloren. Immerhin sind das seltene Ausnahmen. Hinsichtlich der Neigung zur Abscedierung wurde schon oben das Wesentlichste gesagt.

Die *Prophylaxe* der Brustdrüsenentzündung besteht in sorgfältiger Pflege der Brüste (vgl. S. 286) und einer richtigen Stilltechnik, namentlich in Fällen, in denen irgendwelche Schwierigkeiten des Stillaktes sich ergeben (vgl. S. 315 f.).

Die *Therapie der Stauungsmastitis* ist eine sehr einfache und kausale. Sowie für regelmäßige, vollständige Entleerung des Sekretes mehrmals täglich, nötigenfalls unter Zuhilfenahme der Milchpumpe oder durch Anlegen eines saugkräftigen Kindes gesorgt wird, verschwindet auch die Stauungsmastitis innerhalb weniger Tage. Deshalb ist es auch außerordentlich wichtig, bei Rhagaden niemals das Stillen für mehrere Tage zu unterbrechen und jedenfalls für regelmäßige Entleerung des Organs Sorge zu tragen. *Bei der Galaktophoritis* empfiehlt sich die Behandlung *mit* BIER*schen Saugglocken* in der Form, daß dreimal täglich $^1/_4$ oder $^1/_2$ Stunde, je nach Schwere des Falles, gestaut wird. Man setzt eine große, die ganze Brust umfassende Saugglocke auf und staut so lange, bis das Organ blaurot anschwillt. Die Stauung darf, abgesehen von den ersten 2 Minuten, nicht als schmerzhaft empfunden werden, anderenfalls ist sie zu stark und man muß etwas Luft in die Glocke eintreten lassen. Nach 5 Minuten soll die Stauung für etwa 2—3 Minuten unterbrochen werden. Handelt es sich um einen ganz beginnenden Fall von Galaktophoritis, dann ist meistens auch die Stauung entbehrlich und es genügt ein feuchter Verband mit Alum. aceticum oder Alkohol und Ruhigstellung der Brust durch ein festes Mammillare.

Bei der interstitiellen Mastitis möchten wir die Anwendung von BIERschen Saugglocken nicht empfehlen, da sie die eitrige Einschmelzung eher fördern als hemmen. Hier ist das Wichtigste *absolute Ruhigstellung* des Organs durch einen Bindenverband, unter welchem ein hydropathischer Umschlag angebracht wird. Im übrigen bewähren sich bei dieser Form Röntgenbestrahlungen nach FRIED-HEIDENHAIN, mit kleinsten Dosen von 3—5% der HED. Frühzeitige Bestrahlung führt meist zu promptem Rückgang der Entzündung; bei später zur Behandlung kommenden Fällen wird vielfach die eitrige Einschmelzung gefördert und damit indirekt der Krankheitsverlust abgekürzt. Von manchen Seiten werden Eigenbluttransfusionen sehr gerühmt.

Ist es zur Abscedierung gekommen, dann ist, ganz gleichgültig, um welche Form der Mastitis es sich handelt, *die Entleerung des Eiters* angezeigt. In früheren Zeiten wurden zu diesem Zweck große radiäre Incisionen vorgenommen, welche bei Anwesenheit multipler Abscesse nach der Vernarbung zu starker Entstellung der Brust führten. Das ist heute nicht mehr erforderlich. Abgesehen von den seltenen Fällen submammärer Abscesse kommt man vollständig mit einer mittels eines gewöhnlichen Skalpells ausgeführten Stichincision aus. Der Eiter wird mittels BIERscher Saugglocken abgesaugt und durch ein kleines dünnes Drainrohr für Offenhaltung des Wundkanals und geregelten Eiterabfluß gesorgt. Läßt die Sekretion nach oder fällt die Temperatur nach der Incision nicht sofort ab, so ist weitere Saugbehandlung am Platze, die in derselben Weise wie oben beschrieben vorgenommen werden kann. *Jede Incision an der Mamma muß in radiärer Richtung angelegt werden, damit nicht die Drüsengänge durchschnitten werden.* Wo multiple tiefsitzende Abscesse vorhanden sind, dort kommt man oft am schnellsten zum Ziele, wenn man durch einen submammaren Bogenschnitt die Brust aufklappt und so dem Eiter ungehinderten Abfluß verschafft. Auch das kosmetische Resultat ist danach besser als nach multiplen Incisionen.

Eine besonders wichtige Frage ist die, ob bei Mastitis das Stillen fortgesetzt werden soll oder nicht. Jedenfalls ist an der gesunden Brust weiter anzulegen. Aber auch an der erkrankten Brust ist das Stillen nur selten unmöglich oder kontraindiziert. Bei Stauungsmastitis ist ja das Anlegen gleichzeitig das beste therapeutische Verfahren. Kommt es zur Abscedierung und findet sich in der entleerten Milch reichlich Eiterbeimengung mit starkem Staphylo- oder Streptokokkengehalt, dann ist das Stillen lieber zu unterbrechen. Zwar ist durch die Erfahrung erwiesen, daß die Kinder im allgemeinen durch den Genuß eiterhaltiger Milch kaum oder unwesentlichen Schaden

erleiden, gelegentlich bekamen sie aber doch eine schwere Enteritis. Bei der inter
stitiellen Mastitis ist das Stillen in Hinsicht auf die meist höhere Virulenz der Bakterien
und den oft schweren Allgemeinzustand der Patientin sowie die wünschenswerte Ruhigstellung der Brust zu unterlassen.

II. Erkrankungen des Neugeborenen[1].

Die Erkrankungen des Neugeborenen werden in ihrer Eigenart am besten verständlich, wenn man sich vergegenwärtigt, daß in dieser Zeit einmal eine ganze Reihe
von Geburtsschäden zur Beobachtung kommen und ferner, daß einige funktionelle
Eigentümlichkeiten des Neugeborenen bestimmten Schädigungen gegenüber eine
gewisse Herabsetzung der Widerstandsfähigkeit bedingen. Daher gehören eine *erhöhte
Permeabilität der Grenzflächen* auf der einen Seite — abnorme Durchlässigkeit der
Magen-Darmwand, der Bluthirnschranke, des Nierenepithels — auf der anderen Seite
eine *Mesenchyminsuffizienz* (BESSAU), die in einer gesteigerten Ödembereitschaft,
einer mangelhaften Fähigkeit zu lokaler Entzündungsreaktion, einem mangelhaften
Antikörperbildungsvermögen und der daraus folgenden Hilflosigkeit gegenüber
septischen Infektionen ihren Ausdruck findet.

Die beim Neugeborenen beobachtete Immunität gegen gewisse Infektionskrankheiten wie Masern, Scharlach widerspricht dem nicht, denn sie beruht wohl auf diaplacentar übertragenen Antikörpern.

Hält man sich das immer vor Augen, dann werden mancherlei Eigentümlichkeiten
nicht nur im Verlauf verschiedener Erkrankungen, sondern auch hinsichtlich der
eigenartigen Auswahl der in der Neugeburtszeit überhaupt zur Beobachtung kommenden Erkrankungen leichter verständlich.

An Häufigkeit obenan stehen die Störungen, die mit den Geburtstrauma in Zusammenhang stehen. Sie seien daher zuerst besprochen.

1. Asphyxie

ist die *Atmungslosigkeit* des Kindes *infolge gestörten Gasaustausches*. Sie tritt ein
1. intrauterin durch Nabelschnurkompression, vorzeitige Lösung der Placenta,
bei überlanger Dauer der Austreibungszeit infolge der zunehmenden Muskelfaserretraktion an der Placentarstelle, bei Hirndruck usw.

Die *Symptome* der intrauterinen Asphyxie bestehen im wesentlichen in einer
fortschreitenden, auch in der Wehenpause bestehenbleibenden Verlangsamung der
kindlichen Herztöne mit oder ohne Unregelmäßigkeit, die zuweilen noch kurz ante
exitum in abnorme Beschleunigung (160—180) umschlägt. Ein sehr unsicheres Zeichen
ist der Meconiumabgang[2]. Folgen der Asphyxie sind vorzeitige Atembewegungen
mit Aspiration von Schleim, Blut, Fruchtwasser und Meconium.

*Jede progrediente, auch in der Wehenpause bestehenbleibende Verlangsamung der
kindlichen Herztöne unter 100 bildet eine strikte Indikation zur Beendigung der Geburt,*
welche die einzige Möglichkeit gewährt, das Kind zu retten.

2. Extrauterine Asphyxie. Am häufigsten stellt sich dieselbe als Fortdauer der
intrauterinen Asphyxie dar. In den günstigeren Fällen handelt es sich nur um gestörten
Gasaustausch infolge Verlegung der Atmungswege durch aspirierte Massen (vgl. oben).
Die Kinder sehen stark cyanotisch aus, Hautreflexe und Tonus der Körpermuskulatur
sind erhalten, *Asphyxia livida s. coerulea*; gelingt es, die Atmungswege ganz frei zu
machen, dann ist die Gefahr vorüber. Sind aspirierte Massen schon in die Lunge gelangt,
dann ergeben sich durch die mangelhafte Luftzirkulation in den Lungen Widerstände
im kleinen Kreislauf, die nach kürzerer oder längerer Zeit neuerlich einen asphyktischen Zustand hervorrufen, in dem das Kind infolge von Herzlähmung zugrunde

---

[1] Wir können hier nur eine Auswahl besonders häufiger oder sonst uns wichtig erscheinender Affektionen geben. Zur Ergänzung sei auf die Lehrbücher der Kinderheilkunde und besonders auf das ausgezeichnete Buch von v. REUSS: Die Erkrankungen des Neugeborenen, Berlin und Wien 1913, sowie desselben Autors Darstellung der Pathologie des Neugeborenen im Handbuch von HALBAN-SEITZ, Bd. VIII, 2,
1927, verweisen.

[2] Vgl. dazu auch die Ausführungen auf S. 198.

gehen kann; von vornherein ungünstiger sind diejenigen Fälle, in denen die Erregbarkeit des Atemzentrums (CO_2-Intoxikation infolge der langen Dauer der intrauterinen Asphyxie, Hirndruck, Blutungen in cerebro) gestört ist. Sie stellen sich gewöhnlich unter dem Bilde der *Asphyxia pallida* dar.

Therapie. Die erste und wichtigste Aufgabe besteht in jedem Fall in *Freimachung der Luftwege.* Dazu genügt in leichteren Fällen schon ein Schütteln des an den Beinen aufgehängten Kindes, in anderen ist es notwendig, mit einem Trachealkatheter (Abb. 456) die aspirierten Massen abzusaugen. Das ist das richtige Vorgehen; alles Prügeln des Kindes usw. ist überflüssig und verkehrt, solange die Luftwege nicht frei sind. Hast und Unruhe, planloses Probieren aller möglichen Methoden ist sinnlos. Leider wird in der Praxis dagegen vielfach gesündigt, ebenso der Trachealkatheter nicht richtig eingeführt (Abb. 458). Es ist notwendig den Zungengrund nach vorne zu drücken, damit den Kehlkopfeingang freizumachen und durch leichten Fingerdruck dem Katheter die Richtung in die Luftwege anzuweisen (Abb. 457). Ganz gewöhnlich erlebt man dann, daß bald das Kind eine tiefe schnappende Inspiration macht. Natürlich muß der verwendete Trachealkatheter steril sein und mit sauberen, am besten mit sterilem Gummihandschuh bekleideten Fingern eingeführt werden.

Sind die Luftwege frei, ohne daß das Kind anfängt zu atmen, dann sind Hautreize (Klopfreiz, Frottieren der Haut, kalte Übergießung von Nacken und Brust im heißen Bad, Lobelininjektionen à 0,003 g zur Erregung des Atemzentrums, rhythmische Thoraxkompressionen) am Platze. Ich empfehle entweder das bekannte Verfahren der künstlichen Atmung von SILVESTER oder die OGATAsche Methode. Man legt das Kind so auf die gespreizte Hand, daß der Kopf und die Glieder herabhängen; dabei streckt sich die Wirbelsäule, der Thorax wölbt sich vor. Nun werden mit den geschlossenen Fingerspitzen der anderen Hand in regelmäßigem Tempo 10—15mal pro Minute leichte Stöße gegen die Herzgegend ausgeführt. Das Klopfen ist nicht nur ein Hautreiz, sondern bewirkt gleichzeitig eine Exspiration, während beim jedesmaligen sofortigen Abheben der Fingerspitzen der Brustkorb wieder in seine ursprüngliche Lage zurückspringt (= Inspiration) (Abb. 459). Alle diese Maßnahmen haben natürlich nur Sinn, solange noch Herzschlag nachweisbar ist.

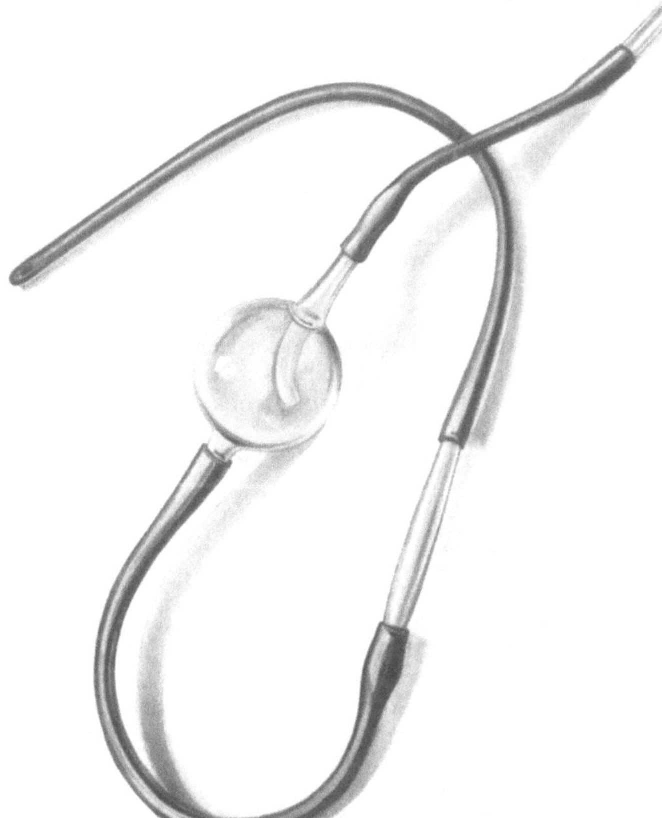

Abb. 456. Zweckmäßiger Trachealkatheter.

Gegenüber diesen Verfahren dürfen die von B. S. SCHULTZE angegebenen Schwingungen heute als obsolet vollständig verlassen werden, um so mehr, als sie in all den Fällen, in denen etwa eine intracerebrale oder intrakranielle Blutung besteht, direkt gefährlich sind und sicherlich manches Kind durch diese Schwingungen tödlich geschädigt worden ist.

Bei allen Wiederbelebungsversuchen ist sorgfältig darauf zu achten, daß das Kind keine länger dauernde Abkühlung erfährt. Man hülle es während der der

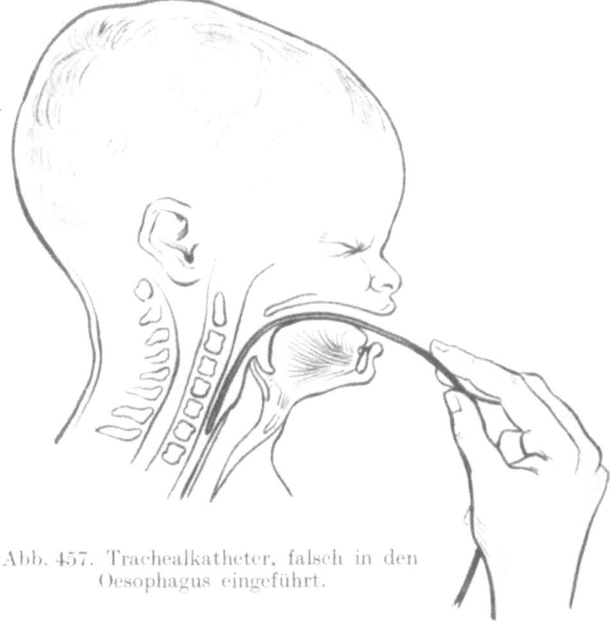

Abb. 457. Trachealkatheter, falsch in den
Oesophagus eingeführt.

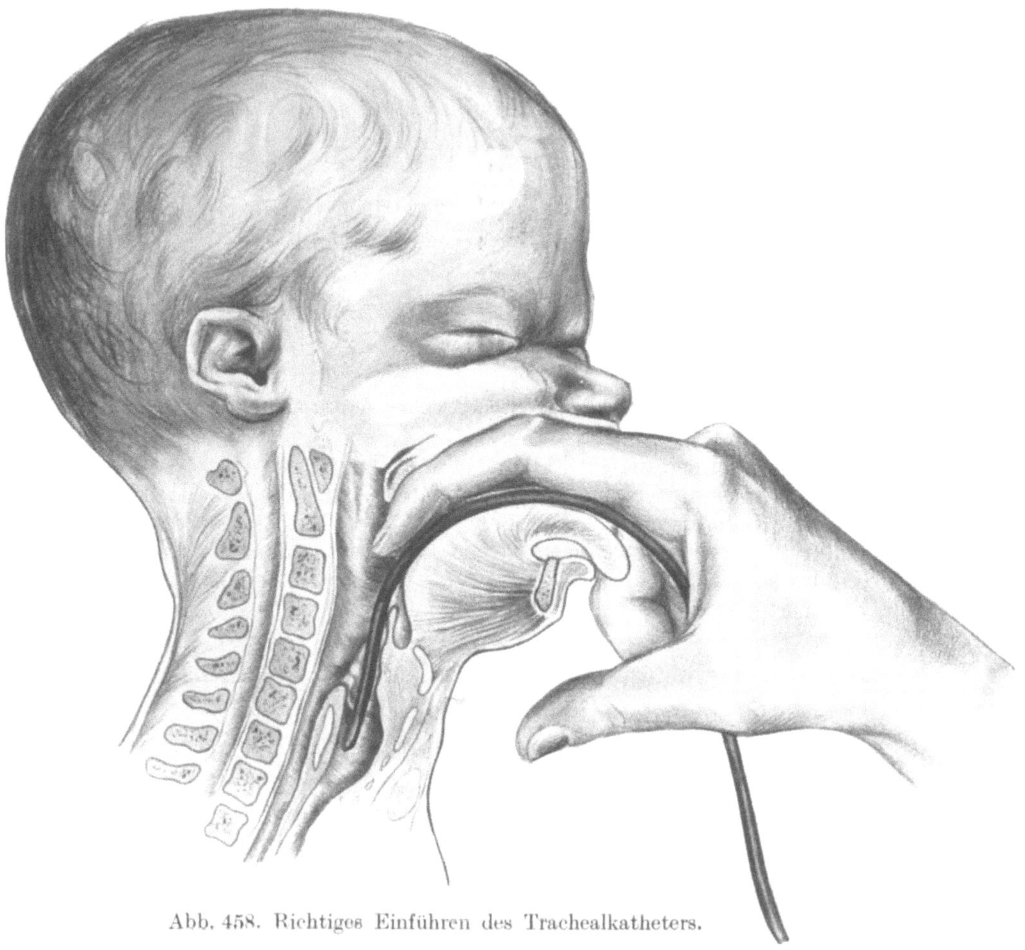

Abb. 458. Richtiges Einführen des Trachealkatheters.

Absaugung von Schleim dienenden Maßnahmen in warme Tücher oder tauche es
zwischen den einzelnen Maßnahmen wieder in warmes Wasser. Rhythmische Thoraxkompressionen u. ä. werden am besten überhaupt im warmen Bad vorgenommen.

In den ersten Tagen post partum *sich wiederholende Anfälle von Asphyxie* sind
am häufigsten bei intrakranieller Blutung (vgl. unten), bei Frühgeburten (gewöhnlich

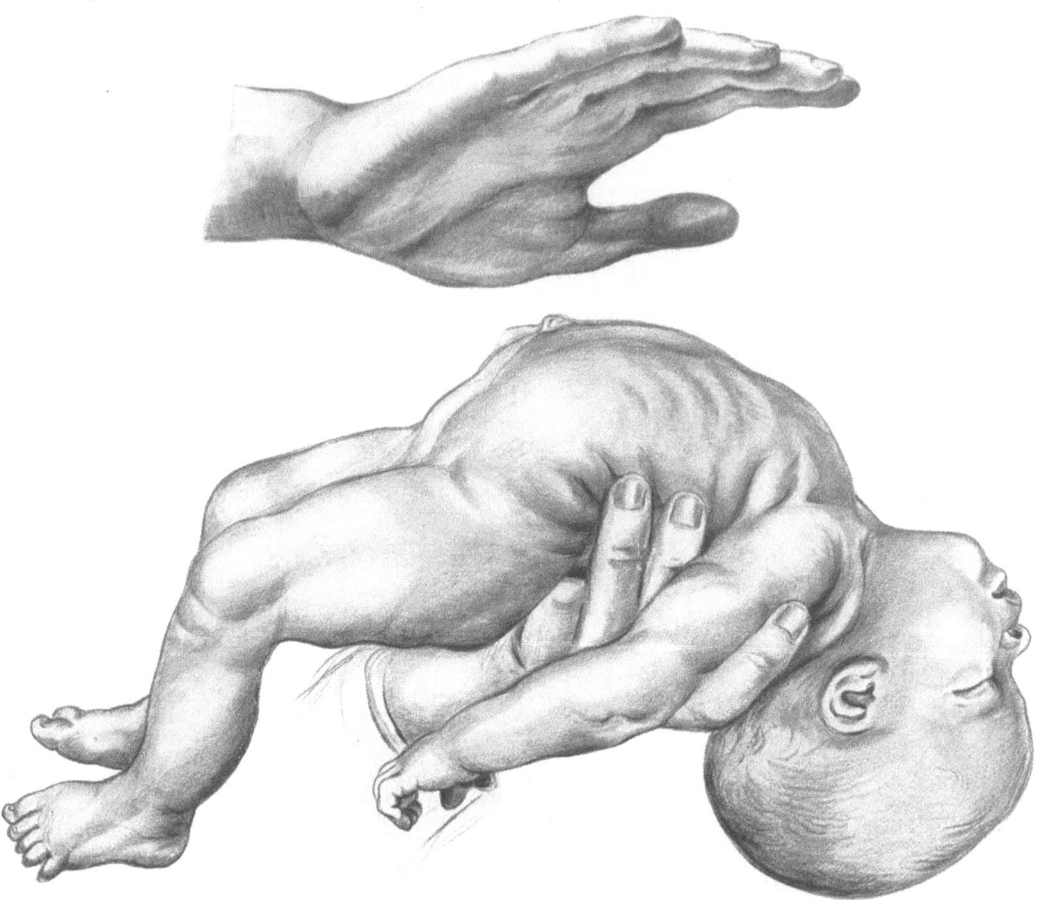

Abb. 459. Ogatas Schlagmethode zur Wiederbelebung des asphyktischen Kindes.

zusammen mit Cyanose), in selteneren Fällen bei Mißbildung des Herzens, angeborener
Struma, Thymushyperplasie, Epithelkörperchendefekt. *Therapie.* Hautreize, Senfmehlbäder, Sauerstoffinhalationen; besonders bewährt hat sich Kohlensäureluft-
gemisch, das man eventuell abwechselnd mit Sauerstoffatmung anwenden kann.
Da derartige Kinder sorgfältiger ständiger Überwachung bedürfen, sind sie am besten
einer Klinik zu überweisen.

2. Geburtsverletzungen und angeborene Veränderungen des Bewegungsapparates.

1. Äußere Weichteilverletzungen. Hierher gehören die Geburtsgeschwulst, Druck-
spuren an den Weichteilbedeckungen des Kopfes bei engem Becken, die bei in Gesichtshaltung geborenen Kindern zu beobachtenden Dehnungsstreifen am Halse, Ekchy-
mosen im Bereich der Kopfhaut, der Conjunctiva bulbi, Exkoriationen nach Zangen-
geburten, Quetschungen und selbst offene Weichteilwunden nach Wendung und Extraktion unter Anwendung der Schlinge oder eines zu schmalen Steißhakens. Die
Entstehung und Bedeutung dieser Verletzungen ist zum Teil schon in der Physiologie
und Pathologie der Geburt geschildert, zum Teil bedarf sie keiner weiteren Besprechung.

Gelegentlich sind ausgedehnte streifenförmige Hautnekrosen am Schädel auch als Folge der Schnürung durch einen narbig veränderten Muttermund beobachtet worden. Eine Behandlung ist im allgemeinen überflüssig, nur bei Exkoriationen und offenen Hautverletzungen ist ein aseptischer Verband am Platze. *Zu unterscheiden* sind *davon die* übrigens meist kleinen, gewöhnlich runden und scharf begrenzten *kongenitalen Hautdefekte* am Kopf, besonders in der Scheitelgegend, die überwiegend in der Einzahl vorkommen. Sie sind teils als Folge eines Abreißens SIMONARTscher Bänder, teils auch als primäre Hemmungsmißbildung aufzufassen.

    2. Muskelverletzungen bestehen in oberflächlichen Zerreißungen von Muskelfasern und der Fascien, die einesteils direkt, andererseits durch die dabei stets

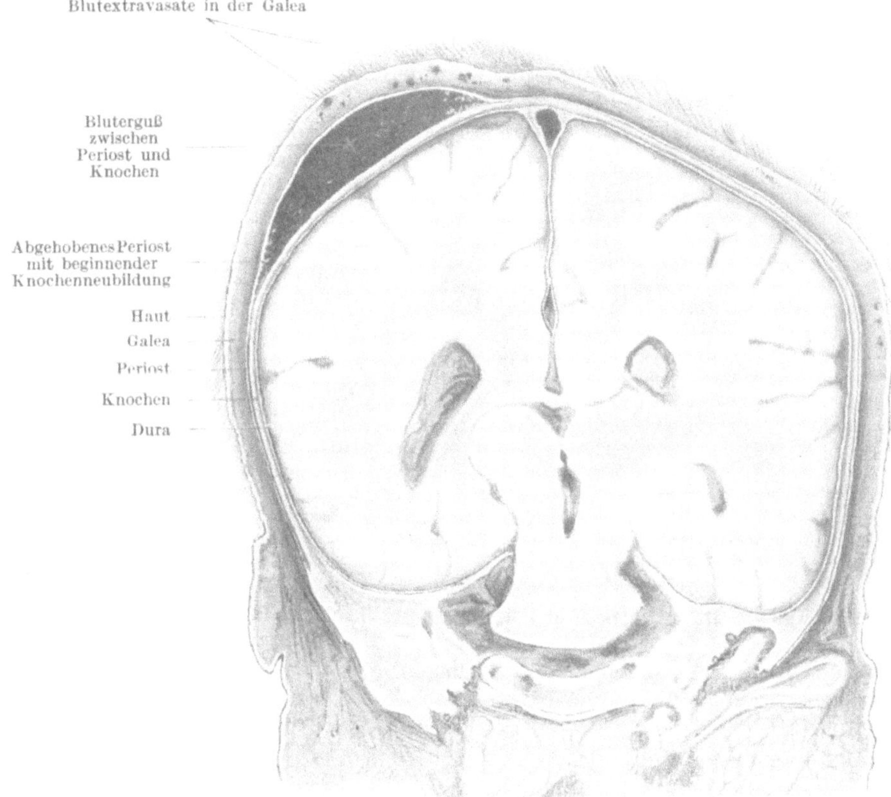

Abb. 460. Gefrierdurchschnitt durch einen Schädel mit Kephalhämatom auf dem rechten Parietalbein. 14 Tage p. part. Natürl. Größe. (Nach BUMM.)

entstehenden Hämatome die Funktion stören. Als einigermaßen typische Geburtsverletzungen beanspruchen Interesse die *Masseterhämatome* und die Verletzungen des Kopfnickers. Erstere entstehen (HOFSTAETTER) gelegentlich nach schwierigem VEIT-SMELLIEschen Handgriff bei der Rotation des seitlich stehenden Kinns und stellen sich post partum als fast stets einseitige ellipsoide Schwellung der Wange von derber Konsistenz dar, die nach einigen Tagen gewöhnlich sich zu verkleinern beginnt. Sehr selten sind Masseterhämatome nach Spontangeburten. Differentialdiagnostisch entscheidet die Beschränkung der Geschwulst auf die Gegend vor dem Ohr und oberhalb des freien Unterkieferrandes gegen Parotitis. Die *Therapie* besteht bei größeren Hämatomen in feuchten Umschlägen, vom Ende der 1. Woche ab in leichter Massage, bei kleineren ist eine Behandlung meist überflüssig.

    Verletzungen des Kopfnickers, die sowohl nach spontanen wie operativen Geburten beobachtet werden, sind gewöhnlich einseitig und zunächst als weichere oder derbere circumscripte Schwellung von Hasel- bis Walnußgröße zu erkennen. Ihr Sitz, wie die Schiefhaltung des Kopfes, der nach der gesunden Seite gedreht wird, leiten leicht auf die richtige Diagnose. Behandlung ebenso wie bei Masseterhämatomen; die Heilung erfolgt meist ohne Residuen.

Davon zu unterscheiden ist das *Caput obstipum congenitum,* das von MICKULICZ auf Myositis fibrosa im Anschluß an Quetschungen des Muskels während der Austreibungsperiode bezogen wurde. In der überwiegenden Mehrzahl der Fälle aber handelt es sich um die Folge einer intrauterinen Belastungsdeformität bei spärlichem Fruchtwasser (VÖLCKER, SCHÄFER). Nach anderen (KEHRER u. a.) beruht sie auf einer intrauterinen Entwicklungsstörung, deren Wesen unbekannt ist. Der Schiefhals bleibt in diesem Falle fast regelmäßig bestehen und muß nach einigen Monaten operativ beseitigt werden.

3. Das Kephalhämatom (Kopfblutgeschwulst) stellt ein subperiostales Hämatom dar, welches wegen der festen Verbindung des Pericranium mit dem Knochen an den Nähten stets auf einen einzigen Schädelknochen, am häufigsten das rechte oder linke Scheitelbein, beschränkt erscheint (s. Abb. 460) und dadurch leicht von der einfachen Kopfgeschwulst zu unterscheiden ist. Selten findet man 2 oder 3 Kephalhämatome an ein und demselben Schädel, der durch diese halbkugelig vorgewölbten Partien recht wunderliche Formen annimmt. Unmittelbar nach der Geburt wird ein Kephalhämatom nicht selten durch die über seine Grenzen hinaus ausgebreitete und ihm aufsitzende Geburtsgeschwulst verdeckt. Die Konsistenz ist anfangs mehr teigig, später, mit Verflüssigung des subperiostalen Blutkoagulums, prall cystisch. Im Laufe der 2.—3. Woche bildet sich *an der Grenze des Hämatoms ein deutlich tastbarer Knochenwall,* der zuweilen noch monatelang bestehen bleiben kann

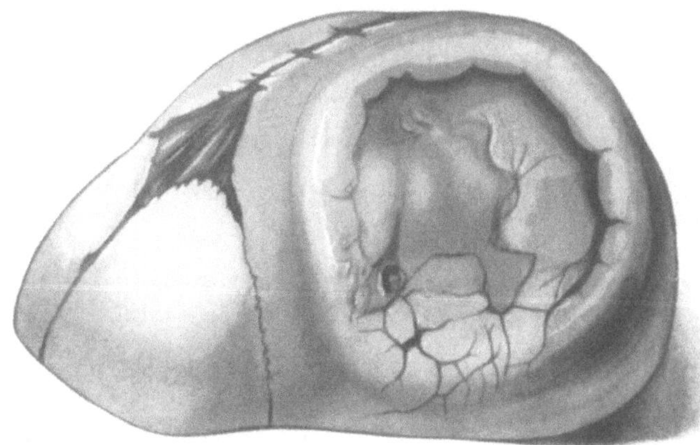

Abb. 461. Knochenwall am Rande eines Kephalhämatoms.

(Abb. 461), unter Umständen den Schädel dauernd etwas asymmetrisch erscheinen läßt, während bei kleinen Kephalhämatomen nach 8—16 Wochen gewöhnlich völlige Rückbildung eintritt.

Das Kephalhämatom entsteht unter[1] denselben Bedingungen, wie die Kopfgeschwulst infolge einer Schröpfkopfwirkung, die nach dem Blasensprung von den unterhalb des Berührungsgürtels bzw. außerhalb des Muttermundes stehenden Schädelpartien auf die noch dem ganzen Wehendruck und uterinen Inhaltsdruck ausgesetzten höheren Partien ausgeübt wird. Dadurch weichen die flüssigen, leicht beweglichen Bestandteile des Geburtsobjektes (Blut, Lymphe) nach diesen Stellen geringeren Druckes aus. Dauert diese Schröpfkopfwirkung sehr lang und stark an (Weichteilschwierigkeiten bei Erstgebärenden, frühzeitiger Blasensprung mit starker Wehentätigkeit, Rigidität des Muttermundes u. ä.), dann kann es durch Steigerung der Druckdifferenz auch zur Zerreißung kleiner subperiostaler Gefäße und damit zur Entstehung des Kephalhämatoms kommen[2]. Häufigkeit etwa 0,5 %.

Ist etwa gleichzeitig eine Schädelfraktur entstanden oder eine kongenitale Knochenlücke vorhanden, dann kann der Bluterguß auch zwischen Dura und innerer Schädelfläche sich ausbreiten *(Kephalhaematoma internum)* und unter Umständen zu Hirndruckerscheinungen Veranlassung geben.

Das Kephalhämatom bedarf gewöhnlich keiner Therapie, ja jeder Versuch einer Punktion wäre sogar ein Fehler wegen der Gefahr folgender Vereiterung. Bestehen gleichzeitig oberflächliche Excoriationen, dann ist ein weicher aseptischer Watte-

---

[1] Vgl. auch S. 164.
[2] Vgl. auch Geburtsmechanismus.

verband zur Verhütung der Infektion am Platze. Kommt es trotzdem zur Infektion und Vereiterung, dann muß natürlich incidiert werden.

4. Entbindungslähmungen sind zu $^2/_3$ auf operativ beendigte, zu $^1/_3$ auf protrahierte Spontangeburten zurückzuführen, wobei Dehnung oder Kompression der Nerven durch die Knochen des Beckens, Instrumente oder Hände des Operateurs das schädigende Agens darstellen.

Praktisch am wichtigsten, weil am häufigsten, ist die meist einseitige

a) Facialislähmung, entstanden durch Druck des einen Zangenlöffels auf die durch die Parotis verlaufenden Äste des Nervus facialis (ROSSENBECK), seltener nach

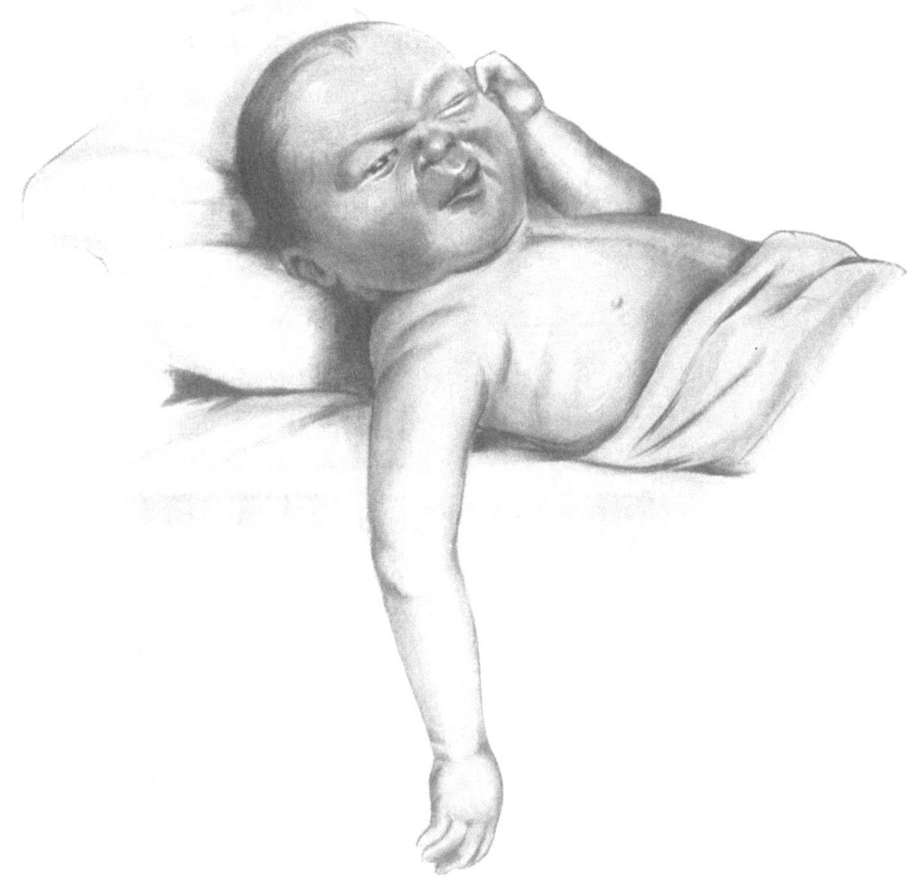

Abb. 462. R. Facialislähmung und r. obere Plexuslähmung.

Spontangeburten bei plattem Becken durch Druck seitens der Symphysengegend oder des Promontoriums. Die *Diagnose* ist ja leicht, der Mund wird beim Schreien nach der gesunden Seite verzogen. In schweren Fällen besteht auf der erkrankten Seite Lagophthalmus (Abb. 462). Meist verschwindet die Lähmung schon nach einigen Tagen; auch nach wochenlangem Bestand ist völlige Heilung das häufigere. Eine besondere Behandlung ist daher meist nicht erforderlich; bei Andauer der Lähmungserscheinungen über die 2. Woche hinaus kann Elektrisierung von Nutzen sein.

b) Plexuslähmungen der oberen Extremitäten ereignen sich seltener nach Zangenextraktion des deflektierten Kopfes, fast ausschließlich werden sie im Anschluß an eine schwierige Extraktion aus Beckenendlage beobachtet, wobei besonders der Zug an Nacken und Schulter, wie die zur Entwicklung des Kopfes verwendeten Handgriffe zur Schädigung führen. Im ganzen sind diese Lähmungen recht selten.

Der häufigere Typus, DUCHENNE, ERB *(obere Plexuslähmung)* betrifft die von der 5. und 6. Cervicalwurzel versorgten Muskeln des Schultergürtels und Armes. Ihre häufigste Form ist folgende: die Schulter ist etwas herabgesunken, der Oberarm hängt schlaff etwas einwärts rotiert und abduziert neben dem Thorax herab, der Unterarm dagegen ist leicht gebeugt und in starker Pronation, Hand- und Fingergelenke etwas gebeugt, der Daumen einwärts geschlagen (Abb. 462). Zuweilen fehlen die Veränderungen an Hand und Fingern. Gelegentlich kann eine solche Plexuslähmung auch ohne vorangehenden Eingriff als Folge einer intrauterinen Druckwirkung, z. B. bei Oligohydramnie vorkommen.

Viel seltener ist der Typus KLUMPKE *(untere Plexuslähmung)* infolge von Läsionen von Medianus- und Ulnarisfasern im Truncus der 7. und 8. Cervical- und 1. Dorsalwurzel. Die Lähmungserscheinungen betreffen demgemäß nur einen Teil der Vorderarmmuskeln, gewöhnlich bloß die Flexoren, seltener auch die Extensoren. Charakteristisch ist die fast stets gleichzeitig vorhandene Miosis und Verengerung der Lidspalte.

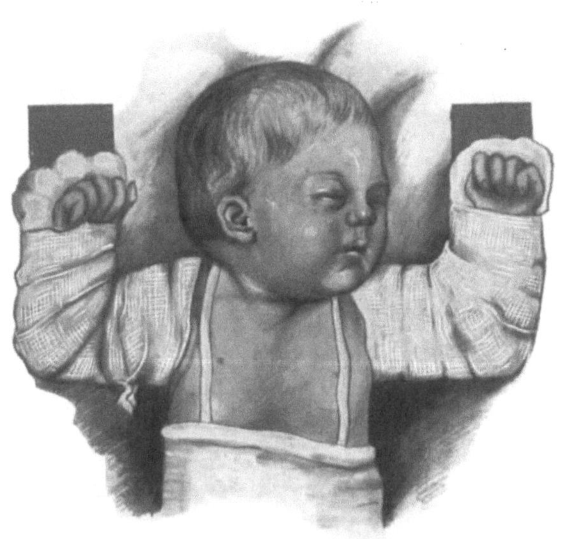

Abb. 463. Schienenverband nach SPITZY bei Oberarmfraktur.

Totale und beiderseitige Plexuslähmungen, Lähmungen einzelner Muskeln sind äußerst selten, ebenso *Lähmungen der unteren Extremitäten.* Doppelseitige Facialislähmungen, *Augenmuskellähmungen,* seltener eine Plexuslähmung, vereinzelte Fälle von angeborener cerebraler Kinderlähmung kommen zuweilen auch ohne jede traumatische Schädigung unter der Geburt vor und sind dann als *Ausdruck mangelhafter Ausbildung der motorischen Zentren,* insbesondere der Nervenkerne aufzufassen. Ihre Prognose ist schlecht. Vereinzelt sind auch Fälle von *kongenitaler Paraplegie* der unteren Extremitäten als erstes Symptom einer Myatonia congenita beobachtet worden.

Die *Prognose* ist immer zweifelhaft, überwiegend aber doch günstig.

Therapeutisch ist in der Neugeburtszeit nichts zu unternehmen, höchstens in der 3. Woche mit leichter Massage und passiven Bewegungen zu beginnen. Erst nach 4 Wochen ist Faradisierung am Platze. Nach Ablauf von $^1/_4$ Jahr kann man unter Umständen noch durch Nervennaht (SPITZY u. a.) Heilung oder Besserung erzielen.

5. Knochenverletzungen. *Schädelimpressionen* (Abb. 358), wie sie nach Geburten beim engen Becken[1] nicht so selten zur Beobachtung kommen, bedürfen im allgemeinen keiner Behandlung. Leichtere gleichen sich meist von selbst aus, bei tieferen oder bei Symptomen von Hirndruck kann die Hebung der imprimierten Stelle erwünscht sein, die wir aber durchaus einem Facharzt zu überlassen raten. Eigentliche *Schädelfrakturen* sind selten und haben insoferne kaum praktische Bedeutung, als die einfachen Fissuren der Schädeldachknochen meist symptomlos verlaufen, Schädelbasisfrakturen dagegen fast immer den Tod des Kindes herbeiführen. Dasselbe gilt von *Zerreißungen und Frakturen im Bereich der Wirbelsäule.*

Von viel größerer praktischer Wichtigkeit sind *Verletzungen der Extremitätenknochen.*

Mit am häufigsten ist die *Clavicularfraktur* (1,3 % aller Geburten), die sicher häufig übersehen wird, weil sie kaum Symptome macht. Eine besondere Behandlung ist überflüssig. Auch *Oberarmbrüche* sind relativ häufige Geburtsverletzungen, meist bei der Armlösung entstanden. Am ungünstigsten ist die *Epiphysenlösung* am Humeruskopf. Die Diagnose ist nach den bekannten Regeln leicht zu stellen, im Zweifelsfalle

---

[1] Vgl. dieses Kapitel.

ist eine Röntgenaufnahme am Platze. Die Heilungsaussichten sind beim Neugeborenen übrigens meist gut (Abb. 465).

Therapie. Bei geringer Dislokation genügt ein einfacher Fixationsverband, bei stärkerer Dislokation der Knochenenden empfiehlt sich die Schiene nach SPITZY, welche derart quer über dem Rücken des Kindes angebracht wird, daß die Unterarme rechtwinklig gebeugt an den kurzen nach oben abgehenden Enden der Schiene befestigt werden (Abb. 463). Der quere Arm der Schiene muß nur lang genug gewählt werden, um jede seitliche Abweichung der Knochen zu verhindern. Bei Epiphysenlösungen ist unbedingt fachorthopädische Hilfe nötig.

An den Beinen am häufigsten und leicht zu erkennen sind *Frakturen* in der Mitte

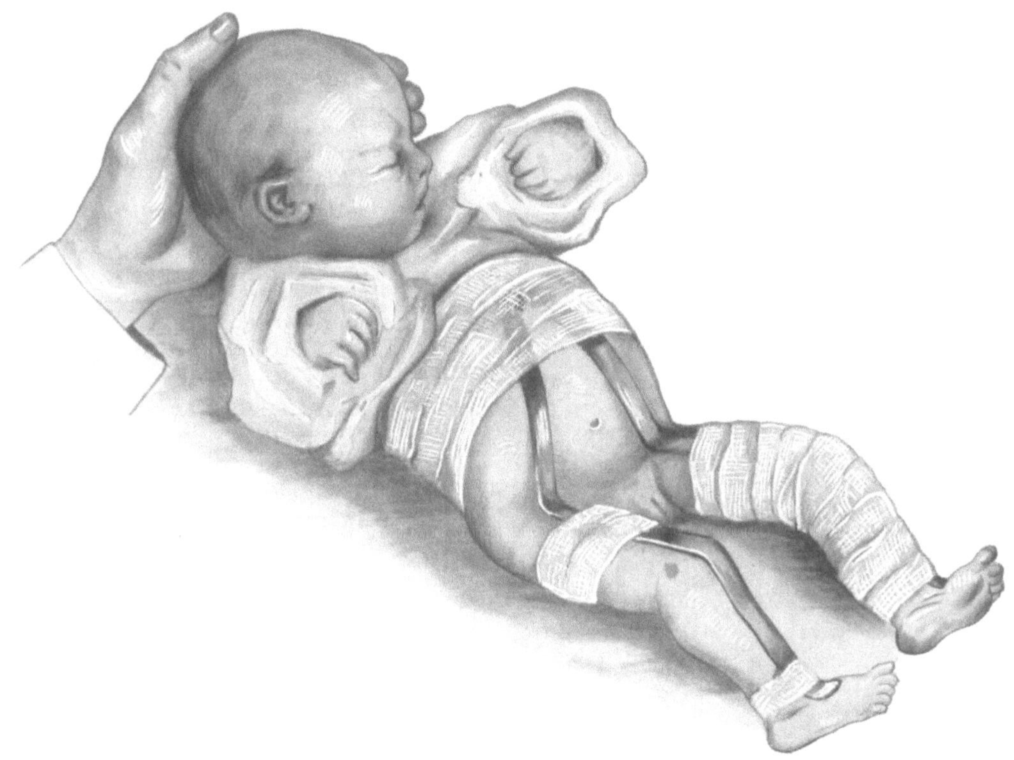

Abb. 464. SPITZYscher Schienenverband für Oberschenkelfraktur.

des *Oberschenkels.* Seltener sind Epiphysenlösungen, deren Diagnose größte Schwierigkeiten macht und meist erst einige Wochen post partum gelingt (Abb. 466).

Therapie. Bei geringer Dislokation an der Frakturstelle genügt es, das gestreckte Bein unter Zwischenlagerung von Watte einfach derart auf der Vorderfläche des Rumpfes zu fixieren, daß der Fuß über die Schulter zu liegen kommt. Bei starker Dislokation ist ein Extensionsverband nötig, wozu am besten eine von SPITZY angegebene Schiene sich eignet (Abb. 464).

Unterschenkelfrakturen sind seltene Vorkommnisse und bedürfen im gegebenen Falle sorgfältiger spezialistischer Behandlung.

6. Angeborene Veränderungen. Hier wären zu nennen die angeborene *Skoliose, Schulterblatthochstand,* der angeborene *Klumpfuß, Spitzfuß,* die auf intrauterine Raumbeschränkung und Zwangshaltung zurückgehen.

Poly- und Syndaktylie, sowie die noch seltenere *Amelie* und ähnliche schwere Defektbildungen sind zu den Mißbildungen zu rechnen.

Angeborene *Schädellücken* und *überzählige Fontanellen, Schaltknochen* sind nur zum Teil als Fehlbildungen, zum Teil aus Effekt mangelhafter Ossifikation anzusehen.

Eine der wichtigsten angeborenen Veränderungen, die *angeborene Hüftgelenksluxation,* ist in der Neugeburtszeit nicht zu erkennen. Man fordere aber Eltern, in deren Familie solche Veränderungen vorkommen, auf, ihr Kind spätestens mit Ablauf des 1. Lebensjahres von orthopädischer Seite genau kontrollieren zu lassen, da die Ergebnisse einer frühzeitigen Behandlung ausgezeichnete sind.

Eine glücklicherweise seltene, aber wichtige, aus der Fetalzeit mitgebrachte Skeleterkrankung stellt die *Chondrodystrophie* dar, die klinisch als gleichmäßige Verkürzung und Verdickung sämtlicher Extremitäten imponiert, anatomisch auf einem Zurückbleiben des epiphysären Knochenwachstums bei normalem oder sogar gesteigertem periostalen Wachstum beruht. Die Ursache ist nicht geklärt und wahrscheinlich auch keine einheitliche; in einem Teil der Fälle handelt es sich wahrscheinlich um eine Erbmißbildung, in einem anderen Teil der Fälle um inkretorische Störungen, wofür auch die Tatsache spricht, daß ein großer Teil der chondrodystrophischen Kinder in utero oder bald nach der Geburt stirbt.

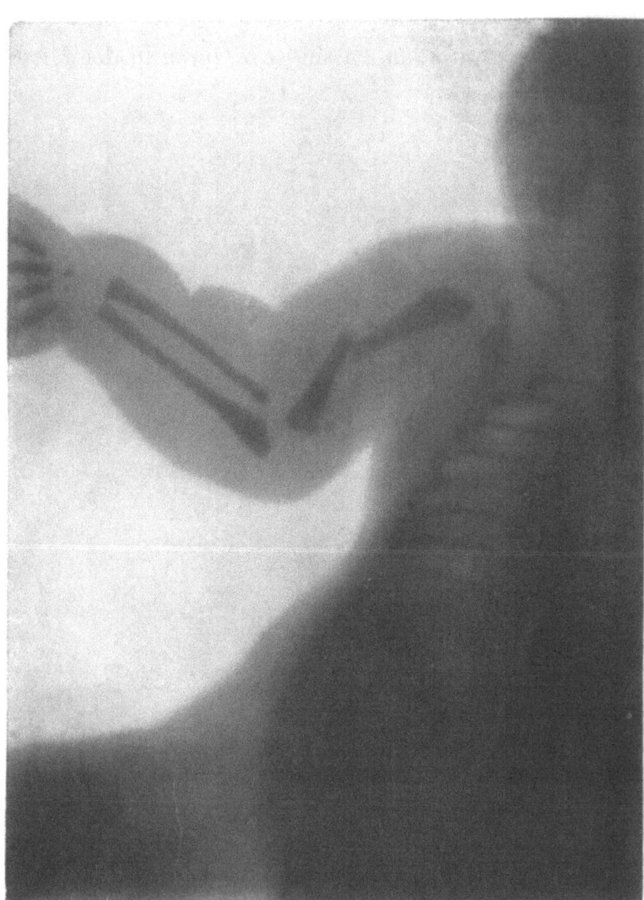

Abb. 465. Oberarmfraktur. (Röntgenbild.)

7. Verletzungen innerer Organe. Größeres Interesse haben nur diejenigen des Zentralnervensystems.

Starke Kompression des Schädelinhaltes kann auch ohne anatomisch nachweisbare Veränderung zu Hirndrucksymptomen führen: asphyktische Anfälle, soporöse Zustände, Lähmungen oder zentrale Krämpfe kennzeichnen dieselben. Der größte Teil der Kinder geht im Laufe der 1. Woche zugrunde. Auch manche schwere Asphyxie, aus der das eben geborene Kind nicht wieder belebt werden kann, gehört hierher.

Nicht selten führt aber die Kompression auch zu *Blutungen* teils in der Gehirnsubstanz selbst, teils (häufiger) in den Hirnhäuten. Dann können äußere Verletzungen des knöchernen Schädels vollständig fehlen. Kleine meningeale Blutungen machen entweder überhaupt keine Erscheinungen oder Hirndrucksymptome. Gefährlicher sind die Blutungen aus den Hirnsinus bei Tentoriumrissen. Man unterscheidet:

a) *Supratentorielle Blutungen* aus dem Sinus sagittalis, die mit Spannung der großen Fontanelle, Blässe der Haut, Unruhe, bei größerer Ausbreitung über das Großhirn auch mit Paresen des Hypoglossus und anderer Hirnnerven einhergehen können.

b) *Infratentorielle Blutungen* aus dem Sinus transversus, die sich demgemäß im Bereich des Kleinhirns und der Medulla oblongata ausbreiten und neben einer eigentümlichen Ruhe des Kindes zu Respirationsstörungen, Nackenstarre, beiderseitigen klonischen Krämpfen (blutige Verfärbung des Liquors), zuweilen zu Herdsymptomen, besonders im Gebiet des Oculomotorius führen.

c) *Ventrikel- oder Spinalblutungen,* häufig verbunden mit a) und b).

d) Größere und kleinere *Blutungsherde in der Hirnsubstanz.*

Ph. Schwartz ist es durch eine verbesserte Sektionstechnik am vorher fixierten Gehirn gelungen, in größerer Häufigkeit bei Neugeborenen und jungen Säuglingen piale und intracerebrale Blutungsherde von mikroskopischer Kleinheit bis zu makroskopischer Größe nachzuweisen. Namentlich Frühgeborene mit ihren leicht zerreißlichen Gefäßen sind häufig davon betroffen, wobei zumeist größere Gefäße aus dem Stromgebiet der V. magna Galeni als Blutungsquelle in Betracht kommen. Mit Recht hat Schwartz diese Blutungen in der Hauptsache als *Minderdruckblutungen* erklärt, dadurch zustandekommend, daß in der unter Minderdruck stehenden Schädelpartie (vgl. S. 162 und Abb. 148) eine mit der Länge der Geburtsdauer nach dem Blasensprung natürlich wachsende Hyperämisierung zustandekommt, die äußerlich in dem Caput succedaneum, im Schädelinnern in einer Blutüberfüllung der pialen und ventrikulären Gefäße ihren Ausdruck findet. Genau so, wie bei Steigerung der Stärke oder Dauer diese Minderdruckwirkung aus dem Caput succedaneum ein Kephalhämatom wird, genau so kann es auch im Schädelinnern und Gehirn zu Zerreißungen der gestauten Gefäße und damit zu Blutungen kommen. Frühgeborene sind wegen der außerordentlichen Vulnerabilität der Gefäße viel leichter und häufiger betroffen, so zwar, daß dieses Schädeltrauma als eine der wichtigsten Todesursachen bei Frühgeborenen gelten kann, nachdem sich herausgestellt hat, daß viele der angeblich an Lebensschwäche verstorbenen Frühgeborenen in Wirklichkeit Opfer eines derartigen Schädeltraumas geworden sind. Neben der Größe spielt natürlich auch der Sitz derartiger intracerebraler Blutungen im Bereich lebenswichtiger Zentren eine ausschlaggebende Rolle. Reife Neugeborene werden bei Spontangeburten vergleichsweise viel seltener von einem tödlichen Schädeltrauma betroffen. Nur ausnahmsweise — nach unseren Erfahrungen in 0,22% der rechtzeitig spontan geborenen Kinder — kann es durch besonders gesteigerte Weichteilschwierigkeiten (vgl. S. 184) auch bei ihnen zu einem tödlichen Schädeltrauma kommen. Sonst werden reife Neugeborene nur durch schwierige oder ungeschickte operative Entwicklung[1] von derartigen intrakraniellen Blutungen betroffen, wobei es sich aber dann gewöhnlich nicht um intracerebrale, sondern um die oben erwähnten Blutungen aus den großen Blutsinus handelt. In diesen Fällen kommt der Minderdruckwirkung höchstens eine vorbereitende Bedeutung zu, während das unmittelbare Trauma darin besteht, daß durch starke zirkuläre Schnürung und Kompression seitens des knöchernen Beckens bzw. eines den Schädel fassenden Instrumentes Verschiebungen der Schädelknochen gegeneinander in einem Ausmaß stattfinden, das zur Läsion der Wand dieser Blutsinus an irgendeiner Stelle führt.

Allen Formen von Gehirnblutungen gemeinsam sind die Neigung zu Untertemperatur (bis zu 30⁰ C), das zuweilen erst spät folgende Auftreten von Hirndrucksymptomen, Somnolenz bis zu tiefen Koma, vor allem Krampfanfälle, die in der Neugeburtszeit weitaus am häufigsten auf solche Blutungen zurückzuführen sind.

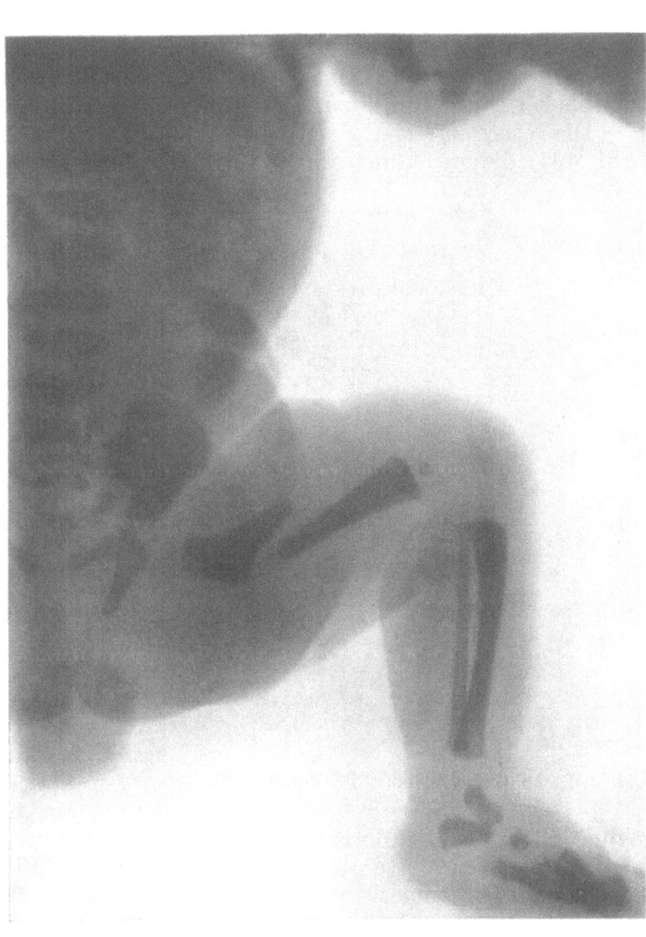

Abb. 466. Oberschenkelfraktur. (Röntgenbild.)

Die Diagnose stützt sich teils auf diese Symptome, teils auf den Nachweis blutigen Liquors (fehlt bei a), bleibt aber vielfach, namentlich in Hinsicht auf den genaueren Sitz unsicher. Ein für kleine intracerebrale Blutergüsse sehr verwertbares Symptom ist die nach Freimachung der Atemwege fortbestehende Asphyxie bei gutem, meist verlangsamtem Herzschlag und ein eigentümliches Wimmern anstatt kräftigen Schreiens bei einem sonst voll entwickelten Neugeborenen. Im weiteren Verlauf sind wiederholte Asphyxieanfälle ohne jede äußere Veranlassung, bei größeren Blutergüssen Krämpfe von diagnostischem Wert.

Prognostisch sind neben den kleinen intracerebralen Herdblutungen die supratentoriellen Blutungen am günstigsten. Tritt um den 3. oder 4. Tag Besserung ein, dann ist Heilung wahrscheinlich, anderenfalls mit letalem Ausgang zu rechnen.

Die *Therapie* ist eine abwartende und symptomatische. Sorge für möglichste Ruhe, Wärmezufuhr (auf den Kopf dagegen Kühlapparat), Narkotica bei Zeichen

---

[1] Vgl. darüber noch Einzelheiten in dem Kapitel „Geburtshilfliche Operationen".

von Übererregbarkeit (0,25—0,5 Chloralhydrat per clysma), vorsichtige Nahrungszufuhr, eventuell bei mangelhaftem Schlucken mit der Schlundsonde, Lumbalpunktion, besonders bei starken Drucksymptomen. Bei Erfolglosigkeit der Lumbalpunktion ist zuweilen noch Heilung durch operative Entleerung des Blutergusses in der Schädelhöhle möglich, die aber dem Fachchirurgen zu überlassen ist. Bei den intracerebralen Blutergüssen ist die Therapie eine streng abwartende.

3. Ophthalmoblenorrhoea neonatorum gonorrhoica.

Trotz der CREDÉschen Prophylaxe oder vielmehr infolge häufig mangelhafter Ausführung derselben ist in 1—2% der Fälle mit einem Auftreten der schweren gonorrhoischen Conjunctivitis zu rechnen.

Die *Symptome* sind Schwellung, Rötung, Sekretion der Augenlider und Bindehaut (Abb. 467), die gewöhnlich am 3. Tage deutlich erkennbar wird. Nach weiteren 2—3 Tagen ist die Erkrankung auf ihrem Höhepunkt: aus der spontan gewöhnlich nicht mehr zu öffnenden Lidspalte eines oder beider Augen quillt bald mehr schaumiger, bald weißlichgelber Eiter hervor. Beim Öffnen der Lider mit Lidhaltern sieht man die hochrote geschwellte, ödematöse, zum Teil gelblich belegte Conjunctiva. Bei unbehandelten Kindern — seltener bei rechtzeitig behandelten — kommt es im weiteren Verlauf auch zur Erkrankung der Cornea unter Zurücklassung lichtundurchlässiger Narben, eventuell sogar zur Perforation und Panophthalmie.

Die *Diagnose* ist stets durch Untersuchung eines Abstriches auf Gonokokken zu sichern.

Die *Therapie* ist eine sehr verantwortungsvolle Aufgabe und wird deshalb am besten einem Augenarzt überlassen. Nur im Notfall und in nicht zu schweren Fällen mag der praktische Arzt sie selbst durchführen. Man hat 1. für die Wegschaffung des Sekretes zu sorgen ($^{1}/_{2}$ stündliches Spülen des Bindehautsackes aus einer Undine mit $1^{0}/_{00}$ Kal. permang. oder 3 %iger Borlösung). 2. Tägliches Einträufeln von 1—2 %igem Argent. nitr. in den am besten mit Lidhaltern gut geöffneten Bindehautsack, noch besser Tuschieren der umgestülpten Lider mit 2 %igem Argent. nitr., was allerdings nur dem einigermaßen Geübten gelingen wird. 3. 3—4mal täglich Einstreichen von 5 %iger Blenolenicetsalbe in den Bindehautsack. 4. Schutz des gesunden Auges durch Okklusivverband und nochmaliges prophylaktisches Einträufeln von 5 %igem Sophol, Achtung auf jede Reizerscheinung, Lagerung des Kindes auf die erkrankte Seite. 5. Bei Ergriffensein der Hornhaut, die täglich sorgfältig kontrolliert werden muß, ist augenärztliche Behandlung unbedingt erforderlich.

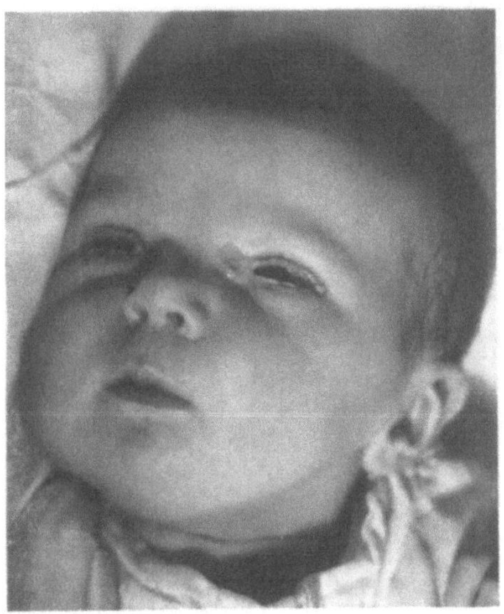

Abb. 467. Ophthalmoblenorrhoea gonorrhoica.

4. Nabelerkrankungen.

1. Luftundurchlässige, feuchte oder Salbenverbände am Nabel begünstigen die Besiedelung mit Fäulniserregern. Vom Nabel geht dann ein unangenehmer Geruch aus, die Temperatur wird zuweilen leicht erhöht, an Stelle der trockenen Mumifikation kommt es zur feuchten **Gangrän** *(Sphacelus)*, wobei der Nabelschnurrest mißfarbig schmierig aussieht. *Therapie.* Abtragen des gangränösen Strangrestes, am besten mit dem Thermokauter, Abspülen mit H_2O_2, dann Aufstreuen von Dermatol oder Lenicet-Bolus, luftdurchlässiger Gazeverband.

2. Nässen der Nabelwunde nach dem Abfall des Strangrestes *(Excoriatio)* unter Absonderung schmierig trüben, zuweilen reichlichen eitrigen Sekrets *(Blennorrhoea umbilici)* beruht auf Infektion mit meist harmlosen Keimen aus der Umgebung des

Nabels (Stuhlkeime usw.) und bleibt bei rechtzeitiger Behandlung (Tuschieren mit Höllensteinstift) gewöhnlich harmlos. Bei Vernachlässigung entwickelt sich daraus leicht ein

3. Granulom des Nabels *(Fungus),* eine pilz- oder mehr knopfförmige, selten über erbsengroße Wucherung von rötlicher Farbe und glänzender feuchter Oberfläche (Abb. 467). *Therapie.* Tuschieren mit Lapisstift, bei größerem Granulom Abbinden mit sterilem Seidenfaden. Seltener kommt es im Anschluß an das Nässen zu schwerer Infektion, die nacheinander als

4. Ulcus umbilici, phlegmonöse Entzündung auch der Umgebung **(Omphalitis)** und schließlich als ausgedehnte **Gangrän** mit geschwürigem Zerfall der benachbarten Partien der Bauchdecken sich darstellt. Das Ulcus ist leicht zu erkennen. Bei der Omphalitis stellen sich außerdem Rötung und Schwell bei des Hautnabels wie seiner Umgebung ein (Abb. 469).

Bei der Gangrän bildet sich an Stelle des Nabels eine große mißfarbige Geschwürsfläche, umgeben von einem weiten, erysipelatös aussehenden Entzündungshof (Abb. 470). Unsauberkeit, unzweckmäßiger Verband, verspätete Behandlung, schließlich die Virulenz der Infektionserreger sind für das Entstehen dieser schweren Formen verantwortlich zu machen, bei denen regelmäßig Fieber besteht.

Therapie. Beim Ulcus Tuschieren mit Lapisstift, Einstreuen mit Lenicet-Bolus, bei der Omphalitis häufig gewechselte Umschläge mit H_2O_2, essigsaurer Tonerde, Incision eines sich bildenden Abscesses auf der Hohlsonde; bei der

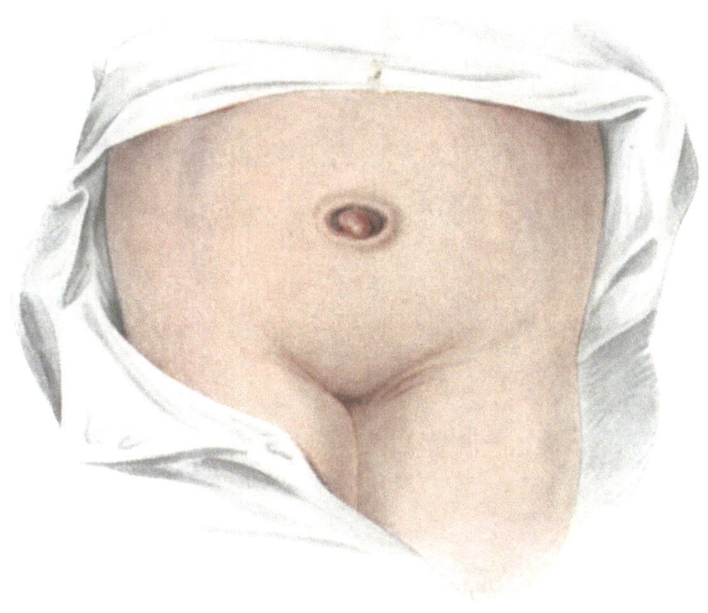

Abb. 468. Fungus umbilici.
(Nach v. REUSS.)

Gangrän soll man versuchen, durch Zerstörung des Gewebes mit dem Thermokauter bis weit ins Gesunde hinein den Brandherd abzugrenzen und die Abstoßung des gangränösen Gewebes zu beschleunigen. Im übrigen Behandlung wie bei der Omphalitis.

Die *Prognose* ist aber trübe, da häufig Komplikationen wie metastatische Enteritis, Eiterung in Lunge und Pleura, Peritonitis, schließlich allgemeine Sepsis eintreten.

5. Von **Erkrankungen der Nabelgefäße** ist die *Periarteriitis* häufiger als die *Phlebitis.* Beide entstehen sowohl durch Fortleitung einer Entzündung vom Nabel wie auch vom Darm aus. Streicht man von der Unterbauchgegend her entsprechend dem Verlauf der Gefäße nach dem Nabel zu, so quillt etwas Eiter heraus. Fehlen lokale Veränderungen am Nabel und Fieber, dann kann die Erkrankung übersehen werden. Sicherlich verläuft sie manchmal gutartig, meist aber entwickelt sich aus der Periarteriitis unaufhaltsam die tödliche Peritonitis oder mindestens eine präperitoncale Phlegmone, während sich an die Thrombophlebitis allmählich akute oder chronische Sepsis (letztere häufig unter dem Bilde einer Pädatrophie) anschließt; besonders die Atrophie der Brustkinder ist in dieser Hinsicht verdächtig. Die *Therapie* besteht in Offenhalten der Nabelwunde mit Gazestreifchen, feuchtem Verband mit H_2O_2 oder essigsaurer Tonerde, ist aber meist machtlos.

6. Der **Nabelbruch** entsteht am häufigsten im Gefolge der genannten Störungen der Nabelwundheilung, namentlich bei unruhigem, viel schreienden, obstipierten Kindern mit meteoristisch aufgetriebenem Leib. Die *Prognose* ist gut. *Therapie.* Zurückhalten des Bruches und Verhinderung seiner Vergrößerung durch einen Heftpflasterverband. Meist bildet sich dann, besonders wenn das Kind zu laufen anfängt, der Bruch von selbst zurück. Tritt das nicht ein, dann ist bei größeren Hernien nach dem 2. Lebensjahre chirurgische Behandlung anzuraten.

7. **Nabelblutungen** *(Hernia alorrhagie)* erfolgen selten aus den Gefäßen, z. B. infolge nachlässiger Umständdung, häufiger aus dem Nabelgrund bzw. Granulomen nach Abfall des Stran Störungen Sie sind aber meist unbedeutend und harmlos, durch

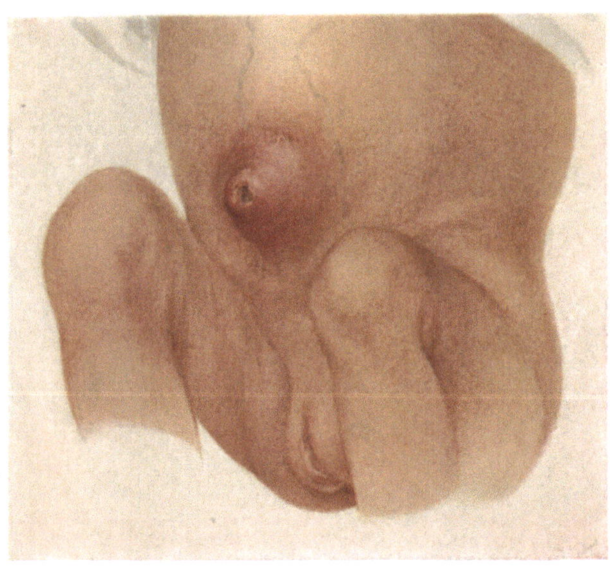

Abb. 469. Omphalitis mit Ulcus umbilici.
(Nach v. REUSS.)

Aufstreuen von etwas steriler Bolus alba und Trockenverband zu stillen. Stärkere Blutungen aus der korrekt unterbundenen Nabelschnur oder Nabelwunde sind entweder Ausdruck einer hämorrhagischen Diathese oder Teilerscheinung einer Sepsis bzw. Lues. Ihre *Prognose* ist sehr zweifelhaft, da die üblichen Blutstillungs-Methoden (Lapisierung, Kompressionsverband) häufig versagen. Man mache stets den Versuch mit Injektion von 10—20 ccm Gelatina sterilisata (MERCK) oder 5—10 ccm Pferdeserum in die Oberschenkel; lokal ist Clauden anzuwenden.

8. Gegenüber diesen durch Infektion zustandekommenden Störungen der Nabelwundheilung spielen **angeborene Anomalien** eine geringe Rolle.

Setzt sich das Amnion, anstatt an normaler Stelle in die Bauchhaut überzugehen, noch einige Zentimeter im Umkreis auf die Bauchdecken fort (Amnionnabel), so entsteht mit der Mumifikation und dem Abfall des Nabelstrangrestes ein Defekt in der Bauchhaut, der erst im Laufe einiger Wochen per granulationem heilt. Durch sorgfältigen aseptischen Verband ist der Defekt vor Infektion zu schützen. Harmloser ist die umgekehrte Anomalie, daß die Bauchhaut abnorm weit auf die Nabelschnur sich fortsetzt. In diesem Falle bleibt nach Abfall des Strangrestes ein 1,5—2 cm vorspringender Hautzylinder stehen *(Cutisnabel)*, der allerdings nur die Bedeutung eines Schönheitsfehlers hat.

Von ernsterer Bedeutung ist dagegen der Nabelschnurbruch *(Hernia funiculi umbilicalis)*. Es handelt sich dabei um eine Wachstumshemmung der Bauchdecken, die ein Fortbestehen der bis zum 2. Embryonalmonat normalen Eventration bedingt (vgl. Abb. 416). Da der Bruchsack nur von Peritoneum, Amnion und einer dünnen Schicht WHARTONscher Sulze gebildet wird, als Bruchinhalt Netz und Darm, unter Umständen sogar Leber, Milz und größere Abschnitte des Dickdarms sich finden, erhellt ohne weiteres, daß mit der Mumifikation des Nabelschnurrestes, die sich natürlich auf den Bruchsack fortsetzt, tödliche Peritonitis entstehen muß, falls nicht noch eine innerhalb der ersten 6—12 Lebensstunden vorgenommene plastische Operation dem zuvorkommt. Bei kleineren Brüchen bis zu Gänseeigröße ist diese Operation technisch gewöhnlich einfach, bei größeren Brüchen aber kann infolge gleichzeitigen Defekts der Musculi recti die Deckung äußerst schwierig, ja unmöglich sein. Die operative Behandlung ist nur einem geschulten Operateur zu überlassen. Nur bei ganz kleinen Brüchen kann man nach dem Vorschlage von AHLFELD versuchen, durch Alkoholverbände Infektionserreger fernzuhalten und gleichzeitig eine Epidermoidalisierung des Bruchsackes zu erreichen.

Bleibt ausnahmsweise der in der Nabelschnur verlaufende Teil des Dotterganges offen, so besteht zwischen Ileum und Nabel eine Kommunikation (MECKELsches *Divertikel*), die nach Abfallen des Nabelschnurrestes als eine trüben Darmsaft oder sogar Darminhalt absondernde Fistel in Erscheinung tritt. Gelegentlich erfolgt nach einigen Wochen ein spontaner Verschluß; bleibt dieser aus und leidet die Ernährung des Kindes Schaden, dann bleibt als Therapie nur die Abtragung des Divertikels per laparotomiam übrig.

Schließlich sei noch erwähnt, daß gelegentlich der zum Urachus werdende Teil des Allantoisganges anstatt zum Ligamentum vesico-umbilicale medium zu obliterieren, offenbleibt. Nach Abfall des Nabelstrangrestes bleibt dann ebenfalls eine im Nabelgrund sich öffnende Fistel zurück, deren helles Sekret

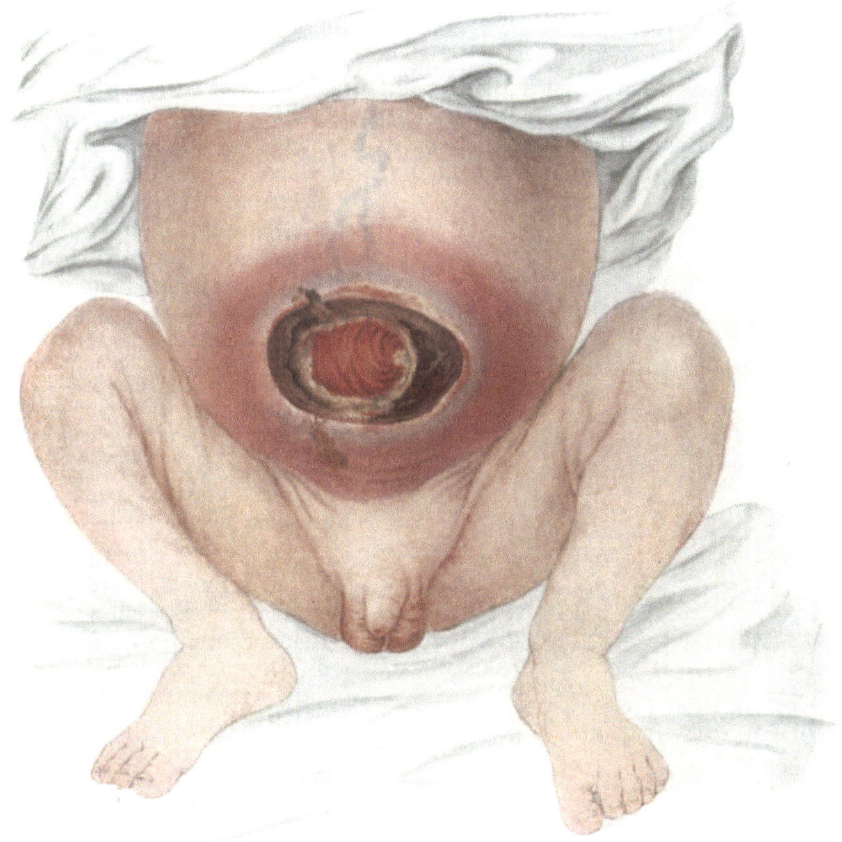

Abb. 470. Nabelgangrän mit Perforation der Bauchdecken.
(Bauch v. REUSS.)

jedoch durch den Nachweis von Harnsäure als Urin festzustellen ist. Dann ist die Diagnose „Urachusfistel" gesichert. Bleibt ein Versuch, durch Ätzung oder Kauterisation die Fistel zu schließen, erfolglos, dann muß operativ vorgegangen werden.

5. Verdauungstrakt.

a) Erkrankungen der Mundhöhle.

1. Von **Mißbildungen** gewinnen eine gewisse praktische Bedeutung die *Hasenscharte* und der *Wolfsrachen,* da sie das Saugen der Kinder erschweren. Jedoch dürfen diese Schwierigkeiten nicht überschätzt werden. Bei der Hasenscharte macht die nötige Abdichtung der Mundhöhle gegen die Brustkuppe gewöhnlich gar keine besonderen Schwierigkeiten und auch beim Wolfsrachen gelingt es bei nicht zu straffer Brust nach unseren Erfahrungen fast regelmäßig, eine genügende Abdichtung nach dem Nasenrachenraum herzustellen. Im Notfall müssen die Kinder mit dem Löffel durch die Nase gefüttert werden. Wegen der weiteren Behandlung dieser Mißbildungen vergleiche die Lehrbücher der Chirurgie. — Andere Mißbildungen im Bereich der Mundhöhle und des Rachens, sowie *kongenitale Tumoren* sind so selten, daß wir sie hier übergehen können.

Dagegen sei noch kurz einer Anomalie gedacht, die praktisch geringe Bedeutung hat, aber vielfach als ernst angesehen wird, des *Ankyloglossum* oder der angewachsenen

Zunge. Während normalerweise das Frenulum lingae beim Neugeborenen unmittelbar hinter der Zungenspitze angeheftet ist, reicht es vereinzelt bis an die Zungenspitze heran, ja es kommt vor, daß die Zungenspitze an der Anheftungsstelle sogar eine leichte Einkerbung zeigt. Man hat früher vielfach es für notwendig gehalten, das Zungenbändchen zu durchtrennen. In Wirklichkeit ist das überflüssig, da die Zunge mit der Zeit nach vorne wächst und eine Behinderung des Saugens durch diese kleine Hemmungsbildung nicht möglich ist.

Eine *Makroglossie* wird meist vorgetäuscht durch eine auf die Zunge ausgedehnte Geburtsgeschwulst, besonders bei in Gesichtslage geborenen Kindern, oder durch einen Bluterguß im Bereich des Mundbodens nach roher oder schwieriger Entwicklung des nachfolgenden Kopfes. Ganz vereinzelt handelt es sich um echte Tumorbildungen.

Therapeutisch mache man sich zur Richtschnur, zunächst jedenfalls immer erst abzuwarten, ob nicht ein spontaner Rückgang erfolgt.

Unangenehm sind die an sich selten zu beobachtenden *angeborenen Zähne* (gewöhnlich die beiden unteren Schneidezähne), weil sie das Stillen schmerzhaft gestalten und auch zu Verletzungen der Brustwarzen und damit zu weiteren Komplikationen Veranlassung geben können. Infolgedessen ist es richtig, sie zu entfernen wozu meist eine einfache Pinzette gestaltenda diese Zähne sehr locker sitzen.

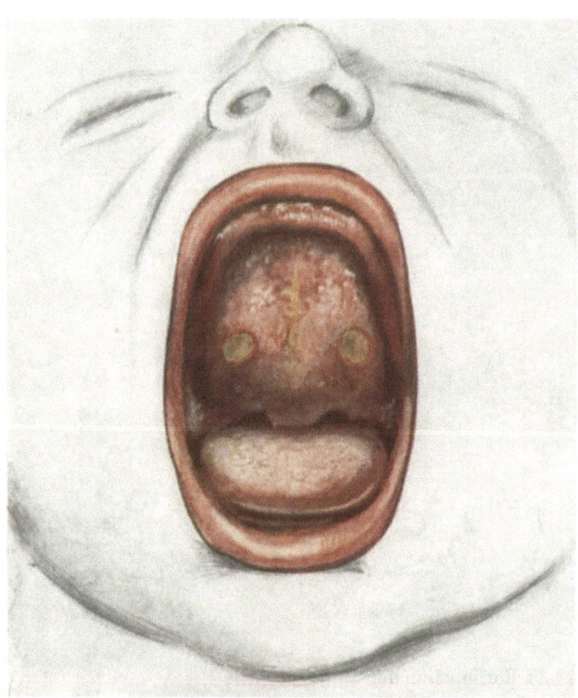

Abb. 471. Stomatitis mit Soor und Ulcera pterygoidea.

Die **Stomatitis** in ihren verstniedenen Erscheinungsformen stellt die praktisch wichtigste lokale Erkrankung im Bereich des Verdauungsapparates beim Neugeborenen dar. Am häufigsten tritt die Stomatitis in der Neugeburtszeit unter dem Bilde der Soorerkrankung in der Mundhöhle („Schwämmchen") in Erscheinung. Man beobachtet dabei an der Innenfläche der Lippen, Zunge, der Wangenschleimhaut, den Tonsillen und Gaumenbögen bald mehr verstreut angeordnete weiße Stippchen, bald dichte rasenartige Beläge (Abb. 471), nach deren Abwischen die Schleimhaut leicht blutet infolge der kleinen Epithelläsionen, die für die Ansiedelung des Soorpilzes den Boden bereiten. Ohne solche Verletzungen, die am häufigsten durch das verwerfliche Mundauswischen erzeugt werden, gibt es keine Soorerkrankung.

Der *Soorpilz* tritt teils in Form von langgestreckten, verzweigten und gegliederten Fäden *(Hyphen)*, teils in Form von rundlichen oder ovalen Sporen *(Konidien)* auf, die beide wegen ihres starken Lichtbrechungsvermögens schon im ungefärbten Klatschpräparat (besonders nach Zusatz von Kalilauge erkennbar sind. Diese mikroskopische Untersuchung soll in zweifelhaften Fällen niemals unterlassen werden, da vereinzelt Soorflecken von fester haftenden Milchresten nicht ohne weiteres zu unterscheiden sind. In schweren Fällen können die Soorfäden in die tieferen Epithelschichten, ja selbst in die Submucosa vordringen.

Das Befinden und Gedeihen der Kinder wird in leichteren Fällen von Soor nicht gestört, in schwereren, mit fester haftenden und ausgedehnten Membranen macht das Trinken den Kindern offensichtlich Schmerzen, worunter Nahrungsaufnahme und Gewichtszunahme natürlich bald leiden. Eigentliche Verdauungsstörungen werden durch die Soorerkrankung nicht hervorgerufen, wohl aber findet sich der Soor bei den verschiedensten Ernährungsstörungen als häufige Begleiterscheinung. Eine sorgsame Neugeborenenpflege vermag übrigens die Soorerkrankung, die wir früher relativ häufig beobachtet hatten, fast vollkommen zum Verschwinden zu bringen.

Ist die Schleimhaut der Mundhöhle diffus gerötet, so spricht man von einer *Stomatitis catarrhalis*. An Kliniken heute kaum noch zu beobachten, in der Privatpraxis dagegen, wo das Mundauswischen der Neugeborenen von Ärzten und älteren Hebammen noch immer geübt wird, häufiger zu finden, sind die *Ulcera pterygoidea* (auch BEDNARsche *Aphthen* genannt). Es handelt sich dabei um symmetrisch an den den Hamuli pterygoidei entsprechenden Stellen des harten Gaumens angeordnete bald mehr rundliche, bald mehr ovale, etwa linsengroße Geschwüre (Gaumeneckengeschwüre) mit gerötetem Rand und gelblich belegtem Grund (Abb. 471). Nach Abstoßung des Belages erfolgt vom Rande her im Verlauf von $1^1/_2 - 2^1/_2$ Wochen Heilung durch Epithelialisierung ohne Hinterlassung von Narben. Die eigenartige typische Anordnung dieser Geschwüre erklärt sich daraus, daß über den Hamuli pterygoidei die Schleimhaut an sich dünn und wenig verschieblich ist, so daß gerade an diesen Stellen beim Mundauswischen besonders leicht stärkere Epithelläsionen zustande kommen, in deren Bereich dann bei diesen Manipulationen miteingeschleppte Infektionserreger sich ansiedeln.

Bleiben die Geschwüre unerkannt und damit unbehandelt, dann wandeln sie sich gelegentlich — Art und Virulenz der Infektionserreger einerseits, die Widerstandsfähigkeit der Kinder andererseits sind dafür entscheidend — zu umfangreichen, über den weichen und Teile des harten Gaumens ausgedehnten Geschwüren um, die wegen ihres dicken membranösen Belages von EPSTEIN als *Pseudodiphtheria oris neonatorum* bezeichnet wurden. Jetzt ist Gefahr im Verzuge. In günstigeren Fällen kommt es zu einer mit Geschwürsbildung, fibrinösen Ausschwitzungen, Fieber einhergehenden, die ganze Mundhöhle ausfüllenden *Stomatitis septica,* die aber in ungünstigen Fällen selbst nur ein Übergangsstadium zu fortschreitender Phlegmone und allgemeiner Sepsis darstellt, an der die Kinder bald zugrunde gehen.

Die Bedeutung der Stomatitis in der Neugeburtszeit darf nicht unterschätzt werden. Fast $^1/_4$ der Kinder, die mit Stomatitis eingeliefert wurden, gingen nach FINKELSTEINs Angaben innerhalb der ersten Lebensmonate an den Folgen der Mundhöhlenerkrankung zugrunde.

Wichtiger als alle Therapie ist daher die *Prophylaxe,* die einfach genug ist: *Vermeidung jeder Form von Mundreinigung* beim Neugeborenen. Auch bei Wiederbelebungsversuchen unmittelbar post partum soll in die Mundhöhle möglichst nur mit sterilen behandschuhten Fingern eingegangen werden.

Die *Behandlung* besteht bei der einfachen Stomatitis catarrhalis in Fernhaltung weiterer Schädlichkeiten. Sind bereits Gaumeneckengeschwüre vorhanden, so betupfe man sie zweimal täglich mit in 1%igem Argentum nitricum getauchtem Wattepinsel. Ist es schon zu umfangreichen Geschwürsbildungen gekommen, dann scheint uns mehrmals täglich vorgenommenes Betupfen mit 3%igem H_2O_2 empfehlenswert. Voraussetzung für die Heilung jeder schwereren Form von Stomatitis ist eine ausreichende natürliche Ernährung. — Etwas abweichend gehe man bei Soor vor. Man wische mehrmals täglich die befallenen Stellen mit in 25%igem Boraxglycerin getauchtem Wattepinsel zart aus. Noch einfacher ist der von ESCHERICH angegebene „Borsäureschnuller".

Eine kleine Kugel steriler Watte eintauchen in fein pulverisierte Borsäure, mit sterilem feinstem Batist umwickeln, dann in $1^0/_{00}$ Saccharinlösung tauchen. Die meisten Kinder nehmen diese Schnuller gerne und lösen mit ihrem Speichel allmählich die Borsäure auf.

Nicht so selten kommt es im Verlauf einer Stomatitis zu einer Entzündung der Mundspeicheldrüsen *(Sialoadenitis neonatorum)* die am häufigsten die Parotitis, nächstdem die Sublingualis und Submaxillaris befällt und sowohl ein- wie doppelseitig vorkommt. Einseitige Entzündung der Parotis und Submaxillaris beobachtet man auch unabhängig von einer Stomatitis im Gefolge operativer Entbindungen. Eigentümlich ist der Speicheldrüsenentzündung Neugeborener die große *Neigung zu Abscedierung,* was wohl mit der großen Enge des Ausführungsweges zusammenhängt.

Die *Diagnose* ist bei genauer Beobachtung des Sitzens der schmerzhaften Anschwellung leicht. *Therapeutisch* beschränke man sich zunächst auf Umschläge mit verdünntem Alkohol oder essigsaurer Tonderde, bei eintretender Abscedierung — an Rötung und Fluktuation der bedeckenden Haut erkennbar — muß natürlich incidiert werden.

b) Erkrankungen des übrigen Verdauungstractus.

Praktisch eine gewisse Bedeutung haben trotz ihrer Seltenheit *die* verschiedenen *angeborenen Passagehindernisse* und Stenosen, Atresien, die im allgemeinen als Hemmungsmißbildung aufzufassen sind.

Relativ am häufigsten ist darunter die *Atresie des Oesophagus,* bei der der obere Teil der Speiseröhre einen Blindsack bildet, an den sich ein strangartiges Mittelstück anschließt, während der untere Teil des Oesophagus meist wieder ein Lumen hat, das in den meisten beobachteten Fällen mit der Trachea in Verbindung steht.

Die *Diagnose* ist vermutungsweise zu stellen, wenn beim ersten Trinken des Kindes sich infolge Rückstauung und Aspiration der Nahrung heftige Hustenanfälle mit folgender Asphyxie einstellen, die sich dann bei jeder Nahrungsaufnahme wiederholen. Ein Versuch der Einführung einer Magensonde bringt dann weitere Aufklärung.

Eine *Therapie* ist zwecklos. Auch Operationen sind zu unterlassen. Die Kinder sterben gewöhnlich zwischen dem 4. und 7. Lebenstage.

Atresien im Bereich des Pylorus, des *Duodenum* und *Jejunum* sind viel seltener, noch seltener solche des Dickdarms.

Die *Diagnose* dieser Atresien ist nicht leicht, zumal die Kinder zunächst in nichts von normalen Kindern sich unterscheiden; nur bei den unterhalb des Duodenums sitzenden Atresien tritt ein diagnostisch verwertbares Zeichen auf, nämlich die Farblosigkeit des Meconiums. Bei den höher, oberhalb des Gallenganges sitzenden Atresien ist dagegen das Meconium normal und hier fällt erst nach Ausstoßung des gesamten Meconiums die Spärlichkeit und Trockenheit der Darmentleerungen auf; das schon frühzeitig auftretende Erbrechen ist wegen seiner sonstigen Häufigkeit schlecht als diagnostisches Zeichen verwertbar; erst wenn es gehäuft auftritt oder gar Darminhalt beigemengt ist, wird die Sachlage klarer, ebenso wenn meteoristische Auftreibung und sichtbare Peristaltik sich einstellen.

Die Diagnose nützt praktisch nichts, denn die Kinder sind so gut wie sicher verloren, zumal auch operative Heilungsversuche nur ganz vereinzelt Erfolg gehabt haben.

Leicht ist die Diagnose bei der *Atresia ani,* die auch bei alsbaldiger Operation gute Erfolgsaussichten gewährt. Nur bei gleichzeitiger Atresia recti *(Atresia anorectalis)* sind die Heilungsaussichten schlechter. Eine *Atresia recti* kommt übrigens auch isoliert vor. Allerdings ist dann meist eine fistelartige Öffnung an einer anderen Stelle zu finden, so daß sie klinisch meist als *Anus anomalus* imponiert (Anus vestibularis, vaginalis, perinealis usw.).

Die *Symptome* sind in allen Fällen die gleichen: Stuhlmangel, Auftreibung des Leibes, Erbrechen; vorhandene Fistelöffnungen sind durch den Abgang stark gefärbten Meconiums zu eruieren. Bei Stuhlmangel trotz vorhandenen Afters ist an eine isolierte Atresia recti zu denken und dann durch vorsichtige digitale Untersuchung die Diagnose zu erhärten.

Die *Prognose* ist bei sonst kräftigen Kindern nicht schlecht, wenn innerhalb der ersten 3 Tage operiert wird. Über die Operationsmethoden vgl. man die Lehrbücher der Chirurgie und chirurgischen Operationslehre.

Eine trotz ihrer Seltenheit wichtige Störung ergibt sich aus einem *Megacolon congenitum,* gleichgültig, ob es sich um eine echte Mißbildung (Exzeßbildung) oder um ein gewissermaßen sekundäres Megacolon infolge einer Abknickung der Flexura sigmoidea oder infolge von spastischen Zuständen der untersten Darmabschnitte oder um eine Verlegung des Enddarmes durch besonders zähes und eingedicktes Meconium handelt.

Das klinische Bild ist im wesentlichen das gleiche. Meist fällt schon beim eben geborenen Kinde eine leichte Auftreibung des Abdomens auf, die in den nächsten Tagen, sowie die Nahrungsaufnahme in Gang kommt, immer deutlicher wird. Weiter ist auffallend die vom 1. Tage ab bestehende Obstipation, und vom 3. oder 4. Tage ab tritt meist auch noch Erbrechen hinzu. Nach dieser Zeit sind übrigens die gesteiften Darmabschnitte meist schon tast- und leicht sichtbar.

Therapeutisch ist in Fällen von primärem Megacolon nur gegen die Obstipation vorzugehen, die freilich meist zeitlebens bestehen bleibt. Beim sekundärem Megacolon kann man nur dann hoffen, das Kind am Leben zu erhalten, wenn es bei den ersten Anzeichen eines Darmverschlusses gelingt, mit einer genügend langen, ganz dünnen Darmsonde über die Knickungsstelle hinauszukommen und damit die Darmpassage wiederherzustellen. Diese Prozedur muß oft Monate hindurch fortgesetzt werden, bis entweder durch Wachstumsvorgänge ein gewisser Ausgleich eintritt oder das Kind doch noch unter den Zeichen einer Autointoxikation oder Peritonitis oder ulcerösen Colitis zugrunde geht.

Ausnahmsweise ist beim sekundären Megacolon infolge von Knickung, Achsendrehung der Exitus an Darmruptur eingetreten. Ihre Symptome sind beim Neugeborenen recht uncharakteristisch und bisher sind solche Darmrupturen immer erst auf dem Obduktionstisch aufgedeckt worden.

Gesellen sich zu den Erscheinungen eines Darmverschlusses Melaenasymptome (vgl. S. 630), dann denke man in erster Linie an eine *Invagination,* deren Prognose allerdings recht schlecht ist.

Als ein weiteres recht seltenes Vorkommnis seien noch die *Atresien und Stenosen der* großen *Gallenwege* erwähnt, an die man denken mag, wenn trotz Acholie der Stühle keine Erscheinungen von Darmverschluß auftreten. Therapeutisch sind diese Fälle meist aussichtslos.

6. Ernährungsstörungen der Brustkinder.

1. Unterernährung ist die häufigste dieser Störungen beim Neugeborenen überhaupt, veranlaßt durch alle die im Kapitel Stillschwierigkeiten bereits genannten Zustände.

Symptome und Diagnose. Verdachterweckend ist schon eine ungewöhnlich große physiologische Gewichtsabnahme, die dazu auffordern muß, die Tagestrankmenge zu bestimmen. Je nach der Größe des Defizits im Verhältnis zum Nahrungsbedarf zeigt die Gewichtskurve weiterhin verschiedenes Verhalten: längere Dauer der Annahme, dann entweder bei leichten Graden von Unterernährung nur abnorm langsamen

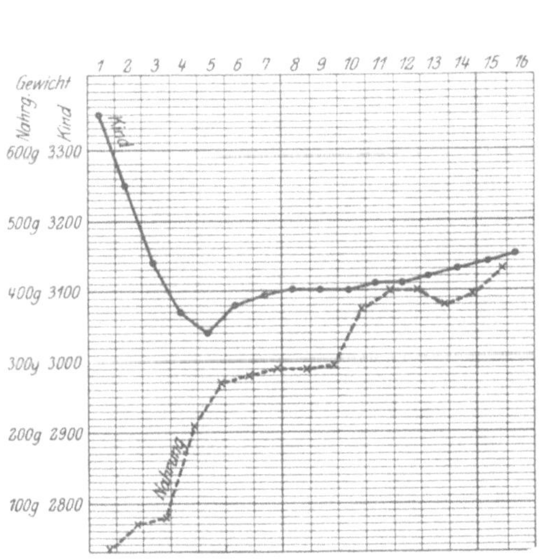

Abb. 472. Leichte Unterernährung;
gut ²⁄₃ des Bedarfs gedeckt.

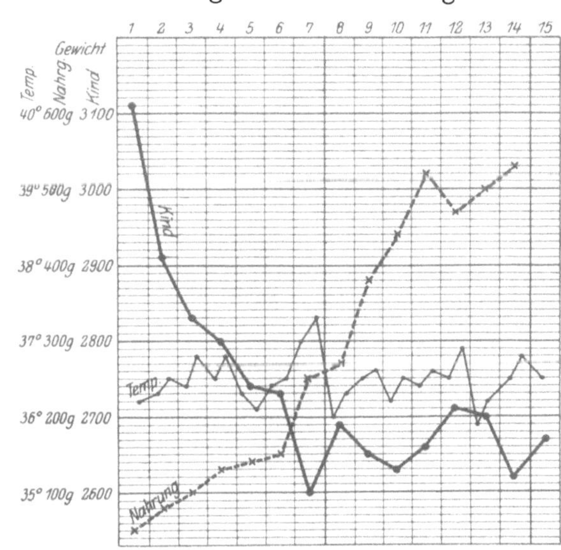

Abb. 473. Starke Unterernährung.

Anstieg (s. Abb. 472), bei höheren Graden aber Stillstand, von kleinen Zu- und Abnahmen unterbrochen (s. Abb. 473). Steile Gewichtsstürze fehlen bei Unterernährung. Das Verhalten der Gewichtskurve ist natürlich nur bei gleichzeitiger Registrierung des Nahrungskonsums verwertbar. *Andere Zeichen* der Unterernährung sind: Abnahme des Hautturgors, welkes Aussehen der Kinder, bei höheren Graden Eingesunkensein des Abdomens. Die *Stühle* werden bei leichten Graden von Unterernährung zäher, substanzärmer, seltener (1—2), von sehr wechselnder, schließlich meist schmutzig brauner Farbe, bei schwerer Unterernährung aber vielfach gehackt, schleimig, selbst dünnbreiig und zahlreicher *(Pseudodyspepsie),* wobei dann auch intertriginöse Ekzeme circum anum, bei unruhigen Kindern auch Wundscheuern der Fersen, Kratzeffekte im Gesicht, Wundsein der Finger (Paronychien) auftreten können. Andere unterernährte Kinder sind ruhig, eher somnolent. *Erbrechen* ist bei unterernährten Neugeborenen selten. Die Temperatur ist normal, zuweilen beobachtet man transitorisches Fieber.

Die *Prognose* der nicht zu schweren und nicht zu langdauernden Unterernährung ist bei Neugeborenen durchaus günstig, da mit Einsetzen ausreichender Ernährung sofortige und vollständige Reparation eintritt.

Therapie. Deshalb indiciert eine leichte Unterernährung in den beiden ersten Lebenswochen niemals Beifütterung oder gar unnatürliche Ernährung. Letztere ist überhaupt grundsätzlich zu verwerfen und auch bei stärkerer Unterernährung infolge Hypogalaktie ist nur zur Zwiemilchernährung überzugehen, wobei nach jeder Mahlzeit lediglich so viel zugegeben wird, als zur Erzielung ausreichenden Gewichtsanstieges nötig ist.

2. Überfütterung findet sich bei Brustkindern am ehesten bei Ammenernährung, an der Mutterbrust meist nur bei zu oft angelegten Kindern.

Symptome. Ausschütten der Kinder während oder kurz nach der Mahlzeit abnorm starke Gewichtszunahme, Vermehrung der Stühle auf 4—5. Nach einigen Tagen gesellen sich dazu bei Fortdauer zu reichlicher Nahrungszufuhr *Erbrechen,* auch in den Trinkpausen (= Zeichen bereits ungenügender Entleerung des geschädigten Magens), meteoristische Auftreibung des gespannten Abdomens mit schmerzhaften Koliken, lautem Flatusabgang, der den viel schreienden Kindern vorübergehend Erleichterung schafft, Auftreten dyspeptischer vermehrter Stühle, zuweilen Temperaturerhöhung auf 38—39°. Mit dem Auftreten dyspeptischer Stühle zeigt auch die Gewichtskurve Neigung zu Stillstand oder Flacherwerden.

Die *Diagnose* stützt sich in erster Linie auf den Nachweis des Tageskonsums, auf die Feststellung der oben genannten Folgen unzweckmäßiger Ernährung.

Die *Prognose* ist in der Neugeburtszeit durchaus günstig und eine Korrektur leicht möglich.

Therapie. Bei zu oft angelegten Kindern genügt schon eine Verminderung der Mahlzeiten auf 5 mit 4stündigen Intervallen und 8stündiger Nachtpause. In Fällen, in denen bereits Erbrechen, Diarrhöen, Flatulenz und große Unruhe bestehen, läßt man am besten eine 12—16stündige Nahrungsentziehung eintreten, indem man nach der 8stündigen Nachtpause noch zwei Mahlzeiten durch dünnen saccharingesüßten Tee ersetzt. Bei stärkerer Darmauftreibung, quälenden Koliken sind kleine Kamillenklysmen (100—150 ccm) zu geben, auch 5—10 Minuten Bauchlage bei gleichzeitiger Einlegung eines dünnen Darmrohres zur Erleichterung des Flatusabganges empfehlenswert.

3. Enteritis durch Infektion der Brustnahrung. Bei Vernachlässigung der Asepsis der Neugeborenenpflege kann es auch bei Brustkindern zu einem Darmkatarrh kommen, der in der Hauptsache durch Infektionserreger bedingt ist, die beim Saugen an der Brust oder beim Umwickeln u. dgl. in den Mund des Kindes gebracht wurden. Meist handelt es sich um Bacterium coli, Staphylo-, Streptokokken, welche von der Mutter aus den Lochien durch unsaubere Finger an die Brustwarzen oder direkt an die Lippen des Kindes verschmiert werden, seltener um Keime, die bei Rhagaden, Mastitis dem Sekret der Brustdrüsen beigemengt sind.

Die Symptome bestehen in einer Vermehrung der Stühle auf 7—8, ja selbst 10—12, die gehackt, mit Schleim vermengt, locker, zuweilen spritzend und dünnflüssig sind und verschiedene Farbe zeigen, sowie häufig zahlreiche kleine Milchbröckel enthalten. Die Stühle riechen häufig scharf. Fast regelmäßig treten Ekzeme in der Anoglutäalgegend auf, die Temperatur ist meist erhöht, zwischen 38 und 39°, zuweilen auch darüber, die Kinder machen einen kranken Eindruck, schreien viel, die Gewichtskurve zeigt Abnahmen von 30—60 g, bei akutem Beginn auch wohl einen steilen Absturz bis zu 100 g und bleibt in ihrem Verlauf sehr schwankend, bis Heilung eintritt. Am häufigsten setzt die Erkrankung in der zweiten Hälfte der 1. Woche ein.

Die *Therapie* besteht in 12—24stündiger Nahrungsentziehung (Teefütterung), Verabreichung von Kamillenklysmen zur Darmreinigung (eventuell Kalomel, 3mal 0,005 in abgespritzter Milch verabreicht) und warmen Umschlägen. Begleitender Soor wird nach den oben gegebenen Vorschriften behandelt. Das Anoglutäalekzem ist durch sehr sorgfältige Säuberung nach jeder Darmentleerung, die am besten in Wattekissen aufgefangen wird, mit Öl, Pellidolsalbe zu behandeln. Nachdem inzwischen die strengsten Anordnungen für Gewährleistung der Asepsis der Pflege gegeben sind, kann man nach 24 Stunden wieder anlegen, bleibt aber in schweren Fällen zweckmäßig am 1. Tage noch bei 3—4 Brustmahlzeiten. Nur zeitgerecht einsetzende Behandlung kann schweren Schaden verhüten.

4. Ernährungsstörungen infolge konstitutioneller Minderwertigkeit des Kindes machen sich in seltenen Fällen schon in der Neugeborenenzeit bemerkbar. Sie äußern sich in Ausbleiben entsprechender Gewichtszunahme trotz ausreichender Nahrungsmenge, völlig einwandfreier Pflege und Ernährungstechnik. Zuweilen gesellen sich dazu Darmsymptome, die den Verdacht einer Überfütterungsdyspepsie erwecken, wozu aber die durchaus nicht übernormale Nahrungsaufnahme und das einwandfreie Ernährungsregime nicht passen. Manchmal treten während des Trinkens eigentümliche Ohnmachtsanfälle der Kinder auf und später entwickelt sich meist das Bild exsudativer Diathese.

Therapie. Steigerung der Zahl der Mahlzeiten, bei Schwergiebigkeit der mütterlichen Brust möglichst Anlegen an einer leichtgiebigen Ammenbrust. Ist auch das ohne Erfolg, dann empfiehlt sich Zwiemilchernährung, wobei man zweckmäßig auf die zu verabfolgende Drittelmilch mit Nährzuckerzusatz (vgl. unten) noch pro die 2—3 Kaffeelöffel Plasmon oder Nutrose zusetzt.

5. In äußerst seltenen Fällen kann auch einmal ein **Milchfehler** (abnorme Zusammensetzung des mütterlichen Brustdrüsensekretes) Ursache mangelhaften Gedeihens des Kindes sein. Doch sei man in dieser Hinsicht äußerst kritisch. Erst müssen alle anderen Möglichkeiten ausgeschlossen sein.

Die **Ernährungsstörungen der unnatürlich ernährten Neugeborenen** sind viel ernster zu bewerten. Da sie indes im Grunde kein anderes Bild zeigen und nicht anders zu behandeln sind als die bei älteren Säuglingen, sei auf die Darstellung in den Lehrbüchern der Kinderheilkunde verwiesen. Therapeutisch ist in jedem Falle das Wichtigste die möglichste Rückkehr zur Frauenmilchernährung.

7. Erkrankungen des Respirationsapparates[1].

1. Rhinitis. Vorausgeschickt sei, daß ein gewisses inspiratorisches Schniefen bei Kindern der ersten Lebenstage sehr häufig ist und nichts mit einer Erkrankung zu tun hat, sondern lediglich mit der Enge der nasalen Luftwege zusammenhängt. Eine *kongenitale Rhinitis* ist fast ausschließlich luischer Natur. Abgesehen davon kommt aber schon in der 1. Lebenswoche und später richtiger *Schnupfen* bei Neugeborenen vor, der durch die verschiedensten Erreger (Eiterkokken der Lochien, Gonokokken, Diphtherie- und Pseudodiphtheriebacillen) erzeugt sein kann; ist derselbe meist auch harmlos und nicht einmal ein ernstes Saughindernis, so beobachtet man gelegentlich auch Fälle, welche infolge völliger Aufhebung der Nasenatmung am Saugen ernstlich behindert sind. Die Kinder sind zur Atmung durch den offenen Mund gezwungen, wobei infolge Austrocknung der Schleimhaut ihr Geschrei sehr bald heiser klingt. Manche Kinder bedürfen auch im Schlaf einer gewissen Überwachung, da manchmal durch Anlegen der dicken fleischigen Zunge an den Gaumen auch die Mundatmung behindert wird und dadurch Anfälle von Dyspnoe und Cyanose ausgelöst werden können. Relativ selten breitet der Prozeß sich auf Nebenhöhlen, noch seltener auf die tiefen Luftwege aus.

Dagegen setzt sich die Rhinitis relativ häufig, begünstigt durch die Weite und Kürze der Tuba Eustachii, auf die Paukenhöhle fort. Die Symptome der *Otitis* sind aber meist so geringfügig und uncharakteristisch, daß die Diagnose gewöhnlich erst nach erfolgtem Durchbruch des Trommelfells (Auftreten von Otorrhöe) gestellt wird. Fieber fehlt in der Mehrzahl der Fälle. Immerhin denke man bei unruhigen Kindern mit Schnupfen immer an die Möglichkeit der Otitis. Übrigens gibt auch diese bei kräftigen an der Brust ernährten Kindern eine gute Prognose; nur bei schwächlichen Frühgeborenen kann es im Anschluß an die Otitis zur Meningitis, Sinusthrombose, Pyämie kommen.

Vor 15 Jahren ist eine reiche Literatur über die sog. *„Nasendiphtherie" Neugeborener* entstanden. Wir halten diese Bezeichnung für irreführend und nur dann für gerechtfertigt, wenn auch das klinische Bild der Diphtherie (neben positivem Bacillenbefund Membranbildung mit blutig serösem Ausfluß, Temperatursteigerung) vorhanden ist. Das trifft aber nach den an unserer Klinik über 1 Jahr lang ganz

---

[1] Wir zählen hier nur einige wichtige Krankheitsbilder auf, die in der Neugeburtszeit von besonderer Bedeutung sind.

systematisch durchgeführten Untersuchungen[1] nur bei etwa 1 % aller Neugeborenen zu. Bei allen übrigen Fällen — und das sind 20 % aller Neugeborenen der 1. Woche — handelt es sich einfach um Bacillenträger, von denen $^2/_3$ niemals die geringsten Schnupfensymptome zeigten. Andererseits konnten wir feststellen, daß von den schniefenden oder nur leichte Sekretion aus der Nase aufweisenden Neugeborenen 40 % Di-negativ waren. Auch in den Di-positiven Fällen handelt es sich, wie durch Toxizitätsprüfungen im Hygienischen Institut festgestellt werden konnte, fast ausschließlich um avirulente Diphtheriebacillen, die nicht selten bei wiederholten Abimpfungen in Pseudodiphtheriebacillen übergingen. Übrigens konnten wir gelegentlich auch auf der Conjunctiva und am Nabel Diphtheriebacillen ohne klinische Symptome nachweisen. Ein einwandfrei auf Diphtherie zu beziehender Todesfall ist bei uns nicht vorgekommen. Interessant war die Feststellung, daß in 10 % aller Fälle das mütterliche Scheidensekret als Quelle der Diphtheriebacillen in Betracht kam. Übertragungen durch das Pflegepersonal und die Ärzte konnten ausgeschlossen werden, da ins Kinderzimmer niemand Zutritt bekam, dessen Nasen- und Rachenabstrich nicht vorher auf Freiheit von Diphtheriebacillen geprüft war.

Eine *Therapie* ist bei den leichteren Fällen von Rhinitis überflüssig. Nur bei völliger Behinderung der Nasenatmung erscheint eine öftere Abnahme des Sekretes mit ganz weichem dünnem Katheter oder die mehrmals täglich für einige Minuten vorgenommene Einführung kleinster, in 0,1 $^0/_{00}$ Adrenalin getauchter Wattebäuschchen empfehlenswert.

Auch bei Nachweis von Diphtheriebacillen halten wir eine besondere Therapie so lange für überflüssig, als nicht klinische Zeichen für Diphtherie (vgl. oben) nachweisbar werden. Dann allerdings machen wir eine intramuskuläre, am besten zwischen den Schulterblättern applizierte Injektion von 1500 Antitoxineinheiten. Dagegen erscheint es uns in jedem Falle empfehlenswert, die Kinder, so lange sie Bacillenträger sind, von älteren Geschwistern fernzuhalten, da jedenfalls Übertragungen möglich sind und nicht abzusehen ist, wie die Virulenz der Bacillen bei Übertragungen auf ältere Kinder sich gestalten wird. — Bei Otitis media, die eine nicht seltene Komplikation der Rhinitis Neugeborener darstellt, ist zeitgerecht die Parazentese des Trommelfells auszuführen, nach erfolgtem Durchbruch ist zweimal täglich vorzunehmendes Einträufeln von etwas Wasserstoffsuperoxyd empfehlenswert.

2. Stridor congenitus. Zuweilen beobachtet man bei Kindern schon vom ersten oder von den ersten Lebenstagen ab bei der Inspiration ein eigentümliches, langgezogenes, tonartiges Geräusch mit Einziehung im Jugulum und Epigastrium, das in seiner Intensität wechselt, bald im Wachen, bald im Schlaf stärker vorhanden ist, augenscheinlich aber das Kind gar nicht weiter behindert und kaum jemals zu leichter Cyanose führt. Dieser gutartige „Stridor" verschwindet meist nach einigen Wochen, seltener erst nach Monaten und bedarf keiner Behandlung, die auch erfolglos wäre, da anscheinend kongenitale Verengerungen des Kehlkopfes, die später durch das Wachstum ausgeglichen werden, die Ursache sind *(Stridor laryngis)*.

Viel ernster ist eine andere Form des kongenitalen Stridors, bei dem die Atmung mehr röchelnd ist und der mehr exspiratorisch als inspiratorisch auftritt. Schwerste Erstickungsanfälle werden dabei beobachtet, Dyspnoe ist stets deutlich, Cyanose mindestens in gewissem Grade vorhanden. Freilich gibt es auch leichtere Fälle, wo diese Erscheinungen nie bedrohlich werden, andererseits sehr schwere, in denen plötzlich in einem Erstickungsanfall, zuweilen auch ohne solchen, der Tod eintritt. In dem größeren Teil der Fälle sind nach den Erfahrungen FINKELSTEINS[2] angeborene Cysten im Zungengrund und Larynx, Papillome des letzteren, Schlaffheit der Muskulatur am und im Kehlkopf, kongenitale Trachealstenosen, schließlich Mißbildungen für diese Erstickungsanfälle verantwortlich zu machen. Für eine Minderzahl von Fällen ist aber ein Zusammenhang mit Thymushyperplasie (HOCHSINGER) wohl anzuerkennen *(Stridor thymicus)*. Wo solche Anfälle unmittelbar nach der Geburt, besonders bei in Gesichtslage befindlichen Kindern auftreten und im Laufe der nächsten Tage

---

[1] Vgl. KRITZLER: Beobachtungen über das Vorkommen von Diphtheriebacillen und diphtheroiden Stäbchen beim Neugeborenen unter Berücksichtigung der klinischen Bedeutung dieses Befundes. Z. Geburtsh. **83** (1921).

[2] FINKELSTEIN: Münch. med. Wschr. **1920 II**, 1424. — Dtsch. med. Wschr. **1912 I**.

verschwinden, mag nur eine auf Thyreoidea und Thymus übergreifende Geburtsgeschwulst maßgebend sein. Bei durch den Tastbefund im Jugulum oder im Röntgenbild deutlich nachweisbarer Thymusvergrößerung und Auftreten bedrohlicher Erscheinungen ist Rettung nur von einem operativen Eingriff (Thymusverlagerung oder partielle Thymektomie) zu erhoffen.

Wegen der nahen räumlichen Beziehungen erwähnen wir an dieser Stelle auch einige von der Schilddrüse ausgehende Störungen. Ebenso wie Thymushypertrophie kann auch eine *retrosternale Thyreoidea* zu Erstickungsanfällen führen; in seltenen Fällen sind *Teratome der Schilddrüse* als Ursache solcher aufgedeckt worden. Größere Bedeutung hat die *kongenitale Struma*. Man muß dabei unterscheiden zwischen der als Teil der Geburtsgeschwulst anzusehenden passageren Vergrößerung der Schilddrüse bei in Gesichtslage geborenen Kindern und der echten Struma bei Kindern kropfkranker Mütter. Auch sie kann zu Stridor und schwerer Suffokation Veranlassung geben.

Therapeutisch versuche man zunächst, durch Lagerung der Kinder mit leicht nach hinten flektiertem Kopf die Trachea möglichst von Druck zu entlasten und durch Eisumschläge eine Anämisierung und damit Abschwellung der Schilddrüse zu erzielen. Bei der echten Struma von irgend bedeutenderer Größe ist das natürlich erfolglos. Kommt es hier zu Erstickungsanfällen, dann durchtrennt man am besten zwischen zwei Gefäßklemmen den Isthmus glandulae thyreoideae. Einem sehr geschickten Laryngologen kann auch die Intubation gelingen. Die Tracheotomie ist dagegen beim Neugeborenen zu widerraten. Bei einem großen Teratom der Schilddrüse kommt natürlich nur die Operation in Frage, die Prognose ist aber schlecht.

3. Atelektasen. Eine partielle Atelektase der Lungen ist beim Neugeborenen der ersten Lebenstage physiologisch, da die volle Entfaltung der Lungenbläschen erst allmählich erfolgt. Wo sie, wie bei frühgeborenen und debilen Kindern länger anhält, besteht immer die Gefahr der Keimansiedlung in den atelektatischen Partien mit folgender Pneumonie. Auch bei asphyktisch geborenen Kindern bleibt, namentlich nach schwieriger Wiederbelebung, infolge herabgesetzter Erregbarkeit des Atemzentrums die physiologische Atelektase oft länger oder über das normale Maß hinaus bestehen. Ist die Atelektase an sich nicht zu ausgedehnt, um noch genügenden Gaswechsel zu gewährleisten, dann drohen Gefahren immer nur von der konsekutiven Pneumonie.

Die *Diagnose* der partiellen Atelektase ist am besten nach der oberflächlichen Atmung und der fortdauernden, dem Grad nach allerdings wechselnden Asphyxie zu stellen. Perkutorisch nachweisbare Dämpfung findet sich nur bei sehr ausgedehnten Atelektasen, bei der Auskultation hört man, sofern es gelingt, die Kinder durch Hautreize zu einigen tieferen Atemzügen zu veranlassen, ein eigentümliches inspiratorisches Knistern. An Kliniken ist die Diagnose der Atelaktase und ihrer Ausdehnung durch eine Röntgenaufnahme leicht sicher zu stellen.

Die *Therapie* besteht darin, durch Hautreize (kühle Übergießung im heißen Bade), häufigen Lagewechsel und künstliche Atmung allmählich eine immer stärkere Entfaltung der Lungen, durch heiße Senfmehl- oder Ozetbäder eine Ableitung des Blutes in die Körperperipherie zu erzwingen. Alles, was die Kinder zum Schreien bringt, ist gut. In leichteren Fällen ist die Gefahr bald überwunden, bei sehr debilen, besonders frühgeborenen Kindern mit sehr ausgedehnter Atelektase und bestehender Somnolenz ist sorgfältigste Überwachung und peinlichste Durchführung der oben genannten Maßnahmen erforderlich.

4. Pneumonien entstehen am häufigsten auf Basis der Atelektasen. Eine weitere Quelle derselben ist die Aspiration von Milch oder erbrochenem Mageninhalt bei debilen und somnolenten Kindern. Noch seltener handelt es sich um fortgeleitete Bronchitiden, wobei besonders bei Wiederbelebungsversuchen eingeschleppte oder während der Geburt aspirierte Keime eine Rolle spielen.

Aerogene Infektionen kommen seltener und dann hauptsächlich in Zeiten von Grippeepidemien vor. Als Erreger fanden wir wiederholt in derartigen Fällen Streptokokken.

Die *Diagnose* ist recht schwierig und unsicher, da in den meisten Fällen die kleinen bronchopneumonischen Herde weder deutliches Rasseln noch verschärftes oder gar bronchiales Atemgeräusch noch eine Dämpfung ergeben, auch Temperatursteigerung meist fehlt. Nur die auf Basis ausgedehnter Atelektasen entwickelten Pneumonien geben meist eine Dämpfung. Am ehesten besteht Aussicht etwas zu hören, wenn man die Kinder zum Schreien und damit zu einzelnen tieferen Atemzügen bringt. Sonst ist man meist gezwungen, sich mit der Vermutungsdiagnose zu begnügen, die sich auf erhöhte Atemfrequenz, Nasenflügelatmung, Cyanoseanfälle und anamnestische Anhaltspunkte stützt. Die *Therapie* ist dieselbe wie bei Atelektasen. Bei schlechter Herztätigkeit ist mehrmals täglich je $^1/_2$ ccm Campher zu injizieren.

5. Als Raritäten seien noch einige Mißbildungen wie die *Agenesie* und *Hypoplasie der Lungen,* die Cysten- oder *Sacklunge* erwähnt. Ihre praktische Bedeutung ist natürlich gleich Null, da die Kinder nicht lebensfähig sind.

8. Krämpfe bei Neugeborenen.

Am häufigsten handelt es sich um sog. *symptomatische Krämpfe,* die gewöhnlich Folge von intrakraniellen Geburtsverletzungen sind. Nächst diesen kommt vor allem die Hydrocephalie und Meningitis als Ursache derartige Krämpfe in Frage.

Wesentlich seltener sind die nicht ganz mit Recht *idiopathisch* genannten Krämpfe Neugeborener. Wir erwähnen den *Tetanus,* leicht erkennbar und nach den bekannten Grundsätzen zu behandeln. Man injiziere 150—200 Antitoxineinheiten, am besten zur Hälfte in der Umgebung des Nabels, zur anderen Hälfte intraspinal nach Lumbalpunktion, außerdem gebe man 2—3mal täglich 0,5 Chloralhydrat in 20—30 g Wasser gelöst als Klysma. Im übrigen sei angemerkt, daß manche Fälle von „Tetanus" beim Neugeborenen vielleicht nichts mit der spezifischen Infektion zu tun haben und auch durch Hirnblutungen täuschend ähnliche Bilder erzeugt werden können *(Pseudotetanus).* Ferner wird hierher gerechnet die *Eklampsia neonatorum,* d. h. in den ersten Lebenstagen unter Cyanose auftretende tonisch-klonische Krämpfe der Körpermuskulatur bei Kindern eklamptischer Mütter. Im ganzen sind solche Fälle recht selten. Die Prognose ist bei nicht zu schweren Krämpfen gut, anderenfalls kann im Anfall der Tod eintreten.

Therapeutisch kommen Klysmen oder subcutane Infusionen mit Ringerlösung in Frage, welche das eklamptische Gift, das noch aus dem Körper der Mutter stammt, ausschwemmen sollen. Ferner sind von E. KEHRER *tetanoide Krämpfe* bei Neugeborenen beobachtet, die aber wohl mit intrakraniellen Geburtstraumen zusammenhängen, da echte Tetanie in der Neugeburtszeit wahrscheinlich nicht vorkommt. — Schließlich kommen Krampfanfälle in der Neugeburtszeit bei den verschiedensten fieberhaften Erkrankungen und bei Sepsis vor. Ihre Behandlung fällt mit der der Grundkrankheit zusammen.

9. Melaena neonatorum.

Man versteht darunter das Symptom der Blutausscheidung durch Magen und Darm. Das ist harmlos, wenn es sich bloß um das Erbrechen während der Geburt verschluckten Blutes der mütterlichen Geburtswege oder von Verletzungen des Nasen-Rachenraumes nach Extraktion des Kopfes oder später um Ausscheidung von Blut, das aus blutenden Rhagaden beim Trinken in den Magendarmkanal kam, handelt *(Melaena spuria).* Nur wenn die Blutungsquelle im Magendarmkanal selbst liegt, spricht man von *Melaena vera,* die eine recht ernste Bedeutung hat. Sie kann freilich auch Teilerscheinung einer Sepsis sein, bei der echten idiopathischen Melaena aber findet man keine mechanische oder sonstige Ursache der Blutung. Die Erkrankung beginnt meist zwischen dem 2. und 3. Tage, selten früher oder später. Das Blut wird in der Mehrzahl der Fälle teils durch Erbrechen, teils mit dem Stuhl, manchmal auch nur im Stuhl, selten nur durch Erbrechen entleert. Häufig wird durch einmaliges Erbrechen von Blut die Erkrankung eingeleitet, dann erst erscheint Blut im Stuhl. Die typische schwarzbraune Färbung der Stühle mit einem Stich ins Dunkelrote, zuweilen einem Bluthof um den Stuhl in der Windel geben den Faeces ein unverkennbares charakteristisches Aussehen. In besonders schweren Fällen wird sogar zum Teil noch unverändertes geronnenes Blut entleert. Je mehr solcher Stühle oder gar Blutmassen entleert werden, um so ungünstiger ist gemeinhin die Prognose. Infolge des Blutverlustes entwickelt sich bald eine schwere Anämie, die Kinder sehen richtig wie blasse Wachspuppen aus, schließlich erfolgt der Tod durch Verblutung. Die Temperatur ist häufig über 38⁰ erhöht, nicht selten auch normal, nach starkem Blutverlust sogar subnormal. In schweren Fällen sind die Kinder somnolent, nehmen wenig Nahrung auf, nach längstens 5 Tagen ist meist das Ende da. Besonders ungünstig scheinen die mit starkem Bluterbrechen einhergehenden Formen.

In leichteren Fällen dagegen ist die Nahrungsaufnahme wenig gestört, nach 1—2—3 Tagen werden die Darmentleerungen seltener, spärlicher und heller, schließlich tritt oft ganz unvermittelt ein heller Milchstuhl auf, womit die Heilung vollendet ist.

Die Mortalität ist hoch (50—60 %), läßt sich aber durch zeitgerechte und zweckmäßige Behandlung auf 25—30 % herabdrücken.

Die *Ätiologie* der Erkrankung ist noch ganz unklar, wahrscheinlich aber durchaus keine einheitliche. Während man in etwa der Hälfte der Fälle vereinzelt oder multipel Ulcera im Magen-Darmtrakt gefunden hat, fehlen solche bei den übrigen völlig. Wie diese Ulcera entstehen, ist übrigens durchaus umstritten. Neben Stauung (KUNDRAT) werden thrombotische und embolische Prozesse (LANDAU, V. FRANQUÉ), umgekehrt Ischämie (BENECKE) verantwortlich gemacht, deren Zustandekommen freilich wieder ganz unklar ist. Sicher ist nur, daß in einer Anzahl von Fällen auch die Melaena vera nur Teilerscheinung einer Sepsis ist und zur Blutung führende Gefäßschädigungen durch infektiöse oder toxische Agenzien zustande kommen. Schließlich ist in manchen und gerade letal endigenden Fällen die Melaena wohl nur Ausdruck einer hämophilen Diathese (mangelhafter Gerinnungsfähigkeit des Blutes [O. SCHLOSS, COMMISKEY]), wobei freilich auch noch mancher Zusammenhang unklar bleibt. In solchen Fällen gehört die Melaena in das Bild der temporären Hämophilie, die beim Neugeborenen auch in Form von Nabelblutungen, Schleimhautblutungen aus der Nase u. ä. in Erscheinung treten kann.

Therapie. Unter peinlichster Asepsis sind sofort 10—15 ccm Gelatina sterilisata subcutan in die Oberschenkel oder den Rücken zu injizieren, was bei Fortdauer der Blutung am selben oder folgenden Tage wiederholt wird. Sehr gute Resultate sahen wir auch wiederholt nach Injektion von 20 ccm Pferdeserum (der Arzt nehme im Notfall Diphtherieserum), die ebenfalls noch am selben Tage wiederholt werden soll, wenn die Blutung nicht steht. Außerdem empfiehlt sich Wärmezufuhr und reichliche Ernährung mit abgepumpter Milch mittels Löffel oder aus der Flasche. Mehr ist nicht zu unternehmen. In verzweifelten Fällen kann man noch gegebenenfalls durch direkte Bluttransfusion Rettung bringen, die aber natürlich nur der vornehmen soll, der über entsprechende Technik und einen geeigneten Blutspender verfügt.

10. Das Erysipel

kommt nach allgemeiner Erfahrung in der Neugeburtszeit relativ häufig vor und ist durch einen besonders bösartigen Verlauf ausgezeichnet. Demgegenüber haben wir in der Klinik selbst einen Fall von Erysipel überhaupt nicht erlebt, wohl aber in 2 Fällen gesehen, daß die Kinder nach der Entlassung von Erysipel befallen wurden. In dem 1. Fall handelte es sich um ein von einem nässenden Ekzem der Anoglutäalgegend ausgehendes Erysipel, das wahrscheinlich durch Infektion der nässenden Stellen seitens der an hochvirulenter Streptokokkenangina erkrankten Pflegerin zustande gekommen war, während in dem 2. Fall das Erysipel von der Beschneidungswunde seinen Ausgang nahm und durch eitrige Peritonitis zum Tode führte. Sonst ist am häufigsten die Nabelwunde Ausgangspunkt des Wundrotlaufs.

Eigentümlich ist dem Neugeborenenerysipel die unscharfe Begrenzung gegen die gesunde Umgebung, die durch das physiologische Erythema neonatorum zuerst oft nahezu verdeckte Rötung, in anderen Fällen dagegen eine eigentümlich ins Kupfrige gehende flammende Rötung (Abb. 474). Relativ oft kommt es unter vorübergehender blauroter oder blauschwarzer Verfärbung zur Nekrose einzelner Partien.

Die Kinder machen von vornherein einen schwerkranken Eindruck, sind unruhig, später oft komatös, weisen eine trockene Zunge und gelegentlich durchfällige Stühle auf, die Temperatur ist überwiegend fieberhaft, doch kann — ähnlich wie bei der Sepsis — das Fieber auch ganz gering sein, ja selbst völlig fehlen. Gewöhnlich tritt schon nach wenigen Tagen der Tod ein. Schleppender Verlauf ist seltener.

Die *Behandlung* besteht neben reichlicher Zufuhr abgepumpter Muttermilch — direktes Anlegen ist wegen der Gefahr der Übertragung zu unterlassen — in Umschlägen mit Wasserstoffsuperoxyd oder essigsaurer Tonerde, Bepinselung der Umgebung mit auf ¹/₂ verdünnter Jodtinktur. Von IBRAHIM wird außerdem die intramuskuläre Injektion von Elektrokollargol HEYDEN (mehrmals je 5 ccm) empfohlen.

11. Die Sepsis neonatorum.

ist ein unglaublich vielgestaltiges, glücklicherweise mit dem Fortschreiten zweckentsprechender Neugeborenenpflege immer seltener werdendes Krankheitsbild und heute am häufigsten enterogenen Ursprungs; selten ist heutzutage eine Infektion vom Nabel aus, etwas häufiger wohl wieder die vom Respirationstrakt. Je nach der Eintrittspforte oder einer als Locus minoris resistentiae vorhandenen Verletzung sind die Lokalsymptome sehr verschieden. Neben Nabelveränderungen, wohl auch Nabelblutungen, Mastitis, Abscessen, Phlegmone an der Haut ist vor allem auf Rhinitis, Otitis media, Bronchitis oder Pneumonie, eitrige Pleuritis und Perikarditis, Meningitis, am Digestionsapparat besonders auf Enteritis mit oder ohne Melaena, auf Peritonitis, Stomatitis, von Soor angefangen bis zu schweren geschwürigen Formen, zu achten.

Viel wichtiger für die Diagnose der Sepsis sind aber *die Zeichen der allgemeinen Erkrankung, das welke Aussehen* der Kinder, die *Apathie,* häufig schmerzliches *Wimmern,* das leicht von dem Geschrei gesunder Kinder zu unterscheiden ist, die blasse, oft *graue Verfärbung der Haut,* die nicht selten ikterisch ist (der septische Ikterus zeichnet sich durch einen eigentümlich fahlen Ton aus). Bei Nachlaß der Herztätigkeit stellen sich Kälte und Cyanose der peripheren Körperteile ein, manchmal Sklerem und Sklerödem, im ganzen Abmagerung. Sehr zu beachten ist, daß *bei der Sepsis Neugeborener durchaus kein charakteristisches Fieber zu bestehen braucht.* Neben hochfiebernden Kindern (man beobachtet Continua, intermittierendes und remittierendes Fieber) finden sich solche, bei denen nur anfangs die Temperatur plötzlich in die Höhe schnellt, endlich auch Kinder, die niemals Fieber zeigen. Eigentümlich ist dagegen die große Neigung zu Kollaps, Dyspnoe, Asphyxieanfällen, zu cerebralen Reizerscheinungen (Tremor, Spasmen, Aufschreien im Schlaf). Nicht ganz selten finden sich bei der Sepsis Neugeborener scarlatinaähnliche oder pustulöse Ausschläge, sowie besonders hämorrhagische Exantheme, welch letztere fast regelmäßig Teilerscheinungen einer Sepsis sind. Überhaupt scheinen *hämorrhagische Erkrankungen beim Neugeborenen* weitaus *am häufigsten Ausdruck einer allgemeinen Sepsis* zu sein.

Die *Diagnose ist* bei Fehlen von nachweisbaren Lokalerkrankungen meist nicht mit Sicherheit zu stellen. Am ehesten gelingt sie durch bakteriologische Untersuchung des Blutes, die freilich in der Praxis meist undurchführbar bleibt.

Die *Prognose* ist mehr als zweifelhaft. In ausgesprochenen Fällen ist der Verlauf oft recht foudroyant, in wenigen Tagen zum Tode führend, in lang sich hinziehenden Fällen, die schließlich zur Heilung kommen, wird man nachträglich Zweifel an der Richtigkeit der Diagnose selten unterdrücken können, wenngleich eine Heilung zweifellos möglich ist. Diese infauste Prognose wird von BESSAU mit einer mangelhaften Entzündungsreagibilität in Zusammenhang gebracht. Der Neugeborene hat anscheinend eine geringere Fähigkeit zu lokaler Entzündungsreaktion und ist dadurch einer erhöhten Gefahr der allgemeinen Infektion ausgesetzt.

Die *Therapie* beschränkt sich neben der entsprechenden Behandlung von Lokalveränderungen auf analeptische Verfahren: Infusion von Ringerlösung (zweimal täglich 100 g), der man zweckmäßig pro die 0,5 ccm Digalen zusetzt; bei akutem Kollaps ist Oleum camphorat (3—4mal täglich 0,5) zu injizieren, ein Senfmehl- oder Ozetbad zu verabfolgen. Bei hohem Fieber sind kühle Einpackungen am Platze. Das wichtigste ist eine ausreichende Ernährung mit Frauenmilch, die man bei der großen Schwäche der Kinder wohl meist mit dem Löffel oder aus der Flasche verfüttern muß. Bei künstlicher Ernährung ist eine Sepsis von vornherein aussichtslos.

Wichtiger als alle Therapie wäre die Prophylaxe, die nur in einer den Anforderungen der Asepsis einigermaßen entsprechenden Neugeborenenpflege bestehen kann.

Anschließend seien hier noch einige allgemeine Erkrankungen unklarer Ätiologie, die mit Hämorrhagien und Ikterus einhergehen, kurz erwähnt. Alle neueren Untersuchungen sprechen durchaus in dem Sinne, daß es sich nur um *besondere Erscheinungsformen der Sepsis* handelt. Wir führen diese seltenen Fälle hier auf, da eine Mitwirkung der praktischen Ärzte zum Zweck der weiteren Aufklärung dieser dunklen Erkrankungen sehr erwünscht wäre, nicht allein durch Überweisung solcher Fälle an Kliniken bzw. nach dem Tode der Kinder an pathologische Institute, sondern auch durch eigene Kasuistik.

1. WINCKELsche Krankheit *(Cyanosis afebrilis icterica c. haemoglobinuria):* Erkrankung der Kinder meist am 4. Tage mit allgemeiner Cyanose, zu der sich bald ein Ikterus von wechselnder Stärke, Benommenheit, beschleunigte Atmung, Hämoglobinurie gesellen. Fieber fehlt fast regelmäßig. Nach 9—32 Stunden trat in den bisher bekannten Fällen der Tod ein.

2. Die Buhlsche Krankheit oder *akute Fettdegeneration der Neugeborenen* verläuft ·unter dem Bilde einer auch bei kräftigen Kindern auftretenden Asphyxie mit Cyanose, die allmählich zum Tode führt oder nach allmählichem Aufhören dieser unter Blutungen aus Darm, Nabel, Nase, in Haut und Schleimhäute, Ikterus und Ödem noch vor Ablauf der 2. Woche den Tod herbeiführt. Fieber fehlt. Die anatomischen Veränderungen waren der einer P-Vergiftung oder akuten Leberatrophie ähnlich. Wahrscheinlich ist die Buhlsche Krankheit nur eine akute hämor beische Sepsis.

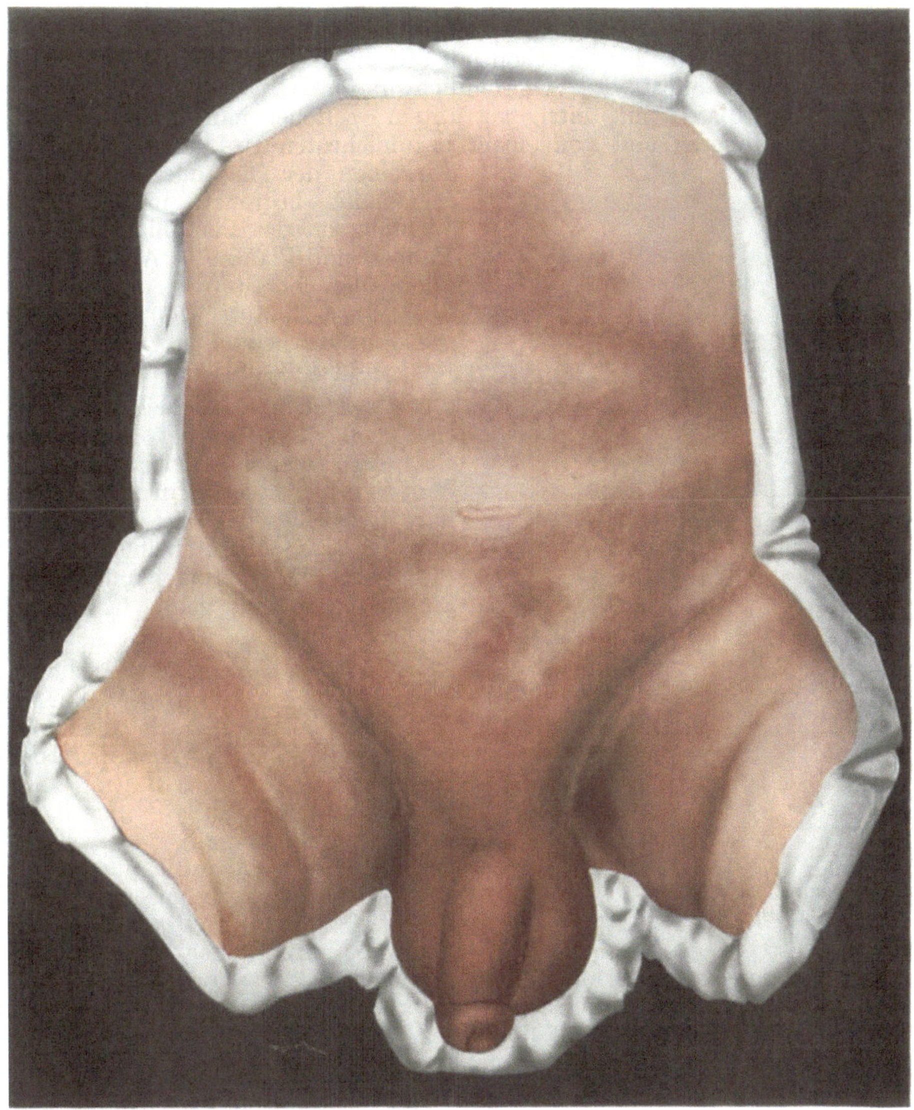

Abb. 474. Erysipel beim Neugeborenen.
(Nach v. Reuss.)

3. Ikterus gravis *(Kernikterus)* unterscheidet sich von den beiden genannten Formen hauptsächlich dadurch, daß der Ikterus das ganze Krankheitsbild beherrscht, sowohl durch seine Intensität wie eine eigenartige gelbgrüne Farbennuance, durch die er sich von dem physiologischen Ikterus unterscheidet. Auffallend ist die starke gelbe Verfärbung der Hirnkerne wie der sensiblen Kerne in der Medulla oblongata, daher auch der Name Kernikterus. Er wird in Zusammenhang gebracht mit einer größeren Durchlässigkeit der Bluthirnschranke, die kolloidalen Gallenfarbstoff passieren läßt. Manche Fälle gleichen ganz der Winckelschen Krankheit, nur fehlt die Hämoglobinurie. Im Harn ist Gallenfarbstoff leicht nachweisbar. Der Ikterus beginnt gewöhnlich schon am 1. Tage nach der Geburt, nimmt rasch an Stärke zu und führt unter dyspeptischen Erscheinungen meist am 5.—6. Tage zum Tode im Kollaps. Fieber fehlt meist. In zwei eigenen Fällen war es aber anfänglich vorhanden. Die Erkrankung findet sich oft bei mehreren Kindern derselben Mutter, doch habe ich gerade dabei zweimal Heilung beobachtet. Die Ätiologie ist durchaus unklar und bei den in der Literatur beschriebenen Fällen sicher keine einheitliche.

Die *Therapie* ist meist machtlos. Natürliche reichliche Ernährung, Warmhaltung, peinlichste Asepsis der Pflege waren bei meinen zwei geheilten Kindern das einzige, was unternommen wurde.

12. Lues[1].

Die größte praktische Bedeutung für die Diagnose haben die Hautveränderungen, unter denen besonders der *Pemphigus syphiliticus* zu nennen ist. Es handelt sich um ein luisches Exanthem, das häufig schon mit auf die Welt gebracht oder doch in den ersten Lebenstagen manifest wird. Gewöhnlich präsentiert es sich in Form von linsen- bis pfenniggroßen Blasen mit eitrig getrübtem, seltener hämorrhagischem Inhalt, die zum Teil konfluieren und von einem bräunlichroten Hof umgeben sind. Beim Einreißen der Blasendecke entstehen unregelmäßig begrenzte nässende Flächen. Lieblingssitz des Pemphigus luéticus sind Palmae und Plantae (s. Abb. 475), die oft allein befallen werden; zuweilen sitzen aber diese Efflorescenzen im Gegenteil an anderen Körperstellen, während Handteller und Fußsohle frei bleiben.

Die *Diagnose* ist nach dem charakteristischen Aussehen der Blasen und der Färbung ihres Hofes leicht zu stellen. In dem Saft der Blasen findet man massenhaft Spirochäten. Die *Prognose* ist ungünstig, die meist frühgeborenen und untergewichtigen Kinder mit einem derartigen Pemphigus gehen fast regelmäßig zugrunde.

Aussichtsreicher sind erfahrungsgemäß die Fälle, bei denen es sich um kräftige reife Neugeborene handelt, die ohne sichtbare luische Zeichen geboren werden und bei denen erst nach ein paar Tagen ein *luisches Exanthem* auftritt, das bald mehr makulo-papulös, bald daneben papulo-vesiculös oder papulo-pustulös (Abb. 476) sich darstellt. Die Blasen sind meist kleiner als beim Pemphigus, das Exanthem ist selten auf Handteller und Fußsohle beschränkt, meist vielmehr über mehr minder große Teile des Körpers verbreitet. Das makulo-papulöse Exanthem kann in den ersten Tagen, während noch das physiologische Erythema neonatorum besteht, leicht übersehen werden. Die übrigen Formen sind leicht erkennbar an den milchig trüben Blasen, die von einem schmutzig roten Hof umgeben sind.

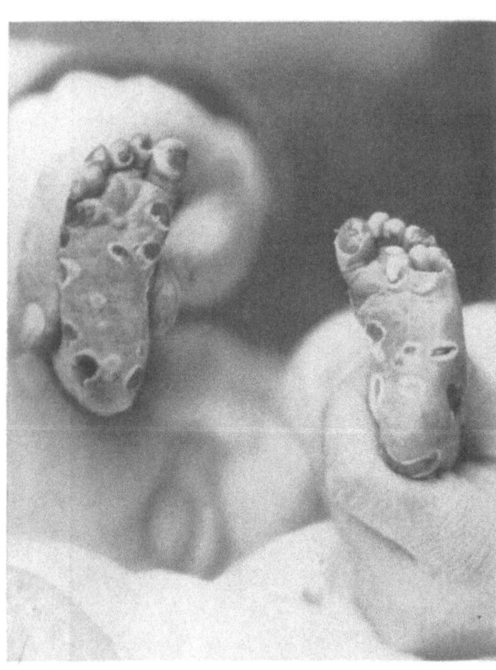

Abb. 475. Pemphigus syphiliticus plantaris.
(Nach v. REUSS.)

Eine wichtige Erscheinung der kongenitalen Lues ist ferner die *Rhinitis syphilitica,* die fast niemals fehlt und in der Mehrzahl der Fälle mit zur Welt gebracht oder in den allerersten Tagen manifest wird, jedenfalls aber noch in der Neugeburtszeit auftritt. Es handelt sich in leichten Fällen um einen trockenen Schnupfen, in schwereren gesellt sich dazu schleimig-eitrige, zuweilen sogar blutige Sekretion mit Borkenbildung am Introitus nasi.

Häufig ist außerdem Leber- und Milzschwellung, allgemeines welkes Aussehen; Nasen- und Nabelblutungen, Melaena, Krämpfe, Lähmungen sind seltene und für die Diagnose weniger verwertbare Erscheinungen der kongenitalen Lues. Die übrigens

---

[1] Über die Ätiologie der kongenitalen Lues vgl. Pathologie der Schwangerschaft. Wir berücksichtigen hier nur die Erscheinungen, die in der Neugeburtszeit öfters zu beobachten sind. Hinsichtlich aller später auftretenden Symptome sei auf die Lehrbücher der Kinderheilkunde und Syphilidologie verwiesen.

sehr charakteristischen Organveränderungen[1] werden intra vitam beim Neugeborenen der Diagnose nicht zugänglich. Im Zweifelsfalle lasse man immer am Blut die WASSER-MANNsche Reaktion anstellen.

Die *Prognose* der kongenitalen, schon beim Neugeborenen manifest werdenden

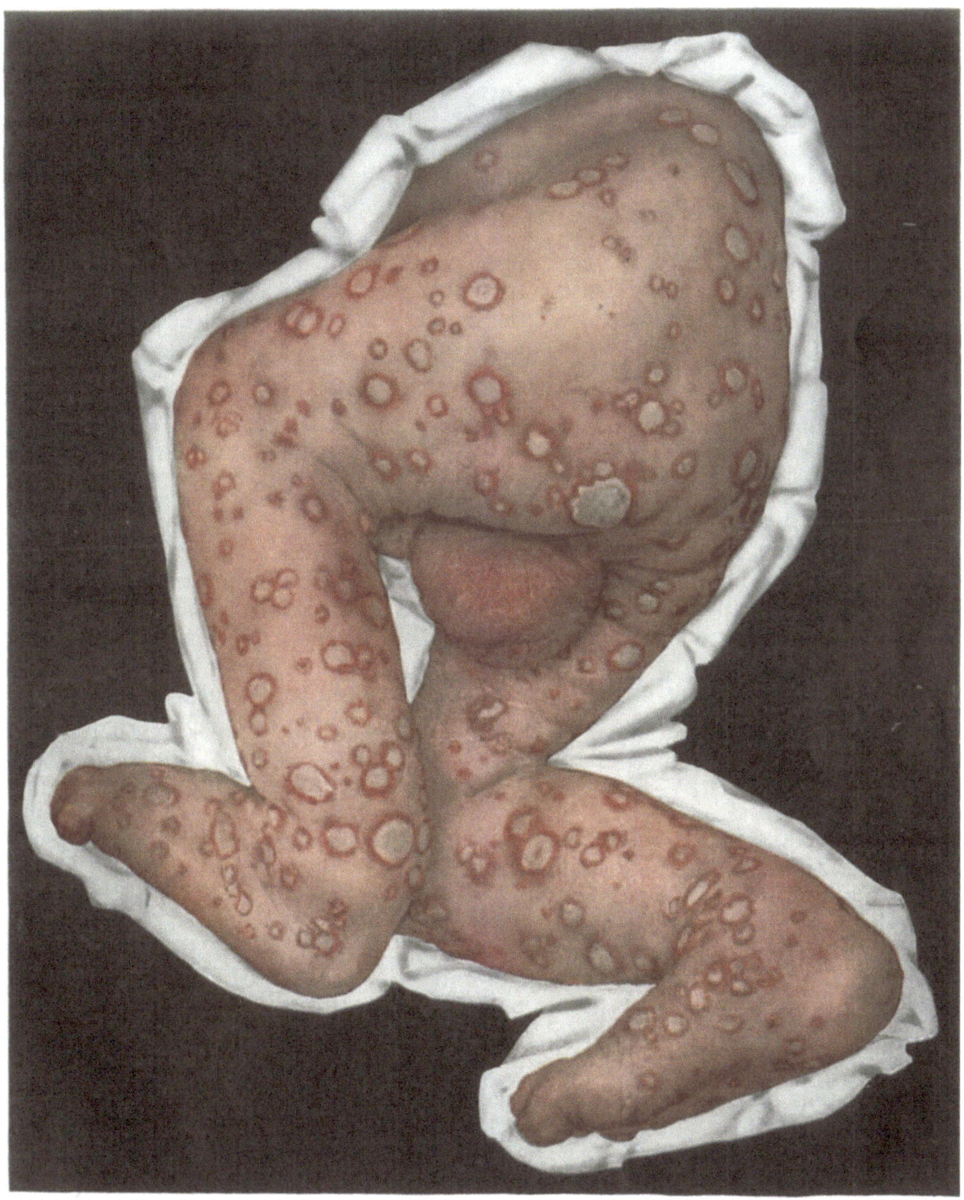

Abb. 476. Papulo-pustulöses Syphilid bei einem 5 Tage alten Neugeborenen.
(Nach v. REUSS.)

Lues ist recht ungünstig, zumal auch bei Fehlen eines Pemphigus es sich häufig um frühgeborene Kinder handelt.

Die *Therapie* ist seit Entdeckung des Salvarsans aussichtsreicher geworden und zeitigt manchmal ganz erstaunlichen Erfolg, dem aber Rückfälle folgen können. Man gibt das Salvarsan in Mengen von 0,05—0,1 (je nach dem Gewicht des Kindes und

---

[1] Vgl. Pathologie der Schwangerschaft, S. 385.

der Schwere des Falles) in 5—10 ccm sterilen Öls (durch Verreiben in steriler Schale emulgiert) und injiziert mit dicker Kanüle in die Glutäalgegend. Darüber kommt ein aseptischer, gut gesicherter Verband, der die Stichwunde vor Beschmutzung schützt und nach Bedarf erneuert werden muß. Noch besser ist es natürlich, intravenös zu injizieren, was in der allgemeinen Praxis meist undurchführbar sein wird. Übrigens scheint es uns heute viel zweckmäßiger, an Stelle des Salvarsans das wasserlösliche Neosalvarsan zu nehmen, von dem 0,1 g in 2 ccm frischen Aq. dest. gelöst intramuskulär injiziert wird (WELDE).

Die Versuche, die Kinder einfach durch Anlegen an die Brust der mit Salvarsan behandelten Mutter (TAEGE, DUHOT) zu heilen, haben sich nicht als erfolgreich erwiesen, weil offenbar die beim Zerfall der Spirochäten im mütterlichen Organismus freiwerdenden Endotoxine die Kinder schädigen; dagegen hat JESIONEK[1] in mehreren Fällen recht gute Erfolge mit der Milch einer mit Salvarsan vorbehandelten Ziege erzielt.

Neuerdings wird übrigens empfohlen, besonders von L. SEITZ, die Salvarsanbehandlung mit einer Quecksilberkur zu verbinden, wozu am einfachsten 1—2mal wöchentlich 0,001 g Sublimat in wässeriger Lösung intramuskulär gegeben wird (v. REUSS).

13. Hauterkrankungen.

Von *kongenitalen Veränderungen* seien erwähnt *Naevi, Angiome,* dann die *Dys-* und *Hyperkeratosen* (Ichthyosis), die elephantiastischen Veränderungen, die aber einesteils wegen ihrer Harmlosigkeit, andererseits wegen ihrer Seltenheit oder therapeutischen Unbeeinflußbarkeit nur geringes praktisches Interesse haben. Ein genaueres Eingehen erübrigt sich um so mehr, als in den Lehrbüchern der Hautkrankheiten diesen Veränderungen genügend Beachtung geschenkt wird.

1. Das **Ekzema intertrigo** stellt die praktisch wichtigste Hauterkrankung beim Neugeborenen dar und kommt fast ausschließlich in der Genitoanal- und Glutäalgegend zur Beobachtung. Reizung der Haut durch Faeces und Harn ist als Ursache anzusehen, wobei entweder bloß mangelhafte Reinlichkeit oder eine besonders große Zahl von vielleicht abnormen Entleerungen anzuschuldigen ist. Übrigens ist auch die Empfindlichkeit der Kinder gegen diese Schädlichkeiten individuell sehr verschieden.

Sorgfältigste Behandlung ist um so mehr am Platze, als bei Vernachlässigung der ersten Anfänge das Ekzem bald nässend wird und die von Epidermis teilweise entblößten Flächen eine günstige Eintrittspforte für alle möglichen Infektionserreger darstellen.

Der Prophylaxe wurde schon oben gedacht. Die *Therapie* besteht in Einstreuen mit 10%igem Zinkpuder, Pellidol- oder Lenicetpuder. Bei nässenden Formen ist nach sorgfältigster und schonendster Reinigung eine dicke Schicht von Zinkpaste, Pellidoloder Azodolensalbe aufzustreichen, um die erkrankten Partien vor weiterer Benässung zu schützen. Der Stuhl wird dann am besten in kleinen, vor den Anus gelegten Wattekissen aufgefangen. v. REUSS empfiehlt Bepinseln mit 5%iger Lapislösung.

2. Der **Pemphigus neonatorum (contagiosus simplex und malignus)** *non syphiliticus* stellt die wichtigste bakterielle Hauterkrankung des Neugeborenen dar. Es handelt sich um die Eruption von Blasen, die überall am Körper entstehen, zunächst nur hanfkorn- bis linsengroß sind, doch schon im Laufe eines Tages zu umfänglichen, bis talergroßen Gebilden sich vergrößern können, wobei die dünne Wand der Blasen einreißt und nach Entleerung des serösen oder leicht getrübten Inhaltes das gerötete nässende Corium bloßliegt, das sich allmählich mit einem trockenen Schorf bedeckt. Im einzelnen kann das Krankheitsbild sehr wechseln.

Die Erkrankung beginnt gewöhnlich in der zweiten Hälfte der 1. Woche. Auf der bis dahin ganz gesunden Haut schießen plötzlich vereinzelt oder in größerer Zahl die von einem zarten roten Hoft umsäumten Bläschen auf, wobei im Gegensatz zum Pemphigus syphiliticus die Palmae und Plantae meist (nicht immer) verschont bleiben. Ausbreitung und Verlauf wechseln sehr. Durchschnittlich ist aber nach 1—2 Wochen die Erkrankung, die übrigens den Allgemeinzustand der Kinder nicht stört, vorüber. Es handelt sich um eine *Staphylomykose,* die wahrscheinlich, trotz der verschiedenen Form, mit der Impetigo contagiosa der Erwachsenen identisch ist.

---

[1] JESIONEK: Münch. med. Wschr. **1911** I.

Zuweilen, namentlich bei schwächlichen Kindern, nimmt der Pemphigus einen malignen Charakter an und wird zum Ausgangspunkt einer allgemeinen Sepsis, die binnen wenigen Tagen zum Tode führt. Die Blasen sind dabei meist größer, unregelmäßig in der Form, breiten sich rascher aus, der Inhalt ist stärker eitrig getrübt und es kommt zu einer Epidermolyse. Wahrscheinlich handelt es sich in einem Teil dieser Formen um eine Infektion mit aus den Lochien stammenden hochvirulenten Staphylokokken (Abb. 477).

Beide Formen sind kontagiös.

Therapie. Öffnung der einzelnen Blasen, Verätzung des Grundes mit Tinct. jod. und reichliches Pudern mit Vasenol-, Lenicet- oder Zinkpuder. Selbstverständlich nur natürliche Ernährung.

3. Sclerema oedematosum und adiposum. Erstere Erkrankung besteht in einer durch ein eigentümlich hartes, aber knetbares, daher Fingereindrücke lang behaltendes Ödem bedingten Volumzunahme der befallenen Teile. Meist sind zuerst Fußrücken und Waden betroffen, allmählich breitet sich das Ödem über die ganze untere Körperhälfte, ja auf den übrigen Stamm aus. Die befallenen Partien fühlen sich kühl an. Die Erkrankung beginnt meist in der ersten Hälfte der 1. Lebenswoche und befällt

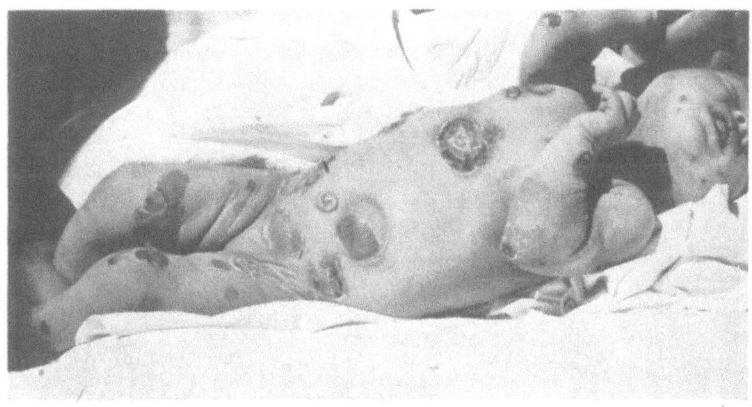

Abb. 477. Pemphigus neonatorum malignus non syphiliticus.
(Nach V. REUSS.)

mit Vorliebe untergewichtige Kinder im Verlauf der verschiedensten schweren Erkrankungen wie Sepsis, Pneumonie u. ä. *Fieber* gehört *nicht* zum Krankheitsbild, im Gegenteil ist die Temperatur meist subnormal. Ursächlich spielt wahrscheinlich eine Stauung im Kreislauf mit gleichzeitiger Schädigung der Gefäßwände eine Rolle, wobei vielleicht Entwicklungsfehler der Haut und der Gefäßwände mit in Betracht kommen (LUITHLEN). Es handelt sich um ein *einfaches Ödem,* dessen charakteristische Erscheinungsform höchstwahrscheinlich nur auf Eigenheiten der kindlichen Haut und des Unterhautfettpolsters beruht. In manchen Fällen kommen Übergangsformen zu dem zweiten Krankheitsbilde vor, dem

Sclerema adiposum oder *Fettsklerem,* das nur frühgeborene, debile oder sonst schwerkranke Kinder befällt und meist bloß auf einzelne Körperteile, mit Vorliebe Gesicht, Arme, Beine, besonders wieder Vorderarm und Waden beschränkt bleibt. Im Gegensatz zu Sklerödem fehlt hier die Flüssigkeitsdurchtränkung, dagegen ist die *Verhärtung der erkrankten Teile sehr auffällig.* Sie fühlen sich an, wie wenn halberstarrtes Paraffin unter die Haut injiziert wäre. Starke *Untertemperaturen* bis unter 30°, Somnolenz, verlangsamte Atmung und Zirkulation zeigen schon die Schwere des Krankheitsbildes, das auf einer *Fetterstarrung infolge von Hypothermie* beruht. Die Prognose ist recht ungünstig — die meisten Kinder sterben — falls nicht durch frühzeitig einsetzende Behandlung bald eine Besserung erzielt wird. Beim Sklerödem scheint die Prognose an sich etwas besser, ist aber meist durch die Grundkrankheit (vgl. oben) getrübt.

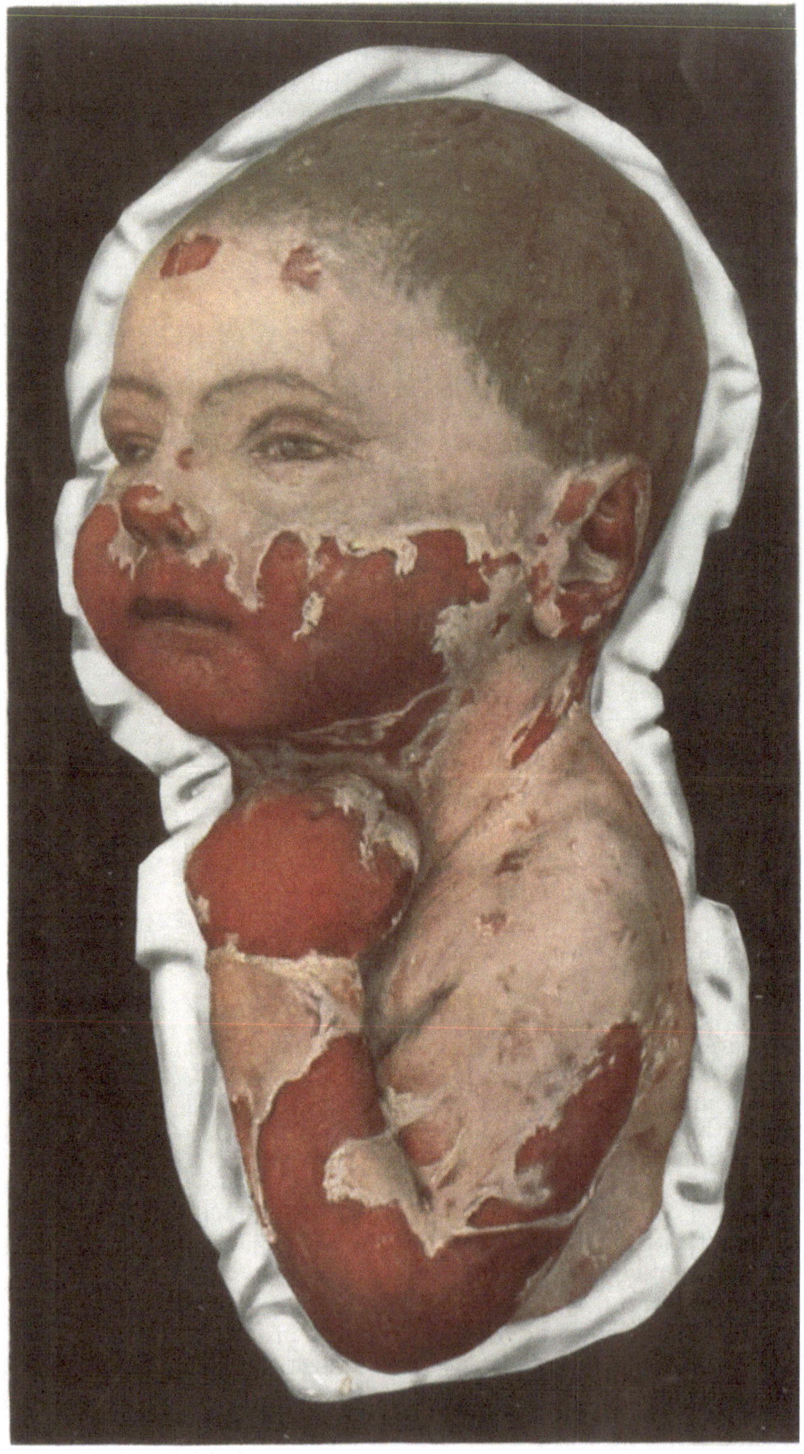

Abb. 478. Dermatitis exfoliativa.
(Nach v. Reuss.)

Die *Therapie* besteht bei beiden Zuständen in erster Linie in Wärmezufuhr und Anregung der Zirkulation (heiße Senfmehlbäder, Couveuse), wozu beim Sklerödem zweckmäßig passive Bewegungen und leichte Massage treten. Daneben darf natürlich die Behandlung der Grundkrankheit, meist Pneumonie oder Sepsis, nicht versäumt werden. Die

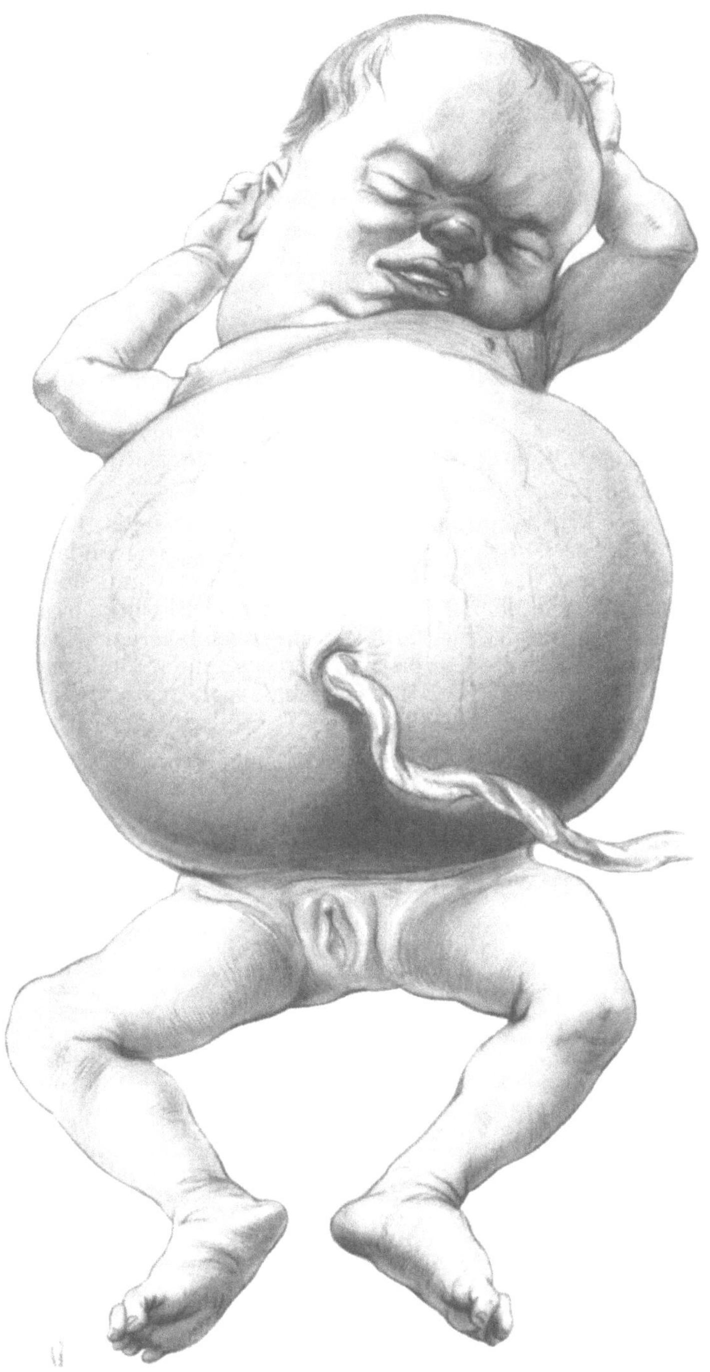

Abb. 479. Hydrops foetus mit starkem Ascites.

4. Dermatitis exfoliativa (v. Ritter) möge trotz ihrer Seltenheit hier erwähnt sein, da sie eine für die Neugeburtszeit sehr charakteristische und besonders schwere Erkrankung (Mortalität 50%) darstellt. Sie beginnt mit Rötung der Haut, gewöhnlich zuerst in der Umgebung des Mundes, die sich dann rasch und unregelmäßig über den ganzen Körper ausbreitet und schließlich zu einer ausgedehnten Epidermolyse mit Exfoliation führt. Das Krankheitsbild hat eine gewisse Ähnlichkeit mit ausgedehnten Brandwunden 2. Grades (vgl. Abb. 478).

Die Kinder sind zunächst in ihrem Befinden wenig gestört. Sobald aber die Exfoliation der Oberhaut einsetzt, leiden die Kinder infolge des Bloßliegens des Coriums große Schmerzen, machen einen schwerkranken Eindruck und gehen $1-1^1/_2$ Wochen nach Beginn der ersten Krankheitserscheinungen an der unvermeidlich eintretenden Allgemeininfektion zugrunde.

Die *Therapie* ist oft machtlos. Man vermeide jede unnötige Berührung des Kindes, um die Exfoliation möglichst zu beschränken, bekleide die Kinder gar nicht, sondern hülle den dickbepuderten Körper nur in einige Lagen weitmaschigen sterilen Mulls ein (FINKELSTEIN). Strenge Isolierung des Kindes und der Pflegerin ist notwendig. Sobald die Eintrocknung und Epidermisierung wiederbeginnt, werden Eichenrindenbäder empfohlen.

5. Hydrops fetus *(et placentae)* **universalis.** Es handelt sich um seltene Fälle (Häufigkeit etwa 1:3000). Die Kinder sind fast immer frühgeboren und kommen tot, aber nicht etwa maceriert zur Welt oder sterben kurz post partum. Neben dem universellen Ödem besteht in vielen Fällen *Ascites* (Abb. 479), *Hydrothorax*. Die Mütter derartiger Kinder leiden öfters an Schwangerschaftsnephrose und sind ebenfalls mehr oder minder mit Ödem behaftet.

Die *Ätiologie* der Erkrankung ist unbekannt. Lues spielt keine Rolle. Wahrscheinlich liegt eine chemische Schädigung unbekannter Art zugrunde, die den gesamten hämatopoetischen Apparat des Fetus schädigt (SCHRIDDE) und neben enormer Ausdehnung der Blutbildungsherde zu einem eigenartigen Blutbild (starke Vermehrung der kernhaltigen Erythrocyten, Erythroblasten, Myeloblasten, Eosinophilen) führt. Neuestens (1933) ist in einem Falle von E. J. KRAUS eine Mißbildung der Hypophyse gefunden und für die Störung im Wasserhaushalt verantwortlich gemacht worden. Es wäre künftig darauf zu achten, ob solche Veränderungen etwa regelmäßig sich nachweisen lassen. Die Placenta ist regelmäßig mit ödematös, blaß und schwer (bis zu 2 kg).

<h2 style="text-align:center">Literatur.</h2>

I. Erkrankungen der Wöchnerin.

AHLFELD: Beitrag zur Lehre vom Resorptionsfieber in der Geburt und im Wochenbett und von der Selbstinfektion. Z. Geburtsh. 27 (1893). — Über den heutigen Stand der Puerperalfieberfrage. Berl. klin. Wschr. 1895 II, 925. — ASCHOFF: Über Spontaninfektion. Zbl. Gynäk. 1911. — Die Frage der Thrombose vom morphologischen Standpunkt aus. Dtsch. med. Wschr. 1911 I.

BAISCH: Die operative Behandlung der diffusen, speziell puerperalen Peritonitis. Münch. med. Wschr. 1911 I. — Zur Frage der endogenen Infektion im Wochenbett. Mschr. Geburtsh. 35, H. 4 (1912). — BONDY: Die hämolytischen Streptokokken und die Prognose des Puerperalfiebers. Mschr. Geburtsh. 29, 557 (1909). — Zum Problem der Selbstinfektion. Zbl. Gynäk. 1911, Nr 48. — BUCURA, C.: Die gonorrhoische Infektion der Genitalorgane. VEIT-STÖCKELS Handbuch der Gynäkologie, Bd. 8, 3. 1935. — BUMM, E.: Über puerperale Wundinfektion. Zbl. Bakter. 1887, 343. — Über die Aufgaben weiterer Forschung auf dem Gebiete der puerperalen Wundinfektion. Arch. Gynäk. 34 (1889). — Histologische Untersuchungen über die puerperale Endometritis. Arch. Gynäk. 40, 398 (1891). — Gonorrhoische Erkrankungen der weiblichen Harn- und Geschlechtsorgane. VEITS Handbuch der Gynäkologie, Bd. 1. 1897. — Über die chirurgische Behandlung des Puerperalfiebers. Slg Abh. Frauenheilk. 1901. — Die operative Behandlung des Puerperalfiebers. Verh. 13. Verslg dtsch. Ges. Geburtsh. u. Gynäk. Straßburg 13 (1909). — BUMM u. SIGWART: Zur Frage der Selbstinfektion. Arch. Gynäk. 97 (1912).

DÖDERLEIN, A.: Untersuchungen über das Vorkommen von Spaltpilzen in den Lochien gesunder und kranker Wöchnerinnen. Arch. Gynäk. 21 (1887). — Das Scheidensekret und seine Bedeutung für das Puerperalfieber. Leipzig: Arthur Georgi 1892.

ESCH: Ein Beitrag zur Proteinkörpertherapie usw. Zbl. Gynäk. 1920, Nr 31. — ESCH u. SCHRÖDER: Bakteriologische Studien über die Wirkung von Vaginalspülungen bei graviden Frauen. Z. Geburtsh. 70, 178 (1912).

FEHLING: Physiologie und Pathologie des Wochenbettes. Stuttgart 1897. — Über Selbstinfektion. Münch. med. Wschr. 1900 II. — FLÜGGE: Ätiologie und Prophylaxe der Wundinfektion in Kuttner. Die Infektion, S. 342. Jena 1811. — FRÄNKEL, E.: Über Gasphlegmone. Leipzig 1893. — FREUND, R.: Erfahrungen mit Antistreptokokkensera in der Geburtshilfe in WOLFF-EISNERS Handbuch der Serotherapie, S. 133—141. München 1910. — FROMME: Die Venenunterbindung bei chronischer Streptokokkensepsis. Prakt. Erg. Geburtsh. 1 (1909). — Physiologie und Pathologie des Wochenbettes. Berlin: S. Karger 1910.

HERFF: Das Kindbettfieber. WINCKELS Handbuch der Geburtshilfe, Bd. 3, 2. Teil. — Über die Bewertung gewisser Behandlungsmethode der Bakteriämien des Kindbettes, insbesondere der Hysterektomie.

Dtsch. med. Wschr. **1908** I. — Die Ursache des Kindbettfiebers ist eine einheitliche, beruht ausschließlich auf dem Eindringen von Spaltpilzen, daher muß die Schilderung auch eine einheitliche sein, gleichgültig, ob die Spaltpilze zu einer schweren Vergiftung oder zu einer Überschwemmung des Körpers mit Keimen führen. WINCKELs Handbuch der Geburtshilfe, Bd. 3, 2, S. 337. — HERFF, V., WALTHARD u. WILDBOLD: Das Kindbettfieber, WINCKELs Handbuch der Geburtshilfe, Bd. 3, 2. 1906. — HEYNEMANN, TH.: Der E. FRÄNKELsche Gasbacillus in seiner Bedeutung für die puerperale Infektion. Zbl. Gynäk. **68**, 425 (1911), wo auch ausführliche Literaturangaben. — HEYROWSKY, K.: Zur Strahlenbehandlung der puerperalen Mastitis. Fortschr. Ther. **1935**, H. 1. — HÖSSLI: Das Verhalten der Streptokokken gegenüber Plasma und Serum und ihre Umzüchtung. Mitteilung aus dem Handbuch Staatskrankenanstalten, Bd. 15, S. 259 1911. — HOFMEIER: Die Verhütung des Kindbettfiebers in den geburtshilflichen Unterrichtsanstalten. Slg klin. Vortr., N.F. **1902**, Nr 177. — HÜSSY: Zur Variation der Hämolyse der Streptokokken. Gynäk. Rdsch. **1911**, 54. — Sechs Puerperalfieberfälle mit interessantem bakteriellen Befund. Zbl. Gynäk. **1912**, 359.

IHM: Über die Bedeutung des Fiebers in der Geburt. Z. Geburtsh. **1923**.

JASCHKE, V.: Zur Prognose des Puerperalfiebers. Z. Geburtsh. **1910**. — Kaseosenbehandlung. Kongreß 1920. Münch. med. Wschr. **1920** I. — Ther. Halbmh. **1921**, H. 17. — JUNG, P.: Beitrag zur Kenntnis der Vaginalstaphylokokken. Z. Geburtsh. **64**, 505 (1909).

KOCH, R.: Über die Ätiologie der Wundinfektionskrankheiten. Leipzig 1878. — KRÖNIG: Über das bakterienfeindliche Verhalten des Scheidensekretes Schwangerer. Dtsch. med. Wschr. **1894** I, 819. — Bakteriologie des weiblichen Genitalkanals, S. 135—186. 1897. — Klinische Versuche über den Einfluß der Scheidenspülungen während der Geburt auf den Wochenbettsverlauf. Münch. med. Wschr. **1900** I. — Über Einschränkung der aseptischen Maßnahmen in der Geburtsh. Münch. med. Wschr. **1908** II. — Über Selbstinfektion in der Geburtsh. Dtsch. med. Wschr. **1909** II. — Thrombose und Embolie. 83. Verslg dtsch. Naturforsch. u. Ärzte Karlsruhe 1911. — KRÖNIG u. MENGE: Über das bakterienfeindliche Verhalten des Scheidensekretes. Dtsch. med. Wschr. **1894** I. — Zbl. Gynäk. **1895**, 409, 433. — Bakteriologie des weiblichen Genitalkanals. Leipzig: Arthur Georgi. 1897.

LENHARTZ: Die septischen Erkrankungen. NOTHNAGELs spezielle Pathologie und Therapie, Bd. 3, 4. Teil. Wien 1903. — Über die Unterbindung der Venen zur Bekämpfung des Puerperalfiebers. Med. Klin. **1906** I. — LEOPOLD: Über gonorrhoisches Fieber im Wochenbett. Inaug.-Diss. Basel 1901. — Zur operativen Behandlung der puerperalen Peritonitis und Pyämie. Arch. Gynäk. **78** (1906). — LEVY u. A. HAMM: Über kombinierte aktiv-passive Schutzimpfung und Therapie beim Puerperalfieber. Münch. med. Wschr. **1909** II, 1728. — LINDIG: Kaseintherapie betr. Arch. Gynäk. **110**, H. 3. — Münch. med. Wschr. **1919** II. — Dtsch. med. Wschr. **1920** I, 199; **1921** I. — LUBARSCH: Thrombose und Embolie. Jkurse ärztl. Fortbildg **1916**.

MACK: Zur Protoplasmaaktivierung mit Kaseosan (Lindig). Münch. med. Wschr. **1920** I. — MARMOREK: Le Streptocoque et le serum antistreptococcique. Ann. Inst. Pasteur **1895**. — MAYER, A.: Beitr. Geburtsh. **12**, 155 (1908). — MEISSL: Wien. klin. Wschr. **1909** I, 10. — MENGE: Über ein bakterienfeindliches Verhalten der Scheidensekrete Nichtschwangerer. Dtsch. med. Wschr. **1894** I, 867.

NATWIG: Bakteriologische Verhältnisse in weiblichen Genitalsekreten. Arch. Gynäk. **76**.

PANKOW, O.: Zur Steigerung der Widerstandskraft des Organismus durch künstliche Leukocytose. Beitr. Geburtsh. **9**, H. 3. — Über die Schnelligkeit der Keimverbreitung u. a. m. Z. Geburtsh. **1909**. — Die endogene Infektion in der Geburtshilfe. Z. Geburtsh. **71** (1912). — PASTEUR: Sur la fièvre puerperal. Bull. Acad. Méd. **1879**, 260, 271.

ROSTHORN, V.: Beobachtung über Tetanus puerperalis. Verh. dtsch. Ges. Gynäk. 8 (1899). — RUNGE: Über Puerperalfieber. Sammelref. Mschr. Geburtsh. **29**, 602 (1909).

SACHS: Bakteriologie der Geburt. Jkurse ärztl. Fortbildg 1911, H. 7, 30—38. — Bakteriologische Untersuchung beim Fieber während der Geburt. Z. Geburtsh. **70**, 222 (1912). — SALOMON: Serologische Untersuchungen über Kaseosan. Münch. med. Wschr. **1920** II. — SALOMON u. VOEHL: Dosierungsfrage bei der Proteinkörpertherapie. Zbl. Gynäk. **1921**, Nr 16. — SCANZONI, V.: Über den Wochenbettverlauf bei präzipitierten Geburten usw. Arch. Gynäk. **63**. — SCHILLER: Mastitis. Mschr. Kinderheilk. **10**. — SCHMEL: Röntgenbehandlung der Mastitis. Zbl. Gynäk. **1928**, 2251. — SCHOTTMÜLLER: Die Artunterscheidung der für den Menschen pathogenen Streptokokken durch Blutagar. Münch. med. Wschr. **1903** I. — Zur Pathogenese des septischen Abortes. Münch. med. Wschr. **1910** II, 1817. — Streptokokken-Aborte und ihre Behandlung. Münch. med. Wschr. **1910** II. — Zur Bedeutung einiger Anerobier in der Pathologie. Mitt. Grenzgeb. Med. u. Chir. **21**, 184 (1910). — Infektion und Fäulnis. Zbl. Gynäk. **1911**, Nr 17. — Die bakteriologische Untersuchung und ihre Methoden bei Febr. puerp. Münch. med. Wschr. **1911** I. — SCHWEITZER: Zur Prophylaxe puerperaler Infektion. Verh. dtsch. Ges. Gynäk. Halle **1913**. — SEITZ: Die operative Behandlung der puerperalen Pyämie. Slg klin. Vortr. 1908, Nr 464. — Gonorrhoe und Fortpflanzungsvorgänge. Handbuch der Geburtshilfe, herausgeg. von DÖDERLEIN, Bd. 2. Wiesbaden: J. F. Bergmann 1916. — SEMMELWEIS: Die Ätiologie, der Begriff und die Prophylaxe des Kindbettfiebers. Pest. Wien u. Leipzig: A. Hartleben 1861. — SIGWART, A.: Pathologie des Wochenbetts. Handbuch von HALBAN-SEITZ, Bd. 8, 1. 1927. — STEINBÜCHEL, V.: Zur Frage des Einflusses der Gonorrhoe aufs Wochenbett. Wien. klin. Wschr. **1892**. — STICHER: Die Bedeutung der Scheidenkeime in der Geburtshilfe. Z. Geburtsh. **44** (1901).

TRENDELENBURG: Über die chirurgische Behandlung der puerperalen Pyämie. Münch. med. Wschr. **1902** I, 513. — Surgical treatment of puerperal Pyämia. J. amer. med. Assoc. **47** (1903, Juli).

VEIT: Die Uterusexstirpation bei Puerperalfieber. Prakt. Erg. Geburtsh. **50** (1909). — Über Fieber bei der Geburt. Mschr. Geburtsh. **1** (1909). — Weitere Untersuchungen über die Entstehung der puerperalen Infektion. Prakt. Ergebnisse von FRANZ VEIT, Bd. 4, 1, S. 181. 1911. — Die operative Behandlung puerperaler Pyämie. Prakt. Erg. Geburtsh. **4** (1912).

WALTHARD: Bakteriologische Untersuchungen des weiblichen Genitalsekretes in der Gravidität und im Puerperium. Arch. Gynäk. **48** (1895). — Spezielle Bakteriologie der puerperalen Wunderkrankungen v. WINCKELs Handbuch der Geburtshilfe, Bd. 51, 3. — Grundlagen zur Serotherapie des Streptokokkenpuerperalfiebers. Z. Geburtsh. **13**. — Interne Behandlung der puerperalen Infektionen. Verh. dtsch. Ges.

Gynäk. Straßburg **13** (1909). — WARNEKROS: Bakteriologische Untersuchungen bei Fieber im Wochenbett, bei Aborten und während der Geburt. Zbl. Gynäk. **1911**, 1010. — Über drei bemerkenswerte Fälle von puerperaler Pyämie. Arch. Gynäk. **97** (1912). — Zur Prognose der puerperalen Fiebersteigerungen auf Grund bakteriologischer und histologischer Untersuchungen. Arch. Gynäk. **104**. — Placentare Bakteriämie. Arch. Gynäk. **100**. — WEGELIUS: Bakteriologische Untersuchungen der weiblichen Genitalsekrete usw. Arch. Gynäk. **88** (1909). — WEICHARDT: Über Proteinkörpertherapie. Münch. med. Wschr. **1918** I. — WEICHSELBAUM: Diploc. pneumoniae. KOLLE-WASSERMANNS Handbuch der pathogenen Mikroorganismen, Bd. 3, S. 208. 1903. — WEISSMANN: Über Kollargol. Ther. Mh. **1906**. — WINCKEL: Die Pathologie und Therapie des Wochenbettes. Berlin 1878. — WINTER: Lokale Behandlung der puerperalen Infektionen. Verh. dtsch. Ges. Gynäk. **14**, 430 (1909). — Fieberhafte Geburten und deren Wochenbettprognose. Beitr. Geburtsh. **14**, 398 (1909). — WINTZ, H.: Z.: Röntgenbehandlung der Mastitis. Fortschr. Röntgenstr. **35**, 28. — WYSSOKOWITSCH: Über die Schicksale der ins Blut infizierten Mikroorganismen im Körper der Warmblüter. Z. Hyg. **1**, 3 (1886).

ZANGEMEISTER: Über die Serotherapie der Streptokokkeninfektionen. Münch. med. Wschr. **1908** I. — Über Antistreptokokkenserum. Berl. klin. Wschr. **1909** II, 970. — Über Streptokokkenimmunität und Serumbehandlung. FRANZ-VEITS praktische Ergebnisse, Bd. 1, 2, S. 435. 1909. — Verh. dtsch. Naturforsch. Königsberg **1910**. — Die bakteriologische Untersuchung im Dienste usw., S. 23. Berlin 1910. — Über die Verbreitung der Streptokokken im Hinblick auf ihre Infektiosität und ihre hämolytische Eigenschaften. Münch. med. Wschr. **1910** II. — Der heutige Stand der Puerperalfieberfrage. Prakt. Erg. Geburtsh. II 1. — ZANGEMEISTER u. KIRSTEIN: Zur Frage der Selbstinfektion. Arch. Gynäk. **104**. — ZANGEMEISTER u. MEISSL: Untersuchungen über die Verwandtschaft saprophytischer und pathogener Puerperalstreptokokken. Z. Geburtsh. **58**, 425 (1906). — ZÖPPRITZ, B.: Über bakterizide Eigenschaften des Vaginalsekrets und des Urins Schwangerer. Mschr. Gynäk. **33**, 287 (1911).

II. Erkrankungen des Neugeborenen.

ARKWRIGHT: Eine Familienserie tödlicher und gefährlicher Fälle von Icterus neonatorum. Edinburgh. med. J. Aug. **1902**. Ref. Jb. Kinderheilk. **56**, 763. — D'ASTROS: L'épistaxis chez le nouveau-né. Arch. Méd. Enf. 5 (1902). Ref. Jb. Kinderheilk. **56**, 121. — Les oedèmes chez le nouveau-né et les nourrissons. Rev. mens. Mal. de Enf., 25. Sept. **1907**, Ref. Jb. Kinderheilk. **67**, 234 (1908).

BAB, H.: Bakteriologie und Biologie der kongenitalen Syphilis. Z. Geburtsh. **60**, 161 (1907). — BAISCH: Melaena. WINCKELS Handbuch der Geburtshilfe, Bd. 3, S. 254. — Der Pemphigus syphiliticus der Neugeborenen. Münch. med. Wschr. **1911** I, 240. — BALLIN: Zur Ätiologie und Klinik des Stridor congen. Jb. Kinderheilk. **62**, 808 (1905). — BAUEREISEN: Über Tentoriumrisse beim Neugeborenen. Zbl. Gynäk. **35**, 1148 (1911). — BAUMM, P.: Behandlung der Schädelimpressionen des Neugeborenen. Zbl. Gynäk. **27**, 569 (1903). — BERBERICH u. WICHERS: Zur Symptomatologie des Geburtstraumas. Z. Kinderheilk. **38** (1924). — BEREND: Über die Erkrankungen der Mundhöhle bei Neugeborenen und Säuglingen. Magy. orv. Papja **1902**, 79. — BIRK: Über die Bedeutung der Säuglingskrämpfe für die weitere Entwicklung der Individuen. Med. Klin. **1907** I. — BLOCH, W.: Über den Pemphigus ac. mal. neon. (non syphil.) Arch. Kinderheilk. **28**, 61 (1900). — BOHN, H.: Die Mundkrankheiten. GERHARDTs Handbuch der Kinderkrankheiten, Bd. 4, 2. Tübingen 1880. — Die Hautkrankheiten. GERHARDTs Handbuch der Kinderkrankheiten, Nachträge 1, S. 43. Tübingen 1896. — BOUCHUT: Traité des maladies des nouveaunés, des enf. à la mamelle et de la sec. enfance, 7. Ed. Paris 1879. — BRITTIN: Hämophilie bei Neugeborenen. Lancet **1908** II. Ref. Arch. Kinderheilk. **49**, 427. — BUCHMANN: Zur Lehre von der fetalen Lungenatelektase und fetaler Bronchiektasie. Frankf. Z. Path. **8**, 263 (1911).

CAPRENTER u. SHEFFIELD-NEAVE: Mikroskopische und chemische Untersuchung bei einem Fall von Sclerema neonatorum. Lancet **1906** II, 4325. — COUVELAIRE: Hémorrhagies du système nerveux central des nouveau-nés. Ann. Gynec. et Obstétr. **49**, 235 (1903). — CREDÉ: Die Verhütung der Augenentzündung des Neugeborenen. Berlin 1884. — CRUSE, P.: Über Sklerodermie bei Säuglingen. Jb. Kinderheilk. **13**, 35 (1879). — CUSHING: Surgical intervention for intracraniell hemorrhages of the newborn. Amer. J. med. Sci. **1905**.

DITTRICH: Geburtsverletzungen bei Neugeborenen und deren forensische Bedeutung. Vjschr. gerichtl. Med., III. F. **9**, 325 (1895).

ENGELMANN, F.: Die Sauerstoffdruckatmung zur Bekämpfung des Scheintodes Neugeborener. Zbl. Gynäk. **36**, 65 (1912). — ESCH: Über Krämpfe bei Neugeborenen. Arch. Kinderheilk. **88**, 60 (1909). — Zur Klinik des Sclerema neonatorum. Zbl. Gynäk. **32**, 1003 (1908). — Über Kernikterus des Neugeborenen. Zbl. Gynäk. **32** (1908). — Über Eklampsie neonatorum. Z. Geburtsh. **65**, 52 (1910). — EVERSBUSCH: Die Augenerkrankungen im Kindesalter. PFAUNDLER-SCHLOSSMANNS Handbuch der Kinderheilkunde, Bd. 6. Leipzig 1912.

FINKELSTEIN: Lehrbuch der Säuglingskrankheiten, 2. Aufl. Berlin 1921. (Klassisches Werk mit reichlich Literatur!). — FISCHL: Quellen und Wege der septischen Infektion bei Neugeborenen. Slg. klin. Vortr. **1898**, Nr 220. — FISHER: Augenhintergrundverletzungen bei Geburtsverletzungen. Ref. Klin. Mbl. Augenheilk. **46**, 562 (1908). — FRANCIONI, C.: Sepsis aus diphtherieähnlichen Bacillen bei einem Säugling mit klinischen Erscheinungen von WINCKELscher Krankheit. Mschr. Kinderheilk. **7**, 717 (1909). — FRANQUÉ, v.: Über tödliche Affektionen der Magen- und Darmschleimhaut, nebst Bemerkungen zur Melaena neonatorum. Beitr. Geburtsh. **10**, 187 (1907). — FULLERTON: Respiratory spasm followed by cessation of breathing in a recently born child. Brit. med. J. **1904** I, 124.

GAUGELE: Die sog. Entbindungslähmung des Armes. Z. orthop. Chir. **34** (1915).

HOFSTÄTTER: Hämatom des Musc. masseter, eine typische Geburtsverletzung. Beitr. Geburtsh. **16**, 332 (1911).

IBRAHIM, J.: Krankheiten der Neugeborenen in DÖDERLEINS Handbuch der Geburtshilfe, Bd. 3. München und Wiesbaden 1920.

Jaschke v.: Biologie und Pathologie der weiblichen Brust. Handbuch von Halban-Seitz, Bd. V, 2. 1926. — Mechanische und klinische Bedeutung des Schädeltraumas unter der Geburt. Mschr. Kinderheilk. 34 (1926). — Schädeltrauma und praktische Geburtshilfe. Arch. Gynäk. 134 (1928).

Knöpfelmacher: Der habituelle Ikterus gravis und verwandte Krankheiten bei Neugeborenen. Erg. inn. Med. 5, 205 (1910). — Erkrankungen des Neugeborenen. Pfaundler-Schlossmanns Handbuch der Kinderheilkunde, 2. Aufl., Bd. 1. 1910.

Labhardt u. Wallart: Über Pemph. neonat. simplex. congenit. Z. Geburtsh. 61, 600 (1908). — Lange: Über Entbindungslähmungen des Armes. Münch. med. Wschr. 1912 II, 1421. — Lange, F. u. H. Spitzy: Chirurgie und Orthopädie im Kindesalter. Pfaundler-Schlossmanns Handbuch der Kinderheilkunde, Bd. 5. Leipzig 1910. — Leiner: Hautkrankheiten der Neugeborenen. Sammelref. Gynäk. Rdsch. 1, 805 (1907); 2, 411 (1908); 3, 454 (1909); 4, 606 (1910); 5, 896 (1911). — Liegner, B.: Zur Lehre vom Hydrops fetus universalis. Mschr. Geburtsh. 50 (1919).

Mikulicz: Über die Exstirpation des Kopfnickers bei muskulärem Schiefhals, nebst Bemerkungen zur Pathogenese dieses Leidens. Zbl. Chir. 22, 1 (1895). — Müller, P.: Die Puerperalinfektion der Neugeborenen. Gerhardts Handbuch für Kinderheilkunde, Bd. 2, S. 159. Tübingen 1877.

Naujoks, H.: Die Geburtsverletzungen des Kindes. Stuttgart 1934. — Neuland, W.: Zur Winckelschen Krankheit. Med. Klin. 1921 II. — Nyhoff: Zur Pathologie des Hydrops fetus univers. Zbl. Gynäk. 35, 808 (1911).

Ogata, M.: Neue Methoden zur Wiederbelebung scheintot geborener Kinder. Beitr. Geburtsh. 12, 79 (1908).

Paterson: Stridor laryngis congen. Brit. med. J. 1906 II, 1447. Ref. Jb. Kinderheilk. 65, 92. — Peiper, E.: Zur Ätiologie des Trismus, s. Tetanus neonatorum. Dtsch. Arch. klin. Med. 47, 183 (1891). — Peiser: Über Lungenatelaktasen Jb. Kinderheilk. 67, 589 (1908). — Penkert: Thymustod bei Neugeborenen. Zbl. Gynäk. 35, 649 (1911). — Pfannenstiel, J.: Über den habituellen Ikterus gravis der Neugeborenen. Münch. med. Wschr. 1908 II, 43. — Pfaundler-Schlossmann, v.: Handbuch der Kinderheilk. 4. Aufl. Leipzig 1931. — Pincus, L.: Zur Anatomie und Genese der Kopfnickergeschwulst der Neugeborenen. Zbl. Gynäk. 29, 618 (1905). — Pott, R.: Über Tentoriumzerreißung bei der Geburt. Z. Geburtsh. 69, 674 (1911).

Rosinski: Über die Schädelverletzungen im besonderen die Impression bei Beckenendlage. Z. Geburtsh. 26, 255 (1893). — Rossenbeck, H.: Anatomisches über die Facialislähmung beim Neugeborenen. Zbl. Gynäk. 1921, Nr 28. — Runge, M.: Die Krankheiten der ersten Lebenstage, 3. Aufl., 1906.

Sander, C.: Ein Fall akutester tödlicher Hämoglobinurie beim Neugeborenen. Münch. med. Wschr. 1886 I, 421. — Schoemaker, J.: Über die Ätiologie der Entbindungslähmungen speziell der Oberarmparalysen. Z. Geburtsh. 41, 33 (1899). — Schoeppler: Über Melaena neonatorum. Zbl. Path. 21, 289 (1910). — Schultze, B. S.: Über Scheintod Neugeborener und über Wiederbelebung scheintod geborener Kinder. Slg klin. Vortr. Gynäk. 19, 262, 263 (1918). — Schwartz, Ph.: Die geburtstraumatische Schädigung des Kopfes Neugeborener und ihre Bedeutung für die Pathologie. Mschr. Kinderheilk. 34 (1926). — Schwartz, Ph. u. L. Fink: Morphologie und Entstehung der geburtstraumatischen Blutungen in Gehirn und Schädel des Neugeborenen. Z. Kinderheilk. 40 (1925) (hier weitere Literatur!). — Seitz: Über Hirndrucksymptome bei Neugeborenen infolge intrakranieller Blutung und mechanische Hirninsulte. Arch. Gynäk. 82, 528 (1907). — Über operative Behandlung intrakranieller Blutungen bei Neugeborenen. Zbl. Gynäk. 31, 921 (1907). — Über Lokalisation und klinische Symptome intrakranieller Blutergüsse Neugeborener. Münch. med. Wschr. 1908 I, Nr 12. — Shukowski: Zur Ätiologie des Stridor insp. cong. Jb. Kinderheilk. 73, 459 (1911). — Soltmann: Sclerema neonatorum. Eulenburgs Enzyklop. 18, 345 (1889). — Ssokolow: Mors thymica et Asthma thymicum bei Kindern. Arch. Kinderheilk. 57, 1 (1911). — Stamm, C.: Über kongenitalen Larynxstridor. Münch. med. Wschr. 1898 II. — Krämpfe bei Neugeborenen. Arch. Kinderheilk. 58, 1 (1912). — Stelle: Pleuritis beim Neugeborenen. Philad. med. J. 1898. Ref. Arch. Kinderheilk. 28, 296. — Stolper: Über Entbindungslähmungen. Mschr. Geburtsh. 14, 49 (1901). — Stransky, E.: Entbindungslähmungen der oberen Extremitäten beim Kinde. Zbl. Grenzgeb. Med. u. Chir. 5, 497 (1902). — Strelitz: Ein Fall von Winckelscher Krankheit. Arch. Kinderheilk. 11, 11 (1890).

Teuffel, R.: Zur Pathologie des Hydrops foet. univers. Zbl. Gynäk. 35, 406 (1911). — Thomson, J.: On infantile respiratory spasm. Edinburgh med. J. 1892. — Torday, v.: Über die Rhinitiden der Säuglinge. Jb. Kinderheilk. 64, 273 (1906).

Unger: Status thymico-lymphaticus. Beibl. Mitt. Ges. inn. Med. Wien, 2, 59 (1912).

Vassmer: Über Melaena neonatorum. Arch. Gynäk. 89, 275 (1909). — Völcker, F.: Das Caput obstipum, eine intrauterine Belastungsdeformität. Tübingen 1901.

Waeber, P.: Ein Fall von Hämophilie bei einem Neugeborenen. Gynäk. Rdsch. 6, 207 (1912). — Weisswange u. Rietschel: Über Eklampsie bei Mutter und Kind. Münch. med. Wschr. 1909 I, 366. — Widerhofer, H.: Die Krankheiten am Nabel des Neugeborenen. Jb. Kinderheilk. 5, 181 (1862).

Yllpö, A.: Hämorrhagien, dünne Stühle und Krämpfe als Symptome ätiologisch verschiedener Krankheiten der Neugeborenen mit besonderer Berücksichtigung der sog. Buhlschen und Winckelschen Krankheit. Z. Kinderheilk. 16 (1917).

Zangemeister: Über Tentoriumrisse. Zbl. Gynäk. 1921, Nr 12 (daselbst Literatur!).

Die geburtshilflichen Operationen.

I. Einleitung.

Die mannigfachen therapeutischen Schätze der Geburtshilfe entstammen teils anderen medizinischen Gebieten, der Hygiene, der Diätetik, der Pharmakologie und der Chirurgie, teils bilden sie *eine besondere Gruppe von mechanischen Hilfeleistungen,* die der Geburtshilfe eigentümlich sind. Dies sind die geburtshilflichen Operationen, die mit wenigen Ausnahmen die Entfernung der Frucht aus dem Mutterleibe zur Aufgabe haben.

Bemerkenswerte Unterschiede gegenüber den chirurgischen Operationen treten uns auf den ersten Blick entgegen. Der Chirurg hat den Vorzug, den Gang seiner Operation fast stets durch das Auge kontrollieren zu können. Beim Geburtshelfer ist es vorwiegend der *Tastsinn,* der die Operation leitet. Da dieser fast niemals von vornherein so ausgebildet ist wie der Gesichtssinn, so bedarf es einer besonderen *Schulung* desselben. Dieses Tasten und Operieren im Verborgenen prägt den geburtshilflichen Operationen eine besondere Eigenart auf und verleiht ihnen bei nicht genügender Ausbildung des Tastsinns größere Gefährlichkeit.

Es bedarf aber weiter kaum der Erwähnung, daß bei den geburtshilflichen Operationen fast *stets Gesundheit und Leben zweier Individuen* (der Mutter und des Kindes) *in Betracht kommen,* wodurch die Aufgabe und Verantwortlichkeit für den Operateur wächst.

Die Gefahr und Verantwortung kann aber weiter durch die Ungunst von Zeit und Ort in nicht zu unterschätzender Weise erhöht werden. Der Chirurg ist, wenn wir von einzelnen dringenden Operationen absehen, fast stets in der glücklichen Lage, nach dieser Richtung hin durch Auswahl der Zeit und sorgsame Vorbereitung sich günstige Verhältnisse zu schaffen. Der Geburtshelfer wird ohne Wahl und Rücksicht auf Zeit und Ort vor den ihm bis dahin meist völlig unbekannten Fall gestellt.

Hieraus ergibt sich mit Notwendigkeit, daß die *Technik,* die *Anzeigen* und *Vorbedingungen* der geburtshilflichen Operationen, deren Zahl gegenüber den chirurgischen nur eine kleine ist, dem Arzt gleichsam in Fleisch und Blut übergegangen sein müssen. Auf keinem Gebiete der ganzen Medizin kann durch Unkenntnis, Unbesonnenheit und Ungeschicklichkeit mehr Unglück gestiftet werden wie am Bette des kreißenden Weibes.

Die beste Vorschule für die geburtshilflichen Operationen bietet der Unterricht und die *Übung am geburtshilflichen Phantom,* durch die der angehende Arzt sich für die meisten Operationen eine große Sicherheit erwerben kann.

Ist diese Vorbedingung zur Ausübung von geburtshilflichen Operationen an dem lebenden Weibe unerläßlich, so ist eine zweite nicht weniger wichtig: *vollkommenes Vertrautsein mit der* praktischen Durchführung der *Asepsis und Antisepsis.*

Aber auch nach Absolvierung dieser Vorschule der operativen Geburtshilfe ist der junge Arzt noch keineswegs vollkommen ausgerüstet für die Praxis. Er sollte sich deshalb, wie bereits früher (S. 188) ausgeführt, nach seiner Approbation unbedingt noch mehrere Monate ausschließlich mit der Geburtshilfe beschäftigen. In einer geburtshilflichen Klinik und vor allem in der Poliklinik lernt er die Verhältnisse und Bedürfnisse der eigentlichen Praxis kennen und sich ihnen anpassen, in ihr kann er unter Anleitung die Operationen an der Kreißenden selbständig ausführen.

Noch wichtiger erachten wir, daß der junge Arzt in einer gut geleiteten Klinik, wo sowohl hinsichtlich des ganzen Milieus wie der technischen Ausbildung der dort tätigen Ärzte alle Vorbedingungen zum Gelingen geburtshilflicher Operationen gegeben sind, vor allem das eine lernt:

1. Gewissenhaftigkeit der Indikationsstellung. Das scheint uns etwas, was dem jungen Arzt *gar nicht genug eingeschärft werden kann.* Immer wieder erlebt man, daß Ärzte in der Praxis Unheil anrichten, weil sie gegen dieses Grundgesetz geburtshilflichen Handelns sich versündigen und voreilig, d. h. ehe die mechanischen Vorbedingungen zu dem beabsichtigten Eingriff erfüllt waren oder gar unnötig, d. h. ohne strenge Anzeige eingegriffen haben.

2. Das Zweite, was dem geburtshilflich operierenden Arzt in Fleisch und Blut übergehen muß, ist die **strengste Asepsis und Antisepsis,** die auch unter den schwierigsten äußeren Verhältnissen und in drängendster Situation niemals außer Acht gelassen werden darf. Was nützt es der Familie, ja dem ganzen Volke, wenn durch eine noch so kunstgerecht ausgeführte Operation vielleicht ein Kind gerettet wird, die Mutter aber infolge der Mangelhaftigkeit oder gar Außerachtlassung aseptischer und antiseptischer Maßnahmen an Puerperalfieber zugrunde geht.

3. Der dritte Grundsatz, auf den jeder Arzt vor seinem Gewissen sich verpflichten müßte, ist der, **niemals über die Grenzen seines Könnens hinauszugehen.** Das gilt in doppelter Hinsicht: nämlich Eingriffe, die man nicht beherrscht, zu unterlassen und in solchen Fällen, in denen die in der allgemeinen Praxis überhaupt durchführbaren Methoden durch bessere chirurgische Verfahren zu ersetzen sind, *rechtzeitig* eine Überweisung der Kreißenden in eine dafür geeignete Anstalt zu veranlassen.

Fehler in der Indikationsstellung ergeben sich am häufigsten aus einer ungenügenden Kenntnis des Geburtsmechanismus. Der instinktive Drang, der Kreißenden helfen zu wollen, verleitet dann dazu, einen entbindenden Eingriff vorzunehmen, ehe die mechanischen Vorbedingungen (z. B. genügende Erweiterung des Muttermundes, zangengerechter Stand des Kopfes), die wir noch im speziellen Teil besprechen werden, erfüllt sind. Der Tod gar mancher Mutter, dauernde Schädigung oder gar Siechtum vieler junger Frauen, Hekatomben von toten Kindern sind die Folge solcher Fehler. Ist das schon schlimm genug, wenn bei an sich gegebener Anzeige zur Entbindung durch solche Unkenntnis ein falscher Eingriff angesetzt wurde, so wird ein derartiges Handeln geradezu verbrecherisch, wenn etwa eine strikte Indikation zur Geburtsbeendigung gar nicht bestand und nur ein an sich verdammenswerter Hang zur Polypragmasie den Arzt zu einem Eingriff verleitete. Demgegenüber kann gar nicht scharf genug betont werden, daß *nur drohende Gefahr für Mutter oder Kind oder gar beide eine Indikation zum Eingreifen abgeben kann. Je konservativer die Geburtsleitung ist, um so besser wird gemeinhin das Gesamtresultat sein.*

Die guten Erfolge geburtshilflicher Anstalten und Kliniken beruhen, abgesehen von der technischen Schulung ihrer Ärzte, vor allem darauf, daß der aseptische und antiseptische Apparat in vollkommenster Weise ausgebaut ist und über allem der *Grundsatz der Noninfektion* (vgl. S. 191) alles beherrscht. Der praktische Arzt muß in allen diesen Dingen unter viel ungünstigeren Verhältnissen arbeiten. Trotzdem kann und muß auch er im Prinzip gleich handeln. Noninfektion treibt er, indem er die Beschmutzung der Hände mit hochvirulenten Keimen dadurch ausschließt, daß er bei Behandlung eitriger Wunden und ähnlicher infektiöser Prozesse seine Hand mit Gummihandschuh schützt, andererseits jede unnötige Untersuchung, jeden unnötigen Eingriff bei der Kreißenden unterläßt, ganz besonders, wenn etwa Hautveränderungen an der Vulva und in ihrer Umgebung, eitriger Fluor oder gar bestehendes Fieber sub partu ihm schon zeigen, daß die Gefahr einer Verschleppung infektionstüchtiger Keime in die höheren Abschnitte des Geburtsweges besonders groß ist.

Jeder geburtshilfliche Eingriff, der auch in der allgemeinen Praxis durchführbar ist, kann unter besonderen Umständen einmal große technische Schwierigkeiten machen, die zu überwinden eine besondere Ausbildung und Erfahrung erfordert. Man denke z. B. an die Wendung und Extraktion beim engen Becken. *Der Arzt,* der eine solche Ausbildung nicht genossen hat, *wage sich nicht an Eingriffe, denen er nicht gewachsen ist,* sondern ziehe zeitgerecht einen ausgebildeten Spezialarzt zu, wenn nicht etwa überhaupt die ganze Situation es zweckmäßig erscheinen läßt, von vornherein eine Klinik für die Geburt heranzuziehen.

Mehr als alle Lehren der Geburtshilfe hat hier die persönliche Gewissenhaftigkeit des Arztes die richtige Indikation für die gesamte Art der Geburtsleitung zu stellen.

Die Zangenextraktion, die Wendung und Extraktion am Beckenende werden immer die klassischen geburtshilflichen Operationen bleiben, die von dem entsprechend ausgebildeten Arzt auch in der allgemeinen Praxis ohne Bedenken ausgeführt werden können; freilich wird immer einmal die traurige Notwendigkeit sich ergeben, daß im Interesse der Erhaltung des mütterlichen Lebens ein Kind geopfert werden muß und die Perforation selbst des lebenden Kindes in ihre Rechte tritt. Das wird besonders dann der Fall sein, wenn das Befinden der Mutter eine sofortige Entbindung erfordert, ehe die mechanischen Vorbedingungen zu einer der oben genannten Operationen erfüllt sind.

Gerade um dieser traurigen Notwendigkeit zu entgehen, hat man in der Geburtshilfe immer mehr die chirurgischen Methoden ausgebaut, die nur dem spezialistisch ausgebildeten Arzt vorbehalten sind und überdies zu ihrer Ausführung den ganzen aseptischen Apparat eines Krankenhauses verlangen.

So hat sich in den letzten 30 Jahren *neben der häuslichen Geburtshilfe,* die dem praktischen Arzt, in schwierigeren Fällen dem Spezialarzt vorbehalten bleibt, *eine besondere klinische Geburtshilfe herausgebildet,* deren wesentliche Überlegenheit darin besteht, daß sie vermöge der chirurgischen Entbindungsmethoden, vor allem der vaginalen und abdominalen Hysterotomie, gelegentlich auch der Symphyseotomie und Hebosteotomie das Idealziel, Mutter und Kind zu retten, auch in vielen Fällen zu erreichen vermag, in denen die in der häuslichen Geburtshilfe zur Verfügung stehenden Methoden nur die Wahl zwischen Mutter oder Kind lassen. Natürlich gibt es auch Grenzfälle, in denen solche Methoden wegen ihrer größeren Sicherheit vorzuziehen sind oder in denen eine Überlegenheit der Klinik nur durch bessere Beherrschung der Technik sich herausstellt.

Man sieht, *die oberste Richtschnur geburtshilflichen Handelns* gibt *neben einem bestimmten Maß von Wissen und Können* vor allem *das persönliche Gewissen* des Arztes. Höchste ärztliche Ethik ist nirgends nötiger als in der praktischen Ausübung der Geburtshilfe.

In meinem Hörsaal steht in großen farbigen Lettern an der Wand gegenüber dem Auditorium der CHROBAKsche Leitspruch: *Primum nil nocere!*

Daran halte man sich. Der militärische Grundsatz, lieber falsch als gar nicht handeln, gilt für den Geburtshelfer nur mit großer Einschränkung. Oftmals würde durch Nichthandeln weniger Schaden entstehen als durch falsches Handeln, trotzdem natürlich auch in der Geburtshilfe Situationen vorkommen, in denen Nichthandeln ebenso gefährlich ist wie falsches Handeln.

Wir werden deshalb bei jeder geburtshilflichen Operation neben einer genauen Beschreibung der Technik und ihrer Modifikationen für bestimmte Schwierigkeiten auch stets genau zu erörtern haben, welche Vorbedingungen erfüllt sein müssen, damit die Operation überhaupt ausgeführt werden kann und darf.

Wann im Einzelfalle die Indikation für einen Eingriff gegeben ist, ergibt sich aus unserer Darstellung in den Kapiteln Physiologie und Pathologie der Geburt, nur zur allgemeinen Indikationsstellung mögen noch einige Grundsätze hier angeführt sein.

Ein *Eingreifen* in den natürlichen Geburtsvorgang ist immer *dann* nötig, *wenn entweder die Möglichkeit der Spontangeburt nicht vorhanden ist oder* im Verlauf der Geburt *Komplikationen sich einstellen, die Mutter oder Kind oder gar beide in Gefahr bringen.*

Eine Geburtsunmöglichkeit folgt entweder aus einem unausgleichbaren Mißverhältnis zwischen Geburtsobjekt und Geburtskanal (höhere Grade von engem Becken, Hydrocephalus, manche Monstrositäten oder im Becken liegende, den Geburtsweg verlegende oder einengende Tumoren, Narbenstenosen u. ä.) oder wenn von vornherein die notwendige Übereinstimmung der Längsachse von Geburtskanal und Geburtsobjekt fehlt (Quer- und Schieflagen).

In diesen Fällen muß durch *vorbereitende Operationen* wie die Wendung, Beckenspaltung, die Anbohrung eines Hydrocephalus, die Zerstückelung des Kindes, die Beseitigung einer Narbe oder die Entfernung eines Tumors die mechanische Vorbedingung für den spontanen Geburtsverlauf geschaffen werden. Dabei kann es oft zweckmäßig sein, einem derartigen Eingriff eine *entbindende Operation,* wie die Extraktion des gewendeten oder zerstückelten Kindes, anzuschließen.

Dabei ergibt sich zunächst theoretisch ein Unterschied in der Indikationsstellung insofern, als der vorbereitende Eingriff unter allen Umständen ausgeführt werden muß, um überhaupt eine Geburtsmöglichkeit zu schaffen *(absolute Indikation),* während der zweite, entbindende Eingriff nur dadurch erforderlich wird, daß ein Abwarten meist neue Gefahren für das Kind, manchmal auch für die Mutter ergeben würde. Man nimmt also die absolute Indikation zur Entbindung gewissermaßen vorweg, und stellt die Anzeige unter Abwägung von Vor- und Nachteilen des Zuwartens oder Eingreifens *(relative Indikation).*

Wir können das auch am Beispiel des hochgradig verengten Beckens klarmachen. Ist das Mißverhältnis zwischen Geburtsobjekt und Geburtskanal so groß, daß auch das zerstückelte Kind nicht mehr per vias naturales zu extrahieren ist, dann besteht eine absolute Indikation zur Umgehung des natürlichen Geburtsweges durch die Schnittentbindung. Ist dagegen das Mißverhältnis nur so groß, das zwar das unzerstückelte Kind den verengten Geburtsweg nicht zu passieren vermag, wohl aber das zerstückelte, dann besteht zur Vornahme der abdominalen Schnittentbindung nur eine relative Indikation, d. h. die Anzeige ist nur durch die Rücksicht auf das Leben des Kindes gegeben.

Die Unterscheidung zwischen absoluter und relativer Indikation hat praktisch eine größere Bedeutung, als heute im allgemeinen zugegeben wird. Denn *bei jeder relativen Indikation* zu einem Eingriff sind natürlich *besonders sorgfältig auch alle die Gefahren zu bedenken, die etwa aus dem Eingriff selbst* oder unter den im Einzelfalle gegebenen Umständen *folgen können.*

Eine absolute Indikation zur Entbindung besteht ferner ganz allgemein, wenn in irgendeinem Stadium der Geburt eine akute Lebensgefahr für die Mutter oder das Kind oder für beide Teile sich ergibt. Dabei kann es sich sowohl um Komplikationen der Geburt als solcher (z. B. Eklampsie, schwere Blutung bei Placenta praevia, drohende Uterusruptur) handeln als um extragenitale Komplikationen, wie etwa eine akute Herzinsuffizienz im Verlauf der Geburt bei einer herzkranken Frau. Von Seite des Kindes ist die absolute Indikation zur Entbindung immer gegeben, wenn seine Lebensgefahr aus dem Verhalten der Herztöne unmittelbar zu erschließen oder wie etwa beim Nabelschnurvorfall bei Schädellage innerhalb kurzer Frist bestimmt vorauszusehen ist.

Wo die Indikation zu einem Eingriff vom Kinde ausgeht, dort muß der gewissenhafte Geburtshelfer immer sich grundsätzlich daran erinnern, daß *das Leben der Mutter über das des Kindes zu stellen* ist. Jeder Eingriff darf nur ausgeführt werden, wenn die Vorbedingungen dazu erfüllt sind oder im Notfall z. B. durch Muttermundsincisionen geschaffen werden können. Trifft das nicht zu, dann bleibt zu überlegen, ob durch einen anders gearteten Eingriff die Chancen für das Kind verbessert werden können, gegebenenfalls ob es unter besonderen Umständen möglich ist, der Mutter lediglich im Interesse des Kindes einen größeren Eingriff, wie etwa eine abdominale Schnittentbindung zuzumuten. Dafür lassen sich allgemein gültige Gesetze kaum aufstellen. Wir wollen mit diesem Hinweis auch nur zeigen, wie verantwortungsvoll die Indikationsstellung zu geburtshilflichen Operationen in jedem Falle ist und besonders dann, wenn das Interesse des Kindes zu dem der Mutter in Konkurrenz tritt.

Hat man sich aber einmal zu einem bestimmten Eingriff entschlossen, dann führe man ihn auch planmäßig durch, wobei im Privathaus nötigenfalls mancherlei improvisiert werden muß.

II. Vorbereitung.

Zur Ausführung der geburtshilflichen Operationen sind

geburtshilfliche Instrumente

nötig, die man zusammen mit den antiseptischen Mitteln, dem Narkosenapparat und einigen notwendigen Arzneien in einem metallenen Behälter im sterilen Zustand mit sich führen soll.

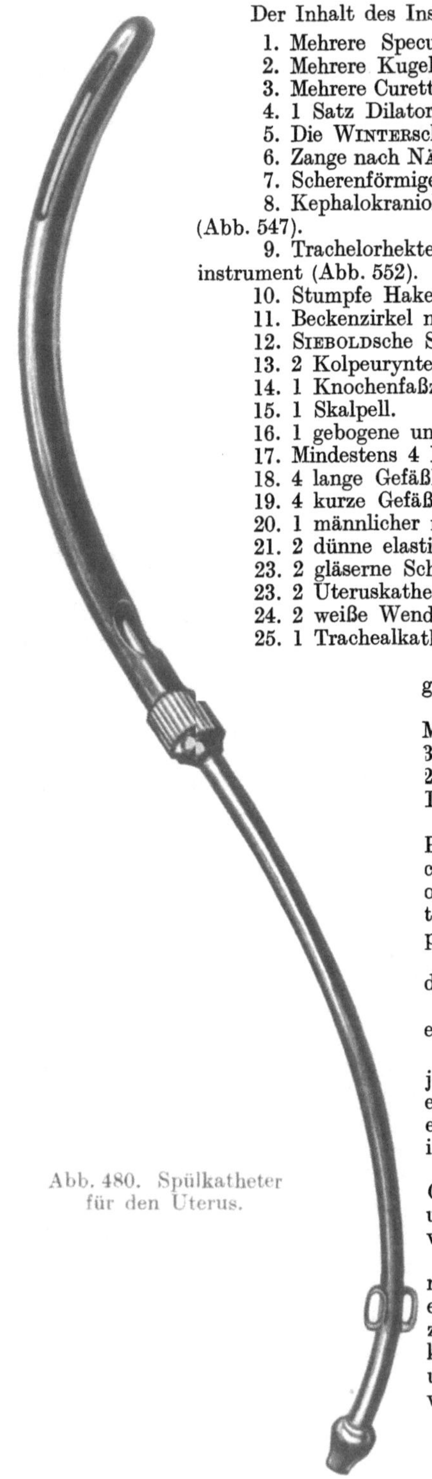

Der Inhalt des Instrumentenbehälters sei folgender:

1. Mehrere Specula zur Bloßlegung der Scheide und des Muttermundes.
2. Mehrere Kugelzangen und Kornzangen.
3. Mehrere Curetten, darunter 1 große stumpfe Curette (Abb. 290).
4. 1 Satz Dilatoren nach HEGAR (Abb. 484).
5. Die WINTERsche Abortzange (Abb. 289).
6. Zange nach NÄGELE oder OPITZ (eventuell KJELLANDsche Zange) (Abb. 507).
7. Scherenförmiges Perforatorium nach NÄGELE oder BLOTscher Dolch (Abb. 543).
8. Kephalokranioklast nach ZWEIFEL (oder ein ähnliches Instrument) (Abb. 547).
9. Trachelorhekter nach ZWEIFEL oder AITKENsche Kettensäge mit Führungsinstrument (Abb. 552).
10. Stumpfe Haken.
11. Beckenzirkel nach E. MARTIN (Abb. 104).
12. SIEBOLDsche Schere.
13. 2 Kolpeurynter und 2 Metreurynter (Abb. 499).
14. 1 Knochenfaßzange.
15. 1 Skalpell.
16. 1 gebogene und eine gerade Schere.
17. Mindestens 4 Faßzangen nach SEGOND.
18. 4 lange Gefäßklemmen.
19. 4 kurze Gefäßklemmen.
20. 1 männlicher neusilberner Katheter.
21. 2 dünne elastische Katheter Nr. 10 und 11.
23. 2 gläserne Scheidenrohre.
23. 2 Uteruskatheter (Abb. 480).
24. 2 weiße Wendungsschlingen.
25. 1 Trachealkatheter für das Kind (Abb. 456).

26. Nähapparat mit etwa 6 Nadeln, Nadelhalter, 2 chirurgische Pinzetten, 1 Schere, steril verpacktes Catgut oder Zwirn.

27. Antiseptischer Apparat: Kresolseife oder Lysol (mit Meßglas) Sublamin- oder Sublimatpastillen, Flasche mit etwa 300,0 Alkohol 85%, 2 Bürsten, 1 Paket Verbandwatte, 2 DÜHRSSENsche Tamponadebüchsen, ein Beutel mit sterilen Tupfern, 2 Paar Gummihandschuhe, Stethoskop, Thermometer.

28. Einige Arzneien: Morphiumlösung, Scopolaminlösung, Pituglandol oder Pituitrin oder Glanduitrin in Ampullen, Secacornin oder Ergotin in Ampullen, Coffeinlösung, Campheröl oder Kardiazol nebst Spritze zur subcutanen Injektion, Opiumtinktur. Apparat zur subcutanen Kochsalzinfusion, Kochsalzpastillen oder 2 Ampullen Tutofusin a 500 ccm.

29. Endlich, wenn angängig, ein Apparat zum Kochen der Instrumente.

30. Zweckmäßig soll der Instrumentenkoffer auch noch ein paar Beinhalter enthalten (Abb. 481).

Einen Irrigator findet man im Besitz der Hebamme, jetzt auch meist bei der Kreißenden vor. Indessen läßt sich ein solcher leicht in dem Behälter unterbringen. Endlich ist eine große weiße, durch Auskochen zu desinfizierende Schürze im Behälter oder gesondert mitzuführen.

Die weißen Wendungsschlingen können durch Nabelband, Gazestreifen usw. ersetzt werden. Indessen bieten die festen und breiten Schlingen, besonders bei der Extraktion am Steiß, viele Vorteile.

Eine große Anzahl von Instrumentenbehältern ist in neuerer Zeit konstruiert worden. Sehr zweckmäßig ist es, die einzelnen Instrumente steril in Beuteln von Leinwand unterzubringen, die sich leicht auskochen lassen. Dann fällt eine komplizierte Anordnung der Instrumente in dem Behälter fort und man kann als solchen auch einen einfachen Lederkoffer verwenden.

Abb. 480. Spülkatheter für den Uterus.

Zur Vorbereitung ist ferner die

Desinfektion

aller der mit dem Geburtskanal in Berührung kommenden Gegenstände notwendig. Wir haben die Vorschriften für die Desinfektion des Geburtshelfers bei der Leitung der normalen Geburt eingehend auseinandergesetzt, die gleichen Vorschriften gelten selbstverständlich für den operativen Eingriff.

Wir erinnern hier noch einmal an das Ablegen des Rockes, das Bekleiden mit der Operationsschürze, die energische *Reinigung der Hände* und Vorderarme mit heißem Wasser, Seife und Bürste, die Desinfektion der Hände und Vorderarme mit Sublamin und Alkohol und wenn möglich das Überziehen von Gummihandschuhen über die desinfizierte Hand. Wir erinnern ferner an die besonderen Vorsichtsmaßregeln nach Berührung mit infektiösen Stoffen (Bad, Kleiderwechsel, wiederholte Desinfektion).

Nur wenn der operative Eingriff ein so dringlicher ist, z. B. bei unmittelbarer lebensbedrohlicher Blutung der Mutter, Nabelschnurvorfall bei Schädellage, daß durch die Zeit, die man zur Desinfektion gebraucht, das Leben von Mutter und Kind wahrscheinlich verloren ist, verzichte man auf die Desinfektion und operiere mit dicken sterilen Gummihandschuhen über der undesinfizierten Hand. Das darf aber nur eine *Ausnahme in dringendsten Fällen* sein.

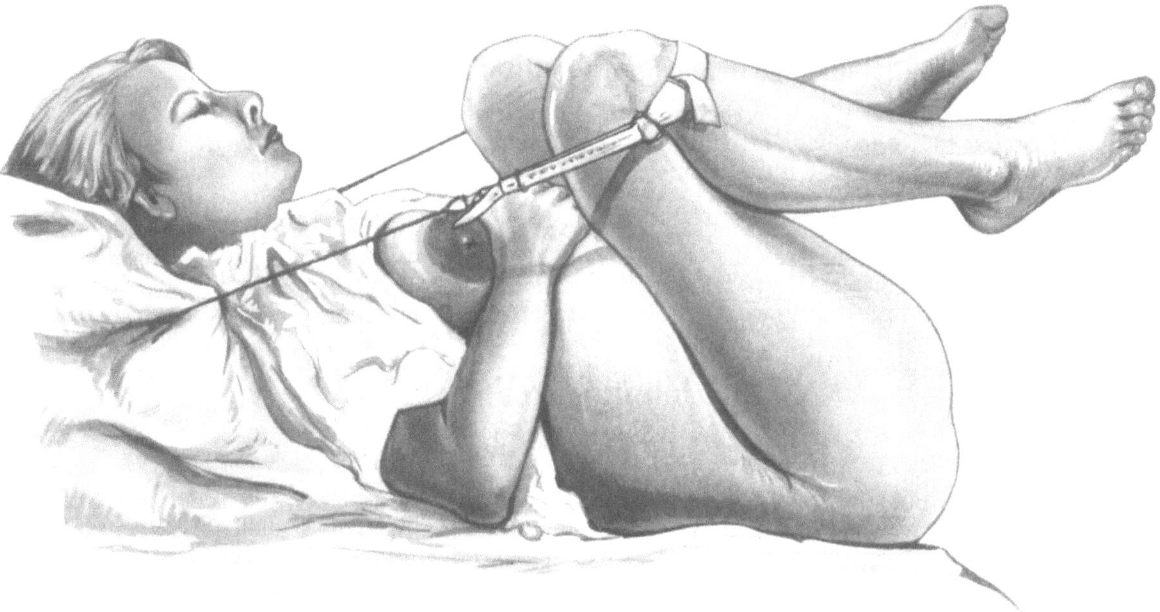

Abb. 481. Für die allgemeine Praxis geeignete Beinhalter.

Die Instrumente sollen durch Auskochen sterilisiert oder, wo dies nicht ausführbar ist, mit einer desinfizierenden Lösung (Lysol, Kresolseife) abgebürstet werden, worauf sie bis zum Gebrauch in der Lösung liegen bleiben. Nach jeder Anwendung werden sie sofort gereinigt, durch Auskochen sterilisiert, dann auf ihre Gebrauchsfähigkeit geprüft und so zum neuen Gebrauch bereitgelegt.

Vor jedem operativen Eingriff ist eine *Desinfektion der Kreißenden* vorzunehmen. Sie soll in gründlichem Abseifen der Vulva, der Innenseite der Oberschenkel und der Unterbauchgegend und Abwaschen derselben mit Desinfektionslösung bestehen. Hierbei soll darauf geachtet werden, daß kein Waschwasser in die Vagina fließt. Unmittelbar vor dem Eingriff bestreiche man die Vulva und ihre nächste Umgebung mit Jodtinktur oder Dijozol. In eiligen Fällen genügt diese Jodtinkturdesinfektion allein.

Nach der Operation wird abermals die Vulva und ihre Umgebung gründlich von dem anhaftenden Blut, Meconium usw. gereinigt.

Zur Vorbereitung ist ferner nötig das

Operationslager und Lagerung der Kreißenden.

Die meisten geburtshilflichen Operationen werden am besten auf dem Querbett ausgeführt. Die Gebärende wird quer über das Bett gelegt, der Steiß hart auf den Rand einer Längsseite des Lagers gebettet. Die gespreizten und im Knie gebeugten

Beine werden auf 2 Stühle gestellt und dort gehalten. Wo solche Hilfe fehlt, verwende man die oben erwähnten Beinhalter. Ein unter den Steiß gelegtes — mit einer wasserdichten Unterlage bedecktes — Kissen erhöht die Lage der Geburtsteile und erleichtert den Eingriff. Der Operateur nimmt zwischen den Schenkeln der Gebärenden auf einem Stuhle Platz. Vor ihm unter der Vulva der Kreißenden steht ein Eimer zum Auffangen von Blut usw.

Bei schwierigen Zangenoperationen und Perforationen ist die Lagerung der Kreißenden auf einem Tisch in *Steißrückenlage* (Oberschenkel an den Leib gedrängt) erwünscht und erleichtert die Operation.

Die *Hängelage* ist anzuwenden bei Entwicklung des nachfolgenden Kopfes bei engem, besonders plattem Becken. Man läßt die Beine der auf dem Querbett gelagerten Frau nach unten herunterhängen. Durch diese Lage erfährt die Conjugata gelegentlich einen Zuwachs von 0,5—1 cm.

Zur Vorbereitung gehört ferner die nochmalige genaue

Ermittlung der Kindslage unmittelbar vor dem Eingriff.

Keine Operation soll natürlich ohne sorgfältige Prüfung der Indikation und Bedingungen und ohne Bedachtnahme auf Ereignisse, die sich an den Eingriff anschließen können (Asphyxie des Kindes, Zerreißungen, Blutungen bei der Mutter) vorgenommen werden. Auch eine erneute innere Untersuchung kurz vor der Operation darf niemals unterlassen werden, da die Kindslage sich während der Narkose geändert haben kann.

Dann beginne der Arzt die Operation mit Ruhe und Besonnenheit und unter Vermeidung jedes gewalttätigen Handgriffs, zu dem der Anfänger durch Schwierigkeiten, deren Überwindung ein gewisses Maß von Körperkraft erfordert, leicht verführt wird.

III. Kleinere Eingriffe.

1. Die Tamponade der Scheide.

Die Tamponade besteht in dem Einlegen von Fremdkörpern in die Vagina behufs Stillung einer Scheiden- oder Uterusblutung und Anregung von Wehen. Als Tampons wählt man entweder walnußgroße Wattekugeln oder Jodoform- bzw. Vioformgaze oder den Kolpeurynter.

Die Tamponade ist in erster Linie indiziert bei Abort in den ersten Monaten, wenn die Blutung einen stärkeren Grad erreicht, dann bei Placenta praevia, wenn die kombinierte Wendung wegen Starrheit der Cervix oder aus äußeren Gründen noch nicht möglich ist, endlich bei vorzeitiger Lösung der Placenta zur Wehenverstärkung. Verboten ist die alleinige Scheidentamponade unter allen Umständen bei atonischen Nachblutungen in der Nachgeburtszeit, da nach Zustopfen der Scheide das Blut, statt nach außen zu fließen, in dem dehnbaren Uteruscavum sich ansammeln würde.

Herstellung von Wattetampons: Größere Bäusche von Verbandwatte werden zu festen (etwa walnußgroßen) Kugeln zusammengewickelt. Um jede Kugel wird ein starker, etwa 25 cm langer Faden befestigt. Sodann erfolgt die Sterilisation der Tampons. Jeder Tampon wird vor der Anwendung in etwas Jodoform gewälzt. Heute erhält man übrigens überall fertige, einwandfrei sterilisierte und verpackte Tampons. Vor der Einführung der Tampons ist die Vulva, der Schamberg und die Innenseite der Oberschenkel abzuseifen und zu desinfizieren. An den Schamhaaren klebendes Blut ist sorgfältig zu entfernen, verklebte Haare sind mit der Schere zu kürzen. Dann spreizt die eine Hand des Arztes die Vulva, während die andere Hand eine Wattekugel nach der anderen in die Scheide einführt und sie bis in das hintere Scheidengewölbe schiebt und kräftig Tampon gegen Tampon preßt. Wo Assistenz vorhanden ist, ist es besser, die Scheide mit Plattenspecula zu entfalten und die Wattetampons mit einer Kornzange einzuführen.

Zur Tamponade mit Gaze benütze man am besten die DÜHRSSENschen Büchsen.

Die Tamponade darf höchstens 10 Stunden liegen bleiben.

Der *Kolpeurynter* ist eine Gummiblase mit Schlauch. Nachdem er durch Auskochen sterilisiert ist, preßt man alle Luft aus ihm und führt ihn zusammengefaltet

in die Vagina tief ein. Dann wird der Schlauch des Kolpeurynters mit einer guten
Spritze in Verbindung gebracht und der Ballon durch steriles Wasser ad maximum
aufgebläht und der Schlauch durch eine Klemmpinzette geschlossen (vgl. Abb. 391).
Der Kolpeurynter soll nicht länger als höchstens 6 Stunden liegen bleiben. Um ihn zu
entfernen, öffnet man den Klemmer, worauf das Wasser herausströmt und der Ballon
durch Zug herausbefördert wird.

Zur Blutstillung ist die Wattetamponade zuverlässiger, der Kolpeurynter regt
aber besser Wehen an und ist daher
bei Placenta praevia unter den oben
genannten Umständen zu bevorzugen.

Die Tamponade der Scheide hat
den Nachteil, daß sie zweifellos die
Entstehung einer Infektion begünstigt;
ist doch der praktische Arzt fast stets
gezwungen die Tamponade rasch und
noch dazu allein ohne Assistenz auszuführen. So sehr er dabei auf die
Wahrung der Asepsis bedacht sein und
so sorgfältig er auch die Desinfektion
seiner Hände vorgenommen haben
mag, schwerlich wird er in vielen
Fällen die Verschleppung der Eigenkeime der Frau, die an der Vulva und
im Introitus vaginae haften, ganz verhüten können. Man führe deshalb die
Tamponade der Scheide nur in wirklich dringenden Fällen und dann unter
allen aseptischen Kautelen aus!

2. Das künstliche Sprengen der Eiblase

ist unter den verschiedensten Verhältnissen geboten, kann indessen, zur
unrichtigen Zeit ausgeführt, erheblichen Schaden stiften.

Wir müssen die Blase sprengen,
wenn wir bei noch intaktem Ei die
Umdrehung der Frucht (Wendung)
ausführen wollen.

Der Fortfall der Blase ist ferner
geboten, wenn sie ihre Aufgabe erfüllt,
nämlich den Muttermund völlig erweitert hat, während der Kopf tief im
Becken steht, oder sogar die Frucht mit
unzerrissenen Eihäuten geboren wird.

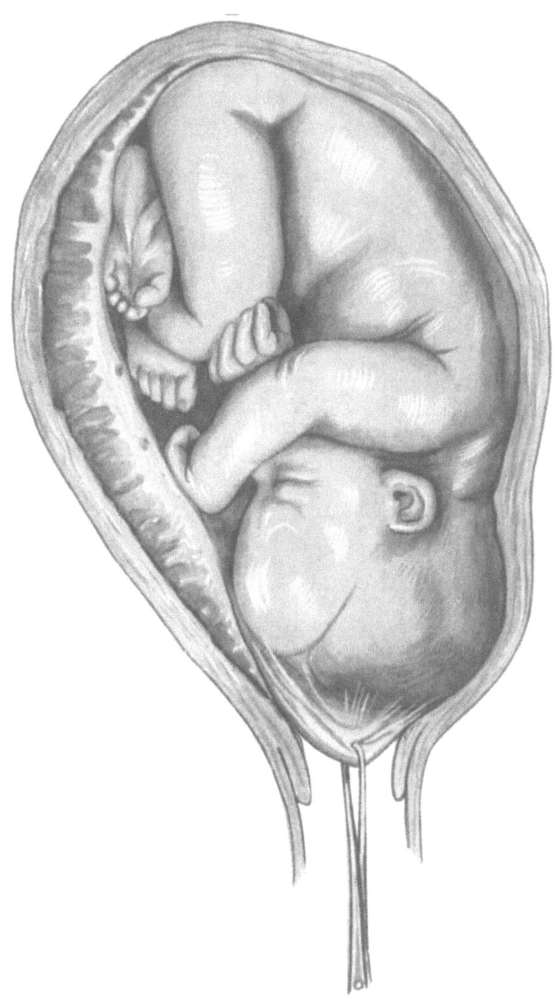

Abb. 482. Sprengen der Fruchtblase mit einer
Kugelzange.

Endlich ist der Blasensprung erwünscht, wenn die Placenta in der Eröffnungszeit
sich vorzeitig löst, ein Ereignis, das sich durch Abgang von Blut verrät. Durch Zerreißen der Eimembran wird oft verhindert, daß weitere Teile der Placenta abgetrennt
werden (s. Placenta praevia und vorzeitige Lösung der Placenta).

Endlich empfiehlt man das Blasensprengen zur Anregung der Wehentätigkeit.
Mit dieser letzteren Indikation wird zuweilen Mißbrauch getrieben (s. Behandlung
der Wehenschwäche). Völlig ungefährlich ist der künstliche Blasensprung unter diesen
Verhältnissen nur dann, wenn der Muttermund mindestens zur Hälfte eröffnet und
die Cervix bereits entfaltet ist. (Über das Blasensprengen bei Hydramnion siehe
Pathologie der Schwangerschaft.)

Der Eingriff verdient kaum den Namen einer Operation. Besondere Wasser-
sprenger, die man früher anwandte, sind unnötig. Ein stärkerer Druck mit dem Finger

gegen die Blase während einer Wehe bringt sie zum Platzen, oder man zerreißt die
Eihäute zwischen Daumen und Zeigefinger. Ist die Fruchtblase ungewöhnlich derb, so
benutze man eine Kugelzange zum Anreißen (Abb. 481).

IV. Erweiterung der weichen Geburtswege.

Es stehen zu diesem Zweck blutige und unblutige Verfahren zur Verfügung.
Wenn irgend angängig, ist die **unblutige Methode** stets zu bevorzugen. Sie besteht
in der Einführung von Dilatatoren oder quellenden Körpern. Muß in der ersten Zeit
der Schwangerschaft der Cervikalkanal dilatiert werden, so empfehlen sich am

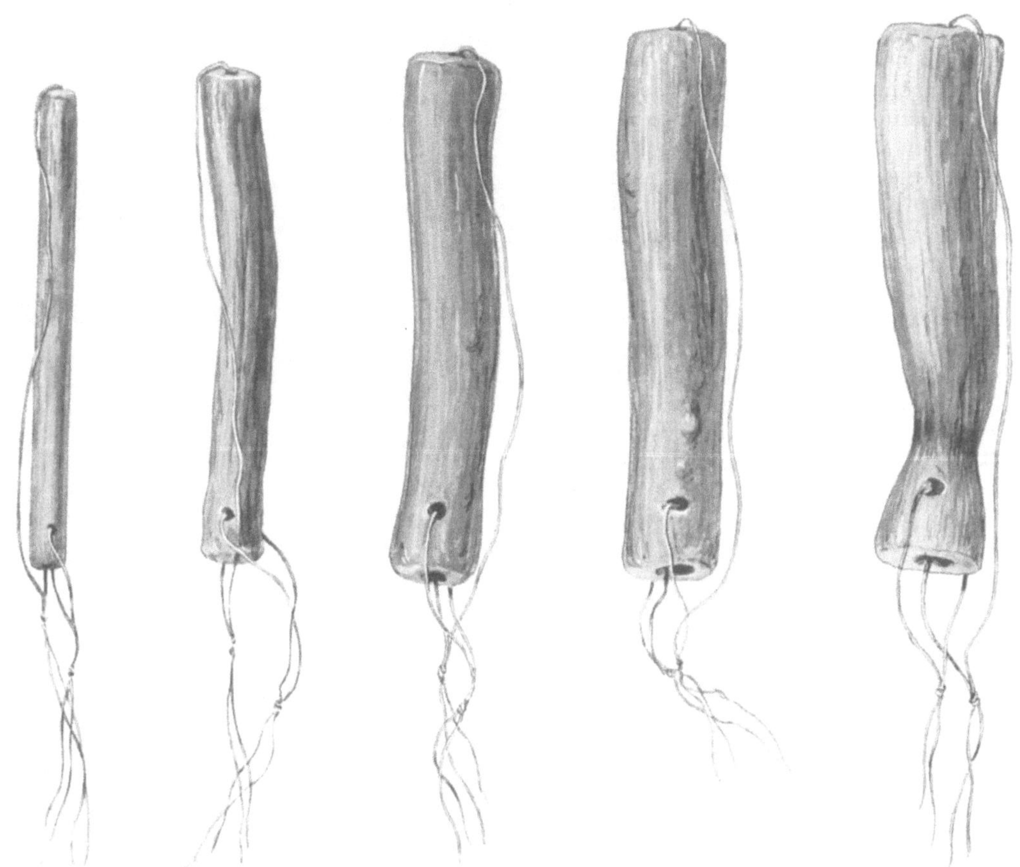

Abb. 483. Laminariastift in verschiedenen Stadien der Quellung.

meisten die aus der Gynäkologie bekannten *Laminariastifte,* die durch langsame
Quellung in dem feuchten Cervicalkanal dilatierend wirken (Abb. 483), oder die *wiederholte Einführung von Jodoformgaze* in die Cervix. Schneller, aber auch gewaltsamer
wirken die bolzenförmigen *Dilatatoren von* HEGAR (Abb. 484), die in einer Sitzung rasch
hintereinander eingeführt werden, bis der Cervicalkanal die gewünschte Weite bietet.
Strengste Antisepsis gewährleistet allein die Ungefährlichkeit dieser Eingriffe.

Die Laminariastifte werden in Karbolalkohol oder Jodoformäther aufbewahrt[1]
und unmittelbar vor der Einführung, die nach Freilegung der Cervix mittels platten-
förmiger Specula und Anhaken der vorderen Muttermundslippe durch eine Kornzange
geschieht (Abb. 485), in heiße Sublimatlösung getaucht. Man achte nur darauf, daß
der Stift weit genug eingeführt wird, um auch den inneren Muttermund erweitern

---

[1] Sie sind aber heute überall im Handel steril zu haben. Man verwende nur durchborte und mit
Faden armierte Stifte.

zu können (Abb. 486). Ein gegen den Muttermund gelegter Jodoformgazetampon fixiert den Stift. Nach 12—16 Stunden wird der Stift entfernt und, wenn nötig, ein neuer dickerer eingelegt.

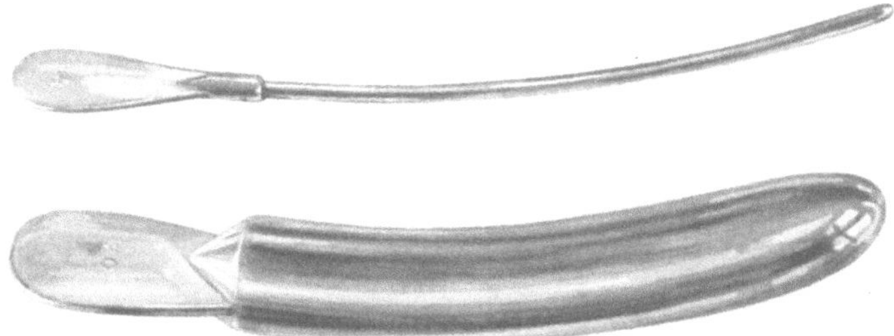

Abb. 484. HEGARsche Dilatatoren.

Da man in der Geburtshilfe aber meist eine stärkere Erweiterung nötig hat, ist es zweckmäßig die Dilatation des Cervicalkanals durch ein *kombiniertes Verfahren* zu erreichen. Man dilatiert mit Hegarstiften so weit, bis zwei, eventuell drei Laminaria-

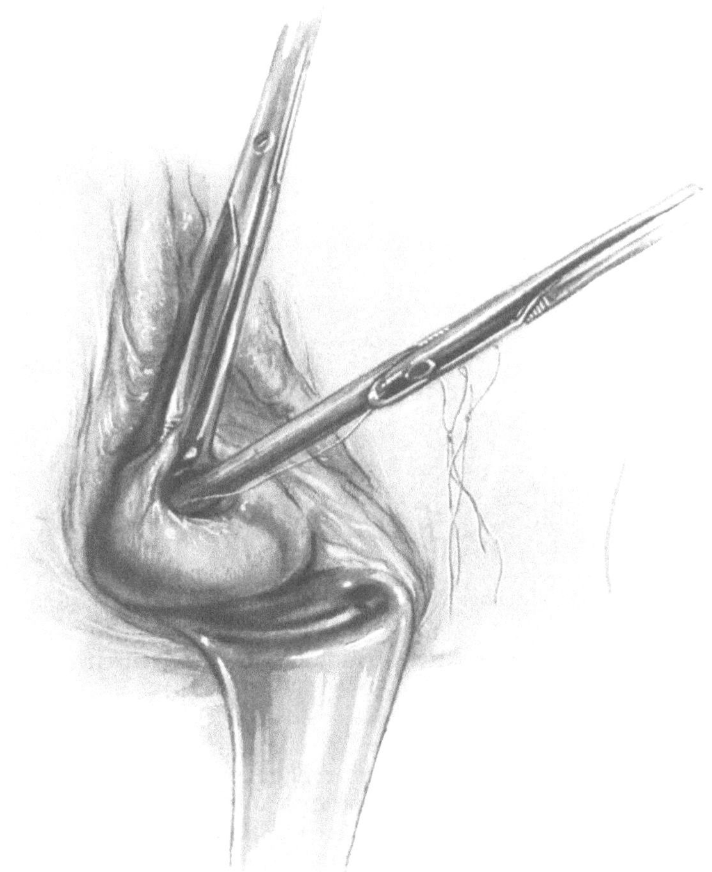

Abb. 485. Einführen eines Laminariastiftes.

stifte eingelegt werden können (Abb. 487). Damit erreicht man jedenfalls eine Erweiterung, die selbst einem nicht zu dicken Finger Passage erlaubt und so zur Abortausräumung ausreicht. Die Dilatation mit Hegarstiften erfordert aber eine gewisse

Vorsicht, da bei zu brüskem Vorgehen leicht schwere Cervixzerreißungen passieren, die bei Anreißen eines größeren uterinen Gefäßastes zu akut lebensbedrohlicher Blutung führen können.

Technik der Dilatation mit Hegarstiften. Nach desinfizierender Scheidenspülung und genauer Feststellung der *Größe* und *Lage* des Uterus a) Einstellen der Portio im Speculum, b) Anhaken und Anziehen der vorderen Muttermundslippe. Dann wird von den ausgekochten Stiften der dünnste (2 mm), nach dessen Zurückziehen der nächste von $2^1/_2$ mm usw. bis 9—11 mm eingeschoben. Sobald diejenige Dicke erreicht

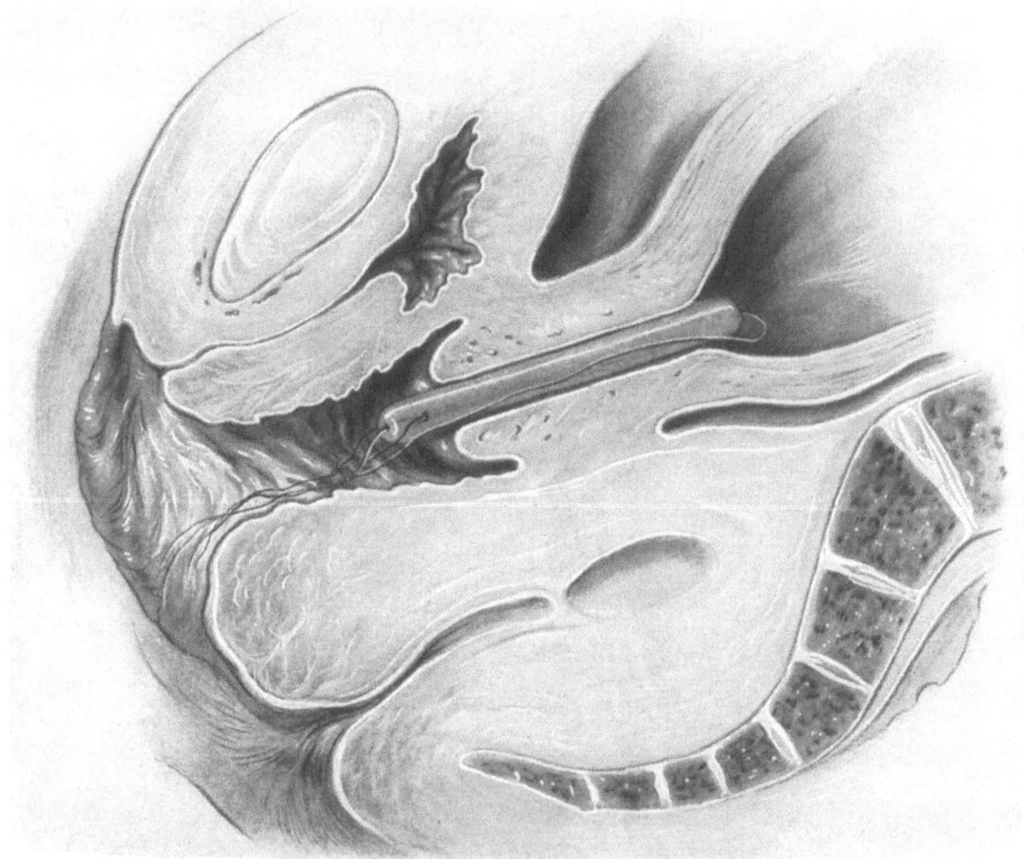

Abb. 486. Richtige Lage des Laminariastiftes im Cervicalkanal.

ist, bei der dem Einführen des Stiftes Widerstand entgegentritt, ist doppelte Vorsicht geboten. Man muß zwar einen gewissen Druck anwenden, hat aber darauf zu achten, daß man den Stift in der Hand behält. Sobald der erste, mit einigem Widerstand eingeführte Stift liegt, warte man kurze Zeit, bewege eventuell den Stift etwas zurück und vor, dann erst wird die nächste Nummer genommen. Bei zu großem Widerstand führt man noch einmal die vorhergehende Nummer ein und *wartet 2—3 Minuten.* Oft gelingt dann die Einführung der nächst größeren Nummer unter geringerem Widerstand (Abb. 488—490). Eine Dilatation bis zu 8—9 mm ist bei Mehrgeschwängerten gewöhnlich ohne großen Widerstand möglich. *Über 9 mm* wird der Widerstand meist größer und erfordert ein *ganz langsames Vorgehen.* Handelt es sich um die Ausräumung von Abortresten, dann ist gewöhnlich der Widerstand gegen die Dilatatoren viel geringer und es gelingt auch eine Erweiterung auf 12—14 mm.

Die *Einführung der Jodoformgaze* geschieht gleichfalls nach Freilegung der Cervix und Anhaken der Portio mittels einer Sonde, am besten direkt aus einer DÜHRSSENschen Büchse. Man führt das Ende des Streifens mit der Sonde bis über den inneren

Muttermund und stopft dann den Cervicalkanal voll. Entfernung nach 6—12 Stunden. Wenn nötig, wird ein neuer Streifen eingeführt.

Die genannte Dilatation wird besonders angewandt zur Einleitung des künstlichen Abortus, sehr viel seltener bei Retention von Eihautresten nach Abort oder Geburt, wenn ausnahmsweise die Cervix für den operierenden Finger nicht mehr durchgängig sein sollte, endlich aber als Vorbereitung für das zweite Verfahren, die Metreuryse, besonders bei dem engen Cervicalkanal der Erstgebärenden.

Die **Metreuryse** *(Hystreuryse)* besteht in der Einführung eines Gummiballons *(Metreurynter)* in das untere Uterinsegment, um unter der Geburt oder in der letzten Zeit der Schwangerschaft die Eröffnung des Uterus zu beschleunigen oder einzuleiten. Man nimmt zu diesem Zweck den gewöhnlichen, durch Auskochen steril gemachten Kolpeurynter und führt ihn mittels einer Kornzange in den, wenn nötig, wie oben vorbereiteten Cervicalkanal bis über den inneren Muttermund ein (Abb. 498). Noch wirksamer ist der zugfeste unelastische Ballon von A. MÜLLER (Abb. 499). Dann wird der Metreurynter mit einer Stempelspritze durch steriles Wasser aufgebläht, bleibt 4—6 Stunden liegen, worauf sein Effekt geprüft wird. *Die Metreuryse verstärkt die Wehen, befördert die Entfaltung der Cervix und die Erweiterung des Muttermundes und wirkt tamponierend.*

Wegen des immerhin möglichen Platzens des Metreurynters nehme man stets steriles Wasser, aber niemals für den Organismus giftige Lösungen wie Sublimat, Carbolsäure oder Lysol. Ein Nachteil der Methode besteht darin, daß sie, zumal wenn man einen zugfesten Ballon nimmt, nicht immer ganz leicht durchzuführen ist.

Noch schneller ist die

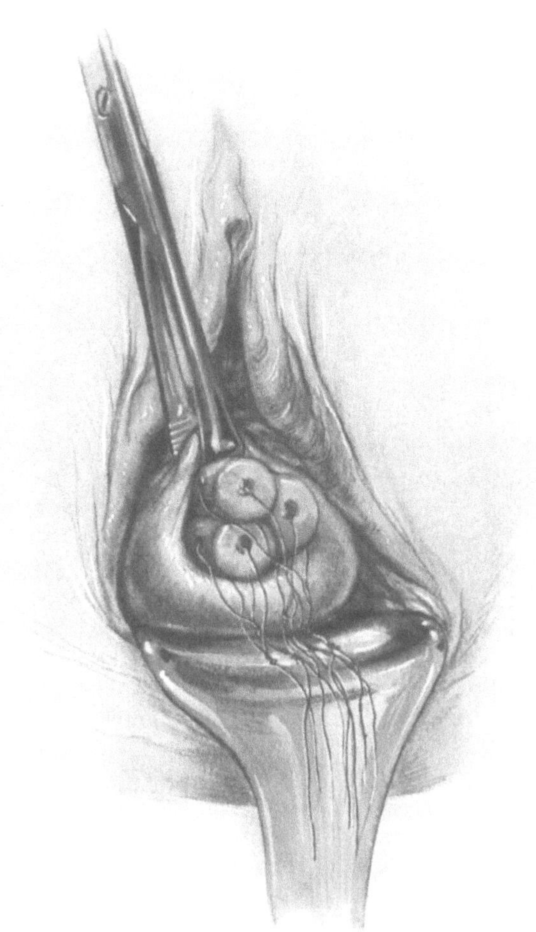

Abb. 487. Nach vorheriger Dilatation mit Hegarstiften können gleich 3 Laminariastifte eingelegt werden.

Wirkung der Dehnung, wenn man an dem Metreurynter durch ein angehängtes Gewicht (oder eine Flasche, die man mit Wasser füllt) einen permanenten Zug anbringt *(Metreuryse mit Zug)*. Man wähle in solchen Fällen den festen Ballon von A. MÜLLER. Meist vollzieht sich die Eröffnung dann überraschend schnell. Weniger zweckmäßig sind die geigenförmigen Cervicalkolpeurynter.

Die Metreuryse hat sich eine angesehene Stellung unter den geburtshilflichen Operationen erobert. Zu einer gefahrlosen Anwendung müssen aber immer gewisse Vorbedingungen erfüllt sein. Dahcr gehört erstens, daß der vorliegende Teil noch beweglich über dem Beckeneingang steht, zweitens daß der Muttermund und Cervicalkanal für 2 Finger durchgängig sind, weil sonst die Einlegung des Metreurynters nicht

möglich ist und schließlich darf an der Vulva und in der Scheide kein entzündlicher
Prozeß vorhanden sein, da sonst die Gefahr der ascendierenden Infektion zu groß ist.

Als ein weiteres Mittel zur Erweiterung des Muttermundes und zur Wehenerregung
oder -verstärkung ist ferner zu erwähnen das Herunterholen einer unteren Extremität
(Abb. 392).

Zur unblutigen Erweiterung der Scheide dient auch der Kolpeurynter, den man,
z. B. bei Erstgebärenden mit enger Scheide bei vollkommener Steißlage 1—2 Stunden

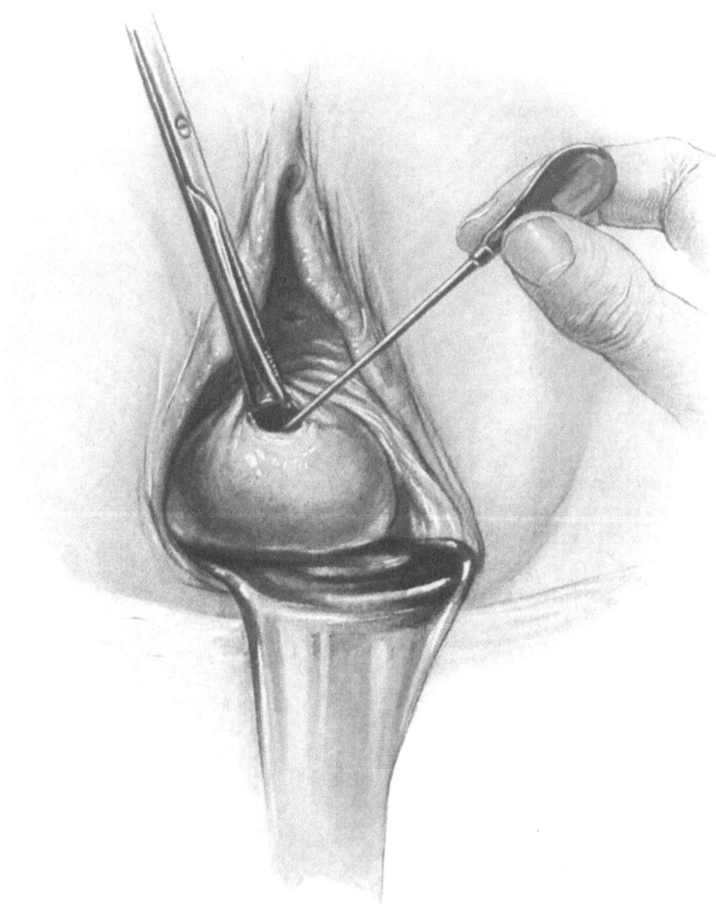

Abb. 488. Dilatation mit Hegarstiften I.

vor dem notwendig werdenden Eingriff der Manualhilfe oder Extraktion einführen
kann, um auf diese Weise den späteren Eingriff zu erleichtern.

Die **blutige Erweiterung** der weichen Geburtswege besteht in Incisionen in den
Muttermund, die Scheide, den Vulvarring; schließlich gehört hierher die vaginale
Hysterotomie, der sog. vaginale Kaiserschnitt.

1. *Blutige Incisionen in den Muttermund* lassen sich bei narbiger Atresie und Stenose
desselben nicht vermeiden, ebenso *Incisionen in die Vaginalwände*, wenn ähnliche
Veränderungen in der Scheide vorliegen und man die Entbindung per vias naturales
überhaupt für möglich hält. Man wartet so lange, bis die narbige Partie unter dem
andrängenden Kopf sich stark spannt oder vorbaucht und incidiert dann mit Schere
oder Messer möglichst breit.

Incisionen in den Muttermund sind ferner notwendig, wenn nach ausgeführter
Perforation des Schädels der Muttermund der Extraktion Schwierigkeiten bereitet
oder wenn bei Extraktion des Kindes in Beckenendlage der Muttermund sich um den

Hals des Kindes schnürt und dadurch den Kopf fesselt. In beiden Fällen macht man entweder kleine multiple Incisionen oder da, wo die größte Spannung besteht, eine oder zwei tiefere, die man später durch Naht schließt.

2. Eine Mittelstellung zwischen unblutiger und blutiger Dilatation nimmt die Erweiterung mit dem Bossischen Dilatator ein. Das Instrument besteht aus 4 Armen, welche durch eine Schraubenvorrichtung bis auf 8—10 cm voneinander gespreizt werden können. Die einzelne Spreizung geschieht langsam in Pausen von 2—3 Minuten. Der eingeführte Finger soll die Wirkung der Spreizung stets kontrollieren. Das Instrument besitzt in Deutschland kaum noch Anhänger, da selbst bei vorsichtiger Handhabung schwere, selbst tödliche Verletzungen (so durch den Erfinder selbst!) passiert sind. FROMMER konstruierte ein

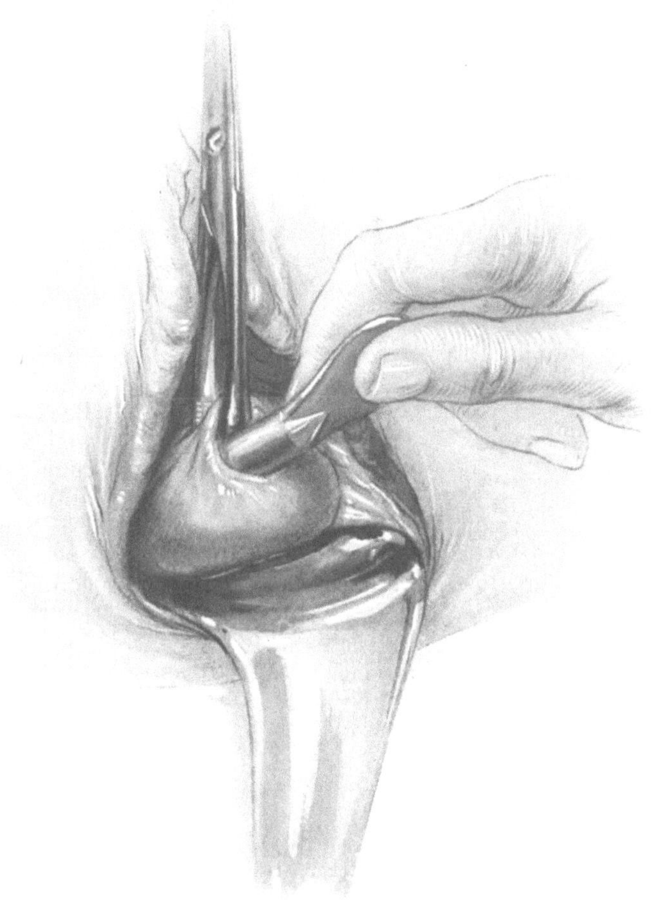

Abb. 489. Dilatation mit Hegarstiften II.

ähnliches achtarmiges Instrument, das leicht zerlegbar und reinigungsfähig ist (S. WYDER). Wir wenden derartige Instrumente in unserer Klinik nicht an.

In früheren Zeiten spielte das sog. *Accouchement forcé* in der Geburtshilfe eine größere Rolle. Dieses besteht in mehr oder minder gewaltsamer Erweiterung des engen Muttermundes und der nicht minder gewaltsamen Entbindung durch Wendung und Extraktion (Zwangsgeburt). Das Verfahren ist unter allen Umständen äußerst gefährlich für die Mutter und nicht weniger für das Kind. Es ist heute ersetzt durch die Hysterotomia vaginalis.

3. Die *Erweiterung der Vulva* durch die (seitliche oder) mediane Incision (Episiotomie) ist als ein alltägliches und ungefährliches Verfahren (s. S. 207) geschildert. Wir selbst verwenden nur die *mediane Episiotomie* und zwar nicht lediglich zum Zweck der Erweiterung der Vulva, sondern vor allem in der Absicht, die tiefe Beckenbodenmuskulatur vor Zerreißungen zu schützen. Jeder hohe, rigide Damm, ein ungünstig geformter Schambogen oder ein im Verhältnis zur Weite und Weitbarkeit der Vulva

abnorm großer Kopf geben danach die *Indikation zur medianen Dammspaltung.* Man erleichtert damit nicht nur den Durchtritt des Kopfes, sondern die wesentlichste Wirkung erblicken wir darin, daß dadurch die Puborectales, d. h. die vordersten Partien des Musculus levator ani entspannt und damit jene praktisch irreparablen Abrisse eines oder beider Levatorschenkel am Schambeinast vermieden werden, die eine der Hauptursachen für die Entstehung des Prolapsus uteri darstellen. *Der tiefere Sinn der Episiotomie ist also eine Schonung der tiefen Beckenbodenmuskulatur,* indem wir künstlich eine Verletzung an einer Stelle setzen, wo sie durch Naht leicht wiederherstellbar wird. Die Abbildungen 187—190 werden leicht klar machen, worauf es dabei ankommt.

4. Ein sehr viel erheblicher Eingriff ist die *Scheidendammincision nach* DÜHRSSEN. Der Einschnitt beginnt im unteren Drittel der Scheide und wird seitlich neben dem Mastdarm bis in die Gegend des Tuber ossis ischii geführt. Der Schnitt klafft breit und beseitigt völlig den Widerstand der Weichteile des Beckenbodens. Die zuweilen recht starke Blutung wird durch Gefäßunterbindungen gestillt. Der Schnitt ist selten indiziert, am meisten noch beim sog. vaginalen Kaiserschnitt an einer Ipara. Nach der Entbindung wird der Riß sorgfältig vernäht.

5. Die **vaginale Hysterotomie oder Hysterostomatomie** (von DÜHRSSEN unter dem Namen „vaginaler Kaiserschnitt" in die Praxis eingeführt) besteht in der Spaltung der vorderen Scheidenwand, Abschieben der

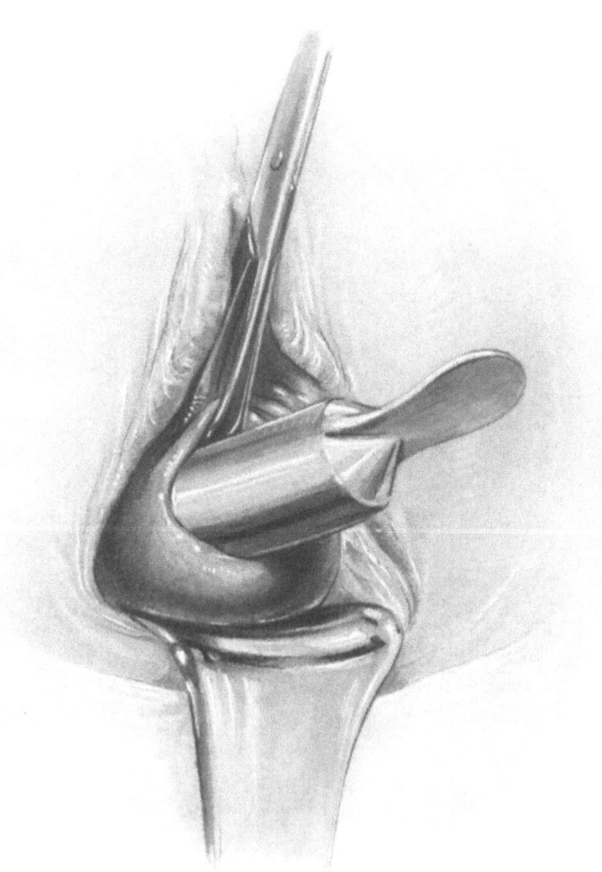

Abb. 490. Dilatation mit Hegarstiften III.

Blase nach oben, Durchschneidung der vorderen Cervixwand und Entbindung durch den geschaffenen Schnitt.

Sie ist indiziert, wenn bei noch geschlossener oder bei noch wenig vorbereiteter Cervix die Entbindung schleunigst vollzogen werden muß, wie bei schweren, das Leben der Mutter unmittelbar bedrohenden Zuständen. Ob bei alleiniger Lebensgefahr des Kindes z. B. bei Nabelschnurvorfall und engem Muttermund, der vaginale Kaiserschnitt berechtigt ist, wird noch verschieden beantwortet. Voraussetzung der Operation ist ein zum Durchtritt des Kindes genügend weites Becken und Zugängigkeit der Portio.

Die Frau wird auf dem Querbett oder einem Operationsstuhl narkotisiert und desinfiziert. Die Schenkel werden mit sterilen Gazetüchern bedeckt, ein Gazetuch bedeckt den After. Ein breites Plattenspeculum zieht die hintere Scheidenwand ab.

Durch zwei in die Muttermundslippe eingesetzte Hakenzangen wird die Portio fixiert und nach unten gezogen. Jetzt spaltet ein medianer Längsschnitt die vordere Scheidenwand bis an die Portio (Abb. 491). Dann wird die Harnblase mittels eines Gazetupfers nach oben abgeschoben, was fast stets ohne Schwierigkeit gelingt.

Gegebenenfalls mögen ein paar flache Scherenschnitte nachhelfen. Die hochgeschobene Blase wird mit einer vorderen Platte zurückgehalten. Nun spaltet ein Schnitt mit einer kräftigen Schere die vordere Cervixwand bis hoch hinauf zum Peritonealansatz

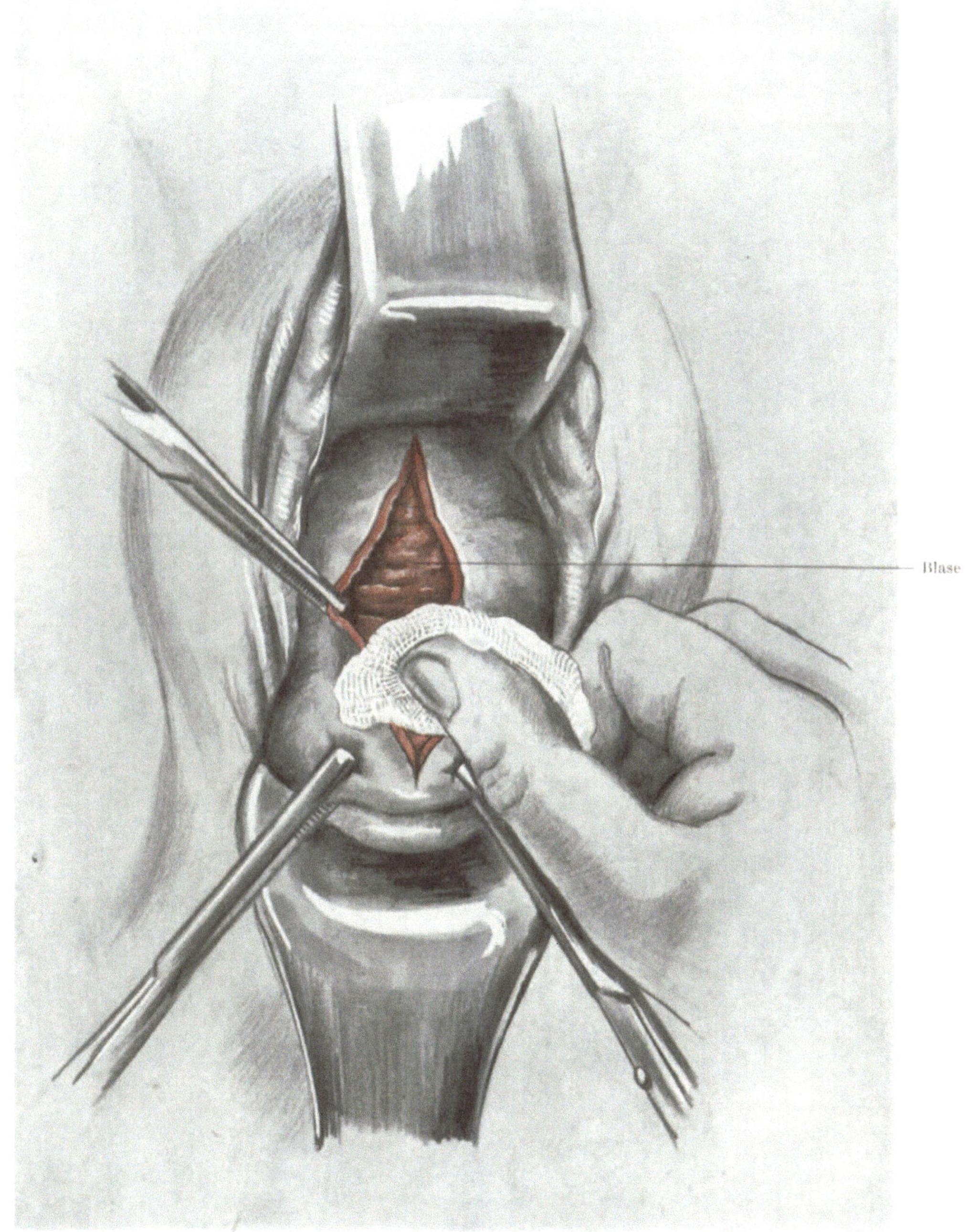

Abb. 491. Hysterotomia vaginalis anterior I.

(Abb. 492). Die Öffnung fällt sofort so weit aus, daß durch sie entbunden werden kann. Man entbinde bei auch nur einigermaßen beweglichem Kopf mittels Wendung und Extraktion, bei feststehendem Kopf mit der Zange, bei totem Kinde mittels Perforation. Bei Erst- und besonders alten Erstgebärenden wird die Entbindung durch einen Scheidendammschnitt sehr erleichtert. Gelingt es nicht durch den vorderen

42*

Cervixschnitt zu entbinden, so spalte man auch die hintere Cervixwand, was DÜHRSSEN als regelmäßiges Verfahren früher empfahl.

Nach der spontanen Ausstoßung oder der künstlichen Entfernung der Placenta

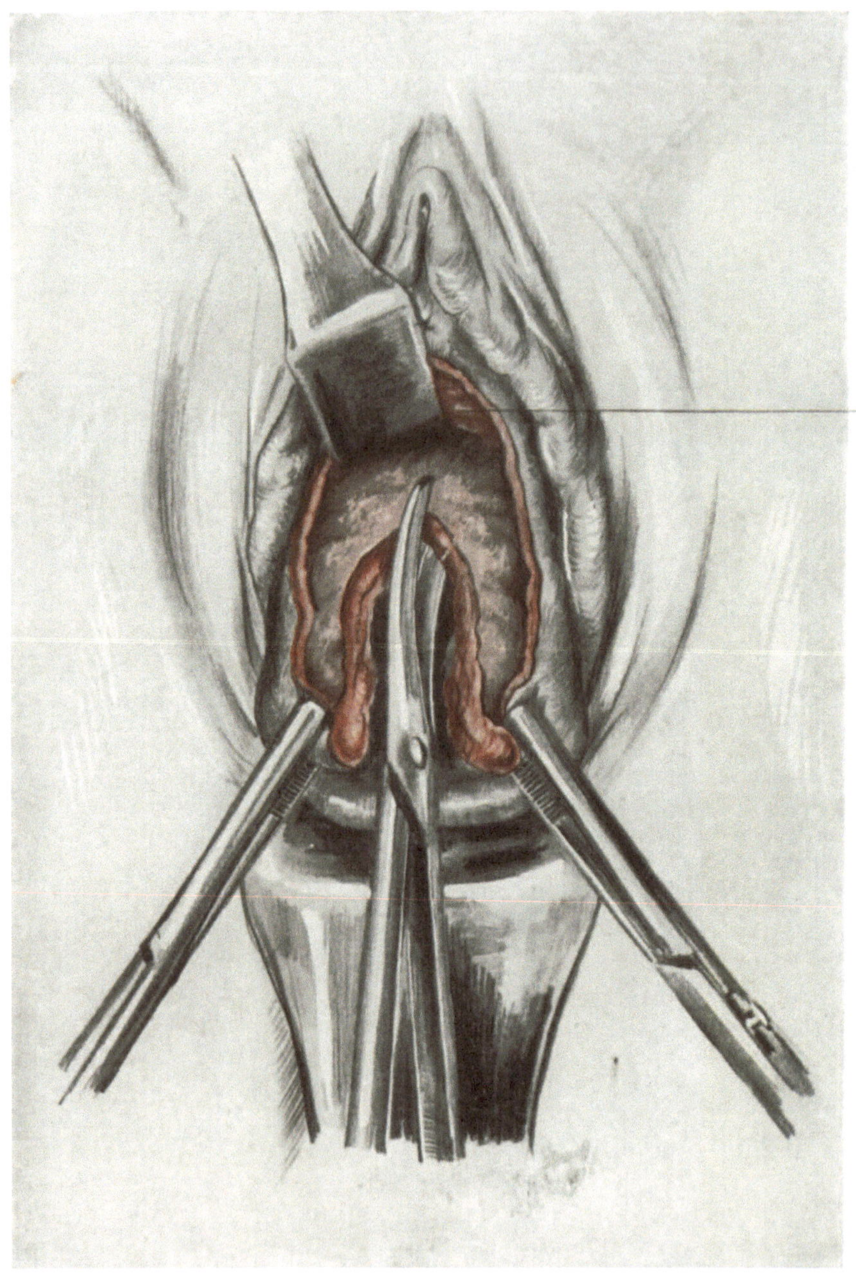

Abb. 492. Hysterotomia vaginalis anterior II.

wird durch Catgutnähte der Cervixschnitt geschlossen und dann die vordere Vaginalwand exakt auf die Cervix vernäht (Abb. 493), womit die Operation beendet ist.

Die Operation ist sehr leistungsfähig. Man kann mit ihr zu jeder Zeit der Schwangerschaft und in jedem Stadium der Eröffnungsperiode entbinden, zwar nicht in allen Fällen, wie es meist gelehrt wird, in 5—10 Minuten, sondern besonders dann mit längerer

Zeitdauer, wenn an dem im Beckeneingang feststehenden Kopf die Zange angelegt werden und der Kopf durch das ganze Becken mit der Zange geleitet werden muß.

Gute Asepsis und chirurgische Schulung des Operateurs gestalten die Prognose

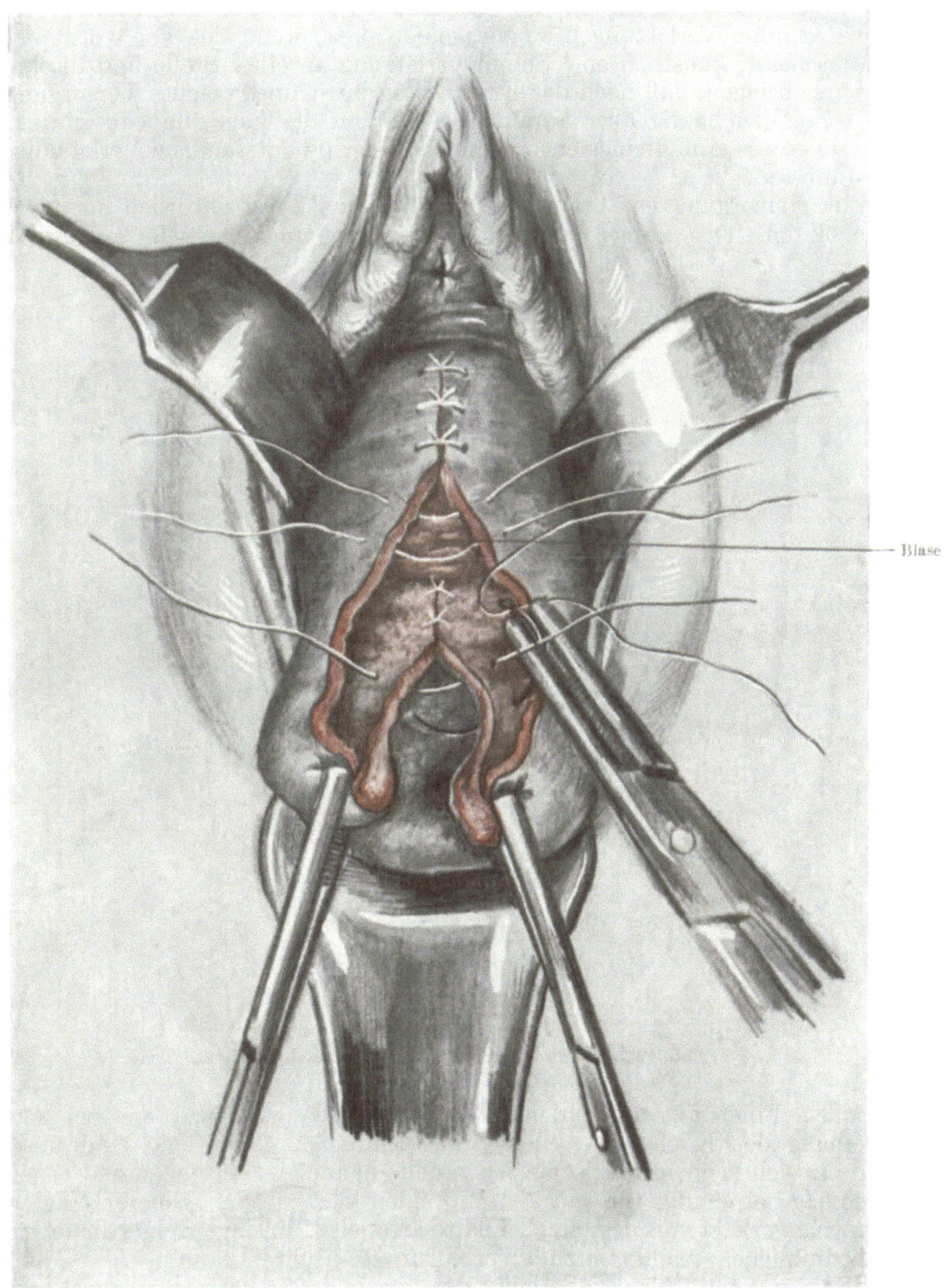

Abb. 493. Hyperotomia vaginalis anterior III.

der Operation zu einer guten, wenn auch manche Frau begreiflicherweise an der indizierenden Krankheit nach der Operation gestorben ist.

Dennoch ist es nicht ratsam, die Operation der Außenpraxis zu übergeben. In dieser wird der Arzt besser die stumpfen Verfahren der Dilatation anwenden, wenn er nicht — was noch besser ist — seine Schutzbefohlene einer Klinik anvertrauen kann.

V. Versorgung von Verletzungen an Uterusausführungsgang, Scheide und Vulva.

Die in dem vorstehenden Kapitel geschilderten Methoden suchen durch unblutige, langsame Dehnung Verletzungen zu vermeiden oder, wenn das von vornherein aussichtslos erscheint, künstlich eine Schnittverletzung an einer Stelle und in einer Ausdehnung anzubringen, daß nach der Entbindung ihre kunstgerechte Versorgung leicht möglich ist. Allzu häufig aber kommt der Arzt in die Lage, unbeabsichtigt, sei es spontan, sei es aus Anlaß eines entbindenden Eingriffs entstandene Verletzungen versorgen zu müssen.

1. Eine **Versorgung von Cervixrissen** (vgl. Abb. 372) ist natürlich nur notwendig, wenn sie bluten. Fast immer handelt es sich dabei um sehr tiefe, aus Anlaß eines

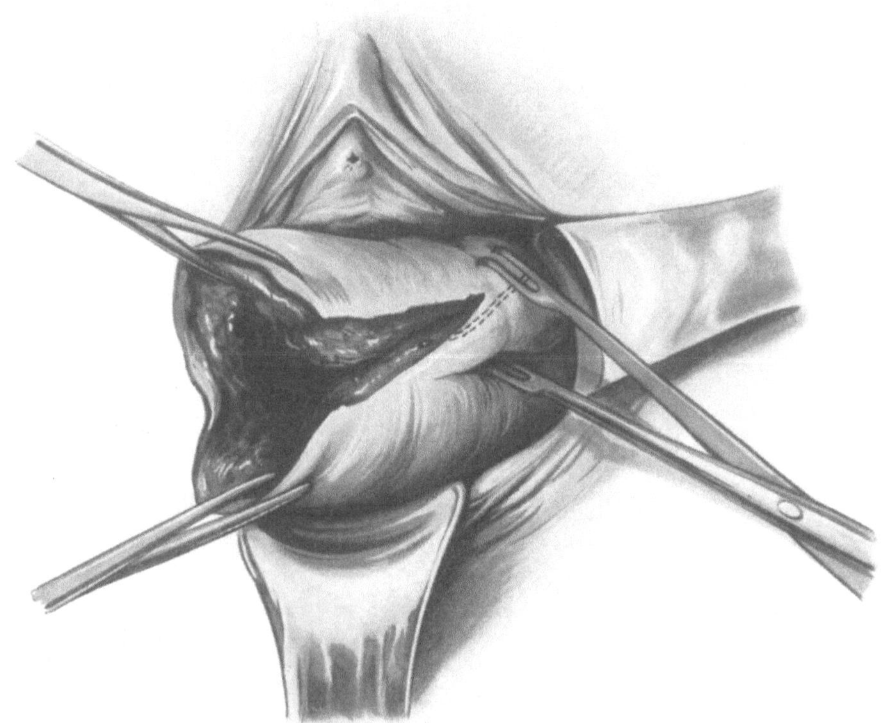

Abb. 494. Parametrium-Abklemmung nach Henkel.

entbindenden Eingriffes entstandene Rißverletzungen, während die bei spontaner Durchtreibung des Kopfes entstehenden Verletzungen geringfügig sind und selten bluten, da es sich mehr um Riß-Quetschwunden handelt[1]. Bei violenten Zerreißungen kommt es dagegen häufig vor, daß der Riß einen kleinen oder größeren Vaginalzweig der A. uterina verletzt, aus dem eine lebhafte arterielle Blutung erfolgt, die in kürzester Zeit zu bedrohlicher Anämie, ja zum Verblutungstod führen kann.

Die kunstgerechte Versorgung eines derartigen Risses besteht in durchgreifenden Catgutknopfnähten, wobei vor allem darauf zu achten ist, daß die oberste Naht ein paar Millimeter oberhalb des oberen Rißrandes geschnürt wird, um zuverlässig auch einen etwa retrahierten uterinen Gefäßast zu verschließen. Gegen diese Grundforderung der korrekten Naht eines Cervixrisses wird häufig verstoßen. Die Folge sind Nachblutungen, die selbst noch nach Tagen im Wochenbett bedrohlichen Charakter annehmen können.

---

[1] Wegen der Ausnahmen bei Placenta praevia und Rigidität der Cervix vgl. Pathologie der Geburt.

Man erleichtert sich unter schwierigen Verhältnissen die Naht, wenn man die Muttermundslippen am unteren Ende des Risses mit Kugelzangen faßt und durch einen Assistenten anspannen läßt, so daß die Hand des Operateurs sich einwandfrei den oberen Wundwinkel einstellen kann.

STOECKEL empfiehlt demgegenüber, bei größeren Rissen die erste Naht da anzulegen, wo sie am besten anzubringen ist, und den geknüpften Faden als Zügel zu benutzen, um, allmählich nach oben kletternd, schließlich auch den oberen Wundwinkel richtig zu unterstechen. Wir sind nicht Anhänger eines derartigen Vorgehens, weil es nach unserer Erfahrung gerade den praktischen Arzt leicht dazu verführt, die Naht eines Cervixrisses als geglückt anzusehen, trotzdem der obere Wundwinkel nicht genügend versorgt ist. Außerdem

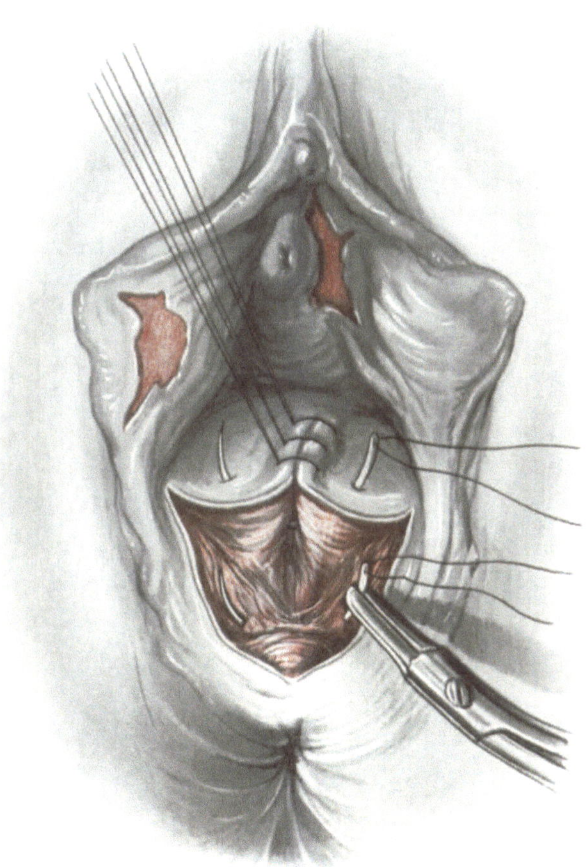

Abb. 495. Naht des unvollkommenen Scheiden-Dammrisses II°.

wird durch ein derartiges Vorgehen unseres Erachtens die Retraktion eines durchrissenen oder angerissenen Arterienastes begünstigt.

Hält man sich dagegen an diese Vorschrift, den oberen Wundwinkel einwandfrei einzustellen, dann kann man sich nach dem Knüpfen der ersten Naht sofort überzeugen, ob die Blutung sicher steht oder nicht.

Im letzteren Fall ist der Beweis erbracht, daß der angerissene Arterienast sich zu weit retrahiert hat, und es bleibt dann nichts anderes übrig, als eine provisorische Blutstillung mittels Parametrienabklemmung (vgl. weiter unten).

Es ist überhaupt zuzugeben, daß die Naht eines hoch hinaufreichenden Cervixrisses unter den Verhältnissen der allgemeinen Praxis, ohne oder unter ungenügender Assistenz, bei vielleicht mangelhafter Beleuchtung an den Arzt Anforderungen stellen kann, die er nicht zu erfüllen vermag. In jedem derartigen Fall empfiehlt es sich, besonders wenn die Schwere der Blutung schnelles und erfolgreiches Handeln erfordert, nach dem Vorschlag HENKELs oberhalb des Risses die *Parametrien abzuklemmen* (Abb. 494).

Die Portio wird mit Faßzangen kräftig nach abwärts und nach der dem Riß gegenüberliegenden Seite gezogen. Dann setzt man oberhalb des oberen Rißendes und senkrecht zur Längsachse des Uterus eine doppelzähnige Krallenzange derart an, daß das ganze Gewebe vor und hinter dem Riß möglichst breit

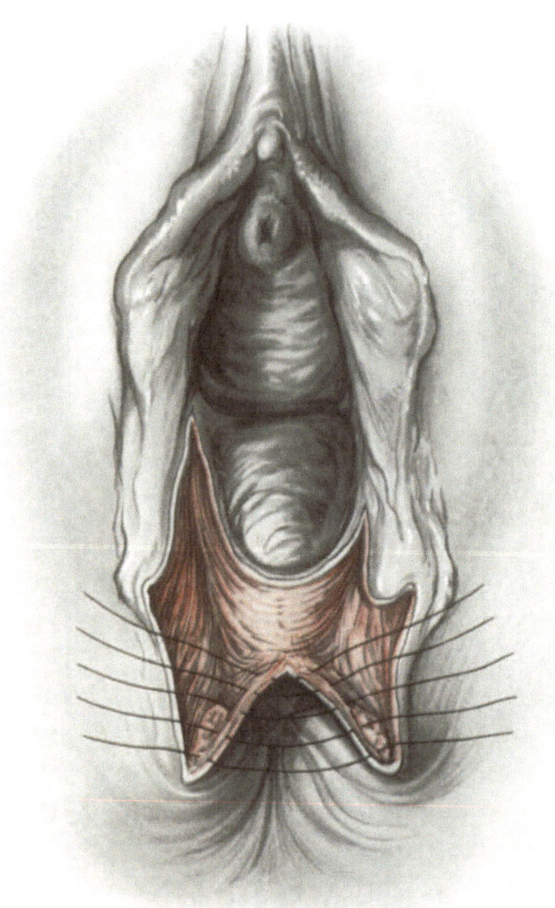

Abb. 496. Naht des kompletten Dammrisses. I. Rectumnaht.

gefaßt und beim Schluß des Zangenschlosses derart zusammengepreßt wird, daß auch ein im Gewebe retrahierter Ast der A. uterina sicher verschlossen wird.

In der gleichen Weise wird auf der anderen Seite vorgegangen.

Wegen der möglichen Nebenverletzungen, besonders der Ureteren, scheint es uns zweckmäßig, ein derartiges Verfahren nur als Notbehelf anzusehen und die Patientin alsbald in eine Klinik zu transportieren, wo dann auf Grund ihres Zustandes und des Augenscheins entschieden werden muß, ob eine einwandfreie Naht des Risses möglich ist oder nicht. Im letzteren Fall kommt nur eine Totalexstirpation des Uterus in Frage. Die Klemmen im Parametrium liegen zu lassen, scheint uns nur angängig, wenn der Zustand der Patientin für einen größeren Eingriff zu schlecht ist.

2. **Scheidenrisse,** die stark bluten, müssen nach genügender Freilegung mittels Plattenspecula durch Naht versorgt werden.

3. **Risse im Bereich des Vestibulums** (Abb. 495) pflegen nur dann heftiger zu bluten, wenn starke Venektasien vorhanden waren oder wenn sie das Korpus bzw. ein

Crus clitoridis mitbetreffen. In diesen Fällen muß durch Unterstechungen die Blutung gestillt werden. Bei Clitorisrissen führe man in die Harnröhre einen Katheter ein, um diese nicht etwa mitzufassen.

4. Die **Naht eines Dammrisses,** die unmittelbar post partum vorzunehmen ist, soll so ausgeführt werden, daß möglichst der ursprüngliche Zustand wieder hergestellt wird. Um bei unregelmäßigen Rissen die korrespondierenden Stellen richtig zu finden, braucht

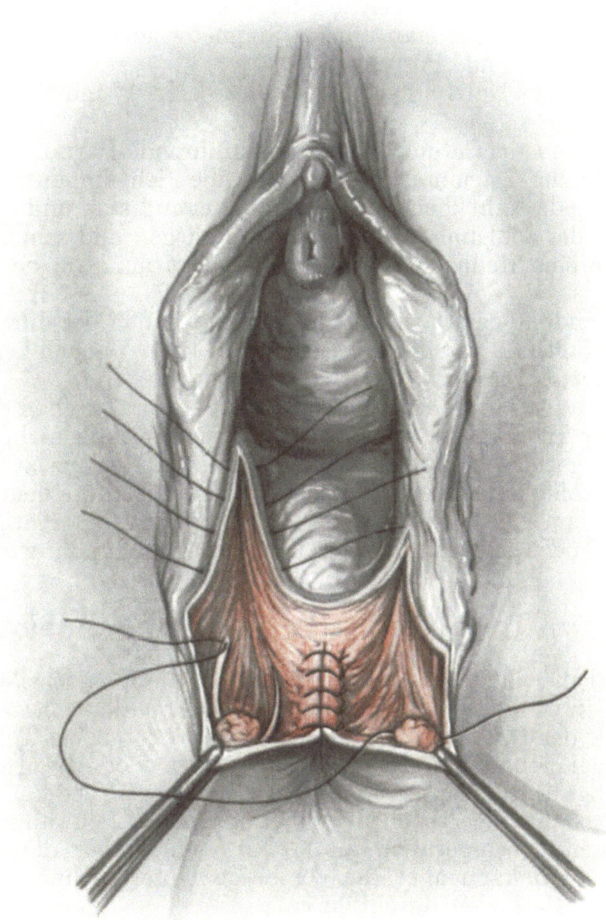

Abb. 497. Naht des kompletten Dammrisses. II. Sphinkternaht.

man nur die Stellen, an denen der Riß jederseits die Basis des Hymnalringes erreicht, aufzusuchen. Legt man hier die erste Naht, dann ergibt sich die richtige Anlegung der weiteren Nähte von selbst. Um bei der Einstellung des oberen Randes des ja stets in die Scheide hineinreichenden Risses nicht durch aus dem Uterus kommendes Blut behindert zu werden, ist es zweckmäßig, vor Beginn der Dammnaht eine Gazekompresse — natürlich unter breiter Entfaltung des Introitus — in die Scheide hineinzustopfen.

Sobald die genannte Orientierungsnaht liegt, kommt es nur darauf an, bei den folgenden Nähten das ganze Gewebe so aufzuladen, daß nirgends in der Tiefe Wundtaschen zurückbleiben (Abb. 495). Bei tieferen Rissen ist es oft zweckmäßig, in zwei Schichten zu nähen, um diesem Fehler sicher zu entgehen. Die Haut am Damm wird am besten mit Serres fines versorgt. Dadurch vermeidet man einmal die sonst in der allgemeinen Praxis häufig zu beobachtenden Stichkanalinfektionen und erreicht eine schöne, zarte Narbe am Damm. Die Serres fines können am 6. Tag ohne die geringsten Schmerzen für die Patientin entfernt werden.

Wesentlich schwieriger gestaltet sich die *Versorgung eines kompletten Dammrisses,* bei dem nicht nur der Sphincter ani ext., sondern ganz gewöhnlich auch die vordere Rectumwand ein paar Zentimeter eingerissen ist. Die in der allgemeinen Praxis so häufigen Mißerfolge der Naht eines kompletten Dammrisses beruhen immer auf einer mangelhaften Nahttechnik, bei der entweder die Naht der Rectalwand oder des Sphincter fehlerhaft durchgeführt wurde. Sobald der Verschluß des Rectums nicht exakt ist, muß es natürlich zur Infektion der Wunde vom Darm her kommen. Ebenso ist leicht einzusehen, daß eine mangelhafte Sphincternaht zur Incontinentia alvi führt. Man achte daher auf folgende Punkte:

1. Daß die oberste Naht einwandfrei den oberen Wundwinkel der Rectumwand verschließt.

2. Daß die mit feinsten Catgutfäden durchzuführende Darmnaht so angelegt werden muß, daß sie nur die Darmmuskulatur faßt, die Schleimhaut selbst aber freiläßt. Andererseits muß jede Naht dicht am Schleimhautrand aus- und eingestochen werden, damit die Ränder der Schleimhaut gut aneinanderliegen und schnell verkleben können (Abb. 496). Über eine Reihe von Knopfnähten legt man am besten noch eine feine fortlaufende Naht.

3. Nach Vollendung der Darmnaht müssen die Enden des durchrissenen Sphincter ani ext. isoliert gefaßt und vereinigt werden (Abb. 497). Danach liegen die Verhältnisse wie beim inkompletten Dammriß.

Wir möchten auf Grund unserer Erfahrung dem praktischen Arzt im allgemeinen raten, wenn er der Technik der Darm- und Sphincterplastik nicht voll gewachsen ist, auf die Versorgung eines kompletten Dammrisses lieber ganz zu verzichten und die Patientin einer Klinik zu überweisen. Das ist der Patientin wie dem Ansehen des Arztes förderlicher, als wenn nach einer Woche der Mißerfolg seiner Tätigkeit in Form einer Incontinentia alvi oder einer Infektion der Wunde offenkundig wird.

VI. Die künstliche Frühgeburt.

Unter künstlicher Frühgeburt versteht man die *Unterbrechung der Schwangerschaft zu einer Zeit, in welcher das Kind bereits außerhalb des Mutterleibes zu leben imstande ist.* Zweck der Operation ist, Mutter, Kind oder beide Teile vor Gefahren zu bewahren, die bei Fortbestehen der Schwangerschaft oder Abwarten der rechtzeitigen Geburt sich ergeben würden. Gemeinhin wird der Begriff der künstlichen Frühgeburt dahin verstanden, daß einige Wochen vor dem normalen Schwangerschaftsende künstlich Wehentätigkeit hervorgerufen, die Geburt selbst aber dann den Naturkräften überlassen wird. Man kann aber die vorzeitige Unterbrechung auch in einem Akt durch chirurgische Methoden durchführen.

Die *Anzeigen zur künstlichen Frühgeburt* sind folgende:

1. *Das enge Becken.* Diese Indikation hat auf Grund der guten Resultate des Kaiserschnittes und der Hebosteotomie für Mutter und Kind in neuerer Zeit viel Anfechtung erfahren. Nur eine Minderzahl der deutschen Geburtshelfer tritt auch heute noch für sie ein, doch stimmen auch diese darin überein, die künstliche Frühgeburt nur bei Mehrgebärenden auszuführen. Wir verwerfen sie im allgemeinen zugunsten der Schnittentbindung und halten sie heute nur dann für berechtigt, wenn eine Frau die Schnittentbindung ablehnt.

So bildet unter den erwähnten Umständen das platte Becken mit einer Conjugata von mindestens $7^{1}/_{2}$ cm, das allgemein verengte mit einer Conjugata von 8 cm die häufigste Anzeige zur frühzeitigen Einleitung der Geburt. Unter $7^{1}/_{2}$ cm Conjugata vera ist sie nicht mehr ratsam, da bei dieser Verengerung auch ein frühreifes Kind nicht ohne hohe Gefahr für sein Leben geboren werden kann. Hier würde dann am Ende der Schwangerschaft der Kaiserschnitt oder die Hebosteotomie in Frage kommen. Eine Grenze noch oben ist nicht in Zahlen anzugeben, denn bei großen Kindern kann selbst bis fast zum Normalmaß der Conjugata die Operation nötig sein, wenn frühere Geburten schlecht verliefen.

Bedingung für die Frühgeburt bei engen Becken (oder Geschwülsten) *ist Leben und Lebensfähigkeit des Kindes.* Ersteres ist leicht zu konstatieren, bei der Ermittlung der letzteren erlebt man zuweilen Täuschungen.

Da die Kinder vor der 34. Woche nur selten am Leben erhalten bleiben, so ist der günstigste Termin für die Operation die Zeit zwischen der 34.—36. Woche. Die Berechnung muß eine möglichst exakte sein. Je enger das Becken, um so früher wird man beginnen. Nach der 36. Woche kann wegen Größe des kindlichen Kopfes der Zweck schon verfehlt sein. Indessen ist die Operation, wenn man die Schwangere nicht

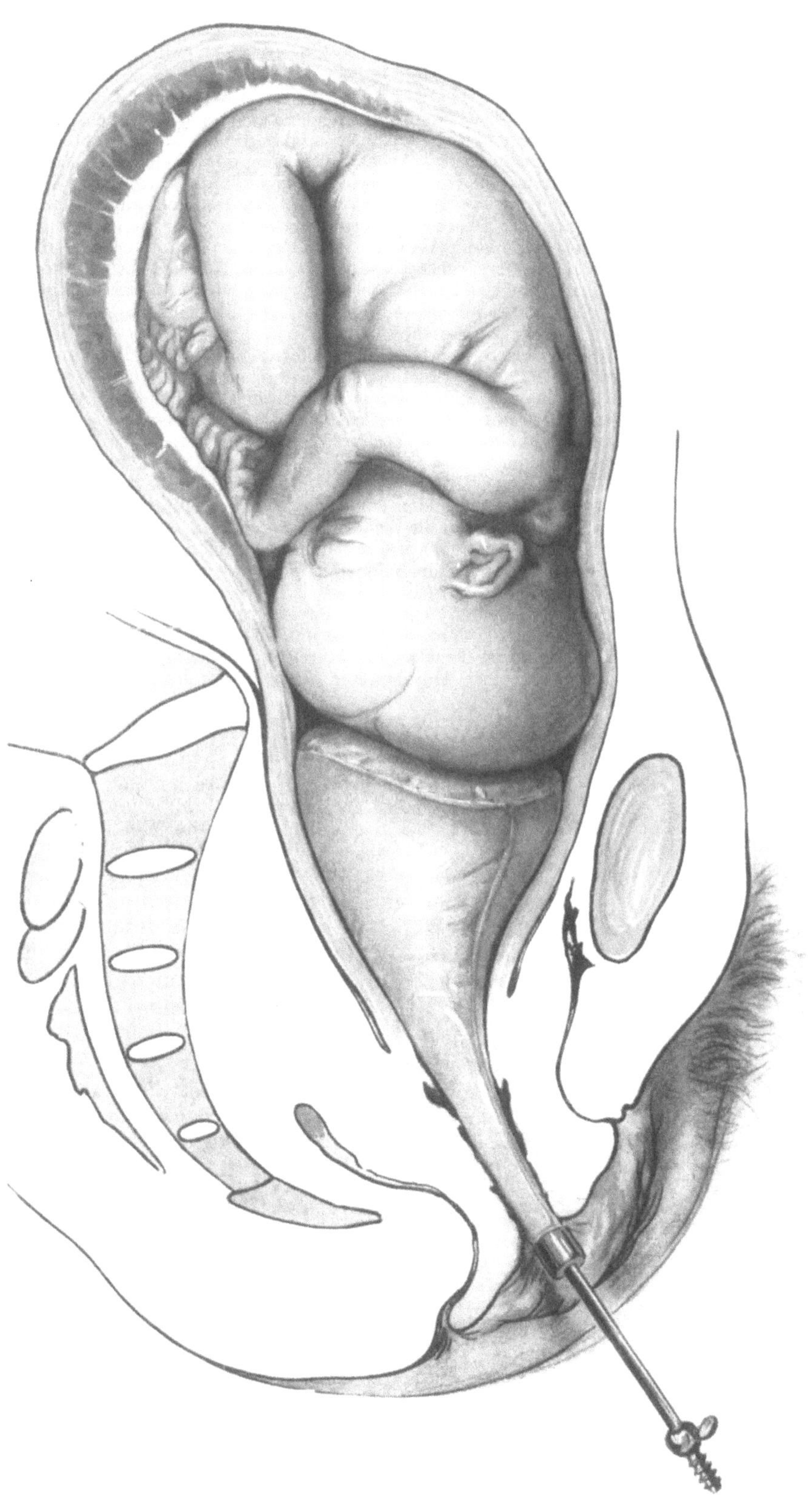

Abb. 498. Metreurynter in situ.

eher in Behandlung bekommt und in Anbetracht der doch sehr wechselnden Größe der Kinder, unter Umständen auch nach diesem Termin noch berechtigt.

Leider krankt nun die Bestimmung der Zeit der Schwangerschaft, berechnet nach der letzten Regel, an manchen Mängeln. Auch die Untersuchung der Frau gibt gerade bei engem Becken eine weniger präzise Antwort wie sonst, da bei dem bleibenden Hochstand des Fundus, einem Hängebauch, der steten Beweglichkeit des vorliegenden Teiles wichtige diagnostische Momente ausfallen. Auch die Messung der Fruchtachse (s. S. 104) gibt gerade hier, wo sie von großem Wert sein könnte, wegen der Beweglichkeit des Kopfes nicht sehr sichere Resultate. Hydramnion oder Zwillinge können die Diagnose der Zeitbestimmung weiter erschweren. So kommt es, daß der Ungeübte sich häufig täuscht. Aber auch der Geübte erlebt Irrtümer, die für das Leben der Frucht verhängnisvoll sein können. Die zu junge Frucht stirbt nach der Geburt an Lebensschwäche oder Geburtsschädigungen, die zu große hat dieselben Gefahren bei der Beckenpassage wie bei rechtzeitiger Geburt zu bestehen.

Bei dieser oft vorhandenen Schwierigkeit der Zeitbestimmung wäre die Möglichkeit der Ermittlung der Kopfmasse der Frucht von doppeltem Wert, für die aber leider eine sichere Methode noch fehlt. Durch das Umgreifen des Kopfes äußerlich oder durch die kombinierte Untersuchung kann man wohl annähernd die Größe und sein Verhältnis zum Becken, dessen Masse wir kennen, abschätzen. Bei Durchgängigkeit des inneren Muttermundes kann man ferner aus der Härte der Knochen und Enge der Nähte sich wohl ein Urteil bilden, indessen ist die Bestimmung natürlich keine exakte. Man soll weiter die Erfahrung heranziehen, daß große kräftige Frauen meist starke Kinder gebären, daß mit der Zahl der Schwangerschaften im allgemeinen die Größe der Kinder zunimmt. Auch die Röntgenmessung ist nur ausnahmsweise brauchbar, weil sie bei nicht streng querstehenden Kopf mit zu großen Fehlerquellen belastet ist (vgl. S. 124).

Nach Kermauner soll man das Längenmaß des Kindes, ermittelt durch Messung der Fruchtachse, durch 6 dividieren, dann erhält man eine Mittelzahl für einen Durchmesser der annähernd dem bitemporalen entspricht[1].

Das beste Urteil über den richtigen Zeitpunkt der künstlichen Frühgeburt gewinnt man durch das von P. Müller empfohlene Hineinpressen des Kopfes durch Druck von außen. Solange hierdurch der Kopf noch leicht und tief in das Becken getrieben wird, wartet man ab, gelingt dies gerade nicht mehr, so ist der Termin für die Frühgeburt gekommen.

Selbstverständlich kann nur denjenigen Frauen mit den erwähnten Verengerungen des Beckens die Wohltat der künstlichen Frühgeburt zuteil werden, welche rechtzeitig in der Schwangerschaft zur Untersuchung kommen.

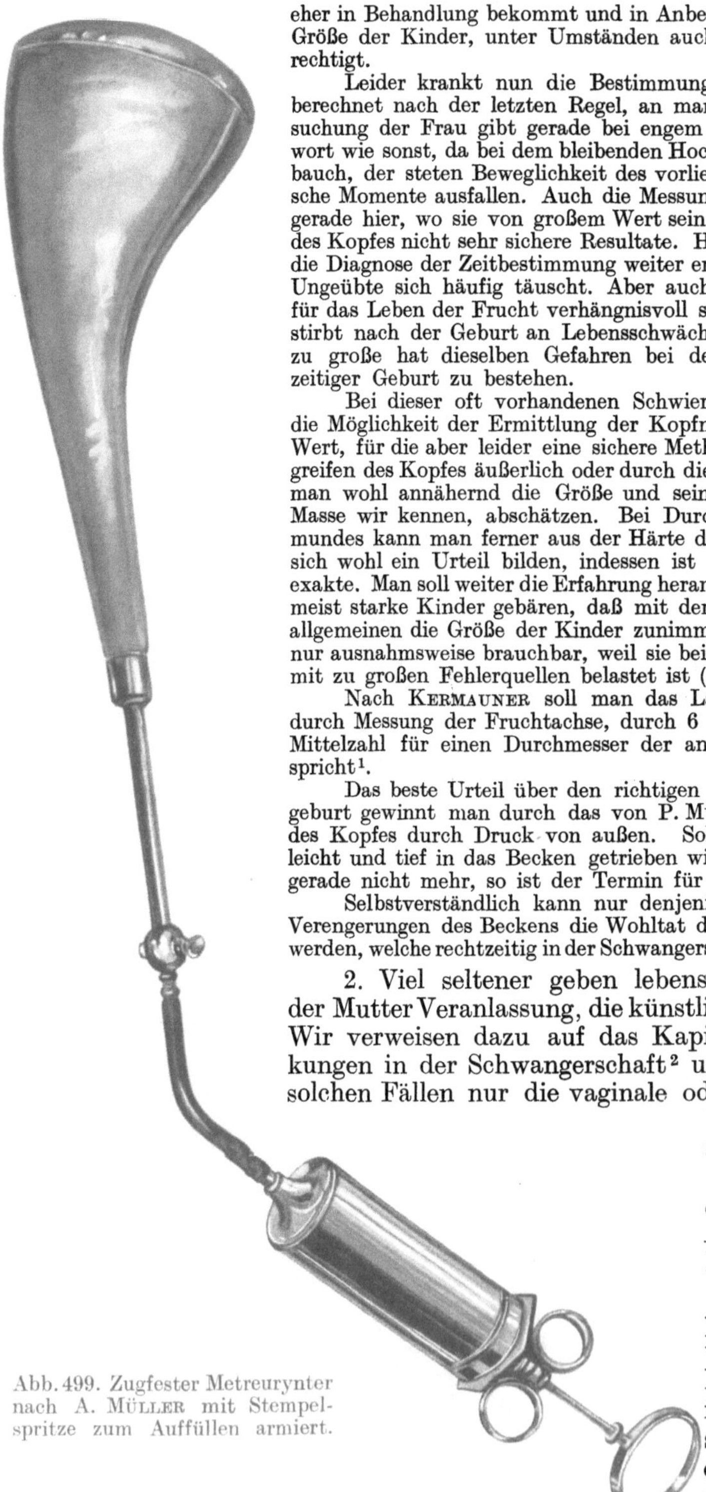

2. Viel seltener geben lebensbedrohliche Erkrankungen der Mutter Veranlassung, die künstliche Frühgeburt einzuleiten. Wir verweisen dazu auf das Kapitel über zufällige Erkrankungen in der Schwangerschaft[2] und betonen, daß gerade in solchen Fällen nur die vaginale oder abdominale Schnittentbindung gewählt werden sollte.

3. Sehr selten wird *das habituelle Absterben der Frucht* Anlaß zur künstlichen Frühgeburt geben. Selbstverständlich darf Syphilis als Ursache nicht vorliegen, da dann für das Kind doch nichts zu hoffen ist (Leopold). Allerdings sind andere Ursachen für ein habituelles Absterben der Frucht noch in ein gewisses Dunkel gehüllt. Erweisen sich unter solchen Verhältnissen andere therapeutische Maßnahmen gegen den habituellen Fruchttod als wirkungslos, so soll bei neuer Schwangerschaft kurz vor dem bekannten Termin des habituellen Absterbens die Frühgeburt eingeleitet werden.

Abb. 499. Zugfester Metreurynter nach A. Müller mit Stempelspritze zum Auffüllen armiert.

---

[1] Zbl. Gynäk. **1907**, 597. [2] Vgl. S. 367f.

Man spanne die Hoffnung auf glücklichen Erfolg aber nicht zu hoch und überweise die Frau lieber einer Klinik zur Schnittentbindung.

Die *Prognose der* künstlichen Frühgeburt durch wehenanregende Methoden ist für die Mutter eine gute. Bei richtiger Anwendung des aseptischen Apparates ist die Mutter nicht mehr gefährdet wie bei der normalen Geburt; der Eingriff gibt nicht einmal ein Anrecht auf ein fieberhaftes Wochenbett. Dennoch berechnet SARWEY aus einer großen Statistik 1,4 % Mortalität der Mütter. Für das Kind ist die Vorhersage zweifelhafter. War der Termin richtig getroffen, verlief die Geburt ohne besondere Zufälle (z. B. Nabelschnurvorfall), ist die Pflege des frühreif geborenen Kindes eine sorgfältige (Wärmewanne, Mutter- oder Ammenmilch), so ist die Prognose gleichfalls gut. Trotzdem stellt sich die Sterblichkeit der Kinder unter der Geburt und in den ersten Lebenstagen bisher noch auf etwa 40 %. Bei Anwendung chirurgischer Methoden ist die Mortalität der Mutter zweifellos etwas höher, die Prognose für die Kinder aber wesentlich besser.

Die Methoden der Einleitung der künstlichen Frühgeburt.

Die Reizbarkeit des Uterus ist individuell ganz außerordentlich verschieden. Während manche Frauen auf geringe Eingriffe zur Erweckung der Geburt prompt mit Wehen antworten, bleibt bei anderen der Erfolg aus und es bedarf wiederholter Eingriffe und großer Geduld bei allen Beteiligten, bis endlich die Geburt in Gang kommt.

Ist nach Ansicht des Geburtshelfers der geeignete Zeitpunkt für den Eingriff gekommen, so werden täglich drei warme Scheidenirrigationen (etwa 40°) mit $^1/_2$ %iger Milchsäure als Vorbereitung ausgeführt. Hierbei stellen sich meist Vorwehen ein, welche zuweilen so stark werden, daß der Muttermund sich öffnet und selbst die Geburt beginnt. In der Mehrzahl der Fälle wird man jedoch zur Erweckung der Geburtstätigkeit einen weiteren Schritt unternehmen müssen. Von den vielen angegebenen Methoden haben sich aber heute nur noch drei erhalten.

1. Der Eihautstich, früher besonders von der Wiener Schule, in neuester Zeit namentlich von v. HERFF empfohlen. Nachdem die Schwangere in der oben geschilderten Weise vorbereitet ist, wird die Eiblase mit einem Troikart oder einer Kugelzange perforiert (C. BRAUN). Das Fruchtwasser fließt hierbei langsam und tropfenweise ab und die Wehen setzen meist prompt ein. Immerhin können sich die Nachteile des vorzeitigen Wasserabflusses geltend machen.

2. Die Einlegung eines Bougies. Man wählt am besten das KNAPPsche, biegsame und auskochbare *Metallbougie.* Nach der Desinfektion der Scheide wird die Portio durch ein großes plattenförmiges Speculum freigelegt. Dann führt man das Bougie unter Kontrolle des Auges in den Cervicalkanal ein. Das Bougie wird langsam weiter vorgeschoben, es weicht über dem inneren Muttermund mit der Spitze nach der Seite oder hinten ab und dringt zwischen Eihäuten und Uteruswand meist widerstandslos empor (Abb. 500). Sollte dabei Blut aus dem Muttermund abgehen, so ist wahrscheinlich die Placentarstelle getroffen. Man zieht dann das Bougie bis zum inneren Muttermund zurück und schiebt es nach einer anderen Richtung in die Höhe. Nachdem etwa $^3/_4$ des Bougies im Uterus verschwunden sind, legt man vor das untere, in die Vagina hineinragende Ende etwas Jodoformgaze, entfernt das Speculum und bringt die Frau in das Bett zurück. Sollten bei der Einführung die Eihäute zerreißen, so ist das Unglück nicht allzu groß.

Meist treten nach 3—4 Stunden Wehen ein und die Geburt beginnt. In anderen Fällen bleiben aber die Wehen aus oder sind sehr schwach. Dann lege man ein zweites Bougie ein. Durch wiederholte, etwa alle 2 Stunden gegebene kleine Dosen Thymophysin 0,2—0,3 ccm kann man die wehenerzeugende Wirkung der Bougies einigermaßen sichern. Noch besser ist es, den Uterus vorher durch Chinin zu sensibilisieren (vgl. S. 432). Ist der Muttermund zur Hälfte eröffnet, so entfernt man das Bougie und wartet weiter die Spontangeburt ab. Zuweilen vergehen viele Tage, ehe die regelmäßige Geburtstätigkeit beginnt. Das ist ein großer Nachteil dieser sonst vortrefflichen Methode.

3. Die Metreuryse. Sie ist S. 656 ausführlich beschrieben. Wir betonen die sorgsamste Antisepsis, Auskochen des Ballons, seine Füllung mit sterilem Wasser,

Desinfektion der äußeren Genitalien und der Scheide, Einführen des Ballons nach
Freilegen der Portio durch große plattenförmige Spekula mittels der Kornzange in das
untere Uterinsegment. Eilt die Einleitung, so wird ein Zug an dem Metreurynter
angebracht. In der Regel treten bald einzelne Wehen aus. Nach 6 Stunden wird der
Ballon entfernt und der Erfolg geprüft, und wenn nötig, ein zweiter eingelegt. Jedenfalls soll dieser zweite Ballon so groß sein, daß er den Muttermund völlig erweitert.
Dazu muß er einen Umfang von 45 cm und etwa 600 ccm Fassungsvermögen haben.

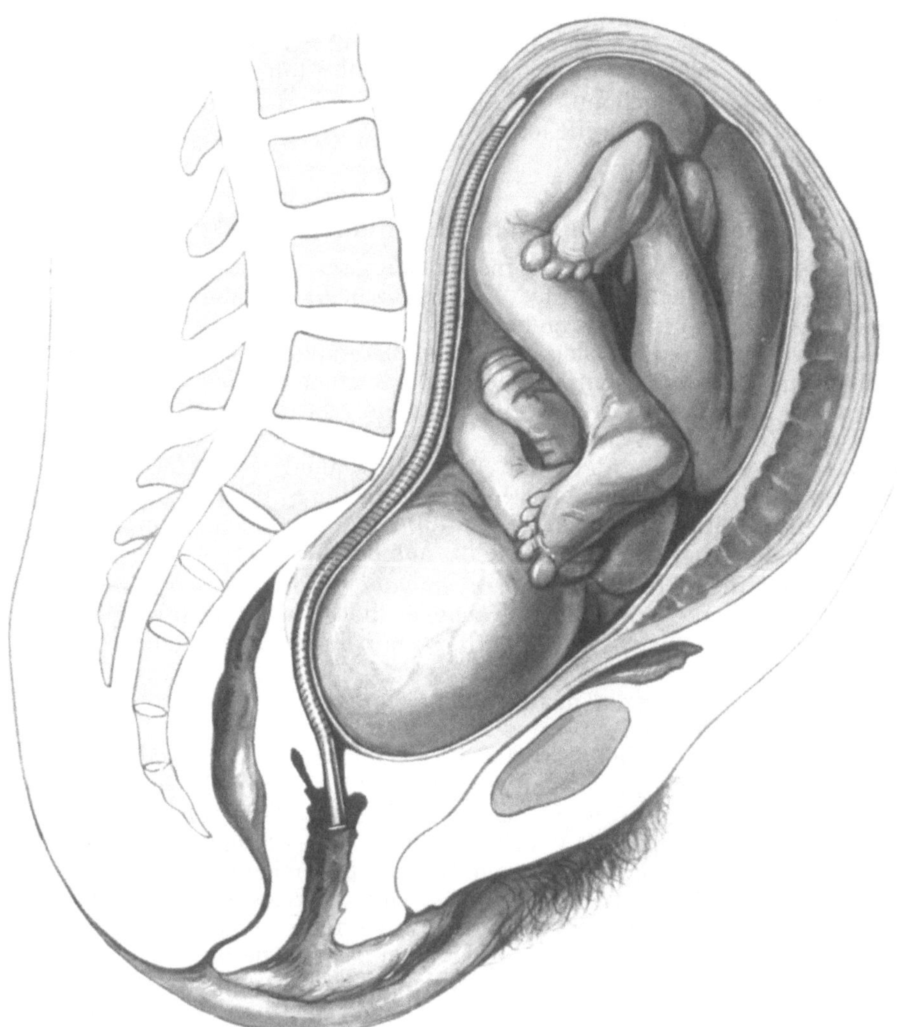

Abb. 500. KNAPPsches biegsames Metallbougie, eingelegt zur Einleitung der Frühgeburt.

Nimmt man zuerst oft besser einen weichen Gummiballon, der leichter einzuführen
ist, so empfiehlt sich für diesen letztgenannten Zweck mehr der unelastische Ballon
von MÜLLER. Meist kommt durch die Metreuryse die Geburt rasch in Gang.

Ist der Cervicalkanal für den Ballon nicht zugänglich, so dilatiert man ihn, wie
oben geschildert, am besten durch Einführen von Jodoformgaze, in eiligen Fällen auch
durch Dilatatoren nach HEGAR.

Ein Nachteil der Methode ist, daß der Ballon den Eintritt des Kopfes hindert;
Nabelschnurvorfall ist leichter möglich, die Geburt muß relativ oft operativ beendet
werden. Indessen ist dieser Nachteil bei sorgfältiger Überwachung der Geburt nicht
groß. Denn die Erfahrung (HOFMEIER — dem wir durchaus zustimmen) hat gelehrt,

daß es im Interesse des Kindes zweckmäßiger ist, in jedem Fall sofort nach Ausstoßung des Ballons die Blase zu sprengen und das Kind durch Wendung und Extraktion zu entwickeln. Jedenfalls ist unter allen genannten Methoden die Metreuryse die leistungsfähigste.

VII. Der künstliche Abortus.

Die künstliche Unterbrechung der Schwangerschaft in den ersten 7 Monaten (künstlicher Abortus) vernichtet das Leben der Frucht, da sie in dieser Zeit extrauterin nicht weiter zu leben vermag.

Dieser Umstand gebietet die engste Begrenzung der Indikation zum künstlichen Abortus. Nur evidente Lebensgefahr durch Krankheiten in der Schwangerschaft und die bestimmte Aussicht, daß nur durch Opferung der Frucht die Lebenserhaltung der Frau gewährleistet werden kann, berechtigen uns zu diesem, mit dem sonstigen Handeln des Arztes in strengem Widerspruch stehenden Eingriff. *Derartige Zustände sind selten.* Das muß um so mehr festgehalten werden, als in unserer Zeit immer mehr die Neigung überhand nimmt, aus allen möglichen fadenscheinigen Gründen den Abort einzuleiten. Soll das Vaterland vor Schädigung seiner Volkskraft bewahrt bleiben, so ist es dringend geboten, die Indikation zum künstlichen Abort nur auf Grund genauester Prüfung zu stellen. Ganz abgesehen von eventuell bald folgender gesetzlicher Regelung raten wir schon heute jedem Arzt, bevor er sich zu einem derartigen Schritt entschließt, einen anderen Kollegen, womöglich einen Geburtshelfer von Fach und Ruf zu Rate zu ziehen, um sich vor Mißdeutungen zu schützen[1]. Diese Fragen sind für die Zukunft unseres Volkes so wichtig, daß wir ausführlicher als das bisher in geburtshilflichen Lehrbüchern üblich war, die *Indikationsstellung zur künstlichen Schwangerschaftsunterbrechung besprechen wollen.*

Sie ist nur zu billigen, wenn eine fast unmittelbare Lebensgefahr für die Schwangere auf andere Weise nicht beseitigt werden kann *(akute vitale Indikation)* oder nach allgemein medizinischer Erfahrung eine Fortentwicklung des Eies die Frau sicher in Lebensgefahr bringt *(vorweggenommene vitale Indikation).* Erstere Anzeige kann z. B. bei schweren Schwangerschaftstoxikosen, letztere bei frühzeitig auftretender, durch interne Behandlung nicht zu beseitigender Kompensationsstörung Herzkranker gegeben sein. Praktisch fast noch wichtiger und schwieriger ist aber die sog. *prophylaktische Indikation,* die dann gegeben ist, wenn zwar die Fortdauer der Schwangerschaft keine unmittelbare Lebensgefahr bringt, jedoch eine schwere, dauernde und vielleicht irreparable Schädigung lebenswichtiger Organe wie der Lungen, des Herzens, des Auges herbeiführt. Gerade diese Art der Indikationsstellung setzt aber eine genaue Diagnose und Prognosestellung voraus, die oft über den Rahmen des dem praktischen Arzte Möglichen hinausgeht und dadurch unbedingt die Zuratziehung eines jeweils Sachverständigen erfordert[2]. Ein paar Bemerkungen müssen wir noch über die soziale und eugenische Indikation machen. *Die soziale Indikation* ist als solche *abzulehnen* vor allem, weil sie jedem Mißbrauch Tür und Tor öffnen würde. Dagegen ist natürlich nicht zu leugnen, daß durch die soziale Lage der Schwangeren die rein medizinische Indikationsstellung maßgebend beeinflußt werden kann. Man wird auch bei schwereren Erkrankungen einer wohl situierten Frau, die unter denkbar günstigsten äußeren Verhältnissen lebt, mit der Schwangerschaftsunterbrechung viel zurückhaltender sein dürfen als bei einer unter elenden materiellen Daseinsbedingungen lebenden Frau, die keiner Schonung, keiner ausreichenden Ernährung sicher ist.

Hinsichtlich der *eugenischen Indikation* ist gerade in der allerletzten Zeit eine gesetzliche Regelung eingetreten. Nach § 10a der Ergänzung des Gesetzes zur Verhütung erbkranken Nachwuchses vom Juni 1935 ist eine *Schwangerschaftsunterbrechung aus eugenischer Indikation* dann *zulässig, wenn sie auf den Antrag einer Schwangeren* ausgeführt wird, *bei der ein rechtskräftiger Beschluß auf Unfruchtbarmachung* seitens eines Erbgesundheitsgerichtes *vorliegt.* Der Eingriff darf *jedoch nur* vorgenommen werden,

---

[1] Mehrere Ärztekammern schreiben die Zuziehung des Amtsarztes vor Einleitung des Abortus artificialis vor.

[2] Man vgl. für Einzelheiten WINTER u. NAUJOKS: Der künstliche Abort. Indikationen und Methoden, 2. Aufl. Stuttgart 1932.

wenn die Frucht noch nicht lebensfähig ist und die Schwangere ihr Einverständnis erklärt hat. Trotz Erfüllung dieser Voraussetzungen ist der Eingriff natürlich zu unterlassen, wenn er eine ernste Gefahr für das Leben oder die Gesundheit der Frau mit sich bringen würde.

Diese Regelung ist um so mehr zu begrüßen, als sie eine empfindliche Lücke in dem Gesetz zur Verhütung erbkranken Nachwuchses ausfüllt. Es sind damit einmal klare Rechtsverhältnisse geschaffen, andererseits ist aber auch allen Forderungen der Ethik und des Mutterrechts Rechnung getragen.

In Ländern, in denen eine gesetzliche Regelung über Maßnahmen zur Verhütung erbkranken Nachwuchses nicht besteht, wird man natürlich gegen die eugenische Indikation zur Schwangerschaftsunterbrechung dieselben Bedenken wie gegenüber der sozialen haben müssen, da ohne die in Deutschland vorgesehenen Sicherungen die Anerkennung einer derartigen Indikation jedem Mißbrauch Tür und Tor öffnen würde.

Gesetzlich noch nicht geklärt ist die Frage, ob bei einer durch Notzucht oder Schändung zustande gekommenen Schwangerschaft das Ei entfernt werden darf oder nicht. Vom rein ärztlichen Standpunkt aus wird man wünschen müssen, daß die Gesetzgebung dahin geändert werden möge, daß bei einwandfrei erwiesener Notzucht oder Schändung die Frucht auf Wunsch der ohne ihren Willen Geschwängerten entfernt werden kann.

Unberechtigt ist die Schwangerschaftsunterbrechung aber auch aus rein medizinischen Gründen bei den verschiedensten leichteren Krankheitszuständen, die selbst wenn sie durch die Gravidität eine gewisse Verschlimmerung erfahren, doch zu keiner unmittelbaren Lebensgefahr oder dauernden Gesundheitsschädigung führen (Varicen, Hautaffektionen verschiedenster Art, Tumoren, Hernien u. dgl.) vollends unberechtigt, auf Grund subjektiver Klagen über Schwindel, Herzklopfen, Schwächezustände u. ä. wie bei Angst vor den Gefahren einer bevorstehenden Geburt. Gerade dieser letztere Punkt bedarf einer besonderen Erwähnung, da unserer Erfahrung nach viele Ärzte geneigt sind, auf Grund vorangegangener schwerer Geburten, schwerer Nachgeburtsblutungen, einer Placenta praevia in früherer Schwangerschaft, einer Thrombose im Wochenbett usw. bei neuerlich eintretender Gravidität die Unterbrechung für berechtigt zu halten. Auch absolute Beckenverengerung gibt, wie wir mit der Mehrzahl der Geburtshelfer feststellen, keine Indikation zur Schwangerschaftsunterbrechung, da bei rechtzeitiger Verbringung einer derartigen Frau in eine Anstalt die Gefahren der Schnittentbindung außerordentlich gering sind.

Aus unseren Ausführungen ergibt sich schon, daß *eine berechtigte Indikation zur Schwangerschaftsunterbrechung sich nicht auf das Vorhandensein dieser oder jener Erkrankung stützen kann, sondern nur auf die besondere Lage des einzelnen Falles,* die freilich bei größeren Erfahrungsreihen des häufig wiederkehrenden Typischen nicht entbehrt.

Praktisch am wichtigsten, weil häufigsten, ist in dieser Hinsicht die Tuberkulose, speziell der Lungen und des Kehlkopfes. Unsere Ausführungen in der Pathologie der Schwangerschaft zeigen aber, daß selbst hier nicht einfach die Diagnose Tuberkulose, sondern nur die besondere Form derselben und die Reaktion des erkrankten Organismus auf die Schwangerschaft die Unterbrechung rechtfertigt.

Noch mehr gilt das von Erkrankungen des Herz-Gefäßapparates, von Nierenerkrankungen, Blutkrankheiten, Erkrankungen des Nervensystems, wie Epilepsie, Chorea, Neuritis, Schwangerschaftstoxikosen verschiedenster Art, den Stoffwechselkrankheiten, wie z. B. Diabetes, und manchen Erkrankungen der innersekretorischen Drüsen. Indem wir hinsichtlich aller Einzelheiten wieder auf die Pathologie der Schwangerschaft verweisen, sei hier nur wiederholt, daß nicht die Tatsache des Vorliegens einer bestimmten Erkrankung, sondern immer *nur eine unter dem Einfluß der Schwangerschaft sich einstellende oder sicher vorherzusehende schwere Gefährdung der Schwangeren die Einleitung des künstlichen Abortus (oder der Frühgeburt), unter Umständen mit folgender Sterilisierung, rechtfertigen kann.* Besonders schwierig ist die Indikationsstellung bei Psychosen, bei Gehirn- und Rückenmarkserkrankungen, wie neuerlich E. MEYER betont. Bei Gehirnkrankheiten kommt, ganz abgesehen von ihrer Seltenheit bei Schwangeren, ein bestimmter schädigender Einfluß der Gravidität kaum in Frage; nur akute Lebensgefahr wie etwa eine Apoplexie würde hier in einem einzelnen Falle die Graviditätsunterbrechung wünschenswert erscheinen lassen, dürfte aber dann meist auch das Ende nicht aufzuhalten imstande sein. Unter den Rückenmarkskrankheiten kann eine Schwangerschaftsunterbrechung nur in jenen ganz seltenen Fällen von Myelitis oder multiplen Sklerosen in Frage kommen, in denen die Beobachtung ergibt, daß sie unter dem Einfluß der Schwangerschaft sich verschlimmern. Vereinzelte Beobachtungen dieser Art liegen vor (v. HÖSSLIN, BECK, SIEMERLING, BONHOEFFER). Bei den Psychosen ist nach E. MEYERs Ausführungen eine allgemeingültige Indikationsstellung nicht anzugeben. Nur wenn bei längerer stationärer Beobachtung sich die Gefahr einer „dauernden, ernsten psychischen Störung" ergibt, die durch die Schwangerschaftsunterbrechung mit größter Wahrscheinlichkeit abgewendet werden kann, ferner bei hochgradiger Suicidgefahr mag dieselbe vereinzelt in Frage kommen. Niemals aber dürfen Hysterie oder Neurasthenie als ein genügender Grund zur Unterbrechung der Gravidität angesehen werden.

Über die Erkrankungen des Eies wie der Genitalorgane ist alles Notwendige schon in der Pathologie der Schwangerschaft angeführt.

Alles in allem wird man finden, daß bei gewissenhafter Beobachtung und unter Zuhilfenahme moderner klinischer Untersuchungs- wie Heilmethoden die Indikation zur künstlichen Schwangerschaftsunterbrechung für den Arzt verschwindend selten sich ergibt.

Zur Einleitung des künstlichen Abortus sind die gleichen Vorbereitungen der Schwangeren nötig wie bei der künstlichen Frühgeburt.

Auch hier stehen *verschiedene Methoden* zur Verfügung.

1. Man kann nach Freilegen und Anhaken der Portio das untere Uterinsegment und den Cervicalkanal mit einem Jodoformgazestreifen ausstopfen, der nach 12 Stunden entfernt, eventuell nach Bedarf erneuert wird. Der Zweck der Wehenanregung wird manchmal sehr prompt, in anderen Fällen gar nicht erreicht. Durch wiederholte Injektionen von 0,5 ccm Pituitrin kann man die Wirkung oft unterstützen.

2. Man legt am besten nach vorheriger Dilatation mit Hegarstiften bis etwa 9—11 mm zwei Laminariastifte ein. Die nach 12—16 Stunden dadurch erreichte Erweiterung genügt meist, um nach einiger weiterer Dilatation mit Hegarstiften die Durchgängigkeit für einen Finger zu erreichen und den Abort gleich zu erledigen.

3. Eventuell genügt bei einer Gravidität nach dem 3. Monat auch schon der Eihautstich, um Wehen anzuregen. Sobald der Abort in Gang ist, wird er nach den in der Pathologie der Schwangerschaft gelehrten Regeln behandelt.

4. Nach dem 3. Monat erzielt man oft mit Laminariastiften keine dauernde Wehentätigkeit, andererseits genügt auch die Erweiterung auf Fingerdurchgängigkeit nicht zur Ausräumung. In solchen Fällen legt man am besten nach Entfernung der Laminariastifte einen kleinen Metreurynter ein, dessen wehenanregende Wirkung durch Thymophysininjektionen unterstützt werden kann.

5. In Kliniken wird, namentlich in dringenden Fällen, nach dem 3. Schwangerschaftsmonat vielfach die *Kolpohysterotomie* zur Einleitung und Vollendung des Abortus in einer Sitzung ausgeführt.

Der unter aseptischen Kautelen eingeleitete und durchgeführte Abortus schließt im allgemeinen keine Gefahren für die Schwangere in sich. Immerhin erlebt man häufig nach längerem Liegenlassen oder wiederholtem Einlegen von Laminariastiften Temperaturerhebungen, die zur Beschleunigung des Abortus auffordern. Nach der Ausräumung erfolgt gewöhnlich prompt Temperaturabfall.

In den letzten Jahren ist von verschiedenen Seiten versucht worden, den Abortus artificialis durch *Einspritzen von salbenartigen Substanzen in die Uterushöhle* einzuleiten (Interruptin alt und neu, Antigravid, Provocol). Die ausgedehnte Nachprüfung des Verfahrens hat gezeigt, daß zwar in einer ganzen Anzahl von Fällen damit die Ausstoßung des Eies ohne jede Schwierigkeit zu erzielen ist; nicht selten freilich war auch eine Verzögerung der Ausstoßung über 5—6 Tage zu beobachten, wodurch natürlich die Gefahr der Infektion auftaucht. Auch schwere Blutungen sind bei solchen protrahierten Ausstoßungen öfters beobachtet worden.

Ganz abgesehen davon ist die Methode aber mindestens vorläufig abzulehnen, da sie sich als recht gefährlich erwiesen hat. Innerhalb kurzer Zeit sind 24 Todesfälle beobachtet worden, von denen elf auf eine Fettembolie, die übrigen auf nicht geklärte Giftwirkung (in der Mehrzahl der Fälle wahrscheinlich auf Seifenätzung) zurückzuführen sind[1].

---

[1] Vgl. dazu SACHS: Z. Geburtsh. **102** (1932).

Wir haben schon in der Pathologie der Schwangerschaft ausgeführt; daß in solchen Fällen, die aus vitaler Indikation zur künstlichen Unterbrechung der Schwangerschaft zwingen, auch die Verhütung jeder weiteren Konzeption durch operative Sterilisierung notwendig werden kann. Auch dafür lassen sich nicht schematisch Indikationen aufstellen[1]. Vor allem sind wir der Meinung, daß die Indikation zu einem so schwerwiegendem Eingriff niemals vom praktischen Arzt allein gestellt werden kann, sondern stets erst nach einem Konsilium mit einem erfahrenen Geburtshelfer und dem jeweils als besonders sachverständig für die Art der Erkrankung anzusehenden Fachspezialisten; dies um so mehr, als die Sterilisierung stets nur durch operative Methoden erreicht werden kann, die außerhalb der Wirkungssphäre des praktischen Arztes liegen.

VIII. Die Wendung.

Unter *Wendung* versteht man die künstliche Umdrehung der Frucht aus einer von der Natur gegebenen in eine andere, für den Geburtsverlauf erwünschte Lage. Durch die Wendung verwandeln wir die Querlage in eine Längslage, die Kopflage in Beckenendlage, die Beckenendlage in eine Kopflage. Die Wendung ist demnach *keine entbindende, sondern eine* zur Entbindung *vorbereitende Operation*.

Man unterscheidet eine *äußere* und eine *innere* Wendung. Die innere Wendung ist die praktisch wichtigste. Sie gehört wie die Zangenoperation und die Extraktion zu den alltäglichen geburtshilflichen Operationen. Bei etwa 1,5 % aller Geburten kommt eine Wendung in Frage (BAISCH).

1. Die äußere Wendung.

Äußere Handgriffe allein sollen die Umdrehung der Frucht bewirken. Lagerung der Gebärenden dient als Beihilfe.

Große Beweglichkeit der Frucht ist *Vorbedingung* der äußeren Wendung. Sie soll daher nur bei *noch stehender Blase* ausgeführt werden. Erwünscht ist immer das das Vorhandensein von Wehen, sowie eine möglichste Erweiterung des Muttermundes, damit der Kopf sich gut im Uterusausführungsgang einpassen läßt und womöglich durch folgende Blasensprengung fixiert werden kann. Natürlich darf kein besonderes Hindernis für die weitere spontane Austreibung des Kindes bestehen.

Die äußere Wendung kann überall da versucht werden, wo eine Lageveränderung der Frucht geboten erscheint, z. B. bei Querlage. Man kann die äußere Wendung auf den Steiß oder den Kopf machen. Bei Querlage wird man meist bestrebt sein, eine Kopflage herzustellen.

Einen sicheren Erfolg darf man von der äußeren Wendung nicht erwarten. Nur zu häufig weicht der nach unten geleitete Teil wieder seitwärts ab.

Bei der *Ausführung der äußeren Wendung* ist weder Narkose noch eine besondere Lagerung erforderlich. Man drückt in der Wehenpause den Teil, auf den man wenden will, nach unten, den entgegengesetzten Teil nach oben. Ist die gewünschte Lage hergestellt, so lagert man die Frau auf die Seite, in welcher der Teil stand, der in das Becken geleitet werden sollte. Auch kann man versuchen, den jetzt vorliegenden Teil durch seitlichen Gegendruck mittels eines auf den Unterbauch der Gebärenden gelegten Kissens zu fixieren.

Nach Vollendung der äußeren Wendung ist es vorteilhaft, die Blase zu sprengen, um den Kopf besser in das Becken zu leiten. Das Verfahren ist aber insofern zweischneidig, da auch nach dem Blasensprung der Kopf wieder abweichen oder die Nabelschnur oder eine Hand vorfallen kann. Deshalb soll die *Blasensprengung nur bei möglichst erweitertem Muttermund* vorgenommen werden.

Da man bei beweglich vorliegendem Kopf nicht direkt entbinden kann, so ist die äußere Wendung auf den Kopf kontraindiziert, wenn eine schleunige Entbindung geboten ist.

---

[1] Die Indikationsstellung zur operativen Sterilisierung war bis vor kurzem in vielen Fällen eine recht willkürliche. Es sei daher hier ganz besonders auf den dankbarst anzuerkennenden Versuch G. WINTERS, „Die Indikationen zur operativen Sterilisierung", Berlin-Wien 1920 auf eine feste Basis zu stellen, hingewiesen; vgl. ferner PANKOW in HALBAN-SEITZ, Biologie und Pathologie des Weibes, Bd. III.

2 Die rechtzeitige innere Wendung.

Die innere Wendung wird fast ausnahmslos auf einen Fuß ausgeführt *(Wendung auf den Fuß)*. Durch Eingehen mit der ganzen Hand oder 2 Fingern in den Uterus wird ein Fuß ergriffen, an diesem die Frucht umgedreht und eine unvollkommene Fußlage geschaffen. *Rechtzeitig nennen wir die innere Wendung dann, wenn der Muttermund vollständig erweitert ist, vorzeitig, wenn er nur das Eindringen von 2 Fingern*

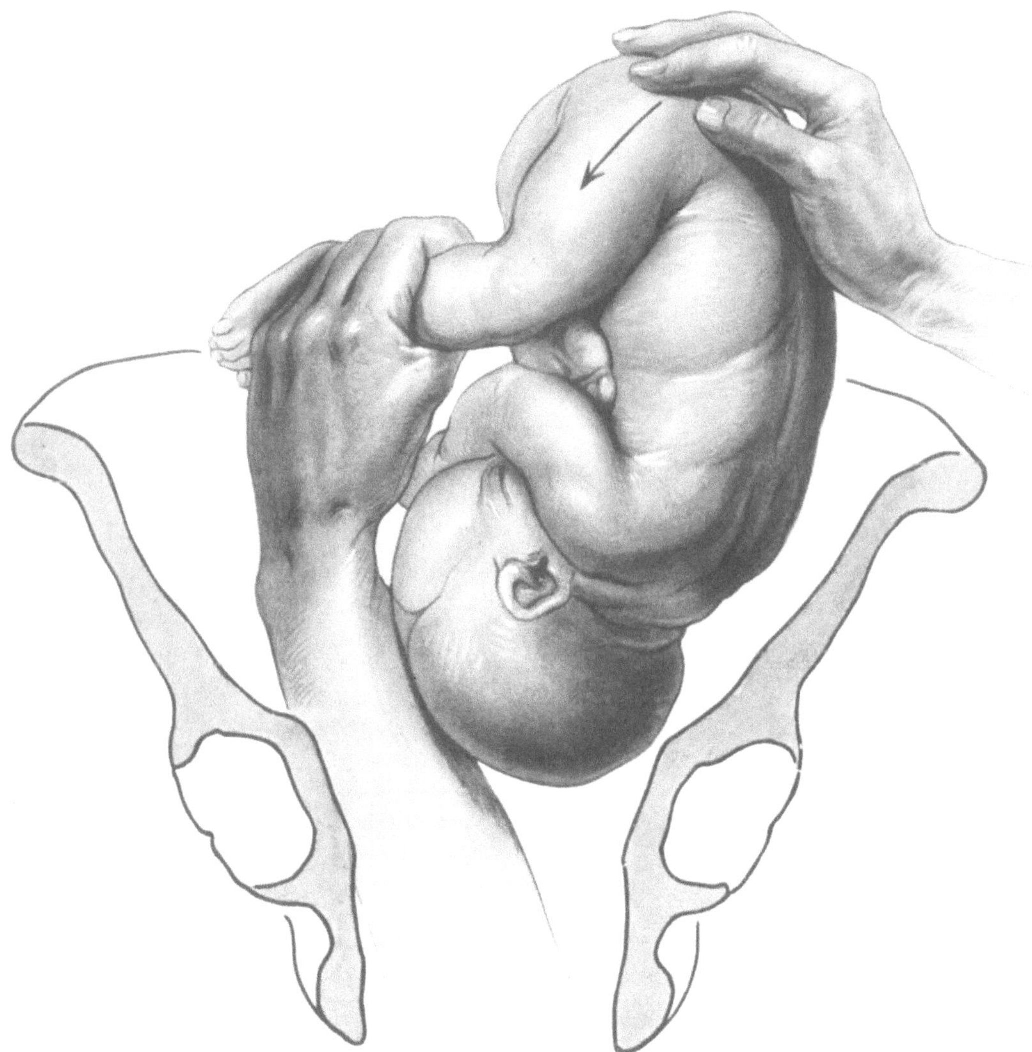

Abb. 501. Innere Wendung mit der ganzen Hand bei 1. Kopflage.

erlaubt. Die rechtzeitige innere Wendung ist nur unter folgenden *Bedingungen* gestattet, bzw. möglich:

1. Der Muttermund muß für die Hand des Operateurs gut durchgängig, am besten völlig erweitert sein; letzteres deshalb, damit womöglich sofort die Extraktion angeschlossen werden kann, womit viele Gefahren für das Kind vermieden werden.

2. Der vorliegende Teil muß noch beweglich sein.

3. Das Becken muß die Geburt der Frucht überhaupt gestatten.

Der Blasensprung ist nicht erforderlich. Es ist im Gegenteil erwünscht, wenn die Blase noch steht, da dann die Beweglichkeit der Frucht eine größere ist. Am Beginn der Operation werden die Eihäute zerrissen. Nach Abfluß des Fruchtwassers

ist die Wendung schwieriger, weil neben dem beweglich vorliegenden Teil eine größere
Menge oder das gesamte Fruchtwasser abfließen kann, worauf die Uteruswand sich
dem Kinde enger anlegt und seine Beweglichkeit verringert.

Wir unterscheiden *drei Indikationen für die innere Wendung:*

1. *Die Querlage als solche.* Da in dieser Lage die Geburt nlcht möglich ist, so
gibt sie die strikteste Indikation zur Wendung ab, welche unter den genannten Bedingungen die innere sein wird.

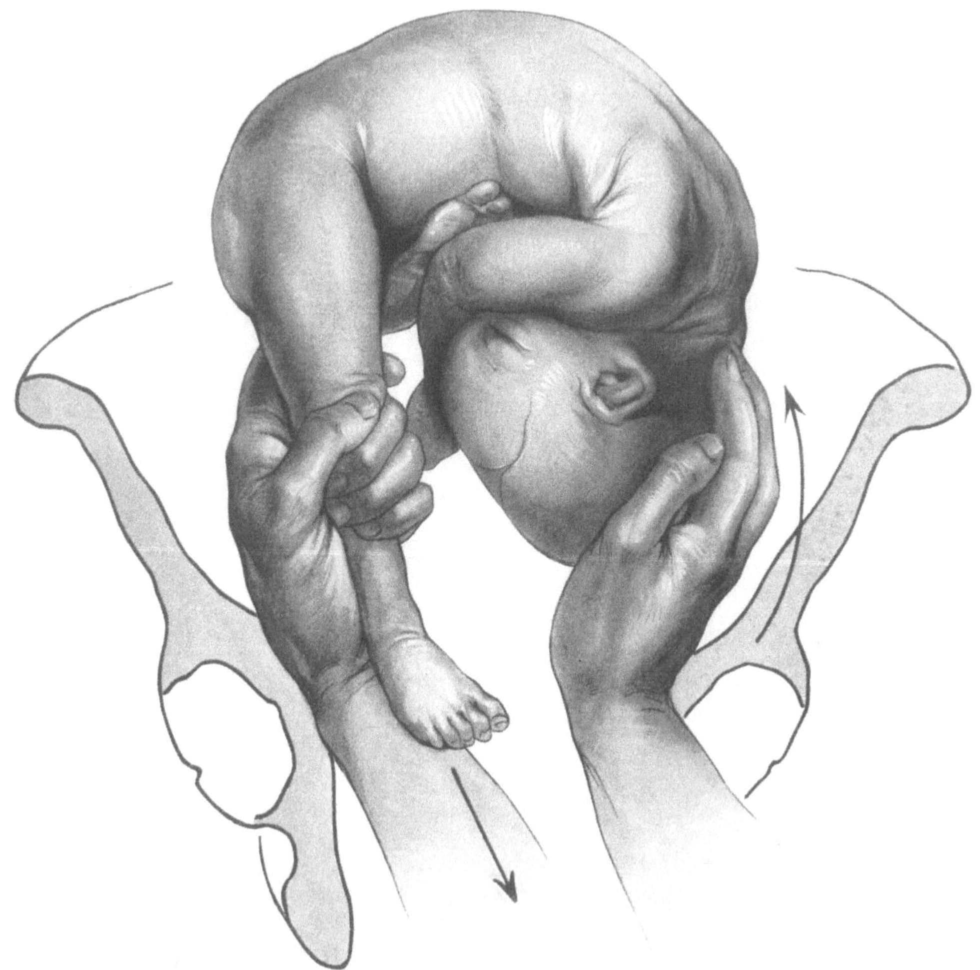

Abb. 502. Die äußere Hand drückt den Kopf nach oben.

2. *Gefahrdrohende Zustände für Mutter und Kind bei Kopflagen,* welche die Entbindung erheischen, *wenn der* vorliegende *Kopf noch beweglich steht.* Da wir bei beweglich stehendem Kopf keine direkte Methode der Entbindung mit Erhaltung des Kindes
besitzen, so schaffen wir uns durch die Wendung eine Fußlage, um in dieser das Kind
extrahieren zu können. In diesen Fällen muß aber der Muttermund auch für die Extraktion die erforderliche Weite haben.

3. Die innere Wendung ist indiziert „unter Umständen" bei plattem Becken. Diese Indikation
ist die schwierigste und ist ausführlich in der Therapie der Geburt bei plattem Becken behandelt worden.

Ausführung der inneren Wendung.

Der Operateur entfernt den Rock, streift die Hemdärmel weit auf, bekleidet sich
mit der Operationsschürze und vollzieht die Desinfektion, die sich in diesem Fall
bis über das Ellbogengelenk auch auf den unteren Teil des Oberarmes erstrecken soll.

Die Vulva, Innenseite der Oberschenkel und das Abdomen werden desinfiziert. Die innere Wendung wird am besten auf dem Querbett vorgenommen.

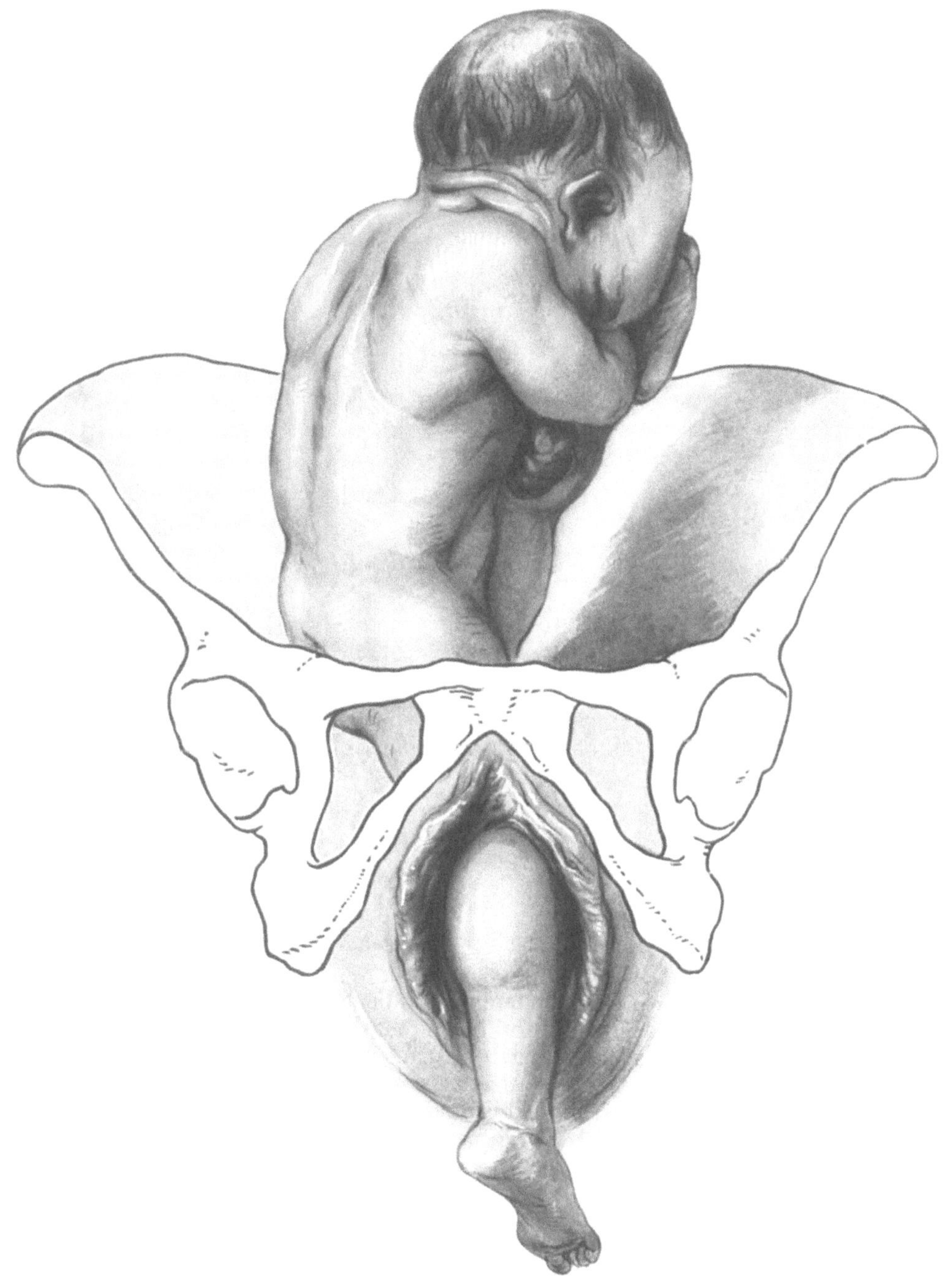

Abb. 503. Wendung aus 1. Schädellage (oder 1. Querlage) vollendet.

Tiefe Narkose ist durchaus nötig. Sie erleichtert die Operation außerordentlich. Die Wehen sistieren gänzlich, man operiert in dem ruhiggestellten, schlaffen Gebärmuttersack. Nur in sehr dringenden Fällen verzichte man auf die Narkose. Darauf wird die Urinblase entleert. Wendungsschlingen und Handtücher liegen in Bereitschaft.

Im allgemeinen gilt die Regel, *mit der der Kopfseite der Frucht gleichnamigen Hand die Wendung auszuführen.* Man wendet also bei 1. Querlage mit der linken, bei 2. Querlage mit der rechten Hand. Die Vola manus der eingeführten Hand ist dann dem zu ergreifenden Fuß zugekehrt.

Man ergreift ferner der Regel nach denjenigen Fuß, welcher der operierenden Hand am nächsten liegt: bei Schädellagen den vorn liegenden (d. h. bei 1. Lage den rechten, bei 2. Lage den linken), bei Querlage den unteren. Um nach diesen Anweisungen zu verfahren, ist natürlich eine genaue Diagnose über die Einzelheiten der Fruchtlage notwendig (vgl. dazu S. 531).

Der Geburtshelfer sitzt zwischen den Schenkeln der auf dem Querbett liegenden Frau. Die operierende Hand wird *kegelförmig zusammengelegt* und dringt unter leicht

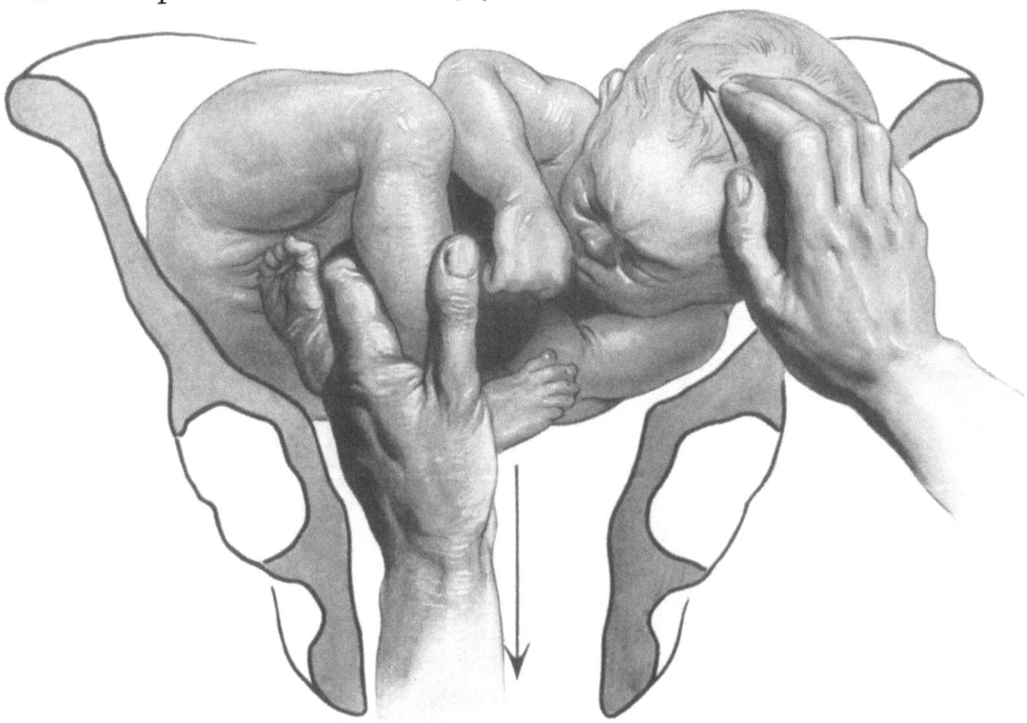

Abb. 504. Wendung bei 1. dorsoposteriorer Querlage.

rotierender Bewegung, während die andere Hand die Labien entfaltet und zurückhält, in die Vagina und durch den Muttermund hindurch. Steht der vorliegende Teil bereits so im Beckeneingang, daß das Eindringen der inneren Hand gewisse Schwierigkeiten macht, dann soll die äußere Hand zunächst den Kopf hochzudrücken versuchen; sowie dann die innere Hand in den Uterus eingeführt ist, drängt die äußere Hand den Steißpol der Frucht möglichst der inneren Hand entgegen. Sollte während des Eingehens eine Wehe auftreten, so bleibt die Hand liegen, bis die Wehe vorüber ist (Abb. 501).

Steht die Blase noch, so wird sie im Muttermund gesprengt, dann dringt die Hand schnell in den Uterus ein, damit der den Muttermund ausfüllende Vorderarm den völligen Fruchtwasserabfluß hindert. Der vorliegende Teil wird zur Seite gedrängt und die Hand gelangt rasch an den nächstgelegenen Fuß, den sie am Calcaneus erkennt. Der Arm des Operateurs liegt jetzt bis an oder über den Ellbogen in der Scheide. Der Fuß wird mit den Fingern erfaßt und nach unten durch den Muttermund bis vor die Vulva geführt (Abb. 502). Bei guten Platzverhältnissen (reichliches Fruchtwasser, gut bewegliche Frucht) kann man den Fuß bzw. Unterschenkel in der aus der Abbildung ersichtlichen Weise fassen. Anderenfalls umfassen Zeige- und Mittelfinger den Fuß gabelförmig über dem Malleolus. Die Umdrehung der Frucht gelingt meist ohne

Schwierigkeit und wird noch erleichtert, wenn man den herabgeholten Fuß außerhalb der Vulva nach der Seite des Kopfes zu führt. Die äußere Hand kann durch Empordrücken des Kopfes die Umdrehung des Kindes wesentlich erleichtern.

Ist der Schenkel bis über das Knie vor die Genitalien geführt, so steht der Steiß im Becken, der Kopf im Fundus: *die Wendung ist vollendet* (Abb. 503).

Schwieriger ist die Wendung nach Abfluß des Fruchtwassers, um so schwieriger, je weiter der Blasensprung zeitlich zurückliegt. Die operierende Hand halte sich in

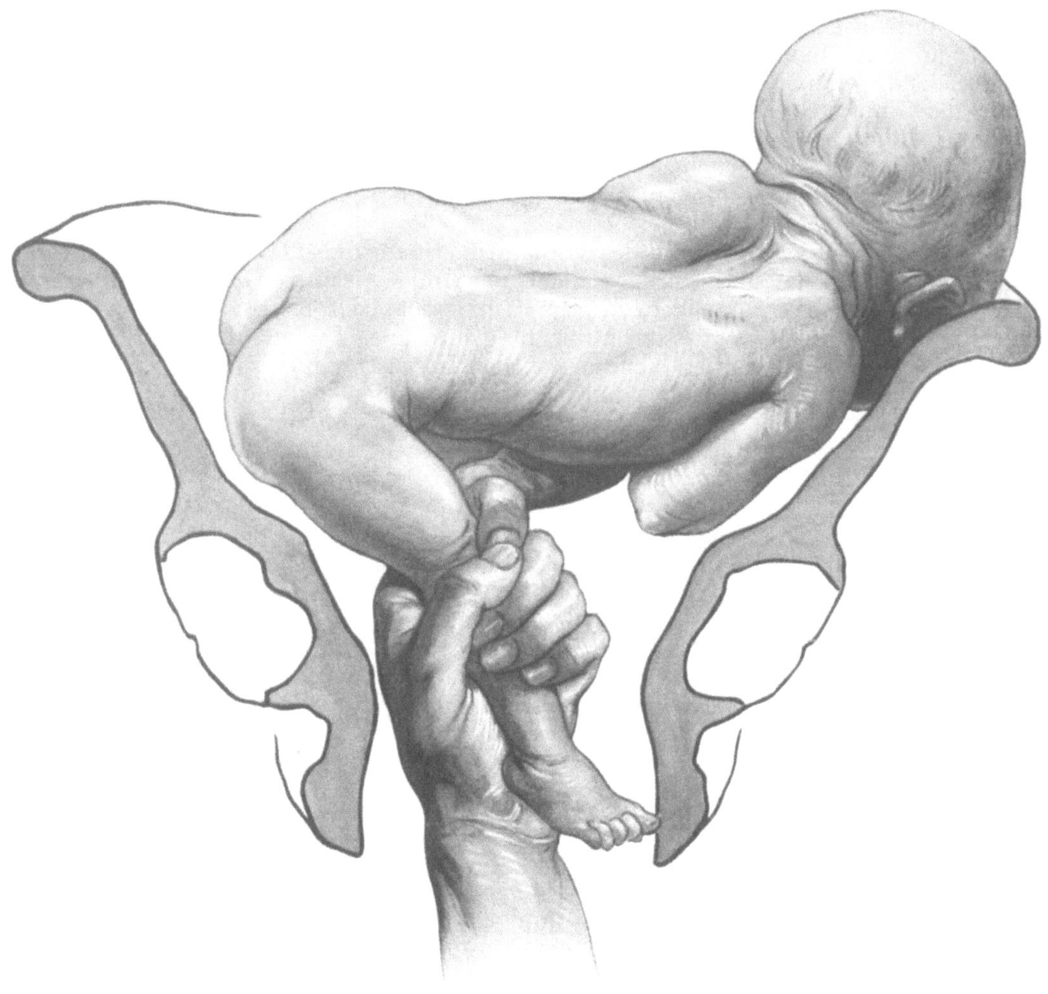

Abb. 505. Wendung bei 1. dorsoposteriorer Querlage.
Die Drehung der Frucht um ihre Längsachse ist vollendet, der Rücken sieht jetzt nach vorn.

diesen Fällen streng an den Körper der Frucht, die Volarseite derselben kriecht vom vorliegenden Teil aus dem Körper der Frucht entlang bis zum Fuß.

Bei Kopflagen wird zunächst der Kopf durch den Daumen vorsichtig auf die entgegengesetzte Darmbeinschaufel gedrängt, dann geht die Hand mit eng aneinanderliegenden Fingern über das Gesicht, die Brust empor, gelangt an die Arme — hütet sich vor Verwechslung mit den Füßen — und endlich an die Füße, welche die außen aufliegende Hand entgegendrückt (Abb. 501). Man ergreift den nach vorne gelegenen Fuß. Beim Herabführen desselben soll die äußere Hand den Kopf nach oben und innen empordrängen und dadurch bei der Umdrehung mithelfen (Abb. 502). *Den Fuß erkennt* man am besten am Calcaneus und an der ungefähr gleichen Länge der Zehen,

die Hand ist gut *erkennbar* an der starken Längendifferenz zwischen Daumen und den
übrigen Fingern, sowie an der leichten Abduzierbarkeit des Daumens.

Bei Querlagen gelangt die Hand an die Schulter. Liegt der Rücken nach vorn,
so bewegt sich die Hand entlang der Rückenseite zur Hüfte, dann auf der Beugeseite
des Oberschenkels zum unteren Fuß. Liegt der Rücken hinten, so geht die Hand die
Bauchseite entlang nach vorn. Das Entgegendrücken der Füße von außen gelingt
gerade hier sehr gut.

Wir empfehlen *bei dorsoposterioren Querlagen mit guter Beweglichkeit der Frucht*
statt des unteren *den oberen Fuß* zu *nehmen.* In der Tat gelangt dieser bei der Umdrehung
leichter unter die Symphyse wie der untere. Außerdem empfiehlt es sich, nach Abfluß
des Fruchtwassers in solchen Fällen zunächst die Schulter weit emporzudrängen und
damit den Kopf gegen den Fundus zu bewegen und dann erst den oberen Fuß herab-
zuführen. Ein Kreuzen beider Füße kann sonst bei Unterlassen dieser Maßnahmen
die Wendung unmöglich machen. Durch Emporschieben des Kopfes von außen unterstützt die zweite Hand die innen operierende auch hier bei der Umdrehung (Abb. 504
u. 505).

Das Einfetten der Hand und des Vorderarms ist für die Wendung bei engen Genitalien wohl angenehm und wurde vielfach empfohlen, ist aus Gründen der Asepsis
aber zu unterlassen. Eintauchen der Hand in Lysol- oder Kresolseifenlösung macht
sie schlüpfrig. Noch besser ist die Bekleidung mit langem Wendungshandschuh.

Gelangt die Hand bei der Wendung an den Nabelstrang, so suche sie jede nähere
Berührung mit ihm zu vermeiden und fasse ihn in keinem Fall mit dem Fuß.

In bezug auf die Wahl des zu ergreifenden Fußes stimmen die meisten Autoren
mit dem oben gegebenen Ratschlag, den nächstliegenden zu nehmen, überein. Bei
stehender Blase ist es ziemlich gleichgültig, welchen Fuß man ergreift. Die Umdrehung
ist stets leicht. Nach Abfluß des Fruchtwassers ist dagegen das Fassen des richtigen
Fußes sehr ratsam, da sonst die Umdrehung schwieriger ist und der herabgeholte Fuß
leicht in die Kreuzbeinhöhlung kommt. Im Interesse einer glatten Extraktion ist aber
die Lage des herabgeholten Fußes hinter der Symphyse erwünscht.

Der Rat, bei Querlagen mit dem Bauch nach vorn den oberen Fuß nach Empordrängen der Schulter zu wählen, bewährt sich meist vortrefflich, wenn die Frucht
gut beweglich ist. Bei wenig beweglicher Frucht können durch Kreuzung des gefaßten
oberen Fußes mit dem unteren Schwierigkeiten entstehen, so daß es *in solchen Fällen*
besser ist, von vornherein *beide Füße herabzuholen.*

Bei schweren Wendungen ist man oft froh, wenn man überhaupt einen Fuß
bekommt. Eine Wahl ist völlig illusorisch.

Komplikationen und Schwierigkeiten.

Wenn die Beweglichkeit der Frucht infolge Fruchtwasserabflusses des Uterus *eine*
geringe ist, genügen die geschilderten Handgriffe zur Umdrehung des Kindes nicht.
Es gelingt wohl den ergriffenen Fuß herabzustreifen, der Kopf bleibt aber seitlich
im unteren Uterinsegment stehen, trotz Gegendruck von außen. Die Wendung ist
nicht vollendet. Nichts führt in dieser Lage sicherer zum Ziel als das *Herabstreifen*
des zweiten Fußes. Der erste herabgeholte Fuß wird durch eine Schlinge fixiert,
damit er nicht wieder entschlüpft. Dann geht die operierende Hand aufs neue ein,
streift den zweiten Fuß herab, worauf an beiden Füßen gezogen wird. Jetzt gelingt
die Umdrehung fast stets. Man hat eine vollkommene Fußlage geschaffen.

Der sog. doppelte Handgriff (*Handgriff der* JUSTINE SIEGEMUNDIN), bei welchem die operierende
Hand den herabgestreiften Fuß, wenn nötig mittels einer Schlinge anzieht, worauf die andere Hand eingeht
und die Schulter oder den Kopf vorsichtig nach oben und innen schiebt, ist, weil bei gedehnten unteren
Uterinsegment nicht ungefährlich, aufgegeben. Daß er in der Hand des geübten Geburtshelfers im gegebenen Fall Ausgezeichnetes zu leisten vermag, sei gern zugegeben.

War bei Querlage *ein Arm vorgefallen, so lasse man ihn* liegen und führe die Wen-
dung aus. Er wird sich niemals völlig in die Höhe schlagen und leicht zu lösen sein.
Andere fixieren ihn durch eine Schlinge, die aber nicht angezogen werden darf. Beim
Einführen der die Wendung vollziehenden Hand führt man dann den angeschlungenen
Arm nach der Seite auf der der Kopf liegt. Ein vorgefallener Arm hindert niemals
die Wendung. *Seine Reposition ist ein Fehler.*

Sollte ein *Nabelschnurvorfall* bestehen, wenn man die Wendung ausführen will, so läßt man die Schnur liegen, wo sie liegt, und handelt nicht abweichend von den gewöhnlichen Regeln.

Zuweilen entsteht bei der Wendung durch partielle Lösung der Placenta eine *Blutung*. Man vermeide möglichst die Gegend der Placenta mit der operierenden Hand und beschleunige die Wendung und Extraktion.

Wenn aber das Fruchtwasser bereits längere Zeit abgeflossen war und die Wehen nach diesem Zeitpunkt wieder kräftig eingesetzt hatten, so kann die Wendung aus verschiedenen Gründen sehr schwierig und, wenn überhaupt noch möglich, äußerst gefahrvoll für die Mutter sein.

Erschwert das enge Anliegen der Uteruswand am Fruchtkörper schon die *Umdrehung* beträchtlich, so kann sie *unmöglich* werden, *wenn* ein dauernder Kontraktionszustand des Uterus *(Tetanus uteri)*, der besonders nach bereits stattgehabten vergeblichen Wendungsversuchen oder anderen Eingriffen, namentlich auch nach unzeitigen Secalegaben, zustande kommt, *sich ausgebildet* hat. Die Gefahr für die Mutter resultiert dann aus einer stärkeren Dehnung des unteren Uterinsegmentes, dessen Wandungen sich so verdünnen können, daß bei der Einführung der Hand oder bei der Umdrehung des Kindes eine Ruptur des Uterus zu befürchten ist[1].

Man mache es sich zur Regel, *überall da, wo die Wendung voraussichtlich Schwierigkeiten bieten wird, ganz tiefe Narkose* bis zur vollständigen Muskelparalyse einzuleiten. Erst wenn diese Narkose erzeugt ist, gehe man ein. Sehr häufig, wenn auch nicht immer, wird der Kontraktionszustand jetzt einer Erschlaffung Platz gemacht haben. Man prüfe dann, ob der vorliegende Teil überhaupt noch beweglich ist. Gestattet er das Eindringen, so gehe man mit äußerster Vorsicht weiter vor. Das enge Anliegen des Uterus an dem Kindskörper erschwert das Vordringen oft ungemein. Zuweilen ist wegen Ermüdung des operierenden Arms ein Wechsel nötig. Gelangt man zum Fuß, so führe man ihn unter Vermeidung jedes stärkeren Zuges herab. Bietet die Umdrehung Schwierigkeiten, so wird sogleich der zweite Fuß heruntergeleitet.

Steht dagegen der vorliegende Teil fest oder gelingt das Einführen der Hand in den Uterus nicht in schonendster Weise, so stehe man von der Wendung ab. Bei Querlage wird dann sogleich die Dekapitation ausgeführt, bei Kopflage, falls die Entbindung im Interesse der Mutter unabweislich geschehen muß, die Perforation. *Drohende oder bereits perfekte Uterusruptur,* trotz tiefer Narkose fortbestehender *Tetanus uteri, Hydrocephalus und zu enges Becken* (s. S. 528f.) sind *absolute Kontraindikationen der Wendung.*

Die Extraktion nach der Wendung.

Wurde auf Grund der oben erwähnten zweiten Indikation die Wendung bei Kopflage ausgeführt, so schließt man selbstverständlich die Extraktion am Fuß (s. Extraktion) sofort an, da die Wendung nur unternommen war, um entbinden zu können.

Hat man dagegen die Wendung wegen Querlage gemacht, so ist streng genommen mit Herstellung der Geradlage der Indikation genügt, und man hat vielfach darüber gestritten, ob wir berechtigt sind, jetzt, ohne daß eine Indikation zur Entbindung auftritt, überhaupt zu extrahieren. Bei der Diskussion dieser Frage darf man nicht vergessen, daß durch die Wendung das Kind nicht selten infolge von Nabelschnurkompression oder Placentarlösung bereits gelitten hat, daß ferner häufig sich die Arme in die Höhe geschlagen haben. Infolgedessen sterben im Anschluß an die Wendung manche Kinder ab und können auch durch eine bei sinkenden Herztönen angeschlossene Extraktion, die natürlich wegen der neuerlichen Desinfektion und sonstigen Vorbereitungen einige Zeit erfordert, nicht mehr gerettet werden. Die Verhältnisse liegen also wesentlich anders, als bei der intakten Beckenendgeburt, bei welcher wir für streng abwartende Behandlung eintreten. Infolgedessen raten wir, *in jedem Fall, in dem der Muttermund bereits völlig erweitert ist, unmittelbar nach Beendigung der Wendung die Extraktion vorzunehmen.*

Ist man in der Lage, den Zeitpunkt der Wendung selbst bestimmen zu können wie häufig bei Querlagen, wenn sie frühzeitig zur Behandlung kommen, so warte man

---

[1] Vgl. Pathologie der Geburt, S. 488f.

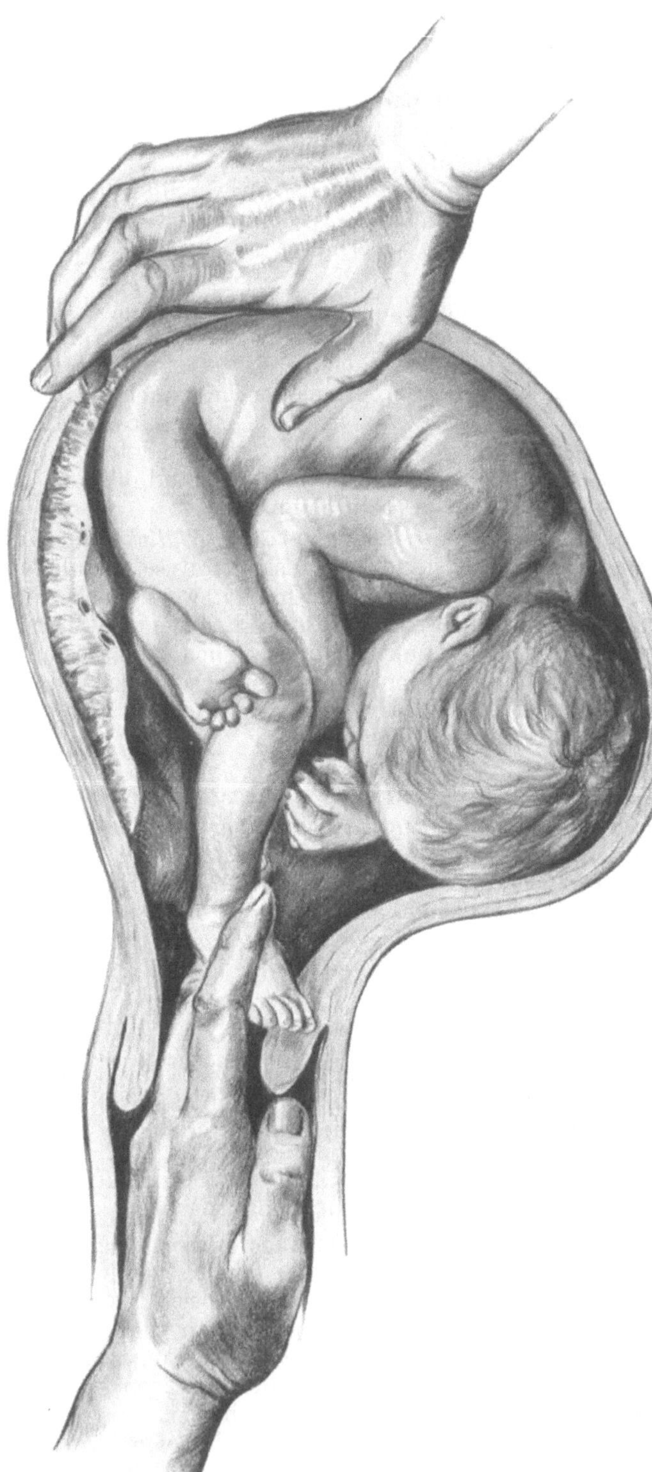

Abb. 506. Vorzeitige innere Wendung.

bei noch stehender Blase mit der Wendung bis zur vollständigen Erweiterung des Muttermundes. Sprengt man jetzt die Blase, so kann man nun unter den günstigsten Verhältnissen die Wendung ausführen und die Extraktion sofort anschließen.

3. Die vorzeitige innere Wendung.

Bei dieser Art der Wendung werden statt der ganzen Hand nur 2 Finger durch den Muttermund geführt, während die andere Hand von außen auf den Uterus gelegt wird. Die innere Hand soll den vorliegenden Teil fortdrängen, die äußere den Teil, welcher in das Becken herabbewegt wird, der inneren Hand entgegendrücken. Die *vorzeitige innere Wendung* (bisher „kombinierte Wendung" oder „Wendung nach BRAXTON HICKS" genannt) *wird ausschließlich auf einen Fuß ausgeführt.*

Der Vorteil, den die vorzeitige Wendung gegenüber der rechtzeitigen bietet, liegt in der Möglichkeit des frühen Eingreifens bei noch wenig eröffnetem Muttermund, sowie in dem Umstand, daß nicht die ganze Hand, sondern nur 2 Finger das Uteruscavum betreten. Ihr Nachteil ist die größere technische Schwierigkeit. Außerdem darf an die kombinierte Wendung niemals sogleich die Extraktion angeschlossen werden, da die geringe Eröffnung des Muttermundes dies nicht gestattet. Hierdurch ist die Operation auf ein verhältnismäßig kleines Gebiet beschränkt.

Beweglichkeit der Frucht und *Durchgängigkeit* des Muttermundes und Cervicalkanals *für 2 Finger* sind die *Vorbedingungen* für diese Art der Wendung. Erwünscht ist es, wenn die Blase noch steht oder doch erst vor kurzer Zeit gesprungen ist.

Die vorzeitige Wendung ist indiziert:

A. Im Interesse der Mutter:

1. Bei *Placenta praevia* mit starker Blutung zur Blutstillung mit dem Steiß des umgedrehten Kindes (vgl. S. 516), sofern ein Transport in eine nahegelegene Klinik nicht mehr möglich ist. Das Kind muß dabei meistens vorloren gegeben werden, da natürlich eine Extraktion nicht angeschlossen werden darf.

2. In allen Fällen, in denen *Lebensgefahr für die Mutter* auftritt, die nur durch alsbaldige Entbindung beseitigt werden kann (Eklampsie, vorzeitige Lösung der normalsitzenden Placenta, hohes Fieber u. ä.). Durch an den herabgeholten Fuß angebrachten Gewichtszug kann die Entbindung wesentlich beschleunigt werden. In der Klinik stehen, abgesehen von Fieber unter der Geburt, in der vaginalen und abdominalen Schnittentbindung Verfahren zur Verfügung, die für das Kind aussichtreicher sind.

B. Aus kindlicher Indikation.

1. Als sog. *prophylaktische Wendung* beim engen Becken 1. und 2. Grades und bei Mehrgebärenden. Diese Indikation stützt sich auf die Erfahrung, daß bei mäßiger Beckenverengerung der nachfolgende Kopf oft leichter durchs Becken geht als der vorangehende. Besser ist es in solchen Fällen, in denen nach der Erfahrung einer vorangehenden Geburt Zweifel bestehen, ob das Kind lebend durchs Becken geht, von vornherein die Schnittentbindung oder Beckenspaltung in Betracht zu ziehen.

2. Zur *Korrektur ungünstiger Haltung des Schädels* (Gesichts-, Stirnlage, Hinterscheitelbeineinstellung). *Wir lehnen diese Indikation ab,* da das Abwarten der Spontangeburt bessere Resultate ergibt.

3. Beim *Nabelschnurvorfall* hat die vorzeitige innere Wendung nur Sinn und Zweck, wenn nicht mehr viel an der Erweiterung des Muttermundes fehlt und man hoffen kann, durch sanften Zug an dem herabgeholten Fuß bald eine völlige, die Extraktion erlaubende Erweiterung des Muttermundes zu erreichen.

Ausführung. Man ermittle noch einmal so genau wie irgend möglich die Fruchtlage. Die Vorbereitungen sind die gleichen wie bei der rechtzeitigen Wendung. Die Frau liegt auf dem Querbett, die Narkose ist erwünscht.

Man gehe mit derjenigen Hand ein, welche der Lage der kleinen Teile entspricht, und schiebt soviel Finger durch den Muttermund, als seine Öffnung gestattet. Diese drängen jetzt den Kopf, bei Querlage die Schulter seitlich (entgegengesetzte Seite der kleinen Teile) ab, während die andere Hand den Steiß in entgegengesetzter Richtung nach unten drückt. Dabei gelangt ein Fuß (oder Knie) in den Bereich der eingeführten Finger. Wenn die Blase nicht schon bei diesem Manöver gesprungen ist, wird sie jetzt gesprengt und der Fuß ergriffen und durch den Muttermund gezogen, während die äußere Hand den Kopf vollends nach oben drängt. Sobald das Knie in der Vulva erscheint, ist die Wendung vollendet (Abb. 506).

Die *Operation* ist meist *schwieriger* als die rechtzeitige Wendung und erfordert mehr technische Gewandtheit.

Die innere Wendung auf den Kopf nach BUSCH, D'OUTREPONT und C. BRAUN ist fast völlig aufgegeben.

Prognose der inneren Wendung.

Selbstverständlich ist die Wendung für die Mutter kein gleichgültiger Eingriff. Wird sie indessen unter Beachtung der oben genannten Bedingungen und Vorsichtsmaßregeln ausgeführt, so sind Verletzungen kaum möglich. Leider aber werden bei keiner Operation so häufig die notwendigen Vorbedingungen außer acht gelassen, vorzeitig an die Wendung die Extraktion angeschlossen, so daß man mit einem gewissen Recht die *Wendung* als *die gefährlichste geburtshilfliche Operation der allgemeinen Praxis* bezeichnet hat (DÖDERLEIN). Abgesehen davon werden durch technische Fehler viele Kinder so geschädigt, daß sie noch vor vollendeter Geburt absterben.

Die *Mütter* werden gefährdet durch Einrisse am Damm, an der Scheide und Cervix. Zwar ist es bei Primiparen mit engem Introitus nicht immer vermeidbar, daß beim Einführen der Hand ein Dammriß entsteht. Unter ähnlichen Verhältnissen kann auch einmal ein Scheidenriß entstehen, dagegen sind größere Cervixrisse immer vermeidbar und entstehen meist durch vorzeitige Extraktion, seltener bei der vorzeitigen Wendung beim Ergreifen des Fußes infolge besonderer Zerreißlichkeit des Gewebes (Placenta praevia). Die *größte Gefahr* für die Mutter entsteht aber durch eine *Uterusruptur,* die dann zustande kommt, wenn trotz bestehenden Tetanus uteri oder vollkommener Unbeweglichkeit der Frucht (verschleppte Querlage) noch ein Wendungsversuch unternommen wird.

Außer durch diese Verletzungen sind die Mütter noch durch *Infektion* gefährdet. So versteht man, daß nach der Wendung (und Extraktion) nicht nur die Wochenbettsmorbidität eine höhere, sondern auch die *Mortalität* relativ sehr groß ist (im Durchschnitt *etwa* 3 %), wobei freilich zu berücksichtigen ist, daß auch die zur Wendung Veranlassung gebenden Geburtskomplikationen schon mit einer gewissen höheren Mortalität belastet sind. Bei Erstgebärenden ist die Mortalität fast doppelt so hoch, bei Mehrgebärenden etwa nur die Hälfte. Besonders sind die Gefahren der forcierten Wendung enorm. Die Uterusruptur ist meist ein tödliches Ereignis.

Auch für das *Kind* ist die Wendung keineswegs ganz gefahrlos. Bei der Umdrehung kann und wird häufig die Nabelschnur gedrückt und gezerrt, auch kann ein Teil der Placenta sich lösen, wodurch das Kind asphyktisch wird. Verletzungen des Kindes dürfen bei der Wendung nicht vorkommen. Die *kindliche Mortalität* beträgt unter Ausschluß der Placenta praevia und des engen Beckens *etwa* 25 % bei der rechtzeitigen inneren Wendung aus unkomplizierten Querlagen nur 15 % (Tschatzkin), bei vorzeitiger Wendung etwa 50 %.

IX. Die Zangenoperation.

Die geburtshilfliche Zange *(Forceps)* dient *zur Extraktion des kindlichen Kopfes;* sie umfaßt und fixiert nach Art zweier Hände die Seitenteile des Kopfes. Durch manuellen Zug an den Griffen der Zange wird der gefaßte Kopf aus dem Geburtskanal herausbefördert.

Die *Zange* (Abb. 507) setzt sich zusammen aus zwei gleichgebildeten, gekreuzt miteinander verbundenen metallenen Armen oder Blättern. Jedes Blatt besteht aus dem *Löffel,* welcher an den kindlichen Kopf gelegt wird, dem *Schloßteil,* welcher die *Blätter* vereinigt, und dem *Griff,* als Handhabe zur Extraktion. Dasjenige Blatt, welches in die linke Seite der Mutter mit der linken Hand eingeführt wird, heißt das linke und das andere das rechte Blatt.

Die Zangenlöffel besitzen zwei Krümmungen: die *Kopfkrümmung,* in welche der kindliche Kopf hineinpaßt, die *Beckenkrümmung,* welche, entsprechend der Beckenachse, nach aufwärts verläuft. Der größte Durchmesser der Kopfkrümmung soll nicht weniger als 7 cm betragen; dabei sollen die Spitzen der Löffel etwa $1^1/_2$ cm voneinander stehen. Die Beckenkrümmung beginnt gleich hinter dem Schloß und erhebt sich allmählich gegen die Spitzen der Löffel.

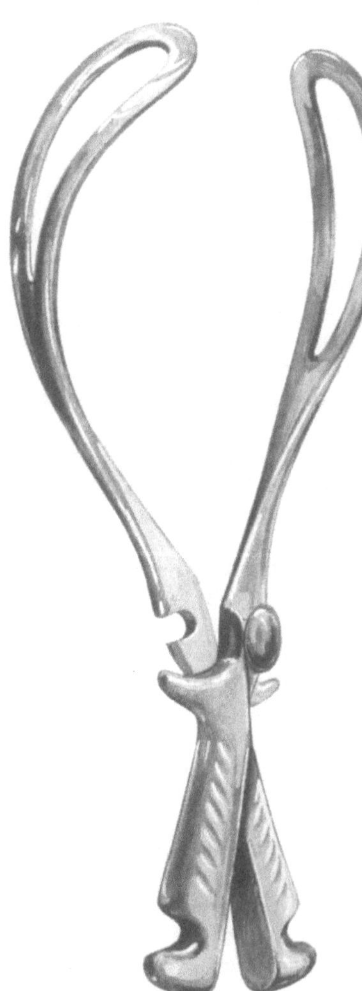

Abb. 507. Nägelesche Zange.

Das Schloß der Zange besteht bei den in Deutschland gebräuchlichen Instrumenten aus einem am linken Löffel eingelassenen Stift, der durch eine Platte gedeckt ist. In diesen Stift paßt ein Ausschnitt des rechten Löffels hinein. Die Löffel der Zange sind durchbrochen, „gefenstert", um das Instrument leichter zu machen. Die Löffel müssen durchaus glatt und die Fensterränder (Rippen) gut abgerundet sein. Jedes Zangenblatt soll aus einem Stück Metall bestehen und vernickelt sein. Die Griffe sollen nicht mit Holz belegt sein, wie früher vielfach üblich. Einige Zentimeter unterhalb des Schlosses befinden sich an den zwei Griffen hakenförmige Fortsätze *(Zughaken),* in die zwei Finger der extrahierenden Hand gelegt werden sollen.

Wir haben unserer Beschreibung die Nägele sche Zange zugrunde gelegt, welche hauptsächlich in Deutschland angewandt wird und ein vortreffliches Instrument ist. Die Zahl der verschiedenen Zangen ist außerordentlich groß. Es gab eine Zeit, wo jeder namhafte Geburtshelfer es seinem Ruf schuldig zu sein glaubte, mindestens eine Zange zu konstruieren. Es gibt heute über 200 Zangenmodelle.

Erst seit dem Jahre 1723 ist die Zange Gemeingut der Geburtshelfer geworden, in welchem Jahre der Genter Chirurg PALFYN seinen Tire-tête, ein allerdings herzlich primitives Instrument, der Pariser Akademie vorlegte. Als ein Geheimmittel existierte dagegen ein relativ vollkommenes Instrument schon viele Dezennien vorher in einer englischen Familie (CHAMBERLEN), die es aber der Öffentlichkeit vorbehielt und mit ihm einen recht unwürdigen Handel trieb. Neuere Untersuchungen machen es wahrscheinlich, daß PETER CHAMBERLEN der Ältere, um 1560 in Paris geboren, der Erfinder der Zange war (SÄNGER).

Wesentlich vervollkommnet wurde das Instrument durch den französischen Geburtshelfer LEVRET und seinen englischen Zeitgenossen SMELLIE (Mitte des 18. Jahrhunderts).

Die französischen Zangen zeichneten sich stets durch ihre Länge aus, man operiert gern am hochstehenden Kopf. Das Schloß der französischen Zangen besteht aus einem am linken Löffel befindlichen, in einem Schraubengewinde beweglichen Stift (Achse), welcher in eine Öffnung des rechten Löffels paßt *(Junctura per axin)*. Bei der englischen Zange, ebenso heute noch bei der *Wiener Schulzange* liegen die Arme im Schloß nur übereinander und werden mittels vorspringender Leisten fixiert *(Junctura per contabulationem)*. Die englischen Zangen zeichneten sich früher durch ihre Kürze aus: man operierte fast nur im Beckenausgang, ein Grundsatz, dem in neuerer Zeit die Engländer untreu geworden sind.

Die deutschen Zangen sind mittellang (etwa 40 cm), ihr Schloß (von BRÜNINGHAUSEN konstruiert) ist — wie oben beschrieben — als eine Vereinigung des französischen und englischen Schlosses aufzufassen und besitzt die Vorteile beider: leichten Schluß und feste Verbindung der Löffel im Schloß. Ein besonders

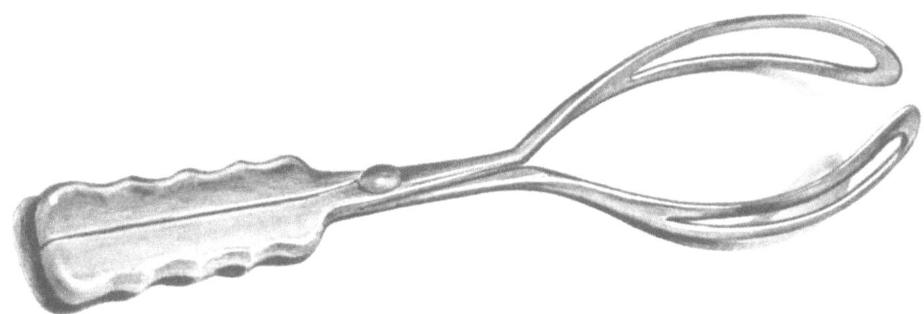

Abb. 508. OPITZsches Zangenmodell.

sorgfältig konstruiertes, von mir ausschließlich gebrauchtes und allgemein empfehlenswertes Zangenmodell ist das von OPITZ (Abb. 508), das ich vor allem wegen seines geringen Gewichtes und der eleganten Führungsmöglichkeit schätze. Dasselbe wird übrigens auch mit Zughaken versehen geliefert.

Es ist *Zweck der Zangenoperation,* die Geburt ohne Schaden für Mutter und Kind in einer dem natürlichen Hergang möglichst ähnlichen Weise zu beenden (unschädliche Kopfzange). *Die treibenden Kräfte werden durch den Zug der Zange ersetzt.* Es ist dabei unvermeidlich, daß die Zangenlöffel einen gewissen Druck auf den kindlichen Kopf ausüben. Dieser Druck ist eine unerwünschte Nebenwirkung, die unter Umständen verhängnisvoll für das Kind sein kann. Eine ideale Zange wäre eine solche, die nur einen Zug, aber keinen Druck ausübte (SCHROEDER). Ebenso unvermeidlich ist die Vergrößerung des Umfanges des Kopfes durch die ihn umspannenden eisernen Hände, ein Umstand, der für die mütterlichen Weichteile nicht gleichgültig ist.

Der Forderung, ohne Schaden für Mutter und Kind zu entbinden, kann nur dann genügt werden, wenn die Zange unter bestimmten — genau zu definierenden — Bedingungen bei der Kopfgeburt angewandt wird. Bindet man sich nicht an solche Bedingungen, sondern wendet die Zange ohne Rücksicht auf Stand und Haltung des Kopfes und Vorbereitung der Weichteile an, so wird aus einer relativ gefahrlosen und häufig lebensrettenden Operation ein rohes Verfahren, welches zu schweren Verletzungen der Mutter und des Kindes, ja zu dem Tode des einen und selbst beider Teile führen kann, ein Verfahren, für welches das Wort „Kunstfehler" noch eine viel zu milde Bezeichnung ist.

Die

Vorbedingungen der kunstgerechten Zangenextraktion

sind folgende:

1. Der Muttermund muß völlig erweitert („verstrichen") und womöglich über den Kopf retrahiert sein.

2. Es soll die Blase gesprungen sein und die Eihäute sollen sich über den Kopf zurückgezogen haben. Nötigenfalls sind die Eihäute zu sprengen.

3. Das Becken soll normal sein, oder wenn ein enges Becken vorliegt, soll der Kopf die enge Stelle bereits passiert haben. Beim Trichterbecken allerdings ist diese Bedingung nicht·erfüllbar und es muß nach dem Ergebnis der Austastung und Messung des Beckenausgangs entschieden werden, ob der Kopf die enge Stelle zu passieren vermag.

4. Der Kopf soll faßbar für die Zange und nicht zu groß und nicht zu klein für die Beckenpassage sein. Ist er zu groß wie ein Hydrocephalus, so ist die Zange wider-

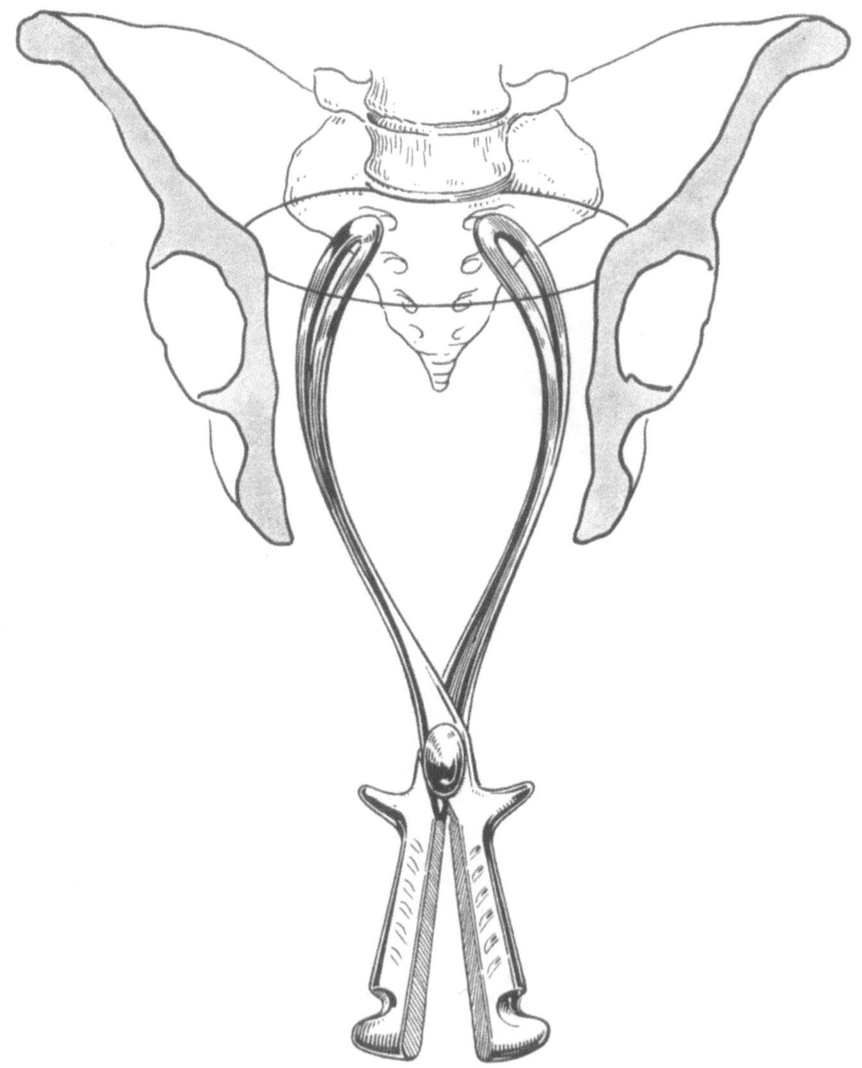

Abb. 509. Zange im queren Durchmesser des Beckens.

sinnig. Ist er zu klein, wie bei sehr frühreifen Früchten oder beim Anencephalus, oder hat er seinen Zusammenhalt verloren wie bei bereits geschehener Perforation des Kopfes, so gleitet die Zange ab.

5. Das Kind muß leben. Bei totem Kinde ist entweder die Spontangeburt abzu-warten oder bei mütterlicher Indikation die Perforation des kindlichen Schädels vor-zunehmen.

6. Der Kopf soll zangengerecht stehen, d. h. mit seinem größten Umfang bereits im kleinen Becken stehen. Je tiefer der Kopf steht, um so leichter und ungefährlicher ist die Zangenoperation. Hochstand des Kopfes vermehrt die Gefahren beträchtlich. Dies gilt besonders für Erstgebärende.

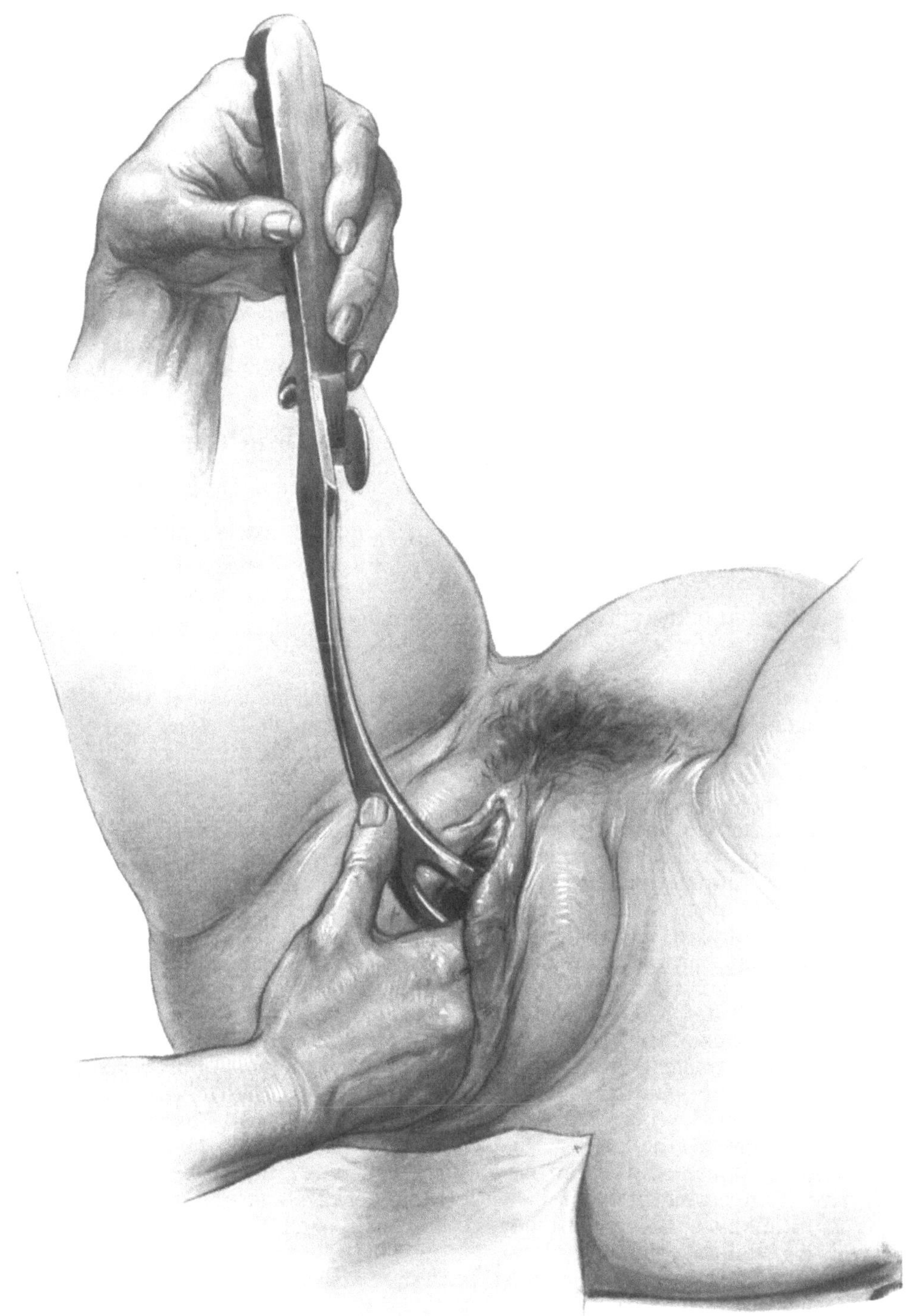

Abb. 510. Einführen des linken Zangenlöffels.

Einen sicheren Leitstern für den Kopfstand bieten die Spinae ossis ischii. Sind diese mit dem Finger nicht mehr zu erreichen, so steht der Kopf sicher mit dem größten Umfang voll im Becken.

Dem Anfänger ist *das strikteste Innehalten dieser Bedingungen geboten*. Der erfahrene Operateur mag bei sehr dringender Indikation von der vollkommenen Erfüllung der Bedingung 1 (Muttermund) und 6 (Kopfstand) in Ausnahmefällen absehen, allerdings mit dem Bewußtsein, nunmehr eine größere Verantwortung auf seine Schultern zu nehmen. Aber auch unter solchen Verhältnissen soll der Muttermundrand dehnbar und die Eröffnung stets so weit gediehen sein, daß sie die Einführung der Löffel anstandslos gestattet. Nötigenfalls ist durch multiple Muttermundsincisionen abzuhelfen. Es soll ferner der Kopf fest im Beckeneingang stehen. Die Zange an dem noch beweglich über dem Beckeneingang stehenden Kopf anzulegen, wird heute fast von keinem Geburtshelfer mehr empfohlen, da in solchen Fällen selbst eine Schnittentbindung gewöhnlich ungefährlicher ist. Nur dann, wenn etwa infolge bestehenden Fiebers die Schnittentbindung zu riskiert scheint, kann ausnahmsweise durch einen sehr geübten Geburtshelfer unter klinischen Verhältnissen eine derartige *hohe Zange* berechtigt sein, wozu dann am besten das Instrument von KJELLAND (vgl. später) verwendet wird.

Die Indikationen zur Zangenentbindung

fallen mit den allgemeinen Anzeigen, die uns überhaupt zum Entbinden auffordern, zusammen. Es sind *gefahrdrohende Zustände bei Mutter oder Kind*, von welchen wir wissen oder hoffen dürfen, daß sie durch die Beendigung der Geburt beseitigt oder doch gemildert werden, also z. B. Eklampsie, Blutungen aus der Placentarstelle, Fieber der Mutter oder schwere Zirkulations- oder Respirationsstörungen, wie sie bei Herz- und Lungenkrankheiten in der Austreibungszeit zustande kommen können, endlich der Tod der Mutter, der das Absterben der vielleicht noch lebenden Frucht zur Folge hat.

Klinisch am bedeutsamsten treten uns aber für die Zangenoperation zwei besonders häufige Anzeigen entgegen: *von seiten des Kindes* die beginnende *Asphyxie, von seiten der Mutter stärkere Quetschungserscheinungen,* beide bedingt durch zu lange Dauer der Austreibungszeit, oder besser gesagt, der Zeit nach dem Blasensprung.

Wir erkennen die Asphyxie an Veränderungen der kindlichen Herztöne[1]. Dauerndes und auch in der Wehenpause bestehenbleibendes Sinken der kindlichen Herztöne auf 100 und darunter ist als unbedingte Indikation zur Beendigung der Geburt aufzufassen. Der Veränderung der Herztätigkeit geht häufig vorher ein Abgang von Meconium, der bei allen Nichtbeckenendlagen gewissermaßen wie ein Vorsignal auf die Gefahr der Asphyxie hinweist. Auch eine rasch wachsende Kopfgeschwulst ist ein warnendes Symptom, das zum fleißigen Auskultieren veranlassen soll.

Stärkere Quetschung der mütterlichen Weichteile verrät sich durch Pulsbeschleunigung und besonders durch Ansteigen der Eigenwärme über 38°. Hinzu treten dann häufig Ödeme, besonders der vorderen Muttermundslippe, trockene heiße Beschaffenheit der Scheide, vermehrte Schmerzhaftigkeit der gepreßten Geburtswege oder — in sehr schweren Fällen — blutiger Urin. Daß unter solchen Verhältnissen das Ansteigen der Temperatur nicht durch eine eigentliche Infektion von außen, sondern durch die Schädigung des Gewebes infolge der Quetschung, in welcher jetzt die sonst harmlosen Mikroben keinen Widerstand mehr finden, erzeugt wird, beweist der regelmäßige und sofortige Temperaturabfall nach Entlastung der Teile durch eine rechtzeitige Entbindung. Bleibt das Fieber bestehen, so war zu spät entbunden oder es lag eine wahre Infektion von außen vor.

Wehenschwäche ist streng genommen, *keine Indikation zur Zangenentbindung*. Erst die Folgen einer solchen erheischen den operativen Eingriff. Schwache Wehen erfordern andere therapeutische Maßnahmen. Entbindet man bei Wehenschwäche künstlich, so sind atonische Blutungen in der Nachgeburtszeit eine häufige und recht unangenehme Folgeerscheinung. Ist man trotz vorhandener Wehenschwäche zur Zangenentbindung genötigt, so verabfolge man kurz vor der Operation Secale (1 ccm Secacornin), um in der Nachgeburtszeit gute Kontraktionen zu erzielen.

Die strengste Befolgung dieser Vorschriften bei der Indikation zur Zangenanlegung *sei dem Anfänger zur Pflicht gemacht.* Dagegen ist andererseits vor einem zu langen

---

[1] Vgl. S. 197.

Säumen, besonders im Interesse des Kindes, zu warnen. Man vergesse nicht, daß über den notwendigen antiseptischen Vorbereitungen eine gewisse Zeit vergeht, die für das

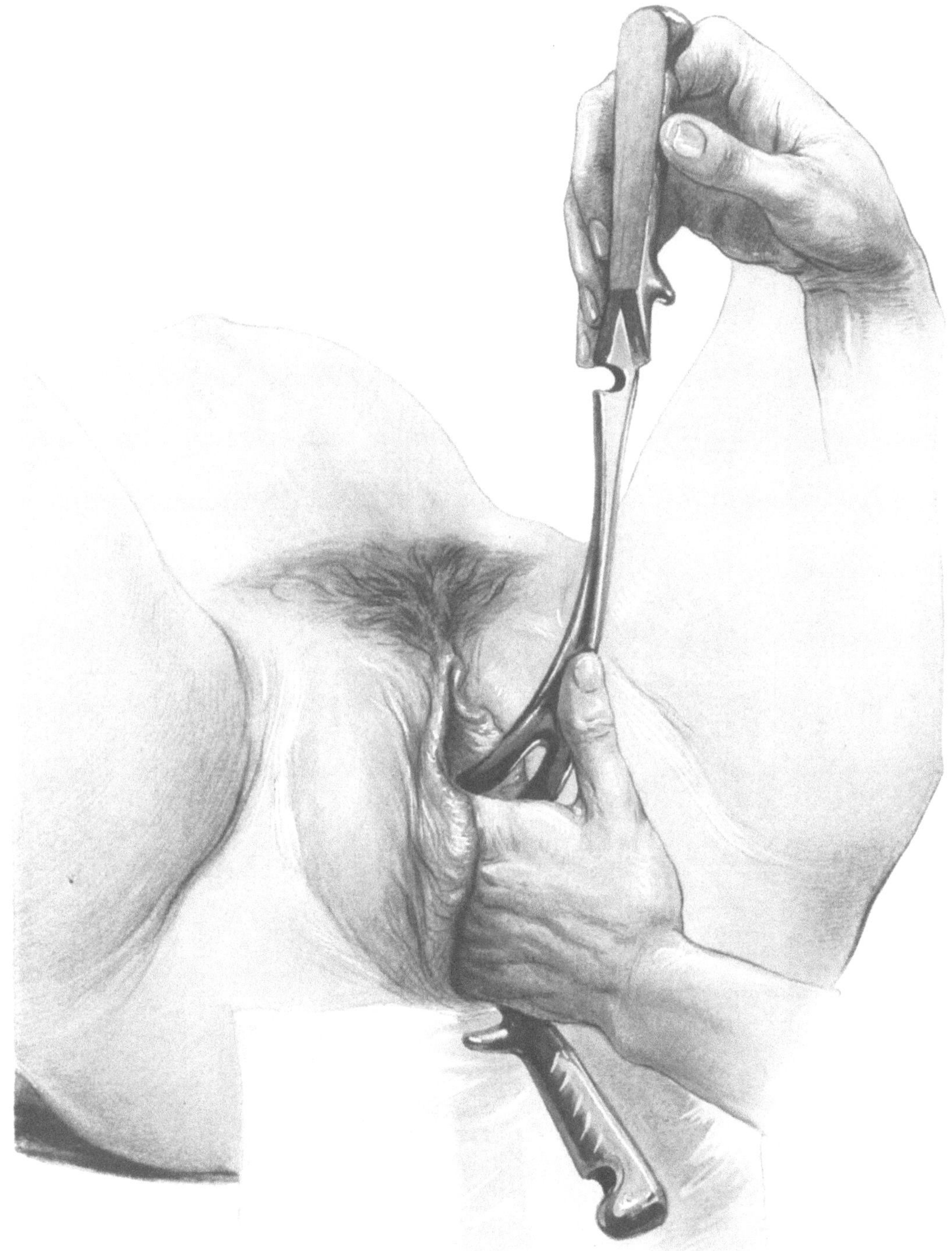

Abb. 511. Der linke Löffel liegt, der rechte wird ergriffen und eingeführt.

asphyktische Kind verhängnisvoll werden kann. Die Indikationsstellung schwankt bei verschiedenen Geburtshelfern trotz prinzipieller Übereinstimmung deshalb, weil

einmal mäßige Temperatursteigerung der Mutter nicht mehr allgemein als Indikation
anerkannt ist, andererseits manche Geburtshelfer die kindliche Indikation schon bei

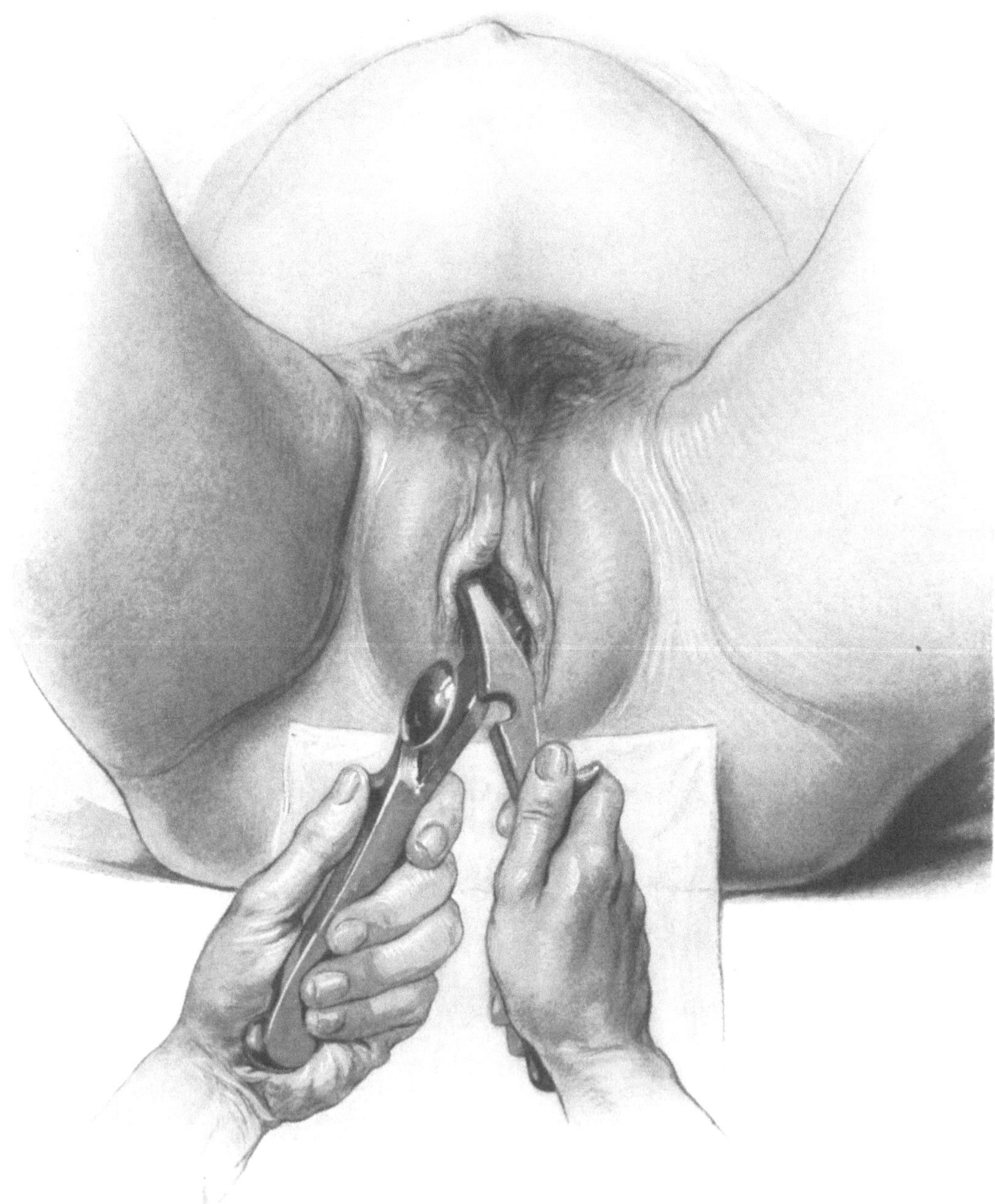

Abb. 512. Schließen der Zange, deren Löffel sich hier etwas „geworfen" haben.

geringen Schwankungen der Herztöne, namentlich nach längerer Dauer der Austreibungsperiode, als gegeben ansehen; vereinzelt wird sogar eine Verlängerung der Austreibungsperiode über 4 Stunden bei Erstgebärenden, über 2 Stunden bei Mehrgebärenden schon als Anzeige zur Entbindung angesehen. Deshalb schwankt auch die Frequenz der Zangenoperationen in den einzelnen Kliniken zwischen 1,35 und 8,3 % der
Geburten, während 3—4 % als durchschnittliche Frequenz angesehen werden kann.

Technik zur Zangenoperation.

Vorbereitung. Die Operation wird am besten in Rückenlage der Frau auf dem Querbett vorgenommen. Narkose ist geboten, besonders bei Erstgebärenden. Bei sehr tiefem Kopfstand und Vielgebärenden kann sie allenfalls entbehrt werden. Die Narkose sei tief, ein Erwachen während der Operation ist höchst unangenehm. Die Harnblase muß unmittelbar vor der Operation entleert werden. Die Vulva wird sorgfältig abgeseift und desinfiziert, am einfachsten mit Jodtinktur bestrichen. Die Zange ist durch Auskochen aseptisch zu machen.

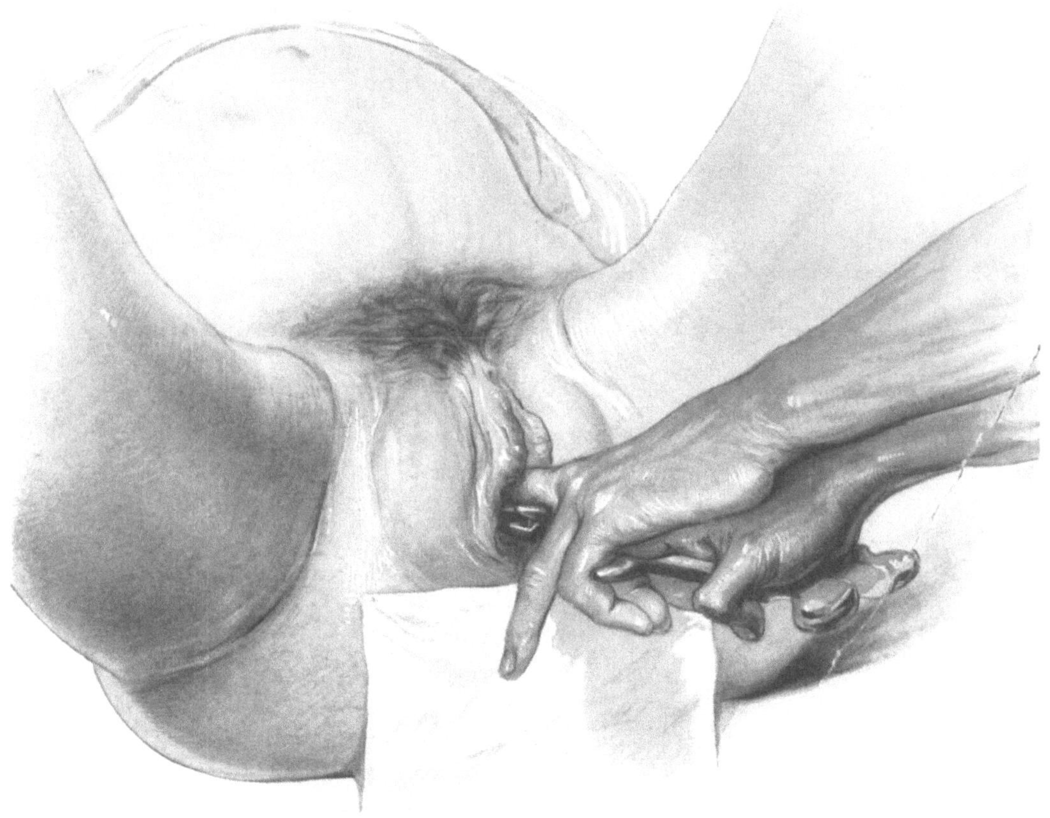

Abb. 513. Probezug.

Nachdem der Operateur den Rock abgelegt und sich mit einer reinen weißen Schürze bekleidet hat, erfolgt die sorgfältige Desinfektion der Hände und Vorderarme. Dann wird noch einmal die Stellung des Kopfes kontrolliert und jetzt zur Anlegung des Forceps geschritten.

Der Operateur sitzt zwischen den Beinen der Frau.

1. Typische Beckenausgangszange. Anlegung der Zange *bei Hinterhauptslagen am völlig rotierten Kopf* (gerader Verlauf der Pfeilnaht).

Aufgabe. Die Zangenlöffel sollen die gleichnamigen Seitenteile des Kopfes dergestalt umfassen, daß die kleine Fontanelle nach vorn zwischen den Löffeln zu liegen kommt. Der linke Löffel liegt dabei in der linken mütterlichen Seite, der rechte in der rechten. Nach Anlegung der Zange sieht das Schloß nach oben. Die Zange liegt im queren Durchmesser des Beckens (Abb. 509).

Ausführung. Der Operateur führt vier Finger seiner rechten Hand in die linke mütterliche Seite zwischen Kopf und Beckenwand tief ein, um zu verhindern, daß

zwischen Zange und Kopf mütterliche Weichteile (besonders der Muttermund) gequetscht oder abgeschürft werden. Auf der Fläche dieser eingeführten Hand wird nun
der linke Zangenlöffel — erkennbar am Stift des Schlosses — eingeführt. Zu diesem
Zweck wird der Griff schreibfederartig oder nach Art eines Geigenbogens umfaßt
(Abb. 510), dann die Spitze des Löffels zwischen Kopf und Vola manus aufgesetzt,
während der Griff gegen den Bauch der Frau gekehrt ist, und nunmehr der Löffel
selbst unter langsamer Senkung des Griffes tief in die Genitalien — vorsichtig son-
dierend — eingeführt, bis der Griff auf dem Damm liegt (Abb. 511). Am besten wird
der Löffel mit dem Daumen der rechten Hand dirigiert und so sicher jede Gewaltanwendung vermieden. Dabei hat der Löffel zwei Bewegungen gleichzeitig aus-

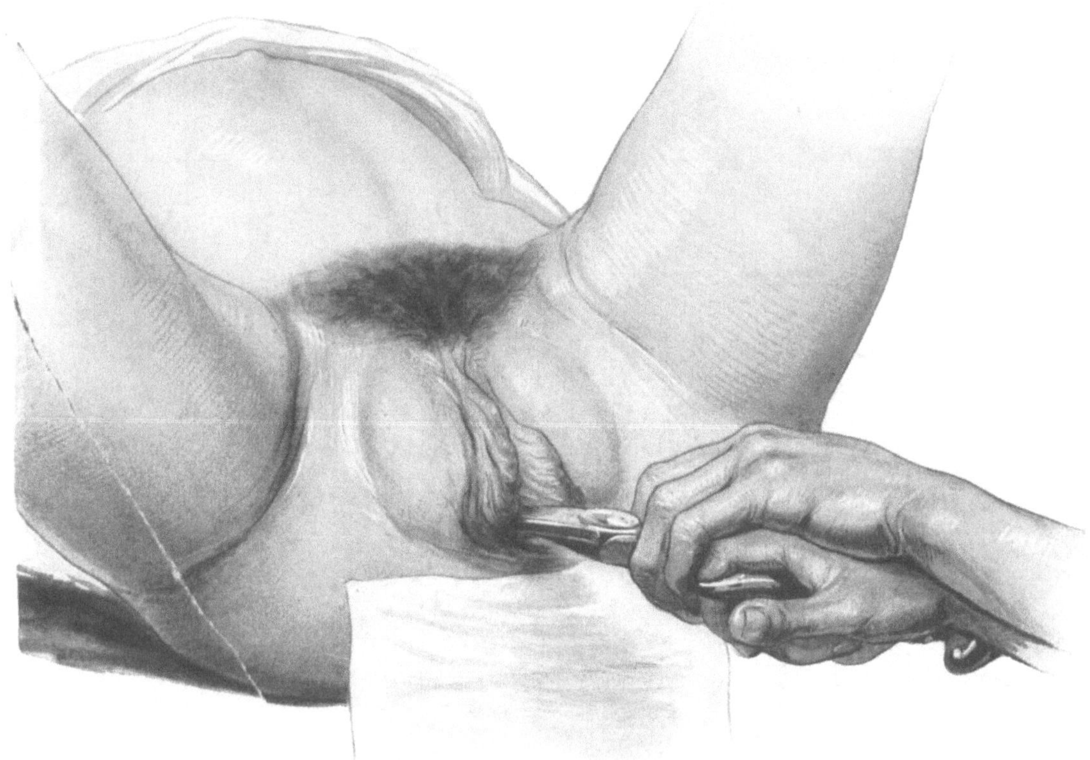

Abb. 514. Extraktion bei der typischen Beckenausgangszange.
Zugrichtung horizontal.

zuführen; einmal wird der Griff gesenkt, die Spitze gehoben (Berücksichtigung der
Beckenkrümmung), zweitens wird der Löffel um den Kopf herum seitlich geführt
(Berücksichtigung der Kopfkrümmung). In der Kombination dieser beiden Bewe-
gungen liegt die Schwierigkeit der Zangenanlegung für den Anfänger.

Der linke eingeführte Löffel wird jetzt durch eine assistierende Hand gehalten,
häufig bleibt er auch ohne Fixierung in der richtigen Lage. Nachdem die rechte Hand
aus den Genitalien entfernt und mit Desinfektionswasser gereinigt ist, wird der rechte
Löffel ergriffen (Abb. 511).

Die rechte Hand führt ihn ein. Vier Finger der linken Hand bahnen ihm — in gleicher
Weise wie oben — den Weg. Jetzt liegen beide Löffel. Ohne Schwierigkeit kann
nun meist die Zange geschlossen, d. h. der rechte Löffel mit seinem Ausschnitt in den
Stift des linken gebracht werden. Gelingt dies nicht sogleich, „werfen sich die Löffel",
so senke man die Griffe stärker gegen den Damm und drücke mit den Daumen auf
die hakenförmigen Fortsätze nach abwärts (Abb. 512). Mißlingt das Schließen auch
jetzt, so liegen ein oder beide Löffel falsch und müssen aufs neue angelegt werden.

Liegt die Zange geschlossen in den Genitalien, so faßt die eine Hand die Zughaken, die andere geht in die Scheide ein und fühlt, ob die Zange den Kopf gut gefaßt hat (Probefühlen). Dann erfolgt der *Probezug* (Abb. 513), den man aber unterlassen kann, wenn man der richtigen Lage der Zange sicher ist. Der Zeigefinger der

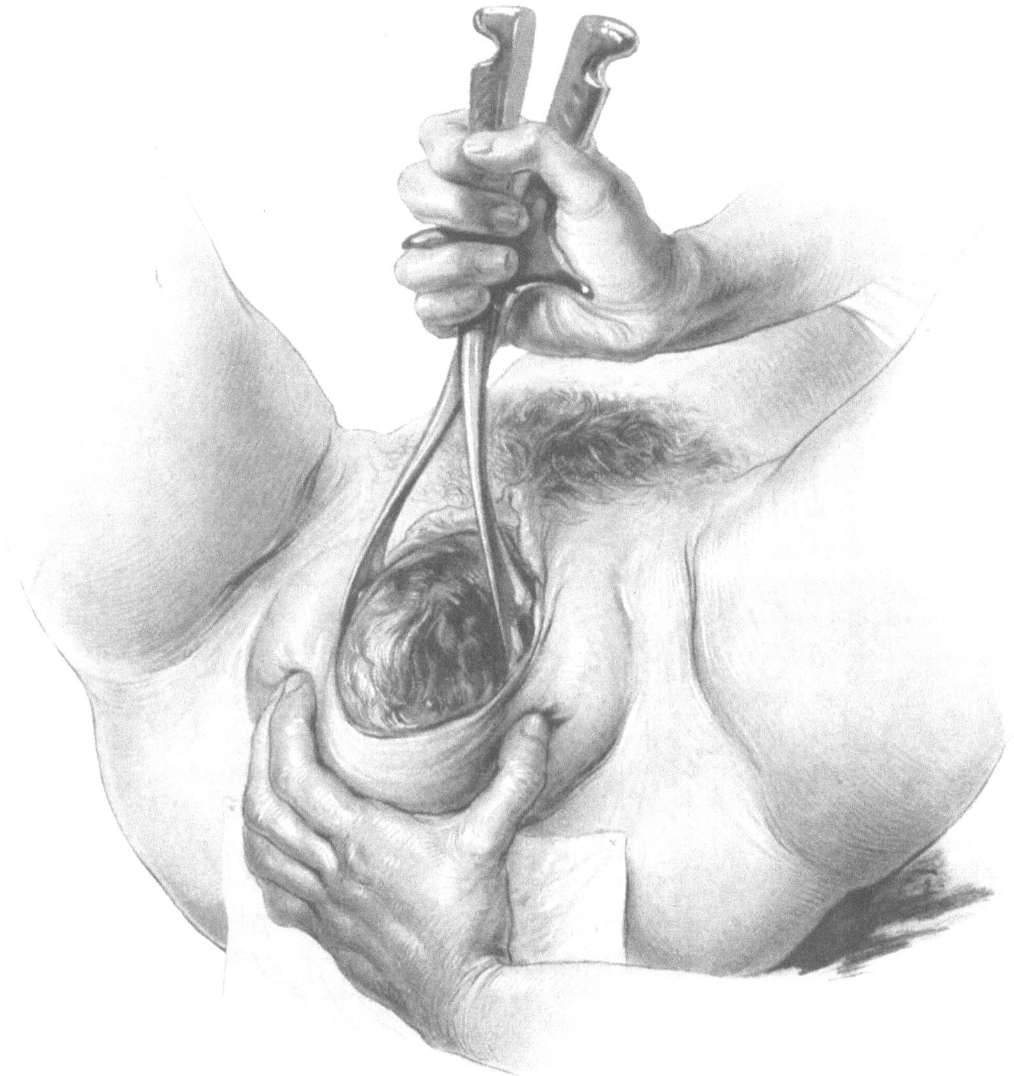

Abb. 515 Erheben der Griffe gegen den Bauch, Dammschutz.

einen Hand liegt am kindlichen Kopf. Ein vorsichtiger Probezug belehrt uns, ob der Kopf folgt.

Jetzt beginnt die eigentliche *Extraktion*. Man zieht, wenn der Kopf bereits auf dem Beckenboden stand (Abb. 514), so lange horizontal, bis die kleine Fontanelle in der vorderen Umrahmung der Vulva erscheint und wälzt dann unter sehr vorsichtigem und langsamem Erheben der Griffe gegen den Bauch der Frau ohne wesentlichen Zug das Vorderhaupt über den Damm. Hierbei schützt die andere Hand den Damm (Abb. 515) oder führt, wenn nötig, mit der Schere eine mediane Episiotomie aus. Stand der Kopf noch nicht auf dem Beckenboden, so muß man zunächst schräg nach abwärts ziehen.

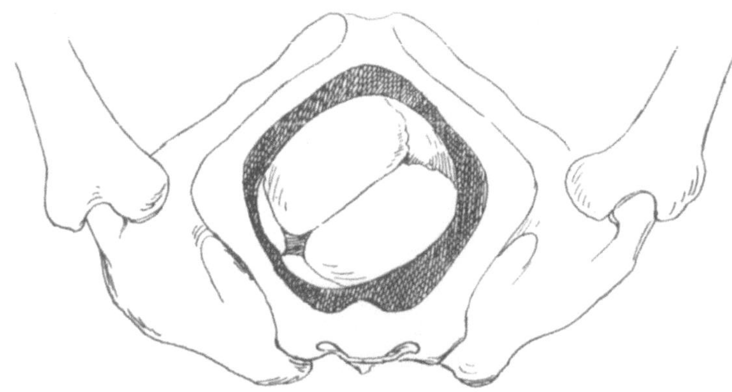

Abb. 516 Schrägstand des Kopfes bei 1. Hinterhauptslage.
Pfeilnaht im rechten schrägen Durchmesser.

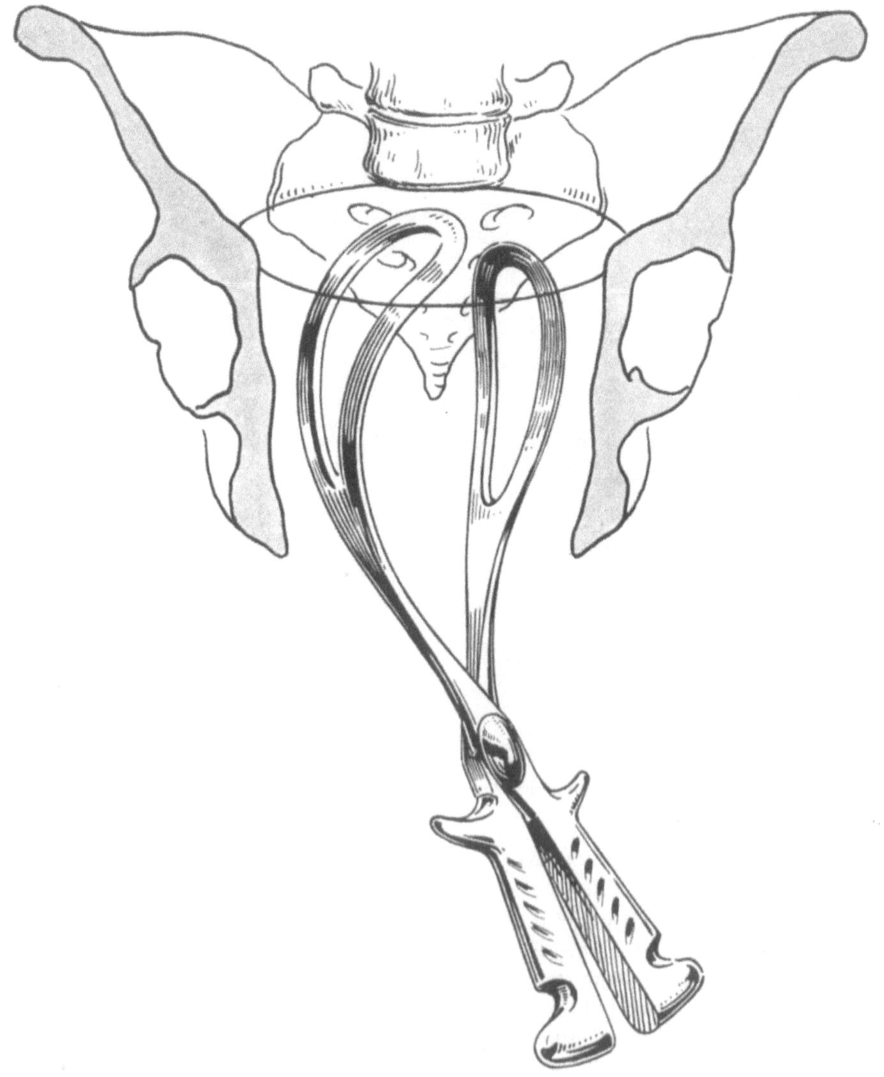

Abb. 517. Anlegen der Zange im linken schrägen Durchmesser bei 1. Schrägstand des Kopfes.

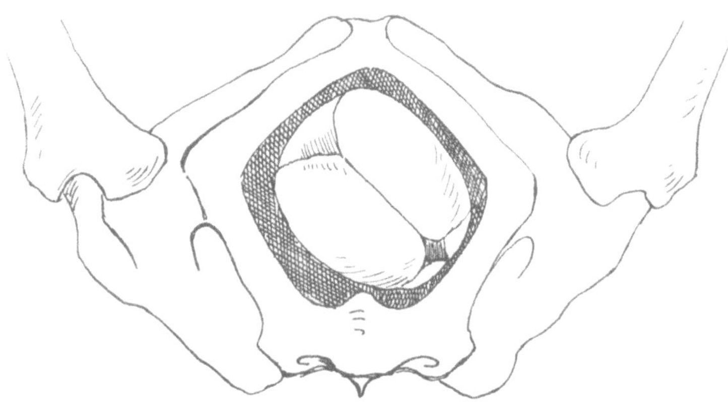

Abb. 518. Schrägstand des Kopfes bei 2. Hinterhauptslage.
Pfeilnaht im linken schrägen Durchmesser.

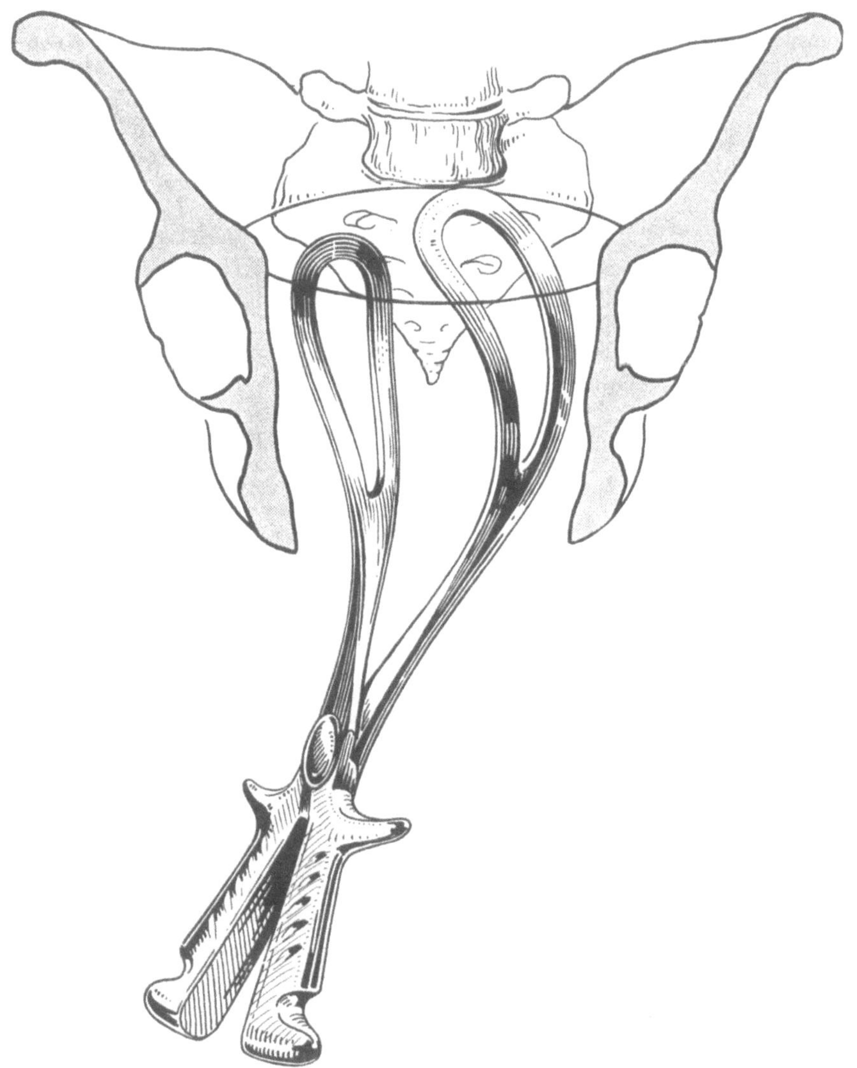

Abb. 519. Anlegen der Zange im rechten schrägen Durchmesser bei 2. Schrägstand des Kopfes.

Nach der Geburt des Kopfes wird die Zange geöffnet, und die Löffel werden vorsichtig vom Kopf entfernt.

Die Operation ist beendet.

2. Anlegung der Zange bei Hinterhauptslagen und noch schrägem Verlauf der Pfeilnaht. Auch im Beckenausgang steht die Pfeilnaht häufig noch etwas schräg, bei höherem Kopfstand verläuft sie fast immer schräg. Muß man unter solchen Verhältnissen entbinden, so ist die Zangenanlegung dem Schrägstand anzupassen. Dazu wird derjenige Löffel, der dem vorliegenden Scheitelbein entspricht, mehr nach vorn (Gegend des horizontalen Schambeinastes), derjenige, welcher dem nach hinten gelegenen Scheitelbein entspricht, mehr nach hinten (Gegend der Kreuzdarmbeinfuge) gebracht werden müssen. *Die Zange liegt* dann *im entgegengesetzten schrägen Durchmesser, als die Pfeilnaht verläuft.* Das Schloß und die Griffe sehen nach halbrechts oder halblinks, nach der Seite des Hinterhauptes. Da bei 1. Schädellage das rechte Scheitelbein vorliegt, so wird der rechte Löffel, der an das rechte Scheitelbein paßt, nach vorn, der linke, der an das linke, nach hinten gelegene Scheitelbein paßt, nach hinten gelegt werden müssen (Abb. 516 u. 517). Umgekehrt bei 2. Schädellage (Abb. 518 u. 519).

Der hintere Löffel läßt sich gleich in der richtigen Lage einführen. Die Anlegung des nach vorn zu bringenden Löffels ist technisch schwieriger. Nachdem seine Spitze in derselben Weise wie oben auf die eingeführte Hand aufgesetzt ist, muß, sobald etwa die Hälfte des Fensters der Zange in den Genitalien verschwunden ist, *„das Wandern" des Löffels* nach vorn ausgeführt werden. Diese Bewegung wird durch beide Hände geleitet: sowohl die Hand am Griff, wie die eingeführte dirigiert den Löffel vorsichtig nach vorn. Letztere kontrolliert auch, ob der Löffel der Seitenwand des Schädels gut anliegt. Der Schluß der Zange ist zuweilen erschwert. Lageverbesserung der Löffel, besonders des vorderen, ist oft nötig.

Der Probezug ist mit Bedacht auszuführen. Bei der Extraktion ist zunächst eine kleine Drehung, so daß das Schloß nach vorne kommt, nötig. Häufig dreht sich die Zange mit dem Kopf von selbst beim einfachen Zuge in den queren Durchmesser. Während der Extraktion untersuche man fleißig, ob die kleine Fontanelle sich nach vorn dreht. Steht sie unter der Symphyse, so ist die weitere Extraktion wie oben geschildert, vorzunehmen.

Je höher der Kopf steht, um so schwieriger ist die Anpassung der Löffel bei Schrägstand, nicht selten ist sie, zumal bei engen, rigiden Geschlechtsteilen sogar unmöglich. Dann kommt die Zange mehr über Stirn und Hinterhaupt zu liegen und die Griffe klaffen stark. Der Kopf dreht sich während der Extraktion in der Zange, worauf die Griffe aneinander gehen und die Entbindung meist ohne Schaden für das Kind möglich ist. Eine Druckspur an der Stirn verrät fast regelmäßig die schlechte Lage der Löffel. Ängstlich zu vermeiden ist bei der Extraktion an den klaffenden Griffen ein stärkerer Druck, der schwere Schädigungen am Kopf des Kindes schaffen könnte. Man kann ein Handtuch während der Extraktion zwischen die Griffe legen, um ein stärkeres Annähern derselben zu verhindern.

3. Anlegen der Zange bei tiefem Querstand. Tritt bei dieser abnormen Stellung des Schädels eine Anzeige zur Entbindung auf — *der Querstand als solcher* ist noch *keine Indikation* — so muß die Zange im schrägen Durchmesser angelegt werden. Bei genauerer Anpassung der Löffel an die Seitenteile des Kopfes würde ein Löffel genau hinter der Symphyse, der andere ganz nach hinten liegen. Dies ist aber unausführbar. Wir fassen daher den Kopf schräg. Bei 1. Lage (kleine Fontanelle links) kommt der rechte Löffel mehr nach vorn, bei 2. Lage der linke (Abb. 520 u. 521). Beim ersten Zug wird dann die Zange vorsichtig in den queren Durchmesser gedreht. Gleichzeitig dreht sich der Kopf in der Zange, so daß gewöhnlich mit leichter Mühe die kleine Fontanelle nach vorne kommt, worauf man die weitere Extraktion folgen läßt. Niemals darf man mit der Zange reine Drehbewegungen ausführen, ohne gleichzeitig zu ziehen, sonst kann man nicht nur die Scheidenschleimhaut in großen Lappen abheben, sondern läuft auch Gefahr, den Levatorschenkel an der betreffenden Seite am Schambeinast abzureißen — eine irreparable Verletzung, die eine Hauptursache für spätere Prolapse darstellt. Deshalb haben wir ja auch (vgl. S. 227) dringend empfohlen, bei persistierendem tiefen Querstand lieber die digitale Umhebelung der Pfeilnaht vorzunehmen.

4. Anlegung der Zange bei Vorderhauptslagen und geradem Verlauf der Pfeilnaht. Die Anlegung der Zangenblätter ist die gleiche wie bei Hinterhauptslagen (Abb. 522), nur beachte man, daß die große Fontanelle vorn zwischen den Löffeln liegt, demgemäß der linke Löffel nicht an das linke, sondern an das rechte Scheitelbein, und umgekehrt, zu liegen kommt.

Bei der Extraktion ziehe man zunächst stets mehr nach abwärts, bis die große Fontanelle geboren ist. Dann wird vorsichtig und langsam das Hinterhaupt durch Erheben der Griffe über den Damm gewälzt. Nach der Geburt des Hinterhauptes werden die Griffe wieder gegen den Damm gesenkt, damit Stirn und Gesicht unter dem Schambogen befreit werden. Bei gut entwickelten Kindern sind hier größere

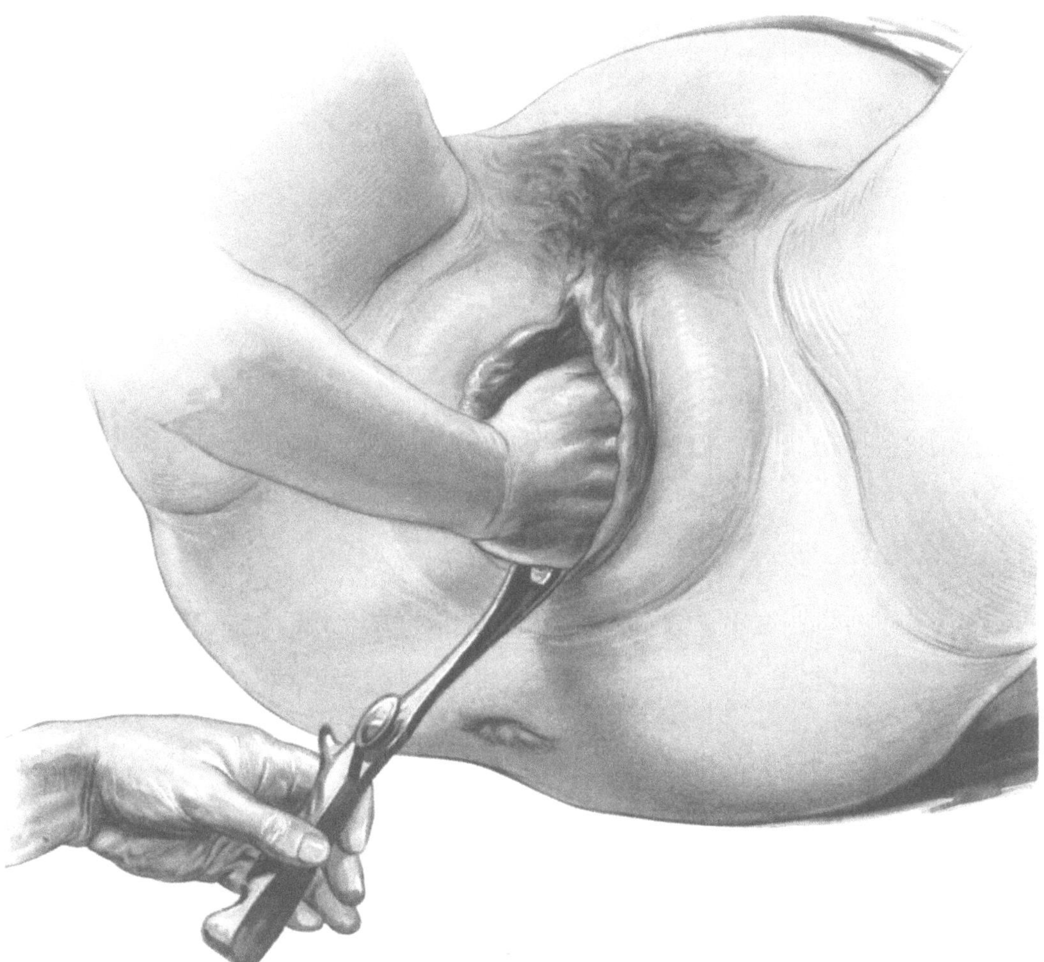

Abb. 520. Wandern des linken Löffels bei zweitem tiefen Querstand.

Dammrisse und auch Scheidenrisse häufig. Eine ausgiebige Episiotomie ist daher hier besonders am Platze.

Anlegen der Zange bei Vorderhauptslagen und schrägem Verlauf der Pfeilnaht. Die Löffel werden schräg angelegt. Die Zange kommt wieder in den entgegengesetzten schrägen Durchmesser als die Pfeilnaht. Das Schloß muß an der geschlossenen Zange aber hier nach dem Vorderhaupt zeigen.

Umwandlung der Vorderhauptslage mit schräg verlaufender Pfeilnaht in eine Hinterhauptslage nach SCANZONI. Die Zange wird genau wie sonst bei der Vorderhauptslage mit schrägverlaufender Pfeilnaht, also im entgegengesetzten schrägen Durchmesser angelegt. Nun aber dreht man die Pfeilnaht nicht in den geraden Durchmesser, sondern gegenteils gewissermaßen in verkehrter Drehrichtung so, daß die Pfeilnaht in den queren Durchmesser kommt und ein tiefer Querstand hergestellt wird, wobei freilich das Vorderhaupt immer noch tiefer steht als das Hinterhaupt. Nun wird die Zange abgenommen und genau wie beim tiefen Querstand, also im entgegengesetzten schrägen Durchmesser wie erst angelegt und dann das Hinterhaupt nach vorne rotiert.

Wir erwähnen diese Umwandlungsoperation hier nur, weil sie von manchen Lehrern der Geburtshilfe geübt und empfohlen wird. *Wir* selbst *halten die Operation für prinzipiell verfehlt,* weil bei den starken
Drehbewegungen Abschürfungen der Scheide und ausgedehnte Verletzungen der Levatorschenkel selbst
in der Hand des Geübten unvermeidbar sind, in der Hand des weniger Geübten sogar ein lebensbedrohliches

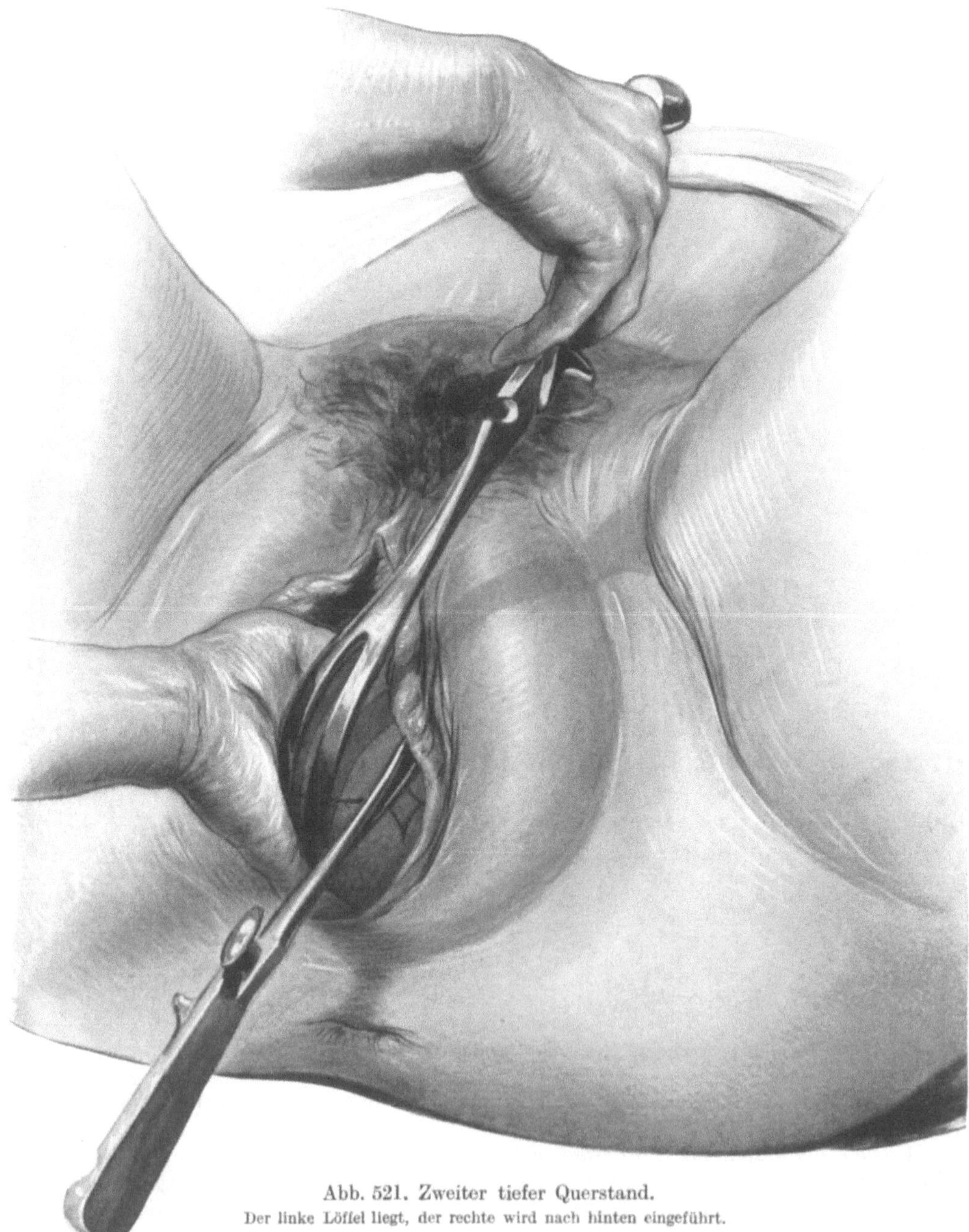

Abb. 521. Zweiter tiefer Querstand.
Der linke Löffel liegt, der rechte wird nach hinten eingeführt.

Maß annehmen können. Der prinzipielle Fehler solcher Umwandlungsversuche scheint uns darin zu liegen,
daß es ja durch diese Umwandlung nicht gelingt, die abweichende Konfiguration des Schädels zu beseitigen.
Man versündigt sich gegen die Gesetze des Geburtsmechanismus. Wir halten es jedenfalls für richtiger,
falls eine Indikation zur künstlichen Entbindung überhaupt sich ergibt, eine ausgiebige zentrale Episiotomie zu machen, die die Zangenentbindung auch aus Vorderhauptslage wesentlich erleichtert.

5. Anlegung der Zange bei Gesichtslage. Zu den fünf oben genannten Vorbedingungen zur Zangenanlegung ist bei Gesichtslagen eine neue hinzuzufügen: *das*

Kinn soll sich bereits nach vorne gedreht haben, andernfalls ist die Zangenextraktion zu unterlassen. Es ist ferner wünschenswert, daß das Kinn möglichst nahe der Symphyse

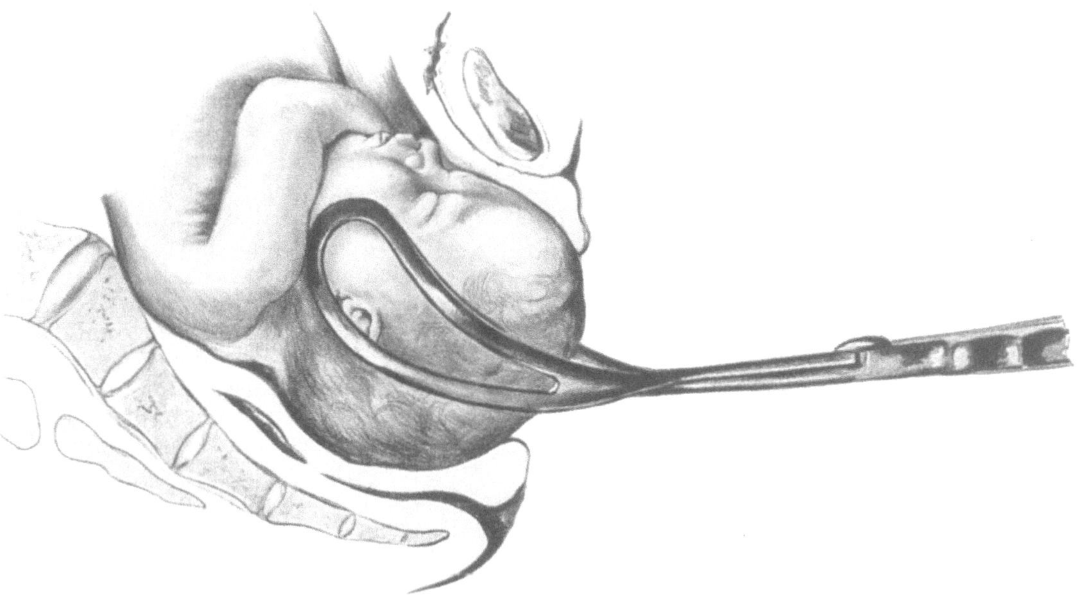

Abb. 522. Richtige Lage der Zange bei Vorderhauptslage mit gerade verlaufender Pfeilnaht.

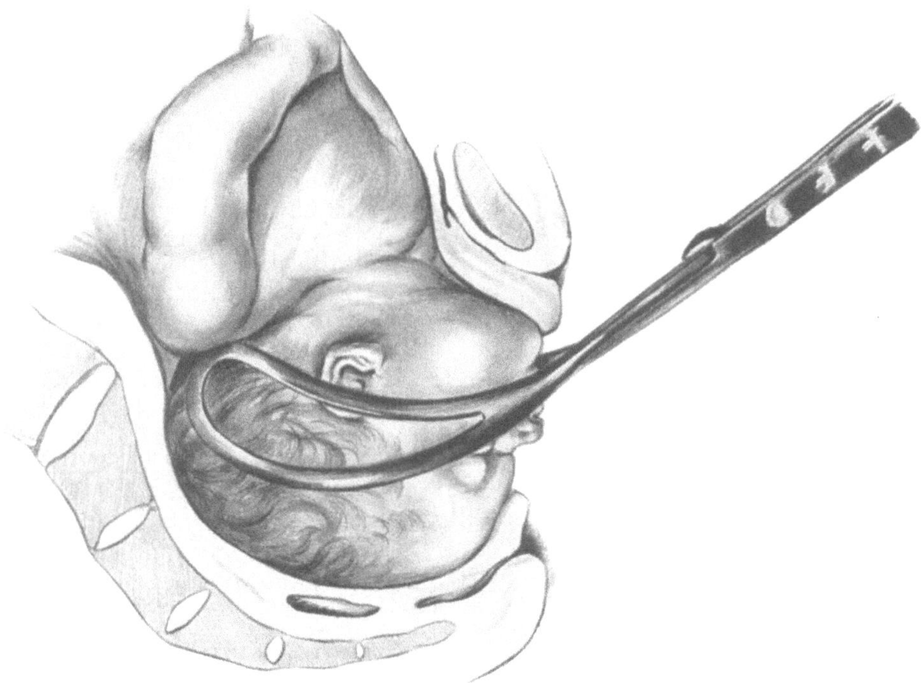

Abb. 523. Richtige Lage der Zange bei Gesichtslage.
Griff etwas erhoben.

steht, da bei stärkeren Drehungen unangenehme Quetschungen des angeschwollenen Gesichts, sowie Zerreißungen der mütterlichen Weichteile häufig nicht zu vermeiden sind.

Die Anlegung ist die gleiche wie bei Schädellagen, nur achte man darauf, daß beim Schließen der Zange die Löffel nicht gegen den Damm gesenkt, sondern gegenteils etwas angehoben werden, damit das Hinterhaupt richtig mitgefaßt wird (Abb. 523). Dann zieht man zunächst etwas nach abwärts. Ist das Kinn unter der Symphyse geboren, so wälzt man langsam, Vorderhaupt und Hinterhaupt über den Damm.

Niemals darf bei einer Gesichtslage die Zange angelegt werden, wenn bei im schrägen oder geraden Durchmesser verlaufender Gesichtslinie das Kinn hinten steht.

Im 1. Falle ist mindestens zu warten bis das Kinn sich völlig nach der einen Seite (Gesichtslinie im queren Durchmesser) oder vollends nach vorne gedreht hat.

Im 2. Fall, der glücklicherweise selten ist, kann man zunächst abwarten, ob nicht doch noch unter dem Zwang der Richtungsänderung des Geburtskanals eine Spontanrotation des Kinns nach vorne eintritt. Bleibt sie aus, dann ist nur bei einem kleinen oder toten Kinde mit einer Spontangeburt zu rechnen; bei einem normal großen Kind kommt es bald zum Geburtsstillstand mit Fieber. beginnenden Überdehnungserscheinungen bei der Mutter. Andererseits ist das Anlegen der Zange völlig verfehlt und streng kontraindiziert, da die Entwicklung des normal großen Kindes nur unter Zerreißung der Weichteile des Halses und unter schweren Verletzungen der Mutter möglich wäre. Die einzig indizierte Operation ist in solchen Fällen vielmehr nur die Perforation des Kindes, gegebenenfalls selbst des noch lebenden Kindes[1].

Sollte ein Arm oder die Nabelschnur neben dem Kopf vorgefallen und die Zangenextraktion indiziert sein, so muß der betreffende Löffel zwischen Kopf und dem vorgefallenen Teil angelegt und auf keinen Fall letzterer mitgefaßt werden.

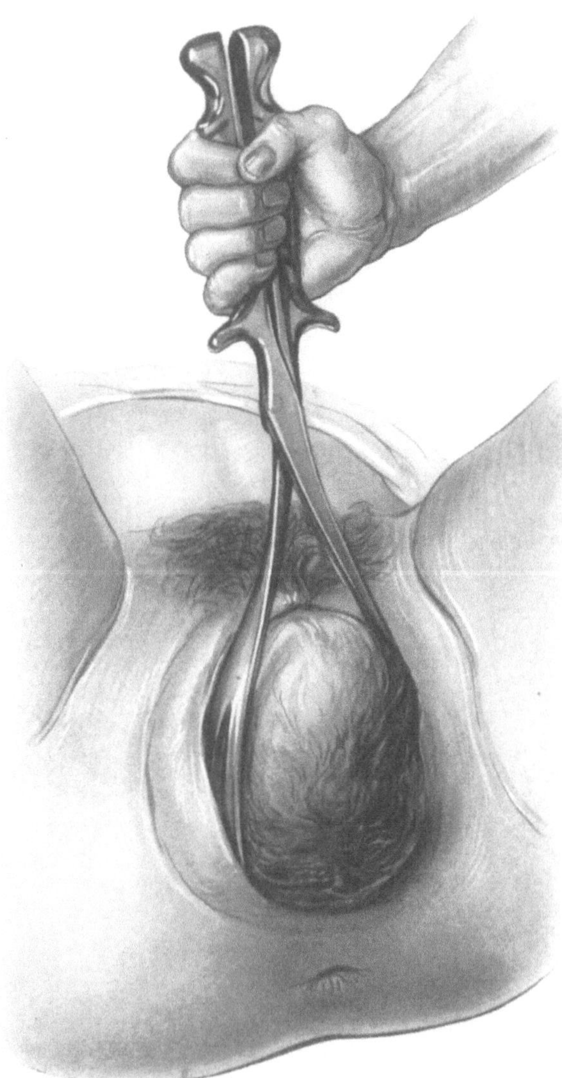

Abb. 524. Zangenextraktion bei Stirnlage I.

6. Die Zange bei Stirnlagen. Die Zangenextraktion bei Stirnlage ist besonders schwierig, weil allein schon durch die abnorme Konfiguration des Schädels die Weichteile der Mutter stärker beansprucht sind. Die Traktionen erfordern deshalb bis zum Freiwerden der Nasenwurzel (vgl. Geburtsmechanismus) besondere Kraft und führen bei großem Kopf wegen der ungünstigen Raumverhältnisse oft doch nicht zum Ziele.

Deshalb raten wir im allgemeinen dem nicht sehr geübten Geburtshelfer von solchen Versuchen ab, und empfehlen ihm statt dessen, bei dringender mütterlicher Indikation zur Entbindung die Perforation des kindlichen Schädels um so mehr, als der Ungeübte das Kind doch nicht lebend oder mindestens schwer beschädigt herausbekommen würde. Im übrigen sind Stirnlagen so selten, vollends Stirnlagen bei reifen Kindern, daß die wenigsten Geburtshelfer eine solche überhaupt erleben werden und überdies verlaufen

---

[1] Vgl. auch S. 245.

Stirnlagegeburten wie die Erfahrungen der Wiener Schule, meiner Klinik und der Heidelberger Klinik einwandfrei gezeigt haben, meist spontan.

Die Technik der Zangenextraktion bei Stirnlage ist ähnlich wie bei der Gesichtshaltung. Die Zange kommt bei gerade verlaufender Pfeilnaht bzw. Stirnnaht in den queren, sonst in den entgegengesetzten schrägen Durchmesser. Die Zangengriffe werden etwas weniger erhoben als bei der Gesichtshaltung. Dann muß man eine kräftige Traktion nach abwärts ausführen, bis die Nasenwurzel geboren ist. Darnach ist unter ausgiebiger Episiotomie und ganz langsamem Erheben der Griffe vorsichtig das Vorderhaupt und dann das Hinterhaupt herauszuwälzen (Abb. 524), wonach unter Senkung der Griffe die Entwicklung des Gesichts unter dem Schambogen erfolgt (Abb. 525).

Eine genauere Beschreibung erfordert die Art des Zuges bei den geschilderten Zangenoperationen. Bei Mehrgebärenden und tiefem Kopfstand befördert meist

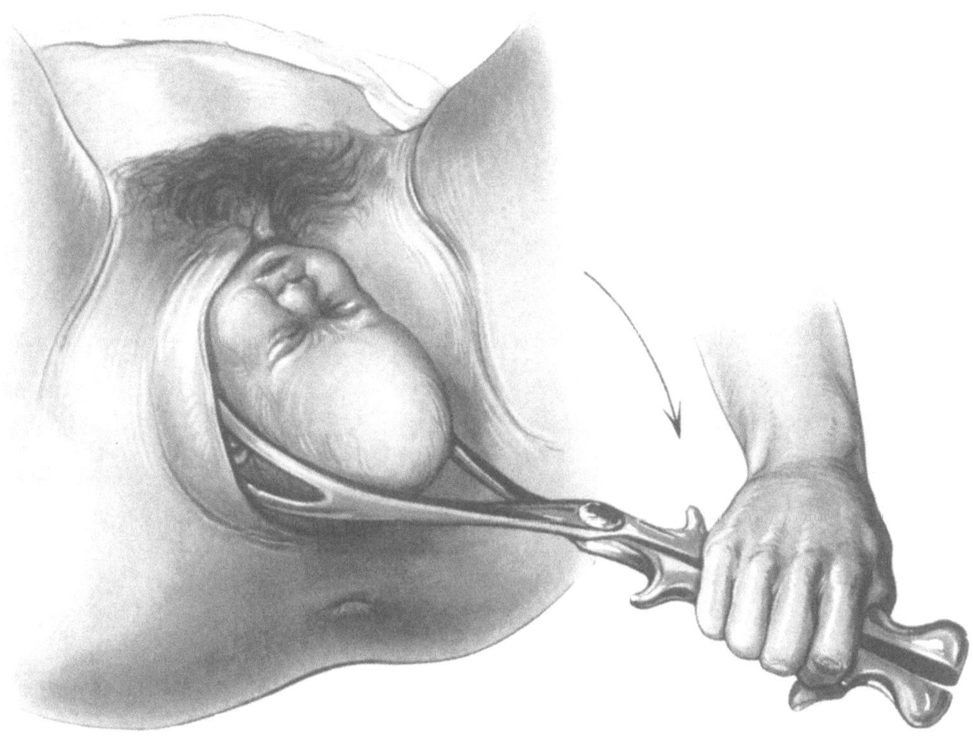

Abb. 525. Zangenextraktion bei Stirnlage II.

ein einfacher und leichter Zug den Kopf nach außen. Größere Kraftleistungen erfordert der höher stehende Kopf, besonders bei Erstgebärenden. Zwischenlegen eines Handtuches zwischen die Griffe verhindert zu starke Kompression.

Der Zug selbst *soll während der Wehe erfolgen oder,* wenn Wehen fehlen, soll er *die Eigenart der Wehe nachahmen.* Er soll langsam anschwellen, kurze Zeit intensiver wirken, dann langsam abschwellen, worauf eine Pause eintritt, die man benutzt, um sich von der Stellung des Kopfes zu überzeugen. Einen solchen Zug nennt man eine *Traktion.* Jedes ruckweise Ziehen ist absolut verboten.

Dauert die Extraktion lange, so öffne man in den Pausen zwischen den einzelnen Traktionen das Schloß der Zange, um den Kopf vom Druck zeitweise zu entlasten. Glaubt man mit dem geschilderten Zug nicht auszukommen, so sind ausnahmsweise *leichte pendelnde Bewegungen seitwärts erlaubt.* Die Kraftentfaltung ist dann eine stärkere, die Gefahr der Scheidenrisse aber vermehrt. Beim Heben des Kopfes über den Damm ist jede stärkere Kraftanwendung falsch. Die Griffe werden ohne Zug langsam erhoben und die auf S. 204f. geschilderten Prinzipien des Dammschutzes sorgfältig berücksichtigt, was hier um so leichter angeht, da man die Direktion des Kopfes durch die Zange völlig in der Hand hat. Die meisten Verletzungen passieren

durch unnötiges Ziehen und zu rasche Entwicklung des Kopfes. Recht zweckmäßig
zur Entlastung des Dammes ist es, wenn man unmittelbar vor Durchschneiden des
größten Kopfplanums bereits die Zange abnimmt und weiter den Kopf durch den von
RITGEN angegebenen Handgriff vollends entwickelt. Man muß natürlich den in den
Mastdarm eingeführten Finger mit sterilem Fingerling bekleiden oder noch besser
einen Gummihandschuh anlegen. Wir lehren diesen Handgriff nicht, da er zu leicht
zu einer Infektion der Gebärenden führen kann; dagegen raten wir zu einer ausgiebigen
zentralen Episiotomie.

Die *Richtung des Zuges* bereitet dem Anfänger oft Verlegenheit. Im allgemeinen
gilt die Regel: nach abwärts zu ziehen, bis der Kopf den Beckenboden erreicht, dann

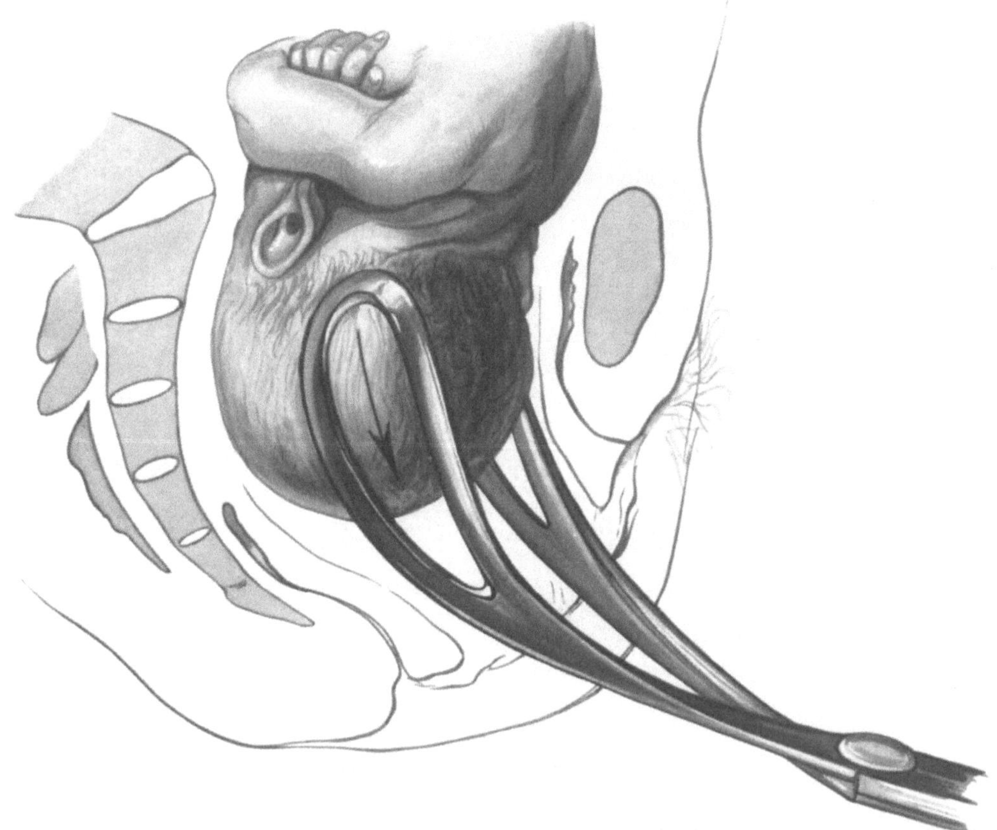

Abb. 526. Die Zange hat den Kopf ungenügend gefaßt und droht bei der Traktion in vertikaler Richtung
abzugleiten.

nach vorne, bis die Leitstelle unter der Symphyse geboren ist und hierauf durch Erheben der Griffe das Vorderhaupt oder einen sonst entsprechenden Teil des Kopfes
über den Damm zu wälzen. Sehr richtig betont ZWEIFEL, daß, falls die Zange richtig
angelegt wurde, die Stellung der Griffe die Richtung des Zuges angibt. *Man ziehe
zunächst in der Richtung der Griffe* und beachte dann in den Pausen zwischen den
Traktionen oder noch besser während einer Wehe die veränderte Stellung der Griffe
und richte danach den weiteren Zug ein.

7. Hohe Zange. Einige besondere Bemerkungen sind für solche Zangenoperationen nötig, bei welchen
der Operateur sich berechtigt glaubt, die 6. Bedingung (zangengerechter Kopfstand) zu ignorieren und
die Zange an einen Kopf, der noch nicht voll im Becken steht, anlegt. Meist wird es sich dabei um ein
enges Becken und um solche Fälle handeln, in denen die Entbindung drängt, diese aber nur durch Perforation des lebenden Kindes zu erreichen wäre, weil etwa der Zustand des mütterlichen Geburtskanals
eine Schnittentbindung nicht erlaubt. In allen anderen Fällen wird die Schnittentbindung wesentlich
ungefährlicher sein als eine solche hohe Zange.

Eine solche „atypische Zangenoperation" soll stets nur als ein Versuch aufgefaßt werden, auf dessen
Mißlingen man gefaßt sein muß. Der erfahrene Operateur wird bald erkennen, ob ohne rohe Gewalt die
Extraktion möglich ist. Führen die ersten schonenden Traktionen zu keinem Ziel, so muß der Versuch
beendet und die Zange abgenommen werden. Der Anfänger unterläßt am besten den ganzen Versuch,
der doch niemals das Kind retten und nur die Mutter der Gefahr schwerster, oft tödlicher Verletzungen
aussetzen würde.

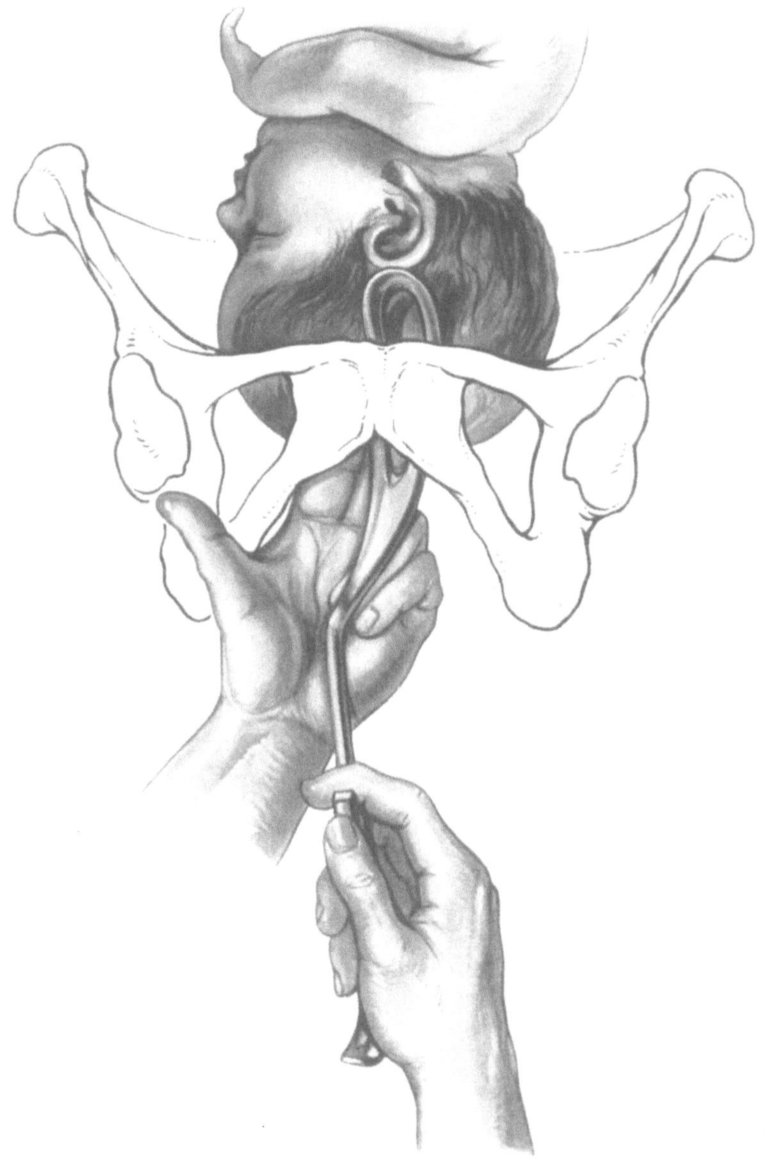

Abb. 527. Einführung des vorderen Löffels der Kjellandschen Zange, 1. Akt.

Die Anlegung der Zange bei hohem Kopfstand erfordert das Querbett oder noch besser die Lagerung
der Kreißenden auf den Rand eines Tisches. Die Anlegung ist meist nur im queren Durchmesser möglich.
Man erwartet, daß der Kopf sich in der Zange dreht.

Bei der Anlegung dirigiere man die Löffel erst etwas gegen die Kreuzdarmbeinfuge — dies erleichtert
ihre Anlegung bei der hohen Zange sehr — und erhebe dann die Spitzen unter starker Senkung der Griffe.
Die eingeführte Hand muß die Lage des Löffels am Kopf genau kontrollieren. Der Zug geht zunächst
stark nach abwärts. Hat die Zange den Kopf nicht genügend umfaßt oder werden die Griffe nicht genügend
fest zusammengehalten, so kann sie beim Zuge vom Kopf abgleiten. Man bemerkt ein solches *vertikales*

Abgleiten (Abb. 526) daran, daß die beiden Zangengriffe mehr und mehr auseinanderweichen, indem die Spitzen der Zangenblätter beim Abgleiten an größere Kopfperipherien kommen; außerdem vergrößert sich die Entfernung zwischen Kopf und Schloß. Man öffne sofort die Zange, schiebe die Blätter tiefer und besser ein. Ein völliges Abgleiten der Zange führt zu schweren Verletzungen.

Die Gefährlichkeit der atypischen Zangenoperationen wird besonders dann vermehrt, wenn ein enges Becken vorliegt und der Kopf noch in der engen Stelle steht.

Bei Anwendung der Zange an dem hochstehenden Kopf geht ein Teil der Zugkraft verloren, da es unmöglich ist, mit dem gewöhnlichen Forceps genau in der Richtung der Beckenachse zu ziehen, sondern der Kopf mehr oder weniger nach vorn gegen die Symphyse gezogen wird. Diesen Nachteil sollen die sog. *Achsenzugzangen* beseitigen, bei welchen der Zug nicht am Griff, sondern direkt an den Löffeln der Zange mittels sog. Zugstiele angreift.

Nach vielfachen Versuchen älterer Geburtshelfer (z. B. HERMANN 1844, HUBERT 1860) gelang es TARNIER in Paris, einer von ihm anno 1877 konstruierten, später vielfach modifizierten Achsenzugzange allgemeine Beachtung zu verschaffen. Nach ihm konstruierten A. SIMPSON, dann BREUS in Wien und viele andere ähnliche Instrumente.

Die Diskussion über die Notwendigkeit und Brauchbarkeit der Achsenzugzangen ist zur Zeit noch nicht abgeschlossen. In Deutschland, wo die Zange am hochstehenden Kopf überhaupt nur ausnahmsweise angewandt wird, haben die Achsenzugzangen wenig Eingang gefunden. Männer wie SCHROEDER, LITZMANN, B. S. SCHULTZE und FEHLING haben sich ablehnend verhalten. Andere wie SÄNGER, SCHAUTA, BAYER, NAGEL, BUMM erkennen die gerühmten Vorteile teilweise oder ganz an. v. WINCKEL, wir selbst empfehlen die Zange von BREUS, welche erheblich einfacher konstruiert ist als die TARNIERsche und in bezug auf Kraftersparnis und achsengemäßen Zug alles, was man von einem derartigen Instrument verlangen kann, leistet.

In neuester Zeit ist übrigens allen diesen Achsenzugzangen ein Konkurrent erwachsen in dem von KJELLAND angegebenen Zangenmodell, einem Instrument, das sich von den Achsenzugzangen schon durch seine elegante Form und Zierlichkeit unterscheidet. Diese Zange besitzt ein Gleitschloß und hat an Stelle der Beckenkrümmung bajonettförmig abgebogene Löffel. Diese Eigenart der Form erlaubt es, die Zange auch am hochstehenden Kopf biparietal, also senkrecht zur Richtung der querverlaufenden Pfeilnaht, anzulegen.

Der hintere Löffel dieser Zange wird in der Kreuzbeinkrümmung nach oben über das Promontorium unter Deckung durch eine eingeführte Hand hochgeschoben.

Das Anlegen des vorderen Löffels erfordert ein besonderes, vom Erfinder angegebenes Manöver: Der Löffel wird hinter der Symphyse mit der Konkavität nach vorne bis über den Kopf hinaus in den Uterus eingeführt (Abb. 527), dann um 180° gedreht und nun mit dem Kopf zugekehrter Konkavität wieder so weit zurückgezogen, bis er dem Kopf anliegt (Abb. 528). Dieses nach unseren bisherigen Anschauungen ungewöhnliche und gefährliche Manöver hat sich in der Hand erfahrener Geburtshelfer bei vorsichtigem und zartem Arbeiten als ungefährlich erwiesen. Die geringsten Schwierigkeiten bei der Ausführung zeigen dem Erfahrenen, daß der Uterus dem Kopf schon zu eng anliegt und geben damit das Signal, auf den Versuch der Umdrehung des vorderen Zangenlöffels und damit natürlich auf die Zangenextraktion überhaupt zu verzichten, da andernfalls die Gefahr der Uterusruptur oder Perforation der Uteruswand besteht.

In den letzten 10 Jahren ist in der *Literatur über die* KJELLAND*sche Zange* ein lebhafter Streit ausgetragen worden, als dessen Ergebnis unsere vorstehende Stellungnahme gelten kann. Für den praktischen Arzt dürfte im allgemeinen die KJELLANDsche Zange um so entbehrlicher sein, als ihr eigentliches Anwendungsgebiet außerhalb des Rahmens häuslicher geburtshilflicher Tätigkeit liegt.

Prognose und Statistik der Zangenoperationen.

Wäre die Zange in der Tat ein völlig ungefährliches Instrument, wie der viel gebrauchte Ausdruck „unschädliche Kopfzange" andeutet, so wäre nicht einzusehen, warum wir nicht bei jeder Kopfgeburt das schmerzhafteste Stadium der Austreibungszeit, zumal bei Erstgebärenden, durch die Zangenextraktion abkürzen sollten. Leider ist dies nicht der Fall. Selbst in Kliniken ist die Zangenoperation nach Abzug der Fälle, die nicht im Gefolge der Zangenoperation, sondern an einer die Zangenoperation indizierenden lebensbedrohlichen Komplikation starben, mit einer Mortalität von 0,2—0,4% behaftet, während in der allgemeinen Praxis die Mortalität mehr als zehnmal so hoch ist. Man hat also durchaus *kein Recht, von einer ungefährlichen Operation zu sprechen.* Noch schwieriger ist die Beurteilung der kindlichen Mortalität, da die Zange ja sehr häufig zur Rettung des Kindes aus drohender Gefahr angelegt wird, und demnach eigentlich nur die durch die Zange verursachte Mortalität berücksichtigt werden darf. Sie dürfte das 10fache der mütterlichen Mortalität erreichen. *Daher fordern wir für jede Zangenextraktion eine strikte Indikation zur Entbindung.*

Wird nur auf Grund einer solchen operiert, so stellt sich die *Frequenz der Zangenentbindungen* nicht hoch, und zwar für Anstalten auf etwa 4%, für die poliklinische und private Praxis dagegen, in der die Geburt nicht immer vom Beginn an in zuverlässiger Leitung und Beobachtung liegt, allerdings beträchtlich höher.

Man kann ohne Übertreibung sagen, bei Erstgebärenden verschlechtert die Zangenoperation als solche die Prognose der Geburt, und wenn dies auch nicht in jedem einzelnen Fall zum Ausdruck kommt, so ist doch die Zahl der Verletzungen für Mutter und Kind, wie die Statistik lehrt, immerhin groß. Daß der Erfahrene bessere Resultate erzielt als der Anfänger, ist begreiflich. Wir schreiben dies Buch aber nicht für den fertigen Techniker, sondern in erster Linie für den lernenden Studierenden und Arzt.

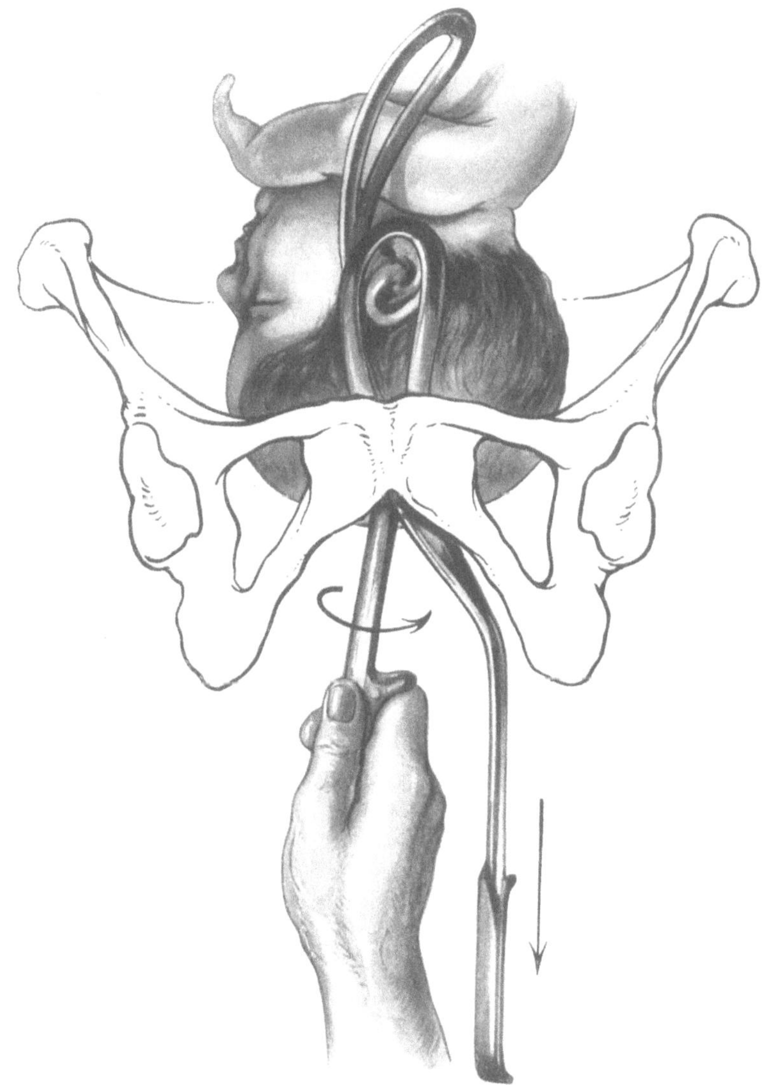

Abb. 528. Anlegung des vorderen Löffels der Kjellandschen Zange, 2. Akt.

Für die Mutter kommen hauptsächlich Dammrisse, die häufiger auftreten und größer ausfallen wie bei der spontanen Kopfgeburt, Scheidenrisse und Risse in der Gegend der Harnröhrenmündung in Betracht. Viel bedeutsamer noch sind die Verletzungen am Levator, die meist übersehen werden. Viel weniger gefährdet sind die Mehrgebärenden, besonders bei der Beckenausgangszange.

Wenn auch Aseptik und zweckmäßige Naht die üblen Folgen solcher Verletzungen wesentlich verringern, so dürfen wir doch nicht vergessen, daß in der Privatpraxis nicht immer alle Mittel zur prompten Hilfeleistung und Anlegung der Naht bei Verletzungen zu Gebote stehen, wie in Anstalten mit geschultem Personal. Unter

solchen Verhältnissen müssen wir daher auf schwere *Folgen* gefaßt sein. Als solche sind
zu nennen: *starke, selbst tödliche Blutungen* aus Scheidenrissen, Hämatome der Scheide
und Vulva, *fieberhafter Verlauf des Wochenbettes,* endlich mannigfache, durch Defekt
und Narbenbildungen entstandene Difformitäten des Geschlechtsapparates *(totale
Dammrisse und Mastdarmscheidenfisteln),* die für die weitere Gesundheit und das
Geschlechtsleben nicht ohne Bedeutung sind. Operierte man unter Nichtachtung der
genannten Bedingungen oder Anwendung von roher Gewalt, so ist das Sündenregister
noch größer: tiefe *Cervixrisse, Blasenscheidenfisteln,* Durchstoßung des Scheidengewölbes,
selbst *Sprengung der Beckengelenke* sind beobachtet.

 Beim Kinde sind in erster Linie *Druckmarken* an der Haut von Stirn, Augenlidern
und Wange sowie am Hinterhaupt zu erwähnen, die besonders dann entstehen, wenn
die Löffel nicht genau die Seitenteile des Kopfes faßten. Sie sind meist ohne Bedeutung
und heilen rasch ab. Bei stärkerer Kompression können *Zerquetschungen der Kopfhaut*
mit folgender Gangrän, *Infraktionen,* Kephalhämatome, Fissuren der Schädelknochen
sowie *Gehirnblutungen* zustande kommen, an welch letzteren das Kind schon unter
oder bald nach der Geburt zugrunde gehen kann. Manche Impressionen bleiben für
das weitere Leben bestehen, die meisten gleichen sich bald aus. Auch *Augenver-
letzungen* sind, besonders nach der hohen Zange, in keineswegs geringer Anzahl mitgeteilt, entstanden teils durch direkten Druck mit der Zange oder indirekt durch Kompression oder Fraktur der Orbita. Ob der Druck der Zange von ungünstigem Einfluß
auf die psychische Entwicklung des Individuums sein kann, wie manche Autoren
behaupten, steht dahin. *Facialisparesen,* durch den Druck eines Löffels auf die Äste
des Nerven in der Parotis entstanden, sind nicht selten (4—5%) und verschwinden
fast regelmäßig nach wenigen Tagen. Sehr verhängnisvoll kann der Druck einer
Löffelspitze auf die am Nacken liegende oder um den Hals geschlungene Nabelschnur
sein. Ist die Kompression eine totale und dauert die Extraktion einigermaßen lange,
so erstickt das Kind und wird tot extrahiert. Das Ereignis ist keineswegs so sehr
selten und dient als heilsame Warnung vor Luxusoperationen!

 Prognostisch am günstigsten für beide Teile ist die Beckenausgangszange, besonders
bei Mehrgebärenden. Sie gilt daher mit Recht als die „leichte Zangenoperation“.
Größere Gefahren bringt diese Operation bei Erstgebärenden und besonders älteren
Erstgebärenden. Vorderhauptslagen sind auch bei der Zangenoperation ungünstiger
als Hinterhauptslagen. Noch gefährlicher ist die Zange bei Gesichtslagen. Schrägstand
ist ungünstiger wie gerader Verlauf der Pfeilnaht, besonders bei Vorderhauptslagen.
Relativ am schlechtesten ist die Prognose bei der atypischen Zangenoperation.

 Je ernster die Prognose, um so zurückhaltender sei man mit der Operation, um
so gewissenhafter prüfe man die Indikation auf ihre wahre Dringlichkeit!

X. Die Extraktion am Beckenende.

 Im Gegensatz zur Extraktion am Kopf wird das Kind bei Beckenendlagen allein
durch die Hände des Geburtshelfers herausbefördert *(manuelle Extraktion).*
 Wir unterscheiden zwei Operationen:
 1. die einfache Lösung der Arme und des Kopfes *(Manualhilfe).*
 2. die *volle Extraktion,* und zwar:
  am Steiß,
  am Fuß,
  an beiden Füßen.

Die einfache Lösung der Arme und des Kopfes (Manualhilfe)

muß ausgeführt werden, sobald ein in Beckenendlage befindliches Kind bis über den
Nabel geboren ist und Schultern und Kopf nicht sofort nachfolgen. Der unvermeidliche Druck des Kindskörpers auf die Nabelschnur (vgl. Abb. 235) in dieser Situation
gibt die Anzeige zur schleunigen Vollendung der Geburt. Die Operation ist leicht und
einfach, da in fast allen exspektativ behandelten Beckenendgeburten Arme und Kopf
ihre fetale Haltung bewahrt haben. Die Arme liegen gewöhnlich am Thorax oder vor

dem Gesicht des Kindes, das Kinn ist auf die Brust geneigt oder jedenfalls für die operierende Hand leicht erreichbar.

Schon beim Durchschneiden des Steißes wurde die Frau aufs Querbett gelegt (s. die Behandlung der Beckenendgeburt, S. 260 f.). Der Geburtshelfer sitzt — zur

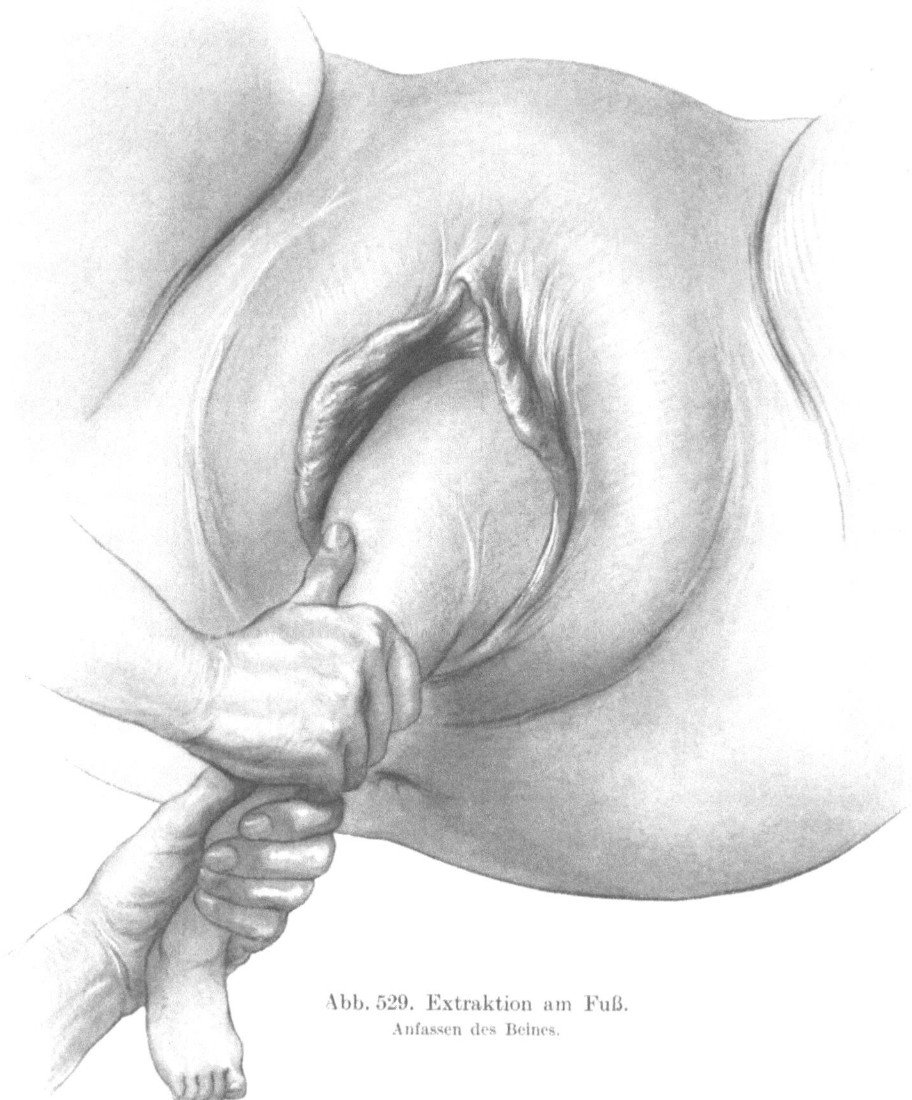

Abb. 529. Extraktion am Fuß.
Anfassen des Beines.

Operation völlig vorbereitet — zwischen den Schenkeln der Frau. Eine Anzahl von Handtüchern liegen bereit zum Fassen des mit Vernix caseosa und Meconium bedeckten schlüpfrigen Kindskörpers während der Operation. Die zur Wiederbelebung des vielleicht scheintot zur Welt kommenden Kindes nötigen Mittel stehen im Hintergrunde bereit.

Die Geburt der unteren Rumpfhälfte wird ruhig und geduldig abgewartet. *Sobald aber nach der Geburt des Nabels die Austreibung stockt, wird sofort eingegriffen.* Pressen seitens der Kreißenden oder ein kräftiger Druck von außen auf den Uterus treibt den Rumpf fast ausnahmslos bis zur Gegend der Schulterblätter hervor. Geschieht dies nicht, so befördert ein sanfter Zug, bei welchem die Daumen auf die Hinterbacken gelegt werden und die anderen Finger die Hüften des Kindes umgreifen, den Rumpf bis zu den Schulterblättern heraus. Das Erscheinen des Angulus scapulae in der Vulva gibt das Signal zur Lösung der Arme.

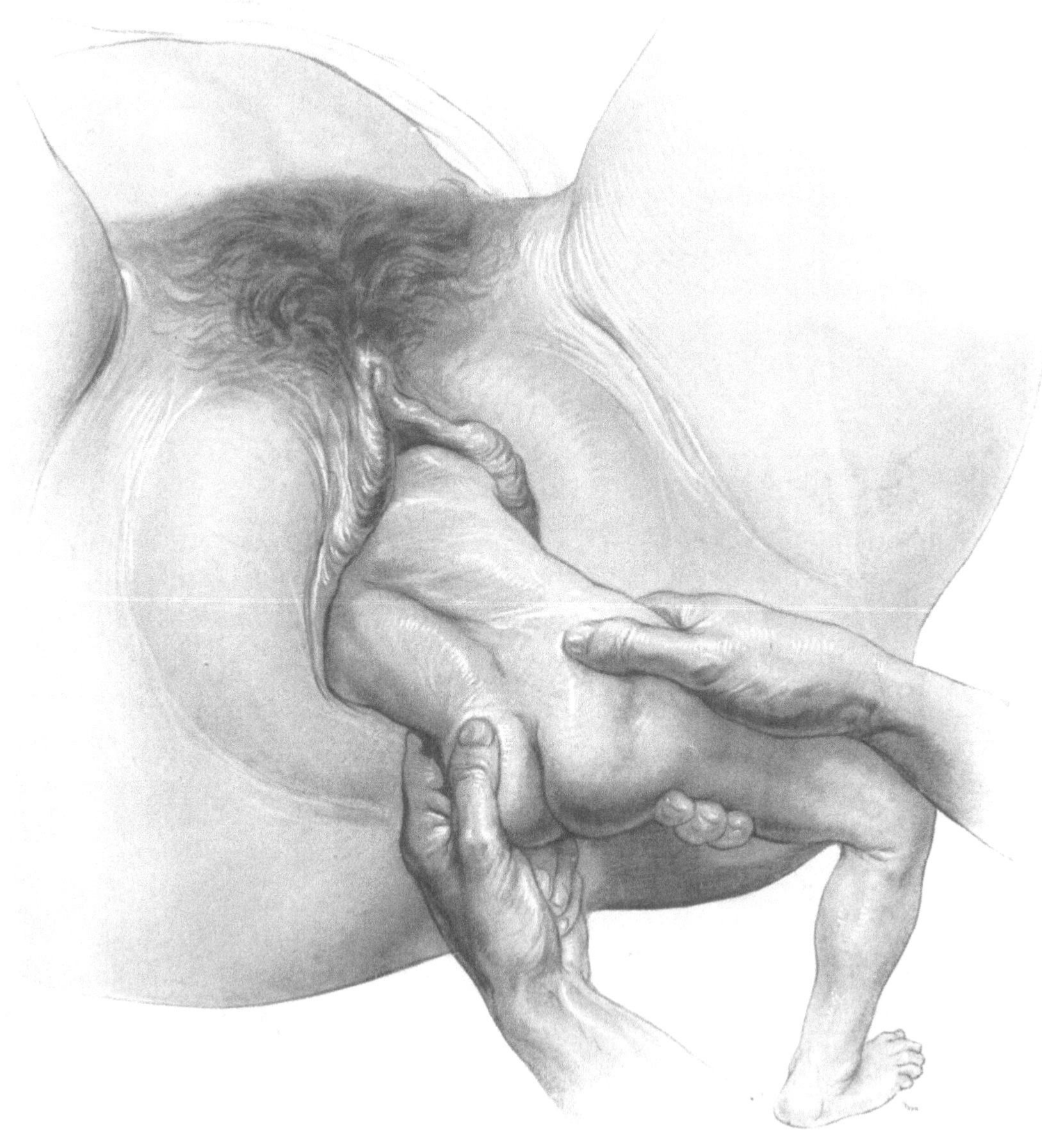

Abb. 530. Extraktion am Fuß II.
Die zweite Hand in die linke Hüftbeuge eingehackt, Rücken halb nach vorn gedreht.

Lösung der Arme. Jeder Arm des Kindes wird mit der gleichnamigen Hand gelöst. *Man beginnt stets mit dem nach hinten gelegenen kindlichen Arm* (Abb. 531). Der Operateur faßt das Kind an den Beinen und erhebt den Rumpf schräg nach oben gegen die andersseitige Schenkelbeuge der Mutter, wodurch die nach hinten gelegene Schulter tiefer tritt. Dann gehen Zeige- und Mittelfinger der anderen, gleichnamigen Hand eventuell auch die halbe oder ganze Hand vom Rücken des Kindes her über die hintere Schulter und den Oberarm bis zur Ellenbeuge. Hier werden die Finger aufgesetzt und durch einen leichten Druck wird der Arm entlang der Brust nach außen geführt.

Dann wird der *vordere* Arm gelöst. Zu diesem Zweck wird erst der kindliche Rumpf ohne jede Gewaltanwendung und unter vorsichtigem kurzen Vor- und Zurückschieben

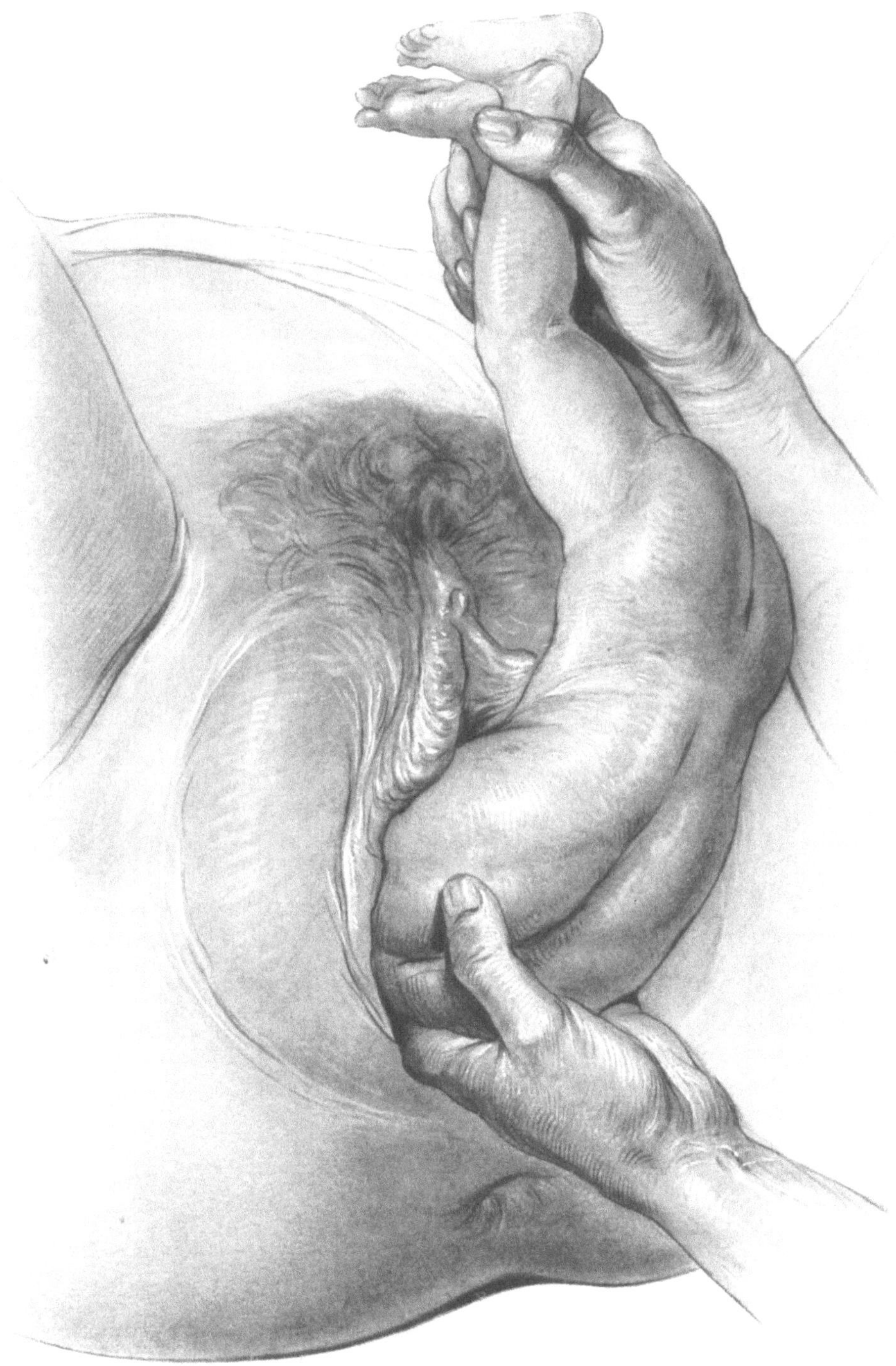

Abb. 531. Extraktion am Fuß III.
Lösung des hinteren Armes unter starkem Anheben der Frucht, die gegen die entgegengesetzte Schenkelbeuge der Mutter gehalten wird.

des kindlichen Rumpfes derart um seine Längsachse gedreht, daß der bereits gelöste Arm nach vorne, der noch zu lösende nach hinten in die Kreuzbeinhöhlung zu liegen

kommt (Abb. 532). Dann wird wieder das Kind an den Beinen gefaßt, gegen die andersseitige Schenkelbeuge der Mutter erhoben und nun der zweite Arm in gleicher Weise
gelöst wie der erste (Abb. 533).

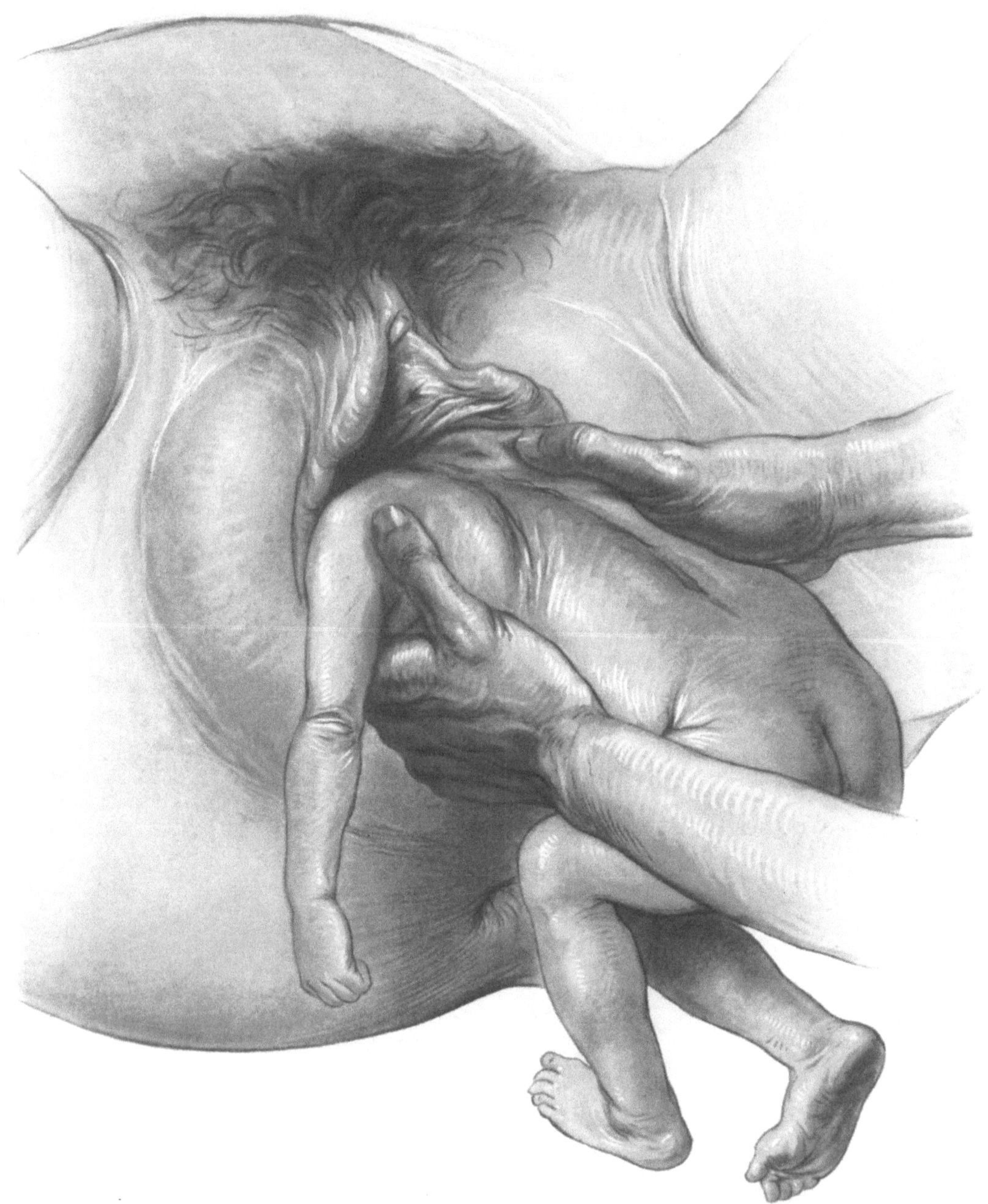

Abb. 532. Drehung des kindlichen Rumpfes derart, daß der bereits gelöste Arm nach vorn, der nicht gelöste
nach hinten zu liegen kommt.

Lösung des Kopfes. Die zuletzt operierende Hand geht sofort mit 1—2 Fingern
in den Mund des Kindes bis zur Zungenwurzel und leitet das Kinn herab gegen den
Hals des Kindes (Abb. 534). Dann wird der Rumpf des Kindes derart auf den Vorderarm der operierenden Hand gelegt, daß das Kind darauf reitet, während Zeige- und
Mittelfinger der anderen Hand sich hakenförmig über den Nacken des Kindes legen.

Jetzt wird ein kräftiger Zug nach abwärts ausgeführt, wobei das Kinn an der Brust gehalten wird. Ist der Kopf bis auf den Beckenboden gezogen, so daß die Haargrenze am Hinterkopf sichtbar wird, so hebelt man ihn durch Erheben über den Damm (Abb. 535) und der Kopf ist geboren (VEIT-SMELLIEscher [auch MAURICEAU-LEVRETscher] Handgriff).

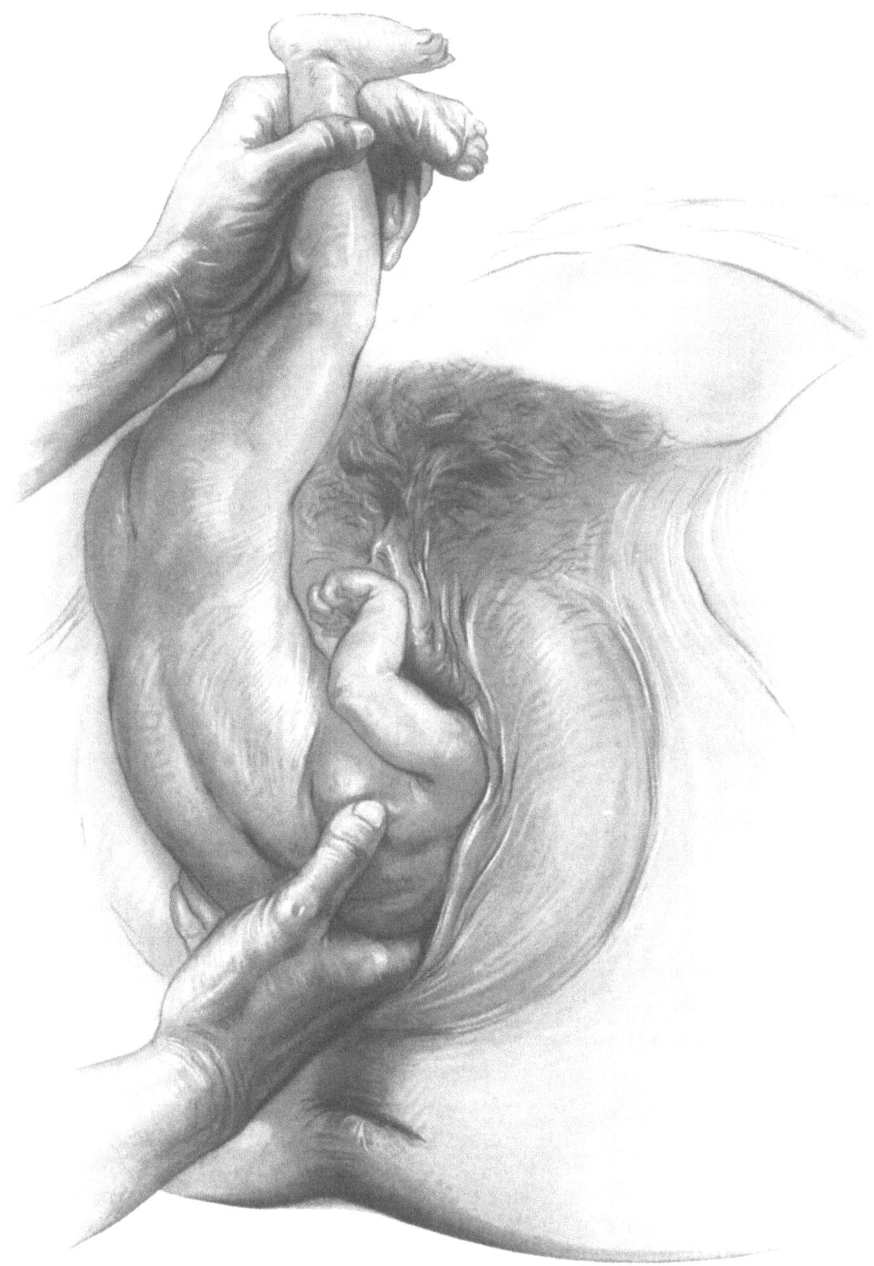

Abb. 533. Lösung des zweiten Armes.

Die volle Extraktion am Beckenende.

Diese setzt sich zusammen aus dem am vorliegenden Teil (Steiß, Fuß oder beiden Füßen) angebrachten manuellen Zug, der das Kind bis zur Brust herausbefördert, und aus der Lösung der Arme und des Kopfes. Der zweite Teil dieser Operation ist in der

Regel erheblich schwieriger wie die soeben beschriebene einfache Lösung der Arme und des Kopfes, da durch den Zug häufig die Arme sich emporschlagen und das Kinn sich weit von der Brust entfernt.

Auch die manuelle Extraktion ist nur unter bestimmten *Bedingungen* erlaubt.

1. Der Muttermund muß bei Erstgebärenden verstrichen, bei Mehrgebärenden mindestens über die Hälfte eröffnet sein.

2. Die Blase muß gesprungen sein.

3. Das Becken soll die Extraktion des Kindes gestatten. Es darf verengt sein, aber nicht in dem Maße, daß die Geburt überhaupt unmöglich ist.

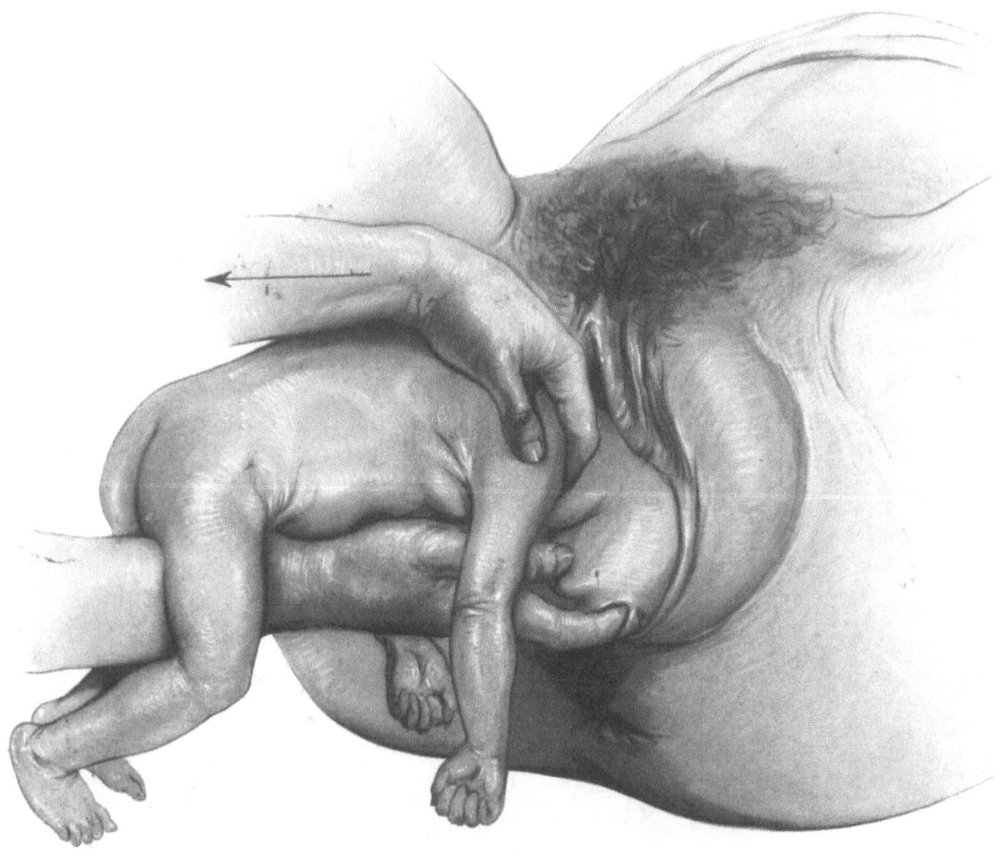

Abb. 534. Veit-Smelliescher Handgriff.

Das Kind ruht auf dem Arm, der in den Mund geführte Finger zieht das Kinn gegen die Brust. Der Kopf ist bereits bis in den Beckenausgang herabgezogen. Der Pfeil deutet die Zugrichtung der anderen Hand an.

Die wichtigste Vorbedingung ist die Erweiterung des Muttermundes. Nichtbeachtung derselben kann zum Tode des Kindes und schlimmen Zerreißungen der Cervix führen. Wenn es auch wohl gelingt, den Rumpf des Kindes durch einen mangelhaft erweiterten Muttermund hindurchzuziehen, so bereitet schon die Lösung der Arme gewaltige Schwierigkeiten. Tritt dann der dünne Hals in den Muttermund, so zieht sich der durch den Kindskörper nur künstlich gedehnte Muttermund wieder zusammen, schnürt den Hals ein und verhindert die Geburt des Kopfes; das Kind stirbt ab, und wenn man mit Gewalt den Kopf durchzieht, so kommen tiefe Zerreißungen der Cervix zustande.

Die *Indikationen* zur Extraktion am Beckenende sind, wie bei der Zange näher ausgeführt, Gefahren für Mutter und Kind, die während der Geburt entstehen und durch Beendigung derselben schwinden oder doch gemildert werden. Hierbei ist daran zu erinnern, daß dem Meconiumabgang bei Beckenendlagen keine Bedeutung zukommt.

Bei Fußlagen ist die Kompression der vorgefallenen Nabelschnur die häufigste Indikation zur Extraktion.

Man prüfe in jedem Fall die Indikation zum Eingriff *streng und gewissenhaft,* da durch die Operation das Kind zweifellos in eine nicht geringe Gefahr gebracht wird. Vermag der Operateur die — meist in die Höhe geschlagenen — Arme und den Kopf nicht in der erforderlichen Kürze der Zeit zu lösen, so stirbt das Kind durch Druck auf die Nabelschnur ab. Tatsächlich gehen viele Kinder infolge der Extraktion zugrunde, die bei spontanem Verlauf oder einfacher Manualhilfe am Leben geblieben wären. Ganz besonders vorsichtig sei man mit der Extraktion am Steiß bei Erstgebärenden, bei denen leicht komplette Dammrisse passieren. Wir empfehlen daher *bei Erstgebärenden* immer eine *tiefe Episiotomie,* die ganz besonders bei Extraktion am Steiß die Operation wesentlich erleichtert.

Anders liegt die Frage bei der Extraktion nach vorausgeschickter Wendung aus Querlage.

Die Ausführung der vollen Extraktion am Beckenende.

Vorbereitung. Desinfektion, Lagerung der Frau, Entleerung der Harnblase sind in gleicher Weise wie vor der Zangenoperation vorzunehmen. Die Narkose ist erwünscht, wenn auch nicht unbedingt nötig. Handtücher zum Fassen des Kindes, Wiederbelebungsmittel sind in Bereitschaft.

Die Extraktion am Fuß.

Liegt der vorliegende Fuß noch nicht vor der Vulva, so wird er durch vorsichtigen Zug mit der gleichnamigen Hand nach außen geleitet. Jetzt wird das Bein so gefaßt, daß der Daumen auf der Wade liegt und die übrigen Finger den Unterschenkel umspannen (Abb. 529). Ein vorsichtiger, von oben nach unten leicht pendelnder Zug nach abwärts befördert die Extremität weiter heraus, wobei die extrahierende Hand immer höhere Partien des Beines faßt, bis endlich der Daumen auf dem Kreuzbein liegt. Dabei ist jede Drehung des Kindskörpers zu vermeiden. Der Rücken bleibt nach links oder rechts gewandt.

Jetzt, *wenn der Steiß bereits im Einschneiden steht, greift die zweite Hand die hintere Hüfte an.* Der Daumen wird parallel dem Daumen der ersten Hand auf das Kreuzbein gelegt und der Zeigefinger tief in die hintere Hüftbeuge eingeschoben, während der Mittelfinger am Oberschenkel liegt. Durch kräftigen leicht pendelnden Zug wird die vordere Hüfte unter die Symphyse, die hintere durch starkes Erheben über den Damm geleitet, dann unter leichter Drehung des Rückens nach vorn weiter extrahiert, bis der emporgeschlagene Fuß herausfällt und endlich der Schulterblattwinkel erscheint (Abb. 530). Dabei dürfen die Hände durchaus nicht höher rücken, die Daumen bleiben auf dem Kreuzbein liegen. Das Umfassen des Bauches seitens der operierenden Hände ist wegen der Gefahr einer Leberruptur unbedingt verboten.

Ist der Angulus scapulae eben geboren, so werden die *Arme* in der oben geschilderten Weise *gelöst*; zunächst der hintere unter Erheben des Rumpfes, dann der vordere nach Drehung des Rumpfes. Man gewöhne sich daran, bei der Lösung der Arme nach voraufgegangener Extraktion stets sogleich mit vier Fingern über Schulter und Oberarm bis zur Ellenbogenbeuge einzugehen. Dies erleichtert die Lösung der emporgeschlagenen Arme außerordentlich (Abb. 531—533). Der Arm wird dann durch Druck in der Ellenbeuge unter Beugung in diesem Gelenk in der Weise, daß die kindliche Hand das Gesicht und die Brust sozusagen abwischt, heruntergeführt. *Man hüte sich vor jedem isolierten Druck auf den Humerus,* der dann oft wie Glas bricht.

Nach der Lösung der Arme wird der *Kopf entwickelt* (Abb. 534—535). Ein bis zwei Finger der letztoperierenden Hand gehen in den Mund, der oft recht hoch stehen wird, ziehen das Kinn, wie oben geschildert, auf den Hals herab, worauf Zeige- und Mittelfinger der anderen Hand hakenförmig über den Nacken des Kindes gelegt werden und der Kopf entwickelt wird.

Der erste Teil der Extraktion soll ruhig und ohne besondere Eile ausgeführt werden. Schnelles Operieren ist dagegen bei der Lösung der Arme und des Kopfes nötig, da während dieser die Nabelschnur dauernd komprimiert wird.

Von dem genannten, bisher allgemein üblichen Verfahren abweichend empfahl A. Müller (München), den Zug am Rumpfe des Kindes auch nach der Geburt der Schulterblätter kräftig fortzusetzen. Man hat nur darauf zu achten, daß der Zug möglichst steil nach abwärts erfolgt und der Rücken des Kindes streng seitlich gerichtet bleibt. Dadurch tritt die vordere Schulter unter die Symphyse und der Arm wird spontan oder mit geringer Nachhilfe geboren. Jetzt wird der Rumpf stark gehoben, wodurch die hintere Schulter auf den Damm gelangt und der hintere Arm wie oben geboren wird. Nicht alle Geburtshelfer stimmen dem Vorschlag bei. Wir selbst üben das Verfahren fast regelmäßig und können es wegen seiner Einfachheit und guten Erfolge wärmstens empfehlen.

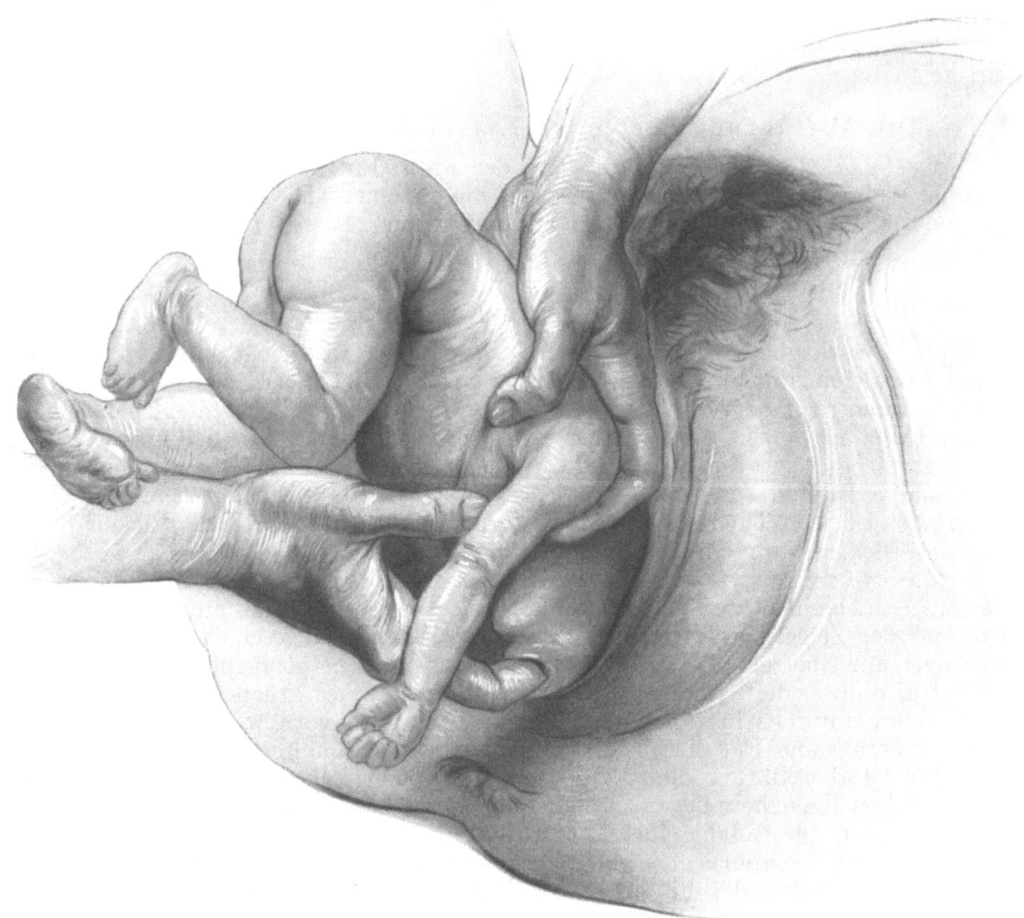

Abb. 535. Veit-Smelliescher Handgriff II.
Erheben des kindlichen Rumpfes.

Die Extraktion an beiden Füßen.

Die noch in der Scheide liegenden Füße werden mit einer Hand um die Knöchel gefaßt und nach außen geleitet. Dann prüfe man, welcher der nach vorn, welcher der nach hinten gelegene Fuß ist. Jeder Schenkel wird nun mit der gleichnamigen Hand gefaßt, wobei der Daumen auf der Wade liegt. Dann wird durch Zug nach abwärts — leicht pendelnd — extrahiert, wobei die Hände staffelweise parallel allmählich höher rücken, bis die Daumen auf das Kreuzbein zu liegen kommen — wo sie liegen bleiben — und die Finger den obersten Teil der Oberschenkel unter Vermeidung jeden Druckes auf die Genitalien umspannen. Jetzt schneidet der Steiß durch, allmählich wird der Nabel und dann der Angulus scapulae geboren, worauf die Lösung der Arme und des Kopfes erfolgt.

Die Extraktion am Steiß.

Steht der Steiß noch beweglich über dem Becken, so streife man den vorliegenden Fuß herunter und extrahiere dann im Sinne der unvollkommenen Fußlage. Zum Herunterstreifen des vorliegenden Fußes wähle man die Hand, welche der Bauchseite der Frucht entspricht, bei 1. Steißlage die linke, bei 2. Steißlage die rechte. Die Frau liegt auf dem Querbett, volle Narkose erleichtert die Manipulation sehr. Die ganze Hand wird in die Vagina eingeführt, der Steiß vorsichtig zurück und nach der Seite des Rückens des Kindes gedrängt, dann Mittel- und Zeigefinger über vordere Hüfte, Oberschenkel, Knie bis zu den Knöcheln geschoben, hier die Extremität gefaßt und

vorsichtig herabgeführt. Ist das Bein ganz nach oben gestreckt, dann erleichtert man sich das Fassen des Fußes durch folgenden *Kunstgriff von* PINARD: unter Vermeidung der Nabelschnur führt man die Hand an der Beugeseite des Oberschenkels empor bis zur Kniekehle (Abb. 536). Indem man hier mit dem Zeigefinger einen Druck gegen die Beugeseite des Beines ausübt, wird das Bein im Knie gebeugt, worauf die übrigen Finger auf der Streckseite des Unterschenkels bis zum Knöchel gleiten und hier bequem den Fuß fassen können. Liegt er vor der Vulva, so prüfe man, ob es in der Tat der vordere Fuß ist und extrahiere dann an ihm. Führte man fehlerhafterweise das hinten gelegene Bein herab, so extrahiere man nicht an diesem, sondern streife zunächst auch den zweiten Fuß herab und entwickle dann das Kind an beiden Füßen.

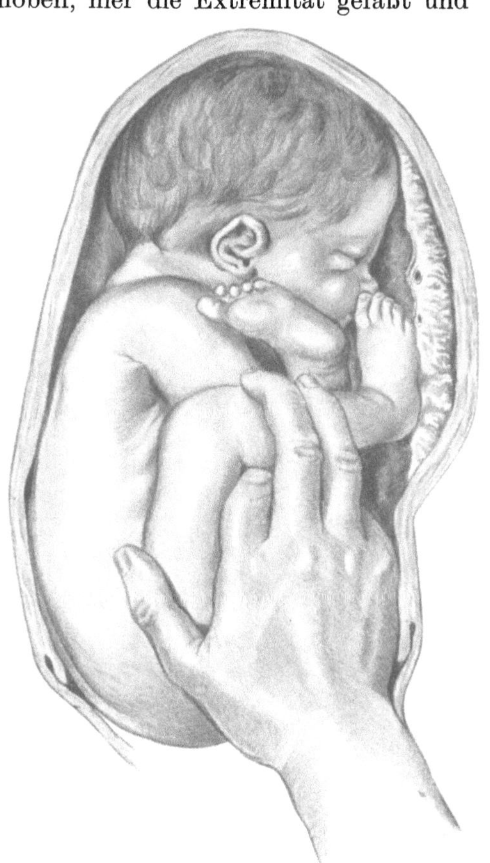

Abb. 536. PINARDS Handgriff zum Herabholen des emporgeschlagenen Beins bei Steißlagen.

Steht dagegen der Steiß schon fest im Becken, so muß man darauf verzichten, eine Fußlage herzustellen und ist darauf angewiesen, die schwierige Extraktion am Steiß selbst vorzunehmen. Diese ist um so unangenehmer, je höher der Steiß noch im Becken steht. Man leite durch Druck von außen den Steiß zunächst möglichst tief in das Becken. Dann schiebt man den Zeigefinger der gleichnamigen Hand in die vordere Hüftbeuge hinein, legt eventuell den Daumen auf das Kreuzbein, und zieht die Hüfte kräftig nach abwärts (Abb. 537). Ermüdet der Zeigefinger, so wechsle man mit dem Mittelfinger ab.

Fehlerhaft ist es dagegen *zwei Finger in die Hüftbeuge einzuhaken,* da dadurch sehr leicht eine Oberschenkelfraktur erzeugt wird. Die zweite Hand kann das Handgelenk der operierenden Hand umfassen und den Zug verstärken. Sobald die hintere Hüfte erreichbar ist, tritt auch die zweite Hand in Aktion und wird in gleicher Weise an die hintere Hüfte appliziert. Jetzt liegen beide Daumen auf dem Kreuzbein, die Zeigefinger sind in den Hüftbeugen festgehakt. Kräftige, ziehende und gleichzeitig von vorn nach hinten pendelnde Bewegungen bringen den Steiß zum Einschneiden. Die vordere Hüfte wird unter dem Schambogen vorgezogen, dann die hintere unter starker Erhebung des Rumpfes über den Damm geleitet, darauf weiter leicht pendelnd gezogen, bis beide Füße herausfallen, der Angulus scapulae erscheint, worauf man zur Lösung der Arme und des Kopfes schreitet. Kräftige Expression von außen soll den Operateur unterstützen.

Jeder, der die Extraktion am Steiß bei einer Erstgebärenden zum ersten Male vornimmt, wird erstaunt sein über ihre Schwierigkeit. Schon erlahmt fast der extra-

hierende Finger, trotzdem steht der Steiß noch unverrückt. Endlich ist er glücklich
über den Damm gezogen, aber die Finger sind so ermüdet, ja fast abgestorben, daß
die Lösung der Arme nicht immer mit der nötigen Sicherheit und Schnelligkeit erfolgen
kann: das Kind wird tief asphyktisch oder tot geboren.

Das Bedürfnis nach einem die Hand ersetzenden, extrahierenden Instrument ist daher vollauf
gerechtfertigt. Trotz vieler Versuche und Bemühungen besitzen wir indessen zur Zeit keinen Apparat,

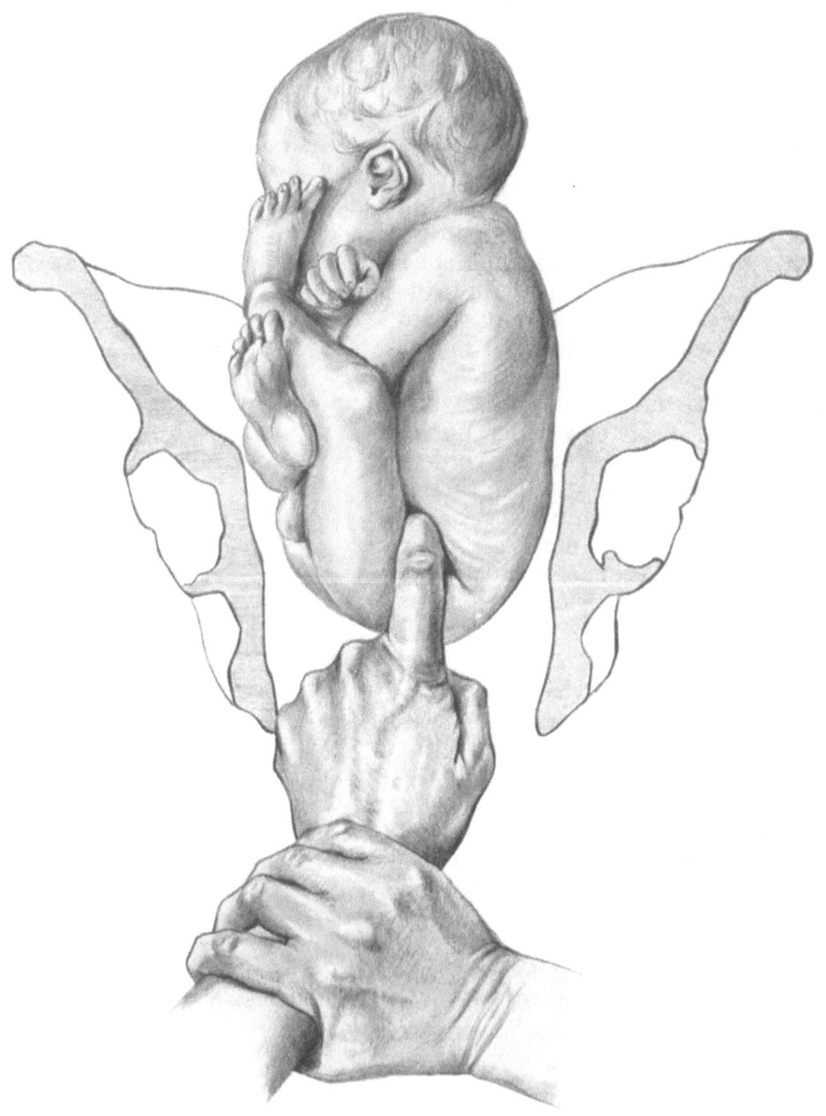

Abb. 537. Extraktion am Steiß.

welcher den notwendigen Anforderungen, Verstärkung der ziehenden Kraft, ohne Vermehrung der Gefahr,
vollkommen entspricht.

Kommt man mit dem manuellen Zug nicht aus, so nehme man eine (weiße) geburtshilfliche *Schlinge,*
die durch Auskochen desinfiziert ist, zu Hilfe. Diese wird durch die vorliegende Hüfte geführt und dafür
gesorgt, daß sie glatt und möglichst ın der Inguinalfalte liegt. Nunmehr wird an den beiden Enden der
Schlinge, die man sich um die Hand wickelt, extrahiert. Die Kraftentfaltung ist jetzt eine stärkere, aber
auch die Gefahr der Verletzung (Einschneiden der Schlinge in die Weichteile, Bruch des Oberschenkels)
größer. Besser ist es deshalb, statt der Schlinge einen starken *Gummischlauch* zu verwenden.

Ist das Kind bereits *tot,* wenn man zur Extraktion schreitet, so ist die *Anwendung des stumpfen Hakens
erlaubt.* Dieser wird unter Leitung des Zeigefingers in die vorliegende Hüfte eingeschoben, das Ende desselben durch den Zeigefinger gedeckt gehalten und dann an seinem Handgriff extrahiert. Die Gefahr des

Oberschenkelbruches ist sehr groß, aber gleichgültig, wenn man bei totem Kinde im Interesse der Mutter entbinden muß. Bei lebendem Kinde ist die Anwendung des stumpfen Hakens zu unterlassen. Andere bevorzugen die hintere Hüfte zum Einsetzen des Hakens. Das soll auch geschehen bei dem (Abb. 538) abgebildeten KÜSTNERschen Steißhaken, über dessen Anwendung gute Resultate vorliegen. Da indes das Einlegen in die hintere Hüfte für den weniger Geübten zu schwierig erscheint, empfehlen wir, den Haken lieber ebenfalls in die vordere, leichter zugängliche Hüftbeuge einzusetzen.

Außer Schlinge und Haken, die wir unter den geschilderten Verhältnissen empfehlen, gibt es noch eine Anzahl von Vorschlägen und Instrumenten, welche die Extraktion am Steiß erleichtern sollen, die aber sich sämtlich nicht ein Bürgerrecht unter den anerkannten geburtshilflichen Handgriffen erworben haben. Eine Anzahl von Apparaten soll das schwierige Durchführen der Schlinge durch die Hüfte erleichtern, z. B. das Instrument von POPPEL nach Art einer BELLOCQUEschen Röhre, das ähnliche von WECKBECKER-STERNEFELD, ferner der Schlingenführer von ROSENBERG oder von BUNGE, welch letzteren WINTER sehr empfiehlt. Am zweckmäßigsten dürfte noch die Anwendung eines mit Mandrin versehenen elastischen Katheters sein, den man zwischen die Schenkel des Kindes und nach außen hindurchführt (WINCKEL). An einem durch das Fenster des Katheters ge-führten Faden wird eine Wendungsschlinge befestigt und durch Zurück-ziehen des Katheters die Schlinge durch die Hüfte geführt. Originell ist der Vorschlag, die Schlinge mit einem ausgekochten Ring (Trauring) zu armieren und dann diesen mit dem Finger voran durch die Hüfte zuschieben. Statt der Schlinge ist auch die Applikation eines Gazestreifens zur Extraktion empfohlen.

Besser als alle diese Instrumente ist es, die für den Kopf bestimmte Zange am Steiß anzulegen. GAUSS hat ein beson-deres Modell für den Steiß angegeben. Bei hoch mit der Hüft-breite im geraden Durchmesser stehenden Steiß nimmt man am besten die KJELLANDsche Zange.

Bei allen Extraktionen am Beckenende kann der Opera-teur in wirksamster Weise durch eine rationelle Expression seltens eines Gehilfen unterstützt werden. Der Uterus wird, wie bei der Expression geschildert werden wird, umfaßt und, während der Operateur zieht, kräftig exprimiert. Bei geschick-ter Expression gelingt es nicht selten, das Emporschlagen der Arme und des Kopfes während der Extraktion zu verhindern. Schreitet der Operateur zur Lösung der Arme, so unterläßt man die Expression, damit der Kopf nicht vorzeitig in das Becken gepreßt wird. Sind die Arme gelöst, so übt der Ge-hilfe mit beiden Händen einen kräftigen Druck auf den Kopf aus zur Unterstützung des VEITschen Handgriffes. Steht kein sachverständiger Gehilfe zu Gebote, so verbiete man die Ex-pression. Schlecht ausgeführt, schadet sie nur.

In allen Fällen, in denen der VEIT-SMELLIEsche Handgriff nicht zum Ziele führt oder von vornherein wegen platten Beckens Schwierigkeiten bei der Kopfentwicklung zu erwarten sind, empfiehlt sich folgendes Verfahren: der Mittelfinger der inneren Hand wird in den Mund des Kindes bis auf die Zungen-wurzel eingeführt. Zeige- und Ringfinger legen sich auf die Seite des Oberkiefers, der Daumen an den Unterkiefer. Das so erfaßte Köpfchen wird nun mit seinem Längsdurchmesser über den queren Durch-messer des Beckeneingangs eingestellt und nötigenfalls seitlich so weit verschoben, daß sein bitemporaler Durchmesser in die verkürzte Conjugata eingestellt ist. Jetzt drückt die äußere Hand von oben den Kopf unter mäßiger Gewaltanwendung ins Becken hinein (A. MARTINscher Handgriff, Abb. 539).

Der hier geschilderte Handgriff geht in der Literatur meistens unter dem Namen WIGAND-MARTIN-WINCKELscher Handgriff, ist aber in der hier geschilderten Form von AUG. MARTIN (1886) angegeben worden, während das von WIGAND (1800) und das später von v. WINCKEL (1888) empfohlene Verfahren nur bei oberflächlicher Betrachtung eine gewisse Ähnlichkeit mit dem MARTINschen Handgriff aufweist. Die Leichtigkeit, mit der man den Kopf mittels dieses Handgriffes hindurchzuleiten imstande ist, ist allerdings überraschend. Daß dabei jeder Zug an dem Halse des Kindes unterbleibt, ist ein nicht zu leugnender Vorteil. Bei engem Becken muß man bei Anwendung dieses Griffes streng darauf achten, daß der Kopf genau quer, das Kinn also seitlich steht, bis das Hindernis des Beckeneingangs überwunden ist.

Der VEIT-SMELLIEsche und WIGAND-MARTINsche Handgriff haben den sog. *Prager Handgriff* ganz verdrängt (KIWISCH, 1846). Bei diesem umgreift die eine Hand die Unterschenkel an den Knöcheln, 2 Finger der anderen Hand haken über den Nacken

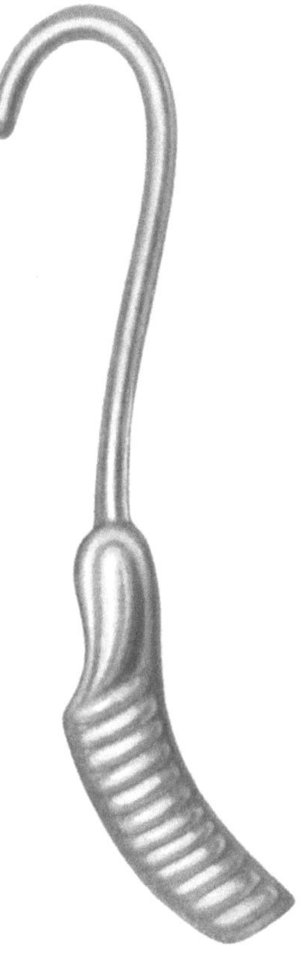

Abb. 538.
KÜSTNER: Steißhaken.

des Kindes. Jetzt wird stark nach abwärts gezogen und dann durch Erheben des
kindlichen Rumpfes gegen den Bauch der Frau das Gesicht über den Damm gewälzt.
Der Handgriff kann zu starken Verletzungen des Kindes führen und ist auch deshalb
nicht rationell, weil durch den isolierten Zug an der Wirbelsäule das Kinn sich von
der Brust entfernt und der Kopf in nicht normaler Haltung das Becken zu passieren
gezwungen ist.

Komplikationen und Schwierigkeiten bei der Extraktion.

1. Bei der Extraktion am Fuß. Liegt der ausgestreckte Fuß hinten in der Kreuz-
beingegend und ist man genötigt zu entbinden, so ist es mißlich, an diesem ohne

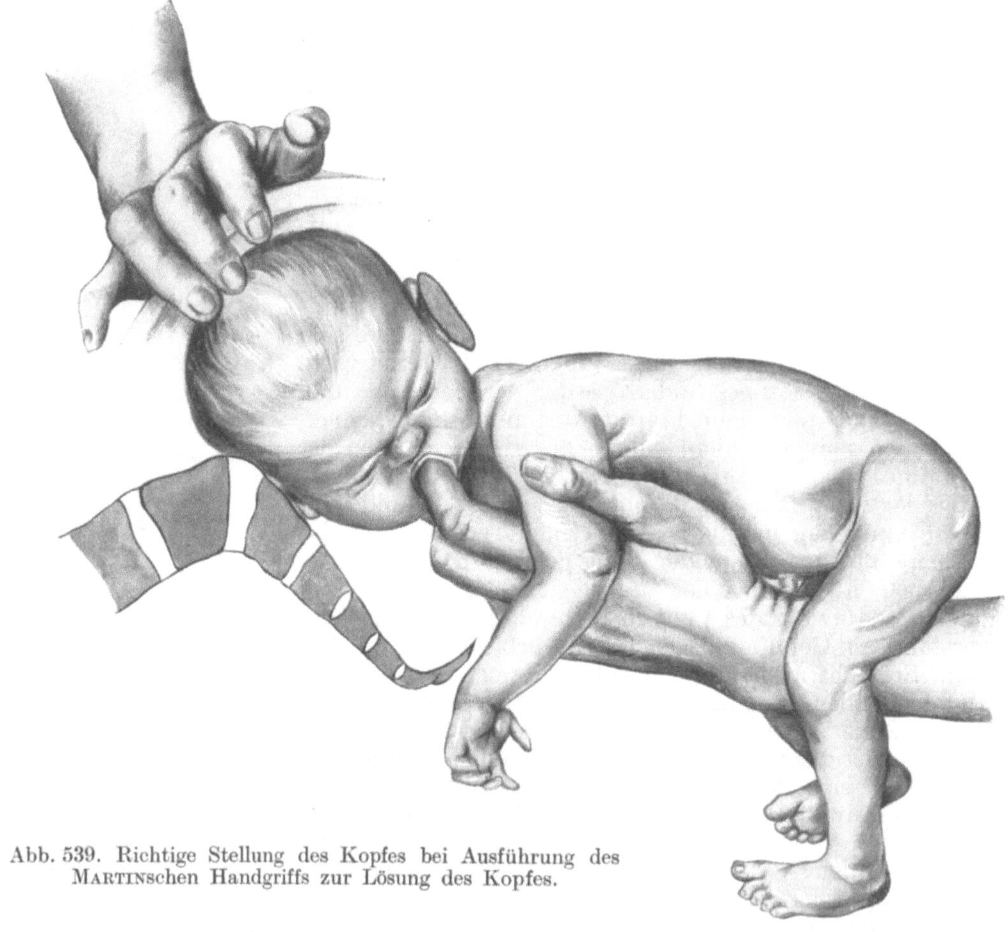

Abb. 539. Richtige Stellung des Kopfes bei Ausführung des
MARTINschen Handgriffs zur Lösung des Kopfes.

weiteres zu extrahieren. Die vordere Hüfte stemmt sich an die Symphyse und bei
weiterem Zuge kann sich der Bauch nach vorne drehen — die unglücklichste Komplikation bei der Extraktion. Man warte zunächst eine Wehe ab, oder falls Wehen
fehlen, lasse man kräftig exprimieren. Dabei wird man sehen, nach welcher Seite sich
das Kind unter dem Einfluß der treibenden Kraft zu drehen beginnt, damit der ausgestreckte Fuß nach vorne kommt. Meist geschieht dies aus dem weiteren Wege von
selbst in der Weise, daß der Rücken am Promontorium vorbeigleitet[1]. In dem Sinne
dieser Drehung extrahiere man dann, lasse aber von Zeit zu Zeit eine Pause eintreten,
um die weitere natürliche Drehung zu kontrollieren. Sollte trotzdem der Bauch sich
ganz nach vorne wenden, so streife man, wenn es irgend noch angeht, den zweiten
Fuß herunter und extrahiere an beiden Füßen. Hierdurch wird die völlige Drehung
des Bauches nach vorne meist noch vermieden.

---

[1] Vgl. Physiologie der Geburt, S. 255—257.

2. Bei der Armlösung. Sind die Arme weit in die Höhe geschlagen oder liegt einer derselben an der Rückseite oder im Nacken des Kindes, so kann besonders bei rigiden Weichteilen, engem Becken, großem Kinde die Armlösung äußerst erschwert sein.

Der Anfänger verfährt unter solchen Verhältnissen gewöhnlich zu hastig in der Angst, ein totes Kind zu extrahieren. In der Hast werden unerlaubte Handgriffe und falsche Bewegungen des kindlichen Arms ausgeführt — der Arm bricht.

Die Ratschläge für die Armlösung unter erschwerenden Umständen sind zahlreich und zum Teil sehr kompliziert.

Mit folgenden drei Handgriffen wird man fast stets sein Ziel erreichen:

a) Man geht mit vier Fingern der gleichnamigen Hand, noch besser mit der ganzen Hand möglichst hoch ein, orientiert sich genau über die Lage des Arms, umfaßt den Vorderarm unter dem Ellbogengelenk oder drückt auch nur mit Zeige- und Mittelfinger auf dieses und streift ihn so am Kopf des Kindes nach der Gesichtsseite. Um Platz zu sparen, läßt man den Daumen am besten am Hinterkopf des Kindes liegen

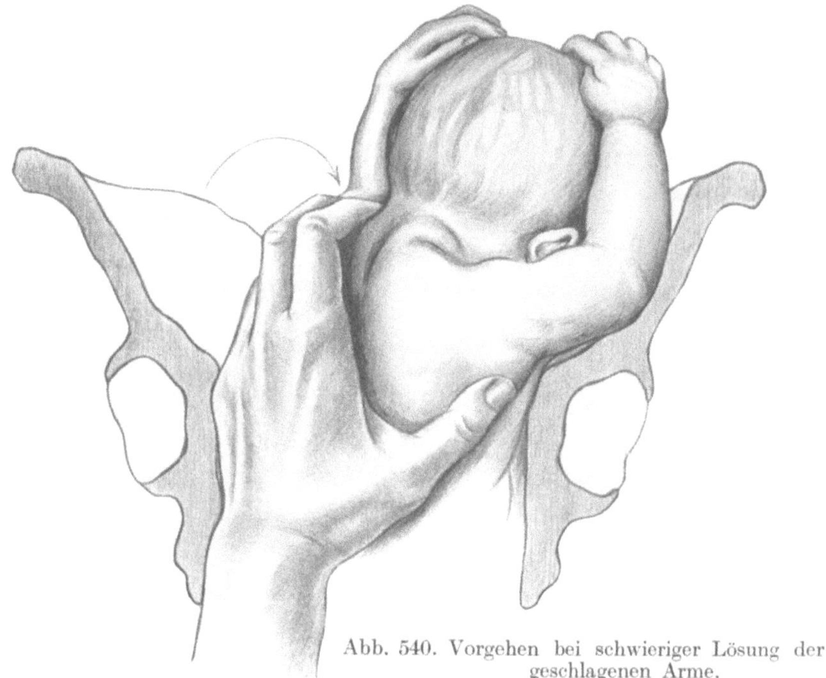

Abb. 540. Vorgehen bei schwieriger Lösung der emporgeschlagenen Arme.

und führt den kindlichen Vorderarm unter Beugung im Ellbogengelenk herab (Abb. 235). Mißlingt dies, so umfaßt man mit den vier Fingern den Oberarm, während der Daumen am Kindskörper liegen bleibt, und führt ihn herab (Abb. 541). Jeder isolierte Druck auf einen Punkt des Humerus muß vermieden werden, sonst erfolgt ein Bruch des Knochens.

b) Gelingt dies nicht, so wechselt man rasch die Hand und geht von der Bauchseite der Frucht her hoch ein. Erstaunlich leicht glückt jetzt zuweilen die Armlösung.

c) Liegt der Arm eingeklemmt zwischen Kopf und Beckenwand, so suche man ihn durch Drehung des Rumpfes frei zu machen und in die Kreuzbeinaushöhlung zu schieben. Man umfaßt, ohne zu ziehen, den Thorax, so daß die Daumen auf den Schulterblättern liegen, drängt jetzt den Rumpf etwas in das Becken hinein („stopft zurück") und macht eine oder mehrere kräftige Drehungen um die Längsachse der Frucht, wobei der Bauch des Kindes nicht nach vorn kommen soll. Ist der Arm auf diese Weise nach hinten gebracht, so kann man eventuell zunächst von der Rückenseite her einen sanften gleichmäßigen Druck mit zwei Fingern auf den Oberarm ausüben, um die Beugung im Ellbogengelenk zu erreichen. Dadurch kommt der Vorderarm mehr nach der Gesichtsseite des kindlichen Kopfes und kann nun entweder mit der schon eingeführten Hand heruntergestreift oder nötigenfalls mit der anderen Hand von der Bauchseite her gelöst werden (Abb. 540).

*Gefehlt wird häufig dadurch, daß während der Lösung am Rumpf gezogen oder mit
der Lösung zu spät begonnen wird.* Der beste Zeitpunkt für die Lösung ist diejenige
Situation, in welcher der Kopf noch beweglich in oder über dem Beckeneingang sich
befindet und die Schultern im Becken stehen. Wird die Armlösung voraussichtlich
schwer sein, so beginne man mit ihr so früh wie irgend möglich, noch bevor der Angulus
scapulae geboren ist.

Führen die drei genannten Ratschläge nicht zum Ziel, so bleibt nichts übrig als
den Arm zu brechen, um das Leben des Kindes zu retten. Muß man sich wirklich zu

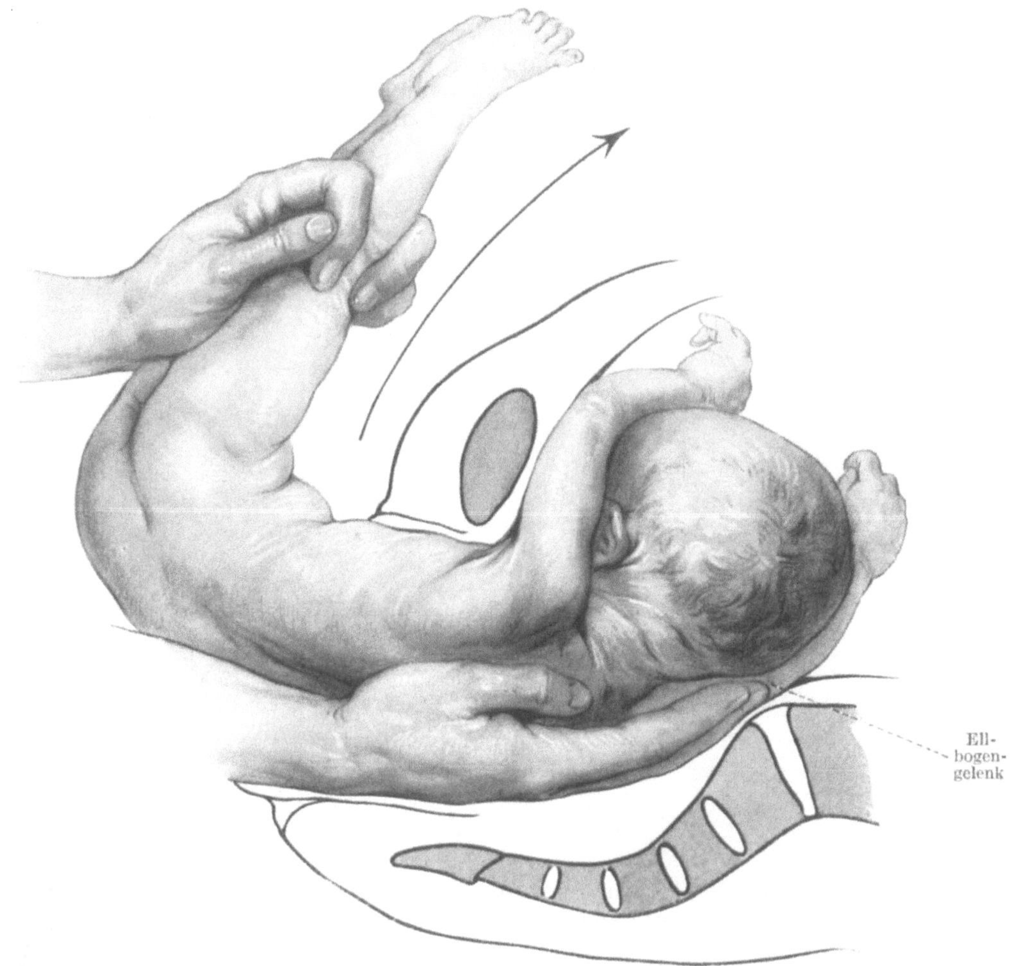

Abb. 541. Lösung des hoch emporgeschlagenen Armes, wenn an das Ellenbogengelenk nicht ganz
heranzukommen ist.

diesem Gewaltstreich entschließen, so breche man da, wo die Fraktur am leichtesten
heilt. Das ist in der Mitte des Humerus. Ein kräftiger Fingerdruck auf die Stelle hat
sofort den gewünschten Erfolg und unter Beugung in dem geschaffenen falschen
Gelenke kann der Arm sogleich herabgeführt werden. Der erfahrene Operateur wird
zu dieser ultima ratio so gut wie nie zu greifen haben, während der Anfänger wohl
einmal in die Lage kommt, mit Überlegung dem Arm zu brechen. Viel häufiger tritt
allerdings die nicht gewollte Fraktur ein.

3. Bei der Lösung des Kopfes. Es ist einer der peinlichsten Augenblicke für den
Geburtshelfer, wenn nach der Geburt des Rumpfes der Kopf nicht folgen will. Jede
Sekunde verschlechtert die Prognose für das Kind. Nach wenigen Minuten ist das
Leben erloschen. Nichts ist widersinniger als jetzt, wenn der legale Handgriff im Stich

ließ, mit roher Gewalt den Kopf herauszureißen. Man unterbreche im Gegenteil die Lösungsversuche, suche schleunigst die Gründe dieses unangenehmen Ereignisses zu ermitteln und richte sein Handeln nach der gestellten Diagnose. Folgende Punkte kommen in Betracht:

a) Der Muttermund bildet das Hindernis. Er hat sich fest um den Hals des Kindes zusammengezogen und erlaubt nicht den Durchtritt des Kopfes. Es besteht eine sog. Striktur des Muttermundes. Meist trifft die Schuld den Operateur. Er extrahierte, bevor der Muttermund den genügenden Erweiterungsgrad besaß.

Bei Druck oder Zug rückt der Kopf zwar tiefer, mit ihm aber der Uterus, der den Kopf festhält. Man fühlt den Muttermund wie einen harten Ring den Hals des Kindes eng umspannen. Jeder stärkere Zug ist falsch. Je mehr man zieht, um so enger schnürt sich der Ring um den Hals. Man suche den hinteren Rand des Orificium über das Gesicht zu schieben, damit zunächst der Mund frei wird. Durch weiteres Emporstreifen des Muttermundes gelingt es häufig den Kopf zu befreien. Mißlingt das, dann mache man zahlreiche kleine Incisionen in den Muttermundsrand mittels einer COOPERschen Schere und extrahiere dann vorsichtig. Ein größerer Cervixriß ist dabei nicht immer zu vermeiden. Ist das Kind bereits tot, so unterlasse man jede Manipulation, bringe die Frau zurück in das Bett und warte ab. Nach einiger Zeit wird der Kopf unter Nachlassen der Striktur spontan geboren werden.

b) Der knöcherne Geburtskanal bildet das Hindernis. Es liegt ein enges Becken vor. Meist wird es schon früher erkannt und der Geburtshelfer auf die Schwierigkeit der Kopflösung vorbereitet. Der Kopf folgt nicht dem Zuge, er bleibt hoch im Beckeneingang stehen. Die eingeführte Hand fühlt deutlich (bei plattem Becken) das weit vorspringende Promontorium. Gerade hier ist der MARTINsche Handgriff bei querstehendem Kopf am Platze. Auch der VEIT-SMELLIEsche Handgriff wird bei Unterstützung eines Assistenten, der den Kopf von außen imprimiert, häufig zum Ziele führen. Versagt auch das, so wird das Kind meist bereits abgestorben sein, und man ist auf die Perforation des nachfolgenden Kopfes angewiesen.

c) Der Kopf hat sich falsch gedreht; er steht im Beckenausgang quer und kann in dieser Stellung nicht austreten. Der tiefe und seitliche Stand des Mundes sichert die Diagnose. Zwei Finger der gleichnamigen Hand gehen an die vordere Wange, zwei Finger der anderen Hand hakenförmig über den Nacken. Unter „Zurückstopfen" des Kopfes wird das Gesicht nach hinten gedreht und dann nach Eingehen in den Mund der Kopf über den Damm gehoben. Oder das Gesicht steht vorn, es war eine dorsoposteriore Stellung entstanden, deren Behandlung sogleich bei 4. gelehrt wird.

d) Der Kopf ist zu groß. Es besteht ein Hydrocephalus. Ist enges Becken auszuschließen und bleibt der Kopf trotzdem hoch über dem Becken stehen, so liegt der Gedanke an Hydrocephalus nahe. Die verhältnismäßig große Ausdehnung des Leibes, der Nachweis eines großen kugeligen Tumors über der Symphyse befestigen die Diagnose, endlich erreicht nach Emporschlagen des Rumpfes die eingeführte Hand von hinten her die große strahlige Seitenfontanelle. Die Diagnose ist gesichert. Jeder Zug oder Druck ist jetzt verboten. Durch Punktion oder Perforation der gefühlten Seitenfontanelle wird der Wasserkopf entleert, er fällt zusammen und folgt nunmehr leicht den bekannten Handgriffen.

e) Es liegen Zwillinge vor. Der Kopf des zweiten Kindes ist im Becken und hindert die Geburt des ersten Kopfes. Die Behandlung dieser seltenen Komplikation ist unter Zwillingsgeburt beschrieben.

4. Arm- und Kopflösung bei Stellung des Rückens nach hinten. Hat der Rücken sich trotz der oben geschilderten Vorsichtsmaßregeln nach hinten gedreht, was ohne Schuld des Geburtshelfers äußerst selten der Fall sein wird, so ist die Arm- und Kopflösung sehr schwierig. Die Kinder werden meist tot geboren.

Man beginne in solchen Fällen mit der Armlösung so früh wie irgend möglich. Die ganze Hand wird über Brust und Gesicht emporgeführt und der Ellbogen heruntergeleitet. Wechsel der operierenden Hand, Drehungen der Frucht um die Längsachse sind zu versuchen. Nach Lösung der Arme sucht man zunächst den Mund zu erreichen und das Gesicht nach der Seite zu drehen. Oder man legt zwei Finger an die vordere Wange, zwei Finger der anderen Hand über den Nacken des Kindes und sucht so durch gleichzeitiges Zurückdrängen des Kopfes das Gesicht zur Seite und nach hinten zu drehen. Gelingt dies, so wird in der gewöhnlichen Weise extrahiert. Bleibt trotz aller Bemühungen das Gesicht vorn, so versuche man das Gesicht durch Eingehen mit zwei Fingern in den Mund hinter der Symphyse herabzuziehen und entwickle dann durch Erheben des Rumpfes das Hinterhaupt über den Damm *(umgekehrter* VEIT-SMELLIE*scher Handgriff).* Steht aber das Kinn über der Symphyse und bleibt dort hängen, so kann man durch starkes Erheben des Kindskörpers bogenförmig gegen den Leib der Gebärenden, während die andere Hand von hinten her über den Nacken des Kindes faßt und kräftig zieht, versuchen, zunächst das Hinterhaupt in das Becken zu leiten und über den Damm zu führen *(umgekehrter Prager Handgriff).* Rationeller Druck von außen ist bei all diesen Versuchen unerläßlich. In solchen Fällen ist es übrigens besser, die Zange am nachfolgenden Kopf anzulegen. Die Anlegung der Zange erfolgt genau wie bei vorangehendem Kopf, d. h. senkrecht auf die Richtung der Pfeilnaht.

Prognose der Extraktion.

Die einfache Manualhilfe gibt eine durchaus gute Prognose für Mutter und Kind. Bei Erstgebärenden können allerdings bei zu spätem und ungeschicktem Heben des Kopfes über den Damm größere oder totale Dammrisse zustande kommen. Wir empfehlen daher bei Erstgebärenden wie überhaupt bei hohem, wenig nachgiebigem Damm nachdrücklichst eine prophylaktische ausgiebige Episiotomie. Daß bei zu früher Extraktion tiefe und stark blutende Cervixrisse entstehen können, ist bereits erwähnt.

Das Kind ist bei voller Extraktion *vielen Gefahren ausgesetzt.* Mortalität 14—18% (HOFMEIER). Bei übermäßiger Dauer der Arm- und Kopflösung geht das Kind asphyktisch durch Nabelschnurkompression zugrunde. Ferner sind bei schwieriger Extraktion zahlreiche, auch tödliche Verletzungen möglich.

Die nicht selten verzeichnete, stets tödliche *Leberruptur* ist immer vermeidbar und entsteht nur durch falsche Handgriffe und rohes Zupacken. Bei der Extraktion des Rumpfes sollen die Daumen niemals das Kreuzbein verlassen. Auch eine *Oberschenkelfraktur* ist meist nicht zu entschuldigen, es sei denn, daß der stumpfe Haken angewandt wurde; sonst entsteht sie am häufigsten, wenn bei der Extraktion am Steiß zwei Finger statt eines einzigen in die Hüftbeuge eingehakt werden. Ihre Behandlung vgl. Pathologie des Neugeborenen.

Milder zu beurteilen sind *Humerusfrakturen.* Sie entstehen durch Druck auf den Oberarm oder falsches Herabführen desselben, z. B. über den Rücken des Kindes, zuweilen ganz unbemerkt. Man prüfe nach jeder Extraktion sorgfältig beide Arme des Kindes. Die Diagnose ist leicht gestellt durch die Funktionsstörung, abnorme Beweglichkeit und Crepitation. Therapie, vgl. S. 615.

Viel ungünstiger ist die *Abtrennung der oberen Epiphyse am Humerus* (vgl. S. 614, ebenso über Plexuslähmungen S. 613). Das wichtigste Symptom dieser Verletzung ist starke Einwärtsdrehung des Humerus mit Hyperpronation des Vorderarms (KÜSTNER). Oft fühlt man auch das obere Diaphysenende nach hinten oder in die Achselhöhle hinein disloziert.

An Verletzungen sind ferner beobachtet *Zerreißungen des Bodens der Mundhöhle,* selbst *Unterkieferfrakturen,* offenbar nur infolge roher Manipulationen, Verletzungen des Augapfels, ferner *Hämatome* des Sternokleidomastoideus. *Verletzungen des Schädels und der Wirbelsäule, des Gehirns und des Rückenmarks* sind unter dem Einfluß der heute angewendeten Handgriffe zur Lösung des Kopfes viel seltener geworden und entstehen fast nur noch, wenn ein enges Becken einen stärkeren Widerstand entgegensetzt. Immerhin ist die *Extraktion* auch heute noch *eine der häufigsten Ursachen ausgedehnter intrakranieller Blutungen.* Völliges Abreißen des Kopfes kommt nur bei macerierten Früchten vor. Nur selten wird man sich veranlaßt sehen, bei solchen Früchten überhaupt zu extrahieren.

XI. Die Expression.

Die Expression oder das *Herausdrücken der Frucht* wurde als entbindende Methode besonders von KRISTELLER empfohlen.

Theoretisch sind die Vorteile einer Expression einleuchtend. Weder Hand noch Instrument wird in den Geburtskanal eingeführt. Die Operation ist eine ideal

aseptische. Die fetale Haltung bleibt bei der Expression erhalten, die Extraktion stört
sie. Dennoch hat sich die Expression kein sehr großes Feld erobert, wenn man auch
ihr Gebiet neuerdings hat erweitern wollen. Auf Erfolg zu rechnen ist überhaupt nur
in der Austreibungszeit. Aber auch in dieser Geburtsperiode ist die Wirkung unsicher
und die Ausführung oft recht schmerzhaft und langwierig.

Versuchsweise an Stelle einer Zangenextraktion anwendbar ist die Expression,
wenn der Kopf im Einschneiden steht und eine rasche Beendigung der Geburt erwünscht
ist, besonders bei Mehrgebärenden. Bleibt das Drücken erfolglos, so greife man bei
dringender Indikation zur Zange. Recht wirksam ist die Expression bei zögerndem
Austritt der Schultern, ferner bei der Geburt kleiner frühreifer Früchte und besonders
beim zweiten Zwillingskinde.

Sehr zweckmäßig ist ferner die *Verbindung der Expression mit der Extraktion,*
z. B. beim Forceps, bei der Kranioklasie, namentlich aber bei der Extraktion am
Beckenende. Der extrahierende Operateur spart nicht allein dabei Kraft, sondern
es gelingt auch, durch eine geschickte Expression die Beugehaltung der Frucht zu
erhalten und das Emporschlagen der Arme bei Beckenendlage zu verhindern.

Bei der Ausführung der Expression liegt die Frau auf dem Rücken. Der Operateur
steht zur Seite des Bettes. Dann wird der Fundus uteri mit beiden Händen so umfaßt,
daß die Daumen auf der Vorderfläche liegen, die übrigen Finger soweit möglich die
Hinterfläche des Uterus und die Hohlhand den Fundus oder die Seiten des Uterus
umfassen.

Nach Applikation der Hände beginnt man die Bauchdecken sanft an der erfaßten
Stelle gegen den Uterus zu reiben und geht dann zu einem allmählich anwachsenden
Druck über, der wie die Wehe eine Zeitlang stark einwirkt, um dann allmählich wieder
langsam abzufallen. Der Druck dauert 5—8 Sekunden. Nach kurzer Pause beginnt
ein neuer Druck, wobei man mit den Druckstellen möglichst wechselt.

XII. Die Kraniotomie.

Unter Kraniotomie verstehen wir die *Anbohrung des kindlichen Kopfes mit folgender
Extraktion* durch die natürlichen Geburtswege. Die Anbohrung geschieht, um den
Umfang des Kopfes zu verringern und auf diese Weise die Extraktion in schonender
Weise für die Mutter zu ermöglichen. Auf ein lebendes Kind wird also von vornherein
Verzicht geleistet. Die Erhaltung der Mutter ist der Zweck der Operation.

Indikation. Besteht eine *dringende* Anzeige zur sofortigen Entbindung im Interesse
der Mutter, sind nach dem Stande der Geburt alle übrigen Entbindungsmethoden
durch den Beckenkanal unmöglich oder doch nur mit hoher Gefahr für die Mutter
ausführbar, so ist, gleichgültig, ob das Kind lebt oder bereits abgestorben ist, die
Kraniotomie auszuführen.

Es ist begreiflich, daß man bei toten Kindern die Grenzen der Indikation etwas
weiter stecken und sich früher zu dieser zerstückelnden Operation entschließen wird,
als bei noch lebender Frucht. Im letzteren Falle muß der Operateur von der Überzeugung durchdrungen sein, daß ein weiteres Kreißen mit Lebensgefahr für die Frau
verbunden ist und andere entbindende Operationen, wenn überhaupt anwendbar,
das bedrohte Leben der Gebärenden in noch höhere Gefahr bringen.

Die Indikation zur Kraniotomie tritt praktisch am häufigsten ein *bei engem
Becken,* sobald sich die Unmöglichkeit des Durchtritts des unverkleinerten Kinds-
schädels herausstellt und eine den natürlichen Geburtsweg umgehende Schnittentbindung aus äußeren Gründen unmöglich oder durch den Zustand des Geburtsweges
kontraindiziert ist. Dabei ist es prinzipiell gleichgültig, ob das mechanische Mißverhältnis an sich zu groß ist oder nur eine besondere Ungunst der Einstellung des
Kopfes, wie z. B. eine Hinterscheitelbeineinstellung zu einer Gefährdung der Mutter
führt. Ersteres wird immer der Fall sein, wo eine Entbindungsanstalt nicht mehr
rechtzeitig erreichbar ist, weil bereits Überdehnungserscheinungen, ein wichtiges
Zeichen drohender Uterusruptur (vgl. S. 492) vorhanden sind, letzteres, wenn der Geburtsweg und die Uterushöhle bereits als infiziert anzusehen ist. Bestehen z. B.
Quetschungserscheinungen der mütterlichen Weichteile mit Fieber, beträchtlich
vermehrter Pulsfrequenz, ist gar dem Urin Blut beigemengt, so liegt die unabweisbare

Notwendigkeit vor, die gequetschten Teile zu entlasten, um nicht unübersehbare schwere Folgen wie Fistelbildungen, Puerperalfieber, Uterusruptur entstehen zu lassen. Ist die Wendung wegen des festen Kopfstandes nicht möglich, sind die Bedingungen für die Zange nicht erfüllt, so gibt allein die Kraniotomie die Möglichkeit einer schonenden Entbindung.

Unter solchen Verhältnissen ist das Kind häufig schon tot und damit steht der Kraniotomie nicht das geringste Bedenken entgegen. Ja, bei bereits abgestorbenem Kinde wird man beim engen Becken nicht zaudern, die Kraniotomie auszuführen, sobald die Vorbedingungen erfüllt sind und die Überwindung des Hindernisses durch die natürlichen Geburtskräfte fraglich erscheint. Aber auch bei noch lebendem Kinde stiftet ein Zaudern trotz gegebener Indikation nur Schaden, erhöht die Gefahr für die Mutter und bringt dem Kinde keinen Gewinn.

Für manche dieser Fälle mag bei noch lebendem Kinde, wenn der Kopf zwar nicht zangengerecht, aber doch schon fest steht, ein Zangenversuch erlaubt sein wie bei den „atypischen Zangenoperationen" näher auseinandergesetzt wurde. Folgt der Kopf nicht schonenden Traktionen, so perforiere man sofort das lebende Kind. Nichts verschlechtert die Prognose der Kraniotomie bei engem Becken so sehr als vorausgeschickte gewaltsame Zangenversuche. Hat man sich einmal zur operativen Beendigung der Geburt entschlossen, dann muß dieselbe auch durchgeführt werden. In den meisten Fällen wird man mit gutem Recht den Zangenversuch ganz unterlassen und unter den geschilderten Umständen sogleich das lebende Kind perforieren. Geht damit auch für diese Schwangerschaft die Frucht verloren, so eröffnet sich für die durch die Kraniotomie gerettete und gesund erhaltene Frau doch die Aussicht, in der nächsten Schwangerschaft durch den Kaiserschnitt mit einem lebenden Kinde beschenkt zu werden.

Nächst dem engen Becken kommt die Kraniotomie noch am häufigsten in Frage beim Hydrocephalus, gelegentlich ferner bei Gesichtshaltung mit nach hinten gerichtetem Kinn (vgl. S. 241) oder wenn im kleinen Becken eingekeilte Tumoren den Geburtsweg stark einengen.

Es muß allerdings zugegeben werden, daß *die Wahl des richtigen Zeitpunktes für die Perforation des lebenden Kindes eine der schwierigsten Aufgaben* der praktischen Geburtshilfe ist, die Scharfblick und Erfahrung erfordert. Perforiert man zu früh, so opfert man nutzlos das Kind, perforiert man zu spät, so können beide Teile dem Zaudern zum Opfer fallen.

Für jeden Arzt ist die Perforation eines lebenden Kindes etwas unsäglich Widerwärtiges. Überall, wo es angeht, soll man bestrebt sein, sie durch die abdominale Schnittentbindung, gegebenenfalls durch die Beckenspaltung zu umgehen. Das wird in Kliniken meist möglich sein. Indessen erfordern diese beiden Operationen eine besondere chirurgische Erfahrung, ohne welche ihre Gefahr sich zu einer unerlaubten Höhe steigert. Für die Praxis bleibt daher die Perforation des lebenden Kindes unter den oben dargelegten Gesichtspunkten noch eine berechtigte und nicht zu entbehrende Operation.

Außer beim engen Becken ist die Kraniotomie noch indiziert, wenn bei totem Kinde entbunden werden muß, der Kopf zwar zangengerecht steht, aber die Zangenoperation voraussichtlich schwer und für die Mutter mit Zerreißungen oder anderen Gefahren voraussichtlich verbunden ist. Endlich ist zu perforieren bzw. zu punktieren bei Hydrocephalus.

Die Ausführung der Kraniotomie ist nur an *zwei Bedingungen* gebunden: 1. Der Muttermund muß etwa kleinhandtellergroß sein. 2. Das Becken muß die Extraktion der perforierten Frucht erlauben. Bei engem Becken besteht eine gewisse Grenze für die Kraniotomie. Ist die Conjugata vera auf 6 cm und darunter verengt, so ist nach unseren heutigen Anschauungen unter allen Umständen eine Schnittentbindung von oben indiziert, da die Extraktion der perforierten Frucht dann mit sehr großen Gefahren für die Mutter verbunden ist oder selbst unmöglich wird (s. Kaiserschnitt).

Über die Berechtigung der Perforation des lebenden Kindes ist nicht nur von Geburtshelfern, sondern auch von Theologen und besonders Juristen (MITTERMEIER, BINDING, HEIMBERGER) viel diskutiert worden, wodurch eine reiche und interessante Literatur entstanden ist. Man sollte meinen, daß die Diskussion der Geschichte angehört, denn die Berechtigung ist allseitig zugestanden. Nur PINARD leugnet sie noch in neuerer Zeit und glaubt die Perforation des lebenden Kindes durch den Kaiserschnitt und besonders die Symphyseotomie stets umgehen zu können, eine Ansicht, der besonders für die Außenpraxis nicht zugestimmt werden kann. Andererseits sind natürlich alle Bestrebungen der Kliniken, die Perforation des lebenden Kindes zu umgehen, gerechtfertigt.

Ausführung der Kraniotomie.

Die Operation zerfällt in *zwei Akte*: *1. die Anbohrung des Kopfes,* die Perforation in engerem Sinne, und *2. die Extraktion* desselben.

Von Instrumenten ist zum 1. Akt ein *Perforatorium,* zum 2. Akt der *Kranioklast* (Kraniotraktor) erforderlich.

Die Vorbereitungen bestehen in sorgfältigster Desinfektion der äußeren Genitalien usw., Ausspülung der Scheide mit $^1/_2$% Milchsäure, Entleerung der Blase, strengster Desinfektion der Hände und Arme des Operateurs, Einleitung einer tiefen Narkose. Lebt das Kind noch, so ist die Zuziehung eines Kollegen ratsam.

Die Instrumente werden sterilisiert. Zwischen den Schenkeln der auf dem Querbett gelagerten oder noch besser in Steißrückenlage gebrachten Gebärenden sitzt der Operateur, vor ihm steht ein Eimer zum Auffangen von Blut und Spülflüssigkeit.

Die Perforation des vorangehenden Kopfes.

1. Die Anbohrung. Man hat die Wahl zwischen einem scherenförmigen und trepanförmigen Perforatorium. Das scherenförmige ist leichter zu handhaben und besser zu reinigen, daher empfehlenswerter. Unter der reichen Anzahl der scherenförmigen Instrumente wählen wir das NÄGELEsche (Abb. 542) oder den BLOTschen Dolch (Abb. 543). Die rechte Hand umfaßt das geschlossene Instrument und führt es unter Deckung der Spitze durch die linke Hand gegen den Kopf ein. Die Spitze wird auf eine Naht oder Fontanelle oder, wenn eine solche nicht zu fühlen, direkt auf den knöchernen Schädel aufgesetzt (Abb. 545) und durch einen kräftigen Stoß oder bei größerem Widerstand durch drehende Bewegungen das Schädeldach durchbohrt, so daß die Schere tief in das Gehirn eindringt. Dann wird die Sperrvorrichtung geöffnet. Ein Druck auf die Griffe entfernt die außen schneidenden Branchen voneinander. Nachdem die Schere wieder geschlossen, wird sie halb um ihre Achse gedreht und durch Druck auf die Griffe ein neuer senkrecht zum ersteren stehender Schnitt ausgeführt. Durch Einführen des Fingers überzeugt man sich, ob die geschaffene Perforationsöffnung groß genug ist, um den Kranioklast einzuführen.

Wählt man ein trepanförmiges Perforatorium — etwa das MARTINsche (Abb. 544) — so wird dieses mit vorgeschobener Metallhülse mittels der linken Hand unter starker Senkung des Griffes eingeführt und mit der Spitze fest gegen den Schädel angedrückt. Dann faßt die rechte Hand den Griff und treibt durch drehende Bewegungen desselben den Trepan in den Schädelknochen. Ist der Knochen durchsägt, so fährt das Perforatorium widerstandslos in die Schädelhöhle hinein. Eine kreisrunde Öffnung ist geschaffen. Das ausgesägte Knochenstück sitzt in dem Trepan des zurückgezogenen Perforatoriums. Die Methode hat den Vorteil, daß eine Splitterung des Schädels bei der Perforation vermieden wird.

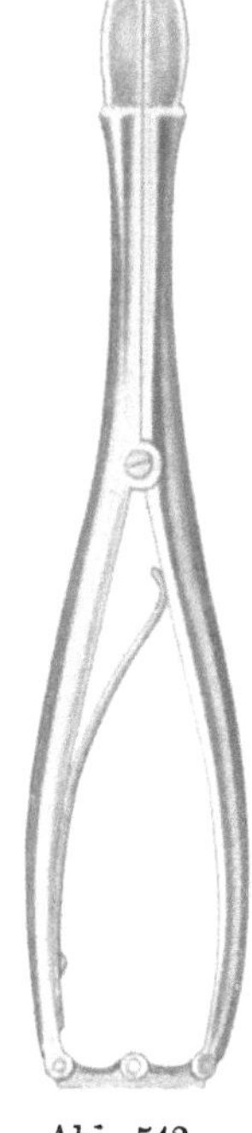

Abb. 542.
Scherenförmiges
Perforatorium.
(Nach NÄGELE.)

Lag das Gesicht des Kindes vor, so wird zur Perforation besser die Stirn bzw. Stirnnaht oder große Fontanelle als die Orbita gewählt.

Steht bei der Perforation der Schädel noch nicht ganz fest im Becken, so muß er von außen durch einen Assistenten mittels Druck *fixiert werden,* da er sonst dem andringenden Perforatorium ausweicht und die Mutter schwer verletzt werden kann.

Nach geschehener Perforation wird ein mit einem Irrigator in Verbindung gebrachter Katheter in die Perforationsöffnung eingeführt und durch Umrühren das Gehirn zerstört und ausgespült (Abb. 546). Lebte das Kind noch, so zerstöre man sorgfältig die Gehirnbasis und Medulla oblongata, damit die perforierte Frucht nicht etwa noch mit Lebenszeichen geboren wird, ein scheußlicher Anblick, der dem Geburtshelfer zur Last fällt.

2. Die Extraktion wird nach Zertrümmerung des Schädels mit besonderen Instrumenten ausgeführt.

Bisher wurde dazu fast ausschließlich der von K. Braun angegebene
Kranioklast benutzt. Dies Instrument besteht aus zwei, nach Art der Zange
kreuzweise miteinander verbundenen Blättern, die durch einen an den Enden
der Griffe angebrachten Kompressionsapparat fest gegeneinander fixiert
werden können. Das linke, das Schloß tragende Blatt, ist an der Spitze
solide und besitzt daselbst an seiner konvexen Seite Rillen und halbscharfe
Erhabenheiten. Das Ende des rechten Blattes besitzt ein Fenster, in welches der obere Teil des linken Löffels hineinpaßt.

Das linke Blatt wird mit der rechten Hand gefaßt und unter Leitung
der linken in die Perforationsöffnung bis zur Basis des
Schädels eingeführt. Dann wird das rechte (äußere)
Blatt mit der rechten Hand unter Leitung der linken
außen am Schädel an der entsprechenden Stelle appliziert, nunmehr die Griffe im Schloß verbunden, der
Kompressionsapparat in Tätigkeit gesetzt und durch
denselben die Blätter gegeneinander fixiert. Da das
äußere Blatt möglichst über das Gesicht zu liegen
kommen soll, muß man es bei zweiter Schädellage unter
Drehung um 180⁰ in die linke Seite der Mutter einführen. Zum Schluß des Instrumentes ist es dann nötig,
auch das innere Blatt um 180⁰ zu drehen. Durch Fin-
gehen der Hand überzeugt man sich, ob nicht etwa ein
Muttermundsrand mitgefaßt ist. Trotz richtigen Anlegens reißt bei irgend erheblicherem Widerstand der
Kranioklast nicht selten aus. Wird das vom Arzt zu
spät bemerkt, so können unangenehme Verletzungen
der Mutter zustande kommen, vor allem aber wird
dadurch die weitere Extraktion sehr erschwert.

Um diesen Übelständen zu entgehen, *empfehlen* wir, zur Kranioklasie und der folgenden
Extraktion *sich immer eines dreiblätterigen Instrumentes zu bedienen,* als deren Repräsentanten wir den Zweifelschen *Kephalokranioklast* abbilden und empfehlen (Abb. 547). Die
Anlegung ist nicht wesentlich schwieriger als
beim Braunschen Instrument, ja oft leichter,
da nach Schluß der beiden ersten Blätter der
Schädel sich wesentlich verkleinert. Abb. 549
zeigt die kräftige Wirkung dieses Instrumentes,
dessen mittleres Blatt durch drehende Bewegungen in die Schädelbasis des kindlichen
Kopfes eingebohrt und dadurch noch besser
fixiert werden kann (Abb. 548).

Bei der nun folgenden Extraktion wähle
man die Zugrichtung nach den bei der Zange
gegebenen Regeln. Sobald der Kopf durch den
Zug vorwärts bewegt wird, stürzen massenhaft
Gehirnmengen heraus, der Schädel klappt zusammen und wird in die Länge gezogen, wodurch
sämtliche Kopfdurchmesser verringert werden.
Bietet sich ein größerer Widerstand dar, so kann
man durch drehende Bewegungen des Schädels
mittels des Kranioklasten ihn oft leichter überwinden. Ist der Schädel geboren, so werden
nach Entfernung des Kranioklasten die Schultern, falls sie nicht sofort nachfolgen, sogleich
in der bekannten Weise entwickelt. Ergeben
sich Schwierigkeiten, so darf man hier einen
oder beide Arme herunterholen, eventuell sogar
exartikulieren.

Fehling hat einen vierteiligen Kranioklast mit
Beckenkrümmung konstruiert. Bevor der Kranioklast
erfunden war, wurde die Extraktion des angebohrten
Kopfes meist durch den *Kephalothryptor* (Baudelocque

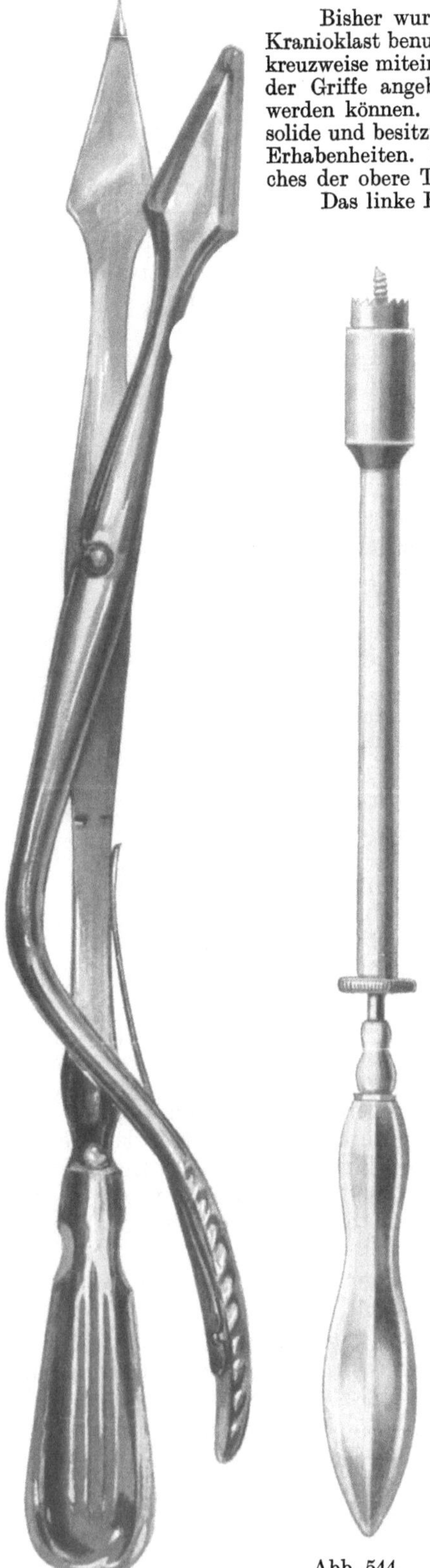

Abb. 543. Blotscher
Dolch.

Abb. 544.
Trepanförmiges
Perforatorium.
(Nach E. Martin.)

der Neffe, 1829) ausgeführt. Der Kephalothryptor ist eine starke Zange mit geringer Kopfkrümmung, die einen Kompressionsapparat besitzt. Der perforierte Kopf soll zwischen den Zangenlöffeln gefaßt, komprimiert und dann extrahiert werden. Das beste Instrument ist dasjenige von Busch, dessen Brauchbarkeit besonders Credé und Zweifel hervorgehoben haben. Es steht aber zweifellos hinter dem Kranioklast zurück. In neuerer Zeit ist von Döderlein ein sehr praktisches Instrument konstruiert

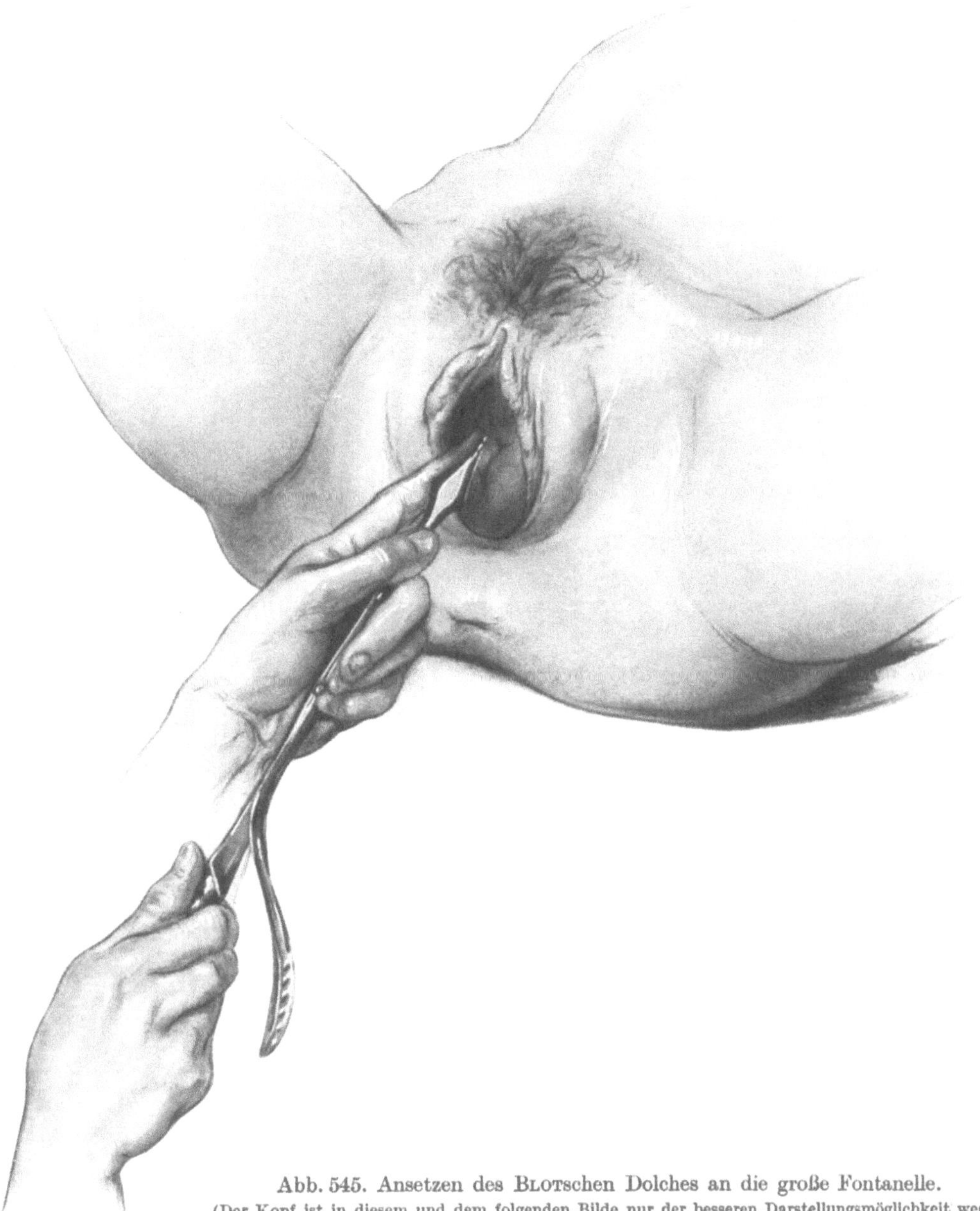

Abb. 545. Ansetzen des Blotschen Dolches an die große Fontanelle.
(Der Kopf ist in diesem und dem folgenden Bilde nur der besseren Darstellungsmöglichkeit wegen so tief gezeichnet.)

worden *(Perforations-Kephalothryptor)*, das nach Art einer Zange angelegt wird. Dann wird das innerhalb des bereits angelegten Kephalothryptors in einer Führungsschiene laufende Perforatorium eingeschraubt und der angebohrte Schädel zertrümmert (Abb. 550). Ein im Prinzip ähnliches, aber etwas handlicheres Instrument ist neuestens von Gauss angegeben worden (Abb. 551).

Man kann wohl sagen, daß erst durch die Einführung des Kranioklasten in die Zahl der geburtshilflichen Instrumente die Kraniotomie zu dem wurde, was sie heute ist, zu einer *für die Mutter nahezu ungefährlichen Operation.*

Splittert der Schädel sehr stark bei der Extraktion, so können die scharfen Knochenränder die Weichteile der Frau nicht unerheblich verletzen. Lose Splitter soll man vollständig mit der Hand oder Kornzange entfernen, gegen andere die Weichteile durch die eingeführte Hand schützen.

War der Muttermund bei der Perforation noch eng, so hindert dies keineswegs die Extraktion. Häufig gibt der Muttermund von selbst nach. In anderen Fällen mache man Incisionen in ihn.

Die Perforation des nachfolgenden Kopfes. Waren die bekannten Handgriffe zur Lösung des Kopfes vergeblich angewandt, so muß der Kopf des nunmehr wohl stets schon abgestorbenen Kindes angebohrt werden. Zu dem Zweck wird der Rumpf des Kindes stark nach unten gesenkt, worauf der Operateur mit dem scherenförmigen

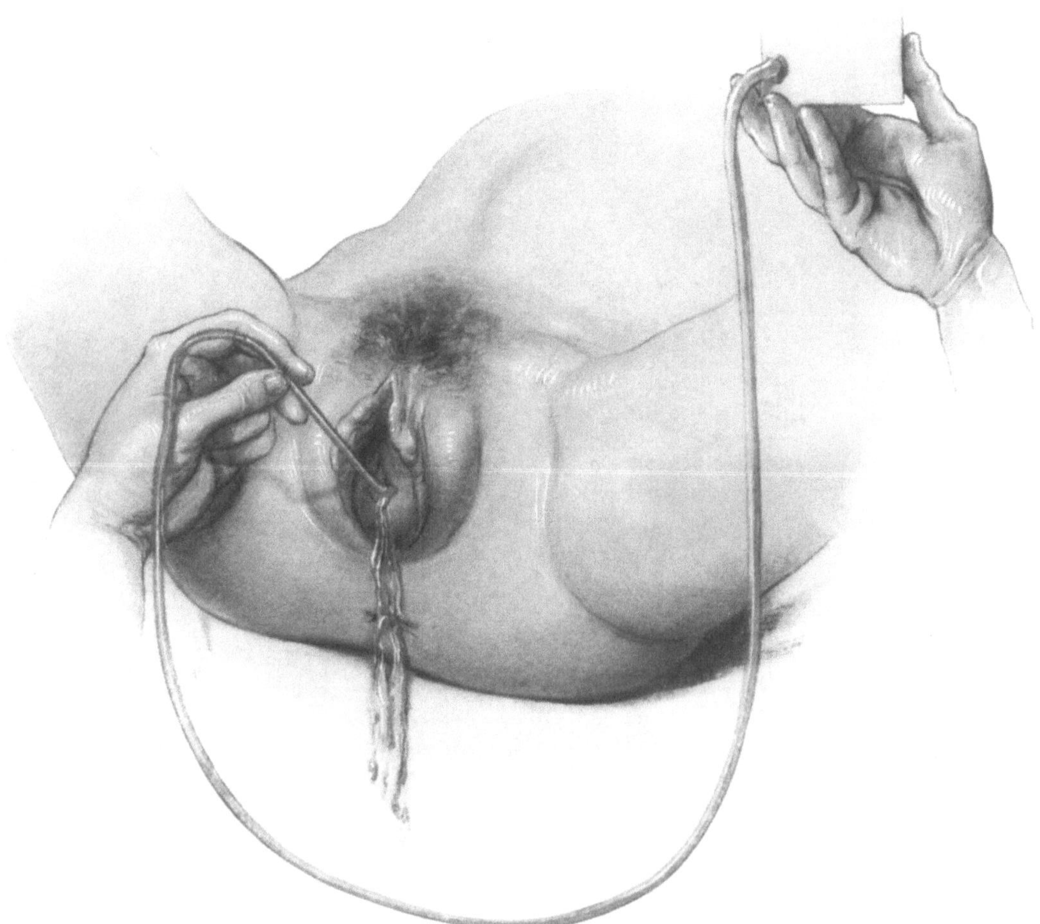

Abb. 546. Ausspülen des Gehirns nach Perforation des Schädels.

Perforatorium eingeht und die nach vorn gelegene Seitenfontanelle hinter der Symphyse zu erreichen sucht. In diese oder die Umgebung derselben wird das Instrument eingestoßen. In manchen Fällen gelingt es unter starkem Emporheben des Rumpfes zuweilen leichter, an die hinten liegende Seitenfontanelle zu kommen. Die Geburt des perforierten und enthirnten Kopfes wird dann durch den VEITschen Handgriff erreicht, seltener wird der Kranioklast nötig sein.

Prognose. Rechtzeitig, von einigermaßen geschulter Hand und unter dem Schutze der Antisepsis ausgeführt, ist die Prognose der Kraniotomie eine durchaus gute. Unter solchen Verhältnissen soll keine Frau an den Folgen der Operation zugrunde gehen.

Schlecht sind die Resultate, wenn zu spät perforiert wird. Die üble Prognose wird dann allerdings nicht durch die Operation, sondern durch die zu lange Geburts-

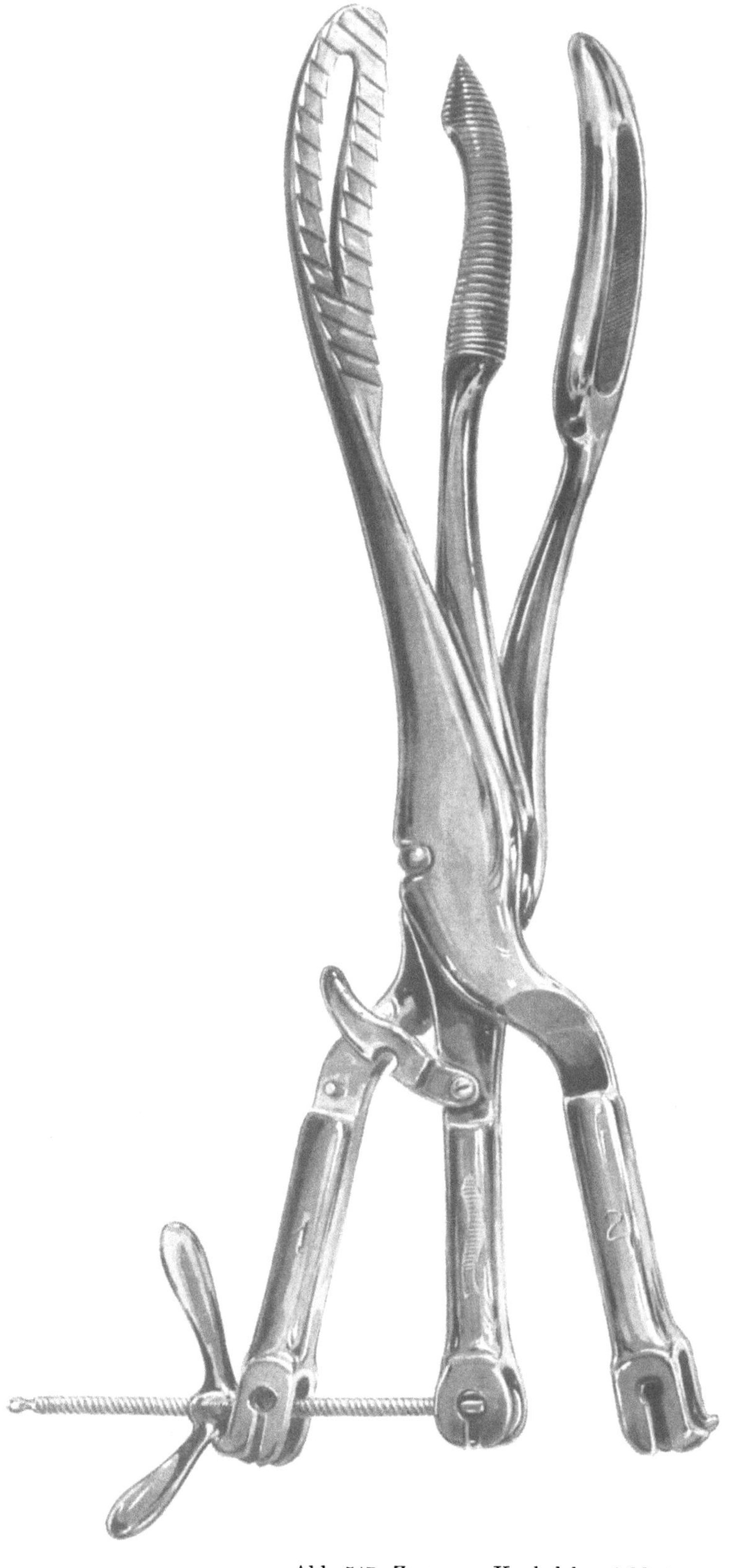

Abb. 547. Zweifels Kephalokranioklast.

dauer und zu späte Entlastung des Geburtskanals bedingt. Am ungünstigsten ist die Prognose, wenn gewaltsame Zangenversuche der Perforation vorausgingen. Die schlimmsten und selbst tödlichen Verletzungen sind nur zu oft die Folge von solchem unsinnigen Vorgehen.

Bei der Extraktion können allerdings bei engem Muttermunde tiefere Cervixrisse und durch Knochensplitter Verletzungen der Scheide und des Scheideneingangs zustande kommen. Gute Asepsis und sofortige Naht werden üble Folgezustände verhüten.

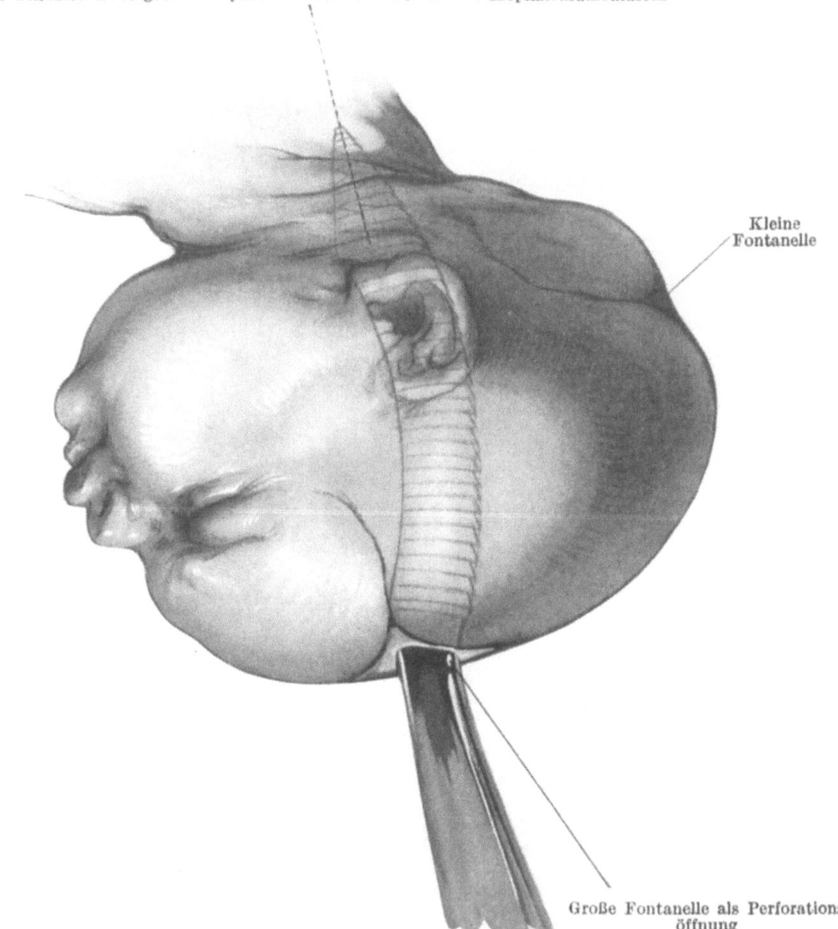

Abb. 548. Das mittlere Blatt des Kephalokranioklasten ist angelegt.

XIII. Die Embryotomie.

In äußerst seltenen Fällen ist der Geburtshelfer genötigt, die *Zerstückelung der Frucht im Mutterleibe,* die *Embryotomie,* vorzunehmen, um die Entbindung ausführen zu können. Fast stets ist unter solchen Verhältnissen das Kind schon tot oder lebensunfähig infolge von Mißbildungen.

Durchgängigkeit des Muttermundes für die Hand und ein Becken, welches die Entbindung überhaupt gestattet, sind die einzigen **Bedingungen** für die Operation.

Wir üben *zweierlei Methoden* der Embryotomie aus: 1. die Trennung des Kopfes vom Rumpfe, *die Dekapitation*; 2. die Ausweidung des Kindes (Entfernung der Brust- und Baucheingeweide), *die Eviszeration oder Eventration.* Die erste Methode, die Dekapitation ist überall, wo ausführbar, zu bevorzugen.

Unter den **Indikationen** zur Embryotomie nimmt die erste Stelle ein die verschleppte Querlage, bei welcher die Wendung nicht mehr ausführbar und strengstens kontraindiziert ist, da sie unweigerlich zur Uterusruptur führen würde. Weiter kann die Operation erforderlich sein, wenn *bei sehr engem Becken* der Rumpf des Kindes nach ausgeführter Perforation des Kopfes nicht zu entwickeln ist, endlich *bei Mißbildungen,* Doppelmißbildungen und Krankheiten der Frucht.

Lebt bei verschleppter Querlage und Unmöglichkeit der Wendung ausnahmsweise die Frucht noch, so kann uns dieser Umstand in Hinblick auf die drohende Uterusruptur ebensowenig von der Embryotomie abhalten wie noch bestehende Lebenszeichen der Frucht von der Perforation, wenn das Leben der Mutter bedroht ist. Allein schon der Versuch, die eingekeilte Schulter aus dem Becken herauszudrängen, könnte bei verschleppter Querlage die Ruptur des Uterusausführungsganges herbeiführen.

Bei verschleppter Querlage wird man die Embryotomie fast ausnahmslos durch die Dekapitation ausführen; nur in den seltenen Fällen, wo der Hals des Kindes nicht zugänglich ist, muß die Eventration gewählt werden. Letztere kommt auch meist bei Mißbildungen in Frage.

1. Die Dekapitation. Die Gefahrlosigkeit der Operation hängt mehr noch als bei anderen geburtshilflichen Operationen von der Zweckmäßigkeit des verwendeten Instrumentariums ab.

Da möchten wir nun — ganz in Übereinstimmung mit Küstner, Zweifel, A. Döderlein — vor dem heute noch fast ausschließlich verwandten Braunschen *Schlüsselhaken* energisch warnen. Das Instrument hat zweifellos seine großen Verdienste, ist aber durch bessere längst überholt und sollte um so weniger mehr benutzt werden, als seine Verwendung gerade in der Hand des Unerfahrenen mit Gefahr verbunden ist. Wird nämlich der seitlich im maximal gedehnten Uterusausführungsgang stehende Kopf nicht durch eine geeignete Assistentenhand genügend fixiert, so ist bei der zum Durchbrechen der kindlichen Wirbelsäule nötigen gewaltsamen Drehung des Instrumentes eine Mitbewegung des Kopfes unvermeidlich. Diese aber kann ausreichen, die Ruptur des Uterus, die vermieden werden soll, gerade herbeizuführen[1].

Als *zweckmäßig* können wir *für die Dekapitation* nur empfehlen entweder den *Trachelorhekter* (Halszerbrecher) von Zweifel oder die Aitkensche Kettensäge in dem von Döderlein passend modifizierten Führungsinstrument von Ribemont-Bong.

Zweifels *Instrument* ist eine Modifikation des Schlüsselhakens. An Stelle des einfachen Hakens sind hier zwei — übrigens auch besser geformte — Haken derart vereinigt, daß sie sich um eine zwischen ihnen liegende Achse um 180°

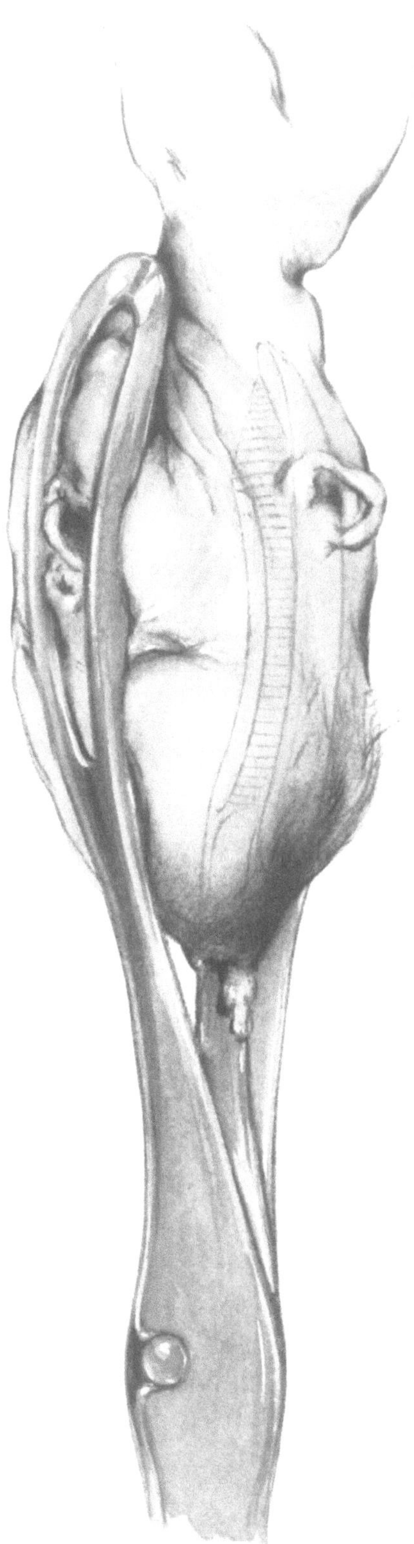

Abb. 549.
Wirkung des Kephalokranioklasten.

---

[1] Näheres zur Kritik des Braunschen Schlüsselhakens in Döderleins Handb. d. Geburtshilfe, Ergz.-Bd.: Geburtshilfliche Operationslehre, S. 283. Wiesbaden 1917.

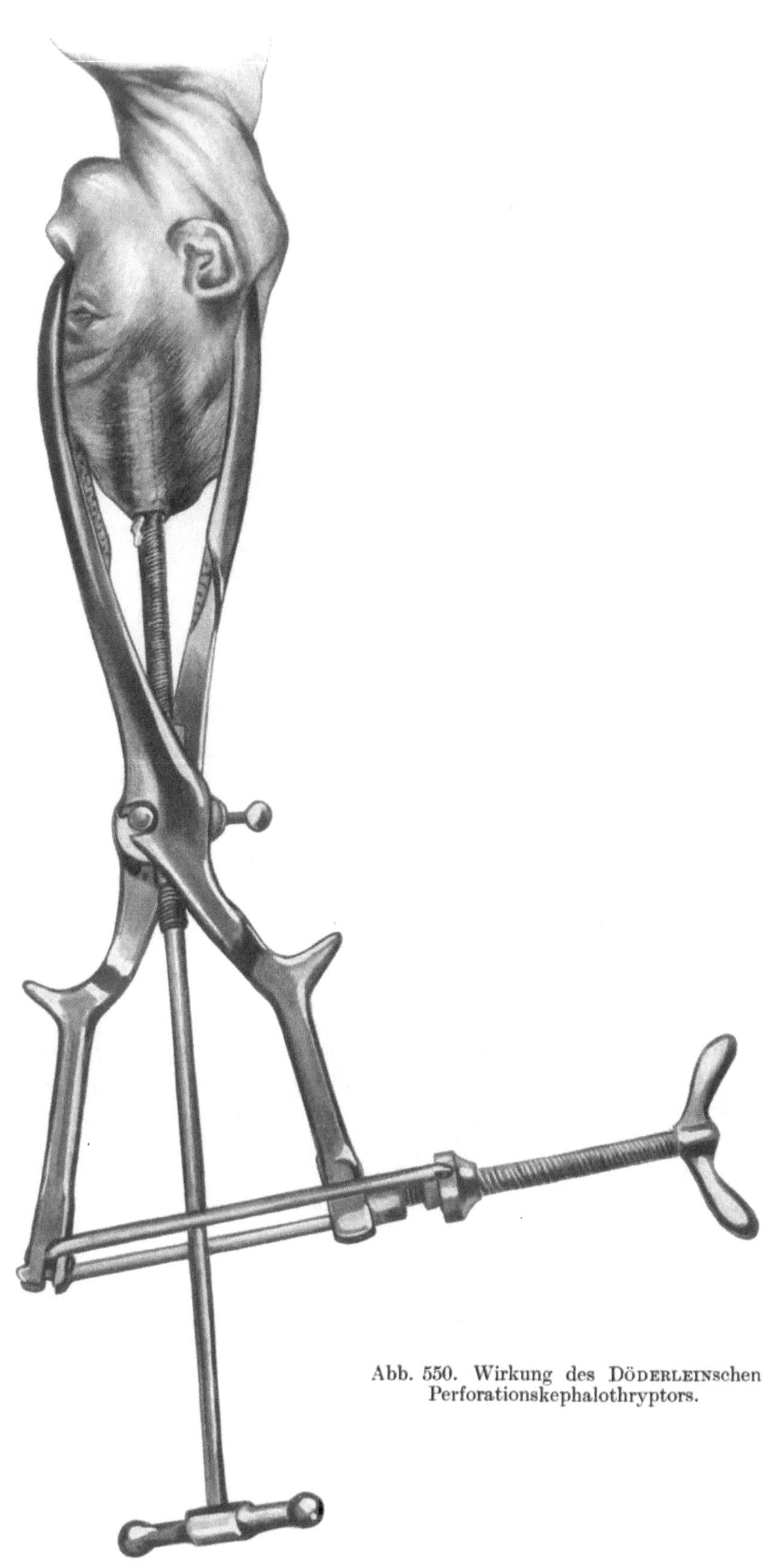

Abb. 550. Wirkung des DÖDERLEINschen
Perforationskephalothryptors.

drehen lassen (Abb. 552). Da die beiden Haken in entgegengesetzter Richtung sich drehen, werden an der Halswirbelsäule zwei Fixationspunkte geschaffen und dadurch *eine Mitbewegung des Kopfes verhindert.*

Die Einrichtung der AITKENschen Kettensäge und des Führungsinstrumentes geht aus der Abb. 553 klar hervor. Durch Überschieben der in der Abbildung mit S bezeichneten Schutzhülse wird die Säge vollständig gedeckt, so daß Nebenverletzungen der mütterlichen Weichteile ausgeschlossen werden.

Ausführung der Dekapitation. Nach den üblichen Vorbereitungen und sehr sorgfältiger Desinfektion der Frau wird die narkotisierte Kreißende auf das Querbett gebracht. Die volle Hand dringt in die Scheide ein, umgreift den Hals des Kindes in der Weise, daß der Daumen nach vorn, die vier Finger gegen das Kreuzbein gekehrt werden, und zieht vorsichtig den Hals nach abwärts, um ihn zu dehnen und tiefer in den Beckenkanal herabzubringen. Gleichzeitig zieht die andere Hand kräftig am etwa vorgefallenen Arm. Hierauf wird der Trachelorhekter zwischen Hals und Schambeinen emporgeschoben, über den Hals von vorn nach rückwärts angelegt und durch *Zug nach abwärts fixiert* (Abb. 554). Jetzt hat man nur nötig unter kräftigem Zug nach abwärts die beiden Griffe auseinanderzudrehen (Abb. 555) und dadurch die Wirbelsäule des Kindes zu zerbrechen. Danach wird das wieder geschlossene Instrument abgenommen; eventuell noch vorhandene Weichteilbrücken können unter Deckung einer Hand mit der SIEBOLDschen Schere durchtrennt werden — die Dekapitation ist vollendet.

Ganz ähnlich gestaltet sich die *Anlegung der Kettensäge.* Man legt (genau wie den Trachelorhekter) den in der Abb. 553 mit F bezeichneten Führungshaken über den Hals des Kindes und schiebt dann das elastische Stahlband der Säge ein. Sobald das obere Ende des Stahlbandes aus der Öffnung (Ö) des Führungshakens heraustritt, wird es erfaßt und durch die Scheide in die Vulva herabgezogen. Sollte das Überschieben bzw. die Vereinigung der Schutzhülse (S) mit dem Führungshaken (Abb. 556) Schwierigkeiten machen — was öfters vorkommt — dann kann man auf die Schutzhülse ganz verzichten und schützt die hintere Scheidenwand durch ein eingelegtes Speculum vor den Sägezügen. Unbedingt nötig ist das übrigens nicht, da die Säge gleich mit den ersten Zügen so tief in den Hals des Kindes einschneidet, daß Nebenverletzungen kaum entstehen können. Die weitere Ausführung ergibt sich aus der Abbildung.

Der dekapitierte Rumpf wird nunmehr durch Zug am vorgefallenen Arm oder der vorliegenden Achselhöhle, dann der Kopf durch Expression oder Einhaken des Zeigefingers in den kindlichen Mund herausbefördert.

Gegenüber den hier genannten Methoden treten andere unseres Erachtens zurück. Daher gehört das von B. S. SCHULTZE angegebene Sichelmesser, das R. FRANZ praktisch modifiziert hat. Zur Durchsägung des kindlichen Halses kann man auch eine GIGLISCHE Drahtsäge verwenden, für die ein passendes Führungsinstrument von BONG angegeben ist. Uns persönlich scheint für den angegebenen Zweck die Drahtsäge durch die Kettensäge von AITKEN überholt.

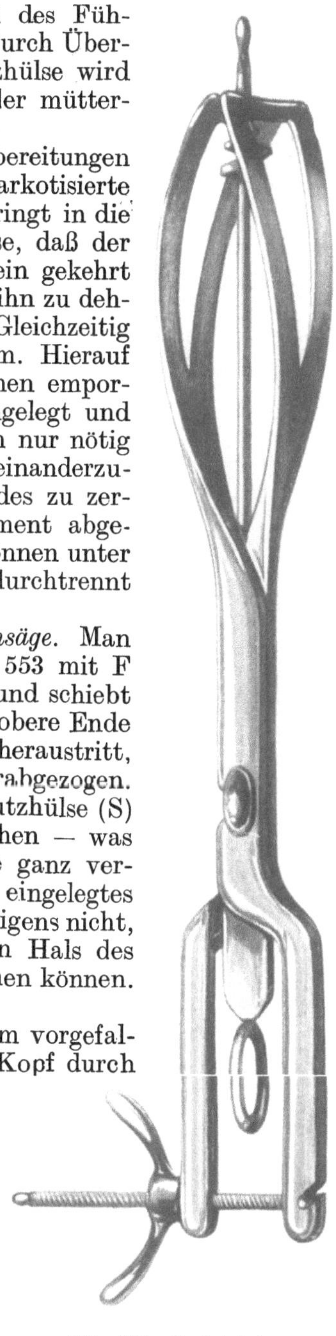

Abb. 551. Basiotripter. Nach GAUSS.

Im Notfall kann man mit einer starken, über die Fläche gebogenen Schere (SIEBOLDsche Schere) dekapitieren. Durch Zug am Arm nach unten und zur Seite der Füße des Kindes wird der Hals tiefer gebracht und durch Scherenschnitte unter Deckung der Finger durchtrennt.

Hat man zufällig ein Dekapitationsinstrument nicht zur Stelle, so kann man nach dem Vorschlag von PAJOT u. a. eine Schnur (Seidenschnur, Hanfschnur, starken,

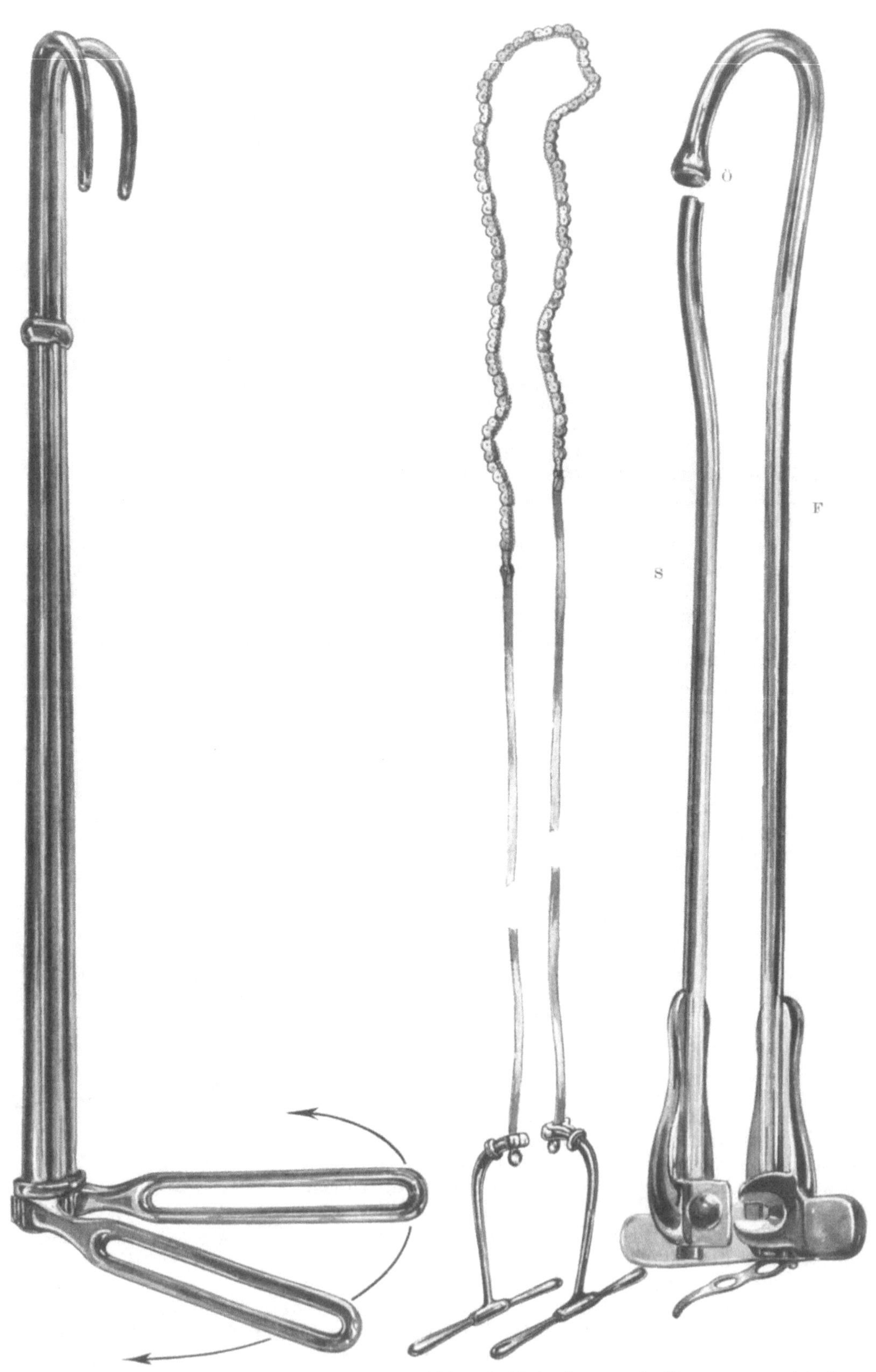

Abb. 552. Zweifels Trachelorhekter.

Abb. 553. Links Aitkensche Kettensäge, rechts dazu passendes Einführungsinstrument Ribemont-Bong-Döderlein.

doppelt genommenen Seidenfaden), die vorher in 5%iger Carbollösung ausgekocht wurden, um den Hals des Kindes führen. Beide Enden werden gefaßt und durch sägeförmige Bewegungen mit der Schnur der Hals durchtrennt. Die Methode ist gut aus-

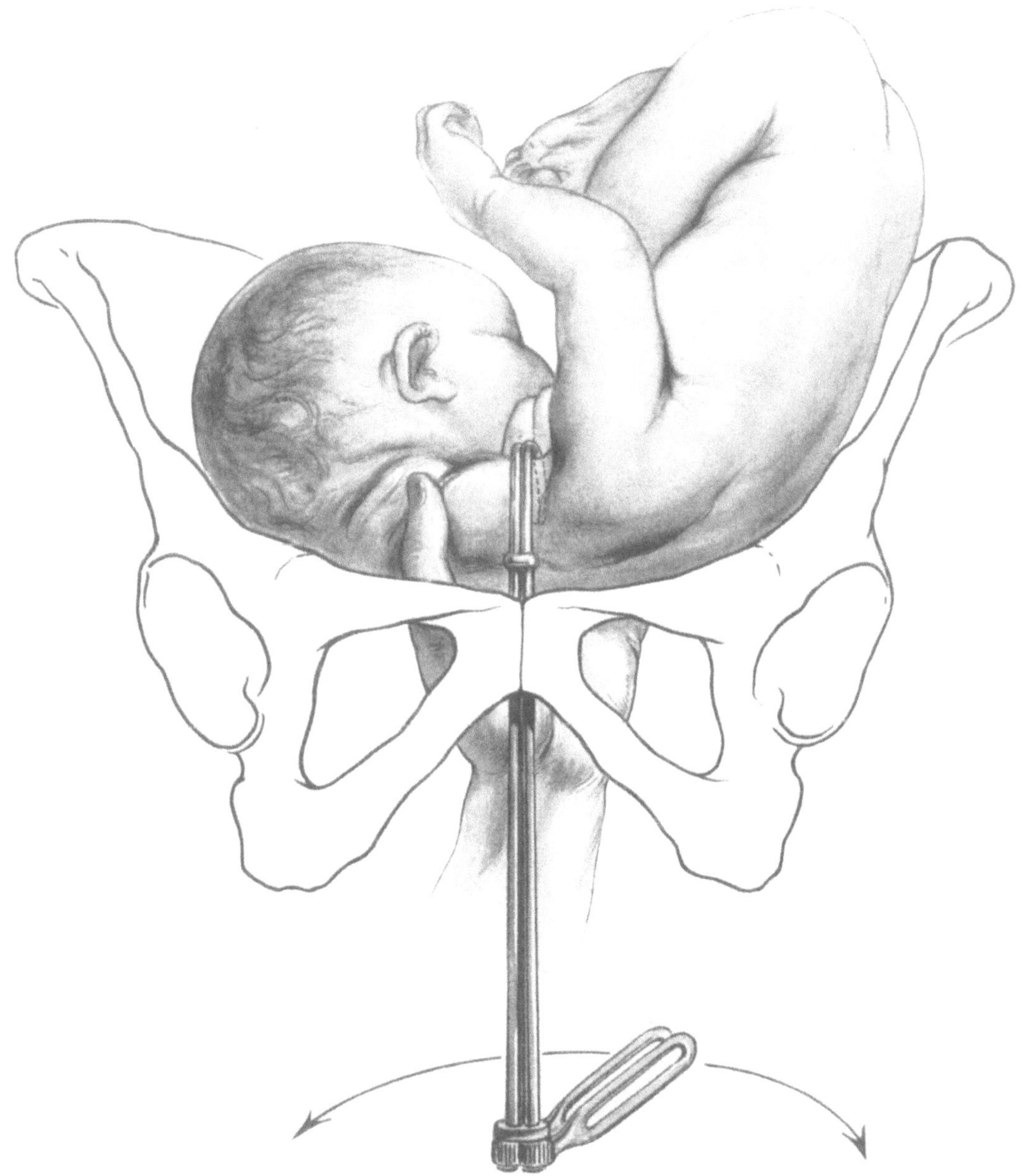

Abb. 554. Anlegen des Trachelorhekters.

führbar, nur muß man bei dem Sägen die Scheide durch ein Speculum oder Wattebäusche decken um sie vor Verletzungen zu schützen.

Recht bewährt hat sich in neuerer Zeit auch der *Dekapitationsfingerhut* von BLOND-HEIDLER. Die Drahtsäge oder eine besonders rißfeste Drahtseide wird an dem Fingerhut befestigt, den man über den Daumen stülpt. Nun wird mit Zeigefinger und Daumen der Hals des Kindes umgriffen, wonach der Zeigefinger sich an dem am Finger befestigten Ring einhakt und daran den Fingerhut vom Daumen abzieht und ihn um den kindlichen Hals herumführt. Mit dem Fingerhut folgt die an ihm befestigte Sägeschnur (Abb. 557).

Mit den genannten Methoden wird man in allen Fällen, in welchen überhaupt die Dekapitation ausführbar ist, auskommen.

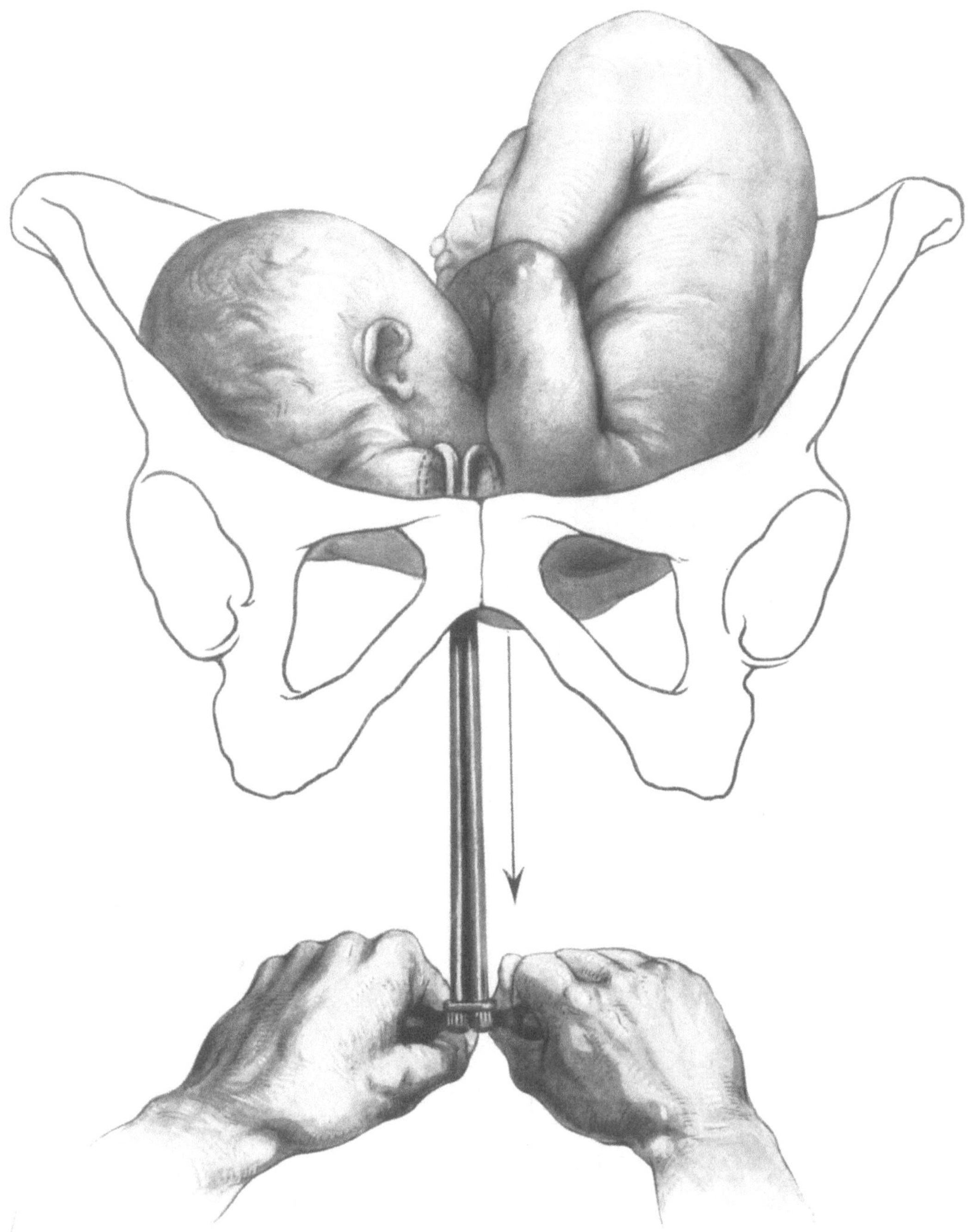

Abb. 555. Unter kräftigem Zug in der Pfeilrichtung nach unten werden die Handgriffe des Trachelorhekters auseinandergedreht.

Die *Prognose* der Dekapitation ist bei geschickter Ausführung gut, besonders bei Anwendung der von uns geschilderten neueren Verfahren. Daß trotzdem viele Frauen nach der Dekapitation zugrunde gehen, erklärt sich aus der üblen Situation,

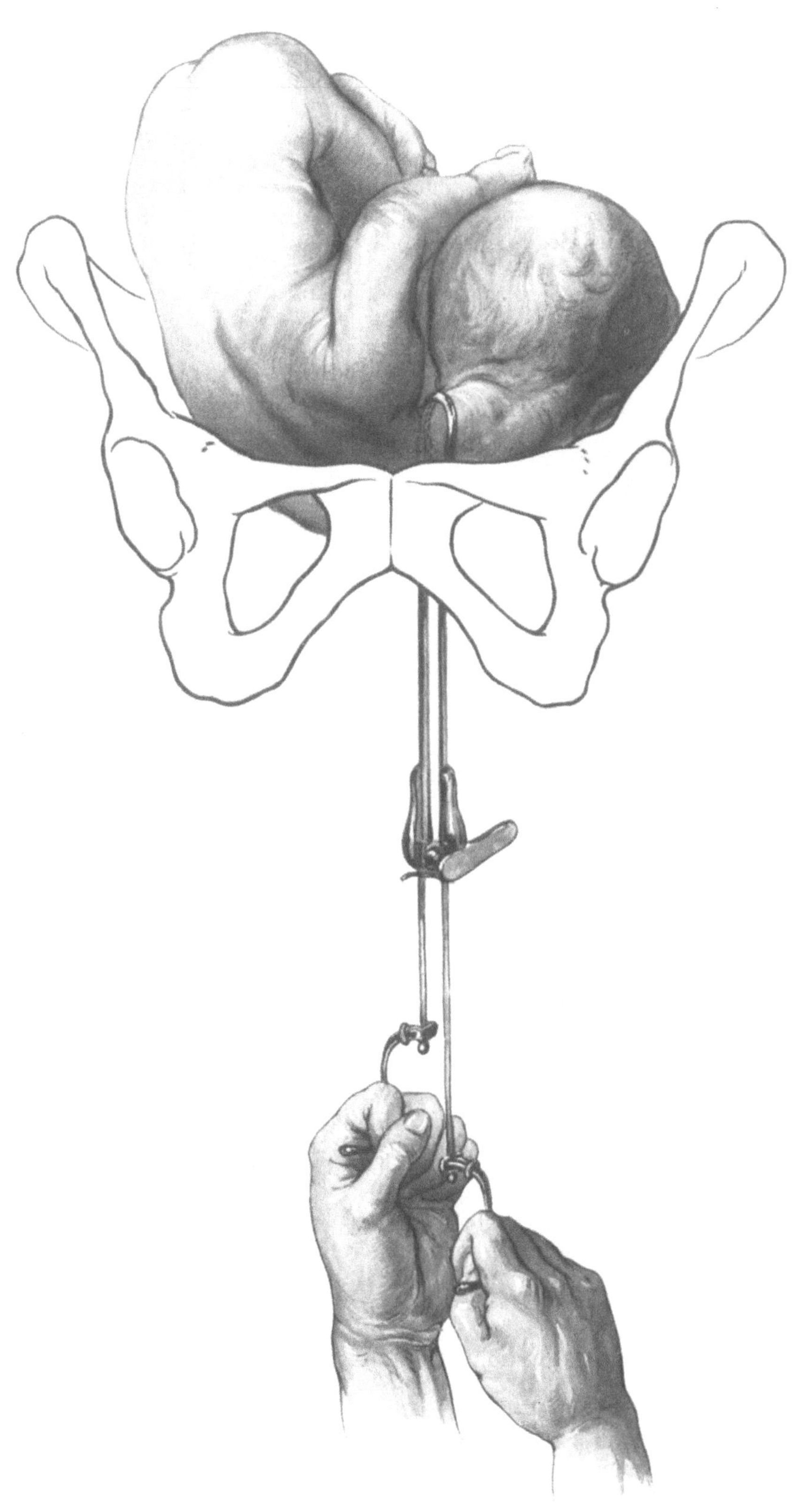

Abb. 556. Dekapitation mit der Aɪᴛᴋᴇɴschen Kettensäge.

in welche die Frau durch Unterlassung des bei Querlage gebotenen Eingriffs, der Wendung, gebracht wurde.

Die Dekapitation ist und muß eine seltene Operation sein. Je besser die Ausbildung des geburtshilflichen Personals, der Hebammen und der Ärzte, je zweckmäßiger ihre Verteilung auf dem Lande, um so seltener wird die Dekapitation nötig sein.

Sollte der Hals bei verschleppter Querlage wirklich nicht erreichbar sein oder muß der Rumpf des Kindes wegen relativer Größe, Mißbildungen usw. zerstört werden, so macht man

2. die Eviszeration. Das scherenförmige Perforatorium oder der BLOTsche Dolch wird in einen Zwischenrippenraum eingestoßen, eine Öffnung geschaffen und durch sie werden nunmehr mittels Finger oder Kornzange oder der WINTERschen Abortzange Lungen und Herz entfernt, dann dringt man in die Bauchhöhle und entfernt auch hier die Intestina, besonders die große Leber. Oder man spaltet den Thorax in seiner Längsrichtung, fixiert die Thoraxränder durch Hakenzangen und räumt die Eingeweide aus. Bei Mißbildungen nimmt man dabei auf ihre Eigenart Rücksicht. Bei starker Auftreibung des Bauches genügt häufig die Punktion, da der große Umfang oft allein durch Flüssigkeit bedingt ist. Bei Querlagen sucht man nach der Eviszeration durch Zug am vorgefallenen Arm die Selbstentwicklung nachzuahmen. Oder man holt mittels eines Hakens den Steiß herunter und entwickelt diesen zuerst. Gelingt das nicht, so kann man unter den zahlreichen Vorschlägen die für solche Fälle gegeben sind, das Einsetzen eines stumpfen Hakens in den tiefsten Punkt der Wirbelsäule wählen. Durch starken Zug an diesem wird die Wirbelsäule luxiert, geknickt und das Kind jetzt mit den Haken conduplicato corpore herausgezogen.

Auch ist die Durchschneidung der Wirbelsäule (**Spondylotomie**, J. SIMPSON) mit oder ohne vorausgeschickte Eviszeration empfohlen, worauf man den Fruchtkörper gleichsam zusammenklappen und dadurch leichter entwickeln kann. Andere durchschneiden bei der Spondylotomie das ganze Kind in zwei Teile. Jede Körperhälfte wird dann für sich extrahiert, zu welchem Zweck der Kranioklast verwendbar ist. Ein zu dieser **Dissectio fetus** besonders brauchbares Instrument, das eine Art von Kranioklast mit als Messer

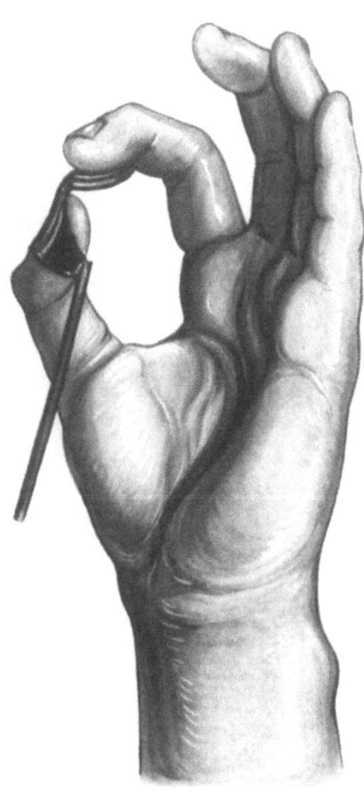

Abb. 557. Dekapitations-Fingerhut nach BLOND-HEIDLER.

gestaltetem innerem Blatt darstellt, ist das von KÜSTNER angegebene *Rhachiotom*, das sich in der Praxis vielfach bewährt hat.

Die Amputation oder Exartikulation des vorgefallenen, stark angeschwollenen Armes ist, um sich Platz zu schaffen, bei der Eventration unnötig. Jedenfalls beraubt man sich durch Entfernung des Armes einer wichtigen Handhabe zur Extraktion.

Die Eviszeration ist, wie sich aus dem Gesagten ergibt, eine keineswegs typische, sehr mühsame, widerwärtige und wegen der großen Gefahr von Nebenverletzungen für die Mutter gefährliche Operation, deren Ausführung glücklicherweise nur außerordentlich selten geboten ist.

Wenn nur eine übermäßige Breite der Schultern, z. B. bei Riesenkindern oder Anencephalen, insbesondere bei engem Becken, das Hindernis abgibt, so kann man nach der Geburt des Kopfes des toten Kindes mit einer SIEBOLDschen Schere ein oder beide Schlüsselbeine durchtrennen *(Kleidotomie)*. Die Schulterbreite klappt dann zusammen und die Entwicklung an den Schultern ist jetzt möglich. Wenn nötig, kann man nach geschehener Kleidotomie auch einen Arm mit leichter Mühe herunterholen und an diesem extrahieren.

XIV. Der Kaiserschnitt.

Mit dem Namen Kaiserschnitt *(Sectio caesarea, Laparohysterotomie)* bezeichnen wir alle Operationen, welche unter Umgehung des natürlichen Geburtsweges durch eine abdominale Eröffnung der Gebärmutter die schwangere Frau entbinden.

Die Übersetzung „Kaiserschnitt" ist eigentlich falsch, aber durch den Gebrauch seit dem 17. Jahrhundert geheiligt. In Wirklichkeit ist der Ausdruck Sectio caesarea ein Pleonasmus und von „caedere" und „secare", die beide „schneiden" bedeuten, abzuleiten. „Caesones" nach PLINIUS oder „Caesares" nach FESTUS wurden diejenigen genannt, die „ex utero matris exsecti" waren. Die Angabe zeigt, daß der Kaiserschnitt jedenfalls schon den Römern geläufig war. Ja in Wirklichkeit ist die Operation sicher schon so alt wie das Menschengeschlecht, da selbst in der griechischen Mythologie davon die Rede ist. Wenigstens berichtet LUKIAN[1] solches von der Geburt des Dionysos. Auch in der christlichen Zeit finden sich bereits aus dem 10. Jahrhundert Berichte über durch Kaiserschnitt geborene Kinder, jedoch wissen wir erst aus dem Jahre 1610 von einem sicher beglaubigten Kaiserschnitt[2]. Das Kind blieb am Leben, die Frau starb. In den folgenden Jahrhunderten ist jedenfalls der Kaiserschnitt immer mehr ausgeführt worden, leider mit meist recht betrüblichem Erfolg für die *Mütter,* von denen *im Durchschnitt etwa* 80% und mehr *starben.* Selbst an Kliniken waren die Verhältnisse keineswegs besser, wie aus der Bemerkung von SPAETH hervorgeht, daß im Wiener Gebärhause bis 1872 keine durch Kaiserschnitt entbundene Frau mit dem Leben davongekommen ist. Wenn demgegenüber heute die Mortalität der Sectio caesarea im großen Durchschnitt auf etwa 5%, ja bei sorgfältiger Anpassung der Technik an den einzelnen Fall in der Hand guter Operateure für große Serien auf 3—4% gesunken ist, so verlohnt es sich wohl, den Ursachen dieser so sehr veränderten Prognose nachzugehen.

Verblutung, Sepsis infolge von Wundinfektion, allgemeine Peritonitis forderten früher so große Opfer, ja auch heute hängt die Prognose fast nur von der Vermeidung dieser Gefahren ab.

Die *Verblutungsgefahr* war groß zu einer Zeit, da man die Uteruswunde noch nicht nähte. Allein schon mit der Ausführung der Uterusnaht wurde die Verblutungsgefahr wesentlich geringer und heute haben wir mit ihr in den seltensten Fällen zu kämpfen. Die *Infektionsgefahr* dagegen blieb unverändert groß, bis es durch die Einführung der Anti-, besonders der Asepsis sowie Verbesserung der Nahttechnik (SÄNGER und F. A. KEHRER) gelang, auch diese Gefahr so herabzusetzen, daß die Mortalität des Kaiserschnittes auf rund 25% sank.

Es gelang einzelnen Operateuren in kleineren Serien sogar, die Operationsmortalität noch weiter herabzudrücken. Im großen ganzen aber änderte sich nichts. Erst die bakteriologische Ära brachte hier weitere Fortschritte, in unserem Fachgebiet besonders durch die Untersuchungen von A. DÖDERLEIN. Aus diesen Forschungen erhellte, daß die Hauptgefahr beim Kaiserschnitt darin bestand, daß die unter Umständen keimhaltige Uterushöhle eröffnet wurde, diese Keime aber eine primäre oder vollständige Verklebung und Heilung der Uteruswunde verhinderten und schließlich das Peritoneum infizierten. Ja unter Umständen konnte schon die Überschwemmung des Peritoneums mit hochvirulenten Keimen während der Operation zur tödlichen Peritonitis Veranlassung geben. Andererseits kam es im Anschluß an die Operation auch ohne Peritonitis zur Sepsis. Ursache derselben waren in jedem Falle die gewöhnlichen Wundinfektionserreger.

Die richtige Folgerung aus diesen Beobachtungen hat für den Kaiserschnitt als erster J. VEIT (1901) gezogen, indem er die Forderung aufstellte, daß *dem Kaiserschnitt in seiner* typischen, sog. *klassischen Form nur diejenigen Frauen unterzogen werden sollten, bei denen die Uterushöhle noch sicher keimfrei* war und voraussichtlich auch im Wochenbett mindestens von hochvirulenten Infektionserregern verschont blieb. Dazu wurde verlangt, daß die Gebärende schon 2—3 Wochen vorher in einer Klinik sich aufhalte, wo jede innere Untersuchung zu unterlassen sei, sowie daß durch den Geburtsverlauf selbst keine Infektion der Uterushöhle eingetreten sein dürfe. Daß damit das Richtige getroffen war, zeigten die glänzenden Erfolge von LEOPOLD, SCHAUTA u. a., die noch heute unübertroffen sind. Praktisch wird man die VEITsche Forderung heute so formulieren dürfen: *der typische klassische Kaiserschnitt darf nur ausgeführt werden, wenn die Blase noch nicht gesprungen ist, und die Frau*

---

[1] In der mir vorliegenden Übersetzung von WIELAND-FLOERKE, Bd. 2. München u. Leipzig: Georg Müller 1911.
[2] Vgl. DÖDERLEIN: Geburtshilfliche Operationslehre, S. 336. Wiesbaden 1917.

mindestens seit 8 Tagen nicht innerlich untersucht, sowie zur Zeit der Operation *fieberfrei ist*[1]. Anders ausgedrückt heißt das: *Vorbedingung zum klassischen Kaiserschnitt
ist Keimfreiheit der Uterushöhle und die Sicherheit, daß auch in die tieferen Geburtswege
gefährliche Infektionserreger nicht eingeschleppt wurden.*

Es liegt auf der Hand, daß *danach in einer großen Zahl von Fällen der Kaiserschnitt
kontraindiziert wäre.* Alle die Frauen, die uns jahrein, jahraus nach mehrtägigem
Kreißen, stunden-, ja tagelang nach dem Blasensprung, nach vielfach vorangegangener
innerer Untersuchung mit oder ohne Fieber eingeliefert werden und bei denen zur

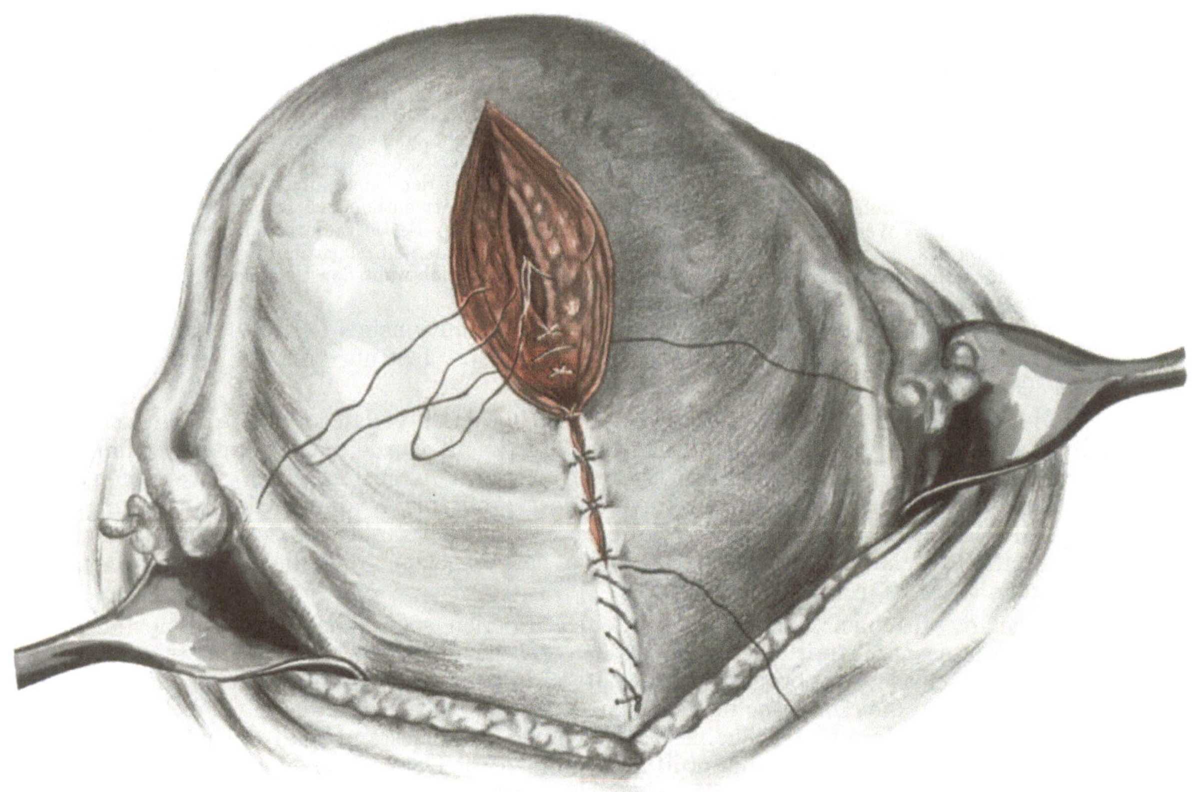

Abb. 558. Klassischer Kaiserschnitt.

(Im oberen noch offenen Teil der Wunde ist die Anlegung der ersten Nahtreihe, an der zwei Fäden schon geknüpft sind, zu sehen.
Ein Faden der zweiten Nahtreihe liegt. Im mittleren Teil der Wunde sind die Nähte der zweiten Schichtnaht geknüpft, im unteren
Drittel ist bereits die Aun-muskuläre Naht vollendet.)

Rettung des Kindes, vielleicht der Mutter selbst kein anderer Weg bleibt, müßten
von der Operation ausgeschlossen bleiben. Auch in Kliniken würden alle jene Fälle,
wo man die Möglichkeit einer spontanen Geburt von vornherein nicht ausschließen
konnte und daraufhin abwartete, wiederholt untersuchte oder Frauen mit gesprungener
Blase nicht mehr dem Kaiserschnitt unterworfen werden dürfen.

Was aber soll mit allen diesen Fällen geschehen? Erstreben wir doch heute die
abdominale Schnittentbindung nicht allein in Fällen absoluter Gebärunmöglichkeit,
sondern auch bei solchen Beckenverengerungen zweiten Grades, wo sich nach längerem
Zuwarten die Spontangeburt als unmöglich erweist, oder Mutter oder Kind durch
während der Geburt auftretende Komplikationen (drohende Uterusruptur, manche
Fälle von Nabelschnurvorfall, Placenta praevia, vorzeitiger Lösung der Placenta,
Asphyxie bei ganz uneröffnetem Muttermund, Herzinsuffizienz der Mutter) in große

---

[1] Die meisten Kliniken werden im einzelnen Falle die in der Anstalt selbst unter allen aseptischen
Kautelen, mit sterilem Gummihandschuh von geübter Hand vorgenommene Untersuchung von dieser
strengen Bestimmung ausnehmen, namentlich wenn die Grenze des Muttermundes nicht passiert worden ist.

Gefahr geraten. Was soll mit den Frauen geschehen, bei denen infolge eines Cervixcarcinoms ein aseptischer Geburtskanal von vornherein nicht vorhanden ist, kurz mit all den Fällen, in denen eine *relative* Indikation zum Kaiserschnitt besteht.

Wie soll vollends den Frauen geholfen werden, bei denen per vias naturales auch die Geburt eines zerstückelten Kindes unmöglich oder höchst gefahrvoll ist; sei es, daß das Becken als solches hochgradig verengt oder durch vom Knochen, Uterus und Nachbarorganen ausgehende irreponible Tumoren der natürliche Geburtsweg bis zur Unwegsamkeit eingeengt ist — also mit all den Fällen, bei denen mangels jeder anderen Entbindungsmöglichkeit *eine sog. absolute Indikation zum Kaiserschnitt besteht*?

Halten wir an der obigen strengen Forderung nach einwandfreiem Operationsgebiet und Geburtskanal fest, dann fallen nicht allein die meisten Kaiserschnitte aus relativer Indikation ganz weg, sondern es würde auch der Kaiserschnitt aus absoluter Indikation nach wie vor mit einer beträchtlichen Mortalität belastet bleiben. Hier einen Ausweg zu finden, ja das Feld für den Kaiserschnitt aus relativer Indikation abzustecken, ist erst der neuesten Zeit gelungen.

Porro hat 1876 den Gefahren des typischen Kaiserschnittes dadurch mit Erfolg vorzubauen versucht, daß er, nach Herausnahme des Kindes, den Uterus über dem schnürenden Gummischlauch supravaginal amputierte und den Stumpf im Bereich des unteren Wundwinkels extraperitoneal einnähte. Der Erfolg des Verfahrens in unsauberen, septisch infizierten Fällen hat ihm seinerzeit große Anhängerschaft eingetragen, trotzdem es immer noch mit einer Mortalität von rund 25% belastet blieb. Durch eine einfachere Stumpfversorgung genau wie nach supravaginaler Amputation des myomatösen Uterus, ist allerdings die Mortalität auf etwa die Hälfte heruntergegangen, trotzdem die *Indikation* immer weiter gezogen wurde. Man anerkannte bis vor kurzem als solche *1. ausgedehnte Narbenstenose* der Vagina, welche die Entbindung per vias naturales unmöglich mache, andererseits den Lochialabfluß hindern würde, *2. Myome,* die den Geburtsweg verlegen und die gleichzeitige Entfernung der Tumoren wünschenswert erscheinen lassen, *3. Osteomalacie* in der Absicht, einerseits die Kaiserschnittsoperation ungefährlicher zu machen, andererseits durch gleichzeitige Kastration die Krankheit zu heilen, *4. Uterusruptur* und *5. alle infizierten Fälle* mit oder ohne absolute Beckenverengerung. Indessen ist die Porro-Operation als verstümmelnder Eingriff heute vielfach wenig geschätzt oder wird von vielen lieber durch die Totalexstirpation des uneröffneten Uterus ersetzt, wobei eine Infektion des Peritoneums mit viel größerer Sicherheit vermieden werden kann.

In dem Bestreben, den Frauen Uterus und Ovarien und damit die Menstruation zu erhalten, ja in günstigen Fällen die Gebärfähigkeit wiederherstellen zu können, hat Sellheim 1908 für septische Fälle eine *„Entbindung durch die Uterusbauchdeckenfistel"* angegeben, deren Prinzip folgendes ist: die septisch infizierte Gebärmutter wird noch vor ihrer Eröffnung in die Bauchdecken eingenäht; nach der Entfernung des Kindes werden die Uteruswundränder mit der Haut vereinigt, so daß also jede Verunreinigung der Bauchhöhle wie jede nachträgliche Infektion ausgeschlossen ist. Durch eine Nachoperation läßt sich sogar der verkleinerte Uterus wieder lösen und eventuell in gebärfähigen Zustand bringen. Als Idealverfahren für den Kaiserschnitt aus relativer Indikation kann und sollte dieses Verfahren aber auch nicht gelten.

Ähnliches gilt von dem *Verfahren von* Gotschalk und Portès, das gleichfalls auf infizierte, schwer gefährdete Fälle zu beschränken ist: Nach Eröffnung der Bauchhöhle wird der Uterus vor die Bauchdecken gewälzt und um ihn unter breiter Vereinigung zwischen Uterusserosa und parietalem Bauchfell die ganze Bauchwunde geschlossen. Jetzt erst wird der Uterus eröffnet (Abb. 563). Nach Entfernung des gesamten Eies wird die Uteruswunde sorgfältig in Etagen genäht. Unter Bedeckung mit feuchter steriler Gaze bleibt der Uterus vor den Bauchdecken liegen und macht sozusagen unter unseren Augen seine puerperale Involution durch. Dabei müssen natürlich je nach dem Grade der Wundsekretion die Gazekompressen, die ihn bedecken, mehr oder minder häufig erneuert werden. Nach völlig vollendeter Involution, also etwa nach $1^1/_2$—2 Monaten (Abb. 564), kann man durch eine erneute Laparotomie den Uterus unter Lösung verschiedener Adhäsionen in die Bauchhöhle versenken. Die Gebärfähigkeit der Frau bleibt häufiger erhalten als nach der Sellheimschen Operation. *Die Erfahrungen mit dieser Operation* in ausgewählten Fällen sind *bisher sehr gute.*

Eine wirkliche Erweiterung des Anwendungsgebietes des Kaiserschnittes auch auf solche Fälle, die nicht mehr als streng aseptisch in oben genanntem Sinne anzusehen sind, hat erst das 20. Jahrhundert gebracht, gestützt auf Anregungen und Untersuchungen von Frank und Sellheim, die die Bauchhöhle und damit die Gefahr der Peritonitis zu vermeiden suchten, indem sie dicht ober der Symphyse die Bauchdecken

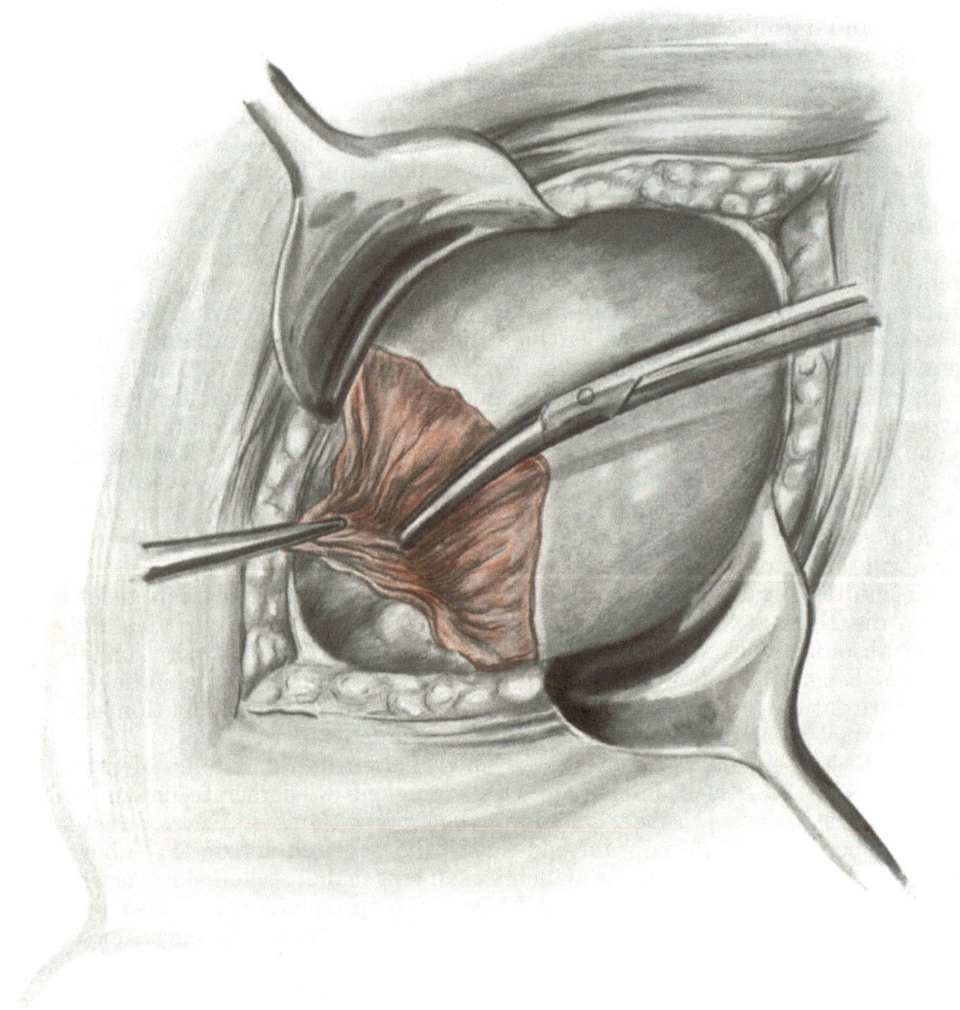

Abb. 559. Transperitonealer cervicaler Kaiserschnitt nach Opitz.
(Plica vesico-uterina quer eröffnet, die Blase wird nach unten abgeschoben.)

nur bis auf das Peritoneum durchtrennten, dann aber dort, wo das parietale Peritoneum von der Blase auf den Uterus sich überschlägt, dieses samt der Blase abschoben, und so Teile des unteren Uterinsegmentes und den Uterushals freilegten. Hier — also außerhalb der Bauchhöhle, *extraperitoneal* — wurde nun *der Uterus eröffnet* und das Kind extrahiert. Jede Infektion der Peritonealhöhle ließ sich damit ausschließen. So sollte das Verfahren auch für unsaubere Fälle geeignet sein. Durch Sellheim selbst, Kermauner, v. Rosthorn, Latzko, A. Döderlein, O. Küstner wurde das Verfahren technisch bald vervollkommnet. Das rein extraperitoneale Vorgehen mißlang freilich auch den geübtesten Operateuren manchmal, indem das Peritoneum beim Abschieben einriß. Die weitere Erfahrung lehrte indes zweierlei: einmal, daß *bei wirklich infizierten Fällen auch das extraperitoneale Vorgehen nicht absolut sicher vor*

Komplikationen schützte, da auch von der infizierten Bindegewebswunde aus schwere,
selbst tödliche Allgemeininfektionen ausgehen können. Andererseits aber machte
man die Beobachtung, daß offensichtlich *die Verlegung des Uterusschnittes in seinen*

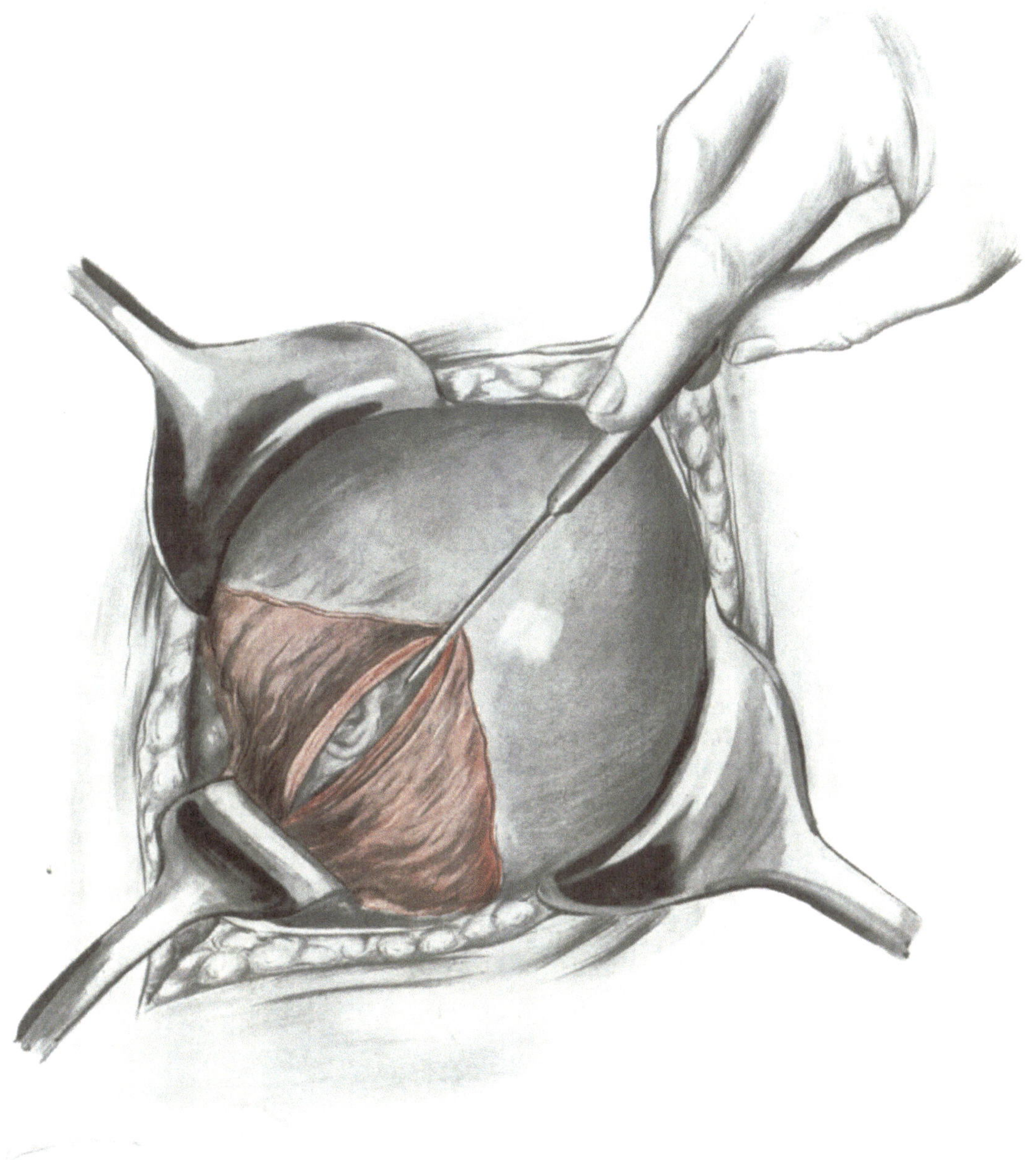

Abb. 560. Transperitonealer cervicaler Kaiserschnitt nach OPITZ.
(Eröffnung des Isthmus und Cervix durch Längsschnitt. Die nach unten abgeschobene Blase wird durch eine Platte
zurückgehalten.)

unteren Abschnitt, in den Uterusausführungsgang, an sich *weniger gefährlich war als
die Eröffnung des Corpus uteri.* Einesteils war die Wunde im Uterusausführungsgang
leichter zu versorgen, andererseits erwiesen sich auch bei Verletzungen des Peritoneums
die unteren Abschnitte der Bauchhöhle als widerstandsfähiger gegen Infektionen,

insofern als Infektionsprozesse hier leichter lokalisiert blieben und später ausheilten, jedenfalls eine allgemeine Peritonitis viel leichter vermieden werden konnte. Wurde diese Erfahrung ursprünglich wohl mehr unabsichtlich gemacht, da anscheinend vielen

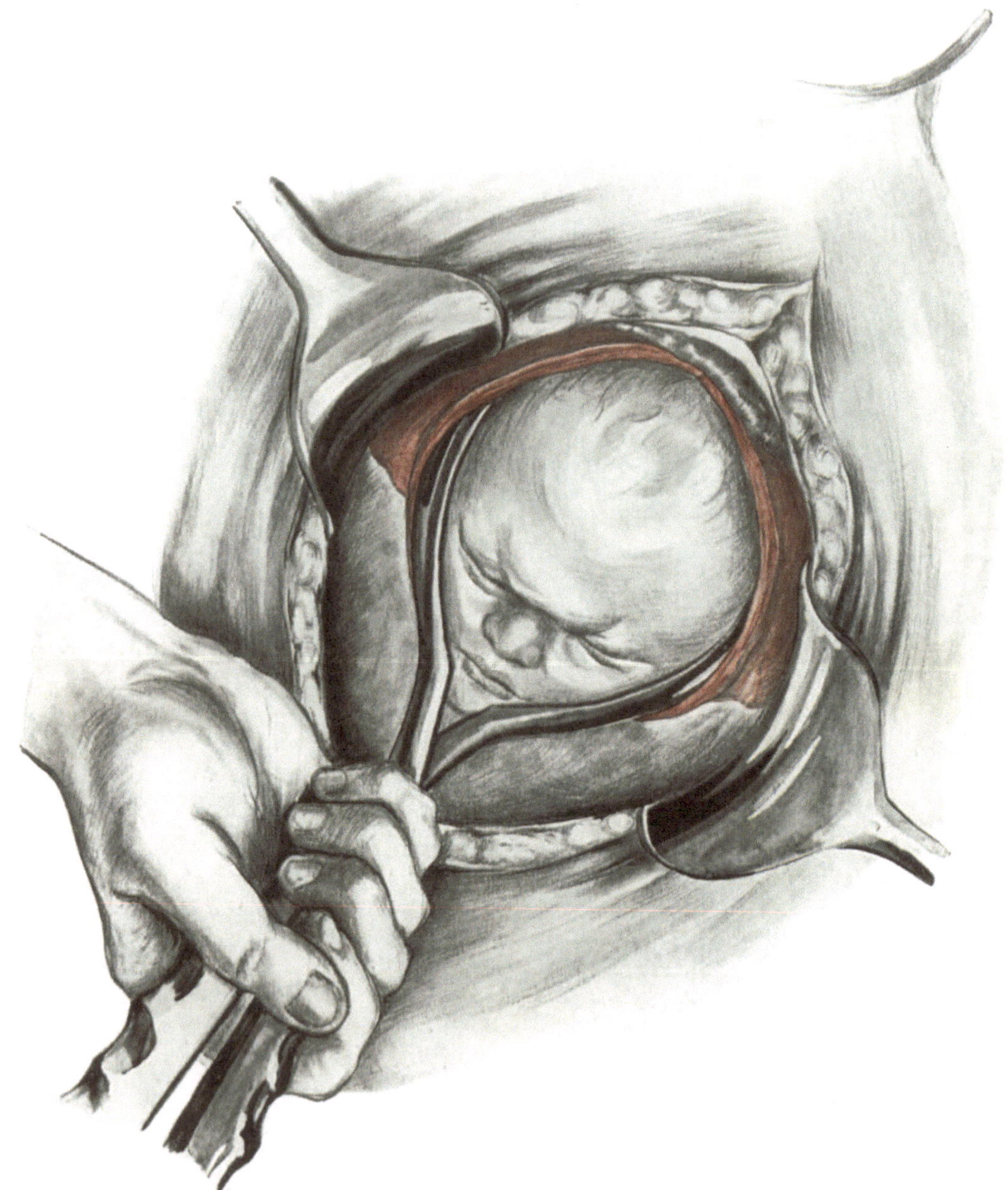

Abb. 561. Transperitonealer cervicaler Kaiserschnitt.
(Heraushebeln des Kopfes per forcipem.)

Operateuren der Versuch des rein extraperitonealen Vorgehens mißlang, so konnte bald aus der Not eine Tugend gemacht und auf das extraperitoneale Vorgehen verzichtet werden. KRÖNIG, FRANZ, OPITZ, DOERFLER u. a. haben sich um die Technik dieses *transperitonealen, cervicalen Kaiserschnittes* verdient gemacht[1]. Heute liegen

---

[1] Es würde zu weit führen, hier alle Einzelheiten seines Entwicklungsganges aufzuführen. Wir verweisen auf KÜSTNER: Der abdominale Kaiserschnitt. Deutsche Frauenheilkunde, Bd. 2. Wiesbaden 1915 und DÖDERLEIN: Geburtshilfliche Operationslehre. Wiesbaden 1917.

die Verhältnisse so, daß nur A. DÖDERLEIN und LATZKO noch Anhänger der extraperitonealen Methode sind, die meisten übrigen Geburtshelfer aber den transperitonealen Weg bevorzugen. Auch wir selbst sind aus ursprünglich begeisterter Anhängerschaft des extraperitonealen Verfahrens nach der KERMAUNER-LATZKOschen Methode seit Jahren schon zum transperitonealen Weg übergegangen, wie wir weiter unten noch schildern werden. Die Erfolge der beiden Methoden sind fast genau die gleichen.

Bei Beschränkung der Operation auf ausgewählte, möglichst unberührte Fälle sind größere Serien von Operationen mit einer durchschnittlichen Mortalität von

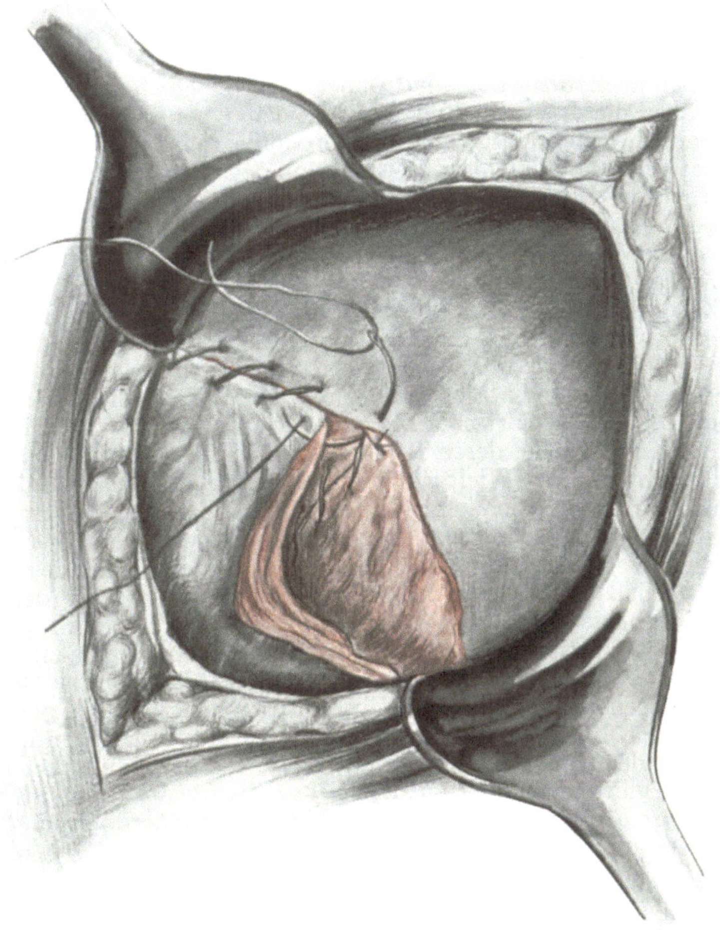

Abb. 562. Transperitonealer cervicaler Kaiserschnitt.
(Uterusschnitt vernäht. Naht des Blasen-Peritoneums.)

2—3% durchgeführt worden. Sobald aber zur Vermeidung verstümmelnder Operationen oder zur Erhaltung des kindlichen Lebens die Indikationsstellung erweitert wurde, haben sich auch die Mortalitätsziffern erhöht, so daß die *durchschnittliche Mortalität der Laparo-Hysterotomie auch in dieser modernen Form* in Deutschland *heute zwischen 4 und 5% liegt* — eine Ziffer, die immerhin noch *so hoch* ist, *daß man vor einer wahllosen Ausweitung der Indikationsstellung zur abdominalen Schnittentbindung,* wie sie von manchen Seiten propagiert worden ist, *nur warnen kann.* Auffallend niedrige Mortalitätsziffern hat in den letzten Jahren nur DOERFLER erzielt und sie ausschließlich seiner besonderen Technik zugeschrieben, auf die wir noch zurückkommen. Es scheint, daß der Querschnitt oder Bogenschnitt im Uterusausführungsgang doch für die Wundheilung günstigere Vorbedingungen gibt. Nach den bedeutsamen Untersuchungen von GOERTLER über die Architektur der Uterusmuskulatur werden beim Quer- oder Bogenschnitt die Muskelfasersysteme schräg oder sogar faserparallel durchschnitten, während der Längsschnitt alle Fasern quer durchtrennt.

Fragt man sich, warum es trotz aller Fortschritte der Operationstechnik bisher nicht gelungen ist, die abdominale Schnittentbindung ihrer Gefahren völlig zu entkleiden, so kommt man bei kritischer Überlegung zu folgenden Ergebnissen:

Die *Hauptgefahr* in heutiger Zeit ergibt sich aus einer wahllosen *Ausweitung der Indikationsstellung*. Wie weit *mangelhafte Operationstechnik* dabei noch eine Rolle spielt, läßt sich schwer abschätzen. Sicherlich aber ist *die größte Zahl der Todesfälle* auf *postoperative Infektionen,* meist eine Peritonitis, seltener eine schleichende Bindegewebsphlegmone zu beziehen, ganz abgesehen davon, daß bei Ausweitung der Indikationsstellung manche Fälle auch einer anschließenden puerperalen Sepsis zum Opfer fallen. Aber auch dem Für und Wider jeder Schnittentbindung sorgfältigst Prüfenden und über die beste Technik verfügenden Operateur bleiben Fehlschläge nicht erspart, weil die Infektionsgefahr im Einzelfalle sehr schwer abzuschätzen ist. Der Geburtskanal einer völlig afebril zur Operation gelangenden Kreißenden, namentlich einer nach wiederholten vaginalen Untersuchungen eingelieferten Frau, kann schwer infiziert sein, andererseits können bei mäßigem Fieber sub partu die Keime so harmlos sein, daß mit oder ohne Schnittentbindung alsbald nach der Entleerung des Uterus die Temperatur absinkt und das Wochenbett vollkommen ungestört abläuft. Wir haben zur Zeit kein Mittel, diese Fälle richtig zu erkennen und zu trennen. Immerhin seien sie dem gewissenhaften Arzt eine Warnung, in jedem Einzelfalle seine Indikationsstellung sorgfältigst zu überlegen. Das gilt vor allem bei einer Schnittentbindung aus rein kindlicher Indikation. Hier muß man das kindliche Leben gegenüber dem mütterlichen Leben sorgfältigst abwägen und die Wünsche der Mutter berücksichtigen. Eine Mehrgebärende, deren Lebenserhaltung für die Aufzucht ihrer bereits geborenen Kinder von größter Wichtigkeit ist, aus rein kindlicher Indikation einer Schnittentbindung zu unterziehen, ohne daß ein besonders dringender Wunsch der Eltern nach einem lebenden Kind vorliegt, scheint uns nur dann berechtigt, wenn alles, der Zustand des Geburtskanals, die allgemeine Verfassung des mütterlichen Organismus so ist, daß nach menschlicher Voraussicht die Gefahr der Schnittentbindung nur eine minimale sein kann. Auch in all den Fällen, in denen die abdominale Schnittentbindung aus relativer Indikation in Konkurrenz mit vaginalen Entbindungsmöglichkeiten tritt, ist in jedem Fall *sorgfältig abzuwägen, welcher Weg für die Mutter gefahrloser scheint.* Ebenso sei man auch bei jungen Erstgebärenden in der Indikationsstellung aus kindlichem Interesse streng. Wenn es sich um Situationen handelt, deren Wiederkehr bei folgenden Geburten nicht zu befürchten ist, dann muß man sich darüber klar sein, daß die Schnittentbindung auch *gewisse Ferngefahren* nach sich zieht, unter denen die *Gefahr einer Ruptur in der Kaiserschnittsnarbe* bei einer folgenden Schwangerschaft oder Geburt die Hauptrolle spielt.

Ist diese Gefahr auch zweifellos beim Schnitt im Uterusausführungsgang geringer als beim klassischen Kaiserschnitt, so wissen wir, daß auch hier mangelhafte Nahttechnik, Störungen der Wundheilung, Plazentation im Narbenbereich bei einer folgenden Schwangerschaft diese Gefahr involvieren, sowie daß nach dem 2. oder gar 3. Kaiserschnitt die Rupturgefahr sich so steigert, daß viele Geburtshelfer nach dem 2. Kaiserschnitt, wahlweise nach dem 3. Kaiserschnitt die absolute Indikation zur gleichzeitigen Sterilisierung gegeben erachten. Da man aber selbst bei glattem postoperativen Verlauf und Unkenntnis des Placentarsitzes den Zustand der Narbe und damit die Größe der Rupturgefahr niemals sicher abzuschätzen vermag, *empfehlen wir jeder durch Schnitt entbundenen Frau dringend, bei einer folgenden Gravidität die letzten 3—4 Wochen ante partum bereits unter dauernder klinischer Aufsicht zu verbringen.* Wiederholt ist es uns durch diese Vorsichtsmaßnahme gelungen, eine solche Ruptur im Entstehen zu erkennen und durch sofortige Operation das bedrohte Leben der Frau zu erhalten.

Eine zweite niemals mit Sicherheit auszuschließende Gefahr der Schnittentbindung liegt in der *Möglichkeit einer postoperativen Embolie.* Gewiß vermag eine gute Operationstechnik, vor allem eine exakte Blutstillung, eine sorgfältige Nachbehandlung diese Gefahr wesentlich zu beschränken, sie völlig auszuschließen wird aber nie gelingen.

Die *Luftembolie,* die in der Literatur bisher in 8 Fällen nach dem Kaiserschnitt eingetreten ist, spielt demgegenüber keine Rolle.

Die früher eine große Bedeutung besitzende *Verblutungsgefahr* ist *heute völlig zurückgetreten.* Selbst am nach der Entleerung atonischen Uterus gelingt es durch sofortige Injektion von Hypophysenhinterlappenpräparaten in die Uterussubstanz so gut wie regelmäßig eine genügende Kentraktion zu erzielen. In Ausnahmefällen

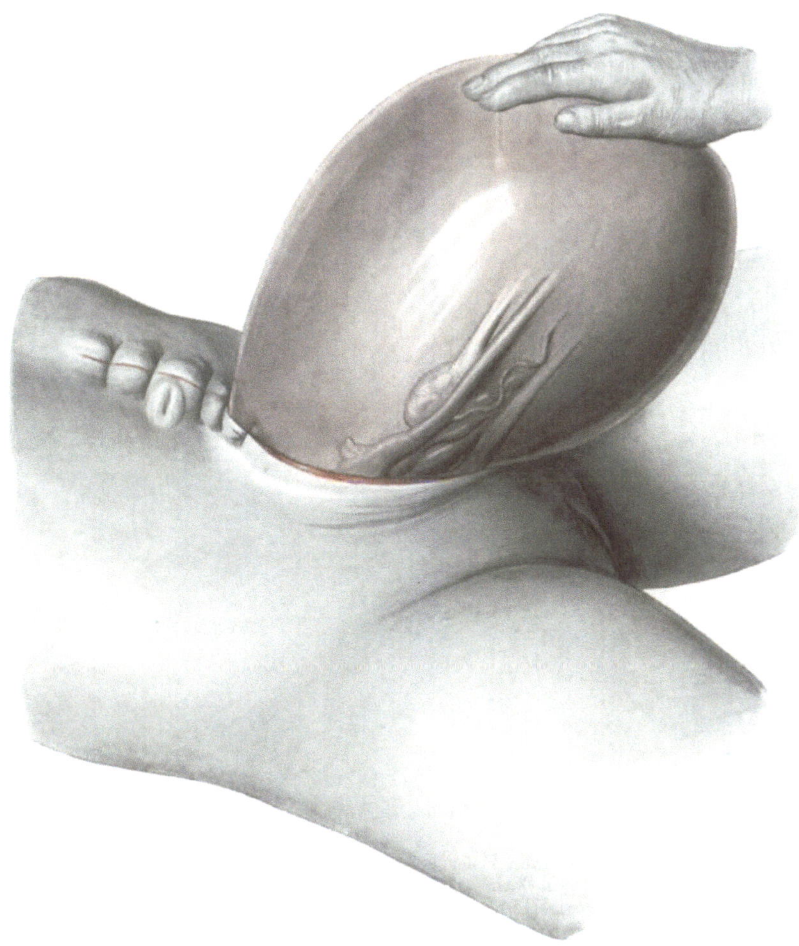

Abb. 563. Sectio caesarea nach GOTTSCHALK-PORTES. Der Uterus ist aus der Bauchhöhle geholt, die Bauchwunde bis an den Uterus heran mit durchgreifenden Nähten wieder geschlossen. Nachdem das Collum uteri mit Gaze abgedichtet ist, wird der Uterus maximal anteflektiert und nun in der Vorderwand eröffnet, so daß das Fruchtwasser an der Symphyse vorbei wegfließen kann.
(Nach G. A. WAGNER.)

muß man sich natürlich lieber zur supravaginalen Amputation oder Totalexstirpation des Uterus entschließen, als eine Frau verbluten zu lassen. Natürlich wird ein solcher Entschluß bei einer jungen Frau außerordentlich schwer fallen.

Schließlich darf man nicht vergessen, daß gegen eine wahllose Ausdehnung der Anwendung der Schnittentbindung auch die allgemein beobachtete *Herabsetzung der Fertilität nach Kaiserschnitt* spricht. In den wenigsten Fällen handelt es sich dabei um eine als Folge irgendeiner Komplikation im Heilungsverlauf erworbene Konzeptionsunfähigkeit, sondern fast regelmäßig um eine gewollte Sterilität, gewollt, um den Gefahren und Aufregungen einer zweiten derartigen Operation zu entgehen. Der seinem Volk sich verantwortlich fühlende Geburtshelfer darf auch über solche Folgen seines Handelns nicht hinwegsehen.

Wer die Laxheit in der Indikationsstellung fördert, belädt sich mit ungeheurer
Verantwortung auch dadurch, daß immer wieder ungeeignete Operateure sich an den
technisch nicht schwierig erscheinenden Eingriff wagen und unnötige Opfer an Müttern
die Folge sind.

Groß angelegte Versuche amerikanischer Entbindungsanstalten haben ergeben,
daß bei wahlloser Indikationsstellung selbst an Kliniken Mortalitätsziffern von 11—16%
die Folge waren, ein geradezu furchtbares Resultat. Darum prüfe jeder Geburtshelfer sich gewissenhaft und lege sich im Zweifelsfalle die Frage vor, ob er zur Schnittentbindung auch dann raten würde, wenn die Gebärende seine Frau oder seine Tochter
wäre, eine Gewissensfrage, die überhaupt jeder Operateur sich vorlegen sollte, wenn
aus nichtvitaler Indikation ein Eingriff notwendig ist.

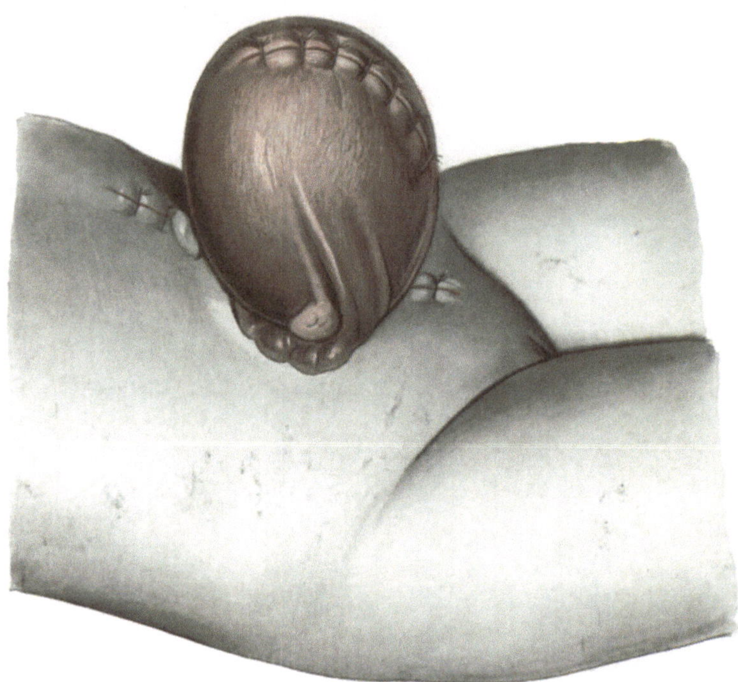

Abb. 564. Sectio caesarea nach GOTTSCHALK-PORTÈS (Fortsetzung zu Abb. 563). Kind und Placenta sind
entfernt, der Uterus mit einschichtiger Naht geschlossen. Er bleibt mit beiden Adnexen so auf der
Bauchwand liegen. „Exterriorisation." Die Tube ist durch Abschnürung etwas gestaut.
(Nach G. A. WAGNER.)

Ausführung des Kaiserschnittes. Die Operation soll natürlich nur von den Ärzten
ausgeführt werden, die über die entsprechende Technik und den nötigen aseptischen
Apparat verfügen. Der gewissenhafte Arzt wird auch Notoperationen unter ungünstigen
äußeren Verhältnissen vermeiden und Fälle, in denen der Kaiserschnitt wahrscheinlich
ist, nur in einer entsprechend mit Operationsräumen ausgestatteten Anstalt selbst
operieren oder operieren lassen. Vorbereitung wie zu jeder Laparotomie, unter primitiven Verhältnissen natürlich mit allem möglichen Notbehelf[1]. Ob zur Naht Seide
oder Catgut verwendet wird, ist unwesentlich, die exakte Nahttechnik, peinlichste
Asepsis, besonders beim klassischen Kaiserschnitt, Hauptsache.

1. Transperitonealer Korpusschnitt oder klassischer Kaiserschnitt. Längsschnitt
von handbreit über bis ebenso weit unterhalb des Nabels. Vorwälzen des Uterus
vor die Bauchdecken und provisorisches Zuklemmen der Bauchwunde mit Hakenzangen, Bedecken mit Bauchservietten[2]. Eröffnung des Uterus durch Längsschnitt

---

[1] Vgl. LEJARS: Dringliche Operationen. Jena 1905.
[2] Manche Operateure verzichten auf das Vorwälzen des Uterus, was bei rein aseptischen Fällen
durchaus angängig ist und den Vorteil hat, daß man den Hautschnitt kleiner machen kann.

in der Vorderwand des Korpus[1]. Wird die Placenta getroffen, so löst man sie ab und bahnt sich neben ihrem Rand durch die Fruchtblase einen Weg zum Kinde, dessen Entwicklung niemals Schwierigkeiten macht. Naht in 3 Etagen: 1. Schicht, etwa $^2/_3$ der Wanddicke fassende Knopfnähte, unter Freilassen der Decidua[2]; 2. Schicht, sero-muskuläre Naht (Abb. 558), welche zwischen den Knopfnähten der 1. Schicht derart angelegt wird, daß Ein- und Ausstich am peritonealen Wundrand erfolgt und von der Muskelwand etwa die obere Hälfte mitgefaßt wird; 3. darüber sero-seröse fortlaufende Decknaht, 4. Bauchnaht.

2. Trans-(sub)-peritonealer cervicaler Kaiserschnitt nach OPITZ. Suprasymphysärer Längs- oder Querschnitt in den Bauchdecken. Längsschnitt durch das parietale Peritoneum. Sorgfältiges Abstopfen des Operationsgebietes gegen die übrige Bauchhöhle nach oben und nach den Seiten. Queres Einschneiden der Plica vesico-uterina. Abschieben der Blase nach unten nach Bedarf (Abb. 559), d. h. so weit als notwendig, um den etwa 10 cm langen Schnitt im Uterusausführungsgang anbringen zu können (Abb. 560); Eröffnung dieses durch Längsschnitt. Heraushebeln des Kopfes mit der Hand, eventuell durch Anlegen der Zange (Abb. 561) und Naht der Uteruswunde durch eine Reihe Knopfnähte und eine darüber gelegte fortlaufende Naht. Die Blase wird nun wieder an ihren alten Platz zurückgelegt, die Plica vesico-uterina durch eine fortlaufende Naht geschlossen (Abb. 562), bei zweifelhaften Fällen darüber noch eine zweite peritoneale Decknaht angebracht. Entfernung der Bauchtücher, sorgfältiges Austupfen des eventuell doch hineingelangten Fruchtwassers, Schluß der Bauchhöhle und Bauchwunde durch die übliche Etagennaht. Die Uteruswunde liegt also auch hier schließlich extraperitoneal. Handelt es sich um einen unsauberen Fall, dann kann man einen Jodoformgazedocht auf die Uteruswunde legen und denselben durch eine in der vorderen Scheidenwand angebrachte Öffnung ableiten.

3. Transperitoneale isthmische Laparohysterotomie nach DOERFLER. In Horizontallage der Frau wird ein Längsschnitt von der Symphyse bis zum Nabel, bei Bedarf links am Nabel vorbei noch höher hinauf gemacht. Nach Eröffnung der Bauchhöhle wird sofort in der schonendsten Weise durch den Operateur mit der mit Gummihandschuh bedeckten Hand der Uterus eventriert und in demselben Augenblick von einem Assistenten hinter den eventrierten Uterus ein großes, glattes entfaltetes Tuch bis tief unten ins Becken hineingeschoben und dann ein zweites darüber gebreitet. Es ist nun nur der stark vorgewälzte Uterus sichtbar. Die Tücher sollen aus derbem glatten Leinen sein, damit bis zur Vollendung der Naht alles Blut, Fruchtwasser fast spurlos über sie wegläuft. Der Uterus liegt nun eigentlich vollständig extraperitoneal auf dem Tuche, das fast absolut flüssigkeitsdicht die obere Bauchregion gegen ihn abschließt. Nun umfaßt der eine Assistent mit kräftigem Zugriff von hinten her den Gebärmutterhals. Dadurch wölbt sich die vordere Cervixisthmuswand mit ihrem Inhalt (meist dem Kopf) von selbst sehr zweckentsprechend vor. Nunmehr wird 1—2 mm oberhalb und parallel zur Plica vesico-uterina das Peritoneum horizontal durchtrennt; die seitliche Begrenzung des Schnittes ist durch die Ligamenta rotunda gegeben. Die Plica vesico-uterina wird $^1/_2$—1 Querfinger breit nach abwärts gezogen, bis die natürlichen bindegewebigen Verwachsungen des Collum mit der hinteren Blasenwand beginnen. Sie sollen ungestört bleiben. In der Mitte zwischen der nunmehr sichtbaren oberen Blasengrenze und dem Querschnitt durch das Uterusperitoneum und oberhalb der sichtbaren Finger der die Cervix umspannenden Assistentenhand wird nun mit querem gleichmäßigem Schnitt, bei dem es kaum blutet, die Uterushöhle eröffnet. Dabei springt die Fruchtblase sofort oder wird stumpf geöffnet, das Kind extrahiert. Nach Abnabelung des Kindes wird eine Pituglandolinjektion oder Hypophysininjektion in die Uterusmuskulatur gemacht, die Placenta nebst Eihäuten sorgfältig entfernt, nötigenfalls die Placentarstelle mit einer Serviette sanft abgerieben. Der die uterinen Gefäße komprimierende Assistent muß während der ganzen Zeit gleichmäßig ruhig seine Finger liegen lassen. Darauf beginnt die Naht, die in 2 Schichten durchgeführt wird. Die erste fortlaufende Naht erfaßt nur die tiefere Hälfte der Uterusmuskulatur, während die zweite fortlaufende

---

[1] Der früher viel empfohlene, quer über den Fundus angelegte Schnitt von FRITSCH ist wegen häufiger Rupturgefahr bei folgenden Geburten heute fast allgemein verlassen.

[2] Andere EVERKE, DÖDERLEIN empfehlen gerade die Decidua mitzufassen und nur wenig Muskulatur zu nähen.

Naht die äußere Hälfte der Schnittfläche vereinigt. Nach Handschuhwechsel soll nun die Naht mit der Plica derart übernäht werden, daß der Plicarand etwa 1 cm oberhalb des Schnittrandes an die Uterusserosa angeheftet wird. Zweckmäßig wird nun noch eine zweite peritoneale Decknaht ausgeführt. Nunmehr werden die Tücher entfernt, das Peritoneum überall sorgfältig ausgetupft, der Uterus reponiert; nach Handschuhwechsel Schluß der Bauchhöhle.

DOERFLER ist überzeugt, daß seine exakte Nahttechnik für die guten Erfolge das Wesentliche ist und daß nur am eventierten Uterus die Naht sich so exakt durchführen läßt. Wir persönlich sehen das Maßgebende noch mehr in dem Querschnitt (vgl. oben S. 746).

Nachbehandlung wie nach jeder Laparotomie.

4. Die Technik der PORRO-Operation ist heute genau die der supravaginalen Amputation des myomatösen Uterus und bleibt natürlich dem operativ gut vorgebildeten Arzt vorbehalten. Als Notoperation kann allenfalls folgende, der ursprünglichen nahestehende Technik in Frage kommen: Vorwälzen des uneröffneten Uterus; dann wird unter Hochhalten von Tube und Ovarium um den Uterushals eine feste elastische Ligatur angelegt. Über dieser werden kreuzweise zwei dicke Stricknadeln durchgestoßen, um ein Abgleiten der Ligatur zu verhindern, darauf der Uterus abgesetzt. Bei raschem Operieren braucht der Uterus erst jetzt eröffnet zu werden, anderenfalls eröffnet man ihn kurz nach Anlegen der Ligaturen und setzt unmittelbar danach ab. Der Stumpf wird in den unteren Winkel der Bauchwunde gelagert, die Bauchhöhle unter den Stricknadeln derart verschlossen, daß das parietale Peritoneum überall mit dem Peritoneum des Uterusstumpfes dicht vernäht wird. Naht der übrigen Bauchwunde. Nach etwa 4 Wochen fällt der Stumpf mit den Nadeln und der Ligatur von selbst ab. Der zurückbleibende Wundtrichter granuliert allmählich zu.

Der Kaiserschnitt an der toten und sterbenden Frau.

Stirbt die Schwangere oder Kreißende, so kann die Frucht kurze Zeit die Mutter überleben. Diese Beobachtung fordert uns auf, bei Lebensfähigkeit der Frucht Maßnahmen zu ihrer Rettung zu treffen. Bei verstorbenen Schwangeren werden diese in Eröffnung der Leibes- und Uterushöhle bestehen müssen, um das Kind möglichst rasch aus dem toten Körper zu befreien. Bei Kreißenden kommen je nach dem Stande der Geburt auch andere entbindende Methoden in Betracht.

Leider ist die Rettung des Kindes nach dem Tode der Mutter nicht gerade häufig. In vielen, vielleicht den meisten Fällen stirbt die Frucht schon vor der Mutter. Getötet wird sie durch Krankheitserscheinungen, die wir als verderbenbringend für die Frucht kennen lernten (s. Pathologie der Schwangerschaft): hohes Fieber, erhöhte Venosität des mütterlichen Blutes (Herz- und Lungenkrankheiten), starkes Sinken des Blutdruckes, besonders bei langdauernder Agonie.

Hängt somit die Prognose von der Art der Krankheit und besonders von der Dauer der Agonie ab, so ist die Schnelligkeit der Ausführung des Kaiserschnittes eine notwendige Forderung für den günstigen Ausgang. *Unmittelbar nach dem Herzstillstand soll die Operation vollzogen werden.* Vergehen 10—15 Minuten, so ist auf ein lebendes Kind kaum noch zu rechnen.

In der Agone ist der Kaiserschnitt nur dann gestattet, wenn nach Überzeugung des Arztes der Tod in kürzester Zeit sicher in Aussicht steht und die extrauterin lebensfähige Frucht nachweislich noch lebt.

Bei der *Ausführung des Kaiserschnittes in der Agone* sind, soweit es die Zeit gestattet, alle Vorbereitungen und aseptischen Maßnahmen wie beim gewöhnlichen Kaiserschnitt zu treffen. Die fast stets schon bestehende Unbesinnlichkeit wird eine Narkose oft unnötig machen. Nach der Entfernung des Kindes wird der Uterus durch Naht geschlossen und ebenso in bezug auf Bauchnaht und Verband das gleiche Verfahren wie beim Kaiserschnitt an der Lebenden beobachtet. Eine Anzahl Kinder wurden in den letzten Jahrzehnten durch den ventralen Kaiserschnitt in der Agone gerettet. Die Mutter hauchte ihr Leben meist während der Anlegung der Naht oder des Verbandes oder kurze Zeit nach Vollendung der Operation aus.

Freilich erwuchs der Operation nun bald ein großer Konkurrent in dem Vorschlage GIGLIS (1894), entsprechend einer älteren Idee statt der Schamfugendurchtrennung beide *Schambeinäste seitlich von der Mittellinie* mit einer gleichzeitig von ihm konstruierten Drahtsäge zu *durchtrennen*. Infektions- und Blutungsgefahr wie die Gefahr von Nebenverletzungen sollten dabei geringer sein.

Alle diese Operationen waren mit offener Durchschneidung der Weichteile ausgeführt worden. Die damit verbundenen Gefahren zu vermeiden, war das Bestreben der folgenden Jahre. Ohne auf Einzelheiten zu weit einzugehen, sei hier doch erwähnt, daß die GIGLISche Operation in Deutschland besonders durch A. DÖDERLEIN (1904), später auch durch BUMM so abgeändert und vereinfacht wurde, daß sie sich bald allgemeine Anerkennung errang, während für die Schamfugendurchtrennung durch ähnliche Modifikationen von P. ZWEIFEL (1906) und FRANK (1910) mit Erfolg geworben wurde. Zahlreiche andere Modifikationen haben es zu größerer Anerkennung in der Praxis nicht gebracht und sollen hier unberücksichtigt bleiben.

Während bei GIGLIS Operation die Mortalität 10,4% betrug, sank sie mit DÖDERLEINS Methode auf 4,1% und später — nachdem man Erstgebärende und infizierte Fälle immer mehr ausschloß — auf 2,66%. Ähnlich ging die Mortalität der allerdings viel seltener ausgeführten Symphysendurchtrennung in neuester Zeit auf 0,8% herunter. Die Kindermortalität dürfte bei beiden Operationen annähernd die gleiche, rund 6% sein[1]. Es bleibe übrigens nicht unerwähnt, daß im letzten Lustrum die beckenerweiternden Operationen gegenüber den neuen cervicalen Kaiserschnittsmethoden stark in den Hintergrund getreten sind.

Es liegen also heute zwei anerkannte beckenerweiternde Operationen vor (Abb. 569 u. 570), der Schamfugenschnitt *(Symphyseotomie)* und der Schambeinschnitt *(Hebosteotomie)*[2].

Erreicht wird durch beide Operationen ungefähr dasselbe, nämlich eine Erweiterung des knöchernen Beckens in allen Dimensionen, wobei praktisch besonders der Zuwachs der Conjugata vera um 1,5—2 cm und bei Trichterbecken die Vergrößerung der Querdurchmesser des Beckenausgangs ins Gewicht fallen. Die vorstehende Abb. 567 veranschaulicht am besten, was erreicht wird. Die Erweiterung kommt wesentlich durch eine Bewegung in den Ileosacralgelenken zustande, wobei regelmäßig (DÖDERLEIN) eines dieser Gelenke, meist das rechte, durch Zerreißung des Ligamentum sacroiliac. ant. verletzt wird. Eine besondere Gefährdung oder Störung der Gehfähigkeit wird bei Fernhalten von Infektionserregern dadurch nicht hervorgerufen.

Technik der Operation.

1. Hebosteotomie nach DÖDERLEIN. In Steiß-Rückenlage, am besten mit leicht herabhängenden abgestützten Beinen, wird oberhalb des horizontalen Schambeinastes ein 3—4 cm langer Schnitt durch Haut und Fascie gemacht, so daß das Einführen eines Fingers hinter dem Schambein möglich ist. Nun wird (hauptsächlich

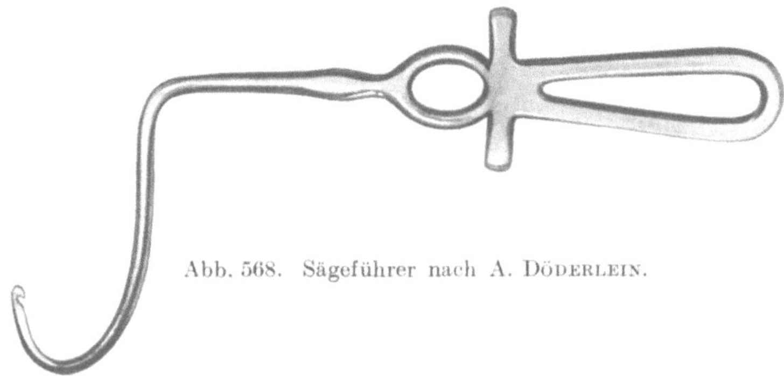
Abb. 568. Sägeführer nach A. DÖDERLEIN.

zum Schutz der Blase) zwischen Finger und Knochen der DÖDERLEINsche Sägeführer (Abb. 568) von oben her um das Schambein herumgeführt und seitlich vom Labium majus, am besten nach Einschneiden der Haut über seiner Spitze, ausgestochen. Nach Einhängen der Drahtsäge (Abb. 569) wird der Sägeführer zurückgezogen und dann von hinten her das Schambein durchsägt. Sobald der Widerstand des Knochens aufhört, derselbe also durchtrennt ist, wird die Säge entfernt, damit nicht auch die Weichteile durchsägt werden. Durch die Assistenz ist ein zu starkes Auseinanderklaffen oder Spreizen der Beine zu verhindern, da anderenfalls ausgedehnte Zerreißungen der Ileosacralgelenke möglich sind.

---

[1] Alle vorstehend genannten Zahlen sind DÖDERLEIN, l. c. entnommen.
[2] Auch wohl Pubo- oder Pubiotomie oder Hebotomie genannt.

Die Frage, ob nach der Durchsägung die Spontangeburt abgewartet (Zweifel) oder operativ entbunden werden soll, beantworten wir, von ähnlichen Erfahrungen wie Döderlein geleitet, dahin, daß im Interesse des Kindes doch die sofortige Beendigung der Geburt empfehlenswerter ist. Bei tiefstehendem Kopf ist die Zange, bei beweglichem Schädel Wendung und Extraktion anzuschließen. Bei Einschränkung der Operation auf Mehrgebärende und Becken mit einer Conj. vera über 7, sind perforierende Verletzungen des Scheidenrohres, wodurch die ungefährliche „subcutane"

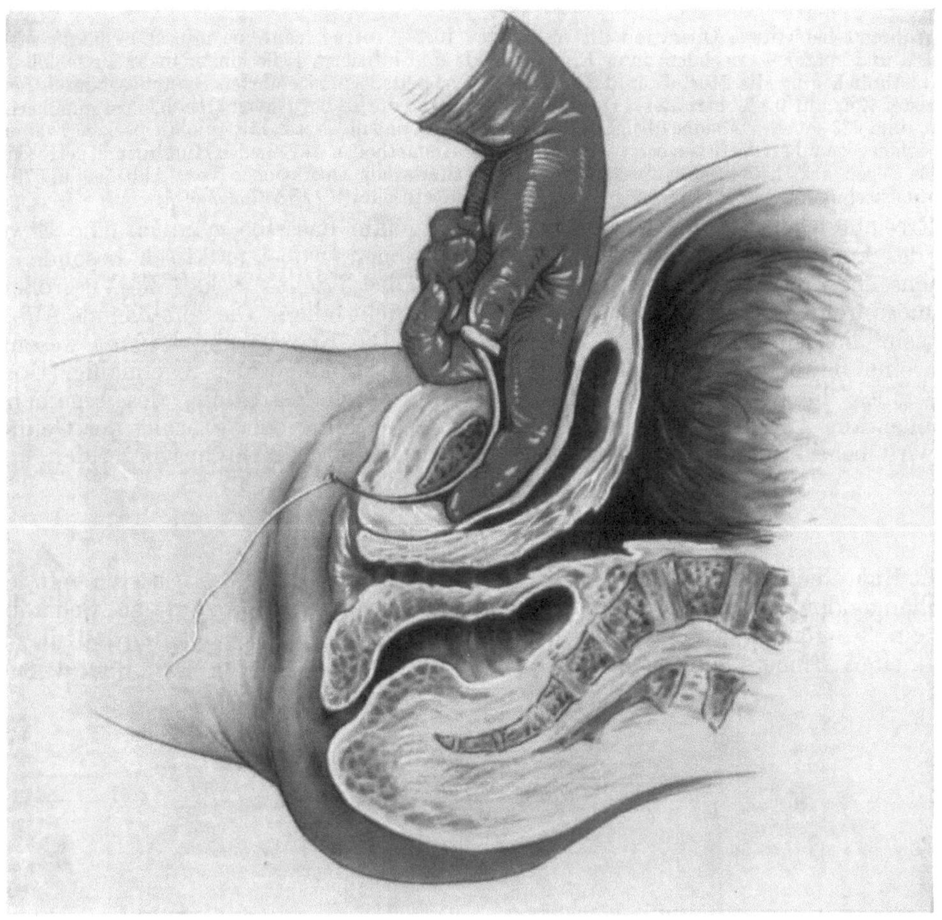

Abb. 569. Ausführung   cutanen Hebosteotomie.
(N   lein.)

Operation ja zu einer gefährlichen „offenen" würde, nicht zu befürchten. Zweckmäßig ist es, während dieser entbindenden Operation die Ein- und Ausstichöffnung mit Tupfern komprimieren zu lassen, wie wir auch für den ersten Tag eine solche Kompression vermittels Bindenverbandes für zweckmäßig halten, um größere Hämatombildung zu vermeiden. Weiterhin ist ein besonderer Verband unnötig. Ende der 2. bis Anfang der 3. Woche ist das Aufstehen erlaubt.

Bumm hat eine subcutane Stichmethode angegeben. Eine von vorn nach hinten abgeplattete spitze Nadel dient als Sägeführer und wird unter Kontrolle des in die Scheide eingeführten Fingers von unten nach oben hinter dem Schambein durchgestoßen. Wir empfehlen dieses Verfahren weniger, da die Gefahr von Blasenverletzungen dabei größer ist und wir uns auch sonst von besonderen Vorteilen dieser Methode gegenüber dem Döderleinschen Verfahren nicht überzeugen konnten.

2. Symphyseotomie nach Frank. Durch starken Fingerdruck wird die Clitoris mit ihren Corpora cavernosa möglichst vom unteren Symphysenrande abgedrängt

(Abb. 570), dann wird mit schmalem Skalpell auf die Mitte der Schoßfuge eingestochen nnd ohne Erweiterung der Hautwunde zunächst die untere Hälfte der Schamfuge mit dem Ligamentum arcuatum, dann unter Drehung des Messers die obere Hälfte von hinten nach vorne durchtrennt. Sobald die Durchtrennung erfolgt, klafft der Spalt mit einem Ruck auseinander. Ein zu heftiges und weites Auseinanderweichen

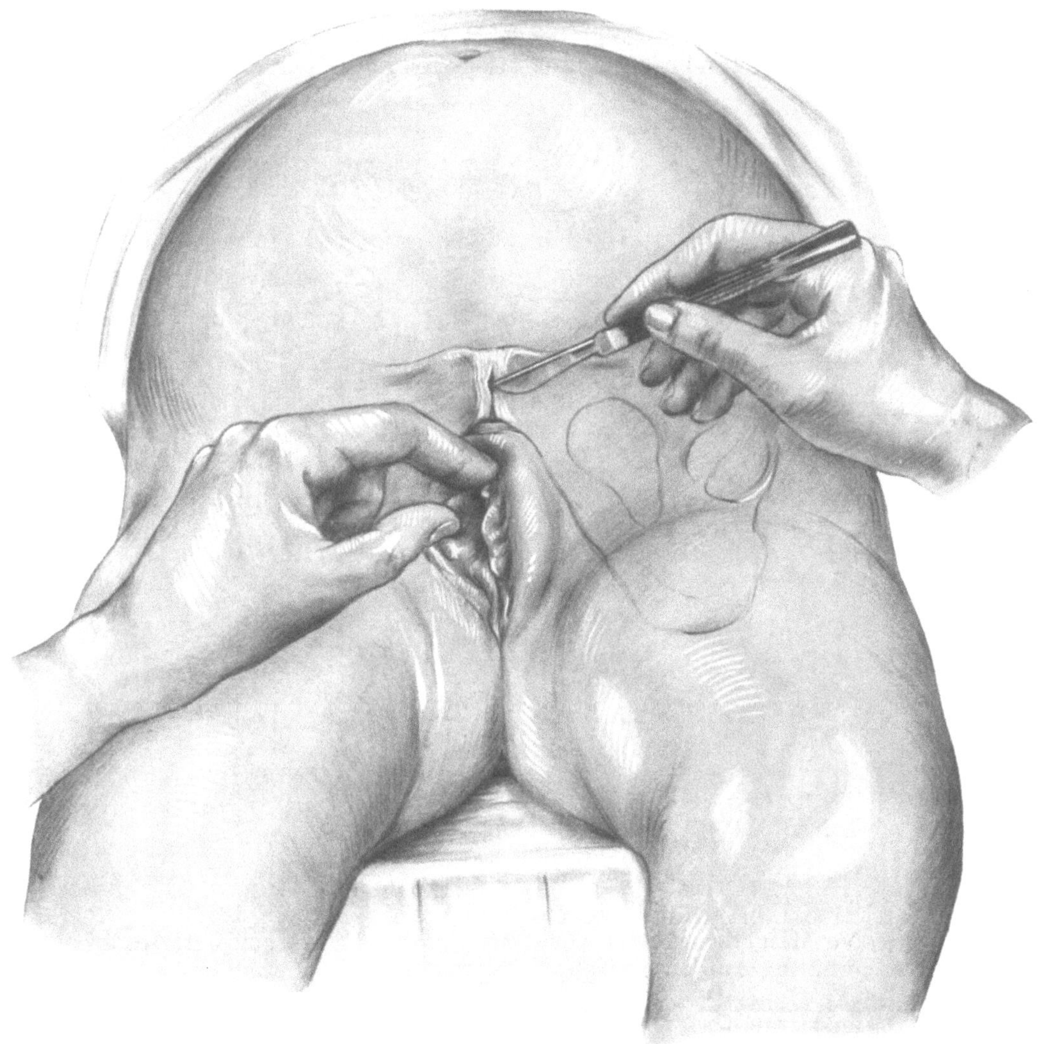

Abb. 570. Symphyseotomie nach FRANK.

der Knochen wird durch Innenrotation der Beine und Druck auf die Trochanteren gebremst. Wo das Mißverhältnis zwischen Kopf und Becken kein zu großes ist, soll versucht werden, das Ligamentum arcuatum zu erhalten, da dadurch am sichersten Zerreißungen und Blutungen aus den Corpora cavernosa verhütet werden. Kompression von außen ist am 1. Tage empfehlenswert, ebenso zunächst ein Wickelverband um das ganze Becken. Sonst gilt hinsichtlich der weiteren Geburtsleitung und Nachbehandlung dasselbe wie bei der Hebosteotomie. Unsere eigenen Erfahrungen mit der Symphyseotomie nach FRANK sind bisher ausgezeichnete. Wir haben bei Beschränkung der Operation auf Mehrgebärende mit einer Conjugata vera nicht unter 7,5 cm bisher keinen Todesfall zu beklagen.

XVI. Die künstliche Lösung der Placenta.

Die künstliche Lösung der Placenta ist und soll keine alltägliche, sondern eine seltene Operation sein. Wer die Nachgeburtsperiode nach den oben dargelegten Grundsätzen leitet, wird nur ganz ausnahmsweise in die Lage kommen, die Placenta lösen zu müssen. Es muß dies mit um so größerem Nachdruck betont werden, als die *Operation eine gefährliche ist,* die Erfahrung aber lehrt, daß eine mißbräuchliche Ausführung derselben auf Grund verständnisloser Indikationsstellung in der Praxis weit verbreitet

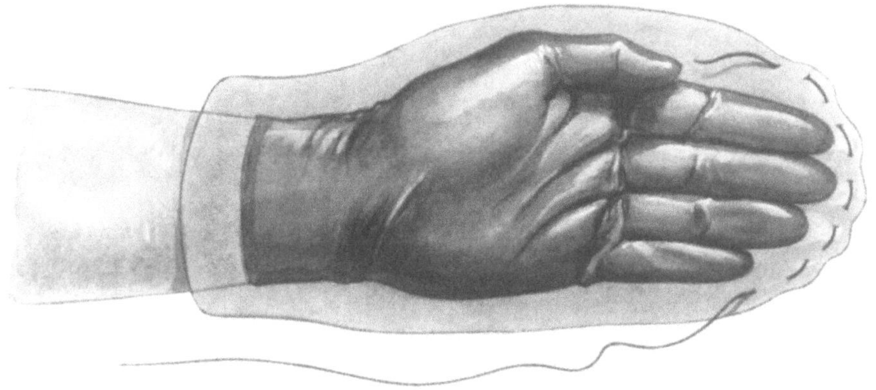

Abb. 571. LANGERscher Handschuh.

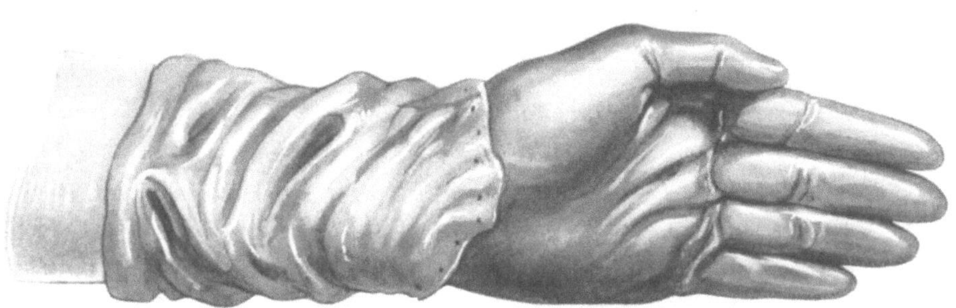

Abb. 572.

ist. „Die relative Häufigkeit dieser Operation in der Praxis eines Arztes steht im umgekehrten Verhältnis zu der Gewissenhaftigkeit und Einsicht desselben" (BREUS).

Die künstliche Lösung der Placenta ist indiziert:

1. Bei lebensbedrohlichen Blutungen aus der Placentarstelle, wenn andere Methoden, die Placenta zu entfernen, fehlschlagen. — Es liegt oft nur eine schlechte Leitung der Nachgeburtsperiode vor.

2. Bei Retention der Placenta ohne wesentliche Blutung, wenn mehr wie 3 Stunden nach der Geburt des Kindes verflossen sind und andere Methoden die Ausstoßung der Placenta nicht erzielten (vgl. das Kapitel über Retentio placentae).

Die Operation wird auf dem Querbett ausgeführt. Die Narkose ist erwünscht, oft aber wegen der Dringlichkeit des Falles nicht ausführbar. Dagegen gilt bei dieser Operation, die sich an einem für Infektion besonders geeigneten Ort abspielt, noch mehr wie sonst als die strengste Pflicht des Operateurs, unter den peinlichsten aseptischen Kautelen vorzugehen. Hände und Arme des Operateurs werden sorgsam desinfiziert. Da bei starker Blutung die nicht selten große Dringlichkeit der Operation leicht zu einer Überhastung in der Desinfektion verleitet, so *operiere* man in solchen Fällen *stets mit Gummihandschuhen,* durch welche die Operation erheblich gefahrloser gestaltet wird. *Besonders sei* für solche Fälle *der LANGERsche Handschuh empfohlen,* dessen Handhabung aus den obenstehenden Abbildungen ersichtlich ist (Abb. 571 u. 572).

Unmittelbar vor dem Eingriff ist die Vulva und ihre Umgebung zu desinfizieren und die Blase mittels eines Katheters zu entleeren.

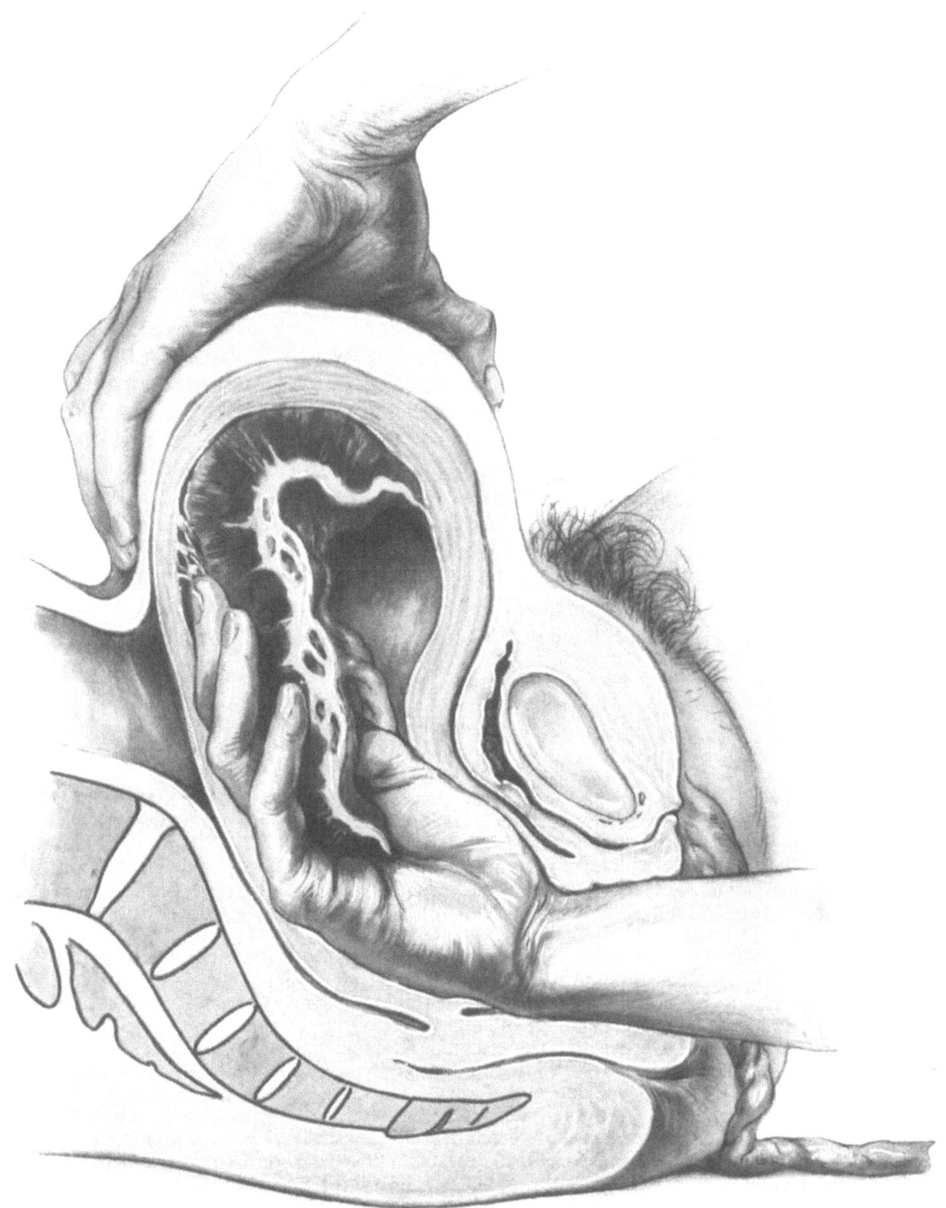

Abb. 573. Manuelle Lösung der Placenta.

Ausführung. Während die eine Hand den Nabelstrang ergreift und ihn durch leichten Zug anspannt, geht die andere Hand, nachdem sie unmittelbar vorher noch einmal mit desinfizierender Flüssigkeit abgespült ist, längs des Nabelstranges durch die Scheide in den Uterus bis zur Placenta. Nachdem sie dort angekommen ist, verläßt die äußere Hand den Nabelstrang und legt sich auf den Fundus uteri zur Fixation desselben und Ausübung eines Gegendruckes. Dann geht die innere Hand an den Rand der Placenta und schiebt sich zwischen den bereits gelösten Teil der Placenta und die

Uteruswand (Abb. 573). Sägende Bewegungen trennen die Placenta von der. Wand, bis sie gelöst in die Hohlhand fällt.

Dieser Akt ist sehr verschieden schwierig, je nachdem die Placenta schon zum größten Teil gelöst ist oder noch breitere Partien haften oder endlich pathologische Adhärenzen vorhanden sind. Im ersten Fall kann die Operation leicht und rasch beendet sein, im anderen die größten Schwierigkeiten bieten, so daß die Placenta zuweilen nur stark zerfetzt herauszubringen ist. Stören feste Adhärenzen die Lösung, so muß man sie mit zwei Fingern zerreißen oder durchkneifen.

Ist endlich die Placenta gelöst, so führt sie die Hand nach außen. Durch erneutes Eingehen unter denselben Kautelen hat man zu prüfen, ob noch Reste zurückgeblieben sind, und solche dann zu entfernen.

Als letzter Akt folgt eine gründliche Ausspülung des Uterus mit Alkohol oder sterilem Wasser. Besteht nach dem Eingriff Atonie des Uterus, so werden kontraktionserregende Mittel sofort angewandt, eventuell ist eine Tamponade des Uterus notwendig (Technik, S. 553).

Die *Prognose* der Operation war in vorantiseptischen Zeiten eine nicht günstige. Viele Frauen starben an Sepsis. Die Manipulation an den großen mütterlichen Placentargefäßen erleichtert den Infektionserregern den Eintritt in den Organismus in leicht begreiflicher Weise. Aber auch heute muß sie zu den gefährlichsten geburtshilflichen Operationen gerechnet werden. Todesfälle und fieberhafte Wochenbetten sind besonders in der Außenpraxis keineswegs seltene Ereignisse, so daß die *Mortalität* (durchschnittlich *etwa* 10%) höher ist als nach den sog. großen geburtshilflichen Operationen. Andererseits beweisen die Statistiken der Kliniken, daß bei großer Sorgfalt in der Asepsis und Beherrschung der Technik der Operation ihre Mortalität fast Null sein kann[1]. Verletzungen des Uterus lassen sich, namentlich unter Anwendung eines geschickten Gegendrucks, wohl immer vermeiden, wenn solche auch mehrfach bekannt geworden sind.

Literatur.

Operationslehre.

AUVARD: Embryotome céphalique combiné. Acad. Méd. Paris, 27. Mai 1888.

BOSSI: Sulla dilatazione meccanica immediata del collo dell'utero. Ann. Ostetr. **1900**, No 3/4. — BRAUN, C.: Neuere Methoden der Kranioklasie. Z. Ges. Ärzte Wien **1858**. — Über das technische Verfahren bei vernachlässigten Querlagen und über Dekapitationsinstrumente. Wien. med. Wschr. **1861 I**. — BREUS: Die Beckeneingangszange. Arch. Gynäk. **20**. — BUMM: Die Achsenzugzange. Slg klin. Vortr. Nr 318. — Die Pubiotomie mit der Nadel. Zbl. Gynäk. **1906**, Nr 32. — Über Kaiserschnitt. Internat. Gynäk.kongr. Petersburg 1910. — BUNGE: Schlingenträger. Zbl. Gynäk. **1885**, Nr 47; **1891**, Nr 8. — DÖDERLEIN: Experimentell-anatomische Untersuchungen über die Symphyseotomie. Verh. dtsch. Ges. Gynäk. **5** (1893). — Über alte und neue beckenerweiternde Operationen. Arch. Gynäk. **72** (1904). — Über extraperitonealen Kaiserschnitt und Hebosteotomie. Mschr. Geburtsh. **33**. — Geburtshilflicher Operationskurs, 11. Aufl. Leipzig 1916. — DOERFLER, HEINRICH: Über den Kaiserschnitt zur aseptischen Geburt. München 1929. — DÜHRSSEN: Der vaginale Kaiserschnitt. Berlin 1896.

FEHLING: Die operative Geburtshilfe in Praxis und Klinik, 2. Aufl. — Ein vierteiliger Kranioklast. Zbl. Gynäk. **1898**. — FRANK: Über den subcutanen Symphysenschnitt und die suprasymphysäre Entbindung. Mschr. Geburtsh. **32**. — Suprasymphysäre Entbindung. Arch. Gynäk. **81** (1906). — FRANZ: Erfahrungen mit dem transperitonealen Kaiserschnitt. Z. Geburtsh. **77**. — FRIEMANN: Über die unblutige Dilatation der Cervix usw. Diss. Marburg 1913 (Literatur). — FRITSCH: Ein neuer Schnitt bei der Sectio caesarea. Zbl. Gynäk. **1897**. — FROMMER: Ein neuer geburtshilflicher Uterusdilatator. Zbl. Gynäk. **1902**.

GIGLI: Della sezione della sinfisi con una sega in file metallico. Ann. Ostetr. **1893**, No 7; **1897**, No 12. — Taglio lateralizzato del pube. Atti Congr. period. internat. Ginec. Roma **1903**. — Die Resultate des lateralen Schambeinschnittes auf Grundlage der ersten 80 Fälle. Zbl. Gynäk. **1905**, Nr 11.

HAMMERSCHLAG: Lehrbuch der operativen Geburtshilfe. Leipzig 1910. — v. HERFF: Die Zertrümmerung des Schultergürtels (Kleidotomie). Arch. Gynäk. **53** (1895). — HOFMEIER: Die Stellung der künstlichen Frühgeburt in der Therapie des engen Beckens. Mschr. Geburtsh. **36** (1912).

ITZKOWITSCH: Fertilität nach beckenerweiternden Operationen und Kaiserschnitt. Diss. München 1913.

KEHRER, E.: Die subcutane Symphyseotomie nach FRANK. Arch. Gynäk. **99**. — KERMAUNER: Extraperitonealer Kaiserschnitt. Geburtsh.-gynäk. Ges. Wien, 9. Febr. 1909. Zbl. Gynäk. **1919**, 999. — KÜSTNER: Der abdominale Kaiserschnitt. Deutsche Frauenheilkunde, Bd. 2. Wiesbaden 1915. — Die Steiß- und Fußlagen, ihre Gefahren und ihre Behandlung. Slg klin. Vortr. Nr 140.

---

[1] Andere operative Eingriffe, die sich auf Entfernung von Nachgeburtsresten beziehen, sind in der Pathologie des Wochenbettes erwähnt.

LABHARDT: Die äußere Wendung. Münch. med. Wschr. 1909. — LANGER, E.: Infektionsverschiebung bei manueller Placentalösung und Nachtastung. Inaug.-Diss. Berlin 1933. — LATZKO: Verslg dtsch. Naturforsch. u. Ärzte Köln 1908 (betrifft Technik des extraperitonealen Kaiserschnittes). — LEOPOLD: Über die schnelle Erweiterung des Muttermundes mittels des Dilatators von BOSSI. Arch. Gynäk. 66 (1902). — LEOPOLD u. HAAKE: Über 100 Sectiones caesareae. Arch. Gynäk. 56 (1889). — MARTIN, A.: Über die Entwicklung des nachfolgenden Kopfes bei räumlichem Mißverhältnis. Zbl. Gynäk. 1886, Nr 46. — Berl. klin. Wschr. 1886, Nr 40. — MARTIUS, H.: Die geburtshilflichen Operationen. Leipzig 1934. — MAYER, A.: Die beckenerweiternden Operationen. Berlin 1908. — Über die KJELLANDsche Zange. Zbl. Gynäk. 1921, Nr 43 (daselbst weitere Literatur). — MORISANI: Sulla sinfisiotomia. Riforma med. 1892. — MÜLLER, A.: Zur Ballondilatation der Cervix und Scheide. Mschr. Geburtsh. 4. — Die Behandlung der Schultern bei der Extraktion am Beckenende. Mschr. Geburtsh. u. Gynäk. 8 (1898). — Über Kolpeuryse und Metreuryse. Zbl. Gynäk. 1900. — Die Wendung auf den Kopf und deren Wert für die geburtshilfliche Praxis. Slg. klin. Vortr. Nr 77.

PORRO: Della amputazione utero-ovaric. come complemento di taglio caesarea. Milano 1875.

RICHTER, A.: Zur Kasuistik des klassischen Kaiserschnittes. Mschr. Geburtsh. 35 (1912).

SACHS, E., DEVENTER-MÜLLER u. VEIT-SMELLIE in ihren Beziehungen zur Wirbelsäulenzerreißung. Z. Geburtsh. 79 (1907). — SAENGER: Zur Rehabilitierung des klassischen Kaiserschnittes nebst einem Anhange: Nachträge zur Geschichte der Uterusnaht beim Kaiserschnitt. Arch. Gynäk. 19. — Der Kaiserschnitt nebst vergleichender Methodik der Sectio caesarea und der PORRO-Operation. Leipzig 1882. — Ferner Arch. Gynäk. 19, 20, 26. — SEITZ: Über die fetale Indikation der Zange. Zbl. Gynäk. 1916. — SELLHEIM: Anatomische, experimentelle und klinische Untersuchungen zur operativen Erweiterung des Beckens. Beitr. Geburtsh. 10. — Der extraperitoneale Uterusschnitt. Zbl. Gynäk. 1908, Nr 5. — Vgl. auch Beitr. Geburtsh. 14, 23. — SIGAULT: Discours sur les avantages de la section de la symphyse dans les accouchements etc. Paris 1779.

TANDLER: Zur Anatomie des Lateralschnittes. Zbl. Gynäk. 1905, Nr 28. — TARNIER: Description de deux nouveaux forceps. Gaz. Hôp. 1878. — TRUZZI: L'operazione cesarea porro Bel. XXV. anniversaria Roma 1901. — TSCHATZKIN: Die Mortalität von Mutter und Kind nach der Wendung. Diss. Berlin 1910.

VEIT, G.: Über die beste Methode zur Extraktion des nachfolgenden Kopfes. Greifswald. med. Beitr. 2 (1863). — VOGT: Über die Entwicklung und den Ausbau der suprasymphysären Schnittentbindung an der Universitäts-Frauenklinik Tübingen. Berlin 1921.

WAGNER, G. A.: Die Sectio caesarea nach PORTES. Zbl. Gynäk. 1927, Nr 20. — Die Eingriffe an den weiblichen Geschlechtsorganen. Allgemeine und spezielle chirurgische Operationslehre von M. KIRSCHNER, Bd. 5, Teil 1. Berlin 1933. — v. WINCKELs Handbuch der Geburtshilfe, Bd. 3, 1. Wiesbaden 1906, enthält die geburtshilfliche Operationslehre. — WINCKEL: Zur Beförderung der Geburt des nachfolgenden Kopfes. Verh. dtsch. Ges. Gynäk. 2 (1888). — WINTER: Operative Geburtshilfe. Handbuch von HALBAN-SEITZ, Bd. VIII, 2. 1927. — WINTER u. NAUJOKS: Der künstliche Abort. Indikation und Methode usw., 2. Aufl. Stuttgart 1932.

ZWEIFEL: Die Symphyseotomie. Med. Jb. 238 (1893). — Über Kranio-Cephaloklasie. Zbl. Gynäk. 1897. — Mschr. Geburtsh. 6 (1897). — Dekapitation und die Grundsätze bei dorso-posterioren Querlagen. Zbl. Gynäk. 1895, 1900. — Die Symphyseotomie. Leipzig 1903. — ZWEIFEL u. DÖDERLEIN: Die Technik der beckenerweiternden Operationen. Verh. dtsch. Ges. Gynäk. 12 (1908).

Zusammenfassende Literatur und Quellenwerke.

1. DÖDERLEIN, A.: Handbuch der Geburtshilfe, 2. Aufl. München: J. F. Bergmann 1924—1. 25.
2. HALBAN u. SEITZ: Biologie und Pathologie des Weibes. Wien u. Berlin: Urban & Schwarzenberg 1924—1929.
3. WINCKEL, v.: Handbuch der Geburtsnilfe. München: J. F. Bergmann 1903—1907.
4. Berichte über die gesamte Gynäkologie und Geburtshilfe und deren Grenzgebiete. Berlin: Julius Springer seit 1923.
5. Jahresbericht über die gesamte Gynäkologie und Geburtshilfe und deren Grenzgebiete. Berlin: Julius Springer seit 1888.
6. Zentralblatt für Gynäkologie, herausgegeben von W. STOECKEL, Berlin. Leipzig: Johann Ambrosius Barth seit 1877.

Von modernen Lehrbüchern seien besonders erwähnt:

1. BUMM: Grundriß der Geburtshilfe, 15. Aufl. München: J. F. Bergmann 1922.
2. GUGGISBERG, W.: Geburtshilfliche Operationslehre. Stuttgart: Ferdinand Enke 1916.
3. HÜSSY, P.: Die Schwangerschaft in ihren Beziehungen zu den anderen Gebieten der Medizin und ihre biologischen Probleme. Stuttgart: Ferdinand Enke 1932.
4. LIEPMANN: Geburtsh. Seminar, 4. Aufl. Berlin: August Hirschwald 1924.
5. MARTIUS, H.: Die geburtshilflichen Operationen. Leipzig: Georg Thieme 1934.
6. STOECKEL: Lehrbuch der Geburtshilfe, 10. Aufl. 1935.
7. ZANGEMEISTER: Lehrbuch der Geburtshilfe. Leipzig: S. Hirzel 1927.

Sachverzeichnis.